Wulf Rössler (Hrsg.)

Psychiatrische Rehabilitation

Springer

Berlin
Heidelberg
New York
Hongkong
London
Mailand
Paris
Tokio

Wulf Rössler (Hrsg.)

Psychiatrische Rehabilitation

Unter Mitarbeit von Ch. Lauber

Mit 78 Abbildungen und 90 Tabellen

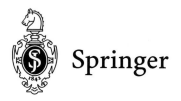

Springer

Prof. Dr. Wulf Rössler
Psychiatrische Universitätsklinik
Militärstr. 8
8021 Zürich, Switzerland

ISBN 3-540-40735-9 Springer-Verlag Berlin Heidelberg New York

Bibliografische Information Der Deutschen Bibliothek
Die Deutsche Bibliothek verzeichnet diese Publikation in der Deutschen
Nationalbibliografie; detaillierte bibliografische Daten sind im Internet
über ⟨⟨http://dnb.ddb.de⟩⟩ abrufbar.

Springer-Verlag ist ein Unternehmen von Springer Science+Business Media
springer.de

© Springer-Verlag Berlin Heidelberg 2004
Printed in Germany

Planung: Renate Scheddin, Heidelberg
Desk Editing: Gisela Zech-Willenbacher, Heidelberg
Lektorat: Annette Allée, Dinslaken
Einbandgestaltung: deblik Berlin
Layout: deblik Berlin
Satz: Fotosatz-Service Köhler GmbH, Würzburg

Gedruckt auf säurefreiem Papier   26/3160 SM – 5 4 3 2 1 0

Vorwort

Ziel dieses Buches ist es, für den deutschen Sprachraum erstmalig die psychiatrische Rehabilitation so umfassend wie möglich darzustellen. Das Fehlen eines solchen Lehrbuches wurde allenthalben beklagt.

Die Forschung hat sich in den letzten Jahren der frühen Phase insbesondere der Schizophrenie zu- und ein wenig von den scheinbar unattraktiven Langzeitpatienten abgewandt. Dass sich aber auch auf diesem Gebiet viel Neues und Zukunftsorientiertes entwickelt, zeigt u. a. dieses Lehrbuch. Konzeptuell hat die Psychiatrie im Rehabilitationsbereich in den letzten Jahren einen entscheidenden Schritt getan: Das Empowerment-Modell hat das Behinderungsmodell abgelöst. Dies kann als eigentlicher Paradigmenwechsel bezeichnet werden. Galt der Patient noch bis vor wenigen Jahren als behindert, voller Nichtkönnen und Nichtwissen, wird heute versucht, auf seine Stärken, seine Interessen und seine Ressourcen zu achten. Dass dies für beide Seiten ein bisweilen ungewohnter Weg ist, sei nicht verhehlt. Dass beide davon profitieren können, ist klar: der Patient durch verbesserte soziale Integration und Lebensqualität, der Therapeut durch größere Therapieerfolge. Als zusätzliche Bereicherung wird gesehen, dass auch vermehrt nichtmedizinische Aspekte in die Rehabilitation Eingang finden. Dabei zeigt sich, dass eine Integration von biologischen Erkenntnissen und psychosozialen Aspekten einer umfassenden therapeutischen Sicht am ehesten gerecht wird. Dabei spielen die lokal gegebenen Bedingungen und Realitäten durchaus eine Rolle, was nur der Vollständigkeit halber erwähnt sei.

Dieses Buch zeigt verschiedene Facetten der Rehabilitation psychisch kranker Menschen auf. Es sollte dem Anspruch eines möglichst anschaulichen und leicht lesbaren, aber dennoch fundierten, differenzierten und den neuesten Wissensstand widerspiegelnden Buches genügen. In diesem Sinne haben eine Vielzahl von renommierten Kolleginnen und Kollegen zum Gelingen beigetragen. Dass diese Darstellung nur eine Zeitaufnahme ist und sich womöglich in der ersten Auflage noch unvollständig präsentiert, versteht sich von selbst.

Wie bei einem Vielautorenbuch üblich, gleicht nicht jedes Kapitel wie ein Ei dem andern. Dass dies durchaus kein Nachteil ist, haben schon viele Lehrbücher vor dem unserigen bewiesen. Darüber hinaus sind Autoren aus allen drei deutschsprachigen Ländern – Deutschland, Österreich und der Schweiz – mit Beiträgen vertreten. Dies mag man da erkennen, wo Länderspezifika erwähnt werden, z. B. bei der Darstellung von Institutionen. Der Herausgeber ist der Meinung, dass dies eher eine Bereicherung denn eine Qualitätseinbuße für ein Lehrbuch ist.

Über die inhaltliche Gliederung eines Lehrbuches kann man sich lange unterhalten. Wir haben versucht, die Kapitel themenzentriert zu ordnen. Dabei ließ sich nicht vermeiden, dass gewisse Kapitel einem Thema zugeteilt wurden, auch wenn es viele Gründe gegeben hätte, sie an anderer Stelle einzuordnen.

Im Grundlagenteil (Teil I) werden die Grundlagen der psychiatrischen Rehabilitation dargelegt. In Kap. 1 »Soziale Netzwerke« wird auf die »externen« Einflüsse eingegangen. Dass Rehabilitation nicht nur im therapeutisch-medizinischen Umfeld stattfindet, sondern auch seine ökonomische Legitimation haben muss, wird in Kap. 2 gezeigt. Schließlich erläutert das Kapitel »Neurophysiologie« (Kap. 3) den Stellenwert neurophysiologischer Untersuchungen im Rahmen der psychiatrischen Rehabilitation.

Rehabilitation ohne Diagnostik ist wie Therapie ohne Diagnostik, nämlich sinn- und wertlos. Deshalb haben wir im Teil II versucht, verschiedene Experten zu diagnostischen Aspekten zu Wort kommen zu lassen, angefangen bei der psychiatrischen Diagnostik in Kap. 4. In diesem Kontext zentrale Kapitel sind einerseits die Rehabilitationsdiagnostik (Kap. 5), die Fähigkeits- bzw. Verlaufsdiagnostik (Kap. 6) und die Arbeitsdiagnostik (Kap. 8), weil sie Grundlagen schaffen für die weitere Arbeit im Rehabilitationsprozess, aber auch den weiteren Verlauf begleiten. Pflegediagnostik (Kap. 7) als Teil der stationären Rehabilitation sollte nicht fehlen. Die Rehabilitationsplanung (Kap. 9) als integrierender Bestandteil der einzelnen Diagnostikschritte rundet diesen Buchteil ab.

Die Psychiatrie lebt von ihren verschiedenen Therapieansätzen. Diese werden in Teil III vorgestellt, hier werden übergreifende Therapieansätze im Hinblick auf ihre Relevanz für die psychiatrische Rehabilitation besprochen. Dieser inhaltlich sehr konventionelle Buchteil deckt die Psychopharmakologie (Kap. 10), die supportiven Therapienansätze (Kap. 11), das Empowerment (Kap. 12) und die tiefenpsychologischen Aspekte der Rehabilitation (Kap. 13) ab. Teil IV beschreibt psychologische Trainingsprogramme wie neuropsychologische (Kap. 14) oder kognitiv-verhaltenstherapeutische Ansätze (Kap. 15). Aber auch soziale Fertigkeiten (Kap. 16), soziomotionales Training (Kap. 17) und Selbstmanagement werden beschrieben (Kap. 18), ebenso die Behavioral-Dialektische Therapie (Kap. 19) und die interpersonelle Psychotherapie (Kap. 20). Dieser therapeutisch wichtige Zweig der Rehabilitation soll einen vertieften Einblick geben in die heutigen Möglichkeiten, von denen wahrscheinlich noch zu wenige Patienten wirklich profitieren können. Die bewusst konkret und praxisnah gehaltenen Kapitel sollen dem damit nicht sonderlich vertrauten Leser die Möglichkeit geben, einen vertieften Einblick in diese Therapieprogramme zu erhalten, ohne jedoch ein spezifisches Lehrbuch zu ersetzen.

Teil V ist den eher praxis- und alltagsorientierten Verfahren gewidmet wie der praktischen Alltagsgestaltung (Kap. 21), der psychiatrischen Pflege (Kap. 22) und der Sozialarbeit (Kap. 23). Arbeit spielt auch in den Rehabilitationsbemühungen eine große Rolle. Deshalb haben wir der beruflichen Rehabilitation einen wichtigen Platz eingeräumt (Kap. 24). Ebenso ist die Soziotherapie (Kap. 25) aus dem Management von schwer psychisch kranken Menschen nicht mehr wegzudenken.

Ausdruckstherapeutische Verfahren sind bei den Patienten sehr beliebt und müssen in die Rehabilitation, noch mehr als dies heute der Fall ist, einbezogen werden. Deshalb haben wir ihnen den Teil VI gewidmet, wo Ergotherapie (Kap. 26), Kunsttherapie (Kap. 27), Musiktherapie (Kap. 28) und Bewegungstherapie (Kap. 29) ausführlich im Hinblick auf ihre Relevanz für die Rehabilitation beschrieben werden.

Psychoedukation (Teil VII) hat zeigen können, dass sie für den Verlauf von psychischen Erkrankungen einen positiven Effekt hat. In Kap. 30 werden aus diesem Grunde das Krankheitsmanagement und in Kap. 31 das Medikamentenmanagement ausführlich besprochen. Angehörigenberatung (Kap. 32) ist mit ein wesentlicher Bestandteil der psychiatrischen Therapie. Deshalb sind wir sehr glücklich, dass wir zu diesem Thema auch eine Angehörigenstimme in unser Buch aufnehmen konnten, die aus eigener Erfahrung berichtet.

Spezielle Gruppen rufen nach spezieller Behandlung. In Teil VIII sprechen wir Jugendliche (Kap. 33), junge Erwachsene (Kap. 34), geschlechtsspezifische Unterschiede (Kap. 35), Wohnungslose (Kap. 36), psychisch kranke Migranten (Kap. 37) und gerontopsychiatrische Themen wie Demenz und Depression (Kap. 38 und 39) an. Diagnosespezifische Probleme werden in Teil IX geschildert.

In Teil X werden die drei natürlichen Unterstützungssysteme Angehörige (Kap. 47), Betroffene (Kap. 48) sowie Laien-, Nachbarschafts- und Bürgerhilfen (Kap. 49) vorgestellt, während sich Teil XI den professionellen Unterstützungssystemen widmet. Es werden verschiedene therapeutisch-strukturelle Ansätze wie der personenzentrierte Betreuungsansatz (Kap. 50), Case-Management (Kap. 51) oder Institutionen (Kap. 53) dargestellt wie auch das Vorgehen im Krisen- und Notfall (Kap. 52).

Das Leistungsrecht ist ein praktisch sehr wichtiger Teil (XII). Dieses Thema konnte naturgemäß nur getrennt nach den jeweiligen Ländern dargestellt werden und spiegelt den Stand von Anfang 2004 wider.

Spezielle Probleme in der Rehabilitation wie Fahrtüchtigkeit, Ernährung und Gewicht, Sport, Rauchen und der Umgang mit Sexualität sowie forensische Aspekte der drei deutschsprachigen Länder werden im Teil XIII abgehandelt.

Ein Schlaglicht auf die Auswirkungen von psychischem Kranksein wirft Teil XIV: die Stigmatisierung und Ausgrenzung von Betroffenen. Verschiedene Aspekte von der Theorie über Forschungsresultate bis hin zu praxisnahen Beispielen sollen dies verdeutlichen.

Schließlich wird in Teil XV zunächst ein Vergleich der Rehabilitation im internationalen Rahmen gezogen und abschließend ein Ausblick und mögliche Forschungsentwicklungen skizziert.

Wie eingangs schon erwähnt: Es wird niemand erwarten können, dass dieses Vielautorenbuch »aus einem Guss gegossen« ist. Dennoch hoffen wir, dass die Leser von diesem Buch angeregt werden, einerseits die Therapie ihrer Patienten zu verbessern, andererseits sich auf die Entdeckung von Neuem und Unbekanntem in der Rehabilitation zu wagen.

Erwähnt sei an dieser Stelle auch noch, dass wir aus Gründen der besseren Lesbarkeit auf die gleichzeitige Verwendung männlicher und weiblicher Wortformen verzichtet haben.

Abschließend möchten wir uns bei all denjenigen bedanken, die zum Gelingen dieses Buches beigetragen haben. Besonderen Dank gilt dem Springer-Verlag in Heidelberg, der von der Idee, ein solches Buch aufzulegen, sofort begeistert war. Für die mühevollen redaktionellen Arbeiten sei v. a. Frau Renate Scheddin und Frau Gisela Zech-Willenbacher gedankt.

Wulf Rössler
Zürich, im Mai 2004

Inhaltsverzeichnis

X   Natürliche Unterstützungssysteme

XI   Professionelle Unterstützungssysteme

XII   Leistungsrecht

XIII   Spezielle Probleme
in der Rehabilitation

XIV   Ausgrenzung und Diskriminierung

Autorenverzeichnis

Abderhalden, Christoph
Universitäre Psychiatrische Dienste
Bern, Bolligenstr. 111, 3000 Bern,
Schweiz

Allolio, Oliver, Oberregierungsrat
Justizvollzugsanstalt Halle III,
Wilhelm-Busch-Str. 3,
06118 Halle/Saale

Arolt, Volker, Prof. Dr. med.
Klinik und Poliklinik für Psychiatrie
und Psychotherapie,
Universitätsklinikum Münster,
Albert-Schweitzer-Str. 11,
48149 Münster

**Assion, Hans-Jörg,
Priv.-Doz. Dr. med.**
Westfälisches Zentrum für Psychiatrie
und Psychotherapie,
Klinik der Ruhr-Universität,
Alexandrinenstr. 1, 44791 Bochum

**Bandelow, Borwin,
Prof. Dr. med. Dipl.-Psych.**
Klinik für Psychiatrie und
Psychotherapie, Universität Göttingen,
Von-Siebold-Str. 5, 37075 Göttingen

Baumann, Anja
Rheinische Kliniken Düsseldorf,
Bergische Landstr. 2, 40629 Düsseldorf

Bäuml, Josef, Dr. med.
Klinik und Poliklinik für Psychiatrie
und Psychotherapie,
Technische Universität München,
Klinikum rechts der Isar,
Ismaninger Str. 22, 81675 München

Becker, Thomas, Prof. Dr. med.
Klinik für Psychiatrie und
Psychotherapie,
Bezirkskrankenhaus Günzburg,
Abteilung für Psychiatrie II
der Universität Ulm,
Ludwig-Heilmeyer-Str. 2,
89312 Günzburg

Behnken, Andreas, Dipl.-Psych.
Klinik und Poliklinik für Psychiatrie
und Psychotherapie,
Universitätsklinikum Münster,
Albert-Schweitzer-Str. 11,
48149 Münster

Blumer, Elisabeth
Psychiatrische Universitätsklinik,
Lenggstr. 31, Postfach 68,
8029 Zürich, Schweiz

Bohus, Martin, Priv.-Doz. Dr. med.
Zentralinstitut für Seelische
Gesundheit, Postfach 12 21 20,
68159 Mannheim

Böker, Heinz, Priv.-Doz. Dr. med.
Psychiatrische Universitätsklinik,
Lenggstr. 31, Postfach 68,
8029 Zürich, Schweiz

Born, Anja, Dipl.-Psych.
Klinik für Psychiatrie und
Psychotherapie, Johannesallee 20,
04317 Leipzig

**Braun-Scharm, Hellmuth,
Priv.-Doz. Dr. med.**
Abteilung für Kinder- und
Jugendpsychiatrie und Psychotherapie,
Virngrund-Klinik, Dalkinger Str. 8–12,
73479 Ellwangen

Bräuninger, Iris
Psychiatrische Universitätsklinik,
Lenggstr. 31, Postfach 68,
8029 Zürich, Schweiz

**Brenner, Hans Dieter,
Prof. Dr. med. Dr. phil.**
Universitäre Psychiatrische Dienste
Bern, Universitätsklinik für Sozial-
und Gemeindepsychiatrie,
Laupenstr. 49, Postfach 52, 3010 Bern,
Schweiz

Bridler, René, Dr. med.
Ambulantes Zentrum Ost,
Psychiatrische Universitätsklinik,
Heliosstr. 32, Postfach 131, 8029 Zürich,
Schweiz

**Brunnauer, Alexander,
Dr. Dipl.-Psych.**
Bezirksklinikum Gabersee, Postfach 20,
83512 Wasserburg am Inn

Bullacher, Barbara
Klinik für Psychosomatik und
Psychotherapeutische Medizin,
Zentralinstitut für Seelische
Gesundheit, Postfach 12 21 20,
68072 Mannheim

Bullenkamp, Jens, Dr. med.
Zentralinstitut für Seelische
Gesundheit, Postfach 12 21 20,
68072 Mannheim

Burns, Tom, Prof.
Department of Psychiatry,
Warneford Hospital,
Warneford Lane,
Headington, Oxford OX3 7JX,
Great Britain

De Col, Christine, Dr. med.
Universitäts-Klinik für Psychiatrie,
Anichstr. 35, 6020 Innsbruck,
Österreich

Dykierek, Petra, Dr.
Universitätsklinik für Psychiatrie
und Psychosomatik,
Abteilung für Psychiatrie
und Psychotherapie mit Poliklinik,
Hauptstr. 5, 79104 Freiburg

Eikelmann, Bernd, Prof. Dr. med.
Klinik für Psychiatrie und
Psychotherapie,
Städtisches Klinikum Karlsruhe,
Kaiserallee 10, 76133 Karlsruhe

Fichter, Manfred M., Prof. Dr. med.
Medizinisch-Psychosomatische
Klinik Roseneck, Am Roseneck 6,
83209 Prien am Chiemsee

**Fleischhacker, W. Wolfgang,
Prof. Dr.**
Abteilung für Biologische Psychiatrie,
Universitätsklinik für Psychiatrie,
Anichstr. 35, 6020 Innsbruck,
Österreich

Frieboes, Ralf-Michael, Dr. med.
Psychiatrische Universitätspoliklinik,
Inselspital Bern, Murtenstr. 21,
3010 Bern, Schweiz

Gaebel, Wolfgang, Prof. Dr. med.
Rheinische Kliniken Düsseldorf,
Bergische Landstr. 2, 40629 Düsseldorf

Gardowsky, Peter, Mag.
PSZ Tulln, Bahnhofstr. 48, 3430 Tulln,
Österreich

Graf, Janine, lic. phil.
Forschungsgruppe Public Mental Health,
Hallwylstr. 60, 8004 Zürich, Schweiz

Grywa, Diana
Psychiatrische Universitätsklinik,
Lenggstr. 31, Postfach 68, 8029 Zürich,
Schweiz

Haker, Helene, Dr. med.
Psychiatrische Universitätsklinik,
Lenggstr. 31, Postfach 68, 8029 Zürich,
Schweiz

Hättenschwiler, Josef, Dr. med.
Psychiatrische Universitätsklinik,
Lenggstr. 31, Postfach 68, 8029 Zürich,
Schweiz

Haug, Hans-Joachim, Prof. Dr. med.
Psychiatrische Klinik Schlössli,
8618 Oetwil am See, Schweiz

Hegerl, Ulrich, Prof. Dr. med.
Abteilung für Klinische Neurophysiologie, Klinik für Psychiatrie und
Psychotherapie, Klinikum Innenstadt
der Ludwig-Maximilians-Universität
München, Nussbaumstr. 7,
80336 München

Hierlemann, Franz, lic. phil.
Psychiatrische Universitätsklinik,
Lenggstr. 31, Postfach 68,
8029 Zürich, Schweiz

Hodel, Bettina, Dr. phil.
Telecare Corporation, Las Posadas,
1756 South Lewis Road, Camarillo,
CA 93012, USA

Hofer, Alex, Dr. med.
Abteilung für Biologische Psychiatrie,
Universitätsklinik für Psychiatrie,
Anichstr. 35, 6020 Innsbruck,
Österreich

**Hoffmann, Holger,
Priv.-Doz. Dr. med.**
Universitäre Psychiatrische Dienste Bern,
Universitätsklinik für Gemeinde-
und Sozialpsychiatrie, Laupenstr. 49,
Postfach 52, 3010 Bern, Schweiz

Hohagen, Fritz, Prof. Dr. med.
Klinik für Psychiatrie und
Psychotherapie, Campus Lübeck,
Universitätsklinikum Schleswig-Holstein,
Ratzeburger Allee 160, 23538 Lübeck

Jakobs, Uta
Arbeitstherapie, Psychiatrische
Universitätsklinik, Lenggstr. 31,
Postfach 68, 8029 Zürich, Schweiz

**Kapfhammer, Hans-Peter,
Univ.-Prof. Dr. med. Dr. phil.**
Universitätsklinik für Psychiatrie,
Auenbruggerplatz 31, 8036 Graz,
Österreich

Kiesewetter, Martin, Dr. med.
Forensik, Psychiatrische Universitätsklinik, Lenggstr. 31, Postfach 68,
8029 Zürich, Schweiz

Kissling, Werner, Dr. med.
Zentrum für Disease Management,
Klinik und Poliklinik für Psychiatrie
und Psychotherapie der Technischen
Universität München,
Klinikum rechts der Isar, Möhlstr. 26,
81675 München

Kohtz, Agnes
Psychiatrische Universitätsklinik,
Lenggstr. 31, Postfach 68,
8029 Zürich, Schweiz

Kordon, Andreas, Dr. med.
Klinik für Psychiatrie und
Psychotherapie, Campus Lübeck,
Universitätsklinikum Schleswig-Holstein,
Ratzeburger Allee 160, 23538 Lübeck

Künstler, Rainer, Dr. med.
Psychiatrisches Krisenzentrum,
Atriumhaus, Bavariastr. 11,
80336 München

**Kunze, Heinrich,
Prof. Dr. med. Dipl.-Soz.**
Klinik für Psychiatrie und
Psychotherapie Merxhausen,
Postfach, 34306 Bad Emstal

Längle, Gerhard, Priv.-Doz. Dr. med.
Zentrum für Psychiatrie, Münsterklinik,
Hauptstr. 9, Postfach 40,
88529 Zwiefalten

Lächler, Marc, lic. phil.
Universitäre Psychiatrische Dienste,
Universitätsklinik für Sozial- und
Gemeindepsychiatrie, Laupenstr. 49,
Postfach 52, 3000 Bern 10, Schweiz

Lauber, Christoph, Dr. med.
Psychiatrische Universitätsklinik,
Militärstr. 8, Postfach 1930,
8021 Zürich, Schweiz

Laux, Gerd, Prof. Dr. med.
Bezirksklinikum Gabersee, Postfach 20,
83512 Wasserburg am Inn

Lüthi, Regula
Pflege- und Gesundheitsberufe,
WE'G Weiterbildungszentrum für
Gesundheitsberufe SRK, Feldstr. 133,
8004 Zürich, Schweiz

Lüthy, Hanspeter
Psychiatrische Universitätsklinik,
Militärstr. 8, Postfach 1930,
8021 Zürich, Schweiz

Machleidt, Wielant, Prof. Dr. med.
Abteilung Sozialpsychiatrie und
Psychotherapie,
Medizinische Hochschule Hannover,
Carl-Neuberg-Str. 1, 30623 Hannover

Marburg, Fritz, Prof. Dr.
Blumenweg 4, 9402 Mörschwil,
Schweiz

Meise, Ullrich, Prof. Dr. med.
Universitäts-Klinik für Psychiatrie,
Anichstr. 35, 6020 Innsbruck,
Österreich

Metzner, Susanne, Prof. Dr.
Studiengang Musiktherapie,
Hochschule Magdeburg-Stendal,
Postfach 3680, 39011 Magdeburg

Miserez, Bernard
Psychiatrische Universitätsklinik,
Lenggstr. 31, Postfach 68, 8029 Zürich,
Schweiz

Möller, Arnulf, Priv.-Doz. Dr. Dr.
Psychiatrische Universitätsklinik Halle,
06097 Halle/Saale

Mulert, Christoph, Dr. med.
Abteilung für Klinische Neurophysiologie, Klinik für Psychiatrie und
Psychotherapie, Klinikum Innenstadt
der Ludwig-Maximilians-Universität
München, Nussbaumstr. 7,
80336 München

Neuenschwander, Martin, Dr. phil.
Forschungsgruppe Public Mental Health,
Psychiatrische Universitätsklinik,
Lenggstr. 31, Postfach 68, 8029 Zürich,
Schweiz

Nikitopoulos, Jörg A., Dr. med.
Arbeitsgruppe Versorgungsforschung,
Zentralinstitut für Seelische
Gesundheit, Postfach 12 21 20,
68072 Mannheim

Obert, Klaus, Dr. rer. soc.
Caritasverband für Stuttgart e.V.,
Kneippweg 8, 70374 Stuttgart

O'Brien, Aileen, Dr.
Department of Mental Health Sciences,
St George's Hospital Medical School
Cranmer Terrace, London SW17 0RE,
Great Britain

Pfammatter, Mario, lic. phil.
Universitäre Psychiatrische Dienste,
Universitätsklinik für Sozial- und
Gemeindepsychiatrie, Laupenstr. 49,
Postfach 52, 3000 Bern 10, Schweiz

Pitschel-Walz, Gabi, Dr. Dipl.-Psych.
Klinik und Poliklinik für Psychiatrie und
Psychotherapie, Technische Universität
München, Klinikum rechts der Isar,
Ismaninger Str. 22, 81675 München

Prins, Sibylle
August-Bebel-Str. 155, 33602 Bielefeld

Reker, Thomas, Prof. Dr. med.
Westfälische Klinik für Psychiatrie,
48149 Münster

Reinecker, Hans S., Prof. Dr.
Lehrstuhl Klinische Psychologie/
Psychotherapie,
Otto-Friedrich Universität Bamberg,
Markusplatz 3, 96045 Bamberg

**Riecher-Rössler, Anita,
Prof. Dr. med.**
Psychiatrische Universitätspoliklinik,
Kantonsspital, Petersgraben 4,
4031 Basel, Schweiz

**Rössler, Wulf,
Prof. Dr. med. Dipl.-Psych.**
Psychiatrische Universitätsklinik,
Militärstr. 8, Postfach 1930,
8021 Zürich, Schweiz

Rüesch, Peter, Dr. phil.
Bereich Forschung und Entwicklung,
Hochschule für Heilpädagogik Zürich,
Schaffhauserstr. 239, 8057 Zürich,
Schweiz

Runte, Ingo, Dr. med.
Abteilung Sozialpsychiatrie und
Psychotherapie,
Medizinische Hochschule Hannover,
Carl Neuberg-Str. 1, 30623 Hannover

Salize, Hans-Joachim, Priv.-Doz. Dr.
Arbeitsgruppe Versorgungsforschung,
Zentralinstitut für Seelische
Gesundheit, Postfach 12 21 20,
68072 Mannheim

Schanda, Hans, Univ.-Prof. Dr.
Justizanstalt Göllersdorf, Schlossgasse
17, 2013 Göllersdorf, Österreich

Schleuning, Gabriele, Dr. med.
Psychiatrisches Krisenzentrum,
Atriumhaus, Bavariastr. 11,
80336 München

Schnyder, Ulrich, Prof. Dr. med.
Psychiatrische Poliklinik,
Universitätsspital Zürich,
Culmannstr. 8, 8091 Zürich, Schweiz

Schramm, Elisabeth, Dr.
Abteilung für Psychiatrie und
Psychotherapie mit Poliklinik,
Universitätsklinik für Psychiatrie und
Psychosomatik, Hauptstr. 5,
79104 Freiburg

**Schreiter Gasser, Ursula,
Priv.-Doz. Dr. med.**
Gerontopsychiatrisches Zentrum
Hegibach,
Psychiatrische Universitätsklinik,
Minervastr. 145, Postfach 823,
8032 Zürich, Schweiz

Schulze, Beate, M. A.
Forschungsgruppe
Public Mental Health,
Psychiatrische Universitätsklinik,
Lengstr. 31, Postfach 68, 8029 Zürich,
Schweiz

Seewald, Günther, Mag. Dr.
Psychiatrisch-psychotherapeutische
Tagesklinik, Innrain 43,
6020 Innsbruck, Österreich

Siegl, Judith, Dipl.-Psych.
Klinische Psychologie/Psychotherapie,
Otto-Friedrich Universität Bamberg,
Markusplatz 3, 96045 Bamberg

Sommerfeld, Peter, Prof. Dr.
Forschung und Entwicklung,
Bereich Soziales, Fachhochschule
Solothurn Nordwestschweiz,
Riggenbachstr. 16, 4500 Solothurn,
Schweiz

Stahl, Jutta, Dipl.-Psych.
Gerontopsychiatrisches
Zentrum Hegibach,
Psychiatrische Universitätsklinik,
Minervastr. 145, Postfach 823,
8032 Zürich, Schweiz

**Steinhausen, Hans-Christoph,
Prof. Dr. Dr.**
Zentrum für Kinder- und
Jugendpsychiatrie, Universität Zürich,
Neumünsterallee 3, 8032 Zürich,
Schweiz

Stief, Volker, Dipl.-Psych.
Gerontopsychiatrisches Kompetenz-
zentrum, ipw Klinik Schlosstal,
Wieshofstr. 102, 8408 Winterthur,
Schweiz

**Stieglitz, Rolf-Dieter,
Prof. Dr. rer. nat.**
Psychiatrische Universitätspoliklinik,
Kantonsspital Basel, Petersgraben 4,
4031 Basel, Schweiz

Stohler, Rudolf, Priv.-Doz. Dr. med.
Psychiatrische Universitätsklinik,
Militärstr. 8, Postfach 1930,
8021 Zürich, Schweiz

Straub, Eva
Landesverband Bayern der Angehörigen
psychisch Kranker e.V.,
Pappenheimstr. 7, 80335 München

Suslow, Thomas, Dr.
Klinik und Poliklinik für Psychiatrie und
Psychotherapie, Universitätsklinikum
Münster, Albert-Schweitzer-Str. 11,
48149 Münster

Trattnig, Susanne
Arbeitstherapie, Psychiatrische
Universitätsklinik, Lenggstr. 31,
Postfach 68, 8029 Zürich, Schweiz

Vauth, Roland, Dr. med. Dipl.-Psych.
Psychiatrische Universitätspoliklinik,
Claragraben 95, 4005 Basel, Schweiz

**Voges, Burkhardt,
Priv.-Doz. Dr. med.**
Abteilung für Gemeindepsychiatrie,
Zentralinstitut für Seelische
Gesundheit, Postfach 12 21 20,
68072 Mannheim

Waschkowski, Helga
Sozialdienst, Zentralinstitut für
Seelische Gesundheit,
Postfach 12 21 20, 68072 Mannheim

Weig, Wolfgang, Prof. Dr. med.
Niedersächsisches Landeskrankenhaus,
Knollstr. 31, Postfach 2080,
49010 Osnabrück

Wetterling, Tilman, Prof. Dr. med.
Gerontopsychiatrie, Klinik für
Psychiatrie und Psychotherapie,
Myslowitzer Str. 45, 12621 Berlin

Witschi, Theresa
Abteilung Therapien und Sozialdienst,
Psychiatrische Universitätsklinik,
Lenggstr. 31, Postfach 68, 8029 Zürich,
Schweiz

Zacharias, Barbara
Klinik für Psychiatrie und
Psychotherapie,
Städtisches Klinikum Karlsruhe,
Kaiserallee 10, 76133 Karlsruhe

Zäske, Harald, Dipl.-Psych.
Rheinische Kliniken Düsseldorf,
Bergische Landstr. 2,
40629 Düsseldorf

Psychiatrische Rehabilitation – Vom Behinderungsmodell zum Empowerment

Wulf Rössler, Christoph Lauber

Nach einer Definition der Bundesarbeitsgemeinschaft für Rehabilitation (1984) umfasst psychiatrische Rehabilitation alle Maßnahmen, um, »… einen seelisch behinderten Menschen über die Akutbehandlung hinaus durch umfassende Maßnahmen auf medizinischem, schulischem, beruflichem und allgemein-sozialem Gebiet in die Lage zu versetzen, eine Lebensform und -stellung, die ihm entspricht und seiner würdig ist, im Alltag, in der Gemeinschaft und im Beruf zu finden bzw. wieder zu erlangen« (Bundesarbeitsgemeinschaft für Rehabilitation 1984, zit. nach Rössler et al. 1987, S. 223).

Der prinzipielle Rechtsanspruch auf Rehabilitation ist in Deutschland im Sozialgesetzbuch (AM I, § 10), und in den anderen deutschsprachigen Ländern analog, festgelegt. Danach hat jeder psychisch Kranke und Behinderte und jede Person, die von Behinderung bedroht ist, ein Recht auf Hilfe, die notwendig ist, um

- die Behinderung abzuwenden, zu beseitigen, zu bessern, ihre Verschlimmerung zu verhüten, oder ihre Folgen zu mildern, und
- ihm einen seinen Neigungen und Fähigkeiten entsprechenden Platz in der Gemeinschaft, insbesondere im Arbeitsleben zu sichern.

Rehabilitative Leistungen werden in der Regel nach Einzelbereichen in **medizinische, berufliche** und **soziale Rehabilitation** unterteilt. Nach dem Finalitätsprinzip sollen alle erforderlichen Leistungen ohne Rücksicht auf die Ursache der Behinderung ausgerichtet am Bedarf erbracht werden, auch wenn für diese Hilfen unterschiedliche Träger und Institutionen mit unterschiedlichen Leistungsvoraussetzungen zuständig sind. Leistungsträger im gegliederten (deutschen) System der sozialen Sicherung sind die Kranken- und Rentenversicherung, die Arbeitsverwaltung und nachrangig die Sozialhilfe. Analoge Leistungsträger gibt es in den anderen deutschsprachigen Ländern. Sofern der Betroffene die Anspruchsvoraussetzungen der einzelnen Sozialleistungsträger nicht erfüllt

und weder er noch seine unterhaltspflichtigen Angehörigen über hinreichendes Einkommen oder Vermögen verfügen, um die notwendige Hilfe selbst zu finanzieren, können alle erforderlichen rehabilitativen Leistungen aus Mitteln der Sozialhilfe bereitgestellt werden. Vor diesem Hintergrund lassen sich die sozialrechtlichen und institutionellen Defizite der Rehabilitation chronisch psychisch Kranker zu zwei Problemkomplexen zusammenfassen:

- Probleme, die nicht nur psychisch Kranke und Behinderte, sondern auch andere Patientengruppen mit ungünstiger bzw. unsicherer Prognose und/oder bei dauerhafter oder langfristiger Pflegebedürftigkeit betreffen, und
- Probleme, die spezifisch Kranke und Behinderte benachteiligen, daraus resultierend, dass sich Prognoseverfahren, gewährte Leistungen, Maßnahmen, Strukturen und Institutionen der Rehabilitation zu einseitig an den Anforderungen somatisch Kranker und Behinderter orientieren, ohne die besonderen Bedingungen psychischer Erkrankungen und Behinderungen ausreichend zu berücksichtigen (Rössler 1999).

Psychisch Kranke sind durch den ersten Problemkomplex zwar nicht ausdrücklich gesetzlich benachteiligt, wohl aber in der praktischen Anwendung des Sozialrechts. Da sie in der Regel die Anspruchsvoraussetzungen für die Leistungen der verschiedenen Sozialversicherungsträger nicht erfüllen, hat sich für diesen Personenkreis faktisch eine Regelfinanzierung rehabilitativer Leistungen durch die Sozialhilfe eingebürgert.

Der zweite Problemkomplex resultiert zum einen daraus, dass das übliche Verfahren der Diagnose- und Prognosestellung vor Einleitung von Rehabilitationsmaßnahmen dem individuell nur schwer vorhersagbaren Verlauf psychischer Erkrankungen nicht gerecht wird, mit der Folge eines überproportional großen Anteils ungünstiger Prognosen bei abgelehnten Rehabilitationsverfahren.

Zum anderen trägt die enge zeitliche Beschränkung medizinischer und beruflicher Rehabilitationsmaßnahmen der Phasenhaftigkeit und Langfristigkeit schwerer seelischer Erkrankungen nicht Rechnung.

Schließlich besteht ein konzeptionelles Missverständnis über die Reichweite medizinisch-psychiatrischer Rehabilitation. Aus wissenschaftlicher Sicht bestehen keine Zweifel, dass gerade die Therapie sozial-kommunikativer Funktionseinbußen im Zentrum psychiatrischer Rehabilitation chronisch psychisch kranker Menschen steht. Dadurch, dass aber Maßnahmen, die sich auf die Behandlung dieser Funktionseinbußen beziehen, nicht als medizinische, sondern als allgemeine Maßnahmen zur sozialen Wiedereingliederung definiert werden, werden die Krankenkassen, aber auch die Rentenversicherer als primäre Leistungsträger der Rehabilitation von einem wesentlichen Teil ihrer Leistungsverpflichtungen für die Rehabilitation psychisch Behinderter entlastet.

Um diese Entwicklung zu verstehen, bedarf es eines Rückblicks in die institutionelle psychiatrische Versorgung sowie die Entwicklungen, die die psychiatrische Versorgung seit den ersten Reformbemühungen in den 50er und 60er Jahren genommen hat.

Institutionelle Entwicklung

Spezialisierte Einrichtungen für die Versorgung psychisch Kranker und Behinderter erlangten erst mit Beginn des 19. Jahrhunderts größere Bedeutung, nachdem sich in der Folge der bürgerlichen und industriellen Revolution die Staaten Europas der sozialen Fürsorge für ihre Bürger verstärkt zugewandt hatten. Die vorherrschende Versorgungsphilosophie des 19. Jahrhunderts zielte darauf ab, dass Menschen mit »verwirrten Sinnen« und »entordneter Vernunft« aus dem vermeintlich pathogenen Milieu ihrer Lebenswelt herausgenommen werden sollten, um in dem idealen Milieu einer psychiatrischen Anstalt die »verlorene Ordnung ihres Lebens und ihres Geistes« wiederzufinden. Die Isolation in der Stille und Ruhe geografisch von den städtischen Ballungsräumen abgeschiedener Anstalten schien die angemessene Behandlungsmethode, um den Kranken von möglichst allen pathogenen Einflüssen frei zu halten. Der Schwerpunkt der stationären Versorgung lag somit eindeutig bei den großen Heil- und Pflegeanstalten, die infolge des Mangels an wirksamen Behandlungsmethoden unter einer ständig wachsenden Überfüllung litten.

Damit war in der ersten Hälfte des 20. Jahrhunderts eine Entwicklung eingetreten, die allen humanitären Reformbestrebungen des 19. Jahrhunderts entgegenlief. Der wachsende Aufnahmedruck und die fehlenden Möglichkeiten, chronisch psychisch Kranke wieder zu entlassen, hatten letztlich alle therapeutischen Bemühungen zunichte gemacht. Aufgrund der geografischen Isolation, von Behörden und der Öffentlichkeit immer mehr im Stich gelassen, war schließlich auch die investive und personelle Ausstattung der psychiatrischen Krankenhäuser soweit abgesunken, dass selbst eine adäquate Langzeitversorgung der Patienten nicht mehr möglich war.

Erst in den 60er und 70er Jahren des letzten Jahrhunderts ging von den Missständen der überfüllten und veralteten Heil- und Pflegeanstalten der Anstoß für Versorgungsreformen aus. Die erste Reformphase galt vor allen Dingen den psychiatrischen Langzeitpatienten, die z. T. jahrzehntelang ein erbärmliches Leben in den Anstalten fristeten. Alle Reformen zielten darauf ab, dass psychisch kranke und behinderte Menschen die ihnen zustehenden Hilfen in Anspruch nehmen konnten, ohne ihre gewohnte Lebenswelt aufgeben zu müssen. Dieses Prinzip des Lebensweltbezugs findet sich als zentrale Versorgungsleitlinie weltweit im nationalen Programm zur Reform der psychiatrischen Versorgung.

In der Folge entstanden eine Vielzahl unterschiedlichster Einrichtungen und Dienste zur ambulanten Behandlung chronisch psychisch Kranker, aber auch um ihre Bedürfnisse im Wohn-, Arbeits- und Freizeitbereich abzudecken. Mit diesen Einrichtungen und Diensten war auch die Hoffnung verknüpft, wie in einem Baukastensystem individueller auf die Versorgungsbedürfnisse der Betroffenen eingehen zu können. In der Realität der Versorgung hatte aber eine solchermaßen aufgesplitterte Versorgung eine Vielzahl von Unter-, Fehl- und Doppelbetreuungen zur Folge.

Vor dem Hintergrund der Fragmentierung der Hilfesysteme wurden auch zusätzliche Versorgungsangebote zur Koordination erforderlich. Mit der Koordination von Angeboten verbunden ist v. a. das Konzept der Einzelfallbetreuung, das in der angelsächsischen Literatur unter dem Begriff »Case-Management« bekannt geworden ist.

Personorientierter Versorgungsansatz

Die wachsenden Schwierigkeiten mit dieser sog. »Behandlungskette«, wo der Betroffene idealerweise entlang seiner sich wandelnden Versorgungsbedürfnissen in andere Institutionen wechselt, haben ein Umdenken eingeleitet, weg von dem institutionsbezogenen Baukastendenken hin zu einem personorientierten Ansatz, der es erlaubt, wesentlich flexibler auf die jeweiligen Betreuungs- und Behandlungsbedürfnisse der Betroffenen einzugehen. Den ersten Schritt in diese Richtung ist die Expertenkommission gegangen (BMJFFG 1988), die verschiedene Funktionsbereiche einer umfassenden Betreuung definiert hat, nämlich

- Behandlung, Pflege, Rehabilitation;
- Wohnen;
- Kontaktstiftung, Tagesstrukturierung, Alltagsgestaltung;
- Arbeit, Rehabilitationsberatung, begleitete Hilfen, beschütztes Arbeiten.

Ein gutes Modell zur Einordnung der verschiedenen Hilfeleistungen stellt die 1980 von der WHO lancierte **International Classification of Impairment, Disability and Handicap (ICIDH)** dar. Die ICIDH hat in einem ersten Schritt die Möglichkeit eröffnet, chronisch psychische Krankheit aus einem anderen Blickwinkel zu betrachten. Im Vordergrund stehen dabei nicht mehr die Symptome der Erkrankung, sondern v. a. die funktionellen Auswirkungen der Erkrankung auf die verschiedenen Lebensbereiche der Betroffenen. Die kürzlich herausgegebene **International Classification of Functioning, Disability and Health (ICF)** ersetzt inzwischen die ICIDH. Darin werden zum einen die doch recht negativ konnotierten Begriffe »Schaden«, »Behinderung« und »Handicap« der ICIDH ersetzt durch neutrale Begriffe, die sich auf die körperlichen Funktionen und Strukturen, auf Aktivitäten und Partizipation beziehen. Die funktionalen und seelischen Abläufe werden z. B. unterteilt in Funktionen wie Bewusstsein, Energie, Antrieb, Gedächtnis, Sprache etc. Die Konzepte Aktivität und Partizipation umfassen die Einzelbereiche Kommunikation, Mobilität, Selbstversorgung, Alltagsgestaltung, interpersonale Beziehungen, Gemeinde, soziale Aktivitäten und allgemeine Teilnahme am gesellschaftlichen Leben.

Gesonderte Erwähnung verdienen die Einflüsse der Umwelt, wie sie in der ICF spezifiziert werden. Für die Psychiatrie von besonderem Belang sind in diesem Zusammenhang die sozialen Unterstützungssysteme unter Einschluss der professionellen Helfer. Auch die Einstellungen der sozialen Umwelt zu (psychischer) Krankheit wie auch gesellschaftliche Normen und Werte, die die Versorgung und Betreuung kranker Menschen betreffen, finden hier Erwähnung. Psychisch kranke Menschen sind davon in besonderem Maße betroffen, weil bis zum heutigen Tag ihnen gegenüber im Vergleich zu körperlich Kranken ein ungewöhnliches Maß an Misstrauen und Angst entgegengebracht wird. Dies findet dann nicht zuletzt seinen Ausdruck in diskriminatorischen Gesetzen und Regelungen.

Auf dem Weg zum Empowerment

Die Einbeziehung der Umwelt in ein Modell von Behinderung ist noch aus einer anderen Perspektive von Bedeutung. Behinderung bzw. Beeinträchtigung erweist sich dann nicht als statisch, sondern steht in einer dynamischen Interaktion mit der Umwelt. Behinderung bemisst sich danach, in welcher Art und nach welchem Umfang Ressourcen in der Umgebung vorhanden sind bzw. von der Umgebung zur Verfügung gestellt werden können. Die Einbeziehung der Umwelt trifft sich mit einer anderen Entwicklung, die das Menschenbild der Betroffenen tangiert, d. h. wie sie ihre Erkrankung erleben und damit umgehen (können).

Für diesen Paradigmenwechsel steht das Konzept von »Empowerment«. Dabei sind nicht nur die Ressourcen der Umgebung von Bedeutung, sondern auch in hohem Maße die Ressourcen, die der Person (noch) zur Verfügung stehen. Die Ressourcenorientierung auf die betroffene Person hin lenkt den Blick von den Defiziten und den Beeinträchtigungen auf die (verbliebenen) Fertigkeiten. Der Betroffene ist dabei nicht nur passives Objekt, sondern bestimmt aktiv über sich und seine Umwelt mit. Diese drei Elemente, d. h. **Ressourcenorientierung, Mitbestimmung** und **aktive Umgestaltung** bilden den Rahmen für dieses neue Konzept Empowerment. In der Versorgungspraxis bedeutet dies für die Betroffenen, dass sie um ihre Rechte wissen und dass sie in der Lage sind, die Wahrnehmung anderer zu verändern. Betroffene möchte etwas zu sagen haben, sie möchten Zugang zu Informationen haben wie auch aus verschiedenen Möglichkeiten auswählen (Rogers et al. 1997).

Partner im Rehabilitationsprozess

Der Rehabilitationsprozess kann nur erfolgreich sein, wenn alle beteiligten Partner zusammenarbeiten. Zu den Partnern gehören, neben den Betroffenen, die Angehörigen und die Professionellen. Angehörige von psychisch kranken Menschen sind sehr oft stark belastet. Diese Belastung ist umso intensiver, je länger die Krankheit andauert und je chronischer sie verläuft. Die Expressed-Emotion-Forschung hat gezeigt, dass der Einfluss von Angehörigen auf den Krankheitsverlauf groß ist. So haben Überbehütung und vermehrte negative Emotionen zwischen Angehörigen und Betroffenen für Letztere nachteilige Konsequenzen, z. B. Verschlechterung der Psychopathologie und vermehrte Rückfälle. Aus diesem Grund sind Einbindung, Haltung und Engagement der Angehörigen entscheidend, wenn Rehabilitation gelingen soll.

Nicht nur Angehörige, auch Professionelle sollen überzeugt sein, dass Rehabilitation nützlich und sinnvoll ist. Insbesondere ist es wichtig, dem Vorurteil entgegenzutreten, dass schwer chronisch kranke Menschen Patienten sind, für die nichts mehr getan werden kann. Dieses Wissen um die Möglichkeiten der Rehabilitation muss sich aber erst noch durchsetzen. Dazu darf die entsprechende Forschung aber nicht vernachlässigt werden. Dieses Postulat ist in Zeiten, in denen die Schwerpunkte eher in der Früherkennung von Erkrankungen und der biologischen Forschung gesetzt werden, besonders wichtig.

Therapeutische Allianz

Welche Rolle kommt in einem gewandelten Verständnis von psychiatrischer Rehabilitation den professionellen Helfern zu?

So selbstverständlich dies klingen mag, muss es trotzdem nochmals gesagt werden: In einer langfristigen Betreuung lässt sich nichts erzwingen, d. h. der Betroffene wird den Weg, den ihm der professionelle Helfer vorschlägt, nur solange mitgehen können, wie es ihm einsichtig ist und auch der eigenen Vorstellung von Krankheitsbewältigung dient. Ermutigung und aktive Anleitung zur Problemlösung sind deshalb so unverzichtbar wie emotionale Unterstützung und emphatisches Bemühen. Dies sind auch wesentliche Variablen, die als wirksam in der Psychotherapie erkannt wurden. Für die professionellen Helfer wird es wichtig sein, ihre eigenen Vorstellungen der Krankheitsbewältigung mit denen ihrer Patienten in Übereinstimmung zu bringen.

Leona Bachrach (2000) hat ihre Vorstellung einer gelungenen psychosozialen Rehabilitation in 9 Leitsätzen formuliert:

- Die Existenz psychischer Störungen wird nicht geleugnet.
- Die Bedeutung der Umgebungsfaktoren wird anerkannt.
- Die psychosoziale Rehabilitation richtet sich auf die Stärken der Betroffenen,
- gibt Hoffnung,
- hilft den Betroffenen, ihr Potenzial im Hinblick auf berufliche Eingliederung auszuschöpfen,
- vernetzt den Betroffenen mit den Ressourcen der Umgebung,
- lässt die Betroffenen aktiv mitbestimmen.
- Rehabilitation wird als ein fortdauernder Prozess betrachtet und
- basiert auf einer engen persönlichen Beziehung zwischen den professionellen Helfern und den Betroffenen.

Literatur

Bachrach LL (2000) Psychosocial rehabilitation and psychiatry in the treatment of schizophrenia – what are the boundaries? Acta Psychiatr Scand Suppl 102(407): 6–10

BMJFFG (1988) Empfehlungen der Expertenkommission der Bundesregierung zur Reform der Versorgung im psychiatrischen und psychotherapeutisch/psychosomatischen Bereich auf der Grundlage des Modellprogramms Psychiatrie. BMJFFG, Bonn

Rogers ES, Chamberlin J, Ellison ML, Crean T (1997) A consumer-constructed scale to measure empowerment among users of mental health services. Psychiatric Services 48: 1042–1047

Rössler W (1999) Versorgungsstrukturen. In: Möller H-J, Laux G, Kapfhammer H-P (Hrsg) Psychiatrie und Psychotherapie. Springer, Berlin Heidelberg New York, S 814–838

Rössler W, Häfner H, Martini H, Heiden W an der, Jung E, Löffler W (1987) Landesprogramm zur Weiterentwicklung der außerstationären psychiatrischen Versorgung Baden-Württemberg – Analysen, Konzepte, Erfahrungen. Deutscher Studien-Verlag, Weinheim

I Grundlagen

Soziale Netzwerke und soziale Unterstützung

Peter Rüesch, Martin Neuenschwander

Einige Tipps für ein langes Leben
1. Rechtzeitig heiraten.
2. Regelmäßig in die Kirche gehen.
3. Eine kleine Kinderschar bekommen.
4. Nicht viel streiten und ebensowenig trinken.
5. Vater und Mutter ehren.
6. Nicht überanstrengen aber doch Geld verdienen.
7. Die ganze Wahrheit sagen und nicht lügen.
8. Das liebe Geld zählen, bevor man es ausgibt.
9. Nicht weinen, mehr lachen.
10. Man soll das Essen verspeisen, nicht fressen« (Ernst Herbeck, Psychiatriepatient und Dichter; zit. nach Bütler 1982, S. 144).

1.1 Bezugsrahmen: Soziale Beziehungen und psychische Gesundheit

Kontext

Wenn Menschen an einer schweren psychischen Erkrankung leiden, sind immer auch die Bezüge zur sozialen Lebenswelt mitbeteiligt. Viele Kranke haben keinen Partner, keine Partnerin. Sie verfügen nur über wenige Freundschaften. Manche sind ohne Arbeit und Beruf. Die soziale Einbettung ist beeinträchtigt.

Aber bereits bei der Entstehung von psychischen Erkrankungen spielen soziale Faktoren eine Rolle. Soziale Faktoren sind heute – vielleicht mehr denn je – von zentraler Bedeutung für die Behandlungspraxis. Dies liegt daran, dass sich die psychiatrische Versorgung in den letzten 30 Jahren stark verändert hat. Im Zuge der sog. **Deinstitutionalisierung** wurde versucht, die Betreuung psychisch Kranker weg von der Klinik in ambulante oder teilambulante Angebote und in die Gemeinde zu verlagern. Als Folge dieser Entwicklung stellt sich aber auch die Frage der sozialen Integration von psychisch kranken Menschen neu.

Die Hoffnungen, die in die Psychiatriereform gelegt wurden, haben sich nur zum Teil erfüllt (Eikelmann 2000). So ist zwar das Phänomen des Langzeitpatienten, der u. U. einen großen Teil seines Lebens in der psychiatrischen Klinik verbrachte, nahezu verschwunden. Aber an dessen Stelle ist der **neue chronische Patient** getreten: Menschen mit dauerhaften, schweren psychischen Störungen, für die Rehabilitation im Sinne von Integration in eine berufliche Beschäftigung auf dem allgemeinen Arbeitsmarkt, gutes soziales Funktionieren sowie Rückkehr zu einem mehr oder weniger »normalen« Leben undenkbar ist. Außerdem leben viele psychiatrisch behandelte Personen nach der Entlassung aus der Klinik ohne kontinuierliche, nachgehende Betreuung in der Gemeinde.

Modell

Viele Krankheiten entstehen aus der Wechselwirkung von sozialen, seelischen und biologisch-physikalischen Faktoren (biopsychosoziales Modell). Krankheit betrifft den Menschen in der Ganzheit seines Daseins und somit auch in seinen sozialen Bezügen. Diese Sichtweise ist heute in der Medizin weithin anerkannt. Sie findet ihren Ausdruck im sog. **Vulnerabilitäts-Stress-Modell** psychischer Erkrankungen (Nuechterlein et al. 1994).

> **Wichtig**
>
> Das Vulnerabilitäts-Stress-Modell erlaubt, die Rolle sozialer Beziehungen in der Entstehung, im Verlauf und Ausgang psychischer Störungen genauer zu fassen.

Es postuliert, dass psychische Krankheiten auf der Grundlage einer psychobiologischen **Vulnerabilität** oder Krankheitsanfälligkeit entstehen (⬛ Abb. 1.1). Diese betrifft insbesondere die Verarbeitungskapazitäten des zentralen Nervensystems.

Psychische Störungen können durch **Stressoren** ausgelöst werden. Als Stressoren gelten beispielsweise sog. kritische Lebensereignisse, wie der Verlust einer vertrauten Person oder die Geburt eines Kindes. Es kann sich auch um länger dauernde Belastungen handeln, etwa zwischenmenschliche Konflikte, anhaltende Überforderung am Arbeitsplatz oder Spannungen in der Familie.

Die negativen Auswirkungen von Vulnerabilität und Stressoren auf die psychische Gesundheit können jedoch abgemildert werden durch sog. **Protektoren**. Dazu zählen ein tragfähiges soziales Netzwerk, soziale Kompetenzen

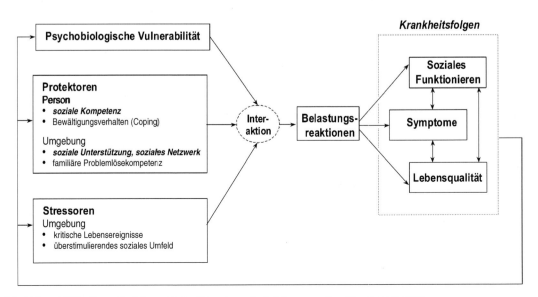

⬛ **Abb. 1.1.** Vulnerabilitäts-Stress-Modell psychischer Erkrankung. (In Anlehnung an Nuechterlein et al. 1994)

sowie wirksame Bewältigungsstrategien im Umgang mit Belastungen.

> **Wichtig**
>
> Wesentlich ist der Gedanke, dass die Beziehungen zwischen Risiko-, Protektivfaktoren und Gesundheit **nicht linear** verlaufen. Vielmehr bestehen komplexe Wechsel- und **Rückwirkungen**.

Das heißt: Eine psychische Erkrankung ist mitbedingt durch Belastungen und/oder Defizite im sozialen Netzwerk eines Menschen. Die Erkrankung zeigt weitere negative Konsequenzen in der sozialen Einbettung der Person. Und diese wiederum beeinträchtigen das psychische Befinden.

Wir befassen uns in diesem Beitrag zuerst mit sozialen Netzwerken, um uns anschließend der Bedeutung von sozialer Unterstützung sowie von sozialen Belastungen zuzuwenden. Abschließend werden Interventionen zur Stützung und Förderung der sozialen Einbettung der Person behandelt.

1.2 Soziale Netzwerke

1.2.1 Verwandte Konzepte

In der Fachliteratur zum Verhältnis von sozialen Beziehungen und Gesundheit sind drei Begriffe zentral: soziale Integration, soziales Netzwerk und soziale Unterstützung. Sie entstammen unterschiedlichen Forschungstraditionen, die inhaltlichen Überlappungen der Begriffe sind aber groß.

Der Begriff **soziale Integration** bezieht sich auf die Einbettung eines Menschen in seine soziale Umwelt. Insbesondere drei Aspekte werden dabei betont (Laireiter 1993):
- die Einbindung in soziale Gruppen und in das öffentliche Leben einer Gemeinde,
- der Besitz von informellen Beziehungen, besonders zu Familienangehörigen und Verwandten, zu Freunden und zu Nachbarn und
- die Verfügbarkeit von sozialen Ressourcen bzw. zwischenmenschlicher Unterstützung.

Wie sich soziale Integration konkret vollzieht, wird durch zwei andere Konzepte zu fassen versucht. Sprechen wir vom **sozialen Netzwerk,** so gilt das Interesse besonders strukturellen Aspekten der sozialen Einbettung eines Menschen: z. B. die Anzahl von Bezugspersonen, die Häufigkeit von sozialen Kontakten, die Art der Beziehungen der verschiedenen Netzwerkangehörigen zueinander. Dagegen betont der Begriff **soziale Unterstützung** Funktion und Qualität von zwischenmenschlichen Beziehungen. Besonderes Augenmerk gilt Aspekten wie Wärme, Anteilnahme, Wertschätzung und Hilfeleistungen zwischen Menschen.

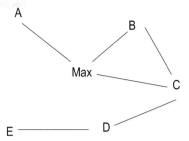

◻ **Abb. 1.2.** Veranschaulichung eines personalen Netzwerkes der Person »Max« mit anderen Personen (*A, B, C, D*)

1.2.2 Definition und Merkmale

Ein Netzwerk besteht aus **Personen** und den **Beziehungen** (Verbindungen) zwischen diesen Personen (◻ Abb. 1.2). Wesentlich ist dabei der Gedanke, dass die Gesamtheit der Verbindungen das Verhalten einer bestimmten Person innerhalb des Netzwerkes beeinflusst (Brugha 1995). Soziales Netzwerk ist nicht gleichzusetzen mit dem Begriff der »Gruppe«. Während bei einer Gruppe alle Mitglieder in einem direkten Kontakt zueinander stehen, ist dies beim Netzwerk nicht der Fall. Ein soziales Netzwerk umfasst auch **indirekte Beziehungen:** Deshalb ist beispielsweise auch der Freund des Freundes der Freundin ein Teil des sozialen Netzwerkes einer Person.

Bei der Beschreibung eines soziales Netzwerkes ist zunächst die Perspektive der Untersuchung zu klären. Wenn das Interesse primär einem bestimmten Individuum und dessen Beziehungen zu den anderen Personen des Netzwerks gilt, sprechen wir vom egozentrierten oder **personalen Netzwerk.**

Netzwerke können aber auch als Ganzheit betrachtet und ihre Verknüpfungen mit anderen Merkmalen der sozialen Umwelt untersucht werden. So meint beispielsweise der Begriff »Nachbarschaftsnetzwerk« aus der personalen Perspektive die Beziehungen einer Einzelperson zu ihrer Nachbarschaft. Aus der sozialstrukturellen Sicht meint Nachbarschaftsnetzwerk die sozialen Beziehungen unter den Menschen einer bestimmten geografischen Region, z. B. eines Stadtteils (Laireiter 1993). Darin liegt die Bedeutung des Netzwerkbegriffes: Er greift hinaus in die soziale Umwelt einer Person, vermag deren Zugehörigkeiten zu verschiedenen sozialen Milieus zu erfassen und eröffnet so ein realistisches Abbild der sozialen Wirklichkeit (Hass u. Petzold 1999).

Soziale Netzwerke lassen sich durch bestimmte Merkmale genauer charakterisieren. Dabei werden besonders die folgenden Bereiche beachtet:
- Strukturen,
- Interaktionen,
- Funktionen/Qualitäten.

Merkmale der **Struktur** eines Netzwerkes sind die Größe (die Anzahl der involvierten Personen), die Dichte (das Verhältnis zwischen den theoretisch möglichen und den tatsächlichen Beziehungen aller Personen eines Netzwerks) und die Zusammensetzung eines sozialen Netzwerkes nach verschiedenen Personengruppen (z. B. Anteil Frauen oder Männer).

Der Bereich der **Interaktionen** betrifft Qualität und Dynamik der Beziehungen unter den Akteuren eines Netzwerks. Wichtige Aspekte sind hier die Kontakthäufigkeit, die emotionale Intensität sowie die Gegenseitigkeit und Stabilität der sozialen Beziehungen. Beachtet wird oft auch der Lebensbereich, wo eine Interaktion stattfindet (z. B. der Arbeitsplatz, die Familie).

Wesentlich ist die Frage nach den **Funktionen** eines sozialen Netzwerkes für die Person. Besonders häufig untersucht wird die Funktion des Helfens, des Unterstützens. Zu nennen sind aber auch andere Funktionen von sozialen Netzwerken für das Individuum, z. B. der Vergleich mit anderen, die Verringerung von Angst und Stress, die Suche nach Informationen und der Erwerb von Kompetenzen.

> **Wichtig**
>
> Dieser Beitrag befasst sich vorwiegend mit der Bedeutung des personalen Netzwerks für die psychische Gesundheit. Insofern lässt sich soziales Netzwerk als Oberbegriff für **die Struktur, Qualität und Funktion der sozialen Beziehungen einer Person** definieren (Laireiter 1993).

1.2.3 Soziale Netzwerke von psychisch Kranken

Chronisch psychisch kranke Menschen pflegen oft nur zu wenigen Menschen regelmäßigen Kontakt. Ihr soziales Netzwerk kann klein und instabil sein. Bei Schizophreniekranken werden die folgenden Merkmale besonders häufig beobachtet (Angermeyer 1995):

- kleines Netzwerk,
- Beziehungen vorwiegend auf Familienangehörige beschränkt,
- häufig asymmetrische Beziehungen mit oft großer Abhängigkeit des psychisch Kranken,
- instabile (kurzlebige, störanfällige) Beziehungen,
- Häufigkeit von Kontakten innerhalb des sozialen Netzwerks gering,
- soziale Beziehungen sind oft wenig unterstützend.

Diese Beschreibung wird bestätigt durch eine Studie von Haberfellner und Rittmannsberger (1995) zu den sozialen Beziehungen von Schizophrenie- und Affektkranken.

Die größte Gruppe unter den Kontaktpersonen sind andere psychisch Kranke (34% aller Kontaktpersonen). Es folgen die professionellen Helfer (20%) und schließlich Angehörige der Herkunftsfamilie (16%). Nur von geringer Bedeutung sind Beziehungen zu Freunden oder Freundinnen (10%) und zu Nachbarn (3%). Die meisten (98%) Kranken haben zudem keine eigene Familie.

Noch markanter wird die Abhängigkeit von Herkunftsfamilie und professionellen Helfern, wenn untersucht wird, von wem psychisch kranke Menschen Betreuung und Unterstützung im Alltagsleben erhalten. Tausig, Fisher und Tessler (1992) untersuchten in den USA, welche Personen konkrete Betreuungsleistungen für psychisch schwer kranke Menschen erbringen. Bei den Betreuungsleistungen handelte es sich um Tätigkeiten wie z. B. Hilfe im Haushalt oder beim Einkaufen und gemeinsame Freizeitgestaltung. Rund drei Viertel (72%) der helfenden Personen waren Familienangehörige. Dabei waren es primär die Frauen, die sich um die Kranken kümmerten: nämlich die Mutter (in 21% der Fälle) oder die Schwester (14%). Väter (9%) oder Brüder (9%) engagierten sich schon deutlich seltener in der Betreuung ihres psychisch kranken Angehörigen. Professionelle machten immerhin 10% des Betreuungsnetzes aus. Dagegen leistete der Partner oder die Partnerin nur in 2% der Fälle Hilfe im Alltag.

> **Wichtig**
>
> Charakteristisch für die sozialen Beziehungen von psychisch kranken Menschen sind also die große Abhängigkeit von **Angehörigen der Herkunftsfamilie**, insbesondere den eigenen Eltern, und von **professionellen Helfern**. Andere Kontakte werden überwiegend zu ebenfalls psychisch kranken Menschen gepflegt. Somit bewegen sich viele Kranke in einem sozialen Raum, der sich fast vollständig auf die Familie und das psychiatrische Versorgungssystem beschränkt.

1.2.4 Soziale Behinderung

Die häufig verarmten sozialen Netzwerke psychisch kranker Menschen sind Ausdruck einer umfassenden **sozialen Behinderung**. Viele Kranke können zentrale soziale Rollen, die von Erwachsenen in unserer Gesellschaft erwartet werden, nicht oder nur mehr begrenzt wahrnehmen. Betroffen ist insbesondere die Berufsrolle und die Partnerrolle.

Die soziale Behinderung ist nicht allein als Folge der psychischen Störung, sondern als Teil eines komplexen Prozesses zu verstehen. Psychische Erkrankungen können in einen **Teufelskreis** münden von krankheitsbedingten Beeinträchtigungen (z. B. Konzentrationsstörungen, eingeschränkte soziale Fertigkeiten), daraus resultierender sozialer Desintegration, welche ihrerseits wiederum die Beeinträchtigungen verstärkt.

> **Fallbeispiel**
> Der 39-jährige Herr F. ist in einem Elektronikberuf tätig. Er ist verheiratet und lebt zusammen mit seiner Frau und zwei Kindern in einem Einfamilienhaus in ländlicher Umgebung. An seinem Arbeitsplatz fällt das ungewöhnliche Verhalten von F. auf. Der bisher als pflichtbewusst und zurückhaltend wahrgenommene F. erscheint wiederholt mit Verspätung am Arbeitsplatz. Er verhält sich verstockt, aber bisweilen unerwartet unwirsch gegenüber den Arbeitskollegen. Schließlich attackiert F. eines Tages unerwartet einen anderen Angestellten mit dem Vorwurf, seine Arbeit zu sabotieren. Weitere Übergriffe gegen seine Ehefrau führen schließlich zur psychiatrischen Hospitalisierung. Bei F. wird eine paranoide Schizophrenie diagnostiziert (ICD-10: F20.0). In den darauf folgenden Jahren kommt es zu wiederholten Hospitalisierungen. F. muss seinen angestammten Beruf aufgeben, nachdem Versuche einer Wiederbeschäftigung beim früheren Arbeitgeber sowie in anderen Unternehmen gescheitert sind. Seine Frau reicht nach 3 Jahren die Scheidung ein. Heute, 5 Jahre nach der Erstmanifestation der Erkrankung, lebt F. in einem Wohnheim für psychisch Kranke. Er arbeitet in einer geschützten Werkstätte. Er ist bevormundet. Einmal pro Monat verbringt F. ein Wochenende mit seinen Kindern, die im Schulalter sind. Die selbstständige Organisation der Kinderwochenenden ist F. wichtig. Aber diese Aufgabe fordert ihn zugleich sehr stark: Er blickt den Kinderbesuchen jeweils mit Bangen entgegen. Mit der Ausnahme seiner Kinder hat F. kaum mehr Kontakte zu seinem früheren Freundes- und Bekanntenkreis.

Reduzierte Netzwerke als Folge eingeschränkter sozialer Kompetenz

Es ist mitunter schwierig festzustellen, inwieweit die soziale Behinderung eine längerfristige Folge oder aber Symptom der Erkrankung ist. Denn Störungen der zwischenmenschlichen Beziehungen sind ein zentrales Moment der Symptomatik der meisten psychischen Krankheiten.

Manchmal zeigen sich Eigentümlichkeiten im sozialen Verhalten aber schon lange vor der Manifestation der Erkrankung. So konnten beispielsweise prospektive Untersuchungen nachweisen, dass spätere Schizophreniekranke bereits vor der klinischen Manifestation ihres Leidens eher wenige Sozialkontakte gepflegt haben und nicht selten von Bekannten als sozial zurückgezogen beschrieben wurden (Häfner 2000).

Reduzierte Netzwerke als Folge eingeschränkter Chancen der Umwelt

Psychisch kranke Menschen sind aber auch sozial isoliert, weil sich andere, nichterkrankte Menschen im Laufe der Zeit von ihnen zurückziehen. Eine Beziehung zu einem psychisch kranken Menschen aufrechtzuerhalten, ist sehr anspruchsvoll und belastend. Aber psychisch Kranke sind

auch einer mehr oder minder starken **Stigmatisierung** in der Gesellschaft ausgesetzt. Neuere Untersuchungen belegen, dass Menschen mit Psychiatrieerfahrung in der Öffentlichkeit als unberechenbar und potenziell gewalttätig beurteilt werden (Finzen 1996).

Das Stigma psychischer Krankheit ist ein wesentlicher Grund für eigentliche **Negativkarrieren** der betroffenen Menschen. Dazu gehören Statusverlust, Arbeitslosigkeit, ökonomische Verarmung, soziale Isolation und unter Umständen Wohnungslosigkeit (Finzen 1996; Häfner 2000).

1.2.5 Soziales Netzwerk und Gesundheit

Zusammenhänge zwischen sozialem Netzwerk und psychischer Gesundheit wurden zwar wiederholt nachgewiesen. Die meisten Studien berichten allerdings nur über schwache und wenig eindeutige Zusammenhänge zwischen strukturellen Netzwerkmerkmalen (z. B. Größe oder Dichte des Netzwerks) und Gesundheit (Kawachi u. Berkman 2001).

Konsistentere Ergebnisse zeigen sich dann, wenn explizit der Unterstützungsgehalt von Sozialbeziehungen untersucht wird. Insofern ist vor allem das **Unterstützungsnetzwerk** relevant für die psychische Gesundheit (Hass u. Petzold 1999). Dabei ist zu beachten, das die Zahl unterstützender Beziehungen nicht gleichbedeutend mit der Gesamtzahl aller Netzwerkkontakte ist.

Zusammenfassung

1. »Soziales Netzwerk« ist ein Oberbegriff für die Struktur, Qualität und Funktion der sozialen Beziehungen einer Person.
2. Oft besteht das soziale Netzwerk von psychisch kranken Menschen vorwiegend aus Beziehungen zur Herkunftsfamilie und zu professionellen Helfern. Andere Kontakte werden überwiegend zu anderen Personen mit Psychiatrieerfahrung gepflegt.
3. Das verarmte soziale Netzwerk von Menschen mit Psychiatrieerfahrung ist nicht allein die Folge der Erkrankung, sondern Teil eines komplexen Prozesses. Dabei spielen Defizite und Kompetenzen der erkrankten Person, die Reaktionen des unmittelbaren sozialen Umfeldes und gesellschaftliche Rahmenbedingungen eine Rolle.
4. Strukturelle Aspekte (z. B. die Größe) des sozialen Netzwerks hängen mit psychischer Gesundheit zusammen. Zentrales Agens dieses Verhältnisses dürfte das Ausmaß an erlebter Unterstützung in sozialen Beziehungen sein.

1.3   Soziale Unterstützung

1.3.1 Was ist soziale Unterstützung?

Die Verfügbarkeit zwischenmenschlicher Beziehungen hängt mit besserer psychischer Gesundheit zusammen. Wesentlich ist dabei die Qualität der Beziehungen. Was zählt ist, inwieweit wir im Kontakt zu anderen Menschen Wertschätzung, Vertrauen, konkrete Hilfe erfahren.

> **Fallbeispiel**
>
> Herr M. wird in einem Land des ehemaligen Ostblocks geboren. Nach einigen Jahren, aber noch als Kind, übersiedelt er mit seinen Eltern in die Schweiz. Dort besucht er die Schule, absolviert erfolgreich eine Berufslehre und erhält die Schweizer Staatsbürgerschaft. Schulkollegen beschreiben ihn als beliebt und kontaktfreudig. M. tritt eine Arbeitsstelle in einem Spital an und zieht kurz vor dem 20. Lebensjahr in eine eigene Wohnung. Dann lebt er einige Jahre mit seiner Freundin zusammen. Die Beziehung ist schwierig. Die Beendigung der Beziehung durch die Frau belastet M. Mitte Zwanzig wird M. während eines psychotischen Schubes in eine psychiatrische Klinik eingewiesen. Die Diagnose lautet auf paranoide Schizophrenie. Heute ist M. knapp 30 Jahre alt. In den vergangenen Jahren ist es zu mehreren Klinikeinweisungen gekommen. Trotzdem ist M. weiterhin in seinem angestammten Beruf tätig, da ihn der frühere Arbeitgeber zu einem reduzierten Pensum wieder beschäftigt hat. M. lebt alleine in einer Einzimmerwohnung, die er allerdings nur mit Unterstützung seiner Eltern in Ordnung halten kann. Das große Engagement von Arbeitgeber und Eltern erlaubt, dass M. trotz wiederholten Krankheitsschüben wieder in ein einigermaßen »normales« Alltagsleben zurückkehren konnte. Allerdings entstehen teilweise Konflikte zwischen Behandlern und Eltern über die Behandlungsziele. Diese Konflikte verschlechtern die Compliance des Patienten.

Formen der Unterstützung

Es lassen sich besonders vier Formen von sozialer Unterstützung unterscheiden:

- emotionale Unterstützung,
- instrumentelle Unterstützung,
- Unterstützung durch Information,
- Unterstützung durch Situationsbewertung.

Meistens wird **emotionale** von **instrumenteller Unterstützung** abgegrenzt. Unter emotionaler Unterstützung können Verhaltensweisen verstanden werden, die ein Gefühl des Geliebtwerdens und der Wertschätzung vermitteln. Beispiele sind aufmerksames Zuhören, Umsorgen, Trostspenden usw. Demgegenüber bezieht sich instrumentelle Unterstützung auf konkrete Hilfeleistungen wie z. B.

Hüten der Kinder einer Bekannten, Hilfe bei der Hausarbeit oder finanzielle Unterstützung.

Seltener wird auch das Vermitteln von Orientierung und Wissen zur sozialen Unterstützung gezählt. So können uns Rückmeldungen von andern in der adäquaten Einschätzung bestimmter Sachverhalte helfen (**Unterstützung durch Situationsbewertung**). Oder die Vermittlung von Informationen und Wissen unterstützt uns im Umgang mit alltäglichen Anforderungen (**Unterstützung durch Informationen**).

> **Wichtig**
>
> Das Hauptinteresse der meisten Untersuchungen gilt dem Gehalt von emotionaler Unterstützung in sozialen Beziehungen und dessen Bedeutung für die psychische Gesundheit.

Meistens wird nicht ein objektives Maß an Unterstützung erfasst. Vielmehr messen viele Studien primär die von der Person **subjektiv wahrgenommene Unterstützung**. Diese Fokussierung ist durchaus sinnvoll: Es ist besonders die wahrgenommene Unterstützung, für die ein positiver Zusammenhang zum Gesundheitszustand nachgewiesen werden kann.

1.3.2 Wie wirkt soziale Unterstützung?

Allgemeine vs. spezifische Wirkungsweise

Besonders zwei Vorstellungen zur Art der Wirkung von sozialer Unterstützung werden diskutiert.

> **Wichtig**
>
> Die Hypothese des **direkten Effektes** besagt, dass soziale Unterstützung allgemein – das heißt unabhängig von bestimmten Randbedingungen – positive Wirkungen auf die Gesundheit hat. Dagegen postuliert die Hypothese des sog. **Puffereffektes**, dass soziale Unterstützung Menschen vor den negativen Folgen einer hohen Stressbelastung bewahrt und deshalb gesundheitsrelevant ist.

Nach der Pufferthese hat soziale Unterstützung somit eine **Schutzwirkung**, die nur dann zum Tragen kommt, wenn eine Person Belastungen ausgesetzt ist. Eine Analogie wäre der Schutzeffekt einer Impfung: Dieser macht sich erst bemerkbar, wenn Geimpfte und Nichtgeimpfte einem bestimmten Krankheitserreger ausgesetzt sind (vgl. Stroebe u. Stroebe 1998).

Die beiden Sichtweisen brauchen sich nicht zu widersprechen. Vielmehr stützen Forschungsergebnisse beide Ansätze: Soziale Unterstützung fördert psychisches Wohlbefinden unabhängig von Stress. Aber dieser positive Effekt scheint besonders stark ausgeprägt zu sein, wenn eine Person Belastungen ausgesetzt ist (Turner u. Turner 1999).

Vermittler zwischen sozialer Unterstützung und psychischer Gesundheit

Die These der direkten und/oder Puffereffekte sozialer Unterstützung versucht zu erklären, unter welchen Bedingungen unterstützende Beziehungen positive Wirkungen auf die Gesundheit haben. Damit ist jedoch noch nicht dargelegt, wie es zu dieser positiven Wirkung kommt. In der Fachliteratur werden besonders drei Mechanismen erwähnt, durch die soziale Unterstützung ihre Wirkung entfaltet (Stroebe u. Stroebe 1998; Kawachi u. Berkman 2001).

> **Zusammenfassung**
>
> 1. Unterstützende zwischenmenschliche Beziehungen fördern die psychische Gesundheit.
> 2. Besonders wirksam ist soziale Unterstützung aber dann, wenn Menschen unter Stress stehen. Soziale Unterstützung vermag die negativen Folgen von Stress für die psychische Gesundheit zu mildern.
> 3. Soziale Unterstützung entfaltet ihre Wirkungen auf die psychische Gesundheit durch:
>   - soziale Beeinflussung des Gesundheitsverhaltens,
>   - Stärkung des Selbstwertgefühls,
>   - physiologische Prozesse.

Unterstützung →	**soziale Beeinflussung** →	(Gesundheitsverhalten →) Gesundheit
Unterstützung →	**Selbstwert/positive Affekte** →	Gesundheit
Unterstützung →	**physiologische Prozesse** →	Gesundheit

Ein Aspekt betrifft die **soziale Beeinflussung**: Soziale Netzwerke haben eine normative Funktion, indem die Mitglieder eines sozialen Netzwerkes gemeinsame Wertvorstellungen teilen. Das Eingebundensein in soziale Beziehungen bedeutet auch, einem gewissen Gruppendruck und Formen der Kontrolle ausgesetzt zu sein. Diese normative Funktion sozialer Netzwerke ist von Bedeutung für das Gesundheitsverhalten der Netzwerkangehörigen. Ein Beispiel wären etwa die Einstellungen der Netzwerkangehörigen zu regelmäßigem Nikotinkonsum oder die Einstellung zu Stress am Arbeitsplatz - werden z. B. chronische Überzeiten primär als positiver Ausdruck der Leistungsbereitschaft einer Person betrachtet und so unausgesprochen erwartet?.

Ein weiterer Wirkungspfad von sozialer Unterstützung verläuft über das **Selbstwertgefühl** der Person. Nach dieser Sichtweise stützen vertrauensvolle Beziehungen das Selbstwertgefühl des Menschen. Sie vermitteln dem Individuum ein Gefühl der Zugehörigkeit, eine soziale Identität. Positives Selbstwertgefühl wiederum steht in einer direkten Beziehung zu psychischer Gesundheit oder wird oft gar als eine wesentliche Ausdrucksform seelischer Gesundheit gewertet.

Schließlich gibt es Hinweise, dass soziale Unterstützung auch **physiologische Prozesse** beeinflusst. Diese haben wiederum Konsequenzen für das psychische Wohlbefinden. Gestützt wird diese Vermutung besonders durch Studien, welche mangelnde soziale Unterstützung als Risikofaktor für die spätere Entwicklung von Herz-Kreislauf-Krankheiten identifiziert haben (Tennant 1999).

1.3.3 Soziale Unterstützung und psychische Gesundheit

Aktueller Forschungsstand

In den letzten 20 Jahren wurde eine große Zahl von Untersuchungen vorgelegt, die gesamthaft eindeutig den starken Zusammenhang zwischen sozialer Unterstützung und psychischer Gesundheit belegen.

Zu beachten ist, dass ein großer Teil der Studien bei Stichproben aus der Normalbevölkerung durchgeführt wurde. Breit untersucht ist deshalb die Beziehung von sozialer Unterstützung zu einem **unspezifischen psychischen Wohlbefinden** bzw. zu dessen Beeinträchtigung (»Distress«).

Dagegen ist wenig gesichertes Wissen vorhanden über den Zusammenhang zwischen unterstützenden Sozialbeziehungen und schweren, **psychiatrisch diagnostizierbaren Erkrankungen**. Deshalb liegen gegenwärtig kaum Befunde zu indikationsspezifischen Aspekten sozialer Unterstützung vor. Das heißt, es besteht noch wenig Klarheit über die Funktion von unterstützenden Sozialbeziehungen bei Entstehung und Verlauf spezifischer psychischer Störungsbilder.

Soziale Unterstützung und psychisches Wohlbefinden/Distress

Ein Mangel an unterstützenden sozialen Beziehungen steht in einem Zusammenhang mit **Beeinträchtigungen des psychischen Wohlbefindens (Distress)**. Breit belegt ist insbesondere der Zusammenhang zwischen Unterstützungsdefiziten und Depressionssymptomen. Viele Untersuchungen bestätigen auch die sog. »Pufferhypothese« (▶ s. unter 1.3.2): Demnach scheinen unterstützende Sozialbeziehungen die schädigenden Wirkungen

1

von (psychischem) Stress zu mindern (Turner u. Turner 1999).

Soziale Unterstützung und schwere psychische Erkrankungen

Es wird angenommen, dass soziale Unterstützung auch in sämtlichen Phasen der Entwicklung psychischer Krankheiten relevant ist, also für Prädisponierung, Auslösung sowie Verlauf und Ausgang psychischer Störungen (Laireiter 1993).

Prädisponierung (Vulnerabilisierung) zu psychischen Störungen. Die Befunde der klinischen Entwicklungspsychologie legen nahe, dass ein Mangel an stabilen, dauerhaft verfügbaren Bezugspersonen im Kindes- und Jugendalter ein wesentliches Risikopotenzial für die spätere Entwicklung von psychischen Störungen darstellt (Sroufe et al. 2000).

Auslösung von psychischen Störungen. Inwieweit Unterstützungsdefizite den Anstoß für schwere psychiatrisch-diagnostizierbare Erkrankungen geben können, ist noch wenig geklärt (Brugha 1995). Am ehesten liegen Hinweise für die Auslösung von **Depressionen** vor. So berichtet Henderson (1992) von insgesamt 35 Studien, die einen negativen Zusammenhang zwischen sozialer Unterstützung und Depression zeigen. Die Übersicht von Henderson belegt auch, dass soziale Unterstützung schädigende Konsequenzen von Stress mildern kann (▶ s. unter 1.3.2).

Die Funktion sozialer Unterstützung bei der Manifestation anderer schwerer psychiatrischer Erkrankungen ist weniger klar. So fand Brugha (1995) in einer Forschungsübersicht keine Hinweise dafür, das Unterstützungsdefizite ein wesentliches Risiko für die spätere Entwicklung einer **Schizophrenie** darstellen.

Verlauf und Ausgang psychischer Störungen. Eindeutiger belegt ist die Bedeutung sozialer Unterstützung für Menschen, die bereits an einer schweren psychiatrischen Erkrankung leiden. Auch hier liegen die meisten Befunde zum Verlauf von **Affekterkrankungen** vor. So wird Verlauf und Remission von schweren Affekterkrankungen positiv beeinflusst durch stützende Sozialbeziehungen. Bei **Schizophreniekranken** scheint gute soziale Unterstützung das Risiko für die Entwicklung von Rezidiven zu mindern (Brugha 1995).

Zusammenfassung

1. Das **Fehlen von Bezugspersonen** und unterstützenden Sozialbeziehungen dürfte ein allgemeiner Risikofaktor für die psychische Gesundheit darstellen. Dagegen stellen **vertrauensvolle Bezie-**

▼

---

hungen einen protektiven Faktor dar, der insbesondere bei erhöhtem psychischem Stress zum Tragen kommt.
2. Die Rolle sozialer Unterstützung bei Entstehung und Verlauf **schwerer psychiatrischer Erkrankungen** ist noch wenig geklärt. Am eindeutigsten sind positive Wirkungen unterstützender Beziehungen für den Verlauf und Ausgang von **Affekterkrankungen** nachgewiesen.
3. Es sind **reziproke Beziehungen** zwischen der Verfügbarkeit unterstützender Sozialbeziehungen und psychischer Gesundheit anzunehmen. Schwere psychische Störungen führen zu einer Erosion des sozialen Netzwerkes, was die gesundheitsförderlichen Ressourcen des psychisch kranken Menschen weiter beeinträchtigt.

1.3.4   Und wenn Beziehungen belasten?

Zwischenmenschliche Beziehungen sind nicht nur unterstützend, warmherzig, fördernd. Sie können auch konfliktbeladen oder gar destruktiv sein. Diese negativen Aspekte zwischenmenschlicher Beziehungen werden wenig beachtet, sie sind geradezu der **blinde Fleck** der Forschung zu sozialer Unterstützung.

Belastende Aspekte sozialer Beziehungen

Es empfiehlt sich, eine Gliederung potenziell gesundheitsschädigender Wirkungen sozialer Beziehungen vorzunehmen. Hilfreich ist die folgende Unterscheidung (Laireiter 1993):
- negative strukturelle Aspekte des sozialen Netzwerks,
- belastende soziale Interaktionen,
- dysfunktionale Unterstützung.

Negative strukturelle Aspekte des sozialen Netzwerkes betreffen besonders dessen **Größe**. Immer wieder belegt wurde, dass in kleinen Netzwerken zu wenig soziale Unterstützung mobilisiert werden kann und dadurch das eigene psychische Befinden beeinträchtigt wird. Aber auch (zu) große Netzwerke können zur Belastung werden: Denn in einem großen Netzwerk ist die Pflege von engen und tragfähigen Beziehungen schwieriger.

Ein weiterer wichtiger struktureller Aspekt ist die **Dichte** von sozialen Netzwerken. Sehr dichte Netzwerke sind oft beschränkt auf einzelne »Cluster« von Beziehungen, und zwar meistens auf Familien- und Verwandtschaftsbeziehungen. Dichte Netzwerke können Schutz und stabile Orientierung bieten. Sie tun dies aber oft zum Preis einer starken sozialen Abschottung und einem gesteigerten Konflikt- und Spannungsrisiko innerhalb des Netzwerks (Laireiter 1993; Hass u. Petzold 1999).

Belastende soziale Interaktionen umfassen besonders Erfahrungen der Bedrohung, des Verlustes und der Kränkung/emotionalen Verletzung (Laireiter 1993). Ein erhebliches Belastungspotenzial ist aber auch in strukturellen Aspekten angelegt, insbesondere in einem Mangel an Gegenseitigkeit oder einer ausgeprägten Asymmetrie der Beziehungen.

Dysfunktionale soziale Unterstützung

Soziale Unterstützung kann aber auch selbst belasten und negative Folgen haben. Nicht immer ist ein »Mehr« an Unterstützung die richtige Wahl:

> **Wichtig**
>
> Unterstützung kann **dysfunktional** sein, indem sie den Empfänger in der Autonomie und Handlungsfähigkeit beeinträchtigt.

Es ist deshalb notwendig zu klären, weshalb Unterstützungsdefizite überhaupt vorliegen. Diese können etwa primär eine Folge mangelnder sozialer Kompetenzen der Person sein. Ein Mangel an unterstützenden Sozialbeziehungen kann kurzfristiger oder aber chronischer Natur sein. Zu beachten ist auch, ob ein kleines soziales Netzwerk Ausdruck einer freiwilligen Wahl oder aber einer unfreiwilligen Entwicklung ist (Hogan et al. 2002).

Vier Aspekte dysfunktionaler Unterstützung sind besonders zu beachten (Laireiter 1993):
- Belastung durch »normale« Unterstützung,
- inadäquate Unterstützung,
- Unterstützung innerhalb negativer Beziehungen,
- belastungsbedingte Ineffektivität.

Belastung durch »normale« Unterstützung. Allein die Tatsache, überhaupt Unterstützung zu erhalten, kann als Kränkung interpretiert werden, Gefühle der Unfähigkeit und des Versagens auslösen und deshalb negative Folgen haben.

Inadäquate Unterstützung. Soziale Unterstützung ist dann inadäquat, wenn die Bedürfnisse der empfangenden Person nicht oder nur ungenügend berücksichtigt werden. Zu denken ist dabei insbesondere an falsch »dosierte« Unterstützung z. B. im Sinne eines emotionalen Überengagements.

Negative Beziehungen. Dysfunktional kann soziale Unterstützung auch dann sein, wenn sie in negative Beziehungsformen eingebettet ist. Als besonders risikoreich gelten ein Mangel an Gegenseitigkeit, ein Übermaß an Kontrolle und Abhängigkeit. Soziale Unterstützung kann auch, ohne dass es dem Unterstützenden vielleicht bewusst ist, mit Entwertungen verbunden sein: sei es, dass die Probleme der unterstützten Person zu wenig ernst genommen werden (Beschwichtigung) oder dieser Verachtung entgegengebracht wird.

Belastungsbedingte Ineffektivität. Personen, die soziale Unterstützung leisten, sollten dazu auch in der Lage sein. Sie sollten über genügend eigene Ressourcen verfügen. Angehörige von psychisch Kranken stehen durch ihre Betreuungsfunktion oft selbst unter hohem psychischem Stress und können aus diesem Grund oft nicht adäquate Unterstützung geben.

Belastende Familienbeziehungen bei psychisch Kranken

Die wichtigsten Bezugspersonen von chronisch psychisch kranken Menschen stammen aus der Herkunftsfamilie. Breit untersucht wurde das emotionale Klima in Familien von Schizophreniekranken. Studien aus diesem Bereich werden deshalb auch als sog. **Expressed-Emotions-Forschung** bezeichnet. Die Untersuchungen konnten nachweisen, dass emotionales Überengagement, aber auch feindselige, aggressive Äußerungen der Angehörigen, das Risiko von Rückfällen und Rehospitalisierungen der Kranken erhöhen. Eine Metaanalyse von 25 prospektiven Studien belegte ein deutlich erhöhtes Rückfallrisiko von Schizophreniekranken aus Familien mit hohen Werten der Expressed Emotions (EE): In Familien mit hohen EE-Werten betrug die durchschnittliche Rückfallrate 50% gegenüber 30% in Familien mit tiefen EE-Werten (Bebbington u. Kuipers 1994).

> **Zusammenfassung**
>
> Ein »Mehr« an sozialer Unterstützung ist der psychischen Gesundheit nicht immer zuträglich. Die Expressed-Emotions-Forschung zeigt, dass falsch »dosierte« Unterstützung, insbesondere aber **emotionale Überprotektivität** kontraproduktiv wirkt.

1.4   Netzwerkinterventionen

1.4.1 Definition

Psychiatrische Rehabilitation möchte psychisch kranken Menschen wenigstens teilweise die Rückkehr in ein Leben innerhalb der Gemeinde und in Arbeit und Beruf ermöglichen. Daher betreffen viele Rehabilitationsmaßnahmen per se die soziale Integration und das soziale Netzwerk der Patienten. In diesem Abschnitt sollen einige allgemeine Überlegungen zu Netzwerkinterventionen dargelegt und Befunde zur Wirksamkeit von Netzwerkinterventionen berichtet werden.

Netzwerkinterventionen sind Maßnahmen, die auf die Veränderung eines oder mehrerer Merkmale des sozialen

Netzwerkes abzielen (Röhrle u. Sommer 1998). Dabei kann es sich um strukturelle (z. B. Größe des Netzwerks, Häufigkeit der Kontakte) oder funktionale Aspekte (Unterstützung) eines Netzwerks handeln. Meistens steht allerdings die Förderung sozialer Unterstützung im Vordergrund.

> **Wichtig**
>
> Ein Hauptziel von Netzwerkinterventionen ist also die **Aktivierung und Förderung von Hilfepotenzialen** in einem sozialen Netzwerk. Wesentlich ist zudem, dass die Interventionen vornehmlich beim **natürlichen sozialen Netzwerk** einer Person ansetzen und dieses zu stärken versuchen.

Dementsprechend nehmen professionelle Helfer im Rahmen von Netzwerkinterventionen eher die indirekte Rolle eines Moderators ein. Diese Rolle lässt sich am Beispiel von Selbsthilfegruppen illustrieren. Selbsthilfegruppen werden wohl in vielen Fällen von Professionellen initiiert und in einer ersten Phase der Gruppenbildung intensiv begleitet. Aber dann geht es darum, sie in die Selbständigkeit zu entlassen.

Der Fokus von Netzwerkinterventionen auf die Förderung des natürlichen sozialen Netzwerkes ist besonders wichtig für psychisch kranke Menschen. Die oft große Abhängigkeit von professioneller Hilfe kann durch Netzwerkinterventionen verringert werden. Zudem können Kontakte zu Menschen außerhalb des institutionellen Kontextes der Psychiatrie ermöglicht und so die Integration in die Gemeinde gefördert werden.

1.4.2 Interventionsformen

Einige Programme im Bereich der psychiatrischen Rehabilitation lassen sich auch als Netzwerkinterventionen bezeichnen. Diese Programme zielen direkt oder indirekt ebenfalls auf das Stützen, Fördern oder Verändern natürlicher Netzwerke psychisch kranker Menschen ab. Zu nennen sind besonders zwei Rehabilitationsansätze: das Training sozialer Kompetenzen und Familieninterventionen. Beide Ansätze werden in anderen Kapiteln dieses Buches ausführlicher besprochen.

Netzwerkinterventionen lassen sich nach einigen zentralen Merkmalen kategorisieren, wie in der folgenden Übersicht dargestellt: (a) der Strategie, (b) der Ebene der Intervention, (c) der zentralen Zielsetzung.

> **Typisierung von Netzwerkinterventionen**
>
> - **—** Strategie
>   - – Direkt
>   - – Indirekt
> - **—** Ebene
>   - – Individuum
>   - – Primärgruppe
>   - – Soziales Netzwerk
>   - – Gemeinde
> - **—** Zielschwerpunkt
>   - – Veränderung bestehender Netzwerke
>   - – Ersetzen bestehender Netzwerke

Zunächst lassen sich direkte von indirekten Interventionen abgrenzen. **Direkte Strategien** wenden sich unmittelbar an eine bestimmte Zielperson (oder allenfalls mehrere Personen): Diese ist Adressatin von Interventionen zur Stützung oder Erweiterung ihres sozialen Netzwerkes. **Indirekte Strategien** setzen nicht unmittelbar bei den sozialen Beziehungen einer Zielperson an. Vielmehr zielen sie auf Voraussetzungen oder Rahmenbedingungen ab, die der Entwicklung eines sozialen Netzwerkes förderlich sind. Zum einen zählt dazu die Förderung der sozialen Kompetenz, zum anderen sind hier Aufklärungs- und Schulungsprogramme zu erwähnen. Diese können die Öffentlichkeit für die Lebenslage einer bestimmten Problemgruppe sensibilisieren und auf diesem indirekten Weg potenzielle »natürliche« Helfer rekrutieren (Hass u. Petzold 1999).

Die verschiedenen **Ebenen von Netzwerkinterventionen** sollen im Folgenden ausführlicher dargelegt werden. Dabei erörtern wir auch die Frage, unter welchen Bedingungen Interventionen primär auf eine Veränderung oder eher auf das Ersetzen bestehender Netzwerke abzielen sollten.

Interventionsebene Individuum

Bei der Fokussierung auf das Individuum steht zum einen die **Förderung der sozialen Kompetenz** der Person im Zentrum. Dazu zählen verschiedene Formen des Trainings sozialer Fertigkeiten. Zum andern ist hier aber auch die **direkte Unterstützung des Einzelnen** zu erwähnen. Besondere Bedeutung für die direkte Unterstützung haben Ansätze, welche sich auf **Laienhelfer** abstützen (vgl. Kap. 49).

Interventionsebene Angehörige

Das soziale Netzwerk von psychisch Kranken besteht oft im Wesentlichen aus Beziehungen zu den Angehörigen. Diese erbringen auch die meisten Betreuungsleistungen, und sie tragen oft eine große zeitliche und psychische Last. Deshalb setzen viele Familieninterventionsprogramme bei der **Unterstützung der Angehörigen** (»support of the supporter«) an. Ziel ist eine Entlastung der Angehörigen, aber auch die Vermittlung von Kompetenzen im Umgang mit dem psychisch kranken Familienmitglied sowie die soziale Vernetzung der Angehörigen mit anderen Personen (Mueser et al. 1997).

Einen anderen Fokus haben Familieninterventionsprogramme, die auf **eine Veränderung der Interaktion und der Beziehungsformen innerhalb der Familie** ausgerichtet sind. Eine wichtige Rolle spielen in diesem Bereich die Ergebnisse der Expressed-Emotions-Forschung (▶ s. unter 1.3.4): Diese zeigen, dass emotionales Überengagement der Angehörigen negative Konsequenzen für den Krankheitsverlauf bei Schizophreniekranken haben kann.

Interventionen am weiteren sozialen Netzwerk

Wenn Interventionen am weiteren sozialen Netzwerk eines psychisch kranken Menschen ansetzen, so können sie zwei unterschiedliche Zielschwerpunkte verfolgen: Entweder geht es primär um eine **Veränderung bestehender Netzwerke,** oder aber die **Erweiterung und gar das Ersetzen des bestehenden Netzwerkes** wird angestrebt. Gottlieb (2000) nennt eine Reihe von Bedingungen, die entweder den einen oder den anderen Ansatz favorisieren.

Veränderungen im bestehenden Netzwerk sind angezeigt, wenn:

— Veränderungen des Gesundheitszustandes des kranken Menschen wesentlich vom Verhalten einzelner Mitglieder des bestehenden Netzwerkes abhängig sind;
— das bestehende Netzwerk Stärkung und Stützung zur Bewältigung langfristiger Betreuungsleistungen bedarf;
— das Gesundheitsproblem der betroffenen Person oder bestimmte externe Interventionen stigmatisierend wirken (z. B. psychische Krankheit);
— eine große soziale oder kulturelle Distanz zwischen der kranken Person und netzwerkexternen Unterstützern bestehen würde (z. B. bei Kranken aus anderen Kulturkreisen).

Die **Erweiterung oder das Ersetzen des bestehenden sozialen Netzwerks** ist angezeigt, wenn das bestehende Netzwerk

— verarmt, beschädigt oder konfliktbeladen ist;
— unerwünschtes Verhalten bei der kranken Person verstärkt;
— kein Erfahrungswissen hat, d. h. kein Netzwerkmitglied mit gleichen/ähnlichen Erfahrungen wie die Zielperson verfügbar ist;
— der Unterstützung durch professionelle Experten bedarf.

Eine verbreitete Intervention zur Erweiterung des bestehenden Netzwerks sind **Selbsthilfegruppen.** Diese können den Teilnehmenden ein reiches Reservoir sozialer Ressourcen und Unterstützung anbieten. Sie sind außerdem auch ein Übungsfeld für die sozialen Fertigkeiten der Teilnehmenden. Eine Interventionsform, die am bestehenden Netzwerk ansetzt, ist die sog. **Netzwerkkonferenz oder Netzwerktherapie** (Hass u. Petzold 1999). Dabei werden von einem Interventionsteam ausgewählte und wichtige Personen des sozialen Netzwerkes eines Klienten eingeladen, um in einem therapeutischen Setting bestimmte Behandlungsziele zu erarbeiten.

1.4.3 Wirksamkeit von Netzwerkinterventionen

Bei der Beurteilung der Wirksamkeit von Netzwerkinterventionen muss unterschieden werden zwischen Maßnahmen, die explizit in ein institutionell verankertes Rehabilitationsprogramm eingebettet sind, und anderen Interventionen. Bei den Rehabilitationsprogrammen liegen oft relativ standardisierte und breit untersuchte Interventionen vor. Dagegen sind Interventionsformen außerhalb des Rehabilitationskontextes wesentlich heterogener, und die empirische Befundlage ist entsprechend unklarer.

Es soll zunächst auf einige allgemeine Befunde zur Wirksamkeit von Netzwerkinterventionen eingegangen werden. Anschließend werden Ergebnisse zu zwei spezifischen, gut untersuchten Interventionen – dem Training sozialer Fertigkeiten und der Familienintervention – berichtet.

Allgemein: Fokus auf Kompetenzen und primäres Netz wichtig

In einer Übersichtsarbeit von 100 Studien zu Netzwerkinterventionen stellen Hogan et al. (2002) die große Heterogenität der konkreten Ausgestaltung der verschiedenen Interventionen fest. Die Heterogenität ist auch eine Folge des breiten Spektrums an Zielgruppen, die berücksichtigt wurden: alte Menschen, Personen mit somatischen Krankheiten (z. B. Krebs), Nikotinabhängige, Menschen mit psychischen Problemen. Deshalb sind gegenwärtig kaum indikationsspezifische Aussagen möglich zur Frage, welche Netzwerkintervention für welche Problemlage und welche Patientengruppe geeignet ist.

> **Wichtig**
>
> Die Auswertung der berücksichtigten Studien belegt die grundsätzliche Wirksamkeit von Netzwerkinterventionen über verschiedene Personengruppen hinweg: Netzwerkinterventionen sind in der Mehrzahl der Studien sowohl der Nichtbehandlung als auch herkömmlicher Behandlung überlegen.

Als besonders wirksame Intervention wird zum einen das **Training der sozialen Kompetenzen** der Zielperson gewertet. Zum andern erweisen sich Interventionen als besonders nachhaltig, welche die **Unterstützung durch**

nahestehende Personen (Familienangehörige, Freunde) fördern.

Zu ähnlichen Schlüssen gelangen auch Röhrle und Sommer (1998) mit einer Metaanalyse von 33 Einzelstudien zur Effektivität von Netzwerkinterventionen. Auch hier erwiesen sich **Interventionen bei den Angehörigen** als besonders wirksam.

Soziales Kompetenztraining

Die Wirksamkeit des Sozialen Kompetenztrainings wurde besonders bei stationär behandelten Psychiatriepatienten untersucht. Den Trainingsprogrammen gelingt die **Verbesserung sozialer Kompetenzen**. Außerdem wird auch eine **Reduktion der Symptomatik** beobachtet (Mueser et al. 1997).

Unklarer ist die Wirkung des Trainings sozialer Kompetenzen bei psychisch Kranken in ambulanter Behandlung. Die Studien weisen bei ambulant behandelten Schizophreniekranken aber auf eine Verbesserung der sozialen Anpassung und der psychopathologischen Symptombelastung hin. Hingegen scheint das Training das Risiko von Rezidiven und Rehospitalisierungen nicht zu mindern.

Familieninterventionen

Kurzzeitinterventionen (kürzer als 3 Monate) erweisen sich als weniger wirksam als Langzeitinterventionen. So fördern Familieninterventionen mit einem kurzen Zeithorizont in erster Linie das Wissen der Angehörigen, indem diese ein besseres Verständnis des Wesens psychischer Krankheit entwickeln. Die psychisch kranke Zielperson aber vermag kaum von der Intervention zu profitieren (Mueser et al. 1997).

Dagegen berichten mehrere Langzeitfamilieninterventionen über eine Reduktion des Rezidiv- und Rehospitalisierungsrisikos bei Schizophreniekranken. Sie scheinen dies zu erreichen über eine Verminderung des familieninternen Stresses bzw. belastender Interaktionen. Einige Untersuchungen berichten auch über positive Wirkungen von Familieninterventionen auf die soziale Anpassung psychisch Kranker.

> **Zusammenfassung**
>
> 1. Ein Hauptziel von Netzwerkinterventionen ist die Aktivierung und Förderung von Hilfepotenzialen im natürlichen sozialen Netzwerk eines Menschen.
> 2. Netzwerkinterventionen können auf verschiedenen Ebenen ansetzen. Am häufigsten sind es die Ebene des Individuums, der Primärgruppe (Partner, Angehörige) und die Ebene des weiteren sozialen Netzwerks (Freunde, Nachbarn).
>
> ▼

> 3. Eine Intervention kann primär auf die Veränderung der Beziehungen in einem bestehenden Netzwerk abzielen oder aber auf die Förderung neuer Beziehungen außerhalb des Netzwerkes.
> 4. Netzwerkinterventionen sind wirksam, aber sie zeigen nicht in allen Fällen bessere Ergebnisse als andere Behandlungsformen.
> 5. Bei psychisch kranken Menschen ist die Wirksamkeit von Trainingsprogrammen der sozialen Kompetenz und von Familieninterventionen am besten belegt.
> 6. Kaum geklärt ist die Frage, welche Netzwerkintervention für welche Problemlage und welche Patientengruppe am besten geeignet ist.

1.5 Schlussbemerkungen

1.5.1 Blick in die Zukunft

Das soziale Netzwerk von Menschen mit schwerer psychischer Erkrankung ist gekennzeichnet durch wenige Beziehungen insgesamt. Außerdem finden wir eine Beschränkung auf Personen aus dem Kreis der Angehörigen und der professionellen Helfer. Diese Beschränkung ist ein Risikofaktor. Der Verlust einer Bezugsperson kann nur mit Mühe oder gar nicht aufgefangen werden.

Ein Blick in die Zukunft wirft die Frage auf, wie es um die **Tragfähigkeit** der beiden Hauptsäulen der sozialen Integration psychisch kranker Menschen – also Angehörige und professionelle Helfer – steht. Dabei sind besonders drei Entwicklungen zu beachten:

- die Deinstitutionalisierung der psychiatrischen Versorgung,
- die steigenden Kosten der Gesundheitsversorgung insgesamt,
- der soziale und demografische Wandel der Gesellschaft.

Grenzen der Deinstitutionalisierung

Eine wesentliche Zielsetzung der Deinstitutionalisierung der psychiatrischen Versorgung war und ist die bessere soziale Integration psychisch kranker Menschen. Dieses Ziel konnte jedoch nur partiell erreicht werden (Eikelmann 2000). Im schlimmsten Fall, wie das Beispiel der forcierten Klinikschließungen in den USA zeigt, kam es sogar zu einer verstärkten sozialen Desintegration psychisch kranker Menschen. Das Phänomen des »neuen chronischkranken Psychiatriepatienten« weist darauf hin, dass es eine substanzielle Zahl von Menschen mit psychischen Behinderungen gibt, die vermutlich lebenslange Betreuung benötigen.

Kostendruck in der Gesundheitsversorgung

Wenn in der stationären Psychiatrie Behandlungskapazitäten abgebaut werden, so ist ein entsprechender Ausbau teilambulanter und ambulanter Angebote nötig. Indessen lassen heute die stetig **steigenden Kosten des Gesundheitssystems** in beinahe allen westlichen Ländern Fragen laut werden nach der zukünftigen Finanzierbarkeit der Gesundheitsversorgung und nach einer möglichen Rationierung medizinischer Leistungen. Vor diesem Hintergrund sind die Möglichkeiten für einen weiteren Ausbau einer gemeindenahen psychiatrischen Versorgung begrenzt.

Demografischer Wandel

Schließlich lässt sich ein **Wandel der Lebensformen** und eine **Veränderung der Altersstruktur** in der Gesellschaft beobachten. Das Modell der bürgerlichen Kleinfamilie hat seine Monopolfunktion weitgehend eingebüßt. An seine Stelle sind verschiedene Formen familialen Zusammenlebens getreten (Eineltern-, Patchworkfamilien usw.). Die Kinderzahl pro Elternpaar hat im Laufe des 20. Jahrhunderts stark abgenommen und verharrt heute in den meisten Industrieländern auf tiefem Niveau. Zugleich ist eine markante Zunahme der Lebenserwartung zu verzeichnen. Die Folge: Immer weniger junge Menschen stehen immer mehr älteren Menschen gegenüber. Und immer häufiger haben alte Menschen keine Angehörigen mehr.

> **Wichtig**
>
> Für die Zukunft ist somit folgendes Szenario wahrscheinlich: Der Anteil von psychisch kranken Menschen wird zunehmen, die entweder nur begrenzt von ihren Angehörigen unterstützt werden können oder über gar keine Angehörigen mehr verfügen. Zugleich ist dem weiteren Ausbau professioneller Dienste, der diese Lücke an Unterstützung schließen könnte, durch die hohen Gesundheitskosten enge Grenzen gesetzt.

1.5.2 Praktische Implikationen

Die Antwort auf diese Problemlage kann eigentlich nur lauten, dass **natürliche soziale Netzwerke außerhalb der Familie** ein wesentlich größeres Gewicht in der Unterstützung psychisch kranker Menschen erhalten müssen. Im Einzelnen bedarf es insbesondere der

- Entwicklung und Evaluation von Modellen des Engagements von freiwilligen Helfern,
- Verschränkung professioneller und natürlicher Unterstützungsangebote,
- Vernetzung verschiedener psychosozialer Dienste.

Engagement von freiwilligen Helfern

Auf die Bedeutung der **Laien- bzw. Bürgerhilfe in der Psychiatrie** ist verschiedentlich hingewiesen worden (vgl. Kap. 49). Aber in der Praxis findet der Einsatz von freiwilligen Helfern für psychisch Kranke noch selten statt. Und wissenschaftliche Studien zur organisierten Freiwilligenarbeit sind selbst auf internationaler Ebene nur vereinzelt zu finden. Die wesentliche Herausforderung in diesem Bereich wird jedoch nicht wissenschaftlicher Art sein. Vielmehr betrifft sie die Frage, welche **Anreize** für Freiwilligenarbeit (z. B. als Nachbarschaftshilfe im Stadtteil) zu schaffen sind. Notwendig ist deshalb die Entwicklung und die wissenschaftliche Evaluation von Modellen der Laienhilfe innerhalb der psychiatrischen Versorgung.

Verschränkung professioneller und natürlicher Unterstützungsangebote

Ein Bedeutungsgewinn von natürlichen, insbesondere außerfamilialen Unterstützungssystemen in der Betreuung psychisch behinderter Menschen wird Konsequenzen für das professionelle System haben. Professionelle Helfer werden in Zukunft vermehrt die Rolle eines **Moderators** in der Initiierung und Aufrechterhaltung von sozialer Unterstützung im natürlichen Umfeld einnehmen. Ziel ist dabei die Verschränkung von professionellen und natürlicher Unterstützungssystemen in der Betreuung psychisch kranker Menschen.

Vernetzung verschiedener psychosozialer Dienste

Wenn chronisch psychisch kranke Menschen außerhalb einer Klinik leben sollen, so brauchen sie dauerhafte Unterstützung. Gemeindenahe Unterstützungsprogramme müssen deshalb umfassend sein. Wichtig wäre die Koordination der verschiedenen Betreuungsfunktionen wie medizinisch-psychiatrische Hilfe, berufliche Rehabilitation, Krisenintervention, Beratung und Unterstützung der Angehörigen, Förderung natürlicher sozialer Netzwerke usw. Diese verschiedenen Aufgaben werden oft durch unterschiedliche psychosoziale Dienste wahrgenommen, so dass kaum eine Kontinuität der Betreuung gewährleistet ist.

Literatur

Angermeyer MC (1995) Ergebnisse der Forschung zum sozialen Netzwerk schizophrener Kranker. In: Häfner H (Hrsg) Was ist Schizophrenie? Gustav Fischer, Stuttgart, S 171–188

Bebbington BE, Huipers L (1994) The predictive utility of Expressed Emotion in schizophrenia: An aggregate analysis. Psychol Med 24: 707–718

Brugha TS (1995) Social support and psychiatric disorder: Overview of evidence. In: Brugha TS (ed) Social support and psychiatric disorder: Research findings and guidelines for clinical practice. University Press, Cambridge, pp 1–40

Bütler H (1982) Zur Besserung der Person. Zytglogge, Bern

Eikelmann B (2000) Grenzen der Deinstitutionalisierung? – Sicht der Fachklinik. Psychiat Prax 27(S 2): S53-S58

Finzen A (1996) »Der Verwaltungsrat ist schizophren«. Die Krankheit und das Stigma. Psychiatrie-Verlag, Bonn

Gottlieb BH (2000) Selecting and planning support interventions. In: Cohen S, Underwood LG, Gottlieb BH (eds) Social support measurement and intervention. A guide for health and social scientists. University Press, Oxford, pp 195–220

Haberfellner E-M, Rittmannsberger H (1995) Soziale Beziehungen und soziale Unterstützung psychisch Kranker – Eine Netzwerkuntersuchung. Psychiat Prax 22: 145–149

Häfner H (2000) Das Rätsel der Schizophrenie. C. H. Beck, München

Hass W, Petzold H (1999) Die Bedeutung der Forschung über soziale Netzwerke, Netzwerktherapie und soziale Unterstützung für die Psychotherapie. In: Petzold H, Märtens M (Hrsg) Wege zu effektiven Psychotherapien. Leske und Budrich, Opladen, S 193–272

Henderson AS (1992) Social support and depression. In: Veiel HOF, Baumann U (eds) The meaning and measurement of social support. Hemisphere, New York, pp 85–92

Hogan BE, Linden W, Najarian B (2002) Socia support interventions – Do they work? Clinic Psychol Rev 22(3): 381–440

Kawachi I, Berkman LF (2001) Social ties and mental health. J Urban Health 78(3): 458–467

Laireiter A (1993) (Hrsg) Soziales Netzwerk und soziale Unterstützung. Konzepte, Methoden, Befunde. Hans Huber, Bern

Mueser KT, Drake RE, Bond GR (1997) Recent advances in psychiatric rehabilitation for patients with severe mental illness. Harvard Rev Psychiatry 5(3): 123–137

Nuechterlein KH, Dawson ME, Ventura J et al. (1994) The vulnerability/stress model of schizophrenic relapse: a longitudinal study. Acta Psychiatrica Scand 89 (Suppl 382): 58–64

Röhrle B, Sommer G (1998) Zur Effektivität netzwerkorientierter Interventionen. In: Röhrle B, Sommer G, Nestmann F (Hrsg) Netzwerkintervention. Deutsche Gesellschaft für Verhaltenstherapie, Tübingen, S 13–47

Sroufe AL, Duggal S, Weinfield N, Carlson E (2000) Relationships, development, and psychopathology. In: Sameroff AJ, Lewis M, Miller SM (eds) Handbook of developmental psychopathology. Kluwer Academic/Plenum, New York, pp 75–91

Stroebe W, Stroebe M (1998) Lehrbuch der Gesundheitspsychologie. Dietmar Klotz, Frankfurt aM

Tausig M, Fisher GA, Tessler RC (1992) Informal systems of care for the chronically mentally ill. Community Mental Health J 28(5): 413–425

Tennant C (1999) Life stress, social support and coronary heart disease. Australian New Zealand J Psychiatry 33(5): 636–641

Turner RJ, Turner JB (1999) Social integration and support. In: Aneshensel CS, Phelan JC (eds) Handbook of the sociology of mental health. Kluwer Academic/Plenum, New York, pp 301–320

Ökonomische Aspekte der Rehabilitation

Hans-Joachim Salize, Jörg A. Nikitopoulos

> »Ökonomen kennen von allem den Preis und von nichts den Wert« (Oscar Wilde).
> »Good health and economic prosperity tend to support each other« (Amartya Sen, Nobelpreis für Ökonomie 1998).

2.1   Gesundheitsökonomische Konzepte in der Versorgung psychisch Kranker

Bei der Betrachtung und Beurteilung therapeutischen Handelns spielen ökonomische Überlegungen eine kaum zu überschätzende Rolle. Dies trifft besonders auf die Versorgung psychisch Kranker zu, die in weitaus stärkerem Maße als bei körperlichen Erkrankungen in Lebensbereiche wie Wohnen, Arbeit und Freizeit hineinreicht. Allerdings ist das Wissen über Kostenzusammenhänge in der deutschsprachigen Psychiatrie ausgesprochen unterentwickelt. Es mangelt hierzulande fast vollständig an einer analytischen Näherungsweise und einer der Problematik angemessenen nüchternen und fachlichen Diskussion, obwohl der therapeutische Alltag fast aller in der Ver-

sorgung psychisch Kranker Tätigen sehr stark durch ökonomische Determinanten wie z. B. Pflegesatz- und Budgetverhandlungen bestimmt wird.

Diese paradoxe Situation hat vielschichtige Gründe. Generell ist Angehörigen der Heilberufe keine allzu starke Affinität zu Methoden und Sichtweisen der Volkswirtschaft eigen, deren Gegenstand und Denkweisen gern als kompliziert, trocken oder tendenziös (fehl-)eingeschätzt werden.

Das allgemeine Wissensdefizit ist z. T. auch historisch bedingt. Durch die vergleichsweise spät begonnene Psychiatriereform in Deutschland bestand starker Nachholbedarf im Umbau der Versorgungsstrukturen, der – gemäß den grundlegenden sozialpsychiatrischen Leitgedanken – die Benachteiligung der psychisch Kranken und die Verbesserung ihrer Versorgungslage in den Mittelpunkt der Bemühungen stellte und nicht Kosten- oder Effizienzüberlegungen.

So wurden während der 70er, 80er und 90er Jahre eine Fülle von Modellprogrammen durchgeführt und neue Versorgungsstrategien erprobt, von denen viele auf ihre therapeutische oder rehabilitative Wirksamkeit geprüft wurden, jedoch so gut wie nie hinsichtlich der Folgekosten bei einer Implementierung der Modelle in die Regelversorgung. Eine solche Unterlassung ist in anderen gesellschaftlichen Bereichen wie etwa der produzierenden Industrie kaum vorstellbar.

Durch den sich ständig intensivierenden Kostendruck und eine immer hitzigere gesundheitspolitische Debatte ändert sich die Problemwahrnehmung jedoch in der jüngeren Zeit. Es ist mittlerweile für Professionelle auf jeder Ebene der Versorgung psychisch Kranker unabdingbar, sich über die Budgetzwänge der eigenen Einrichtung hinaus mit System- und Kostenzusammenhängen in der Versorgung psychisch Kranker auseinander zu setzen.

2.2 Gesundheitsökonomisch relevante Strukturmerkmale der Versorgung psychisch Kranker

Die Versorgung psychisch Kranker unterliegt spezifischen Bedingungen, die die Kostensituation deutlich komplizierter gestalten als bei körperlichen Störungen. Dazu zählt v. a. der überwiegend chronische Verlauf vieler psychischer Störungen, die Vielzahl schwerwiegender Beeinträchtigungen in allen Lebensbereichen sowie der damit verbundene vielfältige und dauerhafte Behandlungs-, Betreuungs- und Rehabilitationsaufwand. Dadurch wird die verstärkte Integration von Angeboten der sozialen Versorgung in die Arbeitsfelder der psychiatrisch-rehabilitativen Versorgung notwendig. Dies wird besonders deutlich am Beispiel der **Schizophrenie,** deren frühes durchschnittliches Erkrankungsalter und vergleichsweise niedrige krankheitsspezifische Mortalität bei vielen Betroffenen lebenslang wiederkehrende Krankenhausaufenthalte und vielschichtige Rehabilitationsmaßnahmen erforderlich machen. Auch **affektive Störungen, Angst- und Zwangserkrankungen** sowie **Persönlichkeitsstörungen** können dauerhafte, unter Umständen lebenslange psychische Beeinträchtigungen zur Folge haben. Gesundheitsökonomisch bedeutsam ist hier v. a. die **Depression,** die die Weltbank während der 90er Jahre unter die 20 Krankheitsbilder mit dem höchsten Beitrag zur weltweiten Krankheitsbelastung (»global burden of disease«) einreihte, mit der Prognose, dass sie bis zum Jahr 2020 an die zweite Stelle der am meisten belastenden Krankheitsbilder vorrückt (Murray u. Lopez 1996). Weiterhin müssen die primären Abhängigkeitserkrankungen wie der **Alkoholismus** und die **Nikotinabhängigkeit** sowie die **Demenz** zu den psychiatrischen Krankheitsbildern mit einer ausgesprochen hohen Kostenbelastung gezählt werden, auch wenn diese Krankheitsbilder sich z. T. dem engeren psychiatrischen Rehabilitationsbegriff entziehen oder eigenständige rehabilitative Konzepte entwickelt haben.

2.2.1 Versorgungsangebote

Den heterogenen Versorgungsanforderungen der genannten Störungsbilder stehen hoch differenzierte und spezialisierte psychiatrische Versorgungsangebote gegenüber. Die Vielschichtigkeit der therapeutisch-rehabilitativen Einrichtungen und Dienste ist aus dem Bestreben erwachsen, dem individuellen Bedarf der Betroffenen mit möglichst optimal angepassten Versorgungspaketen begegnen zu können. Die Vielfältigkeit der Angebote geht mit einer ähnlich heterogenen Einrichtungs- und Finanzierungsträgerschaft sowie entsprechend komplexen Budgetverantwortlichkeiten und -strukturen einher (»Versorgungsfragmentierung«). Ein Beispiel aus dem Modellprogramm Psychiatrie aus den 80er Jahren verdeutlicht die Vielschichtigkeit von Kostenströmen und -trägerschaften innerhalb eines einzigen psychiatrischen Versorgungsgebietes im Jahresverlauf (◘ Abb. 2.1).

Diese Faktoren machen die Analyse der Kosten der psychiatrisch-rehabilitativen Versorgung ebenso notwendig wie sie diese erschweren. Das Instrumentarium für solche Analysen stellt prinzipiell die Gesundheitsökonomie als eine spezialisierte Disziplin der Volkswirtschaftslehre bereit.

2.3 Methodik gesundheitsökonomischer Forschung

Die volkswirtschaftlichen Standardmethoden gehen i. Allg. davon aus, dass die Wirtschaftlichkeit und der Preis von Gütern und Leistungen aller Art durch Ein- und Auszahlungsströme auf dem sog. freien Markt bestimmt wird. Im Gesundheitswesen und insbesondere in der Versorgung psychisch Kranker fehlen allerdings spezifische Charakteristika sog. freier Marktverhältnisse.

- Psychisch kranke Patienten besitzen im Gegensatz zu allgemeinen (gesunden) Waren- oder Leistungskonsumenten eine stark **eingeschränkte Konsumentensouveränität**, die nicht selten bis zum Zwangskonsum von Versorgungsleistungen reichen kann (z. B. im Falle von Zwangseinweisungen und -behandlungen).
- Psychisch Kranke können Nutzen und Qualität der angebotenen Leistungen nicht uneingeschränkt abschätzen (»**Nachfrage- und Produktunsicherheit**«).
- Die häufig **mangelnde Krankheitseinsicht** psychisch Kranker verringert die adäquate Nachfrage nach notwendigen Gesundheitsleistungen deutlich.
- Der Gesundheitssektor ist in starkem Masse durch **staatliche Lenkung und Regelung** gekennzeichnet.

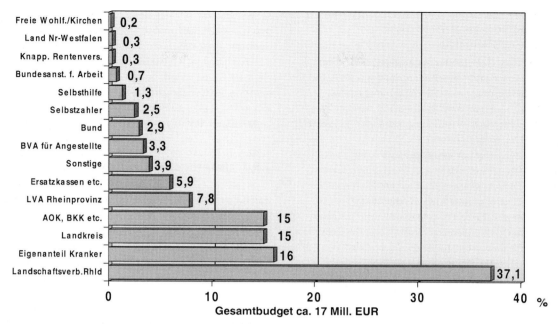

□ **Abb. 2.1.** Finanzierungsträger und Kostenströme in der psychiatrischen Versorgung im Oberbergischen Kreis 1985. (Datenquelle: Prognos AG 1986)

Ökonomisch gesehen sind diese Faktoren mit ungleichen Kräfteverhältnissen im Sinne einer sehr starken Anbieterdominanz gleichzusetzen, in deren Folge psychisch Kranke die Nachfrage nach Versorgungsleistungen im Marktsinne nicht »frei« bestimmen können.

Für die psychiatrische Gesundheitsökonomie bedeutet dies eine methodische Herausforderung, der sie noch nicht immer in ausreichendem Maße ein entsprechendes Instrumentarium entgegenstellt.

2.3.1 Kostenarten

Der in der gesundheitspolitischen Debatte verwendete Kostenbegriff ist vieldeutig und wird häufig in ungenauer Weise verwendet. Oft bleibt unklar, ob in einem konkreten Diskussionszusammenhang unter »Kosten« ein von einer Erkrankung verursachter volkswirtschaftlicher Schaden, die finanziellen Aufwendungen für medizinische und soziale Versorgungsleistungen einer Patientengruppe oder das begrenzte Budget eines Finanzierungsträgers oder eines Versorgungssektors verstanden wird.

Hinter dieser Vieldeutigkeit des Kostenbegriffes stehen vielfältige Interessenlagen. Durch die unterschiedlichen, teilweise hart umkämpften Interessen gewinnt in der finanz- und gesundheitspolitischen Debatte eine ethische Dimension an Bedeutung, die im Zusammenhang mit psychisch Kranken angesichts deren eher schwacher Interessenvertretung stark zu gewichten ist. Ein verwaschener Gebrauch des Kostenbegriffs birgt z. B. die Gefahr, Kostenverschiebungen zu Lasten der Betroffenen und

deren Angehörigen auszublenden, etwa wenn die nicht rückvergüteten finanziellen Belastungen ignoriert werden, die psychisch Kranke und deren Angehörige im Zuge ihrer Versorgung selbst bestreiten müssen. □ Abb. 2 1 verdeutlicht, dass der Eigenanteil der Betroffenen sowie der vom überörtlichen Sozialhilfeträger (hier Landschaftsverband Rheinland) getragene Anteil an den Versorgungskosten mehr als 50% betragen kann. Die damit zum Ausdruck kommende strukturelle Benachteiligung psychisch Kranker ist bei Patienten, die an körperlichen Erkrankungen leiden, in diesem Maße nicht gegeben.

Aus diesen Gründen wird in Leitlinien für gesundheitsökonomische Forschung gefordert, dass jede Kostendebatte oder -analyse vorab eine Definition der Kosten, um die es jeweils geht, leisten muss, ebenso wie eine Darlegung der jeweiligen Perspektive, aus der die Kosten beleuchtet werden (Schöffski 1999). Dies gehört gegenwärtig jedoch noch keineswegs zum Praxisstandard. Es ist außerdem fraglich, ob dies ausreicht, um unterschiedliche, z. T. auch subtil in die Debatten oder Analysen einfließende Interessenlagen einzelner Interessen- oder Lobbygruppierungen hinreichend abzubilden.

Die für die psychiatrische Gesundheitsökonomie wichtigsten Kostenarten sind nachstehend aufgeführt.

Kostenarten in der psychiatrischen Gesundheitsökonomie

- **Volkswirtschaftliche Gesamtkosten** sind der monetär bezifferte Schaden, der der Gesellschaft durch eine bestimmte Erkrankung entsteht (Versorgungskosten, Produktivitätsverluste etc.). Sie setzen sich zusammen aus direkten, indirekten und intangiblen Kosten.
- **Direkte oder Versorgungskosten** sind alle Kosten, die im Rahmen der spezialisierten Versorgung durch Leistungen und Maßnahmen von Versorgungseinrichtungen oder -diensten anfallen (z. B. Tarife, Pflegesätze, Gebühren, Kapitalkosten, Gebäudekosten, Mieten, Abschreibungen, Bruttolohnkosten, Behandlungsmaterialien, Medikamente, Büro-, Labor-, Fahrtkosten etc.).
- **Indirekte Kosten** einer Erkrankung sind alle Kosten, die durch die jeweilige Erkrankung verursacht werden, aber nicht im unmittelbarem Zusammenhang mit der Behandlung oder Versorgung stehen (z. B. morbiditäts- und mortalitätsbedingte Produktivitätsverluste, monetäre Sekundärbelastungen von Betroffenen und Angehörigen, durch die Krankheit verursachte Ausgaben des Sozialsystems wie Sozialhilfen und vergleichbare Leistungen, Folgekosten des Polizei- und Justizapparates sowie Ausgaben für Forschung).
- **Intangible Kosten** sind monetär nicht oder nur schwer abbildbare Auswirkungen von Erkrankungen (z. B. Beeinträchtigungen der Lebensqualität, subjektiv empfundenes Leid, sekundäre Krankheitsbelastung pflegender Angehöriger).

Volkswirtschaftliche Gesamtkosten dienen als gesundheitspolitische Entscheidungshilfen bei der Allokation knapper Gesundheitsbudgets. Gerade bei psychiatrischen Krankheitsbildern ist die Berechnung volkswirtschaftlicher Gesamtkosten jedoch mit großen Unsicherheiten behaftet und weitgehend auf Schätzungen angewiesen. Bei gesundheitspolitischen Verteilungskämpfen stehen v. a. direkte Kosten und die finanziellen Budgets der Finanzierungsträger im Vordergrund. Bezüglich der indirekten Kosten fehlt es international an einem Konsens, welche Kostengrößen unabdingbar als indirekte Kosten zu sehen sind, was dazu führt, dass Angaben über indirekte und damit auch volkswirtschaftliche Kosten einzelner Krankheitsbilder von Quelle zu Quelle ganz erheblich variieren können. Bei psychischen Erkrankungen wirken sich diese methodischen und konzeptionellen Unklarheiten besonders gravierend aus, da psychische Erkrankungen über die Kosten der direkten medizinisch-rehabilitativen Versorgung hinaus viele weitere Lebensbereiche beeinträchtigen. Im Bereich der intangiblen Kosten hat das Konzept Lebensqualität bei der Beurteilung der Versorgungslage psychisch Kranker in den letzten Jahren erheblich an Bedeutung gewonnen. Es bestehen jedoch methodische Schwierigkeiten, Konstrukte wie Lebensqualität in finanziellen Größen abzubilden, was wegen der relativen Bedeutung des Konzeptes in der Versorgung psychisch Kranken gravierender zu Buche schlägt als bei vielen nichtpsychiatrischen Störungsbildern.

2.3.2 Untersuchungsansätze

Zur Beurteilung der Wirtschaftlichkeit oder Effizienz rehabilitativer Konzepte in der Versorgung psychisch Kranker genügt es jedoch nicht, lediglich die (direkten, indirekten oder volkswirtschaftlichen) Kosten der Versorgung bestimmter Patientengruppen zu ermitteln. Die Kosten müssen zusätzlich an der Qualität oder dem Ergebnis der Versorgung gemessen werden.

Dies leistet v. a. die **Kostenwirksamkeitsanalyse** oder **Kosteneffektivitätsanalyse**. Kosteneffektivitätsanalysen umfassen drei Schritte. Im ersten Schritt wird die Höhe des finanziellen Aufwands für das jeweilig zu untersuchende Versorgungskonzept oder der Patientengruppe ermittelt. Im zweiten Schritt wird die Versorgungsqualität oder das Versorgungsergebnis durch einen dem Untersuchungsgegenstand angemessenen (in der Regel nichtmonetären) Versorgungsparameter dargestellt. Dies kann z. B. der Grad der Verbesserung von Symptomatik, die Reduzierung der stationären Aufenthaltsdauer oder ein ähnlicher Parameter sein. Der dritte Schritt setzt beide Größen – Kosten und Versorgungsergebnis – zueinander in Bezug.

Bei psychischen Erkrankungen, die oftmals episodisch und chronisch verlaufen, bestehen allerdings erhebliche Schwierigkeiten, Indikatoren zu operationalisieren, an denen sich die Versorgungsqualität oder das Versorgungsergebnis ablesen lässt. So kann sich z. B. eine mit hohem Versorgungsaufwand abgewendete krisenhafte Zuspitzung eines Patienten im Endergebnis als ähnliches Zustandsbild darstellen wie der gleichmäßige Krankheitsverlauf eines mit wenigen Maßnahmen stabil eingestellten Patienten. Nicht zuletzt wegen dieser methodischen Schwierigkeiten beschränken sich die meisten Kostenstudien in der bundesdeutschen psychiatrischen Versorgung lediglich auf die Bestimmung der Höhe oder Zusammensetzung von Versorgungskosten, ohne diese einem Versorgungsergebnis gegenüberzustellen.

> **Wichtig**
>
> In der Bereitstellung und Analyse von Kosteneffektivitätsdaten für spezifische Patientengruppen und Behandlungs- oder Rehabilitationsansätze ist gegenwärtig die dringlichste Aufgabe einer psychiatrischen Gesundheitsökonomie in Deutschland zu sehen.

Neben den Kosteneffektivitätsuntersuchungen gibt es noch andere gesundheitsökonomische Untersuchungsansätze wie die **Kosten-Nutzwert-Analyse** und die **Kosten-Nutzen-Analyse**, die jedoch spezifischeren Zielen dienen und in der psychiatrischen Versorgung und insbesondere im hier diskutierten Kontext eine geringere Rolle spielen. Für nähere Erläuterungen dieser Ansätze sollten gesundheitsökonomische Lehrbücher konsultiert werden.

2.3.3 Kostenermittlung

Neben den Problemen der Operationalisierung geeigneter Effektivitäts- oder Wirksamkeitsparameter ist in der Praxis der psychiatrischen Gesundheitsökonomie von erhöhter Wichtigkeit, welchen Quellen empirische Kostendaten entstammen, und wie gut diese Daten sind.

Generell stehen zwei Wege zur Ermittlung von Kostendaten in der Rehabilitation psychisch Kranker zur Verfügung: die Nutzung von Sekundär- oder aggregierten Daten übergeordneter Datenhalter wie z. B. den statistischen Ämtern oder den Spitzenverbänden der Kostenträger (sog. »Top-down-Ansatz«) oder die Erfassung von Kosten direkt am Patienten mittels empirischer Untersuchungsverfahren (sog. »Bottom-up-Ansatz«).

Sekundärdaten werden von der Gesundheitsberichterstattung zur Verfügung gestellt. Bezüglich Kosteninformationen sind deren Strukturen in Deutschland jedoch ungenügend. Nach Krankheitsgruppen unterschiedene Kosten der Gesundheitsversorgung werden in Deutschland nicht periodisch vorgelegt, da es an einer Agentur fehlt, die die Kostendaten einzelner Kostenträger zusammenführt, angleicht oder bewertet.

Im Rahmen der »Gesundheitsberichterstattung des Bundes« wurde im Jahre 1999 eine Kostenübersicht vorgelegt, die sich auf das Jahre 1994 bezieht und die bei Re-

daktionsschluss des vorliegenden Bandes als die aktuellsten krankheitsbezogenen Kostendaten in Deutschland angesehen werden müssen (Statistisches Bundesamt 1999). Von einer regelmäßigen (d. h. jährlichen) Fortschreibung, wie sie für versorgungsplanerische Zwecke unabdingbar wäre, ist gegenwärtig nicht auszugehen. Nach dieser Quelle entfielen im Jahr 1994 von den damals insgesamt 176,8 Mrd. EUR, die in Deutschland an direkten Kosten für die Gesundheitsversorgung der Bevölkerung aufgewendet wurden, 19,2 Mrd. EUR (ca. 10,9%) auf die Versorgung psychisch Kranker, davon wiederum 8,1 Mrd. auf Alkoholkranke (4,6%), 3,6 Mrd. EUR auf Patienten mit Schizophrenie (2,0%), 3,1 Mrd. EUR auf Demenzkranke, sowie 1,3 Mrd. EUR auf Patienten mit Depression (◘ Abb. 2.2).

Damit lagen die Aufwendungen (direkte Kosten) für psychische Störungen etwa in der Höhe solcher Volkskrankheiten wie die des Herz-Kreislauf-Systems und ca. doppelt so hoch wie für Krebserkrankungen. Trotz aller methodischen Einschränkungen solcher Vergleiche wird damit jedoch die enorme Belastung des Gesundheitssystems durch psychische Störungen deutlich.

Länder mit vergleichbarem Bruttosozialprodukt und Lebensstandard geben für die Versorgungskosten etwa der Schizophrenie leicht höher liegende Anteile an den nationalen Gesundheitsbudgets an (England und Wales 1996: 2,8%, USA 1993: 2,5%). Krankheitsgruppenbezogene Informationen darüber, in welche Versorgungsbereiche die genannten Summen fließen (wie viel etwa für die stationäre, ambulante oder rehabilitative Versorgung einzelner Krankheitsbilder ausgegeben wurde), stehen aus Sekundärdatenquellen gegenwärtig nicht zur Verfügung. Dezidierte Aussagen über die Kosten der psychiatrischen Rehabilitation lassen sich also aus Sekundärdaten z. Z. nicht ableiten. Sie müssen aus der empirischen Forschung (Bottom-up-Ansatz) gewonnen werden.

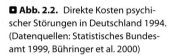 **Abb. 2.2.** Direkte Kosten psychischer Störungen in Deutschland 1994. (Datenquellen: Statistisches Bundesamt 1999, Bühringer et al. 2000)

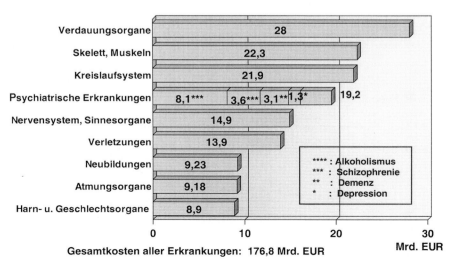

2.4 Kosten der psychiatrischen Versorgung und Rehabilitation im deutschsprachigen Raum

Die empirische gesundheitsökonomische Forschung ist im deutschsprachigen Raum gegenüber der angloamerikanischen Psychiatrie deutlich unterentwickelt. So konnte noch Mitte der 90er Jahre in einer internationalen Übersichtsarbeit über Kostenanalysen in der Schizophrenie lediglich eine einzige Studie aus der Bundesrepublik einbezogen werden – ein Forschungsaufkommen, wie es auch Südafrika oder Indien beisteuerten (Evers et al. 1994). Dieses Defizit hat sich seither kaum gebessert. Gleichwohl besteht im deutschsprachigen Raum von allen bedeutsamen psychiatrischen Krankheitsbildern bezüglich der Schizophrenie noch das meiste Wissen über Kostenzusammenhänge. Es stammt v. a. aus Deutschland. In der Schweiz beginnt sich eine eigenständige gesundheitsökonomische Forschung im Suchtbereich zu etablieren, während österreichische Untersuchungen so gut wie ganz fehlen.

2.4.1 Schizophrenie

Direkte Kosten

Zu Zeiten der Anstaltspsychiatrie mit ihren großen Langzeitbereichen waren die direkten Versorgungskosten von Patienten mit Schizophrenie fast gleichbedeutend mit den Pflegesätzen der stationären Einrichtungen (sieht man von den geringen Fallzahlen damals ambulant behandelter Patienten ab). Trotz der vergleichsweise einfachen Berechnungsmöglichkeit sind aus der Vor-Reformzeit (1950er und 60er Jahre) entsprechende Zahlen nicht bekannt. Bei der Umgestaltung zur Gemeindepsychiatrie war aus ökonomischer Sicht die wichtigste Frage, ob die neuen, differenzierteren Versorgungsansätze höhere oder niedrigere direkte Kosten im Vergleich zur früheren, dauerhaften stationären Unterbringung nach sich ziehen würden. Während der 90er Jahre wurden in einzelnen großstädtischen Ballungsräumen (z. B. Mannheim, Göttingen, München, Leipzig) entsprechende Zahlen ermittelt. Es ergaben sich mittlere jährliche Versorgungskosten eines bedarfsgerecht gemeindepsychiatrisch versorgten Patienten mit Schizophrenie, die zwischen 13.732 EUR (Salize u. Rössler 1996) und 14.251 EUR (Schulenburg et al. 1998) lagen. Zum Teil davon abweichende Werte (wie z. B. mit 6.528 EUR aus Leipzig, Kilian et al. 2001) weisen dabei auf den erheblichen Einfluss hin, der von der Stichprobenzusammensetzung und dem Ausbaugrad der regionalen Versorgungsangebote ausgeht. Es ist generell von einer erheblichen Streubreite der Versorgungskosten von Patienten mit Schizophrenie auszugehen, die – bei gleicher Diagnose und Erkrankungsdauer – von einigen hundert Euro bis mehrere zehntausend Euro pro Jahr reichen kann (◘ Abb. 2.3). Die genannten mittleren Versorgungskosten eignen sich deshalb nur für die Versorgungsplanung im größeren Maßstab, für die individuelle Kostenvorhersage sind sie ungeeignet.

Die oben beschriebenen Erkenntnisse reichen nicht aus. Für die Zukunft sind methodisch vergleichbare Studien aus weiteren Regionen unabdingbar, da das regionale Gefälle des Ausbaugrades der gemeindepsychiatrischen Versorgung in Deutschland immer noch erheblich ist.

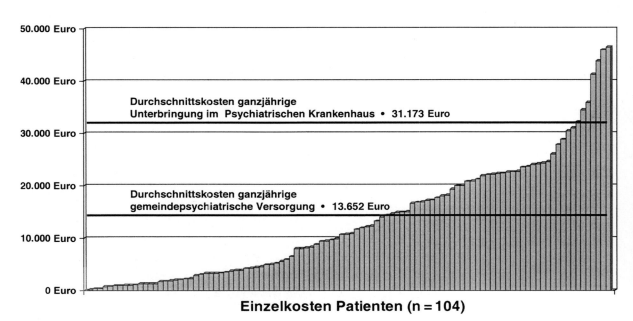

◘ **Abb. 2.3.** Streuung der jährlichen direkten Versorgungskosten von Patienten mit Schizophrenie im gleichen Versorgungsgebiet (Stadtkreis Mannheim 1994/95)

Wichtig

Die wenigen vorliegenden Studien aus Deutschland weisen darauf hin, dass in der gemeindepsychiatrischen Versorgung der 90er Jahre die stationärpsychiatrischen Behandlungen und die betreute Wohnunterbringung jeweils ca. ein Drittel der direkten Versorgungskosten von Patienten mit Schizophrenie ausmachten. Der ambulante Versorgungsanteil (Fach- und Hausärzte, sozialpsychiatrische Dienste etc.) verursachte ca. 10% der direkten Kosten (vgl. ◘ Abb. 2.4). Der Rest verteilte sich in unterschiedlichen Anteilen auf außerstationär-rehabilitative Maßnahmen und die außerstationär-medikamentöse Versorgung, wobei Letztere stark von einem schwankenden Verordnungsanteil sog. atypischer Neuroleptika beeinflusst war.

Einer genaueren Bezifferung der direkten Kosten für die psychiatrische Rehabilitation steht die herkömmliche unflexible Einteilung der Versorgungssektoren in stationäre, ambulante und rehabilitative Bereiche entgegen, die nicht hinreichend abbildet, dass auch stationärpsychiatrische Behandlungen, Maßnahmen des betreuten Wohnens sowie Versorgungsleistungen niedergelassener Psychiater, sozialpsychiatrischer Dienste und weiterer ambulanter Einrichtungen erhebliche rehabilitative Anteile beinhalten. Inwieweit der gegenwärtig stattfindende Paradigmenwechsel von der einrichtungsbezogenen auf eine personenbezogene Versorgung diese starren Bereichsgrenzen überwindet und damit in der Zukunft genauere Abschätzungen der rehabilitativen Kosten ermöglicht, bleibt abzuwarten.

Langzeitverlauf der Kosten für Schizophrenie

Langzeitdaten über Kostenverläufe der Versorgung von Patienten mit Schizophrenie fehlen in Deutschland fast völlig. Beobachtungen über einen Zeitraum von 15 Jahren hinweg, die im Versorgungsgebiet der Stadt Mannheim angestellt wurden (Häfner et al. 1986, Salize u. Rössler 1999), ermittelten einen Anstieg der mittleren direkten Kosten gemeindepsychiatrischer Versorgung eines Patienten mit Schizophrenie von jährlich 7989 EUR im Jahre 1979/80 auf 14.141 EUR im Jahre 1994/95. Dies ist gleichbedeutend mit einer Steigerungsrate von 77,0%, während die allgemeinen Lebenshaltungskosten bzw. die Kosten für Güter der Gesundheitsversorgung im gleichen Zeitraum lediglich um 50,8% bzw. 49,7% stiegen. Der Kostenanstieg der psychiatrischen Versorgungskosten ist jedoch nicht mit einer überproportionalen Teuerung der psychiatrischen Versorgung von Patienten mit Schizophrenie zu erklären, sondern beruht weitgehend auf einem erfolgreich bewältigten Nachholbedarf bezüglich des Ausbaus außerstationärer gemeindepsychiatrischer Versorgungsangebote. Während des verglichenen 15-Jahres-Zeitraums konnte der Anteil der stationärpsychiatrischen Kosten von ca. 80% auf ca. 37% reduziert werden, während die Kosten im betreuten Wohnen sich im gleichen Zeitraum von ca. 11% auf ca. 38% verdreifachten. Dies ist gleichbedeutend mit einer deutlich verstärkten Gewichtung der außerstationären Versorgung und einer besseren Integration der Patienten in die Gemeinde – was eines der zentralen Ziele der gemeindepsychiatrischen Reform darstellt.

Dieses Beispiel macht die Notwendigkeit von Berechnungen der Kosteneffektivität deutlich, d. h. der Relativierung und Interpretation von Kostendaten mit Maßzahlen, die die tatsächliche Wirksamkeit oder Effektivität der Versorgung anzeigen.

Kosteneffektivität der Schizophreniebehandlung

Das zentrale Problem bei der Ermittlung der Kosteneffektivität der Schizophreniebehandlung und -rehabilitation stellt die Wahl eines geeigneten Kriteriums dar, mit dem sich die Effektivität der Versorgung hinreichend abbilden lässt. Je vielschichtiger die Versorgung und der rehabilitative Anteil daran, desto schwieriger ist es, Qualität oder

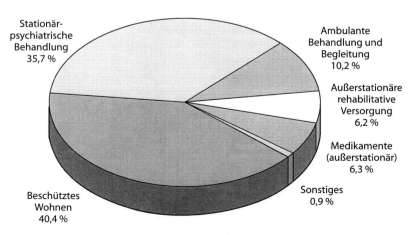

◘ **Abb. 2.4.** Verteilung der direkten Versorgungskosten von Patienten mit Schizophrenie auf Versorgungsbereiche (Stadtkreis Mannheim 1994/95)

Stationär-psychiatrische Behandlung 35,7 %

Ambulante Behandlung und Begleitung 10,2 %

Außerstationäre rehabilitative Versorgung 6,2 %

Medikamente (außerstationär) 6,3 %

Sonstiges 0,9 %

Beschütztes Wohnen 40,4 %

Gesamtkosten pro Patient • 13.732 Euro

Ergebnis der Versorgung anschaulich in wenigen oder gar einem einzigen Parameter abzubilden.

Angesichts dieser Schwierigkeit erfolgt vielfach der Rückgriff auf die Rückfall- oder stationäre Wiederaufnahmerate als vergleichsweise einfach verfügbare Maßzahlen. Dies ist insofern problematisch, als die stationäre Wiederaufnahme von vielen externen Faktoren wie belegungspolitischen Erwägungen oder dem Ausbaugrad der außerstationären Angebote beeinflusst sein kann und nicht allein vom Krankheitsverlauf oder der Versorgungsqualität. Ungeachtet dessen ist davon auszugehen, dass die direkten Kosten einer umfassenden (ambulanten, stationären und rehabilitativen) gemeindepsychiatrischen Versorgung deutlich unterhalb von 50% der Kosten einer ganzjährigen stationären Unterbringung eines Patienten im Langzeitbereich eines psychiatrischen Krankenhauses liegen (Salize et al. 1996) (◘ Abb. 2.3).

Die Verwendung anderer Maße für die Effektivität der Behandlung oder Rehabilitation von Patienten mit Schizophrenie setzt sich nur sehr langsam durch. In der Diskussion befinden sich hier etwa Maßzahlen, die unabhängig vom stationären, ambulanten oder rehabilitativen Versorgungssetting den Grad der klinischen oder rehabilitativen Bedarfsdeckung angeben (Salize et al. 1999). Solche Bedarfszahlen sind jedoch von der Anwendung standardisierter Messinstrumente abhängig, die in der Regel zeitaufwendig und schulungsintensiv sind. Die zunehmende Realisierung des sog. personenzentrierten Versorgungsansatzes und die routinemäßige Anwendung von diesbezüglichen Skalen wie z. B. dem »Integrierten Behandlungs- und Rehabilitationsplan« der Aktion Psychisch Kranke wird sich in diesem Zusammenhang möglicherweise als förderlich erweisen.

Hinsichtlich der Kosteneffektivität der Schizophreniebehandlung wurden in den letzten Jahren v. a. unterschiedliche pharmakotherapeutische Behandlungsansätze untersucht. Dies ist weitgehend vor dem Hintergrund gesundheitspolitischer Steuerungsmaßnahmen (Verordnungsbeschränkungen sog. atypischer Neuroleptika) zu sehen. Die Ergebnisse dieser Analysen deuten darauf hin, dass die vergleichsweise teure medikamentöse Behandlung mit sog. atypischen Neuroleptika die Gesamtbehandlungskosten von Patienten mit Schizophrenie zumindest nicht erhöht, da sich unter dieser spezifischen Behandlungsstrategie Einspareffekte durch die Reduzierung von Krankenhauseinweisungen oder -verweildauern ergeben. Viele dieser Studien sind aus nachvollziehbaren Gründen von der pharmazeutischen Industrie initiiert, was die Defizite an vergleichbaren Untersuchungsansätzen bezüglich anderer, rehabilitativ oder therapeutisch ähnlich bedeutsamer Versorgungsmaßnahmen für Patienten mit Schizophrenie umso deutlicher hervortreten lässt.

Diese Analysen machen die versorgungs- und finanzierungspolitische Problematik fragmentierter Kostenträgerschaften deutlich. Investitionen im Bereich eines Finanzierungs- oder Kostenträgers ziehen häufig Nutz- oder Einspareffekte im Verantwortungsbereich eines anderen Kostenträgers nach sich. Die tatsächliche finanztechnische Realisierung eines empirisch nachweisbaren Einspareffektes erfordert häufig die Vereinheitlichung unterschiedlicher Kostenträgerinteressen, von der in der gegenwärtigen psychiatrischen Versorgungslandschaft nicht ausgegangen werden kann.

Indirekte und gesamtgesellschaftliche Kosten der Schizophrenie

Aufgrund dieser methodischen Schwierigkeiten liegen für Deutschland bisher lediglich Schätzungen vor, die meist an mehr oder weniger kleinen Stichproben ermittelte indirekte Kosten der Schizophrenie auf nationale Prävalenzraten hochrechnen. So ermittelte eine Studie für das Jahr 1995 eine schizophreniebedingte volkswirtschaftliche Belastung in Deutschland, die von 4,4 Mrd. bis 9,2 Mrd. EUR reichte, je nachdem, welche Schizophrenieprävalenz (0,25%–0,53%) man anlegt (Kissling et al. 1999). Andere Autoren errechneten 7,8 Mrd. EUR im Jahre 1998 bei einer angenommenen mittleren Schizophrenieprävalenz von 0,39% (Roick et al. 2001), 4,8 Mrd. EUR für 1993 (Osterheider et al. 1998) oder aber 4,1 Mrd. EUR noch für die alten Bundesländer im Jahre 1987. Allein die Bandbreite der Prävalenzraten zeigt den Unsicherheitsfaktor solcher Rechnungen, wobei die Variabilität der Kostenbelastung durch die heterogene Versorgungsintensität bei der Schizophrenie sowie durch Unschärfen bei den einbezogenen indirekten Kostenfaktoren noch ganz erheblich zusätzlich gesteigert wird (Roick et al. 2001). Alle Studien kommen jedoch zu dem Schluss, dass die indirekten Kosten der Schizophrenie die direkten deutlich übersteigen.

2.4.2 Depression

Trotz der ausgesprochen hohen subjektiven und objektiven Krankheitsbelastung (die auch durch die Weltbank attestiert ist, ▶ s. unter 2.2) handelt es sich bei der Depression um den Bereich, in dem die Unkenntnis über die Behandlungskosten und den volkswirtschaftlichen Schaden in Deutschland am größten ist. Eine gesundheitsökonomische Forschung existiert in diesem Bereich bisher überhaupt nicht.

Dies ist umso eklatanter, da durch jüngste versorgungsepidemiologische Untersuchungen deutlich wurde, dass bei einer 4-Wochen-Prävalenz von 6,3% in Deutschland von ca. 3,35 Mio. Personen zwischen 18 und 65 Jahren mit einer behandlungsbedürftigen Form der Depression ausgegangen werden muss. Von diesen befanden sich 1998 ca. die Hälfte (49,6%) in keinerlei Behandlung, während 25,5% (ca. 854.000) beim Facharzt und 24,6% (ca. 824.000) beim Hausarzt um Hilfe nachsuchte. Die Nicht- oder Fehlerkennungsquote der Depression beim Hausarzt betrug dabei 41% (Wittchen u. Pittrow 2002). Dies bedeutet, dass sich neben den ca. 1,67 Mio. unbehandelten Personen weitere ca. 350.000 Patienten mit Depression zwar innerhalb des Behandlungssystems befinden, jedoch falsch diagnostiziert und damit falsch behandelt werden. Über die Höhe der damit verbundenen finanziellen Fehlinvestition ist nichts bekannt, ebenso wenig wie über den volkswirtschaftlichen Schaden durch die erschreckend hohe Nichtbehandlungsquote. Er dürfte ebenso extrem sein wie das individuelle Leid, das mit dieser Unterversorgung einhergeht. Auch aus gesundheitsökonomischer Sicht ist hier unbedingter Handlungsbedarf angezeigt. Die Bezifferung der durch die hausärztliche Fehlerkennungs- und -behandlungsquote bedingten fehlinvestierten Mittel ist hierbei ein unabdingbarer erster Schritt. Zum Zeitpunkt des Redaktionsschluss dieses Bandes war lediglich eine Kostenanalyse von Patienten mit »Major Depression« aus der Schweiz bekannt. Sie ergab für die Behandlung eines Patienten im ambulanten Krisenzentrum jährliche Kosten von 10.857 SF (bezogen auf das Jahr 1991), wohingegen die Behandlung in einer psychiatrischen Universitätsklinik 42.626 SF und die Behandlung in der »Standard-Psychiatrie« 10.500 SF pro Patient und Jahr kostete. Die Studie beruhte auf Sekundärdaten der Krankenversicherung (Rosset u. Andreoli 1995).

2.4.3 Alkoholismus

Der Alkoholismus, der als überwiegend chronisch verlaufende Erkrankung allein in Deutschland über 4 Mio. Menschen betrifft, hat überaus weitreichende gesundheitsökonomische Folgen für den Erkrankten, seine Familie, das weitere soziale Umfeld und die Gesellschaft. Die Kostenbetrachtung muss im Falle des Alkoholismus den Gesundheitssektor weit überschreiten, da nicht nur die nach ICD-10-Definition abhängige oder Missbrauch betreibende Personen hohen gesellschaftlichen Schaden verursachen können, sondern auch Personen mit einem »lediglich« riskanten Alkoholkonsum (z. B. im Falle von Verkehrsunfällen unter Alkoholeinfluss) (Rehm 1999).

Für eine Bezifferung der Kosten des Alkoholismus sind die vielfältigen und oft schweren internistischen und neuropsychiatrischen Folgeerkrankungen und Komorbitäten von hoher Bedeutung. Deren Zuordnung zum Alkoholkonsum erfolgt nicht in angemessenen Maße, z. T. aus nicht immer deutlich werdenden Kausalbeziehungen zwischen Alkoholismus und somatischen Krankheitsbildern, z. T. auch zur Vermeidung von nachteiligen oder Stigmatisierungseffekten für die Betroffenen.

Langfristig von entscheidender Bedeutung für einen nachhaltigen Behandlungserfolg und damit für die Behandlungs- und Folgekosten des Alkoholismus wird es sein, die Genese der Substanzabhängigkeit als multifaktorielles, sowohl psychologisches als auch biophysiologisches (Heinz u. Mann 2001), Geschehen zu begreifen und

dies therapeutisch und rehabilitativ umzusetzen. Gegenwärtig sind beim Alkoholismus präventive wie auch rehabilitative Ansätze und deren potenzielle Wirksamkeit sowie die daraus folgenden ökonomischen Implikationen noch weitgehend unausgelotet.

Kosten des Alkoholismus

Die diesbezüglichen wissenschaftlichen Studien beschränken sich weitgehend auf die Ermittlung der jährlichen volkswirtschaftlichen Gesamtkosten durch Alkoholismus, wobei die Schwierigkeiten der monetären Bewertung somatischer Folgeerkrankungen besonders stark zu Buche schlagen. Die Studien, die die somatischen Komorbitäten methodisch am überzeugendsten berücksichtigen, gehen für das Jahr 1995 von 8,11 Mrd. EUR direkten Behandlungskosten von alkoholkranken Patienten (Kosten der Suchtbehandlung und der damit verbundenen körperlichen Folgeerkrankungen) in Deutschland aus (vgl. auch ◗ Abb. 2.1) (Bühringer et al. 2000). Dies entspricht einer jährlichen Pro-Kopf-Belastung der bundesdeutschen Bevölkerung von ca. 101 EUR. Frühere Studien unterschätzen diese Kosten teilweise um mehr als den Faktor 10. Die gleichen Autoren ermitteln jährliche indirekte Kosten von 11,9 Mrd. EUR (Pro-Kopf-Belastung jährlich ca. 146 EUR), wobei hier zwar mortalitäts- und morbiditätsbedingte Produktivitätsausfälle durch Alkoholismus weitgehend einberechnet wurden, nicht jedoch wirtschaftliche Schäden durch Kriminalität, Verkehrsunfälle, Feuerschäden etc., die im Zusammenhang mit Alkoholkonsum oder Alkoholismus entstanden. So weisen z. B. Gutjahr und Gmel (2001) in Zusammenhang mit der Schätzung von indirekten ökonomischen Auswirkungen von Alkoholismus im Rahmen einer Schweizer Analyse ganz explizit auf die Relevanz der Methodenselektion für die Aussagekraft und Vergleichbarkeit einer jeden Kostenanalyse hin. Die Schwierigkeiten der Ermittlung solcher Zahlen sind evident. Ihr eventuelles Fehlen muss bei der Interpretation oder bei Kostenvergleichen bedacht werden, da solche Kosten z. B. in den US-amerikanischen Studien in der Regel mit einberechnet werden.

Kosteneffektivität der Abhängigkeitsbehandlung

Darüber hinaus liegen lediglich vereinzelte Kenntnisse über die Kosten verschiedener Versorgungsstrategien von alkoholkranken Patienten vor, die sich – ähnlich wie im Falle der Schizophrenie – weitgehend auf pharmakologisch unterstützte Behandlungskonzepte konzentrieren. In diesem Zusammenhang wurden im Jahre 1999 bei einer placebokontrollierten, durch sog. Anticraving-Substanzen pharmakologisch unterstützten Entwöhnungsbehandlung jährliche Behandlungskosten von 1.257 EUR pro alkoholkrankem Patient ermittelt, während sich bei der Placebo- bzw. Standardtherapie Behandlungskosten in der Höhe von 1.596 EUR pro Patient und Jahr ergaben (Rychlik et al.

2001). Die deutlich höheren pharmakologischen Kostenanteile (340 EUR im Gegensatz zu 109 EUR) wurden gemäß der Autoren nicht nur durch die niedrigeren Gesamtbehandlungskosten gerechtfertigt, sondern auch durch eine deutlich höhere Kosteneffektivität, da sich bei der medikamentös unterstützten Behandlung nach einem Jahr eine Abstinenzrate von 33,6% erzielen ließ, während diese bei der Standardtherapie 22,1% betrug. Aus anderen klinischen Studien liegen ähnliche Erkenntnisse hinsichtlich der Kosteneffektivität von medikamentös unterstützten Entwöhnungs- oder anderweitig qualifizierten Behandlungen vor. Damit sind jedoch die rehabilitativen Therapieansätze von Patienten mit Alkoholismus bei weitem nicht ausgeschöpft.

Zusätzlich muss u. U. bei gesundheitsökonomischen Begleituntersuchungen von klinischen Studien wie der oben genannten von einer Unterschätzung der Kostenbelastung ausgegangen werden. Bei einer jüngeren Analyse von Krankenkassendaten ergaben sich bei Patienten, die mit einer Alkoholismus-Diagnose (303 nach ICD-9) in den stationären Datenbeständen registriert waren, durchschnittliche Kosten von 9.489 EUR pro Patient und Jahr allein für die stationären Behandlungen. Alle stationär behandelten Patienten der untersuchten Krankenkasse wiesen im gleichen Jahr mit 2.990 EUR nur gerade ein Drittel der mittleren stationären Behandlungskosten von alkoholkranken Kassenpatienten auf. Obwohl hier ein Selektionsfaktor zugunsten des Einbezugs von schwer Alkoholkranken wirken könnte, ist dies ein Hinweis für die hohe Kostenbelastung durch somatische Komorbidität, da die Kosten aller Krankenhausbehandlungen in dieser Summe repräsentiert sind. Die Produktivitätsausfälle (durch Fehltage am Arbeitsplatz und Krankengeldzahlungen) betrugen im Jahresmittel 13.809 EUR pro Patient. Die Betroffenen waren im Mittel 162 Tage arbeitsunfähig (Salize et al. 2002). Inwieweit sich diese extreme volkswirtschaftliche Belastung durch geeignete rehabilitative Strategien reduzieren lässt, ist gegenwärtig völlig unbekannt und muss als ernsthafte Herausforderung für die gesundheitsökonomische Forschung und die Krankenversorgung bezeichnet werden.

Zusammenfassung

- Die Kostenbetrachtung des Alkoholismus geht über den Gesundheitssektor hinaus.
- Alkoholmissbrauch und »riskanter Alkoholkonsum« durch Nichtabhängige bewirken hohe gesellschaftliche Kosten.
- Innerhalb des Gesundheitssektors muss eine fächerübergreifende Analyse und eine Behandlung von Alkoholfolgeschäden und Komorbiditäten zur medizinischen, sozialen und ökonomischen Schadensbegrenzung erfolgen.

2.4.4 Nikotinabhängigkeit

Als weitere Suchterkrankung hat die Nikotinabhängigkeit eine hohe gesundheitsökonomische Relevanz. Es besteht eine hohe Komorbidität zwischen Alkoholismus und Nikotinabhängigkeit. Bei einer Prävalenz von 30–35% in der Gesamtbevölkerung (Kraus u. Augustin 2001) sind bis zu 95% der Alkoholabhängigen Raucher (Hurt et al. 1996), 70% hiervon werden darüber hinaus als schwere Raucher eingestuft (Patten et al. 1996).

Effektive Ansätze zur Raucherentwöhnung begleitend zum Alkoholentzug bei rauchenden Alkoholabhängigen sollten deswegen für diese Hochrisikogruppe entwickelt werden (Nikitopoulos et al. 2002). Rauchen ist der bedeutsamste einzelne Risikofaktor bei den großen chronischen somatischen Erkrankungen wie chronisch obstrukive Bronchitis, Herz-Kreislauf-Erkrankungen und den unterschiedlichsten Formen von Krebserkrankungen (Viegi et al. 2001). Die Exzessmortalität umfasst bis zur Hälfte aller Raucher. Trotz dieser erheblichen epidemiologischen und gesundheitsökonomischen Relevanz ist die Behandlung der Nikotinabhängigkeit als psychiatrisch-rehabilitatives Handlungsfeld gegenwärtig noch nicht in ausreichendem Maße realisiert. Gesundheitsökonomische Maßzahlen der Rehabilitation von Nikotinabhängigen liegen deshalb bisher völlig im Dunkel.

2.4.5 Demenz

Ein weiterer Bereich, der – ähnlich wie die Abhängigkeitserkrankungen – häufig nicht als ein zentrales psychiatrisches Handlungsfeld angesehen wird, aber nichtsdestotrotz einen bedeutsamen Kostenfaktor darstellt, sind die gerontopsychiatrischen Störungen. Obwohl bei Demenzerkrankungen Aspekte der psychiatrischen Rehabilitation nur eine reduzierte Rolle spielen, müssen die Demenzen im vorliegenden Kontext genannt werden, weil ihr Beitrag zur volkswirtschaftlichen Belastung durch psychiatrische Krankheitsbilder enorm ist und v. a. weil den steigenden Prävalenzraten im Demenzbereich eine enorme gesundheits- und finanzpolitische Sprengkraft zukommt. Eine Berliner Untersuchung ermittelte für das Jahr 1998 jährliche mittlere Versorgungskosten eines Patienten mit Alzheimer-Demenz in der Höhe von 43.636 EUR, wobei Patienten aller Schweregrade und aus allen denkbaren Versorgungssettings einbezogen waren. Während die Krankenversicherung nur 2,5% dieser Kosten bestritten hatte, wurde der Löwenanteil der Kosten (63,2%) durch den Pflege- und Betreuungsaufwand der Angehörigen verursacht (Hallauer et al. 2000). Dies zeigt die enorm hohe Sekundärbelastung pflegender Angehöriger, die (in empirisch bisher noch nicht ausreichend ermittelter Höhe) auch bei alkoholkranken oder an Schizophrenie leidenden Patienten besteht.

Die außerordentliche Herausforderung, die hier auf das Gesundheitswesen zukommt, wird deutlich, wenn man die oben angegebenen mittleren Jahreskosten mit der kontinuierlich anwachsenden Zahl von Patienten mit Alzheimer-Demenz in Deutschland in den nächsten Jahren multipliziert. Bei einem solchen Szenario werden die Versorgungskosten allein für die Alzheimer-Demenz ca. im Jahr 2030 eine Höhe erreichen, das dem Niveau der bundesdeutschen Ausgaben für die Versorgung **aller** Krankheitsbilder des Jahres 1994 entspricht.

Zusammenfassung

Gegenwärtig liegen für Deutschland nur wenige empirisch gewonnene Daten hinsichtlich der Kosten der Versorgung psychisch Kranker sowie der volkswirtschaftlichen Belastung durch psychische Krankheitsbilder vor.

Für eine gesundheitsökonomisch fundierte, effiziente Rehabilitationsbehandlung psychisch Kranker ist die vorhandene Evidenz sowohl aus Sicht der Versorgungsforschung als auch aus Sicht der Versorgungsplanung bislang unzureichend.

Am schwerwiegendsten ist der Mangel an Erkenntnissen über die Kostenwirksamkeit spezifischer Behandlungsverfahren, neuer Therapieansätze oder alternativer Versorgungsstrategien für psychisch Kranke. Dies betrifft alle relevanten Krankheitsbilder (Schizophrenie, Suchterkrankungen, Demenz, Depression etc.). Damit fehlt es an empirisch untermauerten Ansatzpunkten für kosteneffektive Versorgungskonzepte sowie über Einsparpotenziale, die **nicht** zu Lasten der Versorgungsqualität gehen.

Erkenntnisse über die Kostenwirksamkeit der Versorgung psychisch Kranker sind Grundlage zur gesundheitsökonomischen Steuerung von spezifischen wirksamen und kostengünstigen Versorgungs- und Rehabilitationsstrategien.

In Deutschland bedarf es des Ausbaus der psychiatrischen Gesundheitsökonomie als eigenständiges Fach, um die Sicherung einer validen faktengeleiteten Entscheidungsgrundlage zu gewährleisten.

Dieses Defizit ist dringend zu beheben, insbesondere auch deshalb, weil die psychiatrische Versorgung stärker als andere medizinische Disziplinen darauf achten muss, dass nicht materielle und immaterielle Versorgungslasten auf die Betroffenen und deren Angehörige verschoben werden.

Dazu bedarf es der gründlichen Analyse des Einflusses der sich ständig verändernden finanzierungstechnischen und gesundheitspolitischen Rahmenbedingungen auf die Kosten und Kosteneffektivität der psychiatrischen Versorgung.

▼

Neben der Ausweitung der empirischen Forschung ist ebenfalls eine Verbesserung der Gesundheitsberichterstattung angezeigt, die in der Lage sein müsste, jährlich die nach den wichtigsten Krankheitsgruppen unterschiedenen Ausgaben im Gesundheitswesen vorzulegen. Es erscheint unangemessen, auf dieses zentrale Planungsdatum zugunsten der Wahrung von Datenhoheiten einzelner Finanzierungsträger zu verzichten.

Mittelfristig sollte sich eine psychiatrische Gesundheitsökonomie in Deutschland als eigenständiges Fach etablieren, um zu den quantitativen und qualitativen Standards des angloamerikanischen Raums aufzuschließen. Nur so wird man langfristig fundierte Entscheidungsgrundlagen für adäquate, d. h. wirksame und kostengünstige Versorgungs- und Rehabilitationsstrategien für psychisch Kranke bereitstellen können.

Literatur

Backhouse ME, Backhouse RJ, Edey SA (1992) Economic evaluation bibliography. Health Economics 1 (Suppl): 1–236

Bühringer G, Augustin R, Bergmann E et al. (2000) Alkoholkonsum und alkoholbezogene Störungen in Deutschland. Nomos, Baden-Baden

Evers SMAA, Wijk AS van, Ament AJHA (1994) Economic evaluation of mental health care interventions: a review. The economic of schizophrenia, depression, anxiety, dementias. In: New Research, Methods, Health Policies. Third Workshop on Costs and Assessment in Psychiatry, October 28–30, Venice

Gutjahr E, Gmel G (2001) Die Methode bestimmt das Ergebnis: Indirekte ökonomische Folgen von Alkoholmissbrauch und -abhängigkeit in der Schweiz. Psychiatr Prax 28: 45–54

Häfner H, Buchholz W, Bardens R, Klug J, Krumm B, An DH (1986) Organisation, Wirksamkeit und Wirtschaftlichkeit komplementärer Versorgung Schizophrener. Nervenarzt 57: 214–226

Hallauer JF, Schons M, Smala A, Berger K (2000) Untersuchung von Krankheitskosten bei Patienten mit Alzheimer-Erkrankung in Deutschland. Gesundheitsökonomie Qualitätsmanagement 5: 73–79

Heinz A, Mann K (2001) Neurobiologie der Alkoholabhängigkeit. Dtsches Ärztebl 36/98: A2279–2283

Hurt RD, Offord KP, Croghan IT, Gomez-Dahl L, Kottke TE, Morse RM, Melton LJ 3rd (1996) Mortality following inpatient addictions treatment. Role of tobacco use in community-based cohort. JAMA 275(14): 1097–1103

Kilian R, Roick Ch., Matschinger H, Bernert S, Mory C, Angermeyer M (2001) Die Analyse von Kostenstrukturen im Bereich der Schizophreniebehandlung mit einem standardisierten Instrumentarium. Psychiatr Prax 28 (S2): 102–108

Kissling W, Hoffler J, Seemann U et al. (1999) Direct and indirect costs of schizophrenia. Fortschr Neurol Psychiatr 67(1): 29–36

Kraus L, Augustin R (2001) Repräsentativerhebung zum Gebrauch psychoaktiver Substanzen bei Erwachsenen in Deutschland 2000. Sucht 47: 7–87

Murray CJL, Lopez AD (1996) Alternative visions of the future: Projecting mortality and disability, 1990–2020. In: Murray CJL, Lopez AD (eds) The global burden of disease. Harvard University Press, pp 325–395, p 375

Nikitopoulos JA, Fischbach S, Olbrich R, Mann K (2002) Concurrent smoking cessation in an inpatient alcohol detoxification program. 3rd European Conference on Tobacco and Health, 20–22 June, Warsaw, Poland

Osterheider M, Franken-Hiep K, Horn R (1998) Gesamtkrankenkosten der Schizophrenie und monetäre Bewertung einer Rezidivprophylaxe am Beispiel eines Standard-Depot-Neuroleptikums (Flupentixoldecanoat). Psychiat Prax 25: 38

Patten CA, Martin JE, Owen N (1996) Can psychiatric and chemical dependency treatment units be smokefree? J Subst Abuse Treat 13(2): 107–118

Prognos AG (1986) Modellprogramm Psychiatrie – Regionales Psychiatriebudget (Schriftenreihe des BMJFFG, Bd 181). Kohlhammer, Stuttgart, Berlin, Köln, Mainz

Roick C, Kilian R, Reinhold K, Angermeyer MC (2001) Die indirekten Kosten schizophrener Psychosen. Gesundheitsökonomie Qualitätsmanagement 2: 36–43

Rehm J (1999) Ökonomische Aspekte des Substanzmissbrauchs. In: Gastpar M, Mann K, Rommelspacher (Hrsg) Lehrbuch der Suchterkrankungen. Georg Thieme, Stuttgart-New York, S 118–136

Rosset N, Andreoli A (1995) Crisis intervention and affective disorders: a comparative cost-effectivenesss study. Soc Psychiatry Psychiatr Epidemiol 30: 231–235

Rychlik R, Paschen B, Kirchhoff D, Daniel D, Pfeil T, Kilburg A (2001) Die adjuvante Azneimitteltherapie der Alkoholkrankheit mit Acamprosat – Zwischen sektoraler Budgetierung und Disease Management. Dtsch Med Wschr 126(33): 899–904

Salize HJ, Rössler W (1996) How expensive is the comprehensive care of schizophrenic patients living in the community? A cost evaluation from a German catchment area. Br J Psychiatry 169: 42–48

Salize HJ, Rössler W (1999) Steigen die Versorgungskosten von Patienten mit Schizophrenie überproportional ? Nervenarzt 70: 817–822

Salize HJ, Rössler W, Reinhard I (1996) Kostenermittlung in einem fragmentierten psychiatrischen Versorgungssystem. Gesundheitswesen (Sonderheft) 1: 10–17

Salize HJ, Moreno Küstner B, Torres-Gonzalez F, Reinhard I, Jiménez Estévez J, Rössler W (1999) Needs for care and effectiveness of mental health care provision for schizophrenic patients in two European regions. Acta Psychiatrica Scandinavica 100: 328–334

Salize HJ, Merkel S, Schubert M, Stamm K (2002) Sind die Kosten des Alkoholismus in Deutschland eine meßbare Größe? In: Mann K (Hrsg) Neue Therapieansätze bei Alkoholproblemen. Pabst Science Publishers, Lengerich, Berlin, Riga, Rom, Wien, Zagreb, S 230–244

Schöffski O (1999) Internationale und deutsche Richtlinien zur gesundheitsökonomischen Evaluation. Onkologe; 5: 572–576

Schulenburg M Graf von der, Über A, Höffler, Trenckmann U, Kissling W, Seemann U, Müller P, Rüther E (1998) Untersuchungen zu den direkten und indirekten Kosten der Schizophrenie – Eine empirische Analyse. Gesundheitsökonomie Qualitätsmanagement 3: 214–226

Statistisches Bundesamt (Hrsg) (1999) Kosten nach Krankheitsarten – Kurzfassung. Statistisches Bundesamt, Wiesbaden

Viegi G, Scognamiglio A, Baldacci S, Pistelli F, Carrozzi L (2001) Epidemiology of chronic obstructive pulmonary disease (COPD). Respiration 68: 4–19

Wittchen HU, Pittrow D (2002) Prevalence, recognition and management of depression in primary care in Germany: the Depression 2000 study. Hum Psychopharmacol 17 (Suppl 1): 1–11

Neurophysiologie

Christoph Mulert, Ulrich Hegerl

In diesem Kapitel werden zunächst die neurophysiologischen Untersuchungsmethoden vorgestellt. Im Weiteren wird darauf eingegangen, welche Untersuchungen in der psychiatrischen Rehabilitation von Nutzen sein können. Anhand konkreter Krankheitsbilder wird ihr Stellenwert im Rahmen der psychiatrischen Rehabilitation erläutert.

3.1 Neurophysiologische Untersuchungsmethoden

3.1.1 Elektroenzephalographie

Die Elektroenzephalographie (EEG) ist das einzige zur Verfügung stehende Verfahren, das uns beim Menschen direkte Informationen über neuronale Aktivität der Hirnrinde liefert. Im EEG kommt synchronisierte exzitatorische und inhibitorische synaptische Aktivität zur Abbildung, wobei nur die Hirnrinde durch ihre laminäre Struktur in der Lage ist, Potenziale auszubilden, die auch an der Kopfhaut noch messbar sind. Zudem ist das EEG das einzige Verfahren, dass eine ausreichend hohe zeitliche Auflösung (im Millisekundenbereich) aufweist und so in detaillierter Weise Korrelate rascher kognitiver Prozesse analysieren kann. Hier ergibt sich gerade für die Zukunft ein zunehmend wichtiger Forschungsbereich, denn die neueste Forschung hat gezeigt, dass die Koppelung und Synchronisation rascher neuronaler Aktivität Korrelate kognitiver Prozesse sind und nur das EEG in der Lage ist, derartige Prozesse zu analysieren.

Während das EEG früher auch für Lokalisationsfragen bei Hirnfunktionsstörungen eingesetzt wurde, ist es für diese Fragestellungen durch neuere Verfahren der strukturellen Bildgebung (Computertomographie, CT, Magnetresonanztomographie, MRT) ersetzt worden. Das EEG stellt nicht die Hirnstruktur, sondern die Hirnfunktion dar, und mit entsprechendem Wissen um die Möglichkeiten und Grenzen der EEG-Diagnostik hat das EEG auch heute einen festen Platz in der klinischen Diagnostik.

Für eine vertiefte Darstellung der Methodik sowie der diagnostischen Möglichkeiten sei auf die entsprechende Literatur verwiesen (Hegerl 1998). An dieser Stelle kann nur eine kurze Einführung erfolgen, im Hinblick auf die Anwendungsmöglichkeiten im Rahmen der psychiatrischen Rehabilitation.

> **Wichtig**
>
> Das EEG stellt nicht Hirnstruktur, sondern Hirnfunktion dar – und zwar als einzige zur Verfügung stehende Methode direkt die neuronale Aktivität der Hirnrinde!

Voraussetzungen

Um das EEG als diagnostisches Instrument nutzen zu können, ist die Einhaltung gewisser methodischer Standards notwendig. Dazu gehört ein qualitativ hochwertiges EEG-System, die einheitliche Platzierung der Elektroden am Schädel entsprechend dem Ten-Twenty-System und eine entsprechende Ableitkabine für eine ungestörte und artefaktarme EEG-Aufzeichnung. Insbesondere für die Untersuchung ereigniskorrelierter Potenziale ist heute eine digitale Aufzeichnung notwendig. Vor allem jedoch ist eine ausreichenden Qualifikation sowohl des ableitenden Personals als auch des Befunders notwendig, um Artefakte bei der Aufzeichnung zu minimieren oder zumindest als solche zu erkennen.

Frequenzbereiche im EEG

Die bei den meisten Gesunden ableitbare α-Tätigkeit (8–13/s) ist im entspannten Wachzustand bei geschlossenen Augen über okzipitalen Hirnrindenarealen ableitbar und verschwindet durch Augenöffnen. β-Tätigkeit (13–30/s) tritt dann auf, wenn z. B. beim Augenöffnen Sinnesreize wahrgenommen werden und somit der α-Rhythmus blockiert wird. Man spricht dann von Desynchronisierung. β-Aktivität kann jedoch auch bei Müdigkeit oder aber in Form von Schlafspindeln im Schlaf selbst auftreten. ϑ-Wellen (3,5–8/s) treten beim nicht vigilanzgeminderten Gesunden typischerweise nur vereinzelt auf, δ-Wellen (0,5–3,5/s) sind beim wachen Probanden unter pathologischen Bedingungen zu finden, z. B. bei strukturellen Läsionen.

> **Wichtig**
>
> Bei den meisten Gesunden liegt die Grundtätigkeit im entspannten Wachzustand im Bereich von 8–13/s. Man spricht vom α-Rhythmus.

Pathologisches EEG

Eine umfassende Darstellung aller pathologischen EEG-Veränderungen kann an dieser Stelle nicht geleistet werden. Kurz eingeführt werden sollen jedoch die Begriffe **Allgemeinveränderung** (AV), bei der es sich um eine generalisierte Verminderung der Frequenz der Grundtätigkeit (<8/s) handelt und die je nach Schweregrad nochmals unterteilt wird in leichte, mittelgradige und schwere AV, und **Herd**, womit örtliche Anomalien bezeichnet werden, die eng umgrenzt auftreten oder mehrere Hirnregionen betreffen. Steile Graphoelemente wie steile Wellen mit einer Dauer von 80–200 ms und Spitzen mit einer Dauer von weniger als 80 ms sowie Spike-Wave-(SW-)Komplexe sind Zeichen einer erhöhten hirnelektrischen Erregbarkeit.

3.1.2 Ereigniskorrelierte Potenziale

Anders als beim Ruhe-EEG, bei dem die Hirnaktivität der Probanden bei geschlossenen Augen ohne besondere Stimulation untersucht wird, erfolgt bei den ereigniskorrelierten Potenzialen (EKP) eine Stimulation z. B. mit akustischen oder visuellen Reizen. Hierbei kann der Proband entweder passiv bleiben (z. B. bei der »Mismatch Negativity«, MMN) oder aber zur aktiven, aufmerksamen Mitarbeit aufgefordert sein (z. B. bei der P300; ◘ Abb. 3.1). Bei einigen psychiatrischen Erkrankungen liegen nun Auffälligkeiten ereigniskorrelierter Potenziale vor, die teilweise schon heute einen diagnostischen Beitrag für den Kliniker liefern können oder bei denen derzeit erforscht wird, ob sie beispielsweise eine Hilfestellung für die Auswahl eines geeigneten Medikaments bieten können (z. B. LAAEP).

Anders als beim Ruhe-EEG wird bei den ereigniskorrelierten Potenzialen noch eine Nachverarbeitung der Daten nötig. Nach Beendigung der Untersuchung werden »offline«, nach mehreren Weiterverarbeitungsschritten wie Filterung, Artefaktelimination etc. die entsprechenden EEG-Abschnitte übereinandergelegt, d. h. gemittelt. Durch diese Mittelung wird eine Verbesserung des Signal-Rausch-Verhältnisses erreicht, da sich die nicht ereignisgekoppelte Aktivität aufhebt.

P300

Das am besten untersuchte EKP ist die P300, die mit eine Latenz von ca. 300 ms nach unerwarteten, aufgabenrelevanten Stimuli in einer Stimulusreihe auftritt. Sie ist Teil einer Gruppe später Positivierungen (P3a, P3b, »positive slow wave«) wobei P3b der P300 im engeren Sinne entspricht. Die P300 wird üblicherweise im Rahmen des klassischen »Oddball-Paradigmas« untersucht. Mittels Kopfhörer werden in randomisierter Form binaural Töne in einer gut wahrnehmbaren Lautstärke angeboten, wobei es häufige und seltene Töne gibt, die sich in ihrer Frequenz deutlich unterscheiden. Die seltenen Töne sind aufgabenrelevant, d. h. sie müssen leise mitgezählt oder mit einem Tastendruck beantwortet werden.

Lautstärkeabhängigkeit der akustisch evozierten Potenziale

Eine starke Intensitätsabhängigkeit sensorisch evozierter Potenziale steht mit einer geringen serotonergen Neurotransmission in Verbindung und charakterisiert Patienten, die besonders gut auf Serotoninagonisten ansprechen. Am ausführlichsten wurde in diesem Zusammenhang die Lautstärkeabhängigkeit der akustisch evozierten Potenziale (LAAEP) untersucht (◘ Abb. 3.2). Hierbei wird die N1/P2-Komponente des akustisch evozierten Potenzials untersucht. Diese tritt mit einer Latenz von ca. 100 ms nach dem Stimulus auf und weist typischerweise eine deutliche Abhängigkeit vom Stimulus auf. Um diese Lautstärkeabhängigkeit zu parametrisieren, werden die Amplituden-

3.2 · Welche Untersuchungsziele sind in der psychiatrischen Rehabilitation sinnvoll?

35   3

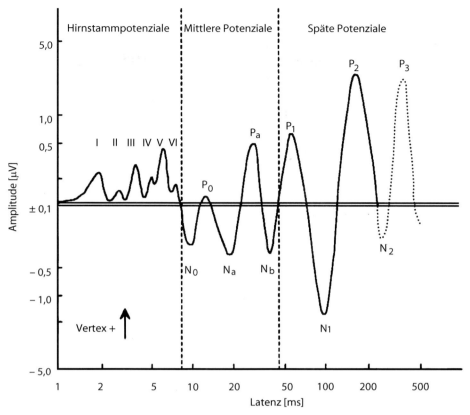

◘ Abb. 3.1. Schema der akustisch evozierten Potenziale in logarithmischer Darstellung. Psychiatrisch relevant sind v. a. die späten Komponenten nach ca. 50 ms. (Aus Hegerl 1998)

werte zu den verschiedenen Lautstärken bestimmt (60, 70, 80, 90, 100 dB) und einer Regressionsgeraden angepasst (◘ Abb. 3.2). Die Steilheit dieser Regressionsgeraden kann als Parameter für die Lautstärkeabhängigkeit verwendet werden (Hegerl u. Juckel 1993; Mulert et al. 2002).

> **Wichtig**
>
> Mit der Untersuchung der Lautstärkeabhängigkeit der akustisch evozierten Potenziale kann indirekt auf den Funktionszustand des zentralen serotonergen Systems geschlossen werden.

3.2 Welche Untersuchungsziele sind in der psychiatrischen Rehabilitation sinnvoll?

3.2.1 Allgemeines

Hinsichtlich der Frage, welche neurophysiologischen Untersuchungen in der psychiatrischen Rehabilitation sinnvollerweise zum Einsatz kommen können, ist die Unterscheidung von Trait- und State-Variablen von besonderer Bedeutung. **Trait-Variablen** sind solche Befunde, die bei-

spielsweise mit einer Erkrankung per se verbunden sind, unabhängig vom aktuellen Krankheitszustand. Diese können dann von besonderer Wichtigkeit sein, wenn eine korrekte Diagnose gestellt werden soll bzw. eine angemessene Therapieentscheidung notwendig ist. **State-Variablen** hingegen sind mit einem bestimmten Krankheitszustand verknüpft und verändern sich unter Therapie bzw. mit Besserung der Symptomatik. Solche Variablen könnten dann auch in der psychiatrischen Rehabilitation von besonderem Interesse sein. Ideal wäre es nun, wenn die verschiedenen neurophysiologischen Parameter entweder nur Trait- oder nur State-Charakter hätten. Dies ist jedoch überwiegend nicht der Fall. Beispielsweise zeigen schizophren Erkrankte aus der sog. Kerngruppe (mit kortikaler Fehlanlage, schlechtem Ansprechen auf Neuroleptika und erhöhtem Dyskinesierisiko) besonders niedrige P300-Amplituden. Die P300 entspräche demnach eher einer Trait-Variable. Andererseits jedoch existiert auch ein deutlicher Zusammenhang zwischen der P300-Amplitude und der Schwere der Positivsymptomatik, im Sinne einer State-Variablen (Frodl-Bauch et al. 1999; Hegerl et al. 1995) (◘ Abb. 3.3). Solche Vermengungen von State- und Trait-Eigenschaften erschweren teilweise den Einsatz elektrophysiologischer Parameter als Zielgröße in der psychiatrischen Rehabilitation.

3

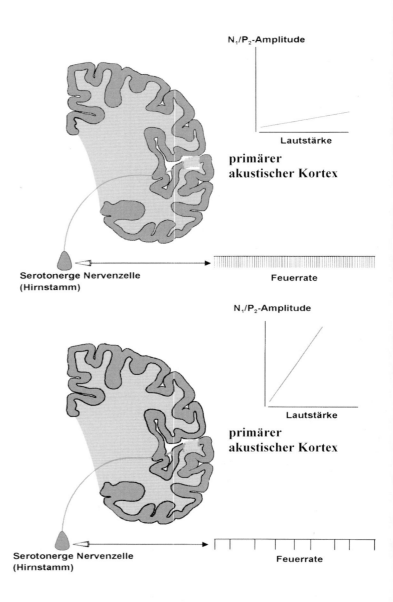

◨ **Abb. 3.2.** Zusammenhang der serotonergen Neurotransmission mit der Lautstärkeabhängigkeit (LAAEP) des primären akustischen Kortex. *Oben* ist abgebildet, wie eine
hohe serotonerge Transmission, z. B. infolge
einer hohen Feuerrate der serotonergen
Neurone im Hirnstamm, zu einer geringen
LAAEP des primären akustische Kortex führt.
Eine geringe serotonerge Neurotransmission
und niedrige Feuerrate der serotonergen
Neurone geht dagegen mit einer hohen
LAAEP einher. (Aus Hegerl 1998)

P 300 und Schizophrenie

Trait - Aspekt

Schizophrene Kerngruppe

P 300 ↓ ⟷ Residualsymptomatik

Korrelation

State - Aspekt

P 300 -
Amplitude

Akutsymptomatik/Aktivierung

◨ **Abb. 3.3.** Der Zusammenhang zwischen der P300-Amplitude und
State-Aspekten einerseits und Trait-Aspekten andererseits ist komplex.
(Aus Hegerl 1998)

3.2.2 Diagnose

> **Wichtig**
>
> Hilfreich ist das Ruhe-EEG bei der Diagnostik und Diffe-
> renzialdiagnostik **demenzieller Syndrome**.

Bei Verwendung von quantitativem EEG ist der sensitivste
Parameter, der auch Patienten mit leichter Alzheimer-Demenz von gleichaltrigen gesunden Personen trennt, der
Anstieg der relativen ϑ-Aktivität oder das Verhältnis α zu
ϑ. Eine Zunahme der relativen ϑ-Aktivität oder eine Verlangsamung der Grundfrequenz auf 7–8/s ist ein starkes
Argument für das Vorliegen einer Demenz und spricht
z. B. gegen das alleinige Vorliegen einer Depression, einer
Pseudodemenz oder einer benignen altersassoziierten Ge-
dächtnisstörung. In einer Untersuchung von Signorino et
al. wurden 50 Patienten mit Alzheimer-Demenz und 37 Pa-

3.2 · Welche Untersuchungsziele sind in der psychiatrischen Rehabilitation sinnvoll?

37   3

tienten mit vaskulärer Demenz sowie mit 36 gesunden älteren Probanden verglichen. Bei den Patienten mit Demenz vom Alzheimer-Typ war nur in 44% der Fälle eine dominante Grundaktivität im Bereich zwischen 6,5 und 12/s vorhanden. In der Gruppe der Patienten mit vaskulärer Demenz jedoch war ein dominanter Frequenzgipfel im Bereich zwischen 6,5 und 12/s bei über 97% der Patienten erhalten. Das Verschwinden einer dominanten Grundaktivität wäre demnach ein Argument gegen das Vorliegen einer vaskulären Demenz (Signorino et al. 1995). Bei Demenzen mit Frontallappendegeneration bleibt das EEG meist unauffällig. Bei der vaskulären Demenz/Multiinfarktdemenz findet man im EEG nicht selten fokale Veränderungen sowie typischerweise einen noch gut erhaltenen Grundrhythmus.

Patienten mit Creuzfeldt-Jakob-Erkrankung entwickeln ein typisches EEG-Muster mit generalisierten repetitiven bi- oder triphasischen Wellen mit einem Intervall von 0,5 bis 1,5 s, die durch akustische Stimuli getriggert werden können. In Verbindung mit dem entsprechenden klinischen Kontext können solche EEG-Muster hilfreich für die Stützung der Diagnose sein. Ein derartiges EEG-Muster ist bei der Alzheimer-Demenz äußerst ungewöhnlich.

> **Wichtig**
>
> Eine Zunahme der relativen ϑ-Aktivität oder eine Verlangsamung der Grundfrequenz auf 7–8/s ist bei entsprechender klinischem Verdacht ein starkes Argument für das Vorliegen einer Demenz und spricht z. B. gegen das alleinige Vorliegen einer Depression, einer Pseudodemenz oder einer benignen altersassoziierten Gedächtnisstörung.

Auch ereigniskorrelierte Potenziale wie z. B. das P300-Potenzial können im Rahmen der Diagnosefindung bei dem klinischen Verdacht auf Demenz von Bedeutung sein, insbesondere auch bei der Früherkennung (Frodl et al. 2002). Ein wichtiges Ergebnis ist, dass Patienten mit Alzheimer-Demenz gegenüber gesunden Kontrollen eine verzögerte Latenz der temporosuperioren Subkomponente und eine verkleinerte Amplitude der temporobasalen Subkomponente (in der Dipolquellenanalyse) aufwiesen. Mit Hilfe dieser Komponenten ließen sich Patienten mit Alzheimer-Demenz von gesunden Kontrollen mit einer Sensitivität von 90% bei einer Spezifität von 79% trennen. Patienten mit Alzheimer-Demenz unterschieden sich hier auch von Patienten mit leichter kognitiver Dysfunktion. Ähnliche Ergebnisse fanden sich auch in der Analyse der Amplituden der parietozentralen Subkomponente und der Latenzen der frontozentralen Subkomponente.

> **Wichtig**
>
> Bei Patienten mit **Depression** finden sich keine Befunde, die heute einen diagnostischen Beitrag in der klinischen Routine liefern können.

Gegenstand der Forschung sind Befunde, dass Patienten mit Depression im Ruhe-EEG Veränderungen zeigen, im Sinne einer Rigidität der Vigilanzregulation, d. h. die Patienten zeigen über mehrere Minuten eine leicht verlangsamte, anteriorisierte Grundaktivität mit wenig modulierter Amplitude (Ulrich 1994). Es besteht jedoch noch keine Klarheit darüber, ob diese Veränderungen im EEG zustandsgebunden oder andauernd sind.

Ähnlich ist die Situation hinsichtlich Ruhe-EEG-Veränderungen von Patienten aus dem **schizophrenen Formenkreis**. Hier sind zwar u. a. eine Vermehrung der β-Aktivität und ein frontal betontes Auftreten von ϑ- und δ-Wellen beschrieben worden, jedoch ohne dass sich daraus bisher ein diagnostischer Nutzen für die Klinik ableiten lässt. Hinsichtlich der ereigniskorrelierten Potenziale gibt es einige vielversprechende Forschungsansätze: So gibt es Hinweise darauf, dass Patienten aus der »Kerngruppe« der Schizophrenien (mit kortikaler Fehlanlage, schlechtem Ansprechen auf Neuroleptika und erhöhtem Dyskinesierisiko) besonders niedrige P300-Amplituden zeigen, wohingegen Patienten mit eher günstiger Prognose (akute polymorphe psychotische Störung mit Symptomen einer Schizophrenie) sogar gegenüber Gesunden erhöhte P300-Amplituden zeigen. Diese Daten und neuere Befunde zur N1 können bisher im Bereich der psychiatrischen Diagnostik u. a. wegen der Überlappung von State- und Trait-Eigenschaften noch nicht routinemäßig eingesetzt werden (Hegerl u. Frodl-Bauch 1997; Hegerl et al. 1995; Mulert et al. 2001).

> **Wichtig**
>
> Im Bereich der Erkrankungen aus dem schizophrenen Formenkreis sind v. a. Untersuchungen ereigniskorrelierter Potenziale wie der N1- oder P300-Amplitude Gegenstand aktueller Forschungsvorhaben, bisher jedoch nicht Teil der klinischen Routine.

3.2.3 Therapie-Monitoring

> **Wichtig**
>
> Aufgrund der Empfindlichkeit des EEG auf Psychopharmakaeffekte bietet sich eine Dosiskontrolle zur Verhinderung von Überdosierungen an, z. B. bei Lithium (Neurotoxizität) oder bei Neuroleptika (Senkung der Krampfschwelle).

Die Veränderungen im EEG unter Psychopharmaka ergeben sich aus der Interaktion zwischen Organismus und der gegebenen Substanz und sind interindividuell sehr unterschiedlich, insbesondere bei organischer Vorschädigung sind deutliche Pathologisierungen im EEG zu beobachten. Auch sind, insbesondere bei rascher Aufdosierung, stärkere initiale Effekte als unter Steady-state-Bedingungen möglich.

Die Gabe von **Neuroleptika** führt häufig zu einer Zunahme der ϑ-Tätigkeit und einer leichten Verlangsamung des α-Rhythmus mit Zunahme der Amplitude, Synchronisation und anteriorer Ausbreitung. Ausgeprägte EEG-Veränderungen können jedoch auf eine Intoxikation hinweisen.

Clozapin unterscheidet sich deutlich von den klassischen Neuroleptika durch die Ausprägung der EEG-Veränderungen. Die deutlichste Veränderung ist eine paroxysmale δ-ϑ-Aktivität. Bei höheren Dosen kann die δ-ϑ-Tätigkeit vollständig dominieren. In der Literatur finden sich Hinweise auf einen günstigen Therapieerfolg unter Clozapin bei »Pathologisierung« des EEG. Die Induktion von steilen Wellen und SW-Komplexen ist eine Besonderheit von Clozapin, bei der ein Zusammenhang zu der erhöhten Wahrscheinlichkeit für das Auftreten von Krampfanfällen besteht. Dieser Zusammenhang ist jedoch nicht linear, und das Auftreten von gesteigerter hirnelektrischer Erregbarkeit lässt keine sichere Vorhersage eines drohenden Krampfanfalls zu.

> **Wichtig**
>
> Bei klinischer Wirksamkeit soll Clozapin nicht allein wegen eines pathologischen EEG abgesetzt werden. Es gilt jedoch, bei Vorhandensein von steilen Wellen und SW-Komplexen unter Clozapin-Medikation mit einer weiteren, insbesondere raschen Aufdosierung zurückhaltend zu sein oder ggf. zu erwägen, die Dosis zu reduzieren bzw. Plasmaspiegelbestimmungen durchzuführen.

Ähnliche EEG-Veränderungen, wenn auch weniger ausgeprägt, lassen sich bei **Olanzapin** finden: In einer aktuellen Untersuchung von 52 Patienten, die mit Olanzapin behandelt wurden, fand sich bei 7 (14%) epileptiforme Aktivität (Pogarell et al. 2003).

Die Gruppe der **trizyklischen Antidepressiva** hat einen vielschichtigen Einfluss auf das EEG. Dies umfasst eine Abnahme der α-Aktivität, eine Zunahme sowohl der β- als auch der δ-Aktivität.

Durch **Lithium** kommt es im EEG v. a. zu einer leichten Verlangsamung und Rarefizierung des Grundrhythmus in Verbindung mit einer Amplitudenabnahme. Es findet sich eine Zunahme von δ- und β-Wellen. Schließlich können auch einzelne steilere Graphoelemente und Herdbefunde auftreten. Wenn Allgemeinveränderungen auftreten, sollte an neurotoxische Lithiumeffekte gedacht und der Plasmaspiegel bestimmt werden.

> **Fallbeispiel**
>
> 73-jähriger Patient mit mehrmonatiger schwergradiger depressiver Episode bei rezidivierender depressiver Störung. Keine Besserung unter Mirtazapin (45 mg). Daraufhin wird eine Lithiumaugmentation begonnen. Der Patient entwickelt hierunter Symptome wie Agitiertheit und Desorientiertheit bei einem Lithiumspiegel von 0,95 mmol/l. In der Kernspintomographie (NMR) ältere Marklagerschäden, aber kein Anhalt für akutes Geschehen. Zu diesem Zeitpunkt als Zeichen der Lithiumintoxikation eine leichte bis mittelgradige Allgemeinveränderung mit Abnahme der Grundtätigkeit und vermehrt dysrhythmischer Aktivität. Nach Reduzierung der Lithiummedikation Normalisierung der klinischen Symptomatik und Tendenz zur Befundnormalisierung im EEG (◘ Abb. 3.4).

> **Wichtig**
>
> Es ist deshalb zu empfehlen, bei allen älteren Patienten vor Beginn einer Lithiumaugmentation ein Ausgangs-EEG durchzuführen.

Auch unter **Carbamazepin** können deutliche EEG-Veränderungen beobachtet werden. Im Vordergrund steht eine Zunahme der δ- und ϑ-Aktivität. Darüber hinaus können steile Graphoelemente auftreten, die nicht mit einer erhöhten Anfallswahrscheinlichkeit verbunden sind. Die Gabe von **Benzodiazepinen** führt im EEG zu einer deutlichen Zunahme von β-Aktivität, die häufig spindelförmig imponiert und durch Augenöffnen nicht blockiert wird.

In Zentren, in denen Erfahrung mit der LAAEP besteht, kann diese Untersuchung dann sinnvoll zum Einsatz kommen, wenn der Verdacht einer Überdosierung mit selektiven Serotoninrückaufnahmeinhibitoren (SSRI) oder anderen auf das serotonerge System wirkenden Substanzen besteht, da ein enger Zusammenhang zwischen LAAEP und der Ausprägung eines Serotoninsyndroms besteht (Hegerl et al. 1998).

3.2.4 Therapieprädiktion

Da die klinische Wirkung einer psychopharmakologischen Therapie vielfach erst nach einigen Wochen beurteilt werden kann, wäre es in der Klinik hilfreich, Parameter zu finden, die die Wahrscheinlichkeit eines Therapieerfolges vorhersagen und damit die Entscheidung für das eine oder andere Medikament rational begründen könnten. Relativ weit fortgeschritten sind hier die Forschungen im Bereich der LAAEP. Diese Untersuchung könnte bei der Therapieentscheidung im Rahmen einer depressiven Störung für oder gegen eine serotonerg wir-

3.2 · Welche Untersuchungsziele sind in der psychiatrischen Rehabilitation sinnvoll?

39   3

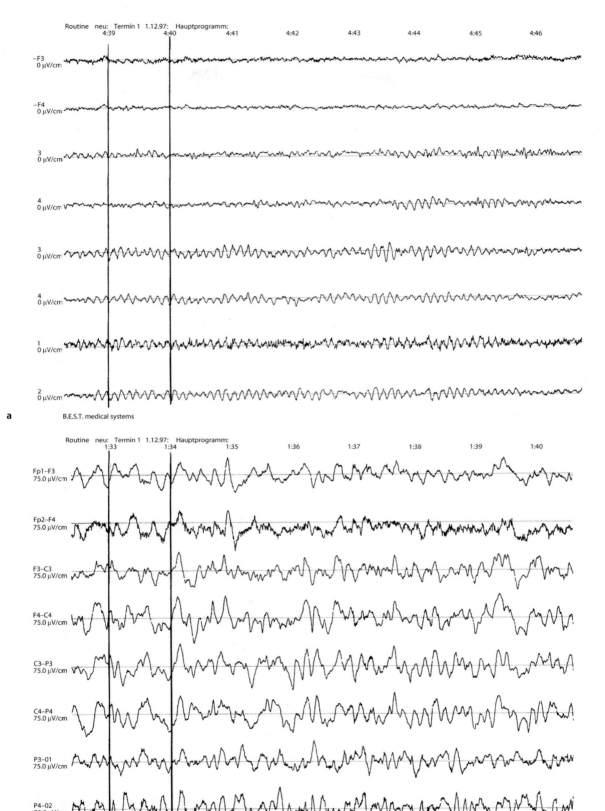

◻ Abb. 3.4a,b. Das EEG reagiert sensitiv auf neurotoxische Pharmakaeffekte. **a** EEG eines Patienten mit Depression vor Beginn einer Lithiumaugmentation, **b** EEG desselben Patienten mit Desorientierung und Agitiertheit unter Lithiumaugmentation (▶ s. Fallbeispiel)

kende Substanz von Bedeutung sein: Patienten, die unter der Behandlung auf ein SSRI gut ansprechen, zeigen vor Behandlungsbeginn signifikant höhere Werte bei der Lautstärkeabhängigkeit als Nonresponder (Gallinat et al. 2000; Mulert et al. 2002).

> **Wichtig**
>
> Die Untersuchung der LAAEP könnte bei der Therapie-entscheidung im Rahmen einer depressiven Störung für oder gegen eine serotonerg wirkende Substanz von Bedeutung sein!

Auch ein weiterer Aspekt wird derzeit untersucht: Von Seiten der funktionellen Bildgebung konnte wieder-holt gezeigt werden, dass im Rahmen der Depression bestimmte Regionen, wie z. B. der affektive Anteil des anterioren cingulären Kortex, betroffen sind. Interes-santerweise ermöglicht der Aktivitätszustand in dieser Region vor Behandlungsbeginn eine Prognose über den zu erwartenden Behandlungserfolg. Diese Befunde sind mittlerweile auch, basierend auf EEG-Untersu-chungen mittels der LORETA-Lokalisationsmethode, repliziert worden. Da eine Aktivitätsänderung des affek-tiven Anteils des anterioren cingulären Kortex auch bei induzierter Traurigkeit bei gesunden Probanden nach-gewiesen werden kann, könnte es sich hierbei möglicher-weise um eine State-Variable handeln, die im Verlauf der Therapie und Rehabilitation wieder ihr ursprüng-liches Funktionsniveau erreichen kann (Mayberg et al. 1999; Pizzagalli et al. 2001).

Hinsichtlich der Behandlung von Demenzpatienten legen einige Studien nahe, dass die EEG-Veränderungen nach einer Einmalgabe des Cholinesteraseinhibitors Tacrine eine Prognose des Therapieerfolges bei Patien-ten mit Morbus Alzheimer ermöglichen (Almkvist et al. 2001; Knott et al. 2000). Für den Aspekt der Rehabilitation könnte relevant werden, dass in der längerfristigen An-wendung über ein Jahr bei denjenigen Patienten, die mit Donepezil oder Tacrine behandelt wurden, sowohl die Abnahme der neuropsychologischen Funktionen als auch begleitend die EEG-Veränderungen v. a. in frontalen Re-gionen weniger stark ausfielen (Nordberg et al. 1998). Allerdings müssen hier weitere Studien abgewartet wer-den, um die klinische Wertigkeit dieser Befunde sicherer beurteilen zu können.

3.3 Ausblick: Funktionelle Kernspintomographie

In den letzten Jahren haben sich zunehmend die Mög-lichkeiten gezeigt, mit funktionellen bildgebenden Ver-fahren wie der Positronenemissionstomographie (PET) oder der funktionellen Kernspintomographie (fMRT)

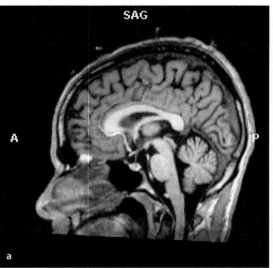

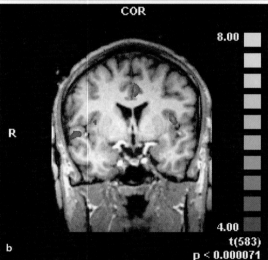

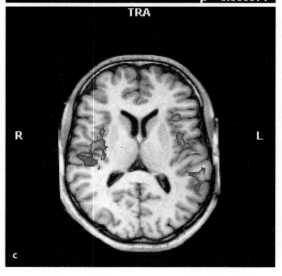

□ **Abb. 3.5a–c.** fMRT-Aktivierungen beim »Oddball-(P300)-Para-digma«: Typische Aktivierungen im Bereich der temporoparietalen Junktion, des Gyrus cinguli, des supplementär motorischen Kortex und der Insel. Schnittebenen **a** sagittal, **b** koronar, **c** transversal

Hirnfunktionen zu lokalisieren (◘ Abb. 3.5a–c). Letztere ist von besonderer Bedeutung, da hier keinerlei radioaktive Substanz benötigt wird, die Untersuchung also nach heutigem Wissen völlig harmlos ist. Darüber hinaus bietet die fMRT eine hohe räumliche Auflösung, die im Bereich von Millimetern liegt, und bei einem entsprechenden ereigniskorrelierten Studiendesign sogar die Möglichkeit, Aussagen über die zeitliche Abfolge von Aktivierungen treffen zu können. Schließlich sind Kernspintomographiegeräte, mit denen fMRT-Untersuchungen durchgeführt werden können, mittlerweile weit verbreitet, so dass in vielen Kliniken prinzipiell die Möglichkeit zu solchen Untersuchungen vorhanden ist.

> **Wichtig**
>
> Der Einsatz der funktionellen Kernspintomographie in der Psychiatrie erscheint aussichtsreich, da einerseits viele höhere Hirnfunktionen wie Sprache, Gedächtnis, Aufmerksamkeit oder Emotionen mit typischen Aktivierungsmustern verbunden sind und andererseits bei verschiedenen psychiatrischen Erkrankungen wie der Schizophrenie oder der Depression in typischer Weise bestimmte Ausfallsmuster beschrieben worden sind.

Allerdings handelt es sich hierbei um einen Bereich, der aktuell Gegenstand zahlreicher Forschungsvorhaben ist, so dass eine abschließende Bewertung über den Stellenwert in der Psychiatrie bzw. psychiatrischen Rehabilitation zum gegenwärtigen Zeitpunkt noch nicht möglich ist. Abzuwarten bleibt deshalb, ob die Idee, bei einem Patienten individuelle Ausfallsmuster (z. B. in Hirnregionen, die für Aufmerksamkeitsprozesse verantwortlich sind) mit fMRT zu diagnostizieren, gezielt zu therapieren/trainieren und dann im Verlauf der Therapie und Rehabilitation eine (teilweise) Wiedererlangung der entsprechenden Hirnfunktion zu diagnostizieren, in dieser Form Wirklichkeit werden kann (Braus et al. 2001; Spitzer et al. 1998).

> **Zusammenfassung**
>
> Der Wert des Ruhe-EEG liegt neben dem Beitrag zur korrekten Diagnosefindung bei klinischem Verdacht auf Epilepsie oder Demenz heute verstärkt im Bereich des Therapie-Monitorings. Bei den ereigniskorrelierten Potenzialen erschweren u. a. Überlappungen von State- und Trait-Charakteristika den Einsatz in der psychiatrischen Rehabilitation. Gegenstand intensiver Forschung ist z. Z. die LAAEP, die bei der Auswahl des geeigneten Medikaments bei der Akuttherapie einer Depression von Nutzen sein könnte. Neuere Befunde im Bereich der funktionellen Bildgebung verbessern
>
> ▼

heute bereits unser Verständnis der jeweiligen Erkrankungen und können zukünftig möglicherweise auch zur Verbesserung der psychiatrischen Rehabilitation beitragen.

Literatur

Almkvist O, Jelic V, Amberla K, Hellstrom-Lindahl E, Meurling L, Nordberg A (2001) Responder characteristics to a single oral dose of cholinesterase inhibitor: a double-blind placebo-controlled study with tacrine in Alzheimer patients. Dement Geriatr Cogn Disord 12: 22–32

Braus DF, Tost H, Hirsch JG, Gass A (2001) Diffusions-Tensor-Bildgebung (DTI) und funktionelle Magnetresonanztomographie (fMRI) erweitern das Methodenspektrum in der psychiatrischen Forschung. Nervenarzt 72: 384–390

Frodl T, Hampel H, Juckel G et al. (2002) Value of event-related P300 subcomponents in the clinical diagnosis of mild cognitve impairment and Alzheimer's Disease. Psychophysiology 39: 175–181

Frodl-Bauch T, Gallinat J, Meisenzahl EM, Moller HJ, Hegerl U (1999) P300 subcomponents reflect different aspects of psychopathology in schizophrenia. Biol Psychiatry 45: 116–126

Gallinat J, Bottlender R, Juckel G et al. (2000) The loudness dependency of the auditory evoked N1/P2-component as a predictor of the acute SSRI response in depression. Psychopharmacology (Berl) 148: 404–411

Hegerl U (1998) Neurophysiologische Untersuchungen in der Psychiatrie. Springer, Wien, New York

Hegerl U, Frodl-Bauch T (1997) Dipole source analysis of P300 component of the auditory evoked potential: a methodological advance? Psychiatry Res 74: 109–118

Hegerl U, Juckel G (1993) Intensity dependence of auditory evoked potentials as an indicator of central serotonergic neurotransmission: a new hypothesis. Biol Psychiatry 33: 173–187

Hegerl U, Juckel G, Muller-Schubert A, Pietzcker A, Gaebel W (1995) Schizophrenics with small P300: a subgroup with a neurodevelopmental disturbance and a high risk for tardive dyskinesia? Acta Psychiatr Scand 91: 120–125

Hegerl U, Bottlender R, Gallinat J, Kuss HJ, Ackenheil M, Mcller HJ (1998) The serotonin syndrome scale: first results on validity. Eur Arch Psychiatry Clin Neurosci 248: 96–103

Knott V, Mohr E, Mahoney C, Ilivitsky V (2000) Pharmaco-EEG test dose response predicts cholinesterase inhibitor treatment outcome in Alzheimer's disease. Methods Find Exp Clin Pharmacol 22: 115–122

Mayberg HS, Liotti M, Brannan SK et al. (1999) Reciprocal imbiccortical function and negative mood: converging PET findings in depression and normal sadness. Am J Psychiatry 156: 675–682

Mulert C, Gallinat J, Pascual-Marqui R et al. (2001) Reduced eventrelated current density in the anterior cingulate cortex in schizophrenia. Neuroimage 13: 589–600

Mulert C, Juckel G, Augustin H, Hegerl U (2002) Comparison between the analysis of the loudness dependency of the auditory N1/P2 component with LORETA and dipole source analysis in the prediction of treatment response to the selective serotonin reuptake inhibitor citalopram in major depression. Clin Neurophysiol 113: 1566

Nordberg A, Amberla K, Shigeta M et al. (1998) Long-term tacrine treatment in three mild Alzheimer patients: effects on nicotinic receptors, cerebral blood flow, glucose metabolism, EEG, and cognitive abilities. Alzheimer Dis Assoc Disord 12: 228–237

Pizzagalli D, Pascual-Marqui RD, Nitschke JB et al. (2001) Anterior cingulate activity as a predictor of degree of treatment response in major depression: evidence from brain electrical tomography analysis. Am J Psychiatry 158: 405–415

Pogarell O, Juckel G, Hegerl U (2003) EEG abnormalities under treatment with atypical neuroleptics: effects of olanzapin and amisulpride. (submitted)

Signorino M, Pucci E, Belardinelli N, Nolfe G, Angeleri F (1995) EEG spectral analysis in vascular and Alzheimer dementia. Electroencephalogr Clin Neurophysiol 94: 313–325

Spitzer M, Kammer T, Bellemann ME et al. (1998) Functional magnetic resonance tomography in psychopathological research. Fortschr Neurol Psychiatr 66: 241–258

Ulrich G (1994) Psychiatrische Elektroenzephalographie. Fischer, Jena Stuttgart New York

II Diagnostik und Planung

Psychiatrische Diagnostik

Hans-Joachim Haug

> Diagnostik ist unabdingbare Voraussetzung von zielorientierter Therapie in allen Bereichen der Medizin. Stärker als in anderen Bereichen stellen sich aber in der Psychiatrie im diagnostischen Prozess Probleme bei der reliablen Beurteilung von Erleben und Handeln von Menschen. Normenprobleme bei der Beurteilung abweichenden Erlebens und Verhaltens, unterschiedliche Krankheitskonzepte bei der Interpretation von Einzelbefunden sowie methodische Probleme bei der Klassifikation von erfassten Einzelmerkmalen stellen sich implizit in jedem diagnostischen Prozess. Will man die heute üblichen Entwicklungen der Deskription und Operationalisierung verstehen und Diagnostik im klinischen Alltag verantwortlich handhaben, gilt es, diese Voraussetzungen und Limitationen von Diagnostik neben der Erlernung der psychopathologischen Fachsprache und klassifikatorischer Konzepte zu berücksichtigen.

4.1   Grundprobleme psychiatrischer Diagnostik

In der psychiatrischen Diagnostik geht es um die genaue Erfassung, Beschreibung und Dokumentation einzelner Elemente menschlichen Erlebens und Verhaltens, um die Identifizierung von Erlebens- und Verhaltensmustern und um die klassifikatorische Einordnung in Konzepte von Krankheitseinheiten. Im engeren Sinne werden v. a. von Normen abweichende Phänomene erfasst. Dabei spielen sowohl gesellschaftliche (statistische Norm) wie auch ipsative (Individualnorm) Normvorstellungen eine Rolle. Manchen Beurteilungen liegen auch an sich wenig brauchbare Idealnormvorstellungen zu Grunde.

Bei der **statistischen Norm** geht es um Festlegungen bezüglich dessen, was Menschen müssen, sollen, können, dürfen (Muss-Soll-Kann-Darf-Vorstellungen). Richtschnur ist das von einer Mehrheit akzeptierte Verhalten. Statistische Normen sind gruppen-, kultur- und situationsabhängig und werden in der Interaktion zwischen Menschen und weitergehend im gesellschaftlichen Pro-

zess geprägt und modifiziert. Sie sind damit auch abhängig von Zeitgeistvorstellungen und häufigem Wandel ausgesetzt.

Die **Individualnorm** beschäftigt sich damit, inwieweit das Erleben und/oder Verhalten vom sonstigen Erlebens- und Verhaltensmuster des Individuums abweicht, wie sehr es aus dem Duktus seines Lebens herausfällt. Diese ipsativ angelegte Norm (Veränderung eines Menschen auf dem Hintergrund seiner sonstigen Lebensart) ist häufig vom subjektiven Urteil der Betroffenen abhängig und schwierig zu beurteilen. Gerade bei psychischen Störungen wird oft nicht nur die aktuelle Lage falsch eingeschätzt (»wie geht es mir jetzt«), sondern auch rückblickend die für die Individualnorm notwendige Hintergrundvorstellung der früheren Lage (»wie ging es mir vorher«) und somit des Veränderungsgeschehens (»ich bin krank geworden« oder auch »ich habe mich doch gar nicht verändert, bin gar nicht krank«).

Der **Idealnorm** liegt das Hintergrundkonzept einer optimalen Lebensverwirklichung zugrunde. Der jetzige Zustand wird an dieser Vorstellung einer idealen Daseinserfüllung, Selbstverwirklichung und Erlebnisfähigkeit gemessen. Klinisch ist dieser Begriff kaum brauchbar, weil ein Ideal kaum erreichbar ist und auch keine Kriterien für die Messung des Abstands vom jeweiligen Ideal bestehen. Trotz der offensichtlichen Problematik dieser Norm liegt sie implizit oder explizit manchen Psychotherapieformen zu Grunde, und nicht zuletzt bezieht sich auch die WHO in ihrer Gesundheitsdefinition auf eine Idealnorm: »a state of complete physical, mental and social wellbeing, and not merely the absence of disease or infirmity« (WHO 2003).

> **Wichtig**
>
> Der Differenzierung von normalem und pathologischem Erleben und Verhalten liegen (gesellschaftlich geprägte) Gruppennormvorstellungen oder die individuelle Beobachtung von Veränderungen an sich selbst zu Grunde.

Erleben und Verhalten von Menschen sind grundsätzlich individuelle Phänomene, die im Kontext von Gesamtpersönlichkeiten stehen. Diese wiederum werden von Anlagen, Erziehung, eigenen Erfahrungen, dem soziokulturellen Kontext und anderen Einflussfaktoren konstituiert. Und sie verändern sich dauernd mehr oder weniger stark in der Zeit. Ein Zugang, der dem Erleben eines einzelnen Menschen ganz gerecht werden will, kann deshalb nur über die Näherung an die Gesamtpersönlichkeit erfolgen (Scharfetter 2002). **Individuelles Einleben** in persönliche, unverwechselbare Erlebens- und Verhaltensweisen des Anderen, in Selbstkonzepte, Motive, Sinnzusammenhänge, biographische Ursachenketten u. a., also ein hermeneutischer Zugang, ist hier die zu wählende Methode. Dem steht ein **nomothetischer Zugang** entgegen, bei dem es um die Vergleichbarkeit von Befunden geht. Erleben und Verhalten sollen hierbei intersubjektiv und interkulturell kommunikabel werden. Regelhafte Zusammenhänge über die individuelle Einzigartigkeit hinaus sollen erfasst, beschrieben und dokumentiert werden. Heutige Vorstellungen gehen davon aus, dass es sich beim individuellen Einleben bzw. beim nomothetischen Zugang zum anderen Menschen um komplementäre, d. h. sich ergänzende und keineswegs einander ausschließende Zugangsweisen handelt.

4.1.1 Limitationen psychiatrischer Diagnostik

In der psychiatrischen Diagnostik wird versucht, die Komplexität und Vielfalt menschlicher Erlebens- und Verhaltensweisen in einfacheren Konstrukten zu ordnen und sie so überschaubar, vergleichbar und damit auch handhabbar zu machen. Selbst wenn der hermeneutische Zugang zum Anderen gewählt wird, entspricht dies einer Reduktion, da es immer nur um eine Annäherung an Erleben und Verhalten des anderen Menschen gehen kann. Dies gilt um so mehr beim nomothetischen Zugang. Durch die Vergleichbarmachung von Elementen des Erlebens und Verhaltens, durch die Einordnung des Erkannten in überindividuelle Zusammenhänge wird die Vielfalt der individuellen Erlebens- und Verhaltensweisen vom unverwechselbar Einmaligen entkleidet und damit stark reduziert. Die heute häufig gehörte Kritik des Reduktionismus, z. B. im Zusammenhang mit deskriptiver Psychopathologie oder operationalisierter Diagnostik, geht damit an der Sache vorbei. Reduktion ist unvermeidlich und höchstens eine Frage des Maßes und situationsangepassten Einsatzes. Grundsätzlich kann es aber beim Verstehen immer nur um die Reduktion vorhandener Komplexität gehen (Luhmann 1984).

4.2 Symptom, Syndrom und Klassifikation

Wenn im klinischen Alltag von Diagnostik gesprochen wird, ist meist die klassifikatorische Diagnostik gemeint. Diese Konzentration auf (postulierte) Krankheitsentitäten wie »Schizophrene Störung«, »Demenz vom Alzheimer-Typ« oder »Zwangsstörung« wird dem vielschichtigen diagnostischen Prozess nur unzureichend gerecht. Es ist v. a. für die abzuleitenden Handlungskonsequenzen (Therapieplangestaltung) sehr wichtig, zwischen **symptomaler, syndromaler und klassifikatorischer Diagnostik** zu unterscheiden. Gerade im Bereich Rehabilitation tritt die Bedeutung der klassifikatorischen Diagnostik gegenüber den anderen diagnostischen Ebenen eher in den Hintergrund. Eigentlich ist dies aber in der gesamten Psychiatrie der Fall. So werden in der Regel Psychopharmakotherapien, aber auch Psychotherapien auf die bei den Patienten vorhandenen Syndrome ausgerichtet und sind nicht an der klassifikatorischen Diagnose orientiert. So wird z. B. ein delirantes Syndrom ähnlich oder gleich behandelt, unabhängig davon, ob ein Delir bei Organischer Störung (ICD-10: F0) oder ein Delir bei Alkoholentzug (ICD-10: F1) vorliegt. Umgekehrt wird man kaum die Behandlung **der** Schizophrenie finden, sondern sorgfältig prüfen müssen, ob ein paranoid-halluzinatorisches Syndrom, ein katatones Syndrom oder ein Negativsyndrom vorliegt bzw. welches dieser Syndrome im Vordergrund steht, und die Therapie entsprechend anpassen.

> **Wichtig**
>
> Beim Begriff Diagnostik muss streng zwischen symptomaler, syndromaler und klassifikatorischer Diagnostik unterschieden werden. Der im klinischen Feld gebrauchte Begriff Diagnostik meint meist klassifikatorische Diagnostik, welche nur eine mögliche Beschreibungsebene darstellt.

Bei der **symptomalen Diagnostik** handelt es sich um die Erkennung, Beschreibung und Dokumentation kleinster Einheiten des Erlebens und Verhaltens. Häufig wird der Begriff Psychopathologie (in engerer Bedeutung) synonym verwendet. Wir befinden uns hiermit sozusagen auf der elementaren Ebene der Diagnostik. Diese Modellvorstellung geht von der nicht unproblematischen Idee aus, dass es psychopathologische Merkmale gibt, die nicht mehr weiter zerlegbar sind. Dem Konzept der symptomalen Diagnostik liegt damit der Gedanke zu Grunde, dass sich das Gesamtbild menschlicher Erlebens- und Verhaltensweisen in konstituierende Einzelelemente zerlegen lässt, wie bei einem Mosaik. Symptomale Diagnostik ist zeit-, kultur- und gruppenstabil, da die konstruierte Fachsprache sich auf Mitglieder aller möglichen Gruppen und Kulturen anwenden lässt und sie ist – da es sich ja um ein Inventar von definierten Begriffen handelt – weitgehend unbeeinflusst von Zeitströmungen.

Syndromale Diagnostik handelt von Symptommustern, also Konstellationen von Symptomen, die überzufällig häufig gemeinsam auftreten. Wie in der somatischen Medizin auch, beginnt die Beschreibung eines Syndroms häufig mit der genauen Beobachtung erfahrener Kliniker. Ihnen fallen immer wiederkehrende Muster von klinischen Erscheinungen bei ihren Patienten auf. Heute stehen zur Identifizierung von Symptomkonstellationen auch viele statistische Methoden zur Verfügung. Faktorenanalytische Zugänge sind die bekanntesten, es gibt aber auch neuere Entwicklungen, z. B. facettentheoretische Ansätze (Borg 1992), die einzelne Nachteile der Faktorenanalyse zu überwinden versuchen. Auch bei den statistischen Methoden muss aber die klinische Plausibilität der ausgehend von einem in der untersuchten Gruppe vorhandenen Itempool gefundenen Muster (Faktoren, Skalen) durch erfahrene Kliniker überprüft werden, oder entsprechende Vorannahmen werden schon von vornherein in das Modell eingegeben. Auch Syndrome sind relativ unabhängig von der Kultur bzw. Gruppe, in der sie auftreten und weitgehend unabhängig vom Zeitgeist.

Einen völlig anderen Zugang stellt die **klassifikatorische Diagnostik** dar. Hier geht es um vermutete Krankheitseinheiten, die mit ausreichender Sicherheit von anderen abgegrenzt werden können. Bei der Abgrenzung spielen Kenntnisse oder Vermutungen über die Ätiologie eine Rolle. Und nicht zuletzt wird die Entscheidung über verschiedene konkurrierende Konzepte über die Definitionsmacht einflussreicher Fachleute getroffen. Die Geschichte wechselnder Krankheitskonzepte in der Psychiatrie, die jeweils von einflussreichen Klinikern und Forschern bestimmt wurden, belegt dies (vgl. als Beispiel Hoff 1994). Heute ist dieser konzeptbestimmende Prozess weitgehend dadurch »demokratisiert«, dass bei beiden gängigen Klassifikationssystemen eine breite Gruppe von Experten sich über gültige Konzepte einigt. Aber auch hier spielen neben fachlichen Gewichtungsfragen auch psychiatriepolitische und andere fachfremde Gesichtspunkte eine Rolle. Dies zeigt sich z. B. daran, dass es wenige Bemühungen gibt, die beiden sehr ähnlichen modernen Klassifikationssysteme der Amerikanischen Gesellschaft für Psychiatrie (American-Psychiatric-Association, APA 1994) und der Weltgesundheitsorganisation (World-Health-Organization, WHO 1992) zu vereinigen, was fachlich gesehen ein Vorteil wäre.

4.2.1 Symptomale Diagnostik

Die Arbeit des Psychopathologen ist mit der Arbeit des Übersetzers zu vergleichen. Gestalthaftes, ganzheitliches, individuelles Erleben wird in eine psychopathologische Fachsprache übersetzt. Dabei ist wie sonst bei Sprache wichtig, dass nicht die Worte selbst eine in ihnen liegende Bedeutung haben, sondern dass sich diejenigen, die diese Fachsprache sprechen und darüber miteinander kommunizieren, auf bestimmte Bedeutungen von Worten einigen. »Lass Dich die Bedeutung der Worte von ihren Verwendungen lehren« (Wittgenstein 1980). Diese Arbeit am Sprachspiel verlangt eine gut definierte Referenz, ein Glossar, und den immerwährenden Abstimmungsprozess über die »richtige« Übersetzung. Solchen Grundlagen wird am besten die deskriptive Psychopathologie gerecht. Hierbei wird versucht, ein Begriffsinstrumentarium zu konstruieren, das möglichst wenig von nosologischen Überlegungen ausgeht, sondern versucht, Einzelphänomene möglichst genau zu beschreiben. Die Interpretationen (krank vs. gesund, normal vs. nichtnormal, gewöhnlich vs. ungewöhnlich, durch Krankheit verursacht vs. durch Medikamente verursacht u. a.) werden so weit wie möglich zurückgestellt. Auch sollen die beschriebenen Phänomene nicht auf der Basis übergeordneter nosologischer Theorien abgebildet werden. Beispiele für andere Formen von Psychopathologie sind in der folgenden Übersicht zusammengefasst.

Verschiedene psychopathologische Konzepte. (Zur Übersicht vgl. Scharfetter 2002)

- Deskriptive Psychopathologie (z. B. AMDP)
- Phänomenologische Psychopathologie (Daseinsanalytik) (Binswanger, Blankenburg)
- Tiefenhermeneutik (Habermass)
- Interaktionspsychopathologie (Glatzel)
- Verstehende Psychopathologie (Jaspers)
- Begegnungspsychopathologie (Dörner)
- Kommunikative Psychopathologie (Benedetti)
- Kommunikationspsychologische Psychopathologie (Bateson, Haley, Watzlawik)

▼

4

- Familiendynamische Psychopathologie
  - Psychoanalytisch (Lidz)
  - Delegationsmodell (Stierlin)
  - Systemisch (Minuchin)
  - Rollenanalytische Sicht (Kraus)
  - Funktional-finale Interpretation: Symptom ist Reaktion, evtl. Ausdruck autotherapeutischer Anstrengung (Ideler 1847; Freud 1896; Bleuler 1911)

Wichtig

Bei der symptomalen Diagnostik (Psychopathologie im engeren Sinne) geht es um die Beschreibung elementarer Phänomene des Erlebens und Verhaltens von Menschen und deren Abweichung von der Norm.

Für die Anwendung der deskriptiven Psychopathologie hat sich im deutschsprachigen Raum das AMDP-System bewährt (Arbeitsgemeinschaft für Methodik und Dokumentation in der Psychiatrie 2000). Hierbei handelt es sich um ein System zur Erfassung und Dokumentation des psychischen und körperlichen Befundes (körperliche Symptome, die häufig begleitend bei psychischen Krankheiten vorkommen) sowie Angaben zur Anamnese. Im Beleg für den psychischen Befund werden 100 Merkmale zusammengefasst, die häufig bei psychischen Störungen auftreten. Dieser Merkmalsbestand ist empirisch geprüft, erhebt aber keinen Anspruch auf Vollständigkeit. Zu bemerken ist v. a. eine Konzentration auf Störungen, die zur Hospitalisation führen. Schwächen hat das System z. B. bei Angststörungen und bei Persönlichkeitsstörungen. Insgesamt handelt es sich aber um ein in der klinischen Praxis gut brauchbares und auch vielfältig wissenschaftlich untersuchtes System (vgl. z. B. Baumann u. Stieglitz 1989; Haug u. Stieglitz 1997). Für besondere Anwendungen in der Alterspsychiatrie (Gutzmann et al. 1989), in der Kinder- und Jugendpsychiatrie (Döpfner et al. 1996, 1995) und in der forensischen Psychiatrie (Rösler et al. 1986) sind modifizierte Systeme entwickelt worden. Zur Erhebung des psychischen Befundes hat sich ein halbstrukturiertes Interview bewährt (Fähndrich u. Stieglitz 1998). Neben der Benutzung des Glossars ist ein regelmäßiger Abstimmungsprozess der Anwender – ein Psychopathologietraining – nötig, um die Reliabilität zu verbessern (Fähndrich u. Renford 1985). Das System hat sich auch bewährt in der Abstimmung der Befunderhebung mit anderen Berufsgruppen (Luderer 1986).

Im AMDP-System werden Merkmale des Erlebens und Verhaltens aus den in ◗ Tabelle 4.1 aufgeführten Merkmalsgruppen erfasst. Die folgende Beschreibung der Symptome beruht auf dieser Zusammenstellung der häufigsten Merkmale.

◗ **Tabelle 4.1.** Psychopathologische Merkmalsgruppen nach AMDP

Merkmalsgruppe	Anzahl Merkmale
Bewusstseinsstörungen	4
Orientierungsstörungen	4
Aufmerksamkeits- und Gedächtnisstörungen	
Formale Denkstörungen	
Befürchtungen und Zwänge	
Wahn	
Sinnestäuschungen	
Ich-Störungen	
Störungen der Affektivität	
Antriebs- und psychomotorische Störungen	
Zirkadiane Besonderheiten	3
Andere Störungen	

Psychopathologische Merkmale nach AMDP

Störungen des Bewusstseins. Störungen des Bewusstseins können unterteilt werden in quantitative (Bewusstseinsverminderung) und qualitative Bewusstseinsstörungen (Bewusstseinstrübung, Bewusstseinseinengung und Bewusstseinsverschiebung). Bei den Bewusstseinsstörungen liegt insofern eine Besonderheit vor, dass der Bewusstseinsbegriff selbst sehr kontrovers definiert wird. Es gibt sehr verschiedene Vorstellungen von dem, was unter Bewusstsein zu verstehen ist. Es wird auch die eigentliche Grundphilosophie der symptomalen Diagnostik hier verlassen, da es sich bei Störungen des Bewusstseins nicht um Störungen auf einer elementaren Ebene handelt, sich vielmehr Bewusstsein aus mehreren anderen konstituierenden Elementen (Auffassung, Aufmerksamkeit, Konzentration, Mnestik und anderen) zusammensetzt.

Orientierungsstörungen. Orientierungsstörungen können in 4 verschiedenen Qualitäten auftreten: zeitliche, örtliche, situative Orientierungsstörungen und Orientierungsstörungen zur eigenen Person.

Aufmerksamkeits- und Gedächtnisstörungen. Diese Merkmalsgruppe teilt sich in Auffassungsstörungen, Konzentrationsstörungen sowie Störungen des Gedächtnisses. Bei den Gedächtnisstörungen ist zu unterscheiden zwischen Erinnerungslücken (Merkfähigkeitsstörungen,

Gedächtnisstörungen) und falschen Erinnerungen (Konfabulationen, Paramnesien).

Formale Denkstörungen. Formale Denkstörungen sind vor allen Dingen bei fremd zu beurteilenden Merkmalen ausschließlich aus der Sprache zu schließen. Sie beziehen sich auf Aspekte der Schnelligkeit des Denkens (gehemmt, verlangsamt), der Zielgerichtetheit des Denkens (umständlich, Grübeln, Gedankendrängen, ideenflüchtig, Vorbeireden, gesperrt, Gedankenabreißen), der Flexibilität des Denkens (eingeengt, perseverierend) sowie der Verständlichkeit des Denkens (inkohärent/zerfahren, Neologismen).

Befürchtungen und Zwänge. Merkmale aus der Gruppe Befürchtungen und Zwänge beziehen sich auf Misstrauen und nicht wahnhafte Hypochondrie sowie Phobien und Formen von Zwangsstörungen (Zwangsdenken, Zwangsimpulse, Zwangshandlungen).

Wahn. Beim Wahn liegt eine Störung des Konzeptes über die eigene Lebensrealität vor. Kriterien für eine wahnhafte Fehlbeurteilung der Realität sind die apriorische Evidenz (der Patient braucht keine weiteren Belege für seine Einschätzung der Realität), er ist gegenüber Gegenbelegen nicht aufgeschlossen und kann seinen rigiden Standpunkt nicht ändern. Das vermutlich wichtigste Kriterium ist die privative, also von der kulturellen Gruppe, in der der Patient lebt, abweichende und damit auch sozial isolierende Auffassung der Lebenswirklichkeit. Im Einzelfall ist es nicht einfach zu beurteilen, ob Wahnerleben vorliegt (z. B. bei tief religiösem Erleben oder auch esoterischen Inhalten). Auch ist die Falschheit der Realitätsauffassung bei manchen Inhalten (Religiöses, Wiedergeburt, magische Inhalte) grundsätzlich unwiderlegbar. Die Beurteilung eines wahnhaften Erlebens hat sich deshalb weniger auf diese Sachverhalte zu stützen, als vielmehr auf die Art, wie ein eigenes und von der sozialen Gruppe, in der der Patient lebt, abweichendes, starres Realitätskonzept vertreten wird. Es kann psychopathologisch sinnvoll unterschieden werden zwischen den Themen, in denen sich der Wahn äußert und der formalen Art, in der der Wahn auftritt. Grundsätzlich können alle Themen des Erfahrungs- und Erlebnishorizontes eines Patienten wahnhaft gestaltet sein, die häufigsten in unserer Kultur vorkommenden Themen sind: Beziehungswahn, Beeinträchtigungs- und Verfolgungswahn, Eifersuchtswahn, Schuldwahn, Verarmungswahn, hypochondrischer Wahn, Größenwahn und bizarre Wahninhalte. Wahn kann sich in einer Wahnstimmung äußern, wobei das eigentliche Thema des Wahnes noch nicht klar ausformuliert ist, sondern eher eine vage Vermutung des Patienten über die Geschehnisse in seiner Umwelt vorliegt. Sind Wahngedanken klar ausformuliert, können diese aus einem plötzlich neu auftretenden Gedanken (Wahneinfall) oder aus einer wahnhaft interpretierten Wahrnehmung (Wahnwahrnehmung) entstanden sein. Zu beurteilen ist auch, welcher Grad der Verknüpfung verschiedener Wahnthemen, Wahninhalt und anderer psychotischer Phänomene vorliegt (Wahnsystematisierung). Beim Wahngeschehen ist häufig, allerdings nicht notwendig, ein Fortschreiten von Wahnstimmung über klar ausformulierte Wahngedanken bis hin zu einem mehr oder weniger wasserdichten Wahnsystem festzustellen. Immer wieder ist zu beobachten, dass sich bei Besserung der Wahn auch in dieser Reihenfolge wieder löst. Von früheren Psychopathologen wurde für diesen Vorgang der Begriff Wahnarbeit geprägt. Dies macht deutlich, dass der Patient versucht, seine von seiner soziokulturellen Umgebung abweichenden Erlebnisse in ein stimmiges und von ihm zu begreifendes Muster und handhabbares System zu bringen. Bezüglich der Entfernung eines Patienten von seinem Wahnerleben z. B. im Rahmen einer Therapie wird unterschieden zwischen Distanzierung (der Patient hat keine Wahninhalte mehr, interpretiert aber seine zurückliegende Sicht als damals wirklich vorhanden, z. B: »ich werde nicht mehr verfolgt, bis gestern war es aber noch so«) und der Korrektur des Wahns (wenn Patienten auch die Realitätseinschätzung während des Wahnerlebens als krankhaft verändert charakterisieren können).

Sinnestäuschungen. Bei den Sinnestäuschungen ist zwischen Halluzinationen, Illusionen und Pseudohalluzinationen zu unterscheiden. Bei den Illusionen liegt ein Wahrnehmungsobjekt vor, das aber fehlgedeutet wird. Bei den Halluzinationen liegt kein Wahrnehmungsobjekt vor, der Sinneseindruck entsteht ohne einen entsprechenden äußeren Sinnesreiz. Von Halluzinationen können sämtliche Sinnesorgane betroffen werden. Man unterscheidet zwischen akustischen, optischen, gustatorischen, olfaktorischen, taktilen Halluzinationen und komplexen Leibhalluzinationen. Eine genaue Differenzierung akustischer Halluzinationen in Stimmenhören (Phoneme) und anderen akustischen Halluzinationen (Akoasmen) ist wegen ihrer Häufigkeit noch sinnvoll. Bei den Pseudohalluzinationen liegt das eigenartige Phänomen einer Sinnestäuschung ohne externen Reiz vor, wobei aber der Patient weiß, dass es sich um eine halluzinierte Wahrnehmung handelt.

Ich-Störungen. Bei den Ich-Störungen kann die eigene Person (Depersonalisation) oder auch andere Personen oder die sonstige Umgebung (Derealisation) als fremdartig, unwirklich, in Beziehung zum eigenen Ich verändert erscheinen. Bei den Ich-Störungen liegt letztlich immer eine Störung der Ich-Umwelt-Grenze vor. Die Patienten haben also die sonst klare Vorstellung eines eigenen von der Umgebung abgegrenzten Ichs verloren oder diese ist unsicher geworden. Meistens werden Ich-Störungen beklagt im Rahmen von Störungen des Denkens. Hier tritt

4

Gedankenausbreitung auf (»meine Gedanken gehören nicht mehr mir selbst, andere haben Anteil daran«), Gedankenentzug (»meine Gedanken sind von anderen weggenommen worden«), Gedankeneingebung (»die Gedanken, die ich denke, sind nicht meine, sondern von anderen eingegebene Gedanken«). Neben den Gedanken können Patienten mit Ich-Störungen auch andere Körperfunktionen als von außen gelenkt und gemacht oder in irgend einer Weise Ich-fremd beeinflusst erleben.

Affektivitätsstörungen. Bei den Störungen der Affektivität werden einerseits besondere, von der Norm abweichende, starke Affekte registriert (z. B. deprimiert, ängstlich, euphorisch, dysphorisch, gereizt, hoffnungslos). Eine verminderte Differenziertheit oder Schwingungsfähigkeit von Affekten kann vorliegen (Gefühl der Gefühllosigkeit, affektarm, affektstarr, Störung der Vitalgefühle). Schließlich werden auch Affekte beschrieben, die mit der Beurteilung der eigenen Lebenssituation zu tun haben (Insuffizienzgefühle, Hoffnungslosigkeit, gesteigertes Selbstwertgefühl). Nicht zur Situation passende Affekte (Parathymie) werden ebenso beschrieben wie eine zu starke Auslenkung verschiedener Affekte (affektlabil, affektinkontinent).

Antriebs- und psychomotorische Störungen. Im Merkmalsbereich Antriebs- und psychomotorische Störungen wird vor allen Dingen eine Verminderung des Antriebs, der inneren Kraft und des Interesses an Geschehnissen in der Umgebung abgebildet (antriebsarm, antriebsgehemmt), aber auch die Steigerung dieser Aspekte (antriebsgesteigert, motorisch unruhig, Parakinesen, maniriert, theatralisch, logorrhoisch).

Zirkadiane Besonderheiten. Nicht selten unterliegt psychiatrische Symptomatik einem Tagesrhythmus. Die Symptomatik kann morgens oder abends besonders stark ausgeprägt sein. Diese Besonderheiten werden im Merkmalsbereich »Zirkadiane Besonderheiten« erfasst.

Andere Störungen. Das AMDP führt noch einen Merkmalsbereich »Andere Störungen« auf, in dem nicht zu den anderen Merkmalsgruppen passende, aber wichtige Symptome abgebildet werden können. Es handelt sich hier um die Erfassung von Auffälligkeiten im sozialen Kontakt (sozialer Rückzug, soziale Umtriebigkeit, Aggressivität) sowie Suizidalität und Selbstbeschädigung. Außerdem wird die Einstellung der Patienten gegenüber der eigenen Erkrankung erfasst (Mangel an Krankheitsgefühl, Mangel an Krankheitseinsicht, Ablehnung der Behandlung) und zuletzt die Pflegebedürftigkeit.

Somatischer Befund. Im somatischen Befund des AMDP werden körperliche Symptome, die häufig mit psychischer Erkrankung vergesellschaftet sind, abgebildet. Wichtige Merkmalsgruppen sind hier Schlaf- und Vigilanzstörungen, Appetenzstörungen, gastrointestinale Störungen, kardiorespiratorische Symptome und andere vegetative Störungen.

4.2.2 Syndromale Diagnostik

In der syndromalen Diagnostik geht es um die Zusammenfassung von Symptomen, die überzufällig häufig gemeinsam im klinischen Kontext auftreten. Zu Beginn der Syndrombildung steht meist der klinisch erfahrene Beobachter, der die immer wiederkehrenden Muster der verschiedenen Symptome erkennt und das Syndrom registriert. Methodisch gibt es verschiedene statistische Verfahren, die eine Grundgesamtheit von Merkmalen in einer größeren Patientenpopulation auf solche Zusammenhänge untersuchen können. Syndrome sind in der Regel Grundlagen für therapeutische Interventionen (Stieglitz u. Möller 1998). Hilfen zur Erfassung von Syndromen sind Ratingskalen. Eine wesentliche Bedeutung von solchen Syndromskalen liegt in der Verwendung zur Veränderungsmessung klinischer Zustandsbilder (Stieglitz 1986).

> **Wichtig**
>
> Bei der syndromalen Diagnostik geht es um die Beschreibung überzufällig häufig gemeinsam auftretender Symptome.

4.2.3 Klassifikatorische Diagnostik

Klassifikation dient der systematischen Einordnung von einzelnen Phänomenen. Klassifikation ist damit ein Ordnungssystem, das die vielen verschiedenen Merkmale der Erfahrungswelt nach vereinbarten Kriterien in ein Modellsystem verschiedener Klassen einordnet. Die Klassifikationskriterien können dabei künstlich, natürlich oder typologisch sein (Zerssen 1973). Nach Mombour bestimmen bei der künstlichen Klassifikation äußere Ähnlichkeiten, bei der natürlichen Klassifikation in der Natur gegebene Strukturen und bei der typologischen Klassifikation abstrakte Konzepte die Einordnung der Merkmale. Bei der klassifikatorischen Diagnostik in der Psychiatrie handelt es sich um eine typologische Klassifikation. Hierbei soll aus den real vorkommenden Erscheinungsbildern ein Typus abstrahiert und so die Einzelausprägung der Merkmale wieder einem bestimmten Typus zugeordnet werden. Durch eine schachtelförmige Anwendung des Abstraktionsvorganges werden immer wieder auch übergeordnete typische Gruppierungen zusammengefasst, wodurch letztlich die klassifikatorische Ordnung entsteht (Mombour 1997).

Wichtig

Bei der klassifikatorischen Diagnostik geht es um die Konzeptualisierung von Krankheitseinheiten aufgrund einer vermuteten oder bekannten Ätiologie.

In diesem Sinne werden heute in der Psychiatrie im wesentlichen zwei Ordnungssysteme angewendet. Die Amerikanische Gesellschaft für Psychiatrie hat das Diagnostic and Statistic Manual (DSM) für psychiatrische Erkrankungen vorgelegt. Es liegt z. Z. in einer aktualisierten vierten Version vor (DSM-IV). Die Weltgesundheitsorganisation hat in Weiterentwicklung ihrer Krankheitsklassifikation, die ihre Ursprünge bei der Todesursachenstatistik hatte, in der neuen Version ICD-10 ein für die WHO-Mitgliedsländer verbindliches Klassifikationssystem vorgelegt.

Beide Systeme sind operationalisierte Klassifikationssysteme. Hierbei dienen Ausschlusskriterien, Verlaufskriterien, Zeitkriterien und Symptomkriterien zur Überprüfung der im System beschriebenen Diagnosen. Beispiele für die Anwendung der verschiedenen Kriterien sind in ❏ Tabelle 4.2 für die Diagnose einer depressiven Episode und in der folgenden Übersicht für die Diagnose einer schizophrenen Störung dargestellt.

Allgemeine Kriterien zur Diagnose einer Schizophrenie

A Zeitkriterien

— Symptome sollen in der meisten Zeit während einer psychotischen Episode von mindestens einem Monat Dauer vorhanden sein

B Symptomkriterien

1. Mindestens eines der folgenden Merkmale ist erfüllt:
   a) Gedankenlautwerden, Gedankeneingebung, Gedankenentzug oder Gedankenausbreitung
   b) Kontrollwahn, Beeinflussungswahn, Gefühl des Gemachten, deutlich bezogen auf Körper- oder Gliederbewegungen oder bestimmte Gedanken, Tätigkeiten oder Empfindungen; Wahnwahrnehmung
   c) Kommentierende oder dialogische Stimmen, die über das Verhalten des Patienten reden oder andere Stimmen, die aus bestimmten Körperteilen kommen

▼

❏ **Tabelle 4.2.** Beispiel für den diagnostischen Prozess nach ICD-10: »Schwere depressive Episode mit psychotischen Symptomen und somatischem Syndrom«, ICD-10: F32.31

Kriterienart	Kriterien	Kode
Leitsymptomatik	Veränderungen der Stimmung und/oder des Antriebs	F3
Klinisches Bild	Depressives Syndrom	
Anamnesekriterium	Erste Krankheitsphase	
Verlaufskriterium	Depressives Syndrom seit mindestens zwei Wochen	
Ausschlusskriterien	1. Syndrom ist nicht auf eine organische Ursache zurückzuführen (sonst weiter bei F0) 2. Syndrom ist nicht auf den Missbrauch psychotroper Substanzen zurückzuführen (sonst weiter bei F1) 3. Die Kriterien für eine Schizophrenie (F20.0-F20.3) oder eine schizodepressive Störung (F25.1) sind nicht erfüllt	F32
Symptomkriterien A	1. Depressive Stimmung in einem für die Betroffen deutlich ungewöhnlichem Ausmaß, die meiste Zeit des Tages, fast jeden Tag, im Wesentlichen unbeeinflusst von den Umständen 2. Interessen- oder Freudeverlust an Aktivitäten, die normalerweise angenehm waren 3. Verminderter Antrieb oder gesteigerte Ermüdbarkeit	
Symptomkriterien B	1. Verlust des Selbstvertrauens oder des Selbstwertgefühls 2. Unbegründete Selbstvorwürfe oder ausgeprägte, unangemessene Schuldgefühle 3. Wiederkehrende Gedanken an den Tod oder an Suizid oder suizidales Verhalten 4. Klagen über den Nachweis eines verminderten Denk- oder Konzentrationsvermögens, Unschlüssigkeit oder Unentschlossenheit 5. Psychomotorische Agitiertheit oder Hemmung (subjektiv oder objektiv) 6. Appetitverlust oder gesteigerter Appetit mit entsprechender Gewichtsveränderung	

4

d) Anhaltender kulturell unangemessener, bizarrer und völlig unrealistischer Wahn, wie der, das Wetter kontrollieren zu können oder mit Außerirdischen in Verbindung zu stehen

2. Oder mindestens zwei der folgenden Merkmale sind erfüllt:

a) Anhaltende Halluzinationen jeder Sinnesmodalität, täglich während mindestens eines Monats, begleitet von flüchtigen oder undeutlich ausgebildeten Wahngedanken ohne deutlichen affektiven Inhalt oder begleitet von lang anhaltenden überwertigen Ideen

b) Neologismen, Gedankenabreißen oder Einschiebungen in den Gedankenfluss, was zu Zerfahrenheit oder Danebenreden führt

c) Katatone Symptome wie Erregung, Haltungsstereotypien oder wächserne Biegsamkeit (Flexebilitas cerea), Negativismus, Mutismus und Stupor

d) »Negative« Symptome wie auffällige Apathie, Sprachverarmung, verflachte oder inadäquate Affekte

C   Ausschlusskriterien

1. Wenn die Patienten ebenfalls die Kriterien für eine manische Episode erfüllen, müssen die oben unter B.1 und B.2 aufgelisteten Kriterien vor der affektiven Störung aufgetreten sein.

2. Die Störung kann nicht einer organischen Gehirnerkrankung oder einer Alkohol- oder Substanzintoxikation, einem Abhängigkeitssyndrom oder einem Entzugssyndrom zugeordnet werden.

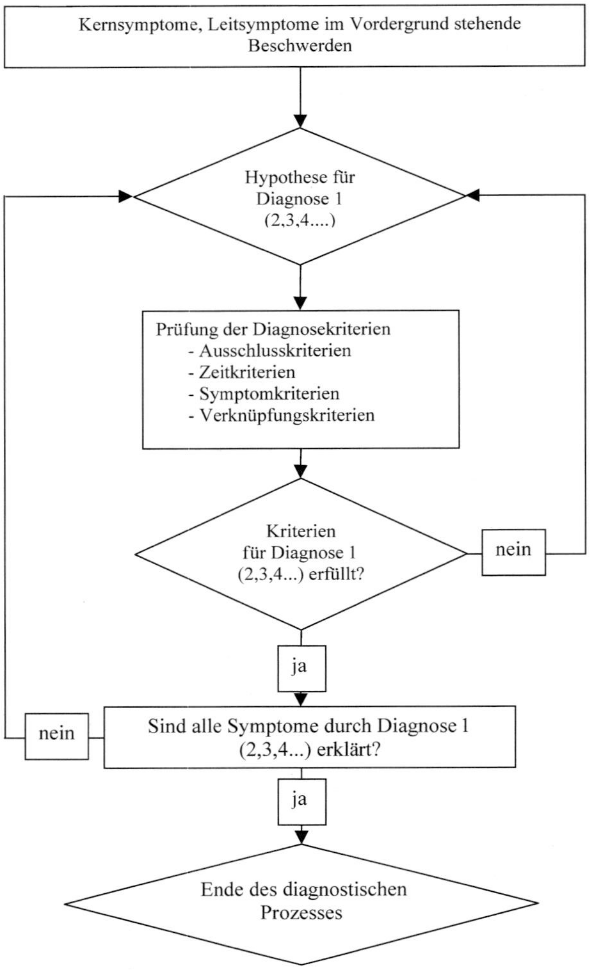

◘ **Abb. 4.1.** Prinzip des operationalisierten diagnostischen Prozesses

Das grundsätzliche Prinzip des diagnostischen Prozesses findet sich in ◘ Abb. 4.1. Dabei wird deutlich, dass es sich um ein hypothesenprüfendes Verfahren handelt. Ausgehend von der Leitsymptomatik und der Kenntnis der im Klassifikationssystem angebotenen Typen werden die Kriterien für die in Frage kommenden Diagnosen geprüft. Bei diesem Vorgehen wird Komorbidität stärker beachtet als bei nichtoperationalisierten Diagnosesystemen, da alle wesentliche Symptomatik in einer Klassifikation »untergebracht« werden muss, was oft nur durch die Stellung mehrerer Diagnosen möglich ist.

Die psychiatrischen Erkrankungen finden sich im Kapitel IV bzw. F der ICD-10. Den Aufbau der ICD-10 für die in der Erwachsenen- bzw. Kinder- und Jugendpsychiatrie vorkommenden Störungen zeigt ◘ Tabelle 4.3. Das jetzt vorliegende Manual der ICD-10 mit den Kriterien für die psychiatrischen Diagnosen ist das Ergebnis eines Konsensprozesses sehr vieler Experten aus verschiedenen Ländern. Es ist deswegen nicht erstaunlich, dass in der ICD-10 immer wieder Inkonsistenzen zu finden sind und

z. B. frühere Konzepte verabschiedet werden (endogene Depression), die sich dann aber doch versteckt wiederfinden (z. B. somatisches Syndrom der depressiven Episode).

Für operationalisierte Diagnosensysteme gilt Ähnliches wie bei der deskriptiven Psychopathologie. Durch die jeweiligen Operationalisierungen wird die Interrater-Reliabilität erhöht, allerdings nur unter der Voraussetzung, dass das kriteriengeleitete Vorgehen immer wieder geübt wird. Diagnosenseminare gehören nicht nur zur Einführung in die verschiedenen Systeme, sondern in regelmäßigen Abständen auch zur Stärkung der Übereinstimmung verschiedener Rater zum unverzichtbaren Bestandteil der Anwendung heutiger klassifikatorischer Diagnosensysteme.

Wichtig

Die zwei gängigen Instrumente für die klassifikatorische Diagnostik sind das ICD-10 der Weltgesundheitsorganisation und das DSM-IV der American Psychiatric Association.

Tabelle 4.3. Diagnosegruppen des ICD-10 im Kapitel F für Psychische und Verhaltensstörungen

Diagnose-schlüssel	Diagnosegruppe	
F0	Organische einschließlich symptomatischer psychischer Störungen	Erwachsenenpsychiatrischer Bereich
F1	Psychische und Verhaltensstörungen durch psychotrope Substanzen	
F2	Schizophrenie, schizotype und wahnhafte Störungen	
F3	Affektive Störungen	
F4	Neurotische, Belastungs- und somatoforme Störungen	
F5	Verhaltensauffälligkeiten in Verbindung mit körperlichen Störungen und Faktoren	
F6	Persönlichkeits- und Verhaltensstörungen	
F7	Intelligenzminderung	Kinder- und jugendpsychia-trischer Bereich
F8	Entwicklungsstörungen	
F9	Verhaltens- und emotionale Störungen mit Beginn in der Kindheit und Jugend	

4.3 Psychiatrische Diagnostik und Rehabilitation

Eine umfassende psychiatrische Diagnostik in der Rehabilitation wird Angaben zur Krankheits- und biographischen Anamnese umfassen, Ergebnisse des körperlichen Befundes und evtl. zusätzlicher apparativer Untersuchungen sowie schließlich den psychopathologischen Befund und die syndromale wie klassifikatorische psychiatrische Diagnostik. Handlungsbestimmend im Sinne eines Verständnisses der wirklichen Situation des zu rehabilitierenden Patienten wird in den meisten Fällen neben Informationen zur (sozialen) Anamnese vor allen Dingen die symptomale Diagnostik (Psychopathologie) und evtl. die syndromale Diagnostik sein. Da für die Rehabilitation eher die Formulierung von zu erreichenden pragmatischen Zielen auf der Basis einer genauen Ist-Analyse wichtig ist, spielt die klassifikatorische Diagnostik, bei der es mehr um konzeptuelle Überlegungen zu abstrakten Typologien geht, meistens eine untergeordnete Rolle. Viel wichtiger ist die genaue Analyse der bestehenden sozialen Situation sowie eine Erfassung sowohl der psychopathologischen Defizite als auch der noch erhaltenen Ressourcen. Der Bereich der ressourcenorientierten Diagnostik rückt immer mehr in das Blickfeld psychiatrischer Forschung und wird die Diagnostik im Rehabilitationsbereich zukünftig wesentlich prägen.

Wichtig

Neben der (defizitorientierten) Erfassung pathologischen Erlebens und Verhaltens sind v. a. im Bereich der Rehabilitation vermehrt ressourcenorientierte Ansätze zu beachten.

Literatur

American-Psychiatric-Association (APA) (1994) Diagnostic and Statistical Manual of Mental Disorders DSM-IV. American Psychiatric Association, Washington DC

Arbeitsgemeinschaft für Methodik und Dokumentation in der Psychiatrie (AMDP) (2000) Das AMDP-System. Manual zur Dokumentation psychiatrischer Befunde, 7. Aufl. Hogrefe, Göttingen Bern Toronto Seattle

Baumann U, Stieglitz RD (1989) Evaluation des AMDP-Systems anhand der neueren Literatur 1983–1987. Fortschr Neurol Psychiatrie 57: 357–373

Borg I (1992) Grundlagen und Ergebnisse der Facettentheorie. Hans Huber, Bern Göttingen Toronto Seattle

Döpfner M, Lehmkuhl G, Steinhausen H-C, Flechtner H, Berner W (1995) Klinische Beurteilungsskala Psychopathologischer Merkmale bei Kindern und Jugendlichen (CASCAP-D). Arbeitsgruppe Kinder-, Jugend- und Familiendiagnostik, Köln

Döpfner M, Lehmkuhl G, Berner W, Flechtner H, Steinhausen HC (1996) Glossar und Explorationsleitfaden zur Klinischen Beurteilungsskala Psychopathologischer Merkmale bei Kindern und Jugendlichen CASCAP-D. Arbeitsgruppe Kinder-, Jugend- und Familiendiagnostik, Köln

Fähndrich E, Renford E (1985) The AMDP-system for the documentation of psychiatric symptoms: Course and effectivity of a training seminar. Pharmacopsychiatry 18: 278–284

Fähndrich E, Stieglitz RD (1998) Leitfaden zur Erfassung des psychopathologischen Befundes – Halbstrukturiertes Interview anhand des AMDP-Systems, 2. Aufl. Hogrefe, Göttingen Bern Toronto Seattle

Gutzmann H, Kanowski S, Krüger H, Urban R, Ciompi L (1989) Das AGP-System. Manual zur Dokumentation gerontopsychiatrischer Befunde. Springer, Berlin Heidelberg New York

Haug H-J, Stieglitz R-D (1997) Das AMDP-System in der klinischen Anwendung und Forschung. Hogrefe, Göttingen Bern Toronto Seattle

Hoff P (1994) Emil Kraepelin und die Psychiatrie als klinische Wissenschaft. Springer, Berlin Heidelberg New York

Luderer HJ (1986) Fortbildung des Pflegepersonals mit AMDP. Psycho 12: 160–164

Luhmann N (1984) Soziale Systeme. Grundriss einer allgemeinen Theorie. Suhrkamp, Frankfurt/M

Mombour W (1997) Psychopathologie und Diagnostik. In: Haug H-J, Stieglitz R-D (Hrsg) Das AMDP-System in der klinischen Anwendung und Forschung. Hogrefe, Göttingen Bern Toronto Seattle, S 21–29

Rösler M, Bellaire W, Hengesch G (1986) Die Anwendung des AMDP-Systems in der forensischen Psychiatrie. Psycho 12: 408–409

Scharfetter C (2002) Allgemeine Psychopathologie, 5. Aufl. Thieme, Stuttgart

Stieglitz R-D (1986) Erfassung von Veränderungen. Theoretische und empirische Beiträge. Oberhofer, Berlin

Stieglitz R-D, Fähndrich E, Möller H-J (1998) Syndromale Diagnostik psychischer Störungen. Hogrefe, Göttingen Bern Toronto Seattle

Wittgenstein L (1980) Philosophische Untersuchungen, 2. Aufl. Suhrkamp, Frankfurt/M

World Health Organization (WHO) (1992) The ICD-10 classification of mental and behavioral disorders. Clinical descriptions and diagnostic guidelines. Hans Huber, Bern

WHO (2003) WHO definition of health. http://www.who.int/about/definition/en/print.html

Zerssen D v (1973) Methoden der Konstitutions- und Typenforschung. In: Thiel M (Hrsg) Enzyclopädie der geisteswissenschaftlichen Arbeitsmethoden. Oldenbourg, München

4

Rehabilitationsdiagnostik

Thomas Reker

Therapie und Rehabilitation sind zwei sich ergänzende Perspektiven auf einen Patienten. Aus der Perspektive der Therapie steht die psychische Erkrankung mit ihren Symptomen im Vordergrund. Die Erkrankung wird durch die genaue Erfassung der psychischen Symptomatik und durch die Bewertung weiterer Befunde, z. B. der körperlich-neurologischen Untersuchung oder technischer Untersuchungen wie EEG oder CT diagnostiziert. Der Prozess der psychiatrischen Diagnostik wurde im vorangehenden Kapitel ausführlich dargestellt. Auf der Grundlage der gestellten Diagnose wird eine Therapie durchgeführt, deren Ziel es ist, die Krankheitssymptome zum Verschwinden zu bringen oder zumindest zurückzudrängen und zu lindern (◻ Abb. 5.1).

5.1   Grundlagen

Nicht alle Erkrankungen verlaufen nach dem einfachen Modell von »Krankheit – Therapie – Heilung«. Viele Erkrankungen – und nicht nur psychische – chronifizieren oder verlaufen chronisch rezidivierend. Es bleiben also für lange Zeit überdauernde oder immer wieder auftretende Krankheitssymptome, eine vollständige Gesundung tritt nicht oder jedenfalls für lange Zeit nicht ein. Für die betroffenen Patienten bedeutet das aber nicht nur, dass sie weiter unter den Symptomen leiden müssen: In vielen Fällen werden sie durch die gesundheitlichen Störungen auch in wichtigen Lebensbereichen wie der Familie, im Arbeitsleben oder in der Freizeit erheblich eingeschränkt. Sie können bestimmte Aktivitäten gar nicht oder nur noch mit Schwierigkeiten und Einschränkungen ausführen. Anders ausgedrückt: Sie können bestimmte soziale Rollen, etwa die Rolle des Arbeitnehmers, des Familienvaters, der Ehefrau, des Vereinsmitgliedes etc. nicht mehr ausfüllen. Diese krankheitsbedingten Funktionseinschränkungen bezeichnet man als Behinderung. Behinderung konstituiert sich somit durch zwei Faktoren: das Vorliegen von krankheitsbedingten funktionalen Einschränkungen und den Zeitfaktor, nämlich dass diese Einschränkungen nicht kurzfristiger, sondern überdauernder Natur sind. Während bei körperlichen Erkrankungen funktionell motorische oder sensorische Einschränkungen überwiegen, führen psychische Krankheiten v. a. zu sozialen Behinderungen.

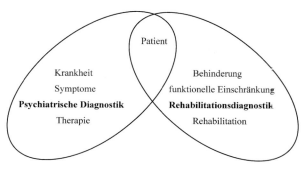

◻ **Abb. 5.1.** Therapie und Rehabilitation als sich ergänzende Perspektiven

Das Ziel rehabilitativer Maßnahmen ist nicht primär die Wiederherstellung der Gesundheit, sondern die möglichst uneingeschränkte soziale Integration in die Gesellschaft und Lebensqualität trotz weiterbestehender gesundheitlicher Einschränkungen. Dafür ist es notwendig, den Betroffenen die Fähigkeiten und Fertigkeiten zu vermitteln, mit denen sie mit möglichst wenig professioneller Unterstützung in der von ihnen gewählten Umgebung möglichst selbstständig leben und arbeiten können (Anthony 1980, Watts u. Bennett 1983, Bachrach 1992). So wie die psychiatrische Diagnostik Grundlage und Voraussetzung einer Therapie ist, ist eine rehabilitative Diagnostik Voraussetzung für sinnvolle und zielgerichtete Rehabilitation.

In der Praxis ist die Trennung zwischen Therapie und Rehabilitation, zwischen Krankheit und Behinderung und den beiden entsprechenden diagnostischen Perspektiven allerdings nicht so scharf und eindeutig, wie sie hier aus didaktischen Gründen gegenübergestellt werden. Vielmehr gibt es Überschneidungen, und eine umfassende Rehabilitationsdiagnostik kann den Aspekt der psychischen Symptomatik ebenso wenig ignorieren wie eine psychiatrische Diagnostik gänzlich auf eine Beurteilung der Fähigkeiten und Kompetenzen verzichten kann. Aus diesen Gründen werden im aktuellen Behinderungskonzept der WHO, der International Classification of Functioning Disabilities und Handicaps (ICF), ebenso wie in dem Vorläuferkonzept, der ICIDH, auch beide Aspekte berücksichtigt (WHO 1980, 2001). Aus der psychiatrischen Forschung ist bekannt, dass der Zusammenhang zwischen psychischer Symptomatik und sozialer Funktionsfähigkeit sehr variabel und keinesfalls immer sehr eng ist (Strauss u. Carpenter 1972, 1974, Anthony et al. 1995).

5.2 Aufgaben und Prinzipien der Rehabilitationsdiagnostik

Rehabilitationsdiagnostik (»functional assessment«) fokussiert nicht auf die Symptome der Erkrankung, sondern auf die Fähigkeiten und Fertigkeiten der betroffenen Individuen und deren krankheitsbedingten Einschränkungen und Defiziten. In der Rehabilitationsdiagnostik geht es also nicht primär um die Frage »wie gesund ist der Mensch«, sondern darum, wie jemand trotz seiner überdauernden gesundheitlichen Einschränkungen in seinem Lebensumfeld »funktioniert«. Was kann er leisten im Alltagsleben, bei der Arbeit, in der Familie, in der Partnerschaft, in der Nachbarschaft etc., und worin bestehen die Einschränkungen? In welchen Lebensbereichen ist er autonom und in der Lage, sich ohne professionelle Unterstützung selber zu managen, in welchen Lebensbereichen besteht Unterstützungs- bzw. Rehabilitationsbedarf? Es geht also in Ergänzung und Erweiterung der psychopathologischen Sichtweise um eine funktionelle Sichtweise, die

nicht Symptome, sondern Fähigkeiten in den Mittelpunkt stellt. Für die **Klassifikation** in der Rehabilitationsdiagnostik bedeutet dies, dass Aspekte der Funktionsbeeinträchtigung gegenüber nosologischen Zuordnungen überwiegen und somit die Klassifikation nach der ICF gegenüber den in der psychiatrischen Behandlung vertrauten Diagnosesystemen von ICD und DSM zu bevorzugen ist.

Aus dem bisher Gesagten folgt zwingend, dass bei der Rehabilitationsdiagnostik die soziale Umgebung noch stärker als bei der psychiatrischen Diagnostik berücksichtigt werden muss. Dies gilt in doppelter Weise. Zum einen geht es um die Anforderungen, die eine bestimmte soziale Umgebung an das Individuum stellt. So sind beispielsweise die Anforderungen an Leistungsfähigkeit, Konstanz und Berechenbarkeit der Leistung, Kommunikationsverhalten, äußere Erscheinung etc. in einer Werkstatt für Behinderte andere als in einem Industrieunternehmen. Die Diagnostik muss also nicht nur eine Analyse der Fähigkeiten eines Individuums leisten, sondern diese auch auf die konkreten Anforderungen beziehen, in der die Betroffenen leben oder arbeiten bzw. in der sie wünschen zu leben oder zu arbeiten. Zum anderen gilt dies auch für Unterstützungsmöglichkeiten, Hilfen und sonstige Ressourcen, die eine soziale Umgebung bietet. Neben den individuellen Aspekten umfasst Rehabilitationsdiagnostik also immer auch die soziale Perspektive und bezieht die Anforderungen und Unterstützungsmöglichkeiten der Umgebung systematisch in den diagnostischen Prozess mit ein.

> **Wichtig**
>
> Rehabilitationsdiagnostik erfasst Fähigkeiten und Fertigkeiten eines Individuums bzw. ihre krankheitsbedingten Einschränkungen sowie Anforderungen und Ressourcen der Umgebung. Im Falle einer psychischen Behinderung stehen soziale Fähigkeiten bzw. Ressourcen im Mittelpunkt.

Um die Rehabilitationsdiagnostik in der Psychiatrie näher zu charakterisieren, sollen die folgenden 5 Prinzipien genannt und erläutert werden, die sich aus der Literatur extrahieren lassen (Anthony u. Liberman 1986; Schubart et al. 1986; Kuehnel u. Liberman 1988; Vaccaro et al. 1992; Wiersma 1996).

> **Wichtig**
>
> Rehabilitationsdiagnostik:
> - ist zielorientiert,
> - ist interaktiv,
> - ist ressourcenorientiert,
> - erfolgt kontinuierlich,
> - bedient sich unterschiedlicher Methoden.

Rehabilitationsziele

Rehabilitation ist ein zielgerichteter Prozess. Die applizierten Maßnahmen sollen dazu beitragen, dass ein durch psychische Erkrankung behindertes Individuum mit dem geringst möglichen Maß an professioneller Unterstützung in der von ihm gewünschten Umgebung leben und arbeiten kann. Somit muss die Rehabilitationsdiagnostik damit beginnen, dass Ziele definiert werden. Diese Ziele können beruflicher Natur sein – etwa ein bestimmter Arbeitsplatz, eine bestimmte Tätigkeit –, private Lebensbereiche wie Wohnung oder Freizeitgestaltung betreffen oder sich auf Themen wie die Gestaltung sozialer Beziehungen bzw. den Umgang mit der Erkrankung beziehen. Die Ziele sollten individuell festgelegt werden, möglichst konkret benannt und realistisch erreichbar sein. Entscheidend ist, dass die Rehabilitanden sie als ihre Ziele ansehen und motiviert sind, diese zu erreichen.

In der Praxis kann es bei diesem scheinbar selbstverständlichen und einfachen Punkt erhebliche Schwierigkeiten geben. Bosch (1971) beschrieb schwankende und überhöhte Rehabilitationsziele als eine wesentliche Schwierigkeit in der Rehabilitation schizophrener Patienten. Andere Patienten sind durch die Erfahrungen von wiederholten Erkrankungen, sozialem Abstieg und gescheiterten Rehabilitationsversuchen so demotiviert und resigniert, dass sie ihre Fähigkeiten und Möglichkeiten, v. a. aber ihr Potenzial für Veränderungen erheblich unterschätzen. Vielen Betroffenen fehlen schlichtweg die Informationen über Möglichkeiten, so dass sie von daher in der Auswahl ihrer Ziele eingeschränkt sind.

Von Seiten der Therapeuten werden Ziele, die Patienten anstreben, manchmal vorschnell und mehr aus der »klinischen Erfahrung« heraus denn auf der Basis von Befunden und konkreten Erfahrungen als unrealistisch und unerreichbar bezeichnet, und es wird – offen oder versteckt – versucht, die Patienten auf kleinere, »realistischere« Ziele zu orientieren. Das kann allerdings mit einem Motivationsverlust bei den Betroffenen einhergehen und zum Abbruch führen. Darüber hinaus wird häufig übersehen, dass Rehabilitation – bei allen Chancen und Möglichkeiten – für die Rehabilitanden immer auch Konfrontation mit eigenen Defiziten und Grenzen bedeutet (Sachsse u. Arndt 1994). Allein die Tatsache, überhaupt Rehabilitationsbedarf attestiert zu bekommen und Lebensziele nicht einfach so erreichen zu können, sondern umfangreiche und meist langfristige Anstrengungen dafür auf sich nehmen zu müssen, können narzisstische Kränkungen darstellen, die zu unterschiedlichen Reaktionen führen können: Resignation bis zur Bilanzierung, Ablehnung aller Maßnahmen und Orientierung an Wunschzielen, innerliche Distanzierung und Abbruch der Maßnahme.

Die Festlegung von Rehabilitationszielen ist ein schwieriger und meist längerfristiger Prozess des Verhandelns und Ausprobierens, der eine vertrauensvolle Zusammenarbeit (»rehabilitation relationsship«, Bachrach 1992) voraussetzt und psychotherapeutische Qualitäten haben kann.

Interaktivität

Diagnostik ist immer ein interaktiver Prozess, da es um den Austausch von Informationen zwischen dem Arzt/Therapeuten und dem Patienten geht. Der Grad der Interaktivität kann allerdings sehr unterschiedlich sein. In der Rehabilitationsdiagnostik liegt darauf ein besonderer Schwerpunkt. Schon aus dem oben Gesagten wird deutlich, dass die Patienten in der Rehabilitationsdiagnostik nicht passiver Informationsgeber sein können, sondern aktiv gestalten, informiert und beteiligt sind und v. a. die wesentlichen Entscheidungen treffen. Mit dieser aktiven Position wird die Kompetenz und Bedeutung des therapeutischen Gegenübers nicht eingeschränkt, sondern mehr auf die Rolle des Beraters und Begleiters festgelegt.

Ressourcenorientierung

Medizinische Diagnostik zentriert auf Symptome, also auf Fehlfunktionen. Dies ist notwendig, da sich Erkrankungen durch ein bestimmtes Muster – in der Psychiatrie von psychopathologischen – Symptomen definieren. Medizinische Diagnostik ist primär defizitorientiert. Rehabilitationsdiagnostik ist dagegen primär ressourcenorientiert und das in doppelter Weise: Zuerst steht die Analyse der vorhandenen Fähigkeiten und Fertigkeiten eines Patienten, also das, was jemand kann, weiß, beherrscht, im Mittelpunkt der Diagnostik. Erst im zweiten Schritt geht es um die Fragen, ob diese Fähigkeiten ausreichen, in dem angestrebten Lebensumfeld zurechtzukommen und welche Lernschritte dafür noch notwendig sind. Darüber hinaus werden auch die Ressourcen der Umgebung und nicht nur ihre Anforderungen in den diagnostischen Prozess einbezogen. Es geht also explizit auch um die Frage, welche Unterstützung mobilisiert werden kann und wie Umgebungsbedingungen gestaltet werden können, dass sie hilfreich sind.

Kontinuierlicher Prozess

Rehabilitationsdiagnostik ist weiterhin ein kontinuierlicher Prozess, der mit unterschiedlicher Intensität den gesamten Rehabilitationsprozess begleitet und nicht etwa nur an dessen Beginn steht. Entscheidungen über Maßnahmen und auch Ziele sind zumindest idealtypischerweise immer wieder Gegenstand der Überprüfung und müssen je nach den gemachten Erfahrungen und Ergebnissen von Zwischenschritten fortgeschrieben oder auch modifiziert werden.

Methoden

In der Praxis bedient sich die Rehabilitationsdiagnostik einer Vielzahl von Methoden, die in der Regel in Kombination eingesetzt werden. Neben Anamnese und Interviews, Angaben von relevanten Bezugspersonen und dem Einsatz von standardisierten und teilstandardisierten Testverfahren kommt der Verhaltensbeobachtung bzw. systematischer Verhaltensanalyse in Trainingsumgebungen oder in vivo sowie (Belastungs-) Erprobungen große Bedeutung zu.

Methoden der Rehabilitationsdiagnostik sind:

- Anamnese/Interview,
- Fremdanamnese von relevanten Bezugspersonen,
- standardisierte und teilstandardisierte Testverfahren,
- Verhaltensbeobachtung und systematische Verhaltensanalysen,
- Praxiserprobungen.

Gerade die beiden letzten Ansätze tragen zu dem erheblichen zeitlichen und personellen Aufwand in der Diagnostik bei. So konnte sich das auf der Basis des Impairment-Disability-Handicap-Modells entwickelte Untersuchungsinstrument der WHO, der **Disability Assessment Schedule** (**DAS**, WHO 1980) u. a. wegen des erheblichen Aufwandes für die Verhaltensbeobachtung in vivo nicht durchsetzen. Andererseits kommt dieser Methode eine erhebliche Bedeutung zu, und die Verhaltensbeobachtung im realistischen Setting, also in der eigenen Wohnung, am Arbeitsplatz etc., liefert die besten und zuverlässigsten Informationen über Fähigkeiten bzw. ihre Einschränkungen.

Praktische Erfahrungen mit dem seit Mai 2001 verabschiedeten Nachfolgemodell, der **ICF** (**International Classification of Functioning, Disability and Health**) liegen noch nicht in ausreichendem Umfang vor. Die ICF ist eine Klassifikation, mit der mögliche Beeinträchtigungen in den Bereichen der

1. Funktionen und Strukturen des menschlichen Organismus,
2. Tätigkeiten (Aktivitäten) aller Art einer Person sowie
3. die Teilhabe (Partizipation) an Lebensbereichen einer Person

vor dem Hintergrund von Umweltfaktoren beschrieben werden können. Die drei genannten Bereiche bilden die wichtigsten Aspekte der »funktionalen Gesundheit« (»functioning«). Die ICF bietet für die Beschreibung dieser funktionalen Gesundheit eine gemeinsame Sprache, in der funktionale Befunde und Syndrome (keine funktionalen Diagnosen) formuliert werden können. Sie stellt allerdings kein Untersuchungsinstrument dar (Schuntermann 2002).

Es gibt eine fast unüberschaubare Anzahl von standardisierten und halbstandardisierten Instrumenten, mit denen der Hilfe- bzw. Rehabilitationsbedarf einer psychisch behinderten Person in den verschiedenen Lebensbereichen erfasst und dokumentiert werden kann (Übersichten bei Wiersma 1996, Vaccaro et al. 1992). Einigkeit besteht darin, dass es kein ideales Instrument gibt und dass eine Kombination verschiedener methodischer Ansätze einem eindimensionalen Vorgehen überlegen ist. Aus der Forschungstradition nach Bedürfnissen (»needs«) und dem Hilfebedarf psychisch Kranker sind praktikable halbstandardisierte Instrumente entstanden, die in der Rehabilitationsdiagnostik hilfreich sein können.

Ein solches praktikables Instrument stellt das **Camberwell Assessment of Need (CAN)**, das als CAN-EU auch in einer deutschen Version vorliegt (Kilian et al. 2000). Es handelt sich um ein Instrument zur umfassenden Einschätzung von Bedürfnissen von Personen, die an schweren psychischen Krankheiten leiden. Unerfüllte und nicht abgedeckte Hilfebedarfe entsprechen Lebensbereichen, in denen Bedarf an Unterstützung und ggf. rehabilitativen Hilfen vorliegt. Das CAN umfasst insgesamt 22 Bereiche, in denen es u. a. um die Belastungen durch die psychische Symptomatik, die Wohnsituation, soziale Kontakte, die finanzielle Situation und die Teilhabe am öffentlichen Leben geht. Das Interview ist ohne spezielle Schulung für die Interviewer durchführbar und bezieht die Sicht des Betroffenen und einer relevanten Bezugsperson ein.

Einen vergleichbaren Ansatz verfolgt der von der Aktion psychisch Kranke e. V. entwickelte »**Integrierte Behandlungs- und Rehabilitationsplan**« (APK 1998). Es handelt sich um ein umfassendes Dokumentations- und Hilfeplanungssystem. Zur diagnostischen Einschätzung werden aktuelle Problemlagen, Ziele sowie Fähigkeiten, Fähigkeitsstörungen und Beeinträchtigungen erfasst. Letztere beinhalten

1. Beeinträchtigungen und Gefährdungen durch die psychische Erkrankung,
2. Fähigkeiten, Fähigkeitsstörungen und Beeinträchtigungen bei der Aufnahme und Gestaltung persönlicher und sozialer Beziehungen sowie
3. Fähigkeiten, Fähigkeitsstörungen und Beeinträchtigungen in den Lebensfeldern Selbstversorgung, Wohnen, Arbeit, arbeitsähnliche Tätigkeiten, Ausbildung und Tagesgestaltung, Freizeit, Teilhabe am gesellschaftlichen Leben.

Für alle Bereiche wird eine Einschätzung der vorhandenen und aktivierbaren Ressourcen sowie der Bedarf an psychiatrischen Hilfen vorgenommen.

5.3 Fragestellungen in der Rehabilitationsdiagnostik

Im Rahmen eines diagnostischen Prozesses sind Antworten auf drei Fragen zu erarbeiten:

1. Besteht überhaupt ein Bedarf an rehabilitativen Hilfen?

Wenn ja:

2. Welche rehabilitativen Hilfen werden gebraucht?
3. Werden mit den eingeleiteten Maßnahmen die angestrebten Ziele erreicht?

Die erste Frage ist im Sinne eines Screenings bei jedem psychiatrischen Patienten zu stellen. Es geht um die grundsätzliche Frage nach dem Rehabilitationsbedarf aus der fachlichen Sicht. Die unterschiedlichen Modalitäten, Definitionen und Leistungsvoraussetzungen, die unter sozialrechtlicher Perspektive relevant sind, werden an dieser Stelle nicht diskutiert. Wird diese erste Frage bejaht, müssen die Art und das Ausmaß der rehabilitativen Hilfen anhand einer Analyse der Ziele des Patienten, seiner Fähigkeiten bzw. funktionellen Einschränkungen und der Anforderungen und Ressourcen der angestrebten Umgebung spezifiziert werden. Schließlich müssen die eingeleiteten Maßnahmen bezüglich ihrer Ergebnisse laufend überprüft und ggf. modifiziert werden. Die Fragestellungen der Rehabilitationsdiagnostik sollen an einem Fallbeispiel verdeutlicht werden.

> **Fallbeispiel**

Der 56-jährige Patient Herr A. kommt mit einer erneuten schweren depressiven Phase zur stationären Aufnahme. Die Akutsymptomatik hat sich etwa in einem Zeitraum von 4 Wochen entwickelt und ist durch erhebliche depressive Verstimmungen, suizidale Impulse, Antriebshemmung, Konzentrationsstörungen, Vitalsymptomatik wie Schlaf- und Appetitstörungen, quälende innere Unruhe, Druckgefühl in der Brust sowie wahnhaft anmutenden hypochondrischen Befürchtungen gekennzeichnet. Hintergrund für die erneute Dekompensation sind neben beruflichen Belastungen im letzten Jahr durch Umstrukturierungen in der Firma, in der Herr A. als Meister arbeitet, möglicherweise auch erhebliche Ehekonflikte.

Aus der Vorgeschichte des ansonsten körperlich gesunden Mannes sind bereits drei depressive Phasen bekannt, von denen die erste überhaupt nicht behandelt wurde und nach 6 Wochen spontan abklang. Die zweite wurde ambulant erfolgreich mit einem Antidepressivum behandelt und hatte zur ersten längeren Krankschreibung geführt. Die dritte Phase, die vor etwa 2 Jahren begann, bezeichnet Herr A. als den »Wendepunkt« in seinem Leben. Es sei eine schwere Depression gewesen, die trotz stationärer Behandlung lange gedauert habe und von der er sich »nie ganz erholt habe«. Seit dieser Zeit fühle er sich weniger belastbar, schwungloser, ziehe sich viel zurück und beobachte alle kleinen gesundheitlichen Veränderungen an sich mit großer Sorge. Seine Ehefrau habe wenig Verständnis für seine Erkrankung, schäme sich dafür, dass er »in der Psychiatrie« gewesen sei und verlange immer nur von ihm, dass er wieder »normal« werde. Hinweise für manische Phasen finden sich in der Anamnese nicht.

Die beruflichen Belastungen hatte Herr A. schon seit mehr als einem halben Jahr als extrem anstrengend empfunden und war im Betrieb bereits mehrfach auf seine »schlechte Laune« und seinen weitgehenden Rückzug

▼

angesprochen worden. Dieser soziale Rückzug stellt auch den Hauptkonflikt mit der Ehefrau dar, die Herr A. als extrovertiert und sehr unternehmungslustig beschreibt. Aus Angst vor einer erneuten Krankschreibung oder einem erneuten Krankenhausaufenthalt hatte er, so lange es ging, versucht, seine Beschwerden zu verbergen. Wegen der massiven Schlafstörungen war es in den letzten Monaten zu einem steigenden Alkoholkonsum gekommen. Nachdem die ersten beiden depressiven Phasen folgenlos und vollständig ausheilten, sind nach der dritten Phase also eine überdauernde Symptomatik und funktionelle Einschränkungen v. a. im sozialen, möglicherweise auch im beruflichen Bereich zu konstatieren.

Unter einer 7-wöchigen stationären Therapie mit antidepressiver Pharmakotherapie, Einzel- und Gruppenpsychotherapie sowie einem soziotherapeutischen Programm bildete sich die Symptomatik deutlich zurück. Nach der Verlegung in die Tagesklinik stellte sich der weitere Verlauf als sehr schwankend dar: Immer wieder kam es – teilweise erkennbar ausgelöst durch Belastungen – zu einer Verschlechterung der Symptomatik. Nachdem die Ehefrau konkrete Trennungsabsichten geäußert hatte und eine eigene Wohnung anmietete, kam es zu einem Suizidversuch und der Notwendigkeit einer erneuten langen stationären Behandlungsphase. Die endgültige Entlassung erfolgte wieder aus der Tagesklinik.

Am Ende der insgesamt 8-monatigen stationären und teilstationären Behandlung stellte sich die Situation für Herrn A. folgendermaßen dar: Es bestand weiterhin eine depressive Restsymptomatik (Antriebsstörungen, Schlafstörungen, Zukunftsängste, mäßig depressiver Affekt), die ambulant weiterbehandelt wurde. Die Ehefrau war aus der gemeinsamen Wohnung ausgezogen, und der Patient sah sich vor die Anforderung gestellt, alleine zu leben und den Haushalt selbstständig zu führen. Darüber hinaus bestand das Problem der sozialen Isolation, da der Patient sich in den letzten Jahren sehr zurückgezogen hatte und Kontakte und Aktivitäten im Wesentlichen von der Ehefrau initiiert worden waren. Der Arbeitgeber fragte zunehmend drängend, wann mit einer Wiederaufnahme der Arbeit zu rechnen sei und ob er sich den Anforderungen seines Arbeitsplatzes noch gewachsen fühlte.

5.3.1 Screening des Rehabilitationsbedarfs

Bei jedem psychiatrischen Patienten sollte im Sinne eines diagnostischen Screenings überprüft werden, ob über einen längeren Zeitraum relevante Probleme in wichtigen Lebensbereichen wie Arbeit, Ausbildung, soziale Beziehungen und Kontakte, Selbstsorge und Alltagsbewältigung bestehen, die auf die psychische Erkrankung zurückzuführen sind und die nicht allein durch die psychiatrische Behandlung anzugehen und zu lösen sind. Schon bei dieser allgemeinen Fragestellung wird deutlich,

5

wie eng psychiatrische und rehabilitative Diagnostik verzahnt sind und wie sehr sich persistierende Symptomatik und funktionelle Einschränkung überlappen. Bezogen auf das Fallbeispiel lässt sich ein Rehabilitationsbedarf feststellen. Es bestehen nicht nur persistierende psychische Symptome, sondern darüber hinaus Probleme in den Lebensbereichen Wohnen und Selbstsorge, soziale Beziehungen und potenziell auch im Bereich Arbeit.

5.3.2 Ermittlung des Rehabilitationsbedarfs

Wenn grundsätzlich ein Rehabilitationsbedarf besteht, müssen im Rahmen der Rehabilitationsdiagnostik Informationen und Befunde zu 4 Fragestellungen erhoben, gesammelt und bewertet werden:

1. Welche sozialen, beruflichen und persönlichen Ziele verfolgt ein Rehabilitand?
2. Welche Kompetenzen, Fertigkeiten und Fähigkeiten werden benötigt, um die angestrebten Ziele zu erreichen?
3. Welche dieser für die angestrebten Ziele notwendigen Kompetenzen, Fertigkeiten und Fähigkeiten sind durch direkte oder indirekte Folgen der Erkrankung nicht oder nicht in ausreichendem Maße vorhanden bzw. können aufgrund der Erkrankung nicht problemlos erworben werden?
4. Welche Anforderungen und Ressourcen der angestrebten Lebensumgebungen unterstützen oder behindern den Rehabilitanden?

Die Rehabilitationsdiagnostik bei Herrn A. wurde im Rahmen der zweiten tagesklinischen Behandlung und der sich anschließenden ambulanten Therapie nach einer ausreichenden psychopathologischen Stabilisierung durchgeführt.

Ziele. Es dauerte eine Zeit, bis Herr A. nach dem Erlebnis der erneuten schweren und langen Krankheitsphase und der Trennung von seiner Frau überhaupt in der Lage war, sich konstruktiv mit dem Thema seiner persönlichen Ziele auseinander zu setzen. Lange Zeit wich er diesen Fragen aus, machte sich Hoffnungen, seine Frau zurückgewinnen zu können oder phantasierte Katastrophenszenarien von Arbeitsplatzverlust, Dauerhospitalisation, Heimunterbringung und völliger Lebensuntüchtigkeit. Einen Einstieg in die Thematik »persönliche Ziele« zu definieren, fand Herr A. in der Gruppentherapie und v. a. im Kontakt mit einem jüngeren schizophren erkrankten Mitpatienten, der in einer ähnlichen Situation war. Herr A. legte für sich folgende Ziele fest: Entlassung in die eigene Wohnung, Aufbau eines neuen Bekanntenkreises, Rückkehr in das Arbeitsleben, wobei er einen Arbeitsplatzwechsel und einen gewissen innerbetrieblichen Abstieg nicht von vornherein ausschloss.

Anforderungen und Fähigkeiten. Im Rahmen der Ergotherapie, in psychologischen Einzelgesprächen und in der Gruppentherapie wurden die damit verbundenen Anforderungen bezüglich seiner Fertigkeiten und Fähigkeiten präzisiert. Als Hauptproblemfelder stellten sich die haushaltsbezogenen und die sozialen bzw. kommunikativen Fähigkeiten dar, während die arbeitsbezogenen – eine ausreichende gesundheitliche Stabilität und Remission der Symptomatik vorausgesetzt – unproblematisch waren. Herr A. verfügte nicht über die notwendigen Fähigkeiten wie Waschen, Kochen, Putzen etc., um sich allein in seiner Wohnung versorgen zu können. Dabei tat er sich besonders schwer mit dem Gedanken, diese Dinge neben der Arbeit zusätzlich erledigen zu müssen. Außerdem war die Auseinandersetzung mit diesen Tätigkeiten für ihn problematisch und kränkend, da sie ihn immer wieder daran erinnerten, dass ihm »die Frau weggelaufen war«. An diesem Punkt wird deutlich, wie sich funktionelle Einschränkung, psychische Symptomatik und Persönlichkeit überlagern. Noch viel problematischer aber waren die sozialen und kommunikativen Probleme. Herr A. empfand sich als unattraktiv, durch seine psychische Erkrankung und ihre Folgen stigmatisiert, war extrem gehemmt, konnte nicht auf andere Menschen zugehen, war es seit Jahren nicht mehr gewohnt raus zu gehen und litt gleichzeitig extrem unter der häuslichen Einsamkeit, die er immer wieder auch versuchte, durch Alkoholkonsum erträglicher zu machen.

Ressourcen. An wichtigen Ressourcen im sozialen Bereich konnten ein früheres Hobby (Blaskapelle), ein allerdings sehr loser und in der letzten Zeit kaum noch gepflegter Kontakt zur Kirchengemeinde sowie eine verwitwete Nachbarin, die ihm schon einmal ihre Hilfe angeboten hatte, identifiziert werden. Als wesentliche Ressourcen im Arbeitsbereich fanden sich die lange Betriebszugehörigkeit, das grundsätzlich positive Ansehen im Betrieb, die große berufliche Erfahrung und nicht zuletzt eine gewisse finanzielle Flexibilität, die auch einen innerbetrieblichen Abstieg und den damit verbundenen finanziellen Verlust hätte kompensieren können. Die Anforderungen im Arbeitsleben waren auf der anderen Seite sehr hoch: die Erwartung seiner Vorgesetzen an reibungsloses Funktionieren in seiner Position als Meister, Konkurrenzdruck durch einen jüngeren Kollegen sowie ein Betriebsklima, in dem nach Einschätzung des Patienten eine psychische Erkrankung ein erhebliches Manko darstellt.

Maßnahmen. Der vereinbarte Maßnahmenkatalog umfasste die ambulante psychiatrische Behandlung (Pharmakotherapie und stützende Psychotherapie), ein ergotherapeutisches Haushaltstraining (teilweise in der Wohnung des Patienten) sowie den Besuch eines entsprechenden Kurses an der Volkshochschule, die Teilnahme an einer Gruppe zum Training sozialer Kompetenzen, den Besuch einer Selbsthilfegruppe sowie den Versuch, Kontakt zu einer Bläsergruppe in der Kirchengemeinde aufzunehmen. Den Kontakt mit der Nachbarin aufzunehmen, lehnte Herr A. entschieden ab, da er befürchtete, dass dies in seiner Situation als verlassener Ehemann von ihr oder der Umgebung »falsch interpretiert« würde. Vereinbart wurde, dass eine ambulante psychiatrische Pflege eingerichtet werden sollte, wenn sich herausstellen würde, dass Herr A. mit seiner Selbstversorgung überhaupt nicht fertig würde. Darüber hinaus nahm Herr A. an Freizeitveranstaltungen teil, die vom örtlichen psychosozialen Hilfsverein angeboten wurden. Der Einstieg in die Arbeit sollte stufenweise erfolgen, Herr A. wollte einen Schwerbehindertenausweis beantragen und sich um eine Unterstützung durch den psychosozialen Fachdienst für einen innerbetrieblichen Arbeitsplatzwechsels bemühen.

5.3.3 Kontinuierliche Evaluation der Maßnahmen

Rehabilitationsdiagnostik ist ein kontinuierlicher Prozess, der die Evaluation der vereinbarten Maßnahmen und ggf. ihre Veränderung sowie eine Korrektur von Zielen umfasst. In dem geschilderten Fall wurde diese Aufgabe vom ambulant behandelnden Arzt übernommen, durch den die größtmögliche Kontinuität gewährleistet war und zu dem eine vertrauensvolle therapeutische Beziehung bestand.

Es stellte sich bald heraus, dass das Alleinleben für Herrn A. eine erhebliche Belastung war, dass er sich mit der Haushaltsführung sehr schwer tat und v. a. sein starker sozialer Rückzug zu vermehrten Gefühlen von Einsamkeit führte, was sich wiederum negativ auf die depressive Symptomatik auswirkte. Vor diesem Hintergrund musste der geplante Wiedereinstieg in die Arbeit verschoben werden. Es kam zu einer Verschiebung in den Zielprioritäten. Unter den Bedingungen der tagesklinischen Behandlung war das Problem des sozialen Rückzugs und der damit verbundenen Einsamkeit zwar erkannt und auch angegangen worden, das Ausmaß und die Schwere des Problems, v. a. aber seine Folgewirkungen auf die Symptomatik, wurden erst nach der Entlassung aus der Tagesklinik in vollem Umfang deutlich.

Neben weiteren Versuchen, die Symptomatik pharmako- und psychotherapeutisch zu beeinflussen, wurde mit Unterstützung eines ambulanten Dienstes eine systematische soziale Aktivierung versucht. Dazu zählten telefonische Weckrufe, ambulante Ergotherapie, persönliche Begleitung zu ersten Kontakten mit der Selbsthilfegruppe oder dem Bläserkreis der Kirchengemeinde, Reaktivierung alter Kontakte und die erneute Teilnahme an

einer Gruppe mit der Thematik Umgang mit der Erkrankung/Umgang mit Stigmatisierung. Darunter kam es zu einer für Herrn A. zumindest befriedigenden sozialen Integration und Aktivität, die auch zunehmend ohne professionelle Unterstützung stabil blieb. Zur Zeit laufen erneute Verhandlungen mit dem Arbeitgeber über einen stufenweisen Wiedereinstieg, alternativ ist eine zumindest zeitlich befristete Berentung im Gespräch.

Schlussbemerkung zum Fallbeispiel: Fallbeispiele haben den Vorteil einer anschaulichen und konkreten Darstellung. Andererseits laufen sie aus diesen didaktischen Gründen heraus auch immer Gefahr, komplexe Zusammenhänge zu sehr zu simplifizieren. Aus diesem Grund sei zumindest noch angemerkt, dass die sozialrechtlichen Aspekte bei dieser Falldarstellung bewusst ausgeklammert wurden. Keine der hier genannten rehabilitativen Interventionen würde sozialrechtlich als eine solche angesehen oder ist von der Kostenträgerschaft als solche abgesichert. Dieser Umstand verweist auf die weiterhin bestehende sozialrechtliche Benachteiligung psychisch Kranker, bei denen Maßnahmen der sozialen Rehabilitation sehr häufig von primärer Bedeutung sind (Kunze 1982).

5.4 Bereiche der Rehabilitationsdiagnostik

Rehabilitationsdiagnostik muss potenziell alle relevanten Lebensbereiche umfassen und der individuellen Problematik gerecht werden (APK 1994). Ein pragmatischer Gliederungsversuch lässt 5 Bereiche unterscheiden, auf die sich die Diagnostik konzentrieren sollte (APK 1998):

1. Fähigkeiten im Umgang mit der Erkrankung und ihren Folgen:
   Hierunter fallen die dauerhaft bestehenden Symptome und das daraus resultierende Selbst- und Fremdgefährdungspotenzial, Fragen der Behandlungscompliance sowie funktionelles (z. B. Inanspruchnahme von Hilfen) bzw. dysfunktionelles Bewältigungsverhalten (z. B. Drogen und Alkoholkonsum).

2. Fähigkeiten zur Selbstsorge und Alltagsbewältigung:
   Hierunter fallen Bereiche wie Ernährung, Körperpflege, Umgang mit Geld, Wohnungspflege, Benutzung von Verkehrs- und Kommunikationsmitteln, Aufrechterhalten des Tag-/Nachtrhythmus, räumliche und zeitliche Orientierung etc.

3. Fähigkeiten zur Aufnahme und Gestaltung sozialer und persönlicher Beziehungen:
   Hierunter fallen sprachliche und kommunikative Ausdrucksmöglichkeiten sowie die Fähigkeiten, Beziehungen in offenen sozialen Situationen, im engeren Wohn- und Lebensbereich, in der Familie, im Arbeitsbereich und in Partnerschaften aufzunehmen und zu gestalten.

4. Fähigkeiten zur Teilnahme am sozialen Leben und zur sozialen Integration:
   Hierunter fallen finanzielle Möglichkeiten, Interessen und Hobbys, ein Teil der oben bereits benannten sozialen Kompetenzen, bestehende Zugehörigkeiten zu Vereinen, Gruppen und »Szenen«, Teilnahme am kulturellen Leben etc.

5. Arbeitsbezogene Fähigkeiten:
   Hierunter fallen die arbeitsbezogenen Grundfähigkeiten wie Pünktlichkeit, Verlässlichkeit, Konstanz der Leistungsfähigkeit, spezifische berufliche Kenntnisse, Fähigkeiten und Vorerfahrungen, arbeitsbezogene soziale Kompetenzen wie Kommunikation mit Vorgesetzten und Kollegen, Selbstdarstellung in Bewerbungsgesprächen etc., berufliche Orientierungen, Interessen und Ansprüche, schulische und berufliche Ausbildungen und Qualifikationen.

5.5 Setting der Rehabilitationsdiagnostik

Rehabilitationsdiagnostik ist ein längerfristiger und komplexer Prozess, der mit sehr unterschiedlichen Methoden Fähigkeiten und Ressourcen eines psychisch behinderten Menschen erfasst. Zum Abschluss dieses Kapitels soll nun die Frage diskutiert werden, in welchem Rahmen (stationär, teilstationär oder ambulant) diese Diagnostik durchgeführt werden kann.

Das **stationäre Setting** bietet den Vorteil, dass ein multiprofessionelles Team mit – zumindest im Vergleich zum ambulanten Setting – erheblichen zeitlichen Kapazitäten vorhanden ist und eine direkte Verhaltensbeobachtung im Stationsalltag möglich ist. Diesen Vorteilen stehen die hochartifizielle Situation eines stationären Aufenthaltes und im Falle einer Krankenhausbehandlung die akute Krankheitssymptomatik sowie der erhebliche Zeitdruck gegenüber. Unter den Bedingungen des weitgehend schützenden stationären Rahmens kommt es häufig zu einer Überschätzung von Fähigkeiten und einer Unterbewertung von Einschränkungen und Problemen. Dies gilt in analoger Weise auch für die psychische Symptomatik, deren Besserung im stationären Setting nicht automatisch bedeutet, dass diese Remission auch unter den in aller Regel belastenderen normalen Lebensumständen der Patienten stabil bleibt.

Das **ambulante Setting** ist durch die gegensätzliche Konstellation gekennzeichnet. Die Diagnostik erfolgt in der alltäglichen Lebenssituation der Betroffenen, so dass die Beurteilung von Symptomatik, Fähigkeiten und Einschränkungen sehr viel realistischer möglich ist. Andererseits sind die personellen Ressourcen häufig knapper und die multiprofessionelle Kooperation ist schwieriger zu realisieren und im Ausmaß oft eingeschränkter.

Das vor diesem Hintergrund möglicherweise ideale Setting, das die Vorteile vereint und die Nachteile vermeidet, ist der **teilstationäre, tagesklinische Rahmen**. Die Organisationsform der tagesklinischen Therapie bietet ideale Möglichkeiten für die Rehabilitationsdiagnostik: Die Patienten leben in ihrem normalen Umfeld, sie werden von einem multiprofessionellen Team von Ärzten, Psychologen, Krankenpflegepersonal, Ergotherapeuten und anderen Berufsgruppen intensiv betreut. Das soziotherapeutische Programm der Tagesklinik bietet ausgiebige Möglichkeiten der Verhaltensbeobachtung, und ein engerer Kontakt zu relevanten Bezugspersonen ist im tagesklinischen Setting besonders gut möglich (Reker 1999). Um Missverständnissen vorzubeugen: Psychiatrische Tageskliniken sind keine Rehabilitationseinrichtungen, sondern führen psychiatrische Behandlung zu Lasten der gesetzlichen Krankenkassen durch. Sie sind allerdings von ihrer Arbeitsweise und Organisation besonders geeignet, um eine Rehabilitationsabklärung und -vorbereitung durchzuführen.

Literatur

Aktion psychisch Kranke e.V. (1994) Personalbemessung im komplementären Bereich – von der insitutions- zur personenbezogenen Behandlung und Rehabilitation. Aktion psychisch Kranke, Bonn

Aktion psychisch Kranke e.V. (1998) Personenzentrierte Hilfen in der psychiatrischen Versorgung – Manual. Psychiatrie Verlag, Bonn

Anthony WA (1980) The principles of psychiatric rehabilitation. University Park Press, Baltimore

Anthony WA, Liberman RP (1986) The practice of psychiatric rehabilitation: historical, conceptual, and research base. Schizophr Bull 12: 542–559

Anthony et al. (1995) Relationships between psychiatric symptomatology, work skills and future vocational performance. Psychiatric Services 46: 353–358

Bachrach LL (1992) Psychosocial rehabilitation and psychiatry in the care of long-term patients. Am J Psychiatry 149: 1455–1463

Bosch G (1971) Berufliches Versagen beim Schizophrenen und Chancen seiner beruflichen Rehabilitation. In: Kranz H, Heinrich K (Hrsg) Schizophrenie und Umwelt. Thieme, Stuttgart

Kilian R et al. (2000) Camberwell Assessment of Need – European Version (CAN-EU). Universität Leipzig

Kuehnel TG, Liberman RP (1988) Functional assessment. In: Liberman RP (ed) Psychiatric rehabilitation of chronic mental patients. American Psychiatric Press, Washington

Kunze H (1982) Psychisch Kranke und Behinderte – Stiefkinder der Rehabilitation. Rehabilitation 21: 106–110

Reker T (1999) Soziotherapie in der tagesklinischen Behandlung. In: Eikelmann B, Reker T, Albers M: Die psychiatrische Tagesklinik. Thieme, Stuttgart, S 61–72

Sachsse U, Arndt FP (1994) Die chronische schizophrene Erkrankung und ihre Behandlung als »narzißtische Dauerkatastrophe«. Krankenhauspsychiatrie 5: 37–41

Schubart C et al. (1986) Measurement of social disability in a schizophrenic patient group. Definition, assessment and outcome over 2 years in a cohort of schizophrenic patients of recent onset. Soc Psychiatry 21: 1–9

Schuntermann MF (2002) Internationale Klassifikation der Funktionsfähigkeit, Behinderung und Gesundheit (ICF) der Weltgesundheitsorganisation (WHO) – Kurzdarstellung. Internet Forum for Rehabilitation Research http://www.ifrr.vdr.de

Strauss J, Carpenter WT (1972) The prediction of outcome in Schizo-phrenia. I. Characteristics of outcome. Arch Gen Psychiatry 27: 739–746

Strauss J, Carpenter WT (1974) The prediction of outcome in schizo-phrenia. II. Relationships between predictor and outcome vari-able. Arch Gen Psychiatry 31: 37–42

Vaccaro JV et al. (1992) Functional assessment. In: Liberman RP (ed) Handbook of psychiatric rehabilitation. Allyn and Bacon, Boston London Toronto Sydney Tokyo Singapore

Watts F, Bennett DH (1983) Theory and practice of psychiatric rehabil-itation. J. Wiley & Sons, New York

Weltgesundheitsorganisation (1980) International classification if impairments, disabilities and handicaps. WHO, Genf

Weltgesundheitsorganisation (2001) International classification of functioning disabilities und hndicaps. WHO, Genf

Wiersma D (1996) Measuring social disabilities in mental health. Soc Psychiatry Psychiatr Epidemiol 31: 101–108

Fähigkeits- und Verlaufsdiagnostik

Rolf-Dieter Stieglitz

Ziel dieses Kapitels ist es, die für die Rehabilitation relevanten Grundlagen der Diagnostik im Überblick darzustellen. Dabei soll zwischen der Erfassung von Defiziten wie Ressourcen unterschieden werden, die sowohl im Querschnitt wie im Verlauf zu erfassen sind. Das Schwergewicht soll dabei auf eher praxisbezogene Aspekte gelegt werden, die v. a. am Beispiel schizophrener Störungen erläutert werden sollen.

6.1   Assessmentziele

Allgemeine Assessmentziele

Der Psychodiagnostik bei psychischen Störungen werden unterschiedliche **Funktionen** zugeschrieben, wie sie z. B. von Perrez (1985) postuliert wurden (vgl. auch Baumann u. Stieglitz 2001):

Beschreibung. Beschreibung ist die Ausgangsbasis aller anderen Funktionen (Klassifikationen etc.). Zu unterscheiden ist zwischen der Beschreibung des Status, der Veränderungen und damit auch des Verlaufs (► s. unter 6.4).

Klassifikation. Aufbauend auf Patientenbeschreibungen werden im klinischen Bereich meist Zuordnungen in Klassifikationssystemen getroffen (aktuell ICD-10, DSM-IV; ► s. auch Kap. 4).

Erklärung. Die klinisch-psychologische Diagnostik sucht durch die Bereitstellung geeigneter Merkmale (z. B. Persönlichkeitsmerkmale) zur Erklärung psychischer Störungen beizutragen.

Prognose. Klinisch-psychologische Diagnostik trägt zur Vorhersage von Verläufen psychischer Störungen bei, wobei es sich dabei um Verläufe mit oder ohne therapeutische Interventionen handeln kann.

Evaluation. Im klinischen Sektor spielen Bewertungen eine zentrale Rolle, v. a. im Hinblick auf die Bewertung von Interventionen. Im Zusammenhang mit der Evaluationsfunktion ist auch die **Qualitätssicherung** zu nennen, die u. a. die Bewertung der Effektivität von Maßnahmen, die Identifizierung von Problemen zur Verbesserung bestehender Zustände (Problemanalyse) oder Rechtfertigung (z. B. Nachweis der Leistungsfähigkeit) zum Ziel hat. Zu spezifischen Assessmentzielen in der Rehabilitation ► s. Kap. 5, 7 und 8.

Spezielle Assessmentziele im Leistungsbereich

Nach Rist u. Dierksmeier (2001) kommen der allgemeinen Leistungsdiagnostik wie z. T. speziell auch der neuropsychologischen Leistungsdiagnostik vielfältige Funktionen zu:

Entscheidungshilfe bei diagnostischen Fragen. Eine klassifikatorische Zuordnung kann die Leistungsdiagnostik nicht erbringen, was allgemein auch sonst für psychologische Testverfahren, von wenigen Ausnahmen abgesehen, gilt. Es gibt jedoch eine Reihe von Ansatzpunkten, die nachfolgend kurz skizziert werden sollen:

- Die Leistungsdiagnostik kann ergänzende Informationen liefern, z. B. im Kontext der Diagnostik demenzieller Störungen oder der Intelligenzminderung.
- Diskrepanzen zwischen aktuellen Leistungsergebnissen und dem prämorbiden Leistungsniveau (u. a. erreichter Schulabschluss, erreichter beruflicher Status) können Hinweise auf krankheitsbedingte kognitive Abbauprozesse liefern.
- Die Leistungsdiagnostik liefert v. a. auch dann eine Entscheidungshilfe, wenn der Vergleich des objektiven Leistungsniveaus mit subjektiven Angaben über die biographischen Entwicklungen differenzialdiagnostisch relevant ist. Diskrepanzen zwischen einer seits des Patienten berichteten Leistungsreduktion und Testbefunden zu Intelligenz, Aufmerksamkeit und Gedächtnis sind u. a. von besonderer Bedeutung.

Entscheidungshilfe bei Rehabilitationsmaßnahmen. Vor allem phasenhaft verlaufende Störungen wie schizophrene und affektive Störungen sind in der Akut- wie Remissionsphase meist mit kognitiven Beeinträchtigungen assoziiert, bei einigen zur Chronifizierung neigenden Störungen (z. B. schizophrene Störungen) im Einzelfall auch in der sog. Residualphase.

Die Quantifizierung der kognitiven Defizite kann verschiedene Ziele verfolgen:

- Entscheidung über Art und Zeitpunkt der Wiedereingliederung in den Beruf (z. B. mittels Arbeitsversuch),
- Klärung, warum ein z. B. begonnener Arbeitsversuch schlechter als erwartet bewältigt wird,
- Entscheidung über die Fortsetzung einer vor Beginn der Störung ausgeübten Tätigkeit oder Ausbildung, wie Prüfung einer etwaigen Berufs- oder Arbeitsunfähigkeit aufgrund der psychischen Störung in gutachterlichen Stellungnahmen in Berentungsverfahren,
- Ansatzpunkte für gezielte Trainingsmaßnahmen kognitiver Teilleistungen unter Berücksichtigung der intakten Leistungsbereiche (v. a. im Bereich schizophrener Störungen wichtig, vgl. auch Kap. 1).

Leistungsmessungen im Verlauf. Ziel ist die Feststellung von Leistungsverbesserungen, der Progredienz einer Beeinträchtigung (z. B. bei einer Demenz), der Erreichung der Restitution (z. B. bei Patienten mit einer Alkoholerkrankung) oder phasenweiser Leistungsverschlechterungen. Zur Entscheidungshilfe bei Rehabilitationsmaßnahmen (► s. o.) sind u. U. wiederholte Untersuchungen notwendig.

Leistungsdiagnostik in der Grundlagenforschung. Durch den Einsatz von Verfahren der Leistungsdiagnostik können störungsspezifische Ausfälle und Leistungsminderungen ermittelt werden, die das Verständnis für den Störungsprozess verbessern. Dies gilt sowohl im Hinblick auf die Entwicklung der Störung, die daraus resultierenden Beeinträchtigungen, v. a. aber auch im Hinblick auf die Entwicklung von spezifischen Therapieverfahren. Bei den meisten psychischen Störungen lassen sich zumindest in der Akutphase Defizite im Leistungsbereich erkennen, bei einigen Störungen auch überdauernde Defizite. Als prototypische Störungsgruppe sind auch hier die schizophrenen Störungen zu nennen.

6.2   Mehrebenendiagnostik

> **Wichtig**
>
> Eine zentrale Grundannahme der klinisch-psychologischen Diagnostik stellt das Prinzip der Multimodalität dar (Seidenstücker u. Baumann 1987; Synonyme: Mehrebenendiagnostik, multimodale Diagnostik), d. h. die differenzierte und mehrdimensionale Beschreibung psychischer Störungen aus unterschiedlichen Perspektiven. Folgende Kategorien sind zu unterscheiden: Datenebenen (Grundkategorien organischer Merkmale), Datenquellen (Informationsgeber), Untersuchungsverfahren und Konstrukte/Funktionsbereiche (Einheiten innerhalb einzelner Datenebenen bzw. über einzelne Datenebenen hinweg; vgl. auch Abschn. 6.3.2).

Datenebenen. Zur Erfassung menschlichen Erlebens und Verhaltens werden meist folgende Datenebenen unterschieden (vgl. Baumann u. Stieglitz 2001):

- **Biologische (somatische, physikalische) Ebene:** oft unterteilt in biochemische, neurophysiologische, psychophysiologische Ebene; im Vordergrund stehen körperliche Vorgänge, die physikalisch oder chemisch erfassbar sind.
- **Psychische oder psychologische Ebene:** im Vordergrund stehen individuelles Erleben und Verhalten, ebenso gehören Leistungen dazu.
- **Soziale Ebene:** Fokussierung auf interindividuelle Systeme und gesellschaftliche Rahmenbedingungen.
- **Ökologische Ebene:** beinhaltet materielle Rahmenbedingungen.

Für die einzelnen Datenebenen stehen jeweils unterschiedliche Untersuchungsverfahren zur Verfügung (vgl. im Überblick Stieglitz et al. 2001b). Bezüglich der ökologischen Datenebene liegen bisher keine Verfahren vor, die in ihrer Elaboriertheit mit den psychologischen Testverfahren vergleichbar wären.

Datenquellen. Neben den Datenebenen sind auch die Datenquellen zu differenzieren. Zu unterscheiden sind als Informationsgeber:

- Die **befragte Person selbst**, bei der eine Selbstbeobachtung zu Selbstbeurteilungen (z. B. bezüglich Stimmung) oder Selbstregistrierungen des Verhaltens (z. B. Anzahl Panikattacken) führt.
- **Andere Personen** (Bezugspersonen, geschulte Beurteiler, Pflegepersonal, Therapeuten usw.), deren Fremdbeobachtung zu einer Fremdbeurteilung bzw. Verhaltensbeobachtung führt. Auch institutionell anfallende Daten (z. B. Zahl der Krankenhaustage) sind von anderen Personen festgehalten worden, so dass sie der Fremdbeobachtung zugeordnet werden können.
- **Apparative Verfahren, Verfahren der Leistungs- und Intelligenzdiagnostik** (mittels Papier/Bleistift oder Computer) erbringen Funktions- und Leistungskennwerte, die die Zielperson generiert. Vielfach erfolgt heute die Erfassung dieser Daten mittels Computerunterstützung (bezüglich Aufgabenpräsentation, Datenregistrierung, -aufbereitung und -auswertung). Zu den apparativen Verfahren gehören auch die physiologischen Verfahren wie EEG, EKG etc.

In ◘ Tabelle 6.1 ist zur Illustration der genannten Punkte am Beispiel schizophrener Störungen ein multimodales Vorgehen aufgezeigt.

In der klinischen Psychodiagnostik ist v. a. die **Relation Selbst- versus Fremdbeurteilungsverfahren** von zentraler Bedeutung, da beide (in Form von Ratings) häufig angewandt werden (vgl. im Überblick Stieglitz et al. 2001a;

Stieglitz u. Freyberger 2001). Bei der Überprüfung der Relation zwischen den beiden Datenquellen ist zu berücksichtigen, dass Selbst- und Fremdbeurteilungsverfahren häufig nicht wirklich sich ausschließende Mengen darstellen, da Einstufungen in Fremdbeurteilungsskalen fast immer auch auf Selbstaussagen der Patienten beruhen. Selbst- und Fremdbeurteilungen korrelieren oft nur in mittlerer Größenordnung, bei inhaltlich stärker übereinstimmenden Verfahren wird über höhere Korrelationen berichtet, jedoch nie vollständige Übereinstimmungen erreicht (Stieglitz 2000a). Mangelnde maximale Übereinstimmung ist nicht nur auf mangelnde Messgenauigkeiten zurückzuführen; vielmehr ist zu berücksichtigen, dass Selbst- und Fremdbeurteilung grundsätzlich unterschiedliche Beurteilungen mit unterschiedlichen Aussagebereichen darstellen. Dies resultiert zum einen daraus, dass mittels Selbst- und Fremdbeurteilung Merkmale unterschiedlich differenziert bewertet werden können bzw. bestimmte Merkmale nur durch eine Selbstbeurteilung (z. B. Grübeln) und andere nur durch eine Fremdbeurteilung erkennbar werden (z. B. einige Denkstörungen). Zum anderen resultieren Unterschiede zwischen Verfahren jedoch oft allein auch dadurch, dass mit jedem Verfahren andere, sich nur z. T. überlappende Aspekte des jeweils interessierenden Syndroms erfasst werden (z. B. depressives Syndrom; vgl. hierzu Stieglitz 2000a).

> **Wichtig**
>
> Die Fremdbeurteilung kann daher nicht als richtiger bzw. objektiver als die Selbstbeurteilung angesehen werden; Fremd- und Selbstbeurteilung haben beide gleiche Relevanz, sind als sich ergänzend, komplementär zu betrachten.

Multimodalität ist ein allgemeines Rahmenkonzept, das für die konkrete Untersuchung die Auswahl der Unter-

◘ **Tabelle 6.1.** Mehrebenendiagnostik am Beispiel der schizophrenen Störungen

Diagnosekategorien	Beispiele

Datenebenen
  Biologische
  Psychologische
  Soziale
	
	Erfassung Blickfolgebewegung
	Erfassung von Störungen in verschiedenen Funktionen (z. B. Antrieb, Affekt)
	Erfassung soziales Netz, soziale Unterstützung

Datenquellen	Selbst- und Fremdbeurteilung
Konstrukte/Funktionsbereiche Psychologische	 Affekt, Antrieb, Leistung
Untersuchungsverfahren	Elektrophysiologische Verfahren, bildgebende Verfahren, allgemeine Leistungstests, neuropsychologische Verfahren, klinische Ratingverfahren, diagnostische Interviews

suchungsverfahren nicht bis ins einzelne spezifiziert. Bei der Wahl der Untersuchungsverfahren kommt neben den herkömmlichen Gütekriterien (vgl. Testkuratorium 1986 sowie Abschn. 6.3.3) der genauen Festlegung des Assessmentziels (► s. o.) und der Kenntnis darüber, mit welcher Methode oder welchem Verfahren dies am besten zu erreichen ist, die größte Bedeutung zu.

Multimodales Vorgehen nach Baumann u. Stieglitz (2001) kann auch zu **Interpretationsproblemen** führen. Mehrere Datenmodalitäten (Datenebenen, Datenquellen, Untersuchungsmethoden) können pro Zeitpunkt oder im Verlauf übereinstimmen bzw. nicht übereinstimmen:

- Grad der Übereinstimmung bei **einem** Untersuchungszeitpunkt: **Konkordanz/Diskordanz** der Daten.
- Grad der Übereinstimmung bei **mehreren** Untersuchungszeitpunkten: **Synchronizität/Desynchronizität** der Daten (z. B. Verlaufskurven).

Übereinstimmungen bzw. Nichtübereinstimmungen können wahre Sachverhalte, aber auch Scheinzusammenhänge repräsentieren. Nichtübereinstimmung unterschiedlicher Datenmodalitäten führt in Entscheidungssituationen zu Schwierigkeiten. Welche Modalität (Datenebene, Datenquelle, Untersuchungsverfahren) soll bei Widersprüchen den Ausschlag geben (z. B. unterschiedliche Bewertung des Therapieverlaufes durch Therapeuten und Patient)? Die Lösung der hier angesprochenen Probleme durch univariates Vorgehen erscheint wenig sinnvoll zu sein, da damit die Komplexität der zu untersuchenden Phänomene meist zu stark vereinfacht werden. Es bieten sich zwar keine eindeutigen Lösungen in dieser Problematik an, doch kann die vermehrte hypothesen- und theoriengeleitete Auswahl von Verfahren zur Lösung beitragen (Seidenstücker u. Baumann 1987).

6.3 Assessmentinstrumente

6.3.1 Systematik Verfahrensgruppen

Zur Systematisierung der Untersuchungsverfahren wurden verschiedene Taxonomien vorgeschlagen. Nach Baumann u. Stieglitz (2001) lassen sich folgende Verfahrensgruppen unterscheiden:

- **Selbstbeobachtung in Form von Selbstbeurteilungsverfahren** (vielfach bilanzierende oder integrale Beantwortung von Fragen zum Erleben und Verhalten; z. B. »Ich habe öfters Kopfweh«, »In der letzten Woche war meine Stimmung schlechter als sonst«);
- **Selbstbeobachtung in Form von Verhaltensbeobachtungen** (z. B. Registrierung, durch welche Situation eine Panikattacke ausgelöst wird). Hierzu zählen auch sog. Ad-hoc-Verfahren, wie sie öfters v. a. in der Verhaltenstherapie eingesetzt werden, aber auch elaborierte Verfahren der Felddiagnostik;

- **Fremdbeobachtung in Form von Fremdbeurteilungsverfahren** (z. T. [Fremd-]Ratings genannt), bei denen meist die Einstufungen von Konstrukten wie z. B. Depressivität gefordert wird;
- **Fremdbeobachtung in Form von Verhaltensbeobachtungen** (Registrierung von Verhaltensdaten mittels Häufigkeiten);
- **Interviews**, als Sonderform der Fremdbeurteilung, meist im Kontext der klassifikatorischen Diagnostik eingesetzt;
- **Verfahren der Leistungsdiagnostik** (inkl. apparativer Verfahren);
- **Verfahren der Felddiagnostik** (insbesondere computerunterstützte Verfahren), die meist in Form von Selbstbeobachtung, vereinzelt aber auch in Form von Fremdbeobachtung verwendet werden.

Neben der Differenzierung von Verfahrensgruppen lässt sich eine Reihe weiterer Merkmale zur Unterscheidung von Verfahren heranziehen, von denen einige in ◘ Tabelle 6.2 enthalten sind.

6.3.2 Systematik Bereiche

Neben der Systematik der Verfahrensgruppen ist v. a. auch eine Systematik der im Kontext der Rehabilitation relevanten Konstrukte oder Funktionsbereiche notwendig. In ◘ Tabelle 6.3 sind wichtige Konstrukte zusammengestellt. Sie lassen sich hinsichtlich unterschiedlicher Assessmentziele (vgl. auch Abschnitt 6.1) betrachten. Von besonderer Bedeutung ist zunächst die Anwendung unter der Zeitperspektive, d. h. der Bewertung im Querschnitt oder im Verlauf. Bei der **Querschnitts- oder Statusbeurteilung** geht es z. B. darum, den Ausgangspunkt einer Behandlung

◘ **Tabelle 6.2.** Systematik Untersuchungsverfahren

Verfahrensmerkmale	Beispiele
Assessmentziel	Screening, Klassifikation, Quantifizierung, Prognose
Zielpopulation	Allgemein (= alle Störungen) oder störungsspezifisch (= bestimmte Störung, z. B. Schizophrenie)
Informationsquellen	Selbst- und Fremdbeurteilung
Bereich	Psychopathologie, Leistung
Administration	»Paper-pencil«, Computer
Skalentyp	Kurzskala, Globalskala, additive Skala (= Addieren von Items)

◻ **Tabelle 6.3.** Systematik Bereiche

Bereiche	Ziele (Beispiele)
Psychopathologie	Quantifizierung der Art und des Ausmaßes der Beeinträchtigung
Leistung	Quantifizierung von Defiziten und Kompetenzen v. a. im Hinblick auf Intelligenz, Konzentration und Merkfähigkeit/Gedächtnis
Ressourcen	Einbeziehung der Kompetenzen in die Therapie
Soziales Netz/ soziale Unterstützung	Ansatzpunkt für therapeutische Interventionen
Soziale Anpassung	Indikation therapeutischer Interventionen
Behinderungen/ Beeinträchtigungen	Ansatzpunkt therapeutischer Interventionen
Coping	Erfassung des Umgangs mit Belastungen, Krankheitsfolgen etc.
Lebensqualität	Evaluation der Auswirkungen therapeutischer Interventionen v. a. im Langzeitverlauf
Compliance	Kooperation in der Therapie
Nebenwirkungen	Ausmaß der Beeinträchtigung durch neuroleptische Medikation

zu quantifizieren und/oder Ansatzpunkte für eine therapeutische Intervention zu finden. Unter dem Blickwinkel der **Verlaufsbetrachtung** sind z. B. prognostische Überlegungen im Hinblick auf das Outcome besonders hervorzuheben. Letzteres ist, was zwischenzeitlich als Standard akzeptiert ist, immer mehrdimensional zu betrachten. So ist z. B. bei einem schizophrenen Patienten zunächst einmal die Abnahme der Psychopathologie von zentraler Bedeutung (v. a. Positivsymptomatik), jedoch im Lauf der meist mehrjährigen Behandlung gewinnen andere Aspekte zusätzlich an Bedeutung wie z. B. die Lebensqualität. Übersichten zu konstruktbezogenen Zusammenstellungen von Verfahren finden sich bei APA (2000), Biefang et al. (1999) und Westhoff (1993).

Weiterhin von Bedeutung ist die Unterscheidung, inwieweit in den untersuchten Bereichen **Defizite oder Kompetenzen/Ressourcen** erfasst werden. Der Fokus der meisten Verfahren liegt eher im Bereich der Defiziterfassung. Kompetenzen lassen sich jedoch z. B. im Leistungsbereich implizit erschließen aufgrund von Ergebnissen, die zumindest im Durchschnittsbereich anzusiedeln sind. Verfahren, die explizit Kompetenzen (z. B. soziale Kompe-

tenzen, motivationale Merkmale) zu erfassen erlauben, existieren nicht.

6.3.3 Evaluationskriterien

Bei der Auswahl von Verfahren geben Handbücher (z. B. Brähler et al. 2002a, b; CIPS 1996; Westhoff 1993; Biefang et al. 1999; Stieglitz et al. 2001b) oder Testbesprechungen in entsprechenden Fachzeitschriften (z. B. *Diagnostica, Zeitschrift für Differentielle und Diagnostische Psychologie, Zeitschrift für Klinische Psychologie und Psychotherapie*) oder Testdatenbanken (z. B. Zentralstelle für Psychologische Information und Dokumentation in Trier: PSYTKOM). Darüber hinaus können jedoch **Kriterienkataloge** im Einzelfall helfen, selbst Entscheidungen zu treffen. Hierzu finden sich in der Literatur verschiedene Vorschläge. Am bekanntesten sind die Kriterien der klassischen Testtheorie. Lienert u. Raatz (1994) unterscheiden zwischen **Haupt- und Nebengütekriterien** (Nützlichkeit, Vergleichbarkeit, Ökonomie, Normierung etc.). Zu den Hauptgütekriterien zählen:

- **Objektivität:** Ausmaß, inwieweit die Durchführung, Auswertung, Interpretation eines Verfahrens unabhängig ist vom jeweiligen Untersucher. Vor allem Leistungs- und Persönlichkeitstests, aber auch Selbstbeurteilungsverfahren sind bezüglich der Kriterien als günstig zu bewerten, bei Fremdbeurteilungsverfahren ergeben sich z. T. Einschränkungen bezüglich der Durchführungsobjektivität.
- **Reliabilität:** formale Genauigkeit, Messgenauigkeit eines Tests (»Wie genau misst der Test das Merkmal X?«).
- **Validität:** inhaltliche Genauigkeit eines Tests, Gültigkeit (»Misst der Test tatsächlich Merkmal X?«). Neben den zahlreichen zu unterscheidenden Validitätsaspekten kommt im Hinblick auf die Rehabilitation v. a. der **ökologischen Validität** eine zentrale Funktion zu, d. h. der Frage der Repräsentativität der spezifischen Untersuchungs- oder Testsituation für das Verhalten etc. in der realen Alltagssituation. Im Bereich der Psychiatrie als besonders wichtig zu nennen ist weiterhin die **Adaptation fremdsprachiger Verfahren.** Hier ist darauf hinzuweisen, dass selbst eine adäquate Übersetzung und Rückübersetzung entsprechend etablierter Kriterien nicht ausreicht, auf die Validität eines Verfahrens auch im deutschsprachigen Bereich zu schließen. Dies gilt es explizit durch entsprechende Validitätsnachweise (aber auch Reliabilitätsüberprüfungen) zu belegen.

Normen, d. h. repräsentative Vergleichsdaten, sind v. a. relevant, wenn es um die Individualdiagnostik geht. Dabei gilt es zu bedenken, dass Normen über die Zeit hinweg nicht unbedingt stabil bleiben müssen und entsprechende Überprüfungen in gewissen Zeitabständen notwendig sind. Dies gilt v. a. für Verfahren aus dem Leistungsbereich, jedoch auch für Persönlichkeitsverfahren, vermutlich jedoch auch für klinische Verfahren wie Ratingskalen.

> **Wichtig**
>
> Eine umfangreiche und elaborierte Liste von Kriterien wurde vom Testkuratorium (1986) vorgelegt. Im Kriterienkatalog sind die gängigen Kriterien angeführt (z. B. Reliabilität); daneben werden aber auch Kriterien genannt, die Voraussetzung für eine breite Anwendung auch außerhalb der Forschung sind (z. B. Verfälschbarkeit, Transparenz, Zumutbarkeit, Bandbreite, Akzeptanz, Änderungssensitivität). Basierend auf derartigen Überlegungen wurden z. B. von Biefang et al. (1999) Anwendungsstandards für Assessmentverfahren in der Rehabilitation zusammengestellt.

6.3.4 Neuere Entwicklungen

Bei den **konzeptuellen Neuerungen** zu nennen ist die Verbindung einer **dimensionalen und kategorialen Beschreibung** von Störung, die Berücksichtigung auch subsyndromaler Störungen sowie die Entwicklung störungsspezifischer Verfahren.

Die beiden erstgenannten Aspekte gehen von folgenden Überlegungen aus: Die Diagnostik psychischer Störungen, wie sie in den aktuellen Klassifikationssystemen ICD-10 und DSM-IV enthalten sind, basiert auf der sog. **operationalisierten Diagnostik** (vgl. auch Kap. 4), d. h. das Vorliegen einer bestimmten Anzahl von Symptomkriterien bezogen auf einen spezifischen Beurteilungszeitraum entscheidet über das Vorliegen einer Störung. Verschiedene Studien haben zeigen können (vgl. im Überblick Stieglitz 2000a), dass sich jedoch Patienten derselben diagnostischen Kategorie zusätzlich auch hinsichtlich des Schweregrades unterscheiden, wie gleichermaßen Patienten, die nicht alle Kriterien einer diagnostischen Gruppe erfüllen, dennoch beeinträchtigt sind. Entsprechend dieser Überlegungen und Ergebnisse wurden neue Verfahren entwickelt, die sowohl Hinweise auf eine Diagnose geben wie gleichermaßen das Ausmaß der Symptomatik zu quantifizieren erlauben (v. a. im Angstbereich). Weiterhin finden Patienten, die nicht das Vollbild einer Störung erfüllen, d. h. Patienten mit einem sog. **subkategorialen, subsyndromalen Bild** (engl. subthreshold), zunehmend an Beachtung, da sie nicht nur unter den Symptomen leiden, sondern auch das Risiko der Entwicklung des Vollbildes der Störung haben und daher möglichst rechtzeitig einer Behandlung zugeführt werden sollten.

Die Entwicklung störungsspezifischer Verfahren ist als weiterer wichtiger Aspekt zu nennen. Diese haben vielfältige Funktionen, zielen v. a. aber auf eine präzise Beschreibung der für die jeweilige Störung relevanten Aspekte ab. In

☐ **Tabelle 6.4.** Störungsspezifische Verfahren am Beispiel schizophrener Störungen

Bereich	Beispiele
Schizophrene Syndrome	Positive and Negative Syndrome Scale (PANSS)
Basisstörungen/ -symptome	Frankfurter Beschwerde-Fragebogen (FBF)
Befindlichkeit	Frankfurter-Befindlichkeits-Skala (FBS)
Depressivität	Calgary Depression Rating Scale for Schizophrenia (CDRS)
Anhedonie	Snaith-Hamilton-Pleasure-Scale (SHAPS)
Lebensqualität	Berliner Lebensqualitätsprofil (BELP)
Nebenwirkungen	Subjective Wellbeing under Neuroleptics (SWN)

Nähere Angaben zu den Verfahren siehe Vauth u. Stieglitz (2001).

☐ Tabelle 6.4 ist dies am Beispiel der Schizophrenie gezeigt. Wie man daraus erkennen kann, liegen zwischenzeitlich für die verschiedenen Facetten dieser Störung Verfahren vor.

Die **technologische Neuerungen** betreffen die **computerisierte Testdurchführung, Auswertung und Interpretation** (vgl. zur Problematik Kubinger 1993). Ziel ist die weitere Verbesserung der Objektivität der Testsituation wie gleichermaßen die Erhöhung der Ökonomie (Zeit, Kosten). Sowohl für den Leistungsbereich als auch für den klinischen Bereich liegen zwischenzeitlich geeignete Verfahren vor (vgl. im Überblick Stieglitz et al. 2001b).

Sowohl den konzeptuellen wie technologischen Neuerungen zuzurechnen ist die verstärkte Entwicklung der **Felddiagnostik** zur Erhebung ökologisch relevanter Parameter (z. B. Anzahl von Panikattacken in Alltagssituation; vgl. Wilhelm u. Perrez 2001).

6.4 Veränderungsmessung

> **Wichtig**
>
> Nach Seidenstücker u. Baumann (1978) lassen sich verschiedene Zugangsweisen unterscheiden, mit deren Hilfe es möglich ist, Veränderungen im Verlauf bzw. nach Abschluss therapeutischer Interventionen auch auf Einzelfallebene zu erfassen: indirekte Veränderungserfassung, direkte Veränderungserfassung, Beurteilung von Therapiezielverwirklichung sowie Beurteilung des (psychopathologischen) Status nach Therapieende (☐ Tabelle 6.5).

◻ Tabelle 6.5. Veränderungsmasse

Methodisches Vorgehen	Erläuterung
Indirekte Veränderungsmasse	Vergleich zwischen 2 Messzeitpunkten durch z. B. prozentuale Abnahme (z. B. 50% Reduktion)
Direkte Veränderungsmasse	Einstufung einer vom Patienten erlebten Veränderung in Relation zu einem Vergleichszeitpunkt (meist Therapiebeginn)
Beurteilung des (psychopathologischen) Status nach Therapieende	Bestimmung des Ausmaßes der Abweichung gegenüber einer Normpopulation
Beurteilung von Therapiezielverwirklichung	Bewertung, inwieweit die zu Therapiebeginn festgelegten Ziele tatsächlich erreicht worden sind

6

Indirekte Veränderungserfassung

Indirekte Veränderungsinformationen (engl. measurement of change) werden in der Regel über die Bildung von Differenzen zwischen zwei Statusbeurteilungen gewonnen. Solche **Veränderungs- oder Differenzwerte** stellen die klassischen Ansätze der Veränderungsmessung dar. Differenzwerte sind auch bis zum heutigen Tag die in Untersuchungsdesigns mit am häufigsten verwendeten Veränderungsmaße, obwohl seit jeher Kritik an ihnen geübt wurde (u. a.: Differenzen sind meist unreliabel). Ansätze zur Bestimmung anderer Kennwerte konnten sich bisher jedoch aufgrund z. T. ebenfalls problematischer Annahme nicht durchsetzen (vgl. im Überblick Stieglitz u. Baumann 2001).

Direkte Veränderungserfassung

Es handelt sich dabei um eine subjektive Methode der Erfassung von Veränderungen, die nicht auf einem Vergleich von zu unterschiedlichen Zeitpunkten erhobenen Messwerten basiert, sondern auf der unmittelbaren Einschätzung der Veränderung einer Variablen. Während bei der indirekten Veränderungsdiagnostik die Bestimmung der Veränderung in der Regel über die Differenz zweier Statuserhebungen vorgenommen wird, versteht man unter der direkten Veränderungsdiagnostik eine Vorgehensweise, bei der eine von einer Person **subjektiv erlebte Veränderung direkt eingestuft wird**, wobei die Aussagen zur Umschreibung der Veränderung in Komparativform gekleidet sind (z. B. besser, schlechter). Zu weiteren Unterschieden zur indirekten Erfassung von Veränderungen vgl. Stieglitz u. Baumann 2001. Im deutschen Sprachbereich wurden einige Selbstbeurteilungsverfahren konstruiert, die sich am Ansatz der direkten Veränderungsdiagnostik orientieren. Am bekanntesten ist der **Veränderungsfragebogen des Erlebens und Verhaltens** (VEV) von Zielke u. Kopf-Mehnert (vgl. Brähler et al. 2002a, b sowie Übersicht bei Stieglitz u. Baumann 2001).

Therapiezielverwirklichung

Die Evaluation von Therapien mittels individueller Therapieziele ist ein weiterer wichtiger Ansatz der Veränderungsmessung. Unter dieser Vorgehensweise lassen sich verschiedene Ansätze subsumieren (vgl. im Überblick Stieglitz u. Baumann 2001), in denen versucht wird, die Veränderung von einem Ausgangszustand (= Therapiebeginn) in einen Zielzustand (= Therapieende) abzubilden, zumeist mittels einzelfallanalytischer Vorgehensweisen.

Das bekannteste Verfahren ist das **Goal Attainment Scaling** (GAS). Es handelt sich dabei um eine Methode zur Evaluation psychotherapeutischer Maßnahmen, die eine einzelfallbezogene und zielorientierte Erfolgsmessung beinhaltet. Allgemeiner Grundgedanke ist es, Erfolge durch Kriterien zu belegen, die auf die zu untersuchende Person direkt zugeschnitten sind. In der traditionellen Vorgehensweise werden gemeinsam vom Therapeuten und Patienten Therapieziele formuliert und hinsichtlich ihrer Relevanz gewichtet. Weiterhin werden für jedes Ziel sog. Verhaltenserwartungen gewählt, die von 2 (= schlechtmöglichstes Ereignis) bis +2 (= bestmöglichstes Ereignis) rangieren. Nach einiger Zeit muss der Patient sein Verhalten in Bezug auf die Probleme einschätzen. Ein aus diesem Urteil berechneter Score soll Aufschluss über die individuellen Veränderungen geben. Die inhaltlichen und methodischen Vorteile des GAS sind offensichtlich, wie z. B. eine individuelle und therapiezielorientierte Vorgehensweise, wodurch der Behandlungsplan eines Patienten klarer und eine effektivere Behandlung gewährleistet wird.

Beurteilung des Status nach Therapieabschluss

Veränderungen lassen sich nicht nur durch direkte oder indirekte Veränderungsmaße beurteilen, sondern auch anhand der am Ende einer Behandlung erreichten Kriterien. Einige Ansätze in dieser Richtung sollen nachfolgend kurz skizziert werden.

Bewertung anhand von Normwerten. Im Vergleich zu Leistungsverfahren, bei denen Normwerte eine entscheidende Voraussetzung für die Anwendung darstellen, sind Normen bei klinischen Untersuchungsverfahren immer noch eher selten. Einige klinische Untersuchungsverfahren, meist Selbstbeurteilungsverfahren, verfügen jedoch über Normwerte, die bei gesunden Probanden erhoben worden sind. Zu nennen sind z. B. die Skalen von von Zerssen zur Erfassung von Befindlichkeiten, Beschwerden sowie paranoid-depressiver Symptomatik (vgl. im Überblick Brähler et al. 2002a). Ohne notwendige Kenntnis des Wertes zu Beginn einer Behandlung lässt sich z. B. im Verlauf oder am Ende bewerten, ob sich die ermittelten Werte im Vergleich zur Normierungsstichprobe im Durchschnittsbereich befinden oder weiterhin als auffällig anzusehen sind.

Bewertung anhand von Cut-off-Werten. In der Regel liegen Normierungen jedoch nicht vor, so dass v. a. bei psychiatrischen Skalen oft Cut-off-Werte als Beurteilungsgrundlage existieren, v. a. bei Fremdbeurteilungsverfahren (z. B. Hamilton-Depressions-Skala, HAMD; Bech-Rafaelsen-Melancholie-Skala, BRMS; vgl. Stieglitz et al. 2001a). Die Festlegung dieser Werte erfolgte meist mittels Konventionen (vgl. verschiedene Cut-off-Werte zur HAMD), weisen jedoch eine gewisse »face validity« auf bzw. stehen in Übereinstimmungen mit Schweregradeinteilungen von Störungen. Das Vorliegen von Cut-off-Werten kann jedoch auch differenzierter genutzt werden, wie

es am Beispiel aus dem Depressionsbereich in ◻ Tabelle 6.6 zu erkennen ist.

Klinische Signifikanz. Neben diesen fast »klassischen« Vorgehensweisen zur Veränderungsbestimmung wird seit einigen Jahren zunehmend ein Ansatz favorisiert, der unter dem Begriff der klinischen Signifikanz bekannt geworden ist (vgl. zur Übersicht Stieglitz 2000b). Dieser auf Jacobson u. Truax zurückgehende Ansatz berücksichtigt neben der Bewertung, ob eine Veränderung über den Zufall hinausgeht (mittels des RC-Index; RC: Reliable Change), zusätzlich auch, ob der Wert in einem Verfahren am Ende der Therapie in den Wertebereich einer gesunden Vergleichspopulation fällt. Hinweise zur Definition des Normbereichs ausgehend von der Verteilung der Testwerte in der Norm- und Patientenstichprobe finden sich bei Hahlweg (2000). Die umfassendste Darstellung des Ansatzes findet sich bei Oagles et al. (1996) mit anschaulichen Beispielen der Anwendung und Interpretation von häufig eingesetzten Verfahren (u. a. Symptom-Checkliste, SCL-90-R; Beck Depressionsinventar, BDI, HAMD). Obwohl allgemein als wichtiger Ansatz akzeptiert, finden sich bis heute in der Literatur immer wieder methodenkritische Diskussionen, wie die Bestimmung der klinischen Signifikanz zu erfolgen hat.

Multiple Kriterien. Entsprechend der allgemein akzeptierten Forderung, die Ergebnisse therapeutischer Interventionen mehrdimensional abzubilden, finden sich in

◻ **Tabelle 6.6.** Theoretische und operationale Definitionen von Response, Remission, Rückfall, Genesung und Rezidiv im Hinblick auf eine depressive Episode. (Nach Stieglitz u. Baumann 2001)

Outcome-Parameter	Theoretische Definition	Operationalisierung
Response (»response«)	Signifikante Veränderung; Responder ist qualitativ anders als Nonresponder	Definition 1: HAMD <10 Definition 2: HAMD >50% Reduktion in HAMD Definition 3: HAMD <10 und >50% Reduktion in HAMD Definition 4: CGI <2 Definition 5: CGI <2 und HAMD <10 Definition 6: CGI <2 und > 50% Reduktion in HAMD Definition 7: CGI <2, >50% Reduktion in HAMD und HAMD <10
Remission (»remission«)	Wenige Krankheitszeichen geblieben; größere Verbesserung als ein Responder	HAMD <6 für 3 Wochen
Rückfall (»relapse«)	Symptomatische Exazerbation nach einem Response, jedoch ohne Remission erreicht zu haben	HAMD >14 für 2 oder mehr Wochen nach einem Response
Genesung (»recovery«)	Remission erreicht mit zeitlichem Abstand zur Indexepisode	HAMD <6 für 6 Monate oder mehr
Rezidiv (»recurrence«)	Neue depressive Episode nach Genesung	HAMD > 14 für 2 Wochen nach einer 6-monatigen Periode der Genesung

HAMD Hamilton-Depressions-Skala, *CGI* Clinical Global Impressions

der Literatur seit einigen Jahren Versuche, Erfolgskriterien zu definieren, die auf verschiedenen Teilkriterien, die unterschiedliche Variablen umfassen, basieren. Der elaborierteste Ansatz wurde im Bereich der Angstforschung mit dem Konzept des sog. »**endstage functioning**« (vgl. im Überblick Stieglitz 2000b) entwickelt, d. h. des am Ende der Behandlung erreichten Status. Ausgehend von unterschiedlichen für Angststörungen relevanten Angstmaßen wurden z. B. von Michelson et al. (1985) für jedes Maß das Zielergebnis definiert. Das Ausmaß erreichter Veränderung bei einem Patienten ergibt aus der Summe der erreichten Zielkriterien. Je höher dieser Wert, desto größer ist das erreichte »endstage functioning«.

6.5 Anwendungsaspekte

6.5.1 Praktische Aspekte

Bei allen genannten Einsatzbereichen der (Leistungs-)Diagnostik bei psychischen Störungen muss nach Rist u. Dierksmeier (2001) eine Fragestellung zunächst in Hypothesen umgesetzt werden, zu deren Prüfung dann eine Strategie der Testung festzulegen ist. Vor allem die Auswahl geeigneter Verfahren ist von großer Bedeutung und sollte entsprechend den in Abschn. 6.3.3 genannten Kriterien erfolgen. Dabei ist darauf zu achten, neben störungsübergreifenden Verfahren mit den Vorteilen der besseren Vergleichbarkeit v. a. aber störungsbezogene Verfahren einzusetzen, da sie meist den Vorteil haben, spezifischere Informationen zu liefern.

Nach Rist u. Dierksmeyer (2001) lassen sich folgende Probleme unterscheiden, die sich bei der Planung der Teststrategie, der Durchführung und der Interpretation der Befunde bei psychisch gestörten Patienten stellen.

Die **Teststrategie** muss auf die z. T. eingeschränkte Belastbarkeit von Patienten abgestimmt werden. Über den Zeitpunkt der Testung muss jeweils begründet entschieden werden, seine Auswirkungen auf des Testresultat müssen abgeschätzt werden. Sollen während des stationären Aufenthalts Entscheidungen über rehabilitative Maßnahmen getroffen werden, muss bei einer hierzu vorgenommenen diagnostischen Untersuchung stets auch die noch vorhandene Symptomatik erfasst werden, z. B. bei einem depressiven Patienten mit Hilfe eines Depressionsinventars, bei einem schizophrenen Patienten mit einem Verfahren, das die Positiv- wie Negativsymptomatik abbildet.

Bei der **Durchführung** einer testpsychologischen Untersuchung sollten die Patienten zunächst hinreichend über Sinn und Zweck der Untersuchung aufgeklärt werden, da dadurch die Motivation zur Mitarbeit erhöht werden kann, was gleichfalls dadurch zu erreichen ist, den Patienten darauf hinzuweisen, abschließend gemeinsam die Ergebnisse zu besprechen.

Nach Rist u. Dierksmeier (2001) ergeben sich zudem eine Reihe von Besonderheiten der testpsychologischen Untersuchung bei Patienten mit einer psychischen Störung, sowohl für die Strategie der Testzusammenstellung wie für die eigentliche Testdurchführung. Wichtig ist dabei

- bei leistungsschwachen oder stärker beeinträchtigten Patienten solche Verfahren zu wählen, die Pausen zulassen;
- die Sitzungen kurz zu halten und, wenn verschiedene Verfahren zur Anwendung kommen (sog. Testbatterien), auch über mehrere Tage verteilt vorzugeben;
- sicherzustellen, dass die Patienten verstehen, was geprüft werden soll, was mit den Ergebnissen geschieht und wofür sie wichtig sind;
- in Abweichung von der sonst üblichen Zurückhaltung bei Testuntersuchungen die Patienten ggf. zu beruhigen oder zu ermutigen, wenn der Eindruck entsteht, dass Probleme auftreten.

Die **Interpretation** der erhaltenen Testbefunde setzt nach Rist u. Dierksmeier (2001) testtheoretische Kenntnisse voraus (vgl. z. B. Lienert u. Raatz 1994). Anhand alters-, geschlechts- und/oder bildungsspezifischer Normen und nach Berechnung des Standardmessfehlers kann die individuelle **Leistung** dahingehend beurteilt werden,

- ob sie noch im Rahmen normaler Leistungen liegt oder davon abweicht, d. h. als über- oder unterdurchschnittlich zu bewerten ist,
- ob einzelne Bereiche eines Leistungsaspektes sich in auffälliger Weise unterscheiden (vgl. z. B. Unterschiede im Verbal- und Handlungteil im HAWIE-R zur Erfassung der Intelligenz, verschiedener Teilkomponenten der Intelligenz),
- ob das erhaltene Profil dem einer klinischen Population signifikant ähnelt (vgl. zur Profilähnlichkeit Lienert u. Raatz 1994).

Ähnlich lassen sich auch die Ergebnisse von **Persönlichkeitstests** interpretieren (Abweichung von der Norm, Unterschiede zwischen einzelnen Bereichen, Profilähnlichkeit mit klinischen Populationen). Bei **klinischen Tests** erfolgt die Interpretation der Ergebnisse bei Selbstbeurteilungsverfahren auf ähnliche Art und Weise, da für diese, wie bereits erwähnt, Normen vorliegen und bei mehrdimensionalen Verfahren auch Profile erstellbar sind (z. B. SCL-90-R). Bei Fremdbeurteilungsverfahren erfolgt die Interpretation meist anhand von Cut-off-Werten (▶ s. unter »Therapiezielverwirklichung«).

> **Wichtig**
>
> Bezüglich der Interpretation v. a. der Leistungstests ist drauf hinzuweisen, dass auch die Verhaltensbeobachtung während der Testdurchführung unbedingt mit bei der Interpretation zu berücksichtigen ist (z. B. Instruktionsverständnis, Anstrengungsbereitschaft). Sie erlaubt u. U., Diskrepanzen zwischen Testergebnissen zu erklären.

6.5.2 Fehlerquellen

> **Wichtig**
>
> Jede Testsituation ist prinzipiell verfälschbar, dies betrifft sowohl Leistungsuntersuchungen, die Persönlichkeitsdiagnostik wie die Erfassung der Psychopathologie im engeren Sinne. Fehlerquellen lassen sich dahingehend unterscheiden, ob sie auf Seiten des Untersuchers, des Patienten oder des Instruments zu sehen sind.

Fehlerquellen auf Seiten des Untersuchers. Fehlerquellen auf Seiten des Untersuchers sind, wie im vorigen Abschnitt aufgezeigt, vielfältig möglich. Sie reichen von der Auswahl des falschen Instruments (z. B. Persönlichkeitstest zur Diagnostik einer Persönlichkeitsstörung oder Therapieevaluation), des falschen Zeitpunktes der Durchführung über die inadäquate Durchführung (z. B. Nicht-Berücksichtigung von formalen Vorgaben) bis zur falschen Auswertung und Interpretation. Hinzuweisen ist v. a. auf die oft fehlerhafte Anwendung von Fremdbeurteilungsverfahren, bedingt durch die nicht oder nicht hinreichend vorhandene Ausbildung in dem jeweils eingesetzten Verfahren.

Fehlerquellen auf Seiten des Patienten. Hier muss zunächst weiter unterschieden werden zwischen unwissentlichen und wissentlichen Fehlerquellen. **Unwissentliche Fehlerquellen** sind v. a. im Kontext von Selbstbeurteilungsverfahren von Bedeutung (z. B. bestimmte Urteilstendenzen wie Tendenz zur Mitte, soziale Erwünschtheit vgl. auch Stieglitz et al. 2001a). Diese lassen sich meist relativ schnell durch z. B. Inspektion des Antwortprofils oder entsprechende Skalen (z. B. Offenheitsskalen) erfassen.

Schwieriger ist dagegen die Erfassung von **bewussten, willentlichen Verfälschungen** sowohl in Leistungssituationen wie in der Diagnostik von Persönlichkeitsaspekten. Zu nennen ist hier zunächst eine mangelnde Motivation und Kooperationsbereitschaft, die dazu führen kann, dass nicht sorgfältig genug, nicht schnell genug gearbeitet wird. Zu unterscheiden ist weiterhin zwischen **Aggravation/ Simulation** sowie **Bagatellisierung/Dissimulation.** Bei Ersteren werden Beschwerden, Beeinträchtigungen usw. stärker dargestellt, als sie tatsächlich sind, bzw. sogar vorgetäuscht, bei Letzteren werden real vorhandene Beschwerden heruntergespielt bzw. sogar geleugnet. Beide Aspekte spielen v. a. im Kontext der psychopathologischen Befunderhebung mittels Ratingskalen eine wichtige Rolle, z. B. wenn ein schizophrener Patient abstreitet, weiter Stimmen zu hören, um schneller entlassen zu werden, oder ein immer noch deutlich sichtbar depressiver Patient angibt, dass die Stimmung schon wieder in Ordnung sei.

> **Wichtig**
>
> Aggravation und Simulation spielen v. a. dann eine Rolle, wenn aus dem Bestätigen von Defiziten oder Beeinträchtigungen Vorteile für den Patienten resultieren (z. B. Rente). Dies gilt neben der oben skizzierten psychopathologische Diagnostik speziell auch für die Leistungsdiagnostik. Nach Rist u. Dierksmeier (2001) können sich im Leistungsbereich durch den Ablauf der Exploration und die Durchführung der Testung Hinweise ergeben, die auf das Vorhandensein von Verfälschungstendenzen hindeuten könnten. Beispiele sind: drastisch schlechte Ergebnisse im Wortschatztest bei einem Probanden mit Abitur und ohne organischen Befund; die Diskrepanz zwischen demonstrativ unbeholfenem, minutenlangem Ausfüllen eines Konzentrationstests und dem flüssigen Ausfüllen eines Formulars mit Angaben zur Person oder generell Diskrepanzen zwischen Testleistung und sonstigen, im Alltag erbrachten Leistungen (z. B. Autofahren).

Fehlerquellen in der Untersuchungssituation. Auch die Untersuchungssituation selbst kann eine Reihe von Fehlerquellen beinhalten. Ein Fehler kann bereits darin Legen, dass der Zeitpunkt der Untersuchung falsch gewählt wird, dass z. B. eine Leistungsuntersuchung erst am Nachmittag oder gegen Abend durchgeführt wird, zu einem Zeitpunkt also, an dem psychisch beeinträchtigte Patienten meist nicht mehr ihre optimale Leistung erbringen können. Ebenfalls als Störfaktoren zu beachten sind räumliche Faktoren wie Hitze oder Lärm, Störung der Untersuchung z. B. durch das Klingeln des Telefons.

Weitere potenzielle Störfaktoren sind die aktuelle Psychopathologie und die Medikation der Patienten. Bei der Planung wie Durchführung ist unbedingt, wie bereits oben kurz erwähnt, das **Ausmaß der aktuellen Psychopathologie** zu beachten. Idealerweise sollten Testuntersuchungen bei weitgehend abgeklungener Psychopathologie durchgeführt werden (Ausnahme: Erfassung von kognitiven Defiziten als Ausgangspunkt von Trainings). So werden z. B. Ergebnisse von Leistungstests verfälscht, wenn diese bei einem schizophrenen Patienten mit akuten Halluzinationen durchgeführt werden bzw. bei depressiven Patienten mit noch ausgeprägter Symptomatik, was bei dieser Patientengruppe zusätzlich einen ungünstigen Einfluss auf das Befinden hat (z. B. Realisierung von Defiziten, »Bestätigung« des eigenen Insuffizienzgefühls).

Als weiterer möglicher Störfaktor ist die **Medikation** zu berücksichtigen, die sich v. a. im Leistungsbereich auswirken kann, wobei jedoch auch immer zu bedenken ist, ob nicht die oft vom Patienten geäußerten vermuteten Einflüsse der Medikation auf die Leistung (v. a. Aufmerksamkeit/Konzentration) nicht auch Symptome der Störung sein können. Es können jedoch eine Reihe von Zusammenhängen der Medikation und kognitiven Beeinträchtigungen als gesichert gelten, wie z. B. die negative Wirkung anticholinerger Medikation auf Gedächtnis und Aufmerksamkeit. Zu Einzelheiten und spezifischen Substanzklassen ▶ s. z. B. im Überblick Gastpar u. Nebe (2002).

6.6   Schlussfolgerungen

> **Wichtig**
>
> Dem Anwender stehen heute zu allen relevanten Bereichen und Fragestellungen hinreichend reliable und valide Verfahren zur Verfügung, was auch genutzt werden sollte. Dies gilt auch für den Bereich der Rehabilitation.

Es bedarf jedoch hinreichender Qualifikation zunächst einmal um die richtigen auszuwählen und diese dann auch adäquat einzusetzen, d. h. im Hinblick auf die Durchführung, Auswertung und Interpretation. Vor allem die Durchführung spielt in der großen Gruppe der Fremdbeurteilungsverfahren eine zentrale Rolle. Hier bedarf es einer qualifizierten Ausbildung (meist mehrtägiges Training) und praktischer Erfahrungen unter kontinuierlicher Supervision.

Auch wenn es zwischenzeitlich eine Vielzahl von Verfahren gibt, bestehen immer noch **Lücken mit Forschungsbedarf.** Gerade im Hinblick auf die Forderung einer möglichst multimodalen Diagnostik (vgl. Abschn. 6.2) sind zeitökonomische Verfahren mit dennoch hinreichender Reliabilität und Validität notwendig. Unter praxisrelevanten Aspekten besteht weiterhin ein Defizit an kompetenz- oder ressourcenorientierten Verfahren. Im Hinblick auf die Therapieplanung wären Verfahren aus diesem Bereich sehr wünschenswert. Das Schwergewicht liegt bisher immer noch eindeutig im Bereich der Defizitdiagnostik.

Literatur

APA (2000) Handbook of psychiatric measures. APA, Washington, DC

Baumann U, Stieglitz RD (2001) Psychodiagnostik psychischer Störungen: Allgemeine Grundlagen. In: Stieglitz RD, Baumann U, Freyberger HJ (Hrsg) Psychodiagnostik in Klinischer Psychologie, Psychiatrie, Psychotherapie. Thieme, Stuttgart, S 3–20

Biefang S, Potthoff P, Schliehe F (1999) Assessmentverfahren für die Rehabilitation. Hogrefe, Göttingen

Brähler E, Holling H, Leutner D, Petermann F (Hrsg) (2002a) Brickenkamp Handbuch psychologischer und pädagogischer Tests (Bd 1,2), 3. Aufl. Hogrefe, Göttingen

Brähler E, Schumacher J, Strauss B (Hrsg) (2002b) Diagnostische Verfahren in der Psychotherapie. Hogrefe, Göttingen

CIPS (1996) Internationale Skalen für Psychiatrie, 4. Aufl. Beltz, Göttingen

Gastpar M, Nebe J (2002) Psychopharmakologische Behandlung. In: Freyberger HJ, Schneider W, Stieglitz RD (Hrsg) Kompendium Psychiatrie, Psychotherapie, Psychosomatische Medizin, 11. Aufl. Karger, Basel, S 225–243

Hahlweg K (2000) Qualitätsmanagement in der ambulanten Psychotherapie. In: Freyberger HJ, Heuft G, Ziegenhagen DJ (Hrsg) Ambulante Psychotherapie. Thieme. Stuttgart, S 43–71

Kubinger KD (1993) Testtheoretische Probleme der Computerdiagnostik. Z Arbeit Organisationspsychol 37: 130–137

Lienert GA, Raatz U (1994) Testaufbau und Testanalyse, 5. Aufl. Psychologie Verlags Union., München

Michelson L, Mavissakalian M, Marchione K (1985) Cognitive and behavioral treatments of agoraphobia: Clinical, behavioral, and psychophysiological outcomes. J Consulting Clinic Psychol 53: 913–925

Oagles BM, Lambert MJ, Masters KS (1996) Assessing outcome in clinical practice. Allyn and Bacon, Boston

Perrez M (1985) Diagnostik in der Psychotherapie ein anachronistisches Ritual? Psycholog Rundsch 36: 106–109

Rist F, Dierksmeier C (2001) Leistungsdiagnostik psychischer Störungen. In: RD Stieglitz, Baumann U, Freyberger HJ (Hrsg) Psychodiagnostik in Klinischer Psychologie, Psychiatrie, Psychotherapie. Thieme, Stuttgart, S 145–158

Seidenstücker G, Baumann U (1978) Multimethodale Diagnostik. In: Baumann U, Berbalk H, Seidenstücker G (Hrsg) Klinische Psychologie. Trends in Forschung und Praxis, Bd 1. Huber, Bern, S 134–182

Seidenstücker G, Baumann U (1987) Multimodale Diagnostik als Standard in der Klinischen Psychologie. Diagnostica 33: 243–258

Stieglitz RD (2000a) Diagnostik und Klassifikation psychischer Störungen. Konzeptuelle und methodische Beiträge zur Evaluation psychiatrischer Diagnostikansätze. Hogrefe, Göttingen

Stieglitz RD (2000b) Ansätze zur Bewertung von Veränderungen auf Einzelfallebene. In: Maier W, Engel RR, Möller HJ (Hrsg) Methodik von Verlaufsstudien in Psychiatrie und Psychotherapie. Hogrefe, Göttingen, S 28–34

Stieglitz RD, Baumann U (2001) Veränderungsmessung. In: Stieglitz RD, Baumann U, Freyberger HJ (Hrsg) Psychodiagnostik in Klinischer Psychologie, Psychiatrie, Psychotherapie. Thieme, Stuttgart, S 21–38

Stieglitz RD, Freyberger HJ (2001) Selbstbeurteilungsverfahren. In: Stieglitz RD , Baumann U, Freyberger HJ (Hrsg) Psychodiagnostik in Klinischer Psychologie, Psychiatrie, Psychotherapie. Thieme, Stuttgart, S 83–94

Stieglitz RD, Ahrens B, Freyberger HJ (2001a) Fremdbeurteilungsverfahren. In: Stieglitz RD, Baumann U, Freyberger HJ (Hrsg) Psychodiagnostik in Klinischer Psychologie, Psychiatrie, Psychotherapie. Thieme, Stuttgart, S 95–106

Stieglitz RD, Baumann U, Freyberger HJ (Hrsg) (2001b) Psychodiagnostik in Klinischer Psychologie, Psychiatrie, Psychotherapie. Thieme, Stuttgart

Testkuratorium der Föderation deutscher Psychologenverbände. (1986) Kriterienkatalog (Mitteilung). Diagnostica 32: 358–360

Westhoff G (Hrsg) (1993) Handbuch psychosozialer Meßinstrumente. Hogrefe, Göttingen

Wilhelm P, Perrez M (2001) Felddiagnostik. In: Stieglitz RD, Baumann U, Freyberger HJ (Hrsg) Psychodiagnostik in Klinischer Psychologie, Psychiatrie, Psychotherapie. Thieme, Stuttgart, S 169–182

Vauth R, Stieglitz, RD (2001) Diagnostik schizophrener Störungen. In: Stieglitz RD, Baumann U, Freyberger HJ (Hrsg) Psychodiagnostik in Klinischer Psychologie, Psychiatrie, Psychotherapie. Thieme, Stuttgart, S 405–417

Pflegediagnostik

Bernard Miserez, Diana Grywa

Im folgenden Kapitel werden die Entwicklung und die Anwendung der Pflegediagnose dargestellt. Obwohl die Pflegediagnose Teil des Pflegeprozesses ist, wird aus Platzgründen nur am Rande auf den Pflegeprozess als Ganzes eingegangen.
  Das Kapitel ist wie folgt aufgebaut:
- Zusammenfassung der Entstehung und Entwicklung der Pflegediagnostik,
- Definition der Pflegediagnose, ihre Bedeutung im Pflegeprozess und ihre Rolle im interdisziplinären Setting,
- Pflegediagnose und medizinische Diagnose,
- Vorstellung verschiedener Klassifikationssysteme.

❯ Fallbeispiel
Herr T., ein 27-jähriger Mann, ist in den letzten drei Jahren mehrmals hospitalisiert worden und ist seit einem halben Jahr auf einer Rehabilitationsstation. Außerhalb der Station hat er kaum soziale Kontakte, außer zu seiner Mutter, zu der er ein sehr enges Verhältnis hat. Herr T. äußert - selber, keine Freunde zu haben. Auch zu seinen Mitpa-

tienten auf der Station hat er kaum Beziehung aufbauen können.
  Seine Kommunikation ist sehr erschwert: Er kann sich für wenige Minuten adäquat und verständlich ausdrücken, sehr bald aber zerfällt seine Sprache, sie wird unverständlich, oft beginnt er dann in Reimen zu sprechen, deren Inhalt nicht zur jeweiligen Situation bzw. Kontext

▼

passt. Herr T. realisiert, dass er nicht verstanden wird. Er äußert, dass er darunter leide, dass viele Mitpatienten den Kontakt mit ihm mieden. Er sucht deshalb oft den Kontakt zum Betreuungsteam.

Den Morgen verbringt er vorwiegend im Bett, hat große Mühe, aufzustehen; er schafft es aber regelmäßig, nachmittags auswärts in einer geschützten Werkstatt zu arbeiten. Zu seinem Chef hat er eine gute Beziehung.

Die Wochenenden verbringt er meistens bei seiner Mutter. In seiner Freizeit unternimmt er wenig. Er schaut sich häufig Videos an. Da er sich gerne in neuen, eleganten Kleidern zeigt, geht er immer wieder allein oder in Begleitung seiner Mutter auf Kleidereinkaufstour (von seiner Mutter finanziert).

Herr T. hat z. Z. keine eigene Wohnung. Er ist aber auf Wohnungssuche.

Seine Medikamente nimmt er zwar in Selbstverwaltung regelmäßig ein, er nimmt sie aber nur ein, weil die selbstständige Medikamenteneinnahme eine Bedingung für den Austritt ist.

Herr T. ist zwar ein Einzelgänger, er leidet aber subjektiv sehr darunter. Er wünscht sich Frau und Kinder, wünscht sich eine »normale Familie«.

Das Behandlungsteam befürchtet, dass Herr T. seine Medikamente nach einem Austritt wieder absetzen und im Rahmen der sich dann rasch verschlechternden Befindlichkeit nicht mehr zur Arbeit gehen könnte und so bald wieder in die Klinik eintreten müsste.

Soweit das Fallbeispiel. Die Pflegediagnose identifiziert aufgrund solcher Informationen die Problemstellungen, die von der Pflege zusammen mit dem Patienten angegangen werden sollen. Diese Problemstellungen ermöglichen dann, spezifische Zielsetzungen und Maßnahmen zur Verminderung bzw. Behebung der Problemstellung zu entwickeln. Die Erfolgskontrolle erfolgt wieder über die Pflegediagnose: Es wird überprüft, inwieweit sich die Problemstellung verändert hat.

Die Pflegediagnose ist also ein zentrales Instrument, um die Pflegeprobleme zu definieren, daraus Pflegebedürfnisse und Pflegemaßnahmen abzuleiten und den Erfolg zu überprüfen.

Analysiert man die Informationen des Fallbeispiels, drängen sich folgende Pflegediagnosen auf:
- Gefahr der sozialen Isolation,
- eingeschränkte Kommunikationsfähigkeit,
- mangelnde Wahrnehmung der Selbstverantwortung (bezüglich der Medikamenteneinnahme).

7.1 Entstehung und Entwicklung von Pflegediagnosen

Anfang der 70er Jahren entstand in den USA das Bedürfnis nach einer verbindlichen und allgemein verständlichen Umschreibung der Pflegeprobleme, »nursing diagnoses«, Pflegediagnosen genannt. 1973 wurde die erste Konferenz der American Nursing Association (ANA) zu Klassifikationen von Pflegediagnosen abgehalten. Pflegediagnosen wurden als autonomer Teil der Krankenpflege anerkannt. An der 5. Konferenz der ANA (1982) wurde offiziell die North American Nursing Diagnosis Association (NANDA) gegründet. Das Ziel der NANDA ist es, eine gemeinsame Pflegefachsprache für Pflegediagnosen zu schaffen, die in einer Klassifikation zusammengefasst und geordnet sind. Sie sollen das Fachgebiet und den Zuständigkeitsbereich der Pflege beschreiben.

Pflegediagnosen sollen aber v. a. Leidenszustände beschreiben, die durch die Pflege angegangen werden können. Die NANDA stützt sich dabei auf die Definition der Pflege der American Nurses Association (ANA):

> Pflege ist die Diagnose und Behandeln von menschlichen Reaktionen auf bestehende und potentielle Gesundheitsprobleme (ANA, 1980).

Die Diagnosen der NANDA sind inzwischen die bekanntesten und die am meisten benutzten der Welt. Der Antrag, die NANDA-Diagnosen in die World Health Organisation (WHO) als weltweit anerkannte Pflegediagnosen aufzunehmen, wurde jedoch abgelehnt. Deshalb fasste 1989 der Weltbund für Krankenpflege, International Council of Nursing (ICN), den Beschluss, mit dem Projekt International Classification for Nursing Practice (ICNP) eine Klassifikation der Pflege zu entwickeln, die von der WHO anerkannt werden und eine Ergänzung zu den medizinischen Diagnosen sein soll.

Das Interesse an eigenen Pflegeklassifikationssystemen ist mittlerweile auch in Europa sehr groß. Im Herbst 1993 haben sich 15 europäische Nationen zu der Association for Common European Nursing Diagnosis, Interventions and Outcomes (ACENDIO) zusammengeschlossen, um den europäischen Austausch über eine Pflegefachsprache zu fördern.

Der Problemlösungsprozess wird als Pflegeprozess bereits seit den 80er Jahren als Grundlage für die Pflegeplanung verwendet, so auch in Deutschland, Österreich und der Schweiz.

In Österreich forderte bereits 1997 das Gesundheits- und Krankenpflegegesetz (GuKG) für jeden Patienten eine möglichst lückenlose Durchführung von Pflegeanamnese, Pflegediagnose, Pflegeplanung und die sich darauf gründenden Pflegemaßnahmen sowie schlussendlich die Pflegeevaluation (Stefan u. Allmer 2000).

Seit 1995 hat in der Schweiz das Interesse für die Pflegediagnostik stetig zugenommen. Vor allem in der deutschsprachigen Schweiz wurden die Pflegediagnosen bereits in verschiedenen Spitälern und Kliniken eingeführt und in der Praxis angewendet. In den 90er Jahren entwickelte das Universitäts-Spital Zürich (USZ) in einem Projekt die regionale Pflegediagnoseliste ZEFP (Zentrum für Entwicklung, Forschung und Fortbildung in der Pflege).

> **Wichtig**
>
> Bis heute gibt es noch kein allgemeingültiges Klassifikationssystem von Pflegediagnosen.

Zur Zeit wird im Projekt ICNP daran gearbeitet, das Klassifikationssystem in mehrere Sprachen zu übersetzen. Ein großes Engagement besteht auch darin, Diagnosen in einer praxistauglichen Form darzustellen und deren Anwendung in den verschiedenen Pflegepraxen zu überprüfen.

Weitere Bestrebungen bestehen darin, Pflegemaßnahmen und Pflegeergebnisse in Klassifikationssysteme einzuordnen. Mit den amerikanischen Klassifikationssystemen Nursing Interventions Classification (NIC) und Nursing Outcomes Classification (NOC) wurden schon entscheidende Schritte unternommen.

7.2   Was ist eine Pflegediagnose?

Im Folgenden erläutern wir den Begriff der Pflegediagnose ausführlich anhand der Definition der NANDA 1990:

> Eine Pflegediagnose ist die **klinische Beurteilung** der **Reaktionen** von Einzelpersonen, Familien und sozialen Gemeinschaften **auf aktuelle oder potenzielle Probleme** der **Gesundheit oder im Lebensprozess.** Pflegediagnosen liefern die Grundlagen zur Wahl von Pflegehandlungen und zum Erreichen erwarteter Pflegeziele, für welche die Pflegeperson die Verantwortung übernimmt (Gordon u. Bartholomeyczik 2001, S. 10, Hervorhebungen von uns).

Betrachten wir die einzelnen (fett ausgezeichneten) Aussagen der NANDA-Definition von Pflegediagnose etwas genauer:

Klinische Beurteilung

Pflegediagnosen müssen mittels bewusst angewendeten, systematischen Analyseprozessen aus den vorhanden Informationen gewonnen werden. Dies bedingt, dass die Pflegenden über Methoden verfügen, mit welchen sie auf nachvollziehbare und systematische Art die Informationslage über eine Patientin oder einen Patienten so konzentrieren und strukturieren können, dass möglichst schlüssige Hinweise auf relevante Pflegediagnosen herauskristallisiert werden können. Eine Methode für diese Informationsanalyse wird im Abschn. 7.4 beschrieben.

Die Güte der gestellten Pflegediagnose hängt aber auch von weiteren Fähigkeiten der Pflegenden ab wie den Kenntnissen der Pflegdiagnosen, der Ausdrucksfähigkeit, der praktischen Lebens- und Berufserfahrung und damit

verbunden der gefühlsmäßigen, intuitiven Wahrnehmung des Patienten.

Reaktionen…

Es geht bei der Pflegediagnose nicht um eine Beschreibung der Krankheit selber. Es geht darum, wie Patienten ihr Gesundheitsproblem oder ihren Lebensprozess wahrnehmen. Weiter beschreiben Pflegediagnosen Reaktionen auf Gesundheitsprobleme, auf Therapien oder auf Therapieempfehlungen.

… auf aktuelle oder potenzielle Probleme

Aktuelle Probleme sind solche, die offenkundig, unbestreitbar aktuell vorhanden sind und sofort angegangen werden müssen. Für diese Probleme sind Symptome beschreibbar.

Potenzielle Probleme erfordern vorbeugendes Handeln (Prophylaxe). Potenzielle Probleme sind zwar noch nicht eindeutig beobachtbar, sie sind jedoch aufgrund von Andeutungen, Hinweisen oder Vorkommnissen als Risiken oder Gefahren einzuschätzen. Beispiele:

- Gefahr von Gewalttätigkeit gegen sich oder andere,
- Gefahr von sozialer Isolation.

Probleme der Gesundheit oder im Lebensprozess

Diagnostiziert werden nicht nur Gesundheitsprobleme, sondern auch Probleme, welche im Zusammenhang mit dem Lebensprozess entstehen. Es werden also einerseits Probleme diagnostiziert, die direkt mit der Erkrankung zu tun haben, andererseits aber auch Probleme, die Folge von veränderten Lebensumständen sind.

> **Wichtig**
>
> Pflegediagnosen sind kurz und präzis formulierte Aussagen über pflegerelevante Aspekte des Gesundheitszustandes oder des Lebensprozesses von Patienten.

7.3   Funktion der Pflegediagnose im Pflegeprozess

> Pflegediagnosen liefern die Grundlagen zur Wahl von Pflegehandlungen und zum Erreichen erwarteter Pflegeziele, für welche die Pflegeperson die Verantwortung übernimmt (Gordon u. Bartholomeyczik 2001, S. 10).

Dieser zweite Satz der NANDA-Definition der Pflegediagnose weist auf die zentrale Funktion der Pflegediagnose im sog. »Pflegeprozess« hin: Die Pflegediagnose begründet die Wahl der Pflegehandlungen und dient der Erfolgskontrolle.

Die Pflegediagnose ist der zweite Schritt des Pflegeprozesses. Im Folgenden wird die Funktion der Pflegediagnose innerhalb des Pflegeprozesses näher erläutert.

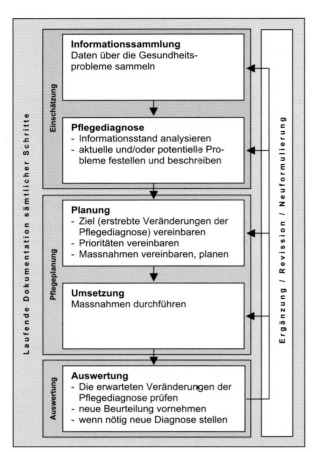

❑ **Abb. 7.1.** Modell des Pflegeprozesses

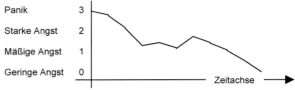

❑ **Abb. 7.2.** Einschätzungsstufen des Verlaufes der Pflegediagnose »Angst«

(1. Schritt des Pflegeprozesses) werden Pflegediagnosen erhoben. Aus den Pflegediagnosen werden Pflegeziele und die nötigen Pflegemaßnahmen für einen Menschen abgeleitet. Bei der Überprüfung des Pflegeplanes geht es darum, zu beurteilen, inwieweit sich die Pflegediagnose verändert hat.

Die Pflegediagnose kann sich auch über einen längeren Zeitraum hinweg in mehreren Schritten verändern. In diesem Fall ist es sinnvoll, die Pflegediagnose in Form von Stufen zu präzisieren.

Als Beispiel sind in ❑ Tabelle 7.1 die einzelnen Stufen der Pflegediagnose Angst dargestellt (Townsend 2000). Der Verlauf der Pflegediagnose Angst könnte in etwa aussehen wie in ❑ Abb. 7.2 dargestellt.

Bei der Überprüfung kann einerseits der Patient schildern, wie er sich im Vergleich zur letzten Standortbestimmung fühlt und in welcher Stufe er sich im Moment sieht. Ebenso hat die Pflege die Möglichkeit, dem Patienten zu schildern, wie er von anderen Menschen erlebt wird.

Für die analoge Präzisierung in Form von Stufenbeschreibungen eignen sich auch weitere, für die Rehabilitation relevante Pflegediagnosen wie z. B.:

- soziale Isolation,
- verminderte Frustrationstoleranz,
- verminderte Belastbarkeit,
- vermindertes Durchhaltevermögen.

Diese Stufen können auch individuell und gemeinsam mit den Patienten zusammen festgelegt und definiert werden.

Unterstützung der Zusammenarbeit mit den Patienten

Die Pflegediagnose unterstützt die Zusammenarbeit mit den Patienten und die Koordination der Arbeiten im Team.

In der rehabilitativen Arbeit ist es angezeigt und möglich, die Pflegediagnosen bei Ihrer Erstellung und in regelmäßigen Standortbestimmungen zusammen mit den Patienten zu überprüfen und zu revidieren. Es wird so sichergestellt, dass die Sichtweisen und die Prioritätensetzung von Pflege und Patienten gegenseitig transparent sind und man gemeinsam am gleichen Strick zieht.

> **Wichtig**
>
> Pflegediagnosen sind regelmäßig zusammen mit den Patienten zu überprüfen.

> **Wichtig**
>
> Der Pflegeprozess ist ein von Pflegepersonen im Rahmen ihrer Interaktion mit Patienten und/oder Familien verwendetes systematisches Problemlösungsverfahren, mit dem der Pflegebedarf festgestellt, die pflegerische Unterstützung geplant und auf ihre Wirksamkeit überprüft wird.

Die allgemein akzeptierten Komponenten des Pflegeprozesses sind (❑ Abb. 7.1):

- Assessment (Einschätzung, Informationssammlung),
- Pflegediagnose (Feststellen von Problemen/Ressourcen),
- Planung (Zielsetzung),
- Pflegeintervention (Durchführung der Pflegemaßnahmen),
- Evaluation (Beurteilung der Wirkung der Pflege) (Kistner 1997; Needham 1996).

Pflegediagnose als Grundlage für den Pflegeplan

Die Pflegediagnose ist die Grundlage für die Erstellung des Pflegeplanes: Auf der Grundlage der Datensammlung

◻ Tabelle 7.1. Pflegediagnose Angst (Stufen: gering bis Panik)

Stufe	Wahrnehmungsfähigkeit	Lernfähigkeit	Körperliche Merkmale	Emotionale Merkmale und Verhaltensmerkmale
Geringe Angst	Gesteigerte Wahrnehmung (z. B. Geräusche) Gesteigerte Aufmerksamkeit Gesteigerte Wachsamkeit		Gesteigerte Lernfähigkeit Reizbarkeit	Unruhe Kann sich im Umgang mit anderen oberflächlich verhalten Wird selten als belastend erlebt Gesteigerte Motivation
Mäßige Angst	Wahrnehmung reduziert Weniger aufmerksam gegenüber Ereignissen in der Umgebung	Lernen ist noch möglich, aber nicht mit optimalem Ergebnis Aufmerksamkeitsspanne vermindert Konzentrationsfähigkeit vermindert	Gesteigerte Unruhe Gesteigerte Herzschlag- und Atemfrequenz Gesteigertes Schwitzen Gastrointestinales Unwohlsein Erhöhter Muskeltonus Zunahme von Redegeschwindigkeit	Gefühl der Unzufriedenheit, kann zu einer Beeinträchtigung der interpersonalen Beziehung führen
Starke Angst	Wahrnehmung stark herabgesetzt Nur unwesentliche Details werden wahrgenommen, oder Fixierung auf ein einziges Detail Nimmt möglicherweise Ereignisse nur wahr, wenn andere darauf aufmerksam machen	Aufmerksamkeitsspanne ist extrem begrenzt Keine Konzentration oder Problemlösung möglich Kein effektives Lernen möglich	Kopfschmerzen Schwindel Übelkeit Zittern Schlaflosigkeit Herzklopfen Taxchykardie Hyperventilation Harndrang Diarrhö	Gefühle von Furcht, Abscheu, Entsetzen Totale Konzentration auf sich selbst und starkes Verlangen, die Angst zu lindern
Panik	Kann sich auf gar nichts mehr konzentrieren Fehlwahrnehmungen der Umwelt sind häufig	Kein Lernen möglich Keine Konzentration Kein Verständnis, selbst für einfache Anweisungen	Erweiterte Pupillen Erschwertes Atmen Starkes Zittern Herzklopfen Schweißausbruch Blässe Unkoordinierte Bewegungen Immobilität oder Hyperaktivität Unfähigkeit oder Inkohärenz beim Sprechen	Gefühl des drohenden Verhängnisses Terror Schreien, Herumrennen, Klammern Halluzinationen, Wahn Extremer Rückzug

Abb. 7.3. Modell des pflegediagnostischen Prozesses

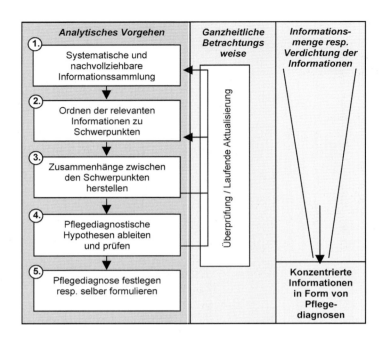

Durch die klare und strukturierte Beschreibung der pflegerelevanten Patientenprobleme und der Ableitung von Pflegemaßnahmen aus den Pflegediagnosen wird auch die Kommunikation und die Koordination innerhalb des Teams unterstützt.

7.4   Pflegediagnostischer Prozess

Wie in den Erläuterungen zur Definition der Pflegediagnose erwähnt (▶ s. Abschn. 7.2) sind Pflegediagnosen mittels eines systematischen Analyseprozesses aus den vorhandenen Informationen abzuleiten. Dieser Prozess wird als pflegediagnostischer Prozess bezeichnet.

Für den pflegediagnostischen Prozess stützen wir uns auf die Grundlagen von Little und Carnevali (1976) (◘ Abb. 7.3).

Der pflegediagnostische Prozess besteht aus einer schrittweisen Reduktion der Informationsmenge und einer entsprechenden Konzentration der Informationsdichte. Gleichzeitig mit der Reduktion der Informationsmenge wird auch eine Gliederung der Informationen nach Schwerpunkten vorgenommen. Auf der Grundlage dieser konzentrierten und durch die Gliederung strukturierten Informationen heraus werden Pflegediagnosen formuliert.

7.4.1 Formulierung der Diagnosen

Pflegediagnosen beinhalten drei wesentliche Komponenten, die als das **PES-Schema** bekannt sind. Das **P** steht für das Gesundheitsproblem (»problems«), das **E** gibt Auskunft über die Entstehungsbedingungen des Problems

(»etiology«), und das **S** beschreibt eine Gruppe von Symptomen und Zeichen (»symptoms«), die als bestimmende Merkmale bekannt sind. Diese drei Teile lassen sich durch »Verbindungswörter« zu einer Gesamtaussage zusammenfassen (Gordon u. Bartholomeyczik 2001).

Eine Diagnoseformulierung würde also folgende Elemente beinhalten:

Das Problem **P** tritt im Zusammenhang mit den Entstehungsbedingungen **E** auf und zeigt sich in den Symptomen **S**.

Die Formulierung der Diagnosen nach dem PES-Format ist meist defizitorientiert. Ressourcen werden im PES-Format nicht beschrieben. Wir schlagen deshalb vor, das oben beschriebene PES-Format um ein Element zu erweitern, nämlich um das Element **R** Ressourcen. Der Verbindungssatz dazu könnte lauten: »… was die Problemverminderung unterstützt«. Dieser Verbindungssatz macht deutlich, dass die als Element einer Diagnose erwähnten Ressourcen nicht beliebige Ressourcen des Patienten sein dürfen. Die Ressourcen müssen sich unmittelbar auf das Problem beziehen.

Eine Pflegediagnose im PESR-Format formuliert, könnte, vom Fallbeispiel in der Einleitung ausgehend, lauten:

Problem:	Gefahr von sozialer Isolation
im Zusammenhang mit:	
Entstehungsbedingungen:	Mangel an Selbstvertrauen Angst, abgelehnt zu werden
	Wenig Beziehungserfahrung außerhalb der Familie und des therapeutischen Settings
was sich zeigt in:	
Symptomen, Zeichen:	Ist zurückgezogen, bleibt oft allein im Zimmer
	Hat kaum Beziehungen zu Mitpatienten
	Hat keine Freunde, ist ein Einzelgänger, leidet darunter
	Verbringt seine Freizeit v. a. mit seiner Mutter
Die Problemverminderung wird unterstützt durch:	
Ressourcen:	Geht gerne Kleider einkaufen
	Hat einen guten Kontakt zu seinem Arbeitgeber
	Wird durch seine Mutter unterstützt
	Wünscht sich eine »normale Familie« bzw. »normale« Beziehungen

Diese Pflegediagnose kann jetzt als Grundlage für die Planung (Ziele und Maßnahmen) und Evaluation der Pflege verwendet werden (vrgl. Abschn. 7.3).

Maßnahmen im Zusammenhang mit der Pflegediagnose »Gefahr der sozialen Isolation« könnten sein:
- Festigung des bestehenden sozialen Netzes,
- Motivation für eine ambulante psychiatrische Betreuung,
- Hilfestellungen geben für den Aufbau von Kontakten zu Menschen außerhalb der Klinik.

Die Erfolgskontrolle bestünde darin, dass das Betreuungsteam mit dem Patienten zusammen regelmäßig die Gefahr der sozialen Isolation diskutiert und einschätzt, solange bis die Gefahr der sozialen Isolation möglichst im Konsens als ausreichend klein eingeschätzt werden kann.

7.5 Pflegediagnose im interdisziplinären Behandlungs- und Betreuungsteam

Die Pflege und damit auch der Pflegeprozess und die Pflegediagnose sind in aller Regel in ein interdisziplinäres Setting eingebettet. ◘ Abb. 7.4 (Abderhalden 1999) veranschaulicht als Modell, wie sich in der interdisziplinären Koordination die einzelnen »Experten« (Pflege, Ärzte, Sozialdienst, Therapien, Patient usw.) ergänzen. Der Patient ist Experte für seine Befindlichkeit und Partner im therapeutischen Prozess. Phasen der relativ unabhängigen Tätigkeiten wechseln sich ab mit Phasen der dezidierten gemeinsamen Tätigkeit.

> **Wichtig**
>
> Die Problemdefinition der einzelnen »Experten« (Fachpersonen aus dem multidisziplinären Team, Patient, Angehörige) ergänzen sich zu einer übergeordneten, gemeinsamen Problemdefinition.

7.6 Pflegediagnose und medizinische Diagnose

7.6.1 Medizinische Diagnose versus Pflegediagnose

Medizinische Diagnosen sind Bezeichnungen für Krankheiten oder Störungen der Organe. Diese definieren sich über eine gewisse Zahl von definierten Symptomen, die pathophysiologische Veränderungen, aber auch psychopathologische Veränderungen beschreiben.

Im Gegensatz dazu sind **Pflegediagnosen** Beurteilungen von menschlichen Reaktionen auf aktuelle oder potenzielle Gesundheitsprobleme oder Lebensprozesse. Sie beziehen sich auf das Verhalten des Patienten und die physiologische Reaktion auf Gesundheitsprobleme oder Lebensprozesse. Sie können sich stündlich oder täglich ändern, so wie sich das Reaktionsmuster des Patienten ändert.

> **Wichtig**
>
> Es geht bei der Pflegediagnose nicht um eine Beschreibung der Krankheit selber. Es geht darum, wie Patienten ihr Gesundheitsproblem oder ihren Lebensprozess wahrnehmen.

Brobst (1997) sagt, dass die Pflegediagnose eine Aussage über ein Gesundheitsproblem oder einen Lebensprozess

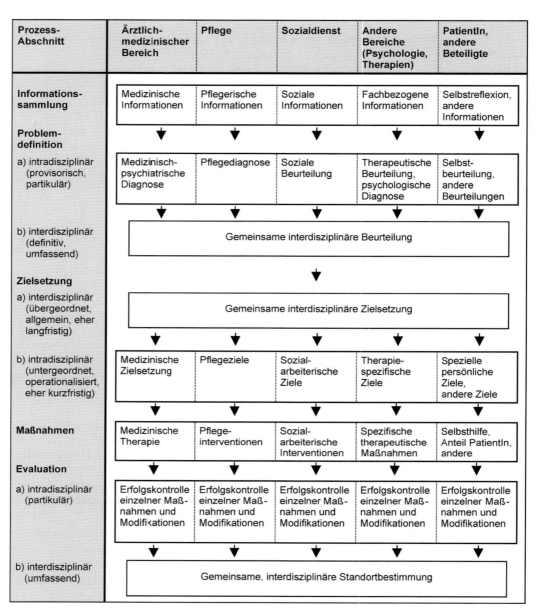

Prozess-Abschnitt	Ärztlich-medizinischer Bereich	Pflege	Sozialdienst	Andere Bereiche (Psychologie, Therapien)	PatientIn, andere Beteiligte
Informations-sammlung	Medizinische Informationen	Pflegerische Informationen	Soziale Informationen	Fachbezogene Informationen	Selbstreflexion, andere Informationen
Problem-definition					
a) intradisziplinär (provisorisch, partikulär)	Medizinisch-psychiatrische Diagnose	Pflegediagnose	Soziale Beurteilung	Therapeutische Beurteilung, psychologische Diagnose	Selbst-beurteilung, andere Beurteilungen
b) interdisziplinär (definitiv, umfassend)	Gemeinsame interdisziplinäre Beurteilung				
Zielsetzung					
a) interdisziplinär (übergeordnet, allgemein, eher langfristig)	Gemeinsame interdisziplinäre Zielsetzung				
b) intradisziplinär (untergeordnet, operationalisiert, eher kurzfristig)	Medizinische Zielsetzung	Pflegeziele	Sozial-arbeiterische Ziele	Therapie-spezifische Ziele	Spezielle persönliche Ziele, andere Ziele
Maßnahmen	Medizinische Therapie	Pflege-interventionen	Sozial-arbeiterische Interventionen	Spezifische therapeutische Maßnahmen	Selbsthilfe, Anteil PatientIn, andere
Evaluation					
a) intradisziplinär (partikulär)	Erfolgskontrolle einzelner Maß-nahmen und Modifikationen	Erfolgskontrolle einzelner Maß-nahmen und Modifikationen	Erfolgskontrolle einzelner Maß-nahmen und Modifikationen	Erfolgskontrolle einzelner Maß-nahmen und Modifikationen	Erfolgskontrolle einzelner Maß-nahmen und Modifikationen
b) interdisziplinär (umfassend)	Gemeinsame, interdisziplinäre Standortbestimmung				

▢ Abb. 7.4. Behandlungs- und Pflegeprozess im interdisziplinären Kontext. (Aus Abderhalden 1999)

ist, für welche eine Pflegeperson die Verantwortung für die Pflegemaßnahme und deren Resultate übernehmen kann. Die Pflegediagnose wird als Ergänzung zur psychiatrischen, medizinischen Diagnose gesehen (Brobst et al. 1997).

❯ Fallbeispiel
Beispiel 1
Herr Wilson, 45 Jahre, klagt seit einigen Wochen über Geräusche über seiner Wohnung, die v. a. in der Nacht sich gegen ihn richten. Denen müsse er nachgehen und habe deshalb keine Zeit mehr für Einkäufe oder Termine mit seinem Hausarzt. Diese »Attacken« gegen ihn haben in letzter Zeit stark zugenommen. In den letzten Tagen kamen
▼

zusätzlich starke Ängste hinzu, so dass er sich nicht mehr aus dem Haus traute. Außerdem äußert Herr W., dass sich auch seine Bekannten und Freunde bedroht fühlten und er sie deshalb nicht mehr treffen könne. Nachbarn beklagten sich wegen nächtlichen Lärms und starker Gerüche aus der Wohnung, so dass sie die Polizei alarmierten.

— Medizinische Diagnose:
  – Paranoide Schizophrenie.
— Pflegediagnosen:
  – Starke Angst,
  – Selbstpflegedefizit (Körperpflege),
  – Gefahr von sozialer Isolation,
  – Schlafstörungen,
  – etc.

Beispiel 2

Frau Peter, 30 Jahre, ist Mutter zweier Kinder, die in einer Pflegefamilie leben. Sie sieht ihr Leben als verloren und sinnlos an. Alles wird als Belastung erlebt (Haushalt, Einkaufen, Wäsche, Zahlungen…). Schon seit einiger Zeit versucht sie, diese Belastung mit Alkohol zu bekämpfen. In letzter Zeit verstärkte sich ihr Alkoholproblem. Frau P. lief zeitweise ziellos sichtlich betrunken in der Stadt umher, sie wirkt ungepflegt und weint oft.

- Medizinische Diagnose:
  - (Chronischer) Alkoholismus.
- Pflegediagnosen:
  - Gefahr der Gewalttätigkeit gegen sich,
  - Hoffnungslosigkeit,
  - Störung des Selbstwertgefühls,
  - Selbstversorgungsdefizit,
  - Mangelernährung,
  - etc.

7.6.2 Mögliche Pflegediagnosen bei bestimmten psychiatrischen Krankheitsbildern

Wenn aufgrund der gestellten Pflegediagnosen Aussagen über bestimmte Patientenpopulationen gemacht werden sollen, muss ausreichende Sicherheit darüber bestehen, dass Pflegediagnosen konsequent gestellt und dokumentiert sind.

Pflegediagnosen müssen mit ihren komplexen Definitionen auch ein pflegerelevantes Phänomen beschreiben, damit sie in dieser Weise auch in der Pflegepraxis angewendet werden können. Das bedeutet, Pflegediagnosen müssen überprüft werden. Nebst der inhaltlichen Prüfung braucht es auch valide und reliable Einschätzungsinstrumente. Zur Zeit gibt einige Erhebungsinstrumente von Pflegediagnosen, die gut überprüft sind, wie z. B. von den Pflegediagnosen »Schmerz« oder »Sturzgefahr«. In der heutigen Pflegeentwicklung gibt es aber noch einige Pflegediagnosen, die nicht oder nur wenig überprüft wurden, v. a. auch Diagnosen, die für die psychiatrische Krankenpflege sehr hilfreich sind, wie z. B. »unwirksames Coping« oder »Erschöpfung«. In verschiedenen Pflegebereichen werden vermehrt Pflegeforschungen durchgeführt. In der Psychiatrie wird z. Z. eine umfangreiche nationale Untersuchung durch eine Forschungsgruppe durchgeführt. In diesem Projekt wird u. a. ein Einschätzungsinstrument der Pflegediagnose »Gefahr einer fremdgefährdenden Gewalttätigkeit« überprüft. Auch ICNP und ACENDIO sind bestrebt, in Forschungsprojekten Pflegediagnosen und deren Anwendung in der Praxis zu überprüfen. Es muss jedoch betont werden, dass die Pflegeforschung in dieser Beziehung noch in den Anfängen steckt und vermehrt Studien zur Validierung von Pflegediagnosen benötigt werden (Mortensen 1998; Bartholomeyczik 2000).

In der Literatur gibt es einige wenige Berichte über Erfahrungen in der praktischen Anwendung von Pflegediagnosen in der psychiatrischen Pflege. Sie geben Hinweise über Häufigkeit von angewendeten Pflegediagnosen und Patientengruppen.

- Coler und Vincent (1987) beschreiben in einer Studie mit 33 stationären und 10 ambulanten Patienten die am häufigsten vorkommenden Pflegediagnosen: unwirksames Coping, veränderte Denkprozesse, Störung im Selbstkonzept und Schlafstörungen.
- Thomas et al. (1988) untersuchten das Vorkommen von Pflegediagnosen bei 16 Patienten mit schizophrenen und affektiven Psychosen. Am häufigsten wurden folgende Diagnosen gestellt: gestörte Familienbeziehungen, Gefahr für eine Selbstschädigung, soziale Isolation, Schwierigkeiten, Beziehungen aufzunehmen/aufrecht zu erhalten, Halluzinationen, Schwierigkeiten in der Strukturierung der Zeit und unangemessener oder flacher Affekt (Thomas et al. 1988).
- In der Studie von Abderhalden et al. (2002) wurden Inhalt und Häufigkeit von Pflegediagnosen bei Patienten psychiatrischer Aufnahmestationen in Österreich und in der Schweiz untersucht. Anhand der dokumentierten Pflegediagnosen wurden in 330 Pflegedokumentationen insgesamt 635 Pflegediagnosen untersucht. Die 10 häufigsten Pflegediagnosen waren: unwirksames Coping, veränderte Denkprozesse, Schlafstörung, Angst, beeinträchtigte soziale Interaktion, Gefahr der Gewalt gegen sich selbst, Wahrnehmungsstörungen, Störungen des Selbstwertgefühls, Selbstversorgungsdefizit bei der Körperpflege und beeinträchtigte verbale Kommunikation (Abderhalden et al. 2002). Weiter wurde in der Studie bei Patientengruppen mit unterschiedlichen psychiatrischen Diagnosen einzelne Pflegediagnosen unterschiedlich häufig gestellt:
  - Bei Suchtkranken nach ICD-10 F1 (International Classification of Diseases) waren die drei häufigsten Pflegediagnosen: Copingprobleme, Risiko für Körperschädigungen und veränderter Selbstschutz;
- bei schizophrenen Patienten (ICD-10 F2): beeinträchtigte Denkprozesse; Selbstversorgungsdefizite, Angst/Furcht und Copingprobleme;
- bei Patienten mit affektiven Störungen (ICD-10 F3): Copingprobleme, Schlafstörungen und Störungen des Selbstwertgefühls;
- bei Patienten mit neurotischen- oder Persönlichkeitsstörungen (ICD-10 F4/F6): Copingprobleme, Schlafstörungen und Suizidalität.

In der folgenden Übersicht werden mögliche Pflegediagnosen (NANDA) psychiatrischen Diagnosen (ICD-10) zugeordnet (Townsend 2000):

Zuordnung medizinische Diagnosen/Pflegediagnosen

- Bei Störungen im Zusammenhang mit psychotropen Substanzen (ICD-10 F1)
  - Gefahr einer Körperschädigung
  - Unwirksames Verleugnen
  - Unwirksames Coping
  - Mangelernährung
  - Störung des Selbstwertgefühls
  - Wissensdefizit (Auswirkungen des Substanzmissbrauchs)
- Bei Schizophrenie und anderen psychotischen Störungen (ICD-10 F2)
  - Gefahr der Gewalttätigkeit gegen sich und andere
  - Soziale Isolation
  - Unwirksames Coping
  - Wahrnehmungsstörung (auditiv/visuell)
  - Beeinträchtigte Denkprozesse
  - Beeinträchtigte verbale Kommunikation
  - Selbstversorgungsdefizit
  - Schlafstörung
- Bei affektiven Störungen (Depression) (ICD-10 F3)
  - Gefahr der Gewalttätigkeit gegen sich und andere
  - Ungelöstes Trauern
  - Störung des Selbstwertgefühls
  - Soziale Isolation/Beeinträchtigte soziale Interaktion
  - Machtlosigkeit
  - Beeinträchtigte Denkprozesse

- Mangelernährung
- Schlafstörung
- Unwirksames Coping
- Bei Angststörungen (ICD-10 F4)
  - Angst (Panik)
  - Bedrohungsgefühl
  - Unwirksames Coping
  - Machtlosigkeit
  - Soziale Isolation
  - Selbstversorgungsdefizit
- Bei Borderline-Persönlichkeitsstörungen (ICD-10 F6)
  - Selbstverstümmelungsgefahr
  - Gefahr der Gewalttätigkeit gegen sich oder andere
  - Angst (ausgeprägte, panische)
  - Ungelöstes Trauern
  - Beeinträchtigte soziale Interaktion
  - Störung der persönlichen Identität
  - Störung des Selbstwertgefühles
- Bei Delir, Demenz und anderen kognitiven Störungen (ICD-10 F0)
  - Verletzungsgefahr
  - Gefahr der Gewalttätigkeit gegen sich oder andere
  - Beeinträchtigte Denkprozesse
  - Selbstversorgungsdefizit
  - Wahrnehmungsstörungen
  - Störungen des Selbstwertgefühls
  - Rollenüberlastung pflegender Angehöriger

7.7   Klassifikationssysteme

Ganz allgemein kann Klassifikation als der Versuch verstanden werden, eine systematische Ordnung von Begriffen, Phänomenen oder Gegenständen vorzunehmen. Um Pflege transparent, vergleichbar und planbar zu machen, ist eine systematische Ordnung mittels einem Klassifikationssystem unumgänglich. Wir stellen nachfolgend einige Klassifikationssysteme vor, die für die Pflege von Bedeutung sind.

7.7.1 NANDA

Die North American Nursing Diagnosis Association (NANDA) gilt als Pionier in der Entwicklung von Pflegediagnosen. Diagnosen in Sinne der NANDA sind Begriffe, die einen kurzen prägnanten Ausdruck als Titel erhalten (◘ Abb. 7.5). Die begriffliche Basis eines diagnostischen Konzeptes ist in 4 Teilaspekte zusammengefasst:
- Titel,
- Definition,
- definierte Charakteristika,
- in Beziehung stehende Faktoren.

Mit NANDA-Diagnosen sollen alle bekannten Pflegeprobleme in allen Pflegebereichen benannt werden können. Seit 1998 ist die Taxonomie II fertiggestellt, die in sog. »funktionellen Verhaltensmustern« eine Gliederungsstruktur von 13 Kategorien, 46 Klassen und insgesamt 155 Diagnosen aufweist (NANDA 2001).

Die deutsche Übersetzung von Townsend (2002) *Pflegediagnosen und Maßnahmen für die psychiatrische Pflege* ist eine wichtige Unterstützung in der psychiatrischen Pflegepraxis. Sie wurde auf der Grundlage der NANDA-Klassifikation zusammengefasst.

Zur Zeit sind die in der NANDA-Klassifikation stehenden Diagnosen weltweit am meisten verbreitet. Die NANDA-Diagnosen wurden in Nordamerika unter Einfluss der dort angewendeten Pflegepraxis und des Ausbildungsstandes entwickelt. Die Übertragung in unser Gesundheitssystem kann nicht ohne kritische Überprüfung der in der in Europa geltenden gesetzlichen Bestimmungen und des Ausbildungssystems erfolgen.

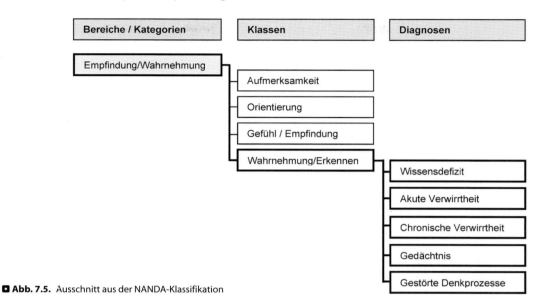

Aufbau der NANDA-Klassifikation am Beispiel „Empfindung"

□ Abb. 7.5. Ausschnitt aus der NANDA-Klassifikation

7.7.2 ICNP

Der International Council of Nursing ICN lancierte 1989 das Projekt der internationalen Klassifikation der Pflegepraxis der ICNP (International Classification of Nursing Practice), um eine international einheitliche Terminologie von Pflegephänomenen, Pflegeinterventionen und Pflegeergebnissen zu entwickeln. Im Sommer 1999 ist die jetzt gültige β-Version fertiggestellt worden.

Die Architektur der ICNP-Klassifikation basiert auf der Entwicklung eines zusammenhängenden Begriffssystems, das neutral und nicht auf einem oder mehreren Pflegemodellen gegründet sein sollte. Die ICNP betrachtet Pflege als einen integralen Bestandteil der Gesundheitsversorgung. Sie umfasst Gesundheitsförderung, Prävention von Krankheit, Sorge für Kranke und Behinderte aller Altersgruppen in unterschiedlichsten Settings.

Die ICNP beinhaltet ein 8-Achsen-System, aus welchem Pflegediagnosen zusammengesetzt werden (□ Abb. 7.6). Eine Pflegediagnose besteht mindestens aus einem Begriff der Achse »Fokus der pflegerischen Praxis« und aus einem Begriff der Achse »Beurteilung« oder »Wahrscheinlichkeit« (□ Tabelle 7.2). Weitere Achsen können zur Präzisierung der Diagnose hinzugefügt werden.

ICNP-Pflegephänomene sollten so umfassend sein, dass sie in unterschiedlichen Kulturen und Ländern verwendet werden können. Aufgrund des ganzheitlichen Ansatzes entstand eine weit reichende Verästelung von Be-

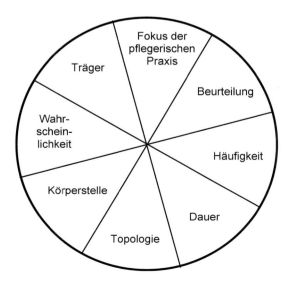

□ Abb. 7.6. Die acht Achsen der ICNP

□ Tabelle 7.2. Beispiel der ICNP: Pflegediagnose »Ausgeprägte, intermittierende Schmerzen im rechten Fuß«

Ausgewählte Achsen	Ausgewählte Begriffe
Fokus der pflegerischen Praxis	Schmerz
Beurteilung	Ausgeprägt (zu einem sehr hohen Grad)
Häufigkeit	Intermittierend
Körperstelle	Rücken, Schulterbereich

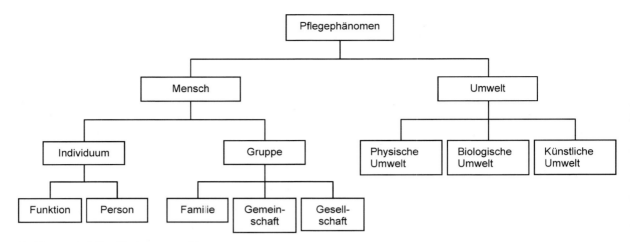

□ **Abb. 7.7.** ICNP-Klassifikationssystem, β-Version

griffen innerhalb des Klassifikationssystems, das jederzeit eine Weiterentwicklung des Systems zulässt (ICN 2003, □ Abb. 7.7).

7.7.3 ICF

1980 hat die WHO die internationale Klassifikation der Schädigung, Fähigkeitsstörungen und Beeinträchtigungen (ICIDH) herausgegeben. Die ICIDH wurde laufend weiterentwickelt und 2001 in International Classification of Functioning, Disability and Health (ICF) umbenannt. Die ICF stellt eine viel versprechende, international anerkannte Klassifikation dar, die zur Beschreibung des Gesundheitszustandes eines Menschen dient, v. a. weil die bestehende ICD-Klassifikation der Krankheiten, Verletzungen und Todesursachen bei chronischen Krankheiten und Schädigungen nur eine begrenzte Hilfe darstellt (□ Abb. 7.8).

Die ICF baut auf einem dreidimensional orientiertem Konzept auf:
1. Auf der Ebene der Störung der biologischen und/oder psychischen Struktur und Funktion: »**Schädigung**« (»impairment«).
2. Auf der Ebene der Störung der Fähigkeiten der betroffenen Person zur Ausführung zweckgerichteter Handlungen: »**Fähigkeitsstörungen**« (»disability«).
3. Auf der Ebene der Störung der sozialen Stellung oder Rolle der betroffenen Person und ihrer Fähigkeiten zur Teilnahme am gesellschaftlichen Leben: »**(soziale) Beeinträchtigung**« (»handicap«).

Die WHO empfiehlt, dass eine differenzierte Erhebung der Schädigungen, Fähigkeitsstörungen und Beeinträchtigungen von Patienten eine Grundlage für die Planung der erforderlichen medizinischen, beruflichen, schulischen und sozialen Rehabilitationsmaßnahmen ist.

Diese Aufgabe soll durch eine enge multidisziplinäre und multiprofessionelle Zusammenarbeit ärztlicher und nichtärztlicher Fachkräfte gemeinsam geleistet werden (WHO 1995).

7.7.4 ZEFP-Diagnoseliste

Die ZEFP-Pflegediagnoseliste wurde 1996 an der Universitätsklinik Zürich entwickelt. Unter dem Begriff **Pflegediagnostik** verstehen Anderegg-Tschudin et al. »den gesamten Prozess der klinischen Beurteilung der Pflegesituation eines Patienten« (Anderegg-Tschudin et al. 1998, S. 16).

Bei der Benennung der Diagnosen wurde großen Wert auf eine sog. »Patientensprache« gelegt.

Die Liste der Pflegediagnosen beinhaltet 24 Kategorien, wie in der folgenden Übersicht aufgeführt, und insgesamt 139 Pflegediagnosen (Anderegg-Tschudin et al. 1998).

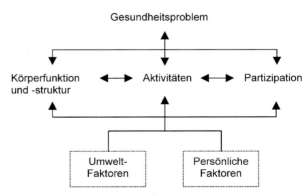

□ **Abb. 7.8.** ICF-Klassifikation, Interaktion von Konzepten

Kategorien der ZEFP-Diagnoseliste

- Aktivitäten
- Angehörige und Gesellschaft
- Atmung/Kreislauf
- Denken
- Emotionen
- Ernährung und Flüssigkeitshaushalt
- Haut
- Kommunikation
- Körpergefühl
- Körpertemperatur
- Lernen und Entwicklung
- Schlaf
- Selbstbild/Selbstwahrnehmung
- Selbstpflegedefizit in Bezug auf...
- Sicherheit
- Soziale Interaktion
- Soziale Rollen
- Spiritualität/Religiosität/Sinnfindung
- Umgang mit und Bewältigung von Problemen
- Umstände (äußere)
- Urinausscheidung
- Verdauung
- Wahrnehmung
- Wohlbefinden

Zusammenfassung

- Anfang der 70er Jahre begann in den USA die Entwicklung von Pflegediagnosen. Seit 1995 hat auch in der Schweiz das Interesse an der Pflegediagnostik stetig zugenommen. Bis heute gibt es aber noch kein allgemeingültiges Klassifikationssystem von Pflegediagnosen. Mit der ICNP wird ein Klassifikationssystem entwickelt, welches international anerkannt werden soll. Durch die Benennung der Pflegepraxis durch Pflegediagnosen wird die Pflege transparenter und messbarer.
- Der Pflegeprozess ist ein mehrschrittiges Verfahren zur Lösung von Pflegeproblemen, d. h. durch die Pflege potenziell veränderbarer Probleme. Die Pflegediagnose ist der zweite Schritt in diesem Pflegeprozess.
- Eine Pflegediagnose ist eine klinische Beurteilung pflegerelevanter Aspekte des Gesundheitszustandes oder Gesundheitsverhaltens eines Patienten. Pflegediagnosen ergänzen medizinische Diagnosen, sie sind der Beitrag der Pflege zu einer umfassenden, interdisziplinären Situationsbeurteilung. Inhaltlich beschreiben Pflegediagnosen die konkreten Krankheitsfolgen oder die Begleiterscheinungen einer Erkrankung im Alltag, das subjektive Erleben des Gesundheitszustandes und den Umgang mit der Erkrankung und mit Therapien oder Therapieempfehlungen.
- Die Pflegediagnosen werden im pflegediagnostischen Prozess entwickelt. Sie können sowohl frei, theoriegeleitet oder nach einem Klassifikationssystem formuliert sein (z. B. ICNP, NANDA, ICF, ZEFP). Sie können auch nach bestimmten Regeln (z. B. PES-Struktur) formulierte diagnostische Aussagen sein.
- Studien zeigen, dass bei verschiedenen psychiatrischen Patientengruppen bestimmte Pflegediagnosen häufiger verwendet werden.

Literatur

Abderhalden C (1999) Pflegeprozess, Pflegediagnosen und der Auftrag der Pflege in der interdisziplinären Zusammenarbeit. Psychiatrie-Verlag, Bonn, S 59–78

Abderhalden C, Faust AM, Grywa D, Needham I, Quibilier U, Stefan H, Willard W (2002) Inhalt und Häufigkeit von Pflegediagnosen bei PatientInnen psychiatrischer Aufnahmestationen. Unveröffentlichtes Manuskript, Zürich Wien Graz Innsbruck

ANA (1980) Nursing: A social policy statement. American Nurses Association, Kansas City

Anderegg-Tschudin H, Käppeli S, Knöpfel-Christoffel A (1998) Qualitäts-Management am Beispiel der Pflegediagnostik: Vom Wissen zum Handeln. Direktion des Gesundheitswesens des Kantons Zürich, Zürich

Bartholomeyczik S (2000) Pflegediagnosen und die internationale Klassifikation Pflegerischer Praxis. Pflegediagnosen aus einer Perspektive der Pflegewissenschaft. Kohlhammer, Stuttgart Berlin Köln, S 53–70

Brobst R, Clarke Coughlin AM, Cunningham D et al. (1997) Der Pflegeprozess in der Praxis. Hans Huber, Bern Göttingen Toronto Seattle

Coler MS, Vincent KG (1987) Coded nursing diagnoses on axes: a prioritised, computerready diagnostic system for psychiatric/mental health nurses. Arch Psychiatr Nurs 1: 125–131

Gordon M, Bartholomeyczik S (2001) Pflegediagnosen: Theoretische Grundlagen. Urban & Fischer, München Jena

ICN (2003) ICNP Internationale Klassifikation für die Pflegepraxis. Hans Huber, Bern Göttingen Toronto Seattle

Kistner W (1997) Der Pflegeprozess in der Psychiatrie. Fischer, Stuttgart Jena

Little E, Carnevali D (1976) Nursing care planning. Lippincott, Philadelphia

Mortensen RA (1998) Pflegediagnosen: Entwicklung und Anwendung, Decker, Heidelberg

NANDA (2001) Nursing diagnoses: Definitions & classification 2001–2002. North American Nursing Diagnosis Association, Philadelphia

Needham I (1996) Pflegeplanung in der Psychiatrie. Recom, Basel

Stefan H, Allmer F (2000) Praxis der Pflegediagnosen, Springer, Wien New York

Thomas MD, Sanger E, Wolf-Wilets V, Whitney JD (1988) Nursing diagnosis of patients with manic and thought disorders. Arch Psychiatr Nurs 2: 339–344

Townsend MC (2000) Pflegediagnosen und Massnahmen für die psychiatrische Pflege. Hans Huber, Bern Göttingen Toronto Seattle

WHO (1995) ICIDH International Classification of Impairments, Disabilities, and Handicaps. Ullstein Mosby, Berlin Wiesbaden

Arbeitsdiagnostik

Uta Jakobs, Susanne Trattnig

> Im folgenden Kapitel soll einerseits aufgezeigt werden, welche Funktion die Arbeitsdiagnostik als Teil des ergotherapeutischen Prozesses innerhalb der psychosozialmedizinischen Rehabilitation einnimmt, andererseits werden die entsprechenden Maßnahmen und ihr theoretischer Hintergrund dargelegt.

8.1 Arbeitsdiagnostik im Rahmen der medizinisch-psychiatrischen Rehabilitation

Die Beschäftigung mit dem Thema Arbeitsdiagnostik führt unweigerlich zu einer Auseinandersetzung über die Bedeutung von Arbeit für und ihre Wirkung auf Menschen mit einer psychischen Erkrankung (Bennett et al. 1985). Trotz zunehmender Perspektivenlosigkeit auf dem Arbeitsmarkt gilt die sozial integrierende und organisierende Wirkung von Arbeit, wie sie bereits in den 1930er Jahren von Jahoda beschrieben wurde, als ungebrochen (Jahoda 1985).

8.1.1 Grundlagen der Ergotherapie

Um die inhaltliche Ausrichtung und die Komplexität der Arbeitsdiagnostik zu verstehen, ist ein Blick auf das Wesen und die grundlegenden Annahmen der Ergotherapie nötig (vgl. Kap. 26). Nach Marotzki (2002) steht der tätige Mensch mit seinen Möglichkeiten und Beeinträchtigungen im Mittelpunkt der ergotherapeutischen Arbeit.

> **Wichtig**
>
> Die Fähigkeit, Betätigungen durchzuführen, wird aus heutiger Sicht auf der Grundlage ergotherapeutischer Modelle nicht als rein personenabhängig gesehen, sondern als Ergebnis des Zusammenspiels zwischen Person, Betätigung und Umwelt bzw. Lebensbereichen.

Um eine personenzentrierte berufliche Wiedereingliederung erfolgreich planen und durchführen zu können, muss die Arbeitsdiagnostik diese systemtheoretisch ausgerichtete Perspektive einbeziehen. Aufgrund der entstandenen komplexen Datensammlung entwickelt der Ergotherapeut Problemlösungs- und Handlungsstrategien, welche auf das arbeitsbezogene Fernziel des Klienten gerichtet sind (Hagedorn 1999).

8.1.2 Problemlösungsprozess

Problemlösungsmethoden helfen komplexe Probleme systematisch zu analysieren und einzugrenzen, Ziele zu formulieren und Lösungsalternativen zu entwickeln, aus denen die anschließende Planung der notwendigen Maßnahmen und deren Realisierung abgeleitet wird. Die Effektivität des therapeutischen Prozesses im Vergleich zu dem vereinbarten Ergebnis wird durch eine stetige Kontrolle und Evaluation gewährleistet.

Problemlösungszyklen sind als Leitfaden durch den Problemlösungsprozess zu verstehen. Die in jeder Phase gewonnenen Ergebnisse bilden die Grundlage für die weiteren Problemlösungsschritte. Im praktischen Vollzug überlappen sich diese, was zu einer wünschenswerten Vertiefung und Kontrolle der einzelnen Phasen führt.

Es ist außerordentlich wichtig, dass der Ablauf kreis- oder präziser spiralförmig verstanden wird. Von jeder Einzelphase aus kann – manchmal muss – zu einer vorherigen Phase zurückgegangen werden, und zwar so lange, bis eine befriedigende Lösung gefunden worden ist. Es kann vorkommen, dass beim Versuch Ziele zu formulieren, festgestellt wird, dass die Situation noch nicht genügend klar ist und gewisse Fragen neu oder nochmals gestellt werden müssen (◘ Abb. 8.1).

8.1.3 Ort der Arbeitsdiagnostik

Die Arbeitsdiagnostik findet üblicherweise bereits während eines stationären Aufenthaltes in der psychiatrischen Klinik statt, ist jedoch je nach regionalen Bedingungen auch im teilstationären oder ambulanten Rahmen ohne eine vorhergehende stationäre Behandlung in komplementären arbeitstherapeutischen Einrichtungen möglich.

8.1.4 Zeitliche Rahmenbedingungen

Die Dauer der Arbeitsdiagnostik ist aufgrund der unsicheren Rehabilitationsprognose psychisch Kranker individuell festzulegen, dabei ist der Übergang zwischen dem stationären und ambulanten Rahmen möglichst flexibel und nach dem Grundsatz der größtmöglichen Behandlungskontinuität zu handhaben (Reker u. Eikelmann, 1996).

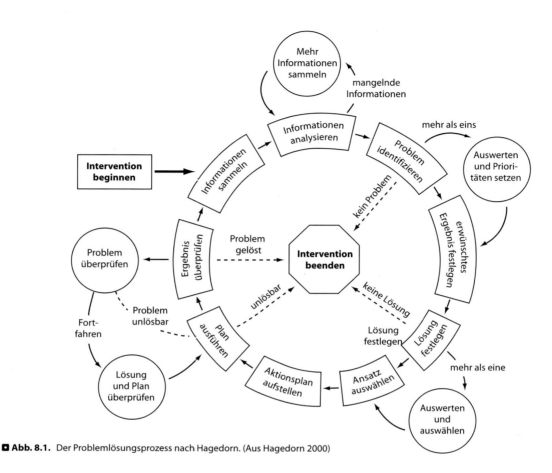

◘ Abb. 8.1. Der Problemlösungsprozess nach Hagedorn. (Aus Hagedorn 2000)

8.1.5 Gegenstand der Arbeitsdiagnostik

Das vom Arbeitsdiagnostischen Zentrum Osnabrück (Köser 2000) von Haerlin (1995) modifizierte Kreisbild auf der Grundlage von Cumming und Cumming (1968) veranschaulicht die sozioemotionalen und instrumentellen Arbeitsfähigkeiten, die im Zentrum der arbeitstherapeutischen Diagnostik und der darauf aufbauenden Behandlung stehen (◘ Abb. 8.2).

Neben einer notwendigen präzisen Einschätzung der eigenen arbeitsbezogenen Fähigkeiten ist die Bearbeitung der interaktionellen Fähigkeiten der Betroffenen im Rehabilitationsprozess gleichwertig zu behandeln. Daneben gilt es gemeinsam mit dem Patienten zu klären, ob er überhaupt wieder arbeiten möchte und kann, und inwieweit der richtige Zeitpunkt zur beruflichen (Wieder-) Eingliederung schon gekommen ist. Auf der Grundlage der Klärung dieser Fragen wird zusammen mit dem Klienten ein Behandlungsplan mit Perspektive für seine berufliche Zukunft erarbeitet, und grundlegende Basiskompetenzen werden trainiert (Seyfried et al. 1993; vgl. z. B. Lehmann et al. 1984; Groth u. Schönberger 1991; Hohm 1989; Philippi u. Dahmen 2000).

8.1.6 Zielsetzung

Die Behandlungsplanung verläuft in Absprache mit dem Patienten, während der Therapeut die Umsetzungsweise wählt. Spezifische Systeme zur Reflexion, Verlaufs- und Qualitätskontrolle ermöglichen eine stetige Modifizierung der therapeutischen Interventionen und Behandlungsziele. Die Ergebnisse aus den diagnostischen Verfahren und die sich daraus ergebenden richtungs- und handlungsweisenden Ziele müssen für alle an der Behandlung beteiligten Personen transparent gemacht werden, um schnell auf mögliche Veränderungen reagieren zu können.

> **Wichtig**
>
> Das Ergebnis ist eine flexible, auf die individuellen Einschränkungen und Ressourcen des Klienten bezogene Vorgehensweise. Innerhalb der Behandlungsplanung und Durchführung werden konsequent und engmaschig Rückmeldungsschleifen eingeführt, die anhand von konkret erreichten Zwischenzielen über Qualität und Quantität der Entwicklung Auskunft geben.

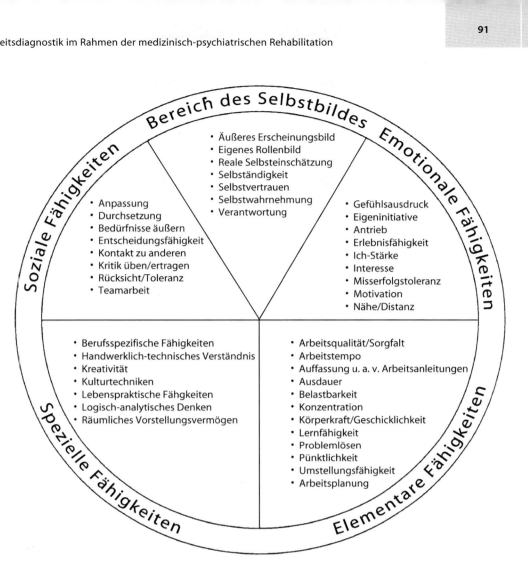

■ Abb. 8.2. Der Arbeitsfähigkeitenkreis des Arbeitsdiagnostischen Zentrums Osnabrück. (Aus Köser 2000)

8.1.7 Arbeitstherapeutischer Prozess

Weber et al. (1999) sprechen bei der arbeitstherapeutischen Behandlungsplanung von einem zirkulären Prozess (vgl. Hagedorn 2000), der über das Diagnostizieren der Arbeitsfähigkeiten hinausgehen muss, um den individuellen Kontext und die Beziehungsstrukturen des Klienten angemessen berücksichtigen und einbeziehen zu können.

8.1.8 Zielgruppe

Die Zielgruppe der Arbeitsdiagnostik rekrutiert sich aus
- schwer beeinträchtigten Teilnehmern mit chronischen Krankheitsverläufen und mehrfachen Hospitalisationen innerhalb der letzten Jahre, deren Rehabilitationsperspektive sich auf den geschützten Arbeitsmarkt fokussiert;

- Teilnehmern, die über einen Arbeitsplatz auf dem allgemeinen Arbeitsmarkt verfügen und bei denen die geplante Wiederaufnahme der Arbeit am erhaltenen Arbeitsplatz im Vordergrund steht;
- Teilnehmern, die über einen Arbeitsplatz auf dem allgemeinen Arbeitsmarkt bis vor kurzem verfügten, ihre Perspektive jedoch neu verhandeln müssen;
- Teilnehmern, die Voraussetzungen für eine berufliche Rehabilitation und Integration entwickeln müssen (Langzeitarbeitslose, junge Patienten ohne Ausbildung etc.).

Die Basis für das weitere Vorgehen bilden die im Weiteren aufgeführten Verfahren und Instrumente zur arbeitstherapeutischen Diagnostik. Auf der Grundlage dieser Bestandsaufnahme wird mit dem Klienten besprochen, welche berufliche Perspektive er anstrebt, was dafür getan werden muss und wie der Weg dorthin aussehen könnte.

8.2   Mittel der Arbeitsdiagnostik

Innerhalb der Arbeitsdiagnostik werden für konkrete Arbeitserfahrungen Rahmenbedingungen simuliert und systematisch verändert. Um ein konkretes Bild über die Arbeitsfähigkeiten des Teilnehmers zu erhalten, ist es unabdingbar, eine Beobachtungssituation zu schaffen, die zu möglichst selbstständiger Arbeitsausführung anregt. Üblicherweise findet die Arbeitsdiagnostik in Gruppen an Einzelarbeitsplätzen statt. Mittels standardisierter Arbeitsanleitungen und Leittextverfahren, die in einer Arbeitsmappe zusammengefasst sind, löst der Patient während eines definierten Zeitraumes vorgegebene, aufeinander aufbauende und die Technik des jeweiligen Bereiches vermittelnde Aufgaben. Die Arbeitsmappen enthalten neben Aufgaben, die den Umgang mit den vorgegebenen Materialien, Werkzeugen und Techniken vermitteln, auch kognitive Trainingsmöglichkeiten mit Papier/Bleistift.

Die Arbeitsproben werden gemäß der Merkmale arbeitsdiagnostischer Verfahren aufgebaut. Die schrittweise Steigerung der Anforderungen fordert vom Teilnehmer stetige Transferleistung erworbener Kenntnisse. Die standardisierten Aufgabenstellungen der Arbeitsdiagnostik ermöglichen unter Einbezug der im vorhergehenden Kapitel beschriebenen Verfahren eine aussagekräftige Einschätzung der Arbeitsfähigkeit. Das Medium tritt in den Hintergrund und dient dem Therapeuten lediglich zur Ermittlung des Fähigkeitsprofils. Die Wahl des Mediums ist in erster Linie zeitgeistabhängig und wirkt sich allenfalls auf das Motivationsverhalten aus.

Eine besondere Bedeutung wird der Gestaltung des Therapieraumes beigemessen. Er sollte so eingerichtet sein, dass eine selbstständige und eigenverantwortliche Arbeitsweise gewährleistet wird. Die übersichtlich angeordneten Materialien müssen zu diesem Zweck mit den Instruktionen der Arbeitsanleitungen korrespondieren.

8.3   Konzeptionelle Modelle der Ergotherapie und ihre Bedeutung für die Arbeitsdiagnostik

Ergotherapeutischen Modellen liegt eine Sichtweise zugrunde, welche die zentrale Wichtigkeit der Betätigungen eines Menschen in seinem Leben und deren entsprechenden Wert als Therapie hervorhebt. Hagedorn (2000) beschreibt diese Modelle als vorwiegend personenzentriert und auf Veränderungsprozessen – im Sinne eines Fähigkeitserwerbs – beruhend. Das betrifft besonders diejenigen Modelle, bei denen es um die Anpassung des menschlichen Betätigungsverhaltens und die Fertigkeiten geht, die Menschen brauchen, um tätig sein zu können.

> **Wichtig**
>
> Ergotherapeutische Modelle dienen einerseits dazu, das klinische Reasoning (Argumentieren), bei dem es sich um einen sehr komplexen und individualistischen Denkprozess handelt (Feiler 2003), zu verbessern. Sie unterstützen, systematisieren und strukturieren die kognitive Informationsverarbeitung des Therapeuten beim Lösen von Problemen und dem Beurteilen und Entscheiden im Verlauf der Befunderhebung. Sie ermöglichen ein frühzeitiges Erkennen unterschiedlicher Ziele von Therapeuten und Klienten. Andererseits bieten sie die Möglichkeit, den für die jeweilige Fragestellung relevanten Kontext zu erfassen und beim weiteren Vorgehen zu berücksichtigen. Einzelne Abläufe und Prozesse werden nicht isoliert behandelt, sondern in ihren vielschichtigen Auswirkungen wahrgenommen. (Weber et al. 1999).

Auf der Grundlage der theoretischen Konstrukte der Praxismodelle sind Erfassungsinstrumente (Assessments) wie Fragebögen, Interviews und Beobachtungsbögen entwickelt worden, die z. B. Lebensrollen, Interessen und das Betätigungsverhalten definieren. Diese treffen Aussagen über die Bedeutung des Befragungsergebnisses und deren Auswirkung auf den weiteren Behandlungsverlauf.

Konzeptionelle Modelle machen v. a. deutlich, dass im ergotherapeutischen Behandlungsprozess immer mehrere Problemebenen gleichzeitig berücksichtigt werden müssen. Es gilt also, professionell und systematisch einen komplexen Problemlösungsprozess zu entfalten (Marotzki 2002, S. 15).

> **Wichtig**
>
> Der definierte Bezugsrahmen, den ein Modell mit dem Fokus auf Arbeitsdiagnostik bietet, trägt dazu bei, Untersuchung und Handeln auf die relevanten Punkte zu lenken und unnötige Spekulationen sowie überflüssige Auswertungen von Alternativen auszublenden. Insgesamt ist es sinnvoll, in der Anwendung der Instrumente flexibel zu bleiben und sie je nach Fragestellung einzusetzen.

Erfolgt die Auswahl des Modells, bevor der Patient bekannt ist, hat das eine stark strukturierte Vorgehensweise zur Folge, bei der man sich der Gefahr bewusst sein muss, als Ergotherapeut nur einen eingeschränkten Teil des eigenen Behandlungspotenzials einzusetzen.

8.3.1   Model of Human Occupation

Das Modell menschlicher Betätigung (»Model of Human Occupation«, MOHO) bietet eine Vielzahl von Assessments an, die sich u. a. auch für psychisch kranke Menschen einsetzen lassen, bei denen es um die Klärung der Arbeitsperspektive geht. Daher ist es für den Einsatz in der Arbeitsdiagnostik – durchaus in Kombination mit anderen Modellen und Instrumenten – besonders gut geeignet. Die folgende Darstellung soll einen knappen Einblick in die Grundzüge des Modells gewähren.

Um menschliche Betätigung in ihrer Funktionsfähigkeit und auch Dysfunktion zu begreifen, hat Kielhofner (1995) den Mensch als System bezeichnet und in drei sog. Subsysteme unterteilt: Volition (Wille), Habituation (Gewohnheiten) und Performanz (Betätigung). Auf diese Art sollen die Motivation zur Betätigung, die Routine von Betätigung und die Durchführung von Betätigung erklärt werden. Die einzelnen Subsysteme sind durch Unterpunkte weiter untergliedert:

- Das Subsystem Volition (**Wille**) beschreibt Motivationsaspekte des Betätigungsverhaltens, die sich auf die **Interessen**, das **Selbstbild** und die **Werte** beziehen und erklärt, wie der Mensch Betätigungen wählt.
- Das Subsystem Habituation umfasst die Routineaspekte von Betätigungsverhalten und setzt sich aus **Gewohnheiten** und verinnerlichten **Rollen** zusammen.
- Das Subsystem Performanz bezieht sich auf die **Fertigkeiten** und erklärt, wie die einer Betätigung zugrunde liegenden **motorischen** und **prozesshaften Fertigkeiten** sowie **Kommunikations- und Interaktionsfertigkeiten** die Durchführung von Betätigung beeinträchtigen bzw. unterstützen.
- Das Betätigungsverhalten des Menschen wird gemäß des Modells als Ergebnis der Interaktion zwischen den inneren Merkmalen der Person und den Umweltaspekten gesehen. Die Umwelt umgibt den tätigen Menschen und wird in dessen **soziale** und **räumliche Umwelt** unterteilt (Mentrup 2002).

Die in ◘ Tabelle 8.1 aufgeführten Befunderhebungsinstrumente sind für den Einsatz in der Arbeitsdiagnostik zu empfehlen:

Die Anwendung des Modells erfordert vom Therapeuten die Fähigkeit, die Theorie als Leitfaden für das Sammeln und Interpretieren klinischer Daten zu nutzen, um die anschließenden therapeutischen Interventionen daraus abzuleiten (Kielhofner et al. 1999). Vor der Wahl des entsprechenden Instrumentes formuliert der Therapeut aufgrund der klinischen Daten die Fragestellungen, die sich aus der theoretischen Perspektive des Modells ergeben haben. Die Befunderhebungsinstrumente werden dann in der Behandlung systematisch genutzt und dienen zur strukturierten Beantwortung der offenen Fragen.

Bei der Datensammlung erfasst der Therapeut, wie die individuelle Art des Klienten, Werte zu erleben und auszudrücken, sein tätiges Leben beeinflusst und ob
▼

diese Art bei der Anpassung an eine Fähigkeitsstörung eine Stärke oder eine Schwäche darstellt (Kielhofner et al. 1999, S. 67).

8.4 Verfahren zur Erfassung der Arbeitsfähigkeiten

Als Ergänzung zu den Assessments und Befunderhebungsinstrumenten des MOHO im Bereich der Performanz bieten die folgenden Verfahren anhand der Beobachtung konkreter Arbeitssituationen die Möglichkeit, Aussagen über die Grundarbeitsfähigkeiten zu treffen.

8.4.1 MELBA

Ein bewährtes Verfahren zur Erfassung der Arbeitsfähigkeiten ist das MELBA – Merkmale zur Eingliederung Leistungsgewandelter und Behinderter in Arbeit (Kleffmann et al. 1997). Mit diesem Verfahren werden einerseits Anforderungen einer Tätigkeit erhoben, andererseits ermöglicht es mit der gleichen Systematik ein differenziertes Fähigkeitsprofil zu erstellen, welches gleichzeitig als Dokumentationsinstrument dient. Die Zielgruppe sind Menschen, die durch Erkrankung oder Behinderung eine Einschränkung in ihrem Leistungsvermögen aufweisen. Das Verfahren ist allgemein einsetzbar und daher für spezifisch berufsfeldbezogene Aussagen nur bedingt nutzbar. 29 definierte Merkmale erlauben sowohl tätigkeitsrelevante Aussagen als auch Aussagen zu Einschränkungen, die durch eine Behinderung oder Krankheit entstanden sind.

Zur genauen Einordnung sind die Merkmale unterschiedlichen diagnostischen Kriterien zugeordnet. Die Wertigkeit der Merkmale ist in einer Skala von Profilwert 1 = »sehr geringe Anforderung/stark eingeschränkte Fähigkeit« bis Profilwert 5 = »weit überdurchschnittliche Anforderung/weit überdurchschnittliche Fähigkeit« festgelegt.

Genaue, allgemein gültige und verständliche Definitionen verhindern, dass verschiedene Anwender unter den formulierten Merkmalen Unterschiedliches verstehen.

Steht der Teilnehmer der Arbeitsdiagnostik vor der Arbeitsaufnahme, bietet sich ein Profilvergleichsverfahren nach MELBA an, bei dem die Fähigkeiten mit den Anforderungen der zukünftigen Tätigkeit verglichen werden. Der Vergleich sagt aus, ob die Anforderungsstruktur einer bestimmten Tätigkeit mit der Leistungsfähigkeit des Teilnehmers korrespondiert bzw. in welchem Ausmaß dies nicht der Fall ist (◘ Abb. 8.3).

8.4.2 MELBA SL

Für stark leistungsbeeinträchtigte Teilnehmer bietet sich der Einsatz von MELBA SL an. Diese erweiterte Variante

8

☐ **Tabelle 8.1.** Befunderhebungsinstrumente des Model of Human Occupation

Instrument/Autor	Form	Inhalt	Zielgruppe	Zielsetzung	Zeitaufwand
Fragebogen zur Volition Volitional Questionnaire VQ De las Heras et al. (2002)	Erhebt quantitative und qualitative Daten zur Fremdeinschätzung	14 Items, die eine Aussage über die Volition des Klienten zulassen (Werte, Interessen, Selbstbild). Differenzierte Beschreibung der Umweltfaktoren unter denen die Volition gezeigt wird	Personen, die ihre Volition verbal nicht äußern können (z. B. Personen aus anderen Sprachräumen)	Sammlung von Informationen über die Volition des Klienten. Identifizierung von Motivationsfaktoren, die zu einem problematischen Verhalten beitragen	Ca. 40 min
Fragebogen zur Betätigung Occupational Questionnaire OQ Smith et al. (1986)	Tabellarische Erfassung zur Selbsteinschätzung	Im halbstündigen Rhythmus werden die Aktivitäten eines Wochentages (Wochenendes) erfasst. Vorhandene Aktivitäten werden bezogen auf die Volition des Klienten bewertet	Ältere Kinder, Jugendliche und Erwachsene	Übersicht zu der Gewohnheitsstruktur des Klienten. Überblick zu der Ausgewogenheit der Gewohnheiten in den Performanzbereichen Arbeit/Produktivität, Selbstversorgung und Freizeit (Erholung). Überblick zur Übereinstimmung zwischen Habituation (Gewohnheiten) und Volition (Selbstbild, Werte, Interessen)	Variabel, Therapeut und Klient besprechen die Ergebnisse des Bogens
Assessment der Kommunikations- und Interaktionsfähigkeiten Assessment of Communication and Interaction Skills ACIS Forsyth et al. (1995)	Erhebt quantitative und qualita tive Daten (Kommentar) zur Fremdeinschätzung	20 Items verteilt auf drei Bereiche: Körper, Informationsaustausch und Beziehung	Klienten aller Altersgruppen mit Schwierigkeiten im Bereich Sozialkompetenz	Messung der Betätigungsperformanz eines Individuums in einer sozialen Gruppe. Bestimmt die Stärken und Schwächen des Klienten bezogen auf Sozialkompetenz innerhalb von Betätigung	20–60 min
Interview zur Betätigungsanamnese II Occupational Performance History Interview II OPHI – II Kielhofner et al. (1997)	1. Semistrukturiertes Interview 2. Betätigungsnarrativ 3. Bewertungsskala	Die aktuelle und vergangene Betätigungsperfomanz des Klienten mit Schwerpunkt auf Betätigungsidentität, Betätigungskompetenz und Betätigungssetting	Für erwachsene Personen und Jugendliche	Sammlung von Informationen zur Art, wie der Klient die Entwicklung seines eigenen Lebens wahrnimmt. Zu den Themen gehören Aktivitäts- und Betätigungswahlen, kritische Lebensereignisse, tägliche Routine, Betätigungsrollen und -settings, Identifikation von Stärken und Schwächen	80–90 min
Interview zur Rolle des Arbeitenden Worker Role Interview WRI Velozo et al. (1998)	Semistrukturiertes Interview mit 17 Items	Datensammlung zu Selbstbild, Werten, Interessen, Rollen, Gewohnheiten und Umwelt	Körperlich oder psychisch erkrankte Menschen im erwerbstätigen Alter	Überprüfung der Wahrscheinlichkeit einer erfolgreichen (Re-) Integration an den bisherigen Arbeitsplatz	30–60 min

Instrument/Autor	Form	Inhalt	Zielgruppe	Zielsetzung	Zeitaufwand
Fragebogen zum Einfluss der Arbeitsumgebung auf den Stelleninhaber Work Environment Impact Scale WEIS Moore-Corner et al. (1998)	Semistrukturiertes Interview mit 17 Items zur Umwelt und 4-Punkte-Bewertungsskala	Datensammlung, wie Personen mit körperlichen und psychosozialen Einschränkungen ihre Umwelt wahrnehmen. Kann ergänzend zum WRI eingesetzt werden	Für erwachsene Personen mit körperlichen und psychosozialen Einschränkungen, die im Arbeitsprozess stehen oder dorthin zurückkehren	Überblick zu dem Einfluss von früheren Arbeitsumwelten auf die Betätigungsperformanz	Ca. 90 min
Rollencheckliste RC chen Oakley et al. (1986)	Tabellarische Erfassung zur Selbsteinschätzung	10 Rollen werden benannt, kurz definiert und an einen zeitlichen Rhythmus geknüpft	Für Jugendliche und Erwachsene	Zur Ermittlung der Klientenperspektive bezogen auf eigene Rollen in verschiedenen Lebensabschnitten und deren Wertschätzung (Volition). Gibt Aussagen zu Rollenzahl, Rollenwertschätzung, Rollenverlust oder -gewinn und erwünschter zukünftiger Rollen	Variabel, Therapeut und Klient besprechen die Ergebnisse des ausgefüllten Bogens
Interessencheckliste IC Matsutsuyu (1969)	Tabellarische Erfassung zur Selbsteinschätzung	68 Aktivitäten mit Schwerpunkt auf Freizeitinteressen, die entsprechend der kulturellen Gegebenheiten und an Zeitgeist angepasst werden können	Für Jugendliche und Erwachsene, mit der Möglichkeit den Bogen an die Altersgruppen anzupassen	Sammlung von Informationen zu der Art und Intensität von Interessen innerhalb verschiedener Lebensphasen des Klienten. Generelle Aussagen zu den Interessen einer Person, aber mit Schwerpunkt auf Freizeitinteressen. Zur Erstellung eines Überblicks zu den Interessensmustern einer Person	Variabel, Therapeut und Klient besprechen die Ergebnisse des ausgefüllten Bogens

FÄHIGKEITSPROFIL

NAME/NR:

DATUM:　　BEARBEITER/IN:　　LIZENZ:

BEMERKUNGEN:

ARBEIT AM GRUPPENARBEITSPLATZ MÖGLICH
☐ JA ☐ NEIN
ARBEIT AM SEPARATEN ARBEITSPLATZ MÖGLICH
☐ JA ☐ NEIN
BERÜCKSICHTIGUNG KÖRPERLICHER MERKMALE NÖTIG
☐ JA ☐ NEIN
DAS PROFIL WURDE ERSTELLT AUF DER GRUNDLAGE VON
☐ GESPRÄCH
☐ BEARBEITUNG STANDARDISIERTER AUFGABEN
☐ BEARBEITUNG PSYCHOMETRISCHER VERFAHREN
☐ VERHALTENSBEOBACHTUNG
☐ EINSCHÄTZUNG DRITTER
☐ SONSTIGES _____

© 2000 MELBA
Internet: www.Melba.de　　E-Mail: INFOMELBA.DE

Melba

		PROFILWERT 1	2	3	4	5
1	ANTRIEB					
2	ARBEITSPLANUNG					
3	AUFFASSUNG					
4	AUFMERKSAMKEIT					
5	AUSDAUER					
6	DURCHSETZUNG					
7	FEINMOTORIK					
8	FÜHRUNGSFÄHIGKEIT					
9	KONTAKTFÄHIGKEIT					
10	KONZENTRATION					
11	KRITIKFÄHIGKEIT					
12	KRITISCHE KONTROLLE					
13	KRITISIERBARKEIT					
14	LERNEN/MERKEN					
15	LESEN					
16	MISSERFOLGSTOLERANZ					
17	ORDNUNGSBEREITSCHAFT					
18	PROBLEMLÖSEN					
19	PÜNKTLICHKEIT					
20	REAKTIONSGESCHWINDIGKEIT					
21	RECHNEN					
22	SCHREIBEN					
23	SELBSTSTÄNDIGKEIT					
24	SORGFALT					
25	SPRECHEN					
26	TEAMARBEIT					
27	UMSTELLUNG					
28	VERANTWORTUNG					
29	VORSTELLUNG					

1 = STARK EINGESCHRÄNKTE FÄHIGKEIT
3 = DURCHSCHNITTLICHE FÄHIGKEIT
5 = WERT ÜBERDURCHSCHNITTLICHE FÄHIGKEIT

Melba

		PROFILWERT 1	2	3	4	5
	KOGNITIVE MERKMALE					
2	ARBEITSPLANUNG					
3	AUFFASSUNG					
4	AUFMERKSAMKEIT					
10	KONZENTRATION					
14	LERNEN/MERKEN					
18	PROBLEMLÖSEN					
27	UMSTELLUNG					
29	VORSTELLUNG					
	SOZIALE MERKMALE					
6	DURCHSETZUNG					
8	FÜHRUNGSFÄHIGKEIT					
9	KONTAKTFÄHIGKEIT					
11	KRITIKFÄHIGKEIT					
13	KRITISIERBARKEIT					
26	TEAMARBEIT					
	MERKMALE ZUR ART DER ARBEITSAUSFÜHRUNG					
5	AUSDAUER					
12	KRITISCHE KONTROLLE					
16	MISSERFOLGSTOLERANZ					
17	ORDNUNGSBEREITSCHAFT					
19	PÜNKTLICHKEIT					
23	SELBSTSTÄNDIGKEIT					
24	SORGFALT					
28	VERANTWORTUNG					
	PSYCHOMOTORISCHE MERKMALE					
1	ANTRIEB					
7	FEINMOTORIK					
20	REAKTIONSGESCHWINDIGKEIT					
	KULTURTECHNIKEN/KOMMUNIKATION					
15	LESEN					
21	RECHNEN					
22	SCHREIBEN					
25	SPRECHEN					

◻ Abb. 8.3. MELBA-Fähigkeitsprofil. (Aus Kleffmann et al. 1997)

des MELBA ermöglicht eine differenzierte Dokumentation von Fähigkeiten im unteren Skalenbereich bei Personen mit gering ausgeprägter Leistungsfähigkeit und dient der Erhebung von kleinen Förderschritten.

8.4.3 Selbst- und Fremdeinschätzung der Arbeitsfähigkeit

Der Einsatz von Fremd- und Selbsteinschätzungsbögen erlaubt zwischen den unterschiedlichen Sichtweisen von Patient und Therapeut zu vermitteln. Es bietet sich an, aus dem Verfahren MELBA Einschätzungsbögen für die allgemeinen Arbeitsfähigkeiten abzuleiten und durch entsprechende Fragen dem Teilnehmer zugänglich zu machen. Neben ihrer pädagogisch-therapeutischen Funktion unterstützen sie die Erstellung des Rehabilitationsplanes. Entscheidend im Umgang mit den Bögen ist, dass die Aussagen nicht als feste, statische »Wahrheiten« zu sehen sind, sondern die Gesprächsgrundlage (die Perspektive) für das weitere Vorgehen (Integrationsplanung) darstellen. Der Bogen wird so zum kommunikativen Hilfsmittel, mit dem eine realistische Selbsteinschätzung des Klienten gefördert werden kann (Weber et al. 1999). Bei länger dauernden Therapieteilnahmen empfiehlt es sich, nach einem de-finierten Zeitraum das MELBA oder auch die Selbst- und Fremdeinschätzung zu wiederholen (◻ Abb. 8.4).

8.4.4 IDA

Das Instrumentarium zur Diagnostik der Arbeitsfähigkeiten – IDA (Kleffmann et al. 2001) ist ein diagnostisches Mittel, welches auf das Dokumentationsinstrument MELBA abgestimmt ist. IDA besteht aus einem Set von insgesamt 14 standardisierten Arbeitsproben, mit denen arbeitsrelevante Schlüsselqualifikationen erhoben und beurteilt werden. Die Aussagen basieren gleichwertig auf den diagnostischen Quellen
- Verhaltensbeobachtung des Probanden,
- Ergebnis der Arbeitsproben,
- Auswertungsgespräch zwischen Proband und Beobachter.

Die Ausprägung der Fähigkeiten wird auf der Grundlage des MELBA mit einem Profilwert zwischen 1 und 5 dokumentiert. Dabei werden zum einen die Definitionen der Fähigkeiten, so wie sie im Manual MELBA festgelegt sind, und zum anderen die Auswertungshilfen von IDA zugrunde gelegt.

Name: Vorname:

	Trifft zu	Trifft eher zu	Trifft eher zu	Trifft zu		Wichtige Aussagen
Elementare Fähigkeiten						
1. Ich komme regelmäßig					Ich komme nicht regelmäßig	
2. Ich bin pünktlich (19)					Ich bin selten pünktlich	
3. Ich arbeite ausdauernd und benötige keine zusätzlichen Pausen (5)					Ich arbeite nicht ausdauernd und benötige viele Pausen	
4. Ich habe selten Schwierigkeiten, schriftliche Arbeitsanleitungen zu verstehen (3/14/15)					Ich habe häufig Schwierigkeiten, schriftliche Arbeitsanleitungen zu verstehen	
5. Ich habe selten Schwierigkeiten, mündliche Erklärungen zu verstehen (3/14)					Ich habe häufig Schwierigkeiten, mündliche Erklärungen zu verstehen	
6. Ich kann eine gestellte Aufgabe folgerichtig umsetzen (14)					Ich kann eine gestellte Aufgabe selten folgerichtig umsetzen	
7. Mein Arbeitstempo ist der Tätigkeit angemessen					Mein Arbeitstempo ist der Tätigkeit nicht angemessen	
8. Ich kann mich gut auf meine Arbeit konzentrieren (10)					Ich kann mich schlecht auf meine Arbeit konzentrieren	
9. Ich arbeite sorgfältig (24)					Ich arbeite nicht sorgfältig	
10. Ich kann mich gut auf Neues einstellen (27)					Ich kann mich schlecht auf Neues einstellen	
11. Ich bin belastbar:					Ich bin nicht belastbar:	
- körperlich					- körperlich	
- in Stresssituationen					- in Stresssituationen	
- kognitiv					- kognitiv	
12. Ich kann zur Lösung von Problemen gelangen (18)					Ich kann nicht zur Lösung von Problemen gelangen	
13. Ich kann meine Arbeit selber planen (2)					Ich kann meine Arbeit nicht selber planen	
14. Ich kann Signale der unmittelbaren Arbeitsumgebung wahrnehmen und darauf reagieren (4)					Ich kann Signale der unmittelbaren Arbeitsumgebung nicht wahrnehmen und darauf reagieren	
15. Ich kann Bewegungen willkürlich und koordiniert ausführen (Grob-/ Feinmotorik).(7)					Ich kann Bewegungen nicht willkürlich und koordiniert ausführen (Grob-/ Feinmotorik)	
16. Ich kann Arbeitsmittel und Materialien am Arbeitsplatz in gutem Zustand und Anordnung bereithalten.(17)					16. Ich kann Arbeitsmittel und Materialien am Arbeitsplatz nicht in gutem Zustand und Anordnung bereithalten.(17)	
17. Ich kann mir, von einer gestellten Aufgabe, in Gedanken das Ergebnis (in Form/ Farbe/ Struktur usw.) vorstellen. (29)					17. Ich kann mir, von einer gestellten Aufgabe, in Gedanken das Ergebnis (in Form/ Farbe/ Struktur usw.) nicht vorstellen. (29)	
Selbstbild						
1. Ich arbeite selbstständig (23)					Ich arbeite nicht selbstständig	
2. Ich kann mein Arbeitsergebnis prüfen und bewerten (12)					Ich kann mein Arbeitsergebnis nicht selber prüfen und bewerten	
3. Für mich ist es sehr wichtig, wie andere meine Fähigkeiten beurteilen (13)					Für mich ist es nicht wichtig, wie andere meine Fähigkeiten beurteilen	
4. Für mich spielt Äußeres am Arbeitsplatz eine Rolle					Für mich spielt Äußeres am Arbeitsplatz keine Rolle	
5. Ich nehme mich selber in meiner Wirkung auf andere wahr					Ich nehme mich selber in meiner Wirkung auf andere nicht wahr	
6. Ich übernehme Verantwortung für meine Arbeit (28)					Ich übernehme keine Verantwortung für meine Arbeit	
Soziale Fähigkeiten						
1. Ich kann eigene Wünsche und Forderungen äußern					Ich kann eigene Wünsche und Forderungen nicht äußern	
2. Ich kann Kritik üben (11)					Ich kann keine Kritik üben	
3. Ich kann Kritik ertragen (13)					Ich kann Kritik nicht ertragen	
4. Mir fällt es leicht, mich zu entscheiden					Mir fällt es schwer, mich zu entscheiden	
5. Ich arbeite gerne alleine (26)					Ich arbeite nicht gerne alleine	
6. Die Arbeit in Gruppen gefällt mir sehr gut (26)					Die Arbeit in Gruppen gefällt mir nicht	
7. Ich nehme von mir aus Kontakt zu Mitpatienten und Therapeuten auf (9)					Ich nehme von mir aus keinen Kontakt zu Mitpatienten und Therapeuten auf	
8. Störendes Verhalten von Mitpatienten macht mir nichts aus					Störendes Verhalten von Mitpatienten macht mir etwas aus	
9. Ich kann mich den Rahmenbedingungen des Arbeitsplatzes anpassen					Ich kann mich den Rahmenbedingungen des Arbeitsplatzes anpassen	
10. Ich kann arbeitsrelevante Ziele unter Umständen auch gegen die Tendenz anderer einbringen und angemessen umsetzen (6)					Ich kann arbeitsrelevante Ziele nicht gegen die Tendenz anderer einbringen und angemessen umsetzen	
Emotionale Fähigkeiten						
1. Ich gebe bei Schwierigkeiten und Misserfolgen nicht schnell auf (16)					Ich gebe bei Schwierigkeiten und Misserfolgen schnell auf	
2. Ich beginne von mir aus mit einer Aktivität (1)					Ich beginne von mir aus nicht mit einer Aktivität	
3. Ich bin motiviert					Ich bin unmotiviert	

◻ **Abb. 8.4.** Selbst- und Fremdeinschätzungsbogen Arbeitstherapie der PUK Zürich

Im Rahmen der Arbeitsdiagnostik innerhalb der medizinischen Rehabilitation ist IDA sinnvoll einsetzbar im Sinne einer vorläufigen Erfassung der Arbeitsfähigkeiten sowie als Ergänzung zur Verhaltensbeobachtung in Mediengruppen der Arbeitstherapie. Zu diesem Zweck können je nach Fragestellung individuelle Aufgabenserien zusammengestellt werden. Ein wesentlicher Vorteil ist der ökonomische Aspekt der Anwendung: Die Durchführung der Arbeitsproben erfordert im Vergleich zu einer Teilnahme an einer arbeitsdiagnostischen Gruppe verhältnismäßig wenig Zeit, und die Auswertung des Instrumentes wird durch die beigefügten Materialien unterstützt.

Eine Durchführung von IDA bei Patienten mit sehr kurzer Verweildauer hat den Nachteil, dass keine verlässlichen Aussagen über soziale Kompetenzen des Probanden getroffen werden können. Zudem entfällt der Trainingsaspekt, der bei einer Teilnahme an Mediengruppen der Arbeitstherapie gewährleistet ist.

8.5 Fallbeispiel aus der Arbeitsdiagnostik

8.5.1 Ergotherapeutische Befunderhebung und Ergebnisanalyse

Der diagnostische Prozess beginnt für Frau Müller, unser Fallbeispiel, in der Arbeitstherapie nach der Überweisung des behandelnden Arztes mit der Informationsbeschaffung. Die behandelnde Ergotherapeutin wählt dazu den theoretisch bestimmten Ansatz nach dem »Model of Human Occupation«.

In der Befunderhebungsphase von Frau Müller wird zur Erfassung der **Volition (Selbstbild, Werte und Interessen)** die Interessenscheckliste, das Worker Role Interview (WRI) und die Rollencheckliste eingesetzt. Die **Habituation (Gewohnheiten, Rollen)** wird ebenfalls über den Einsatz des Fragebogens zur Betätigung, WRI und die Rollencheckliste erfasst. Zur Ermittlung des Bereiches **Performanz (motorische, prozesshafte und kommunikative Fertigkeiten)** kommen der Fragebogen der Kommunikations- und Interaktionsfähigkeiten (ACIS) und das MELBA-Fähigkeitsprofil (▶ s. Abschn. 8.4.1) zum Einsatz.

Die eingesetzten Instrumente Rollencheckliste und Interessenscheckliste liefern keine relevanten Informationen mit Einfluss auf das Arbeitsverhalten.

Bei Behandlungsbeginn stellt sich die Ergotherapeutin zur Problemidentifikation folgende Fragen:
- Was ist das Problem?
- Existieren mehrere Probleme?
- Welches ist für die Patientin das Wichtigste?
- Welches sollte zuerst angegangen werden?

8.5.2 Klinische Datensammlung

Sozial- und Krankheitsanamnese

> **Fallbeispiel**
> Die 38-jährige Frau Müller wird erstmals mit depressivem Zustandsbild bei langjährigem Alkoholabusus in eine psychiatrische Klinik eingewiesen. Hereditär mit Depressionen vorbelastet, wächst sie zusammen mit einem jüngeren Bruder in einer als emotional kühl und instabil empfundenen Familie auf. Panikattacken, die erstmals mit 12 Jahren auftreten, werden einmal mit Benzodiazepinen, ein anderes Mal mit Verhaltenstherapie erfolgreich behandelt. Seit etwa 10 Jahren bestehen ein missbräuchlicher Alkoholkonsum und depressive Verstimmungen unklarer Ursache.

Berufsanamnese

> **Fallbeispiel**
> Nach Abschluss der obligatorischen Schuljahre und einem Sprachaufenthalt in der französischen Schweiz beginnt die Patientin eine Ausbildung zur Krankenschwester. Nach einem Jahr im erlernten Beruf hatte Frau Müller viele verschiedene Arbeitsstellen, meist als kaufmännische Angestellte in unterschiedlichen Branchen, immer wieder unterbrochen durch Ferien- oder Sprachreisen. Die häufigen Stellenwechsel begründet sie damit, dass sie arbeitet, um ihre Reisen zu finanzieren. Frau Müller ist seit einem Jahr in der Produktentwicklungs- und Verkaufsabteilung einer renommierten Firma tätig. Ihr Anstellungsverhältnis ist ungekündigt.

8.5.3 Auftragserteilung Arbeitsdiagnostik

> **Fallbeispiel**
> Frau Müller wird von der behandelnden Ärztin mit dem Auftrag »Arbeitsevaluation und Perspektivenklärung in Bezug auf das arbeitsbezogene Fernziel« in die Arbeitstherapie überwiesen. Begründung sind ständig wiederkehrende Krisen, meistens ausgelöst durch Schwierigkeiten mit dem Personal am Arbeitsplatz. Frau Müller äußert sich im Informations- und Abklärungsgespräch der Therapeutin gegenüber eher abwehrend, da sie keine Probleme bezüglich ihrer Arbeitsfähigkeiten erwarte. Nach kurzem Zögern ließ sie sich auf das nachfolgende Interview ein.

8.5.4 Befunderhebung

Interview zur Rolle des Arbeitenden

Aufgrund der klinischen Datensammlung wird deutlich, dass der Arbeitsplatz der Klientin erhalten bleibt, gleichzeitig jedoch mit Konflikten behaftet zu sein scheint. Aus dieser Überlegung heraus wird das Instrument WRI (Worker Role Interview) als Grundlage des Erstgespräches gewählt.

Das WRI ist ein halbstrukturiertes Interview (◘ Tabelle 8.1). Es beleuchtet die Subsysteme Volition, Habituation und Performanz und setzt diese in Beziehung zur sozialen und räumlichen Umwelt. Das Interview ist in 6 Teilbereiche aufgegliedert, die eine Einschätzung darüber geben sollen, wie wahrscheinlich die Rückkehr der Patientin an ihren alten Arbeitsplatz einzuordnen ist.

Die nachfolgenden Ausführungen stellen die Ergebnisse der Befragung dar. Die Aussagen von Frau Müller werden den Teilbereichen zugeordnet und im Anschluss ausgewertet.

> **Fallbeispiel**
> **Volition**
> **Selbstbild:** Frau Müller glaubt, dass die depressive Episode ihr Arbeitsverhalten nicht beeinträchtige, sie gehe vielmehr davon aus, dass die derzeitige Arbeitsstelle als Auslösefaktor mitverantwortlich sei für ihren momentanen Zustand. Die Arbeit habe sie immer zufriedenstellend erledigt; im Vergleich zu ihren Kollegen erkenne sie ihre Stärken in einer schnellen, zielgerichteten Arbeitsweise, einem hohen Grad an Verantwortungsbewusstsein und ihrer Freude an neuen Herausforderungen. Um an die alte Arbeitsstelle zurückkehren zu können, müsse sich der Aufgabenbereich verändern. Ihr fehle ein kollegiales Team, in dem sie sich wohl fühlen könne. Sie empfinde die Arbeit als sehr belastend, da sie die meiste Zeit mailschreibend am PC verbringe. Zudem liege der Arbeitsschwerpunkt in der organisatorisch administrativen Arbeit so, dass ihr die konkrete Auseinandersetzung mit den Produkten fehle. Was sie selbst zur Veränderung der Situation beitragen könne, wisse sie nicht. Sie ist jedoch davon überzeugt, dass ein Arbeitsstellenwechsel die Symptomatik lindere und sie an ihre alten Stärken anknüpfen könnte. Zur Zeit hindere sie ihr stark vermindertes Selbstwertgefühl daran, eine neue Stelle anzunehmen.
> **Werte:** Die aktuelle Anstellung habe sie sich unter dem Gesichtspunkt der Abwechslung ausgesucht. Produktentwicklung und Verkauf seien spannende Aufgabenfelder. Ein weiterer wichtiger Aspekt sei die Seriosität der Firma und der Verdienst. Arbeit an sich habe für sie einen hohen Stellenwert, da sie ihr Unabhängigkeit ermögliche.
> **Interessen:** Es zeigt sich, dass Frau Müller eine Vielzahl von aktiven Interessen aufweist, deren Durchführung im letzten Jahr starke Einbußen erlitten hat. Ihr Schwerpunkt liege z. Z. vermehrt auf passiv durchführbaren Aktivitäten wie z. B. Lesen, Ausschlafen, Frühstücken usw. Wenn sie an ihre Arbeitstelle denkt, habe sie schon nach kurzer Zeit massive Motivationseinbußen erlebt. Nach den Wochenenden empfinde sie dies als besonders schlimm. Ihr habe zunehmend der Antrieb gefehlt, die Arbeit wieder aufzu-
> ▼

nehmen und mit ihrem Chef und ihren – bis auf wenige Ausnahmen – unliebsamen Kollegen in Kontakt zu treten. So habe sie immer irgendwelche Krankheiten erfinden müssen. Vor Klinikeintritt sei sie bereits 7 Wochen krankgeschrieben worden. Als Alternative könne sie sich eher wieder eine Anstellung im Wohnberatungsbereich vorstellen. Diese Arbeit erfülle sie; die Anforderungen in der Kundenberatung, die Arbeit mit den unterschiedlichen Materialien und die konkreten Aufträge ließen wenig Routine aufkommen und stellten für sie immer neue Herausforderungen dar.

Habituation
Rollen: Außerhalb ihrer Berufstätigkeit sieht sich die Klientin in der Rolle als Hausfrau, Lebenspartnerin, Freundin, Familienmitglied und Hobbyist. Die Rolle an ihrem aktuellen Arbeitsplatz sei ihr unklar. Sie sehe sich als Arbeitnehmerin, könne sich jedoch nicht mit ihrem derzeitigen Arbeitsplatz identifizieren. Ihre Hauptaufgabe bestehe in erster Linie aus Computerarbeit und der Beantwortung von Mails. Nichtsdestotrotz sehe sie sich als Fachfrau, die sich ihrer fachlichen Kompetenzen durchaus bewusst sei, diese aber an ihrem aktuellen Arbeitsplatz nicht anwenden könne.
Gewohnheiten: Frau Müller beschreibt Einflüsse der Erkrankung auf ihren Tagesablauf. Ihr fehle die Energie, wenn sie am Abend nach Hause käme, sie erledige das Nötigste, bereite das Abendessen vor, trinke dann meistens zu viel und verbringe den Rest der verbleibenden Zeit dösend auf dem Sofa. Die einzige Abwechslung an ihrer Arbeitsstelle seien die Pausen: Mittags ginge sie häufig bummeln oder mit Kollegen eine Kleinigkeit essen.

Umwelt
Ihr Chef leide ihrer Meinung nach an Kommunikationsproblemen. Obwohl sie sich das Büro teilen, finde sie den sozialen Kontakt und den Anspruch an Teamarbeit als Pseudoveranstaltung. Jeder arbeite vor sich hin. Sie glaube jedoch, dass ihr Chef sie bei der Rückkehr zur Arbeit unterstützen würde, da er mit ihrer Arbeit stets zufrieden gewesen sei. Auch ein Teil der Kolleginnen würde sich bestimmt freuen. Mit einigen pflege sie persönliche Kontakte, die sie auch während des Klinikaufenthaltes aufrechterhalten konnte. Ihre Beziehung zu ihrem Lebenspartner stabilisiere und stütze sie, er begleite und akzeptiere sie in ihrer eigenen Entscheidungsfähigkeit.

Fazit
Die WRI-Auswertung (vgl. Problemlösungszyklus »erwünschtes Ergebnis festlegen«, ◘ Abb. 8.1) bestätigt und verdeutlicht die aktuelle Problematik der Patientin an ihrem bestehenden Arbeitsplatz. Die Rückkehr an die bisherige Arbeitsstelle erscheint zweifelhaft. Ein Stellenwechsel wird in Betracht gezogen. Ausschlaggebend da-
▼

für ist der im Interview geäußerte Mangel an Optimismus im Hinblick auf die Perspektive, etwas an der Arbeitssituation verändern zu können. Sie hat keinen Spaß an dieser Arbeit. Ihrer Ansicht nach kann sie ihre Fähigkeiten nicht wirksam nutzen. Ebenfalls gegen eine Rückkehr an die Arbeitsstelle spricht ihre passive Haltung bei der Übernahme von Verantwortung. Sie schiebt anderen Personen und Umständen die Schuld zu und reagiert negativ auf Hindernisse und Herausforderungen. Damit versäumt sie die aktive Mitgestaltung der eigenen Arbeitssituation, welche sich bei ihr in einer Form von Aussichtslosigkeit ausdrückt. Ferner zeigt sich ein Mangel an Motivation, der sich in einer verminderten Energiebereitstellung im privaten wie auch im beruflichen Bereich äußert. Hinzu kommt die starke Identifizierung mit dem Rollenbild der arbeitenden Frau. Die Arbeit nimmt einen wichtigen Stellenwert bei der Autonomie- und der Selbstwertbildung der Patientin ein, die in der momentanen Lage nicht befriedigt wird. Frau Müller beschreibt sich als in einem Käfig gefangene Katze.

Im Anschluss an das WRI kehrt die Ergotherapeutin noch einmal an den Anfang der Fragestellung zurück, um zu evaluieren, ob es ein oder mehrere Probleme auf dem Weg zur Erreichung des genannten Fernzieles geben könnte. Zusammen mit Frau Müller werden die einzelnen Stationen des Interviews abermals analysiert. Auffällig dabei sind die zahlreichen Stellenwechsel. Frau Müller begründet diese damit, dass ihr nach einer gewissen Zeit die Herausforderung fehlt. Mögliche Probleme im zwischenmenschlichen Umgang werden von der Patientin in diesem Zusammenhang nicht thematisiert. Des Weiteren wird mit ihr besprochen, dass sie an der Beeinflussung der aktuellen Arbeitssituation eine geringe bis gar keine Beteiligung zeigt und sich daran die Frage anschließt, wie sie denn generell mit emotional belastenden Situationen umgehen würde. Genau kann sie diese Frage nicht beantworten. Doch hat sie das Gefühl, dass sie emotionale Belastungen zu lange aushält, wodurch sie in Spannung gerät, die sie mit Alkohol zu lindern versucht. Man kann sagen, ihre Schwierigkeit, Konflikte konstruktiv zu lösen, resultiert in einer selbst gerichteten Aggression. Nehmen die Konflikte überhand, kommt es zu Stellenwechseln.

Die Therapeutin stellt auch nochmals das Volitionsnarrativ der Katze zur Debatte, indem sie die Eigenschaften einer Katze durch Frau Müller definieren lässt. Diese verbindet mit dem Tier die Eigenschaften Neugierde, Verspieltheit, Charakterstärke, eine starke Triebsteuerung und Eigensinnigkeit. Nicht beherrschbar auf der einen Seite, anschmiegsam auf der anderen. Einen Transfer bildend zu ihrem Arbeitsplatz findet Frau Müller etliche Parallelen bezüglich ihres Verhaltens ihrem sozialen Umfeld gegenüber. Sie definiert, wie für sie ein mögliches Arbeitsfeld aussehen kann, und es macht ihr deutlicher, was sie von einer Arbeitsstelle erwartet.

Gruppe soziale Kompetenzen am Arbeitsplatz

Zur Überprüfung der **Performanz** in den Teilbereichen Kommunikation/Interaktion und Grundarbeitsfähigkeit wird Frau Müller der Vorschlag gemacht, an der »Gruppe soziale Kompetenzen am Arbeitsplatz« und an dem Bürotraining teilzunehmen. Gründe dafür sind die im Erstgespräch ermittelten sozialen Schwierigkeiten sowie die Erstellung eines Fähigkeitsprofils der Patientin.

Die Gruppe soziale Kompetenzen am Arbeitsplatz ist eine Gruppe, die den Prozess der Bewusstmachung der eigenen sozioemotionalen und interaktionellen Fähigkeiten am Arbeitsplatz in den Vordergrund stellt. Durch gestalterische Mittel, Rollenspiel und Reflexion wird die Auseinandersetzung mit der eigenen Thematik angeregt und gefördert.

❯ **Fallbeispiel**

Der Start in der Gruppe gestaltet sich anfänglich schwierig. Nach der zweiten Stunde fasst Frau Müller den Entschluss, die Therapie abzubrechen, da der Inhalt nicht ihrer Vorstellung entspricht Die Ergotherapeutin reflektiert mit ihr, dass sie genauso für die Gestaltung des Inhaltes mitverantwortlich sei und sie im Übrigen in den Reflexionsrunden, die immer am Ende einer Stunde stattfinden, keine Kritik geäußert habe. Die Therapeutin fragt Frau Müller, ob sie dieses Verhalten aus ihrer Arbeitssituation kennt, worauf Frau Müller ihr Muster und der Impuls zum Fliehen bewusst wird. Diese Erkenntnis führt im Verlauf zu einer erhöhten Therapiebereitschaft.

Fragebogen der Kommunikations- und Interaktionsfähigkeiten

Neben der unstrukturierten Beobachtung in der Gruppe, wird zur Erfassung der Kommunikations- und Interaktionsfertigkeiten das von MOHO abgeleitete Instrument ACIS (Assessment of Communication and Interaction Skills, Fragebogen der Kommunikations- und Interaktionsfähigkeiten, Tabelle 8.1) eingesetzt. ACIS wird ausgewählt, um die soziale Performanz beurteilen zu können. Es trifft eine Aussage darüber, wie Frau Müller andere dafür gewinnt, ihre Bedürfnisse zu befriedigen, ihr zu helfen, Informationen zu erteilen und inwieweit sie in der Lage ist, diese und andere Handlungen zu erwidern. Das Instrument wird etwa nach 5 Therapieeinheiten, nachdem die Ergotherapeutin sich ein erstes Bild von dem Gruppenverhalten der Patientin machen kann, eingesetzt. Untersucht werden Körperbereich, Informationsbereich und Beziehungsbereich. Das ACIS wird vorab als Fremdeinschätzungsinstrument (als solches ist es auch von dem Modell vorgesehen) genutzt und im Anschluss als Reflexionsgrundlage eingesetzt.

> **Fallbeispiel**
Nach Einsatz des ACIS wird nochmals deutlich, dass Frau Müller Mühe hat, sich durchzusetzen. Genauer gesagt kann sie arbeitsrelevante Ziele nicht gegen die Tendenz anderer einbringen und angemessen umsetzen. Sie erkennt, dass sie darunter leidet und ihren Unmut nonverbal zum Ausdruck bringt. Dies äußert sich in der Gruppe soziale Kompetenzen am Arbeitsplatz, indem sie z. B. die Arme vor dem Körper verschränkt, die Kommunikation verweigert oder andere abwertet. Hinzu kommt, dass sich der Aufbau von Beziehungen, insbesondere in der Anfangsphase, als schwierig gestaltet. Frau Müller wirkt zunächst eher zurückhaltend distanziert, sie spricht ausgesprochen schnell und erscheint sehr ungeduldig. Sie versprüht wenig Witz, macht selten Komplimente, äußert eher destruktive Kritik und klagt viel. Es fällt ihr schwer, sich auf die Zusammenarbeit in der Gruppe einzulassen. Wie sie selbst beschreibt, fehlt ihr dazu oft die Geduld. Erst wenn sie sich sicher fühlt, ihr Raum gegeben und sie mit einbezogen wird, erlebt man eine sensible, hilfsbereite und einfühlsame Frau, die auch über ihr eigenes Verhalten lachen kann. Im Selbst- und Fremdeinschätzungsvergleich zeigte sich ein weitgehend deckungsgleiches Ergebnis.
Woher diese Verhaltensmuster rühren, ist aus dem Instrument heraus nicht ersichtlich. Klar ist jedoch, dass die Performanz von den Einflüssen der Volition und Habituation geprägt wird und diese wiederum Spiegel unserer sozialen Umwelt sind.

Therapieverlaufsgespräch

> **Fallbeispiel**
In einer weiteren Sitzung werden die häufigen Arbeitsplatzwechsel aufgegriffen. Behutsam nähert sich die Therapeutin mit der Patientin der Vermutung, dass nicht nur Langeweile der Grund für einen Stellenwechsel gewesen sein könnte. Themen wie zu hohe eigene Erwartungen oder Umgang mit Hierarchien werden berührt, jedoch bei der Patientin noch nicht integriert.

Bürotraining

Das Bürotraining ist eine Mediengruppe, welche die Abklärung und Auseinandersetzung mit der eigenen Arbeitsfähigkeit (Arbeitsdiagnostik) als Zielsetzung beinhaltet. Den Medienschwerpunkt bilden Büromaterialien und Bürogeräte. Die Arbeitsangebote beinhalten sowohl kognitives Training als auch Kenntniserwerb über Hard- und Software durch Leittexte und Bürotätigkeiten mit und ohne PC.

> **Fallbeispiel**
MELBA-Fähigkeitsprofil
Im Bürotraining zeigt sich deutlich, dass die Stärken der Patientin im kognitiven Bereich liegen. In allen dazugehörigen Punkten ist ein durchschnittliches Fähigkeitsbild zu verzeichnen. Als überdurchschnittlich wird das Vorstellungsvermögen bewertet. Die sozialen Merkmale sind in durchschnittlicher Ausprägung vorhanden. Als unterdurchschnittlich kristallisiert sich die Durchsetzungsfähigkeit und Kritisierbarkeit heraus. Die Art der Arbeitsausführung ist gut, die Misserfolgstoleranz gering. Die psychomotorischen Merkmale liegen in der Norm, die Kulturtechniken und die Sprache liegen über dem Durchschnitt.

Fazit
Die Auswertung des Fähigkeitsprofils zeigt, dass Frau Müller über eine gute Ressourcenlage im Bereich der Grundarbeitsfähigkeiten verfügt. Den Förderschwerpunkt stellen Teilaspekte der sozialen Merkmale dar. Priorität steht eine Ich-Stärkung, eine erhöhte Fähigkeit der Abgrenzung und die Entwicklung einer realistischen Anspruchshaltung. Frau Müller braucht vermutlich einen Sinn und Abwechslung in ihrer Arbeit, um das nötige Engagement aufrechterhalten zu können. Dieser Punkt der Volition hat einen nennenswerten Einfluss auf den Erfolg, an einem Arbeitsplatz dauerhaft zu verweilen.

8.5.5 Zielvereinbarung

An dieser Stelle befinden wir uns gemäß des Problemlösungszyklus in der Phase der Ergebnisfestlegung.

> **Fallbeispiel**
Die therapeutische Zielsetzung wird gemeinsam zwischen Therapeutin und Klientin aus der oben beschriebenen Befunderhebung abgeleitet, hierarchisch geordnet und festgelegt. Sie dient als Planungsgrundlage für den weiteren Therapieverlauf.
Nach der WRI-Auswertung steht als Fernziel die berufliche Neuorientierung zur Diskussion. Im weiteren Therapieverlauf kristallisiert sich das Fernziel der beruflichen Wiedereingliederung am bestehenden Arbeitsplatz, ggf. Wechsel an eine andere Arbeitsstelle zu einem späteren Zeitpunkt, heraus. Mit ein Grund für den Perspektivenwechsel stellt die momentan herrschende, schlechte Wirtschaftslage dar, aber auch die Erkenntnis, dass der angestrebte Wechsel nicht zwangsläufig die erhoffte Wende bringen muss. Aus diesem Grund werden Lösungsstrategien entwickelt, die in Zukunft den Umgang mit schwierigen Situationen erleichtern.
Konkret besteht in allen drei Subsystemen bei Frau Müller Entwicklungsbedarf. Die Behandlungsschwerpunkte liegen im Bereich der Volition bei dem Selbstbild,
▼

im Bereich Habituation sowohl bei den Gewohnheiten als auch den Rollen. Im Bereich der Performanz liegen sie bei den Interaktions- und Kommunikationsfertigkeiten.

Im Bereich **Perfomanz** verbessert Frau Müller ihre sozialen Kompetenzen in den Teilaspekten Informationsaustausch und Beziehungsaufbau mit den Schwerpunkten der Erarbeitung von Konfliktlösestrategien, Erhöhung der Misserfolgstoleranz, der adäquaten Durchsetzungsfähigkeit, Kritisierbarkeit, Kooperationsfähigkeit und Beständigkeit. Im Bereich **Habituation** verändert sie ihre bisherigen Arbeitsgewohnheiten und baut die oben genannten Schwerpunkte in ihren Arbeitsalltag ein. Im Bereich **Volition** sucht sie Möglichkeiten zur Steigerung ihres Interesses an der jetzigen Arbeitsstelle, ggf. ist ein Stellenwechsel zu überprüfen. Frau Müller übernimmt Verantwortung und Kontrolle für die eigene Lebensgestaltung, lässt die Werte anderer neben den eigenen Werten bestehen und probiert Arbeitsalternativen aus, bei der ihre Stärken besser zum Tragen kommen. Im Bereich der **räumlichen** und **sozialen Umwelt** nimmt Frau Müller eine ambulante Therapie zur Unterstützung ihrer weiteren persönlichen Entwicklung in Anspruch.

8.5.6 Therapieplanung

In Anlehnung an den Problemlösungszyklus legen die Patientin und die Ergotherapeutin entsprechende Lösungen fest. In einem nächsten Schritt wird der therapeutische Ansatz gewählt und gemeinsam mit der Patientin ein Aktionsplan ausgearbeitet.

In Anbetracht der Fülle und Komplexität der zu bewältigenden Ziele und der bevorstehenden Beendigung der stationären Behandlung, entschließt sich Frau Müller, den Behandlungsschwerpunkt auf die Performanz zu konzentrieren. Die Realisierung wird in der Gruppe soziale Kompetenzen am Arbeitsplatz vollzogen. Parallel dazu werden die ersten ambulanten Maßnahmen angebahnt.

8.5.7 Verlauf und abschließende Bemerkungen

❯ **Fallbeispiel**
Die in der Zielvereinbarung fixierten Punkte sind in dem 4-wöchigen Therapieverlauf Grundlage der therapeutischen Interventionen. Frau Müller erlebt oft schmerzhafte Situationen, denen sie sich mutig stellt und im Verlauf öffnet. Laut ihrer Aussage ist die Arbeitstherapie eine wichtige Standortbestimmung in dieser Phase ihres Lebens und ein erster Schritt, um aus dem Nebel der diffusen Gefühle herauszutreten.

An dieser Stelle, inmitten der Maßnahmendurchführung, ist der Prozess innerhalb der klinischen Arbeitsthera-

pie beendet. Bleiben die Patienten länger, so werden weitere Behandlungsmaßnahmen zur Zielerfüllung geplant, durchgeführt und gemeinsam mit dem Patienten analysiert. Wenn nötig, wiederholt sich dieses Vorgehen, bis die Arbeitsfähigkeiten soweit gefestigt sind, dass die berufliche Eingliederung eingeleitet werden kann.

❯ **Fallbeispiel**
Nach 4 Wochen wird Frau Müller mit stabilisiertem Zustandsbild entlassen. Die Eingliederung an ihren alten Arbeitsplatz erfolgt stufenweise zu 50%. Die verbleibenden 50%, die sie noch weiter krankgeschrieben sein wird, besucht sie die ortsansässige Tagesklinik. Die in der Arbeitsdiagnostik getroffene Zielvereinbarung möchte sie in den ambulanten Strukturen weiterverfolgen und die Erfahrungen ihres Arbeitsalltags in den Therapieverlauf einfließen lassen. Langfristig gedenkt sie eine verhaltenstherapeutische Maßnahme anzugehen. Ihre Arbeitszeit möchte sie von 50 auf 60% steigern. In der verbleibenden Zeit wünscht sich Frau Müller ein zweites Standbein aufzubauen, und wenn sie das Gefühl hat, die richtige Entscheidung getroffen zu haben, würde sie evtl. den vollen Wechsel in eine neue Firma anstreben. Frau Müller erlebt sich aktiv in ihrer Lebensgestaltung. Die Perspektive weist neue Möglichkeiten auf, die wichtigsten Schritte dafür sind eingeleitet.

8.6 Von der Arbeitsdiagnostik in die berufliche Rehabilitation

Die Grenzen sind in dem Moment erreicht, wo im Hinblick auf eine genauere Diagnostik, Therapieplanung und Prognosestellung weitergehende Belastungssituationen benötigt werden. Der »künstliche« Trainingsrahmen der klinischen Arbeitstherapie birgt neben der Gefahr einer Unterstimulierung (vgl. Zeelen u. Weeghel 1994) auch die der Erbringung verfälschter oder unbrauchbarer Ergebnisse. Deshalb sollten arbeitsrealitätsnahe Angebote z. B. in Form von externen Praktika in Betrieben der freien Wirtschaft oder den Regiebetrieben einer Klinik einbezogen werden, um eine Objektivierung von Schwierigkeiten und Fähigkeiten der im geschützten Raum der Klinik gewonnen Erkenntnisse gewährleisten zu können.

8.7 Praktische Konsequenzen

Die Realisierung einer erfolgreichen beruflichen Integration bedingt das reibungslose Ineinandergreifen von Akutbehandlung und Rehabilitation unter Berücksichtigung des individuellen Hilfebedarfs der einzelnen Behinderten. Die Organisation von Hilfen sollte individuell so ausgestaltet sein, dass eine Anpassung an einen sich erhöhenden oder verringernden Bedarf an Förderung und

Hilfe möglich ist, ohne dass der psychisch Erkrankte und Behinderte aus seinem sozialen Bezugssystem ausgegliedert wird. Von besonderer Bedeutung ist dabei die Kontinuität von therapeutischen Kontakten und Bezugspersonen. Dieser Prozess beginnt bereits in der medizinischen Rehabilitation, um der Krankheitsdynamik psychisch beeinträchtigter Menschen gerecht zu werden. Auch müssen unterschiedliche Hilfen und Finanzierungsmöglichkeiten nicht nur nacheinander, sondern ggf. auch wiederholt bzw. gleichzeitig in Anspruch genommen werden können (Seyfried et al. 1993).

Literatur

Bennett D (1985) Die Bedeutung von Arbeit in der Behandlung chronisch psychotisch kranker Menschen. In: Keupp H et al. (Hrsg) Im Schatten der Wende: Helferkrisen – Arbeitslosigkeit – berufliche Rehabilitation (Forum für Verhaltenstherapie und psychosoziale Praxis, Bd 8). Steinbauer und Rau, München, S 150–158

Cumming J, Cumming E (1968) Ego und Milieu. Aldine, Chicago

Dahlhoff A (1998) Integrationsdienste. In: Weber P, Steier F (Hrsg) Arbeit schaffen – Initiativen für psychisch Kranke. Psychiatrie-Verlag, Bonn

De las Heras CG, Geist R, Kielhofner G, Li Y (2002) The volitional questionaire. Model of Human Occupation Clearinghouse, Chicago

Groth K, Schönberger R (1998) Arbeitstherapie und berufliche Rehabilitation. In: Bock T, Weigand H (Hrsg) Hand-werks-buch Psychiatrie. Psychiatrie-Verlag, Bonn

Feiler M (2003) Klinisches Reasoning in der Ergotherapie: Überlegungen und Strategien im therapeutischen Handeln. In: Feiler M, Marotzki U (Hrsg) Ergotherapie – Reflexion und Analyse. Springer, Berlin Heidelberg New York ;

Forsyth K, Salamy M, Simon S, Kielhofner G (1995) The Assessment. Model of Human Occupation Clearinghouse, Chicago

Haerlin C, Kleffmann A (1995) Diagnostik in der Arbeitstherapie – Mehr als nur das Ausfüllen von Checklisten (Beta Reha-Praxis, Nr. GTA 17). BTZ, Köln

Hagedorn R (1999) Umsetzung von Modellen in die Praxis. In: Jerosch-Herold C (Hrsg) Konzeptionelle Modelle für die ergotherapeutische Praxis. Springer, Berlin Heidelberg New York

Hagedorn R (2000) Ergotherapie – Theorien und Modelle. Die Praxis begründen. Thieme, Stuttgart

Hohm H (1982) Perspektiven der Arbeitstherapie im Psychiatrischen Krankenhaus (Beta Reha-Praxis, Nr. GTA 22). BTZ, Köln

Jahoda M (1985) Die sozialpsychologische Bedeutung von Arbeit und Arbeitslosigkeit. In: Keupp H et al. (Hrsg) Im Schatten der Wende: Helferkrisen – Arbeitslosigkeit – berufliche Rehabilitation (Forum für Verhaltenstherapie und psychosoziale Praxis, Bd 8). Steinbauer und Rau, München

Kielhofner G (1995) A model of human occupation: theory and application, 2nd edn. Williams & Wilkins, Baltimore

Kielhofner G, Mallinson T, Crawford C, Nowak M, Rigby M, Henry A, Walens D (1997) A user's guide to the Occupational Performance History interview-II. Model of Human Occupation Clearinghouse, Chicago

Kielhofner G, Mentrup C, Niehaus A (1999) Das Model of Human Occupation (MOHO). In: Jerosch-Herold C (Hrsg) Konzeptionelle Modelle für die ergotherapeutische Praxis. Springer, Berlin Heidelberg New York

Kleffmann A, Föhres F, Müller B, Weinmann S (1997) Melba – Ein Instrument zur beruflichen Rehabilitation und Integration (Manual). Universitätsklinik, Siegen

Kleffmann A, Föhres F, Weinmann S (2001) Instrumentarium zur Diagnostik der Arbeitsfähigkeiten (Manual). Universitätsklinik, Siegen

Köser P (2000) Hilfen zur Befundung/Arbeitsdiagnostik, Reihe1: Ergotherapeutische Instrumente. Edition Vita Activa, Osnabrück

Kulenkampff C, Kunze H, Lehmann K, Schwendy A (1982) Diskussionspapier: Rahmenkonzeption für die berufliche Rehabilitation psychisch Kranker und Behinderter (Beta Reha-Praxis, Nr. GTA 10). BTZ, Köln

Lehmann K, Pohl J, Kunze, Arnoldt F (1984) Psychisch Behinderte im System der beruflichen Rehabilitation (Forschungsbericht des Bundesministeriums für Arbeit und Sozialordnung, Sozialforschung 174). Bundesministerium für Arbeit und Sozialordnung, Bonn

Marotzki U (2002) Ergotherapeutische Modelle praktisch angewandt: eine Fallgeschichte – vier Betrachtungsweisen. Springer, Berlin Heidelberg New York

Matsutsuyu J (1969) The interest checklist. Amer J Occupational Therapy 23: 323

Mentrup C (2002) Das Model of Human Occupation (MOHO). In: Marotzki U (Hrsg) Ergotherapeutische Modelle praktisch angewandt: eine Fallgeschichte – vier Betrachtungsweisen. Springer, Berlin Heidelberg New York

Moore-Corner R, Kielhofner G, Olson L (1998) Work Environment Impact Scale. Model of Human Occupation Clearinghouse, Chicago

Oakley F, Kielhofner G, Barris T, Reichler RK (1986) The role checklist: development and empirical assessment of reliability. Occupational Therapy J Res 6: 157

Philippi R, Dahmen B (2000) Ambulante Begleitung auf dem Weg ins Arbeitsleben »ex&job«: Arbeit, Arbeitstherapie und Rehabilitationsangebote in Wunstorf. In: Weber P (Hrsg) Psychiatrische Arbeitstherapie in Bewegung. Deutscher Verband der Ergotherapeuten e.V. (Neue Reihe Ergotherapie). Schulz-Kirchner, Idstein

Seyfried E, Bühler A, Gmelin A (1993) Strategien der beruflichen Eingliederung psychisch Behinderter. Forschungsbericht 236. Bundesministerium für Arbeit und Sozialordnung, Berlin

Smith NR, Kielhofner G, Watts J (1986) The relationship between volition, activity patterns, and life satisfaction in the elderly. Amer J Occupational Therapy 40: 278

Velozo C, Kielhofner G, Fisher G (1998) A user's guide to the worker role interview. Model of Human Occupation Clearinghouse, Chicago

Weber P, Marotzki U, Philippi R (2000) Arbeitstherapuetische Verfahren. In: Scheepers C, Steding-Albrecht U, Jehn P (Hrsg) Ergotherapie – Vom Behandeln zum Handeln. Thieme, Stuttgart

Zeelen J, Weeghel J van (1994) Berufliche Rehabilitation psychisch Kranker. Beltz, Weinheim

Rehabilitationsplanung

Heinrich Kunze[1]

Der hier vertretene Ansatz von Rehabilitation orientiert sich an dem Anspruch, längerfristig und rezidivierend psychisch kranke und behinderte Personen zu befähigen, »in einem so weit als möglich normalen sozialen Kontext den bestmöglichen Gebrauch von ihren verbliebenen Fähigkeiten zu machen« (Bennett 1983, S 24, vgl. auch Shepherd 1984). In der Sprache der ICF (zuvor ICIDH) von heute (vgl. Kap. 5):

Das Teilhabekonzept der ICF stellt auf Daseinsentfaltung und selbstbestimmtes Leben in den verschiedenen Lebensbereichen ab.... Die Wiederherstellung oder wesentliche Besserung der Funktionsfähigkeit mit dem Ziel der Sicherung oder (Wieder-)Herstellung der Teilhabe an Lebensbereichen einer Person ist eine zentrale Aufgabe der Rehabilitation (Schuntermann 2003, S. 55).

Rehabilitation und ihre Planung ist also daran zu messen, ob sie ausgeht vom individuellen Bedarf einer Person im eigenen Lebensfeld zur Bewältigung der Krankheitsfolgen und ob sie für die Person die Teilhabe an subjektiv wichtigen Lebensbereichen bewirkt. Dabei sind zwei Perspektiven – von Fall zu Fall oder im Zeitverlauf unterschiedlich – gleichzeitig wichtig:

- Befähigung der betroffenen Person,
- Befähigung des persönlichen und professionellen Netzwerkes zur Unterstützung der zu rehabilitierenden Person.

Denn Behinderung als Krankheitsfolge ist immer auch kontextabhängig.

▼

[1] Ich danke für die zur Verfügung gestellten Fallbeispiele sowie für die Kritik und Anregungen zur Verbesserung des Textes: Sabine Kress (Fallbeispiele 1, 2, 10–13, 15) und dem Team der Rehabilitationseinrichtung für Psychisch Kranke; Michael Seifer, Psychotherapie-Team (3, 4); Ursula Hilzinger, Psychiatrische Familienpflege-Team/Institutsambulanz (6–9) sowie weiteren Kolleginnen und Kollegen unserer Klinik; außerdem Marianne Kunze-Turmann, Sozialpsychiatrischer Dienst der Stadt Kassel (10) und Rainer Hölzke, Hamburg.

> Eine zentrale Aufgabe der professionellen Reha-Arbeit ist es, zwischen dem »objektiven« Nutzen von Behandlungszielen und -Maßnahmen aus Sicht des Therapeuten einerseits und deren subjektivem Sinn für den Patienten in Bezug auf seine Ziele andererseits zu vermitteln.
> Personenbezogene Rehabilitationsplanung ist nicht
> - einen Platz in einer Reha-Maßnahme finden: Teilnahme an einer Maßnahme ist kein Ziel!
> - eine Stufenleiter von Reha-Einrichtungen durchlaufen mit zwei möglichen Ergebnissen: Eine störungsfreie Person kehrt ins normale Leben zurück, oder die weiterhin beeinträchtigte Person wird aufgegeben (z. B. »Pflegefall«).

9.1   Ziele der Rehabilitationsplanung

Der Begriff Rehabilitation hat im fachlichen Kontext eine weitere Bedeutung als im kostentechnischen Zusammenhang. Auf der fachlichen Ebene unterschiedlich definierte Ziele haben Auswirkungen auf die Zuständigkeit der Leistungsträger, außerdem sind versicherungsrechtliche Voraussetzungen zu beachten. Rehabilitation im fachlichen Sinne wird finanziert von den »vorrangigen« Leistungsträgern für medizinische und berufliche Rehabilitation sowie nachrangig als Eingliederungshilfe von der Sozialhilfe (vgl. neue Regelungen im SGB IX dazu). Der Unterschied zu Behandlung (im kostentechnischen Sinne) ist nicht scharf, weil Behandlung oft auch rehabilitative Anteile hat ebenso wie Rehabilitation auch Behandlungsanteile (vgl. WHO-Konzept von Krankheit und Krankheitsfolgen ICF/ICIDH sowie Psych-PV). Auch Pflege hat eine rehabilitative Ausrichtung, wenn sie aktivierend gestaltet wird.

> **Wichtig**
>
> Planung ist zielorientiert und dynamisch, sie folgt dem Grundschema des Problemlösungszirkels.

Die Zeitperspektive kann kurzfristig (z. B. Einstieg in den Zielklärungsprozess), mittelfristig (z. B. Rückkehr ins Berufsleben) oder langfristig (Lebensplanung) sein. Die drei Zeitperspektiven sind flexibel miteinander zu verbinden bei der Suche nach einem individuellen Lösungsweg. Klarheit über Zielhierarchien ist aber nicht nur in zeitlicher Hinsicht, sondern insbesondere für die inhaltliche und subjektive Gewichtung zu erarbeiten.

Sorgfältige Aufmerksamkeit erfordert die Problematik, dass bei den verschiedenen Beteiligten,
- betroffene Person,
- Angehörige und Bezugspersonen (z. B. Freunde, Arbeitskollegen) und
- professionell Beteiligten (z. B. nach Berufsgruppen, nach Institutionstypen...)

die **Vorstellungen** über Ziele und ihre Bedeutung und Konzepte zur Problemanalyse und Zielerreichung **eben** nicht automatisch übereinstimmen oder kompatibel sind. Eine ausreichende Übereinstimmung muss vielmehr geduldig, schrittweise erarbeitet werden. Es gilt, den Patienten soweit wie möglich zum **Experten für seine Krankheit und Behinderung sowie deren Bewältigung** zu machen. In einer gelungenen Rehabilitation denkt, plant und handelt ein eigenverantwortlicher (!) Klient, der von einem Reha-Profi begleitet, beraten und unterstützt wird (»teacher, preacher, friend, cop«; Drake et al. 1999).

> **Wichtig**
>
> Patienten richten sich eher nach dem subjektiven Sinn eines Reha-Plans und weniger nach dem objektiven Nutzen oder dem professionellen Charakter. Oft sind andere ihnen nahe stehende Personen – im positiven wie im negativen Sinne – sehr einflussreich.

Als Professioneller muss ich einen Patienten also bei seinen Vorstellungen über Ziele, Probleme, Zusammenhänge, Veränderungsmöglichkeiten, zumutbare Belastungen usw. abholen und davon ausgehend – mit ihm zusammen – realistische Ziele und darauf bezogene Interventionsstrategien entwickeln, die subjektiv für ihn Sinn machen: Unter Berücksichtigung von Lebensstil, persönlichen, soziokulturellen, biografischen Aspekten, von intellektuellen, emotionalen und sozialen Fähigkeiten.

> **Wichtig**
>
> Motivation ist kein abstraktes Persönlichkeitsmerkmal, sondern Ergebnis von Interaktionsprozessen.

Dabei ist entscheidend, welchen subjektiven Sinn in Bezug auf eigene Ziele für den Patienten konkrete erwartete Handlungen in konkreten Zusammenhängen machen. Und die Vorstellungen über den Sinn von Reha-Zielen und -Maßnahmen werden auch von wichtigen Bezugspersonen im sozialen Feld beeinflusst.

Scharfetter (1998, 2002) hat wiederholt ausgeführt, dass Symptome nicht nur relevant sind für eine **objektivierende Psychopathologie**, sondern dass auch das **sub-**

jektive Erleben der Symptome und ihr subjektiver Sinn, die **Funktion der Symptome im sozialen Kontext** und ggf. ihre **autotherapeutische Funktion** für die Behandlungsplanung zu berücksichtigen sind.

> Der Patient »hat« nicht Symptome, sondern erlebt bestimmte Erfahrungen und verhält sich daher in beschreibbar von der Gruppennorm abweichender Weise. **Nichts von seinem Tun ist schlechthin unsinnig** (Scharfetter 2002, S. 3).

Aus der Sicht der Psychiatrie-Erfahrenen hat dies auch Clausen (1999) formuliert.

> **Fallbeispiel**
> **Beispiel 1: Das Problem sind die zu hohen Erwartungen der Eltern**
> Herr B., 39 Jahre alt, seit 15 Jahren in einer Werkstatt für behinderte Menschen gut integriert, lebt in einer betreuten Wohngemeinschaft, seit 10 Jahren keine akute Exazerbation der **paranoiden Psychose.** Der Vater ist niedergelassener Arzt kurz vor der Rente und möchte seinen Sohn und dessen finanzielle Absicherung »in trockenen Tüchern« wissen. **Auf Betreiben der Eltern** wird Herr B. in ein **Berufsförderungswerk** geschickt mit dem Ziel, die vor 20 Jahren abgebrochene Ausbildung als Einzelhandelskaufmann abzuschließen. Nach 4 Monaten wird die Maßnahme abgebrochen, da Herr B. den Lernstoff nicht bewältigt, Konzentrations- und Merkfähigkeitsstörungen aufweist, Schlafstörungen bekommt, immer ungepflegter wirkt. Die Eltern lassen nicht locker, wollen, dass man ihrem »Sohn eine Chance« gibt, weshalb er in der **Rehabilitationseinrichtung für Psychisch Kranke (RPK)** aufgenommen wird. Auch hier zeigt sich, dass Herr B. viele kommunikative und soziale Fähigkeiten hat, in der konkreten Arbeit aber weder tatsächlich Neues hinzu lernen kann, noch selbstständig wird. Einfache Arbeiten auf Anweisung ohne Zeitdruck, ohne planerisch denken zu müssen und ohne große Anforderung an Abstraktionsvermögen kann er gut und zuverlässig ausführen. Das Ergebnis der Rehabilitation: Herr B. bekommt einen **Werkstatt-Platz in einer Integrationsfirma,** wo er sich im Praktikum bewährt hat. Diese Lösung ist erst stabil und für Herrn B. akzeptabel, als nach mehreren Angehörigengesprächen auch die Eltern sich mit diesem Ergebnis arrangieren.

Der Reha-Profi ist dafür zuständig, dass die professionelle (theoriegeleitete) Orientierung, seine Reha-Diagnostik, Ziel- und Maßnahmenplanung mit möglichst hoher professioneller Qualität umgesetzt werden. Aber dazu gehört auch insbesondere die Verantwortung, den Rehabilitanden im Rahmen seiner (ggf. begrenzten) Verstehensmöglichkeiten und seiner Vorstellungen, was Sinn für ihn macht, zu überzeugen, bzw. sich dem Rehabilitanden und

dessen Vorstellungen für sich selbst in Kompromissen und Vereinbarungen über Teilziele zu nähern, dabei Diskrepanzen im Selbst- und Fremdbild zu benennen, auszuhalten und zu diskutieren. Allein der Rehabilitand kann die meist notwendige Modifikation der Vorstellung von sich selbst tatsächlich vornehmen. Personenzentriert arbeiten impliziert den Respekt vor diesem Selbstbild des anderen und nur so ist gewährleistet, dass der Rehabilitand sich wirklich verantwortlich fühlt für die im Reha-Verlauf getroffenen (Lebens-)Entscheidungen. In der Konsequenz kann das aber dann auch für den Reha-Profi bedeuten, Entscheidungen des Klienten hinnehmen zu müssen, die nicht hundertprozentig mit seiner professionellen Einschätzung harmonieren.

> **Fallbeispiel**
> **Beispiel 2: Der Klient setzt sein Ziel durch**
> Herr P., 28 Jahre alt, hat bis vor einem Jahr Germanistik und Geschichte studiert, erkrankte dann an einer **paranoid-halluzinatorischen Psychose,** die erstmals bei ihm mit 17 Jahren aufgetreten war. Zwischenzeitlich hatte er sich gesund gefühlt. In der Rehabilitationseinrichtung versucht er sich in einem weniger theoretischen und besser strukturiertem Arbeitsgebiet. Er macht ein Praktikum im Garten- und Landschaftsbau. Er wird dabei zunehmend depressiv, hält zwar durch, kann aber weder Freude noch Erfüllung in diesem Gebiet finden, wenn er auch einräumt, dass es psychisch für ihn entlastend ist, nicht nur intellektuell gefordert zu sein. Gegen den Rat der Therapeutin hält er an dem Traum, ein Studium abzuschließen, fest und setzt ein Praktikum in einer Begegnungsstätte für obdachlose Menschen (Sozialarbeit) durch. Erstaunlich gut schafft er die Gestaltung der Kontakte zu den Betroffenen und Mitarbeitern, reflektiert die andere Art der Belastung in diesem Bereich und entscheidet sich für ein Studium Sozialwesen. Er sucht sich psychotherapeutische Begleitung und dosiert die Semesteranforderungen, setzt sich **realistische Ziele.** So hat er zwar gegen die Zweifel der Therapeutin gehandelt, aber einen ernsthaften und reflektierten Umgang mit den Einschränkungen durch seine Erkrankung gefunden, sein **Selbstbild modifiziert.**

Oft ist es notwendig, die Rehabilitationsziele im Verlauf der Behandlung zu verändern, weil sich die Lebenssituation und/oder die Symptomatik ändern. Die beiden folgenden Beispiele zeigen, wie erst im Prozess mehrfach die Notwendigkeit zur Änderung der Zwischenziele deutlich wird:

> **Fallbeispiel**
> **Beispiel 3: Die schwierigen Wechselwirkungen zwischen psychotherapeutischer Behandlung und Wohnfeld bei einer türkischen Patientin**
> 19-jährige, in Deutschland geborene Frau türkischer Herkunft. Akutaufnahme (zu Beginn der Sommerschulferien)
> ▼

wegen (demonstrativem?) Suizidversuch (Schneiden am Handgelenk). Kernsymptomatik ist eine schwere gemischte **Zwangssymptomatik,** dazu kommt aktuell eine **depressive Symptomatik.** Es bestehen massive Konflikte mit den Eltern, sie werde geschlagen (hauptsächlich von der Mutter, wegen Zwangsverhalten?). Auf Station zeigt die Patientin erhebliche dissoziative Symptome (psychogene Lähmungen bzw. Stupor).

Erstes Ziel ist die **Abwendung der Suizidalität** und Besserung der depressiven Symptomatik. Dann erfolgt zur Behandlung der Zwänge die Verlegung auf die Psychotherapiestation. Hier zeigen sich neben den Zwängen folgende Probleme:

1. drohendes Schulversagen (Gymnasium 11. Klasse) bei subjektiv sehr hoch angesetzter Wichtigkeit des Abiturs;
2. Weigerung der Patientin, weiterhin zu Hause zu wohnen (was aus kulturellen Gründen eine Schande für die Eltern wäre und deshalb von diesen strikt abgelehnt wird).

Die Patientin präsentiert eine **Lösung für das Wohnproblem**: Eine Tante (Schwester des Vaters) habe zugesagt, sie bei sich aufzunehmen. Damit wäre auch weiterer Schulbesuch möglich. Zu diesem Zeitpunkt ist bereits der »Türkische Verein für Frauen und Mädchen« in Kassel involviert. Wir legen gemeinsam mit der Patientin folgendes Vorgehen fest: Zunächst intensive Behandlung der Zwänge, dann Erprobung des Erlernten bei Schulbeginn durch Schulbesuch von der Station aus, dann Umzug zur Tante und ambulante Weiterbehandlung.

Im Verlauf zeigt sich, dass die junge Frau von der Gesamtsituation völlig überfordert ist und erhebliche Reifungsdefizite aufweist. An lebenspraktischen Fertigkeiten fehlt es überall. Die Zwangsbehandlung bleibt stecken, die Schulbesuche werden immer weniger (Kopfschmerzen, Verschlafen, kein Geld für den Bus, Angst vor Klassenarbeiten), die Tante zieht ihre Wohnzusage zurück. Die Patientin verliert noch die einzige Freundin, verhält sich auf Station so, dass die Pflegemitarbeiter ihre Empathie verlieren. Eine von der Station initiierte »Konferenz« zwischen Türkischem Verein, Vertrauenslehrer, Patientin und Therapeut ergibt nichts Neues. Inzwischen ist die soziale Situation zum Hauptproblem geworden. Der Versuch, die **Patientin an die Eltern anzunähern, misslingt.** Die Ziele müssen daraufhin geändert werden. An die oberste Stelle tritt die Suche nach einer geeigneten betreuten Wohnform, also nach einer Einrichtung. Zu diesem Zweck wird das Jugendamt eingeschaltet.

Während das Jugendamt seine Zuständigkeit erklärt und die Patientin in verschiedenen Einrichtungen (Pflegefamilien, Betreutes Wohnen) vorstellt, versucht die Station in gemeinsamem Gespräch mit den Eltern, dem Jugendamtsmitarbeiter, der Patientin und dem zuständigen ▼

Therapeuten eine Verständigung zwischen Patientin und Eltern und eine Gewinnung der Eltern für diese Maßnahme. Dem Vater wird eine Brücke gebaut: **Betreutes Wohnen** sei wegen der Zwangserkrankung in den nächsten Monaten unumgänglich. Dieses Gespräch verläuft wenig erfolgreich.

Da eine geordnete psychotherapeutische Behandlung nicht möglich und eine psychiatrische stationär nicht erforderlich ist, muss die Patientin bis zum Umzug in die Einrichtung mit Kostenträger Sozialhilfe geführt werden. Ein Tag nach Ummeldung hält sich die Patientin im Rahmen einer Nachtbeurlaubung nicht an die Absprache und berichtet bei Rückkehr, sie sei von einem älteren Mann **vergewaltigt** worden. Alles läuft hochdramatisch ab: Suizidalität (Verlust der Jungfräulichkeit), dissoziative Symptome, depressiver Stimmungs- und Antriebseinbruch. Patientin muss wieder als Akutpatientin behandelt und geführt werden, also Ummeldung in den Krankenkassenbereich. Die empfohlene gynäkologische Untersuchung lehnt die Patientin zunächst ab, stimmt einige Tage später doch zu. Sie will keine Anzeige erstatten. Innerhalb weniger Tage akutpsychiatrischer Behandlung stabilisiert sie sich wieder.

Zwischenzeitlich ist auch klar, dass sie die 11. Klasse nicht schafft und ihr **Ziel »Abitur« wohl verändern** muss in Richtung Fachhochschulreife o. Ä. Die Zwangssymptomatik besteht weiter und ist dringend psychotherapeutisch behandlungsbedürftig.

Zum **Entlassungszeitpunkt** ist jedoch **als einziges Ziel die Schaffung einer stabilen Wohnsituation** unter betreuten Bedingungen realistisch. Alle anderen Ziele müssen aufgeschoben werden. Stützende ambulante psychiatrisch-psychotherapeutische Behandlung wird von uns angeboten. Die schulische Situation ist unklar, die Beziehung zu den Eltern nicht geklärt. Die Notwendigkeit weiterer rehabilitativer Maßnahmen ist bereits jetzt klar absehbar, die Reihenfolge, die (Teil-)Ziele, die erbringenden Institutionen und deren Zusammenspiel usw. lassen sich nicht vorab definitiv festlegen.

Beispiel 4: Psychotherapie und Neuaufbau der Lebensfelder Wohnen und Arbeiten
Die Patientin war zu Beginn der stationären Behandlung im Februar 2001 gerade 25 Jahre alt und hatte eine mehrjährige Odyssee durch verschiedene stationäre und ambulante psychiatrische, psychosomatische und internistische Kliniken bzw. bei verschiedenen Therapeuten und Ärzten hinter sich. Nach Einschätzung der psychiatrischen Ambulanz in Kassel zu Beginn des Jahres 2000 galt sie als nicht behandelbar, diagnostiziert wurden eine **Anorexia nervosa** und eine **emotional instabile Persönlichkeitsstörung, Borderline-Typus.**

Die Behandlung auf der Psychotherapiestation erfolgte unter der Diagnose einer **schweren atypischen Zwangsstörung** mit überwiegenden Handlungszwän- ▼

gen, 10 Monate vollstationär, 2 1/2 Monate regeltagesklinisch, anschließend 3 Monate integriert tagesklinisch bis zur Entlassung und seither (ca. 7 Monate) ambulant psychiatrisch bei einem Facharzt für Psychiatrie und Psychotherapie und psychotherapeutisch bei einer psychologischen Psychotherapeutin.

Erste Ziele der Behandlung waren die **Abwendung der vitalen Gefährdung** durch massives Untergewicht (aktuell nach stationärer internistischer Behandlung 40 kg bei 169 cm Größe) und Flüssigkeitsdefizit infolge der Essrituale und die Unterbrechung des ritualisierten selbstverletzenden Verhaltens (Kopfstoßen oder -schlagen, bis es blutet). Unter der Gewichtszunahme stellten sich nach jahrelanger sekundärer Amenorrhö die Menses wieder ein, gynäkologische Kontrolluntersuchungen und eine hormonelle Behandlung wurden trotzdem erforderlich. Nachdem sich herausgestellt hatte, dass die Patientin kein Wissen über Hygiene, insbesondere die Menses betreffend, hatte, wurde von den Krankenschwestern ein Übungs- und **Aufklärungsprogramm** begonnen.

Danach erfolgte über mehrere Monate ein komplexes und intensives Programm mit Reizexposition und Reaktionsmanagement zur **Reduktion der schweren Zwangshandlungen.**

Da die Patientin wegen des jahrelangen Störungsverlaufs über kein soziales Umfeld außer den Eltern verfügte, wurde ein Programm zur **Aufnahme sozialer Kontakte** etabliert. Dabei zeigte sich die Ausrichtung der Patientin auf den christlichen Glauben als nützlich, sie nahm mit Unterstützung Kontakte zu einer freien Gemeinde (Freikirche) auf und ist seither dort stabil in verschiedenen Gruppen verankert.

Besuche bei den Eltern zeigten eine starke Förderung der Zwangssymptomatik, so dass für die Patientin eine **geeignete Wohnform** gefunden werden musste. Sie entwickelte dabei eigene Vorstellungen, lehnte eine betreute Einrichtung ebenso wie eine Wohngemeinschaft ab, so dass sie sich schließlich mit Unterstützung ein Apartment in Kliniknähe suchte und während der tagesklinischen Behandlung begann, dort selbstständig zu wohnen. Da die Patientin noch nie allein gelebt hatte, waren die Aufgaben der Mitarbeiter jetzt die **Vermittlung alltagspraktischer Fertigkeiten** wie Kochen, Putzen, Kontoeröffnung und -führung bei einer Bank, Einkaufen, Gestaltung eines **attraktiven äußeren Erscheinungsbildes** (Kleidung etc.) u. a.

Schließlich wurde mit starker Unterstützung der Arbeitstherapie noch eine 14-tägige Arbeitserprobung im erlernten Beruf als **Zahnarzthelferin** bei einem Zahnarzt durchgeführt. Danach war geklärt, dass eine Umschulung weder erforderlich noch von der Patientin erwünscht war. Stattdessen sollte in Zukunft eine Wiederaufnahme der erlernten Tätigkeit erfolgen, anfänglich in reduziertem Umfang.

▼

Nachdem die Patientin in ihrem neuen Wohnumfeld und im neuen Freundeskreis stabilisiert und die Zwangssymptomatik in großem Umfang zurückgedrängt bzw. beseitigt war, konnte die Patientin entlassen und die Behandlung in geteilter Verantwortung zwischen einer psychologischen Psychotherapeutin und einem Psychiater fortgeführt werden. Schwerpunkte sind die weitere **Reduktion von Zwangssymptomen,** die **Stabilisierung im Alltag,** die **Verbesserung der sozialen Kompetenz** und die **Begleitung bei der Wiederaufnahme der Arbeit.**

Beide Behandlungen (Beispiel 3 und 4) sind längst nicht abgeschlossen, die Reha-Ziele werden derzeit im ambulanten Setting weiter verfolgt.

9.2 Personenzentrierte Rehabilitationsplanung

Üblicherweise arbeiten Therapeuten in einer Einrichtung, die für eine definierte Zielgruppe in einem bestimmten kostentechnischen Abschnitt ein bestimmtes Angebot macht. Therapie- und Reha-Planung in dieser Situation wird entsprechend von der Frage geleitet: Was können wir von unserem Angebot aus für diesen Patienten Nützliches tun? Wenn das Angebot nicht oder nicht mehr passt, wird der Patient zu einem anderen Angebot weiter geschickt.

Die Reha-Planung ist **personenzentriert,** wenn sie von der betroffenen Person aus die notwendigen Hilfen in den Blick nimmt und den Bedarf **institutionsübergreifend** bestimmt – statt vom eigenen Angebot aus zu fragen, ob der Patient dazu passt. Es geht hier um Personen mit längerfristigem komplexem Hilfebedarf: verschiedene ambulante Hilfeformen gleichzeitig, oder (herkömmliche) Hilfen in Einrichtungen und dazu als Alternative ambulante Komplexleistungen (▶ s. auch Kap. 50).

Zur Verdeutlichung von institutionszentrierter Rehabilitation wird hier als Einstieg der Irrweg eines Patienten durch meist wohnortferne Rehabilitationseinrichtungen geschildert (aus Schmidt-Zadel et al. 2002, S. 361 f).

▶ **Fallbeispiel**
Beispiel 5: Die Folgen institutionszentrierter Reha-Planung
Herr M., 24 Jahre, Laborangestellter, erkrankt im Januar 2000 erstmals an einer akuten **schizophrenen Störung,** wird in einer psychiatrischen **Klinik** behandelt und kehrt im April 2000 wieder auf seinen Arbeitsplatz zurück. Zum Jahresende wird das Arbeitsverhältnis aus betriebsbedingten Gründen gekündigt. Kurze Zeit später, im März 2001 erkrankt Herr M. erneut und wird wieder in die psychiatrische Klinik aufgenommen. Während der Krankenhausbehandlung nutzt er das arbeitstherapeutische Angebot, das aber primär der Stabilisierung dient und be-

▼

rufsspezifische Kenntnisse und Erfahrungen unberücksichtigt lässt. Auch für den Sozialdienst des Krankenhauses sind die berufsspezifischen Erfahrungen und Perspektiven von Herrn M. wiederum nur von anamnestischer Bedeutung, da seitens der Klinik weder berufsbezogene Trainingsmaßnahmen noch klinikübergreifende, unterstützende Maßnahmen vorgesehen sind.

Da bereits während der Krankenhausbehandlung deutlich wird, dass im Anschluss eine weitergehende medizinische und berufliche Rehabilitation notwendig wird, stellt der zuständige Sozialarbeiter einen Antrag auf medizinische Rehabilitation bei dem Rentenversicherungsträger. Bei der konkreten Suche nach einem Platz in einer **Rehabilitationseinrichtung** (RPK oder Übergangseinrichtung) ergibt sich das Problem, dass es ein Angebot in Wohnortnähe nicht gibt. Für die Aufnahme in die nächstgelegene, etwa **80 km entfernte Übergangseinrichtung** mit entsprechendem Angebot wäre es notwendig, dass der Patient seine Wohnung aufgibt und für die Zeit der Behandlung in der Einrichtung wohnt. Zudem ergibt die Nachfrage bei der Einrichtung, dass mit einem freien Platz frühestens in einem Jahr zu rechnen ist. Der Patient lehnt die mögliche Perspektive einer Rehabilitationsmaßnahme in dieser Einrichtung ab, da er weder seine Wohnung noch den Kontakt zu seinen Bekannten verlieren will. Die Beratung bei der örtlichen Servicestelle des Rentenversicherungsträgers endet mit einem ähnlichen Ergebnis. Dort wird ihm ein Aufenthalt in einer **süddeutschen Rehabilitationsklinik** empfohlen.

Auf der weiteren Suche nach Möglichkeiten, einen Weg zurück in Arbeit und Beschäftigung zu finden, wendet sich der Patient noch während seines Klinikaufenthaltes an das örtliche Arbeitsamt. Der Reha-Berater kann ihm zwar über die rechtlichen Bestimmungen und allgemeinen Angebote der beruflichen Rehabilitation Auskunft geben, aber auf Fragen nach einer speziellen Hilfe für ihn als psychisch kranker Mensch (mit dem Wunsch in seinen alten Beruf zurückzukehren) lediglich auf ein **Berufstrainingszentrum in etwa 100 km** Entfernung verweisen.

Nach 10 Wochen wird Herr M., der zuletzt tagesklinisch behandelt wurde (auch aufgrund des von der Prüfung des medizinischen Dienstes der Krankenversicherung ausgehenden Drucks) aus der Klinik entlassen, da Krankenhausbehandlungsbedürftigkeit nicht mehr besteht. Da es in Wohnortnähe keine Angebote zur medizinischen Rehabilitation gibt, Herr M. aber neben der ambulanten fachärztlichen Behandlung begleitende Unterstützung benötigt, wird ihm die Inanspruchnahme des **Betreuten Wohnens** nahe gelegt. Herr M. willigt ein, da er in seiner Wohnung verbleiben kann. Die Mitarbeiter des Betreuten Wohnens sehen sich aber nicht in der Lage, den Wunsch von Herrn M. nach Rückkehr in seinen alten Beruf nachhaltig zu unterstützen. Sie verweisen ihn auf das Arbeitsamt und kennen ansonsten nur als einziges wohn-

▼

ortnahes Angebot die Werkstatt für behinderte Menschen.

Auf Anregung eines früheren Mitpatienten schaut er sich die örtliche **Werkstatt** an. Er kann sich aber nicht vorstellen, dort zu arbeiten, da er hier nicht in seinem früheren Arbeitsgebiet tätig werden kann und nur unter behinderten Menschen arbeiten würde. Die Perspektive eines geringen Arbeitsentgelts, wie es in der Werkstatt gezahlt wird, verbunden mit der Aussicht, zur Sicherung seines Lebensunterhaltes zum Sozialamt gehen zu müssen, ist für ihn indiskutabel.

Mittlerweile ist Herr M. seit 9 Monaten aus der Klinik entlassen. Er hat nach wie vor den Wunsch, in seinem alten Beruf weiterzuarbeiten, ggf. auch nur in Teilzeit. Niemand hat ihm bisher weiterhelfen können, und mit jedem weiteren Monat »nutzlosen Herumsitzens« sinken seine Hoffnung und sein Selbstbewusstsein. Bei einem seiner letzten Besuche im Arbeitsamt hat ihm der Reha-Berater vorgeschlagen, einen **Schwerbehindertenausweis** zu beantragen. Herr M., der zwar einsieht, dass er derzeit nicht voll leistungsfähig ist, lehnt diesen Vorschlag ab, da er sich hierdurch nur noch mehr **stigmatisiert** sieht. Schon die Tatsache, dass ihm dieser Vorschlag gemacht worden ist, beschäftigt ihn sehr und **nagt weiter an seinem Selbstbewusstsein.**

9.2.1 Dynamische Rehabilitationsplanung als zielgerichteter zirkulärer Prozess

In diesem Abschnitt wird personenzentrierte Reha-Planung konzeptionell systematisch beschrieben. Für die Orientierung des Reha-Profis ist dies von großer Bedeutung. Dazu gehört aber auch der Hinweis, dass die praktische Reha-Arbeit mit einzelnen Personen in der Regel in zeitlicher und inhaltlicher Hinsicht dieser logischen Systematik nicht schematisch folgen kann: Diese Systematik ist kein konkreter Gesprächsleitfaden oder Arbeitsplan. Vielmehr geht es darum, die Systematik schrittweise und entsprechend den Möglichkeiten des Patienten und der Situationen wie ein Puzzle zusammenzusetzen.

Der zentrale Punkt am Anfang ist die Klärung der jetzigen und künftigen Wohnform, denn die **eigene Wohnung ist der Dreh- und Angelpunkt** für den Rehabilitationsprozess (vgl. Kap. 50). Ausgehend von allgemeinen Zielen, wie z. B. Wie soll das praktische Leben aussehen?, Wohnen und persönlicher Bereich, soziale Kontakte und Aktivitäten, Bildung und Beruf, Lebensperspektiven unter Berücksichtigung der Biographie, durchläuft ein **Problemlösungszirkel** folgende Stufen:

1. **Problemanalyse:** Welche wichtigen Beeinträchtigungen stehen im Zusammenhang mit Krankheit und Behinderung, und welche Relevanz haben diese Beeinträchtigungen im realen Lebenskontext (Verständnis

AKTEURE

Index-Person
Bezugspersonen

Professionelle Helfer
- nichtpsychiatrisch
- <u>psychiatrisch</u>

Sozialmed. Dienst
Leistungsträger

> planen und bewerten unter
> Berücksichtigung von Fähigkeiten,
> Fähigkeitsstörungen, Beeinträchtigungen
> und Ressourcen

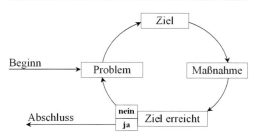

□ Abb. 9.1. Dynamische Reha-Planung als zielgerichteter zirkulärer Prozess verschiedener Akteure

IBRP – Integrierter Behandlungs- und Rehabilitations-Plan

- Personenzentrierte Hilfeplanung:
  - Mit Patient verhandelt
  - Individualisiert und integriert
  - Ziel- und lebensfeldbezogen
- Übergreifend in Bezug auf im Quer- und Längsschnitt beteiligte:
  - Berufsgruppen
  - Einrichtungen
  - Kostenträger
- Vorrang haben:
  - Eigene Ressourcen und die von Bezugspersonen (privat, beruflich)
  - Vor nichtpsychiatrischen professionellen Hilfen
  - Vor psychiatrischen professionellen Hilfen

von Wirkzusammenhängen beim Patienten und beim Therapeuten)?

2. **Konkrete Ziele** ausgehend von der Problemanalyse: subjektiv überzeugend für den Rehabilitanden, unter Berücksichtigung der strategischen Zielhierarchie des Reha-Profis.
3. Zielorientierte **Maßnahmen:** Wer macht was, wo, wie lange, mit welchem Aufwand?
4. **Erfolgskontrolle:** Wurden die Ziele erreicht? Schon bei der Vereinbarung über konkrete Ziele und Maßnahmen sind die Kriterien zu definieren, an denen die Zielerreichung festgestellt werden kann, nicht nur für den Rehabilitationsprofi, sondern auch zur Überzeugung für den Rehabilitanden.

Im **zielgerichteten zirkulären Reha-Prozess** folgen weitere Problemlösungszirkels in **geplanten** Abständen ausgehend vom erreichten Zwischenergebnis oder aus Anlass von besonderen Ereignissen und Entwicklungen (□ Abb. 9.1).

Personen- und lebensfeldzentriert ausgerichtet ist der **Integrierte Behandlungs- und Rehabilitationsplan (IBRP),** der nach dem Problemlösungszirkel vorgeht (Kauder et al. 2001; Bundesministerium für Gesundheit 1999).

Zentrale Hilfe zur Erarbeitung eines integrierten Behandlungs- und Rehabilitationsplans ist der Bogen A1, und davon speziell der 3. Übersichtsbogen. Als Hilfsmittel und Leitfaden zum Ausfüllen des Bogens A1 sind verschiedene Schemata und Instrumente entwickelt worden. Darüber hinaus kann es zur Planung spezifischer Maßnahmen sinnvoll sein, weitere Verfahren – z. B. aus der psychologischen Diagnostik (▶ s. Kap. 6) – zu nutzen. Auf den ersten Blick mag dieser Leitfaden sehr aufwendig wirken. Dabei ist jedoch zu unterscheiden zwischen dem Aufwand, um die im Einzelfall (nach Problemlage und Zielen) relevanten Punkte (eben nicht alle) zu erarbeiten, und dem Aufwand, dies nach IBRP strukturiert aufzuschreiben.

Zur Umsetzung des IBRP liegt auch ein Handbuch vor (Gromann 2001). Die Bögen und Instrumente sind im Internet verfügbar (www.ibrp-online.de).

9.2.2 Allgemeine Ziele

Wo, wie, mit wem möchte der Rehabilitand leben? **Was ist seine angestrebte Lebensform** in Bezug auf
- Wohnen und persönliche Beziehungen,
- Arbeit/Beschäftigung,
- soziale Kontakte?

Bei der Erörterung der konkreten Wünsche im Verhältnis zur realen Situation, der praktischen Schwierigkeiten und Enttäuschungen und bei der biographischen Anamnese kommt man immer wieder variiert auf die Grundfrage zurück: »Wenn Sie nicht erkrankt wären, wie wäre Ihr Leben nach ihrer Vorstellung weitergegangen? Welche Veränderungen in ihrem Leben und in ihrem Alltag stehen im Zusammenhang mit ihrer Erkrankung? Wie soll es jetzt weitergehen?« Dabei ist darauf zu achten, dass Aufmerk-

◻ Tabelle 9.1. Schritte zur Klärung des individuellen Bedarfs an psychiatrischen Hilfen. (Aus Kauder et al. 2001)

Aufgaben	Interventionsziele	Bedingungsfeld
Mit der erkrankten Person und ihren Bezugspersonen Krankheitsverständnis, Therapieziele und -mittel, Kränkungen und Enttäuschungen unter Berücksichtigung von Selbstbild und Lebenszielen bearbeiten	Symptome bessern Wahrnehmung der Beeinträchtigung schärfen Wirkung und Nebenwirkung der – medikamentösen – soziotherapeutischen – psychotherapeutischen Behandlung verstehen und belastende und entlastende Situationen erkennen und steuern lernen Förderung der verbliebenen Fähigkeiten Fördern von kompensatorischen Fähigkeiten Ausgleich verbleibender Beeinträchtigungen: soziales Netzwerk stabilisieren Ausgleich sozialer Benachteiligungen (Arbeit, Sozialversicherung, Geld, Wohnung, Angehörige, Freunde…)	Unter Berücksichtigung der situations- bzw. umfeldspezifischen subjektiven Bedeutungen und Wechselwirkungen in den Lebensbereichen Wohnen, Arbeit und Freizeit

samkeit und Gefühle nicht einseitig bei dem nicht Erreichten verharren, sondern sich ebenso auf die jetzt und in naher Zukunft realen Möglichkeiten des Lebens richten, also nicht nur »Wie leer ist das Glas?«, sondern auch »Wie kann es weiter gefüllt werden?« ◻ Tabelle 9.1 gibt eine Übersicht der komplexen Aufgabe, den individuellen Hilfebedarf zu bestimmen.

Der folgende Auszug aus der Arbeitshilfe 9 der Bundesarbeitsgemeinschaft für Rehabilitation (2003) zeigt die große Bedeutung der psychotherapeutischen Dimension von rehabilitativer Arbeit, die Hoffnungen wach ruft und Enttäuschungen nicht vermeiden kann. Es wird deutlich, dass Rehabilitation für den Rehabilitanden im Zusammenhang mit seiner **Lebensgeschichte und seinen Lebensperspektiven für ihn einen Sinn** haben muss. An den Knotenpunkten der Biographie, Behandlung und Rehabilitation müssen Hoffnungen, Kränkungen und Enttäuschungen aufgegriffen und psychotherapeutisch durchgearbeitet werden. Nur ein vom Rehabilitanden akzeptiertes Ergebnis kann auch ein »gutes«, also stabiles, tragfähiges und die Entwicklung förderndes Ergebnis sein.

Krankheitsbewältigung

Krankheitsbewältigung ist bei chronischen Erkrankungen kein einmalig abzuschließender Akt, sondern bedarf wie das Leben der Weiterentwicklung, Veränderungen und Auseinandersetzung. Damit wird die Krankheitsbewältigung bei chronisch verlaufenden psychischen Erkrankungen für die Betroffen zu einem lebensbegleitenden Prozess und zu einer langfristigen Aufgabe für die sie hierbei unterstützenden und behandelnden Menschen.

▼

Einsicht in eine psychische Erkrankung oder Behinderung zu entwickeln und den Umgang mit der Krankheit zu lernen, ist in der Regel für den psychisch erkrankten Menschen mit vielfältigen Kränkungen verbunden: Indem sich die eigene Person als schwach, verletzlich, krank, eingeschränkt und behindert herausstellt, erfährt das ohnehin gestörte Selbstwertgefühl eine erneute Beeinträchtigung.

Besonders deutlich wird dieser Aspekt der chronischen psychischen Erkrankung an drei Nahtstellen:
– beim Akzeptieren der Diagnose und der Störung als Erkrankung;
– bei der Konfrontation mit den eigenen Basisstörungen am Anfang einer medizinischen Leistung zur Rehabilitation;
– bei der Konfrontation mit den Grenzen des – momentan – Erreichbaren gegen Ende einer rehabilitativen Therapie. …

In diesem Prozess, der die Integration der psychischen Erkrankung in das Selbstbild, die Auseinandersetzung mit veränderten Lebenszielen und ggf. mit dem sozialen Status als psychisch Behinderter erfordert, ist als erschwerend das weiterhin mangelhafte Verständnis für diesen Personenkreis zu berücksichtigen. … Der Prozess der Krankheitsbewältigung wird z. B. geprägt von
– der Auseinandersetzung mit der Situation der Ersterkrankung, der Erfahrung der Diagnose, den Auswirkungen der Erkrankung auf die eigene Lebensgeschichte,
– der Aufarbeitung von Erfahrungen der Etikettierung und Stigmatisierung, der Erfahrungen von Ausgrenzung und sozialer Entwurzelung;

▼

- dem Ringen um ein realistisches Selbstbild jenseits von Selbstüberschätzung und -unterschätzung;
- der Frage nach Kontakten und Beziehungen zu anderen Menschen, der Frage von Partnerschaft;
- die Auseinandersetzung mit den Angehörigen und das Bemühen um Abstand und Versöhnung mit ihnen;
- der Angst vor dem Sterben und den Sehnsüchten danach;
- dem Wunsch nach einem »normalen« Leben, unabhängig von Behandlung und Betreuung und den Ängsten und Befürchtungen vor einem eigenverantwortlichem Leben.

Der Prozess der Krankheitsbewältigung ist zugleich auch ein Prozess der Trauerarbeit, in dem es nicht nur gilt, mit gegenwärtigen Beeinträchtigungen leben zu lernen, sondern z. B. auch das Trauern um ungelebtes Leben, das Verschmerzen von nicht gesammelten Erfahrungen als Mann oder Frau, das Versagen in der Rolle als Tochter oder Sohn, Mutter oder Vater.

… erfordert die Krankheitsbewältigung vor allem bei chronisch verlaufenden psychischen Erkrankungen eine spezifische Sensibilität und Kompetenz bei allen Mitgliedern des Rehabilitationsteams. Vielfältige Aspekte der Kränkung wie auch der Notwendigkeit der handlungsbezogenen Auseinandersetzung mit der eigenen Lebensgeschichte werden häufig erst bei der praktischen Erprobung von Fähigkeiten und Fertigkeiten und bei der qualifizierten Begleitung und Unterstützung der Betroffenen im Alltag deutlich und erfordern ein situativ angemessenes therapeutisches Handeln (Bundesarbeitsgemeinschaft für Rehabilitation 2003, S. 37 f.).

9.2.3 Rehabilitation im Lebensfeld

Von grundlegender Bedeutung für die Zielformulierung und den darauf gerichteten Problemlösungszirkel ist das Konzept über die Möglichkeiten der Einwirkung auf zu lösende Probleme: sowohl im Kopf von Therapeuten (Kunze 2001) als auch Patienten.

Der **traditionelle** Ansatz setzt auf den Transfer von in der Institution erreichten Therapieergebnissen ins reale Leben **nach** der Beendigung der (ortsunabhängigen) Rehabilitation.

Die Annahme ist: Beeinträchtigte psychische Funktionen einer Person können durch Medikamente, Psychotherapie, Ergotherapie, Milieutherapie etc. **in einer Institution** gebessert werden, und die Person kann nach der Entlassung diese Besserungen in andere soziale Situationen außerhalb der therapeutischen Institution mitnehmen. Diese Vorstellung übersieht aber, in welch hohem Maße Ergebnisse psychosozialer Interventionen abhängig sind vom konkreten sozialen Kontext, in dem sie stattfinden. Wenn dieser soziale Kontext u. a. aus Therapeuten besteht und deren Verhalten maßgeblich zur Stabilität des Rehabilitanden und seiner Integration in die Institution beiträgt, so wird offensichtlich, dass diese Rahmenbedingung wegfällt, wenn der Rehabilitand in sein ursprüngliches natürliches soziales Umfeld zurückkehrt, ohne dass die dortigen konkreten Bezugspersonen sich auf den Rehabilitanden in ihren Erwartungen, Befürchtungen, Reaktionen usw. einstellen konnten – und umgekehrt.

> **Wichtig**
>
> Deswegen ist es von entscheidender Bedeutung, die Interventionsziele und Maßnahmen so zu planen, dass sie im Lebensfeld – oder darauf orientiert und von dort aus erreichbar – stattfinden können und die Bezugspersonen beteiligen, die wie der Patient die therapeutischen Ergebnisse dort langfristig nutzen wollen.

Die Schwierigkeit des **Transfers,** der Generalisation von einem (therapeutischen) Milieu ins reale Leben ist eigentlich bekannt aus der Alltagserfahrung und der klinischen Erfahrung. In der Verhaltenstherapie hat die praktische Erprobung von Therapiefortschritten im realen Leben eine herausragende Bedeutung. Eine methodisch ausgezeichnete Untersuchung von Drake et al. (1999) belegt für die Wiedereingliederung ins Arbeitsleben, dass die **Strategie:** »In der realen Arbeitswelt rehabilitieren: Erst platzieren und dann dort rehabilitieren« wesentlich erfolgreicher ist als: »In Reha-Einrichtungen rehabilitieren: Erst trainieren, dann im Betrieb platzieren«. Daraus ist auch für den Wohnbereich abzuleiten: Die konkrete angestrebte Wohnsituation so früh wie möglich realisieren und dort die konkrete Rehabilitation inszenieren (was nicht ausschließt, dass zur Entschärfung einer Krise, als Übergang, eine institutionelle Zwischenlösung sinnvoll sein kann). Die konkreten Ziele sind für und mit dem Patienten bezogen auf seinen realen Lebenskontext (Wohnen, Arbeit/ Ausbildung, Freizeit) zu planen. Das **reale Leben** und nicht das in einer Institution ist das **Relevanzkriterium für die subjektive Sinnhaftigkeit der Ziele** sowie der Maßnahmen und für die konkreten Erfolgskriterien zur Erkennung der Zielerreichung.

Im Unterschied zum Betreuten Wohnen ist die **Psychiatrische Familienpflege** ein z. Z. zu wenig genutzter Lebensraum zwischen Institution und eigenständigem Leben: Die Gastfamilie sind Laien, die ein reales Lebensfeld bieten, sie sollen ausdrücklich nicht Therapeuten sein. Der Gast/Mieter und die Familie werden jedoch professionell begleitet (Konrad et al. 1993; Schmidt-Michel et al. 1992).

> **Fallbeispiel**

Beispiel 6: »Hallo, ich suche eine Familie«

Ein Telefonanruf erreichte das psychiatrische Familienpflegeteam: »Hallo, hier spricht Herr O. Ich suche eine Familie. Meine Eltern ziehen nach Norddeutschland, ich möchte aber in H. bleiben. Es ist zu stressig zu Hause, meine Eltern streiten sich ständig, ich komme zu Hause nicht zurecht und komme persönlich nicht weiter. Ich möchte selbstständiger werden, aber alleine leben kann ich nicht. Über die Sozialtherapie habe ich von der Psychiatrischen Familienpflege erfahren.« Zum ersten Vorstellungsgespräch kam er in Begleitung des Vaters. Wichtig war ihm, dass die Gastfamilie nicht zu alt ist, sauber ist und das Bad ordentlich gehalten wird. Tiere sei er nicht gewohnt, über Kinder habe er nicht nachgedacht. Wichtig war auch für ihn, weiter in die Tagesstätte der Sozialtherapie gehen zu können.

Herr O., 32 Jahre, kam erstmals 1991 wegen einer **Zwangssymptomatik** zur stationären psychotherapeutischen Behandlung ins psychiatrische Krankenhaus. Ab 1994 folgten 6 stationäre Behandlungen wegen einer **Psychose**, die sich **chronisch mit Minus-Symptomatik** entwickelte. Der Arzt schrieb: »An Symptomen fallen auf: Störungen des formalen Denkablaufs (Verlangsamung, Konzentration), hohe Verunsicherbarkeit mit Auftreten von Ängsten bei Veränderungen, Kontaktschwierigkeiten, Umstellungsschwierigkeiten, deutlich reduzierte Belastbarkeit gegenüber psychosozialen Stressfaktoren, Störung des Antriebes.« Herr O. selber berichtet von geringem Selbstbewusstsein, Grübelzwang, Schreibzwang, Ritualen. Medikamentös behandelt wurde er bei Aufnahme in die Psychiatrische Familienpflege mit Clozapin und Solian. – In den letzten Jahren versuchte er im Betreuten Wohnen und in einer Wohngemeinschaft für psychisch Kranke zu leben, beides misslang. Er kehrte ins Elternhaus zurück.

Herr O. hat eine jüngere Schwester, Ergotherapeutin, die in W. wohnt. Sein Vater, 60 Jahre, Biologe, und seine Mutter, 62 Jahre, sind inzwischen nach Norddeutschland gezogen. Es besteht weiterhin regelmäßiger Besuchskontakt. Als Kind sei er ängstlich gewesen. Nach der Grundschule, die ohne Schwierigkeiten verlaufen sei, habe er sich in der Realschule sehr anstrengen müssen. Er sei zwar nie sitzen geblieben, habe aber schlechte Noten gehabt, obwohl er sich viel Mühe gegeben habe. Konzentrationsschwierigkeiten seien dort schon aufgetreten. Mit großer Anstrengung habe er nach der mittleren Reife als 19-jähriger die Fachoberschule für Vermessungswesen mit dem Fachabitur abgeschlossen. Danach habe er eine Lehre als Vermessungstechniker angefangen, diese aber nach 8 Monaten wegen depressiver Schübe abgebrochen.

Im August 2002 wurde für zunächst 2 Jahre ein **Familienpflegevertrag** mit ihm abgeschlossen. Den Eltern fiel dies nicht leicht. Sie konnten ihn aber gehen lassen. Nachdem das Probewohnen in einer Gastfamilie der Psychia-

▼

trischen Familienpflege zunächst erfolgreich verlief, bekam das Gastehepaar Konflikte. Der Ehemann hatte Schwierigkeiten damit, dass seine Frau sich um diesen jungen Mann kümmerte und die meiste Zeit allein mit im verbrachte und verbringen würde, wenn das Familienpflegeverhältnis zustande käme. Ein Vertragsverhältnis kam daher nicht zustande. – Der nächste Versuch mit einer Gastfamilie, einer Familie mit Eltern, Großmutter und behinderter Tochter, ist erfolgreich. Hier lebt Herr O. seit einem Jahr, geht weiterhin in seine Tagesstätte und ist in Behandlung bei seinem niedergelassenen Facharzt, den er schon einige Jahre kennt.

Inzwischen verbrachte er schon mit der Gastfamilie einen Urlaub auf Teneriffa, er scheint aktiver zu werden, auch in der Tagesstätte. Der behandelnde Arzt setzte Solian ab. Konflikte zwischen ihm und der Familie können inzwischen vorsichtig direkt mit ihm und den beteiligten Personen angesprochen werden. Er reagiert nicht mehr so schnell ängstlich. Die Beziehung seiner Familie zu der Gastfamilie ist gut.

Beispiel 7: Ein Alkoholkranker mit schwerem amnestischem Syndrom, der im geschützten Rahmen der Psychiatrischen Familienpflege nicht rückfällig wird

Herr K., 47 Jahre, lebt mit unbefristetem Familienpflegevertrag seit 4 Jahren in der Psychiatrischen Familienpflege. Auslösend für diese Entscheidung war der Mangel an Nachsorgeeinrichtungen und die Beobachtung der Behandler, dass er im geschützten Rahmen der Klinik nicht rückfällig wurde.

Herr K. leidet seit ca. 24 Jahren an einer **Alkoholkrankheit**, seit 5 Jahren an einem schweren **amnestischen Syndrom** und seit einigen Jahren an einer **Alkoholhalluzinose** oder Psychose anderer Genese. Aufgrund der erheblichen Merkfähigkeitsstörungen (er vergisst das meiste nach 15–60 min) war ein selbstständiges Leben nicht mehr möglich.

Herr K. war als Kind unauffällig und wurde überwiegend von der Großmutter, einer herzlichen Frau, betreut. Nach dem für ihn sehr belastenden Tod der Großmutter, wurden seine Schulleistungen deutlich schlechter, er schwänzte oft, wechselte viermal die Schule und erreichte den Hauptschulabschluss nicht. Zum Vater (Finanzbeamter) und zur Schwester brach der Kontakt ab. Als er 17 war, verstarb sein Großvater: Erneut fühlte er sich seelisch wie gelähmt (wie beim Tod der Großmutter). Seine Lehre als Großhandelskaufmann brach er ab, und zum ersten Mal trank er verstärkt. Vom 18.–20. Lebensjahr kümmerte er sich praktisch um nichts mehr und war überwiegend zu Hause. Dann verstarb seine Mutter, und darauf gab es mit dem Vater nur noch Dauerstreit. Schließlich kam es zu einer Schlägerei mit dem Vater, bei der er ihn mit einem Stein am Kopf traf. Das Gericht verurteilte ihn wegen schwerer Körperverletzung zu 11 Monaten **Gefängnis**.

▼

Nach der Haftentlassung wohnte er zunächst in der **Notschlafstelle** der Heilsarmee, danach bekam er einen Platz in deren Wohnheim, dort lebte er ca. 20–25 Jahre und trank massiv. Er lebte von Sozialhilfe und war aber dabei fähig, genügend Geld anzusparen, um sich Geschichtsbücher und Schachbücher zu kaufen.

Im August 1998 wurde er wegen einer hochgradigen Anämie sowie Leberfunktions- und Elektrolytstörungen in einem **Allgemeinkrankenhaus** in Kassel aufgenommen und dann in die **psychiatrische Klinik** weiter verlegt zur Behandlung seines **amnestischen Syndroms**. Aufgrund der bleibenden erheblichen kognitiven Einbußen war ein selbstständiges Leben auch im Wohnheim der Heilsarmee nicht mehr möglich. Die Psychiatrische Familienpflege wurde als möglicher Lebensort vorgeschlagen.

Die **Gastfamilie** bewohnt ein gepflegtes Einfamilienhaus mit Garten. Herrn K. steht ein kleines Zimmer mit Waschbecken zur Verfügung. Der Hausherr ist arbeitslos, er hat die Betreuung von Herrn K. übernommen. Die Ehefrau arbeitet halbtags als kaufmännische Angestellte. Der 22-jährige Sohn und die 18-jährige Tochter leben noch zu Hause. Die Probleme der persönlichen Hygiene sind Hauptdiskussionspunkt in der Familie. Ohne Anleitung würde Herr K. morgens nicht aufstehen, sich nicht waschen, nicht die Zähne putzen. Beim Rasieren kann es passieren, dass er die Zahnpasta mit dem Rasierschaum verwechselt oder die Zähne mit Rasierschaum putzt, dass er den Schlafanzug als Oberhemd trägt oder ein Waschbecken als Toilette benutzt. Die Familie versucht ihn in ihren Alltag zu integrieren, ihn beim Einkaufen, bei Besuchen, Veranstaltungen, Sehenswürdigkeiten usw. mitzunehmen, ihm Gartenarbeit oder Haushaltsarbeiten zu übertragen. Die Erwartungshaltung der Gastfamilie, Herrn K. zu einer gesunden Person machen zu können, müssen wir häufig korrigieren. Wegen körperlicher Beschwerden kam es öfters zu stationären Behandlungen. Diese sind nicht mehr nötig, nachdem Herr K. größere Zeiträume während des Tages ruhen darf und insgesamt nicht mehr so viel gefordert wird. – Herr K. hat in den Anfängen noch regelmäßig Schach mit dem Hausherrn gespielt. Sie haben über Geschichte debattiert und er hat sich am Fernsehen beteiligt. Er vergaß mit der Zeit weitgehend das Rauchen, d. h. von 40 Zigaretten täglich kam er auf 4–6 Zigaretten pro Tag. Alkohol ist überhaupt kein Thema mehr, seit er in der Familie lebt. – Die Familie schreibt 2002: »Zu seiner Eingliederung in der Familie ist festzustellen, dass die Familienmitglieder ihn und seine Lebensweise immer besser kennen lernen. Durch das ›besser kennen lernen‹ ist es uns möglich, auf auftretende Krankheiten und Unwohlsein frühzeitig und sicherer zu reagieren und ihn nicht zu überfordern. Neu für ihn war in diesem Jahr, während unserer Ferienzeit 3 Wochen in einer anderen Gastfamilie zu wohnen. Diese Zeit verlief problemlos.«

▼

Beispiel 8: Die Frau mit den toten Kaninchen – die Suche nach einem neuen Lebensort, nachdem die engste Bezugsperson verstorben ist

Frau W., 56 Jahre, geschieden, 14 Jahre verheiratet, hat zwei Kinder, eine Tochter, 34 Jahre, und einen Sohn, 33 Jahre alt. Seit April 2002 lebt sie mit einem **unbefristeten Familienpflegevertrag in einer Gastfamilie** der Psychiatrischen Familienpflege. Ihr Sohn lebt in ihrer Nähe. Zu ihm hat sie regelmäßigen Kontakt. Zur Tochter besteht kein Kontakt.

Seit dem Tod der Mutter 2000 hatte Frau W. Schwierigkeiten, mit deren Partner in einer Hausgemeinschaft zu leben. Die **stationäre psychiatrische Aufnahme** erfolgte, nachdem man sich Sorgen machte wegen möglicher körperlicher Erkrankungen im Zusammenhang mit einem unangenehmen Geruch, den sie »ausstrahlte«. Der »perfide Geruch« kam jedoch von zwei verwesten Kaninchen, die sie in einer Plastiktüte aufhob und zur Aufnahme mitbrachte. Sie gab an, diese körperlich-anatomisch zu beobachten, bei dem einen habe sie sogar eine Herztransplantation vorgenommen und bei dem anderen die Wirbelsäule ausgewechselt. Während der 5-monatigen stationären und 6-monatigen teilstationären psychiatrischen Behandlung (Frau W. wohnte in dieser Zeit in angemieteten Räumen des Psychiatrischen Krankenhauses und kam täglich zur **integrierten tagesklinischen** Behandlung auf ihre alte Station) 2001/2002 wurde sehr deutlich, dass Frau W. nicht mehr mit dem Partner der Mutter, der in ihrem Haus Wohnrecht besitzt, in einer Hausgemeinschaft leben wollte. Ein Heim für psychisch Kranke lehnte sie entschieden ab, sie war einige Jahre zuvor schon einmal zum Probewohnen in einem Heim.

Als kaufmännische Angestellte hatte sie bis zur Geburt des ersten Kindes 1969 bei der Landeskreditkasse, einer Bausparkasse und bei VW gearbeitet. Heute bezieht sie eine EU-Rente. Die später diagnostizierte **paranoide Schizophrenie** begann wahrscheinlich bei Frau W. im Alter von 35 Jahren (1982). Zur ersten stationären Behandlung kam es 1989, danach sei sie nur gelegentlich in Behandlung gewesen. Die Mutter habe eine deutliche Verschlechterung mit **schubweisem Verlauf und schwerer produktiver Symptomatik** ab 1993 beobachtet. Seit ihrer Scheidung 1981 lebte Frau W. mit der Mutter und deren Lebensgefährten in einer engen, konfliktreichen Hausgemeinschaft. Hier war sie nicht in der Lage, ihre eigenen Interessen zu vertreten. Massive Einschränkungen und Übergriffe seien bekannt geworden. Im Zuge der Erkrankung und durch die eingeschränkte familiäre Situation hatte sie keine eigenständigen Außenkontakte mehr und führte aufgrund ihres grob auffälligen Äußeren und Verhaltens ein **Außenseiterdasein**. Es bestanden massive Defizite in der Kontaktfähigkeit, in alltagspraktischen Fertigkeiten und im Umgang mit ihrer Erkrankung. Die Symptomatik, die unbehandelt ein extremes Ausmaß an-

▼

genommen hatte und zu einer **auffälligen, verschrobenen Persönlichkeitsentwicklung** führte, ist **medikamentös gut beeinflussbar.** Die produktive Symptomatik hat sich zurückgebildet, es bestehen noch deutliche Einschränkungen der kognitiven Fähigkeiten, der Ausdauer und Belastbarkeit.

In der **Gastfamilie** – in der Frau W. gerne lebt, die sie gut in ihren Alltag integriert und die versucht sie bei allen Aktivitäten zu beteiligen – fällt sie vorwiegend auf wegen ihres häufigen Rückzugverhaltens, ihrer Antriebslosigkeit und wegen ihrer Ängste, diverse somatische Erkrankungen zu haben. Die Möglichkeit eine Tagesstätte zu besuchen wurde nach einem Probetag abgebrochen: wegen der auftretenden schweren Ängste, sie war der Meinung – sie könne den Weg dorthin nicht finden – und wegen Überforderung. Inzwischen kommt sie regelmäßig einmal wöchentlich in eine **soziotherapeutische Gruppe unserer Ambulanz.**

Beispiel 9: Lebenskontext klären – Familienpflege als Voraussetzung für die psychotherapeutische Behandlung

Frau H., 25 Jahre alt, Hauptschulabschluss, ohne Beruf, lebt seit Oktober 2002 mit befristetem Familienpflegevertrag in einer Gastfamilie der Psychiatrischen Familienpflege. Erst seit diesem Zeitpunkt besteht die Chance, dass Frau H. sich auf eine traumatherapeutische Behandlung einlassen, sich beruflich weiterentwickeln und nachreifen kann.

Frau H. leidet an einer schweren **posttraumatischen Belastungsstörung** mit folgender Symptomatik: Schlafstörungen, Alpträume, Flashbacks, Angstzustände, chronische innere Spannungszustände, depressive Verstimmungen, selbstverletzendes Verhalten, suizidale Krisen und dissoziatives Verhalten mit Amnesien. Der **Grad der Behinderung** beträgt **60%.**

Der **sexuelle Missbrauch vom Kindesalter an** war bekannt. Sie wurde auffällig in der Schule, das **Jugendamt** wurde eingeschaltet. Der Missbrauch war Thema in der **Kinder- und Jugendpsychiatrie,** die sie mit 18 Jahren und gegen ärztlichen Rat nach 8 Monaten verließ, und er war Thema in den **7 Jahren Psychotherapie** in der Institutsambulanz. Die Psychotherapeutin ist zugleich die **Case-Managerin** über all die Jahre. Im Zeitraum der ambulanten Behandlung war sie 9-mal zur stationären Behandlung im **psychiatrischen Krankenhaus.** Erst mit 23 Jahren war es ihr möglich, das Wagnis einzugehen, mit Hilfe des Betreuten Wohnens in einer eigenen Wohnung zu leben. Bisher war die Angst zu groß, ihre Familie zu verlieren.

Nach ca. einem Jahr im **Betreuten Wohnen** wurde deutlich, dass **weitere sexuelle Traumatisierungen** durch den Vater stattfanden. Frau H. war in dieser Zeit wegen suizidaler Krisen mehrfach im psychiatrischen Kran-
▼

kenhaus. Das Alleinleben wurde zunehmend schwieriger und war zuletzt nicht mehr vertretbar. Zu diesem Zeitpunkt kam es zu einer **anonymen Anzeige wegen Inzest.** Frau H. war bereit bei der Kriminalpolizei auszusagen. Um ihr den nötigen schützenden Rahmen in einer anderen Stadt (Trennung vom Täter) zu geben, haben wir als Wohnort die **Psychiatrische Familienpflege** vorgeschlagen. Sie konnte sich weder vorstellen, allein oder im Betreuten Wohnen zurecht zu kommen, noch in einem Wohnheim für psychisch Kranke (Probewohnen wurde durchgeführt) zu leben.

Im Weiteren ist geplant, dass sie zunächst in einem **Integrationsbetrieb** arbeitet, in dem sie sich schon bei einem Praktikum bewährt hat. Inzwischen kann sie sich auch vorstellen, in eine **stationäre traumatherapeutische Behandlung** zu gehen.

Mit ihrem Einverständnis wurde eine **gesetzliche Betreuung für Behörden und Ämter** eingerichtet, damit sie eine Begleitung bei Gericht hat. Sie hat inzwischen auch eine Rechtsanwältin, die sie vertreten wird. Die Opferhilfe ist bereit, sie bei dem Verfahren zu begleiten. Ein Antrag nach dem Opferentschädigungsgesetz wurde beim Versorgungsamt eingereicht.

Der **lebensfeldzentrierte Ansatz** nutzt möglichst früh im Reha-Prozess das reale Leben direkt als Medium, in dem die Ziele handlungsorientiert erarbeitet werden. Das entscheidende Erfolgskriterium ist die Zielerreichung im eigenen Lebensfeld des Rehabilitanden und nicht der Status beim Abschluss der Maßnahme in der Rehabilitationseinrichtung. Deshalb setzt der Übersichtsbogen von A1 des IBRP die Klärung der derzeitigen und zukünftigen Wohnsituation gleich zu Anfang auf die Tagesordnung (vgl. dazu auch Kap. 50).

Hüten sollte man sich allerdings vor einer Polarisierung der Diskussion. Der lebensfeldzentrierte Ansatz verteufelt Institutionen nicht. Sie sind es, die uns als Behandlern z. Z. zur Verfügung stehen, die »virtuellen Institutionen« werden dagegen erst nach und nach realisierbar. Wenn wir also die Menschen, die jetzt Hilfe suchen, nicht vertrösten wollen, müssen wir das Beste aus dem aktuellen Wissen und den vorhandenen Mitteln machen, also lebensfeldbezogen arbeiten aus der Institution heraus und gleichzeitig deren Vorteile nutzen. Das heißt z. B., die Grundlage für eine »gute« Rehabilitation – also eine gründliche, ausgewogene Diagnostik und den Aufbau einer tragfähigen, vertrauensvollen therapeutischen Beziehung ggf. in der Institution, die ja auch Schutzraum sein kann – beginnen und mit diesem Hintergrund dann im realen Leben platzieren, üben, trainieren. Voraussetzung dafür ist eine heimatnahe, mit öffentlichen Verkehrsmitteln zu erreichende Reha-Einrichung. Ideal ist es, wenn diese flexibel den ambulanten, teilstationären oder stationären Modus der Behandlung bei Kontinuität der strategischen Bezugspersonen nutzen kann.

Personen- und lebensfeldzentriert ausgerichtet ist der »Integrierte Behandlungs- und Rehabilitationsplan/IBRP« (▶ s. unter 9.2.1), der nach dem Problemlösungszirkel in 4 Schritten vorgeht:

- Problemanalyse,
- konkrete Ziele,
- zielorientierte Maßnahmen,
- Überprüfung der Zielerreichung.

9.2.4 Problemanalyse

Vor der Planung von Reha-Maßnahmen steht die Diagnostik: die Analyse der Krankheitsfolgen im realen Lebenskontext in ihrer Relevanz für die konkreten Ziele, wie der Patient leben will. Bei der Psychopathologie ist nicht nur die Objektivierung, sondern auch die Seite des subjektiven Erlebens zu berücksichtigen sowie ihre Bedeutung im Kontext des Lebensfeldes.

Der IBRP (Bogen A1, 3. Übersichtsbogen S. 2/6, ▶ s. Anhang in Kauder et al. 2001 oder www.ibrp-online.de) fragt nach der **aktuellen Situation/Problemlage**, die im Klartext zu formulieren ist unter Berücksichtigung auf

- vorrangige Störungen,
- Krankheitsbewältigung,
- lebensfeldbezogene Fähigkeiten/Fähigkeitsstörungen,
- situative Faktoren,
- belastende Lebenssituationen.

Der Übersichtsbogen (◘ Abb. 9.2) strukturiert in drei Richtungen:

I	Psychische Störungen
II	Persönliche und soziale Beziehungen
III	Lebensfelder

Zu allen drei Bereichen werden Listen wiedergegeben als Anregung, an die aufgeführten Punkte zu denken und nichts zu übersehen. Auf Seite 3 (von A1) geht es zunächst darum, ausgehend von den angeführten Differenzierungen, in freien Formulierungen die relevanten Fähigkeiten und Fähigkeitsstörungen zusammenzutragen. Im zweiten Durchgang auf Seite 4 können die Fähigkeitsstörungen, Beeinträchtigungen sowie ggf. Gefährdungen gewichtet werden.

Theoretische Voraussetzung ist hier das ICF-Konzept von Krankheit und Krankheitsfolgen der WHO: Krankheit und Behinderung sind nicht zwei verschiedene zeitlich aufeinanderfolgende Zustände, sondern Ebenen eines dynamischen Prozesses (◘ Abb. 9.3).

> **Wichtig**
>
> Eine Person **ist** nicht behindert, sie **wird** behindert!

◘ Abb. 9.3 veranschaulicht

... unter Bezugnahme auf die Internationale Klassifikation der Funktionsfähigkeit, Behinderung und Gesundheit (ICF) beispielhaft die unterschiedlichen möglichen Auswirkungen und Folgen einer psychischen Erkrankung und lässt die Wechselwirkung zwischen den Ebenen der Funktionen, der Aktivitäten und der Teilhabe an Lebensbereichen erkennen. Sie verdeutlicht damit, dass es sich bei psychischen Erkrankungen, insbesondere bei einem chronischen Verlauf, um ein komplexes Geschehen handelt, bei dem stabilisierende oder belastende Situationen in den verschiedenen Lebensbereichen durch Rückkopplungseffekte miteinander verbunden sind. Die Ermittlung des Hilfebedarfs erfordert daher eine genaue Kenntnis der Person des erkrankten Menschen, der vorhandenen und beeinträchtigten Fähigkeiten und Fertigkeiten sowie des sozialen Umfeldes mit den vielfältigen Wechselwirkungen (Bundesarbeitsgemeinschaft für Rehabilitation 2003, S. 28).

9.2.5 Konkrete Rehabilitationsziele

Der IBRP (Bogen A1, 3. Übersichtsbogen, S. 2/6) sieht freie Formulierungen vor zu den vorrangigen therapeutischen Zielen bezogen auf:

- angestrebte Veränderungen der Lebenssituation, insbesondere Arbeit und Wohnen,
- Kompetenzen, Bewältigungsverhalten,
- Symptomatik, Befindlichkeit.

Patienten definieren ihren Wunsch nicht als »Ich will zwei Jahre in einem Übergangswohnheim (oder z. B. in einer therapeutischen Wohngemeinschaft) wohnen.« Wenn sie das äußern sollten, so ist ihnen dies von Therapeuten übergestülpt worden, die damit die Vorstellung verbinden, man könnte dort etwas lernen und dann mit sich nehmen in die eigene Lebenswelt, ohne die **Nebenwirkung Institutionalismus** dieser sozialen Therapiemaßnahme zu bedenken. Einen Platz in einer Einrichtung finden, eine Reha-Maßnahme durchführen, ist kein Ziel!

Patienten formulieren eher so: »Ich möchte wieder eine Arbeit haben und nicht als Faulenzer gelten. Durch die Arbeit möchte ich Geld haben, um mir etwas leisten zu können und Freunde einladen zu können. Ich möchte es schaffen, meine Wohnung so in Ordnung zu bringen, dass Freunde gerne zu mir zu Besuch kommen.«

Als Beispiel kann die Maßnahmenplanung beim häuslichen Ziel »eigene Wohnung« anstreben, den Rehabili-

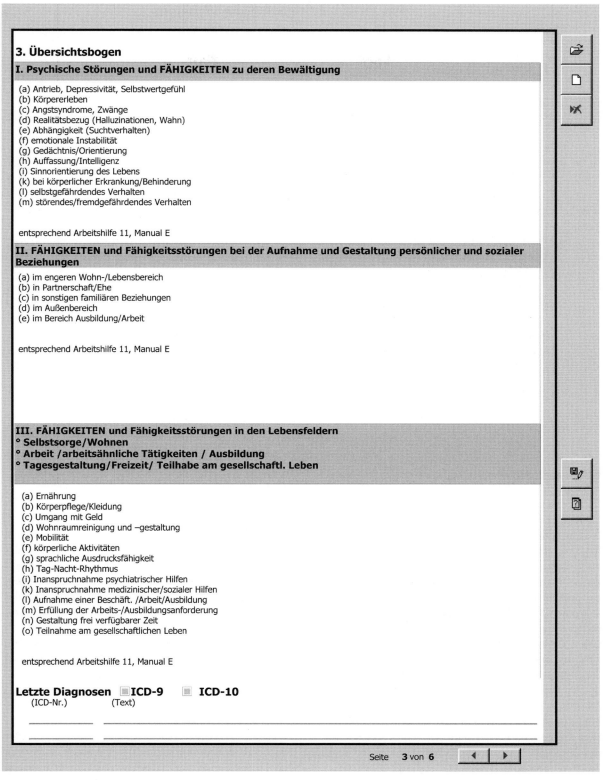

3. Übersichtsbogen

I. Psychische Störungen und FÄHIGKEITEN zu deren Bewältigung

(a) Antrieb, Depressivität, Selbstwertgefühl
(b) Körpererleben
(c) Angstsyndrome, Zwänge
(d) Realitätsbezug (Halluzinationen, Wahn)
(e) Abhängigkeit (Suchtverhalten)
(f) emotionale Instabilität
(g) Gedächtnis/Orientierung
(h) Auffassung/Intelligenz
(i) Sinnorientierung des Lebens
(k) bei körperlicher Erkrankung/Behinderung
(l) selbstgefährdendes Verhalten
(m) störendes/fremdgefährdendes Verhalten

entsprechend Arbeitshilfe 11, Manual E

II. FÄHIGKEITEN und Fähigkeitsstörungen bei der Aufnahme und Gestaltung persönlicher und sozialer Beziehungen

(a) im engeren Wohn-/Lebensbereich
(b) in Partnerschaft/Ehe
(c) in sonstigen familiären Beziehungen
(d) im Außenbereich
(e) im Bereich Ausbildung/Arbeit

entsprechend Arbeitshilfe 11, Manual E

III. FÄHIGKEITEN und Fähigkeitsstörungen in den Lebensfeldern
° **Selbstsorge/Wohnen**
° **Arbeit /arbeitsähnliche Tätigkeiten / Ausbildung**
° **Tagesgestaltung/Freizeit/ Teilhabe am gesellschaftl. Leben**

(a) Ernährung
(b) Körperpflege/Kleidung
(c) Umgang mit Geld
(d) Wohnraumreinigung und –gestaltung
(e) Mobilität
(f) körperliche Aktivitäten
(g) sprachliche Ausdrucksfähigkeit
(h) Tag-Nacht-Rhythmus
(i) Inanspruchnahme psychiatrischer Hilfen
(k) Inanspruchnahme medizinischer/sozialer Hilfen
(l) Aufnahme einer Beschäft. /Arbeit/Ausbildung
(m) Erfüllung der Arbeits-/Ausbildungsanforderung
(n) Gestaltung frei verfügbarer Zeit
(o) Teilnahme am gesellschaftlichen Leben

entsprechend Arbeitshilfe 11, Manual E

Letzte Diagnosen ▦**ICD-9** ▦ **ICD-10**
(ICD-Nr.)   (Text)

Seite   **3** von **6**   ◄ | ►

◻ Abb. 9.2. Übersichtsbogen des IBRP. Hier wird als Auszug die Seite 3 von 6 Seiten wiedergegeben: die Gliederung von Störungs-/Fähigkeitsbereichen

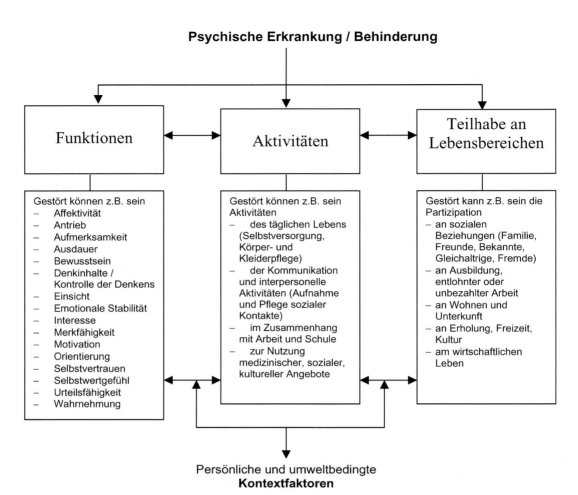

Psychische Erkrankung / Behinderung

| Funktionen | Aktivitäten | Teilhabe an Lebensbereichen |

Gestört können z.B. sein
- Affektivität
- Antrieb
- Aufmerksamkeit
- Ausdauer
- Bewusstsein
- Denkinhalte / Kontrolle der Denkens
- Einsicht
- Emotionale Stabilität
- Interesse
- Merkfähigkeit
- Motivation
- Orientierung
- Selbstvertrauen
- Selbstwertgefühl
- Urteilsfähigkeit
- Wahrnehmung

Gestört können z.B. sein Aktivitäten
- des täglichen Lebens (Selbstversorgung, Körper- und Kleiderpflege)
- der Kommunikation und interpersonelle Aktivitäten (Aufnahme und Pflege sozialer Kontakte)
- im Zusammenhang mit Arbeit und Schule
- zur Nutzung medizinischer, sozialer, kultureller Angebote

Gestört kann z.B. sein die Partizipation
- an sozialen Beziehungen (Familie, Freunde, Bekannte, Gleichaltrige, Fremde)
- an Ausbildung, entlohnter oder unbezahlter Arbeit
- an Wohnen und Unterkunft
- an Erholung, Freizeit, Kultur
- am wirtschaftlichen Leben

Persönliche und umweltbedingte
Kontextfaktoren

◻ **Abb. 9.3.** Psychische Erkrankung/Behinderung und ihre Wechselwirkungen zwischen den Ebenen der Funktionen, Aktivitäten und der Teilhabe an Lebensbereichen. Grundlage ist das ICF-Konzept der WHO. (Aus Bundesarbeitsgemeinschaft für Rehabilitation 2003)

tanden zum **kompetenten Hausmann** auszubilden oder ihn darin zu fördern, sich Haushaltshilfe zu organisieren, diese einzusetzen und zu bezahlen. Er könnte lernen, sein ganzes Essen selber zu bereiten, ggf. auch noch für eine Gruppe von mit ihm wohnenden Menschen, die Küche aufzuräumen, im Kühlschrank und anderswo keine Speisereste verkommen zu lassen. Er könnte aber auch lernen, sich morgens und abends sehr einfach zu versorgen und eine Mittagsmahlzeit in einer Kantine am Arbeitsplatz einzunehmen oder sich Essen auf Rädern bringen zu lassen.

Am Beispiel des Mittagessens sei auf den allgemeinen Aspekt der Synergieeffekte hingewiesen: Untätigkeit erhöht den sonstigen Betreuungsbedarf in anderen Bereichen. Umgekehrt: Eingliederung in Arbeit ermöglicht z. B. den Zugang zum Mittagstisch, ergibt soziale Kontakte und Zeitstrukturierung.

Ein anderes Beispiel ist das Ziel, Selbstständigkeit in Bezug auf **Kleiderpflege** zu erreichen. Der Rehabilitand kann lernen, Wäsche zu waschen, zu bügeln, Näharbeiten selber zu machen, evtl. gar für mehrere Personen im Rahmen einer therapeutischen Wohngemeinschaft. Das Ziel könnte aber auch dadurch erreicht werden, dass er lernt zu organisieren, dass dies andere für ihn tun, sei es, das Angebot von Angehörigen anzunehmen oder einen entsprechenden Service für Geld zu beauftragen. Bei all diesen Tätigkeiten, insbesondere hauswirtschaftlicher Art, sind die kulturellen und sozialen Kontexte, Frauen-Männer-Rollen usw. zu berücksichtigen.

Die Bedeutung von **Arbeit und sinnvollen Tätigkeiten** für Menschen mit psychischen Erkrankungen wird häufig unterbewertet (Schmidt-Zadel et al. 2002; ► s. auch Kap. 24). Zum einen wird häufig in der Akutbehandlung versäumt, an die Folgen der Erkrankung für den vorhandenen Arbeitsplatz zu denken: an die sozialrechtliche Sicherung, wenn der Patient krankheitsbedingt selber gekündigt hat oder ihm gekündigt wird, sowie Diagnostik und Therapie in Bezug auf Wechselwirkungen zwischen Krankheit und Arbeit. Zum anderen ist Resignation verbreitet, die entsteht, wenn im Zusammenhang von beruflicher Wiedereingliederung nur an den ersten Arbeitsmarkt gedacht wird. Das ist zwar das allgemeine Oberziel, aber oft nicht auf direktem Wege und gleich erreichbar.

Deshalb gilt es, gleichberechtigte Ziele und Zwischenziele in flexibler Folge zu formulieren, ggf. auch Zeitstrecken mit dem Ziel »bis auf weiteres keine Veränderung anstreben«.

> **Wichtig**
>
> Linear aufsteigende Zielhierarchien sind nur ausnahmsweise realistisch.

Die Kenntnis der großen Variabilität des langfristigen Verlaufs psychischer Erkrankungen eröffnet auch langfristig angelegte individualisierte Zwischenziele. Bei deren Erarbeitung ist – ausgehend von dem vor Beginn der Erkrankung erreichten Stand der beruflichen Entwicklung – zu klären, wie heutige Interessen, Vorlieben für bestimmte Berufsfelder, die verbliebenen Fähigkeiten, die entwickelbaren Fähigkeiten sowie die regionale Nachfrage nach Arbeitskräften zueinander zu bringen sind. Dies kann durch ein betriebliches Praktikum im Berufsfeld, eine Belastungserprobung, Umschulung usw. erreicht werden. Bei reduzierter Leistungsfähigkeit können Zuverdiensttätigkeiten, hauswirtschaftliche Aufgaben, Betreuung von Kindern und Alten sowie ehrenamtliche Tätigkeiten geeignet sein (◻ Tabelle 9.2, s. auch Tabelle 1 in Schmidt-Zadel, S. 369 f.). Es geht um zwei Ansatzpunkte, nämlich einerseits die **Leistungsfähigkeit und Qualifikation des Rehabilitanden** dem Arbeitsfeld anzupassen und andererseits die **Rollenerwartungen und die Leistungserwartungen des Arbeitsfeldes** den konkreten z. T. reduzierten Möglichkeiten des Rehabilitanden anzupassen und so über beide einander ergänzende Zielrichtungen ein Gleichgewicht herbeizuführen.

> ❯ **Fallbeispiel**
>
> **Beispiel 10: Individuell passgenaue Arbeit bessert die Depression**
>
> Frau K., 34 Jahre alt, seit der Jugend bestehende **bipolare affektive Störung** mit schweren depressiven Phasen,
> ▼

mehreren Suizidversuchen. Scheitert nach einem schwer durchgekämpften Studium mehrfach an der Diplomarbeit. In den sozialen Kontakten sehr zurückhaltend, sowohl in der Reha-Einrichtung als auch zu Hause keine nennenswerten näheren Beziehungen. Allein zu Hause droht aber immer wieder die depressive Dekompensation. Aufgrund der sozialen Defizite ist es schwierig, ein Berufsfeld zu finden, im Archiv eines großen öffentlichen Arbeitgebers ist Frau K. dann nicht mehr als 4 Stunden täglich belastbar, so dass eine Umschulung oder Ausbildung für sie nicht leistbar ist. Das **Praktikum** dauert mehrere Monate, unterbrochen auch von Krisen mit der Tendenz zur Stabilisierung, da Frau K. sich zunehmend wohl fühlt. Die Kollegen lernen, ihre zurückhaltende Art zu respektieren, sie fühlt sich immer weniger unter Druck, an einem Schreibtisch für sich allein liefert sie gute Arbeit ab. Die unverbindlichen Kontakte am Arbeitsplatz verhindern, dass sie sich in ihrer eigenen Gedankenwelt verliert. In Zusammenarbeit mit dem Sozialamt, dem Arbeitsamt und dem Arbeitgeber kann die Finanzierung einer **Halbtagsstelle** für Frau K. an genau diesem Arbeitsplatz realisiert werden.

Wenn man die verschiedenen Lebensbereiche und ihre Facetten in Bezug auf ihre Probleme und die darauf gerichteten Maßnahmen einzeln betrachtet, so darf man dabei nicht die Wechselwirkungen sowohl auf der Problemebene wie auf der Hilfeebene übersehen. Deswegen sind entsprechende strukturierende Listen des IBRP nicht dazu gedacht, die einzelnen Bereiche zu Punktwerten wie bei einer Skala zu verrechnen. Entscheidend sind die Klartextformulierungen.

9.2.6 Zielorientierte Maßnahmen

Der IBRP sieht hierfür ein großes Feld vor, in dem mit Freitext das Vorgehen zu beschreiben und daneben auch immer die »Erbringung durch« zu spezifizieren ist. Dabei kann man sich als Anregung den Übersichtsbogen 3 aus A1

◻ **Tabelle 9.2.** Hierarchie von Zielen der Rehabilitation und Eingliederung in Arbeit und Beschäftigung. (Aus Schmidt-Zadel et al. 2002)

	Allgemeiner Arbeitsmarkt	Besonderer Arbeitsmarkt	Rehabilitative Beschäftigung	Dritter Sektor
Selbstständig (einschließlich selbstständige Beschäftigung, z. B. bildnerisches Gestalten)	Normales Arbeitsverhältnis – Unbefristet – Befristet – In Integrationsbetrieben – Geringfügige Beschäftigung 325-Euro-Regelung)	Werkstatt für Behinderte – Allgemein – ggf. Differenzierung für psychisch Behinderte – Ausgelagerter Arbeitsplatz	– Arbeitsgelegenheiten – Zuverdienst psychisch Behinderte – Tagesstrukturierende Tätigkeit	Hauswirtschaftliche Versorgung von Familienangehörigen – mit Betreuung von Kindern – mit Betreuung pflegebedürftiger Angehöriger (SGB XI) Ehrenamtliche Tätigkeit Tauschbörse/gegenseitige Hilfe

daneben legen, um an die verschiedenen Möglichkeiten strukturiert zu denken, die bei dieser Person in Frage kommen können. Der Bogen (S. 2/6) leitet an, zunächst die Aufmerksamkeit auf die **Fähigkeiten** der Person zu richten, differenziert nach den Ebenen (vgl. Abschn. 9.2.4):

- psychische Störungen,
- persönliche und soziale Beziehungen,
- Lebensfelder.

Auf S. 3/6 des Übersichtsbogens wird dann nach aktivierbaren **nichtpsychiatrischen Hilfen** gefragt, die vorrangig zu berücksichtigen sind. Die **psychiatrische Hilfe** koordiniert die nichtpsychiatrischen Hilfen und bringt die dann noch erforderlichen psychiatrischen Hilfen ein. Bei den Hilfefunktionen ist zu prüfen, welcher Art die entsprechende Hilfe überwiegend sein sollte:

- Keine Hilfe
- a Information und Beratung
- b Erschließung von Hilfen im Umfeld
- c Individuelle Planung, Beobachtung und Rückmeldung
- d Begleitende, übende Unterstützung
- e Regelmäßiges intensives individuelles Angebot

Dies sind qualitative Unterscheidungen, die nicht ohne weiteres quantitativen Abständen entsprechen.

Für die nach dem Übersichtsbogen S. 3 und 4 (von 6) zu formulierenden (Teil-) Ziele können folgende **funktional definierte Leistungsbereiche** genutzt werden (vgl. Kap. 50):

- ambulante sozialpsychiatrische Grundversorgung,
- spezielle Therapieverfahren,
- sozialpsychiatrische Leistungen zur Selbstversorgung (im Wohnbereich),
- sozialpsychiatrische Leistungen zur Tagesgestaltung,
- sozialpsychiatrische Leistungen zur Arbeit/Ausbildung,
- sozialpsychiatrische Leistungen zur Koordination (durch eine therapeutische Bezugsperson),
- Behandlungsplanung und Abstimmung.

Die im Einzelfall notwendigen Leistungen integriert ergeben das **personenbezogene Komplexleistungsprogramm**, das von dem **patientenbezogenen** Team aus Fachkräften von **institutionellen** Teams (vgl. Kap. 50) ausgeführt wird.

Wenn die Leistungen unter Berücksichtigung ihres Umfangs zielorientiert funktional definiert sind, ist die integrierte organisatorische Realisierung unter Berücksichtigung der gegebenen Verhältnisse, d. h. des regionalen Hilfenetzes, zu planen. Wenn dieses, wie meist noch, im Sinne von maßnahmehomogenen Einrichtungsbausteinen gegeben ist, muss geprüft werden, welcher Baustein welche Funktionen übernehmen kann und wie man dennoch durch flexible organisatorische Lösungen ein Mindestmaß an Konstanz des Lebensortes, der Wohnung und der tragenden therapeutischen Beziehungen realisieren kann.

 Fallbeispiel

Beispiel 11: Identifikation mit einer beruflichen Perspektive durch die Renovierung der eigenen Wohnung als Praktikumsprojekt

Herr V., 23 Jahre alt, kommt in die Reha kurz vor einem geplanten Umzug in eine neue Wohnung. Er lebt allein, ist Handwerker, sieht auch hier seine berufliche Perspektive. Seine Haltung zur Reha ist ambivalent, er ist mit seinen Gedanken zu Hause, überfordert sich in den Wochenendbeurlaubungen, ist unzufrieden, weil er quasi auf einer Baustelle lebt. Schließlich wird mit ihm die Renovierung seiner Wohnung als Praktikumsprojekt (Hausbesuch, Planung der Renovierung und Kontrolle der Durchführung wieder über Hausbesuche) beschlossen. Das fördert die Compliance, Herr V. ist deutlich offener in der therapeutischen Beziehung, hat das Gefühl, relevante Pläne zu verfolgen, gleichzeitig werden Ressourcen und Defizite deutlich. Es kann eine gute und zuverlässige Diagnostik stattfinden, die dann wiederum Grundlage für eine Platzierung in der realen Arbeitswelt ist. Herr V. selber, anfangs noch sehr in der Patientenrolle gefangen, mausert sich zum verantwortungsbewussten Gestalter seiner Lebensbedingungen.

Der so ermittelte Hilfebedarf (inhaltlich definiert, mit der notwendigen professionellen Zeit für den Klienten) wird verbindlich durch den Aushandlungsprozess zwischen Therapeuten und der betroffenen Person sowie den Kostenträgern (vgl. Hilfeplankonferenz Kap. 50). Das ist eine zwei- bzw. dreiseitig **verhandelte Verbindlichkeit**. Dies ist zu unterscheiden von den Versuchen, praktische Verbindlichkeit über wissenschaftliche Objektivität mit Skalen zu erreichen. (Kann es dies überhaupt geben?)

> **Wichtig**
>
> Der Maßnahmenbedarf ergibt sich nicht aus einer linearen Korrelation mit der Schwere der Beeinträchtigung.

Deswegen greifen alle Versuche, allein aus der Skalierung der Beeinträchtigungen der Person und ohne **Berücksichtigung des Kontextes** den Maßnahmenbedarf abzuleiten, zu kurz. Es wäre ein Missverständnis, beim IBRP aus dem Übersichtsbogen 3 und der Spalte »Fähigkeitsstörungen und Beeinträchtigungen« durch Skalenverarbeitung zu einem Hilfebedarf zu kommen. Auf dem Bogen wird ausdrücklich gewarnt:

> **Wichtig**
>
> Nicht jede Beeinträchtigung/Störung erfordert eine Hilfe – manche Fähigkeit braucht Förderung (vgl. auch Kauder et al. 2001, S. 35 f., 91).

Denn es kann sein, dass bei schwerer Beeinträchtigung die Belastbarkeit gering ist und von daher ein Rehabilitand ein umfängliches Reha-Programm gar nicht schaffen kann. Umgekehrt kann eine schwere Beeinträchtigung eine ausführliche übende Unterstützung und Begleitung erforderlich machen. Man kann auch nicht einfach die Maßnahmen in den verschiedenen Bereichen quantitativ kumulieren, denn es können sich Synergieeffekte ergeben. Wenn z. B. Integration ins Arbeitsleben realisiert wird, kann sich der Betreuungsbedarf in anderen Bereichen mindern, indem Arbeit soziale Kontakte stiftet, einen geregelten Mittagstisch ermöglicht usw. Schließlich kann es sein, dass der Patient seine Ziele »viel niedriger hängt« als seine Therapeuten, dass er bestimmte Belastungen nicht auf sich nehmen will oder andere Gründe hat, an seiner derzeitigen Situation nichts zu ändern. Der psychiatrische Hilfebedarf hängt auch ab von den nutzbaren nichtpsychiatrischen Hilfen und den Ressourcen des Patienten und seiner Bezugspersonen. Schließlich ist bei allen individuellen Hilfeplanungen von den real in der Region z. Z. real verfügbaren Ressourcen auszugehen.

> **Fallbeispiel**
> **Beispiel 12: Erfolge bei der Förderung der technischen Kompetenz führen auch zur Milderung der sozialen Isolation**
> Herr E., 33 Jahre alt, scheitert nach wenigen Semestern Elektrotechnik, wird zunächst mit somatischen Beschwerden in die Klinik aufgenommen. Im Verlauf wird eine **schwere Störung in den Kontakten** deutlich, Herr E. zeigt fast **autistische Züge**, redet so gut wie nichts, bewegt sich kaum, äußert höchstens Ängste, er könne eine Herzinfarkt haben. Unter Neuroleptika stabilisiert er sich so weit, dass er in die **Rehabilitationseinrichtung für psychisch Kranke (RPK)** aufgenommen werden kann. Produktive Symptomatik wurde nie beschrieben. Er kommt mit dem festen Plan, eine Ausbildung als **Industrieanlagenelektroniker** zu machen. Nur darüber kommt er mit der Therapeutin ins Gespräch, wird nicht müde, ihr zu erklären, worum es sich dabei handelt. Im Praktikum in einem großen Betrieb, der entsprechende Anlagen produziert und installiert, fällt v. a. seine Antriebsstörung auf und das äußerst reduzierte Sozialverhalten. Ist eine Auftragsarbeit beendet, bleibt Herr E, quasi reglos an seinem Arbeitsplatz sitzen, bis ihn jemand anspricht und ihn wieder einbindet. Die Ergebnisse seiner Arbeiten sind gut, er kommt auch mit komplexen Computerprogrammen zurecht, man bescheinigt ihm einen »Sinn für alles Elektronische«. Handwerklich ist er geschickt, kann Arbeitsabläufe planen, Anleitungen umsetzen, zeigt viel theoretischen Hintergrund. Das Zimmer im Haus seiner Großmutter, das er bewohnt, ist vollgestopft mit Messapparaten, Elektrozubehör, Schrauben und Drähten. Die Rückmeldung aus dem Praktikum ist, dass Herr E. für eine Ausbildung in diesem Be-
> ▼

reich zwar die theoretischen Voraussetzungen sicher mitbringt, auf jeden Fall aber an seinen sozialen Defiziten scheitern würde, da er sich trotz mehrerer Zwischengespräche diesbezüglich kaum verändern konnte. Dagegen fällt im Zusammenleben mit den Rehabilitanden in der **Rehabilitationseinrichtung** eine eher positive Entwicklung auf. Herr E. ist ein **beliebtes Mitglied in der Gruppe**, wird respektiert und sitzt immer dabei, niemals jedoch ergreift er von sich aus das Wort oder gar die Initiative. Wir entwickeln mit ihm daher die Perspektive einer **Ausbildung** in seinem Wunschberuf in einem (wohnortnahen) **Berufsförderungswerk,** die Herr E. auch erfolgreich abgeschlossen hat. Parallel dazu besteht für ihn eine Betreuung hinsichtlich Gesundheitsfürsorge und finanzieller Angelegenheiten.

Der Hilfebedarf ist auch kontextabhängig (▶ s. unter 9.2.3). Und deshalb ist ganz wichtig, ob der Kontext als gegeben vorausgesetzt wird oder ob der Kontext selbst zum Gegenstand der zielorientierten Planung wird. Bisher noch weit verbreitet ist die Praxis der Entlassung aus der Klinik in eine Einrichtung und dann vielleicht (später) von dort aus die Durchführung einer Reha-Planung (oder Klinikaufnahme auf Station und dann erst Diagnose, Problemanalyse, Therapieplanung – bei schweren Krisen natürlich notwendig). Dann ist es aber sehr schwierig, sich von den vorab festgelegten Kontextbedingungen (Abhängigkeit vom Kontext siehe Kap. 50) freizumachen. Daraus folgt die Frage: Wie kann der Ablauf so gestaltet werden, dass am Anfang nicht vorab der Kontext festgelegt wird und dann erst eine Planung erfolgt, sondern der Kontext entsprechend dem individuellen Bedarf des Patienten geplant werden kann?

Wenn z. B. ein Rehabilitand an einer 2-jährigen beruflichen Maßnahme in einem wohnortfernen Berufsförderungswerk teilnimmt, so benötigt er zusätzlich Wohnung, ggf. (therapeutische) Hilfe bei der Bewältigung von Einsamkeit usw. Beim personenzentrierten Ansatz wird die noch vorhandene Integration gestützt, nach nutzbaren Ressourcen Ausschau gehalten, die Inanspruchnahme nichtpsychiatrisch-professioneller Hilfe gefördert, um die dann noch notwendigen Hilfefunktionen aus dem Gemeindepsychiatrischen Verbund (▶ s. Kap. 50) als individuelle integrierte Komplexleistung zu planen. Dabei wird das Lebensfeld des Rehabilitanden so wenig wie möglich in eine Institution verlagert, während die Organisation der professionellen Hilfen eine Institution als Basis nutzt.

9.2.7 Überprüfung der Zielerreichung

Auch hier ist davon auszugehen, dass die Kriterien von Therapeuten einerseits und von Patienten (und Bezugspersonen) andererseits nicht automatisch übereinstimmen, sowohl in der inhaltlichen Beschreibung des subjektiven Sinns als auch in den verwendeten Definitionen. Wenn Skalen verwendet werden, so ist dies für uns Profis wichtig und hilfreich, auch für statistische und wissenschaftliche Zwecke, aber nicht ohne weiteres tauglich für den Patienten. Erforderlich ist die Übersetzung für ihn: Was bedeutet eine Punktwertdifferenz im Verhältnis zu seinem Befinden, seinem Erleben und Handeln in sozialen Situationen, welchen Sinn macht das für ihn in Bezug auf welche Ziele? Am wichtigsten und schwierigsten ist, die Zielerreichung zur Überzeugung des Patienten festzustellen.

> **Wichtig**
>
> Die Zieldefinition muss in der Sprache des Patienten auch deshalb erfolgt sein, damit er die Zielerreichung an ihm vertrauten Kriterien selber erkennen kann.

Dies sei an einem Beispiel aus dem Bereich Arbeit erläutert. Shepherd, ein englischer Psychologe und Schüler von Bennett, wies 1984 darauf hin, dass es keine andere einzelne Aktivität gäbe, so reich und komplex in ihrer psychologischen, sozialen und materiellen Bedeutung wie Arbeit und arbeitsähnliche Tätigkeiten. Folgende wichtige Funktionen führt er auf (Übersetzung von mir):

- ein Gefühl von persönlichem Erfolg und persönlicher Sicherheit durch die gelungene Bewältigung von äußeren Anforderungen und die Erfüllung der Erwartungen anderer;
- eine Möglichkeit, sich in normalen sozialen Rollen (nicht Patientenrolle) zu engagieren und somit der Rolle des chronisch Kranken entgegenzuwirken;
- ein leicht identifizierbares Kriterium für Genesung;
- ein Gefühl für sozialen Status und Identität;
- soziale Kontakte und Unterstützung;
- in Mittel zur Tagesstrukturierung;
- finanzielle Belohnung.

Dies gilt es nun, mit dem jeweiligen Rehabilitanden persönlich in seinem sozialen Kontext zu konkretisieren.

Individualisierte, sehr konkret operationalisierte Ziele formuliert der Ansatz des **Goal Attainment Scaling** (vgl. Kap. 6). Viel lernen kann man diesbezüglich von der **Verhaltenstherapie**: individualisierte Ziele im Lebenskontext formulieren sowie Zielvereinbarungen abschließen (»contracting«).

Zur Erinnerung: Das Erreichte wird als **Zwischenergebnis** gewertet und ist Ausgangspunkt für weitere Problemlösungszirkel **oder** als **Abschluss** akzeptiert.

9.2.8 Praktische Umsetzung der Rehabilitationsplanung

Sie setzt ein personenbezogen integriertes Hilfesystem voraus (Gemeindepsychiatrischer Verbund, GPV). Aber auch unter den Bedingungen des traditionellen Hilfesystems mit institutionellen Bausteinen lässt sich der personenzentrierte Ansatz ein Stück weit schon umsetzen durch entsprechende Kooperation der in der Region vorhandenen Einrichtungen und Profis.

Da es die entsprechende funktionale Organisation des regionalen Hilfesystems bisher kaum oder nur vereinzelt gibt, geht es darum, bei der Umsetzung des individuellen Hilfeplans darauf zu achten, welche vorhandenen Einrichtungsbausteine welche Funktionen übernehmen können. Dabei ist entscheidend, eine **therapeutische Bezugsperson für die Koordination und Behandlungsplanung** auf der Grundlage einer therapeutischen Beziehung zu vereinbaren, die konstant bleiben kann über die verschiedenen Abschnitte entsprechend den vorhandenen Einrichtungen und Finanzierungsbereichen (vgl. **Case-Management**). Deswegen ist es wichtig, darauf zu achten, wer alles schon im therapeutischen Geschehen involviert ist, wo sich schon eine vertrauensvolle und erfolgreiche Arbeitsbeziehung entwickelt hat, auch mit einer ausreichenden Zukunftsperspektive. Dann sollte diese Beziehung möglichst gestützt und fortgesetzt werden, und alle anderen sollten darauf Rücksicht nehmen, statt in ihrem jeweiligen Abschnitt die therapeutische Alleinvertretung zu beanspruchen. Die (vereinbarte) therapeutische Bezugsperson könnte aus der Institutsambulanz sein oder aus der Reha-Einrichtung, wenn z. B. diese Person in beiden Einrichtungen jeweils als Teilzeitkraft tätig ist und damit eine Brückenfunktion ausüben kann. Dies könnte auch ein niedergelassener Facharzt oder Psychotherapeut sein, ein Mitarbeiter des Sozialpsychiatrischen Dienstes oder des Betreuten Wohnens oder Fachkräfte im GPV mit der Funktion Soziotherapie (§ 37a SGB V).

> ❯ **Fallbeispiel**
>
> **Beispiel 13: Bedeutung der konstanten therapeutischen Bezugsperson über Grenzen zwischen Einrichtungen und Leistungsträgern hinweg**
>
> Frau S., 36 Jahre alt, abgeschlossene Ausbildung zur **Gymnastiklehrerin**, nie in dem Beruf gearbeitet, viele Jahre immer wieder v. a. **manische Phasen einer bipolaren affektiven Störung**, unzählige stationäre Behandlungen. Frau S. zeigt sich selbstbewusst und zielstrebig in der Rehabilitationseinrichtung. Sie nimmt keine Medikamente, neigt eher in eine ökologisch-esoterische Lebensrichtung. Sie lebt allein. **Ihr Ziel** ist es, eine Ausbildung als **Gemüsegärtnerin** zu machen. Sie absolviert ein Praktikum in einem **Familienbetrieb**, bestätigt hier noch einmal ihre Pläne, da ihr die Arbeit Spaß macht, sie den Eindruck hat, auch mit ihrer für sie spürbaren Einschränkung ihrer Belastbarkeit, die sich in schneller Ermüdbarkeit zeigt und in einem etwas reduzierten Arbeitstempo, zurechtkommen zu können. Die Rückmeldungen aus dem Praktikum sind positiv. Frau S. bekommt vom Arbeitsamt
> ▼

die Möglichkeit, eine Umschulung in diesem Bereich zu absolvieren, der Praktikumsgeber, Juniorchef der Gärtnerei, erklärt sich einverstanden, dass sie die Ausbildung in seinem Betrieb macht. Frau S. wird aus der Rehabilitationseinrichtung entlassen, von ihrer Therapeutin in einer psychiatrischen Institutsambulanz weiter begleitet. Nach zwei Monaten erhält sie die fristlose Kündigung des Ausbildungsvertrages von der Seniorchefin. Es ginge nicht, dass sie kaum Überstunden mache, sie sei zu ungeschickt, für den Beruf nicht belastbar genug und sie verderbe das Betriebsklima.

Vorausgegangen waren mehrere Konflikte um Arbeitszeit und Arbeitsmoral. Frau S. hatte ja gelernt, die eigenen Belastungsgrenzen ernst zu nehmen, eine vollschichtige Tätigkeit war eigentlich das äußerste, was sie in der Lage war zu leisten. Dies war mit dem Juniorchef auch besprochen, nicht aber mit seiner Mutter. Die wiederum war es nicht gewohnt, mit der selbstbewussten und, was die Inhalte der Ausbildung angeht, anspruchsvollen Mitte 30-jährigen Auszubildenden umzugehen. Frau S. schaffte es, weder depressiv noch manisch zu werden und organisierte sich einen neuen Ausbildungsbetrieb, wieder über den Juniorchef, wieder mit einer noch aktiven Seniorchefin. Es entwickelten sich die gleichen Konflikte. Mit der Erfahrung aus dem ersten Betrieb gelang es Frau S. aber diesmal, wachsamer und vorsichtiger zu sein, Kränkungen wegzustecken, Protest auch mal zu schlucken. Eine hypomane Phase bewältigte sie durch verantwortungsbewusstes und gezieltes Medikamentenmanagement. Die **Ausbildung** hat sie **abgeschlossen.** – Einen wesentlichen Anteil am Erfolg hatte sicher die Konstanz der Bezugspersonen, da die Konflikte nur aus der Entwicklung zu verstehen waren und es schwierig für neue Begleiter gewesen wäre, die Defizite von Frau S. und die strukturellen Probleme eines Familienbetriebes auseinander zu halten. Die Begleitung durch die Ausbildung glich teilweise dem Coaching beim Boxen. Nach jeder »Runde« galt es die Gemüter zu kühlen, die Taktik zu besprechen, zur Umsicht und List zu raten, Auszeiten einzufordern, zu motivieren und wieder loszuschicken. Dies war optimal nur möglich bei der **Behandlungskontinuität.**

9.3 Einzigartige Rehabilitationsverläufe: Zwei Fallbeispiele

Die folgenden Fallbeispiele sind nicht als Muster gedacht zur routinemäßigen Anwendung. Sie sollen aber zeigen, dass auch bei zunächst aussichtslos erscheinenden Konstellationen durch Berücksichtigung von Prinzipien des personenzentrierten Ansatzes ggf. doch Lösungen möglich werden: indem der Blick vom Patienten aus gerichtet wird, vom Patienten selbst gefundene konstruktive Verhaltensweisen einbezogen werden; indem nach besonderen Konstellationen, die man nicht planen und systema-

tisch herbeiführen kann (z. B. Paarbeziehung), aktiv Ausschau gehalten und nichtpsychiatrische Hilfen genutzt wird etc. Die Fallbeispiele verdeutlichen die Konsequenz des Qualitätsstandards der regionalen Versorgungsverpflichtung.

> **Fallbeispiel**
> **Beispiel 14: Das wilde Paar sucht sich weiträumig seine Aktivitäten und Kontakte selbst – so »verdünnt« können es alle aushalten**
> Frau S. (61 Jahre) und Herr B. (48 Jahre) sind seit Jahren unzertrennlich, aber für ihre Umgebung oft unerträglich. Diagnosen bei ihr: **Anfallsleiden, z.Z. anfallsfrei, leichte geistige Behinderung, emotionale Instabilität** und **mangelnde Impulskontrolle, wahnhafte Interpretation bei Konflikten.** Diagnosen bei ihm: **Sturge-Weber-Syndrom** mit **ausgeprägtem Naevus flammeus** im Gesicht, **Anfallsleiden (fast anfallsfrei), geistige Behinderung, zeitweise Angstzustände.** In einer Werkstatt für behinderte Menschen lernten sich die beiden kennen. Sie gaben dann die Arbeit auf, lebten in verschiedenen Städten, zeitweise obdachlos, verschiedene Wohnungen in Kassel im Rahmen der **Obdachlosenhilfe,** immer wieder **Krach mit Nachbarn** (einschließlich schwerer Körperverletzung), wobei Frau S. Herrn B. zu ihrem »Schutz« vorschickt. Nach **Heimunterbringung** von Herrn B. **Selbstmordversuch** von Frau S., danach verschwinden beide.
>
> Als sie wieder auftauchen, übernimmt eine Sozialarbeiterin der sozialpsychiatrischen Beratungsstelle der Stadt die Aufgabe der **kontinuierlich betreuenden Bezugsperson,** die die verschiedenen Hilfen koordiniert. Ebenso wenig akzeptabel wie Werkstatt und Heim wäre für Frau S. und Herrn B. eine Tagesstätte zur Tagesstrukturierung. Sie »entspannen« sich durch Reisen (als Behinderte fahren sie kostenlos in der Region) von Kassel aus bis Göttingen und Fulda, aber auch weiter nach München (wovon sie begeistert erzählen) und suchen den Kontakt zum verständnisvollen Personal der jeweiligen **Bahnhofsmission (nichtpsychiatrische Hilfe).** Nach Einrichtung einer **rechtlichen Betreuung** für beide und Beschaffung einer **Wohnung** in einem nicht streng bürgerlichen Quartier sowie der Organisation einer regelmäßigen **Haushalthilfe (nichtpsychiatrisch)** kam es zu einer deutlichen Verbesserung, was den Zustand der Wohnung und die Einteilung der Finanzen betrifft. Die Ausbrüche von bedrohlichem oder gewalttätigem Verhalten, besonders als Reaktion auf kleinste Provokationen aus der Nachbarschaft, gingen jedoch weiter. Daran arbeitet die Sozialarbeiterin. Bei einem Hausbesuch berichtet Frau S. zur Situation mit der Nachbarschaft, dass es z. Z. relativ friedlich sei. Sie habe sich vorgenommen, auf die Provokationen bestimmter Nachbarn möglichst nicht mehr zu hören und nicht zu reagieren. Durch Herrn B. werde sie dabei tatkräftig unterstützt. So habe er sich z. B. angewöhnt, die
> ▼

Wohnungstür von innen abzuschließen und den Schlüssel abzuziehen, damit sie nicht bei jedem Klingeln und jedem Geräusch sofort ins Treppenhaus stürzen könne. Sie wiederum unterstützt Herrn B. bei der Medikamenteneinnahme, damit er keine Anfälle hat.

Beispiel 15: Statt Heim Eingliederung im Heimatdorf – Hakuna Matata

Hakuna Matata bedeutet »Kein Problem, es wird schon werden«. Es geht um einen jungen Eritreer, der mit 16 Jahren als Kriegsflüchtling nach Deutschland kam und als Asylant angekannt wurde. Mit 18 Jahren wurde er wegen einer **paranoid-halluzinatorischen Psychose** in unserer Klinik behandelt, wegen erheblicher Selbstgefährdung auf einer geschlossenen Station. Bei dem Versuch, durch ein Oberlichtfenster zu entkommen, stürzte er so unglücklich, dass er erhebliche Hirnverletzungen erlitt und ihm ein Bein aus der Hüfte heraus amputiert werden musste. Die Eingliederung in ein Heim für geistig/seelisch behinderte Menschen gelang aufgrund des Kulturunterschiedes und der Sprachprobleme nicht. Über einen eritreischen Arzt in unserem Haus wurde der **Kontakt zur Familie in Eritrea** geknüpft. Die Mutter erklärte sich bereit, den Mann wieder aufzunehmen, wenn er finanziell weiter unterstützt würde. Für die ersten zwei Jahre der Umsiedelung übernahm diese Finanzierung der Sozialhilfeträger. Für den Transfer des Geldes und mit der Selbstverpflichtung, nach Ablauf der zwei Jahre weiter für den Unterhalt zu sorgen, wurde der **Verein Hakuna Matata** gegründet. Inzwischen sind 5 Jahre vergangen. Der Betroffene hat auf Betreiben seiner Mutter und weil er durch die Unterhaltszahlungen durchaus eine Familie ernähren kann, geheiratet, ein Kind bekommen und geht einer einfachen Tätigkeit nach. Auch die nach wie vor notwendigen Neuroleptika werden über den Verein nach Eritrea gebracht. Über Spenden konnte der Lebensunterhalt bisher finanziert werden. Aktuell gibt es einen zweiten ähnlich gelagerten Fall eines Eritreers, der aber noch Geld vom Sozialhilfeträger bekommt (100 EUR pro Monat). Dieses Geld wird ebenfalls von Hakuna Matata über die eritreische Botschaft weiter gegeben.

Wichtig

Patienten sind nicht »therapieresistent«, wenn die Therapeuten nicht »patientenresistent« sind und indivuelle komplexe Lösungen finden für Personen, die für institutionelle Standardlösungen zu gestört sind.

9.4 Rehabilitation und therapeutische Begleitung als Gratwanderung

Psychiatrische Rehabilitation ist kein klar aufwärts strebender Prozess hin auf ein vorab zu bestimmendes Endziel. Im Rahmen einer allgemeinen Grundrichtung des Patienten wird es immer wieder notwendig, die Ziele und Zwischenziele anhand der Erfahrungen und deren subjektivem Sinn zu überprüfen und ggf. zu verändern. Auf Zeiten mit Stillstand können konstruktive oder destruktive Entwicklungen folgen, die ihre Ursache in der Person des Rehabilitanden oder in Kontextveränderungen haben. Auch nach Jahren schwerer Beeinträchtigungen des Patienten können sich neue Perspektiven eröffnen, weil die schizophrene Psychose sich doch noch bessert (»positiver Knick« nach Jahren), weil eine blockierende symbiotische Bindung durch Tod des anderen endet, weil der Patient eine andere für ihn konstruktiv wichtige Person kennenlernt: Paarbildungen können konstruktive Wendungen bringen, die wir als Therapeuten nicht herbeiplanen können. Wir können da nur sehr aufmerksam sein und solche spontanen »Lösungen« fördern. Varianten sind das Bild vom Blinden, der den Lahmen über die Brücke trägt. Entscheidend ist die langfristige therapeutische Beziehung, angereichert mit den gemeinsamen Erfahrungen beim Versuch der Bewältigung der Krankheit und deren Folgen.

Zur Reflexion dieser gemeinsamen Erfahrungen ist das **»dialektische Prinzip therapeutischer Begleitung«** hilfreich. Es geht darum, in Bezug auf verschiedene Bereiche zwischen zwei Extremen für und mit dem Patienten den jeweils geeigneten Abstand zwischen den beiden Polen zu bestimmen. Die jeweils geeignete Position hängt nicht nur von der Person, sondern auch vom aktuellen Entwicklungstand der Person, Kontextfaktoren und anderem ab und ist immer wieder bei der Rehabilitationsplanung neu zu bestimmen und auszutarieren, ggf. praktisch auszuprobieren. Folgende Beispiele (aus Bundesministerium für Gesundheit 1999, S. 49), die sich z. T. überschneiden, seien genannt:

- **Unterstimulation – Überstimulation:** Sind die Anregungen und Anforderungen zu massiv, überschätzen sie die Möglichkeiten des Patienten? Oder ist das Gegenteil der Fall?
- **Regression – Progression:** Sind die Ziele zu hoch, ist Ausruhen, Rückzug, Entlastung von Verantwortung nötig oder wie viel Anregung, Förderung, Fordern braucht ein Mensch? Dies auszutarieren kann in einem Aktivitätsbereich anders als in einem anderen sein.
- **Therapeutische Überwältigung – unterlassene Hilfeleistung:** Wo kann ich dem Patienten die Verantwortung für sein Handeln nicht überlassen? Wo hilft es, wenn ich dem Patienten selber die Entscheidung über Korrekturen ermögliche?
- **Behandeln – Verhandeln:** Werden Ziele und Vorgehen im Dialog zwischen Patient und Therapeut ausgehandelt, oder wann ist direktives Verhalten geboten?

- **Unterstützen, Begrenzen – Abwarten:** Was muss man für den Patienten übernehmen, in welcher Situation ist es besser abzuwarten, bis der Patient selbstständig tätig wird?
- **Nähe – Distanz:** Wie viel Nähe benötigt der Patient in der therapeutischen Begleitung? Wie viel Distanz hilft ihm?
- **Empathie – kritische Rationalität:** Leitet Einfühlung die therapeutische Arbeit? Wie viel kritische Distanz zur Analyse der Situation von außen ist notwendig?
- **Manifest – latent:** Was sind die direkten Wünsche des Patienten? Oder wie viel Verdeckung ist hilfreich? Wie viel muss offengelegt werden?
- **Handlungszentriert – gesprächszentriert:** Was muss über aktives Handeln bearbeitet werden? Wie viel Gespräch und Reflexion ist notwendig?
- **Somatische Orientierung – psychologische Orientierung:** Welche Hilfen erfordert die somatische Seite der Erkrankung, welche die psychische Seite? Wie ist das Verhältnis zueinander, wie wirken sie aufeinander ein?
- **Individuelle Orientierung – soziale Orientierung:** Einerseits die individuelle Entfaltung fördern, aber wo muss diese ggf. begrenzt werden zum Zwecke der notwendigen sozialen Anpassung und Integration?

Die Beantwortung jeder dieser Fragen setzt die oben beschriebene **subjektzentrierte therapeutische Grundhaltung** voraus, die gemeindepsychiatrisches Handeln als Dienstleistung im partnerschaftlichen Dialog versteht und verwirklicht (Bundesministerium 1999, S. 51).

Literatur

Bennett DH (1983) The historical development of rehabilitation services. In: Watts FN, Bennett DH (eds) Theory and practice of psychiatric rehabilitation. Wiley, Chichester, pp 15–42

Bundesarbeitsgemeinschaft für Rehabilitation (Hrsg) (2003) Arbeitshilfe für die Rehabilitation und Teilhabe psychisch kranker und behinderter Menschen. Bundesarbeitsgemeinschaft für Rehabilitation, Frankfurt/M

Bundesministerium für Gesundheit (Hrsg) (1999a) Von institutions- zu personenzentrierten Hilfen in der psychiatrischen Versorgung. Bd I: Bericht zum Forschungsprojekt des Bundesministeriums für Gesundheit »Personalbemessung im komplementären Bereich« der psychiatrischen Versorgung (Schriftenreihe des BMG, Bd 116/I). Nomos, Baden-Baden

Bundesministerium für Gesundheit (Hrsg) (1999b) Von institutions- zu personenzentrierten Hilfen in der psychiatrischen Versorgung. Bd II: Ambulante Komplexleistungen – Sozialrechtliche Voraussetzungen zur Realisierung personenzentrierter Hilfen in der psychiatrischen Versorgung. (Schriftenreihe des BMG, Bd 116/II). Nomos, Baden-Baden

Clausen H-J (2001) Stellungnahme aus Sicht der Psychiatrie-Erfahrenen. In: Kauder V, Kunze H, Aktion Psychisch Kranke (Hrsg) Qualität und Steuerung. Psychiatrie-Verlag, Bonn

Drake RE, McHugo GJ et al. (1999) A randomized clinical trial of supported employment for inner-city-patients with severe mental disorder. Arch Gen Psychiatry 56: 627–633

Gromann P (2001) Integrierte Behandlungs- und Reha-Planung – Ein Handbuch zur Umsetzung des IBRP (Psychosoziale Arbeitshilfen 17). Psychiatrie-Verlag, Bonn

ICF (2003) Internationale Klassifikation der Funktionsfähigkeit, Behinderung und Gesundheit (ICF) der Weltgesundheitsorganisation (WHO). http://www.dimdi/DasDIMDI/Klassifikationen/ICF.de Gesehen 24.09.2002

Kauder V, Aktion Psychisch Kranke (Hrsg) (2001) Personenzentrierte Hilfen in der psychiatrischen Versorgung (Psychosoziale Arbeitshilfen 11), 4. Aufl. Psychiatrie-Verlag, Bonn. www.ibrp-online.de

Konrad M, Schmidt-Michel P-O (Hrsg) (1993) Die 2te Familie. Psychiatrie-Verlag, Bonn

Kunze H (2001) De-Institutionalisierung im Kopf – vom Anstaltsparadigma über die Rehabilitationskette zu personenzentrierten Hilfen. Krankenhauspsychiatrie 12: 48–55

Kunze H, Pohl J (2003) Leitlinien zur Rehabilitation und Integration. In: Schmidt-Zadel R, Pörksen N, Aktion Psychisch Kranke (Hrsg) Teilhabe am Arbeitsleben – Arbeit und Beschäftigung mit psychischen Beeinträchtigungen. Psychiatrie-Verlag, Bonn

Scharfetter C (1998) Schizophrenien – Annäherung an einen bedürfnisangepassten Therapieplan. Krankenhauspsychiatrie 9: 60–65

Scharfetter C (2002) Allgemeine Psychopathologie, 5. Aufl. Thieme, Stuttgart

Schmidt-Michel P-O, Ostraga G, Kenntner S, Konrad M, Krüger M, Hoffmann M (1992) Rehabilitationsverläufe in der psychiatrischen Familienpflege. Nervenarzt 63: 34–41

Schmidt-Zadel R, Pörksen N, Aktion Psychisch Kranke (Hrsg) (2002) Teilhabe am Arbeitsleben – Arbeit und Beschäftigung mit psychischen Beeinträchtigungen. Psychiatrie-Verlag, Bonn

Schuntermann MF (2003) Grundsatzpapier der Rentenversicherung zur Internationalen Klassifikation der Funktionsfähigkeit, Behinderung und Gesundheit (ICF) der Weltgesundheitsorganisation (WHO). Deutsche Rentenversicherung 1–2: 52–59

Shepherd G (1984) Institutional Care and Rehabilitation. Longman, London, New York

III Übergreifende Therapieansätze

Psychopharmakotherapie in der Rehabilitation

Alex Hofer, W. Wolfgang Fleischhacker

Lange wurde die Wirksamkeit einer psychopharmakologischen Therapie ausschließlich nach dem Grad der Symptomreduktion definiert. In jüngerer Zeit rücken zunehmend subjektive (Lebensqualität, Selbsteinschätzung) und funktionelle Outcome-Variablen (soziale und berufliche Funktionstüchtigkeit) in den Mittelpunkt des Interesses. Diese Faktoren wurden bisher v. a. in der Schizophrenieforschung berücksichtigt, so dass sich das vorliegende Kapitel in erster Linie mit diesem Krankheitsbild befasst. Nicht zuletzt aus gesundheitspolitischen Gründen gewinnt die Beachtung dieser Variablen in der psychopharmakologischen Forschung vermehrt an Bedeutung.

10.1   Schizophrene Störung

Jahrzehntelang galt die Verringerung von Positivsymptomen (Halluzinationen, Wahnvorstellungen etc.) als Schwerpunkt der psychopharmakologischen Therapie einer schizophrenen Störung. In den vergangenen 10–15 Jahren rückte dann die Behandlung der Negativsymptomatik (Anhedonie, Motivationsdefizit etc.) zunehmend in den Mittelpunkt des Interesses. Diese Entwicklung war einerseits in der Erkenntnis begründet, dass Negativsymptome mit einem schlechten Outcome korrelieren, und andererseits durch die Erforschung der Antipsychotika der zweiten Generation bedingt, die den konventionellen Substanzen in der Behandlung der Negativsymptomatik überlegen sind. In jüngerer Zeit zeigte sich allerdings, dass kognitive Defizite für Krankheitsverlauf und Rehabilitation von zentraler Bedeutung sind, und zwar mehr als Positiv- oder Negativsymptome (Jaeger et al. 1992). Zahlreiche Studien belegen, dass schizophrene Patienten mit speziellen Störungen im verbalen Gedächtnis und der Vigilanz Schwierigkeiten im sozialen Problemlöseverhalten haben. Außerdem bestimmen kognitive Funktionen wie Gedächtnisleistung und planmäßiges Handeln den Verlauf der Erkrankung mit und haben sowohl für die Symptomatik als auch für die Bewältigung von Anforderungen des Alltags eine prognostische Bedeutung (Weiss et al. 2002).

Die Frage, inwiefern psychopharmakologische Interventionen mit einem positiven Einfluss auf neurokognitive Funktionsbereiche auch soziale Funktionsbereiche fördern, ist derzeit noch nicht geklärt. Einerseits wird diskutiert, dass eine Optimierung der Neurokognition per se zu einer Verbesserung sozialer und beruflicher Funktionen führt. So kann beispielsweise die Fähigkeit, seine Aufmerksamkeit gezielter auf einen Fokus zu richten, einen Zugang zu bereits im Verhaltensrepertoire enthaltenen Fertigkeiten und somit das Erreichen psychosozialer Ziele erleichtern. Gleichzeitig kann eine Reduktion von Ablenkbarkeit bzw. eine Zunahme von Gedächtnisleistungen den spontanen Erwerb neuer Fertigkeiten fördern.

Andererseits ist denkbar, dass eine Verbesserung neurokognitiver Funktionen die **Fähigkeit** schizophrener Patienten, von psychosozialen Rehabilitationsmaßnahmen zu profitieren, steigert. Somit würde eine Verbesserung des sozialen Outcomes davon abhängen, ob gleichzeitig ein systematisiertes Rehabilitationsprogramm in Anspruch genommen wird. In diesem Sinne berichteten Rosenheck et al.(1998) von einer verbesserten Rehabilitationsfähigkeit therapieresistenter schizophrener Patienten durch die Behandlung mit Clozapin.

10.1.1 Pharmakologische Strategien zur Verbesserung der kognitiven Dysfunktion

Dopamin

Die Dopaminhypothese der Schizophrenie geht von einem **hyperdopaminergen** Zustand im mesolimbischen und einem **hypodopaminergen** Zustand im mesokortikalen System aus. Demnach sollen Positivsymptome aufgrund einer erhöhten Dopaminkonzentration im limbischen System entstehen, während Negativsymptome und kognitive Defizite durch eine herabgesetzte Dopaminkonzentration im präfrontalen Kortex bedingt sein sollen.

Die im Tierversuch gefundene Reduktion von präfrontalen D_1-Rezeptoren in Folge einer chronischen Administration konventioneller Antipsychotika dürfte bei der Entstehung der schizophrenieassoziierten kognitiven Dysfunktion allerdings keine wesentliche Rolle spielen; bereits vor Behandlungsbeginn besteht ein entsprechendes Rezeptorendefizit, welches durch konventionelle Antipsychotika in nur sehr geringem Ausmaß verstärkt wird (Friedman et al. 1999). Im Gegensatz dazu führen Antipsychotika der zweiten Generation über einen 5-HT_{2A}-Rezeptorantagonismus indirekt zu einer Aktivierung des präfrontalen dopaminergen Systems, was auch mit einer Verbesserung des Arbeitsgedächtnisses (Green et al. 1997) in Zusammenhang gebracht wurde.

Noradrenalin

Neben dem dopaminergen scheint auch das noradrenerge System in die Ätiologie von schizophrenen Psychosen involviert zu sein. Beispielsweise wird die einzigartige klinische Wirksamkeit von Clozapin u. a. auf dessen pharmakologische Beeinflussung dieses Systems zurückgeführt (z. B. Pickar et al. 1992).

Die vom Locus coeruleus zum präfrontalen Kortex projizierenden noradrenergen Bahnen werden mit verschiedenen kognitiven Funktionen (Lernen, Vigilanz, Ablenkbarkeit, visuomotorische Fertigkeiten und räumliches Arbeitsgedächtnis) in Zusammenhang gebracht, welche im Rahmen einer schizophrenen Erkrankung beeinträchtigt sein können (Harvey u. Keefe 1997). Entsprechend untersuchten Fields et al. (1988) die Wirkung von Clonidin (α_2 Agonist) bei schizophrenen Patienten und fanden einen positiven Effekt auf verschiedene Frontalhirntests.

Acetylcholin

Verschiedene mit einer kognitiven Dysfunktion einhergehende Krankheitsbilder, wie beispielsweise Alzheimer-Demenz oder Parkinson-Krankheit, weisen Beeinträchtigungen des zentralen cholinergen Systems auf. Die mit solchen Krankheiten assoziierten kognitiven Defizite (Beeinträchtigung des verbalen und episodischen Langzeitgedächtnisses und des Sprachgebrauchs) sind auch bei schizophrenen Patienten zu finden. Entsprechend wurde versucht, über eine Erhöhung der cholinergen Neurotransmission eine Verbesserung dieser Defizite zu erreichen. Der Einsatz von Cholinesteraseinhibitoren führte bis dato zu widersprüchlichen Ergebnissen (Friedman et al. 2002; Buchanan et al. 2003).

10.1.2 Einfluss von Antipsychotika auf kognitive Funktionen

Konventionelle Antipsychotika

Hinsichtlich der Wirkung konventioneller Antipsychotika auf schizophrenieassoziierte kognitive Defizite finden sich in verschiedenen Übersichtsartikeln sehr ähnliche Ergebnisse (z. B. Bilder et al. 1992). Demnach fördert eine chronische Behandlung mit konventionellen Antipsychotika die selektive Aufmerksamkeitsfähigkeit. Gleichzeitig scheinen motorische Fertigkeiten – wohl bedingt durch die Induktion extrapyramidalmotorischer Nebenwirkungen (EPS) – sowie Gedächtnisfunktionen negativ beeinflusst zu werden, was u. a. auf die häufige Notwendigkeit einer anticholinergen Zusatzmedikation zurückgeführt wurde. Insgesamt ist aufgrund der vorliegenden Daten festzuhalten, dass konventionelle Antipsychotika per se im Hinblick auf die schizophrenieimmanenten kognitiven Defizite neutral bzw. eher nachteilig einzustufen sind.

Die folgende Liste gibt einen Überblick über den Einfluss von konventionellen Antipsychotika auf neurokognitive Defizite:

- Aufmerksamkeit ↑↓,
- Ablenkbarkeit ↑↓,
- Problemlösestrategien ↑↓,
- Gedächtnis ↓,
- Lernfunktionen ↓,
- Exekutivfunktionen ↓,
- motorische Fähigkeiten ↓,
- indirekte Beeinträchtigung durch Nebenwirkungen (EPS, Sedierung, anticholinerge Nebenwirkungen) und sekundär verringerte Compliance.

Obwohl viele Studien zu ähnlichen Resultaten kommen, ist ihre Aussagekraft aufgrund methodischer Mängel oft begrenzt (geringe Stichprobengrößen, Fehlen operationalisierter diagnostischer Kriterien, fehlende Randomisierung, fehlende Überprüfung der Zusatzmedikation, Vernachlässigung von Trainingseffekten). Außerdem ist es kaum möglich, einen direkten Medikamenteneffekt von einer sekundären Besserung kognitiver Defizite durch Symptomreduktion zu unterscheiden, zumal die Ausprägung der Krankheitssymptomatik und kognitive Dysfunktionen miteinander korrelieren (Strauss 1993).

Antipsychotika der zweiten Generation

Insgesamt kann festgehalten werden, dass die bisher veröffentlichten Vergleichsstudien zwischen neueren und

◻ **Tabelle 10.1.** Der Einfluss von Antipsychotika der zweiten Generation auf neurokognitive Defizite

	Clozapin	Risperidon	Olanzapin	Quetiapin	Ziprasidon
Aufmerksamkeit	↑	↑	↑	↑	↑
Motorische Fähigkeiten	↑	↑	↑	↑	-
Wortflüssigkeit	↑	-	↑	↑	↑
Exekutive Funktionen	↑↓	↑	↑	↑	↑
Verbales Lernen und Gedächtnis	↑↓	↑	↑	↑	↑
Visuelles Gedächtnis	↓	↑	-	-	-
Visuell-räumliche Funktionen	↑	↑	-	-	-
Verbales Arbeitsgedächtnis	↓	↑	-	-	-

↑ Positiver Effekt, ↑↓ moderater Effekt, ↓ kein/negativer Effekt

konventionellen Antipsychotika den Schluss zulassen, dass Antipsychotika der zweiten Generation die kognitiven Funktionen bei schizophrenen Patienten verbessern.

◻ Tabelle 10.1 gibt einen Überblick über den Einfluss der verschiedenen neueren Substanzen auf neurokognitive Defizite.

Wichtig

Antipsychotika der zweiten Generation haben im Vergleich zu konventionellen Antipsychotika wahrscheinlich günstigere Effekte auf die kognitiven Funktionen und üben dadurch sowohl auf Alltagsaktivitäten als auch auf berufliche Fähigkeiten einen wesentlichen Einfluss aus.

Vor dem bestehenden empirischen und konzeptuellen Hintergrund erhebt sich die Frage, ob Antipsychotika der zweiten Generation tatsächlich – wie oft spekuliert – einen direkten positiven neurokognitiven Effekt haben oder aber ob sie eine weniger negative Wirkung als konventionelle Substanzen auf die Kognition haben. Sollte Letzteres der Fall sein, dürfte die Wirkung der neuen Substanzen wohl weniger in einem direkten positiven Effekt auf die Neurokognition zu suchen sein als vielmehr darin liegen, dass diese Medikamente keine (oder weniger) negativen Konsequenzen in diesem Bereich nach sich ziehen. Einschränkend ist allerdings zu erwähnen, dass die relativ hohe Dosierung konventioneller Substanzen in früheren Studien evtl. zu einer Verzerrung der Ergebnisse führte, zumal sich neuere und niedrig dosierte konventionelle Antipsychotika in ihrer Wirksamkeit auf die Psychopathologie möglicherweise kaum voneinander unterscheiden (Geddes et al. 2000). In einer kürzlich publizierten Längsschnittstudie fanden Green et al. (2002) im Hinblick auf die Verbesserung der Neurokognition keinen Unterschied zwischen Patienten, die mit Haloperidol in niedriger Dosierung oder mit Risperidon behandelt wurden.

In ähnlicher Weise zeigten Meyer et al. (2002), dass Antipsychotika der zweiten Generation den konventionellen Substanzen zwar möglicherweise im Hinblick auf die Symptomkontrolle überlegen sind, dass jedoch die Arbeitsfähigkeit im Rahmen eines strukturierten Rehabilitationsprogramms von der Art der Medikation unabhängig ist.

10.1.3 Lebensqualität

Mehrere Studien fanden eine negative Korrelation zwischen dem Schweregrad einer schizophrenen Erkrankung und der subjektiven Befindlichkeit, d. h. je ausgeprägter die psychopathologische Symptomatik, desto schlechter die subjektive Befindlichkeit. Nach bisherigen Erkenntnissen scheinen dabei negative und depressive Symptome vom Patienten als subjektiv beeinträchtigender wahrgenommen zu werden als Positivsymptome (Dickerson et al. 1999).

Im Hinblick auf psychopharmakologische Interventionsmöglichkeiten scheinen neuere Antipsychotika den konventionellen Substanzen bezüglich ihres Einflusses auf subjektive Befindlichkeit und Lebensqualität überlegen zu sein. Aufgrund der vorher genannten Einschränkungen müssen allerdings auch diese Ergebnisse kritisch betrachtet werden. Beispielsweise beschreiben Voruganti et al. (2002) einen signifikanten Anstieg der Lebensqualität von Patienten, die von einem konventionellen Antipsychotikum auf Risperidon, Olanzapin oder Quetiapin umgestellt wurden. Aus dieser Arbeit geht allerdings nicht hervor, in welcher Dosierung die konventionellen Antipsychotika verabreicht worden waren, und möglicherweise ist auch in diesem Fall das Studienergebnis durch die Dosierung der traditionellen Antipsychotika verzerrt.

> **Wichtig**
>
> Zum jetzigen Zeitpunkt liegen eine Reihe von Studien vor, welche –trotz methodischer Einschränkungen – einen Vorteil der Antipsychotika der zweiten Generation gegenüber konventionellen Antipsychotika bei der Unterstützung von Rehabilitationsbemühungen vermuten lassen:

- Breiteres therapeutisches Spektrum:
  - → überlegene Wirkung hinsichtlich primärer/sekundärer Negativsymptome und ängstlich-depressiver Symptome und dadurch gesenktes Suizidrisiko,
  - → Reduktion kognitiver Defizite;
- günstigeres Nebenwirkungsprofil in Bezug auf motorische Beeinträchtigungen;
- reduzierte Rückfallrate.

10.2 Depressive Störung

Depressive Störungen gelten als chronische Erkrankungen, welche zu psychosozialen und beruflichen Leistungseinbußen führen.

> **Wichtig**
>
> Bis zum Jahr 2020 werden depressive Störungen die zweithäufigste Ursache für krankheitsbedingte Behinderungen (körperlich, geistig, sozial) darstellen (Murray u. Lopez 1997). Die Größenordnung dieses öffentlichen Gesundheitsproblems mit seinen sekundären Begleiterscheinungen (herabgesetzte Lebensqualität, gesteigertes Suizidrisiko, verminderte Leistungsfähigkeit) unterstreicht die Notwendigkeit einer effektiven Behandlung.

Ziel der **Akutphase der Behandlung** ist eine Symptomremission innerhalb von 6–8 Wochen.

Die **weiterführende Phase** (Dauer zwischen 4 und 9 Monaten) dient einerseits dem Aufrechterhalten der Remission und der Behebung von Restsymptomen bzw. funktionellen Einschränkungen und andererseits der Rückfallprophylaxe.

Die **Erhaltungsphase** soll das Auftreten erneuter depressiver Episoden verhindern. Ihre Dauer variiert in Abhängigkeit von der bisherigen Episodenanzahl und einer eventuellen gleichzeitigen Angsterkrankung, sollte aber wenigstens 4–5 Monate betragen (Ballenger 1999).

Insgesamt scheinen Antidepressiva mit einem dualen Wirkmechanismus (Wirkung im serotonergen und noradrenergen System) jenen, die lediglich ein Transmittersystem beeinflussen, überlegen (Anderson et al. 2000).

Obwohl die Rehabilitation von Menschen mit depressiven Störungen aufgrund der hohen Prävalenz dieser Er-

krankung nicht zuletzt aus gesundheitspolitischen Gründen von besonderer Bedeutung ist, fehlen derzeit noch Studien über eine entsprechende Beeinflussbarkeit durch psychopharmakologische Therapiestrategien.

10.3 Demenz

Der Morbus Alzheimer ist die häufigste Form demenzieller Erkrankungen. Neben kognitiven stellen v. a. auch funktionelle Beeinträchtigungen ein zentrales Merkmal dieser Krankheit dar. Diese äußern sich zunächst als instrumentelle Einschränkungen (z. B. Gebrauch des Telefons) und betreffen mit fortschreitender Erkrankung zunehmend basale Alltagsaktivitäten wie die Nahrungsaufnahme. Letztlich kommt es zu einer massiven Belastung des Bezugssystems, einer herabgesetzten Lebensqualität des Betroffenen und evtl. zur Institutionalisierung.

Insgesamt erschöpfen sich die Möglichkeiten der psychopharmakologischen Behandlung von Menschen mit demenziellen Erkrankungen derzeit noch darin, so lange wie möglich ihre psychosoziale Eingliederung aufrecht zu erhalten. Es ist erwähnenswert, dass die europäische Zulassungsbehörde (EMEA) neben der positiven Wirkung hinsichtlich kognitiver Defizite von Antidementiva auch die Verbesserung bzw. Stabilisierung der Funktionsfähigkeit fordert. Wenngleich die derzeit verfügbaren medikamentösen Behandlungsmöglichkeiten noch keine Rehabilitation im eigentlich Sinn darstellen, ergibt sich aus dieser Anforderung dennoch eine klare Verbindung zwischen psychopharmakologischen und psychosozialen Therapiemaßnahmen.

Zwei kürzlich publizierte Metaanalysen (Birks et al. 2002; Trinh et al. 2003) belegen die positive Wirkung von Ginkgo-Präparaten und Cholinesteraseinhibitoren sowohl hinsichtlich der mit einer demenziellen Erkrankung assoziierten kognitiven Defizite als auch in Bezug auf die damit verbundenen funktionellen Beeinträchtigungen. In weiteren Studien muss noch geklärt werden, inwiefern sich dieser Effekt tatsächlich auf das Bezugssystem des Betroffenen und seine Lebensqualität sowie auf die Notwendigkeit einer Institutionalisierung auswirkt.

> **Zusammenfassung**
>
> Psychopharmaka spielen im psychiatrischen Rehabilitationsprozess eine große Rolle. Zu den Anforderungen an eine medikamentöse Therapie gehören neben der Symptomremission bzw. Rückfallprophylaxe auch die Verbesserung der individuellen Befindlichkeit des Patienten sowie eine Optimierung der Arbeitsfähigkeit oder der Fähigkeit, zwischenmenschliche Beziehungen aufrechtzuerhalten. Für viele Krankheitsbilder, wie bei-
>
> ▼

spielsweise die Gruppe der Persönlichkeitsstörungen, fehlen derzeit noch wissenschaftliche Daten über die Wechselbeziehung zwischen medikamentösen Therapiestrategien und subjektivem und funktionellem Outcome.

Die Untersuchung von Zusammenhängen zwischen psychopharmakologischen und rehabilitativen Maßnahmen stellt eine zunehmende Herausforderung für die Zukunft dar.

Literatur

Anderson IM, Nutt DJ, Deakin JF (2000) Evidence-based guidelines for treating depressive disorders with antidepressants: a revision of the 1993 British Association for Psychopharmacology guidelines. British Association for Psychopharmacology. J Psychopharmacol 14: 3–20

Ballenger JC (1999) Clinical guidelines for establishing remission in patients with depression and anxiety. J Clin Psychiatry 60 (Suppl 22): 29–34

Bilder RM, Turkel E, Lipschultz-Broch L, Lieberman JA (1992) Antipsychotic medication effects on neuropsychological functions. Psychopharmacol Bull 28: 353–366

Birks J, Grimley EV, Van Dongen M (2002) Ginkgo biloba for cognitive impairment and dementia. Chochrane Database Syst Rev 4: CD003120

Buchanan RW, Summerfelt A, Tek C, Gold J (2003) An open-labeled trial of adjunctive donepezil for cognitive impairments in patients with schizophrenia. Schizophr Res 59: 29–33

Dickerson F, Boronow JJ, Ringel N, Parente F (1999) Social functioning and neurocognitive deficits in outpatients with schizophrenia: a 2-year follow-up. Schizophr Res 37: 13–20

Fields RB, Kammen DP van, Peters JL et al. (1988) Clonidine improves memory function in schizophrenia independently from change in psychosis. Preliminary findings. Schizophr Res 1: 417–423

Friedman JI, Temporini H, Davis KL (1999) Pharmacologic strategies for augmenting cognitive performance in schizophrenia. Biol Psychiatry 45: 1–16

Friedman JI, Adler DN, Howanitz E et al. (2002) A double blind placebo controlled trial of donepezil adjunctive treatment to risperidone for the cognitive impairment of schizophrenia. Biol Psychiatry 51: 349–357

Geddes J, Freemantle N, Harrison P, Bebbington P (2000) Atypical antipsychotics in the treatment of schizophrenia: systematic overview and meta regression analysis. BMJ 321: 1371–1376

Green MF, Marshall BD Jr, Wirshing WC et al. (1997) Does risperidone improve verbal working memory in treatment-resistant schizophrenia? Am J Psychiatry 154: 799–804

Green MF, Marder SR, Glynn SM et al. (2002) The neurocognitive effects of low-dose haloperidol: a two-year comparison with risperidone. Biol Psychiatry 51: 972–978

Harvey PD, Keefe RS (1997) Cognitive impairment in schizophrenia and implications of atypical neuroleptic treatment. CNS Spectrums 2: 41–55

Jaeger J, Berns S, Tigner A, Douglas E (1992) Remediation of neuropsychological deficits in psychiatric populations: rational and methodological considerations. Psychopharmacol Bull 28: 367–390

Keefe RS, Silva SG, Perkins DO, Lieberman JA (1999) The effects of atypical antipsychotic drugs on neurocognitive impairment in schizophrenia: a review and meta-analysis. Schizophr Bull 25: 201–222

Meltzer HY, McGurk SR (1999) The effects of clozapine, risperidone, and olanzapine on cognitive function in schizophrenia. Schizophr Bull 25: 233–255

Meyer PS, Bond GR, Tunis SL, McCoy ML (2002) Comparison between the effects of atypical and traditional antipsychotics on work status for clients in a psychiatric rehabilitation program. J Clin Psychiatry 63: 108–116

Murray CJ, Lopez AD (1997) Alternative projections of mortality and disability by cause 1990–2020: Global Burden of Disease Study. Lancet 349: 1498–1504

Pickar D, Owen RR, Litman RE, Konicki E, Gutierrez R, Rapaport MH (1992) Clinical and biologic response to clozapine in patients with schizophrenia. Crossover comparison with fluphenazine. Arch Gen Psychiatry 49: 345–353

Rosenheck R, Tekell J, Peters J, Cramer J et al. (1998) Does participation in psychosocial treatment augment the benefit of clozapine? Arch Gen Psychiatry 55: 618–625

Strauss ME (1993) Relations of symptoms to cognitive deficits in schizophrenia. Schizophr Bull 19: 215–231

Trinh NH, Hoblyn J, Mohanty S, Yaffe K (2003) Efficacy of cholinesterase inhibitors in the treatment of neuropsychiatric symptoms and functional impairment in Alzheimer disease: a meta-analysis. JAMA 289: 210–216

Voruganti L, Cortese L, Owyeumi L, Kotteda V, Cernovsky Z, Zirul S, Awad A (2002) Switching from conventional to novel antipsychotic drugs: results of a prospective naturalistic study. Schizophr Res 57: 201–208

Weiss EM, Bilder RM, Fleischhacker WW (2002) The effects of second-generation antipsychotics on cognitive functioning and psychosocial outcome in schizophrenia. Psychopharmacology 162: 11–17

Supportive Psychotherapie

Wulf Rössler

In der Betreuung chronisch psychisch Kranker ist die supportive Psychotherapie (SPT) der vermutlich weitest verbreitete psychotherapeutische Ansatz. Gemessen an der praktischen Bedeutung finden allerdings kaum Fort- und Weiterbildung in dieser psychotherapeutischen Methode statt. Auch das theoretische Interesse an SPT ist erstaunlich gering.

SPT ist z. Z. eine vergleichsweise wenig ausformulierte therapeutische Methode und folgt überwiegend alltagspraktischen Regeln helfenden Handelns. Die Zielgruppe sind chronisch psychisch Kranke, die traditionellen Anforderungen verschiedener psychotherapeutischer Schulen nicht gewachsen sind. Im Rahmen von SPT wird weniger eine »Umstrukturierung der Persönlichkeit« als vielmehr die Bewältigung der Folgen chronischer Erkrankung angestrebt. Nachfolgend werden ein theoretischer Rahmen für SPT umrissen und praktische Behandlungsregeln dargelegt.

Wir alle praktizieren diese Techniken mehr oder weniger ausgeprägt, aber wir sprechen mit unseren Kollegen kaum darüber, wir veranstalten keine Kongresse zu diesem Thema, ... wir schämen uns etwas, so gradlinig jenem Teil unserer Patienten zu helfen, der darauf eigentlich angewiesen ist (Heim 1980, S 261–273).

11.1   Behandlungsbedürfnisse

Chronisch psychisch kranke Menschen benötigen Hilfe und Unterstützung in vielen Bereichen ihres Lebens. So ist es nicht nur die Krankheit selbst, die es zu bewältigen gilt, sondern auch die Folgen der Erkrankung für das Leben der Betroffenen. Ihre Erkrankung beginnt häufig im jungen Erwachsenenalter und behindert die Selbstständigwerdung der jungen Erwachsenen in beruflicher und familiärer Hinsicht. In einer Hierarchie der Bedürfnisse steht deshalb für die Betroffenen die Sicherung existenzieller Bedürfnisse zunächst im Vordergrund wie die folgende Übersicht zeigt.

> **Hierarchie der Bedürfnisse**
> - Sicherung der Existenz (Arbeit, Wohnen)
> - Bedürfnis nach Geborgenheit, Liebe und Anerkennung
> - Selbstverwirklichung

Vorrangig geht es für die meisten Betroffenen darum, beruflich Fuß zu fassen. Sofern dies gelingt, ist damit in der Regel auch eine Verselbstständigung in anderen Bereichen, z. B. im Wohnbereich verbunden. Neben dem Wunsch nach sozialer Sicherheit stehen dann die Wünsche nach Zuneigung, Geborgenheit und Anerkennung im Vordergrund. Aber die Verwirklichung ihrer ursprünglichen Lebensziele bleiben ihnen in aller Regel versagt. So gibt es in ihrem Leben nur wenig, worauf sie stolz sein können oder wollen. Nicht zuletzt ihr mangelndes Selbstbewusstsein erschwert es ihnen, soziale Kontakte zu knüpfen. Ihr soziales Netz ist entsprechend klein, die Beziehungen sind eher locker und unverbindlich und bieten wenig Unterstützung. Im Laufe ihrer Erkrankung reduziert sich ihr natürliches Netzwerk zumeist erheblich. Ihre Sozialkontakte haben sie zunehmend entweder mit anderen psychisch Kranken oder mit professionellen Helfern. Die Beziehungen zu anderen psychisch Kranken sind häufig angeregt durch gemeinsame therapeutische Aktivitäten und eher selten andauernd. Neben ihren Kontakten zu ihrer Herkunftsfamilie pflegen die Betroffenen überdauernde Beziehungen häufig zu professionellen Helfern. Die verbleibenden Beziehungen sind zumeist nicht gleichgewichtig, sondern geprägt durch Abhängigkeit in der einen oder anderen Form.

Dementsprechend konzentrieren sich die Gespräche der professionellen Helfer mit den Betroffenen auf die in der folgenden Übersicht genannten Themen- und Problembereiche:

> **Themen des therapeutischen Dialogs**
> - Lebensentwürfe im partnerschaftlichen und beruflichen Bereich
> - Persönliche Entwicklung in Bezug auf Selbstbewusstsein und Identität
> - Bewältigung von Alltagsproblemen
> - Einstellung gegenüber und Umgang mit der Erkrankung
> - Umgang mit persönlicher Verletzlichkeit
> - Probleme mit Nähe und Distanz zur Herkunftsfamilie
> - Abhängigkeit von und Umgang mit professioneller Unterstützung

❯ Fallbeispiel

Lebensentwürfe im partnerschaftlichen und beruflichen Bereich

»Meine Eltern haben so große Hoffnungen in mich gesetzt. Ich sollte einmal das Geschäft von meinem Vater übernehmen. Sie lassen sich ja nichts anmerken. Aber ich weiß genau, was das für sie bedeutet.«

»Nachdem ich das erste Mal krank wurde, hatte ich versucht, mein Studium wieder aufzunehmen. Aber irgendwie bin ich nicht mehr mitgekommen. Und dann hat sich noch meine Freundin von mir getrennt. Erst hat sie noch zu mir gehalten, aber dann hat sie gemeint, ich solle doch erst mal wieder mit mir ins Klare kommen.«

»Als ich zur Arbeit zurückkehrte, waren alle sehr nett zu mir. Aber bald hatte ich das Gefühl, dass ich wie unter einer Glasglocke sitze. Irgendwie war ich isoliert. Und dann hatte ich das Gefühl, dass sie mir nur noch einfache Aufgaben gegeben haben. Erst dachte ich, das sei einfach Rücksichtnahme. Aber dann wurde mir immer mehr klar, dass sie mir nichts mehr zutrauten...«

»Seit meiner Krankheit fühle ich mich so einsam. Manchmal schmerzt das so, dass ich rausgehe und mich irgendwo hinsetze, nur damit ich das Gefühl habe, unter Menschen zu sein.«

Persönliche Entwicklung in Bezug auf Selbstbewusstsein und Identität

»Irgendwie ist mir jetzt bewusst geworden, dass ich mich früher nur über den Beruf definiert habe. Logisch, dass ich jetzt ein Nichts bin, seit ich arbeitslos bin.«

»Die Menschen sprechen so gedankenlos von Krüppeln; ich ja früher auch – jetzt bin ich selber einer.«

Bewältigung von Alltagsproblemen

»Also, es bereitet mir schon Mühe, wenn ich fürs Wochenende einkaufen soll.«

»Seit ich umgezogen bin, steht die Hälfte der Kisten unausgepackt in meinem Zimmer. Wenn ich nach Hause

▼

komme, denke ich: heute packe ich sie aus. Aber dann schaffe ich es doch nicht.«

Einstellung gegenüber und Umgang mit der Erkrankung

»Die Krankheit, das ist Schicksal. Da kann ich gar nichts machen.«

»Sie sagen mir, dass die Medikamente helfen. Kann schon sein. Aber ich will mich einfach nicht von dem Zeug kontrollieren lassen.«

»Ja gut, ich habe vielleicht ein paar Probleme. Aber deswegen bin ich doch nicht verrückt.«

»Die ersten Jahre hatte ich wahnsinnig Mühe mit meiner Krankheit. Aber dann ist es langsam besser geworden, auch wenn ich immer mal wieder Stimmen höre. Irgendwie denke ich, das muss übersinnlich sein. Aber ich achte nicht mehr drauf, weil es mich nicht weiter bringt.«

Umgang mit persönlicher Verletzlichkeit

»Ich spüre genau: wenn ich Stress habe, höre ich immer wieder Stimmen.«

»Wenn mehrere Leute im Zimmer sind, kann ich nicht mehr zuhören. Irgendwie lenkt mich das ab. Dann sag' ich gar nichts mehr.«

Probleme mit Nähe und Distanz zur Herkunftsfamilie

»Können Sie sich vorstellen, was es heißt, mit 35 noch Taschengeld von seinen Eltern zu bekommen. Ständig nörgeln sie an mir herum: rauche nicht so viel, trink nicht so viel Cola, schau nicht so viel fern. In dem Alter will man selber bestimmen, was man macht.«

»Ich wüsste gar nicht, was ich ohne meine Eltern machen sollte. Obwohl ich eine eigene Wohnung habe, bin ich jeden Tag bei ihnen. Meine Mutter kocht für mich und wäscht meine Wäsche. Sie haben mir gesagt, dass ich jetzt nur noch jeden zweiten Tag kommen soll. Sie meinen, ich müsste selbstständiger werden.«

Abhängigkeit von und Umgang mit professioneller Unterstützung

»Sie wollen mir immer sagen, was ich tun soll. Oft denke ich, dass das für einen erwachsenen Menschen erniedrigend ist.«

»Irgendwie denke ich immer, na ja, der ist nur so nett, weil er dafür bezahlt wird.«

»Ich finde das ganz toll, wie Sie mir helfen. Aber was wäre eigentlich, wenn ich das nicht mache, was Sie mir sagen?«

Professionelle Helfer sind somit in vielfacher Hinsicht und auf verschiedenen Ebenen gefordert. Psychotherapie repräsentiert dabei nur eine Facette erforderlicher Unterstützungsfunktionen. Die Besonderheiten der Psychotherapie mit chronisch psychisch kranken Menschen liegen darin, dass sie kaum von sich aus nach Psychotherapie

fragen. Ihr Hilfewunsch ist in der Regel viel breiter gefasst und nicht selten von Ambivalenz gegenüber den professionellen Helfern geprägt.

Eine Befragung unter Betroffenen ergab, dass Sozialarbeiter und Pflegepersonen mit ihrer breiten, auf Alltagsprobleme ausgerichteten Hilfekompetenz als besonders unterstützend und verständnisvoll erlebt werden. Ärzte mit ihrer Fokussierung auf Krankheitssymptome werden in diesem Zusammenhang hingegen nicht als sehr hilfreich empfunden. Ärzte wurden allenfalls im Hinblick auf ihre Fachkompetenz im Zusammenhang mit Informationsvermittlung und konkreten Ratschlägen geschätzt (Haberfellner u. Rittmansberger 1995).

11.2 Versorgungsrealität

Es hat sich eingebürgert, im Hinblick auf den psychotherapeutischen Hilfebedarf dieser Patientengruppe und den vermeintlich geringen Hilfemöglichkeiten von supportiver Psychotherapie (SPT) zu sprechen. Unter SPT wird dabei ein die Betroffenen ermutigender und motivierender Umgang verstanden, der keinen bestimmten Regeln folgt oder in einem festgelegten Setting stattfindet. SPT, wie sie heute gehandhabt wird, beinhaltet zwar einerseits das Anerkenntnis der Notwendigkeit psychotherapeutischer Hilfen für chronisch psychisch Kranke, enthüllt aber auch gleichzeitig den Mangel an anerkannter theoretischer Ausformulierung und formalisierter Ausbildung in diesem Bereich.

Allgemein besteht die Neigung, nur die Psychotherapieformen als »richtige« Psychotherapie anzuerkennen, deren Ausübung durch die Krankenkassen finanziert wird. Wenn eine separate Bewilligung für eine Psychotherapie durch die Krankenkassen benötigt wird, ist damit ein hohes Maß an Formalisierung, die das Setting einer Psychotherapie bestimmt, verbunden. Dies betrifft z. B. die Wochenfrequenz, die Länge der einzelnen Sitzungen wie auch die Gesamtdauer der Therapie. Die Therapie findet in einer psychotherapeutischen Praxis statt, die möglichst keinen persönlichen Bezug zum Therapeuten hat.

> **Wichtig**
>
> Unter Psychotherapie werden in der Regel die professionellen Interventionen eingeordnet, die mittels definierter psychologischer Methoden und nach bestimmten Regeln Änderungen im Erleben und Verhalten der Patienten anstreben.

In den deutschsprachigen Ländern ist Psychotherapie mit chronisch psychisch kranken Menschen in gewissem Umfang möglich. In der Schweiz ist der Grad an Formalisierung für die Bewilligung von Psychotherapie durch die

Krankenkassen gering. Angeboten werden in der Regel schulenspezifische Therapiemethoden im Rahmen der üblichen Praxisorganisation. Zur Auswahl steht ein breites therapeutisches Spektrum. Trotz hoher Versorgungsdichte mit Psychiatern und Psychotherapeuten ist es häufig schwierig, eine ambulante psychotherapeutische Behandlung für chronisch psychisch Kranke zu organisieren, da sie nicht dem üblichen Patientenprofil niedergelassener Psychotherapeuten entsprechen. Aus diesem Grund verbleibt diese Patientengruppe zumeist in der Betreuung sozialpsychiatrischer Dienste, die bei Beschäftigung junger Ärzte in Weiterbildung häufig keine langfristige psychotherapeutische Betreuung sicherstellen können.

Auch in Österreich gibt es mit Ausnahme Tirols kein formalisiertes Antragsverfahren für die Bewilligung von Psychotherapie durch die Krankenkassen. Gleichwohl ist die Schwelle für psychotherapeutische Behandlungen hoch, da von den Krankenkassen nur ein Teil der anfallenden Kosten zurückerstattet wird. Wie in der Schweiz ist das therapeutische Spektrum sehr breit.

Ein höherer Grad an Formalisierung besteht in Deutschland. Dort können im Rahmen von Richtlinienpsychotherapie psychotische Erkrankungen psychotherapeutisch behandelt werden, sofern sie einen Ansatz für spezifische psychotherapeutische Interventionen erkennen lassen, z. B. im Rahmen einer Sonderform tiefenpsychologisch fundierter Psychotherapie als niederfrequente Therapie in einer längerfristigen, Halt gewährenden therapeutischen Beziehung. Verhaltenstherapeuten können ihrerseits Rückgriff nehmen auf übende Verfahren zum Erwerb sozialer Kompetenzen. Zugelassen zur Richtlinienpsychotherapie sind nur wenige Verfahren, denen im gewissen Umfang der Nachweis ihrer Wirksamkeit gelungen ist.

Gemeinsam ist allen Ländern, dass die betroffenen chronisch psychisch Kranken ein hohes Maß an Eigenmotivation und Zuverlässigkeit aufweisen müssen, um den Erfordernissen der Krankenkassen und/oder einer Praxisorganisation zu genügen. Die Angebote sind dabei nicht problem- oder störungsorientiert, sondern schulenorientiert. Eine solche Einengung auf bestimmte schulenspezifische psychotherapeutische Methoden und auf das Setting einer psychotherapeutischen Praxis wird jedoch den Anforderungen an eine Psychotherapie mit chronisch psychisch Kranken zumeist nicht umfassend gerecht. Ein weiteres Mal wird erwartet, dass ein Patient sich dem jeweiligen Profil einer Institution, hier dem Profil psychotherapeutischer Praxen, anzupassen habe. Die Patienten, die den hoch gesteckten Erwartungen der verschiedenen institutionellen Psychotherapieangeboten nicht entsprechen, fallen durch die Maschen dieses Versorgungsnetzes. In der Versorgungsdiskussion wird hingegen gefordert, dass die Versorgungsangebote bedarfsgerecht zu erfolgen hätten, mithin die Angebote den Bedürfnissen der Betroffenen anzupassen sind.

Dem multiplen Hilfebedarf der Betroffenen kommt gegenwärtig der soziotherapeutische Ansatz am ehesten entgegen, der neu von den Krankenkassen in Deutschland finanziert wird. Soziotherapie ist nach Melchinger (1999) ein zentraler Baustein einer Komplexleistung medizinischer Behandlung und Rehabilitation. Soziotherapie bietet begleitende Unterstützung und Handlungsanleitung für chronisch psychisch Kranke zur Überwindung von krankheitsbedingten Grundstörungen. Mit Beziehungsgestaltung zum Therapeuten, Motivierung und psychischer Mobilisierung zur Überwindung sozialer Ängste soll die Integration in das soziale Umfeld erreicht werden. Basiskompetenzen wie Motivation, Belastbarkeit und Ausdauer sollen gestärkt, die zur Wiedererlangung der Selbstständigkeit erforderlichen Grundleistungsfunktionen wie Bindungsfähigkeit, Konfliktlösungsfähigkeit und Selbstvertrauen verbessert und die Kontaktfähigkeit als Voraussetzung zur Nutzung sozialer Ressourcen gesteigert werden. Damit werden viele unterstützende Hilfefunktionen benannt, die zum Kernbestand von SPT gehören. Ähnlichen konzeptionellen Ansätzen folgt die Arbeit sozialpsychiatrischer Dienste in Deutschland und der Schweiz. Was dem soziotherapeutischen Ansatz allerdings fehlt, um als psychotherapeutische Methode eingeordnet zu werden, ist ein bewusst strukturierter psychotherapeutischer Hilfeprozess, da unter Psychotherapie in der Regel die professionellen Interventionen eingeordnet werden, die mittels definierter psychologischer Methoden und nach bestimmten Regeln Änderungen im Erleben und Verhalten der Patienten anstreben.

11.3 Supportive Psychotherapie im Lichte verschiedener Therapieschulen

In der vergleichsweise spärlichen Literatur zu SPT wird dieser Therapieansatz vorwiegend der humanistischen Psychologie zugeordnet. Der größte Teil der Autoren bewertet SPT dabei **aus tiefenpsychologischer Sicht**. In diesem Zusammenhang wird diskutiert, ob SPT überhaupt als eigenständige Psychotherapieform gelten kann oder allenfalls eine hilfreiche Methode darstellt (Möhlenkamp 1999), mittels derer der Patient ggf. zu einer weiterführenden »richtigen« Psychotherapie motiviert und auf diese vorbereitet werden kann. Crown (1988) geht so weit zu postulieren, dass Psychotherapie und SPT sich gegenseitig ausschließen. Der größere Anteil der Autoren erkennt allerdings an, dass supportive Elemente Bestandteil jedes psychotherapeutischen Konzeptes sind.

> **Grundpositionen zu supportiver Psychotherapie**
> - SPT und Psychotherapie schließen sich aus
> - SPT als ergänzende Methode zur Motivation für »eigentliche« Therapie
> - SPT als eigenständiges Konzept innerhalb integrierter Psychotherapie
> - SPT als eigenständiger und hinreichender Therapieansatz bei schweren Störungen

Die verschiedenen schulenspezifischen Konzeptualisierungen, die nachfolgend kurz dargestellt werden, greifen für die Theorie und Praxis von SPT jeweils zu kurz. Vielleicht ist die Kennzeichnung von SPT als Aschenputtel der Psychotherapie zutreffend, da der supportiven Psychotherapie vorzugsweise als Zielgruppe die vermeintlich wenig attraktive Gruppe chronisch psychisch Kranker, mit mangelnder Krankheitseinsicht und entsprechend geringer Therapiemotivation zugeordnet wird. Die Geringschätzung von SPT kommt auch in vielen wissenschaftlichen Untersuchungen zum Ausdruck, die der SPT die Rolle der Kontrollbedingung als unspezifischen Hilfeansatz im Vergleich zu einer (zu prüfenden) wirksamen psychotherapeutischen Methode zuweisen. Wie im Märchen ist den eitlen Schwestern ihre Überheblichkeit allerdings nicht besonders gut bekommen: Einige Studien belegen, dass SPT den geprüften Ansätzen teilweise ebenbürtig, teilweise sogar überlegen ist (Rockland 1993, 1995). Die Zielsetzung von SPT ist dabei weniger auf eine Umstrukturierung der Persönlichkeit als vielmehr auf eine Steigerung des Selbstbewusstseins und das Erlernen verschiedener adaptiver Strategien zur Alltagsbewältigung gerichtet.

11.3.1 Tiefenpsychologische Perspektive

Die tiefenpsychologisch orientierten Therapieansätze gehen davon aus, dass es eine subjektive Absicht und eine dahinter liegende objektive Motivation für bestimmtes Verhalten und Erleben gibt. Die objektive Motivation ist unbewusst und damit dem Individuum nicht unmittelbar zugänglich. Therapeut und Patient sind bei diesem Modell nicht gleichgestellt. Der Therapeut hat eine vom Alltagsverständnis abweichende Krankheitstheorie und ordnet das Erleben und Verhalten des Patienten in diese Theorie ein. Mittels bestimmter Techniken wie z. B. Deuten oder Konfrontieren bietet der Therapeut alternative Erklärungsmuster an, die es dem Betroffenen erlauben, die objektive Motivation seines Denken, Handeln und Fühlens zu erkennen und in der Folge entsprechend bewusster zu handeln. Implizit werden die tiefenpsychologisch orientierten Therapieformen häufig höher bewertet, da sie vermeintlich an den (theoretisch formulierten) Krankheitsursachen ansetzen (»das Übel an der Wurzel anpacken«).

SPT wird in der psychodynamisch orientierten Literatur der Ich-Psychologie zugeordnet. Die Zielsetzung von SPT wird in einer Stärkung der Ich-Funktionen und gesunder Abwehrformen gesehen, also nicht in konfliktaufdeckenden Interventionen bei schwer gestörter Selbstidentität. Gefördert wird v. a. eine positive Übertragung (Rockland 1995).

11.3.2 Verhaltenstherapeutische Perspektive

Auch in verhaltenstherapeutisch orientierten Therapieansätzen sind Patient und Therapeut nicht gleichgestellt. Auch hier hat der Therapeut eine vom Alltagsverständnis abweichende Krankheitstheorie. Er sieht den Menschen als lernendes Wesen, dessen daraus resultierendes Verhalten nach bestimmten Gesetzen vorhersagbar ist. Ähnlich wie in tiefenpsychologisch orientierten Therapieansätzen wird der Mensch gesteuert – allerdings nicht von ihm unbewussten Regungen, sondern von Außenreizen oder in neueren Konzeptualisierungen von Innenreizen (z. B. automatische Gedanken). Ungleich tiefenpsychologisch orientierten Therapieansätzen lässt der Verhaltenstherapeut den Patienten an seinen Krankheitstheorien teilhaben. Sie sind Bestandteil seiner Therapie, auf deren Basis der Patient ein neues Verständnis seiner Störung erlangen und ggf. sein Verhalten ändern soll.

Während in der tiefenpsychologisch orientierten Literatur zu SPT ein psychodynamischer Theorienüberschuss vorherrscht, dessen Bezug zu SPT teilweise nur noch schwer erkennbar ist, kommt die verhaltenstherapeutische Perspektive in der Literatur zur SPT so gut wie nicht vor. Gleichwohl spielen supportive Elemente in der Verhaltenstherapie eine große Rolle. Pragmatisch-eklektizistisch und außerhalb des behavioralen Paradigmas werden motivationale und Beziehungsprozesse in die verhaltenstherapeutische Behandlungsplanung einbezogen. Ein gutes Beispiel hierfür liefert die dialektisch behaviorale Therapie zur Behandlung von Borderline-Persönlichkeitsstörungen, wo die verhaltenstherapeutisch angestrebten Veränderungen im Erleben und Verhalten im Wechsel mit supportiven Techniken zur Beziehungsgestaltung und Selbstakzeptanz zu erreichen versucht werden (Linehan 1993).

11.3.3 Humanistische Perspektive

Die dritte wichtige psychotherapeutische Grundposition wird von humanistischen Therapieansätzen eingenommen. Sie betonen die Wert- und Sinnorientierung des Menschen wie auch seine Zielgerichtetheit. Der Mensch wird hier als prinzipiell reflexives, eigenverantwortlich entscheidendes und handelndes Wesen begriffen. Psychotherapeutische Schulen, die diesem Denkansatz folgen, sind z. B. die Gesprächspsychotherapie oder die Logotherapie nach Frankl, die den individuellen Sinnfindungsprozess mittels der jeweils persönlichen Selbst- und Weltsicht fördern.

Am bekanntesten in diesem Zusammenhang ist zweifellos die Gesprächspsychotherapie nach Rogers. Rogers hat drei Kernvariablen des therapeutischen Prozesses formuliert: Kongruenz, Empathie und Wertschätzung. Kongruenz meint, dass der Therapeut sich so echt und natürlich wie möglich verhalten und die Gefühle des Klienten so gut wie möglich in einer wohlwollenden und zugewandten Atmosphäre (Wertschätzung) nachempfinden (Empathie) solle.

Entscheidend für diese Verfahren wie auch für die SPT ist eine Kommunikation von Patient und Therapeut auf der Basis einer gemeinsamen Selbst- und Weltkonstruktion. Das heißt in humanistischen Therapieansätzen sind Patient und Therapeut prinzipiell gleichgestellt, während tiefenpsychologische Therapie und Verhaltenstherapie in einer asymmetrischen Beziehungsstruktur stattfinden. Dies heißt nicht, dass ein supportiv tätiger Therapeut über keine über die Alltagstheorien hinausgehenden Verstehensansätze verfügen würde. So bietet z. B. die Sozialpsychologie eine Reihe von hilfreichen Konstrukten an, die dem Betroffenen den Verstehensprozess seines (gestörten) Verhaltens und Erlebens erleichtern könnten. Erwähnt seien nur einige sozialpsychologische Konzepte wie Personwahrnehmung, soziale Informationsverarbeitung, Sympathie und Ablehnung, Selbstaufmerksamkeit oder Kontrollbedürfnis.

11.3.4 Sozialpsychologische Perspektive

Als heuristisch wertvoll für die Praxis von SPT erweisen sich v. a. gesundheitspsychologische Konzepte. Im gesundheitspsychologischen Kontext spielen Ressourcen eine große Rolle entweder als externale oder personale Ressourcen. So ist das soziale Netz und die damit verbundene Unterstützung die wichtigste Umweltressource. Die personalen Ressourcen oder Handlungsressourcen umfassen das Wissen des Menschen, seine Erwartungen, Überzeugungen oder seine Handlungsoptionen. In der Sprache der Gesundheitspsychologie geht es um Kompetenzerwartung, Selbstwirksamkeit, Kontrollüberzeugungen, Kausalattributionen oder Attributionsstile (Neuenschwander 2001).

Besonders hilfreich ist das Modell der Gesundheitsüberzeugungen. Schwarzer (1996) zufolge beinhaltet das Modell vier Komponenten:

1. die subjektiv wahrgenommene Anfälligkeit,
2. den erlebten Schweregrad der Symptome und
3. das Ausmaß der wahrgenommenen Bedrohung. Hinzu kommen noch

4. bestimmte Handlungsauslöser, die dann je nach individueller Gewichtung der einzelnen Komponenten zu einem bestimmten Verhalten führen können.

Vor dem eigentlichen Verhalten steht die Absicht, sich in einer bestimmten Art und Weise zu verhalten. Die Umsetzung in Verhalten wird wiederum von einer Reihe verschiedener Faktoren moduliert wie z. B. von der affektiven Bewertung des geplanten Verhaltens oder den Erwartungen der Umwelt. Ein besonders wichtiger Einflussfaktor ist die eigene Kompetenzerwartung. Die Einschätzung der eigenen Kompetenz resultiert aus der Summe vormals gemachter Erfahrungen zur Lösung bestimmter Probleme. Wenn also das Erlernen adaptiver Strategien angezielt wird, gilt es, die genannten Komponenten zu berücksichtigen.

11.4 Psychotherapeutische Wirkprinzipien

Der Psychotherapiemarkt hat in den letzten Jahren eine enorme Ausweitung erfahren. Dutzende neuer Psychotherapieverfahren sind neben den klassischen drei Psychotherapieschulen, d. h. Psychoanalyse, Verhaltenstherapie und Gesprächspsychotherapie, aufgetreten, mit dem Anspruch, wirksame Hilfen leisten zu können. Die klassischen Schulen haben sich ihrerseits in verschiedene Richtungen weiterentwickelt. Die wenigsten dieser Verfahren haben den empirischen Beweis ihrer Wirksamkeit angetreten.

Große Aufmerksamkeit gefunden und kontroverse Diskussionen ausgelöst hat in diesem Zusammenhang das von Grawe (1994) entwickelte Konzept einer allgemeinen Psychotherapie. Generelle Zielsetzung einer allgemeinen Psychotherapie ist eine patienten- und problemorientierte, schulenübergreifende Psychotherapie auf empirischer Basis. Grawe hat mehrere therapeutische Wirkprinzipien benannt, die den größten Teil der empirisch festgestellten Effekte verschiedener therapeutischer Ansätze erklären: Ressourcenaktivierung, Problemaktualisierung, aktive Hilfe zur Problembewältigung und Klärungsperspektive. Becker (1999) erweitert diesen Ansatz um mehrere Dimensionen des Therapieprozesses im Hinblick auf die Bedeutung der Therapeut-Patient-Beziehung, die Bedeutung von Vertrauen, Selbstachtung und Gefühlen wie auch die Bedeutung von Realitätskonstruktionen.

Psychotherapeutische Wirkprinzipien

- Arzt-Patient-Beziehung
- Vertrauen
- Selbstachtung
▼

- Problemaktualisierung
- Realitätsüberprüfung/Klärungsperspektive
- Ressourcenaktivierung
- Aktive Hilfe zur Problembewältigung

Besondere Bedeutung in diesem Zusammenhang hat die Beziehung zwischen Patient und Therapeut, die in vielen Studien als der wichtigste Wirkfaktor in einer Psychotherapie gilt. Eine »gute« Beziehung ist gekennzeichnet durch Wertschätzung und fördernde Unterstützung. Sie ist Voraussetzung, damit ein Patient zur Kooperation bereit ist, Vertrauen entwickelt sowie bereit ist, sich mit schwierigen Themen auseinander zu setzen, und sich ggf. dann auch auf notwendige therapeutische Interventionen einlässt.

11.5 Indikationen und Zielgruppen

Im Allgemeinen wird die Indikation für eine SPT in negativer Hinsicht gestellt, d. h. es wird geprüft, inwieweit der Patient die Zugangskriterien für eine der traditionellen Psychotherapieformen **nicht** erfüllt. Will die SPT nicht nur eine Lückenbüßerfunktion übernehmen, sollten die vermeintlichen Schwächen zur Stärke gemacht werden. Das heißt, SPT ist geeignet für solche Patienten, die keinen ausgeprägten Wunsch nach Psychotherapie haben und damit auch nicht übermäßig für eine Psychotherapie motiviert sind. In der Regel sind diese Patienten auch nicht bereit, eine von ihren Alltagsvorstellungen abweichende Krankheitstheorie zu übernehmen. Häufig handelt es sich um Patienten mit chronischen Erkrankungen, die bereits bei dem betreffenden Therapeuten langfristig betreut werden. Zur Zielgruppe gehören

- chronisch verlaufende Psychosen,
- schwere Persönlichkeitsstörungen,
- chronifizierte Depressionen und Angststörungen
- Somatisierungsstörungen.

Allerdings sollten die Betroffenen einen Wunsch nach Veränderung erkennen lassen. Dieser Wunsch muss zum Zeitpunkt des Beginns der SPT nicht sehr ausdifferenziert sein. Es ist eben normalerweise diese Gruppe von Patienten, bei denen die Angst vor Veränderung größer ist als die Bereitschaft, konkret etwas zu ändern. Ein weiteres Merkmal dieser Patientengruppe ist ihr mangelndes Selbstvertrauen und damit ihre mangelnde Kompetenzerwartung. Sie sind teils krankheitsbedingt, aber auch aufgrund ihrer Erfahrungen sehr leicht zu kränken. Aus den gleichen Gründen sind sie ebenfalls häufig misstrauisch, auch was die Aufnahme von Beziehungen betrifft. All die genannten Eigenschaften sind keine Ausschlussgründe, sondern sind hingegen die Zielbereiche für SPT.

Indikationen und Kontraindikationen

- Indikationen:
  - Keine eigenständige Therapiemotivation
  - Hohe Vulnerabilität
  - Geschwächte Affektregulierung
  - Schwieriges Arbeitsbündnis
- Kontraindikationen:
  - Sekundärer Krankheitsgewinn
  - Schweres Ich-syntones Agieren
  - Antisoziale und dependente Persönlichkeitsstörung

Nicht geeignet hingegen ist SPT für Patienten mit großem sekundärem Krankheitsgewinn. Patienten mit chronischen Erkrankungen leben häufig nur in einer mühsam stabilisierten Welt. Auch erwünschte Veränderungen könnten das bisher Erreichte leicht gefährden. Diese Gefährdungen betreffen sowohl die materielle wie die soziale Umwelt. So sichert eine Frührente in den Grundzügen die Existenz; das Leben in einem Heim bringt zwar Abhängigkeiten, aber auch soziale Kontakte und Tagesstruktur. Pflegende Angehörige könnten sich von den Betroffenen im Falle einer Besserung abwenden. Nicht zuletzt ist für einen Teil der Betroffenen die Krankheit der letzte oder einzige Bereich, womit sie Einfluss auf ihre Umwelt nehmen können. Professionelle Helfer erleben dies häufiger im Zusammenhang mit Suizidalität. Sind die Betroffenen nicht selten mit einer eher gleichgültigen oder resignierenden Umwelt konfrontiert, wird Suizidalität zum Alarmzeichen für die Umwelt. Klingt die Suizidalität ab, kehrt die Umwelt zur Routine zurück. Vorsichtig »dosiert« kann Suizidalität zu einem subtilen Steuerungsmittel der sozialen Umwelt werden.

Gleichwohl ist auch die Gruppe von Patienten mit sekundärem Krankheitsgewinn zu erreichen. Man sollte allerdings sehr wohl wissen, was diesem »Gewinn« entgegengesetzt werden muss, will man die Betroffenen zu solchen für sie risikoreichen Unternehmungen motivieren. Kaum zu erreichen ist hingegen die Gruppe mit großem primären Krankheitsgewinn, d. h. mit Ich-syntonem Agieren, die keinen Zugang zu ihrem Handeln haben. Dies gilt auch für bestimmte Formen von Persönlichkeitsstörungen, denen die entgegengebrachte Empathie und Förderung keine vertrauensvolle Basis zur Weiterentwicklung, sondern ein Mittel zur Unterhaltung ihrer Symptomatik darstellt.

11.6 Methoden und Techniken supportiver Psychotherapie

11.6.1 Kooperative Beziehungsgestaltung

Die Herstellung einer tragfähigen Beziehung bildet das Fundament der SPT. Ungleich anderen psychotherapeutischen Verfahren begegnen sich Therapeut und Patient zunächst nicht als Experte und Laie oder als Wissender und Unwissender, sondern teilen grundsätzlich eine gemeinsame Weltsicht. Die kooperative Beziehung ist eine symmetrische Beziehung, die die Autonomie des Patienten achtet.

❯ **Fallbeispiel**
Therapeut: »Ich kann mir gut vorstellen, wie sie sich geärgert haben, als er ihnen einfach den Rücken zugekehrt hat.«
»So wie Sie das schildern, kann man davon ausgehen, dass X schon immer so war.«
»Sie haben mir erzählt, dass X sonst ganz anders ist. Da würde ich mal davon ausgehen, dass X einfach nicht gut drauf war.«

Der Einsatz von Expertenwissen erfolgt in der kooperativen Beziehung auf einer anderen Ebene: Der Patient kann im gemeinsamen Gespräch mit dem Therapeuten entscheiden, ob er bereit ist, andere Sicht- und Handlungsweisen, die sich zunächst einmal nicht in seine Weltsicht integrieren lassen, zu akzeptieren, um längerfristig mehr Autonomie, d. h. Handlungs- und Entscheidungsfähigkeit zu gewinnen.

❯ **Fallbeispiel**
Therapeut: »Ihre panischen Ängste, wenn Sie unter Menschen sind, haben wir lange miteinander besprochen. Jetzt haben Sie das Problem, dass Sie mehr und mehr Menschen aus dem Weg gehen und sich immer mehr isolieren. In der Verhaltenstherapie machen wir genau das, was Ihnen am meisten Angst macht: wir gehen mit Ihnen unter Menschen. Die Erfahrung zeigt, dass die Angst, die zunächst unerträglich scheint, dann wieder abnimmt, und Sie merken, dass gar nichts passiert ist. Wir müssen gemeinsam überlegen, ob Sie diesen Weg einmal ausprobieren möchten.«

11.6.2 Realer Therapeut

Bei den meisten psychotherapeutischen Ansätzen bleibt der Therapeut anonym, gleichsam ein Spiegel der Phantasien seiner Patienten. In psychodynamischen Therapien bildet die Beziehung zwischen Patient und Therapeut ein zentrales Element der Therapie, nämlich wie der Patient diese Beziehung gestaltet und interpretiert.

In der SPT dient die Beziehung der Vertrauensbildung. Der Patient bedient sich hierbei seiner eigenen Weltsicht, wie und warum man Menschen vertrauen kann. In diesem Sinne ist der supportiv tätige Therapeut nicht einfach eine Projektionsfläche für den Patienten, sondern ein real empfundener und wahrgenommener Mensch.

❯ **Fallbeispiel**
Patient: »Hatten Sie schöne Ferien?« Therapeut: »Ja, die ersten zwei Wochen brauche ich immer, um abschalten zu können. Aber dann war es sehr schön. Jetzt habe ich wieder Kraft für meine Arbeit.«
Patient: »Sie sehen so müde aus?« Therapeut: »Ja, es war ein langer Tag. Es geht jetzt aber schon noch.«
Patient, sieht ein Kinderbild auf dem Schreibtisch des Therapeuten: »Ist das Ihr Kind?« Therapeut: »Ja, ziemlich anstrengend, und zur Erholung gehe ich arbeiten.«

Wichtig ist in diesem Zusammenhang zu wissen, dass der Therapeut sich in privaten Dingen nicht ganz verschließt, ohne wirklich in einen privaten Dialog einzutreten.

❯ **Fallbeispiel**
Patient: »Sind Sie verheiratet?« Therapeut: »Ja schon. Aber ich weiß, dass Sie das beschäftigt, weil Sie sich selbst so sehr eine enge Beziehung wünschen.«

11.6.3 Rahmenbedingungen vereinbaren

Supportive Psychotherapie beinhaltet zwingend, dass der Patient informiert und mit dem geplanten Vorgehen einverstanden ist. Dies unterscheidet SPT vom impliziten Einsatz supportiver Elemente in der »normalen« Betreuung und Behandlung, was selbstverständlich auch möglich und nützlich ist. Es ist dann eben keine SPT.

Im Gegensatz zu den meisten anderen therapeutischen Verfahren erlaubt SPT, das **Setting** der Therapie mit dem Patienten zu verhandeln und so den Bedürfnissen entsprechend **flexibel** zu gestalten. Dies betrifft z. B. die Häufigkeit und Länge der Therapiegespräche. In der Literatur wird häufig die fehlende zeitliche Limitierung als Besonderheit von SPT hervorgehoben. Meines Erachtens ist es trotzdem sinnvoll, ein provisorisches Limit zu benennen, auch wenn die Betreuung (u. U. mit supportiven Elementen) darüber hinaus fortgeführt wird.

Als weitere Besonderheit von SPT gilt die örtliche »Ungebundenheit«, d. h. dass SPT nicht zwingend in einer psychotherapeutischen Praxis oder den Räumen einer Institution durchgeführt werden muss. Patient und Therapeut sind relativ frei in ihrer Wahl, sofern der gewählte Ort eine gewisse Vertraulichkeit garantiert. Das kann auch bei dem Patienten zu Hause oder auf einem Spaziergang sein. Gerade Letzteres wird häufig von Patienten als angenehm geschildert, weil dem Gespräch das Professionelle genommen ist und die Patienten sich in einer gewissen Beiläufigkeit öffnen können.

> **Fallbeispiel**
>
> Therapeut: »In den letzten Monaten hatte ich Gelegenheit, Sie etwas näher kennen zu lernen. Meistens hatten Sie ja ganz konkrete Anliegen und Fragen an mich. Trotzdem hatte ich den Eindruck, dass es Ihnen ganz gut getan hat, wenn wir auch anderes mal besprechen konnten. Ich möchte Ihnen deshalb vorschlagen, dass wir eine Gesprächstherapie beginnen. Im Wesentlichen geht es darum, dass wir gemeinsam Ihre Stärken und Schwächen entdecken und zusammen überlegen, wie Sie Ihr Leben noch besser bewältigen können.... Ich würde vorschlagen, dass wir uns hierfür einmal in der Woche treffen für jeweils eine halbe Stunde. Wir können uns hier treffen, aber wenn Sie wollen, könnte ich auch gelegentlich bei Ihnen zu Hause vorbeikommen. Das hätte den Vorteil, dass ich mir auch ganz konkret vorstellen kann, wie Sie leben. Nach einem halben Jahr sollten wir dann aber erst einmal Bilanz ziehen und gemeinsam überlegen, ob es Ihnen in der Form weitergeholfen hat… . Wir sind da ganz frei, wie es weitergeht.«

11.6.4 Ziele klären

Zu Beginn empfiehlt es sich, zu einer Zielvereinbarung zu kommen. Die vereinbarten Ziele sollten realistisch sein und in einem erreichbaren Horizont liegen.

> **Fallbeispiel**
>
> 25-jähriger Patient nach zweiter psychotischer Episode mit dem Wunsch, sein Betriebswirtschaftsstudium wieder aufzunehmen. Therapeut: »Ihren Wunsch kann ich gut verstehen und wir sollten dieses Ziel in jedem Fall im Auge behalten. Aber sie haben ja beim ersten Mal die Erfahrung gemacht, dass das nicht so ganz einfach ist. Das Lernen war ja sehr mühsam, und Sie waren auch sehr enttäuscht, dass Sie keinen rechten Kontakt zu den anderen Studenten gefunden haben. Sie haben sich dann immer mehr zurückgezogen. Ich finde, wir sollten das diesmal sorgfältiger vorbereiten. Zum einen geht es um die Lernschwierigkeiten, zum anderen aber sollten wir diskutieren, warum sie im Moment so Mühe haben, auf andere zuzugehen.«

Wichtig ist es, klärende Fragen zu stellen ohne zu bewerten.

> **Fallbeispiel**
>
> Therapeut: »Was würde eigentlich passieren, wenn Sie den Kurs nicht schaffen?... Wenn Sie sich jetzt entscheiden müssten, was wäre Ihnen wichtiger?... Was wäre eigentlich, wenn Sie dieses Problem nicht mehr hätten?«

Der Therapeut soll dem Patienten helfen, die Wichtigkeit der einzelnen Ziele zu ordnen, z. B. ob es sich um einfache/schwierige, kurzfristige/längerfristige, konkrete/unbestimmte oder selbst gesteckte/von anderen vorgegebene Ziele handelt. In einem weiteren Schritt kann diskutiert werden, welche Ziele Vorrang haben und/oder wie die einzelnen Ziele zusammenhängen. Die Grundlage von SPT bilden in der Regel die selbst gesetzten Ziele.

Der Prozess der Zielklärung ist häufig von Problemen begleitet. Die Patienten benennen dann z. B. abstrakte oder klischeehafte Ziele. Für den Therapeuten kann es nicht darum gehen, diese Ziele prinzipiell in Frage zu stellen (»Das ist ja völlig unrealistisch, das können Sie vergessen!«), sondern konkrete Zwischenschritte aufzuzeigen, die es dem Patienten ermöglichen, die selbstgesetzten Ziele immer wieder zu überprüfen.

> **Fallbeispiel**
>
> Patient nach 3. psychotischer Episode: »Ich möchte mein Medizinstudium beenden.« Therapeut: »Das kann ich gut verstehen. Zur Vorbereitung sollten Sie ein paar Zwischenschritte einlegen. Zum Beispiel sollten wir uns überlegen, was zu tun ist, damit Sie sich wieder besser konzentrieren können.«
>
> Chronischer Schmerzpatient: »Ich möchte einfach keine Schmerzen mehr haben.« Therapeut: »Mir scheint es wichtig, erst einmal zu lernen wahrzunehmen, dass es auch bei Ihnen Unterschiede in der Schmerzintensität gibt.«

Der Zielklärungsprozess findet kontinuierlich statt und sollte häufiger überprüft werden, insbesondere wenn die Schritte der Umsetzung sich nicht realisieren lassen.

> **Fallbeispiel**
>
> Therapeut: »Wir sollten uns nochmals zusammensetzen und überlegen, ob wir (das Problem) so lösen können. Ihren Wunsch nach... kann ich gut verstehen, aber ich finde das auch sehr frustrierend, wenn gar nichts vorwärts geht. Wir müssen wirklich überlegen, wie realistisch Ihr Wunsch im Moment ist.«

11.6.5 Subjektive Krankheitstheorien berücksichtigen

Bereits bei der Zielklärung findet ein zentrales Element von SPT Berücksichtigung: die subjektiven Krankheitstheorien. Sie bilden den Ausgangspunkt für nahezu alle weiteren Therapievereinbarungen.

> **Fallbeispiel**
>
> Zuvor genannter Patient nach zweiter psychotischer Erkrankung, Therapeut: »Sie waren ja damals klar der Mei-
> ▼

nung, dass Ihre Erkrankung mit der Trennung von Ihrer Freundin zusammenhing. Sie hatten gesagt, dass Sie das nicht verwunden haben und Sie sich immer mehr in eine irreale Welt zurückgezogen haben. Sie haben Ihre Freundin so stark zurückgewünscht, dass Sie sogar ihre Stimme gehört haben.«

Bei dem subjektiven Krankheitsverständnis geht es natürlich nicht nur um die Frage eines möglichen Auslösers, sondern welcher Natur die »Störung« ist. Handelt es sich um eine Krise oder eine Krankheit? Wenn es eine Krankheit ist, welche Ursache liegt ihr zugrunde? Welche Hilfemöglichkeiten oder Therapien gibt es? Welchen Beitrag kann der Betroffene selber leisten? Wie geht es mit der Erkrankung weiter, also welche Prognose hat die Erkrankung und ist sie heilbar? Dieser Klärungsprozess über das subjektive Krankheitsverständnis des Betroffenen ist für den »Erfolg« der SPT von grundlegender Bedeutung.

11.6.6 Informationen vermitteln

Es widerspricht der SPT nicht, auf andere theoretische Konzepte oder Erklärungen zurückzugreifen. Entscheidend ist, ob der Patient diese Informationen in seine subjektiven Theorien integrieren kann und ob er sie (auch evtl. vorübergehend) als hilfreich empfindet. Vor allem soll die Information dem Patienten ein besseres Selbstmanagement ermöglichen.

▶ **Fallbeispiel**
Therapeut: »Wir glauben, dass... (es folgt die Information). Aber entscheidend ist ja eigentlich, ob Ihnen die Information im Alltag hilft. Was meinen Sie?«

Therapeut: »Fühlen sie sich durch die Information entlastet oder denken Sie jetzt etwa, das ist die Krankheit und da kann ich sowieso nichts machen?«

Therapeut: »Wenn Sie das jetzt rekapitulieren, was ich Ihnen gesagt habe, was, glauben Sie denn, können Sie davon im Alltag gebrauchen?«

Wichtig ist es in diesem Zusammenhang, nicht nur zu vermitteln, was der Betroffene nicht mehr kann, sondern was ihm möglich ist, z. B. im Zusammenhang mit Medikamenten.

▶ **Fallbeispiel**
Therapeut: »Ich weiß, dass Sie nicht gerade von den Medikamenten begeistert sind. Aber im Moment könnten Ihnen die Medikamente meiner Meinung nach helfen, dass Sie etwas abgeschirmt sind. Sie wissen ja, dass Sie z. Z. sehr empfindlich sind und bei jeder Gelegenheit losheulen könnten. Jetzt wo Sie sich entschlossen haben, wieder zu arbeiten, könnte ich mir vorstellen, dass der
▼

Schutz Ihnen ganz gut tut. Ihre große Angst ist ja, dass Ihre Kollegen Sie nach ihrer Krankheitsabwesenheit nicht mehr für ganz voll nehmen.«

Techniken und Methoden

- Kooperative Beziehung aufbauen
- Realer Therapeut
- Flexibles Setting
- Ziele klären
- Subjektive Krankheitstheorien berücksichtigen
- Informationen vermitteln
- Aktives Bemühen
- Arbeiten im Hier und Jetzt
- Nutzung der Ressourcen
- Symptome positiv umdeuten
- Positive Rückmeldung

11.6.7 Aktives Bemühen

In den vorigen Abschnitten ist bereits deutlich geworden, dass der Therapeut ein aktiver Partner des Betroffenen ist. **Aktives Bemühen** heißt in diesem Zusammenhang, den Betroffenen aktiv anzuleiten, sein Leben selbstständig zu gestalten. Wichtigster Grundsatz ist dabei, den subjektiven Lebensbezug des Patienten zu respektieren. Dies wiederum bedeutet nicht, »alles« zu akzeptieren, was der Betroffene wünscht, sondern eher im Dialog mit dem Betroffenen Ziele zu klären, Ziele an der Realität zu messen, alternative Optionen zu diskutieren wie auch neue Wege aufzuzeigen.

11.6.8 Arbeiten im Hier und Jetzt

Viele Therapieschulen nehmen Bezug auf früh(kindlich)e Erfahrungen, um gegenwärtiges psychisches Leiden zu erklären. Solche Erklärungsmuster für psychische Erkrankungen gehören heute zum Kernbestand von Alltagswissen (z. B. »Ich kann kein Vertrauen zu Menschen entwickeln, weil ich als Kind nicht geliebt wurde.«). Die SPT akzeptiert prinzipiell diese »Wissensbestände«, versucht aber vorwiegend im Hier und Jetzt den Betroffenen neue Erfahrungen zu ermöglichen. Die SPT setzt den Schwerpunkt, gewohnheitsmäßige Problemlösungsstrategien zu durchbrechen. Dies geschieht naturgemäß im Hier und Jetzt durch das Erproben neuer, angepassterer Lösungswege.

11.6.9 Nutzung der Ressourcen

Therapeuten neigen dazu, als helfende Profession meistens auf die Defizite ihrer Patienten zu achten. Was immer Therapeuten ihren Patienten an funktionaleren oder angepassteren Strategien vorschlagen mögen, wird aber an den Fähigkeiten der Patienten, also an ihren Ressourcen ansetzen müssen. Die Bereitschaft der Patienten zur Veränderung ist umso größer, je mehr von ihren persönlichen Stärken und Fähigkeiten ausgegangen wird (Fiedler 2000).

Neben den personalen Ressourcen sind es besonders die sozialen Unterstützungssysteme, die in der SPT eine große Rolle spielen. Es gibt eine große Zahl von Untersuchungen, die auf die Bedeutung der sozialen Ressourcen verweisen. Die von den Betroffenen berichtete Lebensqualität weist einen engen Zusammenhang mit der Quantität und Qualität sozialer Netzwerke auf. Teil dieses sozialen Netzwerkes sind auch die professionellen Helfer. Die Qualität der Helfer wird von den Patienten häufig weniger in der Professionalität als v. a. in ihrer menschlichen Zuwendung zu dem Betroffenen gesehen. Professionalität wird in der Regel von den Patienten vorausgesetzt.

11.6.10 Symptome positiv umdeuten

Im professionellen Diskurs sind Patienten zwanghaft, schizoid, paranoid, histrionisch, rigide, selbstunsicher oder affektlabil usw. Den Patienten selbst sind diese Charakterisierungen zwar im Einzelnen meistens nicht bekannt, aber sie spüren in der Interaktion gewisse Ressentiments ihnen gegenüber und zwar nicht nur im Gespräch mit professionellen Helfern, sondern auch im Alltagskontakt. Häufig sind ihre Verhaltensweisen dysfunktional und bringen ihnen mehr Nachteile als Vorteile – aber eben nicht nur Nachteile. Es ist deshalb nützlich, Menschen mit niedrigem Selbstwertgefühl auch die möglicherweise positiven Aspekte ihres Handelns zu verdeutlichen. Aus den vorgenannten Charakterisierungen werden positive Eigenschaften wie »gewissenhaft« statt »zwanghaft«, »zurückhaltend« statt »schizoid«, »sensibel« statt »paranoid«, »ausdrucksstark« statt »histrionisch«, »prinzipientreu« statt »rigide«, »selbstkritisch« statt »selbstunsicher« oder »empfindsam« statt »affektlabil«. Diese Charakterisierungen bieten wesentlich günstigere Anknüpfungspunkte für Veränderungsgespräche, da die Betroffenen sich nicht von vornherein abgewertet fühlen. Beispielsweise wird der Zwanghafte in gewissem Umfang selbst unter seiner »Gewissenhaftigkeit« leiden, und ein Gespräch darüber, wo ihn seine Gewissenhaftigkeit selbst beeinträchtigt, wird bei ihm auf mehr Resonanz stoßen.

11.6.11 Positive Rückmeldung

Es wurde schon mehrfach angesprochen, dass Menschen mit chronischen Erkrankungen sich oft unzulänglich und inkompetent in vielen Lebensbereichen fühlen mit der Folge eines erniedrigten Selbstwertgefühls. In einer Spi-

rale der Entwertung ihrer eigenen Person werden sie dann auch zunehmend passiver, hilfloser und ihrem Empfinden nach mehr und mehr fremden Einflüssen ausgeliefert. Außerdem wird die Aufmerksamkeit vorwiegend auf negative Ereignisse oder negative Reaktionen der Umwelt gerichtet, was wiederum im Sinne einer Bestätigung zu dem eigenen (negativen) Selbstbild weiter beiträgt. Diesem Prozess der Entwertung und Negativierung sollte der Therapeut ein Modell des Optimismus und der Ermutigung entgegenstellen. Optimismus und Ermutigung ist in diesem Sinne keine eigenständige Strategie, sondern ergibt sich aus der Summe der vorgenannten Methoden und Techniken.

Zusammenfassung

Supportive Psychotherapie wird hier als Oberbegriff für verschiedene Therapieansätze verstanden, die das Ziel haben, den Patienten zu mehr Autonomie und besserer Bewältigungskompetenz im Rahmen ihrer chronischer Erkrankung zu verhelfen. Dabei wird vielfach Rückgriff auf bewährte Methoden und Techniken anderer Therapieschulen genommen. Das »Besondere« von SPT ist, dass die Therapie vorwiegend auf der Folie der subjektiven Weltsicht und aus dem Alltagsverständnis des Patienten heraus durchgeführt wird. In diesem Sinne sind Patient und Therapeut gleichgestellt. Wichtigste Eckpfeiler der Therapie sind Freiwilligkeit und Transparenz.

Die Ausführungen dieses Kapitels können nur dazu dienen, einen Rahmen aufzuzeigen, der von den bisherigen, vorwiegend negativen Konzeptionen von SPT Abstand nimmt. Diese Betrachtungsweise erlaubt es u. U. auch, die Konzeptionen langfristiger Betreuung zu überdenken. Insbesondere eröffnet SPT Möglichkeiten, Sicht- und Handlungsweisen von Patienten und Therapeuten zu integrieren und die Beziehungsformen untereinander neu zu definieren.

Literatur

Becker P (1999) Allgemeine und differentielle Psychotherapie auf systemischer Grundlage. In: Wagner RF, Becker P (Hrsg) (1999) Allgemeine Psychotherapie. Neue Ansätze zu einer Integration psychotherapeutischer Schulen. Hogrefe, Göttingen

Crown S (1988) Supportive psychotherapy: A contradiction in terms? Br J Psychiatry 152: 266–269

Fiedler P (2000) Integrative Psychotherapie bei Persönlichkeitsstörungen. Hogrefe, Göttingen

Grawe K, Donati R, Bernauer F (1994) Psychotherapie im Wandel. Von der Konfession zur Profession. In Wagner RF, Becker P (Hrsg) (1999) Allgemeine Psychotherapie. Neue Ansätze zu einer Integration psychotherapeutischer Schulen. Hogrefe, Göttingen

Haberfellner EM, Rittmannsberger H (1995) Soziale Beziehungen und soziale Unterstützung psychisch Kranker – Eine Netzwerkuntersuchung. Psychiatr Prax 22: 145–149

Heim E (1980) »Stütztherapie« – neu entdeckt? Plädoyer für adaptive Psychotherapien. Psychother Psychosom Med Psychol 30(6): 261–273

Linehan MM (1993) Cognitive-behavioral treatment of borderline-personality disorder. Guilford, New York London (dt. Ausg.: Linehan MM [1996] Dialektisch-behaviorale Psychotherapie der Borderline-Störung. CIP-Medien, München)

Melchinger H (1999) Ambulante Soziotherapie. Evaluation und analytische Auswertung des Modellprojektes »Ambulante Rehabilitation psychisch Kranker« der Spitzenverbände der gesetzlichen Krankenkassen (Schriftenreihe des Bundesministeriums für Gesundheit, Bd 115). Nomos, Baden-Baden

Möhlenkamp G (1999) Supportive Therapie – eine nützliche Nebensache oder ein psychotherapeutisches Basiskonzept? Sozialpsychiatr Informationen 4: 2–6

Neuenschwander M (2001) Die Bedeutung von personalen Ressourcen, sozialen Stressoren und sozialer Vernetzung für die Gesundheit junger Erwachsener. VVB Verlag für Wissenschaft und Bildung, Berlin

Rockland LH (1993) A Review of supportive psychotherapy, 1986–1992. Hosp Community Psychiatry 44: 1053–1060

Rockland LH (1995) Advances in supportive psychotherapy. Curr Op Psychiatry 8: 150–153

Schwarzer R (1996) Psychologie des Gesundheitsverhaltens. Hogrefe, Göttingen

Wagner RF, Becker P (Hrsg) (1999) Allgemeine Psychotherapie. Neue Ansätze zu einer Integration psychotherapeutischer Schulen. Hogrefe, Göttingen

Wöller W, Kruse J, Alberti L (1996) Was ist supportive Psychotherapie? Nervenarzt 67: 249–252

Empowerment: Selbstbestimmung oder Hilfe zur Selbsthilfe

Christoph Lauber, Wulf Rössler

»Ein Mensch mit Paraplegie kann rehabilitiert und reintegriert werden, auch wenn seine Wirbelsäule verletzt bleibt. So kann auch ein Mensch mit einer psychischen Erkrankung rehabilitiert und reintegriert werden, auch wenn seine Krankheit nicht geheilt ist« (William Anthony, 1993).

Die Rehabilitation von psychisch kranken Menschen hat das Ziel, dass betroffene Menschen trotz Einschränkungen von Seiten der Krankheit, z. B. durch Symptome oder Medikamente, ihre Kompetenzen erhalten, aufbauen und wahrnehmen. Diese Menschen in ihrem Prozess der Besserung und Heilung zu unterstützen, war lange Zeit Professionellen überlassen. Im Rahmen der Deinstitutionalisierung – damit ist gemeint, dass psychisch Kranke nicht ihr ganzes Leben hinter Klinikmauern verbringen, sondern nur so kurz wie nötig in der Klinik bleiben und so schnell wie möglich wieder in ihr gewohntes Umfeld zurückkehren sollen – hat sich auch das Tätigkeitsfeld der Professionellen mehr und mehr in die Gemeinde verlagert. Es wurden eine große Zahl von ambulanten und teilstationären Therapien und Therapiekonzepten entwickelt (▶ s. Kap. 50–53): Wohnmöglichkeiten, Therapieprogramme, Freizeitangebote und Arbeitsmöglichkeiten, die verschieden abgestuft sind und entsprechend den Voraussetzungen der Benutzer individuell genutzt werden können. Von Betroffenen- und Angehörigenseite her wurden Selbsthilfegruppen initiiert.

Verschiedene Netzwerke sozialer Unterstützung stehen also Betroffenen wie Angehörigen zur Verfügung.

Ziel der therapeutischen Bemühungen ist immer die bessere Integration und der Verbleib des Betroffenen in der Gemeinde. Aber es genügte in den letzten Jahren immer weniger, ohne Symptome zu sein oder Arbeit zu haben. Vielmehr rückten die Lebensqualität und die persönlichen Möglichkeiten der Betroffenen immer mehr in den Vordergrund therapeutischer Bemühungen, während Symptomreduktion oder Medikamenten-Compliance in den Hintergrund traten. Ein Betroffener und seine Umgebung werden als die besten Experten für die Belange des Betroffenen angesehen. Dadurch wurde von der paternalistischen Haltung – die Professionellen wissen, was für den Patienten das beste ist – abgerückt.

In diesem Kapitel soll deshalb ein Konzept vorgestellt werden, das im deutschsprachigen Raum, aber auch im übrigen Europa noch wenig bekannt ist. Es ist deshalb nicht weiter verwunderlich, wenn, und dies gilt auch für andere Sprachen, noch keine adäquate deutsche Übersetzung für den Ausdruck »Empowerment« vorliegt und zu umständlichen Hilfskonstrukten wie »Hilfe zur Selbsthilfe« gegriffen werden muss. Aus diesem Grunde ist auch die vorhandene Literatur fast ausschließlich englischsprachig.

12.1　Woher kommt Empowerment?

Im Rahmen der Antipsychiatriebewegung fand das Empowerment-Konzept in den USA Eingang in die Psychiatrie. Abhängig, unmündig, voller Selbstzweifel, willenlos, verantwortungslos, machtlos und ohne Einfluss fühlten sich Menschen als Folge von Institutionalisierung und Therapie in der Psychiatrie. Unabhängig, voller Selbstvertrauen und selbstständig sollten sie werden (McLean 1995). Die ganze Betroffenenbewegung betrachtete Empowerment und das dahinterliegende Konzept als ihren Weg zum Erfolg. Die Antipsychiatriebewegung beklagt mit Recht ein Machtgefälle zwischen Betroffenen und Professionellen zugunsten Letzterer, das es auszugleichen gilt. Empowerment soll den Betroffenen Macht zurückgeben, die ihnen genommen wurde.

Als Ausdruck dieser Bewegung gab es v. a. in den USA eine lange Debatte, wie die Individuen, die aus medizinisch-psychiatrischer Sicht Patienten heißen, genannt werden sollen. Verschiedene Begriffe wie »Benutzer«, »Expatient«, »Exinsasse« oder »Psychiatrie-Überlebender«, »Betroffener«, »Klient« oder »Konsument« wurden diskutiert. Der Begriff Konsument wurde von der Betroffenenbewegung v. a. deshalb verworfen, weil er eine Wahl, z. B. bezüglich Behandlung, vorspiegle, die in Tat und Wahrheit oft von Professionellen getroffen werde und deshalb nicht vorhanden sei (Chamberlin 1987). Wer sich als Konsument, Klient oder Patient versteht, wird eher ein medizinisches Krankheitsverständnis für den zugrunde liegenden Prozess haben. Andere wiederum, die sich Expatienten, Überlebende oder Exinsassen nennen, stehen einem medizinischen Verständnis, professioneller Kontrolle und Zwangsbehandlung ablehnend gegenüber. Vor allem von Letzteren ging die Betroffenenbewegung in den USA aus. Wir werden in diesem Kapitel von Betroffenen oder Patienten sprechen und so auch signalisieren, dass wir ein medizinisches Krankheitsverständnis haben.

12.2　Was ist Empowerment?

Eine allgemeingültige Definition von Empowerment existiert nicht. Dazu kommt, dass es keine vernünftige Übersetzung des Begriffs ins Deutsche gibt. Judi Chamberlin, eine Betroffene, die sich im Boston Center for Psychiatric Rehabilitation (www.bu.edu) lange Zeit mit der Operationalisierung von Empowerment beschäftigt hat, schlägt folgende Kriterien als Arbeitsdefinition vor:

Menschen, die »empowered« sind …

- haben Entscheidungsgewalt. Viele Professionelle glauben, dass Menschen mit psychischen Problemen nicht selbst »richtige und vernünftige« Entscheidungen treffen können. Dies führt dazu, dass Betroffene in einer (lebenslangen) Abhängigkeit von Institutionen gehalten werden. Wer jedoch keine Entscheidungen fällen kann, lernt auch nicht, Verantwortung zu tragen. Dieser Teufelskreis kann sich nun beliebig fortsetzen und wirkt als selbsterfüllende Prophezeiung.
- haben Zugang zu Informationen. Informationen über die Krankheit und deren Behandlungsmöglichkeiten sollten für die Betroffenen in einer für sie verständlichen Sprache zugänglich sein.
- können wählen zwischen verschiedenen Behandlungsmöglichkeiten, einschließlich der Möglichkeit, eine Behandlung durch Professionelle abzulehnen.
- lernen, kritisch zu denken und zu hinterfragen.
- lernen, Angst zu äußern und mit Angst umzugehen.
- fühlen sich nicht allein, weil sie Teil einer Gruppe sind.
- lernen, ihre Chancen wahrzunehmen.
- sind selbstbewusst und äußern eigene Bedürfnisse. Professionelle definieren oft Fähigkeiten oder Ziele, die der Betroffene gar nicht als seine eigenen wahrnimmt. Empowerment soll den Betroffenen helfen, ihre eigenen Ziele und Wünsche zu formulieren und sich ggf. auch kritisch mit den von professioneller Seite her formulierten Zielen auseinander zu setzen.
- haben Durchsetzungsfähigkeit, d. h. sie können sich für ihre Sache auch gegen Widerstand wehren. Dies heißt aber auch, z. B. für Professionelle, dass Betroffene nicht nur gefügige Schäfchen sind, sondern ihre Interessen auch durchsetzen wollen.
- haben Hoffnung, aber es wird ihnen auch Hoffnung vermittelt.

12

Empowerment ist nicht ein »Reiseziel«, sondern die Reise selbst. Deshalb wird Empowerment als ein Prozess gesehen, der einen Betroffenen lebenslang begleitet, und nicht als ein Stadium, das irgend einmal erreicht werden kann. Empowerment bedeutet also das Gegenteil von Kontrollverlust, Hilflosigkeit und Abhängigkeit.

Anders zusammengefasst: Empowerment lässt sich mit drei Hauptkomponenten definieren (Jacobson u. Greenley 2001):

> **Wichtig**
>
> 1. Autonomie: die Fähigkeit, als eine unabhängige Person zu funktionieren;
> 2. Mut: der Wille, Risiken einzugehen und einen Schritt zu wagen;
> 3. Verantwortung.

12.3   Empowerment, Behandlung und Behandelnde

Behandlung legt nahe, dass einer der passive Empfänger und der andere der aktive, der Behandelnde ist. Empowerment will folgerichtig den Ausdruck Behandlung vermeiden und eher von selbstbestimmter Planung sprechen.

Menschen mit einer seelischen Störung können grundsätzlich von zwei Seiten her betrachtet werden. Einerseits kann man Defizite betonen, Diagnosen stellen und Symptome behandeln. Dabei wird von außen her versucht, den Kranken zunächst zu kategorisieren, dann auf ihn einzuwirken und ihm zuletzt mittels geeigneter Maßnahmen, z. B. durch Medikamente, Linderung zu verschaffen. Ziel dieser Bemühungen ist es, Symptome zu lindern oder zu beseitigen und »krankes« Verhalten zu ändern. Dies entspricht dem traditionellen medizinischen Krankheitsmodell und spiegelt die paternalistische Vorstellung wider, dass die Experten genau wissen, was für die Kranken gut ist. Dieses eher mechanistische Modell hat den Nachteil, dass es oft den Betroffenen nicht gerecht wird, da ihre Bedürfnisse und Wünsche zu wenig berücksichtigt werden. Es hinterlässt bei den Betroffenen das Gefühl, dass nur ihre Symptome, nicht aber die dahinter liegende Persönlichkeit wahrgenommen wird.

Betroffene Individuen andererseits als aktiv gestaltende Menschen zu sehen, die sich selber helfen und nicht auf Hilfe angewiesen sind, die eigene Ansichten einbringen und z. B. aktiv andere Behandlungsmöglichkeiten suchen, widerspricht dem medizinischen Modell. Aus dieser Sicht heißt Empowerment, statt der Defizite die Möglichkeiten und Fähigkeiten des Betroffenen, die sog. Ressourcen, zu beleuchten. Dabei werden die Betroffenen ermuntert, mittels ihrer eigenen Fertigkeiten die Folgen der Krankheit zu bewältigen. Es wird nicht Fehlendes betont (»das halb leere Glas«), sondern mit dem Vorhandenen (»das halb volle Glas«) gearbeitet. Für die Betroffenen selbst bedeutet dies, ihr Schicksal nicht in fremde Hände zu legen, sondern (pro-)aktiv die eigenen Interessen wahrzunehmen und als kompetenter Partner von Professionellen aufzutreten.

Um Empowerment zum Erfolg werden zu lassen, muss es zweifach abgestützt sein: Einerseits müssen die Betroffenen dieses Konzept für sich akzeptieren, andererseits muss es von professioneller Seite her mitgetragen werden. Von **außen** wird Empowerment folglich als Ermutigung zum Finden, Entwickeln und Üben von Fertigkeiten verstanden, die es einem Menschen ermöglichen, kompetent und selbstverantwortlich für sich einzustehen. Empowerment meint, jemandem die nötige Kraft, d. h. Ermutigung, Motivation und Unterstützung zu geben, um für sich selber Verantwortung übernehmen und tragen zu können. Daraus lässt sich unschwer ableiten, dass Empowerment Bestandteil eines jeden therapeutischen Prozesses ist, also auch von »Recovery«, wie der Genesungsprozess bei psychischen Krankheiten genannt wird. **Für den Betroffenen** bedeutet Empowerment aber auch Wahlfreiheit, Unabhängigkeit und Selbstbestimmung (Harp 1994), ebenso sich selbst gut genug zu kennen, Wünsche und Ziele zu formulieren, Entschlüsse zu fassen und Ziele zu erreichen, sich sicher zu fühlen, den Herausforderungen des Lebens zu genügen, und bei Bedarf aktiv Unterstützung und Hilfe zu suchen (Fischer 1994; Harp 1994). Empowerment heißt, die vollständige Kontrolle über alle Bereiche seines Lebens einschließlich der psychiatrischen Therapie zu haben (Corrigan et al. 1999). Ein wichtiger Aspekt sei noch erwähnt: »Empowerment kann nicht gegeben, sondern es muss aktiv genommen werden« (Simon 1990), d. h. Empowerment ist eine proaktive, zielorientierte Haltung eines Menschen, der für seine Bedürfnisse und Wünsche einsteht.

Definitionsbausteine von Empowerment

— Für **Betroffene**
  - Ich bestimme selber, unabhängig und frei über mein Leben.
  - Ich kenne mich selbst gut genug, um meine Wünsche und Ziele formulieren zu können, Entschlüsse zu fassen und Ziele zu erreichen.
  - Ich fühle mich sicher, den Herausforderungen des täglichen Lebens zu genügen.
  - Bei Bedarf kann ich aktiv Unterstützung und Hilfe suchen.

— Für **Außenstehende**
  - Ich ermutige und unterstütze den Betroffenen, Fertigkeiten zu finden, zu entwickeln und zu üben, die ihm helfen, kompetent und selbstverantwortlich für sich einzustehen.
  - Ich ermutige und unterstütze den Betroffenen, für sich selber Verantwortung zu übernehmen und zu tragen.

Was Empowerment für eine bestimmte Gruppe heißen kann, ist nur im gruppenspezifischen Kontext zu verstehen: z. B. werden Betroffene nicht immer einig sein mit den Angehörigen, was das Ziel von Empowerment betrifft. Ein klassisches Beispiel eines Interessenkonfliktes zeigt sich, wenn ein Betroffener gegen den Willen von Angehörigen aus der Klinik entlassen werden will. Der Wille des Betroffenen, autonom entscheiden zu wollen, ob, wie und wo er behandelt werden will, tangiert oft die Freiheit des Angehörigen. Empowerment heißt nun für beide Parteien, ihre Interessen entschieden und klar zu vertreten, wobei das Resultat nicht dasselbe sein muss bzw. sein wird. Für den Betroffenen wird die Verhinderung von fürsorgerischer Freiheitsentziehung und die Entlassung aus der Klinik Empowerment bedeuten, während möglicherweise für die Angehörigen Empowerment heißt, durch eine Fortsetzung der (unfreiwilligen) stationären Behandlung Schaden vom Betroffenen und evtl. von sich selbst abzuwenden. Ein anderes ebenso klassisches Beispiel ereignet sich tagtäglich: die Frage, ob Medikamente indiziert sind und wenn ja, wie hoch diese dosiert werden sollen. Für beide Seiten, den Betroffenen und den Arzt, gilt es, den entsprechenden Standpunkt festzuhalten. Die Einigung über das weitere Vorgehen wird davon abhängen, wie stark und überzeugend die einzelnen Positionen vertreten werden.

Dass dieser Prozess auch über das einzelne Individuum hinausgehen kann, ist eine logische Konsequenz: So wollen die Betroffenen beim Aufbau und Betrieb von psychiatrischen Einrichtungen miteinbezogen werden und mitentscheiden können. Die diesbezüglich weitest reichende Entwicklung ist eine psychiatrische Einrichtung, die von Betroffenen für Betroffene betrieben wird. Die in diesem Abschnitt aufgezeigte Art von Mitbestimmung ist für den deutschsprachigen Raum noch weitgehend ungewohnt, wird uns jedoch mit entsprechender Verzögerung erreichen.

Zusammenfassung

Empowerment ist der persönliche und politische Prozess, in dem von psychischer Krankheit Betroffene ihre Würde und ihr Selbstbewusstsein wieder erhalten. Durch diese Entwicklung wird bei Betroffenen ein Bewusstseinsprozess initiiert, der sie befähigt, wieder die Kontrolle über ihr Leben zu übernehmen. Die Art und Weise ihrer Kontrolle hängt davon ab, wie sie ihre Probleme und ihre Rolle definieren, aber auch die Möglichkeiten einschätzen, ihre Situation zu verändern. Entscheidend ist, dass Betroffene selber bestimmen, ob und wie sie ihre Probleme lösen und ihre Lebenssituation verbessern. Für die einzelne Person bedeutet das eine Verbesserung des Selbstkonzepts und der persönlichen Umstände. Empowerment kann aber auch
▼

als politischer Prozess verstanden werden, der Gruppen oder gesellschaftliche Prozesse beeinflussen kann: In der Gruppe kann das Einstehen für Programme heißen, während es auf einem gesellschaftlichem Niveau die Verbesserung von sozialen Bedingungen durch Gesetze bedeuten kann.

12.4 Weshalb ist Empowerment wichtig?

Die Wahrnehmung von Betroffenen und Professionellen ist sehr oft unterschiedlich, z. B. was die Inhalte von Therapien, insbesondere die Wichtigkeit von Medikamenten betrifft. Auch gibt es eine zunehmende Reihe von Untersuchungen, die zeigen, dass sich Patienten in der Behandlung nicht richtig verstanden fühlen. Während Professionelle im ambulanten Bereich weiterhin viele Fragen zu Symptomen und Medikamenten stellen, möchten Patienten eher über Alltag und Freizeit berichten (Eichenberger u. Rössler 2000). Studien aus den USA berichten, dass die behandelten Betroffenen Folgendes bemängeln (z. B. Crane-Ross et al. 2002):

- zu wenig Zeit für die Anliegen der Patienten,
- zu wenig Respekt im Umgang,
- zu wenig Fokus auf die positive Entwicklungen der Betroffenen,
- den Betroffenen zuhören,
- zu wenig Besprechung von Alltagsaktivitäten,
- zu großer Fokus auf Medikation und medizinische Therapie, zu wenig auf Krisenbewältigung,
- zu wenig Unterstützung in den Bereichen Arbeit, Wohnen und Alltagsfertigkeiten.

Zwischen Betroffenen und Professionellen konnte eine höhere Übereinstimmung zwischen den geäußerten als zwischen den gedeckten Bedürfnissen festgestellt werden, wobei die Professionellen die tatsächlichen Bedürfnisse eher überschätzen, die (durch sie) gedeckten Bedürfnisse jedoch eher unterschätzten.

Dies alles kann nur heißen, dass sich an der Haltung des Therapeuten Grundlegendes ändern muss. Im nächsten Kapitel soll auf die Voraussetzungen von Seiten des Therapeuten eingegangen werden.

12.5 Therapeutische Voraussetzungen

Das Empowerment-Konzept geht von einem egalitären, nicht von einem hierarchischen Verhältnis zwischen Betroffenem und Therapeuten aus. Das verlangt vom Therapeuten u. a. folgende Grundhaltungen:

1. Die **Einsicht,** dass Empowerment von psychisch kranken Menschen für die Betroffenen, die Angehörigen und die Therapeuten erfolgversprechend ist.
2. **Zeit,** um den Betroffenen mit in die Therapieplanung einzubeziehen, um mit ihm Empowerment-Fertigkeiten zu üben.
3. Den Betroffenen, seine Meinungen und Verhaltensweisen **akzeptieren** und **respektieren,** auch wenn sie nicht therapeutischen Vorstellungen entsprechen, ist eine Grundregel therapeutischen Handelns. Die therapeutische Haltung sollte von Akzeptanz, Anstand und Respekt, nicht von Ratschlägen und Beurteilungen geprägt sein. Ausdrücklich sei hier auch erwähnt, dass der Betroffene nicht »geändert« werden soll.
4. **Zuhören und nicht selber sprechen:** Oft ist es weniger wichtig, den Betroffenen unsere Vorstellungen näher zu bringen, als vielmehr zuzuhören, was diese uns zu sagen haben.
5. **Zufriedenheit** des Betroffenen und nicht die Realisierung der eigenen therapeutischen Vorstellungen sind das Ziel. Als Beispiel sei in diesem Zusammenhang die Medikamenten-Compliance erwähnt: Professionelle Helfer stellen oft ihre therapeutischen Vorstellungen über die Beziehungsgestaltung. Letztere jedoch ermöglicht erst, therapeutische Überlegungen auszutauschen.
6. **Ressourcen, Fähigkeiten** und **Interessen** des Gegenübers suchen. Sie sind entscheidend und wichtig für den therapeutischen Prozess.
7. **Loben, Wertschätzen, Anerkennen, Ermutigen:** Menschen mit psychischen Krankheiten haben oft ein eingeschränktes soziales Netz. Sie werden in ihrem Alltag selten gelobt, schon gar nicht von Professionellen, weil sie diese oft dann in Anspruch nehmen, wenn es »schlecht« geht. Dass psychisch kranke Menschen unter erheblichen Mühen sehr vieles »gut machen«, sollten ihnen die therapeutisch Tätigen sagen.
8. **Der Betroffene ist sein eigener Experte:** Er kennt seine Symptome, weiß, was in der gleichen Situation bereits geholfen hat, und kann abschätzen, was seinen Zustand verschlechtert und was ihm gut getan hat.
9. **Klar Stellung nehmen:** Therapeutische Abstinenz hilft schwer psychisch kranken Menschen wenig, weil ihre Welt oft von Unsicherheit und Orientierungslosigkeit geprägt ist. Empowerment heißt für den Professionellen nicht etwa, mit seiner professionellen Meinung hinter dem Berg zurückhalten, sondern eher, die Meinung des Betroffenen zu respektieren und ggf. auf mögliche Konsequenzen hinzuweisen.
10. **Rahmenbedingungen für die Therapie festlegen:** Dies beinhaltet, Ziele festzulegen, Verantwortungen zu klären, aber auch beispielsweise einen Krisenplan auszuarbeiten. Dies gibt Sicherheit und Verbindlichkeit.
11. Lerne, **nicht alles zu kontrollieren.** Den Patienten Selbstverantwortung und Autonomie zu geben, bedeutet gleichzeitig für den Therapeuten, Kontrolle abzugeben.
12. Empowerment heißt auch, Betroffene zu ermutigen, anderswo Hilfe zu holen oder sich in Selbsthilfeorganisationen zusammenzuschließen, um geeint ihre Anliegen besser vertreten zu können. Wer »empowert«, verliert Kontrolle und Einfluss, weil dies von den Betroffenen übernommen wird.
13. Der Patient ist **Kunde,** der Professionelle **Anbieter.** Der einstmals paternalistische Monolog in der Behandlung weicht einem **partnerschaftlichen Dialog.** Und dies muss nicht nur zwangsläufig die eigene Behandlung betreffen, sondern kann auch institutionelle Belange wie die Organisation von psychiatrischen Diensten oder Fachkrankenhäusern betreffen (▶ s. Kap. 50, 51 und 53).
14. Zuletzt soll den betroffenen Menschen **Hoffnung** vermittelt werden. Ohne Hoffnung ist Stabilisierung und Rückkehr in die Gesellschaft nicht oder nur sehr schwer möglich. Die Vermittlung von Hoffnung kann nicht angeordnet werden. Als Voraussetzung braucht es zuerst die Überzeugung des Therapeuten, dass Hoffnung berechtigt ist. Dann die Fähigkeit, auch kleine Erfolge und Fortschritte als solche zu erkennen. In der täglichen Arbeit ist es oft schwierig, auch kleine Schritte zu erkennen. Deshalb ist die Sicht von außen wichtig, sei dies durch einen Supervisor oder im Rahmen von regelmäßigen Besprechungen mit und über den Betroffenen. Die darin gewonnenen Erkenntnisse müssen weitergegeben werden, sei dies an den Betroffenen und dessen Angehörige oder sei dies an die bei der Betreuung Beteiligten.

Therapeutische Voraussetzungen für Empowerment

1. Einsicht, dass Empowerment erfolgversprechend ist
2. Zeit haben
3. Betroffene akzeptieren, respektieren und ihnen mit Anstand begegnen
4. Zuhören und nicht selber sprechen
5. Zufriedenheit des Betroffenen statt Verwirklichung von therapeutischen Zielen anstreben
6. Ressourcen, Fähigkeiten und Interessen suchen
7. Den Betroffenen loben, wertschätzen, anerkennen und ermutigen
8. Der Betroffene ist sein eigener Experte und weiß aus jahrelanger Erfahrung, was ihm gut tut oder ihm abträglich ist
9. Klare therapeutische Haltung und Respekt vor den Meinungen und Ansichten des Gegenübers

▼

> 10. Klare Rahmenbedingungen für die Therapie definieren
> 11. Weniger Kontrolle, sondern mehr Selbstverantwortung und Autonomie für den Kunden
> 12. Den Betroffenen ermutigen, sich mit Gleichgesinnten zusammenzuschließen
> 13. Das Verhältnis zwischen Therapeuten und Betroffenen soll grundsätzlich dem zwischen Kunden und Anbietern und nicht zwischen Patienten und Professionellen gleichen
> 14. Vermittlung von Hoffnung

12.6 Wie ermöglichen Professionelle Empowerment?

Der Erfolg von Empowerment hängt wesentlich davon ab, ob Professionelle mitmachen und Patienten darauf bestehen. Im Folgenden sind einige Punkte zusammengefasst, die grundlegende Verhaltensweisen von Professionellen skizzieren, ohne vollständig zu sein.

1. Kontakte zwischen Betroffenen und Professionellen sollen v. a. dazu dienen, die Fähigkeiten des Betroffenen wiederherzustellen, zu erhalten und zu fördern, sein Leben selber in den Griff zu bekommen und selber zu meistern. Im Englischen wird dieser Ansatz als »self-managed care« umschrieben.
2. **Zuhören, nicht selber sprechen:** Betroffene sind nicht gewohnt zu reden. Sie haben oft Mühe, sich präzise und verständlich auszudrücken. Oft ist es aber auch die Ungeduld des Therapeuten, die dem Betroffenen keine Zeit gibt, sich auszudrücken.
3. Frage nach **Stärken** und nicht nach Symptomen.
4. Fragen nach **Interessen:** Interessen sind eine nützliche Quelle von Informationen. Patienten können so ermutigt werden, sich auf Gebieten zu engagieren, die ihnen wirklich etwas bedeuten.
5. **Mentor und Vorbild** sein.
6. Zeige **Varianten** auf: Nur wer zwischen verschiedenen Varianten wählen kann, hat eine echte Wahl. Hier sind zwingend immer Anliegen und Vorstellungen der Betroffenen einzubeziehen.
7. Hilfe, **Schwerpunkte** und **Leitplanken** zu setzen.
8. **Frühsymptome** besprechen: hilft dem Betroffenen, selbst Verantwortung zu übernehmen.
9. Erarbeite einen **Krisenplan:** Vorsorglich durchgedachte und durchdiskutierte Szenarien helfen, das Vertrauen in die eigenen Möglichkeiten zurückzugewinnen und zu stärken.
10. **Ambulante Behandlung vor Hospitalisation:** Letztere wird oft als »Niederlage« empfunden, während die ambulante oder teilstationäre Bewältigung einer Krankheitsepisode von Betroffenen und Behandeln-

den als »empowernd« erlebt wird. Aber: um ambulante Behandlung erfolgreich zu gestalten, braucht es entsprechende Angebote. Fehlen diese, kann die Bemühungen von Betroffenen, Angehörigen und Professionellen schnell scheitern. Deshalb ist auch die Forderung nach ausreichend ausgebauten ambulanten und teilstationären Einrichtungen Teil des Empowerments.
11. **Anerkennung und Wertschätzung:** Das Selbstbewusstsein von Menschen mit einer psychischen Krankheit ist nicht sehr groß. Deshalb ist es wichtig, vom Therapeuten Anerkennung und Wertschätzung zu erfahren. Es sind oft die kleinen Dinge, die für Gesunde normal sind, aber Betroffene sehr viel Aufwand und Überwindung kosten, die vom Therapeuten erkannt und anerkannt werden sollen.
12. Versuche, **Veränderungen** anzustreben.
13. Frage nach **Wünschen** und **Befürchtungen, Bedürfnissen** und **bereits Erreichtem.** Patienten reagieren oft erstaunt, wenn sie nicht nach Defiziten gefragt werden.

> **So ermöglichen Therapeuten Empowerment**
>
> Sie …
> 1. … handeln nach dem Self-managed care
> 2. … hören zu und sprechen nicht selbst
> 3. … fragen nach Stärken und nicht nach Symptomen
> 4. … fragen nach Interessen
> 5. … sind Mentor und Vorbild
> 6. … zeigen Varianten auf
> 7. … helfen, Schwerpunkte und Leitplanken zu setzen
> 8. … besprechen auch Frühsymptome
> 9. … helfen, einen Krisenplan zu erarbeiten
> 10. … versuchen so lange wie möglich ambulant und so kurz wie möglich stationär zu behandeln
> 11. … begegnen dem Patienten mit Anerkennung und Wertschätzung
> 12. … versuchen, mit dem Patienten zusammen Veränderungen anzustreben
> 13. … fragen nach Wünschen und Befürchtungen, Bedürfnissen und bereits Erreichtem

12.7 Welche Gebiete betreffen Empowerment?

Empowerment wird v. a. »gelebt« und weniger »ausgebildet«. Deshalb gibt es wenige spezifische Programme, die sich mit Empowerment beschäftigen. Lecomte et al. (1999) entwickelten ein solches Programm zur Förderung von Selbstbewusstsein und Empowerment. Dieses ist in 5 Teile mit wiederum diversen Einzelaktivitäten gegliedert:

Sicherheit	Meine Umgebung besser kennen lernen
	Meine Verantwortung in meinem Umfeld kennen
	Anderen Vertrauen entgegenbringen
	Umgang mit Kritik und Beleidigungen
	Meine Befürchtungen
Identität	Wer bin ich? Welche Worte beschreiben mich?
	Erkennen eigener Stärken, Schwächen und Wünsche
	Wissen um seine Wirkung auf andere
Zugehörigkeit	Anderen helfen
	Mit anderen arbeiten
	Anderen Zuneigung entgegenbringen
	Was bin ich wert?
Zielgerichtetheit	Wochenziele und Langzeitziele definieren
	Positives Formulieren üben
	Entscheidungen treffen, um selbst gesteckte Ziele zu erreichen
	Etwas wagen lernen
Kompetenz	Mir einen Brief über meine Vorzüge und Qualitäten schreiben
	Was möchte ich allein und was mit jemand anderem machen?
	Mir klar werden über meine Leistungen und Ziele
	Meine Stärken und Schwächen kennen
	Beurteilung meiner Autonomie in gewissen Situationen

Die Module dienen weniger dazu, sich spezielle Fertigkeiten anzueignen, als vielmehr Wissen über sich und seine Fähigkeiten zu erlernen. Dieses Programm wird in Gruppen absolviert. Mit Frage-und-Antwort-Spielen, Rollenspielen, Präsentationen im Plenum, schriftlichen Berichten sowie Beschreibung von eigenen Erlebnissen werden die Module durchgespielt.

Diese 5 Module spiegeln sehr gut wider, worum es geht im Empowerment: dem Betroffenen gezielt Aktivität und Eigenverantwortung zuzugestehen und ihn darin zu unterstützen.

12.8   Betroffenensicht

Aus Betroffenensicht werden beim Empowerment v. a. die Entscheidungsfreiheit und die Entscheidungskontrolle hervorgehoben (Zinman 1986). Sie betonen, dass ein

Mensch mit psychischer Krankheit rehabilitiert werden kann, auch wenn er nicht symptomfrei ist, wenn er Einschränkungen unterliegt und Medikamente einnimmt.

> **Empowerment aus Betroffenensicht**
>
> 1. Selbst- und Mitbestimmungsrecht
>   - Fähigkeit, selber zu entscheiden
>   - »Peer-support« (Beratung von Betroffen für Betroffene im Rahmen von Selbsthilfeorganisationen), d. h. Fähigkeiten lernen und anderen weitergeben
>   - Aktive Mitbestimmung in der Therapie einschließlich Ablehnung der Therapie oder Entwicklung von Alternativen, d. h. sich Zugang zu Informationen verschaffen und sich informieren
>   - Einbezug in die Gestaltung bzw. Leitung von psychiatrischen Institutionen und Entscheidungsgremien wie Forschungseinrichtungen und Ethikkommissionen
>   - Einbezug in die Ausbildung von Professionellen
> 2. Zielgerichtetes, klares, kritisches Denken
> 3. Arztbesuchen und Diskussionen um Medikamente nicht aus dem Weg gehen, sondern sich darauf vorbereiten

Im Einzelnen werden folgende Postulate aufgestellt:

— **Selbstbestimmungsrecht** und die Fähigkeit zu entscheiden: Hierbei haben v. a. Selbsthilfe und Beratung von Betroffenen durch Betroffene (»peer support«), z. B. in Selbsthilfeorganisationen beim Arzt oder bei der Arbeitsvermittlung, eine große Bedeutung. In den USA wird die »peer-oriented psychotherapy« postuliert, also Betroffene therapieren Betroffene. Im Moment gibt es noch keine Studienresultate, die die Wirksamkeit einer solchen Therapie im Vergleich mit andern Therapien überprüft haben.

Betroffene haben die **Freiheit, selber zu bestimmen,** ob sie Behandlung wollen und welche Art von Behandlung. Alternative Möglichkeiten, aus denen ausgewählt werden kann, müssen statt einer einzigen Therapiemöglichkeit angeboten werden. Dies kann auch einen nichtmedizinischen Zugang oder das Entwickeln von Alternativen zur Hospitalisation bedeuten. Verschiedene Studien (z. B. Calsyn et al. 2000) konnten zeigen, dass sich Patienten, die aus verschiedenen therapeutischen Möglichkeiten auswählen können, bezüglich ihrer Symptome deutlich besser entwickeln als solche, die nur eine Behandlungsmöglichkeit haben.

— **Zugang zu Information,** sei diese professioneller Natur oder durch Betroffene verfasst: Dies bedeutet, dass die Professionellen betroffenengerechte Literatur bereit-

153 **12**

12.9 · Empowerment und Medikamente oder: Wie bereite ich mich auf einen Arztbesuch vor?

stellen, d. h. sie muss verständlich sein und komplexe Zusammenhänge klar darstellen. Darüber hinaus sollen aber auch Betroffene beitragen, aus ihrer Sicht die Dinge schildern, ihre Erfahrungen weitergeben und es so ermöglichen, dass aus verschiedenen Richtungen Informationen zur Verfügung stehen.

- Die **psychiatrischen Dienste** werden von Betroffen geleitet oder zumindest wesentlich mit beeinflusst. Der Einsitz in Planungsbehörden und Lenkungsausschüssen wird ebenso gefordert wie der Zugang zu politischen Gruppen, Bildungsinstitutionen, Forschungseinrichtungen und Ethikkomitees. Partizipative Demokratie im Umgang zwischen Anbietern und Benutzern von Leistung, um die implizite Hierarchie zwischen Patienten und Professionellen aufzuheben. Dazu gehört auch, dass die Betroffenen die **Ausbildung von Professionellen** mitgestalten wollen. Betroffene möchten verschiedene Themen wie Therapiemodelle und Selbstbestimmung aus ihrer Sicht beleuchten.
- **Neue Modelle** von Arbeit, Wohnen, finanziellen Angelegenheiten, Ausbildung und sozialen Einrichtungen, die die Bedürfnisse und Möglichkeiten von Betroffenen respektieren und unterstützen, sollen unter Einbezug der Betroffenen entwickelt werden.

Darüber hinaus gehören folgende Fähigkeiten aus Betroffenensicht zum Empowerment:

- Fähigkeiten lernen und andere davon überzeugen,
- Zielgerichtetheit, Bestimmtheit, Klarheit im Auftreten,
- kritisches Denken,
- über sich und die Umwelt lernen,
- Empowerment ist ein Prozess und kein einmaliges Ereignis.

12.9 Empowerment und Medikamente oder: Wie bereite ich mich auf einen Arztbesuch vor?

Ein immer wieder angesprochener Punkt sind die Medikamente. Hier gibt es die meisten Unterschiede, was die Haltung von Betroffenen und Professionellen betrifft. Betroffene sollten Diskussionen um Medikamente nicht aus dem Weg gehen, sondern ihre Meinung klar vertreten. Wenn es Möglichkeiten und Alternativen gibt, sollten diese klar aufzeigt werden. Medikamente zu nehmen heißt ja nicht, die Krankheit nicht überwunden zu haben, es heißt vielmehr, einen eigenen Beitrag zur Stabilität zu leisten. Dazu hat das National Empowerment Center der USA folgende Ratschläge gegeben (www.power2u.org):

1. Es gibt **keine magischen Kügelchen**, die dem Betroffenen die eigene Arbeit im Heilungs- und Wiederherstellungsprozess abnehmen. Wer also wartet, bis das Medikament, das alle Probleme beseitigen kann, verfügbar ist, wartet vergeblich. Genesung und Erholung meint, selbst einen aktiven Part in der Bewältigung von Problemen einzunehmen.

2. Medikamente sind **nur ein Teil** der Therapie. Daneben gibt es noch verschiedene andere therapeutische Möglichkeiten, die vom Betroffenen aktiv mitgestaltet werden können. Nur wer seine therapeutischen Alternativen möglichst vollständig kennt, kann sie auch nutzen.

3. Die Einnahme von Medikamenten ist **keine moralische Angelegenheit**. Es gab eine Zeit, als die Einnahme von Medikamenten mit Schwäche, Versagen oder Unfähigkeit verbunden wurde. Heute jedoch können Betroffene ohne falsch aufgefasstes Selbstverständnis sehr klar kommunizieren, unter welchen Bedingungen sie Medikamente nehmen und aufgrund welcher Informationen sie entscheiden, auf Medikamente zu verzichten.

4. Der Umgang mit Medikamenten muss **erlernt** werden. Betroffene müssen lernen, in welcher Situation sie welches Medikament wie lange einnehmen müssen und wie sie Medikamente wieder ausschleichen. Dabei sind sie eine große Hilfe für den Therapeuten, weil sie ihre eigenen Experten sind und die Professionellen auf erfolgversprechende, aber auch auf aussichtslose Therapieversuche hinweisen. Dazu gehört auch, Medikamente und ihre Wirkungen und Nebenwirkungen zu kennen, z. B. durch den Austausch mit andern Betroffenen, durch die Lektüre von Ratgebern und durch Fragen an Professionelle, insbesondere Ärzte und Apotheker.

Um kompetent auftreten zu können, muss ein Arztbesuch vorbereitet sein. Unter anderem kann es hilfreich sein, sich an folgende Punkte zu halten:

- Alle Fragen aufschreiben! In der Hitze des Gefechtes werden die wichtigen Fragen oft vergessen, oder die Betroffenen wagen es nicht, Fragen zu stellen. Sind diese schon vorformuliert, fällt es leichter, diese zu stellen.
- Zu Beginn der Konsultation sollen diese Fragen angekündigt werden. Professionelle und Betroffene werden sich dann klar, wie die Konsultationszeit sinnvoll eingeteilt werden kann.
- Mögliche Fragen zu Medikamenten:
  - Nutzen der Medikamenteneinnahme?
  - Gibt es nichtpharmakologische Alternativen?
  - Entspricht dieses Medikament meinen aktuellen Bedürfnissen?
  - Welche Wirkungsweise und welche Wirkungen hat dieses Medikament?
  - Wann wirkt dieses Medikament?
  - Welche Nebenwirkungen muss ich erwarten? Was kann ich dagegen tun? Wen kann ich ansprechen? Wie ist diese Ansprechperson verfügbar?

- Kann dieses Medikament auch langfristig eingenommen werden? Hat es ein Abhängigkeitspotenzial und wie groß ist es?
- Es gibt keine dummen Fragen. Die Betroffenen haben jedoch festgestellt, dass Professionelle diese Fragen oft nicht von sich aus ansprechen.

— »Medikamententagebuch«: Die Betroffenen sollten ein Tagebuch führen, das über Art, Dosierung und (unerwünschte) Wirkungen der eingenommenen Medikamente Auskunft gibt. Es wird, insbesondere bei Therapeutenwechsel, entscheidend von den Betroffenen abhängen, wie sehr Medikamente diskutiert werden, die bereits schon einmal erprobt wurden.

— Möglichst spezifische Fragen stellen.

— Einen Freund zur Konsultation mitbringen.

Merksätze zur Medikamenteneinnahme

1. Es gibt keine magischen Kügelchen, die Heilung bringen
2. Medikamente sind nur ein Teil der Therapie
3. Einnahme von Medikamenten ist keine moralische Angelegenheit
4. Der Umgang mit Medikamenten muss gelernt werden
5. Vorbereitung auf den Besuch bei Professionellen ist unerlässlich

---

12.10 Wirkung von Empowerment

Schwer psychisch Kranke pflegen Kontakte v. a. zu ihrer Herkunftsfamilie und zu Professionellen. Verschiedene Studien konnten zeigen, dass Empowerment und soziale Kontakte sich gegenseitig positiv unterstützen, v. a. durch eine Vermehrung der sozialen Kontakte außerhalb des familiären Netzes (z. B. Brent Hall u. Nelson 1996). Dies ist eine der erfolgversprechendsten Auswirkungen von Empowerment: dass sich Betroffene gegenseitig kennen lernen und unterstützen helfen und somit ihr Sozialnetz ausbauen.

Darüber hinaus hat Empowerment andere Auswirkungen auf das Leben von Betroffenen. Zunächst wird davon ausgegangen, dass sie mehr Lebensqualität haben, weil sie ihre Wünsche und Anliegen besser vertreten und durchsetzen können (Rogers et al. 1997; Corrigan et al. 1999). Die Betroffenen setzen sich, obwohl gesellschaftlich stigmatisiert, für ihre Sache ein und haben über sich eine positive Einstellung. Sie haben ein gutes Selbstbewusstsein, glauben an ihre eigene Kraft und sehen positiv in die Zukunft. In der Öffentlichkeit wird der Betroffene sich gegen seine Stigmatisierung stellen und, gemeinsam mit anderen, durch öffentliche Aktivitäten auf seine Anliegen aufmerksam machen (Corrigan et al. 1999).

Wirkung von Empowerment

1. Mehr soziale Kontakte
2. Mehr Lebensqualität
3. Mehr Selbstbewusstsein
4. Aufbau einer vertrauensvolleren Beziehung zu Professionellen
5. Symptomreduktion
6. Verbesserte, d. h. gewinnbringendere Nutzung von psychiatrischen Institutionen
7. Entstigmatisierung
8. Änderung der Einstellung von Professionellen und Institutionen

---

Bei psychischen Erkrankungen soll Empowerment in verschiedener Hinsicht wirken:

— **Symptomreduktion:** Dies ist im Einklang mit den aktuellen Leitlinien für die Behandlung von psychischen Krankheiten, die als allgemeine therapeutische Maßnahmen supportive Therapie, symptomorientierte Pharmakotherapie, Fertigkeitentraining (»skills training«) und Empowerment empfehlen.

— **Verbesserte Nutzung der psychiatrischen Institutionen:** Viele Betroffene erleben die Nutzung von psychiatrischen Institutionen und die entsprechende Behandlung als unfreiwillig, einerseits weil sie oft nicht genügend ausführlich informiert werden über Sinn und Zweck der teilweise komplexen Behandlungspläne, andererseits weil wenig oder gar nicht auf ihre Vorstellungen eingegangen wird. Dies führt oft zu Reaktanz, Non-Compliance oder gar Behandlungsabbruch von Seiten der Betroffenen und zu Motivationsverlust, Frustration, therapeutischem Nihilismus und Burn-out bei Professionellen.

— **Aufbau einer vertrauensvollen Beziehung** zwischen Betroffenen und Behandelnden, d. h. zwischen den Experten für die Auswirkungen von Krankheit und Behinderung auf das Leben und den Experten, die zur Symptomverbesserung und zum Abbau von (sozialer und Krankheits-) Behinderung beitragen können.

— **Die Einstellung von Professionellen ändern:** Viele Professionelle glauben, dass psychisch kranke Menschen schutzbedürftig sind und einer lebenslangen engen Betreuung und Begleitung bedürfen. Diese sehr paternalistische Haltung trägt zum Stereotyp von psychisch Kranken bei, nicht für seine Krankheit verantwortlich zu sein und deshalb keine Verantwortung übernehmen und tragen zu müssen. Daraus leitet sich die wohlmeinende Einstellung ab, diese Menschen ähnlich wie Kinder umsorgen zu müssen. Die sich aus dieser Einstellung entwickelnde Selbststigmatisierung und Entmutigung sind die nächsten Schritte. Studien über Langzeitverläufe zeigen jedoch deutlich, dass effektiv nur ein kleiner Prozentsatz von Schwerstkranken lebenslang auf eine intensive Betreuung, z. B. in einem Krankenhaus oder in einer rund um die Uhr betreuten Institution, angewiesen ist. Ebenso ist die Einstellung, dass psychisch kranke Menschen nicht belastet werden sollten, so nicht richtig, weil unterstützende Förderung sehr motivierend ist, für Geförderte wie Förderer.

Zusammenfassend kann gesagt werden, dass Empowerment es den Betroffenen ermöglicht, den Professionellen ihre Erfahrungen in und mit der psychischen Krankheit mitzuteilen, diese besser zu beschreiben, als dies Professionelle aus ihrer Beobachterposition tun können, und dadurch bessere Behandlungswege aufzuzeigen.

Institutionell kann Empowerment bedeuten, dass Anliegen von Betroffenen überhaupt oder besser wahrgenommen werden. In den USA haben die Betroffenenbewegungen weit mehr Einfluss auf institutionelle Prozesse als in Europa. Sie nehmen dort regelmäßig Einsitz in Klinikaufsichtsräten und Forschungskommissionen und ihre Meinung wird berücksichtigt bei der Entwicklung von psychosozialen Interventionsprogrammen (Corrigan u. Garmann 1997). Darüber hinaus unterhalten Betroffene eigene Institutionen wie das Fountain House in New York City, das auf Initiative von mit den Institutionen unzufriedenen Betroffenen entstanden ist. Die Resultate dieser Institutionen und der dort angebotenen Programme und Dienstleistungen sind erfolgversprechend.

12.11   Konzeptuelles

Eine genaue Definition von Empowerment gibt es nicht (McLean 1995). Das Konzept wurde bald über die Betroffenenbewegung hinaus auch von anderen Interessengruppen in der Psychiatrie wie Angehörigenverbänden oder Professionellen benutzt, was zu einem immer wieder anderen Verständnis, aber auch zu einer Verwässerung des Begriffes geführt hat. Empowerment kann verstanden werden als eine Beziehungsgestaltung oder eine Haltung. Ebenso kann Empowerment als eine Erweiterung der Behandlungsmöglichkeiten oder auch als Prozess einer Behandlung angesehen werden – wahrlich ein beachtenswerter Weg von der antipsychiatrischen Bewegung mit ihren Zielen der »Befreiung des Menschen aus psychiatrischer Kontrolle« hin zur anerkannten psychiatrischen Therapiemöglichkeit. Einigkeit über die verschiedenen Definitionen hinweg herrscht, dass Empowerment immer meint, dass Menschen zu eigenverantwortlichem und selbst bestimmtem Denken und Handeln befähigt und motiviert werden sollen. Empowerment meint also grundsätzlich weniger den Inhalt einer Sache, sondern die Art und Weise, wie bestimmte Ziele erreicht werden. Deshalb ist das Empowerment-Konzept für viele verschiedene Gruppen interessant, weil es primär nichts mit einer ideo-

logischen Richtung zu tun hat, sondern als »Handlungsanweisung« dient. Fühlen sich also Patienten »empowered« und stehen für ihr Recht ein, kann das durchaus zu Konflikten mit Angehörigen führen, die ihrerseits für ihre Rechte einstehen: Empowerment kann bei Patienten bewirken, dass sie für ihr Recht einstehen, selber über die Art und Weise der Entlassung aus stationärer Therapie zu bestimmen, während Empowerment bei Angehörigen dazu führen kann, dass sie für mehr Kontrolle in der Behandlung einstehen (McLean 1995). Die Diskussion, wie die Menschen, die an einer psychischen Krankheit leiden, genannt werden sollen – seien es nun »Konsumenten«, »Überlebende«, »Expatienten« oder »Betroffene« – wird im Rahmen der Empowerment-Bewegung immer wieder diskutiert. Abgeschlossen ist die Diskussion noch nicht. Sie wirft aber methodische Fragen auf, definiert sich doch jede Gruppe anders und hat auch ein entsprechendes Selbstverständnis.

Bis jetzt sind wir davon ausgegangen, dass Empowerment nur fürs Individuum, nicht aber für Gruppen oder Verbände gelten soll. Dass aber Gruppen genau so von diesem Konzept profitieren können, ist unbestritten. Selbsthilfe- und Interessenorganisationen sind wesentlich darauf aufgebaut. Letztere können auch zu gesellschaftlichen Veränderungen beitragen, als Beispiel diene die Frauenbewegung.

12.12   Was ermöglicht Empowerment? – Neuronale Plastizität des Gehirns

Lange Zeit ist man davon ausgegangen, dass das Gehirn ein statisches Organ ist und sich nicht an Veränderungen anpassen kann. Dies ist jedoch falsch. Neuronale Plastizität wird die Fähigkeit des Gehirns genannt, sich zu verändern. Sie ist definiert als neuronaler Reorganisationsvorgang, der abhängig von den zu verarbeitenden Signalen sowie internen Funktionszuständen vor sich geht (Spitzer 1999). Diese Reorganisationsvorgänge ermöglichen es dem Menschen, ständig auf Veränderungen einzugehen und Neues zu lernen. Aus Tierversuchen ist bekannt, dass die durch soziale Veränderungen bedingten Verhaltensveränderungen ebenfalls morphologische Veränderungen des Gehirns bewirken. Psychotherapie profitiert ebenfalls von neuronaler Plastizität, weil Psychotherapie u. a. Veränderung von Denk- oder Verhaltensprozessen anstrebt. Jede Form glückender Psychotherapie führt zu Veränderungen im Zentralnervensystem, die bereits jetzt nachweisbar sind oder in nicht allzu ferner Zukunft messbar sein werden (Spitzer 1999). Motivation ist nach Spitzer eine der wesentlichen Determinanten von kortikalen Veränderungen. Diese Erkenntnisse sind für die Empowerment-Bewegung sehr motivierend: Einerseits sind Veränderungen möglich und können auch abgebildet, morphologisch »nachgewiesen« werden, andererseits hat die Motivation, ein Kernelement von Empowerment, wesentlich an diesen Veränderungen teil.

12.13   Ausblick

Empowerment heißt neben Selbstbestimmung auch Hilfe zur Selbsthilfe. Dass dies selbst in den USA, der Wiege des Empowerments in der Psychiatrie, noch nicht sehr verbreitetes Wissen unter Betroffenen ist, zeigen verschiedene Studien (z. B. McLean 1995). Dass, um eine weitere Studie aus den USA zu zitieren, nur sehr wenige Patienten das Gefühl haben, dass ihre Meinung und ihre Vorstellungen in der Therapie berücksichtigt werden, stimmt nachdenklich (Crane-Ross et al. 2000).

Bestrebungen, Betroffene als Experten einzubeziehen und sie aktiv an der Therapieplanung teilhaben zu lassen, ist nur der Anfang. Darüber hinaus ist es denkbar, dass Betroffene in Workshops ihren »peers« lehren, wie sie die Krankheit in den Griff bekommen können. Es wird sehr interessant sein, die Effektivität etablierter psychiatrischer und psychologischer Interventionsprogramme gegen Empowerment zu testen. Man könnte spekulieren, welche der beiden Zugangsarten – eher von einem medizinischen Krankheitsmodell oder mehr vom Verständnis der Betroffenen ausgehend – bessere Ergebnisse bezüglich Lebenszufriedenheit zeigen wird. Wahrscheinlich wird ein Therapiemodell, das beide Ansätze verbindet, die besten Ergebnisse zeigen.

Literatur

Anthony W (1993) Recovery from mental illness. Psychosocial Rehabilitation J 16: 12–23

Brent Hall G, Nelson G (1996) Social networks, social support, personal empowerment, and the adaptation of psychiatric consumers/survivors: path analytic models. Social Sci Med 43: 1743–1754

Calsyn RJ, Winter JP, Morse GA (2000) Do consumers who have a choice of treatment have better outcomes? Community Ment Health J 36: 149–160

Chamberlin J (1987) Ex-patients and the community support program. Community Support Network News 4: 18

Corrigan PW, Garman AN (1997) Considerations for research on consumer empowerment and psychosocial interventions. Psychiatr Serv 48: 347–352

Corrigan PW, Faber D, Rashid F, Leary M (1999) The construct validity of empowerment among consumers of mental health services. Schizophr Res 38: 77–84

Crane-Ross D, Roth D, Lauber BG (2000) Consumers' and case managers' perceptions of mental health and community support service needs. Community Ment Health J 36: 161–178

Eichenberger A, Rössler W (2000) Comparison of self-ratings and therapist ratings of outpatients' psychosocial status. J Nerv Ment Dis 188: 297–300

Fischer DB (1994) Health care reform based on an empowerment model of recovery by people with psychiatric disabilities. Hosp Community Psychiatry 45: 913–915

Harp HT (1994) Empowerment of mental health consumers in vocational rehabilitation. Psychosocial Rehabilitation J 17: 83–89

Jacobson N, Greenley D (2001) What is recovery? A conceptual model and explication. Psychiatr Serv 52: 482–485

Lecomte T, Cyr M, Lesage AD, Wilde J, Leclerc C, Ricard N (1999) Efficacy of a self-esteem module in the empowerment of individuals with schizophrenia. J Nerv Ment Dis 187: 406–413

McLean A (1995) Empowerment and the psychiatric consumer/ex-patient movement in the United States: contradictions, crisis, and change. Social Sci Med 40: 1053–1071

Rogers ES, Chamberlin J, Ellison ML, Crean T (1997) A consumer-constructed scale to measure empowerment among users of mental health services. Psychiatr Serv 48: 1042–1047

Simon BL (1990) Rethinking empowerment. J Progr Human Serv 1: 27–39

Spitzer M (1999) Zur Bedeutung der Neuroplastizität kortikaler Karten für die Therapie schizophrener Störungen. Fortschr Neurol Psychiatrie 67: S53-S57

Zinman S (1986) Self-help: the wave of the future. Hosp Community Psychiatry 37: 213

12

Tiefenpsychologische Aspekte der psychiatrischen Rehabilitation

Heinz Böker[1]

Lebensgeschichte und Persönlichkeit spielen eine wichtige Rolle im Verlauf psychiatrischer Erkrankungen. Biographisch-persönliche Faktoren, innerseelische und zwischenmenschliche Konflikte können – in Wechselwirkung mit biologischen und sozialen Faktoren – zum Auftreten psychiatrischer Erkrankungen beitragen, beeinflussen die Ausgestaltung des Krankheitsbildes und ferner den Umgang mit der Erkrankung. Hierausi ergeben sich auch in der Rehabilitation des seelisch leidenden Menschen besondere Herausforderungen.

13.1 Tiefenpsychologische Perspektive

 Fallbeispiel

Herr H. schmettert der Welt ein entschiedenes »Jein« entgegen

Herr H. ist ein 38 Jahre alter Patient, der an einer schizoaffektiven Störung leidet. Er wird seit vielen Jahren mit Neuroleptika und Antidepressiva behandelt. Die Dosierung der Medikamente handhabt er sehr eigenwillig. In den häufigen Auseinandersetzungen mit seinem behandelnden Psychiater grenzt er sich immer wieder beharrlich ab, indem er lediglich der von ihm selbst vorgeschlagenen Kombination und Dosierung von Medikamenten zustimmt. Wegen depressiver Verstimmungen, zeitweilig auftretender paranoider Ängste und einer nur schwer einzuschätzenden Suizidalität sind gelegentlich kurzfristige

▼

stationäre Behandlungen notwendig. Auch in der Klinik lässt er sich kaum auf die therapeutischen Angebote ein und geht seinen eigenen Weg.

Herr H. kennt das lokale Angebot an sozialpsychiatrischen Einrichtungen bestens. Gefallen hat es ihm aber nirgends und geblieben ist er jeweils auch nicht sehr lange.

Mit 20 Jahren hatte Herr H. begonnen, als freier Journalist zu arbeiten. Verschiedene Studiengänge (Psychologie, Soziologie, Mathematik) brach er ab, teilweise aus krankheitsbedingten Gründen. Tätigkeiten als Korrektor bei verschiedenen Zeitungen, wiederum Abbrüche. Schließlich erfolgt die Anmeldung bei der Invalidenversicherung, es werden berufliche Maßnahmen besprochen. Herr H. beginnt den Berufsförderungskurs, im schulischen Teil geht es gut, beim praktischen Einsatz aber nicht mehr. Herr H. scheint zu wenig stabil für eine berufliche Maßnahme, die Invalidenversicherung spricht eine Rente aus.

In seinen eigenen Worten ist Herr H. nun »ein gewöhnlicher IV-Rentner«. Und doch fällt es ihm schwer, eben dies zu akzeptieren und sein Leben auf eine für ihn befriedigende Art und Weise zu gestalten. Herr H. schafft

▼

[1] Mein Dank gilt Frau Andrea Raschle, die dieses Fallmaterial aus ihrer Tätigkeit als Sozialarbeiterin in der Psychiatrischen Universitätsklinik Zürich zur Verfügung gestellt hat.

es nicht, eine ihm entsprechende Tagesstruktur zu finden. Er weiß selber, wie wichtig dies ist, doch in den geschützten Werkstätten fühlt er sich massiv unterfordert und ausgenützt. Die dort erbrachten Tätigkeiten erscheinen ihm völlig nutzlos. Er sagt, den psychisch kranken Menschen werde nur vorgegaukelt, ihre Arbeit sei sinnvoll, das Ganze komme ihm wie ein Theater für geistig Kranke vor. Ein Teil dieses Theaters zu werden, erfüllt ihn mit Ekel. Herr H. versucht es dennoch auf Anraten einer Sozialarbeiterin – und bricht dann nach 3 Wochen ab. Er versucht, alte Kontakte aus der Zeit als Korrektor aufleben zu lassen, aber dies fruchtet auch nicht.

Die sozialen Kontakte werden allmählich rarer, Herr H. lebt allein. Er hängt sehr an seiner schönen und günstigen Wohnung. Von den Ärzten und der Sozialarbeiterin in der Klinik darauf angesprochen, macht er sich zwar Gedanken über die Möglichkeit einer betreuten Wohnform, seine Wohnung aufgeben würde er aber nur »auf Druck von außen«. Er nimmt Unterlagen entgegen, will sich ein Wohnheim wenigstens einmal anschauen, tut es dann aber doch nicht. Herr H. tritt aus »in die alten Verhältnisse«. Er will vielleicht ins Tageszentrum gehen.

Die Auseinandersetzung mit den tiefenpsychologischen Aspekten psychiatrischer Rehabilitation macht einige Vorbemerkungen notwendig. Diese beziehen sich auf die Konzepte seelischer Krankheit, die nicht nur zur Erklärung der psychiatrischen Krankheitsbilder herangezogen werden, sondern letztlich auch handlungsleitend sind.

Die tiefenpsychologische Perspektive erschließt sich auf der Grundlage der Erfahrungen, die im Rahmen psychoanalytischer Behandlungen gesammelt, in der psychoanalytischen Theorie systematisiert und auf die unterschiedlichen Anwendungsbereiche bezogen werden. Im Gegensatz zur »Schulpsychiatrie«, die neben den biopsychosozialen Zusammenhängen immer auch die negativ-defizitären Aspekte psychiatrischer Krankheit betont, stellt die Psychoanalyse das Individuum mit seinen konflikthaften und widersprüchlichen Bedürfnissen in das Zentrum. Psychiatrische und/oder psychosomatische Symptome sind in dieser Sichtweise nicht bloße Folgen eines Mangels bzw. eines Defizits, sondern komplexe und sehr persönliche »Antworten« auf wesentliche existenzielle Fragen im Laufe der Entwicklung und in der Biographie eines Menschen. Dementsprechend werden die Grenzen zwischen »normal« und »pathologisch« als fließend angenommen. Diese Annahme beruht auch auf der Erkenntnis, dass menschliche Erlebnis- und Verhaltensweisen nur teilweise bewusst sind. Menschen verdrängen nicht ohne Grund einen Teil ihres Erlebens, spalten es aus dem Bewusstsein ab und verlagern es in zunächst unzugängliche Bereiche ihrer Psyche. Es handelt sich dabei um kognitive und emotionale Bewusstseinsinhalte, die in irgendeiner Weise so unangenehm sind, dass sie Angst, Scham oder Schuldgefühle erzeugen.

Neben der Verdrängung kann eine Vielzahl weiterer »Abwehrmechanismen« eingesetzt werden. So kann eine Information zwar im Bewusstsein behalten, aber bagatellisiert oder in ihrer Bedeutung geleugnet werden (z. B. das selbstschädigende Ausmaß süchtigen Verhaltens). Eine weitere Bewältigungsstrategie im Umgang mit belastenden Gefühlen besteht drin, sie anderen zuzuschreiben (Projektionen) oder gegen extreme Hassgefühle Gefühle extremen Mitleids zu setzen (Reaktionsbildung). Aggressive Impulse, die ursprünglich einer anderen Person galten, können gegen die eigene Person gerichtet werden (Autoaggression). Solche überwiegend unbewusst ablaufenden Mechanismen können schließlich – in Verbindung mit dem Wunsch, sich mit wichtigen Bezugspersonen der eigenen Kindheit und Jugend zu identifizieren und gleichzeitig eine eigene Identität zu entwickeln – zur Entwicklung einer bestimmten Persönlichkeitsstruktur (Charakter) beitragen, die mit gewohnheitsmäßigen (habituellen) Erlebens- und Verhaltensweisen verknüpft ist.

Ein wesentliches Ziel der Tiefenpsychologie bzw. der Psychoanalyse besteht darin, zu einem vertieften Verständnis menschlichen Erlebens und Verhaltens, gerade auch seiner unbewussten Anteile, und der zwischenmenschlichen Beziehungen beizutragen. Ein psychoanalytisches Verstehen dieser Zusammenhänge stellt nicht nur eine wichtige Grundlage für therapeutische Interventionen dar, sondern auch für das Handeln in der psychiatrischen Rehabilitation. So kann z. B. die Persönlichkeit eines Patienten wesentlich an der Verarbeitung von akuter und chronischer, somatischer und psychischer Krankheit beteiligt sein und den Umgang mit der eigenen Krankheit, das sog. Coping, bzw. seine eher aktive oder passive Mitarbeit bei sozialpsychiatrischen oder rehabilitativen Maßnahmen mitbestimmen.

> **Wichtig**
>
> Die tiefenpsychologische Perspektive zielt auf das Verständnis der Konflikthaftigkeit des Einzelnen, insbesondere auch ihrer unbewussten Anteile.

Psychiatrische Rehabilitation zielt auf die Ein- oder Wiedereingliederung von seelisch Kranken in das Netz der sozialen Beziehungen (vgl. Meise u. Hinterhuber 1995). Dabei ist davon auszugehen, dass es keine scharfen Grenzen zwischen kurativen und rehabilitativen Bereichen gibt. Dementsprechend stellt die psychiatrische Rehabilitation kein Spezialgebiet dar, sondern ist als therapeutischer Prozess in die Gesamtbehandlung zu integrieren und dient nicht zuletzt der Stärkung des Selbsthilfepotenzials der Betroffenen. Es gibt wenig valide Einflussgrößen, anhand derer sich eine erfolgreiche Rehabilitation vorhersagen lässt. Als bedeutende Faktoren sind in diesem Zusammenhang die soziale Gesamtsituation, die Einstellung von Patienten, Angehörigen und Behandelnden, ferner die

Motivation und Zukunftserwartungen anzusehen. In diesem Zusammenhang eröffnet die Psychoanalyse bzw. eine tiefenpsychologisch verankerte Betrachtungsweise einen wesentlichen Zugang zum Verständnis der Symptomatik im Einzelfall, v. a. auch des dynamischen Prozesses, der zur Entwicklung seelischer Beschwerden bzw. ihrer Überwindung beiträgt. Die Erkenntnisse der Psychoanalyse unterstreichen, dass es sich bei einer psychischen Behinderung nicht um einen stabilen Endzustand handelt, sondern häufig um einen konflikthaften Prozess mit hoher Umweltabhängigkeit. Anhand von Fallbeispielen soll gezeigt werden, wie die Psychoanalyse bzw. ein psychodynamisch orientiertes Vorgehen wesentlich zur Beziehungsgestaltung mit psychiatrischen Patienten beiträgt. Auf diesem Wege werden die übergeordneten und allgemeinen Zielsetzungen psychiatrischer Rehabilitation, längerfristige Ausgrenzung zu verhindern, zu einer zunehmenden psychischen Stabilisierung und zu einer Verbesserung der zwischenmenschlichen Kommunikation beizutragen, wesentlich gefördert.

> **Wichtig**
>
> Die tiefenpsychologische Perspektive trägt wesentlich zur Gestaltung therapeutischer Beziehungen bei.

Auf welchem Wege leistet nun die Psychoanalyse einen wesentlichen Beitrag zur Beziehungsgestaltung mit psychiatrischen Patienten und zur Verbesserung der Kommunikation zwischen psychiatrischen Patienten und Behandelnden bzw. Mitarbeitenden im komplementären Bereich?

13.2 Psychoanalyse, Psychodynamik und tiefenpsychologische Aspekte in der Psychiatrie

Der Beitrag, den die Psychoanalyse bzw. eine tiefenpsychologisch fundierte Betrachtungsweise zur Beziehungsgestaltung im Rahmen der psychiatrischen Rehabilitation leisten kann, ergibt sich aus ihrem zentralen Gegenstand und ihrer theoretischen Verankerung: Psychoanalyse ist

- eine Erkenntnismethode unbewusster psychischer Prozesse,
- eine Methode der Verarbeitung psychischer Konflikte und
- eine psychologische Theorie des psychischen Lebens und Erlebens, v. a. deren unbewusster Anteile (vgl. Müller-Pozzi 2002).

Die Psychoanalyse eröffnet somit einen besonderen Zugangsweg zum Verständnis der psychischen Wirklichkeit eines Menschen, der konflikthaften Entwicklung seiner Persönlichkeit und der Ausgestaltung seiner interpersonellen Beziehungen. Als klinische Praxis zielt die Psychoanalyse neben der Vertiefung der Selbsterkenntnis immer auch auf die Möglichkeit, innere Konfliktlösungsstrategien zu verändern. Ein vertieftes Verständnis der Persönlichkeit des an einer psychiatrischen Erkrankung Leidenden erschließt sich insbesondere auch durch Wahrnehmung und Berücksichtigung psychodynamischer Zusammenhänge. Eine differenzierte Untersuchung der Psychodynamik geht über das rein Begriffliche und Bewusste hinaus und ist ohne Berücksichtigung unbewusster Vorgänge nicht denkbar.

> **Wichtig**
>
> Psychodynamik = Dynamik der innerseelischen Tendenzen und Vorgänge, ihrer Wechselwirkungen und Interaktionen.

Die Vorstellungen von der Psychoanalyse bzw. ihrer Anwendung in der Psychiatrie sind vielfach sehr verzerrt. Dies beruht u. a. darauf, dass viele Kritiker ihre Kenntnisse der Psychoanalyse nur aus der klassischen psychoanalytischen Literatur beziehen und vielfach nicht auf die innerhalb eines therapeutischen Prozesses gewonnene Selbsterfahrung zurückgreifen können. Solche psychoanalysekritischen Klischees (z. B. der Psychoanalytiker, der hinter der Couch sitzt und nichts sagt, sich nur für das Unbewusste, nicht aber für das alltägliche Leben der Patienten interessiert etc.) werden allerdings dem wesentlichen Anliegen einer modifizierten Psychoanalyse innerhalb psychiatrischer Institutionen nicht gerecht. Das psychoanalytische Repertoire umfasst auch jenseits der psychotherapeutischen Situation im engeren Sinne eine Vielzahl von Handlungsmöglichkeiten. Diese ergeben sich im unmittelbaren Umgang mit Patienten und ihren Angehörigen, aber auch im täglichen Umgang innerhalb des multidisziplinären Teams. Eigene Selbsterfahrung wie auch die Kenntnis psychodynamischer Zusammenhänge bei der Entwicklung psychischer Symptome ermöglichen ein vertieftes Verständnis menschlichen Verhaltens, insbesondere aber auch der lebensgeschichtlichen Dimension psychiatrischer Symptome. Eine spezifische Anwendung ergibt sich für die psychiatrische Teamsupervision (z. B. auch in komplementären Einrichtungen).

13.3 Tiefenpsychologische Aspekte in der Rehabilitation verschiedener Krankheitsbilder

13.3.1 Neurotische Störungen

Empirische Untersuchungen, die bereits vor einigen Jahrzehnten durchgeführt wurden (vgl. Ernst et al. 1968), verweisen auf den relativ hohen Anteil ungünstiger Prognosen und chronischer Verläufe bei sog. neurotischen Störungen (35% nach durchschnittlich 10-jähriger Beobachtungszeit im Anschluss an die Hospitalisation). Nichtpsychotische Störungen sind, wie unsere klinische Erfahrung immer wieder zeigt, keineswegs leichte Störungen! Im Zusammenhang mit dieser Chronifizierungsneigung ergeben sich vielseitige Herausforderungen an die Rehabilitation von Patienten mit sog. neurotischen Störungen. Auch in diesem Zusammenhang vermittelt die Psychoanalyse ein Verständnis der inneren Konflikthaftigkeit seelischer Krankheiten und trägt zur Entwicklung einer therapeutischen Haltung bei, die akzeptiert, dass seelische Veränderungen Zeit benötigen und nicht erzwungen werden können. Eine solchermaßen gekennzeichnete therapeutische Haltung akzeptiert ferner, dass ohne die Bereitschaft von Patienten, sich diesem oft schmerzhaften Prozess der inneren Veränderung zu stellen, keine Heilung möglich ist. Die Patienten mit sog. neurotischen Störungen leiden meist nicht an umschriebenen Symptomen und Problemen, sondern in einer umfassenderen Weise an sich selbst und an ihrem Leben. Auch innerhalb der Rehabilitation ergeben sich vielfältige Schwierigkeiten, die u. a. auch mit schwer tolerierbaren Übertragungen und belastenden Gegenübertragungen verknüpft sind. Ein tiefenpsychologisch fundiertes Vorgehen trägt nicht zuletzt zu einer Überwindung weit verbreiteter psychiatrischer Vorurteile bei (»nur leichte Störungen werden psychotherapeutisch behandelt/schwere Störungen sind der Somatotherapie vorbehalten«). Durch ein angemessenes psychoanalytisches Vorgehen lassen sich die Voraussetzungen für Heilung verbessern und eine wirksamere Prophylaxe gegenüber Chronifizierungsprozessen ermöglichen.

Häufig wird übersehen, dass sich bereits Sigmund Freud, der Gründer der Psychoanalyse, frühzeitig zur Indikation psychoanalytischer Behandlungen bei schweren Störungen geäußert hat:

> … in Wirklichkeit habe ich meine therapeutischen Methoden nur an schweren und schwersten Fällen ausarbeiten und versuchen können; mein Material waren zuerst nur Kranke, die alles erfolglos versucht und durch Jahre in Anstalten geweilt hatten … Die psychoanalytische Therapie ist an dauernd existenzunfähigen Kranken und für solche geschaffen worden (Freud 1905, S. 281).

> **Wichtig**
>
> Die Auseinandersetzung mit den tiefenpsychologischen Aspekten seelischer Krankheit trägt zur Entwicklung einer therapeutischen Haltung bei, die akzeptiert, dass seelische Veränderungen Zeit benötigen.

Das Problem der Chronifizierung psychoneurotischer Störungen soll anhand eines Fallbeispiels dargestellt werden:

❯ Fallbeispiel

Herr O.: Stabile Instabilität oder hypochondrische Klagen statt seelischer Schmerzen

Herr O., ein heute 57-jähriger Patient, wurde im Alter von 33 Jahren erstmals psychiatrisch hospitalisiert. Er litt damals an einem depressiven Erschöpfungszustand mit zahlreichen somatischen Symptomen. Als Auslösesituation ließ sich rekonstruieren, dass er zuvor in einer Zeitung von einer Fehldiagnose gelesen hatte; ein Arzt hatte ein Magenkarzinom als psychisch bedingte Beschwerden fehldiagnostiziert. Seitdem litt er unter der ständigen Furcht, ebenfalls an einer unheilbaren Krankheit zu leiden. Bereits wenige Jahre später fühlte er sich auch im Beruf überfordert und wurde schließlich teilweise invalidisiert.

Der Patient ist das dritte von 5 Kindern und galt schon in seiner Kindheit als kränklich und schwach. Wegen einer körperlichen Behinderung sei ein jüngerer Bruder von der Mutter bevorzugt worden. Die chronisch depressive und erschöpfte Mutter habe von ihrem Ehemann keine Unterstützung erhalten; der Vater des Patienten hatte einen chronischen Alkoholismus entwickelt. Die Mutter habe sich vielmehr am Patienten festgehalten und ihn häufig mit ihrer düsteren Grundstimmung und ihrer Hoffnungslosigkeit erschreckt.

Bereits nach kurzer Zeit entwickelte sich auch in der Ehe des Patienten ein ähnliches Muster. Die Ehefrau schilderte bereits während der ersten Hospitalisation des Patienten, dass sie diese ewige Jammerei und diese vielen »Wehwehchen« nicht mehr aushalte. Sie fühlte sich ohnmächtig; je mehr sie ihn tröstete, desto mehr klagte der Patient darüber, nicht ernst genommen zu werden. Bei all dem sei die Ehefrau mit ihren eigenen Bedürfnissen zu kurz gekommen. Das Paar isolierte sich zunehmend und hatte außerhalb der Verwandtschaft kaum Kontakt.

In den folgenden zwei Jahrzehnten konsultierte der Patient wegen seiner somatischen Beschwerden verschiedene Ärzte und war auch in psychotherapeutischer Behandlung, in der er sich aber wenig zugänglich zeigte. Etwa im regelmäßigen Abstand von zwei Jahren wurde Herr O. in verschiedenen Psychotherapieabteilungen behandelt. Er wurde jeweils nach wenigen Wochen gebessert, aber nicht symptomfrei entlassen. Herr O. hatte mittlerweile die Hoffnung aufgegeben, dass seine körperlichen Beschwerden zu behandeln seien. Auf jede Art von aufdeckender psychotherapeutischer Arbeit reagierte der Patient mit viel Widerstand und einer Verstärkung der körperlichen Beschwerden.

Etwa 25 Jahre nach dem ersten stationären Aufenthalt war die Symptomatik nahezu unverändert. Auch hinsichtlich des ehelichen Rollenmusters hatte keine Weiterentwicklung stattgefunden. Die Rollen beider Ehepartner blieben komplementär verteilt, wobei sich die Aufteilung in den passiv-regressiven bzw. aktiv-progressiven Part noch verhärtet hatte. Es war offensichtlich, dass der Pa-

▼

tient mittels seiner chronifizierten Symptomatik und der erstarrten Dynamik innerhalb der Ehe ein gewisses Ausmaß an Stabilität und Übersichtlichkeit in seinem Leben erreicht hatte. Die Rollenaufspaltung wurde auch seitens der Ehefrau nicht in Frage gestellt. Obwohl diese jahrzehntelang die Klagen und Bedürftigkeit ihres Mannes monierte, setzte sie jeglichem Anstoß zu einer Veränderung heftigen Widerstand entgegen.

Die behandelnden Ärzte wie auch die im Rahmen der psychiatrischen Rehabilitation Beteiligten fühlten sich schließlich überfordert und waren erschöpft. Diese Haltung trug auch dazu bei, dass der Patient zur stationären psychiatrischen Behandlung überwiesen wurde.

In einer psychodynamisch orientierten Teamsupervision, bei der auch der behandelnde Psychiater und die zuständige Sozialarbeiterin einbezogen waren, erschloss sich der Hintergrund der Chronifizierung der Symptomatik. Alle an der Behandlung und Rehabilitation des Patienten Beteiligten waren mutlos und ratlos. Es stellte sich die Frage, warum der als im Übrigen sehr differenziert und sensibel erlebte Patient einen solch »hohen Preis« bezahlen musste für seine Stabilität in der Instabilität. In einer psychodynamischen Sichtweise wurde deutlich, dass Herr O. in seiner Hypochondrie mit seiner depressiv-erschöpften Mutter identifiziert blieb. Es ließ sich annehmen, dass Herr O. auf doppelte Weise, d. h. mittels intrapsychischer Abwehr (vgl. Abwehrmechanismen unter 13.1) sowie der in der Realität verankerten interpersonellen Abwehr (d. h. der Art und Weise, wie er gemeinsam mit seiner Ehefrau die Paarbeziehung gestaltete, die es beiden Partnern ermöglichte, in gerade noch erträglicher Weise ihre Spannungen und seelischen Konflikte miteinander auszutragen) vermied Herr O. die Auseinandersetzung mit seinem ambivalenten Mutterbild und schmerzhaften Trennungserfahrungen. Dieses intrapsychische und interpersonelle System erschien in seiner Stabilität und Unbeweglichkeit wie ein Bollwerk, scheinbar immun gegen jegliche therapeutische Intervention. Das Erleben dieser Zusammenhänge (d. h. des Zusammenspiels von Versorgungswünschen, narzisstischen Bedürfnissen nach Stabilisierung des Selbstwertgefühls und bedrohlich erlebten Auseinandersetzungen um Abgrenzung und Autonomie) trug in der Supervision bei den im Rahmen der Rehabilitation Beteiligten dazu bei, Herrn O. mit einer veränderten, gelasseneren Haltung zu begegnen.

13.3.2   Depressionen

Es kann heute davon ausgegangen werden, dass im langfristigen Verlauf depressiver Erkrankungen mit hohen Rezidivraten gerechnet werden kann muss. Die damit verbundenen Probleme psychiatrischer Rehabilitation wurden in früheren Jahren vielfach unterschätzt (vgl. Böker u. Hell 2002). Depressive Erkrankungen werden häufig nicht

diagnostiziert (Üstin u. Sartorius 1995) und nicht adäquat behandelt (Lepine et al. 1997; Tylee et al. 1999). Einmal begonnene Behandlungen werden vielfach vorzeitig beendet (Shea et al. 1992; Wittchen et al. 1999; Wittchen 2000).

Die psychodynamischen Aspekte, die bei der aufgezeigten Situation eine Bedeutung erlangen können, sollen anhand eines Fallbeispieles aufgezeigt werden:

> **Fallbeispiel**
> **Frau S: Trennungsangst, Selbstwertzweifel und Schuldgefühle**
> Frau S., eine Bibliothekarin, leidet an einer rezidivierenden depressiven Störung. Sie erkrankte erstmalig im Alter von 48 Jahren, nachdem es in ihrer langjährigen Ehe zu einer Krise gekommen war. Nach Besserung ihrer Beschwerden setzte sie ihre Tätigkeit engagiert fort. Eine erneute stationäre Behandlung wurde erforderlich, nachdem die Patientin im Zusammenhang mit Konflikten am Arbeitsplatz in einen depressiven Erschöpfungszustand geraten war. Der Vorgesetzte der Patientin war einerseits bemüht, Frau S. in den Arbeitsprozess zu reintegrieren. Angesichts der Schwierigkeiten, die am Arbeitsplatz aufgetreten waren, scheute er sich jedoch, Frau S. in ihrer angestammten verantwortungsvollen Position wieder einzusetzen. Da Frau S. aus ihrer engagierten Tätigkeit sehr viel Selbstwertgefühl schöpfte, war dieser drohende Verlust ihrer beruflichen Gestaltungsmöglichkeiten für sie nur schwer erträglich. Ein vom Arbeitgeber angebotener Einsatz in einer weniger qualifizierten Position mit reduzierter Stundenzahl kollidierte mit den hoch gesteckten Idealvorstellungen und Erwartungen, die Frau S. an sich selbst hatte.
>
> Wie war es zur Entwicklung der schweren Depression bei Frau S. gekommen?
>
> Einige Antworten auf diese Frage ergaben sich in einer ambulanten psychodynamisch orientierten Psychotherapie, mit der die Patientin im Anschluss an die stationäre Behandlung begann. Im Verlaufe der ambulanten Behandlung wurden die konflikthaften Wünsche der Patientin deutlicher. Frau S. wünschte sich, vom Therapeuten wahrgenommen und beschützt zu werden und reagierte mit heftigen Trennungs- und Verlustängsten, sobald sie sich ausgeschlossen fühlte. Gleichzeitig erlebte Frau S. in der therapeutischen Beziehung eine für sie »neue Sicherheit, nicht verurteilt zu werden«, als sie in für sie enttäuschenden Situationen (z. B. im Zusammenhang mit Unterbrechungen der Behandlung oder der Konfrontation mit der Tatsache, dass auch andere Patienten den Therapeuten aufsuchten) heftige Wut und Eifersuchtsgefühle äußerte.
>
> Die Erfahrungen in der Therapie ermöglichten es Frau S., sich auch im beruflichen Umfeld besser abzugrenzen. Sie begann, ihre eigenen hohen Leistungsideale zu relativieren. Diese veränderte Haltung trug auch dazu bei, dass die Patientin sich an ihrem Arbeitsplatz besser ab-
> ▼

grenzen konnte, sich weniger abhängig fühlte von anderen Kolleginnen und sich vor Überforderungssituationen schützen konnte. Trotz dieser insgesamt positiven Entwicklung trug die sich abzeichnende Trennung von ihrem Ehemann zum Auftreten einer erneuten schweren depressiven Verstimmung bei, die für kurze Zeit auch eine erneute Hospitalisierung erforderlich machte. Im Rahmen dieser depressiven Episode litt die Patientin sehr unter kognitiven Störungen. Die geplante Rückkehr an den Arbeitsplatz erforderte intensive Gespräche mit ihrem Vorgesetzten, um den Wiederbeginn ihrer Tätigkeit vorzubereiten.

Das Beispiel von Frau S. unterstreicht, wie gerade auch in der Depressionsbehandlung und in der Rehabilitation depressiv Erkrankter psychologische, interpersonelle und biologische Faktoren zusammenspielen. Die Behandlung der depressiven Symptomatik zielte auch auf die ausgeprägten kognitiven Symptome der Depression. Im Mittelpunkt der psychotherapeutischen Behandlung stand die persönliche Entwicklung der Patientin und ihr skrupulöses Erleben. Ihre passiven und aktiven Liebeswünsche waren frühzeitig mit Schuldgefühlen und Verlustängsten verbunden und hatten zu einem scheinbar ausweglosen Dilemma beigetragen. Dieses Beziehungsmuster ähnelte demjenigen, das sich in Kindheit und Pubertät in der Begegnung mit der »strengen«, »schweigsamen« und nach dem frühen Tode ihres Mannes »erstarrten« Mutter entwickelt hatte, in deren Gegenwart sich die Patientin häufig wertlos fühlte. Ein wesentlicher Fokus der psychotherapeutischen Behandlung bestand dementsprechend darin, den sequenziellen Prozess des Hineingeratens in einen Zustand der Erschöpfung und zunehmender Erstarrung unter Berücksichtigung aktueller und früherer Beziehungs- und Konfliktmuster schrittweise aufzulösen. Auf diesem Wege gelang es im Verlauf der Therapie mehrfach, eine Progredienz depressiver Symptome nach dem Auftreten leichter bis mittelgradiger depressiver Stimmungen zu verhindern. Ferner wurde eine medikamentöse antidepressive Therapie (einschließlich Phasenprophylaxe) durchgeführt. Die kognitiven Störungen wurden gezielt mittels eines spezifischen Trainingsprogrammes angegangen. Die Einbeziehung des Vorgesetzten war im Hinblick auf die berufliche Rehabilitation der Patientin von großer Bedeutung.

Bedeutsame psychodynamische Aspekte der Depression (vgl. Böker 2001):

- Neben einigen Ähnlichkeiten zwischen Trauer und Depression (schmerzliche Verstimmung, Aufhebung des Interesses für die Außenwelt, Verlust der Liebesfähigkeit, Hemmung der Leistungsfähigkeit) zeichnet sich die Depression insbesondere auch durch eine Störung des Selbstwertgefühls aus.
- Die unterschiedlichen Komponenten der Depression (Objektverlust, psychomotorische Hemmung, Apathie,

Wendung der Aggression gegen das eigene Ich, Schuldgefühle, Selbstvorwürfe, Selbstbestrafung) sind im Einzelfall unterschiedlich akzentuiert.

- Zur Depression Disponierte reagieren auf Abweisung und Frustration mit einer vorwegnehmenden aktiven Selbstentwertung in der Form von hartnäckigen Insuffizienzgefühlen, evtl. auch von Versündigungs- oder Verarmungswahn.
- Bei bipolaren affektiven Störungen kommt es gelegentlich zu einer vorwegnehmenden und/oder kompensatorischen Selbstüberhöhung durch Reaktivierung des Größenselbst und durch »Überbordwerfen« eines strengen Über-Ichs (Schuldgefühls).
- Bei einer Untergruppe Reaktion mit Aggressivierung, Agitiertheit, Groll (agitierte Depression, gereizte Manie).
- Entwicklung von Suizidgedanken, um – in paradoxer Weise – das Selbst vor dem drohenden totalen Selbstverlust zu »retten«.
- Teilweise erhebliche Probleme der beruflichen Rehabilitation depressiv Erkrankter aufgrund der Verknüpfung psychodynamischer, sozialer und biologischer Faktoren (Störung der Antriebs-Stimmungs-Systeme, kognitive Störungen, Trennungen und Arbeitsplatzverlust, insbesondere bei bipolaren Störungen).

> **Wichtig**
>
> Depressionen werden häufig durch Verlusterfahrungen (Trennungen, Arbeitslosigkeit) ausgelöst.

13.3.3 Schizophrenien

Auch im Rahmen der Rehabilitation von Patienten mit schizophrenen Psychosen sind psychodynamische Faktoren von Bedeutung. Schwierigkeiten ergeben sich dabei nicht nur aus der Schwere der Symptomatik (u. a. kognitive Störungen, sog. Negativsymptomatik), sondern auch im Zusammenhang mit Konflikten, die sich für schizophren Erkrankte in der Begegnung mit anderen Menschen entwickeln. Dieses konflikthafte Erleben ist nicht vergleichbar mit demjenigen von Patienten, die an sog. psychoneurotischen Störungen leiden. Es ist nicht im Erleben symbolisiert, sondern betrifft die konkrete Realität und die Existenz des betreffenden Patienten. Das Dilemma schizophren Erkrankter (vgl. Mentzos 1991) erschließt sich aus Beobachtungen des zwischenmenschlichen Kontaktes und möglicher Reaktionen Schizophrener auf Abweisung und Frustration:

- Vielfach kommt es zu einem Rückzug und einer scheinbar totalen Gleichgültigkeit dem anderen gegenüber (teilweise bis hin zu einer vollständigen Ablehnung des anderen und dem radikalen Rückzug auf die eigene Person im Autismus).

— Entwicklung einer wahnhaften Beziehung (z. B. Beziehungswahn, Verfolgungswahn). Diese paranoide Symptomatik dient nicht nur der Bewältigung der Aggression, sondern insbesondere auch der Herstellung einer bedeutsamen »Beziehung« angesichts des Dilemmas von bedrohlich erlebter Nähe und unerträglicher Einsamkeit (Nähe-Distanz-Dilemma, vgl. Burnham 1956).

> **Wichtig**
>
> Das Dilemma in den Beziehungen schizophren Erkrankter besteht in dem unauflösbaren Gegensatz von Autonomiewünschen und Bedürfnissen nach Nähe.

Es lässt sich vermuten, dass die extreme Ambivalenz des eingangs erwähnten Patienten (Herrn H.) und die damit verknüpften Schwierigkeiten in der Rehabilitation u. a. auch Folge des Autonomie-Abhängigkeits-Konfliktes des Patienten sind: In psychodynamischer Sichtweise besteht der Konflikt des Patienten darin, dass er weder mit noch ohne andere Menschen als autonome Identität existieren kann. Nähe wird im Zusammenhang mit erlebten Fusionswünschen und -ängsten als sehr bedrohlich erlebt. Ohne die Bedeutung der somatischen Zusammenhänge der Schizophrenie zu vernachlässigen, lässt sich häufig feststellen, dass das Ich des psychotischen Patienten an den zwischenmenschlichen Beziehungen scheitert, fragmentiert und in dieser bedrohlichen Situation spezifische Abwehrmechanismen einsetzt. Diese stehen physiologischen Schutzmechanismen näher als die sog. neurotische Abwehr, vermitteln von daher mehr den Eindruck des Uneinfühlbaren. In dieser Sichtweise sind die Phänomene des Wahns als Selbstheilungsversuch eines von weiterer Regression und von Zerfall bedrohten Ichs anzusehen. In ähnlicher Weise hatte bereits E. Bleuler (1916) ausgeführt, der Wahn sei der forcierte Versuch, sich aus der unheimlichen Einsamkeit zu befreien. Dementsprechend lässt sich die psychotische Symptomatik als pathologischer Rekonstruktionsversuch auffassen. Viele der beobachtbaren psychotischen Störungen lassen sich somit nicht als direkte Folgen tatsächlicher oder hypothetisch angenommener biologischer Defekte ansehen, sondern als eine komplizierte Reaktion, die aus einem komplexen System von Abwehr- und Kompensationsvorgängen besteht; als ein Anpassungsmodus auf einer stark regredierten Organisationsstufe psychischen Erlebens. Auch die Negativsymptomatik lässt sich in dieser Sichtweise als Endresultat eines komplizierten Bewältigungsmechanismus verstehen, der schließlich mit einer Automatisierung somatopsychischer-psychosomatischer Faktoren einhergeht (vgl. Mentzos 1991)[2].

— Die Beziehungen schizophren-psychotischer Patienten zur sozialen Umwelt werden einerseits durch Ängste vor großer emotionaler Nähe, andererseits durch extreme Rückzugstendenzen und Isolation geprägt.

— Ein tragfähiges psychodynamisches Modell ermöglicht den in der Rehabilitation Tätigen, die entstehenden Schwierigkeiten in der Begegnung mit der Ambivalenz und dem Negativismus schizophren Erkrankter zu erfassen, eine geeignete Grundhaltung zu entwickeln und die Gegenübertragung für ein besseres Verhältnis zum Patienten zu nutzen.

— Die psychotische Symptombildung ist nicht unmittelbarer Ausdruck somatisch-defizitärer Faktoren, sondern als komplizierte Reaktion von Abwehr- und Bewältigungsprozessen aufzufassen.

— Schizophren-psychotische Symptome sind nicht nur Bestandteil regressiver Modi der Abwehr, sondern gleichzeitig auch regressive Modi der Befriedigung: Produktive Symptome lassen eine neue Welt entstehen mit dem Preis, wichtige Selbstanteile aufgeben zu müssen.

> **Wichtig**
>
> Produktiv-psychotische Symptome lassen sich als pathologische Rekonstruktionsversuche auffassen.

Zusammenfassung

Psychiatrische Rehabilitation zielt auf das Wiederinstandsetzen einer autonomen und sozial verbindlichen Lebensform psychisch Kranker. Rehabilitative Angebote, die auf die Kompensation der defizitär-pathologischen Aspekte seelischer Krankheit zielen, laufen dabei allerdings Gefahr, zu einem fremdbestimmten Akt sozialtechnischer Intervention zu werden, bei dem autonome Aspekte der Persönlichkeit der Betroffenen vernachlässigt werden. In diesem Zusammenhang trägt die Berücksichtigung tiefenpsychologischer Aspekte wesentlich dazu bei, die biographisch-symbolische Bedeutung sozialpsychiatrischer Interventionen für den Einzelnen wahrzunehmen. Die Kenntnis tiefenpsychologischer Aspekte psychiatrischer Erkrankungen unterstützt nicht zuletzt die Entwicklung einer therapeutischen Haltung, welche die intrapsychische und interpersonelle Dynamik des Individuums bei der Entwicklung psychiatrischer Erkrankungen berücksichtigt. Als kritische und warnende ▼

---

[2] Die Frage nach dem Hintergrund der Konflikthaftigkeit der zwischenmenschlichen Beziehungen schizophren-psychotischer Menschen hat u. a. auch den französischen Psychoanalytiker Racamier (1982) beschäftigt: Für den Psychotiker besteht die Gefahr darin, vom Objekt (d. h. dem subjektiv bedeutsamen, begehrten und geliebten Anderen) angesogen, in das Objekt hineingezogen und völlig von ihm verschlungen zu werden... Das Objekt »ist feindlich, weil es existiert und ... es ist hassenswert und wird gehasst, weil es geliebt wird« (Racamier 1982, S. 79).

Instanz verweist dabei die Psychoanalyse auf die konflikthaften Aspekte seelischer Krankheit.

Die durch lang anhaltende Konflikte induzierten Automatismen (z. B. im Bereich der neurophysiologischen und endokrinologischen Regulation) tragen zur Entwicklung und Komplizierung »psychosomatischer« Teufelskreise im Langzeitverlauf psychiatrischer Erkrankungen bei. Eine tiefenpsychologische Sichtweise in der modernen Psychiatrie berücksichtigt die mit Phantasien und Symbolisierung einhergehenden Prozesse bei sog. Anpassungsstörungen, Persönlichkeitsstörungen, Angst- und Zwangsstörungen. Sie zielt ferner auf die Entwicklung konstruktiver »Handlungsdialoge«, die dem dilemmatischen Erleben psychotischer Patienten gerecht werden. Im Zentrum der schizophren-psychotischen Dynamik steht dabei der Antagonismus von Nähewünschen und Unabhängigkeitsstrebungen, im Zentrum der Psychodynamik der Depression stehen Selbstwerthaftigkeit (im Sinne der Abhängigkeit des Selbstwerts von der Einschätzung durch wichtige andere) und der Verlust Sicherheit gebender anderer Personen (oder auch psychosozialer Rollen). Die Berücksichtigung der aufgezeigten tiefenpsychologischen Aspekte psychiatrischer Krankheit trägt auch im Bereich der psychiatrischen Rehabilitation wesentlich zur Wahrnehmung und Akzeptanz des personalen Aspektes psychischer Erkrankung bei.

Literatur

Bleuler E (1979) Lehrbuch der Psychiatrie. Springer, Berlin Heidelberg New York

Böker H (Hrsg) (2001) Depression, Manie und schizoaffektive Psychosen: Psychodynamische Theorien, Einzelfallorientierte Forschung und Psychotherapie, 3. Aufl. Psychosozial-Verlag, Gießen

Böker H, Hell D (Hrsg) (2002) Therapie der affektiven Störungen: Psychosoziale und neurobiologische Perspektiven. Schattauer, Stuttgart

Burnham DL (1956) Missperception of other persons in schizophrenia – structural view of restitution courses reality, representation and perception. Psychiatry 19: 282–303

Ernst K et al. (1968) Ergebnisse der Verlaufsforschung bei Neurosen. Springer, Berlin Heidelberg New York, S 164

Freud S (1905) Bruchstück einer Hysterie-Analyse (Gesammelte Werke, Bd 5; Fischer, Frankfurt am Main, 1966 ff), S 163–286

Lepine JP et al. (1997) Depression in the community: The first pan European study depressed (Depression research in the European society). Int Clin Psychopharmacol 12: 19–29

Meise U, Hinterhuber H (1995) Psychiatrische Rehabilitation. In: Frischenschlager O, Hexel M, Kandner-Rumpelmaier W et al. (Hrsg) Lehrbuch der psychosozialen Medizin: Grundlagen der medizinischen Psychologie, Psychosomatik, Psychotherapie und medizinischen Soziologie. Springer, Wien New York, S 716–730

Mentzos S (1991) Psychodynamische Modelle in der Psychiatrie. Vandenhoeck & Ruprecht, Göttingen

Mentzos S (1995) Depression und Manie: Psychodynamik und Psychotherapie affektiver Störungen. Vandenhoeck & Ruprecht, Göttingen

Müller-Pozzi H (2003) Psychoanalytisches Denken: Eine Einführung, 3. Aufl. Huber, Bern Göttingen Toronto Seattle

Racamier PC (1982) Die Schizophrenen: Eine psychoanalytische Interpretation. Springer, Berlin Heidelberg New York

Shea MT et al. (1992) Course of depressive symptoms of a follow up: Findings from the NIMH treatment of depression collaborative research program. Arch Gen Psychiatry 49: 782–787

Tylee A et al. (1999) Depression II (Depression research in the European society II). A patient survey of the symptoms, disability and current management of depression in the community. Int Clin Psychopharmacol 14: 139–151

Üstin B, Sartorius N (1995) Mental health and general health care across the world. An international study. WHO, New York

Wittchen H-U (2000) Die Studie »Depression 2000«. Eine bundesweite Depressions-Screening-Studie in Allgemeinarzt-Praxen. Fortschr Med (Sonderheft) 188/i:1–3

Wittchen H-U et al. (1999) Warum werden Depressionen häufig nicht erkannt und selten behandelt? Nervenheilkunde 18: 210–217

13

IV Psychologische Trainings- programme

Neuropsychologische Trainingsansätze

Thomas Suslow, Andreas Behnken, Volker Arolt

»Ich hatte einmal eine alte Schizophrene zu behandeln, an der mir die hintergründige ›normale‹ Person sehr deutlich wurde. Es war der Fall, der nicht zu heilen ist, sondern nur zu betreuen
war..... Die Frau hörte Stimmen, die über den ganzen Körper verteilt waren, und eine Stimme in
der Mitte des Thorax war ›Gottes Stimme‹. ... Einmal sagte die Stimme: ›Er soll dich abhören über
die Bibel‹. Sie brachte eine alte zerlesene Bibel mit, und ich musste ihr jedesmal ein Kapitel angeben, das sie zu lesen hatte. Das nächste Mal musste ich sie darüber abhören. Das tat ich etwa
sieben Jahre lang, alle vierzehn Tage einmal. Ich kam mir in dieser Rolle allerdings zunächst
etwas sonderbar vor, aber nach einiger Zeit wurde mir klar, was die Übung bedeutete: auf diese
Weise wurde die Aufmerksamkeit der Patientin wachgehalten,...« (Carl Gustav Jung 1971,
S. 132–133, posthum veröffentlichte Biographie, über die Behandlung einer seiner frühen
schizophrenen Patientinnen, die Elemente eines kognitiven Trainings enthielt).

14.1 Was ist neuropsychologisches Training?

Der Begriff des neuropsychologischen Trainings, wie er in der psychiatrischen Rehabilitation verwendet wird, bezieht sich im Wesentlichen auf ein Training kognitiver Funktionen, das heißt auf Prozesse der Wahrnehmung, der Aufmerksamkeit, des Gedächtnisses, der Psychomotorik und des Problemlösens. In jüngster Zeit wird im Falle der Rehabilitation von kognitiven Funktionsdefiziten auch von **kognitiver Remediation** gesprochen. Hiervon ist der breiter verwendete Begriff der kognitiven Therapie abzugrenzen, der sich i. Allg. auf die Modifikation von Einstellungen und Überzeugungen bezieht.

Der Begriff neuropsychologisches Training legt nahe, dass durch die kognitiven Trainingsmaßnahmen auch Veränderungen auf neurophysiologischer zerebraler Ebene intendiert sind, wie etwa das Anheben des neuronalen Aktivitätsniveaus in bestimmten kortikalen Bereichen. Bislang existieren jedoch kaum Untersuchungen zu den neurophysiologischen Auswirkungen kognitiver Trainingsprogramme – geschweige denn, dass neurophysiologische Methoden zur Routinediagnostik im Rahmen von Trainingsevaluationen gehören. Die Einführung von neuropsychologischen Trainingsprogrammen in die psychiatrische Rehabilitation wurde durch vielversprechende Trainingserfolge neurologischer Patienten (z. B. mit zerebrovaskulärer Hirnschädigung) im Bereich der Aufmerksamkeit gefördert.

Im Rahmen neuropsychologischer Trainingsprogramme können kognitive Einzelfunktionen isoliert oder kombiniert trainiert werden. Grundlage neuropsychologischen Trainings können Papier-Bleistift- oder PC-gestützte Aufgaben sein. PC-gestützte Trainingsprogramme haben in den letzten Jahren starke Verbreitung gefunden, da sie gegenüber den Papier-Bleistift-Verfahren in der Regel eine Reihe von Vorteilen haben:

- ausführliche (Verlaufs-) Dokumentation der Resultate,
- automatische Einordnung der Leistungswerte (Vergleich mit Normwerten),
- unmittelbares Feedback,
- Angebot von nach Schwierigkeit abgestuften Übungen.

Wird am PC in Gruppenform trainiert, so ergeben sich auch unter dem Gesichtspunkt der Personalökonomie Vorteile.

In jüngerer Zeit werden verstärkt integrative oder »hybride« Trainingsprogramme entwickelt. Hier werden neuropsychologische Trainingsaufgaben beispielsweise mit motivationsfördernden Maßnahmen oder einem Selbstinstruktionstraining kombiniert. Auch wird versucht, Interventionen zur Förderung einer Generalisierung oder eines Transfers von Übungseffekten in den Alltag von Patienten bereitzustellen. Es wird zunehmend die Notwendigkeit erkannt, Standardprogramme, die im Wesentlichen nur aus wiederholter Aufgabenbearbeitung oder »massierter« Übung bestehen, durch maßgeschneidertes, individualisiertes Training, dem eine ausführliche Diagnostik vorausläuft, zu ersetzen. Die Festlegung der optimalen Trainingsinhalte und -struktur ist allerdings in Bezug auf verschiedene psychiatrische Erkrankungen keineswegs befriedigend gelöst. Das Hauptziel neuropsychologischer Trainingsprogramme liegt in einer Verbesserung von kognitiven Leistungsfunktionen. Trainingsprogramme können aber auch dazu dienen, Patienten allgemein zu aktivieren bzw. sie im Falle von Selbstüberschätzung auf derzeitige Leistungsgrenzen hinzuweisen. Andererseits kann im Rahmen etwa eines PC-gestützten Trainings durch die Erfahrung, moderne elektronische Datenverarbeitungsanlagen bedienen zu können, der Selbstwert von Patienten gesteigert werden (vgl. folgende Übersicht).

> **Ziele neuropsychologischer Trainingsprogramme**
>
> | Primäres Ziel | Steigerung der neuropsychologischen Leistungsfähigkeit |
> | --- | --- |
> | Sekundäre bzw. andere Ziele | Steigerung der sozialen und beruflichen Leistungsfähigkeit |
> | | Minderung von Antriebsschwäche; allgemeine Aktivierung von Patienten |
> | | Hebung des Selbstwertgefühls, Förderung von Selbstvertrauen |
> | | Förderung einer realistischen Selbsteinschätzung des aktuellen Leistungsniveaus |

14.2 Einsatzbereiche neuropsychologischen Trainings in der Psychiatrie

Historisch findet sich bereits bei Eugen Bleuler die Vorstellung, dass kognitive Funktionsveränderungen, nicht aber die klinische Symptomatik die Basis der schizophrenen Erkrankung darstellen. Doch trotz dieser frühen Einsicht dauerte es lange, bis ein systematischer Trainingsansatz zur Minderung der kognitiven Defizite schizophrener Patienten ausgearbeitet wurde und Beachtung fand. Brenner und Mitarbeiter haben Ende der 70er Jahre des letzten Jahrhunderts die Entwicklung eines spezifischen Trainingsprogramms zur Verbesserung der kognitiven und kommunikativen Fähigkeiten begründet.

Dieses bahnbrechende Trainingsprogramm, das später unter dem Namen Integriertes Psychologisches Therapieprogramm (IPT, Roder et al. 1988) Verbreitung fand, setzte an den kognitiven Grundstörungen schizophrener

Patienten an. Ausgehend von einer hierarchischen Organisation des Verhaltens wurde angenommen, dass sich bei einer Minderung der kognitiven Defizite auch komplexere soziale Funktionsstörungen zurückbilden würden. Das erste der 5 Unterprogramme des IPT (»kognitive Differenzierung«) ist konsequenterweise dem Training von Aufmerksamkeits- und elementaren Wahrnehmungsprozessen sowie der verbalen Konzeptbildung gewidmet. Mittlerweile hat sich gezeigt, dass die **kognitiven** Trainingseffekte des IPT-Unterprogramms eher als gering einzustufen sind.

Mit dem Aufkommen der Personalcomputer in den 80er Jahren wurden auch computergestützte Programme entwickelt, um die kognitiven Funktionen Schizophrener zu verbessern. PC-gestützte kognitive Trainingsprogramme gehören seit einigen Jahren zum Standardrepertoire der psychiatrischen Rehabilitation schizophrener Patienten in Deutschland. Ihr Einsatz reicht heute von psychiatrischen Fachkliniken bis zu ergotherapeutischen Praxen. Im Gegensatz zur hohen Zahl von Nutzern PC-gestützter Programme ist die Anzahl wissenschaftlicher Untersuchungen zu deren Evaluation gering.

> **Wichtig**
>
> Computerunterstützte kognitive Trainingsprogramme gehören zum Standardrepertoire der psychiatrischen Rehabilitation schizophrener Patienten.

Kognitive Trainingsprogramme für Patienten mit **demenziellen Erkrankungen** und v. a. **Aufmerksamkeitsdefizit-Hyperaktivitätsstörung** (ADHS) haben demgegenüber eine geringere Verbreitung gefunden. Die Verwendung PC-gestützter Trainingsprogramme in der Gerontopsychiatrie hat allerdings ebenfalls eine längere Tradition.

Obwohl die affektiven Störungen zu den häufigsten psychiatrischen Erkrankungen zählen und sowohl bei unipolaren wie bei bipolaren Erkrankungen persistierende kognitive Funktionsbeeinträchtigungen einschließlich der hieraus resultierenden sozialen Konsequenzen vorkommen, gibt es bislang weder spezifische Trainingsprogramme für affektiv Erkrankte noch Untersuchungen, die sich mit der Modifizierbarkeit dieser kognitiven Defizite auseinandersetzen. Im vorliegenden Beitrag wird, auch angesichts eines möglicherweise beträchtlichen Rehabilitationsbedarfs, den kognitiven Defiziten affektiv Erkrankter ein eigener Abschnitt gewidmet.

In diesem Kapitel steht jedoch das Training von neuropsychologischen Funktionsdefiziten bei schizophrenen Patienten im Vordergrund. Bevor auf Befunde zur Trainingseffektivität und die Ausgestaltung von neuropsychologischen Trainingsprogrammen eingegangen wird, sollen Art und Stabilität der neuropsychologischen Funktionsdefizite Schizophrener sowie deren Bedeutung für die soziale und berufliche Integration kursorisch dargelegt werden. Darüber hinaus wird ein dynamisches testdiagnostisches Verfahren vorgestellt, mit Hilfe dessen das Lernpotenzial von Patienten eingeschätzt werden kann.

14.3 Neuropsychologische Defizite und Trainingsansätze bei Schizophrenie

14.3.1 Art und Ausmaß der neuropsychologischen Funktionsdefizite

Bei schizophrenen Patienten wurden im Vergleich zu gesunden Personen eine Vielzahl von neuropsychologischen Funktionseinschränkungen festgestellt. Am stärksten ausgeprägt sind die Funktionsdefizite in den Bereichen selektive Daueraufmerksamkeit, verbales Lernen und Behalten, exekutive Funktionen, motorische Fähigkeiten und verbale Fähigkeiten, v. a. Wortflüssigkeit (Heinrichs u. Zakzanis 1998). Auch wenn die Mehrzahl der schizophrenen Patienten unter neuropsychologischen Funktionseinbußen leidet, so kann sowohl Ausmaß wie auch Muster der Defizite interindividuell sehr unterschiedlich ausfallen. Die Varianz der Leistungen schizophrener Patienten in neuropsychologischen Leistungstests ist bemerkenswert hoch. Eine Subgruppe von Patienten weist schwere Beeinträchtigungen in verschiedenen kognitiven Funktionen auf, während andere Patienten nur unter leichten Defiziten leiden. Es wird zudem geschätzt, dass etwa ein knappes Drittel der schizophrenen Patienten keine besonderen neurokognitiven Funktionsauffälligkeiten zeigt. Die interindividuelle Variabilität der neuropsychologischen Funktionsbeeinträchtigungen und -profile bei Schizophrenie lässt multiple zugrunde liegende neurophysiologische Erkrankungsprozesse wahrscheinlich erscheinen. Ein für Schizophrenie typisches neuropsychologisches Funktionsprofil von differenzialdiagnostischer Relevanz existiert nicht.

> **Wichtig**
>
> Die neuropsychologischen Defizite schizophrener Patienten können sehr unterschiedlich ausfallen.

Schizophrene Patienten mit einer durchschnittlichen oder hohen allgemeinen Intelligenz manifestieren zwar i. Allg. bessere neuropsychologische Leistungen als Patienten mit einer unterdurchschnittlichen allgemeinen Intelligenz, doch auch bei Ersteren werden Funktionsdefizite beobachtet, die vom Muster der Schwere der Beeinträchtigungen ähnlich ausfallen. Den dargestellten Befunden liegen in den meisten Fällen Untersuchungen zugrunde, die bei Patienten unter neuroleptischer Medikation durchgeführt wurden. Auch wenn die bisherigen Resultate inkonsistent sind, ist davon auszugehen, dass typische Neuroleptika die kognitive Leistungsfähigkeit bei chronischer Schizophrenie im Falle gemäßigter Dosierungen nicht negativ beeinflussen, sondern im Bereich der Aufmerksamkeit sogar zu Funktionsgewinnen führen können. Atypische Neuroleptika haben vergleichsweise positivere Wirkungen auf die kognitive Leistungsfähigkeit, wobei die kognitiven Funktionsdefizite nicht gänzlich schwinden.

14.3.2 Stabilität und Verlauf der neuropsychologischen Funktionsdefizite

Die beschriebenen neuropsychologischen Defizite schizophrener Patienten, wie sie sich im Rahmen der Ersterkrankung manifestieren, weisen eine recht hohe zeitliche Stabilität auf. Hierbei ist zum einen zu berücksichtigen, dass neuropsychologische Beeinträchtigungen während der akuten psychotischen Phasen in der Regel stärker ausgeprägt sind als im remittierten Zustand. Zum anderen werden bei einer Reihe von schizophrenen Patienten nach ihrer **ersten** Erkrankungsepisode spontane Verbesserungen ihrer neuropsychologischen Defizite beobachtet, auch wenn diese sich nicht normalisieren. Es gibt keine Hinweise dafür, dass sich bei der Mehrzahl der schizophrenen Patienten die neuropsychologischen Beeinträchtigungen im Krankheitsverlauf über den normalen Altersabbau hinaus weiter verschlechtern. Die Gruppe der schizophrenen Erkrankungen erscheint also als Ganzes betrachtet nicht durch einen progressiven Verfall kognitiver Fähigkeiten gekennzeichnet.

> **Wichtig**
>
> Die neuropsychologischen Defizite schizophrener Patienten haben eine hohe zeitliche Stabilität.

14.3.3 Neuropsychologische Leistungsfähigkeit als Prädiktor beruflicher und sozialer Reintegration

Neuropsychologische Defizite stehen in Zusammenhang mit verschiedenen Maßen der sozialen und beruflichen Funktionsfähigkeit schizophrener Patienten. Sie sind weit bessere Prädiktoren der sozialen und beruflichen Reintegration als die klinische Symptomatik der Patienten. Bei sorgfältig zusammengestellten Batterien neuropsychologischer Tests wird eine Varianzaufklärung des Behandlungserfolges bzw. des Verlaufes rehabilitativer Maßnahmen von bis zu 60% erreicht. Für eine gute Rollenfunktionsfähigkeit im sozialen und beruflichen Bereich erscheinen das verbale Sekundärgedächtnis, d. h. das über das unmittelbare Gedächtnis hinausgehende Bereithalten sprachlicher Informationen, die Wortflüssigkeit sowie die

Befähigung zum Problemlösen und zur Konzeptbildung von besonderer Bedeutung. Das verbale Sekundärgedächtnis nimmt auch in der Prädiktion des Erfolges von psychosozialen Trainingsprogrammen eine zentrale Rolle ein.

> **Wichtig**
>
> Die verbale Merkfähigkeit schizophrener Patienten stellt einen guten Prädiktor des Erfolges psychosozialen Trainings dar.

Es existieren bislang nur wenige Ansätze zur Erklärung des Zusammenhangs zwischen neuropsychologischen Fertigkeiten und Rollenfunktionsfähigkeit im Alltag bei schizophrenen Patienten. Jüngst wurde vorgeschlagen, dass der Erwerb von Fertigkeiten im Rahmen der Rehabilitation und damit letztlich auch der Rehabilitationserfolg nicht direkt vom Ausmaß der neuropsychologischen Funktionstüchtigkeit abhängt, sondern dass ein entscheidender zwischen diesen Variablen vermittelnder Faktor das **Lernpotenzial** der Patienten sei (Green et al. 2000). Der Begriff des Lernpotenzials bezieht sich auf eine latente Fähigkeit zu lernen, zum Kompetenzerwerb, nicht auf schon erworbene oder entwickelte Kompetenzen (◘ Abb. 14.1). Die Bestimmung des Lernpotenzials von Patienten erfordert eine Ergänzung des zustandsorientierten durch einen dynamischen, veränderungssensitiven diagnostischen Ansatz.

14.3.4 Neuropsychologische Diagnostik als Ausgangspunkt zur Trainingsplanung

Eine wichtige Planungsgrundlage für kognitive wie auch allgemeine psychologisch fundierte Rehabilitationsmaßnahmen bildet die testpsychologische Leistungsdiagnos-

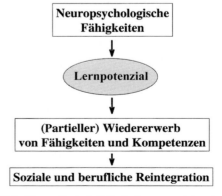

◘ **Abb. 14.1.** Die vermittelnde Rolle des Lernpotenzials zwischen neuropsychologischer Leistungsfähigkeit und funktionaler Anpassung im sozialen und beruflichen Alltag. (In Anlehnung an Green et al. 2000)

tik. Hierdurch wird das derzeitige neuropsychologische Leistungsvermögen von Patienten geprüft mit dem Ziel, Leistungsstärken wie -schwächen oder sogar eine etwaige Defizitkumulation herauszuarbeiten. Auch lässt sich hierdurch abklären, ob überhaupt ein relevanter Trainingsbedarf besteht. Während neuropsychologische Zustandsdiagnostik als Ausgangspunkt kognitiver Trainingsplanung schon relativ verbreitet ist, wird auf Methoden der dynamischen Testdiagnostik (Guthke u. Wiedl 1996) im Rahmen psychiatrischer Rehabilitation kaum zurückgegriffen. Die dynamische Testdiagnostik intendiert neben der Erfassung des aktuellen Status eines Fähigkeitsmerkmals auch eine Abschätzung seiner Veränderbarkeit. Sie ist methodisch dadurch gekennzeichnet, dass kurze Interventionen in die Abnahme neuropsychologischer Tests integriert werden und so die Form einer Test-Training-Test-Anordnung annehmen können. Ein Ansprechen von Patienten auf diese kurzen Trainingsinterventionen kann als Indikator für ihr Lernpotenzial herangezogen werden und für die Prognose des Rehabilitationserfolges nützlich sein.

> **Wichtig**
>
> Der Trainingsbedarf ist individuell durch eine neuropsychologische Testung abzuklären.

14.3.5 Erfassung des Lernpotenzials anhand des Wisconsin Card Sorting Tests

In den letzten Jahren wurde ein dynamisches testdiagnostisches Verfahren entwickelt, das auf dem Wisconsin Card Sorting Test (WCST, Heaton 1981) basiert (Wiedl et al. 1999). Der WCST ist ein Verfahren zur Erfassung von Konzeptbildung und kognitiver Flexibilität. In der Standardfassung besteht der WCST aus 128 mit unterschiedlichen Zeichen bedruckten Karten. Diese sind jeweils einer von 4 Zielkarten zuzuordnen (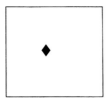 Abb. 14.2). Die Regeln der Zuordnung (Farbe, Form oder Anzahl) sind dem Probanden nicht bekannt, wechseln während des Tests und müssen aus den Rückmeldungen des Testleiters erst erschlossen werden. Bei der Auswertung werden u. a. die Anzahl der perseverativen Fehler und der richtigen Antworten bestimmt.

Zur Erfassung des Lernpotenzials wird der Test in drei Blöcke von jeweils 64 Karten unterteilt. Der erste und dritte Block wird unter Standardbedingungen dargeboten, während im zweiten eine spezifische Intervention erfolgt. Die Blöcke werden unmittelbar nacheinander mit nur kurzer Pause vorgegeben. Zu Beginn des zweiten Blocks werden die drei Sortierregeln mitgeteilt. Die Probanden erhalten bei jeder Kartenzuordnung eine Rückmeldung hinsichtlich der Gründe für die Korrektheit oder Fehlerhaftigkeit ihrer Entscheidung. Nach Erfüllen des Kriteriums von 10 konsekutiv richtigen Zuordnungen wird ein Wechsel der Sortierregel angekündigt.

Für die Klassifikation von Patienten hinsichtlich ihres Lernpotenzials wurde ein für die Einzelfallanalyse entwickelter einfach handhabbarer Algorithmus vorgeschlagen (Wiedl et al. 1999). Ein Patient wird als »durchgehend leistungsstark« klassifiziert, wenn er 43 oder mehr richtige Antworten auf 64 mögliche in Block 1 und 3 erreicht. Bei einer Verbesserung um mindestens 15 richtige Antworten wird ein Patient als »Lerner« klassifiziert. Als »Nichtlerner« wird schließlich ein Patient eingestuft, der sich bei der Testung nach dem Interventionsblock um mindestens 15 Antworten verschlechtert. In 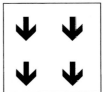 Abb. 14.3 sind für jeden Lernerstatus über die drei Testblöcke charakteristische Häufigkeiten korrekter Antworten dargestellt.

> **Wichtig**
>
> Test-Training-Test Anordnungen ermöglichen die Erfassung des Lernpotenzials.

◘ Abb. 14.2. Die vier Zielkarten des Wisconsin Card Sorting Tests mit Stapel Antwortkarten

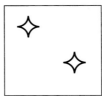
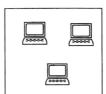
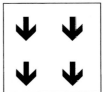
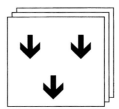

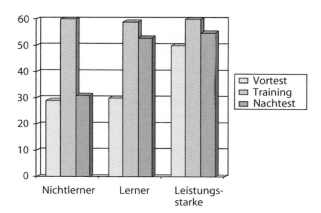

◻ Abb. 14.3. Anzahl der richtigen Antworten der verschiedenen Lerngruppen unter den Bedingungen des Vortests, des Tests unter Intervention und des Nachtests

Die beschriebene Test-Training-Test-Anordnung anhand des WCST bietet Differenzierungsmöglichkeiten hinsichtlich des Lernpotenzials, die auf Grundlage einer einmaligen (statusdiagnostischen) Untersuchung nicht gewonnen werden können. Lerner sind von Nichtlernern unter der Standardbedingung des WCST (▶ s. Vortest) aufgrund ihrer Testleistung nicht zu unterscheiden.

Die Klassifikation von Patienten nach ihrem Lernstatus hat prognostische Bedeutung und externe Validität. Es wurde gezeigt, dass Lerner von einem kognitiven Training mehr als Nichtlerner profitieren und Lerner ein besseres verbales Kurzzeitgedächtnis als Nichtlerner aufweisen. Auch ließ sich der Erfolg von Gruppenprogrammen zum Umgang mit Medikamenten und Problemlösewissen aufgrund dynamischer WCST-Werte vorhersagen.

Die Bezeichnung »Nichtlerner« mag ungünstig gewählt sein, denn diese diagnostische Einordnung bedeutet keinesfalls, dass diese Patienten nicht von kognitiven oder psychosozialen Trainingsmaßnahmen profitieren können und sie somit nicht an Rehabilitationsmaßnahmen teilnehmen sollten. Sog. »Nichtlerner« benötigen vielmehr speziellere Interventionsmaßnahmen und besondere stützende Hilfen – zumal wenn sie eine geringe schulische Vorbildung haben.

14.3.6 Beispiele neuropsychologischer Trainingsprogramme

Das Mannheimer computergestützte kognitive Training auf Grundlage des Cogpack

Speziell für das kognitive Training schizophrener Patienten wurde das PC-gestützte Programm Cogpack (Marker 1997) entwickelt. Anhand des Cogpacks können die kognitiven Funktionen der Aufmerksamkeit, des Problemlösens, der Visomotorik, des Gedächtnisses, der Konzeptbildung und des Rechnens trainiert werden. Am Mannheimer Zentralinstitut für Seelische Gesundheit wurde

über viele Jahre ein Trainingskonzept auf Grundlage des Programms Cogpack bzw. seiner Vorläuferversionen erarbeitet (Olbrich 1999), was derzeitig in Deutschland weite Verbreitung gefunden hat.

Im Rahmen des ersten Mannheimer Trainingsansatzes wurden Übungen verschiedener Funktionsbereiche und Schwierigkeitsgrade in einem festen Ablaufschema vorgegeben. Das heißt, der Trainingsablauf war für alle Patienten grundsätzlich gleich. Im Zuge der Fortentwicklung des Trainings entstand ein individualisiertes Programm. Die Individualisierung des Trainingsablaufes bedeutet, dass eng am Leistungsstand eines Patienten in Hinblick auf verschiedene kognitive Funktionsbereiche trainiert wird. Dieses Vorgehen macht eine Vor- und Nachbereitung des Trainings notwendig. Nach dem individualisierten Ansatz wird eine Übung bei ermittelten Leistungsdefiziten über Wiederholungen gezielt trainiert, wohingegen im Falle guter Leistungen schon während der ersten Bearbeitung die Aufgabe nicht noch einmal vorgegeben wird.

> **Wichtig**
>
> Das Mannheimer computerunterstützte kognitive Training folgt einem individualisierten Trainingsablauf.

Das Mannheimer computergestützte kognitive Training wird in Gruppenform an mehreren PC gleichzeitig durchgeführt. Es umfasst pro Sitzung 4–6 Aufgaben. Die Trainingsfrequenz liegt bei 4 einstündigen Sitzungen die Woche, wobei die reine Bearbeitungszeit der Übungen pro Sitzung zwischen 40 und 50 min beträgt. Die Übungen sind nach drei in der Schwierigkeit ansteigenden Stufen angeordnet. In den ersten beiden Sitzungen einer Schwierigkeitsstufe werden Konzentration und Reaktion trainiert, in den beiden darauffolgenden Verarbeitung komplexen Materials und Strategiebildung und in der 5. und 6. Sitzung Gedächtnis, Rechnen und Logik.

Es liegen Befunde vor, dass es im Rahmen des Mannheimer computergestützten kognitiven Trainingsprogramms zu deutlichen Übungsgewinnen in verschiedenen Aufgabenbereichen kommt (Olbrich 1999). Unklar bleibt allerdings derzeitig, in welchem Ausmaß es zu einem Effekttransfer kommt, also inwiefern Fähigkeiten nachhaltig verbessert werden bzw. Trainingseffekte positive Auswirkungen auf Bereiche des täglichen Lebens ausüben. Auch ist offen, wie die Effektdauer des Mannheimer computergestützten kognitiven Trainings einzuschätzen ist.

Computerunterstütztes Bewältigungstraining zur Verbesserung des Rehabilitationspotenzials

Das computerunterstützte Bewältigungstraining zur Verbesserung des Rehabilitationspotenzials stellt ein sog. integratives Trainingskonzept zur Steigerung der kognitiven Leistungsfähigkeit schizophrener Patienten dar

(Vauth et al. 2000). In diesem Ansatz ist computergestütztes kognitives Training nur ein Trainingselement, das mit einer Vermittlung von Selbsthilfestrategien zur Kompensation kognitiver Defizite verbunden ist. Die gelernten Strategien sollen im Zwischensitzungsintervall in wechselnden Alltagssituationen angewandt werden, wodurch die Generalisierung von kognitiven Trainingseffekten auf den beruflichen Alltag gefördert werden soll. Von daher ist es günstig, wenn die Trainingsteilnehmer parallel in beruflichen Rehabilitationsmaßnahmen wie etwa einem Arbeitstraining stehen.

Das Bewältigungstraining wird im Gruppenformat mit 6–8 Teilnehmern durchgeführt. Die einzelnen Sitzungen, die eine Dauer von 90 min haben, finden zweimal wöchentlich über einen Zeitraum von 8 Wochen statt. In der ersten Hälfte der Sitzungen erfolgt ein verhaltenstherapeutisches Training zu Bewältigungsstrategien im Umgang mit kognitiven Funktionsdefiziten. Die zweite Hälfte der Sitzungen besteht aus einem computergestützten kognitiven Training anhand von Aufgaben, die dem Trainingsprogramm Cogpack entnommen sind.

Die Zielfunktionen des computerunterstützten Bewältigungstrainings sind die Bereiche der Aufmerksamkeit, des verbalen Kurz- und Langzeitgedächtnisses sowie die Handlungsplanung. Die Sitzungen sind jeweils inhaltlich auf einen der drei Funktionsbereiche fokussiert. Über interaktive Psychoedukation wird das Problembewusstsein für kognitive Funktionsdefizite im Alltag und ihre Veränderung in Abhängigkeit von der Krankheitsphase gefördert. Der Strategieaufbau erfolgt zum einen im Bewältigungstraining selbst. So werden Elemente erarbeitet, die die Bewältigung bestimmter Aufgaben erleichtern bzw. erschweren. Zum anderen soll durch einen expliziten Strategieaufbau zur Bewältigung kognitiver Anforderungen über die Erarbeitung von Selbstinstruktionen das nicht selten verminderte Selbstkontrollverhalten der Patienten kompensiert werden. Hierbei werden die Bewältigungsstrategien praktisch auf neue Situationen angewandt. Eine Einsatzmöglichkeit ergibt sich im Rahmen des computergestützen kognitiven Trainings, eine weitere durch Übungen im Alltag. Es werden konkrete Umsetzungsmöglichkeiten am Arbeitsplatz erprobt.

> **Wichtig**
>
> Im Rahmen des computerunterstützten Bewältigungstrainings wird eine Generalisierung der Trainingseffekte durch Übungen in Alltagssituationen angestrebt.

Als Ausschlusskriterien für das computerunterstützte Bewältigungstraining werden ein hohes Maß an Positivsymptomatik bzw. an formalen Denkstörungen sowie das Leugnen bzw. externale Attribuieren von bestehenden kognitiven Funktionsbehinderungen genannt. Es ist anzunehmen, dass schizophrene Patienten mit besonders ausgeprägten kognitiven Defizite vom computerunterstützten Bewältigungstraining mit seiner Strategieorientierung wenig profitieren. Es liegen Befunde vor, dass es durch computerunterstütztes Bewältigungstraining zu Trainingseffekten in den anvisierten kognitiven Zielfunktionen kommt. Unklar ist indes die Effektdauer und das Ausmaß des Effekttransfers.

14.3.7 Experimentelle Befunde zur prinzipiellen Modifizierbarkeit kognitiver Funktionsdefizite bei Schizophrenie

Es ist zu bedauern, dass das Gros der Untersuchungen zur Beeinflussbarkeit kognitiver Funktionsstörungen durch neuropsychologische Trainingsmaßnahmen nicht auf Grundlage von im Rahmen psychiatrischer Rehabilitation praktisch genutzten Standardprogrammen durchgeführt wurde. Vielmehr wurden häufig von Studie zu Studie wechselnde, eigens zusammengestellte Trainingsaufgaben eingesetzt, wobei die Struktur der Trainings im Sinne der Dauer und Häufigkeit der Sitzungen stark variiert. Da im Übrigen nur eine geringe Anzahl von Studien der Effektivität kognitiven Trainings bei Schizophrenie gewidmet wurde, ist es derzeitig nicht möglich, ein abschließendes Urteil zum Thema abzugeben. Vor allem ist offen, ob kognitives Training zeitlich anhaltende Effekte in Bereichen des sozialen und beruflichen Alltagslebens von Patienten hat.

Betrachtet man die Befunde aus den vorliegenden Studien zur Effektivität von Trainingsmaßnahmen zur Verbesserung der **Aufmerksamkeitsfunktionen** bei schizophrenen Patienten in der Zusammenschau, so ergibt sich ein inkonsistentes Bild. Während in einigen Studien positive Effekte festgestellt wurden, sind die Ergebnisse in nicht wenigen anderen enttäuschend (Arolt u. Suslow 2001; Suslow et al. 2001). Trotzdem darf man nicht voreilig von einer grundsätzlich geringen Beeinflussbarkeit der Aufmerksamkeitsdefizite schizophrener Patienten ausgehen. Die Trainingsdauer überstieg nämlich in den bisherigen Effektivitätsuntersuchungen selten 8 Wochen. Es erscheint möglich, dass sich bei längeren Trainingseinheiten, die etwa ein Jahr und längere Zeiträume umfassen, Verbesserungen der Aufmerksamkeitsfunktionen zeigen. Wahrscheinlich haben kognitive Trainingsprogramme mit Selbstinstruktionselementen größere Wirkungen auf die Aufmerksamkeitsleistung Schizophrener als solche, die lediglich aus wiederholter Aufgabenbearbeitung bestehen.

Die wenigen bisherigen Untersuchungen zur Effektivität von Trainingsmaßnahmen zur Steigerung der **verbalen Merkfähigkeit** bei schizophrenen Patienten geben Anlass zu vorsichtigem Optimismus. Zumindest kurzfristig ließen sich durch einfache strategische Enkodierhilfen die mnestischen Leistungen schizophrener Patienten verbessern. Es ist allerdings zu vermuten, dass durch solche strategieorientierten Interventionen nicht gestörte Merkfunktionen wiederhergestellt werden, sondern durch den Einsatz vorhandener Verhaltenskompetenzen eine **Kompensation** der Merkdefizite stattfindet. Ähnlich dürften die beobachteten Erfolge instruktionszentrierter Trainingsprogramme im Bereich der **exekutiven Funktionen** zu interpretieren sein. Hierbei ist allerdings zu berücksichtigen, dass vermutlich eine Subgruppe von schizophrenen Patienten, die sog. Nichtlerner, nur wenig von ausführlichen verbalen Instruktionen und Kommentaren zu ihrem Lösungsverhalten profitiert.

> **Wichtig**
>
> Vor allem Defizite in den Bereichen der verbalen Merkfähigkeit und der exekutiven Funktionen erscheinen bei schizophrenen Patienten beeinflussbar.

14.3.8 Neuropsychologisches Training bei Schizophrenie: Ein Resümee

Schizophrene Patienten leiden häufig unter chronischen Einschränkungen ihrer neuropsychologischen Leistungsfähigkeit. Am stärksten ausgeprägt sind ihre Funktionsdefizite in den Bereichen des verbalen Gedächtnisses, der selektiven Daueraufmerksamkeit, der exekutiven Funktionen, der motorischen und verbalen Fähigkeiten. Sowohl Ausmaß als auch Muster der kognitiven Beeinträchtigungen weisen eine hohe Variabilität auf, so dass ein für Schizophrenie typisches neuropsychologisches Muster von differenzialdiagnostischer Relevanz nicht auszumachen ist. Trotz des häufigen Auftretens von kognitiven Beeinträchtigungen bei Schizophrenie gilt es festzuhalten, dass sich vermutlich bei bis zu einem Drittel der schizophrenen Patienten keine neuropsychologischen Funktionsauffälligkeiten manifestieren.

Aus dieser Sachlage leitet sich ab, dass für die Mehrzahl, nicht aber für alle schizophrenen Patienten ein potenzieller Bedarf an neuropsychologischen Trainingsmaßnahmen besteht. Angesichts der Variabilität der kognitiven Symptomatik schizophrener Patienten ergibt sich die Erfordernis individualisierter neuropsychologischer Trainingsmaßnahmen. Die Heterogenität der kognitiven Defizitmuster impliziert also eine Unterschiedlichkeit bezüglich der Trainingsschwerpunkte und des Trainingsumfangs, was die Effizienz gruppentherapeutischer Ansätze einschränken kann.

Für die Wahl kognitiver Defizite schizophrener Patienten als Ansatzpunkt von Trainingsmaßnahmen spricht ihre Relevanz für die soziale und berufliche Integration. Durch eine Steigerung der kognitiven Leistungsfähigkeit wird theoretisch begründbar erwartet, auch das soziale und berufliche Funktionsniveau der Patienten anzuheben. Auch wenn diese Überlegungen plausibel erscheinen, bleibt dieser Wirkungszusammenhang aber noch empirisch nachzuweisen. Wie etwa aus dem computerunterstützten Bewältigungstraining zur Verbesserung des Rehabilitationspotenzials hervorgeht, muss kognitives Training nicht unbedingt weiteren Rehabilitationsmaßnahmen vorauslaufen, sondern es kann auch zeitlich parallel zu diesen liegen und mit diesen verknüpft sein.

Einen Ausgangspunkt zur Planung von kognitiven wie auch Rehabilitationsmaßnahmen i. Allg. stellt die testpsychologische Leistungsdiagnostik dar. Sie informiert über das aktuelle neuropsychologische Funktionsprofil von Patienten und sollte auch dynamische testdiagnostische Verfahren umfassen, so dass eine Abschätzung des Lernpotenzials von Patienten möglich wird. Typologisch als Lerner klassifizierte Patienten profitieren von herkömmlichen kognitiven, aber auch anderen psychosozialen Rehabilitationsmaßnahmen stärker als sog. Nichtlerner.

Als Nichtlerner klassifizierte Patienten benötigen, zumal wenn sie eine geringe schulische Vorbildung haben, speziellere, einfach strukturierte Trainingsmaßnahmen wie das sog. fehlerfreie Lernen (Green et al. 2000). Im Rahmen des fehlerfreien Lernens beginnen Patienten mit der Bearbeitung besonders leichter (Teil-) Aufgaben und werden nur ganz allmählich mit komplexeren Aufgaben konfrontiert. Hierbei wird sukzessiv einer Hierarchie von zu lernenden Fertigkeiten gefolgt und das Auftreten von Fehlern durch Modelllernen und Verstärkungen minimiert.

Befunde aus Studien zur Effektivität kognitiven Trainings bei schizophrenen Patienten deuten darauf hin, dass sich v. a. die verbale Merkfähigkeit und die exekutiven Funktionen, weniger die Aufmerksamkeit schizophrener Patienten verbessern lassen. Es besteht aber Unklarheit hinsichtlich des Wirkprinzips. Es ist anzunehmen, dass zu beobachtende Leistungssteigerungen eher auf Mechanismen der Kompensation als auf eine Wiederherstellung der kognitiven Leistungsfunktionen zurückgehen.

Zum derzeitigen Zeitpunkt ist das Wissen über die Transfervoraussetzungen bei kognitiven Trainingsprogrammen mangelhaft. Es gibt aber Hinweise, dass integrative Ansätze, die also wiederholtes Üben von Aufgaben mit einem Aufbau von Strategien oder mit motivationsfördernden Maßnahmen verbinden, Ansätzen überlegen sind, die nur auf die wiederholte Bearbeitung von Aufgaben setzen. Diese Strategien können sich auf die Optimierung des Aktivierungsniveaus während der Aufgabenbearbeitung beziehen und z. B. Entspannungsübungen beinhalten. Sie können Selbstinstruktionen zum systematischen Problemlöseverhalten und Strategien zum besseren Behalten umfassen. Auch nützlich erscheint der Einsatz von transferfördernden Stützstrategien, durch die erworbene Kompetenzen auch im Rahmen von Alltagssituationen erprobt werden können.

Die Frage der optimalen Trainingsinhalte – unabhängig vom individuellen Muster der Funktionseinschränkungen – ist nicht befriedigend gelöst. So erscheint prinzipiell eine Ausrichtung auf die verbale Merkfähigkeit und die exekutiven Funktionen unter dem Gesichtspunkt der prinzipiellen Modifizierbarkeit vertretbar. Es ist aber unklar, ob das Training einer weiten Palette von Leistungsfunktionen oder von bestimmten Kombinationen von Leistungsfunktionen zu besseren Trainingserfolgen führt als die Fokussierung der Trainingsmaßnahmen auf ein Kerndefizit.

Hinsichtlich der Stabilität der kognitiven Trainingseffekte bei schizophrenen Patienten existieren keine gesicherten Erkenntnisse. Es erscheint denkbar, dass nicht wenige Wochen, sondern längere Trainingszeiträume notwendig sind, um bleibende kognitive Leistungsverbesserungen zu erzielen. Auch bleibt zu prüfen, welche Rolle ein Home-Training zum Erhalt von Trainingsfortschritten einnehmen könnte.

Neuropsychologische Trainingsprogramme stellen in der Rehabilitation schizophrener Patienten potenziell nützliche Instrumente dar. Allerdings muss noch erhebliche Forschungs- und Entwicklungsarbeit geleistet werden, um ihre genauen Wirkmechanismen, ihre optimalen inhaltlichen und strukturellen Rahmenbedingungen und ihre kurz- und langfristigen Effekte zu bestimmen.

14.4 Neuropsychologische Defizite bei affektiven Störungen

14.4.1 Art und Ausmaß der neuropsychologischen Funktionsdefizite

Unipolare und bipolare affektive Störungen gehören zu den häufigsten psychiatrischen Krankheiten in der medizinischen Basisversorgung, in der psychiatrischen Versorgung sowie in der Allgemeinbevölkerung. In ihrer Gesamtheit differenzieren sich affektive Störungen u. a. in bipolare (hypomanisch-/manisch-depressiv) affektive Störung und unipolare Depression. Die Lebenszeitprävalenz affektiver Störungen in der Allgemeinbevölkerung liegt schätzungsweise um 18% bei unipolarer Depression und um bis zu 5% bei bipolarer affektiver Störung.

Zur Symptomatik der affektiven Störungen gehören Konzentrations- und Denkstörungen. Diese neuropsychologischen Beeinträchtigungen werden zunehmend in der Fachöffentlichkeit als wesentliches Merkmal affektiver Störungen diskutiert (Beblo u. Herrmann 2000).

Die Inzidenzrate von neuropsychologischen Beeinträchtigungen bei affektiven Störungen streut über Studien erheblich. Sie variiert zwischen wenigen bedeutsamen Auffälligkeiten bis hin zu Auffälligkeiten bei bis zu 70% der Patienten mit affektiven Störungen. Der Grund dieser divergenten Ergebnisse liegt in der unterschiedlichen Auswahl der neuropsychologischen Testverfahren und der diagnostischen Klassifikationssysteme und weiteren methodischen Problemen (z. B. geringer Stichprobenumfang). Weitere Gründe sind unterschiedliche Erhebungen sowie Bewertungen der konfundierenden Faktoren wie Schwere- und Remissionsgrad der affektiven Störung, Art und Einfluss der Medikation und Komorbidität (z. B. psychotroper Substanzmissbrauch).

> **Wichtig**
>
> Bis zu 70% der Patienten mit affektiven Störungen zeigen neuropsychologische Beeinträchtigungen.

Prominente defizitäre kognitive Leistungen bei affektiven Störungen sind in den folgenden Bereichen beschrieben: visuoräumliche Leistungen, Aufmerksamkeitsleistungen, Gedächtnisleistungen und exekutive Leistungen. Mögliche theoretische Zusammenhänge zwischen affektiven Erkrankungen und kognitiven Störungen sind entweder

- die Verursachung der zweiten Störung durch die jeweilige erste Störung,
- das Vorliegen eines dritten Faktors, der das gemeinsame Auftreten einer affektiven und kognitiven Störung moduliert oder das
- zufällige gemeinsame Auftreten beider Störungen.

Für die psychiatrische Rehabilitation ist es von besonderer Wichtigkeit, dass sich die empirische Evidenz dafür mehrt, dass neuropsychologische Beeinträchtigungen bei einem Teil der klinisch remittierten Patienten zumindest partiell persistieren (◘ Tabelle 14.1). Unsere detaillierte Analyse von insgesamt 27 Untersuchungen, die Patientensamples mit affektiven Störungen im euthymen Zustand beinhalten, zeigte residuale kognitive Leistungsverminderungen in Gedächtnisfunktionen in 19 von 21 Studien, in Aufmerksamkeitsfunktionen (17/22), in exekutiven Funktionen (13/17), in visuoräumlichen Funktionen (9/11) und in Arbeitsgedächtnisfunktionen (3/6).

> **Wichtig**
>
> Bei über einem Drittel der klinisch remittierten Patienten persistieren neuropsychologische Beeinträchtigungen.

Mögliche theoretische Zusammenhänge zwischen residualen neuropsychologischen Beeinträchtigungen und der klinisch verbesserten Affektlage sind hier das Vorliegen einer protrahierten subklinischen affektiven Symptomatik, aber auch zerebrale neuronale Reorganisationsprozesse.

Patienten mit affektiven Störungen scheinen nach gegenwärtiger Erkenntnislage mehr neuropsychologische Beeinträchtigungen aufzuweisen als gesunde Personen,

◘ **Tabelle 14.1.** Neuropsychologische Beeinträchtigungen bei Patienten mit affektiven Störungen in euthymer Phase (N = Anzahl untersuchter Patienten)

Autor	N	Diagnose	Ergebnis
Abas et al. (1990)	19	Unipolare Depression (4 Patienten mit Vorgeschichte einer Hypomanie)	37% der remittierten Patienten zeigen neuropsychologische neuropsychologische Beeinträchtigungen
Kuny et al. (1997)	25	Affektive Störung	37% der Patienten zeigen deutliche kognitive Beeinträchtigungen, die bis zu einem Zeitraum von 2 Jahren fortdauern
Tham et al. (1997)	26	Rekurrente affektive Störung	Verminderte Gesamtleistung in neuropsychologischer Untersuchung. Patienten mit reduzierter kognitiver Leistung sind signifikant häufiger hospitalisiert als Patienten mit normaler kognitiver Leistung
Kessing (1998)	146	Affektive Störung	Kognitive Beeinträchtigungen korrelieren mit der Anzahl vorheriger affektiver Episoden

aber weniger schwerwiegende als Menschen mit einer schizophrenen Erkrankung. Es gibt allerdings bis heute kein befriedigendes differenzialdiagnostisch relevantes Wissen über die neuropsychologischen Leistungsprofile innerhalb des Spektrums der affektiven Störungen. So berichten Neu et al. (2001), dass neuropsychologische Beeinträchtigungen bei Patienten mit affektiven Störungen in der euthymen Phase persistieren, aber keine diagnostische Subgruppe (unipolar, bipolar, schizoaffektiv, Dysthymia) aufgrund kognitiver Parameter unterschieden werden kann.

Psychopharmakologische Medikation hat möglicherweise einen Effekt auf das neuropsychologische Leistungsprofil von Patienten mit affektiven Störungen und kann somit das Ausmaß kognitiver Einbußen modulieren. Die Befundlage hierzu ist, z. B. aufgrund der entgegengesetzten therapeutischen und anticholinergen Wirkung von klassischen Antidepressiva, uneinheitlich. Stimmungsstabilisierer (z. B. Lithium) scheinen eher keinen Effekt auf das kognitive Leistungsvermögen zu haben.

14.4.2 Stabilität und Verlauf der neuropsychologischen Funktionsdefizite

In einer 2-Jahres-Nachuntersuchung fanden Kuny et al. (1997) bei über einem Drittel der Patienten (uni- und bipolar depressiv) deutliche kognitive Beeinträchtigungen. Diese bestanden schon bei der Baseline-Untersuchung (Klinikentlassung), somit muss von der Existenz von – von der Affektlage unabhängigen – persistierenden neuropsychologischen Leistungsdefiziten ausgegangen werden. Weiter wurden 84% der Patienten als nicht »normal«, hinsichtlich der Sprechweise und Klangfarbe der Stimme, klassifiziert. Da nicht bei allen Depressiven neuropsychologische Beeinträchtigungen zu beobachten waren,

scheint eine Subdifferenzierung gegeben. Kuny et al. (1997) unterschieden eine Untergruppe, bei der sich die kognitiven Beeinträchtigungen sehr rasch mit dem Aufhellen der depressiven Symptomatik besserten, von einer Untergruppe, bei der die kognitiven Beeinträchtigungen unabhängig von der depressiven Symptomatik über einen Zeitraum von bis zu zwei Jahren fortdauerten. Zwischen kognitiven Störungen und depressiver Symptomatik wurde keine Korrelation ermittelt, was Kuny et al. so deuten »dass es sich bei Kognition und den Affekten mindestens teilweise um eigenständige Komplexe handelt …, die nur teilweise in wechselseitigen Beziehungen zueinander stehen« (Kuny et al. 1997, S. 101).

Mehrere Studien belegen einen Zusammenhang zwischen der Anzahl affektiver Episoden sowie der Anzahl von Hospitalisierungen mit neuropsychologischen Beeinträchtigungen. So kommt auch Kessing (1998) zu dem Ergebnis, dass Patienten mit erster affektiver Episode sich nicht in Hinblick auf ihr kognitives Leistungsvermögen von gesunden Personen unterscheiden. Patienten mit mehr als einer affektiven Episode schneiden jedoch signifikant schlechter in der neuropsychologischen Untersuchung ab. Demzufolge scheint die Anzahl der Episoden als auch die Anzahl von Hospitalisierungen in Bezug auf das kognitive Leistungsvermögen ein prognostisch ungünstiger Faktor zu sein.

> **Wichtig**
>
> Für das kognitive Leistungsvermögen bei affektiv Erkrankten ist die Anzahl an Episoden und Hospitalisierungen ein prognostisch ungünstiger Faktor.

Eine konsequente Implementierung der genannten Erkenntnisse in systematische therapeutische Konzepte fand bisher nicht statt. Dabei ist zu erwarten, dass gerade Pa-

14

tienten mit affektiven Störungen und neuropsychologischen Beeinträchtigungen von kognitiven Trainings profitieren könnten.

> **Wichtig**
>
> Bisher gibt es keine konsequente Implementierung der neuropsychologischen Erkenntnisse bei affektiven Störungen in systematische therapeutische Konzepte.

Die Praxis der stationären psychiatrischen Rehabilitation spiegelt schon eher ein Interesse an einer Implementierung eines kognitiven Trainingsprogrammes in der Behandlung von affektiven Störungen wider. So wurden im Rahmen eines Multicenter-Projektes bis Ende 1999 230 psychiatrische Einrichtungen in Deutschland mit dem Softwareprogramm Cogpack ausgestattet. Erste Ergebnisse des Projektes, bei der 119 Einrichtungen eingeschlossen wurden, zeigen, dass bereits in 65% der Kliniken Patienten mit affektiven Störungen am computergestützten kognitiven Training teilnahmen. Eine Evaluation des Trainings für affektive Störungen steht aber noch aus.

14.4.3 Neuropsychologische Leistungsfähigkeit als Prädiktor beruflicher und sozialer Reintegration

Bei schizophrenen Patienten hat kognitive Leistungsfähigkeit wie dargestellt einen weitaus besseren prognostischen Wert bezüglich des psychosozialen Funktionsniveaus als klinische Symptome. Für Patienten mit affektiven Störungen liegen bisher keine Untersuchungen über den prädiktiven Wert neuropsychologischer Beeinträchtigungen in Hinblick auf die psychosoziale Reintegration vor.

Insgesamt gibt es nur wenige Studien zur Leistungsfähigkeit, insbesondere der beruflichen Arbeitsfähigkeit und des Rehabilitationsbedarfes bei affektiv Erkrankten. Dabei ist gerade auch bei Patienten mit affektiven Störungen mit erheblichen Rehabilitationsproblemen zu rechnen. Verlaufsuntersuchungen zeigen eine recht ungünstige Arbeitsintegration. Eine deutsche Studie ergab, dass 5 Jahre nach Ersthospitalisierung die beruflichen Verschlechterungen gegenüber den Verbesserungen dreimal häufiger waren. In einer kanadischen Studie wurde die Arbeitsintegration von Patienten mit affektiven Störungen prospektiv über 18 Monate untersucht. Das Ergebnis war eine deutlich ungünstigere Arbeitsintegration der affektiv Erkrankten im Vergleich zu gesunden Kontrollprobanden, auch wenn diese im Vergleich zu schizophrenen Patienten günstiger ausfiel.

Eine detaillierte Aufstellung von Studien zum Thema psychosoziale Beeinträchtigungen und Kognition bei

bipolaren Patienten findet sich bei Zarate et al. (2000). Hiernach ist mit einer schlechten Arbeitsintegration bei mindestens einem Drittel der Patienten mit affektiven Störungen zu rechnen. Zarate et al. (2000) sehen in der kumulativen Psychopathologie einen möglicherweise stärkeren Prädiktor beruflicher und sozialer Reintegration als in der Anzahl der affektiven Episoden.

> **Wichtig**
>
> Ein Drittel der Patienten mit affektiven Störungen weisen eine ungünstige Arbeitsintegration auf.

Angesichts der vorliegenden Datenlage wird der Rehabilitationsbedarf im Falle einer Subgruppe der affektiv Erkrankten deutlich, und es erscheint um so bemerkenswerter, dass das Thema Rehabilitation bei Patienten mit affektiven Störungen bisher kaum Eingang in die klinische Forschung und auch nicht in Hand- und Lehrbücher gefunden hat. Der Aspekt allgemeiner, speziell aber kognitiver Rehabilitationsmöglichkeiten wurde bislang offenkundig ungenügend berücksichtigt (vgl. Tölle 1996).

> **Wichtig**
>
> Eine Subgruppe affektiv Erkrankter bedarf kognitver rehabilitativer Maßnahmen.

14.4.4 Zur Ausgestaltung neuropsychologischer Trainingsprogramme bei affektiven Störungen

In der Literatur zur psychiatrischen Rehabilitation finden sich bislang weder theoretische Abhandlungen noch praktische Leitlinien zum Thema der kognitiven Remediation bei affektiven Störungen. Im Folgenden werden einige Vorschläge zur Ausgestaltung neuropsychologischer Trainingsprogramme präsentiert. Es bleibt zu prüfen, ob sich Elemente der für schizophrene Patienten entwickelten Trainingsansätze auch im Rahmen der kognitiven Rehabilitation affektiv Erkrankter nutzbringend einsetzen lassen.

Ausgangspunkt und Planungsgrundlage kognitiven Trainings könnte wie bei schizophrenen Patienten eine testpsychologische Leistungsdiagnostik sein. Sie ermöglicht eine Orientierung hinsichtlich des individuellen kognitiven Funktionsprofils und vorliegender Leistungseinschränkungen.

Da eine spezifisch für depressive Patienten entwickelte Trainingssoftware (noch) nicht vorliegt, wird in der stationären klinisch-rehabilitativen Praxis derzeitig häufig auf das Softwarepaket Cogpack zurückgegriffen. Hier erscheint eine allgemeine Ausrichtung der Trainingsinhalte – unabhängig von den individuellen Funktionseinschränkungen – auf die neuropsychologischen Funktionsbereiche der Merkfähigkeit, der Aufmerksamkeit, der visuoräumlichen und exekutiven Funktionen angezeigt. Häufiger Ansatzpunkt kognitiver Trainingsprogramme dürften bei affektiv Erkrankten Aufgaben zur Verbesserung der kognitiven Flexibilität und Handlungsplanung sein. Ob diagnostische Klassifikationen anhand des WCST hinsichtlich des Lernerstatus bei affektiven Störungen nützlich sind, um den Trainingserfolg abzuschätzen, bleibt zu prüfen. Unter kognitiver Inflexibilität leidende Patienten mit affektiven Störungen könnten von integrativen Trainingsprogrammen, die neben einem computergestützten kognitiven Training zusätzlich Selbstinstruktions- und strategische Problemlösehilfen enthalten, mehr profitieren und eher Effekttransfers manifestieren als bei auf wiederholtes Üben beschränkten Ansätzen.

> **Wichtig**
>
> Affektiv Erkrankte mit kognitiven Flexibilitätseinbußen profitieren möglicherweise von einem integrativen Trainingsprogramm.

Möglicherweise sind Trainingserfolge bei Patienten mit affektiven Störungen leichter zu erreichen als bei schizophrenen Patienten. So wurden bei Personen, die später an Schizophrenie erkrankten, schon in deren Kindheit Entwicklungsverzögerungen in motorischen und sprachlichen Fähigkeiten festgestellt. Weiterhin ist davon auszugehen, dass eine Reihe von neurokognitiven Auffälligkeiten bei schizophrenen Patienten genetisch verankert sind. Funktionseinschränkungen, die Teil eines genetisch veranlagten kognitiven Vulnerabilitätsfaktors sind, könnten prinzipiell schwerer modifizierbar sein als solche, die sich im Wesentlichen erst im höheren Erwachsenenalter im Rahmen einer psychischen Störung entwickeln.

hohe Variabilität auf. Hieraus ergibt sich ein Bedarf an Programmen mit individuell gesetzten Trainingsschwerpunkten.

Eine Möglichkeit der Abschätzung des Lernpotenzials von schizophrenen Patienten mit einer diagnostischen Klassifikation bieten dynamische testdiagnostische Verfahren. Typologisch als Lerner klassifizierte Patienten profitieren von herkömmlichen kognitiven, aber auch anderen psychosozialen Rehabilitationsmaßnahmen stärker als sog. Nichtlerner.

Befunde aus Studien zur Effektivität kognitiven Trainings bei schizophrenen Patienten deuten darauf hin, dass sich verbale Merkfähigkeit und exekutive Funktionen schizophrener Patienten verbessern lassen. Es ist aber anzunehmen, dass zu beobachtende Leistungssteigerungen primär auf Mechanismen der Kompensation als auf eine Wiederherstellung der kognitiven Leistungsfunktionen zurückgehen. So genannte integrative Trainingsansätze, die wiederholtes Üben von Aufgaben mit einem Aufbau von Strategien oder mit motivationsfördernden Maßnahmen verbinden, erscheinen Trainingsansätzen überlegen, die nur auf die wiederholte Bearbeitung von Aufgaben setzen. Hinsichtlich der Stabilität der kognitiven Trainingseffekte bei schizophrenen Patienten existieren noch keine gesicherten Erkenntnisse.

Obwohl etwa ein Drittel der Patienten mit affektiven Störungen auch außerhalb der akuten Erkrankungsphasen unter bedeutsamen kognitiven Beeinträchtigungen leidet, existieren bislang weder auf theoretischer noch praktischer Ebene systematische Ansätze zum Thema der kognitiven Remediation bei affektiven Störungen. Hinsichtlich der kognitiven Rehabilitation affektiv Erkrankter ist also ein beträchtlicher Forschungs- und Entwicklungsbedarf festzustellen.

14

> ### Zusammenfassung
>
> Mit neuropsychologischen Trainingsprogrammen im Rahmen psychiatrischer Rehabilitationsmaßnahmen ist eine Verbesserung kognitiver Funktionsbeeinträchtigungen intendiert. Darüber hinaus wird erwartet, dass mit einer Steigerung der kognitiven Leistungsfähigkeit die soziale und berufliche Integration der Patienten gefördert wird.
>
> Besonders in der Rehabilitation schizophrener Patienten haben neuropsychologische Trainingsansätze eine mittlerweile längere Tradition. Schizophrene Patienten leiden nicht selten unter schweren chronischen Einschränkungen ihrer neuropsychologischen Leistungsfähigkeit. Sowohl Ausmaß als auch Muster der kognitiven Beeinträchtigungen weisen allerdings eine
>
> ▼

Literatur

Abas MA, Sahakian BJ, Levy R (1990) Neuropsychological deficits and CT scan changes in elderly depressives. Psychol Med 20: 507–520

Arolt V, Suslow T (2001) Computergestütztes Aufmerksamkeitstraining in der kognitiven Rehabilitation schizophrener Patienten – eine kritische Übersicht. Nervenheilk 20: 85–89

Beblo T, Herrmann M (2000) Neuropsychologische Defizite bei depressiven Störungen. Fortschr Neurol Psychiat 68: 1–11

Green MF, Kern RS, Braff DL, Mintz J (2000) Neurocognitive deficits and functional outcome in schizophrenia: Are we measuring the »right stuff«? Schizophr Bull 26: 119–136

Guthke J, Wiedl KH (1996) Dynamisches Testen. Zur Psychodiagnostik der intraindividuellen Variabilität. Hogrefe, Göttingen

Heaton (1981) Wisconsin Card Sorting Test Manual. Psychological Assessment Resources, Odessa

Heinrichs RW, Zakzanis KK (1998) Neurocognitive deficit in schizophrenia: A quantitative review of the evidence. Neuropsychol 12: 426–445

Jung CG (1971) Erinnerungen, Träume, Gedanken. Walter, Olten

Kessing LV (1998) Cognitive impairment in the euthymic phase of affective disorder. Psychol Med 28: 1027–1038

Kuny S, Stassen HH, Hell D (1997) Kognitive Beeinträchtigungen in der Depression. Eine 2-Jahres-Nachuntersuchung an 30 Patienten. Schweiz Arch Neurol Psychiatr 148: 95–102

Marker KR (1997) Handbuch zum Programmpaket Cogpack Version 5.2. Marker Software, Ladenburg

Neu P, Kiesslinger U, Schlattmann P, Reischies FM (2001) Time-related cognitive deficiency in four different types of depression. Psychiatr Res 103: 237–247

Olbrich R (1999) Psychologische Verfahren zur Reduktion kognitiver Defizite. Erfahrungen mit einem computergestützten Trainingsprogramm. Fortschr Neurol Psychiatr (Sonderheft) 2: S74– S76

Roder V, Brenner HD, Kienzle N, Hodel N (1988) IPT Integriertes psychologisches Therapieprogramm für schizophrene Patienten. Psychologie Verlags Union, München

Suslow T, Schonauer K, Arolt V (2001) Attention training in the cognitive rehabilitation of schizophrenic patients: A review of efficacy studies. Acta Psychiatr Scand 103: 15–23

Tham A, Engelbrektson K, Mathé AA, Johnson L, Olsson E, Åberg-Wistedt A (1997) Impaired neuropsychological performance in euthmic patients with recurring mood disorders. J Clin Psychiatr 58: 26–29

Tölle R (1996) Rehabilitation – auch bei Depressiven? Dtsch Ärztebl 41: 2629–2632

Vauth R, Dietl M, Stieglitz RD, Olbrich HM (2000) Kognitive Remediation. Eine neue Chance in der Rehabilitation schizophrener Störungen? Nervenarzt 71: 19–29

Wiedl KH, Wienöbst J, Schöttke H, Kauffeldt S (1999) Differentielle Aspekte kognitiver Remediation bei schizophren Erkrankten auf der Grundlage des Wisconsin Card Sorting Tests. Z Klin Psychol 28: 214–219

Zarate CA, Tohen M, Land M, Cavanagh S (2000) Functional impairment and cognition in bipolar disorder. Psychiatr Q 71: 309–329

Kognitiv-verhaltenstherapeutische Interventionsansätze zur Behandlung von chronisch wahnhafter Symptomatik und chronischem Stimmenhören

Roland Vauth

Das Kapitel fokussiert zunächst auf das im Zusammenhang mit Symptomchronifizierung häufige Problem der mangelnden Bereitschaft zur regelmäßigen Medikamenteneinnahme, stellt hierzu therapeutische Interventionen dar und verdeutlicht dann Grundlagen, Vorgehen und Wirksamkeit spezifischer Interventionen zur Behandlung von chronischem Wahn und chronischen Halluzinationen im Rahmen des Modells der Kognitiven Verhaltenstherapie.

Etwa 20–30% aller an einer schizophrenen Erkrankung leidenden Patienten weisen eine mehr oder weniger ausgeprägte wahnhafte oder halluzinatorische Restsymptomatik auf.

15

15.1 Interventionen zur Reduktion von Non-Compliance als Ursache für Behandlungskonsistenz

15.1.1 Ursachen von Non-Compliance

Der wichtigste Faktor in Zusammenhang mit Behandlungsresistenz dürfte wohl die Non- oder Partial-Compliance in Bezug auf die neuroleptische Pharmakotherapie darstellen. Analysiert man die hier zugrunde liegenden motivationalen Prozesse, bietet sich ein sozial-kognitives Modell an, das in der Literatur auch unter dem Begriff des sog. »Health-Belief-Modells der Compliance« bekannt ist (Fenton et al. 1997). Grundsätzlich wird hierbei von einer Ambivalenz gegenüber der neuroleptischen Behandlung ausgegangen und verbindliche Medikamenteneinnahme als Ausdruck eines Überwiegens subjektiv wahrgenommener »Vorteile« gegenüber den subjektiv wahrgenommenen »Kosten« der Behandlung gesehen. Solche **subjektiven Vorteile** sehen Patienten in einer Intensitätsminderung aversiver emotionaler Folgen wahnhafter oder halluzinatorischer Symptomatik (z. B. massive Ängste, Verunsicherung oder auch Depressivität) bzw. deren Häufigkeits- oder Intensitätsminderung selbst. Auch die Verbesserung von kognitiver Funktionsfähigkeit (z. B. sich besser konzentrieren oder Dinge merken können) und die Verbesserung von Antrieb und Initiative (Reduktion von Negativsymptomatik) sind Beispiele von subjektiv erlebten Vorteilen einer Medikamenteneinnahme. Weitere Vorteile sehen Patienten in einer Erhöhung von Lebensqualität durch geringeres Interferieren von Symptomen mit Alltagshandlungen (z. B. keinem Gespräch richtig folgen können aufgrund intermittierend auftretender chronischer Halluzinationen) oder bessere Rollenfunktionsfähigkeit der Patienten (z. B. vermehrte Leistungsfähigkeit in Haushalt und Arbeitsplatz oder Sozialkontakt). Auch die Verhinderung von Rückfällen mit subjektiv aversiv erlebter Rehospitalisierung (nötig gewordene Zwangseinweisung/-behandlung, Verlust von Arbeitsplatz und Partner) kann ein solcher Vorteil sein.

Die **subjektiv wahrgenommenen Kosten** einer Neuroleptikaeinnahme sind gleichfalls vielfältig: Nebenwirkungen wie extrapyramidalmotorische Bewegungsstörungen (z. B. Parkinsonoid oder die häufig als sehr quälend erlebte Akathisie) bei konventionellen Neuroleptika sind wichtige Ursachen für Non-Compliance. Aber auch bei atypischen Neuroleptika können sexuelle Funktionsstörungen, Gewichtszunahme und Sedierung Gründe für ein Absetzen oder ein unregelmäßiges Einnehmen verordneter Medikation sein. Insofern kommt einer auf Minimierung von Nebenwirkungen gerichteten optimierten neuroleptischen Differenzialtherapie eine wichtige Rolle im Compliance-Aufbau und Erhalt zu. Subjektive Kosten sind aber auch in der Antizipation von der Stigmatisierung begründet, als junger Mensch Medikamente nehmen zu müssen. So glauben viele Patienten die Erkrankung erst erfolgreich überwunden zu haben, wenn sie keine Medikation mehr benötigen; oder die Medikamenteneinnahme in Anwesenheit von Gleichaltrigen wird als beschämend, in jedem Fall als stigmatisierend erlebt.

Zusätzlich kann es sein, dass die **Vorteile der Medikation nicht angemessen wahrgenommen** werden. Ein Grund hierfür ist möglicherweise, dass der Patient seine psychotische Erkrankung nicht akzeptiert. Ohne Medikamente zurechtzukommen kann für den Patienten beispielsweise bedeuten, eigentlich nie richtig krank gewesen zu sein oder aber zumindest aktuell die Krankheit überwunden zu haben. Dann kann es aufgrund persistierender Symptomatik zu wahnhaften Fehlattributionen und -interpretationen kommen. So kann ein Patient etwa den Rückgang des vielfältigen Beziehungs- und Bedeutungs-

erlebens nach Wiederansetzen einer (zuvor selbst abgesetzten) neuroleptischen Medikation nicht auf das Medikament zurückführen, sondern als Ausdruck seines persönlichen Versagens auffassen: »Die haben jetzt kein Interesse mehr an mir, weil ich die Zeichen nicht richtig gedeutet habe.«

Komplizierend für Erkrankungsverlauf und Therapie kommt hinzu, dass die unregelmäßige Einnahme oder das Absetzen von neuroleptischer Medikation häufig mit **komorbidem Substanzmittelabusus** zusammenhängt. Bei jüngeren Patienten ist es v. a. der Cannabiskonsum, der zusätzlich Reexazerbation oder Chronifizierung von Positivsymptomatik fördert, bei älteren Patienten eher ein chronischer Alkoholmissbrauch. Oft kommt diesem Substanzmittelabusus der Status einer **sekundären** Morbidität zu, durch die der Patient versucht, die Auswirkung der Medikation oder Erkrankung zu mildern. Ein Beispiel hierfür ist das mangelnde Spüren von Emotionen bei zu hoher Neuroleptikadosierung oder Negativsymptomatik, so dass ein Patient Emotionen durch Cannabiskonsum zu substituieren sucht.

Aber auch eine unzureichende Wirkung der Neuroleptika oder deren Wirkungsschwächung durch intermittierende Einnahme, Nikotinabusus, Unterdosierung usw. kann die Ursache für fortschreitende Verminderung der Bereitschaft zur Nutzung von Neuroleptika sein. Ein Beispiel für Letzteres ist etwa, wenn ein Patient die Feststellung macht, dass er vermehrt für ihn aversiv Halluzinationen erlebt, wenn er sich in stark stimulierender Umgebung befindet. So können z. B. beschimpfende, stark aggressive, abwertende oder ängstigende Stimmen vermehrt wahrgenommen werden, wenn der Patient sich in einer städtischen Fußgängerzone aufhält. Der Patient kann nun die Erfahrung machen, dass sein Stimmenhören geringer wird, wenn er sich zuvor mit Alkohol oder Cannabis sediert hat. Durch diese negative Verstärkung (Wegfallen/Reduktion aversiver Zustände) wird eine Chronifizierung des Suchtverhaltens begünstigt, und es kann eine sekundäre Suchterkrankung entstehen.

15.1.2 Psychotherapeutische Interventionen zum Aufbau von Compliance

Psychotherapeutische Interventionen zum Aufbau von Compliance (zur Übersicht vgl. Heinssen 2002; Zygmunt et al. 2002), haben sich aus dem Umfeld des Konzeptes des »Motivational Interviewing« (Miller u. Rollnick 1991) entwickelt. Die Grundidee hierbei ist, dass der Therapeut die Ambivalenz des Patienten, Medikamente einzunehmen oder auch eine therapeutische Bindung einzugehen, als typische Ausgangslage der Therapie aufgreift und eine Funktions- und Bedingungsanalyse von (Non-)Compliance durchführt. Er vermeidet hierbei Diskussionen über den vermeintlichen Vorteil der Behandlung und versucht zunächst einmal die Selbstwirksamkeitserwartung des Patienten zu unterstützen. Das heißt, der Therapeut versucht das Zutrauen des Patienten in die Fähigkeit zu stärken, seine Probleme und Erkrankung zu bewältigen, und die Hoffnung zu fördern, subjektiv bedeutsame Ziele zu erreichen. Erst dann und bei stabil etablierter therapeutischer Beziehung induziert der Therapeut kognitive Dissonanz. Das heißt er fördert, dass der Patient selbst beginnt, einen subjektiven Widerspruch zu erleben zwischen seiner Non- oder Partial-Compliance und dem Erreichen persönlich bedeutsamer Lebensziele. Denn dies setzt oft die (zumindest relative) Symptomfreiheit und psychische Stabilität voraus. Ein erneuter psychotischer Rückfall mit langer Rehospitalisierung kann evtl. Partnerschaft und Arbeitsstelle gefährden. Doch zunächst muss ein Patient für sich wieder solche subjektiv bedeutsamen Ziele entwickelt haben und sich auch zutrauen (zumindest mit therapeutischer und anderer Unterstützung), diese zu erreichen. Das Vorgehen ist in der folgenden Übersicht noch einmal dargestellt.

Interventionen zur Förderung von Compliance

- **Aushandeln eines gemeinsamen Behandlungs-/Rehabilitationsplans** (»develpoment of a shared formulation«) und Erarbeitung einer **Behandlungsvereinbarung** (»contracting«)
- **Funktionsanalyse von (Non-)Compliance**: Anreize für (Non-)Compliance?
- **Schaufensterbummel** (»shop front design«): Patienten einen Blick in die »Welt« vermitteln, die er sich bei weniger Rückfällen und aktiver Mitarbeit aufbauen könnte, Therapeut als »Reiseführer«
- Identifizieren von Aspekten in der Situation des Patienten, die diesen beunruhigen/belasten **als Ansatzpunkte für Unterstützung und Motivationsaufbau**
- **Praktische Hilfe**
- **Aufschieben** des Therapeutenwunsches nach Übereinstimmung in der Diagnose
- **Ermutigung** und Vermittlung von Hoffnung
- Vermehrtes Bereitstellen von **Hinweisreizen** (Kompensation kognitiver Defizite) und **Verstärkern** für Medikamenteneinnahme in der **häuslichen Umgebung**
- Veränderung der Einstellung gegenüber Erkrankung und Medikation durch »**normalizing not minimizing**«.

Gemäß dem Fünf-Phasen-Modell von Prochaska und Diclemente (DiClemente et al. 1999) durchläuft ein Patient im Rahmen des Behandlungsprozesses – und manchmal innerhalb der einzelnen Therapiesitzungen – mehrfach einen fünfstufigen Prozess:

- Abwesenheit von Änderungsbereitschaft und Überwiegen der Nachteile von Behandlung (»precontemplation«);
- Ambivalenzstadium, in welchem der Patient einige Vorteile einer verbesserten Compliance zu sehen beginnt, doch die Nachteile noch überwiegen (»contemplation«);
- Überwiegen der Vorteile (»preparation«);
- Bereitschaft zur Verhaltensänderung (Action-Phase);
- Aufrechterhaltung der Compliance-Entscheidung in der Maintenance-Phase; möglicherweise Immer-wieder-Auftreten von Rückfällen in alte Verhaltensmuster (z. B. der Non- oder Partial-Compliance, Cannabiskonsum).

Strategien des therapeutischen Aufbaus von Behandlungsmotivation in der Anfangsphase von Behandlung und Rehabilitation sind vielfältig: So kann sehr »niederschwellig« zunächst durch praktische Hilfeleistung (etwa Unterstütztwerden beim Finden einer Wohnung oder einer Arbeitsstelle, eines geschützten Arbeitsplatzes, Ordnung der finanziellen Verhältnisse) Vertrauen zum Behandler und Änderungszuversicht beim Patienten aufgebaut werden. Mit der Zeit kann dann diese Hilfestellung vom Therapeuten an die Voraussetzung zunehmender Behandlungskooperation und des Abarbeitens therapeutischer Schritte geknüpft werden (Behandlungsvereinbarung/«contracting«, Kontingenzmanagement). Wichtig ist, dass Therapeut und Patient in der ersten Therapiephase möglichst rasch eine gemeinsame Zielperspektive zu entwickeln beginnen. Im angloamerikanischen Bereich spricht man hier sehr treffend von Aushandeln eines Behandlungs- und Rehabilitationsplanes (»negotiation«) bzw. »shared treatment decision making«. Hierbei erarbeitet der Therapeut gemeinsam mit dem Patienten die für ihn individuell zutreffenden Vor- und Nachteile des Unterlassens oder Eingehens bestimmter Behandlungsmöglichkeiten. So lernt der Patient im therapeutischen Ansatz der Compliance-Therapie (Kemp et al. 1998) auf der Basis des verhaltenstherapeutischen Vier-Felder-Schemas nicht nur die Vorteile einer Medikamenteneinnahme und die Nachteile von Non-Compliance ins Auge zu fassen. Er lernt auch, sich für mögliche Vorteile einer unregelmäßigen oder Nichteinnahme von Medikation und die möglichen Nachteile einer Einnahme von Neuroleptika zu sensibilisieren, die in der Vergangenheit bei ihm immer wieder zu Non-Compliance geführt haben. Eingebettet in eine therapeutische Atmosphäre der Akzeptanz lernt der Patient angstfrei, subjektiv relevante Vor- und Nachteile der (Non-) Compliance-Entscheidung zu gewichten. Therapeutisch einzig sinnvolle Ausnahmen von diesem Vorgehen sind Situationen akuter Eigen- oder Fremdgefährdung oder auch ausgeprägte formale Denkstörungen (z. B. Inkohärenz und Zerfahrenheit). Sie machen für den Patienten ein angemessenes Gewichten von Vor- und Nachteilen bestimmter Behandlungsoptionen unmöglich und erfordern, dass der Therapeut direkte Verantwortung für den Patienten übernimmt.

Als evidenzbasiert können folgende Prinzipien zum Aufbau von Behandlungscomplicance gelten (Heinssen 2002; Turkington u. Kingdon, 2000; Zygmunt et al. 2002):

- **Behandlungsbereitschaft ist multidimensional:** Sie umfasst so Verschiedenes wie Wirkung und Nebenwirkung der Medikation, persönliche Bewertungen des Patienten, Anreizbedingungen der Umgebung und Qualität der Arzt-Patient-Beziehung.
- Eine **Funktionsanalyse** von Non-Compliance in der Vergangenheit und künftiger Verhaltensänderung im Rahmen verbesserter Compliance ist erforderlich.
- **»Collaborative behavior therapy«** umfasst eine gemeinsame Planung künftiger Behandlung und erfordert dabei positive Aspekte der Pharmakotherapie in Verbindung zu bringen mit persönlichen Zielen und Wünschen, die beim Patienten hinsichtlich besseren Funktionierens und persönlicher Lebensqualität bestehen. Als **Strategien** hierzu wurden eingesetzt: Erarbeiten einer Behandlungsvereinbarung (»contracting«), Funktionsanalyse von Compliance, vermehrtes Bereitstellen von Hinweisreizen und Verstärkern für Medikamenteneinnahme in der häuslichen Umgebung und Veränderung der Einstellung gegenüber Erkrankung und Medikation durch »normalizing«.

15.2 Psychologische Modelle wahnhafter und halluzinatorischer Symptomatik als Ausgangspunkt für die Begründung kognitiv-verhaltenstherapeutischer Interventionen

Bevor im Folgenden die wesentlichen therapeutischen Interventionen dargestellt werden, werden die psychologischen Modelle wahnhafter und halluzinatorischer Symptomatik zunächst erläutert (Phillips u. David 2000), die Ausgangspunkt der Entwicklung therapeutischer Interventionsstrategien sind: Die traditionelle Konzeptualisierung von Wahnsymptomatik als objektiv falsche, aus krankhafter Ursache entstehende Überzeugung, die ohne entsprechende Anregung von außen entsteht und trotz vernünftiger Gegengründe aufrechterhalten wird, stellt sich als Hindernis für die Entwicklung bzw. Adaptation psychotherapeutischer Behandlungsansätze dar.

Der Rückgriff auf einen eher introspektiven Überzeugungsbegriff enthält das Problem der Unterscheidbarkeit von Wahrheit und Nichtwahrheit. In sozialen Situationen konkurrieren nämlich häufig eine Vielzahl potenziell möglicher Interpretationen einer Situation gleichrangig nebeneinander. Auch ignoriert eine Wahndefinition, die nur einen kognitiven Aspekt umfasst (Welche Bedeutung

misst der Patient einem Ereignis X bei?), den für die Therapie wichtigen Kontext intra- und interpersoneller Beziehungen, in dem der Wahn eine bestimmte Funktion erfüllen kann. Ein Beispiel hierfür ist, wenn ein Patient – durch die Vorstellung z. B. »für eine bestimmte Mission auserwählt« zu sein – seinen Selbstwert stabilisiert und sich anderen überlegen fühlt. Wenn das Gefühl, seine Situation und Zukunft kontrollieren zu können und sich nicht hilflos zu fühlen, beim Patienten dadurch zunimmt, dass er seine interpersonellen Beziehungen in »Verbündete« und »Gegner« einteilt, ist dies ein weiteres Beispiel einer bestimmten Funktion wahnhafter Überzeugungen.

Auch ignoriert eine rein kognitive Wahndefinition die Auswirkung wahnhafter Überzeugungen in der sozialen Realität. Dort nämlich wirkt die wahnhafte Interpretation im Sinne einer sich selbst erfüllenden Prophezeiung. Der Patient handelt ja auf der Basis seiner wahnhaften Interpretationen und zeigt z. B. »Vorbeuge«- oder Vermeidungsverhaltensweisen. Diese irritieren in einem bestimmten soziokulturellen Kontext vorherrschende Erwartungen des sozialen Umfeldes und führen im Sinne eines wechselseitig eskalierenden Teufelskreises zur vermeintlichen Bestätigung wahnhafter Überzeugungen. So kann die »Präventivaggression« des Patienten Ausgrenzung und Gegenaggression zur Folge haben, ungewöhnliches Verhalten des Betroffenen vermehrte soziale Beobachtung nach sich ziehen. Und schließlich ist die Definition von Wahn als eine unkorrigierbare Überzeugung aufgrund empirischer Befunde unzutreffend, die den fluktuierenden Charakter von Überzeugungsstärke und Intensität des Wahnes belegen.

Als Erklärungsmodelle für die Entwicklung und Aufrechterhaltung wahnhafter Symptomatik dienen die Ergebnisse neuerer experimentalpsychologischer Untersuchungen der kognitiven Sozialpsychologie (vgl. auch die folgende Übersicht und Phillips u. David 2000).

**Neuropsychologische Befunde
und Erklärungsmodelle zu chronischem Wahn**

- **»Self-serving bias«:** Tendenz, positive Ereignisse internal und negative external zu attribuieren
- **»Jumping to conclusion«:** Tendenz zu vorschnellem »Einrasten« wahnhafter Interpretationen
- **»Gathering bias«:** Schlussfolgern auf der Basis sehr geringer und (mit ursprünglichem Ereignis nur) sehr marginal ähnlicher Ausgangsinformation
- **Salience-Hypothese:** Figur-Hintergrund-Vertauschung, Marginales/Zufälliges wird plötzlich zentral/bedeutsam
- **Reduzierte Fähigkeit zum Perspektivenwechsel** (»theory of mind«): Intentionen anderer können schlechter erschlossen werden

▼

> ━ Wahnsystematisierung als kognitiver **Elaborationsprozess** des Aufbaus und der Vernetzung kognitiver Schemata, die zunehmend automatisch die Informationsverarbeitung steuern

Oft wurde bei chronisch wahnhaften Patienten eine Akzentuierung allgemein-sozialpsychologischer Phänomene gefunden. Beispiele sind der »self-serving bias«, d. h. die Tendenz, negative Ereignisse external zu attribuieren und positive eher internal. Auch zeigen sich z. B. im »emotionalen STROOP-Test« oder auch in Satzergänzungsaufgaben, dass die Verarbeitung von Informationen durch wahnhafte Kognitionen verzerrt werden: So zeigt sich etwa im emotionalen STROOP-Test eine vermehrte Interferenz mit Wahninhalten zusammenhängender verbaler Stimuli (verminderte Zurückweisung falsch-positiver Reize in der Satzergänzung). Dies ist ein Beleg für eine vorschnelle Aktivierungsbereitschaft wahnhafter Kognitionen (vorschneller Abruf, auch bei wenig ähnlicher, situativer Ausgangsinformation). Schließlich finden sich Befunde, die für Beeinträchtigungen im Prozess des Schlussfolgerns selbst sprechen: Als »jumping-to-conclusions data gathering bias« versteht man die Tendenz, auf der Basis von im Vergleich zu Normalprobanden oder nichtwahnhaften Patienten geringeren Ausgangsinformationen weitreichendere, wahnkonforme Schlüsse zu ziehen. Diese Tendenz nimmt unter affektiver Belastung wie »negativem Feedback« oder vermehrt emotional stimulierenden Inhalten des Stimulusmaterials noch zu. Die »Salience-Hypothese« greift Ergebnisse von Blickfolge-Bewegungsaufzeichnungen bei der visuellen Exploration mimischer Information auf. Hier wurde nämlich gezeigt, dass Menschen mit einer paranoiden Schizophrenie häufiger als nichtwahnhafte, psychiatrische Patienten oder auch Normalprobanden irrelevante Reize fokussieren.

Diese Ergebnisse stützen die früheren theoretischen Überlegungen von Maher und Roberts, die in dem Aufbau wahnhafter Überzeugungen den Versuch einer dysfunktionalen Kompensation basalerer Informationsverarbeitungsstörungen sehen. Für die Ergebnisse veränderter Wahrnehmung werden mit dem Wahn Erklärungen gesucht. Für die Chronifizierung von Wahnsymptomen werden also zusammenfassend »Teufelskreise« kognitiver, verhaltensbezogener und interpersoneller Prozesse verantwortlich gemacht: Kognitiv sind Akzentuierung der sozialpsychologisch beschriebenen Tendenz von »self-serving bias« und »jumping to conclusion« prädisponierend. Hierzu kommt als Spezialfall von Schlussfolgerungsdefiziten eine Beeinträchtigung der Fähigkeit, Intentionen bei anderen zu erschließen, was mit »Theory-of-mind-Paradigmen« nachgewiesen wurde. Im Rahmen der »Wahnsystematisierung« führen kognitiv-semantische Elaborationsprozesse (immer mehr Situationsaspekte werden in

den Wahn integriert, Inkonsistenzen durch Zusatzannahmen »wegerklärt«). Und die Automatisierung der die Wahninhalte repräsentierenden kognitiven Strukturen führt dazu, dass die »wahnhaften« kognitiven Schemata bei immer geringerer Ausgangsinformation aktiviert werden.

Da der Patient auf der Grundlage des Wahns bestimmte Situationen meidet oder sich überhaupt sozial zurückzieht und die Meidung durch negative Verstärkung aufrechterhalten wird (mutmaßliche Abwendung erwarteter Bedrohung), werden im Widerspruch zu Wahninhalten stehende Erfahrungen zunehmend unwahrscheinlicher. Weil Wahninhalte auch das interpersonelle Verhalten steuern (z. B. Aggression, Beschwerden gegen mutmaßliche »Täter«), führen die Reaktionen des (irritierten) sozialen Umfeldes im Sinne einer sich selbst erfüllenden Prophezeiung zu weiterer Bestätigung der wahnhaften Erwartungen. Was uns also psychopathologisch als Wahn begegnet, sind Erklärungsversuche des Patienten für eine verwirrend veränderte Erfahrung, in der er sich plötzlich vermeintlich vermehrter Aufmerksamkeit anderer ausgesetzt fühlt, eigenem Fühlen, Denken und Handeln sowie Alltagsphänomenen etwas überraschend Ungewöhnliches oder erklärungsbedürftig Fremdes zukommt. Diese Erklärungsversuche resultieren aus dem Wunsch, wieder Kontrolle und Vorhersagbarkeit in der eigenen Verhaltenssteuerung zu erleben, Verwirrung, Ängste und eigene Bedrohtheitsgefühle zu reduzieren. Wahnhafte Kognitionen persistieren nicht nur aus neurobiologischen Gründen, sondern auch weil sie eine sich selbst bestätigende, soziale und kognitive Realität nach sich ziehen. Sie entsprechen einer schließlich 100fach angewandten »Brille«, die immer weniger Information benötigt, um ihre Sicht bestätigt zu fühlen. Sie stiften Selbstwert und Lebenssinn, und aufgrund sozialen Rückzuges und Meidungsverhaltens wird zunehmend weniger Gegenerfahrung möglich.

Hieraus resultiert für die kognitiv-verhaltenstherapeutische Behandlung die Notwendigkeit, gemeinsam mit dem Patienten Alternativerklärungen zu erarbeiten. In der Therapieplanung ist ständig zu berücksichtigen, auf welche Weise mögliche wichtige Funktionen wahnhafter Kognitionen (Kontrolle, Selbstwert usw.) auf eine andere Weise vom Patienten erreicht werden können. Da die Therapie darauf zielt, Möglichkeiten zu neuen (Gegen-) Erfahrungen zu verschaffen, muss der Patient auch zu emotionalem Risiko neuen Verhaltens ermutigt werden. Daher spricht Aaron T. Beck, einer der Protagonisten dieser Therapieform, auch von »collaborative empirism« (Rector u. Beck 2002), der sich den subjektiven Erfahrungen des Patienten zuwendet und diese im Rahmen der verhaltenstherapeutischen Problemanalyse kennen lernen will.

> **Wichtig**
>
> Wahnhafte Überzeugungen stellen einen unter Aspekten funktionaler Verhaltenssteuerung missglückten Versuch des Patienten dar, neurobiologisch bedingte, kognitive Informationsverarbeitungsstörungen zu kompensieren.

Halluzinationen können aufgrund kognitionspsychologischer Befunde am ehesten mit Beeinträchtigungen von Sprachproduktion und -rezeption sowie »Monitoring-Defiziten« konsistent erklärt werden. Die Inhalte von Halluzinationen stehen oft im Zusammenhang mit Lern- und Lebensgeschichte des Betroffenen. Sie lassen sich oft auf der Dimension »Hilflosigkeit vs. Kontrolle« klassifizieren (Chadwick u. Birchwood 1994; Birchwood et al. 2000). Sie werden subjektiv teilweise als nützlich erlebt (Miller u. Rollnick 1991). Ihre Auftrittshäufigkeit steht oft im Zusammenhang mit individuell voraussagbaren Auslösekontexten und unterschiedlich nützlichen Bewältigungsstrategien (Haddock et al. 1993; Slade u. Bentall 1988; Falloon u. Talbot 1981). Für emotionale Stimuli konnte z. T. die »Monitoring-Defizit-Hypothese« belegt werden (Frith u. Dolan 1996). Hier konnte gezeigt werden, dass Patienten mit Wahnsymptomen schlechter als Kontrollprobanden von ihnen selbst generierte verbale Stimuli und von außen vorgegebene differenzieren konnten. Allerdings ist insgesamt die Befundlage zum Verständnis von Halluzinationen als möglicher Fehlattribution von »innerer Sprache« als externe Information noch kontrovers. Kognitiv-verhaltenstherapeutische Interventionen greifen diese Befunde auf, indem sie kognitiv mit ungünstiger Bewertung der Stimmenhörens durch den Patienten arbeiten (Hilflosigkeit, Unkontrollierbarkeit usw.), um die ungünstigen affektiven Folgen (Angst, Wut, Niedergeschlagenheit) zu reduzieren. Auch bieten sie Hilfen zum Aufbau von Informationskonkurrenz, welche die Stimmen in den Hintergrund der Wahrnehmung drängt, und zur Differenzierung von laut gewordenen eigenen Gedanken und externen Stimmen.

15.3 Ziele und Strategie kognitiver Verhaltenstherapie

Die Ziele kognitiver Verhaltenstherapie bei chronischer Positivsymptomatik gehen über den reinen Aufbau von Bewältigungsstrategien für den Umgang mit wahnhafter oder halluzinatorischer Symptomatik deutlich hinaus (Rector et al. 2002).

Förderung des Problemverständnisses

Die Förderung eines minimalen Problemverständnisses beim Patienten soll bewirken, dass er im Laufe des Therapieprozesses in der Lage sein soll, den **Zusammenhang** zwischen bestimmten inneren und äußeren **Auslösebedingungen und Symptomverschärfung** zu erkennen. Ein Beispiel hierfür ist, wenn der Patient bemerkt, dass er v. a. in Situationen vermehrter sozialer Stimulation (z. B. Benutzen öffentlicher Verkehrsmittel) zunehmend verunsichert ist durch seinen Eindruck von Beobachtet-, Verfolgt- oder irgendwie Fremdbeeinflusstwerden. Selbst Patienten, die ihre wahnhaften Interpretationen nicht als Ausdruck einer Erkrankung wahrnehmen, spüren doch zumindest eine gewisse »Dünnhäutig- oder Irritierbarkeit«, die sie zeitweise auch hindert, persönlich relevante Ziele zu erreichen.

Eine so definierte partielle »Einsicht« kann dann durchaus Ausgangspunkt eines Arbeitsbündnisses zwischen Therapeut und Patient werden. Ein Beispiel beim Stimmenhören ist, wenn der Patient erkennt, dass es häufig z. B. bei ihm interpersonell bedeutsame Konfliktsituationen sind oder auch reizintensive Umgebungen (wie Einkaufszone in der Stadt), die die Lautstärke des Stimmenhörens oder dessen Aversivität (Ängste, Depressivität usw.) intensivieren. Weiter kann der Patient im Lauf der Therapie erkennen, dass es sein Gefühl den Stimmen ausgeliefert zu sein ist, das zu einer massiven Zunahme seiner Ängste führt. Schließlich kann er begreifen, dass er auf das vermehrte Auftreten des Stimmenhörens mit Abbruch der Situationen/Meidung reagiert (z. B. Verlassen der Situation) und dies seinen inneren Demoralisierungsprozess und seine Selbstabwertung weiter intensiviert.

Ergebnis der therapeutischen Arbeit ist also die Entwicklung sog. »Situationsmodelle«, die den individuellen Teufelskreis aufzeigen zwischen den Auslösern und der Reaktion des Patienten darauf, die wiederum zum Auslöser weiterer Eskalation wird. Die Situationsmodelle sollen dies für den Patienten nachvollziehbar machen. Ein Beispiel für ein solches Situationsmodell ist für das Stimmenhören in ◘ Abb. 15.1 dargestellt.

> **Wichtig**
>
> Keineswegs ist das erste Ziel kognitiver Verhaltenstherapie, dass der Patient sich von Positivsymptomatik als Ausdruck einer behandlungsbedürftigen psychiatrischen Erkrankung distanziert. Viel wichtiger ist es, dass der Patient minimal die gemeinsam mit dem Therapeuten erarbeiteten »Situationsmodelle« als »Arbeitsgrundlage« akzeptiert, dass die teufelskreisartigen Eskalationprozesse für den Patienten versteh- und damit vorhersehbar werden und zu trainierende Bewältigungsstrategien und Verhaltensänderungen plausibel machen.

Analog zum Teufelskreis des Panikmodells in der Behandlung von Panikstörungen erfährt der Patient hierbei eine »Ent-Ängstigung« und Entlastung des Selbstkonzep-

◻ Abb. 15.1. Teufelskreis des Stimmenhörens

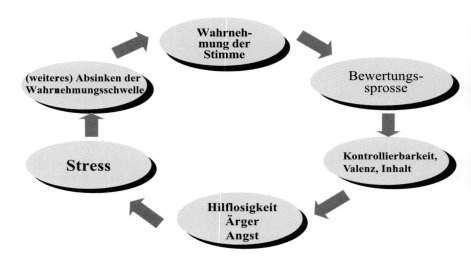

tes. Plötzlich wird für den Patienten nachvollziehbar, dass Stimmenhören nicht einfach »schicksalhaft über ihn hereinbricht« und daher unkontrollierbar oder einfach etwas beschämend Verrücktes ist. Der Patient begreift zunehmend das Verstärken psychotischer Symptome oder deren affektiver Folgen als regelhaft. Sie ergibt sich für ihn aus der Wechselwirkung von Stress und Belastung auf der einen Seite und seiner Bewältigungsantwort auf der anderen Seite sowie auf der Basis einer neurobiologisch vermittelten Vulnerabilität des Informationsverarbeitungssystems. Dieser Ansatz wurde im angloamerikanischen Bereich auch als »normalizing« bezeichnet (Turkington u. Kingdon 2000).

Reduktion der Symptomauswirkungen auf das Selbstkonzept

Ein zweites Ziel kognitiv-verhaltenstherapeutischer Interventionen bei chronischer Positivsymptomatik stellt die Reduktion der Symptomauswirkungen auf das Selbstkonzept dar. Stehen z. B. die Stimmeninhalte im Widerspruch zum Wertesystem des Patienten (z. B. faschistoide Inhalte trotz liberaler Grundgesinnung) kann der Selbstwert des Patienten bedroht werden. Weiter kann das Empfinden des Patienten, ohnmächtiges Opfer einer nicht kontrollierbaren, über ihn hereinbrechenden Verschwörung (im Falle des Wahns) oder Opfer aggressiver bzw. abwertender Stimmen zu sein, zu einer Verminderung von Selbstwirksamkeitserwartung führen. Folge hiervon kann eine »gelernte Hilflosigkeit« sein, aus der heraus auch Kontrolle in eigentlich vom Patienten durchaus kontrollierbaren Situationen nicht mehr erwartet wird. So ist denn auch eines der wichtigsten Ziele kognitiver Verhaltenstherapie der schrittweise Aufbau der Selbstwirksamkeit. Das heißt, dem Patienten zunehmend die Erfahrung zu ermöglichen, Lebensbereiche oder Aspekte von Situationen, einschließlich der Symptomatik, wieder/besser kontrollieren zu können. Auch der Selbstwert wird therapeutisch stabilisiert, z. B. durch Vermittlung von Ak-

zeptanz in der therapeutischen Beziehung oder durch Reduktion von Selbststigmatisierung durch das weiter oben erwähnte »normalizing«.

Subjektiv bedeutsame Lebensziele

Neben Aufbau von Problemverständnis und Selbstkonzeptstabilisierung ist zum Dritten im therapeutischen Prozess das Herausarbeiten subjektiv bedeutsamer Lebensziele zentral. Entscheidend für viele Aspekte des therapeutischen Erfolges ist, dass der Patient wieder beginnt etwas »zu wollen« (z. B. eine bestimmte Arbeit oder Partnerschaft). Solche Ziele entscheiden darüber, ob der Patient bereit ist, auch kurzfristige Nachteile der Therapie in Kauf zu nehmen wie das emotionale Risiko sich zu öffnen, sich mit negativen Emotionen (z. B. Versagensgefühlen) auseinandersetzen oder neues Verhalten auszuprobieren, überhaupt den zeitlichen Aufwand zu betreiben, mögliche Nebenwirkungen einer bisher eher skeptisch betrachteten neuroleptischen Medikation auf sich zu nehmen. Das Erarbeiten motivierender, attraktiver Ziele bezieht sich nicht nur auf die Fähigkeit, kulturell angemessene Rollen auszufüllen (Tätigkeit am ersten Arbeitsmarkt, Partnerschaft, eigenständiges Wohnen usw.), sondern auch auf die Bewältigung altersangemessener Entwicklungsaufgaben. Beispiele hierfür sind die oft durch das erstmalige Erkranken oder wiederholte Rückfälle verzögerte Ablösung vom Elternhaus, der Beginn der beruflichen Ausbildung oder der Berufstätigkeit, der Aufbau eines sozialen Netzes zu Gleichaltrigen, einschließlich Partnerschaft.

Verhinderung von sekundären Erkrankungen

Viertens zielt die therapeutische Intervention darauf, die Entwicklung von sekundären Erkrankungen zu verhindern. Beispiele sind Suchterkrankungen (▶ s. unter 15.1.1), soziophobische Verhaltensweisen (sozialer Rückzug oft mit der Folge dysfunktionaler Symptomstabilisierung) oder auch die Ausbildung von depressiven Symptomen wegen mangelnder Krankheitsakzeptanz oder unzureichender Bewältigung der Positivsymptomatik mit der Gefahr einer erhöhten Suizidalität.

Krisenbewältigungsplan

Fünftens wird mit dem Patienten auf der Basis der individuell, aus dem bisherigen Erkrankungsverlauf ihm und den Angehörigen bekannten, sehr frühen Warnzeichen eines beginnenden Rückfalls ein Krisenbewältigungsplan erarbeitet. Ein solcher Plan gestattet bereits im Vorfeld eines anflutenden Rückfalls bestimmte Handlungsoptionen und gibt damit dem Patienten eine aktive Mitgestaltungsmöglichkeit (vgl. Vauth 2003). Beispiele für solche sehr frühen Warnzeichen eines drohenden Rückfalls sind das Auftreten von Schlafstörungen oder affektiver Instabilität, Verminderung von Konzentrations- oder Arbeitsfähigkeit. In einem Krisenplan können Aspekte konkretisiert werden wie eine passagere Erhöhung der neuroleptischen Einnahmedosis, ein zeitweises Krankschreiben oder ein psychotherapeutisches Arbeiten an den auslösenden Stressoren.

Wichtig

Aufbau von Problemverständnis, Stabilisierung von Selbstwert und Selbstwirksamkeitserwartung, Hilfe beim Identifizieren und Erreichen subjektiv bedeutsamer Lebensziele und Entwicklungsaufgaben, die Verhinderung sekundärer Morbidität (Depression, soziale Phobie, Suchterkrankung) und die Entwicklung eines Krisenplanes zur besseren Rückfallprophylaxe sind neben dem Aufbau von Symptombewältigungsstrategien die Ziele kognitiver Verhaltenstherapie bei persistierender Positivsymptomatik.

Grundelemente der kognitiven Verhaltenstherapie

Die Grundelemente der kognitiven Verhaltenstherapie und der typische Sitzungsablauf sind in den folgenden Übersichten dargestellt.

Elemente kognitiver Verhaltenstherapie bei schizophrenen Menschen. (In Anlehnung an Rector u. Beck 2002)

- Aufbau einer starken therapeutischen Beziehung: Akzeptanz, Unterstützung, gemeinsames Angehen von Problemen (»collaboration«)
- Entwicklung und Hierarchisierung einer Problemliste (Symptome, Lebensziele)
- Psychoedukation und dabei »Normalizing« der Symptome: Abbau von Stigma, Betonung der Rolle von Stress und biopsychosozialen Grundlagen
- Entwicklung eines gemeinsamen »Modells«: Themen in der Problemliste, Erarbeiten von

▼

Teufelskreisen (Zusammenhang: Denken-Fühlen-Handeln)
- Fokussierung von Positiv- und Negativsymptomatik mit Techniken der kognitiven Verhaltenstherapie wie Sokratischer Dialog, Umstrukturierung, Alternativkognitionen, Verhaltensexperimente, Angst-/Misstrauenshierarchie, Vorstellungsbilder, Rollenspiele
- Fokussierung von Angst und Depression mit CBT-Techniken wie Entspannungsmethoden, Time-scheduling, Selbstkonfrontation, Fokussierung von Angst- und Depressionskognitionen
- Rückfallprophylaxe: Identifizieren von Risikosituationen, Fertigkeitstraining
- Entwicklung eines Stufenplanes für den Umgang mit Rückschlägen

---

Typischer Sitzungsablauf der kognitiven Verhaltenstherapie bei persistierender Positivsymptomatik. (In Anlehnung an Rector u. Beck 2002)

- Verlauf: Stimmungsentwicklung seit der letzten Sitzung, Medikamenten-Compliance, Fortschritte, Inanspruchnahme von Hilfe
- Anknüpfen an letzte Sitzung: Rekapitulation der wichtigsten Themen und vereinbartes Vorgehen, Aufstellen einer Themenliste für die aktuelle Sitzung
- Abarbeiten der Themenliste: z. B. Anwendung kognitiver Strategien, die auf wahnhafte Inhalte gerichtet sind, Ausführung von Verhaltensexperimenten zur Prüfung von auf das Stimmenhören bezogenen Bewältigungsstrategien für den Umgang mit unvorhergesehen Krisensituationen
- Festlegung von Zwischensitzungsübungen
- Zusammenfassung der Ergebnisse und Feedback des Patienten (was nimmt er mit, was war hilfreich/blieb offen?)
- Nochmaliges Durchgehen der Schritte bis zur nächsten Sitzung und Verdeutlichen des Zusammenhangs zum Gesamtbehandlungsplan (Vorteile, Ziele usw.)

In den letzten Jahren sind eine Reihe von kognitiv-verhaltenstherapeutischen Ansätzen für chronische Stimmenhörer und Menschen mit chronisch wahnhafter Symptomatik entwickelt worden, deren Wirksamkeit empirisch nachgewiesen werden konnte:

- **Coping Strategy Enhancement** von Tarrier aus Manchester,
- **Normalizing** von Kingdon und Turkington,

- **Cognitive Behaviour Therapy for Psychosis** von Fowler, Garety und Kuipers aus Oxford (Garety et al. 2000),
- **Cognitive Therapy for Delusions, Voices and Paranoia** von Chadwick und Birchwood aus Southampton bzw. Birmingham,
- **Personal Therapy** von Hogarty,
- **COPE** (Cognitively Oriented Psychotherapy for Early Psychosis),
- **STOPP** (Systematic Treatment of Persistent Psychosis),
- **ACE** (Assessment and Crises Evaluation) der Melbourner Arbeitsgruppe um McGorry, Jackson und Edwards.

All diese Ansätze liegen in manualisierter und weitgehend empirisch evaluierter Form vor.

15.4 Verhaltenstherapeutische Problemanalyse als Ausgangspunkt der Therapieplanung

Allen Therapieansätzen liegt das **kognitive Modell** zugrunde, das im sog. **SOERC-Modell** formalisiert werden kann. Das kognitive Modell nimmt an, dass auf der Basis einer neurobiologischen Reaktionsbereitschaft (O = Organismus, z. B. bestimmte Abweichungen des Neurotransmitterstoffwechsels, Cannabiskonsum) zwischen Stimmenhören bzw. wahnhaften Wahrnehmungen und Schlussfolgerungen in bestimmten Situationen (S = innere/äußere Situation) einerseits und emotionalen und verhaltensbezogenen Reaktionen des Patienten darauf andererseits (C = »consequences«) kognitive Bewertungsprozesse (E = Erwartungen, R = Reaktion) vermittelt werden.

Die **kognitiven Bewertungsprozesse** sind ihrerseits abhängig von situativen inneren oder äußeren Auslösern der Symptomatik wie bestimmten belastenden Kognitionen, »Life-Events« (Umzug, Berufsanfang, Partnerschaftsbeginn), Situationen mit einem Übermaß oder aber auch zu wenig externer Stimulation. Und andererseits sind »automatische Gedanken« (»Die Stimmen sind furchtbar, ich kann sie nicht aushalten«) abhängig von bestimmten **kognitiven Grundüberzeugungen** des Patienten. Kognitive Grundüberzeugungen beziehen sich auf die kognitive Triade von Annahmen über sich selbst, die Zukunft oder andere. Lerngeschichtlich bedingt bewegen sich solche Grundüberzeugungen entlang folgenden Dimensionen:

- Abhängigkeit versus Autonomie,
- Leistungsmotivation versus Versagen,
- interpersonelles Akzeptiertwerden versus der Erwartung von Zurückweisung,
- Überlegenheit versus Unterlegenheit und
- Gutsein versus Schlechtsein.

Auch **frühere psychotische Erfahrungen** haben einen Einfluss auf die aktuelle Bewertung der auftretenden Symptome. Angenommen ein Patient hat das Auftreten der Stimmenhörens als so ängstigend oder deprimierend erlebt, dass er daraufhin einen schweren Suizidversuch unternommen hat: In diesem Fall ist aufgrund des vorangegangenen Erlebnisses das Wiederauftreten imperativer, abwertender oder aggressiver Stimmen mit massiven Ängsten vor Kontrollverlust verbunden. Die initiale Bewertung der wieder auftretenden Stimmen wird als hoch subjektiv bedeutsame eingestuft (Merkmal der Relevanz) und mit der Antizipation von Schaden oder Verlust verbunden (also z. B. der Sorge vor einem erneuter Suizidversuch) (► s. folgende Übersicht).

Verhaltenstherapeutische Problemanalyse

- **SOERC-Analyse**
  - **S** = innere/äußere **Situation**, die zum vermehrten vs. verminderten Auftreten der Symptome führt
  - **O** = **organismische Variablen** wie Drogenkonsum, Vulnerabilität
  - **E** = **Erwartung**, dass z. B. aggressive/abwertende Stimmen in bestimmter Situation auftreten werden, unter bestimmten Bedingungen/Anzeichen Gefahr droht
  - **R** = **Reaktion**: z. B. wie häufig, wie lange, wie stark mit Alltagshandlungen interferierend treten Stimmen oder wahnhafte Kognitionen auf? Von welchen Emotionen oder körperlichen Reaktionen werden sie begleitet?
  - **C** = kurz- und langfristige **Konsequenzen**: emotional (Deprimiertheit, Angst, Wut), verhaltensbezogen (z. B. Meidungsverhalten), kognitiv (Gedanken über sich, die Zukunft, die Beziehung zu anderen)
- **Analyse der Funktionalität** bezogen auf
  - **Selbstkonzept**: z. B. Selbstwert, Kontrollierbarkeit, Lebenssinn
  - **Soziale Beziehungen**: z. B. Stimmen als Ersatz für Sozialkontakte
- **Analyse der lerngeschichtlichen Hintergründe** bezogen auf
  - Erfahrungen mit der Erkrankung
  - Wichtige interpersonelle und selbstbezogene Erfahrungen
- **Analyse der spontan vom Patienten eingesetzten Bewältigungsstrategien**
  - **Beurteilung von Effizienz und Konstruktivität** der Bewältigungsstrategien hinsichtlich der Ziele des Patienten und der sozialen Akzeptanz
  - Identifikation von **Bedingungen,** unter denen die gleiche Strategie wirksam bzw. nicht wirksam ist

Auch **nachfolgend auftretende ungewöhnliche Erfahrungen** des Patienten wie etwa Beziehungs-, Bedeutungs- und Beeinträchtigungserleben werden von diesen kognitiven Schemata gesteuert. Im Sinne eines Circulus vitiosus fühlt der Patient sich immer stärker als gehetztes Opfer und entwickelt hierzu paranoide Erklärungsmodelle. Diese ordnen zwar einerseits seine ungewöhnlichen Erfahrungen, verstärken aber andererseits den emotionalen Druck.

Beispiele für **Konsequenzen** von oben illustrierten Bewertungsprozessen (C) sind so unterschiedliche Affekte wie Hoffnungslosigkeit, Angst, Niedergeschlagenheit oder auch Wut bzw. so unterschiedliches Verhalten wie Passivität/sozialer Rückzug, ausgeprägtes Meidungsverhalten, Bewältigungsversuche oder auch suizidale und fremdaggressive Handlungen.

An diesem Beispiel erkennt man die wohl wesentlichste Abweichung von rein phänomenologisch orientiertem, psychopathologisch-klassifikatorischem Diagnostizieren des Vorliegens von Halluzination oder Wahn. Der diagnostische Prozess innerhalb der kognitiven Verhaltenstherapie ist somit multidimensional. Die **Phänomenologie der Positivsymptomatik** (z. B. des Stimmenhörens) ist nur der Ausgangspunkt, also »Was sagen die Stimmen? Sind sie laut oder leise, männlich oder weiblich, bestimmten Personen zuordnenbar?«. Dann werden im nächsten Schritt die relevanten kognitiven **Bewertungs- und Schlussfolgerungsprozesse** identifiziert. Hier sind Fragen wichtig wie »Für wie glaubwürdig hält der Patient die Stimmen?«, »Mit welchem Macht- oder Ohnmachtsempfinden gehen sie einher?« und »Werden die von den Stimmen kommunizierten Inhalte als Ich-synton oder Ich-dyston und damit indentitätsgefährdend erlebt?« Auch die **zugeschriebene Evidenz** in der äußeren Wirklichkeit des Patienten spielt eine gewichtige Rolle. Das heißt, Beziehungs- und Bedeutungserleben wird aufgegriffen, um zu klären, welche konkreten aktuellen und vergangenen Lebensereignisse der Patient in seinem Erklärungsmodell anführt.

Hinsichtlich der **Auswirkungen der Positivsymptomatik ist das** Kriterium des Absorbiertseins in Alltagshandlungen (Wie stark muss durch Stimmenhören eine gerade ablaufende Alltagshandlung vermindert oder unterbrochen werden?) und der Überzeugungsstärke von wahnhaften Deutungen zu erwähnen. Hierzu gehört auch – wie schon unter 15.3 berichtet –, die emotionalen und verhaltensbezogenen Folgereaktionen der Positivsymptomatik zu fokussieren. Schließlich kann es den Patienten im Sinne des »Normalizing-Ansatzes« entlasten, wenn er gemeinsam mit dem Therapeuten herausarbeitet, dass das Auftreten paranoider Beeinträchtigungsängste zwar neurobiologische Ursachen hat, deren Inhalte aber mit bedeutsamen Erfahrungen in seiner Lebens- und Lerngeschichte zusammenhängen.

> **Fallbeispiel**
> Ein Beispiel hierfür ist, wenn die paranoiden Inhalte rezidivierender schizomanischer Episoden einer Patientin immer wieder um die Thematik von Mobbing am Arbeitsplatz, um die Angst, aus bestehenden Gruppen »rausgeekelt« zu werden, kreisen. In der Therapie wird der Zusammenhang mit einem Ereignis erarbeitet, bei dem die Patientin mitten aus der Rolle einer beliebten Klassensprecherin als 15-Jährige plötzlich in einer für sie sehr demütigenden Art und Weise Opfer von »Klassenkeile« wurde. Ihr war damals zu Unrecht unterstellt worden, die Mitschüler bei einem Lehrer wegen eines Streiches verraten zu haben. Dieses Erlebnis prägte bei der Patientin die Erwartung, dass man sich niemals ganz sicher fühlen kann, selbst wenn man aktuell von allen (z. B. auch am Arbeitsplatz) gemocht und geschätzt wird.

Bei einem solchen Vorgehen geht es dann nicht um eine Deutung im tiefenpsychologischen Sinne, die beansprucht, einen inneren Konflikt aufzulösen und dadurch therapeutisch wirksam zu werden. Vielmehr ist therapeutisches Ziel dem Patienten durch ein solches In-Bezug-Setzen sein Erleben zumindest teilweise nachvollziehbar zu machen, indem ein wichtiges Grundthema aufgegriffen werden kann. Die hierin zum Ausdruck kommenden subjektiven Grundannahmen des Patienten können dann durch kognitive Techniken fokussiert werden. Das Vorgehen entspricht dem bereits oben skizzierten Normalizing-Ansatz.

> **Zusammenfassung**
>
> **Klassische psychopathologische Diagnostik** bleibt bei der Phänomenologie der Positivsymptomatik deskriptiv stehen (Liegt eine paranoid-halluzinatorische Symptomatik vor oder nicht?). Kognitive Verhaltenstherapie analysiert mit dem diagnostischen Instrument der **SOERC- und Funktionsanalyse.** Ihr Ergebnis bildet die Grundlage des gemeinsamen Arbeitsmodells von Therapeut und Patient als Ausgangspunkt therapeutischer Interventionen.

15.5   Stufen des Therapieprozesses und therapeutische Aufgaben

Der Therapieprozess lässt sich in 6 Stufen einteilen (Garety et al. 2000).

Die sechs Stufen kognitiver Therapie chronischer Positvsymptomatik

- Basisdiagnostik und »role-engagement« (im Mittel 6 Sitzungen)
- Arbeit an Spontanbewältigungsstrategien (2–3 Sitzungen)
- Aufbau eines funktionellen Krankheitsmodells (2–3 Sitzungen)
- Etablieren von spezifischen Bewältigungsstrategien für halluzinatorische und wahnhafte Symptomatik (Hauptfokus der Therapie)
- Verbesserter Umgang mit negativen affektiven Folgereaktionen und Selbstbewertungen auf Positivsymptomatik
- Umgang mit Rückfall und Rollenfunktionseinschränkung

Fokus der **ersten Stufe** ist die Basisdiagnostik und die sog. Role-engagement-Phase. Für diese werden im Mittel ca. 6 Sitzungen der insgesamt ca. 25 Sitzungen beansprucht. Die **Basisdiagnostik** bezieht sich nicht nur auf die psychopathologische Differenzialdiagnostik (Im Rahmen welcher Grunderkrankung tritt die persistierende Positivsymptomatik auf?) und der Identifikation von (Non-)Compliance-Mustern (Unter welchen inneren/äußeren Umständen werden welche Medikamente am ehesten akzeptiert?). Sie besteht insbesondere – wie oben ja ausführlich dargestellt – in einer ausführlichen kognitiv-verhaltenstherapeutischen Problemanalyse mit einer Analyse der Bedingungen (Was sind die wichtigen inneren und/oder äußeren Auslösesituationen des Stimmenhörens?), des Verhaltens (Mit welchen kognitiven, emotionalen oder auch vegetativen Prozessen geht das Stimmenhören einher?) und der Konsequenzen (emotionale und verhaltensbezogene Verstärkung z. B. des Stimmenhörens). Sie wird abgeschlossen mit einer ausführlichen Funktionsanalyse. Diese ist geleitet von der Frage: »Was wäre, wenn … (die Positivsymptomatik) plötzlich nicht mehr bestünde?« Beispielsweise kann Stimmenhören fehlende Sozialkontakte oder persönlichen Rat durch andere ersetzen, expansives Wahnerleben (Annahme, für eine bestimmte Mission auserwählt zu sein) angeschlagenes Selbstwertgefühl stabilisieren. Hierzu müssten dann zunächst in der Therapie funktionelle Alternativen aufgebaut werden.

Auf die **Role-engagement-Phase** beziehen sich verschiedene Motivationstechniken zum Aufbau von Behandlungsbereitschaft, die unter 15.1 bereits am Beispiel der Pharmakotherapie-Compliance skizziert wurden. Ohne Aufbau von Hoffnung, ohne eine tragfähige therapeutische Beziehung, ohne den Abbau von Misstrauen und ohne zunächst auf konfrontatives Vorgehen bei Leugnen von Behandlungsnotwendigkeit zu verzichten, wäre therapeutisches Arbeiten bei dieser Patientengruppe in keiner Weise möglich. Aron T. Beck, einer der Urväter der kognitiven Therapie hat die Grundhaltung, mit der der Therapeut dem Patienten begegnen sollte, daher auch als »**collaborative empirism**« bezeichnet. Gemeint ist damit, dass der Therapeut sich als Begleiter auf dem Weg änderungsrelevanter Erfahrungen anbietet. Die Fragen des Therapeuten sind durch Empathie und Interesse (»curiosity«) an den subjektiven Erlebnissen und auch durch die psychotischen Erfahrungen des Patienten gekennzeichnet; d. h. der Therapeut versucht zunächst die Perspektive des Patienten möglichst umfassend zu verstehen und aufzugreifen. So verstandene »**curiosity**« steht im wichtigen Gegensatz zu häufig ungünstigen Vorerfahrungen der Patienten mit chronischer Positivsymptomatik. Wenn die Patienten persistierende Symptome in der Vergangenheit angaben, reagierten die Behandler in ihrer Lerngeschichte bisher häufig mit Erhöhung von Medikation und damit Nebenwirkungen oder sogar mit Zwangsmaßnahmen. Auch wenn dies in **akuten** Notfallsituationen durchaus gerechtfertigt sein kann, muss das Misstrauen der Patienten in der Anfangsphase der Therapie **chronischer** Positivsymptome unbedingt beachtet und diesbezügliche Ängste beim Patienten abgebaut werden.

Wie ebenfalls im Zusammenhang mit dem Aufbau von Pharmakotherapie-Compliance schon ausgeführt, ist das **Identifizieren subjektiv bedeutsamer Therapieziele** zentral, d. h. die Beantwortung der Frage, für was der Patient bereit wäre, therapeutische »Investitionen« auf welche Weise (Zeit, evtl. Nebenwirkungen regelmäßiger Medikamenteneinnahme usw.) in Kauf zu nehmen. Ein defizitorientiertes Formulieren von Therapiezielen, wie es klassisch psychopathologischem Vorgehen oder dem vorschnellen Fokussieren von Behinderung zugrunde liegt, ist ungünstig, weil dabei negative Formulierungen (z. B. »weniger Symptomatik«) entstehen. Sie vermitteln implizit dem Patienten die Kränkung, in irgend einer Form einen »Mängelwesen« zu sein. Dies kann dann den ohnehin meist »angeschlagenen« Selbstwert und die meist reduzierte Selbstwirksamkeitserwartung weiter beeinträchtigen sowie die Selbststigmatisierung erhöhen. Aus diesem Grund also ist es für den Therapieerfolg entscheidender, mit dem Patienten positiv definierte Ziele herauszuarbeiten: Was will er z. B. dadurch erreichen, dass er weniger häufig im Alltag durch sein Stimmenhören abgelenkt wird, dadurch dass die durch das Stimmenhören ausgelösten negativen Gefühle weniger werden? Die vielfältigen emotionalen Risiken, die der Patient in erfolgreicher Therapie eingehen muss, z. B. zumindest z. T. sein symptomaufrechterhaltendes Vorbeuge- oder Rückzugsverhalten aufzugeben, setzt starke, persönlich wichtige Zukunftswünsche voraus, die den Änderungsprozess motivieren. Nur so lässt sich kognitive Dissonanz zum gezeigten Problemverhalten etablieren.

Die **zweite Stufe des therapeutischen Prozesses** ist gekennzeichnet durch eine **symptomspezifische Problemanalyse** (in der verhaltenstherapeutischen Fachliteratur auch oft als Mikroanalyse bezeichnet) mittels des bereits oben skizzierten SOERC-Schemas. Hier müssen auch die **Selbsthilfestrategien** erarbeitet werden, mit welchen der Patient bisher seiner Symptomatik begegnete. So berichtet ein Patient z. B. darüber, dass die während des Gesprächs mit dem Therapeuten auftretenden Stimmen ihn weniger ablenken, wenn er seine volle Aufmerksamkeit nicht nur auf die Inhalte des Gesprochenen, sondern auch den Lippenbewegung des Therapeuten zuwendet. Es geht dabei auch darum, dysfunktionale Bewältigungsstrategien zu identifizieren wie vermehrtes Alkoholtrinken oder Benzodiazepinmissbrauch bei vermehrtem Symptomauftritt, um diese später im Therapieprozess durch adaptivere Copingstrategien zu ersetzen.

Stufe 3 des therapeutischen Prozesses zielt auf den **Aufbau eines funktionelleren Krankheitsmodells.** Dass dieser Prozess bereits in der Akutphase begonnen werden kann, zeigt die raschere und vollständigere Symptomremission, die Drury et al. (1996) durch frühes Einsetzen kognitiver Verhaltenstherapie in der Akutphase nachweisen konnten. Allerdings müsste diese Studie repliziert werden, unter einer methodisch besseren Kontrolle des Pharmakotherapieeinflusses.

15.6 Therapeutische Techniken zur Verbesserung des Symptommanagements der Patienten

Die **symptombezogenen therapeutischen Interventionsstrategien** bei chronischem Stimmenhören bzw. wahnhafter Symptomatik sind in der folgenden Übersicht zusammengefasst und werden im Folgenden kurz erläutert. Die Interventionen sind aber auch z. T. in verschiedenen Publikationen unserer Arbeitsgruppe ausführlicher dargestellt (Stieglitz u. Vauth 2001; Vauth u. Stieglitz 1994, 1993), das Gleiche gilt für die auf Rezidivprophylaxe gerichteten Interventionen (Vauth 2003).

Therapeutische Interventionen. (Vgl. Shergill et al. 1998, Vauth u. Stieglitz 1993, 1994)

Interventionen bei chronischen Halluzinationen
- Focussing treatments:
  - Selbstkonfrontation
  - Selbstbeobachtung

▼

- Behavioural treatments:
  - Aversionstherapie
  - Time out
  - Progressive Muskelrelaxation (PMR), Externalitätsprobe, Selbstkonfrontation mit Tonbandprotokollen
- Distraction treatments:
  - Ohrstöpsel, nichtdominantes Ohr, Objektbenennung im Raum
  - oder plus Walkman
  - oder plus »subvocal activity«
- Cognitive treatments:
  - Selbstbeobachtung
  - Ablenkung
  - Alternativerklärungen

Interventionen bei chronischem Wahn
- Sokratisches Fragen: z. B. Columbo-Technik
- Überzeugungen überprüfen/Umstrukturieren (»reframing«)
- Evidenz gewichten
- Alternativerklärungen finden
- Verhaltensexperiment
- Grundüberzeugungen identifizieren: »downward arrow«
- Hierarchie hinsichtlich Ängsten/Misstrauen
- Vorstellungsübungen
- Rollenspiele
- Aufbau von Sicherheit schaffenden Verhaltensweisen
- Graduierte (therapeutenbegleitete) Selbstkonfrontation mit gefürchteten Situationen
- Reaktionsverhinderung
- Psychoedukation
- Diathese-Stress-Modell
- Coping-Kärtchen
- Erarbeitung individueller Teufelskreise
- Rückfallprävention
- Kompensation von Einschränkungen
- Fertigkeitstraining
- Gestufter Kompetenzaufbau
- Fokussierung selbstbehindernder Kognitionen

Symptommanagement bei chronischem Stimmenhören

Symptommanagement bei chronischem Stimmenhören zielt auf eine Verminderung der Auftrittshäufigkeit und Aversivität der Stimmen. Auch sollen die dysfunktionalen Auswirkungen auf Alltagsfunktionsfähigkeit (z. B. arbeiten, Sozialkontakt aufrechterhalten können), Empfinden (Depressivität, Wut und Angst) und Handeln (Suizidalität, Fremdaggression, sozialer Rückzug) vermindert werden. Grundsätzlich beginnt der Patient unter Anleitung mit einer Selbstprotokollierung der Auftrittsbedingungen, Bewertungen und Folgen von Stimmenhören, um für das weitere Vorgehen wirksame therapeutische Ansatzpunkte zu finden. Bei Situationen, in denen Stimmenhören intensiver oder aversiver ist, wird versucht, sie umzugestalten.

Beispiele für solche sog. Reizkontrollstrategien sind »pause training« und Entspannungsübungen. »Pause training« besteht in einem kontrollierten sozialen Rückzug mit Reizabschirmung für befristete Zeit. So lernt der Patient etwa sich von einer Party (intensive visuelle, akustische und soziale Stimulation) kurz durch einen kleinen Spaziergang zu entfernen (»Zigarretten holen«) oder den Einkauf im Großkaufhaus kurz zu unterbrechen und eine reizarme Umgebung aufsuchen, in der festgelegte Entspannungsübungen zur Reduktion der Grundspannung realisiert werden. Wichtig ist hierbei, dass das Vorgehen nach einem zuvor genau festgelegten Kriterium (z. B. Zeitplan) erfolgt und der Patient nicht etwa versucht so lange durchzuhalten, bis er einfach nicht mehr kann. Denn dann würde er eine Niederlageerfahrung machen.

Das zweite wichtige Prinzip, »focussing-distancing«, besteht im Einsatz aufmerksamkeitslenkender Strategien: z. B. kann der Patient sich in einer sicheren Situation immer wieder den Stimmen zuwenden, sie lauter werden lassen, sie in Bezug auf bestimmte formale Kriterien beschreiben (laut/leise, männlich/weiblich usw.) und sich dann auch wieder gezielt auf ablenkende Information konzentrieren wie Musik oder Lesen.

Eine dritte Möglichkeit besteht darin, Informationskonkurrenz zu erzeugen, indem der Patient etwa für kurze Zeit einen Ohrstöpsel für ein Ohr benutzt, um die Aufmerksamkeit für externe Geräusche zu sensibilisieren und damit von den Stimmen wegzukommen. Eine weitere Variante dieses »Shadowing-Prinzips«, das auch aus der Behandlung des komplexen Tinnitus bekannt ist, besteht in dem Sichkonzentrieren auf verbale Information. Der Patient kann z. B. eine zuvor auf eine Audiocassette aufgenommene Radiosendung (etwa ein Hörspiel oder Fußballspielbericht), wenn die Stimmen beispielsweise beim Zugfahren wieder einsetzen/stärker werden, über Walkman abspulen. Eine andere Möglichkeit ist, sich laut vorzulesen oder auch nur eine Melodie zu summen.

Ergänzt werden solche Techniken oft über Selbstinstruktionen (»Hört zu, ihr Stimmen, heute Abend, wenn ich wieder zu Hause bin, werde ich mir die erste halbe Stunde nehmen um Euch zuzuhören!«) oder über Aversionstechniken. Ein Beispiel für Letztere ist, wenn der Patient in dem Augenblick, zu dem die Stimmen einsetzen, mit einem Gummiband am Handgelenk »schnippt«, um durch diesen Schmerzreiz/aversives Gegenkonditionieren die Auftrittshäufigkeit der Stimmen zu vermindern.

Eine Intervention, die einen Übergang zu kognitiven Techniken darstellt, besteht darin, den Patienten darin zu ermuntern, in Anwesenheit des Therapeuten zuvor auf Audiocassette gesprochene Stimmeninhalte anzuhören und verbal zu attackieren oder ihnen gegenüber kognitive Techniken anzuwenden. Statt des Tonbandes kann auch der Therapeut selbst die Rolle der Stimmen übernehmen, die den Patienten sonst attackieren. Der Patient lernt hierbei unter Anleitung des Therapeuten Gegenargumentationsstrategien einzuüben, etwa sich so zu verhalten wie gegenüber einem unangenehmen, aggressiven Nachbarn, gegen den man sich ja auch abgrenzen lernen muss. Dies kann z. B. auch mit einer Externalisierung der Stimmen durch die gestalttherapeutische Technik des »leeren Stuhls« erfolgen, bei der der Patient verbale Verteidigungen einübt oder auch das Hinterfragen negativer Stimmeninhalte erlernt. Der Therapeut übernimmt dabei die Rolle eines Coaches, der fortlaufend die Auseinandersetzungsfähigkeit des Patienten durch Hilfestellungen verbessert.

Kognitive Techniken bei wahnhaften Überzeugungen

Kognitive Techniken bei wahnhaften Überzeugungen oder auch der Modifikation dysfunktionaler Kognitionen im Zusammenhang mit chronischem Stimmenhören werden zur Veranschaulichung des Vorgehens im Folgenden illustriert: Grundbestandteil jeder kognitiven Intervention ist die psychoedukative Vermittlung der Einsicht, dass emotionale und andere Folgereaktionen bestimmter innerer oder äußerer Auslösesituationen durch die Vermittlung von Bewertungsprozessen zustande kommen. Minimal vermittelt man hierbei dem Patienten das sog. ABC-Modell (A = »activating event«/Auslöser, B = »belief«/Bewertung, C= »consequence«) als Ausgangspunkt der Selbstbeobachtung und Bedingungs- und Verhaltensanalyse in der Therapie, einer Art Kurzform des oben geschilderten SOERC-Modells. Das Wichtige ist, dass der Patient lernt, die spontan und häufig auch automatisch auftretenden dysfunktionalen Kognitionen (die z. B. zu Verwirrung, Ärger, Angst oder Niedergeschlagenheit führen) zu identifizieren. Im zweiten Schritt lernt er dann, sich gemeinsam mit dem Therapeuten bestimmte Fragen zu stellen: »Wenn jetzt das rote Auto rechts von mir parkt, muss das bedeuten, dass ich wieder beobachtet werde, oder gibt es auch eine andere Erklärung hierfür?«, »Stimmt es denn, ist es denn in jedem Fall so, dass meine Stimme recht hat und ich ein nichtsnutziger Versager bin oder habe ich auch schon mal was hinbekommen?«. Hierbei wirkt der Therapeut durch sein sog. Sokratisches Fragen als Modell für den Patienten, dieser kann dann hilfreiche Fragen oder auch Alternativerklärungen schriftlich festhalten, um sie so im Alltag immer wieder verfügbar zu machen. Der Einsatz kann durch Therapeuten begleitete Exposition in Auslösesituationen oder auch durch Vorstellungsübungen gefestigt werden (Exposition in sensu).

Neben diesem Vorgehen, das in der Fachliteratur als »cognitive challenge« bezeichnet wird, kann auch sog.

das »reality testing« eingesetzt werden. Hierbei formuliert der Patient gemeinsam mit dem Therapeuten Kriterien dafür, was geschehen muss, damit eine bestimmte (wahnhafte) Annahme als bestätigt oder widerlegt gelten kann: Wenn es richtig ist, dass......, müsste in Situation X......«. Ist diese direkte kognitive Arbeit nicht möglich (»work within«), fokussiert der Therapeut eher die belastenden Emotionen oder Hindernisse zur Erreichung persönlich wichtiger Ziele. Diese werden dann bewältigungsorientiert angegangen. Wie oben schon dargestellt, darf grundsätzlich nicht versäumt werden, die Funktion der wahnhaften Kognitionen oder halluzinationsrelevanten Bewertungen zu analysieren und für diese Funktionen von Wahn und Stimmenhören schrittweise Alternativen aufzubauen. Auch muss für diese Strategie des »cognitive challenge« die therapeutische Beziehung gut etabliert sein, da sich der Patient sonst womöglich missverstanden fühlt, den Therapeuten in sein Wahnsystem »einbaut« oder die Behandlung abbricht. Das Beck'sche Prinzip des kollaborativen Empirismus ist hier also sehr bedeutsam. Der Patient muss das Überprüfen der Kognitionen als solidarische Hilfe bei der Überprüfung der eigenen Einschätzungen erleben, gerichtet auf eine Verminderung negativer Gefühle und ein verbessertes Erreichen persönlich wichtiger Ziele. Und er darf das Vorgehen keinesfalls als Fortsetzung der ja häufigen Vorerfahrung des Angezweifeltwerdens in seinem sozialen Umfeld begreifen.

Sowohl für den Erfolg kognitiver Umstrukturierungen in der Therapie als auch für den oft nötigen Abbau von Meidungs- bzw. Aufbau von Alternativverhalten gibt es bestimmte Vorrausetzungen. In seinem allgemeinen Wirkfaktorenmodell (Grawe 1998) geht Grawe von vier Faktoren aus, die für eine Veränderung von Kognitionen (z. B. paranoide Wahrnehmungen und Schlussfolgerungen) bzw. eine Veränderung von Annäherungs- und Meinungsverhalten ausschlaggebend sind. Veränderungen paranoider Verhaltensweisen oder Bewertungen sind nur dann zu erwarten, wenn mit dieser Veränderung beim Patienten Folgendes verbunden ist:

- Stärkung der **Kontrollerwartungen** (Handlungsergebnis- und Selbstwirksamkeitserwartung): Das heißt, er muss sich und bestimmten Maßnahmen zutrauen, eine bessere als die aktuelle Situation für sich schaffen zu können.
- **Reduktion von Unlust und Zunahme von Lust:** Expansive Wahnideen können ein sehr positiver Kontrast zur Langeweile eines leeren Alltags darstellen.
- Verstärktes Vertrauen in die Befriedigbarkeit von interpersonellen Kontaktwünschen (**Affiliationsbedürfnis**): Er wird keine Krankheitseinsicht zeigen, wenn er durch die anerkannte Zugehörigkeit zur Gruppe der seelisch Kranken Angst vor Abwertung und Diskriminierung etwa durch Freunde und Arbeitgeber hat.

- **Selbstwertstabilisierung:** So kann sich ein Patient etwa vor einer negativen Lebensbilanz und dem Gefühl, ein Versager zu sein, dadurch schützen, dass er sich als Opfer einer anhaltenden »Verschwörung« sieht.

> **Wichtig**
>
> Die therapeutischen Veränderungen paranoider Verhaltensweisen oder Bewertungen erfordert, dass der Aufbau »realitätsangemessenerer« Sichtweisen für den Patienten dessen Bedürfnisse nach Kontrolle, Selbstwerterhalt, Lust, Kontakt und Zugehörigkeit nicht verletzt.

15.7 Stand der Evaluation und Ausblick

Aus Platzgründen und wegen des eher angewandten klinischen Charakters der Darstellung im vorliegenden Kapitel wird zu Details der einzelnen **Evaluationsstudien** auf die Übersichtsarbeiten von Garety et al. (2000) und Vauth und Stieglitz (Stieglitz u. Vauth 2001; Vauth u. Stieglitz 1994, 1993) verwiesen. Zusammenfassend konnte in den vier kontrolliert randomisierten Studien zur kognitiv-behavioralen Therapie persistierender Positivsymptomatik gezeigt werden, dass sich Positivsymptome reduzieren lassen (in allen Studien), sich die Rückfallrate z. T. vermindern lässt, und zumindest in einer Studie, dass sich die Effekte in der Katamnese halten, ja teilweise sogar ausbauen lassen.

Trotz ermutigender Ergebnisse müssen die vorliegenden **Studien** durchaus **kritisch** bewertet werden: Die Untersuchungsgruppen sind hinsichtlich der Art der psychiatrischen Erkrankung (Schizophrene, schizoaffektive Störungen, anhaltend wahnhafte Störungen) sehr inhomogen und erschweren somit die Wirksamkeitsbeurteilung im Hinblick auf eine bestimmt Störung. Vor allem die pharmakologische Behandlung ist unzureichend standardisiert. Selten finden sich Aussagen zur Pharmakotherapie-Compliance (etwa Serumspiegelkontrollen) und Einhalten leitlinienorientierter pharmakologischer Behandlung auf Seiten des Behandlers bzw. zur Akzeptanz auf Seiten des Patienten. Daneben finden sich eine Reihe methodischer Probleme(Vauth u. Stieglitz 1994), die in künftigen Studien gelöst werden müssten. Auch müssten die Befunde insbesondere auch außerhalb der bisher ausschließlich britischen Arbeitsgruppen repliziert werden.

Zugleich stellt das therapeutische Vorgehen dieser Ansätze einen Wendepunkt in der therapeutischen Arbeit mit psychotischen Patienten dar. Das subjektive Erleben des Patienten findet im therapeutischen Veränderungsprozess eine wesentlich stärkere Berücksichtigung. Die therapeutische »Neugierde«, die von Empathie getragen ist, kann auch für den Patienten, der mit Psychiatrie Zwangseinweisung/-behandlung verbindet, evtl. traumatisiert ist (McGorry et al. 1991) oder sich selbst stigmatisiert fühlt, einen Wendepunkt in der therapeutischen Erfahrung darstellen. Die Erfahrung von Ernstgenommenwerden mit seinem subjektiven Erleben kann vielleicht erstmalig nachhaltig seine Bereitschaft zu kontinuierlicher Medikamenteneinnahme und zum systematischen Einsatz konstruktiver Selbsthilfestrategien fördern. Schließlich erfährt der Patient Entlastung durch das Erarbeiten von persönlichen Situationsmodellen/Teufelskreisen, die die Eskalationsprozesse zwischen Fehlinterpretation, Veränderung der Wahrnehmung, resultierendem Verhalten usw. für den Patienten nachvollziehbar und transparent machen. Kann der Patient dieses therapeutische Vorgehen für sich nutzen, ist trotz der persistierenden psychotischen Erkrankung ein Durchbruch im Rollenwandel vom Opfer der Erkrankung hin zum aktiven Gestalter seiner Zukunft gelungen.

Literatur

Birchwood M (2000) Early intervention in psychosis: The critical period. In: McGorry P, Jackson HJ (eds) The recognition and management of early psychosis. A preventive approach. Cambridge University Press, Cambridge, pp 226–264

Chadwick P, Birchwood M (1994) The omnipotence of voices. A cognitive approach to auditory hallucinations. Brit J Psychiatry 164: 190–201

DiClementeCC, Bellino LE, Neavins TM (1999) Motivation for change and alcoholism treatment: Alcohol Res Health 23: 86–92

Drury VM, Birchwood M, Cochrane R, Macmillan F (1996) Cognitive therapy and recovery from acute psychosis: a controlled trial: Impact on psychotic symptoms. Brit J Psychiatr 169: 593–601

Falloon I, Talbot RE (1981) Persistent auditory hallucinations: Coping mechanisms and implications for management. Psychol Med 11: 329–339

Fenton WS, Blyler CR, Heinssen RK (1997) Determinants of medication compliance in schizophrenia: empirical and clinical findings. Schizophr Bull 23: 637–651

Frith C, Dolan R (1996) The role of the prefrontal cortex in higher cognitive functions. Brain Res Cognit Brain Res 5: 175–181

Garety PA, Fowler D, Kuipers E (2000) Cognitive-behavioral therapy for medication-resistant symptoms. Schizophr Bull 26: 73–86

Grawe K (1998) Psychologische Therapie. Hogrefe, Göttingen

Haddock G, Bentall RP, Slade PD (1993) Psychological treatment of chronic auditory hallucinations: Two case studies. Behaviour Cogn Psychotherapy 21: 335–346

Heinssen RK (2002) Improving medication compliance of a patient with schizophrenia through collaborative behavioral therapy. Psychiatr Serv 53: 255–257

Kemp R, Kirov G, Everitt P, Haywood P (1998) Randomized controlled trial of compliance therapy: 18-month follow-up. Brit Med J 172: 413–419

McGorry P, Chanen A, McCarthy E (1991) Posttraumatic stress disorder following recent onset psychosis: an unrecognized postpsychotic syndrome. J Nerv Ment Dis 179: 253–258

Miller WR, Rollnick S (1991) Motivational interviewing: Preparing people to change. Guilford, New York

Phillips ML, David AS (2000) Cognitive impairments as causes of positive symptoms in schizophrenia. In: Sharma T, Harvey P (eds) Cognition in schizophrenia. Impairments, importance and treatment strategies. Oxford University Press, New York, pp 210–228

Rector NA, Beck AT (2002) A clinical review of cognitive therapy for schizophrenia. Curr Psychiatry Rep 4: 284–292

Rector NA, Hood K, Richter MA, Bagby RM (2002) Obsessive-compulsive disorder and the five-factor model of personality: distinction and overlap with major depressive disorder. Behav Res Ther 40: 1205–1219

Shergill SS, Murray RM, Mcguire PK (1998) Auditory hallucinations: a review of psychological treatments. Schizophr Res 32: 137–150

Slade PD, Bentall RP (1988) Sensory deception: A scientific analysis of hallucination. Croom Helm, London

Stieglitz R-D, Vauth R (2001) Kognitiv-verhaltenstherapeutische Ansätze in der Behandlung von chronischer Positivsymptomatik-Wirksamkeit und Erfolgsprädiktion. Wo stehen wir? Z Klin Psychol

Turkington D, Kingdon D (2000) Cognitive-behavioural techniques for general psychiatrists in the management of patients with psychoses. Br J Psychiatry 177: 101–106

Vauth R (2004) Kriseninterventionsstrategien bei psychotischen Störungen. In: Riecher-Rossler A, Berger P, Yilmaz T, Stieglitz R-D (Hrsg), Psychiatrisch-psychotherapeutische Krisenintervention. Hogrefe, Göttingen

Vauth R, Stieglitz R-D (1993) Grenzen und Möglichkeiten psychologischer Interventionen bei persistierendem Wahn und persistierenden akustischen Halluzinationen. Psychiatr Prax 20: 211–217

Vauth R, Stieglitz R-D (1994) Verhaltenstherapeutische Interventionen bei persistierender halluzinatorischer und wahnhafter Symptomatik schizophrener Patienten. Verhaltenstherapie 3: 177–185

Zygmunt A, Olfson M, Boyer CA, Mechanic D (2002) Interventions to improve medication adherence in schizophrenia. Am J Psychiatry 159: 1653–1664

Soziale Fertigkeiten

Mario Pfammatter, Marc Lächler, Hans Dieter Brenner

Chronisch psychisch Kranke haben zumeist eine ganze Reihe unterschiedlicher Funktionseinschränkungen und Behinderungen. Defizite im Sozialverhalten verursachen aber wohl die schwerwiegendsten Auswirkungen auf ihre Lebenswirklichkeit. Sie tragen ganz wesentlich zur verminderten Lebensqualität und zur sozialen Isolierung bei und beeinträchtigen nachhaltig alle Lebensbereiche von der Familie bis zur Arbeit oder Wohnsituation. Darüber hinaus sind sie eine Quelle andauernder Stressbelastungen und limitieren gleichzeitig die Adaptions- und Bewältigungsmöglichkeiten. Entsprechend überrascht es nicht, dass die Verbesserung des Sozialverhaltens chronisch psychisch Kranker einen der wichtigsten therapeutischen Ansatzpunkte in der psychiatrischen Rehabilitation darstellt.

16.1 Entwicklung von Ansätzen zur Verbesserung des Sozialverhaltens

Die Entwicklung von Ansätzen zur Modifikation sozialen Verhaltens reicht in die Anfangszeit der Verhaltenstherapie zurück. Sie begann mit einer kleinen Zahl von Fallstudien, anhand derer demonstriert werden konnte, dass situationsangemessenes Verhalten lernbar ist, und ging danach stetig bis zu den heutigen, multimodalen und weitaus differenzierteren Therapieprogrammen weiter. Die ersten Versuche zur Beeinflussung von Aspekten des Sozialverhaltens folgten zwei Strategien: dem Einsatz kontingenter Verstärkung erwünschten Verhaltens und der Bestrafung oder Extinktion unerwünschten Verhaltens. Diese Strategien bildeten die Grundlage für die Entwicklung von sog. »Token-economy-Programmen« (Münzverstärkerprogramme) zur Rehabilitation von stationär betreuten psychiatrischen Langzeitpatienten unter Einbezug des gesamten Therapiealltags und -settings (Ayllon u. Azrin 1968).

Eine Reihe von Studien zu solchen Programmen konnte aufzeigen, dass damit auch sehr schwer und chronisch Kranken zu einem angemesseneren Verhaltensrepertoire verholfen werden kann. Besonders eindrücklich demonstriert wurde dies in der viel zitierten Kontrollgruppenstudie von Paul und Lentz (1977). Die Autoren verglichen drei Ansätze zur Rehabilitation von schwer und chronisch kranken Psychiatriepatienten: stationäre Standardbehandlung, Milieutherapie nach den Prinzipien der therapeutischen Gemeinschaft sowie ein Lernprogramm auf der Basis kontingenter Verstärkung. Explizite Therapieziele waren die Verbesserung von Selbstversorgung, Kommunikationsfähigkeit und interpersonalem Verhalten sowie die Verringerung von bizarren und unangemessenen Verhaltensweisen. Das Milieutherapieprogramm erwies sich in allen Dimensionen gegenüber der Standardtherapie als überlegen; mit dem Lernprogramm wurden aber zusätzliche, signifikant bessere Ergebnisse insbesondere beim Erwerb kognitiver, sozialer und instrumenteller Fertigkeiten erzielt. Auch bei allen anderen Therapiezielen schloss das verhaltenstherapeutische Lernprogramm am besten ab. Nachfolgende Studien zeigten ähnlich beeindruckende Ergebnisse (z. B. Fullerton et al. 1978), und es wurde erkannt, dass es wichtig war, zwischen sog. Sozialisationsprogrammen mit mehr oder weniger unspezifischen Gruppenaktivitäten und ihren inzidenziellen Lerneffekten einerseits sowie strukturierten Trainingsprogrammen mit dem planmäßigen Einsatz bewährter therapeutischer Techniken zur Verhaltensmodifikation andererseits zu unterscheiden.

Gleichzeitig zeigte sich aber, dass die Verhaltensmodifikation mittels stationärer Lernprogramme an Grenzen stößt: Die mit ihnen erzielten Effekte vermochten den zeitlichen und räumlichen Rahmen der Behandlung kaum zu überschreiten. Dies führte zum Rückgriff und zur zunehmenden Verbreitung von verhaltenstherapeutischen Techniken zur Verhaltensänderung, welche parallel zu den Ansätzen der Verhaltensmodifikation im Bereich der psychiatrischen Rehabilitation ursprünglich im Rahmen der Behandlung sozialer Unsicherheit und Angst entwickelt wurden und in ihrer Durchführung und Wirksamkeit weniger vom Behandlungskontext abhängen – dem sog. Training sozialer Fertigkeiten.

> **Wichtig**
>
> Studien zu »Token-economy-Programmen« zeigten, dass mit Hilfe kontigenter Verstärkung Verhaltensdefizite auch bei sehr schwer und chronisch Kranken verringert werden können.

16.2 Theoretische Grundlagen

Für das Training sozialer Fertigkeiten werden häufig auch die Bezeichnungen »Training sozialer Kompetenzen« oder »Selbstsicherheitstraining« verwendet. Dies spiegelt die unterschiedlichen Auffassungen über die Ursachen sozialer Verhaltensprobleme wider, welche diesen Verfahren ursprünglich zu Grunde gelegt wurden. Es lassen sich dabei grob zwei Hypothesen unterscheiden: Die Erste basiert auf der Annahme, dass unangemessenes bzw. vermeidendes Sozialverhalten das Resultat sozialer Angst ist (affektive Interferenz); die Zweite dagegen postuliert, dass sozial inkompetentes Verhalten auf mangelnde, weil nicht oder falsch gelernte soziale Fertigkeiten (»skill-deficit«) zurückzuführen ist.

16.2.1 Zwei verschiedene Auffassungen über die Ursachen sozialer Verhaltensprobleme

Werden Probleme im Sozialverhalten als Ausdruck sozialer Angst betrachtet, wird die Beseitigung dieser Angst zum primären Therapieziel. Die Begründer der ersten Ansätze zur Behandlung sozialer Verhaltensprobleme, Salter (1949) und Wolpe (1958), gingen von dieser Annahme aus und konzipierten die Behandlung entsprechend als Selbstsicherheitstraining, mittels dessen eine Hemmung der sozialen Angst bewirkt werden sollte. Nach Salter haben sozial gehemmte Menschen Schwierigkeiten, ihre Gefühle spontan auszudrücken und ihren Bedürfnissen nach zu leben. Zur Überwindung dieser Gehemmtheit entwickelte er ein auf Verhaltensregeln basierendes Ausdruckstraining (»expressive training«), das zur Aktualisierung von Emotionen, die bisher gehemmt waren, und damit zu einer Enthemmung der Person führen sollte. In eine ähnliche Richtung gehen die Überlegungen Wolpes: Da er die emotionalen Zustände Angst und Ärger für physiologisch inkompatibel hielt, führte er als Angstantagonisten im sozialen Bereich neben der Entspannung das Training von Selbstbehauptungsreaktionen ins Feld (»assertive training«). Das Training zielt darauf ab, soziale Angst durch den damit unvereinbaren Ausdruck von Ärger zu hemmen. Entsprechend verstand er unter selbstsicherem Verhalten v. a. den Ausdruck von Ärgergefühlen (Fliegel et al. 1994).

> **Wichtig**
>
> Soziale Verhaltensprobleme können das Produkt sozialer Angst sein. Das Training von Selbstbehauptungsreaktionen wirkt angstantagonistisch und kann dadurch zu einer Beseitigung der Probleme im Sozialverhalten beitragen.

Lazarus (1971), ein früherer »Weggefährte« von Wolpe, wandte sich allerdings gegen eine solche Reduktion sozial angemessenen Verhaltens. Die überbetonte Offenlegung und Durchsetzung eigener Bedürfnisse und Gefühle kann auch zu zwischenmenschlicher Distanz und Entfremdung führen und damit genau das Gegenteil dessen bewirken, was das eigentliche Ziel – die Beseitigung sozialer Probleme – dieser Ansätze darstellt (Reinecker 1990). Sozial angemessenes Verhalten umfasst für ihn die Fähigkeiten

- »nein« zu sagen,
- Bitten, Wünsche und Forderungen zu äußern,
- positive und negative Gefühle zu äußern sowie
- Gespräche zu initiieren, fortzuführen und zu beenden.

Unter seinem Einfluss gewann eine zweite Hypothese zur Begründung sozialer Verhaltensprobleme an Gewicht: sozial inkompetentes Verhalten als Resultat mangelnder Gelegenheiten zum Erwerb angemessener sozialer Verhaltensfertigkeiten. Werden soziale Probleme als Produkt mangelnder sozialer Verhaltensfertigkeiten betrachtet, ergibt sich als Behandlungsziel der Abbau unangemessener bzw. die Verbesserung oder der Neuaufbau angemessener sozialer Verhaltensweisen.

> **Wichtig**
>
> Sozial inkompetentes Verhalten kann auch das Resultat mangelnder sozialer Fertigkeiten sein.

Im Kontext dieser Hypothese waren zwei Modellvorstellungen von Verhalten richtungsweisend: Die eine geht von einem topographischen (»motor-skills«) Modell zwischenmenschlichen Verhaltens aus (Liberman 1982). Danach hängt adäquates Sozialverhalten von der korrekten Integration einzelner motorischer und verbaler Verhaltensweisen ab, die eine Person an ihre soziale Umwelt richtet und wiederum von dieser geformt werden. Die Verhaltensweisen werden als **soziale Fertigkeiten** bezeichnet.

Darunter fallen nonverbale (Blickkontakt, Mimik, Gestik, Körperhaltung etc.), paraverbale (Lautstärke, Betonung etc.) und verbale Äußerungen, aber auch die kognitiven Voraussetzungen interpersonaler Interaktion (vgl. folgende Übersicht). Sie bilden die basale Ebene der im topographischen Modell postulierten hierarchischen Organisation des Sozialverhaltens und wirken sich auf die übergeordneten Ebenen der **sozialen Kompetenz** und **sozialen Anpassung** aus (Mueser 1998).

Soziale Fertigkeiten

- Nonverbales Verhalten
    - Blickkontakt, Gesten, Augenkontakt
    - Gesichtsausdruck
    - Körperhaltung
    - Gestik
    - Körperausrichtung
    - Interpersonale Distanz
- Paraverbales Verhalten
    - Lautstärke
    - Tonfall
    - Tonhöhe
    - Gefühlsausdruck
    - Sprechgeschwindigkeit
    - Klarheit der Sprache
    - Dauer der Äußerung
- Verbaler Inhalt
    - Nachricht
    - Wortwahl
    - Angemessenheit der Selbstöffnung
- Interaktionelles Gleichgewicht
    - Flüssiger Wechsel zwischen Sprechen und Zuhören
    - Ausgewogenheit der Sprechanteile im Gespräch
    - Einsetzen von sozialen Verstärkern (z. B. aktives Zuhören)
- Kognitive Fertigkeiten
    - Adäquate Wahrnehmung sozial relevanter Parameter (z. B. richtiges Einschätzen der Beziehung zu Interaktionspartnern und der affektiven Reaktionen der Interaktionspartner)
    - Adäquate Stimulusdiskrimination (richtige Einschätzung, welches Verhalten in welchen Situationen angemessen ist oder zum Ziel führt)
    - Fähigkeit zur Zielbildung und zur Erörterung von alternativen Handlungsmöglichkeiten zur Zielerreichung (kognitive Problemlösefähigkeit)
    - Funktionales Arbeitsgedächtnis
    - Funktionales verbales Lernvermögen
    - Funktionale selektive Aufmerksamkeit und Daueraufmerksamkeit

> **Wichtig**
>
> Sozialverhalten ist hierarchisch organisiert und beinhaltet die Ebenen soziale Fertigkeiten, soziale Kompetenzen und soziale Anpassung.

Die Fähigkeit, die sozialen Fertigkeiten geschickt, situationsangemessen und effektiv einzusetzen, bestimmt die soziale Kompetenz einer Person. Nach Pfingsten (2000) lassen sich, ähnlich den von Lazarus definierten Fähigkeiten, verschiedene Typen sozialer Kompetenz unterscheiden, die bei Personen mit sozialen Schwierigkeiten häufig unzureichend vorhanden sind:

- Kompetenztyp »Recht«, d. h. die Fähigkeit eigene Rechte und berechtigte Interessen in Anspruch zu nehmen und durchzusetzen, Forderungen zu stellen bzw. unberechtigte Forderungen anderer zurückzuweisen;
- Kompetenztyp »Beziehungen«, d. h. die Fähigkeit, Gefühle, Bedürfnisse und Wünsche einzubringen, mit Kritik umzugehen und Kompromisse zu finden;
- Kompetenztyp »Kontakt«, d. h. die Fähigkeit, Kontakt aufzunehmen und aufrechtzuerhalten.

Diese Aufzählung ist unvollständig, da je nach Patientengruppe weitere relevante Kompetenztypen definiert werden können. Soziale Kompetenzen sind bereichsspezifisch und situationsabhängig, d. h. sie beziehen sich immer auf den Aufgabencharakter bestimmter Situationen. Dabei können bestimmte soziale Kompetenzen in einer Situation zielführend, in einer anderen dagegen unwichtig oder sogar kontraproduktiv sein.

Der Begriff soziale Anpassung schließlich bezieht sich auf die gesellschaftlich objektivierbaren Konsequenzen sozialer Kompetenz und kommt in der Fähigkeit zum Ausdruck, verschiedene soziale Rollen erfüllen und dabei individuelle, gesellschaftlich sanktionierte Ziele erreichen zu können.

Eine zweite Modellvorstellung von Sozialverhalten, das sog. »Problem-solving-Modell« postuliert (McFall 1982), dass für situationsangemessene Interaktionen kognitiv kontrollierte Prozesse die zentrale Rolle spielen; die motorischen Aspekte des Verhaltens werden dagegen als sekundär eingestuft. Als kritisches Verhaltensdefizit wird die mangelhafte Fähigkeit zur richtigen kognitiven Verarbeitung sozialer Informationen und zu einem effektiven Einsatz von Problemlösestrategien gesehen. Entsprechend treten bei der Verhaltensmodifikation v. a. kognitive Problemlöseprozesse in den Vordergrund.

Heute werden diese beiden Modelle nicht mehr wie ursprünglich einander gegenübergestellt, eher kann man davon sprechen, dass sich in der Praxis alle wesentlichen therapeutischen Aspekte des »Motor-skills-Modells« eingebettet in den Gesamtrahmen des Problemlösemodells wiederfinden.

> **Wichtig**
>
> In der Konzeption von Verhalten waren zwei Modelle maßgebend: das topographische Modell, welches Verhalten als Gefüge von Verhaltenselementen modelliert und das Problemlösemodell, das kognitive Prozesse als die entscheidenden Verhaltensdeterminanten betrachtet.

16.2.2 Soziale Verhaltensprobleme als Folge klassischen, operanten und sozialen Lernens

Die oben genannten Ursachen unangemessener sozialer Verhaltensweisen sind das Produkt ungünstiger Lernerfahrungen. Soziale Ängste werden nach Wolpe über **klassische Konditionierungsprozesse** aufgebaut. Nach diesem Lernprinzip können reflexauslösende Reize, sog. unkonditionierte Reize, nach einiger Zeit an gleichzeitig dargebotene neutrale Reize gekoppelt und durch diese ersetzt werden. Wolpe betrachtet soziale Ängste als das Resultat einer Koppelung negativer Erfahrungen mit selbstsicherem Verhalten (Fliegel et al. 1994). Die dadurch entstandenen Ängste können sich auf die auslösende soziale Situation selbst oder auf die Antizipation der in diesen Situationen hervorgerufenen unangenehmen Reaktionen wie Unruhe, Anspannung oder Angst im Sinne einer »Angst vor der Angst« beziehen (Reinecker 1990). Die soziale Angst kann nun ihrerseits angemessenes selbstsicheres Verhalten hemmen oder unterdrücken. In der Folge sozialer Angst kommt es zur Vermeidung der gefürchteten sozialen Situationen und der damit verbundenen antizipierten aversiven Reaktionen. Diese Vermeidung setzt einen verhängnisvollen Kreislauf in Gang, der die soziale Angst aufrechterhält oder gar verschlimmert. Dies geschieht über **operante Lernprozesse**. Danach erhöht sich die Auftretenshäufigkeit bestimmter Verhaltensweisen, wenn sie angenehme Konsequenzen (Belohnung) nach sich ziehen, d. h. positiv verstärkt werden, oder die Verringerung bzw. den Wegfall unangenehmer Konsequenzen (negative Verstärkung) zur Folge haben, während Verhalten, das nachteilige Wirkungen (Bestrafung) zeitigt, abnimmt. Die Vermeidung gefürchteter sozialer Situationen und der damit zusammenhängenden Reaktionen wird negativ verstärkt, da die unangenehmen Konsequenzen kurzfristig wegfallen, mit dem Resultat, dass Vermeidungsstrategien immer häufiger eingesetzt werden. Durch die Vermeidung beraubt sich die sozial ängstliche Person zudem der Möglichkeit, korrektive Erfahrungen zu sammeln, die eine Angstreduktion bewirken könnten. Der Teufelskreis schließt sich, und die soziale Angst weitet sich ungehindert aus.

Auch mangelnde soziale Fertigkeiten können einerseits das Produkt ungünstiger Verstärkerbedingungen sein. Andererseits spielt bei ihnen ein weiteres Lernprinzip eine wichtige Rolle: Sowohl ein Defizit an Verhaltensfertigkeiten als auch ängstlich-vermeidendes Sozialverhalten kann sich über indirekte, stellvertretende Lernprozesse, sog. **Modelllernen**, herausbilden. Die bloße Beobachtung des Verhaltens eines Modells und der Konsequenzen, die dieses Stellvertreterhandeln nach sich zieht, kann den Beobachter zur Nachahmung mehr oder minder funktionaler Verhaltensweisen anregen oder bei ihm Angstreaktionen erzeugen. Modelllernen kann zum Erwerb neuer Verhaltensweisen durch die Imitation zuvor beobachteten Verhaltens führen oder die Auftretenshäufigkeit von bereits erworbenen Verhaltensweisen verringern oder erhöhen.

Die aus den beiden Ansätzen zur Erklärung sozialer Verhaltensprobleme abgeleiteten Behandlungsstrategien basieren ebenfalls primär auf den Lernprinzipien der klassischen sowie der operanten Konditionierung und des Modelllernens. So folgerte Wolpe im Umkehrschluss, dass sich eine Angstreduktion erzielen lässt, wenn angstauslösende Reize mit Reizen gekoppelt werden, die eine mit Angst inkompatible Reaktion hervorrufen. Mit der Angst unvereinbar ist das Gefühl von Entspannung, die dadurch auf die Angst eine reziprok hemmende Wirkung ausübt. Soziale Angst kann neben Entspannung auch durch angstinkompatible selbstsichere Verhaltensweisen gehemmt werden. Wenn eine Hemmung der sozialen Angst durch den Ausdruck von Selbstsicherheit gelingt, kommt es durch den Wegfall der Angst zu einer operanten Verstärkung dieses neuen Verhaltens und zur Ausbildung sozial kompetenten Verhaltens.

Die Auffassung, dass inkompetentes Sozialverhalten das Resultat eines Defizits an sozialen Verhaltensfertigkeiten darstellt, impliziert demgegenüber, dass die entsprechenden Fertigkeiten neu erlernt oder verbessert werden müssen. Mittel hierfür ist ein gezieltes Training auf der Grundlage sozialen Lernens anhand geeigneter Modelle unter günstigen operanten Verstärkerbedingungen.

> **Wichtig**
>
> Soziale Verhaltensprobleme basieren auf ungünstigen Lernerfahrungen, die über die Lernprinzipien der klassischen und operanten Konditionierung sowie des Modelllernens vermittelt wurden.

16.2.3 Grundlagen des Trainings sozialer Fertigkeiten in der psychiatrischen Rehabilitation

Inzwischen ist klar, dass soziale Angst und unzureichende soziale Fertigkeiten bei der Entwicklung und Aufrechterhaltung sozialer Verhaltensprobleme zusammenwirken

können und daneben weitere Einflussgrößen in Betracht zu ziehen sind. Eine wichtige Rolle spielen nach dem Problemlösemodell kognitive Prozesse wie etwa die Ausbildung irrationaler Attributionsstile, Erwartungshaltungen, Überzeugungen und (Selbst-)Einschätzungen. Diese, aber auch fehlende oder ungenügende Kenntnisse, können zu einer unangemessenen Wahrnehmung oder Interpretation sozialer Situationen führen und dadurch interaktionelle Schwierigkeiten bedingen (Fliegel et al. 1994; Pfingsten 2000). Im Weiteren können soziokulturelle Bedingungen wie tradierte Rollenmuster, aber auch Erkrankungen zu sozialen Kompetenzdefiziten führen. Im Hinblick auf die psychiatrische Rehabilitation wird dies besonders bei schizophrenen Erkrankungen deutlich. Die psychotische Positiv- und Negativsymptomatik geht mit einer starken Beeinträchtigung des Sozialverhaltens einher. Schizophren Erkrankte weisen allerdings auch unabhängig von der Ausprägung ihrer Negativsymptomatik und nach Abklingen der Positivsymptome beträchtliche soziale Kompetenzeinbussen auf. Diese stehen vermutlich mit neuropsychologischen Funktionsbehinderungen, die mit diesem Krankheitsbild verbunden sind, und mit dadurch erschwerten Sozialisationsbedingungen in Zusammenhang. Im Krankheitsverlauf kommt es durch Minussymptome, Hospitalisationen, soziale und berufliche Anpassungsschwierigkeiten sowie Vermeidungsverhalten zu einem Verstärkerverlust und negativen Selbstverstärkungsmechanismen, die dazu führen, dass die Betroffenen mehr und mehr von ihrem bereits vorher eingeschränkten Verhaltensrepertoire »verlernen«.

Die Schnittstelle zwischen schizophrener Erkrankung und sozialer Kompetenz wird im Vulnerabilitäts-Stress-Bewältigungsmodell thematisiert (Nuechterlein u. Dawson 1984). Dieses heuristische Rahmenmodell erlaubt eine Beschreibung des Zusammenwirkens der verschiedenen Determinanten des Krankheitsverlaufs. Es postuliert, dass das dauerhafte Charakteristikum schizophrener Erkrankungen nicht durch die bestehende psychotische Episode selbst repräsentiert wird, sondern durch eine Vulnerabilität im Sinne einer risikoerhöhenden, neurobiologischen Krankheitsdisposition. Die manifeste Krankheitsepisode ist ein zeitlich begrenzter Zustand (»state«), die Vulnerabilität das persistierende Merkmal (»trait«). Vulnerabilität wird als Senkung der Resistenzschwelle gegenüber psychosozialen Stressoren verstanden.

Schizophren Erkrankte sehen sich neben allgemeinen Alltags- und Entwicklungsanforderungen mit einer Reihe krankheitsbedingter Stressoren konfrontiert: So müssen sie sich mit Beeinträchtigungen ihrer kognitiven Fähigkeiten, Einschränkungen in der Ausübung sozialer und beruflicher Rollen, mit Prodromal-, Positiv- und Negativsymptomen, der Einnahme und den Nebenwirkungen von Medikamenten, Stigmatisierung sowie durch die Erkrankung veränderten Umweltbeziehungen z. B. in Form von stark kritischen oder emotional überengagierten Reaktionen (»high expressed emotion«) auseinandersetzen. Die Kompetenzeinbussen im Sozialverhalten Schizophrener führen zu einer zusätzlichen Erhöhung des Risikos, sich in belastende Interaktionen zu verstricken.

Zu den konstituierenden Größen des Vulnerabilitäts-Stress-Bewältigungsmodells gehören auf der anderen Seite protektive Moderatorvariablen. Diese umfassen die individuellen Schutzmöglichkeiten von Patienten sowie Protektoren in ihrem sozialen Lebensumfeld. Dazu gehören u. a. die sozialen Kompetenzen von Patienten und ihren Angehörigen. Sie moderieren den Einfluss potenzieller psychosozialer Stressoren auf den Krankheitsverlauf, da die Erhöhung der sozialen Kompetenzen von Patienten und Angehörigen ein Gegengewicht zu der von der Vulnerabilität nivellierten Belastbarkeitsschwelle setzt. Soziale Kompetenzen stellen einen Puffer gegenüber sozialen Stressoren dar und helfen bei der Erschließung sozialer Ressourcen.

Mit der Thematisierung psychosozialer Stressoren einerseits sowie kompetenzassoziierter Protektoren andererseits lenkt das Vulnerabilitäts-Stress-Bewältigungsmodell die Aufmerksamkeit auf die den Krankheitsverlauf moderierende Wirkung angemessenen Sozialverhaltens und liefert damit eine theoretische Begründung für die Durchführung von Trainings sozialer Fertigkeiten bei schizophren Erkrankten. Die Erhöhung der sozialen Kompetenzen schizophren Erkrankter und ihrer Angehörigen wird damit zu einem wichtigen Therapieziel.

Wichtig

Das Vulnerabilitäts-Stress-Bewältigungsmodell begründet die Durchführung von Trainings sozialer Fertigkeiten bei schwer und chronisch psychisch Kranken.

16.3   Prinzipielle Vorgehensweise und grundlegende Techniken

Trainings sozialer Fertigkeiten zählen zu den Standardmethoden der Verhaltenstherapie. Dabei handelt es sich allerdings nicht um eine klar umschriebene verhaltenstherapeutische Intervention, sondern um ein prinzipielles methodisches Vorgehen, mit dem systematisch soziale Verhaltensweisen neu aufgebaut oder verbessert, erprobt und eingeübt werden sollen. Zur Vermittlung der im Training fokussierten Fertigkeiten greifen sie auf ein aus der operanten und sozialen Lerntheorie abgeleitetes Repertoire an verhaltenstherapeutischen Techniken zurück.

Zu den Kernelementen von Trainings sozialer Fertigkeiten gehören eine Problemanalyse, die Vermittlung eines Trainingsrationals, die Planung des Vorgehens, Instruktionen, Modelldarbietungen und Verhaltensübungen in Form von Rollenspielen und In-vivo-Übungen mit Hilfestellungen, praktischen Anleitungen, schrittweisem Aufbau des Zielverhaltens, positiver Verstärkung und korrektiven Rückmeldungen. Auch Transfertechniken und Interventionen zur Rückfallprävention sind häufige Trainingskomponenten (vgl. folgende Übersicht). Das Vorgehen ist stark prozessorientiert: Die einzelnen Trainingsziele werden permanent überprüft, gegebenenfalls ergänzt oder neu formuliert und die Trainingsübungen flexibel den jeweiligen Problemstellungen angepasst.

Ablauf des Trainings sozialer Fertigkeiten

Problemanalyse	In welchen Situationen liegen welche problematischen Verhaltensweisen auf welchen Ebenen des Sozialverhaltens vor?
	Mit welchen interpersonellen oder klinischen Schwierigkeiten sind sie assoziiert?
	Welche Verhaltensziele ergeben sich daraus?
Vermittlung eines Trainingsrationals	Plausible Begründung der Relevanz der Verhaltensdefizite im Zusammenhang mit der Entstehung und Lösung der interpersonellen oder klinischen Schwierigkeiten
Trainingsplanung	Besprechung der Übungsinhalte und Ziele jedes Trainingsschritts mit dem Patienten
	Festlegung der Reihenfolge der Fertigkeiten, die trainiert werden sollen, aufgrund ihrer Bedeutung für die Probleme und Ziele sowie ihrer Komplexität
Verhaltensübung	
Vorgabe von Instruktionen	Vermittlung oder Entwicklung von konkreten mündlichen oder schriftlichen Anleitungen für das Zielverhalten
Modelldarbietung	Veranschaulichung des gedes Zielverhaltenswünschten Zielverhaltens anhand von Modellrollenspielen, in welchen der Therapeut, der Kotherapeut oder ein geübtes Gruppenmitglied das erwünschte Verhalten im Zusammenhang mit positiven Konsequenzen demonstriert

▼

16

Rollenspielübung zum Zielverhalten	Herausarbeiten der Spielsituation durch Bestimmung von Ort, Zeit, Partner, Handlung, Partnerverhalten und eigenem Verhalten in der Vorbesprechung
	Möglichst wirklichkeitsgetreue Durchführung des Rollenspiels bis zur eventuell schrittweisen Annäherung an das Zielverhalten
	Nachbesprechung des Rollenspiels in Form von verstärkenden und korrektiven Rückmeldungen
	Anleitung zu angemessener Selbstverstärkung und konstruktiver Selbstkritik
Hausaufgaben zu selbstständigem Üben in realen Alltagssituationen	Planung, Vor- und Nachbesprechung von selbstständigen Übungen in Realsituationen

16.3.1   Problemanalyse

Trainings sozialer Fertigkeiten setzen unmittelbar an den Problemen im Sozialverhalten von Patienten an. Diese gilt es zuerst in einer Problemanalyse detailliert und umfassend abzuklären. Sie bildet den Ausgangspunkt für die Planung und Gestaltung des Trainings. Dabei ist entscheidend, ob und was für Verhaltenseinbußen beim Patienten individuell vorliegen, auf welche Situationen sie sich beziehen, mit was für Schwierigkeiten sie assoziiert sind, und welche Zielvorstellungen sich daraus ableiten lassen. Im Einzelnen sind dabei folgende Fragen zu klären:

- Ist der Patient überhaupt in der Lage, seine sozialen Schwierigkeiten adäquat wahrzunehmen?
- In welchen sozialen Situationen treten diese Schwierigkeiten auf, in welchen nicht?
- Wie unterscheiden sich die Situationen, in denen die Schwierigkeiten auftreten von den unproblematischen Situationen, hinsichtlich der beteiligten Personen (Anzahl, Verhalten, Status, Geschlecht), der Anforderungen und der Zielsetzungen?
- Wie schätzt der Patient die Situation emotional und im Hinblick auf seine Verhaltensmöglichkeiten im Moment ein?
- Was glaubt er und was befürchtet er, wie die Beteiligten sein Verhalten einschätzen?
- Wie verhält sich der Patient tatsächlich, was macht und sagt er im Einzelnen und wie fühlt er sich dabei?
- Welche Reaktionen der Beteiligten nimmt er wahr und wie bewertet er diese?
- Treten diese Schwierigkeiten im Zusammenhang mit weiteren, auch klinischen Problemen auf?
- Werden sie von diesen Problemen mitverursacht und/oder aufrechterhalten?
- Üben die sozialen Schwierigkeiten ihrerseits einen Einfluss auf diese Probleme aus?
- Wie möchte oder sollte der Patient in Zukunft die Situationsanforderungen bewältigen oder seine Ziele und Bedürfnisse in diesen Situationen realisieren bzw. befriedigen?

- Welche Verhaltensdefizite oder unangemessenen Verhaltensweisen behindern ihn dabei?
- Welche Zwischenschritte sind möglich, damit der Patient nicht alles auf einmal beachten und können muss?

Als Informationsquellen zur Klärung dieser Fragen stehen Selbstberichte der Patienten, Fremdeinschätzungen von Angehörigen sowie Verhaltensbeobachtungen in der Therapiesitzung und im Alltag zur Verfügung. Die verschiedenen Informationsquellen können mit Hilfe von Interviews, standardisierten Fragebögen, Beobachtungsprotokollen sowie diagnostischen Rollenspielen, In-vivo-Tests oder Rollentauschs erschlossen werden.

> **Wichtig**
>
> Ausgangspunkt des Trainings sozialer Fertigkeiten bildet eine detaillierte und umfassende Problemanalyse.

Die Problemanalyse beginnt mit der Identifikation genereller sozialer Problembereiche anhand von Interviews und Fragebögen. Danach werden die einzelnen Problemfelder genauer spezifiziert und einer detaillierten Analyse mit Hilfe von Beobachtungsprotokollen, diagnostischen Rollenspieltests, In-vivo-Tests oder Rollentauschs unterzogen. Bei **diagnostischen Rollenspielen** werden den Patienten entweder eine Reihe interpersonaler Testsituationen vorgegeben, auf die sie spontan reagieren müssen, oder sie werden dazu aufgefordert, die zuvor geschilderte Situation genau so durchzuspielen, wie sie diese bisher in der Realität erlebt und gelöst bzw. eben nicht gelöst haben. Die Reaktionen werden auf Ton- oder Videoband aufgezeichnet und nachträglich ausgewertet. In **In-vivo-Tests** wird das Problemverhalten in Realsituationen beobachtet. Beim **Rollentausch** übernimmt der Therapeut bzw. ein Gruppenmitglied die Rolle des Patienten und dieser die Rolle des Interaktionspartners, bei dem die Schwierigkeiten auftreten.

Zur genauen Problembeschreibung gehört die Protokollierung des konkreten Problemverhaltens, die Aufzeichnung seiner Entstehungsgeschichte, Auftretenshäufigkeit, Intensität und Dauer sowie die Bestimmung seiner auslösenden und aufrechterhaltenden Bedingungen und kurz- sowie langfristigen Konsequenzen sowohl für den Patienten als auch für sein soziales Umfeld. Für den Trainingserfolg sind die Veränderungs- und Kooperationsbereitschaft des Patienten entscheidend. Diese wiederum hängt wesentlich davon ab, ob das Training auf für ihn wichtige Ziele ausgerichtet und auf seine Fähigkeiten zugeschnitten ist. Im Sinne der Therapiemotivation muss deshalb die Problemanalyse um eine Ressourcen- und Zielanalyse ergänzt werden.

16.3.2 Vermittlung eines Trainingsrationals und Planung des Trainings

Das Training beginnt mit der Vermittlung des Trainingsrationals. Damit soll dem Patienten die Relevanz einer Beseitigung seiner Verhaltensdefizienzen im Zusammenhang mit der Entstehung und Lösung seiner Schwierigkeiten sowie der Erreichung wichtiger persönlicher Ziele plausibel begründet werden. Dies gelingt am besten, wenn das Trainingsverfahren aus einem Erklärungsmodell für die Schwierigkeiten des Patienten abgeleitet wird, das dem Patienten deren Zustandekommen vor dem Hintergrund seines Problemverhaltens überzeugend beschreibt. Der Patient sollte wissen, worauf er sich warum einlässt. Ein besseres Problem- und Therapieverständnis auf Seiten des Patienten trägt entscheidend zu seiner Therapiemotivation und Kooperationsbereitschaft bei und bildet eine wichtige Voraussetzung für die Übernahme von Eigenverantwortung und ein effizienteres »Selbstmanagement« zu einem späteren Zeitpunkt.

Auf der Grundlage der aus der Problem-, Ressourcen- und Zielanalyse gewonnenen Informationen erfolgt schließlich die inhaltliche und zeitliche Planung des Trainings. Dabei wird der Patient im Sinne eines transparenten Vorgehens von Beginn an in den Planungsprozess mit einbezogen, indem die Inhalte und Ziele jedes Trainingsschritts mit ihm besprochen werden. Ebenfalls zusammen mit dem Patienten wird erarbeitet, welche Problemsituationen den Verhaltensübungen zugrunde gelegt werden sollen und welche Zielperspektiven dabei realistisch erscheinen. Die Selektion der Fertigkeiten, die trainiert werden sollen, und die Festlegung ihrer Reihenfolge im Trainingsablauf erfolgt aufgrund ihrer Komplexität und Bedeutung für die Probleme und Ziele des Patienten.

Begonnen wird mit dem Training einfacherer, besonders relevanter Fertigkeiten. Auch werden für die ersten Übungen nur Ziele formuliert, deren Erreichung realistisch erscheint, und die somit dem Patienten frühzeitig Erfolgserlebnisse vermitteln können und ihn dadurch weiter motivieren. Das Training komplexerer Fertigkeiten erstreckt sich meist über mehrere Trainingsstufen mit gra-

duell steigenden Anforderungen. Die Trainingsgestaltung muss im weiteren Verlauf ständig überprüft und angepasst werden, da sich im Laufe des Trainings Schwierigkeiten ergeben können, die entweder zu Beginn übersehen wurden, oder für deren Thematisierung der Patient noch nicht zugänglich war. Umgekehrt können sich mit fortschreitendem Training neue Ziele ergeben, für die initial entweder noch kein Bewusstsein bestand oder die dann als unrealistisch eingestuft wurden.

> **Wichtig**
>
> Die Vermittlung eines Trainingsrationals und Transparenz im Vorgehen trägt entscheidend zur Therapiemotivation und Kooperationsbereitschaft von Patienten bei und bildet eine wichtige Voraussetzung für späteres effizientes »Selbstmanagement«.

16.3.3 Verhaltensübungen

Im Mittelpunkt von Trainings sozialer Fertigkeiten steht die Demonstration und Einübung situationsangemessener sozialer Verhaltensweisen. Entsprechend stellen Verhaltensübungen die zentrale Trainingskomponente dar. Darunter wird das wiederholte Üben einer Verhaltenssequenz verstanden. Ziel ist die systematische, mit Instruktionen, Modelldarbietung, Verstärkung und Rückmeldung kombinierte Ausformung sozial kompetenten Verhaltens. Verhaltensübungen lassen sich in drei Abschnitte gliedern:

1. kognitive Aufbereitung der Problemsituation mittels Instruktionen und Modelldarbietungen zur Vorbereitung einer Verhaltensübung,
2. Übungen im Rollenspiel mit Vorbesprechung, Durchführung und Auswertung des Rollenspiels in Form von verstärkenden und korrektiven Rückmeldungen,
3. Umsetzung der im Rollenspiel erprobten bzw. eingeübten Verhaltensweisen in realen Alltagssituationen.

Instruktion und Modelldarbietung

Der erste Schritt von Verhaltensübungen besteht darin, den Patienten über das Zielverhalten anhand konkreter mündlicher oder schriftlicher Anweisungen und Vorgaben zu instruieren, um ihm deutlich zu machen, auf welche Verhaltensweisen genau es ankommt. Der Therapeut kann diese Instruktionen vorgeben oder gemeinsam mit dem Patienten entwickeln.

Mit Hilfe von Modelldarbietungen wird das gewünschte Zielverhalten veranschaulicht. Hierzu übernimmt der Therapeut, im Falle von Gruppentrainings auch der Kotherapeut oder ein geübtes Gruppenmitglied, die Rolle des Patienten und demonstriert diesem das erwünschte Verhalten möglichst im Zusammenhang mit positiven Konsequenzen. Das Modell kann real als eine in einem Rollenspiel agierende Person oder symbolisch in Form von Tonband- oder Videoaufzeichnungen, schriftlichen Berichten und Erzählungen, aber auch imaginär in der Vorstellung präsentiert werden.

Rollenspielübungen

Rollenspielübungen kommt beim Training sozialer Fertigkeiten in mehrfacher Hinsicht eine herausragende Bedeutung zu. Sie dienen, wie ausgeführt, als diagnostische Rollenspiele oder Rollenwechsel der Problemanalyse und als Verhaltensexperiment der Erprobung verschiedener Verhaltensweisen sowie der Einübung neuer Verhaltensweisen. Bei ihrer primären Funktion – der Einübung neuer Verhaltensweisen – übt der Patient das durch Instruktionen vorgegebene und mit Hilfe von Modelldarbietungen veranschaulichte Zielverhalten, während der Therapeut, der Kotherapeut oder andere Gruppenmitglieder die Rolle der Interaktionspartner in sozialen Problemsituationen mimen.

Vom schematischen Ablauf her besteht ein Rollenspieldurchgang häufig aus 5 Phasen: Er beginnt mit einer kurzen **Vorbesprechung**, in welcher die Spielsituation, das Übungsziel und der Ablauf des Rollenspiels konkretisiert werden. Im **Erstspiel** verhält sich der Patient so wie immer, oder er orientiert sich bereits an den vorgegebenen Instruktionen oder am Demonstrationsbeispiel. In einer **ersten Nachbesprechung** erarbeitet der Therapeut mit dem Patienten oder mit der Gruppe, (a) welche Verhaltensweisen bereits gut gelungen sind und (b) welche bei einer Wiederholung verbessert werden sollen. Diese Vorsätze versucht der Patient im **Zweitspiel** derselben Situation umzusetzen. Bei der **zweiten Nachbesprechung** ziehen Therapeut und Patient bzw. Gruppe ein Fazit dieses Verbesserungsversuchs. In Abhängigkeit der Fortschritte und Motivation werden typischerweise 2–5 Rollenspiele absolviert.

Vorbesprechung. Bei der Vorbesprechung wird die Spielsituation herausgearbeitet und das genaue Übungsziel festgelegt. Die Auswahl der Spielsituation erfolgt nach drei Kriterien (Pfingsten 2000). Sie sollte
a) eine zentrale Schwierigkeit des Patienten repräsentieren,
b) im Rollenspiel gut simulierbar und
c) in der Realität aufsuch- oder herstellbar sein.

Der Patient beschreibt zuerst den äußeren Rahmen, sein Verhalten und das der beteiligten Person(en). Dabei muss Klarheit hinsichtlich der 5 Bestimmungsstücke sozialer Interaktion geschaffen werden (Fliegel et al. 1994):
1. Ort und Zeit: Wo und wann hat die fragliche Interaktion stattgefunden bzw. soll sie stattfinden?
2. Partner: Wer sind die beteiligten Interaktionspartner, in welcher Beziehung stehen sie zum Patienten, wie geht er üblicherweise mit ihnen um?

3. Handlung: Was geschieht im Verlauf der Interaktion und wie lange dauert sie?
4. Partnerverhalten: Wie verhält sich der Rollenspielpartner nonverbal, paraverbal und verbal?
5. Eigenes Verhalten: Wie verhält sich der Klient nonverbal, paraverbal und verbal?

Bei der Festlegung und Konkretisierung von Übungszielen sind neben den aus der individuellen Problemanalyse abgeleiteten Zielsetzungen formale und inhaltliche kulturelle Konventionen zwischenmenschlicher Interaktionen zu berücksichtigen (vgl. folgende Übersicht).

Formale und inhaltliche Aspekte sozial kompetenten Verhaltens

■ Formale Aspekte:
  – Blickkontakt beim Sprechen und Zuhören
  – Aufrechte, ruhige Körperhaltung
  – Angemessene Distanz zum Interaktionspartner
  – Reichhaltige, gelöste und zur Situation passende Gestik
  – Dem Inhalt entsprechende zugewandte, abweisende, zornige oder traurige Mimik
  – Klar verständliche, der Situation und Distanz entsprechende Lautstärke
  – Deutliche Artikulation
  – Bewegte und betonte Satzmelodie (Stimmmodulation)
  – Ich-Gebrauch
■ Inhaltliche Aspekte:
  – Lob, Kritik und Forderungen aussprechen und annehmen können
  – Kontakte herstellen, aufrechterhalten und beenden können
  – Eigene Bedürfnisse, Gefühle, Interessen, Ansichten und Einstellungen offen ausdrücken und angemessen durchsetzen können oder von anderen wahrnehmen und aufgreifen können

---

Durchführung. Die Durchführung sollte möglichst wirklichkeitsgetreu sein, d. h. außer verbalem auch motorisches Verhalten enthalten und auf Einrichtungsgegenstände zurückgreifen. Das Rollenspiel wird so oft wiederholt, bis das jeweilige Übungsziel, d. h. bis das Zielverhalten mindestens annähernd erreicht wird. Der Therapeut kann die Realisierung dieses Ziels mit Hilfestellungen (»prompting«) und praktischen Anleitungen (»coaching«) fördern. Unter Hilfestellungen werden verbale Hinweise und Instruktionen verstanden, welche der Therapeut während des Spiels gibt, z. B. in Form von Aufforderungen, Blickkontakt zu suchen oder lauter zu sprechen. Praktische Anleitungen sind besonders intensive Hilfestellungen, bei denen nicht nur verbale Hinweise gegeben werden, sondern der Therapeut nach vorheriger Absprache unterstützend in das laufende Rollenspiel eingreift, indem er etwa vorspricht, was der Patient sagen soll, Korrekturen an seiner Gestik und Körperhaltung vornimmt oder ihn in eine günstige räumliche Distanz zu den Mitspielern bringt. Eine besondere Form der praktischen Anleitung ist das so genannte »Hilfs-Ich«; dabei schlüpft der Therapeut oder Kotherapeut während des Rollenspiels in die Rolle des Übenden und spricht für diesen oder souffliert ihm, was dieser sagen soll, ohne den Fortgang des Rollenspiels zu stören. Bei einem so genannten »Schnitt« dagegen unterbricht der Therapeut das Rollenspiel, um etwas zu erläutern, Instruktionen zu geben oder bestimmte Verhaltensweisen modellhaft darzustellen.

Während des Rollenspiels sollte der Therapeut den Patienten außerdem für gelungene Rollenspielpassagen unmittelbar verstärken. Neben kurzen verbalen Aufmunterungen können auch zuvor vereinbarte visuelle oder akustische Signale zur Verstärkung verwendet werden. Damit der Patient nachvollziehen kann, auf welche Verhaltensaspekte sich eine Verstärkung bezieht, müssen diese vor dem Rollenspiel genau festgelegt werden. Solche Vereinbarungen ermöglichen darüber hinaus den schrittweisen, nach aufsteigendem Schwierigkeitsgrad abgestuften Aufbau (»shaping«) einzelner Verhaltenskomponenten oder die Einübung und sukzessive Verkettung (»chaining«) einzelner Verhaltenssequenzen zu komplexen sozialen Verhaltenszielen. Dabei werden zunächst die einfachen Verhaltenskomponenten oder -sequenzen verstärkt, dann zunehmend nur noch darauf aufbauende Komponenten oder daran anschließende Sequenzen, bis schließlich allein die Umsetzung des vollständigen Zielverhaltens bekräftigt wird.

Nachbesprechung. Im Anschluss an jedes Rollenspiel werden in der Nachbesprechung die Eindrücke rückgemeldet. Diese Rückmeldungen dienen als Bestätigung und Verstärkung für angemessenes Verhalten und zeigen mögliche Verbesserungen auf. Dabei wird zuerst jedes gelungene Verhaltensdetail positiv verstärkt und die positive Bewertung differenziert begründet. Anschließend werden korrektive Rückmeldungen, also Vorschläge und Anleitungen für konkrete Verhaltensverbesserungen, gegeben oder in einer Modelldarbietung demonstriert. Ein weitere wichtige Funktion der Nachbesprechung sollte eine Verbesserung der Selbstwahrnehmungs- und Selbstbewertungsfähigkeiten der Patienten sein. Hierzu kann man Patienten die Aufgabe stellen, zunächst einmal selber anzusprechen, welche Rollenspielsequenzen sie für gelungen halten, und wo sie andererseits Verbesserungsmöglichkeiten sehen. Rückmeldungen auf der Grundlage von Audio- oder Videoaufzeichnungen (Videofeedback) bieten den Vorteil anschaulicherer und objektiverer Beurteilungsmöglichkeiten.

In-vivo-Übungen

Im Anschluss an zufriedenstellend bewältigte Rollenspielsituationen wird der Patient zu selbstständigen Übungen im Alltag angehalten. Während im Rollenspiel die erforderlichen Kompetenzen erworben werden, entscheiden In-vivo-Übungen, bei denen sich Patienten im Rahmen von Hausaufgaben mit bestimmten realen Situationen konfrontieren, über den Transfer der erworbenen Kompetenzen in den Alltag. Bereits beim Erarbeiten einer Spielsituation ist darauf zu achten, dass eine spätere Übung in der Realsituation umsetzbar ist. Die Aufgaben werden von Therapiestunde zu Therapiestunde in ihrer Bedeutung erläutert und sorgfältig geplant. Dazu müssen eine geeignete Situation und ein geeigneter Zeitpunkt ausgewählt sowie mögliche Hindernisse, Schwierigkeiten und Komplikationen antizipiert werden. Erfahrungen mit der Umsetzung im Alltag können in einem Selbstbeobachtungsbogen festgehalten werden und sollten in der nächsten Sitzung besprochen werden. Auch bei der Nachbesprechung von Hausaufgaben lobt der Therapeut zuerst die Erfolge und spricht dann eventuelle Verbesserungsmöglichkeiten an. Dabei können weniger gelungene In-vivo-Übungen die Grundlage für weitere Rollenspielübungen sein.

Der Übergang vom Rollenspiel zum Üben in realen Situationen stellt für Patienten oft eine große Hürde dar. Dabei stehen Befürchtungen im Vordergrund, das neu erworbene Verhalten nicht in ausreichendem Maße zu beherrschen oder negative Reaktionen bei Interaktionspartnern hervorzurufen. Diese Befürchtungen müssen vorher besprochen werden. Darüber hinaus sollten zuerst nur Realübungen vereinbart werden, die der Patient sicher beherrscht und bei denen zustimmende Reaktionen von Seiten der Interaktionspartner wahrscheinlich sind. Wenn sichergestellt ist, dass der Patient die trainierten Fertigkeiten in realen Lebenssituationen spontan und kompetent umzusetzen weiß, wird zum nächsten Verhaltensziel übergegangen.

> **Wichtig**
>
> Im Mittelpunkt des Trainings sozialer Fertigkeiten stehen Verhaltensübungen, durch die über Instruktionen, Modelldarbietungen, Rollenspiele und In-vivo-Übungen neue soziale Verhaltensweisen erprobt und eingeübt werden.

16.3.4 Transfertechniken und Rückfallprävention

Gradmesser des Erfolgs sozialer Fertigkeitstrainings ist die Übertragung der geübten Kompetenzen auf Alltagssituationen. Um die Generalisierung des Gelernten auf den Alltag zu verbessern, werden neben In-vivo-Übungen i. Allg. folgende Strategien betont (Pfingsten 2000):

- Intensive Beteiligung der Patienten als Experten ihrer eigenen Lebenswelt an der Entwicklung von Verhaltensweisen, die für sie angemessen sind,
- Training von Metakompetenzen wie Selbstkontrolltechniken.

Auch bei erfolgreichem Trainingsverlauf besteht immer die Gefahr, dass Patienten mit der Zeit und unter bestimmten Belastungsbedingungen in alte Verhaltensmuster zurückfallen. Gegen Ende des Trainings sollten deshalb auch konkrete Überlegungen zur Rückfallprävention angestellt werden, indem mit den Patienten folgende Leitfragen erörtert werden:

- Woran merke ich, dass sich alte Verhaltensgewohnheiten einschleichen?
- Was kann ich tun, wenn diese auftreten?

Die erarbeiteten Handlungsmöglichkeiten können auf einem Merkblatt notiert werden, damit die Patienten sich diese in gewissen Zeitabständen in Erinnerung rufen können. Hilfreich sind auch Nachbesprechungen (»booster sessions«) zwischen Therapeut und Patient in größeren zeitlichen Intervallen.

> **Wichtig**
>
> Am Ende des Trainings sollten Kompetenzen zum Transfer der gelernten Fertigkeiten und zur Vermeidung von Rückfällen vermittelt werden.

16.3.5   Trainingsformat und Zieloffenheit

Trainings sozialer Fertigkeiten werden mit einzelnen Patienten, mit Paaren, Familien, Gruppen oder in einer Kombination verschiedener Trainingsformate durchgeführt. Das Training von Einzelpersonen bietet den Vorteil eines individuell maßgeschneiderten, flexiblen Vorgehens. Außerdem ist eine genauere Problem- und Zielanalyse möglich; es steht mehr Trainingszeit zur Verfügung, und die Schwelle zur Exposition ist niedriger. Sowohl Zielsetzung als auch methodisches Vorgehen legen jedoch Paar-, Familien- oder insbesondere Gruppentrainings nahe: Bestimmte soziale Problemsituationen können realistischer simuliert werden, es stehen verschiedene Rollenmodelle zur Verfügung, Rückmeldungen und positive Verstärkung können von mehreren Personen eingeholt werden, und die Teilnehmer können sich gegenseitig zur Durchführung von In-vivo-Übungen anspornen. In homogenen Gruppen sehen die Patienten zudem, dass andere unter ganz ähnlichen sozialen Schwierigkeiten leiden. Trainingsgruppen sind außerdem ökonomischer.

Neben dem Trainingsformat bestimmt der Grad der Standardisierung das Ausmaß an Flexibilität im Vorgehen. Der breiten Anwendungspalette entsprechend (▶ s. unter 16.4), liegen heute viele publizierte Trainingsmanuale vor, die sich neben dem fokussierten Problembereich hauptsächlich im Hinblick auf ihre Standardisierung unterscheiden. Die Trainingsverfahren können voll- und halbstandardisiert oder interaktionsorientiert sein (Fliegel et al. 1994). Vollstandardisierte Verfahren entsprechen Trainings mit fixiertem Trainingsziel, -inhalt und -ablauf. Bei halbstandardisierten Ansätzen sind die Ziele und der Ablauf vorgegeben, die inhaltliche Ausgestaltung der Übungen aber kann von den Patienten bestimmt werden. Bei interaktionsorientierten Trainings werden sowohl die Ziele, als auch die Übungsinhalte von den Patienten mit den Therapeuten erarbeitet.

> **Wichtig**
>
> Trainingsformat und Grad der Standardisierung bestimmen die Möglichkeit eines auf die individuellen Probleme und Voraussetzungen des einzelnen Patienten zugeschnittenen Vorgehens.

16.4   Anwendung

Ursprünglich zur Therapie von sozialer Unsicherheit und Angst konzipiert standen als Trainingsziele zuerst Selbstbehauptungsreaktionen und Durchsetzungsverhalten wie der Ausdruck von Ärger, die Ablehnung von Forderungen, die Äußerung von Wünschen und Bedürfnissen oder das Durchsetzen von Interessen im Vordergrund. In den letzten Jahrzehnten wurde diese Eingrenzung aufgegeben und es kam zu einer starken Ausweitung der Problemstellungen und Ziele.

Der aktuelle Anwendungsbereich von Trainings sozialer Fertigkeiten erstreckt sich über eine breite Palette von sozialen, pädagogischen und klinischen Problemfeldern. Sie finden Anwendung bei typischen interpersonellen Schwierigkeiten wie mangelnder Konfliktlösefähigkeit in Partnerschaft, Familie und Beruf, bei pädagogischen Problemen – z. B. aggressivem Verhalten von Kindern und Jugendlichen – sowie bei einem weiten Spektrum psychischer Störungen, neben sozialen Phobien etwa bei verschiedenen Persönlichkeitsstörungen, Depressionen, Anorexie, Substanzabhängigkeit, Sexualstörungen, Psychosen, aber auch psychosomatischen Beschwerden. Trainings sozialer Fertigkeiten finden bei Patienten aller Altersgruppen, im Einzel-, Paar- oder Gruppenformat, im ambulanten wie im stationären Rahmen Anwendung. Ihre breite klinische Anwendung erstaunt angesichts der Bedeutung des Sozialverhaltens für die Entstehung und den Verlauf vieler psychischer Störungen wenig. Überall dort, wo kompetentes Sozialverhalten neu aufgebaut, eingeübt und erprobt oder verbessert werden soll, sind Trainings sozialer Fertigkeiten die Methode der Wahl. Diagnosen sind daher für die Indikationsstellung eines Trainings sozialer Fertigkeiten nur bedingt brauchbar. Entscheidend ist vielmehr, ob soziale Verhaltensprobleme beim einzelnen Patienten und seiner Symptomatik eine klinisch relevante Rolle spielen. Dabei kann problematisches Sozialverhalten

— als Symptomatik oder zentraler Bestandteil der Gesamtsymptomatik,
— als eine wesentliche Entstehungsbedingung und/oder
— als eine wichtige Determinante erfolgreicher Rückfallprävention und Rehabilitation

eine Rolle spielen. Entsprechend werden Trainings sozialer Fertigkeiten mit präventiver, therapeutischer und rehabilitativer Zielsetzung eingesetzt – allein oder als Komponente umfassender multimodaler Maßnahmen (Pfingsten 2000).

> **Wichtig**
>
> Trainings sozialer Fertigkeiten kommen bei einem breiten Spektrum sozialer, pädagogischer und klinischer Problemstellungen bei Personen aller Altersgruppen im ambulanten wie stationären Setting mit präventiver, therapeutischer oder rehabilitativer Zielsetzung zum Einsatz.

16.4.1 Anwendung bei schizophren Erkrankten

In der psychiatrischen Rehabilitation spielen Trainings sozialer Fertigkeiten v. a. bei schizophren Erkrankten eine wichtige Rolle. Dabei bilden sie meist einen Baustein umfangreicher Präventions-, Behandlungs- und Rehabilitationsmaßnahmen. In den letzten zwei Jahrzehnten wurden Verfahren entwickelt, die auf das Training von für schizophren Erkrankte besonders relevanten sozialen und instrumentellen Fertigkeiten abzielen. Ein Beispiel dafür ist das Training sozialer und für eine unabhängige Lebensführung instrumenteller Fertigkeiten (»Social and Independent Living Skills«, SILS) von Liberman und Mitarbeitern (1993). Dieses Trainingsprogramm setzt sich aus einer Reihe von Modulen mit Trainingseinheiten zur Verbesserung von Fertigkeiten für bestimmte Kompetenzbereiche – z. B. die Besprechung der Medikation mit dem Arzt – zusammen. Weitere speziell auf die Problemstellungen bei schizophrenen Erkrankungen zugeschnittene Trainingsverfahren stellen das »Integrierte Psychologische Therapieprogramm« (IPT) von Brenner, Roder und Mitarbeitern (Brenner et al. 1994; Roder et al. 2002a) sowie das »Training von Fertigkeiten für den Wohn-, Arbeits- und Freizeitbereich« (WAF) von Roder und Mitarbeitern (Roder et al. 2002b) dar. Diese beiden Trainingsverfahren werden im Folgenden exemplarisch dargestellt.

> **Wichtig**
>
> Das (Wieder-)Erlernen sozialer Fertigkeiten spielt in der multimodalen Behandlung von Patienten mit einer schizophrenen Erkrankung eine zentrale Rolle.

Integriertes Psychologisches Therapieprogramm (IPT)

Ausgangspunkt des IPT ist die Annahme einer Wechselwirkung zwischen kognitiven und sozialen Funktionsbereichen. Störungen auf der Ebene von Informationsverarbeitungsprozessen beeinträchtigen das Sozialverhalten. Das IPT enthält entsprechend 5 Unterprogramme, die jeweils spezifische kognitive oder soziale Funktionen fokussieren. Die Unterprogramme sind hierarchisch angeordnet und werden im Rahmen eines Gruppentrainings sequenziell durchgearbeitet, wobei sich der therapeutische Schwerpunkt im Verlaufe der Behandlung von den kognitiven Prozessen in Richtung soziale Fertigkeiten verlagert (vgl. ◯ Abb. 16.1). Die beiden Unterprogramme »Kognitive Differenzierung« und »Soziale Wahrnehmung« richten sich auf das Training perzeptiver, attentionaler und kognitiver Prozesse wie Konzentration, Konzeptbildung, Abstraktionsvermögen und Merkfähigkeit. Darauf aufbauend wird dann »Verbale Kommunikation«, »Soziale Fertigkeiten« und »Interpersonelles Problemlösen« trainiert (Roder et al. 2002a).

Jedes Unterprogramm ist in sich so aufgebaut, dass mit zunehmender Trainingsdauer die Anforderungen an den Einzelnen und an die Gruppe wachsen. Über die einzelnen Unterprogramme hinweg nimmt der Anforderungsgrad an die Patienten ebenfalls zu, dies nicht nur inhaltlich, sondern auch bezogen auf die Gestaltung des Trainings: z. B. von zunächst hoher Strukturiertheit und Aufgabenorientiertheit zu einer größeren Betonung der spontanen Gruppeninteraktionen, von einem stark direktiven Therapeutenverhalten zu einem sich zurücknehmenden Leitungsstil. Da es als gesichert gilt, dass Störungen bei Schizophrenieerkrankten immer dann vermehrt auftreten, wenn der Patient einer ihn emotional belastenden Situation ausgesetzt ist, spielt innerhalb jedes Unterprogramms auch der angemessene Umgang mit Emotionen und Affekten eine besondere Rolle. Die Übungen eines Unterprogramms werden entsprechend zunächst jeweils mit sog. »sachlichem« Material durchgeführt, von dem angenommen wird, dass es keine emotionale Belastung für die Patienten darstellt. Mit zunehmender Trainingsdauer werden bei späteren Unterprogrammen sukzessiv emotional belastende Inhalte eingeführt.

◻ Abb. 16.1. Aufbau des Integrierten Psychologischen Therapieprogramms IPT

Anforderungen gemäß Lernfähigkeit und Rehabilitationsverlauf

Stufe 5 – Umsetzung in die Praxis
Stufe 4 – Entscheidung für eine Lösungsalternative
Stufe 3 – Erarbeitung von Lösungsalternativen
Stufe 2 – Kognitive Problemaufbereitung
Stufe 1 – Identifikation des Problembereichs
Interpersonelles Problemlösen

Stufe 2 – Durchführung
Stufe 1 – Kognitive Aufarbeitung
Interpersonelles Problemlösen

Stufe 5 – Freie Kommunikation
Stufe 4 – Befragung über bestimmtes Thema
Stufe 3 – W-Fragen mit Antwort
Stufe 2 – Sinngemäße Wiedergabe
Stufe 1 – Wörtliche Wiedergabe
Verbale Kommunikation

Stufe 3 – Titelfindung
Stufe 2 – Interpretation und Diskussion
Stufe 1 – Informationssammlung
Soziale Wahrnehmung

Stufe 3 – Suchstrategien
Stufe 2 – Verbale Begriffsysteme
Stufe 1 – Kärtchenübung
Kognitive Differenzierung

Verbesserung
sozialer
Kompetenz

Verbesserung
neurokognitiver
Fertigkeiten

> **Wichtig**
>
> Es kann angenommen werden, dass kognitive Einbussen den Erwerb von sozialen Fertigkeiten negativ beeinflussen. Die Verknüpfung von Training kognitiver und sozialer Fertigkeiten ist Hauptbestandteil des integrierten psychologischen Therapieprogramms IPT für schizophren Erkrankte.

Kognitive Differenzierung

Beim ersten Unterprogramm sollen kognitive Fähigkeiten über zahlreiche unterschiedliche Übungen verbessert werden. Die Übungen gliedern sich in drei Stufen: »Kärtchenübungen«, »verbale Begriffssysteme« und »Suchstrategien«. Die drei Stufen werden schrittweise und in der Regel gemäß der aufgeführten Reihenfolge in der Gruppe behandelt.

Stufe 1: Kärtchenübungen. Die erste Stufe setzt im Vergleich zu den Stufen zwei und drei nur ein Minimum an verbaler Interaktion zwischen den Teilnehmern voraus und eignet sich daher besonders als Einstiegsübung für schwer chronifizierte Patienten, die häufig vor jeder neuen, ihnen nicht vertrauten sozialen Interaktion große Angst haben. Im ersten Übungsteil »Kärtchenübungen« beispielsweise erhalten die Gruppenteilnehmer eine bestimmte Anzahl von Kärtchen, die sich bezüglich verschiedener Merkmale (z. B. Zahlen, Farben, Formen) unterscheiden. Die Teilnehmer werden dann aufgefordert, z. B. alle roten Kärtchen mit einer zweistelligen Zahl aus ihrem Kartenstapel auszusortieren und vor sich abzulegen. Die Richtigkeit überprüft jeweils der Nachbar.

Stufe 2: Verbale Begriffssysteme. Dieser Teil enthält Übungen zu Begriffshierarchien, Synonymen, Antonymen, Wortdefinitionen und Begriffen mit unterschiedlicher Bedeutung je nach Kontext sowie Übungen, die mit Wortkarten durchgeführt werden.

Stufe 3: Suchstrategien. Bei dieser Übung ermitteln die Gruppenteilnehmer über gezieltes Fragen Gegenstände.

Dabei werden mit der Gruppe Fragestrategien erarbeitet (z. B. »vom Allgemeinen zum Speziellen«).

Ziel aller drei Stufen der »Kognitiven Differenzierung« ist die ausführliche Bearbeitung von Aussagen und ihren jeweils dahinter liegenden Begründungen. Die unterschiedlichen Begründungen werden diskutiert und gegebenenfalls modifiziert. Erreicht werden sollen Aussagen, die von allen Gruppenmitgliedern akzeptiert werden können. Ist ein Gruppenkonsens nicht möglich, wird darauf hingearbeitet, dass die Patienten wenigstens die jeweils anderen Begründungen gedanklich nachvollziehen können, ohne sich die fraglichen Positionen selbst zu eigen zu machen.

> **Wichtig**
>
> Im Unterprogramm »Kognitive Differenzierung« werden verbale Gedächtnisfunktionen und Konzeptbildung trainiert.

Soziale Wahrnehmung

Das therapeutische Ziel des zweiten Unterprogramms liegt in der Verbesserung der visuellen Wahrnehmung von sozialen Situationen sowie besseren Aufmerksamkeits- und Interpretationsleistungen. Dabei sollen einerseits bei den Patienten vorliegende visuelle Aufmerksamkeitsstörungen, die für Reizüberflutung und erhöhte Ablenkbarkeit maßgeblich verantwortlich sind, reduziert werden. Andererseits sollen die Patienten durch den Aufbau von Interpretationsschemata und über eine bessere Nutzung früherer Erfahrungen angemessene Interpretationen finden lernen. Trainingsgrundlage des Unterprogramms »Soziale Wahrnehmung« bildet eine Diaserie von sozialen Situationen von unterschiedlicher kognitiver Komplexität (Reizmenge) und emotionalem Gehalt. Jedes Dia wird in den drei Stufen »Informationssammlung«, »Interpretation und Diskussion« sowie »Titelfindung« bearbeitet, wobei anfänglich einfach strukturierte, kognitiv wenig komplexe Dias, die wenig emotional belastend auf die Patienten wirken, Verwendung finden. Die kognitive Komplexität und der emotionale Gehalt der Dias wird dann langsam gesteigert.

Stufe 1: Informationssammlung. Das projizierte Bild wird von den Teilnehmern beschrieben, wobei alle erkennbaren Details so vollständig wie möglich erfasst werden sollen. Dies garantiert, dass den Teilnehmern sämtliche Sachverhalte des Bildes ins Bewusstsein treten und somit eine einseitige Selektion visueller Reize verhindert wird. Auf Interpretationen wird auf dieser Stufe bewusst verzichtet. Die Informationssammlung bildet die Grundlage für das weitere Vorgehen.

Stufe 2: Interpretation und Diskussion. Auf dieser Stufe werden Interpretationen zu den einzelnen Diainhalten gesammelt und diskutiert, mit dem Ziel, eingeschliffene falsche Interpretationsmuster flexibler zu gestalten. Gleichzeitig soll sich die Gruppe mit verschiedenen Interpretationen auseinandersetzen und diese diskutieren. Dabei äußern die Teilnehmer Interpretationen zum Bildinhalt. Zwingend ist die jeweilige Begründung jeder Interpretation. Den Begründungen liegen die von der ersten Stufe »Informationssammlung« bekannten Einzelheiten des Bildes zugrunde. In ausführlichen Diskussionen zu den geäußerten Interpretationen werden kognitive Dissonanzen, d. h. Widersprüche bzw. Unstimmigkeiten zwischen verschiedenen Wahrnehmungen und Denkinhalten, aufgelöst. Dabei geht es nicht um die Herausarbeitung eines Gruppenkonsenses, sondern darum, Interpretationen nachvollziehbar und logisch verständlich zu machen.

Stufe 3: Titelfindung. Abschließend soll jedes Gruppenmitglied eine kurze, prägnante Überschrift zu jedem Dia finden, in der die wichtigste Aussage des Bildes enthalten ist (Bildzusammenfassung). Die Therapeuten können dabei nochmals überprüfen, ob jeder Patient die »Schlüsselinformationen« eines Bildes erkannt und verarbeitet hat. Falls dies nicht der Fall ist, muss nochmals eine Diskussionsrunde eingeschaltet werden.

> **Wichtig**
>
> Das Unterprogramm »Soziale Wahrnehmung« zielt darauf ab, die Informationsverarbeitung in sozialen Situationen zu verbessern (Reizselektion, Komplexitätsreduktion, Interpretation).

Verbale Kommunikation

Dieses Unterprogramm zielt auf das Einüben der drei grundlegenden kommunikativen Fertigkeiten »Hinhören«, »Verstehen« und »Eingehen« ab. Diese werden in 5 Trainingsstufen eingeübt. Deren Inhalte stellen an die Teilnehmer zunehmend schwierigere Anforderungen. Die ersten Stufen sind bezüglich Materialien hoch strukturiert; in den weiteren Stufen nimmt die Strukturiertheit immer mehr ab, um die Realitätsnähe der Kommunikationsprozesse zu erhöhen.

Stufe 1: Wörtliche Wiedergabe vorgegebener Sätze. Ein Patient erhält ein Kärtchen, auf das ein Satz geschrieben ist, den er der Gruppe vorlesen soll. Ein weiteres Gruppenmitglied wiederholt diesen Satz wortwörtlich. Die anderen Gruppenmitglieder kontrollieren die Wiedergabe.

Stufe 2: Sinngemäße Wiedergabe selbst formulierter Sätze. Diese Übung wird analog zur Stufe 1 durchgeführt. Im Unterschied dazu werden jedoch Kärtchen verwendet, auf denen nur ein oder zwei Worte stehen, wozu der jeweilige Patient ein oder zwei Sätze formulieren soll, die dann sinngemäß wiederzugeben sind.

Stufe 3: Selbst formulierte W-Fragen mit Antwort. Die Gruppe wählt einen Themenbereich (z. B. Hobby) aus, oder der Therapeut gibt diesen vor. Zu diesem Themenbereich werden Worte gesammelt und, wie auf Stufe 2, wieder auf Kärtchen geschrieben. Mit Hilfe eines W-Fragewortes (wo, wer, warum etc.) und einem Kärtchen, auf dem ein Wort zu diesem Themenbereich steht, stellt ein Patient eine Frage an ein anderes Gruppenmitglied, welches diese beantwortet. Die Gruppe bewertet, inwieweit die Frage zum Thema passte und ob die Antwort auf die Frage bezogen war.

Stufe 4: Die Gruppe befragt Mitglieder über ein bestimmtes Thema. Ein oder zwei Gruppenmitglieder werden von der Gruppe über ein bestimmtes Thema befragt (z. B. über einen Zeitungsartikel). Wiederum bewertet die Gruppe die Behandlung des Themas.

Stufe 5: Freie Kommunikation. Der Gruppe wird ein zu behandelndes Thema vorgegeben. Als Themen dienen Zeitungsartikel, Kurzgeschichten, Sprichwörter oder Redewendungen, Diamaterial oder sonstige, die Gruppe interessierende Themen. Eine besondere Bedeutung kommt hier der Bewertung des Kommunikationsprozesses zu. Die Bewertung kann entweder von vorher bestimmten Gruppenmitgliedern (Beobachterfunktion) und/oder vom Therapeuten bzw. Kotherapeuten vorgenommen werden. Neben inhaltlichen Gesichtspunkten (Wird ein Thema nur oberflächlich oder vertieft diskutiert? Ist ein »roter Faden« erkennbar? etc.) werden auch formale Gesichtspunkte (Blickkontakt, Flüssigkeit des Gesprächs, Lautstärke und Tonfall etc.) beachtet.

Das Training schreitet jeweils erst dann zur nächsten Stufe voran, wenn die bearbeitete Stufe erfolgreich bewältigt worden ist. Bei auftretenden Schwierigkeiten auf höheren Stufen wird zurückgestuft. Beim Erreichen der 5. Trainingsstufe sollten die Therapeuten gleichzeitig dem Sprechverhalten der einzelnen Patienten außerhalb des Therapieprogramms besondere Aufmerksamkeit schenken, damit beurteilt werden kann, ob die in der Therapiegruppe erworbenen Fähigkeiten auch außerhalb adäquat eingesetzt werden (z. B. bei Familiengesprächen, in therapeutischen Einzelgesprächen etc.). Je nachdem, welche Schwierigkeiten sich dabei ergeben, ist ihr Einbezug in das Training notwendig und sind sie auf den einzelnen Stufen entsprechend zu bearbeiten. Hierfür kann das Gruppentraining zusätzlich durch Einzelsitzungen mit dem jeweiligen Patienten ergänzt werden. Das Unterprogramm »Verbale Kommunikation« sollte erst dann als abgeschlossen gelten, wenn innerhalb des therapeutischen Rahmens ein annähernd störungsfreies Sprechverhalten erkennbar ist.

> **Wichtig**
>
> Im Unterprogramm »Verbale Kommunikation« werden grundlegende kommunikative Fertigkeiten wie »Hinhören«, »Verstehen« und »Eingehen« geübt.

Soziale Fertigkeiten

Das vierte Unterprogramm greift auf die üblichen Trainingsmethoden wie Instruktionen, Modelllernen, Verhaltensübungen, Verstärkung und Rückmeldungen zurück. Inhalte sind Situationen aus verschiedenen sozialen Bereichen wie Stationsleben, Wohnungs- und Arbeitssuche, Umgang mit Behörden, Verhalten am Arbeitsplatz, Freizeitkontakte und für die Patienten ähnlich relevante soziale Bezüge. Die spezifische Adaption an die Zielgruppe schizophren Erkrankter bezieht sich hauptsächlich auf die kognitive Aufbereitung der Trainingsinhalte. Jede Problemsituation wird auf den zwei Stufen »kognitive Aufbereitung« und »Durchführung« eingeteilt.

Stufe 1: Kognitive Aufbereitung. Eine Therapiesitzung beginnt mit der genauen Vorgabe der zu übenden Situation durch den Haupttherapeuten. In einfachen, klaren Worten versucht er diese möglichst konkret und anschaulich zu beschreiben. Mit Hilfe von Rückfragen versichert er sich der Aufmerksamkeit und des Verständnisses der Patienten. Der Einbezug der Patienten in die Erarbeitung und realitätsnahe Ausgestaltung der Übungssituation verhindert nicht nur langweiliges Monologisieren des Therapeuten; es fördert darüber hinaus auf Seiten der Patienten ein Bewusstsein für die Problematik bzw. den Anforderungscharakter der Übungssituation und unterstützt das Erarbeiten einer gemeinsamen Zieldefinition. Die vorgegebenen Situationen sind so angelegt, dass das Erreichen des gesetzten Ziels eine soziale Interaktion voraussetzt, in deren Mittelpunkt ein Dialog steht. Die gemeinsame Entwicklung eines der Realisierung des vereinbarten Ziels dienlichen Dialogs bildet den nächsten Schritt. Es ist hilfreich, den entstehenden Dialog – das Kernstück der später zu übenden Interaktion – festzuhalten. Danach werden Beobachtungsfunktionen verteilt und die anstehenden Rollenspiele vorbereitet.

Stufe 2: Durchführung. Nach der Vorbereitung einer kleinen »Bühne« – nach Möglichkeit mit einigen realitätsnahen Utensilien – wird die erarbeitete Interaktion von den Therapeuten modellhaft vorgeführt. Nach einer Besprechung der Modelldarbietung beginnen die Patientenrollenspiele. Zur Förderung des Zielverhaltens geben die Therapeuten Hilfestellungen und praktische Anleitungen und verstärken Annäherungen an das gewünschte Verhalten. Nach jeder Rollenspielübung erfolgt eine Feedback-Runde, wobei kritische, korrektive Rückmeldungen in konkrete Verbesserungsvorschläge umgewandelt werden.

Nach Möglichkeit endet eine jede Trainingssitzung mit der Verteilung von »Hausaufgaben«, die gewährleisten sollen, dass das geübte Verhalten auch in der Realität eingesetzt wird.

> **Wichtig**
>
> Im Unterprogramm »Soziale Fertigkeiten« werden Situationen aus verschiedenen sozialen Bereichen kognitiv aufgearbeitet und in Rollenspielen verhaltensmäßig erprobt.

Interpersonelles Problemlösen

Dieses Unterprogramm bildet den letzten Schritt des Trainingsprogramms. Es dient der Vorbereitung weiterführender rehabilitativer Schritte. Der Rehabilitationsprozess ist naturgemäß reich an Anforderungen, deren »problemhafter« Charakter von chronisch psychisch kranken Menschen oft nicht sachgerecht identifiziert werden kann. Deshalb reagieren sie allzu leicht mit diffusen, kontraproduktiven Überforderungsgefühlen. Die Gefahr des Scheiterns an den Problemen, die der Rehabilitationsalltag mit sich bringt, kann vermindert werden, wenn es gelingt, im therapeutischen Rahmen sach- und problemgerechte Einstellungen zu entwickeln und gangbare Lösungswege aufzuzeigen. Die Erarbeitung realitätsgerechter Problemperspektiven und realisierbarer Problemlösungen (auch unter Einbezug des Aspekts der emotionalen Belastung) ist folglich das eigentliche, explizite Ziel des interpersonellen Problemlösens. Implizit werden damit eine Reihe weiterer wichtiger kognitiver Ziele verfolgt, wie Verbesserung der Problemwahrnehmung, Erarbeitung einer rationalen und lösungsorientierten Haltung gegenüber Problemen, Förderung eines antizipierenden, die Konsequenzen erwogener Problemlösungen berücksichtigenden Denkens sowie Erhöhung der Wahrscheinlichkeit tatsächlichen Problemlöseverhaltens. Implizit versucht man damit verändernd auf komplexe Überforderungs- und Versagenskognitionen einzuwirken. Den Patienten soll so zumindest ein Teil ihrer Versagensängste genommen werden, die auf dem Hintergrund immer wieder erlebten Versagens entstanden sind.

Das Unterprogramm »Interpersonelles Problemlösen« wird in 7 Schritten durchgeführt.

Identifikation des Problembereichs. Die Entscheidung über die in der Gruppe zu bearbeitende Problemstellung wird von den Therapeuten getroffen. Sie tun dies auf der Basis einer umfassenden Analyse der vorliegenden Problembereiche. Die Auswahl der zu behandelnden Probleme erfolgt in der Regel nach pragmatischen Gesichtspunkten wie »Lösungswahrscheinlichkeit« und »Dringlichkeit«. Ist die Gruppe mit diesem Unterprogramm noch nicht genügend vertraut, so werden, wie bei den anderen Unterprogrammen, zunächst solche Probleme behandelt, die für die Gruppe nicht so stark emotional belastend sind.

Kognitive Problemaufbereitung. Hier gilt es, idiosynkratische Perspektiven zu korrigieren, Tatsachen von Vermutungen zu trennen, Komplexität durch Aufsplitterung in überschaubare Teilprobleme zu vermindern, Verhaltensanteile der Problemstellung herauszuschälen und pragmatisch veränderungsorientierte Einstellungen zu fördern. Die Therapeuten versuchen, einen Gruppenkonsens über möglichst klar konkretisierte Operationalisierungen sowohl des Ist- als auch des Soll-Zustandes des zu behandelnden Problems zu erzielen.

Erarbeitung von Lösungsalternativen. Die Therapeuten greifen in dieser Phase auf die Technik des »brainstorming« zurück, d. h., sie ermuntern die Gruppe, möglichst viele Lösungsmöglichkeiten aufzuzählen, ohne sie zunächst zu bewerten. Alle Vorschläge werden verstärkt und (z. B. an der Tafel) gesammelt.

Diskussion von Lösungsalternativen. Vor- und Nachteile jedes Lösungsvorschlags werden erörtert. Plus- und Minuspunkte können vergeben und in einen Gesamtwert verrechnet werden, um das rationale Bewerten der Vorschläge zu fördern. Emotionale Bewertungen sollten seitens des Therapeuten akzeptierend angenommen, nicht jedoch verstärkt werden.

Entscheidung für eine Lösungsalternative. Diese erfolgt zwar auf der Basis der vorangegangenen rationalen Bewertungen, obliegt jedoch in erster Linie dem/den betroffenen Patienten. Die Verantwortung der Therapeuten liegt hier in der von ihnen zu treffenden Entscheidung, inwieweit sie glauben, diesen Prozess beeinflussen zu müssen. Bestimmend ist hier der Einzelfall.

Umsetzung in die Praxis. Ist die Entscheidung über gangbare Lösungswege gefallen, erfolgt der vielleicht schwierigste Teil der Therapie, die Umsetzung in die Praxis. Im stationären Bereich kann dieser Schritt durch eine Vielzahl denkbarer Hilfestellungen – von der In-vivo-Verhaltensübung bis hin zur Trainingswohngemeinschaft – gezielt gefördert werden. Wichtig erscheint es, jeden Ansatz zu konstruktivem Problemlöseverhalten zu verstärken. Ein Lösungsvorschlag muss sich jedoch letztlich in der Praxis bewähren.

Feedback-Sitzungen. Die Erfahrungen, welche die Patienten mit »ihrer Lösung« machen, sollen immer wieder Eingang in spätere Trainingssitzungen finden. »Misserfolge« sollten nicht als Scheitern, sondern als Ansporn, als Hinweis auf eine notwendige Korrektur des Problemlöseverhaltens interpretiert werden. Den Feedback-Sitzungen, die mit immer längeren Unterbrechungen dazwischen stattfinden, kann entscheidende Bedeutung für die Dauerhaftigkeit des Therapieerfolgs zukommen.

Die therapeutische Arbeit an einem Problem kann sich über mehrere Therapiestunden erstrecken. Genaue Vorbereitung und Protokollierung der Sitzungen können wesentlich zu einer Straffung des zeitlichen Ablaufs beitragen.

> **Wichtig**
>
> Im Unterprogramm »Interpersonelles Problemlösen« wird versucht, die Gefahr von Überforderung in schwierigen Situationen im Rehabilitationsprozess zu vermindern, indem realitätsgerechte Problemperspektiven und realisierbare Problemlösungen erarbeitet werden.

Trainings sozialer und instrumenteller Fertigkeiten für den Wohn-, Arbeits- und Freizeitbereich (WAF)

Vor dem Hintergrund der Generalisierungsproblematik des IPT wurden differenzielle Gruppentrainingsprogramme entwickelt, die mit dem IPT einerseits grundlegende therapeutische Techniken sowie den theoretischen Bezugsrahmen teilen, andererseits aber die Vermittlung spezifischer sozialer Fertigkeiten und Problemlösefertigkeiten stärker gewichten und diese integrativ in den Mittelpunkt des therapeutischen Vorgehens rücken (Roder et al. 2002b). Als therapeutischen Fokus greifen die Programme die rehabilitativen Hauptproblembereiche chronisch psychisch Erkrankter auf. Dementsprechend versuchen sie Verhaltenskompetenzen zu erarbeiten, die zur Erreichung und Aufrechterhaltung einer adäquaten Wohn- und Arbeitssituation bzw. für eine befriedigende Freizeitgestaltung notwendig sind. Die Behandlung kognitiver Störungen der Betroffenen wird dabei durch Vermittlung handlungsorientierter kognitiver Fertigkeiten unmittelbar in das therapeutische Vorgehen integriert.

> **Wichtig**
>
> Als Weiterentwicklung des integrierten psychologischen Therapieprogramms IPT fokussieren die Therapieprogramme WAF auf die spezifischen Hauptrehabilitationsbereiche Wohnen, Arbeit und Freizeit chronisch psychisch Erkrankter.

Jedes der drei Trainingsprogramme verfolgt mehrere aufeinander aufbauende Zielsetzungen. Die Teilnehmer sollen in den jeweiligen Therapiebereichen (Wohnen, Arbeit, Freizeit) für ihre individuellen Bedürfnisse und Möglichkeiten sensibilisiert werden, um anschließend unter therapeutischer Hilfestellung eine Entscheidung für eine realistische Wohn-, Arbeits- oder Freizeitgestaltung treffen zu können. Mögliche Schwierigkeiten, die bei der Planung und Realisierung der neuen Wohn-, Arbeits- oder Freizeitsituation auftreten können, werden im Training anhand

der konkreten Problemsituation unter Zuhilfenahme der entsprechenden Techniken des IPT bearbeitet. Durch die dadurch gewährleistete Alltagsnähe des Problemlöseprozesses sollen der Erwerb und v. a. auch die Generalisierung der jeweils erforderlichen Problemlösefertigkeiten sichergestellt werden.

Die Therapieprogramme lassen sich flexibel auf die Bedürfnisse der Gruppenteilnehmer abstimmen. Aus den themenorientierten Interventionseinheiten wählen die Therapeuten diejenigen aus, die für die Patientengruppe unter problem- und verhaltensanalytischen Gesichtspunkten angemessen erscheinen. Die Behandlungsmanuale zu den drei Programmen umfassen jeweils 11 oder 12 Interventionseinheiten, die sich inhaltlich in drei aufeinander aufbauende Themenbereiche untergliedern lassen.

1. Zunächst werden den Patienten Fertigkeiten zur kognitiven Orientierung über die eigenen Vorstellungen und Möglichkeiten im Wohn-, Arbeits- oder Freizeitbereich vermittelt. Abgeschlossen wird diese Orientierungsphase mit der Festlegung einer realistischen und an den individuellen Erfordernissen ausgerichteten rehabilitativen Zielsetzung für den jeweils bearbeiteten Bereich.
2. Anschließend werden alltagspraktisch relevante soziale Fertigkeiten erarbeitet, die zur Umsetzung dieser Zielsetzungen erforderlich sind (Umsetzungsphase).
3. Weiterhin sehen die Programme Interventionen zur Bewältigung von Schwierigkeiten im jeweils bearbeiteten Bereich vor (Problemlösephase).

> **Wichtig**
>
> Jedes der Therapieprogramme WAF gliedert sich in eine Orientierungs-, Umsetzungs- und Problemlösephase.

Bei jedem der drei Therapieprogramme können 4 verschiedene Interventionsformen unterschieden werden: solche, die klinikintern in der Therapiegruppe durchgeführt werden, solche, die in Einzelsitzungen stattfinden, externe Aktivitäten, welche die Gesamtgruppe zusätzlich zu den Gruppensitzungen unternimmt, und schließlich selbstständige Übungen, die von den Patienten zwischen den Therapiesitzungen zu erledigen sind. Die Gewichtung der jeweiligen Durchführungsformen kann dabei von den Therapeuten in Abhängigkeit von therapeutischen Erfordernissen variiert werden. Ein Überblick über die Themenbereiche, zugeordneten Interventionseinheiten und therapeutischen Methoden in den WAF-Programmen gibt ◘ Tabelle 16.1.

Im Folgenden werden die Inhalte und das therapeutische Vorgehen anhand des Therapieprogramms zum Arbeitsbereich exemplarisch dargestellt. Für konkrete Anleitungen zur Durchführung der Programme im Wohn-, Arbeits- und Freizeitbereich wird an dieser Stelle auf die entsprechenden Manuale verwiesen (Roder et al. 2002b).

□ **Tabelle 16.1.** Themenbereiche, zugeordnete Interventionseinheiten und therapeutische Methoden in den WAF-Programmen. (Nach Roder et al. 2002b)

Themenbereich	Wohnmanual: zugeordnete Interventionseinheiten	Arbeitsmanual: zugeordnete Interventionseinheiten	Freizeitmanual: zugeordnete Interventionseinheiten	Schwerpunktmäßig eingesetzte therapeutische Methoden (Auswahl)
Kognitive Orientierung und Zielfindung (»Orientierungsphase«)	a. Kennenlernen verschiedener Wohnformen b. Ermitteln der individuellen Wohnbedürfnisse c. Sammeln von Informationen zum Wohnangebot und Entscheidungsfindung	a. Auseinandersetzung mit dem Stand der Arbeitsrehabilitation b. Informationssammlung und Sensibilisierung für realistische arbeitsrehabilitative Schritte c. Entscheidungsfindung zur weiteren Planung individueller arbeitsrehabilitativer Schritte	a. Ressourcen aktivieren b. Schwierigkeiten bei der Alltagsbewältigung identifizieren c. Freizeitaktivitäten als Bewältigungsstrategien nutzen d. Freizeitziele formulieren	Positives Konnotieren Kognitive Umstrukturierung Entscheidungstraining Kognitive Probe Positive Verstärkung
Aufbau spezifischer sozialer Fertigkeiten zur Zielerreichung (»Umsetzungsphase«)	d. Wohnungssuche e. Vorstellungsgespräch und Wohnungsbesichtigung f. Einrichtung der Wohnung oder des Zimmers g. Organisieren des Umzugs	d. Telefonische und schriftliche Anfragen und Bewerbungen e. Abklärungs- und Vorstellungsgespräche f. Arbeitsbeginn und Probezeit	e. Freizeitaktivitäten vorbereiten und durchführen f. Freizeitbezogene Fertigkeiten erweitern g. Freizeitgestaltung in der Gruppe	Modelllernen Rollenspiel Coaching Positive Verstärkung
Bewältigung von Schwierigkeiten im bearbeiteten Bereich (»Problemlösephase«)	h. Bewältigen von Schwierigkeiten bei der Wohnungssuche i. Bewältigen von Schwierigkeiten bei der Haushaltsführung und beim Budgetieren j. Sozial kompetenter Umgang mit anderen k. Bewältigung von Schwierigkeiten beim Wohnen	g. Sensibilisierung für die Wahrnehmung individueller Probleme im Arbeitsbereich h. Bewältigung von Schwierigkeiten bei der Arbeitssuche und der Arbeitsaufnahme i. Bewältigung von Schwierigkeiten am Arbeitsplatz	h. Aufgetretene Schwierigkeiten bewältigen i. Soziale Fertigkeiten und interpersonelles Problemlösen in der Freizeit j. Weitere Freizeitaktivitäten einbeziehen	Stressbewältigung Selbstkontrolltechniken Selbstverbalisationen Selbstverstärkung Selbstmanagement Entspannungstraining Kommunikationstraining Problemlösen Brainstorming Modelllernen Rollenspiel Kognitive Umstrukturierung

16

Therapieprogramm zum Bereich Arbeit

Orientierungsphase. Im Arbeitsprogramm verfolgt die Orientierungsphase das Ziel, den Teilnehmern eine realistische Planung individuell erforderlicher arbeitsrehabilitativer Schritte zu ermöglichen, um so die bestehende Infrastruktur optimiert und realitätsgerecht nutzen zu können. Diese Planung kann beispielsweise darin bestehen, kurz- oder mittelfristig eine Arbeit im geschützten oder im freien Markt zu suchen, einen Wechsel der Arbeitssituation vorzubereiten oder eine gegebene Arbeitssituation zu stabilisieren. Daneben wird die längerfristige Planung der Rehabilitation im Arbeitsbereich unter Berücksichtigung persönlich relevanter Kriterien, wie beispielsweise Fertigkeiten, Belastbarkeit oder Konzentrationsfähigkeit in einem individuell angemessenen Zeitrahmen festgelegt.

Da die zu erarbeitenden Zielsetzungen für einzelne Patienten möglicherweise eine Konfrontation mit unrealistischen intuitiven Zielvorstellungen bedeutet, beginnt die Orientierungsphase mit Übungen zur Aktivierung von Ressourcen wie beispielsweise speziellen Interessen, Stärken oder Vorlieben. Deren Diskussion soll zum einen ein mögliches Kränkungserleben vermindern und stellt zum anderen die Grundlage für eine fähigkeits- und interessengeleitete realistische Zielfindung dar. Der Aktivierung von Ressourcen schließen sich Übungen zur kognitiven Aufarbeitung der bisherigen Rehabilitation an. Ausgehend von Interventionen zu persönlichen Erfahrungen mit verschiedenen Arbeitsformen und spezifischen arbeitsrehabilitativen Maßnahmen nehmen die Teilnehmer im Anschluss daran eine erste Zielbestimmung für die weiteren Schritte ihrer Wiedereingliederung vor. Eine Vertiefung erfolgt in Einzelsitzungen. Deutlich unrealistische Veränderungswünsche werden dabei problematisiert und mögliche realistische Alternativen besprochen.

> **Wichtig**
>
> In der Orientierungsphase hat das Arbeitsprogramm zum Ziel, den Teilnehmern eine realistische Planung von individuellen, erforderlichen arbeitsrehabilitativen Schritten zu ermöglichen.

Um unklaren oder weiterhin wenig realitätsorientierten Zielvorstellungen entgegenzuwirken, die sich häufig in Fixierungen auf unrealistische »Traumjobs« zeigen, erarbeitet der Therapeut anschließend mit jedem Gruppenteilnehmer individuelle Kriterien, welche für die angestrebte Arbeitstätigkeit relevant erscheinen. Beispiele für solche Kriterien sind: Art der Arbeit, bevorzugter Einsatzort, Grad der Zusammenarbeit mit Kollegen oder gewünschter zeitlicher Umfang der Arbeit. Diese persönlichen Kriterien bilden nun den Hintergrund für die Klärung offener Fragen zu den eigenen Arbeitswünschen. Im Rahmen von gezielten Exkursionen (therapeutische Aktivitäten) und unter Verwendung einschlägigen Prospektmaterials informieren sich die Patienten beispielsweise darüber, in welchen Betrieben bzw. arbeitsrehabilitativen Einrichtungen eine Arbeit möglich wäre, welche den Wunschkriterien in hohem Maße entspricht. Durch den aktiven Einbezug der Teilnehmer in den Prozess der Informationssammlung wird besonders die realitätsgeleitete Auseinandersetzung mit den konkreten arbeitsrehabilitativen Gegebenheiten und Arbeitsmöglichkeiten gefördert. Ergänzend erfolgt eine ausführliche Besprechung der Eingangsvoraussetzungen für die verschiedenen Arbeitswünsche, und es wird geklärt, ob diese für die einzelnen Patienten gegeben sind. Zum Abschluss der Orientierungsphase werden die gesammelten Informationen im Hinblick auf die Arbeitswünsche der Teilnehmer nochmals zusammenfassend ausgewertet. Vor diesem Hintergrund erfolgt im Rahmen von Gruppen- und Einzelsitzungen schließlich die Festlegung der weiteren realistischen Schritte in der persönlichen Arbeitsrehabilitation.

Umsetzungsphase. Die nachfolgende Umsetzungsphase beinhaltet die Förderung und praktische Umsetzung von sozialen und instrumentellen Fertigkeiten, die erforderlich sind, um die in der Orientierungsphase festgelegten Ziele zu erreichen. Die vorgesehenen Übungen sind dabei nach ihrem Schwierigkeitsgrad abgestuft. Die zu Beginn erarbeiteten sozialen Fertigkeiten beziehen sich auf Situationen, die noch keine persönliche Kontaktaufnahme zwingend voraussetzen. Sie umfassen beispielsweise das Führen erforderlicher Telefonate, die schriftliche Formulierung von Anfragen und Bewerbungsschreiben oder das Erstellen eines Lebenslaufes. Gegebenenfalls wird mit den Teilnehmern auch das Verständnis von Stelleninserattexten erarbeitet, oder es werden Stellengesuchsinserate formuliert.

Erst nachfolgend werden Probleme bearbeitet, die im Rahmen sozialer Interaktionen auftreten können. Besondere Bedeutung kommt dabei den Übungen zum Führen von Abklärungs- und Vorstellungsgesprächen zu. Zum einen stellen sie den Schlüssel für eine Veränderung der persönlichen Arbeitssituation dar, zum anderen können sie als prototypisches Übungsfeld für das Sprechen über die eigene Erkrankung therapeutisch genutzt werden. Neben den individuell anstehenden Gesprächssituationen wird deshalb mit allen Patienten die Situation eines Vorstellungsgesprächs in der freien Wirtschaft im Rollenspiel geübt. Entscheidend ist dabei, dass jeder Patient sein persönliches Krankheitskonzept erarbeitet und lernt, dieses im sozialen Kontext angemessen und eigenverantwortlich zu vertreten. Auf diesem Wege kann auch das eigene Krankheitsverständnis vertieft und erweitert werden. Wegen der besonderen Bedeutung dieses Themenbereiches werden zur Vorbereitung und Ergänzung verschiedene Übungen zur Auseinandersetzung mit der eigenen Erkrankung in verschiedenen sozialen Rollenbereichen durchgeführt.

Abgeschlossen wird die Umsetzungsphase durch Übungen, welche auf die Aufnahme einer neuen Arbeit vorbereiten. So wird beispielsweise ein Verständnis für Regelungen im Arbeitsvertrag erarbeitet oder es werden Bestimmungen für die Probezeit bei Beginn eines Arbeitsverhältnisses erläutert und Konsequenzen bei deren Verletzung geklärt. Weiterhin sind die persönlichen Konsequenzen einer Veränderung der Arbeitssituation auf die aktuelle Lebenssituation zu besprechen und entsprechende Bewältigungsfertigkeiten zu erarbeiten.

> **Wichtig**
>
> In der Umsetzungsphase wird die praktische Umsetzung sozialer Fertigkeiten erprobt und gefördert, die zur Zielerreichung in der Arbeitsrehabilitation notwendig sind.

Problemlösephase. Viele Patienten sind nur eingeschränkt in der Lage, individuelle Belastungsreaktionen bei sich selbst wahrzunehmen und darauf mit angemessenem Bewältigungsverhalten zu reagieren. Vor diesem Hintergrund werden in der Problemlösephase zunächst die Auftrittsbedingungen möglicher Stresssymptome im Arbeitsbereich erläutert und anschließend verschiedene Belastungsreaktionen besprochen. In Abgrenzung dazu erfolgen Übungen zur Wahrnehmung von Frühwarnsymptomen und zu Möglichkeiten, mit Hilfe geeigneter Bewältigungsstrategien einen drohenden psychotischen Rückfall zu verhindern (»Krisenplan«). Anschließend werden in der Gruppe verschiedene therapeutische Techniken zur kurz- und längerfristigen Stressbewältigung erarbeitet. Diese umfassen sowohl Strategien, die unmittelbar an der Stressreaktion ansetzen und deren Intensität abschwächen, als auch solche zur Modifikation der stressauslösenden Situation. Im Anschluss daran werden die erarbeiteten Bewältigungsstrategien auf die von den Teilnehmern eingebrachten Schwierigkeiten bezogen und diese im Gruppengespräch bearbeitet. Häufig werden beispielsweise folgende Schwierigkeiten diskutiert: Probleme, eine neue Arbeitsstelle zu finden, Schwierigkeiten nach Antritt einer neuen bzw. bei der bestehenden Arbeit, Probleme am Arbeitsplatz durch krankheitsbedingte Einschränkungen, Schwierigkeiten in der Auseinandersetzung mit betrieblichen Rahmenbedingungen oder interaktionelle Probleme mit Arbeitskollegen. Daneben stellen Schwierigkeiten, die gegebene Lebenssituation akzeptieren und bewältigen zu können, oft besprochene Themen dar. Falls von den Teilnehmern keine aktuellen Schwierigkeiten in das Gruppengespräch eingebracht werden, wird im therapeutischen Vorgehen auf verschiedene, bei schizophren Erkrankten häufig auftretende Schwierigkeiten zurückgegriffen (»Standardsituationen«), die anschließend entsprechend bearbeitet werden.

> **Wichtig**
>
> In der Problemlösephase werden Schwierigkeiten bearbeitet, welche im Arbeitsbereich auftreten können (Prävention, Umgang mit Belastungen, Krisenplan).

› Fallbeispiel

Herr B., 38-jährig, mit der Diagnose einer schizoaffektiven Störung, war bislang kaum in der Lage, sich auch in der untersten arbeitsrehabilitativen Stufe zu bewegen. Die Eingangsproblematik war, dass Herr B. in den vergangenen Monaten zunehmend unzuverlässiger hinsichtlich der Einhaltung getroffener Vereinbarungen im Arbeitsumfeld geworden war (v. a. Anwesenheitszeiten). Schwierigkeiten bereitete es ihm hauptsächlich, unter Anforderungsdruck sozial adäquat zu reagieren. Herr B. entwickelte unter solchen Bedingungen zunächst eine »Blockade«, die sehr schnell in einen Boykott der Anordnung mündete. Parallel dazu neigte er in solchen Situationen zu Entwertung anderer und flüchtete sich in Größenphantasien, wie beispielsweise in der freien Wirtschaft eine Arbeit zu finden oder in einem noch zu erlernenden Beruf Karriere zu machen. Herr B. selbst war diese Problematik bekannt, er mutmaßte aber, dass entsprechende Situationen absichtlich herbeigeführt wurden, um ihn zu ärgern und zu schikanieren. Als Ziel für die Therapiegruppe »Arbeitsrehabilitation« stand für ihn die Information über arbeitsrehabilitative Möglichkeiten in Hinblick auf eine Wiedereingliederung in den freien Arbeitsmarkt im Vordergrund.

Herr B. nahm von Beginn an aktiv und weitgehend auch regelmäßig an der Therapiegruppe teil. Durch die bearbeiteten Inhalte, v. a. aber auch durch den Vergleich mit den Mitpatienten aus der Gruppe (die in der Regel deutlich leistungsstärker waren, aber gleichzeitig weniger weitreichende arbeitsrehabilitative Zielsetzungen anstrebten) begriff er schnell, dass seine Zielrichtung »freier Arbeitsmarkt« derzeit eine unrealistische Perspektive darstellte. Die Bewältigung des damit verbundenen Kränkungserlebens fiel Herrn B. jedoch ausgesprochen schwer. Seine Reaktionen pendelten anfangs zwischen maniformen Größenphantasien und depressiven Vernichtungsgefühlen. Seine Schwierigkeiten, mit äußeren Rahmenbedingungen umzugehen, wurde in der Gruppe häufig zum Thema. Als schwierig erwies sich anfangs auch der Versuch, sozial adäquates Verhalten in Rollenspielen einzuüben. Die vorbereiteten Übungssituationen stellten für Herrn B. durchgängig eine derart bedrohliche Anforderung dar, dass er sich regelmäßig verweigerte.

Dennoch konnte im Verlauf des »Arbeitsprogramms« funktionales Verhalten in Anforderungssituationen bearbeitet werden, indem entsprechende Situationen im jeweiligen interaktionellen Rahmen aufgegriffen und geklärt wurden. Herr B. lernte in der therapeutischen Bear-

▼

beitung mit Hilfe kognitiver Interventionen allmählich, dass seine »Blockaden« wesentlich durch seine Einstellungen mitbedingt sind. Mit der Zeit lernte Herr B. ebenfalls, für ihn schwierige Situationen besser zu erkennen und auszuhalten, und durch den Einsatz von Verhaltensstrategien zu bewältigen. Dies schlug sich auch in der insgesamt befriedigenden Zuverlässigkeit bezüglich der Einhaltung von Rahmenbedingungen der Gruppe nieder. Diese Bewältigungserfahrungen und die Förderung des Verständnisses der persönlichen Problematik im Bereich von Anforderungssituationen bei der Arbeit ermöglichten schließlich die erfolgreiche Auseinandersetzung mit und Planung von realistischen arbeitsrehabilitativen Schritten während des weiteren Verlaufs der Gruppentherapie.

Gegen Ende des »Arbeitsprogramms« war Herr B. weitgehend erfolgreich in der Lage, auch außerhalb des Therapiesettings Anforderungssituationen selbstständig zu meistern, d. h. seine Reaktionsfähigkeit zu behalten und sozial angemessen zu reagieren. Wesentlich für diesen Fortschritt waren die Lernerfahrungen in der Gruppe, in deren Rahmen er immer wieder die Erfahrung machen konnte, sich selbst seinen Weg suchen zu können, ohne dabei durch allzu hohen Anforderungsdruck in seine reflexhaften Reaktionsmuster (»Blockaden«) gedrängt zu werden.

16.5   Evaluation

Viele der Anwendungen sind in kontrollierten Studien validiert worden, so dass Trainings sozialer Fertigkeiten heute zu den am besten evaluierten psychologischen Interventionen gehören. Dabei ist ihr Nutzen sowohl als alleinige Interventionsform wie auch als Bestandteil umfassender Präventions-, Behandlungs- und Rehabilitationsmaßnahmen bei einer großen Anzahl klinisch relevanter Problemstellungen unter Beweis gestellt worden.

Die besten Erfolge erzielen Trainings sozialer Fertigkeiten im Hinblick auf eine Reduktion von Selbstunsicherheit und sozialer Angst. Auch der Transfer der erworbenen Fertigkeiten auf Alltagssituationen ist hier hoch. Positive Wirkungen auf das Beziehungsverhalten wurden auch bei Depressionen, sexuellen Störungen und verschiedenen Persönlichkeitsstörungen gefunden. Bei Depressionen und sexuellen Störungen gingen die Verbesserungen im interaktionellen Bereich oft mit günstigen Veränderungen der Hauptsymptomatik sowie Befindlichkeitsverbesserungen einher (Grawe et al. 1994).

16.5.1   Wirksamkeitsnachweis bei schizophrenen Erkrankungen

Die Wirksamkeit von Trainings sozialer Fertigkeiten in der Rehabilitation und tertiären Prävention schizophren Erkrankter ist in einer Vielzahl kontrollierter Studien überprüft worden (Übersicht bei Heinssen et al. 2000). Die Ergebnisse dieser Untersuchungen sind heute im Einzelnen kaum mehr überschaubar. In jüngerer Zeit haben deshalb sog. Metaanalysen für eine zusammenfassende Bewertung der Wirksamkeit Bedeutung erlangt. Mittlerweile liegen 4 Metaanalysen vor (Benton u. Schroeder 1990; Corrigan 1991; Dilk u. Bond 1996; Pilling et al. 2002; ◻ Tabelle 16.2).

Unter Berücksichtigung der einzelnen Studien sowie der erwähnten Metaanalysen kann heute insgesamt gesehen als gesichert gelten, dass schizophren erkrankte Patienten mit Hilfe von Trainings sozialer Fertigkeiten verschiedene soziale und instrumentelle Fertigkeiten erwerben und diese über einige Monate bewahren können. Die Trainings erzielen außerdem eine Reduktion ihrer sozialen Ängste und erhöhen ihre Selbstsicherheit. Die Übertragung der trainierten Fertigkeiten auf Alltagssituationen und somit auf das allgemeine soziale Funktionsniveau ist allerdings gering, die Auswirkungen auf die Rückfallraten oder die psychopathologischen Beeinträchtigungen ebenfalls. Der geringe Transfereffekt auf das alltägliche Sozialverhalten und die Rückfallprävention wirft Fragen zur klinischen Relevanz sozialer Fertigkeitstrainings bei schizophren erkrankten Patienten auf. Weitere Fragen betreffen die Dauerhaftigkeit der Trainingseffekte über mehr als einige Monate hinaus, die optimale Trainingsdauer und phasenspezifische Anwendung, die Differenzialindikation, oder die therapeutischen Interaktionen mit weiteren psychiatrischen Präventions-, Behandlungs- und Rehabilitationsmaßnahmen.

Erste Befunde weisen beispielsweise auf eine Verbesserung der Trainingsergebnisse durch eine Kombination mit kognitiven Rehabilitationsverfahren hin (Spaulding et al. 1999). Dass kognitive Funktionseinbussen den Erwerb und den Gebrauch sozialer Fertigkeiten behindern, hat sich mittlerweile oft bestätigt (Vauth et al. 2000). Offen bleibt aber einerseits der genaue Zusammenhang zwischen spezifischen kognitiven Dysfunktionen und verschiedenen Aspekten des Sozialverhaltens, und andererseits, welche Konsequenzen daraus für die Konzipierung und Gestaltung der Trainingsverfahren gezogen werden müssen. Alle diese Fragen sind eng mit der Frage der Effektivität und Kosteneffektivität von Trainings sozialer Fertigkeiten verknüpft, und ihre Beantwortung ist für deren Implementierung in die Standardversorgung chronisch psychisch Erkrankter deshalb entscheidend. Die genannten Wissenslücken sind zum großen Teil das Resultat einer Vernachlässigung der Untersuchung von Zusammenhängen zwischen Patientencharakteristika, Therapieprozessen und dem Behandlungsergebnis auf dem Gebiet der Psychotherapie- und Rehabilitationsforschung bei chronisch erkrankten Patienten. Erst vor kurzem hat man hier begonnen, sich mit der Generalisierung und Aufrechterhaltung von Therapieerfolgen, mit Fragen der In-

◻ Tabelle 16.2. Metaanalysen von kontrollierten Wirksamkeitsstudien zum Training sozialer Kompetenzen

Metaanalyse	Einschlusskriterien	Anzahl Studien	Statistische Analysen	Ergebnisse
Benton u. Schroeder (1990)	Kontrollierte Gruppen-studien von 1972 bis 1988	27	Effektstärken in Form der standar-disierten mittleren Differenz zwischen Experimental- und Kontrollbedingung	Effektstärken: Erwerb der trainierten Fertigkeiten: 0,76 Selbstsicherheit: 0,69 Rehospitalisierungsrate: 0,47 Allgemeines Funktions-niveau: 0,34
Corrigan (1998)	Kontrollierte Gruppen-studien von 1970 bis 1988	73	Effektstärken in Form der standar-disierten mittleren Differenz zwischen Experimental- und Kontrollbedingung	Effektstärken: Erwerb der trainierten Fertig-keiten: 1,43 Selbstsicherheit: 1,01 Reduktion sozialer Angst: 0,83 Symptomreduktion: 1,08
Dilk u. Bond (1996)	Kontrollierte Gruppen-studien mit »Within-« und »Between-Design« von 1970 bis 1992	68	Effektstärken in Form der standar-disierten mittleren Differenz zwischen Prä- und Postmessung bzw. zwischen Experimental- und Kontrollbedingung	Effektstärken: Erwerb der trainierten Fertig-keiten: 0,60 Symptomreduktion: 0,40 Hospitalisationsdauer: 0,10
Pilling et al. (2002)	Randomisierte Kontroll-gruppen bis 1999	9	Erfolgsquotienten (»odds ratio«)	Kein signifikanter Effekt

dikation und mit Prozess-Ergebnis-Relationen zur Identifikation der spezifischen Wirk- und Veränderungsprozesse zu beschäftigen.

> **Wichtig**
>
> Schizophren Erkrankte können durch Trainings sozialer Fertigkeiten verschiedene soziale und instrumentelle Fertigkeiten erwerben, diese über einige Monate bewahren, ihre sozialen Ängste dadurch vermindern und selbstsicherer werden. Ihr nachhaltiger klinischer und rehabilitativer Nutzen aber bleibt fraglich.

16.6   Ausblick

Patienten in der psychiatrischen Rehabilitation haben überwiegend chronische, oft lebenslange Funktionseinschränkungen und Behinderungen. Die mit psychosozialen Interventionen erzielbaren Verbesserungen sind deshalb im Ausmaß und häufig auch in ihrer Dauer begrenzt, und viele Patienten benötigen fortdauernde therapeutische Hilfen, um einmal erzielte Therapieeffekte beibehalten zu können.

Es ist deshalb wichtig und notwendig, dass die entsprechenden Erwartungen an das Rehabilitationsergebnis bei Betroffenen und Angehörigen, aber auch bei Therapeuten realistisch bleiben – gerade angesichts der

oft neurobiologisch bzw. neurophysiologisch verankerten Funktionseinschränkungen chronisch psychisch Kranker. Wenn auch der nachhaltige klinische Nutzen von Trainings sozialer Fertigkeiten in der Rehabilitation schwer chronisch psychisch Kranker noch zur Debatte steht, so sollten die eindeutig positiven Trainingseffekte zur Weiterentwicklung dieses Therapieansatzes ermutigen, zumal die Möglichkeiten psychotherapeutischer und psychosozialer Interventionen in der psychiatrischen Rehabilitation über Jahrzehnte hinweg zu gering eingeschätzt wurden. Die günstigeren Voraussetzungen für die Rehabilitation schwer und chronisch psychisch Kranker, welche dank den Fortschritten in der medikamentösen Behandlung während der letzten Jahre geschaffen wurden, wecken die Hoffnung, dass mit zunehmendem Differenzierungsgrad der Nutzen des Trainings sozialer Fertigkeiten erhöht werden kann. Dies ist auch deshalb anzustreben, weil die medikamentöse Therapie auf absehbare Zeit kaum direkt zur Verminderung der Defizite im Sozialverhalten chronisch psychisch Kranker wird beitragen können.

Bereits zeichnen sich einzelne Linien ab, entlang derer die Weiterentwicklung verlaufen könnte. So war der geringe Transfereffekt Anstoß für die Entwicklung von Ansätzen, die entweder die privaten Betreuer in das Training mit einbeziehen, damit diese die Patienten ermutigen, die erlernten Fertigkeiten in ihrem Lebensumfeld häufiger einzusetzen (»Partners in Autonomous Living«), oder das Training zu einem integralen Bestandteil von Case-

Management (»In Vivo Amplified Skills Training«, IVAST) machen (Heinssen et al. 2000, Liberman et al. 2002). Inwieweit dies die Generalisierung der Trainingseffekte auf klinisch relevante Parameter des Krankheitsverlaufs fördert, bleibt zwar noch abzuwarten, dennoch sollte in der psychiatrischen Rehabilitation der Einbettung aller therapeutischen Interventionen in geeignete, fördernde und aufrechterhaltende Veränderungen der engeren und weiteren sozialen Umwelt vermehrt Beachtung geschenkt werden. Hier besteht eine klare Parallelität zu Rehabilitationshilfen in der somatischen Rehabilitation. Eine weitere Entwicklungsperspektive eröffnet die Kombination mit Rehabilitationsansätzen wie z. B. der begleiteten Arbeitsrehabilitation auf dem freien Arbeitsmarkt (»supported employment«). Das Training von sozialen und instrumentellen Fertigkeiten im Wohn-, Arbeits- und Freizeitbereich (WAF) repräsentiert einen ersten Versuch, zwischen dem bestehenden Rehabilitationsangebot und den Verfahren zum Aufbau oder zur Verbesserung sozialer Kompetenzen eine Brücke zu schlagen. Zwar existiert für die einzelnen Achsen der Wohn-, Arbeits- und Freizeitrehabilitation bereits ein breites Spektrum an Ansätzen und Einrichtungen. Ihre Erfolge im Hinblick auf die soziale und berufliche Wiedereingliederung schizophren Erkrankter vermögen aber bislang nicht zu überzeugen. Es ist denkbar, dass sich in Verbindung mit Trainingsverfahren, die ihren Fokus auf den Aufbau der jeweils individuell erforderlichen alltagspraktischen Fertigkeiten richten, eine effektivere Nutzung der verfügbaren rehabilitativen Infrastruktur erzielen lässt.

Literatur

Ayllon T, Azrin NH (1968) The token economy: a motivational system for therapy and rehabilitation. Appleton Century Crofts, New York
Benton MK, Schroeder HE (1990) Social skills training with schizophrenics: a meta-analytic evaluation. J Consult Clin Psychol 58: 741–747
Brenner HD, Roder V, Hodel B, Kienzle N (1994) Integrated Psychological Therapy for Schizophrenic Patients (IPT). Hogrefe & Huber, Seattle
Corrigan PW (1991) Social skills training in adult psychiatric populations: a meta-analysis. J Behavior Ther Experiment Psychiatr 22: 203–10
Dilk MN, Bond GR (1996) Meta-analytic evaluation of skills training research for individuals with severe mental illness. J Consult Clin Psychol 64: 1337–1346
Fliegel S, Groeger W, Künzel R et al. (1994) Verhaltenstherapeutische Standardmethoden: Ein Übungsbuch, 3. Aufl. Beltz Psychologie Verlags Union, Weinheim
Fullerton DI, Cayner JJ, McLaughlin-Reidel T (1978) Results of a token economy. Arch Gen Psychiatr 35: 1451
Grawe K, Donati R, Bernauer F (1994) Psychotherapie im Wandel: Von der Konfession zur Profession, 3. Aufl. Hogrefe, Göttingen
Heinssen RK, Liberman RP, Kopelowicz A (2000) Psychosocial skills training for schizophrenia: lessons from the laboratory. Schizophr Bull 26: 21–46
Lazarus AA (1971) Behavior therapy and beyond. McGraw-Hill, New York
Liberman RP (1982) Assessment of social skills. Schizophr Bull 8: 62–83
Liberman RP, Wallace GJ, Blackwell G et al. (1993) Innovations in skills training for the seriously mentally ill: the UCLA Social and Independent Living Skills Modules. Innov Res 2: 43–60
Liberman RP, Glynn S, Blair KE et al. (2002) In vivo amplification of skills training. Promoting generalization of independent living skills for clients with schizophrenia. Psychiatry 65: 137–155
McFall RM (1982) A review and reformulation of the concept of social skills. Behavior Assessm 4: 1–33
Mueser KT (1998) Social skills training and problem solving. In: Bellack AS, Hersen M (eds) Comprehensive clinical psychology. Elsevier Science Ltd, Oxford, pp 183–201
Nuechterlein KH, Dawson ME (1984) A heuristic vulnerability/stress model of schizophrenic episodes. Schizophr Bull 10: 300–312
Paul GL, Lentz RJ (1977) Psychosocial treatment of chronic mental patients: milieu versus social-learning programs. Harvard University Press, Cambridge MA
Pfingsten U (2000) Training sozialer Kompetenz. In: Margraf J (Hrsg) Lehrbuch der Verhaltenstherapie. Bd 1: Grundlagen, Diagnostik, Verfahren, Rahmenbedingungen, 2. Aufl. Springer, Berlin Heidelberg New York, S 473–474
Pilling S, Bebbington P, Kuipers E et al. (2002) Psychological treatments in schizophrenia: II. meta-analyses of randomized controlled trials of social skills training and cognitive remediation. Psychol Med 32: 783–791
Reinecker H (1990) Methoden der Verhaltenstherapie. In: Beerlage I, Caspar F, Elke G et al. (Hrsg) Verhaltenstherapie, Theorie und Methoden. DGVT, Tübingen, S 64–176
Roder V, Brenner HD, Kienzle N (2002a) Intergriertes Psychologisches Therapieprogramm bei schizophren Erkrankten IPT, 5. Aufl. Beltz Psychologie Verlags Union, Weinheim
Roder V, Zorn P, Andres K et al. (2002b). Praxishandbuch der verhaltenstherapeutischen Behandlung schizophren Erkrankter. Huber, Bern
Salter A (1949) Conditioned reflex therapy. Capricorn, New York
Spaulding WD, Reed D, Sullivan M et al. (1999) Effects of cognitive treatment in psychiatric rehabilitation. Schizophr Bull 25 (Suppl 4): 657–676
Vauth R, Dietl M, Stieglitz RD, Olbrich HM (2000) Kognitive Remediation. Eine neue Chance in der Rehabilitation schizophrener Störungen? Nervenarzt 71: 19–29
Wolpe J (1958) Psychotherapy by reciprocal inhibition. Stanford University Press, Stanford

Sozioemotionale Therapieprogramme in der psychiatrischen Rehabilitation

Bettina Hodel, Hans Dieter Brenner

Auch wenn erste Ansätze sozioemotionaler Therapieprogramme für psychiatrische Patienten bereits vor ungefähr 50 Jahren entwickelt wurden (z. B. Ellis 1955), sind sie im Vergleich zu Therapieprogrammen zur Informationsverarbeitung und zu sozialen Fertigkeiten bis heute klar in der Minderzahl. Dies ist erstaunlich, da sich das Verständnis der Emotionen im Allgemeinen und ihre Beziehung zu psychiatrischen Störungen im Speziellen, dramatisch verändert hat. Im Gegensatz zu früher werden heute Emotionen als objektivierbar und therapierbar verstanden. Zudem ist bekannt, dass Patienten mit chronischen psychischen Erkrankungen krankheitsspezifische Defizite in der Emotionsverarbeitung aufweisen, die mit neurobiologischen Dysfunktionen korrelieren. Dieses Kapitel beginnt mit einem kurzen historischen Abriss des Verständnisses von Emotionen, gefolgt von einer Darstellung der Defizite chronisch psychisch Kranker, speziell schizophrener Patienten, in der Emotionsverarbeitung. Daran schließt sich die Beschreibung sozioemotionaler Therapieinterventionen in der Rehabilitation an. Diese unterscheiden sich formal gesehen nicht von anderen in der psychiatrischen Rehabilitation eingesetzten Trainingsverfahren, beinhalten aber spezifische Interventionen zur Verbesserung einer unangemessenen Bewältigung von Emotionen. Ihr Ziel ist es, den Teilnehmern hilfreiche Strategien zu vermitteln, um sich in sozialen Situationen emotional zurechtzufinden und dadurch Rückfälle zu vermeiden. Sie zeichnen sich durch ein strukturiertes, zielgerichtetes und auf ihre Effektivität hin evaluiertes Vorgehen aus.

Raymond und Dennis sind Kandidaten für sozioemotionale Therapieprogramme für psychiatrische Patienten:

> **Fallbeispiel**
>
> Raymond ist 24 Jahre alt. Seit seinem 18. Lebensjahr leidet er an Wahnvorstellungen und Stimmenhören. Vor zwei Jahren wurde er als paranoid schizophren diagnostiziert. Zur Behandlung seiner Schizophrenie nimmt er dreimal täglich antipsychotische Medikamente der neuen Generation ein. Er klagt kaum über unerwünschte Nebeneffekte. Seine Wahnvorstellungen beinhalten Verfolgungsideen (z. B. jemand will ihn ermorden), die Stimmen befehlen ihm, nicht den Ratschlägen seiner Mutter zu gehorchen. Seit einem Jahr haben die paranoiden Ideen und das Stimmenhören jedoch an Intensität abgenommen. Obwohl er erklärt, dass die Stimmen und Wahnideen ihn nicht mehr überwältigen, ist sein Verhalten immer noch auffällig. Wenn Raymond einen Raum betritt, fällt er nicht nur wegen seiner hohen und schlanken Statur auf. Seine Gesichtszüge erscheinen äußerst starr. Wenn Anwesende lachen und Spaß haben, sieht es aus, als ob Raymond nicht daran teilnehmen würde. Sein Gesicht bleibt wie »gefroren«.
>
> Kürzlich teilte uns seine Mutter mit, wie sehr sie über Raymonds Reaktion erschrak, als er vernahm, dass sein Lieblingsonkel bei einem tragischen Unfall ums Leben gekommen war. Raymond nahm die Nachricht bewegungslos entgegen, weder sein Gesicht noch sein sonstiges Verhalten zeigten auch nur die Spur einer Emotion. Seine Mutter äußerte uns gegenüber die Meinung, dass Raymond nicht fähig sei, Emotionen anderer zu verstehen und eigene Emotionen zu zeigen. Diese Unfähigkeit habe ihm bereits mehrmals soziale Schwierigkeiten eingebracht. Zum Beispiel hätten sich seine früheren Freunde von ihm distanziert, auch sie selber sei von Raymonds Regungslosigkeit mehrere Male schockiert gewesen. In letzter Zeit habe sie beobachtet, dass auch sie sich von ihm zu distanzieren begonnen hatte.
>
> Raymond war uns zur ambulanten Behandlung zugewiesen worden. Er wohnte bei seiner Mutter, tagsüber kam er zu unseren ambulant angebotenen Gruppentherapien. Nach dem obligatorischen Eintrittsinterview besprachen wir mit Raymond seine scheinbare Gefühllosigkeit. Er teilte uns mit, dass er kaum die Gesichtsausdrücke anderer zu deuten wisse. Dies mache ihm Angst. Deshalb sei er immer nervös und aufgeregt. Er könne sogar seine eigene Mutter nicht mehr richtig verstehen. Deswegen sei er depressiv. Darüber hinaus wisse er auch nicht mehr, ob er außer Angst und Depression noch andere Gefühle habe. Er beschrieb, dass er sich als »diffus, wie Wolken ohne Beginn und ohne Ende« fühle.
>
> Dennis ist 45 Jahre alt. Er leidet seit seinem 20. Lebensjahr an schweren Depressionen. Auch wenn seine Depressionen mit Medikamenten gelindert werden konn-
>
> ▼

ten, ist ihm jetzt sein Beruf als Bankkaufmann zu belastend geworden. Er nimmt deshalb gegenwärtig an einem Umschulungskurs zum Computerfachmann teil. Beim Eintrittsgespräch beschrieb er, wie er nachts schweißnass aufgewacht sei, weil er von seinem Vorgesetzten geträumt habe. Dieser habe ihn im Traum dauernd aufgefordert, dies oder das zu tun. Dennis fühlt sich einsam und denkt, dass niemand ihn verstehen kann. Er denkt auch, dass sein Berufswechsel von anderen als Versagen betrachtet wird.

17.1 Verständnis von Emotionen

Während etwa die Antike Emotionen als eigenständige Kategorie von Manifestationen des Seelischen verstand, unterwarf das naturwissenschaftliche Denken der Moderne sie einer rein funktionalistischen Betrachtungsweise. So konzipierte Charles Darwin (1809–1882) Emotionen nicht als subjektive Gefühle, sondern als angeborene Verhaltensweisen (Triebe), die das Überleben sichern helfen. Um 1885 beschrieb als erster William James (1842–1919) Emotionen als Körperreaktionen auf situative Bedingungen (sog. James-Lange-Theorie: »Ich weine, deshalb bin ich traurig«). W. B. Cannon (1871–1945) argumentierte (zusammen mit Bard), dass Wahrnehmungen den Hypothalamus »entladen« könnten: Diese »Entladungen« würde das Individuum als Emotionen und Körperreaktionen erleben.

Dagegen vertrat Sigmund Freud (1856–1939) die Auffassung, dass Emotionen unbewusst ablaufen. Er stützte diese Annahme auf seine Fallstudie mit der Patientin Anna O. Diese war partiell gelähmt, weil sie – wie Freud interpretierte – kein selbstständiges Leben führen konnte, da sie für ihren kranken Vater sorgen musste. Ein Auflehnen gegen eine solche Aufgabe wurde damals gesellschaftlich sanktioniert. Annas »Ausweg« waren partielle Lähmungen, die sie hinderten, ihren Vater zu pflegen. Später revidierte Freud seine Auffassung dahingehend, dass Angst die »Grundemotion« des Menschen sei. Angst sei das bewusstgewordene Resultat einer unbewusst ablaufenden Situationseinschätzung.

John B. Watson (1878–1958) vertrat demgegenüber die Meinung, Emotionen seien beobachtbares Verhalten. Aus den Ergebnissen seiner klassischen Studie mit »Little Albert«, der auf weiße Gegenstände mit Angst reagierte, die auf klassische Konditionierungsprozesse zurückgeführt werden konnten, folgerte er, dass alle Emotionen immanente (ungelernte) Reaktionsmuster seien. Burrhus F. Skinner (1953) war ebenfalls der Auffassung, dass Emotionen Verhalten seien. Einzig fügte er hinzu, dass Emotionen – wie alles Verhalten – von Konsequenzen entweder aufrecht erhalten oder gelöscht würden.

Schachter und Singer (1962) brachten Mitte des letzten Jahrhunderts eine neuerliche Wende in das Verständnis von Emotionen. Sie gingen davon aus, dass diffuse Erregungszustände die Grundlage jeglicher Emotion seien. Erregungszustände allein führten jedoch noch nicht zu einer Emotion. Erst eine Interpretation der Erregung in Abhängigkeit der jeweiligen Situation lasse Emotionen entstehen. In ihrer klassischen Studie von 1962, in welcher Studenten Adrenalin gespritzt wurde, um unspezifische Erregungszustände hervorzurufen, zeigte sich, dass ein »labeling« nötig war, um Emotionen zu verspüren. Nach der Injektion warteten die Studenten mit einem traurigen oder mit einem fröhlichen Unbekannten in einem Vorzimmer, und fühlten sich in Abhängigkeit davon dann ebenfalls traurig oder fröhlich. Mandler (1974) legte dann dar, dass jegliche Art von Erregungszuständen auch unabhängig vom Vorhandensein affektgeladener Umwelthinweise je nach vorherrschender Situationsinterpretation Emotionen hervorruft. Lazarus (1991) erweiterte diesen Ansatz noch durch die Feststellung, Emotionen seien immer mit Kognitionen verbunden, da die Inhalte von Kognitionen emotionale Bedeutung haben könnten. Auch Verhalten könne mit Emotionen verbunden sein, da die Inhalte von Kognitionen Verhalten steuern würden. Verhalten sei somit die Reaktion auf das Resultat kognitiver Evaluationsvorgänge und der damit verbundenen Emotionen. Er stellte dies als eine Verbindung mit der Sequenz Kognition-Emotion-Verhalten dar. Diese differenzierte er später noch dahingehend aus, dass Evaluationsvorgänge immer in zwei Schritten abliefen: In einem ersten Schritt würde entschieden, ob eine Situation bedrohlich oder unbedrohlich sei. Bedrohung rufe Ängste hervor, die Fluchtverhalten auslösten. Sei die Situation nicht bedrohlich, werde ein zweiter Schritt aktiviert: Die Umstände würden genauer analysiert und evaluiert. Das Ergebnis seien differenzierte Emotionen und Verhaltensweisen (Lazarus 1991).

Tomkins (1984), Izard (1971) und Plutchik (1980) schließlich verstanden Emotionen nicht als Produkte von Kognitionen, sondern als angeborene Charakteristika des Menschen überhaupt. Sie stützten diese Annahme auf ihre Studien mit verschiedenen Volksgruppen, in denen sie interkulturell stets die gleichen elementaren oder Basisemotionen vorfanden. Nach Tomkins und Izard sind dies drei positive (Interesse, Überraschung, Freude) und fünf negative Emotionen (Bedrohung, Angst, Scham, Ekel, Zorn). Plutchik spezifizierte dies im Weiteren dahingehend, dass nicht der Inhalt, sondern der formale Aspekt der Emotionen interkulturell gleich sei. Alle Emotionen würden mittels dreier »Sprachen« bearbeitet: einer subjektiven (»ist dies wichtig für mich?«), einer verhaltensbezogenen (»wie reagiere ich?«) und einer funktionellen (»was bringt mir dies?«).

Es verwundert nicht, wenn der in diesem kurzen Abriss aufscheinende Gegensatz zwischen naturwissenschaftlich und geisteswissenschaftlich geprägten Emotionskonzepten auch in der Beziehung des Verständnisses

von Emotion zu therapeutischen Interventionen wieder zur Geltung kommt, wo er in Form einer über Jahrzehnte andauernden ideologischen Auseinandersetzung zwischen Psychoanalyse und Verhaltenstherapie ausgetragen wurde. Lange litt die behavioristische Seite dabei unter dem Handicap, dass sie Freuds Vorstellungen über das Wesen von Emotionen und ihren Einfluss auf das Verhalten nichts auch nur ansatzweise Ebenbürtiges entgegenzusetzen hatte. Als einer der ersten versuchte Albert Ellis, diese Lücke durch die Entwicklung einer »rational-emotiven« Therapie (RET) zu füllen (Ellis 1955). In verschiedenen Beiträgen, die zunächst noch stark von Anleihen am psychodynamischen Grundkonzept unbewusst ablaufender Emotionsprozesse ausgingen, arbeitete er zusehends deutlicher eine Gegenposition heraus, nach der die im therapeutischen Zusammenhang zur Debatte stehenden Emotionen das Resultat irrationaler Gedanken seien. Emotionen seien nicht unbewusst, sondern Komponenten der Kognitionen. Dementsprechend müssten sie auch kognitiv therapiert werden. Patienten sollten in der Therapie lernen, Verhaltensketten (»behavior chains«) zu erkennen, in denen irrationale Interpretationen externer Ereignisse negative Emotionen hervorriefen, welche dann in der Regel auch mit entsprechend unangemessenen Verhaltensweisen verbunden seien.

Auch wenn der RET-Ansatz in Amerika, und teilweise auch in Europa, eine durchaus nicht zu unterschätzende Bedeutung erlangte, konnte damit die Situation, die mit der (sowohl in der Psychoanalyse wie auch im Behaviorismus) üblichen Ablehnung eines von bewussten Prozessen ausgehenden Emotionsverständnisses entstanden war, noch nicht gänzlich überwunden werden. In den 60er und 70er Jahren entstand auf der behavioristischen Seite eine neue Strömung, die sich ausdrücklich kognitiven Prozessen zuwandte. Als Pionier dieser »kognitiven Wende« beschäftigte sich Beck (1976) mit der therapeutischen Beeinflussung der Verbindung Kognition-Emotion-Verhalten. Im Gegensatz zu Ellis erklärte Beck, dass nicht nur externe Ereignisse, sondern auch kognitive Schemata (kognitive Konzepte über sich und die Umwelt) negative Emotionen auslösen könnten. Schemata haben nach Beck ihren Ursprung in der Kindheit. Im Erwachsenenalter sind sie latent (»dormant«) vorhanden und können durch Ereignisse wie Life-Events aktiviert werden. Mittels gezielter Fragen kann nach diesem Ansatz versucht werden, die Kognitionen und damit die Emotionen und das Verhalten der Patienten zu verändern. Auf dieser Basis stellten Greenberg u. Safran (1987) dann Annahmen zur Therapie von emotionalen Störungen auf, die den früheren Ansätzen in zwei zentralen Punkten klar widersprachen: Erstens seien Emotionen entgegen der Annahme von Darwin nicht unveränderbare Triebe, sondern Resultate von kognitiven Evaluationsprozessen; und zweitens würden Emotionen – entgegen der Annahme von Freud – nicht unbewusst ablaufen, sondern seien bewusste Vorgänge, da sie direkt aus Kognitionen resultierten. Daraus schlossen die Autoren, dass Emotionen wie Kognitionen »therapierbar« seien und beide therapeutisch mit Hilfe von Anweisungen zur realistischen Situationsevaluation und adäquatem Verhalten verändert werden könnten.

Insbesondere der Ansatz von Beck (1976) hatte einen großen Einfluss auf die weitere Entwicklung der Therapie emotionaler Störungen. Im nächsten Abschnitt sollen Störungen der emotionalen Verarbeitung bei einigen psychiatrischen Krankheitsbildern dargestellt werden, um die heutigen Grundlagen von Therapiekonzepten zur Reduktion emotionaler Störungen speziell in der psychiatrischen Rehabilitation aufzuzeigen.

17.2 Störungen der emotionalen Verarbeitung bei psychisch Kranken

Vor einem Vierteljahrhundert wurde damit begonnen, Störungen der emotionalen Wahrnehmung bei chronisch psychisch Kranken systematisch mit Hilfe von Verfahren der experimentellen Psychologie zu analysieren. Entsprechende Ergebnisse liegen seither in großer Zahl v. a. für schizophren Erkrankte vor. Untersuchungen, die sich auch mit Störungen der emotionalen Wahrnehmung bei affektiven Erkrankungen (Depression, Manie, bipolare Störungen) und bei Angststörungen befassten, blieben zunächst in der Minderheit, haben aber in den letzten Jahren ebenfalls kräftig zugenommen. Ein wichtiger Auslöser für diese empirisch ausgerichtete Forschungsaktivität waren zweifellos die Arbeiten von Lazarus, dessen Auffassungen zur Veränderbarkeit emotionaler Prozesse nicht nur für die Entwicklung therapeutischer Verfahren von grundlegender Bedeutung waren, sondern überhaupt den Bereich der Emotionen auf eine neue Weise der wissenschaftlichen Beobachtung zugänglich machten.

> **Wichtig**
>
> Lazarus forderte, Emotionen als verbalisierbar, objektivierbar, operationalisierbar, messbar und damit empirisch untersuchbar zu verstehen.

Die klassische Untersuchung von Feinberg et al. (1986) zur Emotionswahrnehmung von schizophren Erkrankten ist ein Beispiel dieser Betrachtungsweise. Er und seine Mitarbeiter ließen die acht Basisemotionen nach Izard (1971) mittels vorgegebener Wortlisten vergleichen, um sie so objektivieren und messen zu können. Diese Methode wurde in den meisten der nachfolgenden Studien verwendet und wird auch in aktuellen Untersuchungen immer noch eingesetzt (z. B. Edwards et al. 2002; Hodel et al. 2003).

Einen weiteren Einfluss auf die steigende Zahl von Forschungsarbeiten dürfte in letzter Zeit die rasche Entwicklung der computergestützten Forschung gehabt haben, durch die neurophysiologische Vorgänge bei schizophren oder bei depressiv/manisch Erkrankten genauer erfasst werden können. Heute kann als gesichert gelten, dass Emotionswahrnehmung und Emotionsausdruck bei Untergruppen insbesondere schizophrener und depressiver Patienten mehr oder weniger gestört sind (s z. B. Green et al. 1993). Nachfolgend werden die verschiedenen Forschungsergebnisse thematisch zusammengefasst und dargestellt.

17.2.1 Studien zur Emotionswahrnehmung

Schizophrenie

Bereits 1981 zeigten Braff u. Sacuzzo und gleichzeitig auch Cutting, dass schizophrene Patienten Emotionen langsamer als Nichterkrankte wahrnehmen. Neuere Untersuchungen bestätigten diese Beobachtung und präzisierten sie dahingehend, dass schizophrene Patienten zwar Gesichter als solche wie gesunde Kontrollpersonen wahrnehmen, nicht aber die in den Gesichtern ausgedrückten Emotionen (z. B. Mandal u. Palchoudhury 1989). Verschiedene Studien (z. B. Walker et al. 1984; Feinberg et al. 1986) konnten zeigen, dass schizophren Erkrankte mehr Mühe bekunden, die Dimension einer Emotion (z. B. Steigerung von Ärger in Wut, Zorn) adäquat zu erkennen. Dabei bleibt allerdings offen, ob diese Schwierigkeiten nur bei photographisch dargebotenen Emotionsreizen oder auch im Erkennen von genuinen – d. h. in einem situativen Zusammenhang präsentierten – Emotionen auftreten. Insgesamt hat sich aber auch in neueren Studien bestätigt, dass schizophren Erkrankte in der Wahrnehmung emotionaler Gesichtsausdrücke generell schlechter abschneiden als Nichterkrankte und die Intensität einer Emotion falsch einschätzen (► s. Edwards et al. 2002).

> ❯ **Fallbeispiel**
>
> Das Verhalten von Raymond in unserem Fallbeispiel wird damit verständlicher. Aufgrund von neurobiologischen Dysfunktionen scheint Raymond nicht fähig, Emotionen anderer zu erkennen und richtig zu deuten. Seine scheinbare Regungslosigkeit ist nicht willentlich, sondern Resultat einer Unfähigkeit, Gefühle einzuordnen und damit soziale Situationen zu meistern.

Affektive Störungen und Angststörungen

Seit längerem ist belegt, dass depressiv Erkrankte im Vergleich zu gesunden Kontrollpersonen weniger gut in der Lage sind, Emotionen in ihrer Mimik auszudrücken (z. B. Schneider et al. 1992). Weitere Arbeiten belegten, dass depressiv Erkrankte Emotionen Dritter verlangsamt erkennen (vgl. etwa Heimberg et al. 1992).

> **Fallbeispiel**
>
> Das Fallbeispiel von Dennis bestätigt dies: In unserem für ihn belastenden Eintrittsgespräch berichtete Dennis, dass er unsere Gesichtsausdrücke nur mühsam entziffern könne. Er brauche mehr Zeit dazu als seine Schwester. Dies sei immer so gewesen.

Ansätze zur Erklärung dieser Schwierigkeiten könnten in funktionellen Auffälligkeiten der rechten Hirnhälfte liegen. Auch eine Unteraktivierung der Amygdala bei depressiven Erkrankungen (im Gegensatz zu einer Überaktivierung bei Angsterkrankungen) könnte eine Rolle spielen (► s. Kucharska-Pietura et al. 2001).

Wichtig

Im Vergleich zu Nichterkrankten erkennen schizophrene Patienten den emotionalen Ausdruck von Gesichtern langsamer, und sie neigen stärker zu einer fehlerhaften Einschätzung der Intensität einer Emotion.

Depressiv Erkrankte drücken Emotionen unzureichend in ihrer Mimik aus; auch sie erkennen Emotionen verlangsamt.

17.2.2   Studien zum Zusammenhang zwischen emotionalen und kognitiven Störungen

Zumindest im Bereich der Schizophrenie deuten zahlreiche Anzeichen darauf hin, dass die eben beschriebenen Auffälligkeiten der Emotionswahrnehmung mit bereits länger bekannten Störungen der elementaren Informationsverarbeitung in einem Zusammenhang stehen (vgl. Kerr u. Neale 1993). Dazu ist nochmals auf die bereits erwähnte Beobachtung von Hodel et al. (2003) hinzuweisen, dass »therapieresistente« Patienten Probleme im Erkennen eines traurigen Gesichtsausdruckes haben und zudem auch eine damit korrelierte signifikante Verlangsamung in der Reaktionszeit zeigen. Eine Chronifizierung der Krankheit scheint dabei nicht nur mit einer schlechteren Erkennungsleistung von (negativen) Emotionen einherzugehen, sondern auch mit schlechteren Leistungen in elementaren kognitiven Prozessen.

Wichtig

In der Schizophrenie scheinen Probleme in der Emotionsverarbeitung mit kognitiven Störungen zusammenzuhängen.

Auch bei affektiven Störungen und Angststörungen gibt es Hinweise auf Verbindungen zwischen Auffälligkeiten in kognitiven und emotionalen Prozessen, etwa in dem Sinne, dass emotional negativ gefärbte Erinnerungen auch die momentane Wahrnehmung von Emotionen in Richtung einer Überbewertung negativer Stimuli beeinflussen können.

Eine ganze Reihe weiterer Untersuchungen, die hier nicht im Detail erörtert werden können, weitete diese Suche nach Zusammenhängen auf Bereiche wie soziale Fertigkeiten oder Sozialverhalten aus. Vor allem bei schizophrenen Patienten scheint die fehlerhafte Einschätzungen von Emotionen einen neuen Erklärungsansatz für bereits seit langem bekannte soziale Kompetenzdefizite und agressive Verhaltensweisen zu begründen. Anders bei affektiven und Angststörungen: Hier werden enge Zusammenhänge zwischen Symptomen in den Bereichen der Emotionsverarbeitung und des sozialen Verhaltens seit jeher auch von den etablierten pathogenetischen Modellen postuliert.

Zusammenfassung

Es scheint gerechtfertigt, eine Störung der affektiven und emotionalen Verarbeitung v. a. bei schizophren und depressiv Erkrankten als gut gesichert anzunehmen. Edwards et al. (2002) werteten ungefähr 30 Publikationen aus, in denen seit 1987 die Wahrnehmung von Emotionen schizophren Erkrankter untersucht wurde. In ihrer Analyse kommen sie zum Schluss, dass die Störungen der emotionalen Wahrnehmung als pervasiv wirkend und als am meisten das interpersonelle Verhalten der Patienten beeinträchtigend gelten können. Sie fordern deshalb, vermehrt spezifische psychologische Therapieverfahren zu entwickeln, um diese »interpersonelle Barriere« zu reduzieren. Auch Gaebel und Wölwer vertraten bereits 1996 nachdrücklich, dass in der aktuellen psychiatrischen Therapie und Rehabilitation gestörte emotionale Verarbeitungsprozesse verstärkt mitberücksichtigt werden sollten.

17.3   Sozioemotionale Therapieverfahren

Die bisher vorgelegten therapeutischen Interventionsansätze, welche das Ziel einer Verbesserung der emotionalen Verarbeitung verfolgen, lassen sich schematisch in direkte, indirekte und kombinierte Verfahren unterteilen (vgl. Hodel u. Brenner 1997).

Wichtig

Direkte Interventionen setzen primär an der vorliegenden Symptomatik an, während indirekte eher auf die Kompensation von Defiziten kognitiver (oder anderer) Fertigkeiten ausgerichtet sind. Kombinierte Verfahren greifen beide Ansätze auf und weiten sie in der Regel auf weitere Bereiche wie sozioemotionale Ängste und Fertigkeiten aus.

17.3.1 Direkte Interventionen

Direkte Interventionen basieren mehr oder weniger auf therapeutischen Umkehrschlüssen der im letzten Abschnitt referierten Forschungsergebnisse. Sie zielen dementsprechend auf eine Normalisierung isolierter Störungen emotionaler Prozesse ab. Die Mehrheit der Ansätze widmen sich dabei der Bewältigung von Ängsten. Diese Prioritätensetzung ist allerdings mehr eine Folge klinischer Überlegungen als der einschlägigen experimentalpsychologischen Forschungsresultate.

Schizophrenie

Das Selbstinstruktionstraining nach Meichenbaum u. Cameron (1973) war eines der ersten Verfahren, das eine Angstreduktion bei schizophren Erkrankten zum Ziel hatte. Es leitete Patienten an, bei Angstattacken sich selber beruhigende Sätze zuzuflüstern (z. B. »Es wird bald vorbei sei, es ist nicht so schlimm« etc.).

> **Fallbeispiel**
> Würde Raymond an einem Selbstinstruktionstraining teilnehmen (in Gruppen oder in Einzelsitzungen), würde ihm der Therapeut in einem ersten Schritt eine Liste mit beruhigenden Wörtern geben. Er könnte den Satz »Es wird bald vorbei sein« auswählen und müsste sich als Hausaufgabe diese Worte zuflüstern, sobald er Angst fühlt.

In der Folge entstand eine Reihe von Programmen, die schizophren Erkrankten Entspannungsschritte wie bestimmte Atemtechniken lehrten, um sich bei Angstattacken sukzessive willentlich entspannen zu können. Kraemer et al. (1991) entwickelten ein problemlöseorientiertes Programm zur Angstbewältigung. In diesem Verfahren lernen Patienten in kleineren Gruppen zuerst die Schritte der Problemlösung (Problemdefinition, Lösungssuche, Lösungsauswahl und -anwendung). Bereits während der Therapie wenden die Patienten unabhängig von der Gruppe diese Schritte zur Angstbewältigung (»Warum habe ich Angst? Was kann ich tun? Verfüge ich über Hilfen?«) auch in ihrem Alltag an.

> **Fallbeispiel**
> Für Raymond würde die Teilnahme an einem problemlöseorientierten Programm das Folgende bedeuten: Zweimal in der Woche trifft er sich mit fünf anderen Personen, die an Schizophrenie erkrankt sind und an Ängsten leiden: In einer ersten Therapiesitzung fragt der Therapeut die Patienten, welche Probleme sie besprechen wollten. Raymond teilt mit, dass er an Ängsten leidet. Er möchte gerne darüber sprechen. Mit Hilfe des Therapeuten und der Gruppenmitglieder erkennt er, dass ihn v. a. soziale Situationen ängstigen. Mittels Fragen zur Definition der Situationen ist Raymond fähig, diese einzugrenzen. Ihm
> ▼

machen Situationen Angst, die direkten Kontakt erfordern. Er kann sogar mitteilen, dass ihn in diesen Situationen v. a. die Gesichtausdrücke Dritter verwirren und deshalb ängstigen. Die Ängste von Raymond sind damit definiert und eingegrenzt. Nach der Problemdefinition, wird von den Gruppenmitgliedern erwartet, dass sie Raymond bei der Lösungssuche helfen. Sie »brainstormen« nach Lösungen, nachdem der Therapeut fragt, was Raymond tun könne, um seine Ängste zu bewältigen. Ein Gruppenmitglied schlägt Raymond Entspannungstechniken vor. Ein anderes schlägt Ablenkung vor. Bei der Lösungsauswahl entscheidet sich Raymond für tiefes Ein- und Ausatmen als Entspannungstechnik. Der Therapeut gibt Raymond als Hausaufgabe, einmal morgens und einmal abends die Atemtechnik einzuüben. Raymond wird in der nächsten Sitzung erzählen, ob und wie er die Atemtechnik üben und ob er sie sogar bei Angstzuständen einsetzen konnte.

Basierend auf der Erkenntnis, dass schizophren Erkrankte generell schlechter in der Wahrnehmung von emotionalen Gesichtsausdrücken sind (► s. unter 17.2.1), entwickelten Liberman u. Kopelowicz (2002) ein spezifisch darauf ausgerichtetes Trainingsprogramm: Im Rahmen ihres Therapiemodules »Social and Independent Living Skills« stellen sie ein »Friendship-Programm« für Gruppen von schizophren Erkrankten vor. Die Patienten lernen, wie Emotionen Dritter aufgrund von Mimikveränderungen zu erkennen sind. Dazu sehen die Patienten Videos mit Personen mit verschiedenen Emotionen. Mit Hilfe von Gruppendiskussionen lernen die Patienten, spezifische Merkmale der unterschiedlichen Emotionen wahrzunehmen. In Rollenspielen, die mit anderen Modulen überlappen, werden anschließend Verhaltensweisen eingeübt, wie auf Drittpersonen emotional adäquat reagiert werden kann.

Affektive Störungen und Angststörungen

Liberman u. Kopelowicz (2002) realisierten ihren therapeutischen Ansatz auch mit depressiv und mit manisch Erkrankten. Sie stützten diese Erweiterung ihres Ansatzes auf die oben erwähnten Forschungsergebnisse ab, nach denen auch depressiv Erkrankte weniger fähig sind, Emotionen zu erkennen und auszudrücken. Entsprechend werden auch hierbei die oben erwähnten Schritte zur Verbesserung der Emotionswahrnehmung und des Ausdruckes in etwas modifizierter Form eingeübt.

> **Fallbeispiel**
> Dennis würde wie Raymond verschiedenste Emotionen bearbeiten lernen. Dabei würde speziell darauf geachtet, dass Dennis lernt, Emotionen Dritter schneller zu erkennen.

Bei Angststörungen wird die Wahrnehmung und Verarbeitung von Emotionen im Sinne direkter Interventionen insbesondere durch Ansätze nach dem verhaltenstherapeutischen Prinzip des Flooding (direkte Auseinandersetzung mit der Angstquelle), dem Relaxation-Training oder dem autogenen Training angegangen. Die beiden letztgenannten Verfahren beinhalten eine selbst gesteuerte Beruhigung mittels Muskelentspannung und bewusster Atemkontrolle. Allerdings sind diese Interventionen dem erstgenannten Ansatz in ihren emotionsspezifischen Effekten unterlegen.

Alle genannten direkten Interventionen wurden in einer Reihe von kontrollierten Studien als wirkungsvoll beurteilt. Trotzdem müssen sie bezüglich des therapeutischen wie methodischen Vorgehens in einigen Punkten kritisch kommentiert werden: Bezüglich des therapeutischen Vorgehens ist festzustellen, dass direkte Interventionen v. a. für Angsterkrankungen ideal sind. Bei anderen Krankheitsbildern, wie z. B. der Schizophrenie, können sie situativ bedingt Ängste und ein akutes Überwältigtwerden durch Stress reduzieren. Obwohl relevant in der psychiatrischen Rehabilitation, sind die direkten Interventionen dort in ihrer Anwendung limitiert. Sie fokussieren auf isolierte Störungen wie Ängste oder solche der Emotionswahrnehmung, ohne auf die damit assoziierten Kognitionen oder auf weitere krankheitsspezifische Störungen wie Vulnerabilität gegenüber Stress weiter einzugehen. ◻ Tabelle 17.1 gibt eine Übersicht über die direkten Verfahren zur Verbesserung der Emotionswahrnehmung und -verarbeitung.

> **Zusammenfassung**
>
> Im Selbstinstruktionstraining nach Meichenbaum und Cameron lernen Patienten, bei Angstattacken sich selber beruhigende Sätze zuzuflüstern.
>
> Im Programm von Kraemer lernen Patienten verschiedene Schritte der Angstbewältigung mittels des Problemlösungsansatzes.
>
> ▼

> Liberman und Kopelowicz entwickelten im Rahmen ihres Social-and-Independent-Living-Skills-Programms ein Therapiemodul, in dem mittels Videofilmen und Rollenspielen das Erkennen mimischer Veränderungen eingeübt wird.

17.3.2 Indirekte Interventionen

Das primäre Ziel indirekter Interventionen ist die Reduzierung und Bewältigung von kognitiven Defiziten oder von Informationsverarbeitungsstörungen. Sekundär werden damit auch die assoziierten Emotionen mehr oder weniger explizit angegangen. Mit anderen Worten folgen indirekte Interventionen dem Kognition-Emotion-Verhaltens-Ansatz nach Beck (1976).

Schizophrenie

Das »Integrierte Psychologische Therapieprogramm für schizophrene Patienten« (IPT, Roder et al. 1997) ist ein Beispiel solcher indirekter Interventionen. Obwohl die Autoren die mehrfach belegten Informationsverarbeitungsstörungen (wie Aufmerksamkeitsdefizite) schizophren Erkrankter als zentral für die theoretische Konzeption des IPT ansehen, spiegelt dessen therapeutische Realisierung doch klar den Kognition-Emotion-Verhaltens-Ansatz wider. Zu Beginn arbeiten die Patienten in Gruppen an Übungen, die Aufmerksamkeitsstörungen oder Begriffsbildungsdefizite angehen. Dabei werden immer auch die damit verbundenen emotionalen und affektiven Aspekte therapeutisch fokussiert. Beispielhaft soll dazu eine derartige Übung erwähnt werden. Der Gruppentrainer leitet die Patienten an, elementare und relativ neutrale Wörter wie Mond, Sonne, Sterne, Apfel, Birne, Banane kategorial zu sortieren. Anschließend werden komplexere und auch affektiv konnotierte Begriffe wie Dunkelheit, Finsternis,

◻ Tabelle 17.1. Direkte Interventionen

Therapieprogramm	Autoren	Zieldiagnosen	Anwendungsbereich	Interventionen
Selbstinstruktionstraining	Meichenbaum u. Cameron (1973)	Schizophrenie	Angstbewältigung	Innere Verbalisierungen
Problemlöseorientiertes Programm	Kraemer et al. (1991)	Schizophrenie	Angstbewältigung	Problemdefinition Lösungssuche Lösungsauswahl Lösungsanwendung
Friendship-und-Dating-Programm	Liberman u. Kopelowicz (2002)	Schizophrenie, affektive Störungen	Fertigkeiten zum Initiieren und Aufrechterhalten von Freundschaften	Erkennen emotionaler Mimikveränderungen bei Dritten und bei sich selber, Rollenspiele

17

Nacht oder Helligkeit, Sonnenschein und Tag eingeführt. Die Lösungen der einzelnen Patienten werden in der Gruppe diskutiert.

Auch später werden die Patienten während aller Übungen sukzessive mit mehr und mehr emotional gefärbten Konzepten konfrontiert. So wird etwa bei den Übungen zur sozialen Kompetenz (z. B. verbale Kommunikation und soziale Fertigkeiten) die Bewältigung zuerst einfacher, dann auch emotional belastendender sozialer Inhalte mit den Patienten trainiert. Damit folgen die Therapieschritte formal gesehen der Verbindung Kognition-Emotion-Verhalten. Die ersten Übungen des IPT helfen mit, die Kognitionen und Emotionen zu präzisieren. Später verbindet das IPT die Kognitionen und Emotionen mit Verhalten. Dies führt – v. a. wenn mit belastenden Situationen trainiert wird – zu neuen, korrektiven Erfahrungen und damit zu adäquateren Kognitionen und realistischeren Emotionen.

> **Fallbeispiel**
> Würde Raymond bei einer IPT-Gruppe mit 5–6 Teilnehmern mitmachen, würde er folgende Schritte vollziehen: Zuerst lernt er, einfache Wörter nach Kategorien zu differenzieren (z. B. Äpfel, Birnen, Kirschen, Pfirsiche). In einer nachfolgenden Sitzung lernt Raymond abstraktere und emotionsgeladene Wörter zu definieren und zu differenzieren (z. B. Traurigkeit versus Trauer). In weiteren Übungen zur sozialen Kompetenz lernt Raymond zuerst einfache, dann auch emotional belastendendere Situationen zu bewältigen. So eignet er sich – ähnlich wie auch in den Programmen von Kraemer et al. (1991) oder Liberman u. Kopelowicz (2002) – Schritt für Schritt Fertigkeiten an, wie ein Thema angesprochen werden kann, oder wie nach dem Problemlöseansatz mit Problemen umgegangen wird.

Wenn auch nicht explizit dargestellt, besteht eine Kognition-Emotion-Verbindung ebenfalls in den Therapieansätzen von Perris (1989), Chadwick et al. (1996) oder Kingdon u. Turkington (1994). Primär stützen sich alle diese Autoren auf das Konzept von Beck (1976) und modifizieren seinen kognitiven Therapieansatz für schizophren Erkrankte. Ein wesentliches Ziel dieser »kognitiven Therapie« ist, jene negativen Emotionen (z. B. Ängste) zu reduzieren, welche nicht auf realistischen, situativen Gegebenheiten, sondern auf inadäquaten, irrationalen Überzeugungen und Kognitionen basieren. Die Entstehung solcher irrationaler Kognitionen wird auf traumatische Ereignisse in der Kindheit zurückgeführt. In der Therapie wird zuerst erklärt, wie irrationale Kognitionen das Handeln und die Befindlichkeit negativ beeinflussen können. Der therapeutische Umkehrschluss daraus lässt nun sichtbar werden, dass adäquate Kognitionen irrationale, belastende Emotionen reduzieren können. Eine Technik dazu bietet der kognitive Vergleich der Emo-

tionen mit der objektivierbaren Realitätserfahrung bzw. mit den situativen Gegebenheiten. Beispielsweise lernt ein Patient mit der irrationalen Überzeugung, vergiftet zu werden, abzuschätzen, ob und inwieweit es realistisch ist, an einem unbekannten Ort von völlig unbekannten Menschen vergiftet zu werden. Dieser Vergleich der subjektiven Emotionen mit der Realitätserfahrung bzw. mit den situativen Gegebenheiten stellt im Kern eine therapeutische Anwendung der Verbindung Kognition-Emotion dar.

> **Fallbeispiel**
> Raymond hätte in einer kognitiven Therapiesitzung v. a. seine Wahnideen bearbeitet. Der Therapeut hätte ihn in einem sokratischen Zwiegespräch aufgefordert, nach anderen Interpretationen als »ich werde ermordet« zu suchen. Wenn sich z. B. Unbekannte nähern, könnten sie ihn eher nach der Zeit fragen, als ihn ermorden zu wollen. Indirekt würden damit auch die Ängste vor sozialen Situationen bei Raymond reduziert.

Zusammenfassung

Das »Integrierte Psychologische Therapieprogramm« (IPT) umfasst Übungen zur Verbesserung kognitiver Defizite, der sozialen Kompetenz sowie der damit verbundenen emotionalen und affektiven Aspekte.

In den Therapieansätzen von Perris, Chadwick und Kingdon werden belastende Emotionen auf irrationale Kognitionen zurückgeführt und durch adäquatere Kognitionen und Realitätserfahrungen korrigiert.

Affektive Störungen und Angststörungen

In der Behandlung depressiver Störungen gehört der Ansatz von Beck (1976) im Bereich psychologischer Interventionen zur »Therapie der Wahl«. Beck geht gezielt stimmungskongruente gestörte Kognitionen und Erinnerungen an. In einem ersten Schritt lernt der Patient negative Schemata oder Gedanken als solche zu erkennen und führt ein Tagebuch über seine Gedanken. In einem zweiten Schritt lernt er, die Verbindung Kognition-Emotion-Verhalten zu erkennen, indem der Therapeut aufzeigt, wie Ereignisse ganz verschieden interpretiert werden können. Ziel ist die Erkenntnis, dass und wie alternative Interpretationen das Verhalten und die Emotionen mitbeeinflussen. Der Patient bekommt entsprechende Hausaufgaben und einen Tagesplaner, der zu mehr gezielten Aktivitäten verhelfen soll. Kontrollierte Untersuchungen haben mehrfach die Wirksamkeit dieses Interventionsverfahrens bestätigt (▶ s. z. B. Beck 1993). Mit ähnlichen therapeutischen Verfahren konnten auch in der Behandlung von Angststörungen Erfolge erzielt werden (▶ s. Gorman et al. 2001).

> **Fallbeispiel**
>
> Dennis würde in einer kognitiven Therapie in einem ersten Schritt lernen, wie irrationale Kognitionen das Handeln und die Befindlichkeit negativ beeinflussen können. Er würde erkennen lernen, wie seine Muss-Überzeugungen belastende Emotionen induzieren können (z. B. »Ich muss erfolgreich sein, damit mich die Leute lieben«). In einem zweiten Schritte würde er angeleitet, ein Tagebuch über seine »Ich-muss-Überzeugungen« zu führen. Darin würde er aufzeichnen, wie häufig er an irrationale Muss-Überzeugungen denkt (z. B. »Ich muss ein erfolgreicher Bankkaufmann sein, um eine Freundin zu finden«). Zudem könnte eine Tagesplanung Dennis helfen, sozial aktiver zu werden (z. B. Museumsbesuche etc.).

Allgemein haben indirekte Interventionen eine Reduzierung von kognitiven Defiziten und Informationsverarbeitungsstörungen oder irrationalen Kognitionen zum Ziel. Eine Reihe von Evaluationsstudien insbesondere mit schizophren oder depressiv Erkrankten belegen ihre Effektivität in der psychiatrischen Rehabilitation (► s. Scott et al. 2003). Auch wenn diese Ansätze durch die Berücksichtigung der Verbindung Kognition-Emotion (und Verhalten) therapeutisch breit intervenieren, scheinen sie bezüglich der emotionalen Verarbeitung ebenfalls noch limitiert: Die experimentalpsychologisch belegten Verarbeitungsstörungen von Emotionen und ihre Folgen werden nur sekundär angegangen und verändert. Einzig bei Becks auf gestörte stimmungskongruente Kognitionen zentriertem Vorgehen wird u. a. auch die Wahrnehmung von Emotionen mitbeeinflusst. Mit Ausnahme des IPT spielen in den anderen indirekten Interventionsprogrammen Verhaltenstrainings keine oder keine zentrale Rolle. Es wird angenommen, dass eine realistischere und normalisierte Kognition-Emotion-Verbindung sozusagen zwangsläufig

zu positiven Verhaltensänderungen führt (Recor u. Beck 2002). ◘ Tabelle 17.2 gibt eine Übersicht über die indirekten Verfahren zur Verbesserung der Emotionswahrnehmung und -verarbeitung.

> **Zusammenfassung**
>
> In der Therapie nach Beck lernen depressiv Erkrankte negative Schemata oder Gedanken als solche zu erkennen. Zudem werden Zusammenhänge mit Emotionen und Verhalten untersucht.

17.3.3 Kombinierte Interventionen

Kombinierte Interventionen berücksichtigen nicht nur gestörte emotionale und kognitive Prozesse, sondern auch defizitäre soziale Fertigkeiten bzw. Defizite der sozialen Kompetenz.

Schizophrenie

Bislang sind zwei kombinierte Ansätze publiziert und evaluiert worden: das Training emotionaler Intelligenz (Vauth et al. 2001) und das »Therapieprogramm zur Bewältigung maladaptiver Emotionen« (TBE). Beide Interventionsverfahren zielen auf eine Verbesserung der Wahrnehmung von Emotionen bei sich selber und bei Drittpersonen ab sowie auf eine Verbesserung der sozialen Kompetenz durch die Berücksichtigung der Verbindung Kognition-Emotion-Verhalten. Vauth et al. (2001) entwickelten dazu ein dreistufiges Therapieprogramm: In einem ersten Schritt werden die Patienten aufgefordert, photographisch dargestellte Emotionen mimisch nachzuahmen. Die Autoren berücksichtigen dabei die acht Grundemotionen nach

17

◘ **Tabelle 17.2.** Indirekte Interventionen

Therapieprogramm	Autoren	Zieldiagnosen	Anwendungsbereich	Interventionen
Integriertes Psychologisches Therapieprogramm	Roder et al. (1997)	Schizophrenie	Störungen der Informationsverarbeitung und der damit verbundenen emotionalen und affektiven Aspekte	Begriffsbildungsübungen, Kommunikations- und soziale Fertigkeiten, Problemlösen
Kognitive Therapie	Perris (1989) Kingdon u. Turkington (1994) u. a.	Schizophrenie	Reduktion von irrationalen Überzeugungen und Korrektur der damit verbundenen Emotionen	Vergleich subjektiver Überzeugungen mit Realitätserfahrung (sokratisches Gespräch)
Kognitive Therapie	Beck (1976)	Affektive Störungen, Angststörungen	Reduktion von irrationalen Überzeugungen und Korrektur der damit verbundenen Emotionen	Vergleich subjektiver Überzeugungen mit Realitätserfahrung mittels Tagebuch, Hausaufgaben, Aktivitäten

Izard (1971). In einem zweiten Schritt lernen die Patienten in Partnerübungen, die Emotionen kognitiv zu analysieren und diskutieren, um dadurch ihr Emotionsverständnis zu verbessern. In einem letzten Schritt werden Copingstrategien besprochen und eingeübt.

> ❯ **Fallbeispiel**
> Nähme Raymond an diesem Programm teil, würde er wie bei einigen der weiter oben erwähnten Therapien Gruppensitzungen besuchen, die folgendermaßen ablaufen könnten: In der ersten Sitzung betrachten alle Teilnehmer eine Photographie, die Glücklichsein widerspiegelt. Der Therapeut fordert Raymond und die anderen Teilnehmer auf, ein glückliches Gesicht zu mimen. Damit lernt Raymond seine Gefühle – die er bekanntlich als »Wolken« erfährt – zu definieren und differenzieren. Anschließend diskutiert Raymond mit seinen Gruppenpartnern, wie Glücklichsein im Körper gespürt wird, wie es die Gedanken beeinflusst etc. Als dritten Schritt lernt Raymond, was er tun kann, wenn er sich von einem solchen Gefühl überwältigt fühlt (z. B. Ein- und Ausatmen als Entspannungstechnik).

Hodel et al. (2003) entwickelten das Therapieprogramm zur Bewältigung maladaptiver Emotionen für Gruppen schizophrener Patienten (TBE). Es besteht aus zwei Unterprogrammen, von denen das erste vier, das zweite drei Therapieschritte umfasst. Im ersten Unterprogramm werden spezifische Mechanismen bearbeitet, welche eine gestörte Emotionswahrnehmung und irrationale Kognitionen reduzieren helfen. Es werden zunächst Abbildungen mit sozial-emotionalem und -affektivem Inhalt in der Gruppe beschrieben (z. B. nach Qualität, Intensität, Dauer, möglicher Ursache etc.). Dabei werden mindestens die acht Grundemotionen nach Izard (1971) behandelt (Schritt 1). Anschließend folgen kognitive Übungen: Die Patienten nennen ihre Erfahrungen mit den jeweiligen Emotionen, indem sie von ihren Versuchen berichten, mit diesen Emotionen und Affekten umzugehen (Schritt 2). Danach werden in der Gruppe verhaltensbezogene Bewältigungsstrategien erarbeitet (Schritt 3), jeder Patient wählt schließlich eine der erwähnten Strategien aus und setzt diese in konkreten Situationen um (Schritt 4).

Im zweiten Unterprogramm werden stressinduzierte Bedrohungsgefühle und Ängste behandelt. Dazu werden zunächst von den Patienten – kognitiv – individuelle physiologische und kognitive Reaktionsmuster beschrieben, die unter stressauslösenden Ereignissen auftreten (Schritt 1). Anschließend lernen die Patienten individualisierte Entspannungstechniken (Schritt 2), welche sie nachfolgend in realen Situationen in vivo einsetzen (Schritt 3).

> ❯ **Fallbeispiel**
> Raymond würde in diesem Therapieprogramm lernen, von seinen Gruppenpartnern dargestellte Emotionen zu analysieren. Bei der Emotion Angst könnte dies etwa wie folgt geschehen: Raymond fragt sich (und seine Kollegen), ob eine bestimmte Emotion als intensiv oder als länger dauernd einzustufen sei. Dabei würden alle Grundemotionen nach Izard (1971) gleich behandelt. Dies gäbe Raymond eine Grundlage, seine diffusen Gefühle zu definieren und zu erkennen. Vor allem das gezielte Nachfragen, ob man eine bestimmte Emotion auch wirklich erlebt habe, gibt ihm Sicherheit, seine Gefühle als selbst erlebt zu erkennen. So mag Raymond etwa erklären, dass Angst für ihn eine intensive und länger dauernde Emotion sei. Er sei aber froh zu erkennen, dass das diffuse Gefühl im Magen von dieser zu unterscheiden und als Ärger zu bezeichnen sei. Er entdeckt vielleicht auch, dass Ärger länger und kürzer dauern kann, und listet Situationen auf, in denen er Ärger erlebt hat. Im nächsten Schritt werden alle Mitglieder aufgefordert, ihre Bewältigungsstrategien aufzuzählen. Raymond kann dabei feststellen, dass er bis jetzt Ängste mittels Vermeidung bewältigt habe, etwa indem er nicht mehr zu Familienfesten ging. Mittels Brainstorming werden ihm von der Gruppe andere Bewältigungsschritte vorgeschlagen (z. B. vor einem Fest eine Vertrauensperson um Unterstützung fragen, tiefes Ein- und Ausatmen etc.).
>
> Wenn sich Raymond nun entscheidet, beim nächsten Fest seinen Bruder um Unterstützung zu bitten, wird er als Hausaufgabe seinen Bruder anrufen. Vielleicht ergibt sich eine längere Diskussion, an deren Ende eine gute Lösung aufscheint: Ssie werden zusammen zum Fest gehen, zusammen am Tisch sitzen und zusammen das Fest verlassen. Im zweiten Teil des Programms lernt Raymond seine Ängste als situativ bedingt zu verstehen. Wie im Therapieprogramm nach Kraemer et al. (1991) erfährt er, wie soziale Situationen die meisten Ängste bedingen. Raymond fragt sich systematisch selber, wann er Angst hat, was er dagegen tun kann und über welche Hilfsmittel er verfügt, die ihm bei der Angstreduktion helfen könnten. Mit der Gruppe geht er in die Stadt und übt diese letzten Schritte. Er geht z. B. in ein Kaufhaus, mischt sich unter die Leute und beruhigt sich mittels der erworbenen Atemtechnik. Unmittelbar danach, etwa nach dem Rückzug der Gruppe in ihren Kleinbus, gibt er dieser einen Rückblick auf seine Erfahrungen. Die Gruppe dürfte ihn dann wohl für die erfolgreiche Anwendung der Atemtechnik loben.

Zusammenfassung

Das Training emotionaler Intelligenz nach Vauth und das Therapieprogramm zur Bewältigung maladaptiver Emotionen (TBE) streben an:

- Verbesserung der Wahrnehmung von Emotionen bei sich selber und bei Drittpersonen,
- Verbesserung der sozialen Kompetenz durch die Berücksichtigung der Verbindung Kognition-Emotion-Verhalten.

Affektive Störungen und Angststörungen

Auch für affektive Störungen und Angststörungen liegen einige evaluierte Interventionsverfahren vor, die in der psychiatrischen Rehabilitation zum Einsatz kommen. Die »Rational Emotional Behavior Therapy« (REBT, Ellis 2001) ist eine Weiterentwicklung der oben genannten Rational-emotiven Therapie (RET). Die REBT geht depressive Störungen ebenfalls mittels kombinierter Interventionen an. Sie unterscheidet sich vom ursprünglichen Ansatz dadurch, dass irrationale Überzeugungen nicht nur verbal, sondern auch aktiv – mittels verschiedenster verhaltensbezogener Interventionen – bearbeitet werden. Der Ansatz der REBT umfasst entsprechend mehrere klar definierte Schritte, aufgeteilt in kognitive Interventionen, emotionale Übungen und Übungen zur sozialen Kompetenz.

Bei den kognitiven Übungen zeigt der Therapeut zu Beginn sog. »Ich-muss-Überzeugungen« (»must statements«) im Denken des Patienten auf (z. B. »Ich muss zu allen nett sein, damit ich geliebt werde«). In einem zweiten Schritt werden **alternative, rationale Überzeugungen** erarbeitet, die die irrationalen ersetzen können. (Das Bedürfnis geliebt zu werden beispielsweise ist normal, aber es ist unrealistisch, dass alle Leute einen bestimmten Patienten lieben.) Alle Sitzungen zur Suche nach alternativen Überzeugungen werden mittels Tonbandaufnahmen festgehalten. Wenn der Patient im Alltag erkennt, dass Muss-Überzeugungen wiederum sein Denken und Verhalten bestimmen, soll er sich diese Aufnahmen anhören. Zusätzlich wird er aufgefordert, im Selbststudium aus Büchern, Videos etc. die Prinzipien der REBT zu vertiefen. Innerhalb der Therapiezeit und später als sog. Booster-Sessions werden Workshops/Treffen mit anderen Patienten angeboten, um Erfahrungen auszutauschen und eine Philosophie der Toleranz gegenüber eigenen Schwächen und Schwächen anderer aufbauen zu lernen.

Die emotionsbezogenen Übungen beginnen mit dem Ausmalen panikartiger Situationen, Ereignisse oder Verluste in der Vorstellung. Unter Anweisung des Therapeuten lernt der Patient, sich selber aus solchen Situationen zu retten und »herauszuholen«. In anderen Übungen führt er aufmerksamkeitsheischendes Verhalten in der Öffentlichkeit aus, wie z. B. lautes Singen auf der Straße. Nebst dem therapeutischen Bearbeiten der erlebten Emotionen und Kognitionen soll dies nach klassisch-verhaltenstherapeutischen Prinzipien den Patienten vom Vermeiden »schamvollen« Verhaltens abhalten (desensibilisieren). In anderen Übungen weist sich der Patient energisch selber zurecht, wenn alte Muss-Überzeugungen wieder dominant werden, oder er diskutiert innerlich mit sich selber über die Irrationalität dieser Überzeugungen. Im Kompetenztraining versucht der Patient unter therapeutischer Anleitung Freunde oder Bekannte nachzuahmen, die sich rational verhalten. In anderen Sitzungen mimt der Therapeut die alten »Ich-muss-Überzeugungen« des Patienten. Dieser versucht nun selbst, dem Therapeuten die Irrationalität der geäußerten Überzeugungen aufzuzeigen. In Rollenspielen werden schließlich neue Verhaltensweisen zur Erweiterung des Verhaltensrepertoires ausprobiert und eingeübt.

❯ Fallbeispiel

In dieser Therapie würde Dennis in den ersten Sitzungen lernen, seine »Ich-muss-erfolgreich-sein«-Überzeugungen zu erkennen und durch realistischere zu ersetzen, wonach er beispielsweise auch eine Freundin finden könnte, wenn er gelegentlich Fehler machte. Zuerst wird ihm dies wohl nur in den Therapiesitzungen gelingen. Vor allem am Wochenende hat er wahrscheinlich noch Mühe, an die neuen Überzeugungen zu glauben. Wenn etwa an einem Sonntagmorgen alte Muss-Überzeugungen wiederum über ihn hereinbrechen, besteht der Ausweg darin, sich sofort das Tonband der entsprechenden Therapiesitzung anzuhören. Auch das Wissen, dass er am Abend zu einem Workshop gehen wird, mag ihm in einer solchen Situation helfen, sich wieder besser zu fühlen. Bei diesem Treffen stellt er mit großer Wahrscheinlichkeit fest, dass die anderen Gruppenteilnehmer ganz ähnliche Erfahrungen machen. Speziell fühlt er sich vielleicht zu einer bestimmten Kollegin – nennen wir sie Anita – hingezogen. Er bespricht mit ihr, wie ihn seine »Ich-muss-Überzeugungen« bedrücken. Anita könnte ihm antworten, sie möge eigentlich keine perfekten Leute, sie habe ja selber auch Fehler. Vielleicht bringt sie diese Bemerkung mit unübersehbarem Nachdruck vor oder fügt gar an, sie würde nie mit jemandem zusammensein wollen, der fehlerlos sei. Dennis ist zweifellos sehr glücklich über solche Rückmeldungen und versteht – spätestens jetzt –, dass die Gruppe ihm tatsächlich aus seiner Einsamkeit helfen kann. Unter Umständen vereinbart er mit Anita, am Mittwoch zusammen ins Kino zu gehen. Am Montag überkommen ihn dann aber vielleicht wiederum seine alten Überzeugungen. Zweifel kommt auf, ob Anita ihn respektieren wird, obwohl er in seinem Beruf nicht erfolgreich war. Nehmen wir an, Dennis weist sich energisch selber zurecht und geht danach zu seinem Bruder, den er für sein rationales Verhalten in fast allen Lebenslagen bewundert. Wieder

▼

allein, versucht Dennis seinem brüderlichen Vorbild nachzuleben, findet aber möglicherweise dann doch keine rechte Hilfe in diesem Streben. Am Dienstag geht er zur Einzeltherapie und spielt in Rollenspielen ein Gespräch mit Anita durch, das von seinen wieder zunehmenden Ängsten geprägt ist. Er gewinnt dadurch Zuversicht, den Fallstricken von Herausforderungen wie der des Kinobesuchs mit Anita nicht mit leeren Händen ausgeliefert zu sein.

Eine andere, ebenfalls mehrfach als wirksam belegte Therapie ist die »Interpersonal Therapy« (IPT) nach Klerman (▶ s. Weissman et al. 1981). Klerman geht davon aus, dass depressive Verstimmungen das Resultat von interpersonellen Konflikten sind, welche ihren Ursprung in der Kindheit haben (v. a. im Sinne von Störungen der Mutter-Kind-Symbiose). Die IPT zielt nun darauf ab, diese Ursachen der depressiven Störung therapeutisch zu bearbeiten. Dabei wird zunächst der emotionale Aspekt mit dem Aufarbeiten von Verlusten angegangen. Es wird angenommen, dass der »Verlust« der symbiotischen Mutterbeziehung eine Trauerreaktion auslöst, die durch aktuelle interpersonelle Konflikte reaktiviert wird. Diese »verlängerte Trauerarbeit« oder »prolonged grief-reaction« wird entsprechend psychotherapeutisch zentriert. Den sozialen Aspekt berücksichtigt die IPT mittels der Fokussierung aktueller interpersoneller Probleme. Diese werden in Gruppen oder in Einzelsitzungen (kognitiv) besprochen und mit Blick auf mögliche Problemlösestrategien disku-

tiert. Des Weiteren werden in Rollenspielen soziale Fertigkeiten zur Erweiterung der sozialen Kompetenz eingeübt.

> **Fallbeispiel**
> Dennis würde in dieser Therapie in einem ersten Schritt seine Mutterbeziehung angehen und anschließend in den Gruppensitzungen neue Fertigkeiten lernen, wie z. B. ein unverbindliches Gespräch mit einem Unbekannten zu führen. Dennis könnte dies in der Gruppe und als Hausaufgabe weiter üben, bis er sich selbstsicherer und weniger einsam fühlte.

Interventionen nach dem Prinzip der REBT wurden erfolgreich auch bei Angststörungen eingesetzt. Als weitere sozioemotionale Technik für die psychiatrische Rehabilitation kann hier die »Stress-Inoculation« nach Holcomb betrachtet werden. Sie beinhaltet drei Schritte: Zuerst betrachtet der Patient unter therapeutischer Anleitung seine spontanen verhaltens- und kognitionsbezogenen Stressbewältigungsstrategien. In einem zweiten Schritt werden neue und möglichst zielspezifische Copingmöglichkeiten aufgezeigt (z. B. Entspannungstechniken oder »Pleasant-imagery-Technik«, wie z. B. sich angenehme Bilder ausmalen oder im Voraus Fluchtwege organisieren). Zudem werden kognitive Techniken nach Beck eingesetzt, um emotional negativ besetzte Überzeugungen (z. B. »ich habe Angst«) durch positiv besetzte (z. B. »ich kann dies tun«) zu ersetzen. In einem dritten Schritt geht der Patient

□ Tabelle 17.3. Kombinierte Interventionen

Therapieprogramm	Autoren	Zieldiagnosen	Anwendungsbereich	Interventionen
Training emotionaler Kompetenz	Vauth et al. (2001)	Schizophrenie	Störungen der emotionalen Verarbeitung	Nachahmung von photographierter Emotionen Analyse von Emotionen Bewältigungsstrategien
Therapieprogram zur Bewältigung von maladaptiven Emotionen	Hodel et al. (1997, 2003)	Schizophrenie	Störungen der emotionalen Verarbeitung	Analyse von photographierten Emotionen Analyse von Bewältigungsstrategien, Stressmanagement
Rational Emotional Behavior Therapy	Ellis (2001)	Affektive Störungen, Angststörungen	Reduktion irrationaler Überzeugungen und Korrektur der damit verbundenen Emotionen und Verhaltensweisen	Erkennen subjektiver Überzeugungen Erarbeiten alternativer Überzeugungen Aufmerksamkeitsheischendes Verhalten in der Öffentlichkeit Rollenspiele
Interpersonelle Therapie	Weissman et al. (1984)	Affektive Störungen	Bearbeitung der »pro-longed grief reaction« Verbesserung der sozialen Fertigkeiten	Einzelsitzungen zur Bearbeitung der »prolonged grief reaction« Problemlösestrategien Rollenspiele

den Ablauf seiner Bewältigungsversuche zuerst vorstellungsmäßig, danach in Rollenspielen und zum Schluss in In-vivo-Einsätzen durch. Mit diesem letzten Schritt soll insbesondere auch seine soziale Kompetenz gestärkt werden. ◘ Tabelle 17.3 gibt eine Übersicht über die kombinierten Verfahren zur Verbesserung der Emotionswahrnehmmung und -verarbeitung.

Zusammenfassung

Die »Rational Emotional Behavior Therapy« (REBT) umfasst kognitive Interventionen, emotionale Übungen und Übungen zur sozialen Kompetenz.

In der »Interpersonal Therapy« (IPT) werden depressive Verstimmungen als Resultat des Verlustes der symbiotischen Mutterbeziehung behandelt. Aktuelle interpersonelle Probleme werden in Gruppen oder in Einzelsitzungen mittels Gesprächstherapie oder mittels Rollenspielen angegangen.

17.4 Ausblick

Verglichen mit der großen Zahl von gut dokumentierten Therapieprogrammen zu sozialen Fertigkeiten ist die Zahl der publizierten sozioemotionalen Therapieverfahren gering. Den größten Einfluss auf die Entwicklung dieser Interventionen hat die Beschreibung der Verbindungen zwischen Kognition, Emotion und Verhalten ausgeübt. Damit wurden Emotionen auch bei chronisch psychisch Kranken als zugänglich und therapierbar erkannt. Die Ergebnisse der experimentalpsychologischen Forschung zu den Störungen der Emotionsverarbeitung haben zusätzlich dazu beigetragen, effektive und möglichst zielsichere Therapieprogramme zu entwickeln.

Direkte und indirekte Ansätze sind zwar effektiv, aber bezüglich ihrem Interventionsbereich limitiert. Zudem wurde in den meisten Evaluationsstudien die psychopathologische Symptomatik als hauptsächliche Outcome-Variable erhoben (z. B. Chadwick et al. 1996). Auch wenn dabei signifikante Verbesserungen gefunden wurden, dürfte gerade diese Variable nicht nur Interventionseffekte, sondern nach Edwards et al. (2002) neben verlaufsspezifischen Faktoren auch multiple Dritteinflüsse widerspiegeln. Darüber hinaus wurden bisher kaum ausreichend lange Follow-up-Messungen durchgeführt, so dass Fragen zur längerfristigeren Wirksamkeit der direkten und indirekten Interventionen offen bleiben.

Auch bei den kombinierten Ansätzen sind kritische Fragen berechtigt. Auch hier wirft das Fehlen adäquater Follow-up-Messungen Fragen zur längerfristigen Wirksamkeit auf. Nur die kombinierten Ansätze zur Rehabilitation schizophrener Patienten stellen diesbezüglich eine Ausnahme dar. So haben Vauth et al. (2001) wie Hodel et

al. (2003) eine kognitive, emotionsbezogene und psychosoziale Testbatterie zur Erfassung der Effektivität ihrer Programme eingesetzt. Die Ergebnisse ihrer Evaluationsstudien zeigen, dass sich die trainierten Patienten im Gegensatz zu den Kontrollgruppen signifikant in der Psychopathologie und in sozialen Verhaltensweisen verbesserten. In beiden Untersuchungen hielten diese Verbesserungen noch nach 4 Monaten bzw. einem Jahr an.

Eine spezifische Wirksamkeit auf die Emotionswahrnehmung hingegen konnte in keiner der bisherigen Evaluationsstudien zu den kombinierten Programmen festgestellt werden. Deshalb ist davon auszugehen, dass die entsprechenden Störungen bis heute nur ungenügend therapeutisch beeinflusst werden. Weiterführende Studien mit spezifischen Interventionen auf der Grundlage der verfügbaren experimentalpsychologischen Untersuchungsbefunde erscheinen deshalb dringend erforderlich. Dies gilt allerdings nicht in gleichem Maß für die Rehabilitation schizophrener Patienten wie von Patienten mit affektiven Störungen und Angsterkrankungen, weil bei den letztgenannten Patientengruppen die charakteristischen Störungen der Emotionswahrnehmung und Emotionsverarbeitung ja psychopathologisch recht klar erkennbar sind.

Unter Vorbehalt der genannten noch offenen Fragen darf aufgrund des heutigen Wissensstandes angenommen werden, dass sozioemotionale Therapieprogramme bei all jenen Patienten indiziert sind, die unter Defiziten in der Emotionsverarbeitung leiden. Die Dringlichkeit dieser Indikation hängt davon ab, wie stark die Defizite im Einzelfall mit den verschiedenen Bereichen des Alltagslebens interferieren. Generell darf aufgrund der Forschungsresultate angenommen werden, dass dies bei schizophren und depressiv Erkrankten in besonders hohem Maße der Fall ist. Somit kommt der Einführung sozioemotionaler Therapieprogramme für diese Patientengruppen Priorität zu.

Kontraindikationen sind zu den meisten der beschriebenen Interventionen nicht bekannt und aufgrund der angenommenen Wirkungsmodelle auch nicht zu erwarten. Bei einzelnen kombinierten Programmen sind allerdings gewisse Einschränkungen zu beachten. So erfordert das REBT-Verfahren eine relativ belastungsfähige Persönlichkeit, die mit der Vorstellung von panikartigen Situationen oder dem Ausüben eines schamvollen Verhaltens etc. tatsächlich umgehen kann, eine Voraussetzung, die in der psychiatrischen Rehabilitation oft nicht erfüllt ist. Die »Stress-Inoculation« beinhaltet demgegenüber die Gefahr einer zu isolierten Betrachtung von Ängsten gerade bei chronisch psychisch Kranken. Zudem mag Stress einen primären Faktor bei der Entstehung von Ängsten darstellen, keinesfalls ist er aber der einzige. Auch besteht die Gefahr einer ungewollten Verstärkung der Ängste, wenn mit Vermeidungsverhalten (z. B. Fluchtwegen) gearbeitet wird.

Sozioemotionale Therapieprogramme in der psychiatrischen Rehabilitation helfen, den Umgang mit akuten,

17

stressinduzierten emotionalen Belastungen wie auch mit chronifizierten maladaptiven Emotionen aufgrund irrationaler Einstellungen und Überzeugungen zu optimieren. Mit zunehmender Erfahrung dürfte auch die von Edwards et al. (2002) aufgezeigte »interpersonelle Barriere« für die Verbesserung der sozialen Kompetenz überwunden werden können, insbesondere wenn es gelingt, die Toleranzschwelle gegenüber emotionalen Belastungen nachhaltig zu erhöhen und damit zu einer effektiveren Rückfallprophylaxe beizutragen (Bellack et al. 1996). In diesem Sinne wird wohl auch die Zukunft der psychiatrischen Rehabilitation durch eine »emotionale Wende« in den dabei eingesetzten Therapieverfahren gekennzeichnet sein, wie dies in der Psychotherapie allgemein bereits der Fall ist.

Literatur

Bellack AS, Blanchard JJ, Mueser KT (1996) Cue availability and affect perception in schizophrenia. Schizophr Bull 22: 535–544

Beck AT (1976) Depression. Hoeber-Harper, New York

Beck AT (1993) Cognitive therapy: Past present, and future. J Consult Clin Psychol 61: 194–198

Braff DL, Saccuzzo DP (1981) Slowness of information processing in schizophrenia: A two factor deficit theory. Am J Psychiatry 138: 1051–1056

Chadwick P, Birchwood M, Trower P (1996) Cognitive therapy for delusions, voices and paranoia. Wiley, Cichester

Cutting JC (1981) Judgement of emotional expression in schizophrenia. Br J Psychiatry 139: 1–6

Edwards J, Jackson HJ, Pattison PE (2002) Emotion recognition via facial expression and affective prosody in schizophrenia: A methodological review. Clin Psychol Rev 22: 1267–1285

Ellis A (1955) New approaches to psychotherapy techniques. J Clin Psychol (Monograph Suppl)

Ellis A (2001) Overcoming destructive beliefs, feelings, and behaviors. Prometheus, New York

Feinberg TE, Rifkin A, Schaffer C et al. (1986) Facial discrimination and emotional recognition in schizophrenia and affective disorders. Arch Gen Psychiatry 43: 276–279

Gaebel W, Wölwer W (1996) Affektstörungen schizophren Erkrankter. Kohlhammer, Stuttgart

Gorman JM, Barlow DH, Ray S et al. (2001) Merging the cognitive behavioral and psychopharmacological paradigms in comparative studies: Controversies, issues, and some solutions. Psychopharmacol Bull 35: 111–124

Green MF, Mintz J, Bowen L (1993) Prediction of response to haloperidol dose reduction by span of apprehension measures for treatment-refractory schizophrenic patients. Am J Psychiatry 150: 178–87

Greenberg LS, Safran JD (1987) Emotion in psychotherapy. Guilford, New York

Heimberg C, Gur R, Erwin RJ (1992) Facial emotion discrimination: III Behavioral findings in schizophrenia. Psychiatry Res 42: 253–265

Hodel B, Brenner, HD (1997) Kognitive Therapieverfahren bei schizophren Erkrankten. In: Böker W, Brenner HD (Hrsg) Behandlung schizophrener Psychosen. Enke, Stuttgart

Hodel B, Kern B, Brenner HD (2003) Emotion Management Training (EMT) in persons with treatment resistant schizophrenia: First Results. Schizophr Res (in press)

Izard CE (1971) The face of emotion. Appleton-Century-Crofts, New York

Kerr SL, Neale JA (1993) Emotion perception in schizophrenia: Specific deficit or further evidence of generalized poor performance? J Abn Psychol 102: 312–318

Kingdon DG, Turkington D (1994) Cognitive-behavioral therapy of schizophrenia. Erlbaum, Hove

Kraemer S, Zimmer HJ, Möller HJ (1991) Kognitive Therapie und Sozialtraining: Vergleich zweier verhaltenstherapeutischer Behandlungskonzepte für chronisch schizophrene Patienten. In: Schüttler R (Hrsg) Theorie und Praxis kognitiver Therapieverfahren bei schizophrenen Patienten. Zuckschwerdt, München

Kucharska-Pietura K, Pietura R, Masiak M (2001) Neural correlates of emotions in psychiatric patients in the light of functional neuroimaging findings. Ann Univ Marie Curie Sklodowska 56: 343–348

Lazarus RS (1991) Emotion and adaptation. Oxford University Press, New York

Liberman RP, Kopelowicz A (2002) Teaching persons with severe mental disabilities to be their own case manager. Psychiatr Serv 53: 1377–1379

Mandal MK, Palchoudhury S (1989) Identifying the components of facial emotion and schizophrenia. Psychopathology 22: 295–300

Mandler G (1984) Mind and body: Psychology of emotion and stress. Norton, New York

Meichenbaum D, Cameron RC (1973) Training schizophrenics to talk to themselves: A means of developing attentional controls. Behav Therapy 4: 515

Perris C (1989) Cognitive therapy with schizophrenic patients. Guilford Press, New York

Plutchik R (1980) Emotion: A psychoevolutionary synthesis. Harper & Row, New York

Recor NA, Beck AT (2002) A clinical review of cognitive therapy for schizophrenia. Curr Psychiatry Rep 4: 284–292

Roder V, Brenner HD, Kienzle N, Hodel B (1997) Integriertes Psychologisches Therapieprogramm für schizophrene Patienten, 4. Aufl. Beltz Psychologie Verlags Union, Weinheim

Schachter S, Singer JE (1962) Cognitive, social, and physiological determinants of emotional states. Psychol Rev 69: 379–399

Schneider F, Koch JD, Mattes R., Heiman H (1992) Recognition of emotions in facial expression of visual half-field images by schizophrenics and depressed patients. Nervenarzt 63: 545–550

Scott J, Palmer S, Paykel E et al. (2003) Use of cognitive therapy for relapse prevention in chronic depression. Br J Psychiatry 182: 221–227

Tomkins SS (1984) Affect theory. In: Scherer KR, Ekman P (eds) Approaches to emotion. Lawrence Erlbaum, Hillsdale NJ

Vauth R, Joe A, Seitz M et al. (2001) Differentiated short- and longterm effects of a »Training of Emotional Intelligence« and the »Integrated Psychological Therapy Program« for schizophrenic patients. Fortschr Neurol Psychiatry 69: 518–525

Walker E, McGuire M, Bettes B (1984) Recognition and identification of facial stimuli by schizophrenics and patients with affective disorders. Br J Clin Psychol 23: 37–44

Weissman MM, Klerman GL, Prusoff B et al. (1981) Depressed outpatients – Results one year after treatment with drugs and/or Interpersonal Psychotherapy. Arch Gen Psychiatry 38: 51–55

Selbstmanagement

Hans S. Reinecker, Judith Siegl

> Ein geringes Ausmaß an Selbstkontrolle ist als ein gemeinsames Merkmal vieler psychischer und psychiatrischer Störungen anzusehen. Neben der Problematik (Symptomatik) im engeren Sinne ist es für Patientenkennzeichnend, dass sie nur in geringem Maße in der Lage sind, eine kurzfristige aversive Situation zu tolerieren bzw. auf kurzfristige Bedürfnisbefriedigung zu verzichten.

18.1 Begriffsklärung und theoretische Grundlagen

Strategien des Selbstmanagements bilden Hilfestellungen für Patienten, mit ihrer Situation im Alltag besser zurande zu kommen. Dies muss das generelle Ziel psychologischer bzw. psychotherapeutischer Intervention sein. Therapie heißt in diesem Sinne lediglich eine kurzfristige Hilfestellung unter Anleitung eines professionellen Therapeuten. Diese Hilfestellungen sind weniger technischer Natur als Anleitungen zur Veränderung eigener Denk- und Verhaltensmuster. Diese Muster sind entweder **Bestandteile** des Problems oder entscheidende **Determinanten** einer Störung.

Der Ansatz der **Selbstmanagement-Therapie** ist nicht als eigenständiges oder neues Therapieverfahren zu sehen, kennzeichnend dafür sind vielmehr einige Grundprinzipien im Sinne eines Menschenbildes, wie sie in folgender Übersicht aufgelistet sind (vgl. Kanfer et al. 2000):

Grundannahmen der Selbstmanagement-Therapie

- Wichtigstes Ziel ist Autonomie und Selbstregulation von Patienten
- Betont wird die aktive Rolle von Patienten bei der Gestaltung ihres eigenen Lebens
- Ziel ist ferner die Maximierung persönlicher Freiheit
- Betonung eines prinzipiellen Pluralismus an Werten, Anschauungen und Lebensstilen

▼

- Konzeption eines ganzheitlichen Modells der Persönlichkeit
- Selbstmanagement-Therapie berücksichtigt die Dynamik des menschlichen Lebens
- Selbstregulation wird als prinzipiell erlernbare Fähigkeit betrachtet
- Kennzeichnend für das therapeutische Vorgehen ist ein therapeutischer Optimismus
- Grundlage des Vorgehens bildet die Anbindung an eine empirisch-wissenschaftliche Haltung

Neben diesen zentralen Annahmen des Menschenbildes prägen auch Prinzipien des therapeutischen Vorgehens den Kern der Selbstmanagement-Therapie. Die Verwendung einzelner Begriffe ist dabei durchaus uneinheitlich. Präzisierungen sollen vor dem Hintergrund theoretischer Modellvorstellungen erfolgen. Eine wichtige Grundlage bilden zunächst klassische (operante) Lerntheorien: Skinner (1953) bezeichnete das **Selbst** als ein System funktional verknüpfter und interagierender Reaktionen im Repertoire eines Individuums. In dieser behavioralen Fassung bleiben kognitive und motivationale Aspekte ausgeklammert. So ist etwa nicht erklärbar, wie ein Individuum von sich aus eine Verhaltenskette unterbrechen und sich für eine Reaktion mit einer prinzipiell geringen Auftrittswahrscheinlichkeit entscheiden kann.

Wichtige Fortschritte in den theoretischen Grundlagen wurden mit den Arbeiten von F. H. Kanfer geleistet: Demnach ist es sinnvoll, in der Regulation menschlichen Verhaltens unterschiedliche Determinanten zu unterscheiden (Kanfer u. Karoly 1972; Kanfer 1977; Karoly 1993, 1995; Kanfer et al. 2000):

- α-Variablen: Darunter sind externe Einflüsse (z. B. soziale Situation) ebenso zu verstehen wie das Verhalten anderer Personen (z. B. Aufforderung) oder eigenes Verhalten.
- β-Variablen: Menschliches Verhalten wird auch durch interne, kognitive Prozesse beeinflusst, z. B. durch Gedanken, Erwartungen, Befürchtungen usw. Diese Variablen sind eine Summe unserer biographischen Erfahrungen, und sie bilden den zentralen Bestandteil des Selbstregulationssystems.
- γ-Variablen: Darunter ist die biologisch-somatische Ausstattung des Organismus zu verstehen, relativ stabile Muster (z. B. Regulation des Blutdrucks) ebenso wie die hormonelle Ausstattung oder auch aktuelle Einflüsse (z. B. Einnahme von Medikamenten).

Mit **Selbstregulation** ist nun das dynamische Zusammenwirken der einzelnen Variablen gemeint: Sowohl innerhalb der einzelnen Ebenen, als auch zwischen den einzelnen Determinanten des Verhaltens ist von einer komplexen Interaktion auszugehen. Kanfer und Karoly (1972)

gehen in ihrem Modell der Selbstregulation von folgenden aufeinander aufbauenden Schritten aus:

1. Selbstbeobachtung und Selbstregistrieren: Personen sind in der Lage, eigenes Verhalten zu beobachten und festzuhalten (schriftlich, graphisch). Dabei werden einzelne Elemente des Verhaltensablaufs differenziert und gespeichert. Neben der Fähigkeit zur Beobachtung wird auch ein komplexer Prozess des Gedächtnisses vorausgesetzt.
2. Selbstbewertung und Vergleich mit Standards: Bereits bei der Beobachtung von Verhalten erfolgt ein Vergleich mit Standards. Darunter sind kognitive Maßstäbe für eigenes Verhalten auf der Grundlage intra- und interindividueller Vergleichsprozesse zu verstehen. Die Maßstäbe werden im Verlauf der Entwicklung erworben (z. B. durch Erziehung, »peers«, Einflüsse der Kultur etc.), wobei persönliche Vorstellungen und Ziele mit einen entscheidenden Einfluss haben (z. B. Vorstellungen über Leistung, über normales und abweichendes Verhalten etc.).
3. Selbstbelohnung und Selbstbestrafung: Aus dem Vergleich eigenen Verhaltens mit den spezifischen Standards ergeben sich Hinweise auf Konsequenzen des Verhaltens (Selbstbelohnung vs. Selbstbestrafung). Die Verhaltenskonsequenzen sind als entscheidende motivationale Determinanten im Modell der Selbstregulation zu betrachten, und sie beeinflussen den weiteren Ablauf des Verhaltens (z. B. Veränderung des Verhaltens in Richtung der Standards).

Selbstkontrolle ist als ein Spezialfall der Selbstregulation zu sehen: Zentrales Merkmal von Selbstkontrolle ist ein **Konflikt** zwischen einzelnen Verhaltenstendenzen im Repertoire eines Individuums bzw. zwischen eigenem Verhalten und eigenen Standards.

Der Konflikt hat insofern motivationale Aspekte, als der automatisierte Ablauf des Verhaltens unterbrochen und eine explizite Entscheidung über die Verhaltensregulation erforderlich wird. Die einfachste Form des Konfliktes besteht zwischen positiv bewerteten sofortigen Konsequenzen des Verhaltens und zeitlich verzögerten, aber von der Person noch positiver bewerteten Ereignissen (Logue 1994; ◘ Abb. 18.1).

Selbstkontrolle heißt im Prinzip, dass eine Person nicht dasjenige Verhalten in Gang setzt, das im Sinne der bisherigen Lerngeschichte zu erwarten wäre: Entgegen den aktuellen situationalen Bedingungen entscheidet sich

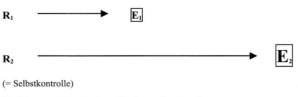

(= Selbstkontrolle)

◘ **Abb. 18.1.** Prinzip der Selbstkontrolle. *R* Reaktion, *E* Ereignis

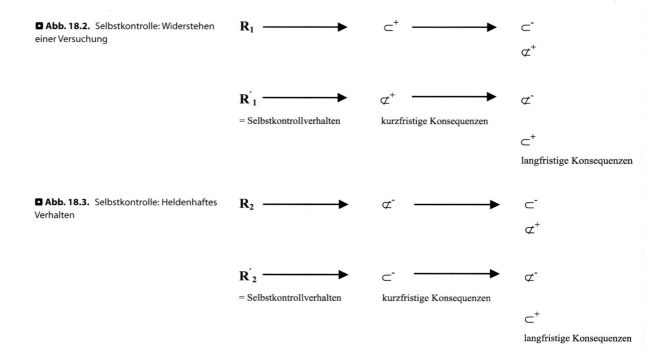

Abb. 18.2. Selbstkontrolle: Widerstehen einer Versuchung

Abb. 18.3. Selbstkontrolle: Heldenhaftes Verhalten

die Person für eine Reaktion, die entweder **nicht** belohnend oder sogar bestrafend wirkt.

In der Forschung zur Selbstkontrolle werden zwei Typen von Konflikten unterschieden, nämlich das »Widerstehen einer Versuchung« sowie das »Heldenhafte Verhalten«. In ▪ Abb. 18.2 und in ▪ Abb. 18.3 sind diese beiden prägnanten Muster in der Terminologie der verhaltenstheoretischen Symbole beschrieben.

Beim **Widerstehen einer Versuchung** führt die Person eine Verhaltensweise **nicht** aus, obwohl diese Verhaltensweise eine im Prinzip hohe Auftrittswahrscheinlichkeit besitzt. Die Person verzichtet damit auf eine kurzfristige Befriedigung eines vorhandenen aktuellen Bedürfnisses zugunsten langfristiger positiver Konsequenzen, die ihr im Prinzip noch relevanter erscheinen (▶ s. Modell der Selbstregulation, Bedeutung von Standards, s. Kanfer 1970; Logue 1994).

❯ **Beispiel**
In der Rehabilitation chronischen Alkoholismus bestünde Selbstkontrolle darin, dass die Person trotz vorhandener situationaler Möglichkeiten (▶ s. alkoholpermissive Kultur im Sinne von α-Variablen) auf den Konsum von Alkohol verzichtet. Dieser Verzicht verschafft der Person allerdings langfristig eine Reihe positiver (z. B. Gesundheit) und das Ausbleiben von aversiven Konsequenzen (z. B. Verlust sozialer Beziehungen oder des Arbeitsplatzes).

Heldenhaftes Verhalten besteht darin, dass die Person eine Verhaltensweise setzt, die wegen kurzfristiger aversiver Konsequenzen eine im Prinzip niedrige Auftrittswahrscheinlichkeit besitzt. Diese unangenehme Konsequenz

wird von der Person in Kauf genommen, um damit langfristig positive Konsequenzen zu erzielen (▶ s. Logue 1994; ▪ Abb. 18.3).

❯ **Beispiel**
Selbstkontrolle im Sinne heldenhaften Verhaltens bestünde bei einer Person mit chronischer sozialer Angst darin, dass sie sich einer sozialen Situation stellt (z. B. Erröten, Stottern, körperliche Angstsignale etc.). Diese kurzfristigen Konsequenzen neuen, bewältigungsorientierten Verhaltens sind für die Person zwar durchaus unangenehm, sie erzielt damit aber langfristig ausgesprochen positive Konsequenzen (z. B. kompetentes soziales Verhalten, positive Konsequenzen im Sinne von sozialer Akzeptanz etc.).

Sowohl die beiden Abbildungen als auch die Beispiele verdeutlichen mehrere Aspekte selbstkontrollierten Verhaltens:

— Zum ersten überschreitet das Modell der Selbstkontrolle das behavioristische Modell: Hartig (1973) hatte verdeutlicht, dass von Selbstkontrolle nur gesprochen werden kann, wenn man in theoretischer Hinsicht ein bewusstseinsfähiges Individuum in Rechung stellt, das sich von seinem Verhalten distanzieren, Konflikte bewusst erleben kann und das Entscheidungen unabhängig von externen Konsequenzen (α-Variablen) ebenso wie von biologischen Bedingungen (γ-Variablen) treffen kann.

— Zum zweiten ist anzumerken, dass motivationale Variablen für das Modell der Selbstkontrolle von ausschlaggebender Bedeutung sind: Premack (1970) hat in seinen Ausführungen darauf hingewiesen, dass die Wahl und Bewertung von Standards für die Regulation menschlichen Verhaltnes zentral sind (z. B. Wichtigkeit des Standards »Gesundheit« für selbstkontrolliertes Verhalten).

▬ Letztlich muss darauf verwiesen werden, dass wir von Selbstkontrolle nur für den Fall eines Konfliktes sprechen können: Ein Konflikt ist dadurch charakterisiert, dass bei einer Person zumindest zwei (in der Regel mehrere) Verhaltenstendenzen zur Disposition stehen, wobei die Verhaltenstendenzen annähernd gleich stark sind (operationalisiert durch die erwarteten Konsequenzen des Verhaltens).

Die ebenso theoretisch wie praktisch relevante Frage, was eine Person dazu bringt, ihre bisherige Verhaltenskette zu unterbrechen und die Entscheidung für eine spezielle Verhaltenweise mit einer geringen Auftrittswahrscheinlichkeit zu treffen, lässt sich nur klären, wenn man relevante theoretische Modellvorstellungen als Hintergrund heranzieht. Diese sollen in Abschn. 18.2 angesprochen werden.

Wenn man Prinzipien des Selbstmanagements charakterisiert, sind **zwei Ebenen** zu unterscheiden:

1. Zum ersten ist mit **Selbstmanagement** ein generelles **Ziel** in der Steuerung menschlichen Verhaltens gemeint. Das Ziel beinhaltet im Wesentlichen **normative** Aspekte, wie sie in den obigen Menschenbildannahmen dargestellt wurden. Für den therapeutischen Kontext bildet Selbstmanagement gewissermaßen ein **Metamodell** des Handelns.

2. **Selbstmanagement** im objektsprachlichen Sinne beinhaltet eine Reihe konkreter **Methoden** zur Steuerung eigenen Verhaltens. Die Strategien der Veränderung zielen in erster Linie auf eine Modifikation der **β-Variablen** im Regulationssystem des menschlichen Verhaltens ab. Die einzelnen Methoden werden in Abschn. 18.4 dargestellt. Darüber hinaus können aber alle bewährten Strategien zur Veränderung des Verhaltens genutzt werden, sofern sie mit dem erwähnten Metamodell kompatibel sind.

18.2 Ausgewählte theoretische Prinzipien

18.2.1 Funktionales Modell: Selbstregulationssystem

Eine besondere Rolle hinsichtlich der theoretischen Grundlagen spielt das funktionale Modell, wie es zunächst von Kanfer und Saslow (1965) entwickelt und später von Kanfer und Mitarbeitern elaboriert wurde. Aufgabe der Verhaltensanalyse ist es nicht, die Ursachen des Verhaltens zu identifizieren; Ziel ist es vielmehr, diejenigen Faktoren

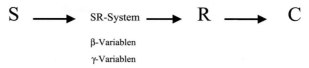

⬛ Abb. 18.4. Vereinfachtes Schema des Systemmodells der Selbstregulation. *S* Situation, *SR* Selbstregulation, *R* Verhaltensebene, *C* Konsequenzen. (Nach Kanfer 1970; Kanfer et al. 2000)

zu identifizieren, die für die Aufrechterhaltung des Verhaltens (auf den unterschiedlichen Ebenen) verantwortlich sind.

Wenn man R als die Ebene des Verhaltens (auf α, β und γ-Ebene), S als die auslösende Situation sowie C als die Konsequenzen und das frühere O (für Organismus) nunmehr als Selbstregulationssystem symbolisiert, so ergibt sich das in ⬛ Abb. 18.4 dargestellte Schema.

Im Zentrum der weiteren Überlegungen steht nunmehr das Selbstregulationssystem und hier insbesondere die β-Variablen: Die Rolle dieser Variablen war v. a. in den kognitiv-sozialen Lerntheorien (Mischel 1973; Bandura 1986) besonders hervorgehoben worden. Sie stellen insofern eine Weiterentwicklung klassischer Theorien dar, als Situationen (S) nicht direkt Verhalten (R) auslösen; es erfolgt vielmehr immer eine Vermittlung durch das Selbstregulationssystem.

Als wichtigste Bestandteile des Selbstregulationssystems sind folgende Elemente zu sehen:

▬ Standards, Erwartungen,
▬ kognitive Verarbeitungsmechanismen,
▬ Lebens- und Lerngeschichte.

Im Verlauf der Entwicklung lernen Menschen, bestimmte Standards für eigenes oder fremdes Verhalten zu entwickeln, sie bilden Erwartungen hinsichtlich zukünftiger Ereignisse; das Verhalten wird u. U. in geringerem Maße durch externe Kontingenzen (S oder C) als vielmehr durch spezifische Erwartungen gesteuert.

❯ Fallbeispiel

Herr M. hat nach seiner Scheidung ein Muster negativer Erwartungen entwickelt: Die Wahrnehmung von Frauen am Arbeitsplatz oder in sozialen Situationen wird durch ein Schema pessimistischer Erwartungen gefiltert. Kontakte erscheinen ihm immer weniger interessant, er schränkt seine Kontakte immer mehr ein, durch sein Verhalten ergibt sich ein problematischer Kreislauf von Selbstbestätigungen im Sinne einer Isolation und depressiver Verstimmung.

Es ist wichtig zu betonen, dass die β-Variablen in enger Interaktion mit Variablen auf somatisch-physiologischer und der Verhaltensebene stehen; nur so ist es auch möglich, über die β-Variablen gewissermaßen direkten Einfluss auf die anderen Ebenen zu nehmen. Die β-Variablen stellen dann einen ganz wichtigen Ansatzpunkt im Rahmen der Therapie dar, wenn die beiden anderen Ebenen nicht veränderbar sind (z. B. im Sinne stabiler Umgebungsbedingungen) oder wenn eine Veränderung auf somatischer Ebene nicht sinnvoll oder wünschenswert erscheint (z. B. durch medikamentöse Einflüsse).

Selbstregulation im therapeutischen Kontext bedeutet dann, dass eine Person in die Lage versetzt wird, durch den gezielten Einsatz von β-Variablen ihr eigenes Verhalten zu steuern. Diese Steuerung erfolgt weitgehend unabhängig und z. T. sogar gegen externe Kontingenzen. β-Variablen sind dadurch gekennzeichnet, dass sie auch unabhängig von somatischen oder von Bedingungen der externen Umgebung in Gang gesetzt werden können. Typische Einsatzmöglichkeiten von Strategien der Selbstkontrolle und der Selbstregulation bilden etwa chronische Abhängigkeiten: Auch nach einem stationären Klinikaufenthalt ist es vielfach nicht möglich, Bedingungen der Umgebung so zu verändern, dass das problematische Trinkverhalten nicht mehr ausgelöst und durch die Umgebung aufrechterhalten wird. Hier ist es Aufgabe des Therapeuten – gerade unter dem Blickwinkel der Selbstmanagement-Therapie – die β-Variablen beim Patienten zum Ansatzpunkt der Intervention zu machen.

18.2.2   Aspekte von Änderungsmotivation

Grundsätzliches Ziel jeder therapeutischen Intervention ist es, einen Patienten darin zu unterstützen, von einem unerwünschten Ausgangzustand in einen erwünschten Zielzustand zu gelangen. So gesehen folgt das Modell des Selbstmanagements einem Prinzip des Problemlösens (◘ Abb. 18.5). Probleme sind ganz allgemein dadurch charakterisiert, dass es sich um einen unerwünschten Ausgangszustand (=IST) und einen erwünschten Zielzustand (=SOLL) handelt, wobei eine Barriere eine triviale Transformation in den Zielzustand verhindert.

In diesem Modell des Problemlösens sollte deutlich werden, dass das Problem selbst in mehreren Aspekten gesehen werden kann:

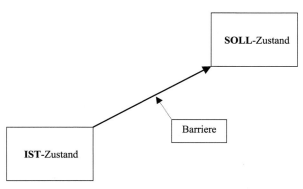

◘ **Abb. 18.5.** Modell des Problemlösens

1. Das Problem kann bereits darin bestehen, dass die Person (Patient) den Ausgangszustand nicht hinreichend klar benennen oder strukturieren kann (»Irgendetwas stimmt nicht…!«).
2. Das Problem kann darin bestehen, dass die Person den Zielzustand nicht benennen kann (»Die Situation muss sich verändern, aber ich weiß nicht in welche Richtung…!«).
3. Vielfach besteht das Problem auch darin, dass die Person zwar Ausgangs- und Zielzustand einigermaßen benennen kann, dass ihr aber Möglichkeiten zur Transformation fehlen (=Barriere).

Es ist klar, dass es sich bei dieser Charakterisierung psychischer Probleme um eine Vereinfachung der Gegebenheiten handelt; außerdem besteht eine Problemsituation vielfach in einer dynamischen Kombination der beschriebenen Aspekte (für eine ausführliche Darstellung der Grundlagen des dynamischen Problemlösens und dem Aspekt des Selbstmanagements vgl. Kanfer et al. 2000, insbes. Teil 1).

Wenn Personen ihr bisheriges Verhalten zu ändern beabsichtigen, möchten sie den bisherigen (in der Regel problematischen) Verhaltensablauf modifizieren. Um von **Änderungsmotivation** als Voraussetzung für effizientes Selbstmanagement zu sprechen, sind folgende Komponenten notwendig:

- Die Person befindet sich in einem für sie unangenehmen Ausgangszustand (z. B. Erleben von sozialen Einschränkungen);
- die Person sieht zumindest eine prinzipielle Perspektive eines erwünschten (oder weniger unangenehmen) Zielzustandes (z. B. die Möglichkeit soziale Kontakte zu knüpfen und aufrechtzuerhalten) und
- die Person sieht die Möglichkeit, vom unerwünschten Ausgangs- in den erwünschten Zielzustand zu gelangen (u. U. mit Unterstützung eines professionellen Therapeuten).

Das Abgehen der Person vom bisherigen automatisierten Verhalten setzt eine hierarchische Struktur ebenso voraus wie motivationale Aspekte: Die Person beobachtet eigenes Verhalten, sie bewertet dies in ganz spezieller Weise und entscheidet sich, neues Verhalten zu setzen; erst durch die **Bewertung** des eigenen Verhaltens anhand von relevanten Norm- und Wertvorstellungen (Präferenzen) können spezielle Muster der Handlungsregulation in Gang gesetzt werden. Gerade das Konstrukt der Motivation, selbst gesetzte Ziele anzustreben, unterstellt, dass die Person in der Lage ist, eigenes aktuelles und zukünftiges Verhalten miteinander zu vergleichen und den Vergleich entsprechend zu bewerten.

Aus den Grundprinzipien des Selbstmanagement-Ansatzes lassen sich einige Strategien herleiten, die für eine **Motivierung von Patienten** genutzt werden können (► s. auch Kanfer et al. 2000):

Persönliche Kontrolle. Motivierung erfolgt durch das optimale Ausmaß an persönlicher Kontrolle bei Patienten. Von Beginn der Intervention an sollte darauf geachtet werden, dass der Patient das Unternehmen Psychotherapie als seine Angelegenheit betrachtet. Entscheidungen über einzelne Schritte sollten dem Patienten selbst übertragen werden. In diesem Fall haben es Patienten nicht nötig, auf Strategien des **Widerstandes** zurückzugreifen.

Selbstgesetzte Ziele als Motivationsquelle. Ziele erscheinen dann als besonders attraktiv und relevant, wenn sie nicht von außen vorgegeben, sondern von den Patienten selbst vorgebracht werden. Dies gilt in vielfacher Weise auch für das Alltagsleben, wo persönliche Zielvorstellungen (z. B. berufliche Entscheidungen) mit großem Engagement verfolgt werden.

Motivieren durch Steigerung von Selbsteffizienz. In zunächst kleinen Schritten können Patienten selbst entdecken und erleben, dass sie kleine Änderungen durchaus selbst realisieren können. Dies steigert das Gefühl eigener Kompetenz, das die Eigenbeteiligung des Patienten in unterschiedlichen Bereichen erhöht (z. B. zunächst bei therapeutischen Hausaufgaben, später bei der Generalisierung des Therapieerfolges.

Selbststeuerung und Selbstmotivation des Patienten. Eine grundlegende Voraussetzung für Selbstregulation besteht darin, dass der Patient eigene Ziele kennt und sie in Relation zu eigenem Verhalten setzen kann (▶ s. auch Modell der Selbstregulation). Das Gefühl, Herr des eigenen Schicksals zu sein, bildet in sich eine wichtige Quelle der Motivation.

Motivieren durch maximale Transparenz. Eines der Prinzipien des Selbstmanagement-Ansatzes besteht darin, dass der Patient kontinuierlich über das therapeutische Vorgehen informiert wird. Dadurch wird dem Patienten auch klar, wozu einzelne Schritte des Therapieplans dienen; Transparenz beinhaltet auch einen Umgang mit dem Klienten im Sinne eines gleichberechtigten Partners.

Prinzip der Freiwilligkeit. Es versteht sich von selbst, dass Therapie nicht »gegen« den Willen des Patienten realisierbar ist. Auch eine Therapie in einer geschlossenen Einrichtung kann nur vorübergehende Effekte erzielen, weil die Kontrolle nicht über die unmittelbare Situation hinaus realisiert werden kann. Eine entsprechende Mitarbeit des Patienten an der therapeutischen Agenda kann dadurch sichergestellt werden, dass das Prinzip Freiwilligkeit in allen Schritten betont und realisiert wird.

Motivieren durch Reduktion von Demoralisierung. Patienten suchen nicht nur wegen konkreter Probleme nach Hilfe und Unterstützung – ein wesentliches Merkmal psychiatrischer Patienten besteht auch in Hoffnungslosigkeit und Demoralisierung. Gerade die Hoffnungslosigkeit ist eine Art Sekundärproblematik: Die Patienten haben im Verlauf ihrer Symptomatik vielerlei erfolglose Behandlungsversuche erlebt und dabei immer wieder Rückschläge erleiden müssen. Diese Rückschläge generalisieren zu einer Hoffnungslosigkeit, die es zu reduzieren gilt: Durch kleine Erfolge kann dem Patienten wieder ein Gefühl vermittelt werden, dass Änderung prinzipiell möglich ist.

18.3 7-Phasen-Modell therapeutischer Veränderung

Therapeutisches Handeln in der psychiatrischen Rehabilitation wird durch eine ganze Reihe Faktoren erschwert. Die Probleme der Patienten sind in der Regel sehr komplex und mit großen psychosozialen Einschränkungen verbunden. Dazu kommen vielfältige institutionelle und sozialpolitische Zwänge (z. B. Erfolgs-, Kosten-, Zeitdruck).

> **Wichtig**
>
> Das 7-Phasen-Modell der Selbstmanagement-Therapie kann dem Therapeuten als Orientierungsrahmen innerhalb der Komplexität und Variabilität des therapeutischen Prozesses in der Rehabilitation dienen. Die Phasen betreffen jeweils Ziele und Aufgaben für den Therapeuten und werden im Idealfall von 1 bis 7 durchlaufen (◨ Abb. 18.6).

Das Modell macht deutlich, dass zuerst eine Reihe von Grundvoraussetzungen geschaffen werden muss, bevor der eigentliche Prozess der Verhaltensänderung beginnen kann. Ein Schwerpunkt des Modells liegt außerdem in der Betonung von systematischer Stabilisierung und Übertragung der therapeutischen Erfolge auf zukünftige natürliche Situationen.

Bei komplexen Problemstellungen (z. B. Komorbidität, Motivationsprobleme), kann jederzeit zu früheren Stufen zurückgekehrt werden bzw. das Modell mehrmals durchlaufen werden. Auch ist es in bestimmten Rehabilitationsabschnitten (z. B. Frührehabilitation) zumeist nicht möglich, alle Phasen zu erarbeiten.

Phase 1: Aufbau der Therapeut-Patient-Beziehung

Hauptaufgabe dieser Phase ist die Bildung einer kooperativen **Therapeut-Patient-Arbeitsbeziehung** sowie der damit verbundenen **Rollenstrukturierung** (vgl. Kanfer u. Grimm 1980; Kanfer et al. 2000). Der Therapeut agiert als professioneller Helfer, und der Patient soll aktiv Verantwortung übernehmen (z. B. Aufgaben während der Sitzungen). In der psychiatrischen Rehabilitation ist der The-

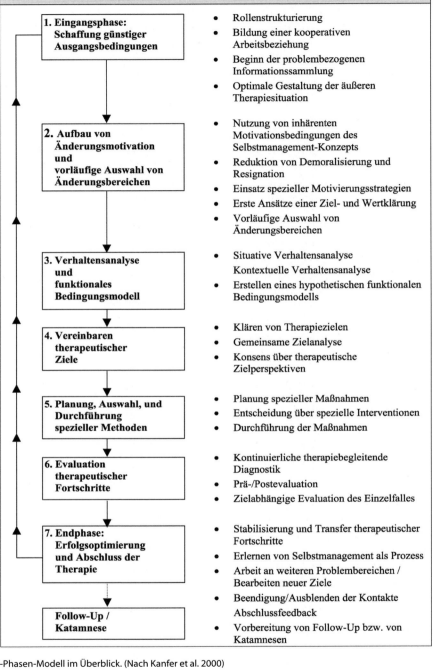

Bezeichnung der Phase	Wichtige Ziele
1. Eingangsphase: Schaffung günstiger Ausgangsbedingungen	• Rollenstrukturierung • Bildung einer kooperativen Arbeitsbeziehung • Beginn der problembezogenen Informationssammlung • Optimale Gestaltung der äußeren Therapiesituation
2. Aufbau von Änderungsmotivation und vorläufige Auswahl von Änderungsbereichen	• Nutzung von inhärenten Motivationsbedingungen des Selbstmanagement-Konzepts • Reduktion von Demoralisierung und Resignation • Einsatz spezieller Motivierungsstrategien • Erste Ansätze einer Ziel- und Wertklärung • Vorläufige Auswahl von Änderungsbereichen
3. Verhaltensanalyse und funktionales Bedingungsmodell	• Situative Verhaltensanalyse Kontextuelle Verhaltensanalyse • Erstellen eines hypothetischen funktionalen Bedingungsmodells
4. Vereinbaren therapeutischer Ziele	• Klären von Therapiezielen • Gemeinsame Zielanalyse • Konsens über therapeutische Zielperspektiven
5. Planung, Auswahl, und Durchführung spezieller Methoden	• Planung spezieller Maßnahmen • Entscheidung über spezielle Interventionen • Durchführung der Maßnahmen
6. Evaluation therapeutischer Fortschritte	• Kontinuierliche therapiebegleitende Diagnostik • Prä-/Postevaluation • Zielabhängige Evaluation des Einzelfalles
7. Endphase: Erfolgsoptimierung und Abschluss der Therapie	• Stabilisierung und Transfer therapeutischer Fortschritte • Erlernen von Selbstmanagement als Prozess • Arbeit an weiteren Problembereichen / Bearbeiten neuer Ziele • Beendigung/Ausblenden der Kontakte Abschlussfeedback
Follow-Up / Katamnese	• Vorbereitung von Follow-Up bzw. von Katamnesen

□ Abb. 18.6. Das 7-Phasen-Modell im Überblick. (Nach Kanfer et al. 2000)

rapiebeginn zumeist nicht selbstbestimmt, sondern von Betreuern, Angehörigen, Klinikmitarbeitern etc. initiiert. Auch ist nicht davon auszugehen, dass Patienten klare Vorstellungen darüber haben, in welchen Punkten sich eine therapeutische Beziehung von anderen professionellen Beziehungen, wie z. B. zu Ärzten, Betreuern, Pflegepersonal etc. unterscheidet. In der Regel ist es aber auch mit chronisch beeinträchtigten Menschen möglich, explizit

durch gezielte Fragen, Erklärungen und die stetige behutsame Förderung von Eigenaktivität (z. B. einfachen Hausaufgaben) sowie implizit durch die Art und Weise der Gestaltung der ersten Sitzungen ein kooperatives Arbeitsbündnis herzustellen.

Weitere Ziele dieser ersten Phase liegen in einem **Screening der Eingangsbeschwerden und Eingangserwartungen** des Patienten. Dabei sollten nicht nur die Beschwerden im engeren Sinne (z. B. psychotische Symptome), sondern auch weitere Probleme (Wohnen, Arbeit, Sozialkontakte) erhoben werden. Da die Erwartungen von Rehabilitanden oftmals eher vage und zum Teil sogar problematisch für die Therapie sein können (z. B. vollständige »Heilung«), sollten dem Patienten sowohl die realistischen Möglichkeiten als auch die Grenzen einer Therapie verdeutlicht werden.

Der Therapeut bildet bereits zu diesem Zeitpunkt erste Ideen über **mögliche therapeutische Ansatzpunkte**. Außerdem können erste stützende Interventionen (z. B. Aktivitätenplanung) durchgeführt werden. Schließlich sind **äußere Merkmale der Therapiesituation** (Setting) zu klären.

> ❯ **Beispiel**
> In der Rehabilitation ist ein Abgehen von der klassischen Face-to-Face-Sitzposition und Therapiedauer oftmals sinnvoll (Spaziergang auf Klinikgelände, Treffen im Patientencafe, kürzere oder flexible Gesprächseinheiten, etc.).

Phase 2

Es existieren vielfältige Gründe, die Patienten zwar motivieren, sich in psychiatrische Rehabilitation zu begeben, aber noch keine **Änderungsmotivation** implizieren (z. B. Rentenbegehren). Änderungsmotivation ist somit nicht als Voraussetzung für eine Therapie, sondern als erstes wichtiges Therapieziel zu betrachten! Einige Prinzipien der Selbstmanagement-Therapie fördern per se die Änderungsmotivation von Patienten (vgl. 18.2.2). Schließlich existieren spezielle Motivationsstrategien, die bei manifesten Motivationsproblemen zum Einsatz kommen können (vgl. Kanfer et al. 2000, S. 205 ff.). Gerade in der Rehabilitation geht es darum (ohne Probleme zu bagatellisieren), vorhandene Fähigkeiten und Fertigkeiten des Patienten zu aktivieren und positive Erwartungen zu induzieren. Der Faktor »Hoffnung« ist dabei als entscheidender, den Rehabilitationsverlauf günstig beeinflussender Faktor bei psychiatrisch Erkrankten zu sehen (vgl. z. B. Landeen u. Seeman 2000).

In der zweiten Phase kommt es außerdem zu einer ersten **Ziel- und Wertklärung**. Die Zielklärung dient v. a. der Motivationsförderung im Sinne einer Anreizbildung. Außerdem werden kleine Schritte in Richtung einer kontrollierten Informationsverarbeitung, d. h. einer bewussten gedanklichen Neuorientierung, gegangen. Das Verfolgen von Fragen zur Zielklärung fällt chronisch beeinträchtigten Patienten häufig nicht leicht, Aufgabe des Therapeuten ist es daher, hartnäckig zu bleiben und immer wieder genau nachzufragen. In Kanfer et al. (2000, S. 442 ff.) wird eine große Anzahl an konkreten Zielklärungsstrategien vorgestellt.

Am Ende der zweiten Phase findet eine **vorläufige Auswahl von Änderungsbereichen** statt. In der Rehabilitation erscheint v. a. die Differenzierung zwischen änder-

baren Problemen und nicht änderbaren Tatsachen bzw. nicht erreichbaren Utopien wichtig. Bei der Auswahl von Änderungsbereichen müssen außerdem motivationale Aspekte beachtet werden. Solange ein Patient nicht der Meinung ist, dass die angestrebten Änderungen seine Lebenssituation verbessern, sich die Mühe auf dem Weg dorthin »lohnt« und er diese Veränderungen (mit Unterstützung des Therapeuten und der Institution) »schaffen« kann, werden therapeutische Aktivitäten in Richtung Änderung mit hoher Wahrscheinlichkeit misslingen.

Phase 3: Verhaltensanalyse und funktionales Bedingungsmodell

In dieser Phase wird eine weitere Präzisierung und Konkretisierung der Probleme des Patienten vorgenommen. Dies erfolgt im Rahmen einer **funktionalen Analyse** der situationalen Bedingungen (»situative Verhaltensanalyse«) sowie der übergeordneten, verhaltenssteuernden Pläne, Ziele und Regeln und der systembezogenen Zusammenhänge und Vernetzungen zwischen diversen Problem- und Lebensbereichen (»kontextuelle Verhaltensanalyse«). Außerdem werden die Genese des Problems, der bisherige Umgang mit den Schwierigkeiten (Ressourcen, Selbsthilfeversuche!) sowie die subjektiven »health beliefs« des Patienten erfasst.

Am Ende der dritten Phase steht die Erstellung eines (vorläufigen) **hypothetischen Bedingungsmodells** für das Problem, welches die für die Entstehung und Aufrechterhaltung zentralen Bedingungen des Problemverhaltens zusammenfasst, dem Patienten (in vereinfachter Form) als **plausibles Erklärungsmodell** für seine Problematik explizit vermittelt wird und die Grundlage für die spätere Therapieplanung liefert (z. B. Vermittlung eines individuell modifizierten Vulnerabilitäts-Stress-Modells für Schizophrenie).

Bei der Verhaltensanalyse ist zu beachten, dass diese sowohl für Beschwerden im engeren Sinn (z. B. psychotische Symptome, Depressionen, Zwänge) erstellt werden, aber auch für sonstige Lebensschwierigkeiten.

> ❯ **Beispiel**
> Im Rahmen der Verhaltensanalyse in der Therapie mit einem an einer Psychose leidenden Patienten ist es wichtig, sowohl eine Verhaltensanalyse des psychotischen Verhaltens und Erlebens zu erstellen als auch die sozialen Schwierigkeiten und Leistungsprobleme während remittierter Phasen in einem hypothetischen Bedingungsmodell abzubilden. Nur so ergeben sich wichtige Hinweise auf die Rehabilitationsziele und die Therapieplanung.

Phase 4: Vereinbaren therapeutischer Ziele

Im Rahmen einer **Zielklärung** geht es in dieser Phase darum, aus dem großen Komplex von Lebenszielen aus Phase 2 die Teilmenge der Therapieziele herauszufiltern. Zunächst erfolgt dies wieder in einer Sammlung von Zielideen mit Hilfe von Techniken der Zielklärung. In der anschließenden **Zielanalyse** werden die meist eher vagen Oberziele (z. B. »besser zurechtkommen«, »zufriedener sein«…) zum einen genau expliziert und konkretisiert (»Was heißt das für Sie konkret – wie sieht das aus?« etc.), zum anderen in Teilziele differenziert. Folgende Aspekte sind hierbei vom Therapeuten zu beachten:

- Achte auf positiv formulierte sowie konkrete, verhaltensnahe Operationalisierungen!
- Achte auf die Entwicklung realistischer, zeitlich absehbarer Ziele (»think small steps«)!
- Beachte soziale, materielle und zeitliche Rahmenbedingungen!
- Ziele sollten nicht nur die Symptomreduktion oder Medikamenten-Compliance, sondern vielmehr weitere subjektiv bedeutsame Änderungen betreffen (z. B. »die U-Bahn benutzen können«, »Sozialkontakte erweitern«)!
- Achte darauf, ob der Patient die notwendigen (kognitiven, verhaltensmäßigen) Voraussetzungen zur Zielerreichung besitzt. Andernfalls müssen diese in einem Zwischenschritt erst ausgeformt werden!

Am Ende dieser Phase sollte eine **gemeinsame explizite Zielvereinbarung** (»An der Erreichung genau welcher Ziele soll wie gearbeitet werden?«) stehen. Dabei geht es auch um die Grundfrage »Ändern vs. Akzeptieren«: In der Rehabilitation liegt der Schwerpunkt oft auf dem »Akzeptieren« im Sinne eines verbesserten Umgangs/Bewältigung mit schwer veränderbaren, manchmal unveränderbaren Problemen.

Phase 5: Planung, Auswahl und Durchführung spezieller Methoden

Nach der Auswertung aller bislang vorliegenden Informationen erfolgt die **Planung** konkreter therapeutischer Schritte. Dem Klienten wird das geplante therapeutische Vorgehen transparent gemacht (»plausibles Therapiemodell«). Es folgt die **Durchführung** spezieller Methoden, wobei gleichzeitig erste Vorbereitungen zur Erfolgsüberprüfung getroffen werden. Mittlerweile existieren eine Vielzahl an störungsspezifischen Trainingsprogrammen für die psychiatrische Rehabilitation (vgl. Kap. 14, 15, 16, 17, 19, 20). Ein Überblick über spezifische Methoden des Selbstmanagements wird in Abschn. 18.4 gegeben.

Phase 6: Evaluation therapeutischer Fortschritte

Möglichkeiten der Evaluation liegen in einer kontinuierlichen **therapiebegleitenden Diagnostik** oder der **Prä-/Postevaluation**. Voraussetzungen dafür sind explizit vereinbarte Ziele sowie Kriterien für Erfolg bzw. Misserfolg. Der Patient wird mittels Selbstbeobachtung in den Evaluationsprozess einbezogen. In Rehabilitationseinrichtungen ist mittlerweile die Prä-/Postevaluation (z. B. Basis-

und Verlaufsdiagnostik) Standard. Insgesamt sollte jedoch zusätzlich immer eine **zielabhängige Evaluation** vorgenommen werden, bei der die Bewertung von Veränderungen auf den individuellen Therapieprozess zugeschnitten ist.

Phase 7: Endphase – Erfolgsoptimierung und Therapieabschluss

Schwerpunkt der letzten Phase sind **Stabilisierung und Transfer der therapeutischen Fortschritte**. Der Therapeut kann dafür bereits von Therapiebeginn an den Grundstein legen (z. B. aktive Beteiligung des Patienten, Vermittlung von Strategien der Selbstkontrolle etc.). In der Endphase unterstützt der Therapeut den Rehabilitanden durch die gezielte Anwendung von Stabilisierungs- und Transferstrategien dann noch einmal ganz dezidiert darin, das in der Therapie gelernte Verhalten langfristig auf die natürliche Lebenssituation übertragen zu können (z. B. durch die Nutzung lerntheoretischer Prinzipien, durch Einüben des Verhaltens in der natürlichen Situation sowie die Einbeziehung des sozialen Systems, vgl. Kanfer et al. 2000).

Die wichtigste Strategie bezüglich Stabilisierung und Transfer sowie das übergeordnete Ziel unseres Therapieansatzes ist das **Erlernen von Selbstmanagement-Fertigkeiten**. Voraussetzung hierfür ist der aktive Einsatz von Selbstregulationsprozessen (Selbstbeobachtung, Bewertung kritischer Situationen, Evaluation der Handlungen). Durch die reale Erfahrung von Problembewältigung in der Therapie können allgemeine Strategien und Regeln abstrahiert werden, die in der Zukunft beim Auftreten neuer, ähnlicher Probleme nutzbar sind (»rule-learning«). Hierfür rekapitulieren Therapeut und Patient das Vorgehen in der Therapie auf einer Metaebene (»Wie sind wir genau vorgegangen?«) und erarbeiten übergeordnete Bewältigungsregeln.

Im Kontext eines effektiven Selbstmanagements steht auch die erfolgreiche **Prävention von Misserfolgen und Rückfällen**. Ausgehend von tatsächlichen oder antizipierten Rückfällen/Misserfolgen werden kritische Situationen identifiziert (z. B. Selbstbeobachtung von Frühwarnsignalen bei Psychosen, Identifizierung von Rückfallsituationen bei Suchterkrankungen etc.) sowie ein effektiver Umgang mit eben diesen Risikosituationen antizipiert und z. B. im Rollenspiel geübt (»prehearsal«). Insgesamt werden die Patienten dazu ermutigt, die neu erlernten Selbstregulationsstrategien über einen längeren Zeitraum bewusst anzuwenden, bis ein gewisser Automatisierungsgrad erreicht ist. Bei manchen Problemstellungen (z. B. Suchterkrankungen) ist eine lebenslange kontrollierte Selbstregulation notwendig.

In Phase 7 wird außerdem die Entscheidung getroffen, ob eine **Bearbeitung weiterer Problembereiche**, d. h. ein Rückgehen auf frühere Phasen im Modell, nötig bzw. möglich ist. Da bei psychiatrischen Erkrankungen nur selten kontinuierliche Problemfreiheit zu erzielen ist, bedeutet das »Prinzip der minimalen Intervention« in diesem Zusammenhang auch, eine Therapie zu beenden, wenn sich zufriedenstellende, d. h. im Rahmen des Patienten und seiner Problematik mögliche (z. T. sehr bescheidene) Fortschritte eingestellt haben. Zum anderen geht es selbst in einer erfolgreichen Rehabilitation nicht darum, alle Probleme des Patienten zu lösen, sondern ihm Bewältigungsstrategien für einen konstruktiven Umgang mit Problemen an die Hand zu geben.

Auch wenn die therapeutische Arbeit in der Rehabilitation oftmals über viele Jahre andauert, kommt doch einmal der Moment, wo eine explizite Beendigung der Kontakte ansteht (z. B. bei Wechsel der Einrichtung oder des Therapeuten). Zur günstigen Gestaltung der **Beendigung der Kontakte** ist ein schrittweiser Übergang notwendig. Dies geschieht formal durch eine sukzessive Verlängerung der Abstände zwischen den Sitzungen und der Planung von Katamnesen sowie bedarfsweisen Booster-Sitzungen. Inhaltlich richtet sich der Fokus auf die erzielten Fortschritte und deren gezielten Transfer. Es erfolgt eine schrittweise Erhöhung der Patientenaktivitäten in der natürlichen Umgebung (Besuche zu Hause, Arbeitserprobungen etc.) und die Aktivierung von Selbsthilfeaktivitäten, sozialer Netzwerke sowie ggf. weiterer professioneller Betreuung.

Wir haben die Erfahrung gemacht, dass Maßnahmen zur Generalisierung und zum Transfer in der Rehabilitation zwar routinemäßig durchgeführt werden (z. B. Arbeitserprobungen, Wochenendbesuch zu Hause). Leider geschieht dies oft unsystematisch und wenig planvoll. Es verwundert, dass für die Durchführung von Rehabilitationsmaßnahmen (vgl. Phase 5) sehr hohe zeitliche, personelle und monetäre Ressourcen verwendet werden und die erzielten Erfolge dann z. T. durch fehlendes Augenmerk auf den Transfer wieder zunichte gemacht werden!

18.4 Methoden des Selbstmanagements

> **Wichtig**
>
> Im Spektrum der verhaltenstherapeutischen Methoden haben Methoden des Selbstmanagements einen ganz speziellen Ansatzpunkt: Ziel ist generell die Erhöhung des Ausmaßes an Selbstkontrolle.

Die im Folgenden dargestellten Methoden der Selbstkontrolle und des Selbstmanagements im engeren Sinn orientieren sich an den drei wichtigen aufeinander aufbauenden Schritten im Selbstregulationsmodell (Kanfer 1970; Kanfer u. Karoly 1972), der Selbstbeobachtung, Selbstbewertung und Selbstverstärkung.

18.4.1 Selbstbeobachtung und Aufzeichnung eigenen Verhaltens

Die Selbstbeobachtung eigenen Verhaltens umfasst die erste Stufe im Selbstregulationsmodell (Kanfer 1970) und ist somit die grundlegende Voraussetzung für Selbstkontrolle.

> **Wichtig**
>
> Das **Prinzip** der Selbstbeobachtung ist, dass sich der Patient bezüglich eines gegenwärtigen Verhaltensausschnittes selbst beobachtet. Grundsätzlich kann sowohl Problemverhalten als auch zielführendes Verhalten beobachtet werden.

Indikationen ergeben sich v. a., wenn es um eine Beobachtung von Verhalten im natürlichen Umfeld sowie von verdeckten gedanklichen Ereignissen (z. B. depressives Grübeln, zwanghafte Gedanken) und Gefühlen geht.

Grundlage der **Durchführung** von Selbstbeobachtung ist eine funktionale Analyse der Verhaltenskette sowie die explizite Definition und Beschreibung des zu beobachtenden Ereignisses. Damit Selbstbeobachtung und Selbstaufzeichnung gelingen, sind eine ganze Reihe Empfehlungen für die Umsetzung in die Praxis zu beachten (vgl. Nelson 1981, S. 171 ff.):

- Vor der Durchführung im natürlichen Setting sollte die Methode der Selbstbeobachtung in der Therapie geübt werden (Modellvorgabe des Therapeuten, Probedurchlauf).
- Das Vorgehen sollte auf die Problemsituation und Bedürfnisse des Patienten zugeschnitten werden (z. B. auf Kassette sprechen, Gesichter, sog. Smileys aufmalen etc.).
- Das Kriteriumsverhalten sollte möglichst präzise aufgezeichnet werden.
- Es sind allgemeine Maßnahmen zur Steigerung der Compliance zu nutzen (verbale, schriftliche Selbstverpflichtung, Prinzip der kleinen Schritte, etc.).
- Die Aufzeichnung sollte möglichst unmittelbar, am besten sofort erfolgen.
- Die Aufzeichnung sollte einfach, unauffällig und wenig aufwendig sein (z. B. Strichliste im Geldbeutel)!
- Der Patient sollte Erinnerungshilfen und Hinweisreize nutzen (z. B. Signale anbringen, Zettel/Stift bereithalten).
- Es sollte eine Selbst- und Fremdverstärkung der Bemühungen eingeplant werden.
- Eine explizite Nachbesprechung der Selbstbeobachtung ist – wie bei allen anderen Hausaufgaben – natürlich obligatorisch.

Die Selbstbeobachtung eigenen Verhaltens hat verschiedene **Funktionen** im diagnostisch-therapeutischen Prozess: Sie bietet eine direkte, unmittelbare Möglichkeit der Datengewinnung über Verhalten in Situationen, die anderweitig nur schwer zugänglich sind (z. B. intime Reaktionen, kognitive Ereignisse).

Selbstbeobachtung erhöht die Transparenz des therapeutischen Vorgehens und führt frühzeitig zu einer aktiven Beteiligung des Patienten am Vorhaben der Veränderung. Es wird Vertrauen in die Veränderbarkeit eines problematischen Verhaltens aufgebaut, was sich wiederum motivationsfördernd auswirkt. Durch Selbstbeobachtung erfolgt eine erste kognitive Umstrukturierung von Fehleinschätzungen. So kann eine Person mit Depressionen erkennen, dass sie nicht immer gleich depressiv ist, sondern ihre Stimmung Schwankungen unterliegt. Selbstbeobachtung führt außerdem zu einer ersten Unterbrechung automatisierter Verhaltensketten. Der Patient erlebt Kontrolle über ein Verhalten, welches bislang als unbeeinflussbar galt. Dazu kommen verstärkende bzw. bestrafende Effekte der Selbstbeobachtung durch einen internen Vergleich mit eigenen Standards (z. B. Gewicht registrieren bei Gewichtsreduktionsprogrammen). All diese Prozesse führen zu reaktiven Effekten, d. h. zu Veränderungen in Richtung Zielverhalten (vgl. Mace u. Kratochwill 1985). Um diese therapeutischen Veränderungen nutzen zu können, sollte Problemverhalten prinzipiell vor und Zielverhalten nach dessen Auftreten beobachtet werden!

Daten aus Selbstbeobachtungen haben sich in Studien insgesamt als durchaus reliabel erwiesen. Empirische Studien und klinische Erfahrung haben jedoch gezeigt, dass die reaktiven Effekte (d. h. die therapeutischen Veränderungen durch Selbstbeobachtung) eher kurzfristiger Natur sind und einer Stabilisierung durch weitere therapeutische Strategien bedürfen. Selbstbeobachtung und deren Aufzeichnung erzielen jedoch durchaus bedeutsame Anfangseffekte. Aus diesem Grunde bilden Methoden der Selbstbeobachtung in der Zwischenzeit einen festen Bestandteil innerhalb von Strategien des Selbstmanagements – speziell zu Beginn des therapeutischen Prozesses.

Die Durchführung von Selbstbeobachtung und -aufzeichnung kann in Form von Verhaltenstagebüchern, Strichlisten, Stoppen von Zeiten, Skalen und graphischen Schemata bzw. deren Kombination untereinander durchgeführt werden.

Verhaltenstagebuch

Tagebücher werden dann angewendet, wenn funktionale Bedingungen, wie z. B. situationale Merkmale (Zeit, Ort, andere Personen), kognitive und emotionale Variablen vor und nach dem Auftreten des Verhaltens erfasst und registriert werden sollen. Auch hier sollte darauf geachtet werden, dass einfache Schemata verwendet werden, die sich auf die wesentlichen Bedingungen und Konsequenzen konzentrieren. Verhaltenstagebücher kommen v. a. bei Angst- und Zwangsstörungen, Depressionen, sowie Essstörungen und Suchtverhalten zum Einsatz.

> **Fallbeispiel**
> **Selbstbeobachtung bei einem Patienten mit Bulimia nervosa**

Situation vor dem Verhalten	Problemverhalten/Art und Menge des Essens	Nachfolgende Bedingungen / Konsequenzen
Zuhause 22 Uhr/allein Langeweile… Gedanke an…	2 Orangen/1 Joghurt/ 2 Käsebrote/2 Glas Apfelsaft	Scham Schuldgefühle
Aufsuchen der Toilette	Erbrechen	Erleichterung und zusätzlicher Ekel vor sich selbst/geht ins Bett/ca. 1 h wach/Grübeln…

Selbstbeobachtungsschema eines Patienten mit Zwangsgedanken

Zeit + Situation	Aufdringliche Gedanken	Gefühl (Art des Gefühls, körperliche Vorgänge, Stärke des Gefühls)	Verhalten (Kontrollen, Rituale)
12 Uhr: Kochen	»Ich vergifte meine Familie«	Angst, Schuldgefühle, 90	Werfe das Fleisch weg

18

Strichlisten

Strichlisten werden eingesetzt, wenn speziell das **Auftreten** und die **Häufigkeit** von klar abgrenzbarem Verhalten interessiert. Zu Beginn eines Selbstkontrollprogramms zur Modifikation von automatisierten Problemverhaltensweisen (z. B. Essverhalten, Alkohol) sind Strichlisten eine erste Möglichkeit zur Unterbrechung der Verhaltenskette. Für die prinzipielle Erfassung von Verhaltensänderungen ist allerdings entscheidend, dass der Klient zu Beginn der Beobachtung eine Baseline seines Problemverhaltens erfasst. Auch das Auftreten von erwünschtem Verhalten (z. B. Medikamenteneinnahme) kann durch eine Strichliste erfasst (und gefördert) werden. Bei Problemverhalten, bei dem die Erfassung der Häufigkeit eine paradoxe Wirkung haben kann (z. B. Zwangsgedanken) ist das Verhaltenstagebuch, bei dem der Schwerpunkt auf der funktionalen Einbettung des Problems liegt, vorzuziehen.

Stoppuhren

Der Einsatz von Stoppuhren ist die Methode der Wahl, wenn die (kumulative) **Dauer** des Problemverhaltens oder des erwünschten Zielverhaltens die interessierende Variable bildet.

❯ **Beispiel**
Beispiele sind die kumulative Aufzeichnung der Dauer des konzentrierten Arbeitsverhaltens vs. der Dauer des Fernsehkonsums im Laufe eines Tages oder die Erfassung der Dauer von erwünschten Verhaltensweisen (z. B. körperliche Bewegung) bei Depressionen.

Skalen

Auf einer Skala kann die **subjektive Höhe** und **Intensität** eines Ereignisses (v. a. Gefühl) erfasst werden. Das Ziel ist hierbei v. a., dem Patienten vor Augen zu führen, dass sich seine Wahrnehmung (z. B. Angst, Stimmung) im Laufe eines Zeitabschnittes (z. B. Tag, Woche) verändert. Skalen sind oft Teil eines Verhaltenstagebuches oder eines graphischen Schemas. Skalierungsfragen werden außerdem eingesetzt, um kognitive Konzepte, wie z. B. die eigenen Bewältigungsfähigkeiten, Motivation oder Zuversicht einschätzen zu lassen. Besonders gut eignen sich Skalen, um

Veränderungen zu erfassen (z. B. Veränderungen in der Stimmung vor und nach einer euthymen Gruppensitzung).

❯ **Beispiel**
Ein Patient mit Depressionen kann seine Stimmung jeden Tag zu bestimmten Zeitpunkten auf einer 10er-Skala oder durch Ankreuzen von Gesichtern mit traurigem, neutralem oder lachendem Ausdruck (☹, ☺, ☺) einschätzen.

Graphische Schemata

Das Prinzip graphischer Schemata besteht in der Darstellung eines Problem- bzw. Kriteriumsverhaltens im zeitlichen Verlauf. Als Beispiel für die Selbstbeobachtung im psychiatrischen Kontext wird hier die Anleitung zur Selbstbeobachtung der Häufigkeit von Essanfällen und Erbrechen bei einer Patientin mit Bulimia nervosa im zeitlichen Verlauf angeführt (◻ Abb. 18.7).

18.4.2 Selbstverstärkung und Selbstbestrafung

Methoden der Veränderung von Verhalten durch den systematischen Einsatz von Konsequenzen gehören seit langem zu den bewährten und effektiven Strategien der Verhaltenstherapie.

> **Wichtig**
>
> **Selbstverstärkung** heißt, dass ein Patient sich selbst als Konsequenz eines erwünschten Verhaltens einen Stimulus darbietet, so dass die zukünftige Auftretenswahrscheinlichkeit von Verhalten derselben operanten Klasse steigt. Unter **Selbstbestrafung** versteht man die kontingente Darbietung eines aversiven Reizes als Folge eines unerwünschten Verhaltens im Selbstmanagement, was eine Unterbrechung der Verhaltenskette und Senkung der Auftretenswahrscheinlichkeit von Verhalten derselben operanten Klasse zur Folge hat.

Vorteile einer Selbstverstärkung und -bestrafung gegenüber der externen Kontingenzenkontrolle liegen darin,

◻ **Abb. 18.7.** Beispiel für das Registrieren der Häufigkeit von Essanfällen und Erbrechen im zeitlichen Verlauf

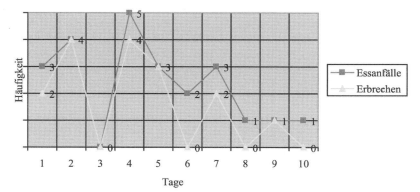

- dass die Person selbst über Verstärkung und Nichtverstärkung entscheidet und somit gezielt selbst ihr Verhalten steuert (**motivationaler Aspekt**),
- dass sie sich neben einer realen (materiellen) Verstärkung auch **verdeckte Verstärker** (z. B. Selbstlob, Tadel) verabreichen kann,
- dass sie neben von außen beobachtbarem Verhalten auch **verdeckte Reaktionen** (z. B. selbstabwertende Gedanken, Erwartungen, Befürchtungen usw.) verstärken bzw. bestrafen kann.

Für die Durchführung von Kontingenzkontrolle im Selbstmanagement können wir ähnlich wie bei der Fremdverstärkung und Fremdbestrafung in Anlehnung an die operante Terminologie verschiedene Möglichkeiten und Kombinationen von Selbstverstärkung und Selbstbestrafung unterscheiden (◻ Tabelle 18.1).

Selbstverstärkung

Bezüglich der Selbstverstärkung gibt es bei der Auswahl von Verstärkern für erwünschtes Zielverhalten zwei verschiedene Möglichkeiten (vgl. Thoresen u. Mahoney 1974). Zum einen können außergewöhnliche Reize bzw. Ereignisse (z. B. Kinobesuch) kontingent auf erwünschtes Zielverhalten gesetzt werden. Zum anderen können alltägliche Reize bzw. Ereignisse so positioniert werden, dass sie nach dem Premack-Prinzip als positive Verstärker fungieren (z. B. Tasse Kaffee nach der Arbeit).

Im Prinzip kann jegliches erwünschtes Verhalten durch Selbstverstärkung gefördert werden. In der psychiatrischen Rehabilitation betrifft Selbstverstärkung somit z. B.

- soziales kompetentes, assertives Verhalten,
- Verhaltensaktivitäten im Rahmen einer Depressionstherapie,
- körperliche Aktivitäten,

- konzentriertes (Arbeits-) Verhalten,
- Hygieneverhalten,
- Annäherungsverhalten (anstelle von Vermeidungsverhalten),
- regelmäßige, selbstständige Medikamenteneinnahme.

❯ Beispiel

Im Rahmen einer Selbstmanagement-Therapie mit einer depressiven Patientin sollten anhand der Verhaltensanalyse gezielt sowohl offene Verhaltensweisen (z. B. morgens Aufstehen, soziale Aktivitäten, Spaziergänge, etc.) als auch erwünschte verdeckte Reaktionen (z. B. positive Selbstverbalisationen) positiv selbst verstärkt werden, um damit deren zukünftige Auftretenswahrscheinlichkeit zu erhöhen. Neben der externen Verstärkung durch den Therapeuten oder Mitpatienten in der Depressionsgruppe wurde die Patientin dazu angeleitet, eigene erwünschte Reaktionen unmittelbar positiv zu bewerten (entweder durch konkrete positive Selbstverstärkung oder durch verbal symbolisches Verhalten, wie z. B. »Das habe ich jetzt gut gemacht…!«).

Untersuchungen zur Effektivität von Selbst- im Vergleich zur Fremdverstärkung ergaben eine ähnliche Effektivität beider Varianten (Kanfer 1977; Kanfer u. Gaelick-Buys 1991). Die Wirkung von Selbstverstärkung ist vermutlich deshalb bedeutsam, da die Person selbst Standards für Zielverhalten setzt, eigenes Verhalten mit internen Standards vergleicht und über die Relevanz von Verstärkung selbst entscheidet (Verschränkung mit kognitiven Aspekten, motivationale Implikationen). Die Bedeutung der Methoden der Selbstverstärkung im Sinne der internalen Kontrolle von Patienten kann nicht hoch genug eingeschätzt werden. Strategien der Selbstverstärkung kommen bei vielen therapeutischen Verfahren auch außerhalb des Selbstmanagements immer wieder zum Tragen (z. B. Trai-

◻ **Tabelle 18.1.** Kombinationsmöglichkeiten von Selbstverstärkung bzw. Selbstbestrafung

Reaktion des Individuums	Qualität der Konsequenz		Darbietung bzw. Entfernung von Konsequenzen vom Individuum selbst
– Real beobachtbar ⟶	c+	Real	Offene positive Selbstverstärkung (z. B. Tasse Kaffee, Kinobesuch)
– Verdeckt kognitiv			
		Kognitiv	Verdeckte positive Selbstverstärkung (z. B. gedankliches Selbstlob, angenehme Vorstellung)
	c̸–	Real	Offene negative Selbstverstärkung
		Kognitiv	Verdeckte negative Selbstverstärkung (z. B. Vorstellung, dass etwas Negatives, z. B. Kritik, nicht eintritt)
	c–	Real	Offene Selbstbestrafung (z. B. Schmerzreiz, lautes »Nein«)
		Kognitiv	Verdeckte Selbstbestrafung (z. B. gedankliche Selbstkritik, unangenehme Vorstellung)
	c̸+	Real	Offene Selbstbestrafung/Löschung (z. B. Geld weggeben, selbstauferlegtes Time-out)
		Kognitiv	Verdeckte Selbstbestrafung

18

nings in sozialer Kompetenz, verdeckte Verfahren, Methoden der kognitiven Umstrukturierung).

Selbstbestrafung

Der zentrale Wirkfaktor von Selbstbestrafung (offen, verdeckt) scheint in erster Linie im Unterbrechen einer problematischen Verhaltenskette zu bestehen. Dieses frühzeitige Unterbrechen (z. B. bei Alkoholkonsum; bei aggressivem Verhalten…) hat eine diskriminative Funktion und bietet damit eine Chance zum Aufbau von Alternativverhalten. Dieses muss dann aber auch wieder durch Selbstverstärkung stabilisiert und ausgeformt werden.

> **Beispiel**
>
> Ein besonders populäres verdecktes »Selbstbestrafungsverfahren« ist die Technik des Gedankenstopps, die zur Veränderung exzessiver gedanklicher Abläufe (z. B. depressives Grübeln) eingesetzt wird. Der Patient unterbricht dabei störende Gedanken auf einen externen selbstgesetzten »Strafreiz« (z. B. lautes »Stopp«, Händeklatschen). Gedankenstopp ist allerdings erst dann zielführend, wenn es gelingt, bei der Unterbrechung erwünschtes Verhalten in Gang zu bringen.

Verfahren der Selbstbestrafung besitzen v. a. aus ethischen Gründen heute eher untergeordnete Bedeutung. Auch aufgrund von motivationalen Aspekten ist nach Möglichkeit immer der Selbstverstärkung von Zielverhalten der Vorrang zu geben. Darüber hinaus kann die Bestrafung von aversiven Gedanken (z. B. Zwangsgedanken, Sorgen) zu einer paradoxen Zunahme dieser Gedanken führen.

18.4.3   Stimuluskontrolle im Selbstmanagement

Da es nicht immer die Person selbst ist, die sich ändern muss oder kann, gehört zu einem effektiven Selbstmanagement auch die Fähigkeit, nach Möglichkeit eine problematische komplexe (physikalische und soziale) Umgebung in entsprechender Weise zum Positiven zu verändern bzw. eine spezifische Situation gezielt aufzusuchen.

> **Wichtig**
>
> Das **Prinzip** der Stimuluskontrolle im Selbstmanagement besteht in einer Veränderung derjenigen Bedingungen des Verhaltens, die als entscheidende Determinanten des Verhaltens angesehen werden.
>
> Die Person verändert dabei selbst (oder mit Unterstützung anderer Personen) soziale oder physikalische Umgebungsvariablen derart, dass eine weitgehend automatisierte Verhaltenskette unterbrochen wird, das Problemverhalten in seiner Auftrittshäufigkeit sinkt und Zielverhaltensweisen wahrscheinlicher werden.

Angesichts der schwierigen situationalen Bedingungen, unter denen Menschen mit psychiatrischen Problemen vielfach leiden, erscheint die Forderung nach Veränderung dieser Bedingungen oftmals schwierig. Während es meist nicht möglich ist, externe Faktoren, wie Arbeitslosigkeit oder Wohnungsnot grundlegend zu verbessern, sind kleinere situationale Veränderungen durchaus möglich (z. B. Ausweitung sozialer Kontakte).

Damit Stimuluskontrolle gelingt, sind folgende Aspekte bei der Planung und Durchführung zu beachten:

- Jede Umgebungsveränderung setzt eine vorausgehende funktionale Analyse und sorgfältige Planung voraus, an der der Patient aktiv zu beteiligen ist!
- Bei der Durchführung der Stimuluskontrolle sollte der Patient vom Therapeuten und von seiner Umgebung unterstützt werden (z. B. Einbeziehung des Partners)!
- Problematisches Verhalten sollte möglichst früh unterbrochen bzw. beschränkt werden (z. B. ist es einfacher, keinen Alkohol zu kaufen, als eine bereits geöffnete Flasche wegzusperren)!

Stimuluskontrolle allein reicht zur stabilen Verhaltensänderung meist nicht aus (Kanfer 1977; Thoresen u. Mahoney 1974). Methoden der Stimuluskontrolle entfalten vielmehr erst in Kombination mit anderen Selbstkontrollstrategien (z. B. Selbstbeobachtung, Selbstverstärkung) sowie Methoden der kognitiven Umstrukturierung (z. B. Selbstverbalisationen) ihre Wirkung.

Eine Person, die selbst versucht, Situationen so zu arrangieren, dass daraus langfristig erwünschtes Verhalten resultiert, kann dies prinzipiell durch Beschränkung oder Ausweitung tun.

Beschränkung

Eine einfache und naheliegende Möglichkeit der Kontrolle problematischen Verhaltens besteht darin, eine Situation durch physikalische Beschränkung (die Person macht es sich unmöglich, an Hinweisreize zu kommen) oder durch eine Umgebungsänderung (z. B. Auf- oder Wegräumen von relevanten oder ablenkenden Hinweisreizen) so zu arrangieren, dass unerwünschtes Verhalten kaum noch möglich wird bzw. Zielverhalten wahrscheinlicher wird.

Ein klassisches Beispiel der Stimuluskontrolle durch Beschränkung des eigenen Verhaltens schildert Homer in der »Odyssee«:

> **Beispiel**
>
> Während seiner 10-jährigen Irrfahrt musste Odysseus auch an den Sirenen vorbeisegeln, die durch ihren Gesang die Seefahrer üblicherweise so betörten, dass ihre Schiffe aufgrund von Unachtsamkeit an den Klippen zerschellten. Odysseus wollte den Gesang nun unbedingt hören, sich dadurch aber nicht betören und zu unacht-
>
> ▼

samem Verhalten verleiten lassen. Er ließ sich deshalb vorab an einen Mast binden und unterwies seine Mannschaft, ihn keinesfalls loszubinden, bevor das Ziel erreicht war. Der gesamten Mannschaft verstopfte er die Ohren mit Wachs, damit sie den Gesang der Sirenen gar nicht hören konnte.

Auf den klinischen Kontext bezogen findet Beschränkung v. a. Anwendung bei Verhaltensexzessen, Abhängigkeitsverhalten sowie Verhaltenskonflikten (Alkohol, Essen, Medikamentenmissbrauch, Horten und Sammeln etc.) sowie zur Verbesserung von Arbeitsbedingungen. Außerdem kann die Umgebung auch so arrangiert werden, dass negative kognitive Ereignisse (z. B. depressives Grübeln, Sorgen) erschwert werden.

> **Beispiel**
> - Alkohol: Relevante Stimuli vollständig entfernen, so dass die Verhaltenskette bereits frühzeitig unterbrochen wird und diskriminative Hinweisreize für unerwünschtes Verhalten unterbleiben (z. B. sämtliche Alkoholreserven, Wein- und Biergläser, Korkenzieher, Flaschenöffner etc. aus der Wohnung zu entfernen usw.). Den Sozialpartner dazu anhalten, den Patienten beim Kauf von Alkohol bzw. eventuellem Trinken verbal zur Unterlassung aufzufordern.
> - Konzentrierteres Arbeiten: Entfernung aller Störreize (z. B. Radio, Nahrungsmittel, Comics etc); Vorbereitung und Arrangement von relevanten Hinweisreizen (z. B. Aufräumen des Schreibtisches, Vorbereiten von Schreibgeräten, Büchern, Werkzeugen etc.).
> - Exzessives Verhalten: Essen lässt sich durch ein Schloss vor dem Kühlschrank, Beschränkung des Einkaufes etc. einschränken. Das Horten von Katalogen und Zeitschriften kann durch das Abbestellen von Abonnements beschränkt werden etc.
> - Verdecktes Verhalten: Grübeln kann beschränkt werden auf einem bestimmten »Grübelstuhl«, Auslöser von Grübeleien und Sorgen (z. B. bestimmte Zeitschriften) entfernen.

Ein grundsätzliches Problem der Beschränkung ist dadurch gegeben, dass die Verhaltensänderung von der selbstgeschaffenen, zeitlich begrenzten Stimulusbedingung abhängt. Für eine stabile Änderung im Verhalten ist es unabdinglich, **Hinweisreize für Verhaltensalternativen** zu schaffen und das neue Verhalten kontinuierlich zu üben. Um optimale Bedingungen für eine langfristige Selbstkontrolle herzustellen, sollte die Person diese Hinweisreize für das Zielverhalten selbst produzieren, z. B. indem sie sich **verbale Selbstinstruktionen** für erwünschtes Verhalten gibt.

Verdeckte verbale Selbstinstruktionen zur Stimuluskontrolle bieten sich außerdem an, wenn eine physikalische oder soziale Umgebung nicht zu verändern ist.

> **Beispiel**
> Da unsere Gesellschaft alkoholpermissiv ist, ist es nicht möglich, alle Hinweisreize auf Alkohol zu entfernen. Deshalb muss ein alkoholabhängiger Patient lernen, sich durch verbale Selbstinstruktionen (z. B. »Ich sage mir, dass Alkohol schädlich ist und plane eine Freundin anzurufen, um mit ihr spazieren zu gehen«) selbst Hinweisreize auf Zielverhalten zu geben und damit eine erwünschte Verhaltenskette einzuleiten, die mit dem Problemverhalten inkompatibel ist. Ziel ist in diesem Fall also die Erhöhung der Selbstkontrolle (»Widerstehen einer Versuchung«) durch verbale Selbstinstruktionen auf die langfristig schädlichen Folgen von Abhängigkeitsverhalten und die positiven Folgen von Sozialverhalten.

Ausweitung

Eine Ausweitung von Stimulusbedingungen ist dann bedeutsam, wenn neues, im Repertoire der Person (momentan) nicht vorhandenes Verhalten gefördert oder wahrscheinlicher gemacht werden soll. Die Instruktion zum Aufsuchen der Situation gibt sich die Person selbst und erhöht damit die Wahrscheinlichkeit für zielführendes Verhalten (»Ich werde jetzt spazieren gehen!«, »Ich werde mich heute bei der Koordinationsstelle für Selbsthilfegruppen erkundigen!«). Da Rehabilitanden sehr oft mit einer neuen Wohn- und Arbeitsumwelt konfrontiert werden (z. B. Werkstätte, Selbsthilfefirma, betreutes Wohnen, Wohnheim), ist die sukzessive Ausweitung von (sozialem) Verhalten in der Rehabilitation von entscheidender Bedeutung und muss explizit geplant und Schritt für Schritt umgesetzt werden.

> **Beispiel**
> - Bei einer sozial ängstlichen Person: das Verlassen der eigenen vier Wände, das Aufsuchen von Situationen, in denen Kommunikation überhaupt möglich wird usw.
> - Bei einem depressiven Patienten: das Verlassen des Bettes, damit einfache Aktivitäten überhaupt erst möglich sind, sowie das Verlassen der Wohnung, um sich zu bewegen und andere Menschen zu treffen.
> - Die Veränderung beruflicher Situationen, im Sinne einer Ausweitung eigener Fertigkeiten (z. B. schrittweise Pfortendienst in einer Werkstätte für Behinderte oder die Ermutigung, sich im Betriebsrat der Werkstätte zu engagieren).

18.4.4 Contract-Management im Selbstmanagement

Contract-Management hilft dem Patienten, erwünschte Verhaltensweisen in Gang zu setzen, klare Ziele zu formulieren sowie die Konsequenzen für das Zielverhalten zu präzisieren (Kanfer 1977).

> Beim Contract-Management in der Selbstkontrolle handelt sich um Vereinbarungen, die der Patient mit sich selbst trifft.

Vorsätze/Absprachen sind in der Regel verbale Vereinbarungen mit der eigenen Person. Bei **Kontingenzverträgen/ Kontrakten** im Selbstmanagement handelt es sich um schriftlich fixierte Vereinbarungen mit sich selbst für zukünftiges Verhalten. Dafür werden die relevanten Bedingungen und Konsequenzen für Verhalten (Problemverhalten, Zielverhalten, Aufgaben des Patienten, Art und Weise der Verstärkung, etc.) vorab klar und präzise festgelegt.

Die Abgabe eines Vorsatzes oder Kontraktes im Selbstmanagement präzisiert Bedingungen, unter denen ein spezielles Verhalten von der Person selbst realisiert werden soll: Die Absprache selbst wird also ein wichtiger Teil von Bedingungen des Verhaltens in der entsprechenden Situation. So gesehen haben Vorsätze eine bedeutsame **motivierende Funktion** für den Klienten. Gerade diese motivierende Funktion von Kontrakten ist wohl auch einer der bedeutsamen spezifischen Wirkfaktoren von Contract-Management.

Zu beachten ist allerdings, dass der Vorsatz, die Absprache oder die Formulierung des Vertrages fast immer unter **anderen situationalen Bedingungen** steht als das Einhalten der Vorsatzerklärung. Ein bekanntes nichtklinisches Beispiel sind die »Silvestervorsätze«, deren Abgabe unter völlig anderen (z. T. rituellen, speziellen emotionalen und physiologischen) Bedingungen steht als das im Vorsatz angesprochene Verhalten. Besonders problematisch erscheinen in diesem Zusammenhang v. a. Versprechen, die aufgrund von aversiven Situationen gegeben werden (z. B. im Rahmen einer Gerichtsverhandlung wegen eines Drogendelikts).

Nach Kanfer und Gaelick-Buys (1991) sind für einen Vertrag im Selbstmanagement eine ganze Reihe an **Vertragselementen** notwendig und sollten schriftlich fixiert werden: Sowohl Problem- als auch Zielverhalten sollten definiert und beschrieben werden. Wichtig ist dabei, Kriterien für die Zeit und Häufigkeit des Zielverhaltens im Hinblick auf die Erfüllung des Kontraktes aufzuführen. An dieser Stelle muss auch festgelegt werden, mit welchen Methoden der Selbstbeobachtung und -aufzeichnung das Zielverhalten erfasst werden soll. Weiterhin sind die positiven Konsequenzen (Verstärker) bei Erfüllung des vereinbarten Kriteriums sowie die aversiven Konsequenzen bei Nichterreichen des Kriteriums genau zu beschreiben. Schließlich ist das »Timing« der Konsequenzen (z. B. kleine Belohnungen nach kurzen Verhaltenssequenzen, größere positive Verstärkungen nach längeren Intervallen) zu bestimmen.

Die **Aufgaben des Therapeuten** liegen v. a. in der Hilfestellung bei der Entwicklung, Begleitung und Überwachung des Vertrages. Falls notwendig, kann das Zielverhalten in Form von Rollenspielen vorher trainiert werden. Alle Kontingenzen, Belohnungen und Bestrafungen bleiben Sache der Patienten. Um dem Patienten die Einhaltung des Vertrages zu erleichtern, sollte der Therapeut folgende Aspekte beachten:

- Kontrakte sollten einfach und klar sein, d. h. wenige Verhaltensweisen und Bedingungen enthalten und präzise beschreiben.
- Kontrakte sollten eine kurze Gültigkeitsdauer haben, um ggf. modifiziert werden zu können.
- In motivationaler Hinsicht sollten die Verpflichtungen im Vertrag so ausbalanciert werden, dass sie als Chance für den Ausbau persönlicher Freiheit (d. h. nicht als Zwang) gesehen werden können.
- Das Kriteriumsverhalten sollte für den Patienten leicht beobachtbar sein (Motivation!).
- Das Zielverhalten sollte langfristig durch (Selbst-)Verstärkung aufrechterhalten werden. Wichtig ist deshalb die Schaffung attraktiver Alternativen für das Problemverhalten.
- Es ist darauf zu achten, dass der Patient die Fähigkeiten und Fertigkeiten zur Vertragserfüllung besitzt.
- Bei Vertragsabgabe unter aversiven Bedingungen, sollten diese Bedingungen in motivationaler Hinsicht solange relevant bleiben, bis erste Schritte zur Umsetzung des Verhaltens realisiert werden.

Anwendungsmöglichkeiten liegen v. a. in den Bereichen Verhaltensexzesse (z. B. Alkohol/Sucht, Essprobleme), inadäquates Verhalten (aggressives, delinquentes Verhalten), Alltags- und Arbeitsorganisation sowie Sozialverhalten. Damit sind Verhaltensverträge auch im komplementären Bereich der psychiatrischen Rehabilitation vielfältig einsetzbar.

❯ Fallbeispiel

Eine Studentin, welche sich aufgrund einer affektiven Erkrankung in Rehabilitation befand, schließt mit sich selbst einen Vertrag bezüglich ihrer Konzentrationsschwierigkeiten bei der Arbeit ab. Sie will jeden Nachmittag zwei Stunden konzentriert arbeiten. Ausgehend von ihrem Stundenplan und ihren weiteren Terminen plant sie für die folgende Woche die Zeiten konkret ein. Sie kann die Arbeitszeit leicht durch den Blick auf die Uhr kontrollieren. Weiterhin bestimmt sie, wie viele Pausen sie machen will. Sie legt in dem Vertrag fest, dass sie sich für die geleistete Arbeitszeit und nicht für inhaltliche Erfolge verstärken will. Die positiven Verstärker listet sie auf (z. B. mit Freundin telefonieren, sich etwas kochen…). Am Ende der Woche will sie zur Belohnung ins Kino gehen. Nach der Beendigung der Hausarbeit plant sie eine größere Verstärkung ein (Kurzurlaub). Sie hängt sich den Vertrag über den Schreibtisch.

18.4.5 Weitere Methoden des Selbstmanagements

Als Strategien des Selbstmanagements im weiteren Sinn können eine Vielzahl weiterer Methoden angesehen werden, die das Individuum dazu befähigen, im Alltag selbstständig mit stressreichen, unerwarteten Situationen flexibel umzugehen (z. B. Stressbewältigung, Selbstsicherheitstraining, Problemlösetraining, Arbeitsorganisation und Zeitmanagement etc.). Da diese in der Literatur hinreichend beschrieben wurden bzw. an anderen Stellen dieses Buches behandelt werden, sollen sie hier nicht näher erläutert werden. Drei weitere Interventionsbereiche bzw. Strategien, die unserer Meinung nach in der psychiatrischen Rehabilitation bislang zu kurz kommen, obwohl sie im Rahmen eines umgreifenden Selbstmanagement-Konzeptes sowie unter Gesichtspunkten der Prävention eine wichtige Rolle spielen, sind in ❑ Tabelle 18.2 überblicksartig dargestellt.

Zusammenfassung

Die beschriebenen Methoden sind als Bausteine für Selbstmanagement-Fertigkeiten anzusehen. Sie sind nicht als neue Therapiemethoden oder neues Therapiemanual gedacht, sondern bilden Strategien, welche im Verlauf des gesamten Therapieprozesses (in allen 7 Phasen) vor dem Hintergrund der Basisannahmen des Selbstmanagement-Konzeptes eingesetzt werden, um die Patienten dazu zu befähigen, ihr Leben im Sinne des Selbstmanagements besser zu bewältigen.

18.5 Anwendungsbereiche

Die Anwendungsbereiche von Selbstmanagement-Therapie und der Einsatz von Strategien der Selbstkontrolle in der psychiatrischen Rehabilitation sind vielfältig. Wir haben uns bereits in den vorherigen Abschnitten bemüht, immer wieder auf Anwendungsbeispiele einzugehen. An dieser Stelle sollen noch einmal exemplarisch und ohne Anspruch auf Vollständigkeit einige Facetten der Anwendung aufgezählt werden (für einen Überblick vgl. Kanfer et al. 2000, S. 12 ff.; Reinecker u. Schmelzer 1996; weitere Literatur kann bei den Autoren erfragt werden).

❑ **Tabelle 18.2.** Weitere grundlegende Selbstmanagement-Strategien

Selbstmanagement-Fertigkeiten	Beschreibung
Umgang mit unerwarteten Situationen	Da sich nicht alle Krisensituationen vorbereiten lassen, muss der Patient den flexiblen Umgang mit unvorhergesehenen Situationen lernen. Außerdem wird der Patient dazu ermutigt, im Rahmen von Verhaltensexperimenten etwas »Neues auszuprobieren« Beispiele: Ein Patient mit einer remittierten Schizophrenie soll lernen, hoch emotionale Situationen zu erkennen und Bewältigungsverhalten einzusetzen (z. B. die Situation zu verlassen, um Zeit zu gewinnen). Ein Patient mit Zwangsstörungen könnte z. B. dazu aufgefordert werden, kleine Risiken und Unsicherheiten einzugehen (z. B. anderer Weg zur Arbeit)
Gesundheitsförderung: Entspannung und körperliche Fitness	In neueren Konzepten werden Krankheit und Gesundheit nicht mehr als gegensätzliche Enden einer Dimension gesehen, sondern als zwei voneinander unabhängige Faktoren (vgl. Lutz 1992). Deshalb sollte in einer an Selbstmanagement-Prinzipien orientierten Rehabilitation *neben* der »Krankheitsbehandlung« ein Schwerpunkt auf der Entwicklung von gesundheitsförderlichem Verhalten (z. B. Entspannung, körperliche Fitness) liegen
Förderung euthymen Verhaltens und Erlebens	Rehabilitation konzentriert sich zumeist auf negative Aspekte von Krankheit (z. B. Reduktion von problematischen Gefühlen oder Verhalten) bzw. auf die Wiederherstellung von Leistungsfähigkeit in Beruf und Alltag. Im Rahmen einer Selbstmanagement-Therapie sollte dem Patienten jedoch auch vermittelt werden, wie er selbst seine Genussfähigkeit verbessern kann, um seine Stimmung und Gefühle selbst positiv beeinflussen zu können (vgl. Koppenhöfer 1996). Euthyme Programme, ursprünglich konzipiert für depressive Patienten, werden mittlerweile in der psychiatrischen Rehabilitation bei verschiedenen Störungen eingesetzt (Zwänge, Essstörungen, Abhängigkeiten, Psychosen, etc.)

18

Anwendungsbereiche der Selbstmanagement-Therapie

- Depressionen: Einige Programme beziehen sich speziell auf das Selbstregulationsmodell von Kanfer (vgl. z. B. Kanfer u. Hagerman 1981; Rehm 1982)
- Schizophrene Erkrankungen: Im Rahmen von Psychoedukation, Symptomkontrolle, Krankheitsbewältigung, Fertigkeitentrainings, Medikamenten-Compliance (vgl. z. B. Fallon 1986; Maurer u. Berten 1995). Eine bedeutsame Rolle spielen Selbstmanagement-Strategien bei der Bewältigung von Folgeproblemen (Hygieneverhalten, Arbeitsprobleme, Freizeitgestaltung, Sozialkontakte etc.)
- Suchterkrankungen (z. B. Alkoholismus, Spielsucht etc.)
- Angstbewältigung
- Zwangsstörungen
- Essstörungen (v. a. Bulimia nervosa)
- Geistig Behinderte mit psychischen Störungen
- Kinder und Jugendliche
- Berufliche Rehabilitation
- Kognitive Rehabilitation
- Patientenschulung im Rahmen der Rehabilitation

18.6 Selbsthilfe – Empowerment – Selbstmanagement

Moderne Ansätze der Rehabilitation gehen von dem Behindertenmodell ab und betonen das Empowerment, d. h. die Selbstbestimmung und Selbstermächtigung der Rehabilitanden (vgl. Kap. 12). Hier zeigen sich Überschneidungen mit unserem Selbstmanagement-Ansatz: Es geht es darum, psychisch beeinträchtigte Menschen zu befähigen, in möglichst eigenständiger Weise mit bisherigen und neu auftretenden Problemen zurande zu kommen.

Unter der Perspektive des Selbstmanagements bekommt der Patient unter professioneller Anleitung eines Therapeuten Hilfestellungen vermittelt, die er dann selbstständig im Alltag umsetzen kann. Dabei erscheint eine strikte Abgrenzung von klassisch-verhaltenstherapeutischen Methoden einerseits und Strategien der Selbstkontrolle oder des Selbstmanagements andererseits wenig sinnvoll. Therapie in der psychiatrischen Rehabilitation unter dem Blickwinkel des Selbstmanagements beinhaltet Prinzipien des dargestellten Menschenbildes ebenso wie therapeutische Strategien.

Einflüsse der externen Umgebung (α-Variablen) und Möglichkeiten der Selbstregulation (β-Variablen) sind auf einem **Kontinuum** zu sehen (γ-Variablen seien hier der Einfachheit wegen ausgeklammert): Konkretes Verhalten einer Person ist stets das Resultat unterschiedlicher Einflussquellen, und selbst wenn situative Variablen massiv

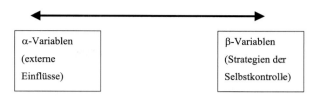

◘ Abb. 18.8. Kontinuum von α-Variablen und β-Variablen als Determinanten menschlichen Verhaltens

im Vordergrund stehen, bleibt immer noch ein gewisser Raum für den Einfluss von Variablen aus dem Repertoire der Person selbst. Dies lässt sich anhand der Skizze in ◘ Abb. 18.8 verdeutlichen.

Grundsätzliches Ziel der Strategien des Selbstmanagements in der psychiatrischen Rehabilitation muss es sein, das Augenmerk auf die Bedeutung von β-Variablen zu richten: Selbst bei gravierenden körperlichen oder psychischen Einschränkungen (z. B. chronische Depression) und zusätzlichen situativen Beschränkungen (z. B. stationärer Aufenthalt) gibt es Möglichkeiten der Intervention auf der Ebene von β-Variablen. Externe oder körperliche Einflüsse werden dadurch nicht außer Kraft gesetzt, es ist allerdings Aufgabe des Therapeuten, den Patienten in den konkreten Möglichkeiten der Eigensteuerung zu unterstützen und anzuleiten.

Ansatzpunkt der Therapie ist zum einen das Selbstregulationssystem des Patienten (im Kern die β-Variablen). Zum anderen bedeutet Selbstmanagement auch, dass der Ansatz der Intervention direkt am **System** erfolgen kann: Die Person wird hier in die Lage versetzt, quasi das eigene Verhalten (als abhängige Variable) zum Ansatzpunkt der Intervention zu erheben. Mit Selbstmanagement in diesem Sinne ist die Nutzung des Ansatzes im Sinne eines Metamodells gemeint: Die Person wird in die Lage versetzt, zu ihrem eigenen Therapeuten zu werden, indem sie das gesamte Repertoire evaluierter Strategien der klinischen Psychologie bzw. der modernen Verhaltenstherapie nutzt und zur Veränderung eigener Problemstellungen in Richtung selbst gesetzter Ziele verwendet.

Im letztgenannten Sinne entspricht Selbstmanagement auch einem Problemlösemodell therapeutischer Interventionen: Konkrete einzelne Strategien werden zum einen zur Lösung konkreter Problemstellungen herangezogen, zum anderen dienen diese Strategien aber auch als **Muster** beim Herangehen an neue Probleme.

> **Fallbeispiel**
>
> Frau M., eine 45-jährige Frau, hat im Verlauf der Therapie gelernt, mit immer wiederkehrenden depressiven Episoden umzugehen. Sie hat gelernt, ihre Probleme konkret zu benennen, einzelne Gedanken und Verhaltensweisen selbst zu beobachten, einzelne Ziele für den Tages- und Wochenablauf festzulegen usw. Darüber hinaus hat sie begonnen, Standards für eigenes Verhalten zu relativieren
> ▼

und sich für erreichte kleine Schritte selbst zu belohnen (Selbstverstärkung). Bei nunmehr auftretenden Problemen am Arbeitsplatz (Stress, Gefahr der Kündigung etc.) greift sie auf bewährte Strategien aus dem Kontext der Therapie zurück: Sie beginnt zu unterscheiden, welche Aspekte der Situation nicht veränderbar sind (α-Variablen) und an welchen Stellen sie selbst Veränderungen unternehmen kann (z. B.: Beachtung eigener Kompetenzen; Entwickeln von beruflichen Alternativen usw.).

Therapie unter der Perspektive des Selbstmanagements beinhaltet damit eine Vermittlung von flexibel einsetzbaren »**skills**«. Gerade dies unterstreicht die Unabhängigkeit der Patienten von der konkreten Person des Therapeuten im Sinne von Selbsthilfe und Empowerment. Gleichzeitig wird damit ein Beitrag zu Eigenständigkeit und Selbstbestimmung von Patienten in ganz unterschiedlichen Kontexten geleistet (»maximizing treatment gains«, Goldstein u. Kanfer 1979).

18.7   Evaluation

Evaluation des therapeutischen Vorgehens ist eine Selbstverständlichkeit, die explizit in den Prinzipien des Selbstmanagements beschrieben wird. Evaluation heißt dabei in ganz grundlegender Weise, ob und inwiefern die therapeutischen Maßnahmen zur Erreichung eines festgelegten Zieles geeignet sind. Voraussetzung dafür ist eine präzise Beschreibung des therapeutischen Vorgehens, damit die einzelnen Schritte transparent nachvollzogen werden können (Therapiemanuale).

Grundsätzlich kann man natürlich auch nach der Evaluation des gesamten Programms des Selbstmanagements fragen. Hier stellt sich neben der rein empirischen Frage (wurden spezifische Ziele durch den Einsatz von benannten Methoden erreicht?) auch die Frage nach einer Legitimation von ethischen Prinzipien. Eine solche Legitimation geht über die Empirie hinaus und erfordert eine Begründung durch normative Prinzipien. Die wichtigsten dieser Prinzipien wurden in den Menschenbildannahmen zu Beginn des Beitrags explizit dargestellt.

Eine umfassende Gesamtevaluation des Selbstmanagement-Ansatzes erscheint aus Gründen der Komplexität nicht möglich – und darüber hinaus wenig sinnvoll (ähnlich der Frage, wie sich die Erziehung oder die Medizin evaluieren ließe).

Literatur

Bandura A (1986) Social foundations of thought and action: A social cognitive theory. Prentice Hall, Englewood Cliffs, NJ

Fallon I (1986) Kognitive und verhaltenstherapeutische Beeinflussungsmöglichkeiten der Selbstkontrolle Schizophrener. In: Böker W, Brenner HD (Hrsg) Bewältigung der Schizophrenie. Huber, Bern, S 189–199

Goldstein AP, Kanfer FH (eds) (1979) Maximizing treatment gains: Transfer enhancement in psychotherapy. Academic Press, New York

Hartig M (1973) Selbstkontrolle: Lerntheoretische und verhaltenstherapeutische Ansätze. Urban & Schwarzenberg, München

Kanfer FH (1970) Self-regulation: Research, issues, and speculations. In: Neuringer C, Michael JL (eds) Behavior modification in clinical psychology. Appleton, New York, pp 178–220

Kanfer FH (1977) The many faces of self-control, or behavior modification changes its focus. In: Stuart RB (ed) Behavioral, self-management. Brunner/-Mazel, New York, pp 1–48

Kanfer FH, Gaelick-Buys L (1991) Self-management methods. In: Kanfer FH, Goldstein AP (eds) Helping people change, 4rd edn. Pergamon, New York, pp 305–360

Kanfer FH, Grimm LG (1980) Managing clinical change: A process model of therapy. Behav Modif 4: 419–444

Kanfer FH, Hagerman S (1981) The role of self-regulation. In: Rehm LP (ed) Behavior therapy for depression: present status and future directions. Academic Press, New York, pp 659–686

Kanfer FH, Karoly P (1972) Self-control: A behavioristic excursion into the lion's den. Behavior Therapy 3: 398–416

Kanfer FH, Saslow G (1965) Behavioral analysis: An alternative to diagnostic classification. Arch Gen Psychiatry 12: 529–538

Kanfer FH, Reinecker H, Schmelzer D (2000) Selbstmanagement-Therapie. Ein Lehrbuch für die klinische Praxis, 3. Aufl. Springer, Berlin

Karoly P (1993) Mechanisms of self-regulation: A systems view. Annual Review of Psychology 44: 23–52

Karoly P (1995) Self-Control Theory. In: O'Donohue W, Krasner L (eds) Theories of behavior therapy. American Psychological Association, Washington DC, pp 259–285

Koppenhöfer E (1996) Euthymes Erleben im therapeutischen Selbstmanagementprozeß. In: Reinecker HS, Schmelzer D (Hrsg) Verhaltenstherapie, Selbstregulation, Selbstmanagement. Frederick H. Kanfer zum 70. Geburtstag. Hogrefe, Göttingen, S 199–208

Landeen J, Seeman MV (2000) Exploring hope in individuals with schizophrenia. Int J Psychosocial Reha 5: 45–52

Logue AW (1994) Self-control: Waiting until tomorrow for what you want today. Prentice Hall, Englewood Cliffs, NJ

Lutz R (1992) Was ist richtig: »Gesundheit« und »Krankheit« oder »Gesundheit« versus »Krankheit«? In: Lieb H, Lutz R (Hrsg) Verhaltenstherapie. Ihre Entwicklung – ihr Menschenbild. Verlag für angewandte Psychologie, Göttingen, S 46–50

Mace CF, Kratochwill TR (1985) Theories of reactivity in self-monitoring: A comparison of cognitive-behavioral and operant models. Behav Modif 9: 323–343

Maurer J, Berten G (1995) Selbstmanagement-Therapie bei schizophren Erkrankten. In: Stark A (Hrsg) Verhaltenstherapeutische Ansätze im Umgang mit schizophren Erkrankten. Konzepte, Praxis, Perspektiven. Deutsche Gesellschaft für Verhaltenstherapie, Tübingen, S 91–102

Mischel W (1973) Toward a cognitive social learning reconceptualization of personality. Psychol Rev 80: 252–283

Nelson RO (1981) Realistic dependant measures for clinical use. J Consult Clin Psychol 49:168–182

Premack D (1970) Mechanisms of self-control. In: WA Hunt (ed) Learning and mechanisms of control of smoking. Aldine-Altherton, Chicago

Rehm LP (1982) Self-Management in depression. In: Karoly P, Kanfer FH (Eds) Self-management and behavior change. Pergamon, New York, pp.522–567

Reinecker HS, Schmelzer D (Hrsg) (1996) Verhaltenstherapie, Selbstregulation, Selbstmanagement. Frederick H. Kanfer zum 70. Geburtstag. Hogrefe, Göttingen

Skinner BF (1953) Science and human behavior: Macmillan, New York

Thoresen CE, Mahoney MJ (1974) Self-control: Power to the person. Brooks/Cole, Monterey, CA

18

Dialektisch-Behaviorale Therapie für Borderline-Störungen nach Linehan

Martin Bohus

Die Behandlung der Borderline-Störung (BPS) gilt derzeit sicherlich als eine der zentralen Herausforderungen für die psychiatrisch/psychotherapeutische Versorgung. Obwohl das Störungsbild mit einer Prävalenzrate von 1,5% häufiger ist als schizophrene Erkrankungen, ist unser Wissensstand im Vergleich zu anderen derart relevanten psychiatrischen Erkrankungen gering. Dies betrifft nicht nur die Erforschung der Ursachen und Pathophysiologie der BPS, sondern auch die Epidemiologie. Fragen, die das Ersterkrankungsalter, die Langzeitverläufe, die primären und sekundären Krankheitskosten betreffen, können allenfalls mit Mutmaßungen beantwortet werden. Ähnlich fatal gestaltet sich derzeit die Versorgungssituation. Obgleich mittlerweile wissenschaftlich gesichert ist, dass störungsspezifische Behandlungskonzepte, wie etwa die Dialektisch-Behaviorale Therapie (DBT) unspezifischen Behandlungsformen weit überlegen sind, ist dieses Fachwissen nur rudimentär, d. h. an wenigen spezialisierten Zentren in Deutschland, Österreich und der Schweiz, etabliert. Insbesondere der Sektor der ambulanten und rehabilitativen Versorgung ist kaum mit Fachwissen abgedeckt. Daher verwundert es nicht, dass ein enormer Versorgungsdruck auf den akuten stationären Behandlungsangeboten lastet. Untersuchungen unserer Arbeitsgruppe haben ergeben (Jerschke et al. 1998), dass nach stationärer Erstaufnahme (Altersmittel bei ca. 24 Jahren), im Laufe der nächsten 10 Jahre durchschnittlich etwa 8 stationäre Aufenthalte mit einer mittleren Liegezeit von ca. 70 Tagen folgen werden. Die enormen primären Behandlungskosten (ca. 15% der Gesamtkosten für psychische Störungen in der Bundesrepublik Deutschland), resultieren daher auch vornehmlich aus den hohen stationären Kosten, während die Kosten für ambulante Versorgung in den Hintergrund treten. Sekundäre Krankheitskosten, d. h. die Folgen etwaiger fehlender Berufsausbildung, Frühberentung oder Betreuungskosten sind nicht erhoben, dürften jedoch enorm sein. Das Gleiche gilt für die Kosten im forensischen Bereich, der sich primär mit männlichen Borderline-Patienten konfrontiert sieht. Berücksichtigt man neben den sehr hohen Suizidraten (ca. 10%) noch die hohe emotionale Belastung, der insbesondere die Angehörigen von Borderline-Patienten ausgesetzt sind, die tagtäglich mit Suiziddrohungen, Selbstverletzungen und aggressiven Durchbrüchen konfrontiert werden, so ermisst sich die Bedeutung, die einer Verbesserung der Versorgungssituation von Borderline-Patienten zukommt. Im Folgenden soll zunächst der derzeitige Wissensstand über Geschichte, Epidemiologie und Pathologie des Störungsbildes zusammengefasst werden. Es folgt ein Überblick über die wesentlichen Strukturelemente der DBT und ein Ausblick zur Etablierung einer adäquaten Behandlungskette im Sinne eines gestuften Behandlungsmodells (»stepped care model«).

19.1 Geschichte des Störungsbegriffs

Die Beschreibung des Störungsbildes verzeichnet eine lange Historie des Wandels von Begrifflichkeit und Störungsverständnis. Der Begriff »Borderline« wurde erstmals 1938 von Adolf Stern geprägt. Er basiert auf einem von Freud entwickelten psychoanalytischen Grundverständnis, das ein Kontinuum zwischen neurotischen und psychotischen Störungen annimmt. Der Terminus »Borderline« meint eine unscharfe und fluktuierende »Grenzlinie« zwischen diesen beiden Zuständen, also eine Art Übergangsbereich von der Neurose zur Psychose.

> **Wichtig**
>
> In seiner ursprünglichen Bedeutung beschreibt der Begriff »Borderline« eine fiktive »Grenzlinie« zwischen Neurose und Psychose.

Im Zeitraum zwischen 1920 und 1965 erschien eine Vielzahl von Arbeiten, die darauf hinzielten, die Borderline-Störung dem schizophrenen Formenkreis zuzuordnen. Begriffe wie »latence schizophrenia«, »ambulatory schizophrenia«, »occult schizophrenia« und »Pseudoneurotische Form der Schizophrenie«, unterstreichen diese Sichtweise. Mitte der 60er Jahre veröffentlichte O. Kernberg seine klassische Arbeit »Borderline Personality Organization« (Kernberg 1967). Er betonte darin nicht nur die Eigenständigkeit eines klinischen Syndroms in klarer Abgrenzung von Erkrankungen des schizophrenen Formenkreises, sondern die Eigenständigkeit einer psychischen Struktur. Er verließ damit klassische psychiatrische Begrifflichkeiten, wie »syndroms«, »states« oder »disorders« und prägte den Begriff »Organisation« als einen systemischen Begriff von strukturierten, miteinander in Bezug stehenden psychischen Vorgängen. Das Kernberg'sche Konzept integrierte Modelle von Edith Jacobson, Melanie

19

Klein und Margret Mahler. Die entwicklungspsychologischen Vorstellungen Kernbergs basieren auf dem Konzept eines primär undifferenzierten Entwicklungsstadiums während des Säuglingsalters, in dem Selbst- und Objektrepräsentanzen miteinander fusioniert sind. »Gut« und »Böse« sind als polarisierte Formen stark voneinander getrennt und absorbieren (so Kernberg) durch diese strikte Trennung aggressive Impulse.

> **Wichtig**
>
> Kernberg prägte den Begriff der »Borderline-Organisation«, der eine Fixierung auf einem entwicklungsgeschichtlich frühem Niveau postuliert.

Dieser »Spaltungsvorgang« stellt also ein entwicklungspsychologisch gesehen physiologisches Zwischenstadium dar. Die weiteren Entwicklungsschritte sehen nun vor, diese frühen polarisierten Anteile aufzulösen und damit die Gut/Böse-Konstellation zu überwinden. Dies führt schließlich zur Erreichung einer »reifen Ich-Identität«. Störungen während dieser Differenzierung führen zu einer »spezifischen Fixierung« bzw. Regression auf der Ebene der »Borderline-Struktur«. Es fehlt das sichere Gefühl für das eigene Selbst sowie für existierende Außenobjekte. Negative Affekte, Kernberg sieht hier vornehmlich aggressive Prozesse, können von dieser »fragilen Ich-Struktur« nicht bewältigt werden, führen zu Schwierigkeiten im interaktionellen Bereich sowie zu autodestruktiven Handlungen.

> **Wichtig**
>
> Das von Kernberg entwickelte Borderline-Konstrukt umfasst aus seiner Sicht alle schwereren Formen der Persönlichkeitsstörungen (etwa 10% der Bevölkerung).

Kernberg benennt die drei intrapsychischen Charakteristika »Identitätsstörungen«, »primitive Abwehrprozesse«, wie Spaltung, Verleugnung, Projektion und projektive Identifizierung sowie »intakte Realitätstestung« bei hoher Vulnerabilität gegenüber Veränderungen im sozialen Umfeld.

> **Wichtig**
>
> Seit der Aufnahme in das DSM-III orientiert man sich an operationalisierbaren Kriterien.

Die Aufnahme der Borderline-Persönlichkeitsstörung in das DSM-III basierte weitgehend auf einer viel zitierten Übersichtsarbeit aus dem Jahr 1975 von Gunderson und Singer. In dieser Arbeit postulierten die Autoren fünf mutmaßliche Dimensionen, die das Störungsbild auf phänomenologischer, deskriptiver Ebene abbildeten: dysphori-sche Affekte, impulsive Handlungen, zwischenmenschliche Beziehungen, psychoseähnliche Kognitionen und Anpassungsstörungen im sozialen Bereich. Anhand von Faktorenanalysen wurden von Gunderson sieben Kriterien ermittelt, die Patienten mit Borderline-Störungen mit 81%iger Wahrscheinlichkeit von klinischen Kontrollgruppen unterscheiden konnten. Spitzer et al. (1979) fügten zu diesen sieben Kriterien noch das von Kernberg vorgeschlagene Kriterium der »instabilen Identität« hinzu. Diese acht Kriterien bildeten schließlich als Gesamtheit den Kriterienkatalog des DSM-III. Bis zur Einführung des DSM-IV wurden über 300 Studien publiziert, die auf den Kriterien des DSM-III bzw. DSM-III-R basierten. Die einzige und zunächst kontrovers diskutierte Änderung im DSM-IV war schließlich die Einführung des 9. Kriteriums »Vorübergehende, stressabhängige paranoide Vorstellungen oder schwere dissoziative Symptome«. Heute gilt dieses 9. Item als reliabel erfassbar und trennscharf gegenüber anderen psychiatrischen Störungsbildern. Diese operationalisierte Diagnostik gilt heute allgemein als anerkannt. Das ICD-10 übernahm weitgehend die deskriptive Sichtweise des DSM-III-R, ordnete die Borderline-Störung jedoch zusammen mit dem »impulsiven Typus« der emotional instabilen Persönlichkeitsstörung unter.

Diagnostische Kriterien nach DSM-IV
(mindestens 5 Kriterien müssen erfüllt sein)

1. Verzweifeltes Bemühen, reales oder imaginäres Alleinsein zu verhindern
2. Ein Muster von instabilen und intensiven zwischenmenschlichen Beziehungen
3. Identitätsstörungen: Eine ausgeprägte Instabilität des Selbstbildes oder des Gefühls für sich selbst
4. Impulsivität in mindestens zwei potenZiell selbstschädigenden Bereichen (z. B. Geldausgeben, Sex, Substanzmissbrauch, rücksichtsloses Fahren, Fressanfälle)
5. Wiederkehrende Suiziddrohungen, -andeutungen oder -versuche oder selbstschädigendes Verhalten
6. Affektive Instabilität, die durch eine ausgeprägte Orientierung an der aktuellen Stimmung gekennzeichnet ist (z. B. starke episodische Niedergeschlagenheit, Reizbarkeit oder Angst)
7. Chronisches Gefühl der Leere
8. Unangemessene starke Wut oder Schwierigkeiten, Wut oder Ärger zu kontrollieren (z. B. häufige Wutausbrüche, andauernder Ärger, wiederholte Prügeleien)
9. Vorübergehende stressabhängige paranoide Vorstellungen oder schwere dissoziative Symptome

19.2 Krankheitsbild der Borderline-Störung

Beschreibung des Störungsbildes

Im Zentrum der Borderline-Problematik sehen die meisten wissenschaftlich orientierten Arbeitsgruppen heute eine Störung der Affektregulation (Übersicht: Linehan 1993a, b). Diese ist gekennzeichnet durch eine niedrige Reizschwelle für interne oder externe emotionsinduzierende Ereignisse, durch ein hohes Erregungsniveau und verzögerte Rückbildung auf das emotionale Ausgangsniveau.

> **Wichtig**
>
> Gegenwärtig sehen die meisten Wissenschaftler eine Störung der Affektregulation als zentrale Problematik der Borderline-Störung.

Die unterschiedlichen Emotionen werden von den Betroffenen oft nicht differenziert wahrgenommen, sondern häufig als äußerst quälende, diffuse Spannungszustände erlebt. Körperwahrnehmungsstörungen, Hypalgesien (Schmerzunempfindlichkeit) und somatoforme dissoziative Phänomene (Veränderung der Optik, des Geruchs und der Akustik sowie der Kinästhesie) werden im Zusammenhang mit der Wahrnehmung von Spannung und Erregung beschrieben. Die in 70% der Fälle auftretenden selbstschädigenden Verhaltensmuster, wie Schneiden, Brennen, Blutabnehmen, aber auch aggressive Durchbrüche, können zur Reduktion dieser aversiven Spannungszustände führen, was im Sinne der instrumentellen Konditionierung als negative Verstärkung zu werten ist.

> **Wichtig**
>
> Die meisten DSM-Kriterien können entweder als Konsequenz oder Bewältigungsstrategie der gestörten Affektregulation gesehen werden.

Da die Mehrzahl der klinisch behandelten Patienten mit BPS weiblichen Geschlechts ist, wird in diesem Kapitel die weibliche Form als Standard verwendet. Neben dieser Gruppe von Patientinnen, die Selbstschädigungen einsetzen, um sich wieder zu spüren oder Spannungszustände zu reduzieren, gibt es eine zweite Gruppe, die berichtet, nach Selbstschädigung Euphorisierung zu erleben. Viele dieser Patientinnen schneiden sich daher ausgesprochen häufig, z. T. täglich, und zeichnen sich auch sonst durch Hochrisikoverhalten aus. Sie balancieren z. B. auf Brückengeländern und Hochhausdächern, rasen auf der Autobahnen oder verweilen ohne suizidale Absicht auf Bahngleisen.

> **Wichtig**
>
> Selbstverletzungen werden zur Regulation von starker Anspannung oder Dissoziation eingesetzt. Eine kleinere Gruppe von Patientinnen berichtet über Verbesserung der Stimmung und Konzentration nach Selbstverletzung.

Im zwischenmenschlichen Bereich dominieren Schwierigkeiten in der Regulation von Nähe und Distanz. Beherrscht von einer intensiven Angst vor dem Alleinsein und einer schlecht ausgeprägten intrapsychischen Repräsentanz wichtiger Bezugspersonen, verwechseln sie häufig Abwesenheit mit manifester Verlassenheit und versuchen daher, wichtige Bezugspersonen permanent an sich zu binden. Andererseits induziert gerade die Wahrnehmung von Nähe und Geborgenheit ein hohes Maß an Angst, Schuld oder Scham. Langwierige, schwierige Beziehungen mit häufigen Trennungs- und Wiederannäherungsprozessen sind die Folge. Diese zeitgleiche Aktivierung konträrer Grundannahmen und Schemata scheint eines der auffälligsten Verhaltensmuster bei Borderline-Patientinnen zu sein. So aktiviert etwa das Bedürfnis nach Zärtlichkeit und Geborgenheit die Selbstwahrnehmung, gewalttätig und zerstörerisch zu sein. Das Bedürfnis nach Macht, Unabhängigkeit und Autonomie sorgt für einen Hunger nach bedingungsloser Zuwendung und Liebe, die Wahrnehmung eigener sexueller Lust aktiviert massive autodestruktive Bedürfnisse, das Gefühl, jemandem vertrauen zu können, schlägt um in die sichere Erwartung einer traumatisierenden Grenzüberschreitung. Stolz, also die Wahrnehmung, etwas geleistet zu haben, was den inneren Normen entspricht, löst Scham aus und damit die Befürchtung, dass die eigene Minderwertigkeit sichtbar werde.

Als weitere klinische Auffälligkeit kann passive Aktivität beschrieben werden, also die Tendenz, durch Demonstration von Hilflosigkeit und Leid Unterstützung zu erlangen und Kontakte aufzunehmen. Getrieben von der Vorstellung, »wenn das Gegenüber tatsächlich wahrnehmen würde, wie schlecht es mir geht, hätte es auch die Macht dazu, mein Befinden erheblich zu verbessern.«

> **Wichtig**
>
> Die Darstellung von Hilflosigkeit führt kurzfristig zu Zuwendung, langfristig zur Überforderung des Sozialsystems.

Konsequenterweise führt eine Aggravierung von demonstrativ hilflosen Verhaltensmustern zu einer Überlastung der Sozialkontakte und damit öffnet sich der Weg in sozialpsychiatrische Versorgungssysteme.

Die ausgeprägten dissoziativen Phänomene sind häufig nicht mehr an konkrete Auslöser gekoppelt, sondern

19

generalisiert. Die mangelhafte Wahrnehmung der eigenen Emotionen, Verzerrung des Raum-Zeit-Gefühls, ein ausgeprägtes Gefühl von Fremdheit und v. a. der Kontrollverlust über die Realität charakterisieren diese Phasen.

> **Wichtig**
>
> Dissoziative Störungen sind geprägt durch eine transiente Auflösung der Raum-Zeit- und Ich- Struktur.

Hinzu kommen häufig Flashbacks, d. h. szenisches Wiedererleben von traumatisierenden Ereignissen, die zwar kognitiv der Vergangenheit zugeordnet werden, emotional jedoch als real erlebt werden. Nicht selten werden diese Flashbacks, die über Stunden und Tage anhalten können, vom klinisch Unerfahrenen als psychotisches Erleben fehldiagnostiziert. Auch Alpträume sowie ausgeprägte Ein- und Durchschlafstörungen belasten das Allgemeinbefinden und tragen zur emotionalen Destabilisierung bei. Alkohol- und Drogenmissbrauch, Essstörungen, Vernachlässigung von körperlicher Bewegung sowie Pflege eventueller somatischer Erkrankungen korrespondieren häufig mit vielfältigen sozialen Problemen, wie inadäquater Ausbildung und Arbeitslosigkeit.

Diagnostik

Wie im gesamten Bereich der Persönlichkeitsstörungen gilt auch für die Borderline-Störung das IPDE (»International Personality Disorder Examination«; Loranger et al. 1999) als Instrument der Wahl. Es liegt sowohl als Modul für DSM-IV als auch für ICD-10 vor. Dabei handelt sich um ein strukturiertes Experteninterview. Die Interrater- und Test-Retest-Reliabilität gilt als gut und ist unstrukturierten klinischen Interviews deutlich überlegen (k=0,68–0,96 für Interraterreliabilität; k=0,4–0,8 für Test-Retest-Reliabilität).

> **Wichtig**
>
> Das IPDE gilt derzeit als das valideste Instrument zur operationalisierten Diagnostik.

Neben diesem Instrument wurden in den letzten Jahren eine Vielzahl an Instrumenten zur spezifischen Erfassung der BPS entwickelt. Internationaler wissenschaftlicher Standard ist derzeit das »Diagnostische Interview für das Borderline-Syndrom – Revidierte Fassung (DIB-R)«. An Fremdbeurteilungsverfahren liegen u. a. vor: das »Schedule for Interviewing Borderlines« (SIB) von Baron, die »Borderline Personality Disorder Scale« (BPDS) von Perry, sowie das »Strukturelle Interview« von Kernberg. Auf der Ebene der Selbstbeurteilungsverfahren ist am bekanntesten der »Borderline Syndrom Index« von Conte et al. Seit kurzem liegt auch ein in Deutschland entwickeltes Verfahren, das »Borderline-Persönlichkeitsinventar« von

Leichsenring vor. Auch diese Instrumentarien belegen eine zeitliche Stabilität der Diagnose BPS, und die Interviews weisen hinreichende Ergebnisse hinsichtlich der Interraterreliabilität auf.

Alle bisher zitierten Instrumente wurden ausschließlich für die klassifikatorische Diagnostik der BPS entwickelt. Sie eignen sich weder für die Erfassung des Schweregrades der Symptomatik, d. h. für das Ausmaß an intrapsychischer und psychosozialer Beeinträchtigung noch für die Erfassung von Veränderungen der Symptomatik über die Zeit.

> **Wichtig**
>
> Die »Borderline-Symptom-Liste« (BSL) wurde spezifisch zur Erfassung des akuten Schweregrades der Störung sowie zur Verlaufsmessung entwickelt.

Als quantitatives Selbstrating-Instrument, mit dem sich das Ausmaß an intrapsychischer und psychosozialer Beeinträchtigung sowie die Veränderungen der Symptomatik über die Zeit erfassen lassen, wurde die »Borderline-Symptom-Liste« (BSL) als Selbstbeurteilungsverfahren (Bohus et al. 2001) entwickelt. Als zweites quantitatives Fremdrating-Instrument wird derzeit von M. Zanarini ein DSM-IV basiertes Interview entwickelt (ZAN-BPD).

Epidemiologie

> **Wichtig**
>
> Die Punktprävalenz der Borderline-Störung liegt bei etwa 1,5%.

Die Punktprävalenz der Borderline-Störung, also die Häufigkeit der Störung zu einem definierten Zeitpunkt in der Allgemeinbevölkerung, wird mit Zahlen zwischen 0,8% und 2% angegeben (Übersicht: Stone 2000). Merikangas und Weissman (1986) schätzen die Prävalenz der Borderline-Störung in Bevölkerungsstudien vor 1980 auf 1,7–2%. 1990 führten Swartz et al. (1990) an 1541 Einwohnern in der Gegend der Duke University in North Carolina eine DSM-III-basierte Studie durch und fanden eine Prävalenz von 1,8%. Die Arbeitsgruppe untersuchte Personen zwischen 18 und 55 Jahren, also die Altersspanne, in der sich die BPS primär manifestiert, so dass die Prävalenz in der Gesamtbevölkerung geringer ausfallen dürfte. Auch Reich et al. (1989) ermittelten in einer Studie an 235 Einwohnern eine Prävalenz von 2,1%, wobei die Fallzahl sicherlich zu niedrig war, um repräsentative Aussagen machen zu können. Eine Untersuchung von Maier et al. (1992), die in der BRD auf DSM-III-R-Basis durchgeführt wurde, erfasste eine Stichprobe von 447 Personen und ihren Verwandten aus zufällig ausgewählten Familien und fand eine Prävalenzrate für BPS von 1,2%. Eine aktuelle, groß angelegte epidemiologische Feldstudie in Norwegen findet eine Punktprävalenz von 0,8% (Torgersen 2000). Über 80% dieser Betroffenen befinden sich in psychiatrisch-psychotherapeutischer Behandlung. Etwa 70% der Betroffenen sind Frauen. Auch diese Zahl ist sicherlich kritisch zu interpretieren, da die Untersuchungen zur Geschlechterprävalenz an Personen durchgeführt wurden, die sich in psychiatrisch-psychotherapeutischer Behandlung befanden. Derzeit wird an der Universität Hamburg eine DFG-geförderte Untersuchung zur Häufigkeit von Borderline-Störungen in Justizvollzugsanstalten durchgeführt, die sicherlich eine Revision der Einschätzung des Geschlechterverhältnisses mit sich bringen wird (B. Dulz, persönliche Mitteilung).

Differenzialdiagnose und Komorbidität

Gegenwärtig liegen 15 Studien vor, die zeitgleich Achse-I- und Achse-II-Störungen des DSM III-R mittels operationalisierter Messinstrumente erfassen. Die methodisch sorgfältigste Untersuchung stammt von Zanarini (1998a): Von 379 Patientinnen und Patienten mit einer nach DIB-R und DSM-III-R diagnostizierten BPS wurde retrospektiv im Langzeitverlauf bei 96% die Diagnose einer depressiven Erkrankung diagnostiziert. 88,5% litten an Angststörung, 64% an Substanzmissbrauch oder -abhängigkeit und 53% an einer zusätzlichen Essstörung.

> **Wichtig**
>
> Wichtigste Komorbiditäten: affektive Störungen (96%), Angststörungen (88%), Substanzmissbrauch (65%), Essstörungen (50%).

Die Komorbidität mit Erkrankungen aus dem schizophrenen Formenkreis ist mit 1% äußerst selten. Wie die meisten spezifischen Persönlichkeitsstörungen auch, erfüllen Borderline-Patienten häufig zeitgleich die Kriterien für andere Persönlichkeitsstörungen. Im Vordergrund stehen dabei die »dependenten Persönlichkeitsstörungen« (50%), »ängstlich vermeidende Persönlichkeitsstörungen« (40%), »passiv-aggressive Persönlichkeitsstörungen« (25%), »paranoide Persönlichkeitsstörungen« (ca. 40%), »antisoziale Persönlichkeitsstörungen« (25%) sowie »histrionische Persönlichkeitsstörungen« (15%). Deutliche Geschlechterunterschiede zeigen sich v. a. bei der komorbiden paranoiden Persönlichkeitsstörung (signifikant häufiger bei Männern) (Zanarini et al. 1998b).

Verlauf und Prognose

Umstritten ist das durchschnittliche Alter bei Erstmanifestation. Eigene Untersuchungen (Jerschke et al. 1998) fanden eine bimodale Verteilung: eine große Gruppe zeigte bereits im Alter von 14 Jahren Verhaltensauffälligkeiten (Essstörung, Selbstschädigung, Suizidversuche, Auffälligkeiten des Sozialverhaltens, affektive Störung), die einer stationären Behandlung bedurften, während eine zweite Gruppe im Mittel mit 24 Jahren erstmals stationär behandelt wurde.

> **Wichtig**
>
> Der Erkrankungsbeginn ist bimodal verteilt: Die Mittelwerte liegen bei 14 und 24 Jahren.

In retrospektiven Analysen unserer Arbeitsgruppe gaben etwa 30% der untersuchten erwachsenen Borderline-Patientinnen an, sich bereits im Grundschulalter intendierte Selbstverletzungen zugefügt zu haben. Die Suizidrate liegt bei 5–10% (Frances et al. 1986). Als Risikofaktoren für vollendete Suizide werden impulsive Handlungsmuster, höheres Lebensalter, Depressionen, komorbide antisoziale Persönlichkeitsstörung sowie frühkindlicher Missbrauch benannt. Auch Selbstverletzungen gelten als Risikofaktor für vollendete Suizide. Eine neuere Studie (Zanarini et al. 2003) konnte zeigen, dass 6-Jahres-Katamnesen überraschend hohe Remissionsraten (basierend auf DSM-IV-Kriterien) aufweisen.

> **Wichtig**
>
> Die Suizidrate wird derzeit mit ca. 5–10% angegeben.

Die Abbruchraten von unspezifischen bzw. tiefenpsychologisch orientierten Therapien liegen bei etwa 75%. Die Hälfte aller BPS-Patientinnen gibt zudem an, rezeptierte Medikamente nur unregelmäßig einzunehmen. In der BRD haben 80% aller Borderline-Patientinnen, die sich Selbstverletzungen zufügen, bereits Erfahrung mit stationärer psychiatrisch-psychotherapeutischer Behandlung.

19.3   Neurobehaviorales Entstehungsmodell der Borderline-Störung

Da wir derzeit nicht über prospektive Studien oder retrospektive Kohortenanalysen verfügen, lässt sich das pathogenetisch relevante Wissen vier Quellen zuordnen:

1. **Retrospektiv erhobene kontrollierte Daten:** Hohe Missbrauchsraten, früher Beginn des Missbrauchs, häufig Väter als Täter, häufig mehrere Täter, häufig erneute traumatische Erfahrungen im Erwachsenenalter.
2. **Retrospektiv erhobene Einzelfallberichte:** z. B. Beziehung zum Täter, Beziehung zu einer dritten »Schutzperson«, frühe Bewältigungsstrategien.
3. **Kontrollierte Untersuchungen zur gegenwärtigen Phänomenologie der BPS:** Zwillingsstudien, kognitive Verzerrungen, affektive Dysregulation, Selbstverletzungen, Dissoziationsneigung, Hypalgesie usw.

4. **Einzelfallberichte zur gegenwärtigen Phänomenologie:** Grundannahmen, Schemata, Bewältigungsstrategien usw.

> **Wichtig**
>
> Neurobehaviorale Störungskonzepte beruhen auf den drei Paradigmen: Lerntheorie, kognitive Theorie und Neurobiologie.

Die Lerntheorie beschreibt die Prinzipien der klassischen und instrumentellen Konditionierung. Sie erklärt damit etwa Phänomene wie die Etablierung von angstauslösenden Stimuli und die Aufrechterhaltung von Handlungsmustern zur Reduktion von Spannungszuständen. Die kognitive Theorie betont die Bedeutung individueller Schemata und Bewertungsprozesse etwa für die Entwicklung traumaassoziierter Symptome und deren Chronifizierung. Zentrale neurobiologische und -physiologische Dysfunktionen können auf genetische Faktoren zurückgeführt werden oder als somatische »Konsequenzen« traumatischer Erfahrung interpretiert werden. Im Folgenden werden zunächst die einzelnen Paradigmen beschrieben, anschließend wird ein integratives Modell vorgestellt, das den theoretischen Hintergrund für kognitiv-behaviorale Therapiekonzepte abbildet.

19.3.1 Psychosoziale Komponenten

> **Wichtig**
>
> Empirisch gesicherte Risikofaktoren für die Entwicklung einer BPS sind: weibliches Geschlecht bzw. Sozialisierung, frühe Erfahrung von sexueller Gewalt, körperlicher Gewalt und Vernachlässigung durch primäre Bezugspersonen sowie Gewalterfahrung im Erwachsenenalter (Zanarini et al. 1997).

Neben den zentralen Risikofaktoren (weibliche Sozialisation und frühe Gewalterfahrung) scheint die Bedeutung der fehlenden zweiten Bezugsperson von Bedeutung zu sein, einer Schutz und Sicherheit gewährenden Person, die insbesondere die Wahrnehmung der Betroffenen teilt und deren Emotionen bestätigen könnte. Trotz der hohen Missbrauchsrate (etwa 60% weiblicher Patienten mit BPD berichten über sexuelle Gewalterfahrung in der Kindheit) ist der kausale Zusammenhang zwischen erlebter Traumatisierung und Entwicklung einer BPS sicherlich nicht geklärt.

19.3.2 Genetische Komponenten

Für die Gesamtheit der Persönlichkeitsstörungen liegen seit Mitte der 90er Jahre Befunde aus Zwillingsstudien vor, die den Nachweis eines starken genetischen Einflusses erbringen (Konkordanzraten bei eineiigen Zwillingen ca. 55%, bei zweieiigen ca. 14%). Bis auf eine Studie (Torgersen et al. 2000), wurden jedoch primär Verhaltens- und Erlebensdispositionen untersucht (z. B. Beziehungsverhalten, affektive Labilität, Zwanghaftigkeit) (Livesley et al. 1998). Die Autoren dieser Studien verfolgen also ein dimensionales Modell, d. h. sie gehen von einem Kontinuum zwischen Persönlichkeitszügen und Persönlichkeitsstörung aus. Diese Zwillingsstudien weisen auf eine Beteiligung von drei empirisch nachweisbaren Varianzquellen hin: genetischen, umweltbezogenen und individuumspezifischen, wobei bei der Entwicklung von Persönlichkeitsstörungen nichtgenetische individuumspezifische Einflüsse am stärksten zu sein scheinen (Übersicht: Maier et al. 2000).

> **Wichtig**
>
> Etwa 70% der Varianz für die Entstehung einer BPS können durch genetische Faktoren erklärt werden.

Schon die Ergebnisse der frühen Arbeiten von Livesley, die eine genetische Disposition für Verhaltens- und Erlebenskomponenten, wie affektive Labilität, Identitätsprobleme, Narzissmus und Impulsivität bei gesunden Zwillingspaaren fanden, weisen auf die Bedeutung hereditärer Faktoren bei der Borderline-Persönlichkeitsstörung hin. Die einzige Zwillingsstudie, welche Konkordanzraten von monozygoten mit bizygoten Zwillingen vergleicht, von denen ein Zwilling manifest eine nach DSM-IV diagnostizierte Persönlichkeitsstörung aufweist, wurde im November 2000 veröffentlicht (Torgersen et al. 2000). Sie zeigt eine erhebliche genetische Bedeutung bei allen nach DSM-IV diagnostizierten Persönlichkeitsstörungen. Für BPS erklären genetische Faktoren ca. 69% der Varianz. Die Ergebnisse dieser Studie sind sicherlich vorsichtig zu interpretieren, da die Komorbidität der untersuchten Populationen nicht berücksichtigt wurde. Wie oben ausgeführt, erfüllen über 90% aller Patienten mit BPS die diagnostischen Kriterien für mindestens eine weitere Persönlichkeitsstörung, so dass die hohe genetische Varianz evtl. durch die Komorbidität erklärt werden könnte. Gesichert scheint jedoch die Bedeutung genetischer Faktoren für die Entwicklung dissoziativer Symptomatik (bis zu 55% der Varianz).

19.3.3 Störungen der Affektregulation

Autoren wie Linehan (1993) postulierten eine erhöhte Sensitivität gegenüber emotionalen Reizen, eine verstärkte emotionale Auslenkung und eine Verzögerung der Emotionsaktivierung auf das Ausgangsniveau. Diese Hypothesen basierten jedoch zunächst ausschließlich auf klinischer Beobachtung. Herpertz et al. veröffentlichten 1997 eine erste Arbeit, die auf experimenteller Ebene die affektive Instabilität bei dieser Patientengruppe belegen konnte.

> **Wichtig**
>
> Klinisch dominieren niedrige Reizschwellen, starke Affekte und eine verzögerte Normalisierung der Affektlage.

Die Autoren konnten nachweisen, dass Patientinnen mit BPS im Vergleich zu Kontrollpersonen auf das Vorlesen einer emotional belastenden Kurzgeschichte (»Die Eisbären« von Marie-Luise Kaschnitz) signifikant häufiger angaben, intensive Emotionen zu erleben. Auch Kemperman et al. (1997) hatten bereits beschrieben, dass Selbstschädigungen von Borderline-Patientinnen häufig eingesetzt werden, um undifferenzierte intensive aversive Anspannungszustände zu beenden. Untersuchungen unserer Arbeitsgruppe (Stiglmayr et al. 2001) konnten zeigen, dass Patientinnen mit BPS im Vergleich zu gesunden Kontrollen signifikant häufiger, länger und intensiver aversive Anspannung erleben, jedoch Schwierigkeiten haben, dabei Emotionen zu differenzieren.

In den letzten Jahren wurde damit begonnen, die funktionelle und topographische Anatomie von Hirnarealen bei BPS zu untersuchen, denen eine Bedeutung für die Induktion und Regulation von Affekten zugemessen wird. So spielen limbische, paralimbische und neokortikale frontale Strukturen eine zentrale Rolle für emotionale, motivationale, kognitive und motorische Verarbeitungsprozesse. Auch die Fähigkeit zur sozialen und emotionalen Selbstregulation wird dem Zusammenwirken spezifischer frontaler und limbischer Areale zugesprochen. Mittlerweile zeigen neuere Forschungsergebnisse, dass nicht nur Substanzschädigungen frontaler oder limbischer Strukturen gravierende Persönlichkeitsveränderungen verursachen, sondern auch chronischer Stress oder erhebliche Verwahrlosungserlebnisse in der Kindheit zu Beeinträchtigung neurobiologischer Reifungsprozesse und damit zu assoziierten kognitiven und emotionalen Störungen führen können.

> **Wichtig**
>
> Es gibt Hinweise, dass frühe traumatische Erfahrung zu zentralen morphologischen Veränderungen führen können, von denen auch die Hypothalamus-Hypophysen-Nebennierenrinden-Achse (HHN-Achse) betroffen ist.

So ergaben experimentelle Untersuchungen an Tieren unter unkontrollierbarem Stress Hinweise auf funktionale

und strukturelle neuronale Veränderungen im limbischen System. Am besten untersucht ist derzeit die Auswirkung von Glukokortikoidhyperexpression oder artifizieller Glukokortikoidexposition auf eine Schädigung und Volumenminderung hippokampaler Strukturen. Mehrere unabhängige Arbeitsgruppen konnten eine Störung der zentralen Stressregulation bei BPS-Patientinnen auf endokrinologischer Ebene nachweisen. Sowohl unter experimentellen Stressinduktionsparadigmen als auch im freien Feld zeigten sich Überaktivitäten der HHN-Achse (Rinne et al. 2002). Aufgrund von Tiermodellen gilt als gesichert, dass die Erfahrung von frühem unkontrollierbarem Stress Auswirkungen auf die adulte Kortikotropin-releasing-Hormon-(CRH-)Sekretion hat.

Da bei der Pathogenese der BPS frühe Gewalterfahrungen und unkontrollierbarer Stress eine zentrale Rolle spielen, kann zumindest im Analogieschluss eine traumabedingte Störung der HHN-Achse angenommen werden. Es wird diskutiert, in wieweit die im Magnetresonanztomogramm (MRT) nachgewiesenen hippocampalen Volumenreduktionen auf eine früh einsetzende oder chronisch persistierende Kortisolhypersekretion zurückzuführen sind.

Erste klinische Studien belegen die Bedeutung des Lebensalters zum Zeitpunkt der Traumatisierung. Da die Hirnentwicklung über die Pubertät bis weit in die Adoleszenz hineinreicht, wird in Zukunft die Rolle von vulnerablen Entwicklungsphasen für die Generierung traumaassoziierter Persönlichkeitsveränderungen neu diskutiert werden müssen.

Derzeit liegen Positronenemissionstomographie-(PET-)Studien bei Patienten mit BPS vor, die Hinweise auf metabolische Veränderungen im präfrontalen Kortex fanden (Übersicht: Schmahl et al. 2002). Strukturelle MRI-Untersuchungen kamen zu unterschiedlichen Ergebnissen, wobei die methodisch ausgereifteste Studie von Driessen et al. (2000), eine Volumenreduktion des Hippocampus bei Patienten mit BPS gegenüber gesunden Kontrollen um 16% fand. Auch das Volumen der Amygdala ist um 8% verkleinert.

> **Wichtig**
>
> Bildgebende Verfahren zeigen Volumenreduktion insbesondere von Hippocampus, Amygdala und frontaler Areale.

Diese Befunde decken sich mit den Ergebnissen von anderen Arbeitsgruppen, die ebenfalls Volumenreduktionen dieser Hirnareale bei Patienten mit chronischer posttraumatischer Stresserkrankung (PTBS) fanden. Sicherlich kann aus diesen Befunden kein kausaler Zusammenhang zwischen biographischer Stress- oder Traumaerfahrung und morphologischen Veränderungen des ZNS gezogen werden. Auch die Abgrenzung gegenüber anderen psy-

19

chiatrischen Störungsbildern, wie etwa Major Depression, bei der ebenfalls Volumenreduktionen der Hippocampi gefunden wurden, ist noch nicht gesichert. Untersuchungen unserer Arbeitsgruppe mittels MR-Spektroskopie fanden eine Reduktion von N-Acetylapartat. (NAA) bei Patientinnen mit BPS im dorsolateralen präfrontalen Kortex um 19% gegenüber gesunden Kontrollen. NAA gilt als Indikator für Störungen der zellulären Integrität. Dem frontalen Kortex wird eine wichtige Rolle bei der Regulation der Amygdala sowie der Kontrolle von konditionierten Furchtreaktionen zugewiesen. So kann auch dieser Befund als Hinweis auf morphologische oder funktionelle neuroanatomische Störungen der Affektregulation interpretiert werden.

19.3.4 Dissoziative Phänomene

> **Wichtig**
>
> Das DSM-IV definiert Dissoziation als »Störung der normalen Integration von Bewusstsein, Gedächtnis und Identität oder Wahrnehmung der Umwelt«.

Manche Autoren unterscheiden zwischen sog. psychologischen dissoziativen Phänomenen, wie Derealisation und Depersonalisation, und somatoformen Phänomenen, wie Analgesie, Verlust der Kontrolle über die Willkürmotorik, Veränderung der kinästhetischen Wahrnehmung, der Optik oder Akustik. Mehrere Studien unterschiedlicher Arbeitsgruppen konvergieren dahingehend, dass ca. 65% aller Patienten mit Borderline-Störung unter schwerwiegender, das heißt klinisch relevanter, dissoziativer Symptomatik leiden. Zanarini et al. (1997) konnten weiterhin nachweisen, dass dissoziative Symptomatik

bei Patienten mit BPS hoch korreliert mit Selbstschädigung, häufigen Klinikaufenthalten und niedriger sozialer Integration. Untersuchungen unserer Arbeitsgruppe (Stiglmayr et al. 2001) fanden eine hochsignifikante Korrelation zwischen aversiven Anspannungsphänomenen und dissoziativer Symptomatik bei Patientinnen mit BPS. Es kann also zumindest vermutet werden, dass diese Symptomatik durch intrapsychischen Stress getriggert wird.

> **Wichtig**
>
> Empirische Arbeiten zeigen eine hohe Korrelation zwischen subjektivem Stress und dissoziativer Symptomatik.

Dafür spricht auch die klinische Erfahrung, dass Clonidin, ein zentral wirksames Sympathikolytikum die akute dissoziative Symptomatik bei Patientinnen mit BPS reduziert (unpublizierte Daten). Andererseits kann, wie bereits ausgeführt, als gesichert gelten, dass die Entwicklung dissoziativer Symptome zumindest einer genetischen Teildetermination unterliegt.

Der Einfluss dissoziativer Phänomene auf psychosoziale Lernprozesse ist bislang nicht untersucht. Es darf jedoch vermutet werden, dass sowohl extrem hohe Anspannungsphänomene als auch dissoziative Phänomene die Lernkapazität von traumatisierten Patienten erheblich behindern. Das hieße, die Fähigkeit, neue Erfahrungen zu machen und diese mit alten Erfahrungsmustern zu verknüpfen, ist erheblich beeinträchtigt (Störung des kontextabhängigen Lernens). Dies wiederum, so darf hypothetisch angenommen werden, manifestiert sich in scheinbar irreversiblen dysfunktionalen Grundannahmen, die häufig widersprüchlich, d. h. schlecht kompatibel

⬜ Abb. 19.1. Neurobehaviorales Entstehungsmodell

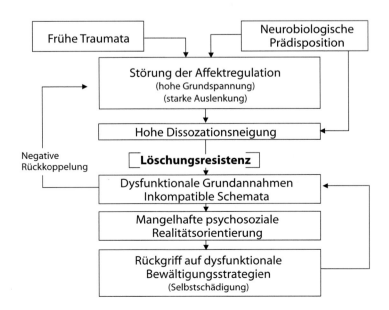

sind und daher ihrerseits zur Labilisierung der Affektregulation beitragen. Wie immer, wenn dysfunktionale Schemata emotional stark aufgeladen prozessiert werden, erscheint eine situationsadäquate Interpretation der Realität sowie entsprechende Handlungsentwürfe erschwert. Zur Entwicklung von dysfunktionalen Strategien zur Problemlösung ist es nur ein kleiner Schritt. Da diese kurzfristig oft als sehr wirksam erlebt werden, sind sie trotz langfristig resultierender psychosozialer Problematik nur schwierig zu revidieren.

❏ Abb. 19.1 skizziert die wesentlichen Faktoren des neurobehavioralen Entstehungskonzeptes der Borderline-Persönlichkeitsstörung.

Zusammenfassung

- Dieses Modell postuliert zunächst das Zusammenwirken genetisch bedingter neurobiologischer Faktoren, wie Dissoziationsneigung, Störungen der Reizkontrolle und Affektmodulation mit psychosozialen Variablen, wie sexueller Missbrauch und emotionale Vernachlässigung.
- In der Folge entwickeln sich dysfunktionale kognitiv-emotionale Schemata, die sich in Störungen der Identität, der Beziehungsregulation, der Affektregulation und der Handlungssteuerung manifestieren.
- Das Zusammenwirken dieser Faktoren führt während der weiteren psychosozialen Entwicklung zu Störungen der Assimilations- und Adaptationsprozesse. Die traumatischen Erfahrungen werden durch spätere positive Erfahrungen bzw. die Lernprozesse nicht relativiert, bleiben daher virulent und bestimmen weitgehend die Sicht der Welt als unberechenbar und gefährlich.

19.4 Zum gegenwärtigen Stand der Psychotherapieforschung

2001 veröffentlichte die American Psychiatric Association (APA) erstmals Behandlungsrichtlinien für die Therapie der Borderline-Störung. Als psychotherapeutische Verfahren wurden tiefenpsychologische Verfahren und die Dialektisch-Behaviorale Therapie nach Linehan (DBT) empfohlen. Diese Behandlungsrichtlinien wurden jedoch von zahlreichen Experten als unzureichend und wenig wissenschaftlich begründet kritisiert (Sanderson et al. 2002).

19.4.1 Kontrollierte tiefenpsychologisch orientierte Studien

Mit Ausnahme einer Untersuchung zur Wirksamkeit von tiefenpsychologisch orientierter Gruppen- und Einzeltherapie und einer Untersuchung zur Wirksamkeit einer 18-monatigen teilstationären tiefenpsychologisch orientierten Therapie (Bateman u. Fonagy 1999, 2001), liegen keine kontrollierten Studien zur Wirksamkeit tiefenpsychologisch orientierter psychotherapeutischer Behandlung bei BPS vor. Marziali und Munroe-Blum (1994) fanden eine leichte Überlegenheit der Gruppentherapie hinsichtlich Therapie-Compliance gegenüber tiefenpsychologischer Einzeltherapie. Die Studie von Bateman und Fonagy zeigte v. a., dass Borderline-Patienten ohne spezifische Therapie in ihrer Symptomatik über den Zeitraum von 18 Monaten weitgehend konstant blieben. Es ist also unter herkömmlichen psychiatrisch-psychotherapeutischen Versorgungsbedingungen nicht mit Spontanremission zu rechnen, während es unter der tiefenpsychologisch orientierten teilstationären Behandlung nach ca. 12 Monaten zu einer signifikanten Reduktion von Selbstverletzung, Depressivität und Frequenz vollstationärer Aufenthalte kam.

Wichtig

Derzeit liegt eine kontrollierte randomisierte Studie zur Wirksamkeit von psychoanalytischer teilstationärer Behandlung über 12 Monate vor.

Nach Entlassung aus der teilstationären Behandlung wurde die Therapie unter ambulanten Bedingungen als analytisch orientierte Gruppentherapie (180 Stunden in 18 Monaten) fortgesetzt. Im Vergleich mit der unspezifisch behandelten Kontrollgruppe zeigten sich weiter signifikante Verbesserungen auf der Verhaltens- und psychopathometrischen Ebene. Damit kann diese Form der Psychotherapie sicherlich als wirksam erachtet werden. Einschränkend muss einerseits der hohe Kostenaufwand (18 Monate teilstationäre Behandlung) diskutiert werden, andererseits sind bei der Komplexität teilstationärer Behandlung über diesen langen Zeitraum sicherlich eine Vielzahl von unspezifischen Wirkfaktoren, wie z. B. hohe Gruppenkohärenz (19 Patienten wurden als Gruppe über 3 Jahre behandelt), zu berücksichtigen.

19.4.2 Kontrollierte Studien zur kognitiv-behavioralen Therapie

Kontrollierte randomisierte Studien zur Wirksamkeit ambulanter Psychotherapie liegen derzeit nur für die Dialektisch-Behaviorale Psychotherapie (DBT) vor. Linehan et al. (Übersicht: Koerner u. Dimeff 2000) verglichen zunächst im Rahmen einer kontrollierten, randomisierten Studie DBT mit unspezifischer psychotherapeutischer Behandlung (»treatment as usual« = TAU). Sie fanden bereits nach 4 Monaten eine signifikante Überlegenheit der DBT hinsichtlich Abnahme der Selbstschädigung, des medizinischen Risikos der Selbstverletzungen, der stationären Behandlungstage sowie Verbesserungen der sozialen Integration. Auf der psychopathometrischen Ebene (Depressivität, Suizidvorstellungen, Ängstlichkeit), zeigten sich zwar Verbesserungen im Prä-post-Vergleich, jedoch keine signifikanten Unterschiede zwischen den beiden Behandlungsgruppen. Nur 17% der mit DBT behandelten Patienten brachen die Therapie ab (TAU: bei 58%)

> **Wichtig**
>
> Kontrollierte randomisierte Studien zeigten die Überlegenheit der DBT gegenüber unspezifischen Behandlungsbedingungen.

Mittlerweile wurden weitere Studien durchgeführt, die einerseits die ambulante Standard-DBT betreffen, andererseits spezifische Komponenten der DBT sowie Adaptationen an spezifische Behandlungsbedingungen (z. B. Forensik) oder andere Störungsgruppen (z. B. adoleszente Patienten, drogenabhängige Borderline-Patienten). Trotz unterschiedlicher Designs und teilweise geringer Fallzahlen bestätigen diese Studien weitgehend die Untersuchungsergebnisse der ersten Studie von Linehan. Unter evidenzbasierten Gesichtspunkten kann die DBT als einziges Behandlungskonzept für Borderline-Störungen als »probably efficacious« eingestuft werden. Aussagen zur Überlegenheit gegenüber tiefenpsychologisch orientierten Therapien können derzeit nicht gemacht werden, da vergleichende Studien zwischen DBT und der »Transference-Focused-Therapy« (TFT) derzeit am Karolinska Institut in Stockholm sowie am Cornell Medical Center in New York erst durchgeführt werden. Barley et al. (1993) verglichen in einem quasi-experimentellen Design die Auswirkung der Etablierung eines stationären DBT-Programms auf Selbstschädigung und Suizidversuche der Patientinnen sowie auf die emotionale Belastung des Pflegepersonals. Sie fanden signifikante Verbesserungen im Zeitraum von 10 Monaten nach Einführung des DBT-Programms, während auf einer parallel untersuchten psychiatrischen Allgemeinstation innerhalb dieses Zeitraumes keine Veränderungen stattfanden.

> **Wichtig**
>
> Auch die stationäre DBT zeigt gute bis sehr gute Therapieeffekte.

Bohus et al. (2001) entwickelten ein 3-monatiges stationäres Behandlungskonzept, das sich an den Richtlinien der DBT orientiert. Im kontrollierten Vergleich mit Patienten einer Warteliste zeigten sich einen Monat nach Entlassung hochsignifikante Verbesserungen in allen relevanten psychopathologischen Dimensionen und dysfunktionalen Verhaltensmustern, wobei die Effekte mit den Effektstärken anderer störungsspezifischer Therapien (Angst- oder Zwangsstörungen) vergleichbar sind. Nach Ablauf eines Jahres blieben diese Verbesserungen weitgehend stabil, die stationären Wiederaufnahmen reduzierten sich auf wenige Tage pro Jahr (Bohus et al. 2000, 2003).

19.5   Dialektisch-Behaviorale Psychotherapie

Die Dialektisch-Behaviorale Psychotherapie (DBT) wurde in den 80er Jahren von M. Linehan (University of Washington, Seattle, USA) als störungsspezifische ambulante Therapie für chronisch suizidale Patientinnen mit BPS entwickelt (Linehan 1993a, b). Die Therapie basiert auf einer neurobehavioralen Theorie und den Wirkprinzipien der empirisch-wissenschaftlichen Psychotherapie.

Damit integriert diese Therapie ein weites Spektrum an therapeutischer Methodik aus dem Bereich der Verhaltenstherapie, der kognitiven Therapie, der Gestalttherapie, der Hypnotherapie und der Meditation. Um den Anforderungen an eine wissenschaftlich überprüfbare Therapie für dieses komplexe Störungsbild zu entsprechen, mussten eine Vielzahl von strukturbildenden Richtlinien entwickelt werden.

Das komplexe DBT-Behandlungsprogramm umfasst sowohl den stationären als auch den ambulanten Sektor (Bohus 2002). Da die stationäre Behandlung die Ausnahme darstellen sollte, wird zunächst das ambulante Setting beschrieben.

19.5.1   Behandlungsmodule

Die DBT organisiert sich in vier Modulen:
- Einzeltherapie,
- Telefonberatung,
- Skills-Training in der Gruppe,
- Supervision.

Die ambulante **Einzeltherapie** erstreckt sich auf einen Zeitraum von 2 Jahren mit 1–2 Behandlungsstunden pro Woche. Im Rahmen seiner individuellen Möglichkeiten sollte der Einzeltherapeut zur Lösung akuter, evtl. lebensbedrohlicher Krisen telefonisch erreichbar sein. Zeitgleich zur Einzeltherapie besucht die Patientin wöchentlich einmal für 2–3 Stunden eine **Fertigkeitentrainingsgruppe**. Diese Gruppe orientiert sich an einem Manual und arbeitet über einen Zeitraum von 6 Monaten. Es hat sich als hilfreich erwiesen, ggf. einen zweiten Turnus anzuschließen. Die Kommunikation zwischen Einzel- und Gruppentherapeuten erfolgt im Rahmen der **Supervisionsgruppe**, die ebenfalls wöchentlich stattfinden sollte. Der Einzeltherapeut ist gehalten, die in der Fertigkeitengruppe erlernten Fähigkeiten fortwährend in seine Therapieplanung zu integrieren, um so die Generalisierung des Erlernten zu gewährleisten. Den Strukturen, Regeln und der inhaltlichen Gestaltung der Supervisionsgruppe widmet M. Linehan ein breites Kapitel im Handbuch, was deren Bedeutung für das Gesamtkonzept der DBT verdeutlicht. Der Einsatz von Video- oder zumindest Tonträgeraufzeichnungen der Therapiestunden gilt für eine adäquate Supervision als unabdingbar.

Der **motivationale Aspekt** erscheint vor dem Hintergrund der bereits erwähnten häufigen Therapieabbrüche von besonderer Bedeutung. Übereinstimmend zeigen alle bislang publizierten Studien zur Wirksamkeit der DBT eine hochsignifikant verbesserte Therapie-Compliance im Vergleich mit unspezifischen Behandlungen (Koerner u. Dimeff 2000). Neben strukturellen Aspekten (Einbindung in Gruppen- und Einzeltherapie), spielt sicherlich die therapeutische Haltung, wie sie von Linehan in den »Grundannahmen« formuliert wurde, auch in diesem Aspekt eine wesentliche Rolle.

19.5.2 Therapeutische Grundannahmen

Grundannahmen der DBT

1. Borderline-Patients versuchen, das Beste aus ihrer gegenwärtig verheerenden Situation zu machen
2. Borderline-Patients wollen sich verbessern
3. Borderline-Patients müssen sich stärker anstrengen, härter arbeiten und stärker motiviert sein, um sich zu verändern, dies ist ungerecht
4. Borderline-Patients haben ihre Probleme in der Regel nicht alle selbst verursacht, aber sie müssen sie selber lösen
5. Das Leben suizidaler Borderline-Patients ist so, wie es gegenwärtig gelebt wird, in der Regel unerträglich
6. Borderline-Patients müssen neues Verhalten im relevanten Kontext erlernen
7. Patients können in der DBT nicht versagen
8. Therapeuten, die mit Borderline-Patients arbeiten, brauchen Unterstützung

---

Die ersten beiden Annahmen, so banal sie klingen, vergegenwärtigen dem Therapeuten, den Angehörigen und dem Behandlungsteam die grundsätzliche Willensbereit-

schaft der Patients, ihre Situation zu verbessern. »Wenn sich der Patient optimaler verhalten könnte, so würde er dies tun«. Es liegt im Aufgabenfeld der Therapeuten, die aufrechterhaltenden Bedingungen für dysfunktionales Verhalten herauszuarbeiten. Die 3. Annahme fordert von Therapeuten und Patients Sorgfalt, Rücksichtnahme und Kraft für die anstehenden Veränderungen. Der Therapeut ist gehalten, alle Möglichkeiten der Unterstützung beim schwierigen und langwierigen Veränderungsprozess auszuschöpfen.

Die 4. Annahme, dass die Patients in der Regel ihre Probleme nicht verursacht haben, es dennoch allein in ihrer Hand liegt, Veränderungen herbeizuführen, verbalisiert einen häufigen und sehr hinderlichen Standpunkt der Patients. In Vorwegnahme dieser Problematik führt der Therapeut bereits zu Beginn der Therapie gerne folgende Metapher ein: »Stellen Sie sich vor, ein Mann ist auf dem Heimweg von der Arbeit, der ihn an einem Fluss entlang führt. Plötzlich, aus heiterem Himmel, wird er überfallen und in den Fluss gestoßen. Nun, da der Mann ja wirklich nicht freiwillig in den Fluss gesprungen ist – bedeutet dies, dass er nicht selber an Land schwimmen muss?«

Die 5. Annahme, dass das Leben suizidaler Borderline-Patients unerträglich ist, kann dialektisch verstanden werden: Als Appell an die Empathie des Therapeuten, Verständnis für die oft ausweglos erscheinende Situation des Patienten aufzubringen und an seine Courage, alles zu tun, um diese Situation zu verändern. Die 6. Annahme (»Borderline-Patients müssen neues Verhalten im relevanten Kontext erlernen«), verdeutlicht die Notwendigkeit, neu erlernte Fertigkeiten (Skills) nicht nur unter »Ruhebedingungen«, also während emotionaler Balance, zu trainieren, sondern diese auch unter emotionaler Belastung und starkem Stress anzuwenden. Krisensituationen sollten also immer als Chance genutzt werden, die Fertigkeiten zu vertiefen. Um stationäre Aufnahmen zu verhindern, gestaltet der Therapeut Arbeit engmaschiger und »coacht« den Patienten durch die Krise.

Die 7. Grundannahme verdeutlicht eine eigentlich selbstverständliche therapeutische Position: Niemand wird auf die Idee kommen, das Versagen einer Chemotherapie einem an Krebs leidenden Patienten anzulasten. Falls Therapiefortschritte stagnieren oder es zu Abbrüchen kommt, so ist die »Schuld« in dem therapeutischen Konzept, den eigenen Ressourcen, der Supervision oder der mangelhaften Ausbildung des Therapeuten zu suchen. Und schließlich formuliert die 8. Grundannahme das Recht und die Notwendigkeit einer fachlichen und emotionalen Unterstützung der Behandelnden. Die Arbeit mit chronisch suizidalen Borderline-Patients erfordert ein enormes Maß an Energie und emotionaler Intensität, dies sollte, auch um Burn-out-Phänomenen vorzubeugen, im Rahmen der Supervisionsgruppe gewürdigt und emotional aufgefangen werden.

19

19.5.3   Behandlungsphasen

Die gesamte Therapie im ambulanten Setting erstreckt sich über einen Zeitraum von 2 Jahren. Sie untergliedert sich in die **Vorbereitungsphase** und **3 Behandlungsphasen** mit **unterschiedlichen Behandlungszielen:**

Behandlungsphasen der DBT

- Vorbereitungsphase
  - Aufklärung über das Störungsbild
  - Klärung der gemeinsamen Behandlungsziele
  - Klärung der Behandlungsfoki und Methodik der DBT
  - Behandlungsvertrag, Non-Suizid-Vertrag
  - Verhaltensanalyse des letzten Suizidversuchs
  - Verhaltensanalyse des letzten Therapieabbruchs
- 1. Therapiephase: Schwere Probleme auf der Verhaltensebene
  - Verbesserung der Überlebensstrategien (Umgang mit suizidalen Krisen)
  - Verbesserung der Therapie-Compliance (Umgang mit Verhaltensmustern, die die Fortsetzung oder den Fortschritt der Therapie verhindern)
  - Verbesserung der Lebensqualität (Umgang mit Verhaltensmustern, durch welche die emotionale Balance schwer gestört wird)
  - Verbesserung von Verhaltensfertigkeiten (Skills)
- 2. Therapiephase: Probleme mit Folgen von traumatischen Erfahrungen
  - Verbesserung von Symptomen, die im Rahmen eines posttraumatischen Stresssyndroms auftreten oder Revision traumaassoziierter Schemata
- 3. Therapiephase: Probleme der Lebensführung
  - Integration des Gelernten und Neuorientierung

Die **Vorbereitungsphase** dient der Diagnostik und Informationsvermittlung über das Krankheitsbild, die Grundzüge der DBT sowie der Zielanalyse und Motivationsklärung. Anschließend folgt die **erste Therapiephase**, in der diejenigen Problembereiche bearbeitet werden, die in direktem Zusammenhang mit Verhaltensweisen wie Suizidalität, Gefährdung der Therapie oder schwerer Beeinträchtigung der Lebensqualität stehen. In dieser Phase sollten v. a. die emotionale Belastbarkeit erhöht und damit die Voraussetzung für **die zweite Therapiephase** geschaffen werden. In dieser geht es um die Bearbeitung traumatischer Erfahrungen. Die Reihenfolge der Therapiephasen sollte unbedingt berücksichtigt werden. Innerhalb der Therapiephasen sind die zu bearbeitenden Problembereiche bzw. Therapieziele hierarchisch geordnet: Wann immer ein höher geordneter Problembereich auftritt, z. B. Suizidalität oder Parasuizidalität, muss dieser bearbeitet werden. Die durchschnittliche Dauer der Behandlung in der ersten Phase beläuft sich je nach Schweregrad der Störung auf ca. ein Jahr.

19.5.4   Wahl des Behandlungsfokus

Die DBT strukturiert sich in Entscheidungsalgorithmen. Das heißt, der Therapeut ordnet die jeweiligen Verhaltensmuster der Patientin nach vorgegebenen hierarchischen Prinzipien und orientiert sich in der Wahl der Behandlungsmethodik an Verhaltens- und Bedingungsanalysen (◻ Abb. 19.2).

Die einzelnen Problembereiche und Unterbereiche sind ebenfalls hierarchisch gegliedert:

Hierarchie der Behandlungsfoki

- **Suizidales und parasuizidales Verhalten**
  1. Suizidales Krisenverhalten
  2. Parasuizidales Verhalten
  3. Massive Suizidimpulse, Suizidvorstellungen und Suiziddrohungen
  4. Suizidgedanken, Erwartungen und Phantasien
- **Therapiegefährdende Verhaltensweisen**
  1. Verhaltensweisen, welche den Fortbestand der Therapie stark gefährden
  2. Verhaltensweisen die den Fortschritt stören oder zum Burn-out führen
  3. Verhaltensweisen, die in direktem Zusammenhang mit suizidalem Verhalten stehen
  4. Verhaltensweisen, die Ähnlichkeiten mit problematischen Verhaltensweisen außerhalb des therapeutischen Settings aufweisen

▼

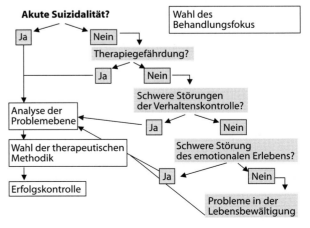

◻ **Abb. 19.2.** Algorithmus zur Wahl der Behandlungsfoki

- **Verhaltensweisen, welche die Lebensqualität einschränken** (z. B. Drogen, Essstörungen etc.)
    1. Verhaltensweisen, die unmittelbar zu unmittelbaren Krisensituationen führen
    2. Leicht zu verändernde Verhaltensweisen
    3. Verhaltensweisen, die in direktem Zusammenhang mit übergeordneten Zielen und zu allgemeinen Lebensprinzipien der Patientin stehen
    4. Verhaltensweisen, welche die Durchführung von Traumatherapie (Phase 2) behindern
- **Verbesserung von Verhaltensfertigkeiten**
    1. Fertigkeiten, die gerade in der Gruppe vermittelt werden
    2. Fertigkeiten, die in direktem Zusammenhang mit primären Behandlungsfoki stehen
    3. Fertigkeiten, die noch nicht gelernt wurden

19.5.5 Behandlungsebene und -methodik

Die Frage nach der **Behandlungsebene** resultiert aus hochauflösenden Verhaltensanalysen, die klären, inwiefern das jeweils dominierende, priorisierte Verhaltensmuster durch labilisierende Umstände (Schlafstörungen, Essstörungen, soziale Probleme etc.) bedingt ist, ob spezifische, eindeutig identifizierbare Stimuli eine wesentliche Rolle spielen (Gewalterfahrung, Kontakte mit ehemaligen Tätern etc.), ob dysfunktionale Schemata oder Pläne im Vordergrund stehen (ich habe kein Recht, Wut und Ärger zu äußern, wenn ich verlassen werde, löse ich mich auf…), oder ob mangelhafte Problemlösekompetenz ausschlaggebend ist. Schließlich wird geprüft, inwiefern die jeweiligen Verhaltensmuster durch interne oder externe Konsequenzen aufrecht erhalten werden. Diese Analyse wiederum eröffnet die Wahl der jeweiligen **Behandlungsmethodik**: Labilisierende Bedingungen erfordern in aller Regel konkretes Problemlösen; identifizierbare Stimuli sollten, wenn möglich, beseitigt werden oder mittels Exposition desensibilisiert werden. Dysfunktionale Schemata erfordern eine sorgfältige Analyse auf der Ebene der angewandten und geplanten Strategien sowie eine sorgsame Korrektur. Mangelhafte Problemlösekompetenz kann durch Vermittlung oder Aktivierung von Fertigkeiten verbessert werden, und schließlich erfordern aufrechterhaltende Konsequenzen eine aktive Veränderung auf der Ebene der Verstärker (Kontingenzmanagement).

19.5.6 Fertigkeitentraining

Linehan definiert Fertigkeiten (Skills) als kognitive, emotionale und handlungsbezogene Reaktionen, die sowohl kurz- als auch langfristig zu einem Maximum an positiven und einem Minimum an negativen Ergebnissen führen. Der Begriff »Fertigkeiten« wird in der DBT synonym mit »Fähigkeiten« gebraucht. Die zu erlernenden Verhaltensfertigkeiten orientieren sich hierbei an den neun DSM-IV-Kriterien für eine BPS, welche Linehan in fünf grobe Kategorien einteilt:

1. Dysfunktion des Selbst (inadäquates Gefühl für das Selbst, Gefühl der Leere),
2. behaviorale Dysfunktion (impulsive, selbstschädigende und/oder suizidale Verhaltensweisen),
3. emotionale Dysregulation (emotionale Labilität, Schwierigkeiten bei der Kontrolle von Wutgefühlen),
4. interpersonelle Dysregulation (chaotische Beziehungen, Angst vor dem Verlassenwerden) und
5. kognitive Dysregulation (Depersonalisation, Dissoziation, Wahnvorstellungen).

Die DBT bietet ein gut durchstrukturiertes Manual mit zahlreichen Übungsbeispielen und borderlinespezifischen Instruktionen. Die Fertigkeiten sind in Anlehnung an die oben dargestellten Kategorien in vier Module unterteilt, wobei Punkt 2 und Punkt 5 zu einem Modul zusammengefasst wurden. Zu jedem Modul existieren spezifische Arbeits- und Übungsblätter.

1. **Fertigkeiten zur Steigerung der inneren Achtsamkeit:** Diese sind von zentraler Bedeutung in der DBT und dienen dazu, das gestörte Verhältnis von Gefühl und Verstand in ein Gleichgewicht zu bringen. Übergeordnetes Ziel dieser Fertigkeiten ist das Erlernen von Kontrolle über sich und damit auch über seine Umwelt. Über die Schulung der Wahrnehmung soll es der Patientin ermöglicht werden, ihre Beobachtungen äußerer und innerer Prozesse bewertungsfrei bestimmten Kategorien (Emotionen, Gedanken, Handlungen, Umwelt) zuzuordnen. Aufgrund des präventiven Charakters dieser Fertigkeiten sollten sie fortwährend eingesetzt werden. Sie eignen sich damit auch zur Verhinderung von unkontrollierten Spannungsanstiegen und dissoziativen Zuständen.

2. **Zwischenmenschliche Fertigkeiten:** Dieses Modul hat große Ähnlichkeit mit anderen Trainingsmanualen zum Erlernen von sozialer Kompetenz und Selbstsicherheit. Borderline-Patientinnen mangelt es jedoch meist nicht an sozialer Kompetenz im engeren Sinne, sondern an Umgangsformen mit störenden Gedanken und Gefühlen während sozialer Interaktionen. Es werden wirkungsvolle Strategien zur Zielerreichung in zwischenmenschlichen Situationen sowie zum Umgang mit Beziehungen vermittelt. Großer Wert wird auch auf Aspekte der Selbstachtung beim Umgang mit anderen Menschen gelegt.

3. **Fertigkeiten zum bewussten Umgang mit Gefühlen:** Schwierigkeiten, mit schmerzhaften Gefühlen umzugehen, gelten aus der Sicht der DBT als zentral für die Genese der BPS. Die Patientinnen sollen lernen,

welche Grundgefühle es gibt, woran man diese identifizieren kann und wie sich Gefühle regulieren lassen. Die Identifikation wird über eine Schulung der Achtsamkeit für emotionsspezifische Prozesse trainiert. Durch diese gelenkte Wahrnehmung wird Distanz zur Emotion erzeugt. Darüber werden bislang als unbeherrschbar empfundene Emotionen für die Patientinnen regulierbarer. Auch lernen die Patientinnen über konkrete Handlungen, z. B. Lenkung der Wahrnehmung auf positive Ereignisse oder Handlungen, welche dem Gefühl entgegen sind (Exposition), ihre Emotionen aktiv zu modulieren.

4. **Fertigkeiten zur Stresstoleranz:** Diese Fertigkeiten dienen dem Ertragen und Überleben von Krisen und dem Annehmen des Lebens, so wie es im Augenblick ist. Sie sollten immer dann zum Einsatz kommen, wenn aufgrund zu hoher Spannungszustände eine Einschränkung der kognitiven Funktionen oder/und dissoziative Phänomene auftreten. Die Fertigkeiten zur Stresstoleranz (z. B. Eiswürfel, Ammoniak, Chilischoten, Igelball) sind in der Regel sehr rasch wirksam. Der Einsatz dieser Fertigkeiten sollte nur so lange praktiziert werden, bis eine ausreichende Spannungsreduktion eingetreten ist. Dann sollte sich die Patientin den Ursachen ihres Spannungsanstieges zuwenden, um daraus zukünftig präventive Techniken abzuleiten. Die Patientinnen werden dazu angehalten, die zwei bis drei wirksamsten Stresstoleranzfertigkeiten in einem »Notfallkoffer« permanent bei sich zu führen.

Wie der gesamten DBT liegt auch dem Fertigkeitentraining eine verhaltenstherapeutische Sichtweise zugrunde. Dies bezieht sich sowohl auf den Einsatz der Fertigkeiten wie auch den Umgang mit den Patientinnen. Entsprechend werden den Patientinnen nur solche Verhaltensweisen vermittelt, welche sowohl kurz- als auch langfristig wünschenswerte Konsequenzen mit sich bringen. Können verstärkende Konsequenzen des unangemessenen Verhaltens nicht kontrolliert werden bzw. gefährden die dysfunktionalen Verhaltensweisen alle anderen Verhaltensweisen, werden aversive Konsequenzen gesetzt. Zur Wahrung der dialektischen Grundhaltung werden dieser ausschließlich veränderungsorientierten Vorgehensweise Akzeptanz und Validierung von Verhalten, wie es aktuell ist, entgegengesetzt.

Prozess- vs. Teaching-Gruppe

Das Fertigkeitentraining ist als kognitiv-verhaltenstherapeutische Gruppentherapie zu verstehen und vorrangig als psychoedukatives Sozialtraining konzipiert. Damit wird explizit kein gruppendynamischer bzw. interpersoneller Ansatz verfolgt. Die Entwicklung, Reflexion und Analyse einer Gruppendynamik wird statt dessen aktiv unterbunden. Dies hat ein im Vergleich zu psychodynamischen Gruppentherapien deutlich entspannteres Grup-

penklima zur Folge. Gerade bei der Arbeit mit emotional schwerst gestörten Patienten besitzt diese Rahmenbedingung besondere Bedeutung. Die darüber von den Patientinnen empfundene Entlastung führt in der Regel nach bereits wenigen Gruppenstunden zu einer deutlichen Reduktion möglicher, im Vorfeld auftretender sozialphobischer Befürchtungen. Das Fertigkeitentraining nutzt gezielt gruppentherapeutische Wirkfaktoren, allen voran Anregungs- und Feedbackfunktionen, Problemlösefunktionen sowie Solidarisierungs- und Stützungsfunktionen. Letzteres wird von Borderline-Patientinnen als besonders hilfreich empfunden, erleben sie sich doch häufig als anders- und fremdartig.

Die Atmosphäre gleicht einer Unterrichtsstunde, ohne in einem einseitigen Monolog von Seiten der Trainer zu verbleiben. Vielmehr ist es Ziel und Aufgabe der Trainer, die Patientinnen so oft wie möglich als **Experten für ihre Probleme und deren Lösungen** anzusprechen. Mittels persönlicher Beispiele sollen sie konkret in die Stoffvermittlung mit einbezogen werden. In solch einer Vorgehensweise liegt die Chance zur unmittelbaren Bezugsetzung der Inhalte zum persönlichen Bewältigungsbedarf der Patientinnen. Zugleich besteht aber auch die Gefahr, die konstitutiven Grenzen der Gruppe zu sprengen, falls Patientinnen dies als eine Einladung zur Darstellung ihrer eigenen Problemsituation und Befindlichkeit verstehen. Grundsätzlich gilt die Regel: Es darf über alles (alle Probleme, auch Suizidalität/Parasuizidalität) gesprochen werden, solange dies aus einer lösungsorientierten Perspektive heraus geschieht. Dies bedeutet, dass sich in Fällen, in welchen Patientinnen in eine problemorientierte und in der Regel affektinduzierende Darstellung ihrer Anliegen geraten, die Trainern mit Fragen intervenieren wie: »Welche Fertigkeiten könnten das nächste mal für Sie hilfreich sein?« – »Welche Fertigkeiten hatten sie versucht anzuwenden?« – »Woran kann es gelegen haben, dass sie nicht die erwarteten Veränderungen bewirkten?«

Häufig ist es ratsam, den Patientinnen den Teaching-Charakter der Gruppentherapie gleich zu Beginn der Gruppe transparent zu machen. Dies dient der Klärung und entlastet zugleich die Patientinnen, deren anfängliche Unsicherheiten nicht selten von der schambesetzten Vorstellung gespeist wird, sich in solch einer Gruppe persönlich zur Disposition stellen zu müssen.

Gruppensetting und Ablauf des Trainings
Gruppengröße und zeitlicher Rahmen

Die Anzahl der Gruppenteilnehmer ist von entscheidender Bedeutung, den spezifischen Charakter der Gruppe (»Teaching Gruppe«) aufrecht zu erhalten. Zugleich ist eine ausreichende Gruppengröße die Voraussetzung für eine tragfähige Interaktionsstruktur. Nach langjährigen Erfahrungen hat sich eine Gruppengröße von 4–8 Teilnehmern als günstig erwiesen. Besteht die Gruppe aus weniger Teilnehmern, entsteht schnell die Situation, dass gruppendynamische Aspekte zu sehr in den Vordergrund geraten – die Gruppe läuft Gefahr, ihre Ziele der Wissensvermittlung und des Erlernens von Fertigkeiten aus den Augen zu verlieren. Besteht die Gruppe aus mehr als 8 Teilnehmern, besteht die Gefahr, dass sich einzelne Patientinnen übergangen fühlen können und sich abkapseln. Oft wirken diese Patientinnen sozial sehr angepasst und zurückhaltend, und nicht selten geraten sie hierbei in dissoziative Zustände, die von den Trainern nicht immer gleich als diese erkannt werden können. Letztlich hängt die Entscheidung über die Gruppengröße jedoch von der individuellen Zusammensetzung der Gruppe ab, die unter Umständen eine flexible Handhabung zulässt, sofern die hier genannten Probleme nicht auftreten.

Das Fertigkeitentraining findet im stationären wie auch im ambulanten Rahmen einmal pro Woche statt. Die Dauer beträgt zwei Zeitstunden, mit einer ca. 15-minütigen Pause.

In der ersten der beiden Zeitstunden werden die Hausaufgaben der Patientinnen besprochen. Hierzu dient das Skills-Wochenprotokoll als wichtiges Arbeitsmittel. Dieses besteht aus einer Auflistung aller Fertigkeiten, zu welcher die Patientinnen täglich die persönliche Anwendung sowie die Wirksamkeit beurteilen. In der zweiten Stunde werden neue Wissensinhalte vermittelt und geübt. Zum Ende der Sitzung werden neue Hausaufgaben verteilt.

Im ambulanten Setting werden die einzelnen Module mit Ausnahme der Fertigkeiten zur Steigerung der inneren Achtsamkeit in jeweils sechs Sitzungen hintereinander behandelt. Zwischen diesen Blöcken finden jeweils zwei Sitzungen des Moduls »Fertigkeiten zur Steigerung der inneren Achtsamkeit« statt. Mit diesem Vorgehen wird versucht, dem Modul »Fertigkeiten zur Steigerung der inneren Achtsamkeit« als Basismodul und damit Voraussetzung für alle anderen Module Rechnung zu tragen. Langjährige Erfahrungen haben gezeigt, dass es sehr von Vorteil ist, wenn die Patientinnen schon sehr früh das Prinzip der Achtsamkeit verstehen und umsetzen lernen. Aus diesem Grund sollte mit der Vermittlung dieses Moduls begonnen werden. Der Durchlauf des gesamten Lerninhalts beträgt 24 Sitzungen. Innerhalb eines Jahres kann das gesamte Programm damit zweimal durchgeführt werden. Mit diesem Vorgehen wird gewährleistet, dass Patientinnen, die beim ersten Durchlauf von der Stoffmenge überfordert sind oder durch permanente Krisen von einer aktiven Teilnahme abgehalten werden, eine zweite Chance erhalten. Zudem wird mit der Wiederholung die Notwendigkeit zum Üben der Fertigkeiten betont.

Offene Gruppe – homogene Gruppe

Die Fertigkeitengruppe ist prinzipiell als offene Gruppe angelegt. Neue Patientinnen können jeweils in einem Block zum Thema »Achtsamkeit« in die Gruppe eintreten. Der Einstieg einer neuen Patientin bietet zugleich die Möglichkeit, die bestehende Gruppe mit ihren erlernten Kompetenzen zu stärken, in dem sie der neuen Patientin Funktion und Ziele des Fertigkeitentrainings vorstellen. Anfänglich häufig auftretenden Motivations- und Unsicherheitshindernissen kann nach unserer Erfahrung somit schneller und effektiver entgegengewirkt werden, da Mitpatientinnen im Vergleich zu den Trainern als glaubwürdiger empfunden werden.

Für eine homogene Gruppe spricht, dass die Trainer sich besser den speziellen Erfordernissen der Patientinnen anpassen können. Dies verhindert eine allzu allgemeine, theorielastige Darstellung der Fertigkeiten. Außerdem bietet eine homogene Gruppe für die Patientinnen die Möglichkeit, mit anderen Menschen zusammenzusein, welche die gleichen Probleme und Sorgen haben. Dies wird von den Patientinnen in der Regel als sehr entlastend empfunden.

Therapievertrag

Vor Beginn der Behandlung verpflichten sich die Patientinnen zu formalen Richtlinien, welche in einem Therapievertrag festgehalten werden. Hierunter fallen neben der Non-Suizid-Verpflichtung und der Teilnahmeverpflichtung insbesondere Regeln zum Kontakt der Patientinnen untereinander. Zentrale Regel ist zum einen die Schweigepflicht nach außen, zum anderen – besonders wichtig: Die Patientinnen sollen untereinander keine intensiven persönlichen Kontakte pflegen. Dies steht vor dem Hintergrund, dass Patientinnen im zwischenmenschlichen Kontakt dazu neigen, über parasuizidale bzw. suizidale Handlungen oder Absichten zu sprechen. Um sie vor diesem Dilemma zu schützen, müssen sich Patientinnen, die anderen ihre suizidalen oder parasuizidalen Gedanken mitteilen, verpflichten, deren Hilfe anzunehmen bzw. deren Weiterleiten der Information an das therapeutische Personal zu akzeptieren. Die Patientinnen haben des Weiteren die Pflicht, sich von der Gruppe abzumelden, falls sie verhindert sind. Erscheinen sie unentschuldigt nicht zum Gruppentermin, so versuchen die Trainer, den Patientinnen telefonisch zu kontaktieren. Diese Regel entspricht dem Vorsatz, funktionale Verhaltenskontingenzen aufzubauen. Die Patientin lernt hieraus einerseits, dass ihrem Verhalten eine Konsequenz folgt, mit der sie wiederum umgehen muss (z. B. sich am Telefon für ihr Verhalten rechtfertigen), andererseits vermitteln die Trainer der Patientin somit, dass sie sich um ihren Verbleib sorgen.

Grundhaltung der Trainer

Wie schon in der Einleitung erwähnt, stellt die Dialektik zwischen veränderungsorientierten und akzeptierenden Strategien das Grundgerüst der Dialektisch-Behavioralen Therapie dar. Dieses spiegelt sich im Fertigkeitentraining v. a. in der Rollenaufteilung dieser prinzipiellen Grundhaltungen zwischen den Trainern wieder. Was der Einzeltherapeut in einer Person vereint und balanciert, wird

19

im Gruppentraining quasi künstlich getrennt. Ein Trainer übernimmt die Rolle der Vermittlung neuer Inhalte, während der andere ganz die Aufgabe der Validierung übernimmt. Für ein eingespieltes Trainerpaar können diese Rollen im Verlauf einer Sitzung wiederholt wechseln, weniger geübten Teams empfehlen wir eine vorab vereinbarte Aufteilung der Rollen.

Vermittlungstechniken

Die Betonung eines **aktiven** Trainings, das für verhaltensorientierte und kognitive Techniken typisch ist, unterscheidet die DBT von psychodynamischen Ansätzen. Der für Borderline-Patientinnen kennzeichnende passive Problemlösestil soll zugunsten eines aktiven Erlernens und Übens von Fertigkeiten aufgebrochen werden. Ziel ist es, die Patientinnen zu Experten ihrer Problematik zu machen.

In der DBT-Gruppentherapie kommen drei Verfahren zur Vermittlung der Fertigkeiten zum Einsatz:

1. Der Erwerb von Fertigkeiten wird durch Instruktionen, den Gebrauch von Beispielen und Metaphern, Diskussionen und Modellcharakteren vorangetrieben. Neben den Trainern, Videomaterial oder anderen Menschen aus der Umgebung der Patientinnen eignen sich besonders gut Mitpatientinnen als Modelle.
2. Die Anwendung von Fertigkeiten wird durch Zuwendung und Lob positiv verstärkt. Eine weitere Ausformung und Verfeinerung des neu erworbenen Verhaltens wird in Rollenspielen und Diskussionen durch exakt gesetzte Verstärker vorangetrieben. Unerwünschtes Verhalten wird gelöscht bzw. mit aversiven Konsequenzen belegt (► s. Abschn. 19.5.5).
3. Die Generalisierung der Fertigkeiten findet durch Hausaufgaben und die Integration in die Einzeltherapie statt. Darüber wird gewährleistet, dass das neue Verhalten in den Alltag der Patientin integriert wird.

Eine weitere Technik zur Vermittlung von Fertigkeiten ist die Vorgabe einer klaren Struktur des Trainings. Diese ist primär durch das Manual gegeben, welches den Patientinnen zu Beginn der ersten Stunde ausgehändigt wird. Der klare Ablauf der Einzeltermine wie auch des gesamten Trainings, die transparente Orientierung auf Vermittlung und Übung von Fertigkeiten, der Therapievertrag und die Einbettung des Trainings in die Gesamttherapie vermitteln Orientierung und das Gefühl der Kontrollierbarkeit. Damit hat die Patientin Raum, sich ausschließlich den Inhalten des Fertigkeitentrainings zu widmen.

Die Trainer bemühen sich, die Fertigkeiten so häufig wie möglich bei ihrem Namen zu nennen. Sie fungieren sozusagen als »Übersetzer« des jeweiligen Verhaltens in Fertigkeiten. Darüber soll der Erwerb und die Generalisierung der Fertigkeiten erleichtert werden. Gleichzeitig achten die Trainer darauf, dass die Patientinnen nicht zu viele Fertigkeiten auf einmal lernen und trainieren

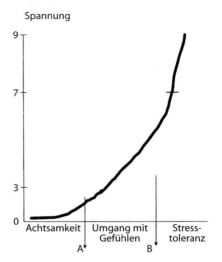

❑ **Abb. 19.3.** Spannungskurve zur subjektiven Einschätzung

(»shaping«). Zur Orientierung, wann welche Fertigkeiten anzuwenden sind, wurden die einzelnen Module in eine Spannungskurve eingeordnet (❑ Abb. 19.3). In Abhängigkeit von ihrer Spannungshöhe sollen die Patientinnen entsprechende Fertigkeiten des jeweiligen Moduls anwenden. Es empfiehlt sich daher, jeder neu hinzu gekommenen Patientin dieses Modell relativ frühzeitig, am besten durch eine Mitpatientin, erklären zu lassen.

19.6   Stationäre Behandlung nach DBT

Ursprünglich wurde die DBT für die ambulante Behandlung von Patientinnen mit BPS entwickelt. Es sprechen einige gewichtige Argumente gegen stationäre Konzepte:

- Unter stationären Bedingungen werden häufig dysfunktionale Verhaltensmuster und kognitive Konzepte durch das Behandlungsteam verstärkt (z. B. Zuwendung und Aufmerksamkeit nach suizidaler Kommunikation oder Selbstverletzungen; die Vorstellung, nicht alleine schlafen zu können).
- Der ungeregelte Kontakt mit anderen Borderline-Patientinnen, die Konfrontation mit deren traumatischen Erfahrungen kann Erinnerungen an eigene traumatische Erfahrungen triggern und starke affektive Belastungen auslösen.
- Die hierarchischen Strukturen in Kliniken vermitteln ein starkes Machtgefälle zwischen Therapeut und Patientin, was der Behandlung wenig zuträglich ist.
- Es liegen bislang keine empirischen Daten vor, dass die teure stationäre Therapie der ambulanten überlegen ist.

**Welche Argumente sprechen
für stationäre Behandlungskonzepte?**

- Bislang ist die störungsspezifische ambulante Versorgung unzureichend gewährleistet.
- Spezialisierte Zentren können Synergieeffekte nutzen.
- Eventuell kann zu Beginn einer ambulanten Behandlung die kondensierte und intensive Vermittlung von störungsspezifischer Kompetenz und Fertigkeiten die Compliance und Effektivität der ambulante Behandlung verbessern.
- Stationäre Zentren sollten als Bestandteile eines integrierten ambulant-stationären Behandlungskonzeptes für die kurzfristige Krisenintervention zur Verfügung stehen.

Zusammenfassung

Die stationäre Behandlung kann nur **als ein Modul eines integrierten Behandlungskonzeptes** verstanden werden.

Das im Folgenden beschriebene Konzept orientiert sich an einem Modell, das an der Abteilung für Psychiatrie und Psychotherapie des Universitätsklinikums Freiburg, basierend auf Erfahrungen in den USA, entwickelt wurde. Mittlerweile wurde dieses Konzept an mehreren Kliniken im deutschsprachigen Raum etabliert und an die jeweiligen örtlichen Strukturen angepasst.

19.6.1   Rahmenbedingungen und Struktur

Ähnlich wie bei der stationären Behandlung von Essstörungen, Angsterkrankungen oder Zwangsstörungen hat es sich als sinnvoll erwiesen, Patientinnen mit BPS auf Spezialstationen zusammenzuführen. Das Behandlungsteam kann somit Erfahrungen sammeln, und die Patientinnen können von Mitpatientinnen lernen.

Von entscheidender Bedeutung ist, wie unter ambulanten Behandlungsbedingungen auch, dass eindeutig zwischen Vorbereitungs- und Therapiebedingungen unterschieden wird. Egal, ob die Patientin nach einem schweren Suizidversuch auf einer geschlossenen Station liegt oder ob sie über eine Reha-Maßnahme in einer psychosomatischen Abteilung aufgenommen wird: Während der Vorbereitungsphase erfolgt Diagnostik, Differenzialdiagnostik, Aufklärung über das Störungsbild, Aufklärung über die Behandlungskonzeption (Ziele und Regeln) sowie Non-Suizid-Vertrag. Es muss für die Patientin und alle Beteiligten transparent sein, dass sie sich bislang lediglich

in der Vorbereitungsphase befindet. Primäres Ziel während dieser Phase ist neben der Diagnostik die Klärung der gegenwärtigen Notlage und die Motivation der Patientin, sich für Behandlung (Stufe I) zu entscheiden. Weiterhin sollte transparent sein, dass mit Beginn der Therapie Verbesserungen erreicht werden: (hinsichtlich Therapiefrequenz, Zuwendung, Vermittlung von Fertigkeiten, Ausgang, Kontakten nach außen usw.)

Um Missverständnissen vorzubeugen: Die Motivationsklärung während der Vorbereitungsphase erfordert hohe therapeutische Kompetenz und geschulte Therapeuten. Der spätere Therapieverlauf, Compliance und Sicherheit der Patientin hängt in entscheidendem Maße von der Qualität der Vorbereitungsphase ab.

Übergreifendes Ziel ist, eine professionelle Arbeitsatmosphäre zu kreieren, d. h. in erster Linie ein Umfeld zu schaffen, das funktionales Verhalten verstärkt und dysfunktionales Verhalten löscht oder negativ sanktioniert. Wir verstehen uns als Dienstleistungssektor, die Patientinnen sind Kundinnen und haben ein Recht auf optimale Behandlung.

Die Regeln der DBT gelten in gleichem Maße für Patientinnen wie für das Team. Wir bringen den Patientinnen bei, auch affektiv belastende Situationen nicht zu bewerten, sondern zu beschreiben, d. h. zu trennen zwischen Beobachtung und Interpretation. Daher gilt auch für jedes Teammitglied, auf bewertende Urteile oder Deutungen zu verzichten. Termini wie »agieren«, »manipulieren« oder »spalten« werden in der DBT grundsätzlich nicht benützt. Genaue Beobachtungen der Verhaltensebene beinhalten wesentlich mehr Information und schützen vor Machtgefälle. Wann immer möglich, werden strukturelle Entscheidungen für die Patientinnen transparent gemacht.

Effektive therapeutische Arbeit mit Borderline-Patientinnen unter stationären Bedingungen fordert einerseits klare Regeln und Strukturen, andererseits ein gewisses Maß an Flexibilität und Anpassung an individuelle Bedingungen. So genannte »Spaltungstendenzen«, wie sie unter traditionellen Behandlungsbedingungen häufig den Patientinnen unterstellt werden, lassen sich im Spannungsfeld zwischen den Interessen des Pflegepersonals (Vertreter der Strukturen und Regeln) und der Einzeltherapeuten (Vertreter der individuell konzipierten Ausnahmen) erklären.

❯ Fallbeispiel

Diese unterschiedlichen Interessen entwickeln sich aufgrund unterschiedlicher Arbeitsweisen: Das Pflegepersonal verbringt sehr viel Zeit mit den Patientinnen und übersieht insbesondere das alltägliche Zusammenleben auf Station. Weigert sich eine Patientin z. B., morgens aufzustehen, so stört dies den Ablauf der ganzen Station, veranlasst Mitpatienten zu Klage oder bringt auch andere auf ähnliche Ideen. Der Einzeltherapeut arbeitet im traditio-

▼

19

nellen Setting häufig an anderen Problembereichen, die das morgendliche Aufstehen nicht tangieren. Während der Teamsitzung beschwert sich das Pflegepersonal über die Faulheit und die mangelnde Kooperation, während der Einzeltherapeut berichtet, dass die Patientin bei ihm sehr gut kooperiere und gerade die Schwierigkeiten mit ihrem Vater bearbeite. Dies verursache Alpträume, daher sei sie morgens müde und komme nicht aus dem Bett, man müsse das verstehen. Das Pflegepersonal bringt weitere Beobachtungen und »Beweise«, wie schwierig die soziale Integration der Patientin sich auf Station gestalte, der Einzeltherapeut fährt fort, »seine« Patientin zu verteidigen. Das Pflegeteam fühlt sich unverstanden, der Einzeltherapeut ebenfalls. Es liegt Streit in der Luft, die Emotionen werden heftig. Schließlich kommt jemand auf die gute Idee, dass es sich bei diesem Problem um einen typischen Spaltungsprozess der Patientin handle. Sie projiziere ihre »guten Objektrepräsentanzen »in den Therapeuten und die »schlechten Objektrepräsentanzen« in das Pflegepersonal. Alle lehnen sich erleichtert zurück, es liegt an der Patientin und nicht am Team.

Zwei Ansätze helfen, um diesem strukturellen Problem entgegenzuwirken:
1. Das Pflegeteam braucht möglichst viel Information über die intrapsychischen motivationalen Beweggründe der Patientin, am besten aus »erster Hand«, also von der Patientin selbst.
2. Der Einzeltherapeut ist gehalten, dysfunktionale Verhaltensmuster auf Station in die Einzeltherapie mit einzubeziehen.

In der Praxis gestaltet sich der Ablauf etwa wie folgt:

> **Fallbeispiel**
> Nach Selbstschädigung oder Verhaltensmustern, die den Ablauf der Therapie stören (therapieschädigendes Verhalten), nimmt sich die Patientin 2 Stunden Auszeit (Timeout). Sie zieht sich auf ihr Zimmer zurück und nimmt an keinerlei Aktivitäten (auch keine Einzelgespräche!) teil. Das Pflegepersonal händigt ein Protokoll zur eigenständigen Verhaltensanalyse aus, die Patientin beschäftigt sich damit. Anschließend informiert die Patientin mindestens vier andere Patientinnen als Mitglieder ihrer Bezugsgruppe und bespricht mit dieser Gruppe ihre Verhaltensanalyse. Die Mitpatientinnen geben Tipps und Ratschläge, wie dieses dysfunktionale Verhalten geändert werden könnte (Schwerpunkt auf Alternativlösungen). Im Anschluss wird das Pflegepersonal informiert und bespricht mit der Patientin und ihrer kleinen Gruppe die Verhaltensanalyse. Erneut liegt der Schwerpunkt auf alternativen Lösungsmöglichkeiten. Die Patientin wird diese Verhaltensanalyse mit in die nächste Einzeltherapie nehmen und zusammen mit ihrem Therapeuten noch einmal bearbeiten.

In der Anfangsphase sind diese Verhaltensanalysen für die Patientinnen oft schwierig und schambesetzt. Die Unterstützung von »erfahreneren« Mitpatientinnen als »Patinnen« hat sich sehr bewährt.

Die **Vorteile dieser Verfahrensweise** sind offensichtlich:

- Ungewollte Verstärker nach dysfunktionalem Verhalten sind weitgehend ausgeschlossen.
- Die Patientin lernt, die motivationalen Anteile, die Konsequenzen und Probleme ihres Verhaltens im Selbstmanagement zu verstehen.
- Die Patientin lernt von Mitpatientinnen, dass sie sich in ihrem Verhalten meistens nicht sehr stark von diesen unterscheidet und dass es alternative Lösungsmöglichkeiten gibt.
- Das Pflegepersonal ist über die motivationalen Aspekte der Patientin genauestens informiert.
- Die Patientin lernt sofort alternative Lösungsstrategien und wird diese üben.
- Der Einzeltherapeut ist über die Problemzonen auf Station informiert und wählt seinen Behandlungsfokus entsprechend der Hierarchisierung der Problembereiche.

19.6.2 Hierarchische Gliederung der Behandlungsziele im stationären und teilstationären Setting

> **Hierarchie der Behandlungsfoki**
>
> I. Aufbau von Überlebensstrategien zur Bewältigung suizidaler Verhaltensmuster
> II. Aufbau von Therapie-Compliance an Stelle von therapieschädigenden Verhaltensmustern
> III. Befähigung zur ambulanten Therapie:
>   – Aufbau von Fertigkeiten zur Bewältigung von akutem ambulantem Problemverhalten
>   – Aufbau von Fertigkeiten, um Hospitalisierung und Behandlungsverlängerung zu verhindern
>   – Aufbau von Fertigkeiten, um die Wahrscheinlichkeit einer Wiederaufnahme zu verringern

Aufbau von Überlebensstrategien zur Bewältigung suizidaler Verhaltensmuster

Die vordringlichste Aufgabe im stationären Bereich ist sicherlich die Bewältigung suizidaler Krisen. Wann immer suizidale Handlungsimpulse auftreten, sind diese also vorrangig zu behandeln.

Die Bearbeitung suizidaler Krisen im stationären Setting im Besonderen birgt große Vorteile und große Nachteile:

Die Vorteile lassen sich weitgehend unter dem Aspekt der Sicherheit zusammenfassen: Natürlich ist das Risiko, einen Suizidversuch zu unternehmen oder zu vollenden, unter stationären Bedingungen geringer, als wenn die Patientin allein zu Hause ist. Der Zugang zu Medikamenten oder Waffen ist schwieriger, es gibt Ansprechpartner und Beobachter, die rasch reagieren können.

Andererseits besteht die erhebliche Gefahr, durch Aufmerksamkeit, Zuwendung oder auch durch »Einsperren« suizidale Krisen zu verstärken und damit Teufelskreise zu initiieren, die schlecht zu durchbrechen sind, zu langen Liegezeiten und Hospitalisierung führen.

Den Ausweg aus diesem Dilemma bieten genaue Verhaltensanalysen. Nur so kann man klären, ob die Suizidgedanken unmittelbar an Auslöser gekoppelt sind oder ob sie durch Konsequenzen aufrechterhalten werden. Aktive Hilfestellung bei der Vermeidung der Auslöser bzw. bei der Problemlösung ist in ersterem Fall anzuraten, Entkoppelung von verstärkenden Konsequenzen und dysfunktionalem Verhalten in letzterem.

> **Fallbeispiel**

Eine Patientin, die kurz vor der Entlassung nach 3 Monaten stationärer Behandlung steht, berichtet über drängende suizidale Impulse. Die Verhaltensanalyse zeigt, dass die Patientin große Angst hat, allein zu Hause zu schlafen. Vor dem Einschlafen entwickelt sie ausgeprägte Flashbacks mit szenischem Wiedererleben von sexuellen Traumata. Die Intrusionen sind sowohl optischer als auch kinästhetischer Art, d. h. sie spürt sich schmerzhaft penetriert und kann sich nicht mehr willentlich bewegen. Wie lange diese Zustände andauern, vermag sie nicht zu sagen, da ihr lange Zeitsegmente nicht mehr erinnerlich sind… Auch in der Nacht findet sie sich plötzlich in anderen Zimmern oder auf dem Gang wieder. Morgens entwickelt sie Suizidgedanken, weil die Vorstellung, dies allabendlich wieder erleben zu müssen, schlecht zu ertragen ist.

In diesem Fall ist der Therapeut gehalten, der Patientin sorgfältigst zu vermitteln, wie sie mit Flashbacks umgeht, wie sie frühzeitig verhindert, in die Dissoziation abzuleiten und wie sie sich rasch vergegenwärtigt, wenn sie im dissoziativen Zustand das Zimmer verlässt. Detaillierte, konkrete Anweisungen (z. B. laute Glocke an die Türklinke hängen), und Übungen mit stufenweiser Exposition zu Hause unter engmaschiger Telefonrückmeldung sind nötig.

Eine andere Patientin, ebenfalls kurz vor der Entlassung, berichtet, dass sie erhebliche Schwierigkeiten habe, einen Termin mit ihrer ambulanten Therapeutin zu vereinbaren, da sie sich gekränkt fühle, dass diese sich während des ganzen stationären Aufenthaltes nicht gemeldet hatte. Weiterhin habe sie Angst, den alten Arbeitsplatz wieder aufzusuchen. Die Vorstellung, diese beiden Aufgaben allein zu bewältigen, mache sie wütend, ohnmächtig und hilflos. Sie habe das Gefühl, alle würden sie überschätzen, insbesondere die stationäre Einzeltherapeutin, an die sie sich sehr gebunden fühle, wüsste nicht, wie schlecht es ihr gehe, sonst würde sie sich mehr um sie kümmern. Auch sie entwickle drängende Suizidimpulse.

▼

In diesem Falle würde eine Intensivierung des therapeutischen Angebotes wahrscheinlich zu einer kurzfristigen Abnahme der Suizidalität führen, spätestens beim nächsten Schritt in Richtung Entlassung aber würde dieses Verhalten aggravieren. Sinnvoll wäre es also, der Patientin zu vermitteln, dass sie von ihrer Einzeltherapeutin nur dann Unterstützung bekommt, wenn sie tatsächlich die schweren Schritte in Richtung Entlassung unternimmt (Koppeln von Positiv-Verstärkern an erwünschtes Verhalten). Ansonsten wäre über eine Reduktion der Einzeltherapiestunden nachzudenken oder vielleicht eine kurze Pause von Station (24-Stunden Time-Out) angebracht.

Aufbau von Therapie-Compliance an Stelle von therapieschädigenden Verhaltensmustern

Zu den therapiegefährdenden Verhaltensweisen, wie sie auch im ambulanten Setting auftreten können (▶ s. unter 19.5.4), kommen unter stationären Bedingungen zwei Kategorien hinzu:

1. Verhaltensweisen, die Mitpatientinnen daran hindern, von der Therapie zu profitieren,
2. Verhaltensweisen, die die Grenzen der Institution überschreiten.

Mitpatientinnen störende Verhaltensweisen:

Zunächst sei nochmals darauf hingewiesen, dass sich Borderline-Patientinnen entgegen weit verbreiteter Vorurteile häufig sehr gut verstehen und sich ausgesprochen gut und kompetent unterstützen können. Kommt es zu Schwierigkeiten oder Streitigkeiten, so ist es sicherlich nicht erstes Ziel, diese Konflikte zu vermeiden, sondern die Fähigkeit, mit Konflikten umzugehen, zu verbessern. Die Problemzonen im Umgang mit Mitpatientinnen gliedern sich wieder in zwei Kategorien:

1. Probleme, die aus zu engen und zu dichten Beziehungen entstehen,
2. Probleme, die aus Streitigkeiten und Feindseligkeiten entstehen.

Zur ersten Kategorie gehört das Erzählen von traumatischen Ereignissen, Inhalten von Flashbacks oder Alpträumen. Da gleichfalls traumatisierte Patientinnen durch diese Inhalte häufig stark labilisiert werden, jedoch in den Anfangsphasen häufig Schwierigkeiten haben, sich gegen Erzählungen dieser Art zu verwehren, ist während des stationären Aufenthaltes jede Kommunikation über traumatische Inhalte untersagt. Ein klassischer, weil unauflösbarer Konflikt ergibt sich auch aus der vertrauensvollen Mitteilung, »Du, ich vertraue dir jetzt an, dass ich mich nach Entlassung töten werde, und ich vertraue auf deine Freundschaft und darauf, dass du dies niemandem mitteilen wirst.« Was immer die ins Vertrauen gezogene Mit-patientin auch unternehmen wird, sie wird von Schuldge-fühlen geplagt sein. Die Stationsregel lautet daher: »Wann immer Sie von einer Patientin erfahren, dass sie konkrete Suizidabsichten mit sich trägt, so sind Sie verpflichtet, dies dem Team zu melden.« Die adäquate Antwort auf diese Mitteilung wäre also:« Nachdem du mir dies mitteilst und du weißt, dass ich es melden muss, gehe ich davon aus, dass du genau diese Meldung beabsichtigst.«

Bisweilen kommt es unter stationären Bedingungen zu Rivalitäten um die »Poolposition« im Schweregrad der Symptomausprägung. Dies kann entweder im Kampf um Aufmerksamkeit und Zuwendung durch Therapeuten oder Pflegepersonal begründet sein oder, was häufig über-sehen wird, in der mangelnden Selbstvalidierung der Patientin, d. h. die Patientinnen haben häufig Schwierig-keiten, sich die Berechtigung ihrer Wünsche nach Hilfe-stellung einzugestehen und bestätigen sich diese Bedürf-tigkeit auf der Verhaltensebene. »Ich bin der letzte Dreck, ich habe gar keine Hilfe und Zuwendung verdient. Wenn ich mich schneide und suizidal verhalte, habe ich wenigs-tens eine Berechtigung, mir selbst zu glauben, dass es mir schlecht geht.« In aller Regel ist den Patientinnen die Motivation für diese gruppenbedingte Aggravierung von dysfunktionalen Verhaltensmustern sehr rasch zugäng-lich und ebenso rasch zu beenden. Aggressive Angriffe ge-genüber Mitpatientinnen haben wir äußerst selten erlebt. Häufiger sind Ausgrenzung oder feindselige und kritische Bemerkungen. Zunächst sollten das Pflegepersonal oder der Einzeltherapeut der betroffenen Patientin helfen, dies eigenständig zu klären und sich gegenüber den Zurück-weisungen oder Angriffen durchzusetzen. Ist das nicht möglich, so wird dieses Problem in einer Patientengrup-pe besprochen.

Verhaltensweisen, die die Grenzen der Institution überschreiten

Jede Institution, die psychotherapeutische Behandlung anbietet, organisiert sich in Regeln. Diese dienen primär dazu, den reibungslosen Ablauf zu gewährleisten und komplexe Kommunikationsabläufe zu vereinfachen. In der DBT gilt: »Jede Regel ist dazu da, um Ausnahmen zu begründen.« Das heißt, es gilt, eine Balance zwischen rigider Einhaltung der Strukturen und individueller Flexibilität zu wahren. Verhaltensweisen, welche diese Balance stören, können sowohl vom Team als auch vom Patienten als auch von den Mitpatienten ausgehen. Je nach Stil des Hauses besteht die primäre Gefahr in zu rigiden und starren Strukturen, die den Patienten auch noch »zu deren Wohl« verkauft werden, oder in zu flexiblen, wei-chen Strukturen, die wenig Klarheit geben und zu unnöti-gen, pseudodemokratischen langwierigen Diskussionen führen. Jede Station sollte sich jedoch klare und transpa-rente »Grundregeln« geben. Diese beinhalten den Umgang mit Drogen und Alkohol auf Station, den Umgang mit Fremdaggressivität, sowie den Umgang mit suizidaler Kommunikation.

Befähigung zur ambulanten Therapie Aufbau von Fertigkeiten zur Bewältigung von akutem ambulanten Problemverhalten

Die Schlüsselfrage, die sich jeder Mitarbeiter und die Patientin vergegenwärtigen müssen, lautet: »Weshalb wird die Patientin gegenwärtig stationär behandelt und nicht ambulant?«

Die Klärung dieser so einfachen Frage ist häufig schwierig und komplex. Sie steht am Beginn jeder The-rapie (Stufe I). Als akutes ambulantes Problemverhalten werden alle Bedingungen beschrieben, die eine effektive ambulante Behandlung derzeit unmöglich machen. Dies kann etwa daran liegen, dass die Patientin in ihrem Um-kreis keinen kompetenten Therapeuten findet oder dass der jeweilige Therapeut sich nicht mehr in der Lage sieht, mit ihr weiter zu arbeiten. Bisweilen sind die selbstschä-digenden Verhaltensmuster so schwerwiegend (z. B. Blut-entnahmen bei niedrigen Hämoglobinwerten), dass be-hördliche Auflagen eine stationäre Behandlung erzwin-gen, manchmal wird das Verhalten der Patientin von ihrer Wohngruppe nicht mehr toleriert. Eine Vielzahl unter-schiedlicher Gründe also, die eine Vielzahl unterschied-lichster Lösungen bedingen. Immer aber sollte der primä-re Behandlungsfokus so gewählt werden, dass nach Been-digung der Therapie die ambulante Behandlung entweder eingeleitet oder fortgesetzt werden kann. Es erscheint also wenig hilfreich, mit einer Patientin, die in ihrer Umgebung keinen ambulanten Therapeuten findet, der bereit und kompetent ist, mit Borderline-Patientinnen zu arbeiten, unter stationären Bedingungen die Bearbeitung von trau-matischen Erfahrungen einzuleiten oder an Selbstschädi-gungen zu arbeiten. Die meisten kennen die Anekdote, die beschreibt, wie spät nachts ein Passant auf einen älteren Herrn trifft, der im Lichtkegel einer Laterne den Boden ab-sucht. »Haben sie etwas verloren?« »Ja«, antwortet der äl-tere Herr zerknirscht, »meine Hausschlüssel, ich bin ganz verzweifelt, ich suche schon seit einer halben Stunde«. Der hilfreiche Passant, der begonnen hat, ebenfalls erfolglos den Lichtkegel abzusuchen, meint nach einer Weile: »Sind Sie sicher, dass sie den Schlüssel hier verloren haben?« »Nein, das nicht, aber hier habe ich wenigstens Licht«.

Um also nicht in diese »Kompetenzfalle« zu geraten, sollte man den Behandlungsfokus jeweils dahingehend hinterfragen, ob die Patientin nach Erreichung des Be-handlungszieles in der Lage sein wird, die Behandlung un-ter ambulanten Bedingungen fortzusetzen.

Aufbau von Fertigkeiten, um Hospitalisierung und Behandlungsverlängerung zu verhindern

Tendenzen, die stationäre Behandlung zu verlängern, sind verständlich und eher die Regel als die Ausnahme. Der stationäre Rahmen bildet für Borderline-Patientinnen (leider) häufig ideale Bedingungen: Professionelle Helfer, die auch auf schwierige interaktionelle Muster nicht mit Beziehungsabbruch drohen, Schutz vor Alleinsein, verständnisvolle Mitpatientinnen, Schutz vor Leistungsanforderungen, häufig die Bestätigung negativer Selbsteinschätzung: »Ich bin der letzte Dreck, ich bin anders als alle anderen, ich bin völlig verrückt.« Gerade weil diese Bedingungen so ideal sind, muss diese Gefahr von Anfang an benannt werden. Die Patientin muss über Lerngesetze, Verstärker und Kontingenzmanagement aufgeklärt werden, um so frühzeitig mit ihr zusammen dieser Tendenz gegenzusteuern. Bisweilen erscheint es sinnvoll, die Behandlung zu verlängern: immer dann und nur dann, wenn die Patientin sich stark bemüht, ihre Entlassung vorzubereiten. Als Beispiele wäre Arbeitsbelastungsversuche anzuführen oder die stufenweise Erprobung des nächtlichen Aufenthaltes zu Hause oder in Hotels. Sicherlich kontraindiziert (aber leider sehr häufig) sind Behandlungsverlängerungen, die an eine Verschlechterung der Symptomatik gekoppelt werden.

Aufbau von Fertigkeiten, um die Wahrscheinlichkeit einer Wiederaufnahme zu verringern

Wie bereits ausgeführt, liegt die Wahrscheinlichkeit für eine Borderline-Patientin, nach stationärer Behandlung im nächsten Jahr erneut aufgenommen zu werden, im Schnitt bei 80%. Eine Analyse der jeweiligen Umstände, die zu den stationären Aufenthalten geführt haben, gehört daher bereits in die Stufe I der Therapieplanung und sollte die Wahl des Behandlungsfokus spätestens in Stufe III der stationären Behandlung, also während der Vorbereitung auf die Entlassung prägen.

Behandlungsplanung

Ausgehend von der in der Einzeltherapie erarbeiteten Verhaltensanalyse stellen sich folgende Fragen:

Ist das jeweils **definierte Problemverhalten** (z. B. explosive Durchbrüche mit Schädelverletzungen)
a) durch eine Vielzahl **unspezifischer Umgebungsbedingungen** bedingt (Schlafstörungen, Migräne, Arbeitslosigkeit, Menstruationsbeschwerden, Trennung vom Partner, Ärger mit dem Jugendamt, Krankheiten der Kinder...),
b) an **situative Auslöser** gekoppelt (Kränkungen durch den Ehemann oder Angst, die Kinder zu verlieren),
c) durch **spezifische kognitive oder emotionale Schemata** prozessiert (»ich darf unter keinen Umständen wütend sein, ich darf mich nicht zur Wehr setzen, ich habe kein Recht, mich zu verteidigen...«),
d) oder durch die **Folgen** aufrechterhalten (Zuwendung und Besorgnis des Ehemannes, Abnahme der inneren Spannung, Kopfschmerzen)?

In aller Regel sind diese Fragen nicht leicht zu beantworten, weil viele Faktoren ineinander greifen. Dennoch hilft

dieses Schema als grobe Orientierung: Am einfachsten und effektivsten zu behandeln sind in aller Regel Problembereiche, die an situative Auslöser gekoppelt sind. Daher sollte dieser Bereich genau untersucht und ggf. als primärer Behandlungsfokus gewählt werden. Als Methodik bietet sich zumeist die Problemlösung oder Expositionstechniken an.

Fokus der zweiten Wahl ist der Bereich der Konsequenzen. Kontingenzmanagement führt nach kurzfristiger Aggravierung der Problematik (Vorsicht bei Suizidalität) zu rascher und meist wirkungsvoller Veränderung des Problemverhaltens.

Langwierig, schwierig und destabilisierend sind Behandlungen, die auf eine Veränderung der Pläne oder Schemata zielen. Auch wenn sich die meisten Therapeuten rasch auf dieses Thema stürzen, so sollten doch zunächst alle anderen Interventionsebenen überprüft worden sein. In aller Regel gehört die Arbeit an den individuellen Schemata in den Aufgabenbereich der ambulanten Therapie.

Zeigen sich viele unspezifische Problemzonen, so sollten einige wenige herausgegriffen werden und noch einmal einer detaillierten Verhaltensanalyse unterzogen werden, bevor ihre jeweilige Bedeutung hierarchisiert wird.

> **Wichtig**
>
> Also:
> 1. Stimulus-Prävention vor
> 2. Entkoppelung von Reizreaktionsmustern,
> 3. Kontingenzmanagement vor
> 4. kognitiver Umstrukturierung.

Auch die Behandlungsplanung ist für die Patientin transparent. Unterstützung beim Training der Skills holt sich die Patientin beim Pflegepersonal.

19.7 Ausblick

Wie eingangs beschrieben stellt die Behandlung der Borderline-Störung eine wesentliche Herausforderung für die derzeitige psychiatrische/psychotherapeutische Versorgung dar. Die DBT bietet als gut evaluiertes störungsspezifisches Konzept sowohl die inhaltlichen als auch die methodischen Voraussetzungen, diese Herausforderungen zu bewältigen. Dennoch bedarf es einiger struktureller Vorgaben, wie in ◘ Abb. 19.4 skizziert, die z. T. im gegenwärtigen Versorgungssystem nur schwer zu verwirklichen sind.

- Die ambulante Versorgung basiert auf einem Zusammenwirken von ausgebildeten Spezialisten, die eine Vernetzung zwischen Einzeltherapeut, Skills-Gruppe, Telefonberatung und Supervision gewährleisten.
- Die stationäre Versorgung sollte sich auf Krisenintervention und die Behandlung von komorbiden Problemen (BPD + Sucht; BPD + Essstörungen; BPD +

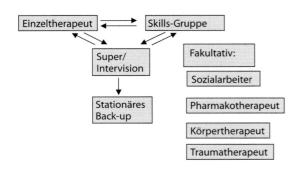

Abb. 19.4. Vernetzung von Therapiemodulen im ambulanten Bereich

Zwang) konzentrieren und eng mit ambulanten Netzwerken kooperieren.

- Sozialpädagogische Maßnahmen, wie Arbeitsintegration oder fakultativ betreutes Wohnen sollte integraler Bestandteil der Behandlungsketten sein.
- Diese schwierige und anstrengende Arbeit aller Beteiligten müsste von den Kassen entsprechend gratifiziert werden
- Die jeweiligen Behandlungskonzepte sollten im Sinne der Outcome-Forschung evaluiert und modifiziert werden.

Literatur

Barley WD, Buie SE, Peterson EW et al. (1993) Development of an inpatient cognitive-behavioral treatment program for borderline personality disorder. J Personal Disord 7: 232–240

Bateman A, Fonagy P (1999) Effectiveness of partial hospitalization in the treatment of borderline personality disorder: A randomized controlled trial. Am J Psychiatry 156: 1563–1569

Bateman A, Fonagy P (2001) Treatment of borderline personality disorder with psychoanalytically oriented partial hospitalization: An 18-month follow-up. Am J Psychiatry 158: 36–42

Bohus M (2002) Borderlinestörung. Fortschritte der Psychotherapie Hogrefe, Göttingen

Bohus M, Haaf B (2001) Dialektisch-Behaviorale Therapie der Borderline-Störung im stationären Setting. Verhaltensther Psychosoz Prax 33 (4): 619–642

Bohus M, Haaf B, Stiglmayr C, Pohl U, Böhme R, Linehan M (2000) Evaluation of inpatient dialectical-behavioral therapy for borderline personality disorder – a prospective study. Behaviour Res Ther 38: 875–887

Bohus M, Limberger M, Sender I, Gratwohl T, Stieglitz R (2001) Entwicklung der Borderline-Symptom-Liste. Psychother Psychosom Med Psychol 51: 201–211

Bohus M, Haaf B, Simms T, Schmahl C, Unckel C, Linehan M Effectiveness of inpatient dialectical behavioral therapy for borderline personality disorder: a controlled trial. Behavior Res Therapy (in press)

Frances A, Fyer M, Clarkin JF (1986) Personality and suicide. Ann NY Acad Sci 487: 281–293

Driessen M, Herrman J, Stahl K (2000) Magnetic resonance imaging volumes of the hippocampus and the amygdala in women with borderline personality disorder and early traumatization. Arch Gen Psychiatry 57: 2000

Gunderson JG, Singer MT (1975) Defining borderline patients: An overview. Am J Psychiatry 132: 1–10

Herpertz S, Gretzer A, Steinmayer EM, Mühlbauer V (1997) Affective instability and impulsivity in personality disorder: Results of an experimental study. J Affective Disord 44: 31–37

Jerschke S, Meixner K, Richter H, Bohus M (1998) Zur Behandlungsgeschichte und Versorgungssituation von Patientinnen mit Borderline-Persönlichkeitsstörung in der Bundesrepublik Deutschland. Treatment history and care situation for female patients with borderline personality disorder. Fortschr Neurol Psychiatrie 66 (12): 545–552

Kemperman I, Russ MJ, Shearin E (1997) Self-injurious behavior and mood regulation in borderline patients. J Personal Disord 11: 146–157

Kernberg O (1967) The structural diagnosis of borderline personality organization. In: Hartcollis P (ed) Borderline personality disorders. International University Press, New York, pp 78–121

Koerner K, Dimeff L (2000) Further data on dialectical behavioral therapy. Clin Psychol Sci Pract 7: 104–113

Linehan MM (1993a) Cognitive-behavioral treatment of borderline personality disorder. Guildford Press, New York

Linehan MM (1993b) Skills training manual for treating borderline personality disorder. Guilford Press, New York

Livesley WJ, Jang KL, Vernon PA (1998) Phenotypic and genetic structure of traits delineating personality disorder. Arch Gen Psychiatry 55: 941–948

Loranger AW (1999) International Personality Disorder Examination (IPDE): DSM-IV and ICD-10 modules. Psychological Assessment Resources, Odessa, FL

Maier W, Lichtermann D, Klingler T, Heun R (1992) Prevalences of personality disorders (DSM-III-R) in the community. J Personal Disord 6: 187–196

Maier W, Linz M, Hawellek B (2000) Genetik der Persönlichkeitsstörungen. Persönlichkeitsstörungen Theorie Ther 4: 182–192

Marziali E, Munroe-Blum (1994) Interpersonal group psychotherapy for borderline personality disorder. Basicbooks, New York

Merikangas K, Weißmann M (1986) The epidemiology of DSM-III, axis-2 personality disorders. In: Frances A, Hale R (eds) American Psychiatric Association Annual Review (Vol 5). American Psychiatric Press, Washington, DC, pp 258–278

Reich J, Yates W, Ndguaguba M (1989) Prevalence of DSM-III personality disorders in the community. Soc Psychiatry Psychiatr Epidemiol 24: 12–16

Rinne T, Kloet ER de, Wouters L, Goekoop JG, Rijk R de, Brink W van den (2002) Hyperresponsiveness of hypothalamic-pituitary-adrenal axis to combined dexamethasone/corticotropin-releasing-hormone challenge in female borderline personality disorder subjects with a history of sustained childhood abuse. Biol Psychiatry 52 (11): 1102–1112

Sanderson C, Swenson C, Bohus M (2002) A critique of the American psychiatric practice guideline for the treatment of patients with borderline personality disorder. J Personal Disord 16 (2): 122–129

Schmahl CG, McGlashan TH, Bremner JD (2002) Neurobiological correlates of borderline personality disorder. Psychopharmacol Bull 36 (2): 69–87

Spitzer RL, Endicott J, Gibbon M (1979) Crossing the border into borderline personality and borderline schizophrenia: The development of criteria. Arch Gen Psychiatry 36: 17–24

Stiglmayr C, Shapiro DA, Stieglitz RD, Limberger M, Bohus M (2001) Experience of aversive tension and dissociation in female patients with borderline personality disorder – a controlled study. J Psychiatr Res 35 (2): 111–118

Stone MH (2000) Entwickelt sich die Borderline-Persönlichkeitsstörung zu einem Massenphänomen? Überblick über epidemiologische Daten und Hypothesen. In: Kernberg O, Dulz B, Sachsse U (Hrsg) Handbuch der Borderline-Störungen. Schattauer, Stuttgart New York, S 3–9

Swartz M, Blazer D, George L, Winfield I (1990) Estimating the prevalence of borderline personality disorder in the community. J Personal Disord 4: 257–272

Torgersen S, Lygren S, Oien PA et al. (2000) A twin study of personality disorders. Compr Psychiatry 41: 416–425

Zanarini MC, Williams AA, Lewis RE, Reich RB (1997) Reported pathological childhood experiences associated with the development of borderline personality disorder. Am J Psychiatry 154: 1101–1106

Zanarini MC, Frankenburg FR, Dubo ED, Sickel AE, Trikha A, Levin A, Reynolds V (1998a) Axis I comorbidity of borderline personality disorder. Am J Psychiatry 155: 1733–1739

Zanarini MC, Frankenburg FR, Dubo ED, Sickel AE, Trikha A, Levin A, Reynolds V (1998b) Axis II comorbidity of borderline personality disorder. Compr Psychiatry 39: 296–302

Zanarini M, Frances R, Frankenburg MD, Hennen J, Silk K (2003) The longitudinal course of borderline psychopathology: 6-year prospective follow-up of the phenomenology of borderline personality disorder. Am J Psychiatry 160: 274–283

19

Interpersonelle Psychotherapie

Petra Dykierek, Elisabeth Schramm

> Bei der interpersonellen Psychotherapie (IPT) stehen die psychosozialen Aspekte der Erkrankung im Vordergrund der Behandlung – und zwar unabhängig vom Symptommuster, Schweregrad, vermuteter biologischer Vulnerabilität oder Persönlichkeitszügen. So können beispielsweise Konflikte mit anderen Menschen, Verlusterlebnisse oder soziale Isolation zum Auftreten einer Depression beitragen. Die Bearbeitung des interpersonellen Kontextes soll über die reine Symptomreduktion hinaus auch längerfristig zur Wiedereingliederung depressiver Patienten und zur Aufrechterhaltung des Therapieerfolges beitragen.

20.1   Depression und psychiatrische Rehabilitation

Unipolar depressive Störungen gehören zu den häufigsten psychiatrischen Diagnosen sowohl in der Bevölkerung als auch in stationären Behandlungseinrichtungen. Sie gehen mit schweren Beeinträchtigungen der psychosozialen Rollenerfüllung und der Lebensbewältigung einher (Übersicht bei Hirschfeld et al. 2000) und weisen eine hohe Mortalität durch Suizid auf. Etwa zwei Drittel der depressiven Patienten wurde bereits mindestens einmal stationär behandelt, die meisten Patienten weisen sogar mehr als einen Klinikaufenthalt auf. Depressionen sind außerdem durch einen eher langfristigen Verlauf und eine hohe Rezidivgefahr gekennzeichnet. Die Verweildauer auf Depressionsstationen in Deutschland liegt mit durchschnittlich 55–60 Tagen noch relativ hoch, die Kosten sind immens.

Die Angaben verdeutlichen, dass in der Depressionsbehandlung nicht nur akute, sondern insbesondere langfristig wirksame Behandlungskonzeptionen von besonderer Relevanz sind. Die Rehabilitation spielt hierbei eine wichtige Rolle. Nach Rey (1980) ist diese dann erreicht,

> wenn ein Individuum in der Lage ist, unabhängig und eigenverantwortlich einen Arbeitsplatz auszufüllen, seinen normalen täglichen häuslichen und familiären Verpflichtungen nachzukommen und seine Freizeit nach eigenen Wünschen und Bedürfnissen zu gestalten (Rey 1980, S. 406).

Ciompi et al. (1979) formulierten Kriterien für die psychiatrische Rehabilitation und legten den Schwerpunkt auf soziale Faktoren. Der Rehabilitationsverlauf hängt demnach v. a. von den zwischenmenschlichen Beziehun-

20

gen, der Umwelt und von der Dauer der gesellschaftlichen Ausgliederung ab. Des Weiteren sind Persönlichkeitsfaktoren, das Ausmaß allgemeiner Kompetenzen sowie motivationale Merkmale entscheidend.

> **Wichtig**
>
> Unipolar depressive Störungen können zu schweren Beeinträchtigungen der psychosozialen Rollenerfüllung und der Lebensbewältigung führen.
> Durch hohe Rezidivgefahr sind langfristige Behandlungskonzepte von besonderer Relevanz.

Die Behandlung unipolarer Depressionen galt bis in die 80er Jahre als Domäne pharmakologischer Therapie. Mit dem Wandel der klassifikatorischen Konzepte (DSM-III, ICD-10) veränderte sich jedoch auch die starre theoretische Zuordnung zu pharmakologischen versus psychotherapeutischen Konzepten. Zahlreiche Therapievergleichsstudien, die in den letzten 25 Jahren durchgeführt wurden, zeigten, dass sich depressive Störungen mittels spezifischer psychologischer Therapien ebenfalls effektiv behandeln lassen. Nach dem derzeitigen Erkenntnisstand spielen störungsspezifische Psychotherapien, wie die kognitive Verhaltenstherapie (KVT) nach Beck et al. (1979) und die interpersonelle Psychotherapie (IPT) nach Klerman et al. (1984) bei der Depressionsbehandlung eine bedeutsame Rolle. Außerdem werden sie zur gezielten Therapie der psychosozialen Auswirkungen der depressiven Störung eingesetzt (z. B. »Mobbing« am Arbeitsplatz durch depressionsbedingte Fehlzeiten) und leisten dadurch einen wichtigen Beitrag zur Rehabilitation Depressiver. Eine Untergliederung in medizinische, berufliche und soziale Rehabilitation erscheint artifiziell, da alle Bereiche in überlappender Wechselwirkung miteinander verbunden sind.

> **Wichtig**
>
> Depressive Störungen sind mittels spezifischer psychologischer Therapien effektiv behandelbar. Als evidenzbasiert gelten die interpersonelle Psychotherapie (IPT) und die kognitive Verhaltenstherapie (KVT).

Bei der IPT steht die Bewältigung interpersoneller und psychosozialer Schwierigkeiten, die in einem Kontext zur Depression stehen, explizit im Vordergrund. Schon in früheren Studien, die sich mit dem Zusammenhang belastender Lebensereignisse, sozialer Unterstützung und Depression beschäftigten (z. B. Paykel et al. 1969), konnte sehr eindrücklich belegt werden, dass soziale und interpersonelle Belastungen, insbesondere partnerschaftliche Konflikte und Verlusterlebnisse, die Entstehung und den Verlauf von Depressionen beeinflussen.

Im Rahmen der **Gender-Forschung** werden die Ursachen für Geschlechtsunterschiede in der Häufigkeit unipolar depressiver Störungen untersucht. Kühner (2001) kommt nach kritischer Durchsicht der vorliegenden Studien zu der Einschätzung, dass der **Life-Event-Forschung** die größte Bedeutung beigemessen werden kann. So haben Männer und Frauen zwar dasselbe Risiko, auf belastende Lebensereignisse mit einer Depression zu reagieren, v. a. wenn Rollenbereiche betroffen sind, die als wichtig bewertet werden. Frauen sind aber aufgrund ihrer sozialen Rolle mehr kritischen Lebensereignissen ausgesetzt, die ihr Depressionsrisiko erhöhen. Diese Rolle beinhaltet das Wichtignehmen von zwischenmenschlichen Beziehungen und die Gewährung emotionaler und instrumenteller Unterstützung für das familiäre und soziale Netzwerk. Der Zusammenhang zwischen stressvollen Ereignissen und Depression wird durch neuere Untersuchungen unterstrichen.

- Nazroo et al. (1997) untersuchten Paare mit kürzlich zurückliegenden kritischen Lebensereignissen. Das erhöhte Depressionsrisiko bei Frauen mit traditioneller Rollenteilung war vollständig auf solche Ereignisse zurückführbar, die mit Kindern, Haushalt und reproduktiven Ereignissen zusammenhingen. In Reaktion auf finanzbezogene Ereignisse entwickelten Frauen dagegen ähnlich häufig oder seltener als Männer eine Depression.
- Christian-Herman et al. (2001) untersuchten das Auftreten von depressiven Beschwerden bei Frauen **ohne** depressive Vorgeschichte. Es zeigte sich ein deutlicher Zusammenhang zwischen sehr negativen ehelichen Ereignissen (Trennung, außereheliche Affären, körperliche Aggression) und der depressiven Symptomatik.
- Kendler et al. (2001) fand, dass belastende Lebensereignisse das Depressionsrisiko bei beiden Geschlechtern erhöhen. Bei Frauen stehen mehr interpersonelle Probleme (im familiären und sozialen Bereich), bei Männern mehr berufsbezogene Stressfaktoren (Arbeitslosigkeit, Jobprobleme) im Vordergrund.

Die IPT stützt sich auf die empirische Forschung, indem sie die Depression in einen interpersonellen bzw. psychosozialen Kontext stellt (z. B. Entwicklung einer depressiven Episode nach einer Trennung) sowie ressourcen- und bewältigungsorientiert an einer Lösung der interpersonellen Schwierigkeiten arbeitet. Die IPT wird sowohl in der Akutbehandlung als auch zur Rezidivprophylaxe (sog. Erhaltungstherapie) eingesetzt. Im Folgenden werden theoretischer Hintergrund, Durchführung, Modifikationen und Wirksamkeit dieses Verfahrens beschrieben.

> **Wichtig**
>
> Die IPT ist eine Kurzzeittherapie zur Behandlung von Depressionen und stellt diese in einen interpersonellen bzw. psychosozialen Kontext.

20.2 Interpersonelle Psychotherapie

20.2.1 Theoretischer Hintergrund

Bei der interpersonellen Psychotherapie (IPT) handelt es sich um ein depressionsspezifisches Kurzzeittherapieverfahren, das in seiner Originalform von Klerman und Weissman (Klerman et al. 1984) entwickelt wurde. Theoretischer Hintergrund sind Ideen der interpersonellen Schule, die in den 30er und 40er Jahren in den Vereinigten Staaten gegründet wurde. Als bekannteste Vertreter gelten Adolf Meyer und Harry Stack Sullivan. Meyer betrachtete psychische Störungen als misslungenen Versuch des Individuums, sich an veränderte Umweltbedingungen und insbesondere psychosoziale Stressoren (z. B. gestörte zwischenmenschliche Beziehungen oder Verlusterlebnisse) anzupassen.

Sullivan (1957) ergänzte und erweiterte den psychobiologischen Ansatz Meyers und trug dazu bei, dass das psychosoziale und interpersonelle Umfeld der Patienten mehr in das Blickfeld des psychiatrischen Interesses gerückt wurde. Als ein Vertreter der Objekt-Beziehungs-Theorie beschäftigte sich Sullivan v. a. damit, wie das (frühe) interpersonelle Erleben die Entwicklung der Persönlichkeit und das Selbstkonzept beeinflusst. Sullivan wies fundamentale analytische Konzepte wie das Unbewusste nicht zurück, legte den Behandlungsschwerpunkt aber auf zwischenmenschliche, soziale oder familiäre Faktoren. Nach seiner Ansicht sollte sich der Psychiater vielmehr mit dem beschäftigen, was **zwischen** den Menschen vorgeht als mit dem, was **in den** Menschen geschieht. Dabei spielt das Sicherheitsstreben des Menschen, der Wunsch nach Zuwendung und Anerkennung eine zentrale Rolle. Wird dieses Grundbedürfnis verwehrt, entsteht Angst. Sullivan wandte den interpersonellen Ansatz in erster Linie auf die Behandlung schizophrener Störungen an und schenkte den affektiven Störungen nur wenig Beachtung.

Mabel Blake Cohen und ihre Gruppe an der Washington School of Psychiatry bezogen zum ersten Mal die interpersonelle Idee auf die Therapie depressiver Störungen und untersuchten die Rolle dysfunktionaler zwischenmenschlicher Beziehungen in der Kindheit bipolarer depressiver Patienten (Cohen et al. 1954). Dabei bestätigte sich, dass frühe interpersonelle Erfahrungen in der Ursprungsfamilie dieser Patienten sich in deren Verhalten und Persönlichkeitsstrukturen im Erwachsenenalter manifestieren.

Als sehr bedeutsame theoretische Grundlage haben sich auch die Arbeiten der britischen Psychiater John Bowlby (1969) und Mary Ainsworth (1978) erwiesen.

> **Wichtig**
>
> Die IPT fußt auf den Ideen der interpersonellen Schule um Harry Stack Sullivan und Mabel Black Cohen sowie auf den Arbeiten der Bindungstheoretiker John Bowlby und Mary Ainsworth.

So definiert Bowlby in seiner »attachment theory« das **Bindungssystem** als ein angeborenes Verhaltenssystem mit der Funktion, sich in Situationen von Kummer und Not, Bedrohung, Müdigkeit und Krankheit der Unterstützung von einer begrenzten Zahl vertrauter Personen zu versichern. Mit dem Säuglingsalter adaptiere das Individuum sein Verhalten und Erleben in bindungsrelevanten Situationen an die gegebenen Bedingungen und erwerbe somit einen speziellen Bindungsstil bzw. nach Bowlby ein »inneres Arbeitsmodell der Beziehungserfahrung«. Sind interpersonelle Bindungen bedroht, reagieren Menschen mit heftigen offenen und verdeckten emotionalen Reaktionen, wodurch ein Zusammenhang zwischen dem Verlust persönlicher Bindungen und dem Auftreten depressiven Verhaltens hergestellt wird. Bowlby war auch der Ansicht, dass durch ein gestörtes Bindungsverhalten zur Mutter in der frühen Kindheit eine **Vulnerabilität** für problematische Beziehungen oder psychische Störungen geschaffen wird. Aus der Forschung (Ainsworth 1978) sind vier verschiedene Bindungsstile bekannt, die aus Studien mit ca. 1-jährigen Kindern und deren Bezugspersonen (sog. »Strange-situation-Versuche«) abgeleitet wurden. Das Kind wurde bei diesen Untersuchungen in einen unvertrauten Raum gebracht und dort für 3 Minuten von der Mutter getrennt. Die Reaktionen wurden vier verschiedenen Bindungsstilen zugeordnet und werden in ◘ Tabelle 20.1 beschrieben.

> **Wichtig**
>
> Gestörte Bindungen in der Kindheit erhöhen Vulnerabilität für psychische Störungen.

Der in der Entwicklungsgeschichte erworbene Bindungsstil hält normalerweise auch im Erwachsenenalter an und manifestiert sich meist in sämtlichen Beziehungen. Er gilt aber nicht als unveränderbar. Da ein unsicherer Bindungsstil einen Einfluss auf die Entwicklung psychischer Beschwerden zu haben scheint, besteht ein Therapieziel darin, den Bindungsstil zu verändern und eine gesunde Balance von Nähe und Autonomie herzustellen.

20.2.2 Konzept, Indikation und Durchführung der Therapie

Die IPT wurde in den 60er und 70er Jahren von Klerman und Weissman als semistrukturierte Kurzzeittherapie

◘ Tabelle 20.1. Bindungsstile nach Ainsworth

Bindungsstil und -strategien	Verhalten des Kindes im »Strange-situation-Versuch«	Erziehungsstil der Eltern
A. Sicher Individuum kann Bedürfnisse nach Zuwendung und Hilfe offen äußern, Bindungen eingehen und lösen	Protestiert bei Trennung, lässt sich bei der Rückkehr aber wieder beruhigen, erforscht die Umgebung, wenn es sich sicher fühlt	Signalisieren hinreichend Nähe und Verfügbarkeit, nehmen Signale des Kindes war, reagieren feinfühlig und angemessen
B. Unsicher-vermeidend Individuum unterdrückt Bindungsverhalten und damit verbundene Bedürfnisse und Gefühle, schützt sich dadurch vor Zurückweisung und Verlassenwerden	Protestiert nur wenig bei der Trennung von der Mutter, kreist bei der Rückkehr »nervös um sie herum«. Hat einerseits Angst, sich von der Mutter zu lösen, lässt sich aber auch nicht auf direkte Nähe mit ihr ein	Bindungspersonen sind wenig feinfühlig, häufig nicht oder nur dann verfügbar, wenn das Bedürfnis nach Nähe möglichst zurückhaltend signalisiert wird
C. Unsicher-ambivalent Das Bindungssystem ist permanent aktiviert. Individuum muss sich ständig der Erreichbarkeit der Bindungsperson versichern	Protestiert sehr heftig auf die Trennung von der Mutter und kann bei der Rückkehr kaum beruhigt werden. Sucht zwar die Nähe der Mutter, zeigt aber gleichermaßen Zeichen von Verärgerung	Häufig inkonsistenter Erziehungsstil, d. h. die Eltern sind entweder vernachlässigend oder übermäßig involviert und überfordernd. Zuwendung ist primär von eigenen Bedürfnissen bestimmt
D. Unsicher-desorganisiert Kombination von Bindungsverhalten und Abwehr, Bindungsmuster A, B oder C	Kein konsistentes Verhaltensmuster, Anzeichen von desorganisiertem Verhalten	Erziehungsstil ist durch Instabilität und häufigen Schwankungen zwischen Anhänglichkeit und Zurückweisung geprägt. Autonomie des Kindes wird oftmals durch Überschreiten seiner Grenzen beeinträchtigt

(12–20 Sitzungen) zur Behandlung unipolar-depressiver Ambulanzpatienten entwickelt.

Das Konzept der IPT ist in gewissem Sinne atheoretisch. Es wird davon ausgegangen, dass Depressionen durch verschiedene Faktoren (z. B. biologische Vulnerabilität, Persönlichkeitsmerkmale, Verlusterlebnisse) verursacht sein können.

> **Wichtig**
>
> Atheoretisches Konzept: Die therapeutische Arbeit findet im psychosozialen und interpersonellen Kontext statt.

Unabhängig von den Ursachen werden Depressionen jedoch stets in einem psychosozialen und interpersonellen Kontext gesehen. Das Verstehen und Bearbeiten dieses Kontextes wird als entscheidend für die Remission und Prävention eines Rückfalls betrachtet. Belastende Lebensereignisse (wie z. B. Tod eines Angehörigen, lang anhaltende Einsamkeit) können zum Auftreten depressiver Symptome führen, und umgekehrt kann die Depression zur Auslösung und/oder Aufrechterhaltung interpersoneller Probleme führen. In mehreren kontrollierten Studien konnte nachgewiesen werden, dass die IPT eine wirksame Depressionstherapie ist. Der empirische Hinter-

grund der IPT wurde seinerzeit aus der Lebensereignisforschung, der sozialen Unterstützungsforschung, epidemiologischen Studien und entwicklungspsychologischen Untersuchungen abgeleitet (Übersicht bei Schramm 1998) und findet bis zum heutigen Zeitpunkt zunehmend Bestätigung.

Die IPT ist indiziert bei ambulanten, nichtpsychotischen, unipolar depressiven Patienten. Bei der stationären Psychotherapie sind einige Modifikationen zu berücksichtigen (► s. Abschn. 20.4.2). Was die Schwere der Störung anbelangt, sollte die alleinige Anwendung der IPT (ohne Medikamente) in erster Linie bei leichten bis mittelschwer depressiv gestörten, nichtmelancholischen Patienten erfolgen. Diese Einschränkung ist zu machen, obwohl sich in der Studie von Elkin et al. (1989) zeigte, dass die IPT bei der Gruppe der schwer gestörten Depressiven ohne psychotische Symptome genauso wirksam war wie die medikamentöse Behandlung. In anderen Untersuchungen hatte die Kombination mit Antidepressiva einen besseren Effekt als die Monotherapie mit IPT. Erwartungsgemäß erweist sich die IPT als besonders hilfreich bei Patienten mit psychosozialen Schwierigkeiten, Kommunikationsproblemen sowie Partnerschaftsproblemen. Auch scheint sie bei Patienten mit einer besseren sozialen Anpassung erfolgreicher zu sein. Persönlichkeitsstörungen stellen zwar keine Kontraindikation dar, das Outcome ist in der Regel jedoch ungünstiger. Insgesamt ist die IPT in ihrer Vorgehensweise und ihren Techniken sehr flexibel und verfügt damit über ein sehr breites Indikationsspektrum. Kontraindiziert ist die IPT lediglich bei akut psychotischen oder manischen Patienten.

> **Wichtig**
>
> Indikation: Unipolare, nichtpsychotische Depression; medikamentöse Begleitbehandlung ist möglich. Ziele und Strategien sind explizit definiert.

Der therapeutische Prozess gliedert sich in drei Abschnitte, die jeweils einen unterschiedlichen Schwerpunkt und eine für die Behandlung der depressiven Störung unterschiedliche Funktion aufweisen. Die wichtigsten Inhalte dieser drei Therapiephasen werden in der folgenden Übersicht dargestellt.

Aufbau und Therapieinhalte

I. Anfangssitzungen
   1. Auseinandersetzung mit der Depression (Psychoedukation, Zuschreibung der aktiven Krankenrolle, »Symptommanagement«)
   2. Die Depression in einen interpersonellen Kontext bringen (»Beziehungsanalyse«)
   3. Problembereiche identifizieren und Behandlungsziele festlegen
   4. Konzept der IPT erklären und Therapievertrag abschließen
II. Mittlere Phase: Arbeit an den Problembereichen
   – Komplizierte oder abnorme Trauer: Trauerprozess fördern oder begrenzen, Aufbau von neuen Beziehungen und Interessen
   – Interpersonelle Konflikte: Konflikte identifizieren und Handlungspläne entwickeln
   – Rollenwechsel/-übergänge: Verlust der alten Rolle betrauern und akzeptieren, die neue Rolle positiver sehen
   – Interpersonelle Defizite: Abbau von Einsamkeit und Isolation
III. Sitzungen in der Endphase
   1. Das Ende der Therapie ansprechen und als Abschiedsprozess bearbeiten
   2. Rückblick über die erreichten Fortschritte und noch verbesserungswürdigen Bereiche
   3. Gefühl für Autonomie stärken
   4. Rückfallprophylaxe, falls nötig, IPT-Erhaltungstherapie einleiten

---

Ziel der Anfangsphase ist, dass der Patient ein für ihn plausibles Störungsmodell entwickeln kann und den Zusammenhang zwischen den Beschwerden und interpersonellen Problemen erkennt.

Therapeut und Patient einigen sich in einem Behandlungsvertrag auf einen, maximal zwei von vier Problembereichen.

Durchführung der Therapie: Fallbeispiel

❯ **Fallbeispiel**

Herr S., 55 Jahre, ein lediger Volkswirt, entwickelte seine erste depressive Episode einige Monate nach einem Schlaganfall. Nach der medizinischen Rehabilitation konnte er zwar wieder relativ gut sprechen, eine die Mobilität beeinträchtigende linksseitige Hemiparese blieb jedoch erhalten. Seine Arbeit als Personalchef einer größeren Institution musste er nach zwei gescheiterten Wiedereingliederungsversuchen aufgeben, auch zog er auf Drängen der Angehörigen in seinen früheren Heimatort in eine betreute Seniorenanlage um. Dort fühlte er sich unter den »über 80-Jährigen« vereinsamt, der Kontakt zu den Angehörigen war durch sein ständiges Klagen über seine Situation (als »Krüppel«) beeinträchtigt. Herr S. wurde immer depressiver, verließ sein Zimmer kaum noch, so dass von den Angehörigen schließlich eine stationäre psychiatrische Behandlung initiiert wurde.

Anfangssitzungen: Auseinandersetzung mit der Depression

In diesem akuten Therapieabschnitt ging es zunächst um die Auseinandersetzung mit der depressiven Symptomatik und der Identifikation eines Problembereichs.

❯ **Fallbeispiel**

Der **psychoedukative Teil** (d. h. über Ursachen, Symptome und Behandlungsmöglichkeiten von Depressionen aufklären) wurde relativ ausführlich gestaltet, da der Patient vor seinem Schlaganfall noch nie psychisch erkrankt war und außerdem über Gedächtnis- und Aufmerksamkeitsprobleme klagte. In diese Krankheitsaufklärung wurden auch die Geschwister des Patienten, die »mit ihrer Geduld am Ende« waren, miteinbezogen. Dabei wurden Strategien zur Verbesserung der Kommunikation und des Verständnisses durchgesprochen, z. B. wurde Herr S. ermutigt, bei der Begrüßung seiner Angehörigen nicht sofort über Obstipation zu klagen.

Die Annahme einer akuten **Krankenrolle** gestaltete sich als problematisch, da Herr S. weniger die Depression als v. a. die somatischen Beschwerden im Vordergrund der Behandlung sah. An dieser Stelle wurde der Zusammenhang zwischen somatischen Beschwerden, Schlaganfall und Depression sowie die unterschiedlichen Aspekte der Krankenrolle erläutert. Diese beinhaltete einerseits eine Entlastung (z. B. durch die Erlaubnis, krank zu sein), andererseits aber auch die »Verpflichtung« am Genesungsprozess aktiv mitzuarbeiten.

20

Die Annahme einer aktiven Krankenrolle gilt als wichtige Voraussetzung für die weitere Behandlungs-Compliance, »regressive Tendenzen« sowie eine passive »Heilserwartung« sollen dadurch vermieden, ein bewältigender/antidepressiver Umgang mit der Symptomatik gefördert werden.

> **Fallbeispiel**
>
> Therapeut: »Es ist verständlich, wenn Sie sich in den Momenten, in denen es Ihnen so schlecht geht, nicht gerne mit anderen unterhalten oder manchmal auch gereizt sind. Dies hängt mit Ihrer Depression zusammen. Wenn man depressiv ist, kann man nicht allen sozialen Verpflichtungen nachkommen, die man sonst für selbstverständlich hält. Dennoch bedeutet ›depressiv sein‹ nicht, dass man gar nichts zu seiner Genesung beitragen kann. Ich würde gerne mit Ihnen besprechen, wie Sie auf der Station aktiv in die Behandlung eingebunden werden können.«
>
> Bei der Symptombesprechung wurde deutlich, dass Herrn S. die seit dem Schlaganfall bestehende Obstipation, Gedächtnisstörungen sowie eine ausgeprägte Hoffnungslosigkeit am meisten belasteten. Mit Unterstützung der Bezugspflege wurden verschiedene Maßnahmen (z. B. Umstellung der Ernährung, Förderung der Mobilität, Erstellung von Tagesplänen, Vermeidung von zu anstrengenden mentalen Tätigkeiten) eingeleitet, die vom Patienten zunächst nur sehr »widerwillig« (»es hat doch ohnehin alles keinen Sinn«) angenommen wurden. Auch die anhaltende Gereiztheit des Patienten, die das Team und die Mitpatienten deutlich zu spüren bekam, wurde im Rahmen des **Symptommanagements** besprochen (Ausdruck von Wut und Ärger über die momentane Lebenssituation bzw. Ausdruck von Hilflosigkeit). Interpersonelle Konsequenzen (was löst das eigene Verhalten bei anderen aus) und Möglichkeiten eines angemessenen Ausdrucks negativer Emotionen konnten herausgearbeitet werden.
>
> Therapeut: »Ich kann verstehen, dass Ihre Verdauungs- und Gedächtnisstörungen sehr unangenehm für Sie sind und dass Sie das Gefühl haben, dass Ihnen ohnehin keiner weiterhelfen kann. Dennoch möchte ich Sie ermutigen, einige von den Strategien, die wir durchgesprochen haben, auszuprobieren. Wir hatten z. B. überlegt, ob Ihnen mehr Bewegung gut tun würde, und Ihre Bezugspflegekraft würde Sie auch gern bei entsprechenden Aktivitäten unterstützen. Weiterhin besteht auch die Möglichkeit, Einzeltermine bei der Krankengymnastin wahrzunehmen.
>
> Dass Sie nicht mehr so gut lesen können wie früher, scheint Sie im Augenblick ebenfalls sehr zu belasten. Im Rahmen von Depressionen kommen Konzentrations- und Gedächtnisstörungen sehr häufig vor. Ich glaube, es könnte Ihnen helfen, wenn Sie zunächst einmal auf das Lesen anspruchsvoller Literatur verzichten und sich geistig mit
>
> ▼

anderen Dingen beschäftigen (wie z. B. Tageszeitung lesen, Radio hören). Wäre das okay für Sie?

Lassen Sie uns abwarten, wie es Ihnen weiterhin geht und was wir in den nächsten Wochen herausfinden können.«

Die **Beziehungsanalyse** erbrachte, dass Herr S. »mehr für den Beruf« gelebt hatte, eher oberflächliche Beziehungen eingegangen war und engere Beziehungen v. a. in der Primärfamilie (v. a zur mittlerweile verstorbenen Mutter und Schwester) gelebt hatte.

Eine längere Beziehung hatte er zu einer 10 Jahre älteren Frau gehabt, man habe jedoch nie zusammen gewohnt. Dieses Beziehungsmuster legte einen eher unsicher-vermeidenden Bindungsstil nahe. Herr S. beschrieb sich als »Einzelgänger«, der auf seine Unabhängigkeit großen Wert gelegt und emotionale Risiken eher vermieden hatte. Dass das fehlende soziale Netz und die »Beziehungslosigkeit« ihn vulnerabler gemacht hatten, wurde ihm schmerzlich bewusst.

Therapeut: »Wer ist Ihre wichtigste Bezugsperson, wer gehört zu den bedeutendsten Menschen in Ihrem Leben? Wie häufig sind die Kontakte und welche Erwartungen haben Sie an diese Beziehungen?

Sie hatten erwähnt, dass Sie die meiste Zeit Ihres Lebens allein gelebt und eine sehr enge Beziehung zu Ihrer Mutter und zu Ihrer inzwischen verstorbenen Schwester gehabt haben. Können Sie mir darüber etwas mehr erzählen?

Welche bedeutsamen außerfamiliären Kontakte gab es für Sie (Partnerschaften, berufliche Kontakte, Freunde, Bekannte)? Können Sie mir Beispiele für befriedigende und unbefriedigende Aspekte nennen? Welchen Einfluss hat Ihre Erkrankung und der Umzug auf ihr ›zwischenmenschliches Umfeld‹ gehabt? Was würden Sie gerne verändern?«

Die **Identifikation des Problembereichs** bereitete keine Probleme, da sehr offensichtlich war, dass sich die depressive Symptomatik im Rahmen der gravierenden Lebensveränderungen (Berentung, Umzug, Leben mit Behinderungen und vermehrter Einsamkeit) entwickelt hatte. Vier Problembereiche stehen zur Auswahl: Rollenwechsel, Trauer, Konflikte, Isolation.

Als Therapieziele wurden formuliert: ein neues soziales Netz und Aktivitäten aufbauen, das Verhältnis zu den Angehörigen verbessern, Klärung von Alternativen v. a. die Wohnsituation betreffend, Veränderung des »interpersonellen Wertesystems«. Herr S. wollte sich mehr um den Aufbau von Beziehungen bemühen und eine bessere Balance zwischen Autonomie- und Beziehungswerten herstellen. Letzteres war von besonderer Relevanz, da ihn die Behinderung geradezu zwang, mehr Nähe und Unterstützung von anderen Menschen zuzulassen.

Therapeut: »Nach dem, was Sie gesagt haben, sieht es so aus, als seien im Vorfeld Ihrer Depression eine Vielzahl

▼

von Belastungen zusammengekommen. Erst haben Sie einen Schlaganfall erlitten, obwohl ihr Bluthochdruck medikamentös gut eingestellt war, dann sind die Wiedereingliederungsversuche fehlgeschlagen, schließlich mussten Sie auf Drängen Ihrer Angehörigen in ein Seniorenheim umziehen. Diese Probleme haben sicherlich etwas mit Ihrer Depression zu tun.

Ich würde mich gern zweimal wöchentlich für weitere 12–16 Sitzungen ungefähr eine Stunde lang mit Ihnen treffen, um mit Ihnen herauszufinden, wie Sie besser mit diesen sehr belastenden Lebensveränderungen zurechtkommen können.

Da wir jetzt ungefähr wissen, in welche Richtung es gehen soll, möchte ich mit Ihnen das weitere Vorgehen abstimmen. Es wird Ihre Aufgabe sein, über die Dinge zu sprechen, die Sie beschäftigen. Dazu gehört insbesondere alles, was Sie emotional betrifft. Wir haben ja bereits bestimmte Bereiche festgelegt, in denen es Raum für Veränderungen gibt. Es können aber auch andere wichtige Fragestellungen auftauchen, wenn wir miteinander arbeiten. Sie sollten sich nicht scheuen, diese Dinge anzusprechen. Es gibt kein ›richtiges‹ oder ›falsches‹ Thema, solange es Sie betrifft. Manchmal kommen Ihnen vielleicht auch Ideen oder Gefühle in den Sinn, die Ihnen absurd oder peinlich erscheinen. Diese Ideen und Gefühle einzubringen, ist ein wichtiger Bestandteil der Therapie. Sind Sie mit diesem Vorgehen einverstanden?«

Mittlere Behandlungsphase

In der mittleren Behandlungsphase wird der vereinbarte Fokus bearbeitet, der mit der aktuellen depressiven Episode in einem engen Zusammenhang steht: interpersonelle Schwierigkeiten, Entwicklung von Bewältigungsstrategien und Aufbau zwischenmenschlicher Kompetenzen.

Die Krankenrolle wird dabei nach und nach zurückgenommen, der Patient erhält nun ausdrücklich die Verantwortung für das Einbringen relevanter Themen. Wie der Therapeut innerhalb der Problembereiche vorgehen kann, ist durch das Manual spezifiziert; je nach Art des Problems kommen bestimmte IPT-spezifische Ziele und Strategien zur Anwendung. Die Techniken (wie z. B. Exploration, Gefühlsfokussierung, Klärung, Kommunikations- und Entscheidungsanalysen, direktive Techniken) sind weitgehend anderen Therapieschulen entlehnt.

Beim Problembereich **Rollenwechsel** besteht ein wichtiges Therapieziel in der Akzeptanz des Verlusts der alten Rolle und im Herstellen einer positiveren Einstellung zur neuen Rolle.

> **Fallbeispiel**
Herr S. äußerte in diesem Zusammenhang, dass er sich nicht mit der neuen Rolle abfinden könne, noch sehr mit seinem Schicksal hadere, sich selbst als verbittert erlebe

▼

und unter einem totalen Verlust des Selbstwertgefühl leide. In den folgenden Sitzungen wurden gemäß den Vorgaben des Fokus »Rollenwechsel« die positiven und negativen Aspekte der alten Rolle exploriert. Hierzu gehörte die Lebensführung als sehr engagierter, kompetenter und geschätzter Personalleiter sowie die Freizeitaktivitäten, die v. a. durch intellektuelle Interessen (Hörspiele aufzeichnen, Lesen, Konzertbesuche) geprägt waren. Hinsichtlich der negativen Aspekte konnte Herr S. einräumen, dass er außerfamiliäre Beziehungen immer ein wenig vernachlässigt habe, jetzt auch sehr traurig darüber sei, dass er keine ihn unterstützende Partnerin oder Kinder habe.

Therapeut: »Ich würde mich heute gerne mit Ihnen darüber unterhalten, wie Sie gelebt haben, als es Ihnen noch gut ging. Wie sah Ihr Leben als Personalleiter aus, können Sie mir einen ›ganz normalen Tag‹ schildern? Gab es auch Dinge, die Sie belastet haben?

Sie haben mir erzählt, dass für ihr Privatleben relativ wenig Zeit übrig blieb. Können Sie mir das näher beschreiben? Was hat Sie außer ›fehlender Zeit‹ möglicherweise noch abgehalten, zu anderen Menschen eine engere Beziehung aufzubauen?«

Wenn die neue Rolle, wie in diesem Fall, extrem negativ ausfällt, ist es günstiger, nicht die »positiven Aspekte«, sondern vielmehr die Möglichkeiten innerhalb der neuen Rolle zu explorieren (was ist geblieben, was lässt sich aufbauen?). Obwohl eine Vielzahl seiner intellektuellen Interessen im Prinzip auch mit der Körperbehinderung möglich gewesen wären, zeigte sich der Patient gegenüber diesen Ressourcen zunächst sehr ablehnend. In dieser Therapiephase wurde mit dem Patienten ausführlich über die Akzeptanz von Schicksalsschlägen gesprochen (z. B. dass akzeptieren nicht »gutheißen«, sondern eher ein Ablassen vom Kampf mit der Realität bedeutet) und über die Konsequenzen der Nichtakzeptanz (anhaltendes Hadern und Verbitterung, Verschwendung von Energien). Auch wurde Herr S. ermutigt, die entstandenen Gefühle (wie z. B. Scham über seine körperlichen Veränderungen, Neid und Wut auf Gesunde) zuzulassen bzw. auszudrücken und nicht durch Rückzug oder anhaltendes Klagen über Verdauungsprobleme zu vermeiden.

Therapeut: »Sie haben mir erzählt, dass Sie sich wegen Ihrer Verdauungsbeschwerden und Ihrer Gehprobleme kaum noch auf die Straße wagen. Können Sie mir beschreiben, was das für ein Gefühl für Sie ist, wenn Sie sich in der Öffentlichkeit bewegen oder wenn Sie ein Restaurant betreten? Wie geht es Ihnen dabei?

Ja, ich kann sehr gut verstehen, dass Sie zuweilen sehr viel Scham, aber auch Ärger und Groll im Zusammenhang mit ihrer Gehbehinderung empfinden. Ist es in Ordnung für Sie, wenn wir uns noch etwas mehr mit diesen für Sie sehr negativen Gefühlen befassen?«

Herr S. äußerte in diesem Zusammenhang, dass er sich zuweilen wie eine »Nervensäge« vorkomme, und dass

▼

20

es ihm sehr schwer falle, an seine alte Persönlichkeit, die wesentlich charmanter und rücksichtsvoller gewesen sei, anzuknüpfen. Im weiteren Verlauf der Therapie wurde von daher besprochen, welche Ressourcen reaktivierbar sind (z. B. kulturelle Interessen, Vorliebe für geistreiche Gespräche) und welche Kompetenzen für die neue Rolle »aufgebaut« werden müssen (z. B. mehr Geduld und Frustrationstoleranz bei Konfrontation mit eigenen Defiziten, Änderung des Bindungsverhaltens, mehr Hilfe annehmen können, Verzicht auf »absolute Autonomie«). In den folgenden Wochen gelang es dem Patienten mehr und mehr, sich mit der neuen Rolle auseinander zu setzen; er besuchte Restaurants, unternahm ausgedehnte Spaziergänge und begann sich auch wieder mehr für seine früheren Hobbys, wie Opern und Hörspiele, zu interessieren.

Auch das Interesse für das weibliche Geschlecht schien wieder etwas »erwacht«, im Klinikalltag umgab er sich nunmehr gern mit weiblichen Mitpatienten und Personal. Obwohl es immer wieder zu starken Stimmungsschwankungen kam, wirkte Herr S. am Ende der mittleren Phase insgesamt stabiler und wesentlich aktiver. So hatte er sich für die Zeit nach der Entlassung um eine Krankengymnastin bemüht, um seine Mobilität zu verbessern, und er hatte eine Kontaktanzeige aufgegeben, in welcher er eine Frau für gemeinsame Freizeitaktivitäten suchte. Mit Unterstützung der Sozialarbeiterin hatte er Kontakt zu einem in der Nähe des Wohnortes befindlichen Bildungs- und Begegnungszentrum aufgenommen. Der »Traum« von einer eigenen Wohnung wurde vom Patienten wieder verworfen. Er hatte nach Einschaltung eines Maklers die Erfahrung gemacht, dass es sehr schwierig war, eine passende behindertengerechte Wohnung zu finden, auch war ihm deutlich geworden, dass die Betreuung durch Heimpersonal seinen Alltag wesentlich erleichterte.

Leidet der Patient unter interpersonellen Defiziten und dadurch bedingter **Einsamkeit und Isolation**, werden zunächst die Ursachen dieses Problems – auch in der Vergangenheit – exploriert (z. B. die Entwicklung des Bindungsstils, sozialer Verhaltensdefizite oder Persönlichkeitsauffälligkeiten). Erst dann sollte ein Handlungsplan entwickelt werden. Generell sollte der Patient darin angeleitet und unterstützt werden, neue Beziehungen aufzunehmen, Beziehungsängste zu überwinden und Nähe zuzulassen. Der therapeutischen Beziehung wird hierbei Modellcharakter zugesprochen.

> **Fallbeispiel**
> Therapeut: »Jetzt, wo Sie den ersten Schritt getan haben und sich vermehrt in Restaurants und Cafés aufhalten, sollten wir überlegen, ob Sie schon ein emotionales Risiko eingehen und jemanden direkt ansprechen möchten. Wie könnten Sie das am günstigsten tun? Welche Ideen haben Sie? Was könnte bestenfalls oder schlimmstenfalls
>
> ▼

passieren? Wäre das auszuhalten? Leiten Sie Ihre Befürchtungen aus früheren Beziehungserfahrungen ab und/oder sind Sie in dieser Situation realistisch? Was genau hindert Sie daran, einen Versuch zu unternehmen?«

Beim Problembereich **Trauer** wird zunächst eine genaue Analyse des gestörten Trauerprozesses durchgeführt, d. h. es wird geklärt, in welcher Phase es zu Auffälligkeiten gekommen ist und wie die abnormen Trauerreaktionen im Einzelnen aussehen.

Erst nach dieser sorgfältigen Analyse werden spezifische Behandlungsstrategien abgeleitet. So besteht bei **vermiedener** Trauer ein wichtiges Therapieziel darin, den gestörten Trauerprozess einzuleiten bzw. zu fördern und den Patienten insbesondere in emotionaler Hinsicht zur Trauerarbeit zu ermutigen. Bei **chronifizierten** Trauerreaktionen soll es dem Patienten ermöglicht werden, das Verharren in der Trauer aufzugeben und sich aus der starken emotionalen Bindung zu dem Verstorbenen zu lösen. Indem Interessen und Beziehungen wieder aufgegriffen werden, soll die Bewältigung des Verlusts erleichtert werden. Zur Bewältigung traumatischer Trauer haben sich zusätzlich zu den herkömmlichen IPT-Strategien Konfrontations- und Expositionsübungen als erfolgversprechend erwiesen. Auch hier soll der Patient befähigt werden, das Vermeidungsverhalten aufzugeben und zu lernen, die während der Expositionstherapie aufkommenden intensiven negativen Gefühle adäquater zu bewältigen. Um abnorme Trauer zu diagnostizieren, haben sich die in ◘ Tabelle 20.2 aufgelisteten Therapeutenfragen als hilfreich erwiesen:

Liegt der Fokus auf **interpersonellen Auseinandersetzungen**, wird zunächst der Konflikt identifiziert, d. h. es wird geklärt, welche unterschiedlichen Wünsche und Erwartungen zum Konflikt beigetragen haben.

Außerdem wird das Stadium identifiziert, in dem sich der Konflikt befindet. Hierbei wird zwischen dem Verhandlungsstadium (in Form häufiger, meist unbefriedigender Auseinandersetzungen), dem Sackgassenstadium (Konflikte werden nicht mehr offen angesprochen) und dem Auflösungsstadium (die Bindung der beiden Partner aneinander hat bereits unwiderruflichen Schaden erlitten) unterschieden. Der Partner soll möglichst miteinbezogen werden. Schließlich wird ein Handlungsplan entwickelt, bei dem die Erwartungen an die Beziehung und die gestörte Kommunikation verändert werden. Bei beruflichen Konflikten (z. B. Patient fühlt sich »gemobbt«) besteht ein analoges Vorgehen. Auch hier wird ein Stadium ermittelt und entsprechende Problemlösestrategien erarbeitet. Mit Hilfe von stationär eingeleiteten Arbeitsversuchen können diese erprobt und ggf. modifiziert werden.

◻ Tabelle 20.2. Hinweise auf einen pathologischen Trauerprozess

Hinweise	Therapeutenfragen
Multiple Verluste	Was hat sich in Ihrem Leben sonst noch um die Zeit des Todes herum ereignet? Ist sonst noch jemand gestorben oder fortgegangen? Was hat Sie seither daran erinnert? Ist jemand auf ähnliche Weise verstorben oder unter ähnlichen Umständen?
Unangemessene Trauer in der Trauerzeit	Wie ging es Ihnen in den Monaten nach dem Tod? Litten Sie unter Schlafstörungen? Konnten Sie weiterleben wie bisher? Konnten Sie weinen, oder fehlten Ihnen die Tränen?
Vermeidungsverhalten bezüglich des Todes	Haben Sie es vermieden, zur Beerdigung zu gehen? Das Grab zu besuchen?
Symptome, die um das bedeutsame Datum herum auftraten	Wann ist die Person gestorben? An welchem Datum? Begannen Sie ungefähr zur gleichen Zeit, Probleme zu haben?
Angst vor der Krankheit, die den Tod verursacht hat	An was ist die Person gestorben? Was waren die Symptome? Haben Sie Angst, unter derselben Krankheit zu leiden?
Die Umgebung genau so belassen, wie es war, als die Bezugsperson starb	Was haben Sie mit den persönlichen Gegenständen des Verstorbenen gemacht? Und mit dem Zimmer? Haben Sie alles so belassen, wie es war, als die Person starb?
Fehlende Unterstützung von der Familie oder anderen während der Trauer	Auf wen konnten Sie zählen, als die Person starb? Wer half Ihnen? An wen haben Sie sich gewandt? Wem haben Sie sich anvertraut?

❯ Fallbeispiel

Frau M., 49 Jahre, berufstätig, schwere depressive Episode im Rahmen eines Ehekonfliktes.

Therapeut: »Es sieht danach aus, als wären Sie zunehmend enttäuscht über das Verhaltens Ihres Mannes gewesen. Erst hat er Sie zum Umzug in das Haus seiner Mutter gedrängt, und dann hat er sich trotz seiner relativ freien Zeiteinteilung als Rentner kaum an der Hausarbeit und der Betreuung der pflegebedürftigen Mutter beteiligt. Wenn ich Sie richtig verstanden habe, haben Sie Auseinandersetzungen vermieden, da Sie der Meinung sind, sich eh nicht gegen Ihren Mann durchsetzen zu können. Ich würde gerne mit Ihnen besprechen, wie Sie wieder mit Ihrem Partner ins Gespräch kommen können und lernen, Ihre Bedürfnisse und Wünsche besser ausdrücken zu können.

Sie haben gesagt, dass Ihnen das im Beruf weniger schwer fällt. Was machen Sie dort anders?«

Ein primäres Therapieziel bei allen Problembereichen besteht darin, soziale Unterstützung für den Patienten zugänglich zu machen und die eigenen interpersonellen Fertigkeiten zu verbessern. Das therapeutische Vorgehen ist dabei aktiv und unterstützend, ermutigend und ressourcenorientiert. Der Therapeut sieht sich als Anwalt des Patienten stets auf dessen Seite und versucht, eine sichere Basis im Sinne Bowlbys aufzubauen. Die Übertragungsbeziehung ist dadurch in der Regel positiv. Sie wird nur dann thematisiert, wenn dies nicht der Fall ist und der Therapiefortschritt gefährdet scheint oder gar ein Abbruch der Therapie droht.

❯ Fallbeispiel

Therapeut: »Herr S., ich habe den Eindruck, dass Sie sich zuweilen auch über mich ärgern oder vielleicht denken ›die Therapeuten haben gut reden‹. Liege ich in meiner Wahrnehmung richtig, und können wir darüber reden, was Sie an der Therapie befremdet bzw. was wir ändern sollten?«

Schlussphase

Die Themen der Schlussphase (Sitzungen 12–13) sind das Abschiednehmen, die Zusammenfassung des Therapieerfolges und die Rückfallprophylaxe.

❯ Fallbeispiel

Am Ende der Behandlung zeigte der Patient eine deutliche Symptomverbesserung. In diesem Therapieabschnitt wurden die Erfolge der Therapie zusammengefasst (erhöhte Akzeptanz der neuen Lebenssituation, Verbesserung der zwischenmenschlichen Kompetenzen, mehr Hilfe annehmen können, Verbesserung der Mobilität) und die Gefühle bezüglich der Entlassung angesprochen.

Herr S. äußerte, dass es ihm psychisch zwar besser ginge, es ihm aber immer noch schwer falle, die neue Rolle anzunehmen. Da noch einige Punkte offen geblieben waren (z. B. Aufbau von Beziehungen innerhalb und außerhalb des Seniorenheims, Ausbau von Hobbys und Interessen), wurde eine ambulante IPT-Erhaltungstherapie eingeleitet.

Therapeut: »Es ist verständlich und auch vollkommen üblich, dass Sie sich noch unsicher sind, ob sich das hier

▼

Erarbeitete auch langfristig in die Tat umsetzen lässt und Sie psychisch stabil bleiben werden. Lassen Sie uns noch einmal zusammenfassen, was Sie hier alles erreicht haben und welche Dinge noch 'unerledigt' geblieben sind, die wir in der ambulanten Therapie weiterverfolgen sollten.«

Beurteilung des Falls unter Rehabilitationsgesichtspunkten

Es gelang zwar nicht, den Patienten in sein »altes Umfeld« zu integrieren – durch die Frühberentung und den Umzug waren bereits wichtige Entscheidungen getroffen worden – die ersten Schritte in Richtung **soziale Rehabilitation** konnten vom Patienten jedoch umgesetzt werden. Im Sinne einer Rezidivprophylaxe steht diese bei älteren, multimorbiden oder auch chronisch Depressiven häufig im Vordergrund und erfordert **multiprofessionelles Handeln**.

20.3 Studien zur Wirksamkeit und Rezidivprophylaxe

Die Wirksamkeit der IPT sowohl in der Akuttherapie als auch in der Erhaltungstherapie und Rezidivprophylaxe depressiver Störungen ist empirisch untersucht und belegt worden. Sie ist in der Akuttherapie zumindest gleich wirksam wie die ebenfalls sehr gut untersuchte kognitive Therapie und wie diese Placebo-Bedingungen überlegen.

Die Untersuchung, die der IPT zum »Durchbruch« verhalf, war eine aufwendige Multicenterstudie des National Institute of Mental Health (Elkin et al. 1989).

> **Wichtig**
>
> Die Wirksamkeit der IPT als Akut- und Erhaltungstherapie ist in kontrollierten Studien von hoher Qualität nachgewiesen.

Im Rahmen dieser Studie wurden 250 akut depressive Patienten auf die Behandlungen »IPT«, »Kognitive Verhaltenstherapie (KVT)«, »Antidepressivum und Arztgespräch« sowie »Placebo und Arztgespräch« randomisiert. Unter Arztgespräch oder »Clinical management« sind bis zu 30-minütige, unterstützende und in erster Linie auf die Medikation bezogene Gespräche zu verstehen, die durchaus einer minimalen supportiven Psychotherapie gleichkommen. So war es auch nicht überraschend, dass die Patienten in allen Behandlungsbedingungen (auch in der sog. Placebo-Gruppe) eine deutliche Reduktion der depressiven Symptome sowie eine Verbesserung des psychosozialen Funktionsniveaus über den Behandlungsverlauf zeigten. In einer zweiten Analyse erwies sich die IPT als einzige Psychotherapie bei der Gruppe der schwer Depressiven der medikamentösen Behandlung als eben-

bürtig. Außerdem wies sie die niedrigste Rate von Therapieabbrüchen auf. Anhand der Ergebnisse des naturalistisch erhobenen 18-Monats-Follow-ups stellte man allerdings fest, dass 16 wöchentliche ambulante Einzelsitzungen nicht ausreichen, um den Remissionszustand längerfristig beizubehalten.

In einer Untersuchung von Frank und ihrer Arbeitsgruppe in Pittsburgh wurde deswegen der Effekt der IPT als sog. Erhaltungstherapie bei rezidivierenden Depressionen über einen Zeitraum von 3 Jahren überprüft (Frank et al. 1991). In dieser ebenfalls groß angelegten amerikanischen Studie zeigte sich auch bei sehr niedrig »dosierter« IPT-Maintenance (IPT-M, eine IPT-Modifikation zur Langzeitbehandlung) ein positiver Effekt. Patienten, die nach Remission einer depressiven Episode über einen Zeitraum von 3 Jahren einmal monatlich eine IPT-M-Behandlungssitzung erhielten, zeigten signifikant weniger Rückfälle bzw. Wiedererkrankungen als Patienten unter Placebo-Bedingungen.

Studien zum direkten Vergleich der Wirksamkeit von IPT allein, antidepressiver Pharmakotherapie allein und kombinierter Therapie sind wegen des sehr aufwendigen und anspruchsvollen Designs selten und lassen noch keine endgültigen Aussagen zu. Nach den bisher vorliegenden Daten ist in der Akutbehandlung schwerer Depressionen, insbesondere vom melancholischen und/oder »endogenen« Subtyp, Pharmakotherapie und Kombinationstherapie der alleinigen IPT (und der kognitiven Therapie) überlegen, während bei leichterem Schweregrad keine signifikanten Unterschiede bestehen. Es gibt allerdings erste Hinweise, dass nicht der Schweregrad per se das ausschlaggebende Kriterium ist, sondern eher das Ausmaß der mit der Depression assoziierten »biologischen« Veränderungen (endokrinologisch und/oder polysomnographisch fassbare Auffälligkeiten). IPT (allein oder in Kombination) bewirkt aber eine bessere soziale Anpassung der Patienten. Dennoch war eine Kombinationstherapie in den meisten Studien der alleinigen Pharmakotherapie nicht eindeutig überlegen. Mögliche Vorteile einer Kombinationstherapie zeigen sich jedoch bei chronisch depressiv erkrankten Patienten, bei denen die Wirksamkeit der Pharmakotherapie geringer ausgeprägt ist. Hierfür sprechen die Ergebnisse einer neueren Studie von Keller et al. (2000), die eine hoch signifikante Überlegenheit einer Kombinationstherapie aus Nefazodon und Psychotherapie gegenüber den beiden Einzeltherapien zeigte.

20.4 Modifikationen

20.4.1 IPT als Erhaltungstherapie

Die IPT-Maintenance (IPT-M) stellt eine der bedeutsamsten Modifikationen dar.

> **Wichtig**
>
> Die IPT-Erhaltungstherapie ist konzipiert zur Erhaltung des Remissionszustandes.

Sie ist für Patienten vorgesehen, die bereits von der depressiven Episode remittiert sind. Die Behandlungslänge ist auf 3 Jahre geplant, vorausgesetzt der Patient erlebt in dieser Zeit keine erneute Depressionsphase. Das Hauptziel der IPT-M besteht darin, den Remissionszustand zu erhalten und die Vulnerabilität für zukünftige Episoden zu reduzieren. Die vier Problembereiche werden prinzipiell beibehalten. Die Anzahl der bearbeiteten Problembereiche kann größer sein, auch können sie häufiger wechseln. Darüber hinaus wird bei der IPT-M die Frequenz der Behandlungssitzungen verändert: in der Regel wird mit 14-tägigen Behandlungsabständen begonnen, die bald auf monatliche ausgedehnt werden. Aufgrund der längeren Behandlungsdauer ist zu erwarten, dass auch überdauernde interpersonelle Verhaltensmuster eine Veränderung erfahren.

20.4.2 IPT für stationär Depressive

Die Entwicklung und Evaluierung der IPT für stationäre depressive Patienten (IPT-S) wird seit 1995 am Universitätsklinikum Freiburg an der Abteilung für Psychiatrie und Psychotherapie durchgeführt.

> **Wichtig**
>
> Die IPT für stationär Depressive ist eine hoch frequente Einzeltherapie. Unter Integration des gesamten Behandlungsteams werden interpersonelle Fertigkeiten in der Gruppe trainiert.

Die IPT-Einzeltherapie wurde um gruppentherapeutische Interventionen sowie um gezielte Integration des gesamten Behandlungsteams erweitert. Das stationäre Behandlungsprogramm (IPT-S) ist auf 15 IPT-Einzelsitzungen angelegt, die 3-mal wöchentlich von einem ärztlichen oder psychologischen Therapeuten für 40–50 Minuten durchgeführt werden.

Die Einzelsitzungen können unter Miteinbeziehung der Angehörigen stattfinden. Die Bezugspflegekraft soll an der ersten, letzten und möglichst an der Sitzung teilnehmen, in welcher der Problemfokus und die daraus resultierenden Therapieziele vereinbart werden. In regelmäßig stattfindenden Bezugspflegegesprächen werden mit dem Patienten Bewältigungsstrategien für aktuell auftretende depressive Beschwerden (wie z. B. Antriebslosigkeit, Schlafstörungen, Grübeln, Hoffnungslosigkeit etc.) erarbeitet (sog. Symptommanagement). Um die Einzeltherapie unter ökonomischen Gesichtspunkten zu optimieren,

wurden verschiedene Elemente der IPT (z. B. Informationsvermittlung, Symptommanagement, Aufbau interpersoneller Fertigkeiten) in die Gruppentherapie »ausgelagert«.

Die »Depressionsinformationsgruppe« findet über zwei ca. 50-minütige Sitzungen statt und beginnt in der ersten Behandlungswoche. Ein Ziel der Gruppe besteht in der Aufklärung über affektive Störungen und den verbesserten Umgang mit dieser Erkrankung. Die (halboffene) Gruppe »Interpersonelle Fertigkeiten« besteht aus sechs 90-minütigen Sitzungen und setzt ein, nachdem der zu bearbeitende Problemfokus festgelegt worden ist. Die Gruppe erfordert die aktive Mitarbeit der Patienten, was auch die Durchführung von »Hausaufgaben« impliziert. Dieses eher übungs- und ressourcenorientierte Vorgehen soll den Patienten helfen, sich interpersonelle Fertigkeiten und Bewältigungsstrategien für den individuell relevanten IPT-Problembereich anzueignen. Angenommen wird ein günstiger Einfluss auf Remission und Rückfallrisiko.

Im Rahmen eines DFG-Forschungsprojektes wurde erstmalig überprüft, ob das **stationäre** IPT-Konzept supportiven psychiatrischen Gesprächen (beide Bedingungen in Kombination mit einer medikamentösen Standardbehandlung) überlegen ist. Neben kurz- und langfristigen Behandlungserfolgen sollen insbesondere der Einfluss von Wirkfaktoren und der Manualtreue (Adherence) untersucht werden. Erste Auswertungen weisen auf eine signifikante Überlegenheit der IPT-S gegenüber supportiven Gesprächen (sog. »clinical management«) hin.

20.4.3 IPT für Ältere

Durch die Verschiebung der Altersstruktur der Bevölkerung gewinnen die spezifischen psychosozialen Probleme älterer Menschen zunehmend an Bedeutung.

> **Wichtig**
>
> Die IPT-Late life (IPT-LL) ist gekennzeichnet durch eine fexiblere Handhabung des Manuals und die von Berücksichtigung von Übertragungs- und Gegenübertragungseffekten.

Die in der IPT fokussierten Problembereiche (Trauer, Einsamkeit, Rollenwechsel, interpersonelle Konflikte) erscheinen für die psychotherapeutische Arbeit mit älteren Menschen besonders geeignet. Die IPT-LL wurde von Frank et al. (1991) ursprünglich für ambulante nichtpsychotische, unipolare Altersdepressive konzipiert. Eine 1999 erschienene Studie an älteren Patienten zeigte die Überlegenheit einer Kombinationstherapie aus IPT-M und Nortriptylin im Vergleich zu den beiden Einzeltherapien, vermutlich weil wegen des bei dieser Patientengruppe deutlich höheren Wiedererkrankungsrisikos und dem geringer

20

◘ Tabelle 20.3. Modifikationen für ältere Depressive (IPT-Late Life)

IPT-Bereiche	IPT-LL-Modifikationen
Therapeutenrolle	Aktiv, unterstützend, problemorientiert, direktive Hilfen bei Problemlösungen sind erwünscht
Therapeutisches Team	Multiprofessionell, enge Kooperation zwischen den einzelnen Berufsgruppen ist nötig
Problemfokus	Gewählter Problembereich sollte auch veränderbar/beeinflussbar sein; Gesamtbetrachtung der individuellen Lebensgeschichte steht mehr im Vordergrund; Balance zwischen Veränderung und Akzeptanz herstellen
Übertragungseffekte	Besondere Berücksichtigung der therapeutischen Beziehung im Hinblick auf die unterschiedlichen Rollen des Patienten bzw. des Therapeuten (z. B. bei großem Altersunterschied), Aspekte negativer Übertragung sollen thematisiert werden
Multimorbidität	Besondere Berücksichtigung/Abklärung von somatischen und kognitiven Beschwerden, Balance zwischen Akzeptanz und Veränderung herstellen; Beeinflussbarkeit von Symptomen fördern, Funktionalität und »interpersonelle« Botschaft herausarbeiten

ausgeprägten Ansprechen auf medikamentöse Prophylaxe der Deckeneffekt entfällt (Reynolds et al. 1999).

Die in der IPT-LL vorgenommenen Altersmodifikationen sind in ◘ Tabelle 20.3 beschrieben.

Als generelle Therapieregeln gelten:

1. wiederholte Wertschätzung selbst der kleinsten Fortschritte,
2. Akzeptanz der Grenzen von Psychotherapie und
3. Akzeptanz von realistischen Altersproblemen, die nur schwer einer Lösung zugänglich sind.

Dieses stationäre IPT-LL ist auf 12–16 IPT-Einzelsitzungen angelegt, die zweimal wöchentlich von einem ärztlichen oder psychologischen Therapeuten für 25–50 Minuten durchgeführt werden.

Stationäres Depressionskonzept für Ältere

Analog dem Vorgehen auf der Depressionsstation für Jüngere (IPT-S) wurde das Behandlungsmanual von Frank et al. modifiziert, um den besonderen Problemstellungen dieser Patientengruppe Rechnung zu tragen. Auch hier wurde die IPT-Einzeltherapie um gruppentherapeutische Interventionen erweitert. Wichtige Therapiebausteine (wie z. B. Psychoedukation, Symptommanagement, Training von Alltagsfertigkeiten, konkretes »Üben« von Problemlösungen, Belastungserprobungen) können an die Bezugspflegekraft und/oder die Sozialarbeiterin delegiert werden; ein »Verharren in der Krankenrolle« oder eine »Delegation von Verantwortung«, wie sie zuweilen bei (älteren) Depressiven zu beobachten ist, wird dadurch begrenzt, das »Wiederentdecken« von vorhandenen Ressourcen und Kompetenzen dagegen gestärkt. Durch die Implementierung eines IPT-Gruppenprogramms (»Depressionsbewältigungsgruppe«) wird die Nutzung kurativer Wirkfaktoren (z. B. Unterstützung, interpersonelles Lernen, Altruismus, Reduzierung sozialer Isolation und Selbststigmatisierung) angestrebt, die in der Einzelarbeit nur begrenzt herstellbar sind. Dieses 45-minütige Gruppenangebot findet zweimal die Woche statt und ist als halboffene Gruppe konzipiert. Ein wichtiges Ziel besteht in der Aufklärung über depressive Störungen und den verbesserten Umgang mit dieser Erkrankung (»Symptommanagement«). Sofern es die Gruppenstruktur und die Befindlichkeit der in der Regel 6–8 Teilnehmer erlauben, sollen aber auch interpersonelle Problemfoki thematisiert werden. Als sehr bedeutsam hat sich dabei erwiesen, dass Patienten einen Zusammenhang zwischen psychosozialen bzw. interpersonellen Belastungen und ihrer Erkrankung sehen können und nicht auf ein primär biologisches Krankheitsmodell festgelegt sind.

20.4.4   IPT bei Dysthymie

Bei der Version der IPT für dysthyme Patienten (IPT-D) sollen chronisch Depressive erkennen, welche der von ihnen als persönlichkeitsbedingt angesehenen Aspekte in Wirklichkeit von der chronisch depressiven Symptomatik bestimmt werden und veränderbar sind.

> **Wichtig**
>
> Die IPT für chronisch Depressive hat die Aufgabe der depressiven Rolle zum Ziel.

Die lang anhaltende depressive Symptomatik wird als relativ vertraute, wenn auch unfreiwillige »Rolle« per se definiert. Von ihr nimmt der Patient während der Behandlung im Rahmen eines Rollenwechsels Abschied und bereitet sich auf die neue Rolle eines Gesunden vor.

20.4.5   IPT und Regulation der sozialen Rhythmik bei bipolaren Störungen

Die Modifikation der IPT für bipolare Störungen (IPT/SRT) berücksichtigt neben der interpersonellen Problematik zusätzlich den sozialen Rhythmus des Patienten, der mit Hilfe verhaltenstherapeutischer Techniken reguliert wird (Frank et al. 1990b).

> **Wichtig**
>
> Die IPT für bipolare Patienten zielt auf die Verbesserung des sozialen Rhythmus und der sozialen Beziehungen.

Diese Regulation beruht auf der Beobachtung, dass viele bipolare Patienten weniger stimmungslabil sind, wenn ihre täglichen Aktivitäten einem regelmäßigen Ablauf unterliegen. Dies betrifft insbesondere den Schlafrhythmus, aber auch Essenszeiten, die Arbeitsaktivität sowie körperliche und soziale Aktivitäten. Der Patient protokolliert unter fortwährender Selbstbeobachtung seine Aktivitäten und überprüft sie gemeinsam mit dem Therapeuten auf ihre Regelmäßigkeit. Falls erforderlich, wird der soziale Rhythmus des Patienten so ausbalanciert, dass eine gewisse Gleichmäßigkeit beibehalten werden kann, die weder eine Unter- noch Überforderung darstellt. Dadurch soll verhindert werden, dass erneut eine manische oder auch depressive Phase auftritt.

Die IP/SRT ist eine prophylaktische Behandlung, die sich zunächst in 14-tägigen, dann in monatlichen Abständen über einen Zeitraum von 3 Jahren erstreckt. Ein Schwerpunkt der Therapie liegt in der Behandlung der Residualsymptomatik, ebenso sollen die psychosozialen und interpersonellen Folgen der manischen und depressiven Episoden bewältigt werden. Ein Literaturüberblick zeigt, dass adjunktive psychosoziale Interventionen bei bipolaren Patienten die Compliance mit der medikamentösen Behandlung verbessern, das Rückfall- und Rehospitalisierungsrisiko verringern und das soziale Funktionsniveau erhöhen (Rothbaum u. Austin 2000). Auch die American Psychiatric Association (APA) fordert in ihren Richtlinien für bipolare Störungen eine Integration psychotherapeutischer und pharmakologischer Interventionen. Dennoch gibt es keine Studien, die Aufschluss darüber bringen, welche Art und welche »Dosis« von Psychotherapie bei dieser Patientengruppe angemessen ist.

20.5   Wirkfaktoren in der IPT

Untersuchungen zur Erforschung der Wirkmechanismen der IPT und ihrer Prozessmerkmale liegen erst vereinzelt vor.

Die Ergebnisse von Prozessanalysen weisen darauf hin, dass komplexe Interaktionen zwischen den untersuchten Patientenmerkmalen, dem Therapeutenverhalten und den Prozessvariablen (z. B. Rounsaville et al. 1987) bestehen. Diese Faktoren beeinflussen sich gegenseitig und damit auch den Behandlungserfolg. Sowohl allgemeine therapeutische Fähigkeiten (z. B. Wärme und Freundlichkeit, Einsatz von Exploration und Bewältigungstechniken) als auch IPT-spezifische Qualitätsmerkmale (z. B. Spezifität, Manualtreue, Fähigkeit einen IPT-Fokus zu erarbeiten und beizubehalten) haben einen positiven Einfluss auf das Therapieergebnis. So zeigte sich, dass Therapeuten, die über gute allgemeine therapeutische Kompetenzen verfügen, besser in der Lage sind, die IPT-spezifischen Elemente umzusetzen und günstigere Therapieergebnisse erzielen. Die Fähigkeiten und Leistung des Therapeuten sind wiederum entscheidend vom Patientenverhalten beeinflusst. Dabei scheinen insbesondere eine hohe Erfolgserwartung sowie eine feindselige, defensive Haltung des Patienten eine entscheidende Rolle zu spielen, weniger dagegen die Schwere der Symptomatik.

In neueren Studien konzentriert man sich vermehrt auf die Interaktion zwischen Patient und Therapeut. Interessanterweise scheint die therapeutische Beziehung bei der IPT eine wesentliche Rolle zu spielen. In der bereits zitieren Studie von Elkin et al. (1989) wurde auch die Auswirkung des therapeutischen Bündnisses (»alliance«) auf den Behandlungserfolg der vier Therapieformen untersucht. Nach Krupnick et al. (1994) schien lediglich bei der IPT die therapeutische Allianz einen Einfluss auf das Behandlungsergebnis zu haben. Die Autoren diskutieren dieses Ergebnis im Zusammenhang mit der besonderen Bedeutung der zwischenmenschlichen Beziehungen sowie mit der Selbstöffnung (»self-disclosure«) des Patienten bei der IPT, während bei der kognitiven Verhaltenstherapie und den Bedingungen »Imipramin + Clinical Management« / »Placebo + Clinical Management« eher handlungs- und übungsorientiert vorgegangen wird.

Im Rahmen einer Pilotstudie zur Wirksamkeit der IPT im stationären Setting wurde bei 8 Patienten eine Wirkfaktorenanalyse nach Grawe und Mitarbeitern (Grawe et al. 1994) durchgeführt.

Diese Arbeitsgruppe hat ein Verfahren – die Cubus-Analyse – entwickelt, durch welches die wesentlichen Wirkfaktoren in konkreten Therapiesitzungen erfasst und mit Erfolgsvariablen in Beziehung gesetzt werden können. Von den Autoren werden vier Wirkfaktoren postuliert: Klärung, Problembewältigung, Ressourcenaktivierung und Problemaktualisierung. Es handelt sich dabei um abstrakte Konstrukte, die den Anspruch haben, therapie-

20

▢ Tabelle 20.4. Wirkfaktoren nach Grawe. (Aus: Schramm E et al. 1997, *Manual zum Rating mit der »Cubus-Analyse«*. Unveröffentlichtes Manuskript)

Wirkfaktor	Therapeutenverhalten
Klärung	...arbeitet aktiv darauf hin, dass der Patient wichtige Zusammenhänge seines Erlebens und Verhaltens klarer werden ...arbeitet daran, dass sich dieser in seinen Beziehungen zu anderen Menschen besser verstehen kann ...arbeitet darauf hin, dass der Patient sich über seine Ziele und Motive klarer wird und seine Probleme in neuen Zusammenhängen sehen kann
Bewältigung	...bemüht sich ausdrücklich darum, dass der Patient etwas unternimmt, um seine Ziele zu verwirklichen und versucht allgemein die Handlungskompetenz des Patienten zu verbessern ...arbeitet darauf hin, dass der Patient sich einem bestimmten Problem besser gewachsen fühlen kann als vorher
Ressourcenaktivierung	...zeigt sich mitfühlend und wertschätzend ...lässt den Patienten erfahren, was er selbst zur Therapie beitragen kann ...richtet sein Vorgehen gezielt auf die besonderen Möglichkeiten des Patienten aus und nutzt gezielt Gelegenheiten, um den Patienten seine positiven Fähigkeiten erleben und zeigen zu lassen ...bemüht sich darum, den Patienten darin zu unterstützen, wie er gerne sein möchte
Problemaktualisierung	...arbeitet darauf hin, dass der Patient sich aktiv mit seinen Schwierigkeiten auseinandersetzt und gefühlsmäßig involviert ist ...rührt an »wunde Punkte« des Patienten ...wirkt darauf hin, dass dem Patienten seine Probleme unmittelbar erfassbar werden, und dass dieser Gefühle erlebt die er sonst vermeidet

schulenunabhängig relevantes Geschehen im Therapie-prozess zu erfassen (▢ Tabelle 20.4).

Wichtig

Vier Wirkfaktoren spielen eine große Rolle: Klärung, Problembewältigung, Ressourcenaktivierung und Problemaktualisierung.

Des Weiteren werden auch Dimensionen des Beziehungsverhaltens sowohl von Seiten des Patienten als auch des Therapeuten beurteilt und die intra- bzw. interpersonelle Ausrichtung der behandelten Themen eingestuft.

Als Datenbasis dienten die Videoaufzeichnungen der zweimal wöchentlich stattfindenden IPT-Sitzungen. Von den genannten 8 Therapien gingen jeweils 7 Sitzungen in die Analyse ein. Erste Ergebnisse dieser Pilotuntersuchung, bei der die Wirkprinzipien der IPT mit anderen störungsspezifischen Verfahren wie der DBT (dialektisch-behaviorale Therapie bei Boderline-Patientinnen) und der MVT (multimodale Verhaltenstherapie bei Zwangs-patienten) verglichen wurden, weisen lediglich auf tendenzielle Unterschiede in der Realisierung und dem zeitlichen Einsatz der Wirkfaktoren (wie z. B. Klärung) hin. Bei den erfolgreichsten IPT-Therapien zeichnete sich im Vergleich zu den weniger erfolgreichen ein Wirkfaktorenmuster von deutlichen Phasen hauptsächlicher Klärung – insbesondere interpersoneller Themen – eher in der ersten Therapiehälfte mit daran anschließender

Bewältigungsarbeit ab. Die Analyse der Wirkfaktoren erbrachte, dass es weniger darauf ankommt, wie viel von bestimmten Wirkprinzipien eingesetzt werden, sondern vielmehr **wann** genau im zeitlichen Verlauf und wie die Bedingungen auf der therapeutischen Beziehungsebene aussehen.

Zusammenfassung

Bei der IPT handelt es sich um ein empirisch als wirksam erwiesenes Depressionsverfahren, dass durch seine psychosoziale und interpersonelle Schwerpunktsetzung einen wichtigen Beitrag zur psychiatrischen Rehabilitation leisten kann.

Um die Chancen für eine längerfristige Rehabilitation zu verbessern, sind **sequenzielle** Behandlungsmodelle zu diskutieren: So könnte die **Akutbehandlung** von schweren, stationär behandlungsbedürftigen Depressionen mit kombiniertem Behandlungsprogramm (z. B. IPT-S + Pharmakotherapie) im psychiatrischen Krankenhaus erfolgen, die längerfristige **Weiterbehandlung** und Stabilisierung hingegen in einer Rehabilitationsklinik. Daran anschließend wäre eine **ambulante Erhaltungstherapie** und Phasenprophylaxe zu empfehlen. Die inhaltlichen therapeutischen Schwerpunktsetzungen lassen sich wie folgt formulieren:

▼

1. Psychiatrische Klinik: Akute Behandlung der depressiven Symptomatik, Entlastung des Patienten, Wiederherstellen von Belastbarkeit und einer »unverzerrten« Informationsverarbeitung, Herstellen und Verstehen des psychosozialen Kontextes der Depression, Einleitung und Durchführung einer stationären IPT (sofern Indikation besteht).
2. Rehabilitationsklinik: Klärung und Stabilisierung der psychosozialen Situation, »Abfangen« der Auswirkungen der Depression, stufenweise Wiedereingliederung in berufliche und/oder soziale Systeme, bei zuvor erfolgten Verlustereignissen, z. B. Arbeitsplatzverlust: Neuorientierung. Fortsetzung und Vertiefung der IPT.
3. Ambulante IPT-Erhaltungstherapie: Rezidivprophylaxe durch frühzeitige Beeinflussung depressionsrelevanter Stressoren in den verschiedenen psychosozialen Problembereichen.

Der Vorteil eines sequenziellen Models wäre, dass die psychosoziale Seite der Depression mehr in den Vordergrund des psychiatrischen Interesses rücken würde. Diese Anliegen hatte bereits Harry Stack Sullivan, ein wichtiger Vertreter der interpersonellen Schule, formuliert. In der Akutbehandlung ist diese Schwerpunktsetzung durch strukturelle Probleme, aber auch durch die Schwere der Erkrankung oft nur sehr begrenzt möglich. Durch weiterführende Behandlungsangebote könnten sich Depressive verstärkt mit den psychosozialen Aspekten ihrer Erkrankung auseinandersetzen. Ein weiterer Vorteil wäre, dass sie weniger durch akute depressive Symptome in ihrer Problemlösekompetenz und Handlungsplanung eingeschränkt sind. Für die Rezidivprophylaxe und Rehabilitation, möglicherweise aber auch für die Verweildauer in Akutkliniken, hätte dies entscheidende Vorteile.

Literatur

Ainsworth MD, Blehar M, Waters E, Wall S (1978) Patterns of attachment: A psychological study of the Strange Situation. Lawrence Erlbaum, Hillsdale, NJ
Beck AT, Rush JA, Shaw BF, Emery G (1979) Cognitive therapy of depression. Guilford, New York
Bowlby J (1969). Attachment. Basis Books, New York
Christian-Herman JL, O'Leary KD, Avery-Leaf S (2001) The impact of severe negative events in marriage on depression. J Social Clin Psychol 20: 24–40
Ciompi L, Dauwalder JP, Ague C (1979) Ein Forschungsprogramm zur Rehabilitation psychisch Kranker. III. Längsschnittuntersuchung zum Rehabilitationserfolg und zur Prognose. Nervenarzt 50: 366–378

Cohen MB, Baker G, Cohen RA, Fromm-Reichmann F, Weigert EA (1954) An intensive study of 12 patients of manic depressive psychoses. Psychiatry 17: 103–37
Elkin I, Shea T, Watkins JT et al. (1989). Treatment of Depression Collaborative Research Program: General effectivness of treatment. Arch General Psychiatry 46: 971–982
Frank E, Kupfer D, Perel J et al. (1990a) Three year outcomes for maintenance therapies in recurrent depression. Arch General Psychiatry 47: 1093–1099
Frank E, Frankel D, Carter D, Cornes C, Kupfer D (1990b) Manual for the adaptation of interpersonal psychotherapy to the treatment of bipolar disorder. University of Pittsburgh, PA, USA
Frank E, Frank N, Cornes C, Imber S, Morris S, Reynolds CF (1991) Interpersonal psychotherapy in the treatment of late life depression. (Unpublished manuscript, University of Pittsburgh)
Grawe K, Regli D, Bernauer F (1994) Cubus Analyse. Institut für Psychologie, Bern
Hirschfeld RM, Montgomery SA, Keller MB et al. (2000) Social functioning in depression: A review. J Clin Psychiat 61(4):268–75
Keller MB, Mc Cullough JP, Klein DN et al. (2000) A comparison of nefazedone, the cognitive behavioral-analysis of psychotherapy, and their combination for the treatment of chronic depression. New Engl J Med 342: 1462–1470
Kendler KS, Thornton LM, Prescott CA (2001) Gender differences in the rates of exposure to stressful life events and sensitivity to their depressiogenic effects. Am J Psychiatry 158: 587–593
Klerman GL, Weissman MM, Rounsaville B, Chevron E (1984) Interpersonal psychotherapy of depression. Basic Books, New York
Krupnick JL, Elkin I, Collins J et al. (1994) Therapeutic alliance and clinical outcome in NIMH Treatment of Depression Collaborative Research Program: Preliminary findings. Psychotherapy 31: 28–35
Kühner C (2001) Affektive Störungen. In: Franke A, Kämmerer A (Hrsg) Klinische Psychologie der Frau. Hogrefe, Göttingen
Nazroo JY, Edwards AC, Brown GW (1997) Gender differences in the onset of depression following a shared life event: A study of couples. Psychol Med 27: 9–19
Paykel ES, Myers JK, Dienelt MM, Klerman GL, Lindenthal JJ, Pepper MP (1969) Life events and depression: A controlled study. Arch General Psychiatry 21: 753–60
Rey ER (1980) Schizophrene Störungen. In: Wittling W (Hrsg) Therapie gestörten Verhaltens (Handbuch der Klinischen Psychologie, Bd 5) . Hoffmann & Campe, Hamburg, S 406
Reynolds CF III, Miller MD, Pasternak RE et al. (1999) Treatment of bereavement-related major depressive episodes in later life: A controlled study of acute and continuation treatment with Nortriptyline and interpersonal psychotherapy. Am J Psychiatry 156: 202–208
Rothbaum BO, Austin MC (2000) Integration of pharmacotherapy and psychotherapy for bipolar disorder. J Clin Psychiatry 61 (Suppl 9): 68–75
Rounsaville BJ, Prusoff B, Weissmann MM (1987) The relation between specific and general dimensions of psychotherapy process in interpersonal psychotherapy of depression. J Consulting Clin Psychology 55: 379–384
Schramm E (1998) Interpersonelle Psychotherapie. Schattauer, Stuttgart New York
Shear MK, Frank E, Foa E, Cherry C, Reynolds CF III, Vander Bilt J, Masters S (2001) Traumatic grief treatment: A pilot study. Am J Psychiatry 158: 1506–1508
Sullivan HS (1953). The interpersonal theory of psychiatry. Norton, New York

V Praxisorientierte Verfahren

Alltags- und lebensweltorientiertes sozialpsychiatrisches Handeln

Klaus Obert

Der Beitrag verfolgt das Ziel, Handlungsanleitungen und -maximen für (ambulante) sozialpsychiatrische Arbeit aus der Sicht alltags- und lebensweltorientierter Ansätze zu vermitteln. Die alltags- und lebensweltorientierte Herangehensweise hat sich als besonders hilfreich und effektiv erwiesen in der ambulanten Versorgung, Begleitung und Unterstützung (chronisch) psychisch kranker Menschen – v. a. unter der Vorgabe der Versorgungsverpflichtung für die jeweilige Region. Dabei müssen jedoch weitere Voraussetzungen berücksichtigt werden, die in der bisherigen Theorie zum Alltag und zur Lebenswelt nicht in Erscheinung getreten sind:

- der Umgang der Klientel und damit auch der Dienste und Einrichtungen mit der psychischen Erkrankung,
- die damit einhergehende Integration sozialpsychiatrischer und spezifisch medizinisch-psychiatrischer Erfahrungen und Ansätze in alltags- und lebensweltorientiertes Handeln
- sowie die disziplinübergreifende Zusammenarbeit der in der Sozialpsychiatrie vertretenen Professionen.

Die Gliederung des Beitrags folgt der Entstehung des alltags- und lebensweltorientierten Handlungskonzeptes durch den Aufstieg vom Konkreten zum Abstrakten (induktive Methode).

Ausgangspunkt ist ein für die sozialpsychiatrische Arbeit typisches Fallbeispiel (21.1). Darin tauchen sämtliche Dimensionen alltags- und lebensweltorientierter sozialpsychiatrischer Tätigkeit auf (▶ s. unter 21.5). Davon wird eine Dimension herausgegriffen: der Umgang der Betroffenen mit der psychischen Erkrankung und die dafür erforderliche sozialpsychiatrische Handlungsweise. Am Fallbeispiel wird deutlich, wie ambulante, sozialpsychiatrische Arbeit »aussieht«, wie die jeweilige Handlungsweise realisiert und warum so gehandelt wird, welche übergreifenden Handlungsregeln daraus abgeleitet werden und welche Ergebnisse sich aus diesem Handeln ergeben (21.2–21.6).

Im Abschn. 21.5 werden die weiteren Dimensionen alltags- und lebensweltorientierten sozialpsychiatrischen Handelns aufgeführt. In Abschn. 21.6 werden übergreifende Handlungsweisen und Haltungen benannt, die über alle Dimensionen hinweg anzuwenden und gültig sind. Im Abschn. 21.7 werfe ich einen kurzen Blick auf die theoretische Verankerung alltags- und lebensweltorientierter Arbeit und deren Ziele. Abschließend (21.8) erfolgen einige Anmerkungen zu alltags- und lebensweltorientiertem Handeln in der Sozialpsychiatrie.

Im Anschluss (21.9) werden die Ergebnisse einer quantitativen Untersuchung dargestellt zur Verringerung der Zahl und der Behandlungsdauer stationärer Aufenthalte bezogen auf ambulante sozialpsychiatrische Arbeit, konkretisiert an einem sozialpsychiatrischen Dienst in Stuttgart.

21.1 Typisches Beispiel aus der ambulanten sozialpsychiatrischen Arbeit: Frau Maier – eine »klassische Nachsorgeklientin«

Im folgenden Beispiel handelt es sich um eine Klientin, die eindrucksvoll und präzise die Klientel ambulanter Dienste und Einrichtungen für chronisch psychisch kranke Menschen repräsentiert. Beispielhaft können daraus sozialpsychiatrische, alltagsorientierte Handlungsregeln in der Dimension »Umgang mit der psychischen Erkrankung« abgeleitet werden. Gleichermaßen kommen am Beispiel von Frau Maier alle weiteren Dimensionen alltags- und lebensweltorientierten Handelns zum Vorschein, wie ambulante sozialpsychiatrische Arbeit (hier

der SpDi[1]) darin handelt und welche Handlungsregeln generell erarbeitet werden können.

 Fallbeispiel

Frau Maier ist 51 Jahre alt, geschieden, lebt von Sozialhilfe allein in einer kleinen Mietwohnung in einem sozialen Brennpunkt Stuttgarts und wird seit 13 Jahren ambulant betreut. Sie erkrankte im Alter von 32 Jahren an einer schizophrenen Psychose und befand sich insgesamt 12-mal, davon 5-mal zwangsweise mit einer kumulierten Behandlungsdauer von 15 Monaten in stationärer Behand-
▼

---

[1] Die Abkürzung SpDi steht für Sozialpsychiatrischer Dienst. Diese Abkürzung hat sich allenthalben in Baden-Württemberg durchgesetzt. Deshalb wird sie auch hier verwendet.

lung. Bis zur letzten Einweisung in die psychiatrische Klinik war unsererseits kein Einfluss auf den Umgang mit ihrer psychischen Erkrankung möglich. Fast schien es so, als ob Frau Maier der Wiederholung akuter psychotischer Phasen hilflos ausgeliefert sei. Kaum war sie aus der Klinik entlassen, brach sie umgehend die medikamentöse Behandlung ab und nahm höchstens noch einen ambulanten Termin bei einem niedergelassenen Nervenarzt wahr. Die einzige Begründung dafür bestand darin, dass sie die extremen Nebenwirkungen der Neuroleptika nicht ertragen wollte und konnte. Allerdings muss bestätigt werden, dass sie in besonderem Maße unter den extrapyramidalen Störungen litt. Die Einnahme atypischer Neuroleptika (z. B. Leponex oder Zyprexa) hatte zum damaligen Zeitpunkt noch keinen Erfolg. Diese Medikamente musste sie oral einnehmen, da es sie nicht als Depotpräparate gibt. Aufgrund ihrer Verarbeitung der Erkrankung war sie darin jedoch nicht zuverlässig.

In der Klinik und in den ersten Monaten nach der Entlassung bestand zwischen uns und Frau Maier ein kontinuierlicher Kontakt mit Unterstützung im sozialanwaltlichen Bereich. Diese Tätigkeiten umfassten Interventionen beim Sozialamt, bei der Krankenkasse, beim Umgang mit Geld und bei Hilfen im Haushalt. Die während der akuten Krankheitsphase völlig verwahrloste Wohnung musste anschließend mit ihr zusammen wieder einigermaßen bewohnbar gemacht werden. In engem Zusammenhang damit standen Gespräche darüber, weswegen sie erkrankt ist und immer wieder in eine psychotische Erkrankung abdriftet, warum sich ihr Mann von ihr scheiden ließ, warum Probleme mit den Nachbarn entstehen etc. Immer wieder kamen wir zur Grundfrage zurück, auf die es keine erschöpfende Antwort gab: das Abgleiten in die psychotische Erkrankung und die damit einhergehende Infragestellung ihrer Wohnung und ihrer Lebensmöglichkeiten außerhalb von Einrichtungen. Ihre einzige Antwort darauf bestand in den für sie nicht oder nur schwer zu ertragenden Nebenwirkungen der Neuroleptika. Ansonsten schwieg sie oder leitete zu anderen Themen über. Auch ihr 20-jähriger Sohn, der in einer § 72-BSHG-Einrichtung (Einrichtung für Personen mit besonderen sozialen Schwierigkeiten) lebt, konnte dazu nichts beisteuern. Eine weitere Vermutung unsererseits blieb ihr fremd: die Steigerung ihres Lebensgefühles und ihres Antriebes zu Beginn der Psychose gegenüber depressiven Verstimmungen, Antriebsproblemen und Nebenwirkungen der Medikamente. Mehr konnte nicht eruiert werden trotz der inzwischen entstandenen kontinuierlichen Kontakte und der Vertrauensbeziehung.

Frau Maier nahm regelmäßig an den Freizeiten, den Tageszentrumsaktivitäten sowie am Arbeitsprojekt (Zuverdienstmöglichkeit im Rahmen der Arbeit des Tageszentrums) teil und stimmte wohlwollend der freiwilligen Geldverwaltung zu. Zweimal pro Woche holte sie das Geld ab. Dadurch war sie kaum noch mittellos.

▼

Trotz der stabilen Betreuungsbeziehung zwischen Frau Maier und den ambulanten Diensten wurden die Abstände zwischen den einzelnen Klinikaufenthalten immer kürzer. Im Jahr ihrer bisher letzten stationären Aufenthalte befand sie sich dreimal in stationärer Behandlung, davon zweimal zwangsweise. Von 12 Monaten verbrachte sie fast 5 Monate in der Klinik. Wir fragten uns, was wir evtl. falsch gemacht haben könnten und künftig anders gestalten müssten. War die Betreuung und Einbindung von Frau Maier in die Aktivitäten der ambulanten Dienste für sie zu eng und zu bedrohlich geworden? Erlebte sie uns als zu mächtig und bevormundend angesichts der Tatsache, dass wir zudem noch ihr Geld verwalteten, obwohl dies in relativ gesunden Phasen ihr ausdrücklicher Wunsch war? In psychotischen Phasen hingegen beschuldigte sie uns zunehmend und vehement der Veruntreuung ihres Geldes, da wir es ihr nicht so auszahlten, wie sie es gerne wollte. Wir hielten uns an die gemeinsame Vereinbarung, die wir miteinander getroffen hatten.

War die Grenze des ihr (von uns) zugebilligten Rechtes auf (krankheitsbedingte) Verwahrlosung erreicht und die Grenze hin zum fürsorglichen Handeln überschritten?

Sie selbst konnte ebenfalls nichts Erhellendes zum Verstehen und zur Begründung der immer häufiger werdenden stationären Behandlungen beitragen, wenn wir sie in der Klinik oder kurz danach darüber ins Gespräch verwickelten. Vermutlich verlief dieses Geschehen für sie selbst nicht rational nachvollziehbar ab. Von uns aus musste gehandelt werden, weil sie die Wohnung während einer akuten Exazerbation der schizophrenen Psychose immer in den gleich katastrophal verwahrlosten Zustand verwandelte und v. a. im Sommer eine Gesundheitsgefährdung durch verdorbene Lebensmittel und Ungeziefer nicht mehr ausgeschlossen werden konnte. Frau Maier war damit hoffnungslos überfordert. Ein Reinigungsdienst konnte nicht so einfach herangezogen werden. Sie befürchtete zu Recht, bei einer schnellen Grundreinigung zu viele Gegenstände, die für sie von Bedeutung waren, zu verlieren. Unsere Bereitschaft, mit ihr zusammen nach Abklingen der akuten Krankheitsphase die Wohnung zumindest teilweise wieder bewohnbar zu gestalten, war zwischenzeitlich erschöpft, weil sie uns danach wieder mit Vehemenz ablehnte.

Wir trafen im Team nach einer längeren Phase der Abwägung verschiedenster Argumente die Entscheidung, ihr Recht auf krankheitsbedingte Verwahrlosung nicht mehr zu akzeptieren und ihr mit der ebenfalls bestehenden Pflicht zur Fürsorge die Verantwortung dafür zumindest zeitweise aus der Hand zu nehmen. Die Entscheidung fiel uns nicht leicht, da in unserer Arbeit die Wohnung und die jeweilige Lebensform mit die vorrangigsten Güter der Betroffenen darstellen, die es zu schützen gilt. Die Verwahrlosung der Wohnung in Verbindung mit der Manifestation der psychotischen Erkrankung, der damit

▼

21

einhergehende Verlust des Überblicks und auch der Kompetenz bei Frau Maier hinsichtlich der sozialen und individuellen Lage standen in der kritischen Phase über ein Jahr hinweg mindestens einmal monatlich auf der Tagesordnung der Fallbesprechung. In den kontroversen Debatten bezüglich des Rechtes auf Verwahrlosung und auf fürsorgliche Hilfe konnte lange Zeit immer wieder ein Konsens gefunden werden, indem ihr das Recht auf ihre Wohnung und diese Lebensform zugestanden wurde. Erst die zunehmende Gesundheitsgefährdung, die immer sichtbarer und offenkundiger werdende krankheitsbedingte Überforderung von Frau Maier, ein von ihr ab und zu in Nebensätzen oder auf direktes Nachfragen hin geäußerter Leidensdruck sowie die inzwischen vorliegende Wohnungskündigung, ließen die Entscheidung zu, das Recht auf Verwahrlosung in Frage zu stellen und einen anderen Weg einzuschlagen.

Über die Einrichtung einer gesetzlichen Betreuung zur Regelung der Vermögensangelegenheiten konnten Mittellosigkeit und Schulden vermieden werden, da die freiwillige Geldverwaltung über uns nicht mehr funktionierte. Über die Aufenthaltsbestimmung hätte Frau Maier schon zu Beginn einer akuten psychotischen Krankheitsphase in stationäre Behandlung gebracht werden können. Aufgrund der mangelnden bis fehlenden inneren Akzeptanz und Auseinandersetzung mit der psychischen Erkrankung erhofften wir uns, ihr über einen von außen eingeleiteten und durchgeführten Weg, der ihr einen Teil der Verantwortung abnahm, ein Geländer einzurichten. Dadurch sollte sie weniger in individuelle und soziale Bedrängnis geraten und ihr letztlich der Verbleib in ihrem gewünschten Umfeld weiterhin ermöglicht werden. Des Weiteren war über die Bestellung eines gesetzlichen Betreuers »qua Amtes« eine zusätzliche Einflussmöglichkeit hinsichtlich einer kontinuierlicheren medikamentösen Behandlung möglich.

Wir begründeten ihr dieses Vorgehen damit, dass aufgrund der Vorerfahrungen und der vorliegenden Wohnungskündigung ein großes Risiko entstanden war, die Wohnung zu verlieren und woanders untergebracht zu werden. Frau Maier stimmte dem Vorgehen zu, nicht in erster Linie, weil sie davon überzeugt war, sondern weil sie dazu keine andere Wahl hatte.

Das **Ergebnis und der aktuelle Stand** sehen wie folgt aus: Bezüglich ihrer Geldangelegenheiten und der Aufenthaltsbestimmung wurde ein gesetzlicher Betreuer bestellt (Betreuung mit Einwilligungsvorbehalt). Das Geld erhält sie 2-wöchentlich auf ihr Konto überwiesen. Mit ihrem Nervenarzt wurde die Vereinbarung getroffen, dass er sich umgehend an uns oder an den gesetzlichen Betreuer wendet, wenn sie den Termin zur Depotmedikation nicht einhält. Ansonsten änderte sich an der ambulanten Begleitung und Betreuung nichts. Stationäre Aufenthalte wurden nicht mehr notwendig. Eine Exazerbation der

▼

schizophrenen psychotischen Erkrankung konnte im Anfangsstadium gerade noch durch sofortiges Handeln aufgefangen werden. An ihrer Stimme erkannten wir, dass sie sich auf dem Weg in die Psychose befand. Ich fuhr umgehend zu Frau Maier. Es bedurfte einiger Überzeugungsarbeit und eines deutlichen Hinweises auf die bisherigen Abläufe in den gleichen Situationen, um den Unwillen von Frau Maier zu überwinden und sie zum Arztbesuch zu bewegen. Ich begleitete sie zum Nervenarzt, wo sie die längst überfällige Depotmedikation erhielt. Von sich aus wäre Frau Maier nicht zum Arzt gegangen. Hausbesuch und Begleitung zum Arzt waren zur Abwendung einer Eskalation der Krisensituation unabdingbar.

Zwischenzeitlich ist Frau Maier in der Lage, ihre Erkrankung zumindest so weit anzuerkennen, dass sie die tägliche, orale Medikation akzeptiert. Es treten, bedingt durch die atypischen Neuroleptika, keine Nebenwirkungen mehr auf, wodurch ihr die Akzeptanz bedeutend leichter fällt.

Auf Nachfrage antwortet sie, dass sie sich jetzt viel wohler fühle, es ihr deutlich besser gehe als früher und sie mit ihrem jetzigen Leben eigentlich ganz zufrieden sei. Sie habe wieder einen festen Freund gefunden und sei froh, seit fast 3 Jahren nicht mehr in der Klinik gewesen zu sein.

Die Diskussion und Interpretation des vorliegenden Fallbeispieles ist in der Typologie unter »Wechselnde Einsichten und sich verändernde Umgangsformen« (21.2.3) aufgeführt. Das Spektrum des Umgangs psychisch kranker Menschen mit ihrer Erkrankung ist breit gefächert und reicht von einem selbstverantwortlichen Umgang und der Integration der Erkrankung in den eigenen Alltag bis hin zur vollständigen Ablehnung und Leugnung einer psychischen Erkrankung gekoppelt mit einer vehementen Distanzierung. Dazwischen gibt es verschiedene Abstufungen, die verschiedenen Typologien zugeordnet werden können. Innerhalb dieses Spektrums können alle in einer ambulanten sozialpsychiatrischen Einrichtung »auftauchenden Fälle« in den jeweiligen Typologien untergebracht werden. So ist Frau Maier ein eindrucksvolles Beispiel für die Gruppe der psychisch kranken Menschen, die sich im Umgang mit der psychischen Erkrankung sehr wechselhaft, in manchen Situationen geradezu gegensätzlich verhalten.

Das Spektrum des Umgangs mit der psychischen Erkrankung beginnt mit dem »selbstverantwortlichen Umgang mit der Erkrankung« und endet mit jenen Menschen, die sich dauerhaft in »chronifizierten Wahngebäuden« eingerichtet haben und/oder als sog. »Systemsprenger« am äußersten Rand des gesellschaftlichen Lebens ihren Alltag fristen.

> **Wichtig**
>
> Sozialpsychiatrische Dienste und Einrichtungen mit Versorgungsverpflichtung für ihr Einzugsgebiet/ihre Region decken das gesamte Spektrum des Personenkreises ihrer Zuständigkeit ab, vom sog. einfachen Fall bis zur »schwierigsten Situation«. Die Verantwortung kann so lange nicht abgegeben werden, bis im Einzelfall ein anderer Lösungsweg gefunden ist (Fallverantwortung).

21.2 Typologien des Umgangs mit der psychischen Erkrankung

Die Kategorien des Umgangs der Betroffenen gehen fließend ineinander über und reichen vom einfachsten (selbstverantwortlicher Umgang) bis zum schwierigsten Fall (Ablehnung und Leugnung der Erkrankung). Damit liegt eine idealtypische Kategorie vor, die zumindest im Hintergrund als Ziel in der Arbeit mitschwingt und von einem selbstverantwortlichen und emanzipierten Umgang mit der psychischen Erkrankung ausgeht. Sie ist und bleibt ein Ziel sozialpsychiatrischer Arbeit. Jedoch kann dies nicht das Ausschließliche sein,

- um ein Selektionsrisiko zu vermeiden, wenn die Orientierung zu stark auf dieses Ziel fixiert ist und nicht der Pragmatik und den Vorgaben des Alltags Rechnung trägt und
- um der ideologischen Falle zu entgehen, dass es eine idealtypische Gesundheit für alle geben könnte, die für alle erstrebenswert und zu erreichen sei.

Realitätsorientiert und notwendig ist vielmehr eine alltagsbezogene, pragmatische Orientierung, die den Leidensdruck und die sozialen Folgen für die Betroffenen und ihr jeweiliges soziales Umfeld zum Ausgangspunkt und zum Ziel der Sicht- und Vorgehensweise hat. Dabei geht es um die Suche nach Umgangsweisen, die das Aushalten und Zusammenleben ermöglichen. Auch dann wird immer noch ein hoher Anspruch formuliert, wie in den Kategorien »Menschen mit chronifiziertem Wahngebäude« und »Systemsprenger« zu sehen ist.

Der Fokus wird darauf gerichtet, welches Vorgehen in den einzelnen Kategorien typisch und erforderlich ist, um diesem Spagat Rechnung zu tragen. Einerseits wird auch beim »Systemsprenger« ein selbstverantwortlicherer Umgang und ein geringes Maß an Selbstwahrnehmung der eigenen psychischen Erkrankung zumindest als Ziel formuliert (richtiger wäre, in diesem Zusammenhang die Konsequenzen zu thematisieren, welche als Folgen des problematischen Verhaltens entstanden sind, und weniger vom Umgang mit der Erkrankung zu sprechen). Andererseits ist darauf zu achten, dass die Gruppe, die dem Ziel am nächsten steht, nicht unterfordert wird, weil »es sich ja

sowieso nur um einen chronifizierten Personenkreis handelt«.

21.2.1 Selbstverantwortlicher Umgang mit der psychischen Erkrankung

Bei dieser Gruppe ist das Verständnis hinsichtlich der psychischen Erkrankung und der Umgang damit weit entwickelt. Im täglichen Leben entstehen bei diesen Menschen mit sich selbst und dem Umfeld hinsichtlich des Umgangs mit der psychischen Erkrankung kaum noch Konflikte. Ebenso sind nur noch wenig stationäre Aufenthalte zu verzeichnen. Dementsprechend zurückhaltend gestaltet sich die sozialpsychiatrische Arbeit.

Folgende Ziele stehen im Mittelpunkt:
- Aktive und konstruktive Auseinandersetzung mit der psychischen Erkrankung,
- Erarbeiten und Herstellen von Zusammenhängen zwischen psychischer Erkrankung, Biographie und aktueller Lebensform,
- Stabilisierung und Weiterentwicklung der erreichten Umgangsform.

Welche Handlungsweisen werden für die Umsetzung der Ziele benötigt? Zur Einführung ein Fallbeispiel:

> **Fallbeispiel**
>
> Herr Ilg ist 37 Jahre alt und lebt mit seiner Mutter zusammen. Seinen Unterhalt bestreitet er zwischenzeitlich von einer Erwerbsunfähigkeitsrente. Davor war er in verschiedenen Betrieben als Programmierer tätig. Die Arbeit wurde immer wieder von längeren Krankheitsphasen und stationären Aufenthalten unterbrochen, die schließlich zur Frühberentung führten. Er erkrankte während der Zeit des Abiturs an einer schizoaffektiven Psychose und befand sich danach insgesamt 8-mal in stationärer psychiatrischer Behandlung mit einer kumulierten Behandlungsdauer von insgesamt 17 Monaten.
>
> Die **Auseinandersetzung mit der psychischen Erkrankung** verlief in einem längeren Prozess des **Hin-und-her-Schwankens** zwischen der schmerzhaften Bewusstwerdung der Erkrankung und der Auflehnung dagegen. Der Prozess ging einher mit der Frage: »Warum gerade ich?« Er litt unter großen Stimmungsschwankungen. In der Psychose spürte Herr Ilg ein enormes Lebensgefühl, welches im »normalen Zustand« oft in ein Gefühl depressiver Gleichgültigkeit und Abstumpfung überging. Er bringt die **heute erreichte Akzeptanz** nicht nur mit der Anerkennung einer realitätsorientierten Sichtweise, sondern auch mit Resignation und einer persönlichen Niederlage in Verbindung; nämlich mit einer Lebenslage ohne Arbeit und fast ausschließlichen Kontakten mit Menschen aus der Psychiatrieszene. In den wöchentlich stattfindenden Gesprächen ging es deshalb sehr oft
> ▼

um die Frage, wie er die Erkrankung akzeptieren lernen kann, ohne zu sehr unter dem Gefühl des Versagens zu leiden. Zusätzlich standen die Bearbeitung, das Aushalten und Ertragen der unterschiedlichen Gefühlswelten und der Umgang damit zur Diskussion. Nach der letzten akuten psychotischen Erkrankung fiel er in eine lange und aufreibende Zeit depressiver und leidvoll erlebter Antriebslosigkeit. Hin und wieder sehnte er sich nach einer Psychose, oder er durchlebte akute suizidale Phasen.

Die Arbeit in Richtung Akzeptanz der Erkrankung und der damit verbundenen Lebenslage sowie das langsame Wiedererlangen einer geringen Lebensfreude und von mehr Teilnahme am Leben dauerte insgesamt 3 Jahre. Immer wieder **litt er unter der Erfahrung**, dass in früheren Zeiten ein gutes Lebensgefühl jeweils die Vorstufe der Erkrankung bzw. schon eine präpsychotische Stimmung war und im Krankenhaus endete. Dieser Widerspruch musste wiederholt thematisiert und bearbeitet werden, um eine Verbesserung seines Lebensgefühls zu erreichen, ohne gleich die Grenze zu einer erneuten akuten psychotischen Erkrankungsphase zu überschreiten. Gemeinsam erarbeiteten wir, wie sich die **ersten Anzeichen psychotischer Symptome** bemerkbar machen. Dabei ging es z. B. um Schlaflosigkeit und Beziehungsideen auf der Straße oder im SpDi, v. a. während der Phase, als er sich zur Frühberentung durchrang und darunter litt. Eine kurzfristige und zeitlich begrenzte leichte Erhöhung der Medikation in Verbindung mit gemeinsamen Bemühungen, die Situation zu verstehen und Zusammenhänge mit möglichen Gründen herzustellen, reichte aus.

Die zunehmend akzeptierende Auseinandersetzung mit seiner psychischen Erkrankung und der Bewältigung vollzog sich über die Gespräche mit uns und seiner Nervenärztin und einer von ihr geleiteten Gruppe. Ein wichtiger Gegenstand der Diskussion war, welche **Medikamente** er am günstigsten verträgt und am ehesten akzeptieren kann und welche mit den wenigsten Nebenwirkungen und der geringsten Verstärkung der Minussymptomatik einhergingen. Des Öfteren standen aber auch Gespräche darüber an, wie er Medikamente überhaupt akzeptieren könne.

Sukzessive begann er sich im SpDi mit **anderen »jungen Chronikern«** zusammenzutun. Wenn ihm auch das Reden schwer fiel, standen der Umgang mit der eigenen Erkrankung, die Wirkung von Medikamenten und stationäre Unterbringungen immer wieder neben anderen Themen zur Debatte. Schließlich gelang es ihm, an einem Psychoseseminar teilzunehmen.

Herr Ilg lebt nicht nur mit, sondern **in der Auseinandersetzung mit der psychischen Erkrankung**. Im Austausch mit anderen werden sein Selbstbewusstsein und auch sein Lebensgefühl gefördert, ohne dass er wieder psychotisch werden muss. Die Erkrankung wird von ihm

▼

nicht mehr nur als passives Schicksal hingenommen. In der aktiven Auseinandersetzung damit kann er sie in seinen Alltag integrieren und einigermaßen bewältigen. Im Dialog mit den sozialpsychiatrisch Tätigen trifft er auf Verständnis, aber auch auf Nachfragen, auf andere Meinungen und Überlegungen, was er denn diesbezüglich konkret tun könne.

Aktive und konstruktive Auseinandersetzung mit der psychischen Erkrankung

Sich mit der psychischen Erkrankung zu arrangieren, diese als einen Teil von sich selbst und nicht als etwas Außengesteuertes, Fremdes akzeptieren zu lernen, ohne die Erkrankung ursächlich überwinden zu können, erweist sich als ein **langer und schwieriger Prozess**. Der Prozess kennzeichnet sich durch einen ständigen Wechsel von **schmerzhafter Bewusstwerdung und der Auflehnung gegen die psychische Erkrankung**. Zeiten der Akzeptanz lösen sich ab mit Phasen der Verunsicherung, der Verzweiflung bis hin zur Suizidalität verbunden mit der Frage »Warum trifft es gerade mich?« Akuten Exazerbationen der Grunderkrankungen und stationären Einweisungen gehen oft massive Auflehnungen gegen die Erkrankung voraus. Die akzeptierende Auseinandersetzung mit der Erkrankung wird häufig auf der einen Seite als Niederlage und Resignation, »nicht normal leben zu können«, erlebt. Auf der anderen Seite stellt z. B. eine krankheitsbedingte Frühberentung eine Entlastung dar, nicht mehr ständig dem inneren und äußeren Druck der Normalität standhalten und durchhalten zu müssen.

Die Frage, die sich zwangsläufig aufdrängt, ist, **wie es zu aktiven und konstruktiven Auseinandersetzungen kommt**. Der Veränderungsprozess kommt vorrangig aufgrund der Betreuung durch die niederschwellig arbeitenden ambulanten, sozialpsychiatrischen Dienste und Einrichtungen in Gang, in Verbindung mit der ärztlichen Behandlung, den Medikamenten und kontinuierlichen, aber nicht aufdringlichen Gesprächen, die langsam eine aktive und konstruktive Auseinandersetzung mit zunehmender Akzeptanz der Erkrankung bewirken.

Konsequent folgt das eine auf das andere. Die Annäherung an die Auseinandersetzung mit der psychischen Erkrankung und die ärztliche Behandlung führen z. B. zu häufigeren Besuchen im Tageszentrum des SpDi. Dies wiederum löst vermehrt Gespräche und Kontroversen unter den Besuchern aus, in denen teilweise heftig über Erfahrungen mit der Erkrankung, Medikamenten und den verschiedenen ambulanten und stationären Hilfen etc. diskutiert und konstruktiv gestritten wird. Diese Entwicklung hat sukzessive ein aktives und konstruktives Niveau in der Auseinandersetzung zur Folge. Selbstverständlich wirken noch weitere Aspekte daran mit. Hervorzuheben ist in diesem Zusammenhang die Bedeutung der Arbeit von Angehörigen, sich in Gruppen zu organisieren und über ihre Erfahrungen als Angehörige zu sprechen.

Zusammenfassung

Als **Ergebnis** steht nicht eine ursächliche Bewältigung der psychischen Erkrankung zur Diskussion, sondern eine konstruktive und sich weiter entwickelnde Akzeptanz mit dem entsprechenden Umgang. Es ermöglicht dieser Gruppe und ihrem Umfeld, der psychischen Erkrankung nicht mehr passiv und wehrlos gegenüberzustehen. Vielmehr gelingt eine **adäquatere Gestaltung des Prozesses**. Der Umgang mit der psychischen Erkrankung wird für den Betroffenen beeinflussbarer, kann adäquater gesteuert und kontrolliert werden. Dies heißt nicht, dass bei dieser Gruppe grundsätzlich akute Exazerbationen der Grunderkrankung vermieden werden können.

Wichtig

Nicht ursächliche Bewältigung, sondern konstruktiver Umgang mit der psychischen Erkrankung und alltagsbezogene Bewältigung sind das vorrangige Ziel sozialpsychiatrischen Handelns, auch bei (chronisch) psychisch kranken Menschen mit einem selbstverantwortlichen Umgang mit der Erkrankung.

Erarbeitung und Herstellung von Zusammenhängen zwischen Biographie, psychischer Erkrankung und aktueller Lebensform

Hintergründe und Zusammenhänge zwischen psychischer Erkrankung, Biographie und aktueller Lebensform verstehen zu lernen und nachvollziehen zu können, stellen ein wesentliches Element auf dem Weg in Richtung des selbstverantwortlichen Umgangs mit der psychischen Erkrankung dar. Umgang und Akzeptanz setzen Verständnis voraus und sind gleichzeitig Ziel der Bemühungen.

Ohne die letztlich schlüssigen Gründe oder die Ursache gefunden zu haben, kommt es für den Einzelnen immer wieder darauf an, herauszuarbeiten und wahrzunehmen, dass die Erkrankung mit ihm zu tun hat, mit seinem Innenleben, mit organischen Dispositionen, v. a. aber mit der Lebenslage. Es wird gemeinsam ein Weg erarbeitet, wie in der jeweiligen Lebenslage mit der psychischen Erkrankung umgegangen werden kann, um sich mit dem erreichten Zustand zu arrangieren und diesen gleichzeitig weiterzuentwickeln und zu überschreiten. Damit wird es möglich, einen Lebensplan zu entwerfen, mit dem der Alltag auf der Basis des jeweils erreichten Niveaus mit mehr Lebensqualität bewältigt und ausgestaltet werden kann.

Wichtig

Sozialpsychiatrisches Handeln zielt (hinsichtlich des Umgangs mit der psychischen Erkrankung) auf die Herstellung eines Verständnisses für den Zusammenhang von Biographie, aktueller Lebenslage und psychischer Erkrankung.

Stabilisierung und Weiterentwicklung der erreichten Umgangsform

Die Aufgabe und Arbeit ambulanter Sozialpsychiatrie besteht vorrangig darin, in vielfältiger Form diesen **Prozess zu begleiten**, um ihn zu **stabilisieren** und Bedingungen der **Weiterentwicklung** zu fördern. Orientiert an der jeweiligen Situation kommt es darauf an, mit **Empathie, Vorsicht und Zurückhaltung** vorzugehen, aber auch geeignete Gelegenheiten zu nützen und Zufälle zu »inszenieren«. Auch in dieser Gruppe geht es zumindest in der Anfangszeit und auch »zwischendurch« hin und wieder darum, sich gemeinsam über die ersten **Früherkennungszeichen von Symptomen** zu verständigen, um entsprechende Vereinbarungen und Absprachen zu treffen für den Fall, dass sie auftauchen. Dies trifft auch dann noch zu, wenn der selbstverantwortliche Umgang relativ weit fortgeschritten ist. **Ambivalenzen und Widersprüche** werden thematisiert, so z. B. die Notwendigkeit der Einnahme von Neuroleptika und deren (des Öfteren festzustellender) negativer Einfluss auf das Lebensgefühl und die Lebensfreude. Die Diskussion über die Funktion, Bedeutung und die Wirkung von Medikamenten dreht sich im Unterschied zu den folgenden Gruppen weniger um die Kontrolle der Medikamenteneinnahme. Es genügt hier, Absprachen zu treffen, was zu tun ist, wenn damit Schwierigkeiten auftreten sollten.

Ebenso von Bedeutung ist die Vermittlung aktueller **Informationen** zu den angesprochenen Themen. Dabei werden unsere Meinung und Erfahrungen aus vielen anderen Situationen eingebracht, verbunden mit der Sensibilität, wie sie in das Konzept der Betroffenen hineinpassen. Der sozialpsychiatrisch Tätige übernimmt darin die Rolle des **kritischen, solidarischen Begleiters**, der unterstützt und Rückhalt gibt. Er motiviert z. B., nicht nur »nach innen«, sondern auch »nach außen« zur psychischen Erkrankung zu stehen. Er berät, wo und mit wem und in welcher Intensität über die Erkrankung gesprochen werden könnte und sollte und wo Zurückhaltung angezeigt ist.

Er regt an, sich zum Thema Verständnis und Umgang mit der psychischen Erkrankung mit anderen im und außerhalb des psychiatrischen Kreislaufs zu treffen und auch im Einzelfall gemeinsam mit dem behandelnden Arzt zu überlegen, ob und wenn ja, welche psychotherapeutische Beratung und Begleitung im engeren Sinne sinnvoll sein könnte. Besonders dieser Gruppe empfehlen wir, an den Aktivitäten der in den letzten Jahren entstandenen, zunehmend an Bedeutung gewinnenden und von uns unterstützten **Psychoseseminaren** sowie den **Initiativen des Verbandes der Psychiatrieerfahrenen** teilzunehmen.

In diesem Dialog findet ein **wechselseitiger Lernprozess** statt: Professionelle lernen von den Erfahrungen der Betroffenen, wie diese mit ihrer psychischen Erkrankung umgehen und den Umgang damit ins Alltagsleben einbinden. Betroffene können wiederum das Wissen, die Erfahrungen, Haltungen und Meinungen der Professionellen annehmen und für sich verwerten.

> **Wichtig**
>
> Bei der Gruppe psychisch kranker Menschen mit einer hohen Compliance treten wechselseitiges Lernen, Verhandeln und Aushandeln mehr und mehr in Vordergrund sozialpsychiatrischen Handelns. Selbstverantwortliches Handeln der Betroffenen ersetzt dadurch mehr und mehr die Kontrolle von außen (Umfeld oder sozialpsychiatrisch Tätige).

21.2.2   Unsicherer Umgang mit der psychischen Erkrankung

Im Unterschied zur ersten Kategorie besteht in dieser Gruppe vermehrt Unsicherheit im Umgang mit der psychischen Erkrankung und deren Verständnis, gekoppelt mit Phasen, in denen latent vorhandene und unter spezifischen Bedingungen akuter werdende Erkrankungsphasen zu bewältigen sind. Dadurch sind kontinuierlichere Begleitung und größere Aufmerksamkeit sowie enger geführte Absprachen und Vereinbarungen erforderlich. Wie in der ersten Kategorie gilt auch hier für die Arbeit das übergreifende Ziel, mehr Verständnis, Sicherheit, Auseinandersetzungsvermögen und Handlungskompetenz im Umgang mit der psychischen Erkrankung zu erwerben. In dieser Gruppe ist die Vermeidung akuter Exazerbationen der Grunderkrankung ein wichtiger Faktor in der ambulanten sozialpsychiatrischen Arbeit.

Daraus ergeben sich für diese Gruppe für das sozialpsychiatrische Handeln folgende Ziele:

- Vermeidung von akuten Exazerbationen der Grunderkrankung,
- Früherkennung von Symptomen der Erkrankung und Erarbeitung der dafür notwendigen Umgangsformen,
- begleitender, stützender und verständnisvoller Umgang mit inneren und äußeren Konflikten.

Zur Einführung ein Fallbeispiel aus der sozialpsychiatrischen Arbeit:

> **❯ Fallbeispiel**
>
> Frau Carl ist 46 Jahre alt, Hausfrau und lebt zusammen mit ihrem Mann in einer Mietwohnung. Sie erkrankte vor ca. 15 Jahren an einer schizophrenen Psychose, war insgesamt 7-mal mit einer kumulierten Behandlungsdauer von 16 Monaten in stationärer Behandlung. Seit über 4 Jahren befindet sich Frau Carl in Betreuung des SpDi. Während der Zeit der Betreuung durchschritt sie mit Unterstützung des SpDi einen Lernprozess, wie sie mit der psychischen Erkrankung besser umgehen kann, um stationäre Behandlungen zu vermeiden. Dieser Prozess gestaltet sich jedoch noch unsicher und schwankend. Immer wieder gerät sie in akuter werdende psychotische Phasen, die eine intensive Begleitung erfordern, um Frau Carl ambulant »auffangen zu können«.
>
> **Drei grundlegende Konflikte**, die zumindest bis dato nicht aufzulösen sind, bedingen aus unserer Sicht den (noch) unsicheren und brüchigen Umgang mit der psychischen Erkrankung:
>
> - Die Beziehung zu ihren Eltern: Bei Frau Carl besteht eine von ihr immer wieder beklagte Abhängigkeit von ihren Eltern, die in ihrer unmittelbaren Nähe wohnen.
> - Die Beziehung zu ihrem Mann: Er will nichts mit ihrer psychischen Erkrankung zu tun haben und schottet sich ohne nachvollziehbare Gründe gegen Gespräche ab.
> - Die Beziehung zum inzwischen 18-jährigen Sohn: Sie leidet unter großen Selbstvorwürfen und Schuldgefühlen. Aus ihrer Sicht konnte sie aufgrund ihrer psychischen Erkrankung und den langen stationären Aufenthalten gerade während der Kindheit ihres Sohnes nicht die Mutter sein, die sie gerne gewesen wäre.
>
> Diese Konflikte führten in der Vergangenheit bei Frau Carl immer wieder zu akuten Phasen der Erkrankung, die zur Einweisung in die psychiatrische Klinik führten. In den zurückliegenden 4 Jahren konnte jedoch ein Prozess in Gang gesetzt werden, der es ihr ermöglicht, die psychische Erkrankung weitgehend als Teil ihrer selbst zu sehen und zu akzeptieren. Dazu gehört, die ersten Symptome frühzeitig zu erkennen (Schlaflosigkeit, vermehrte innere Unruhe in Verbindung mit Beziehungsideen und beginnenden akustischen Halluzinationen) und – im Unterschied zu früher – sich umgehend mit dem SpDi und/oder ihrer Ärztin in Verbindung zu setzen. In dieser Phase gelingt es ihr zwischenzeitlich, den inneren Druck, ihre Gefühle und Gedanken mitzuteilen, abzubauen und zu überlegen, was sie dagegen tun kann. Eine leichte und zeitlich befristete Erhöhung der Medikamentendosis führen wieder zu mehr Schlaf und innerer Ruhe. Mit der Intensivierung der Betreuung wird die Eskalation der Krise verhin-
>
> ▼

dert. Dies bedeutet 2- bis 3-malige Kontakte pro Woche im SpDi oder zu Hause, wenn sie wegen der Ängste vor vielen Menschen das Haus nicht verlassen kann, sowie tägliche Telefonkontakte. Nach 3–4 Wochen hat sich der Gesundheitszustand von Frau Carl wieder weitgehend stabilisiert, so dass sie ihren üblichen Alltagsangelegenheiten nachgehen kann.

Sie erlebte, wie durch unsere Intervention zum ersten Mal zu Beginn einer akut werdenden psychotischen Phase eine stationäre Behandlung vermieden und ambulant aufgefangen werden konnte. Dies bewirkte in ihr eine langsame Veränderung ihrer Haltung und ihres Verhaltens. Sie erklärte sich mit intensiveren Kontakten, Gesprächen und unmittelbarem Handeln einverstanden, sah deren Notwendigkeit ein und hielt sich an die getroffenen Absprachen. Sie akzeptierte Hausbesuche in Verbindung mit entlastenden und angstlösenden Gesprächen und Beratungen: Schuldgefühle ihrem Sohn gegenüber, Ärger und Wut gegenüber ihrem Mann und ihren Eltern, moralische Bedenken und Selbstvorwürfe wegen ihrer sexuellen Bedürfnisse in Verbindung mit imperativen Stimmen. Gleichzeitig stimmte sie einer intensiveren Kooperation mit ihrer Nervenärztin zu, ebenso häufigeren Kontakten mit dem SpDi und einer zeitlich befristeten Erhöhung der Medikamente. In den zurückliegenden 4 Jahren konnten vier beginnende, akuter werdende Phasen der Erkrankung auf diese Weise bewältigt werden.

Sobald die **Krisensituation überwunden ist**, reduziert Frau Carl von sich aus wieder die Kontakte und möchte danach nur ungern über die zurückliegende Phase sprechen. Es gelingt mit zunehmendem Vertrauen Schritt für Schritt eine intensivere Bearbeitung ihrer Gefühle und Ängste, die sie mit sich herumträgt und bislang noch niemandem mitgeteilt hat. In gesundheitlich guten Phasen findet etwa einmal im Monat ein Gesprächskontakt statt. Er dient dazu, die Befindlichkeit von Frau Carl und aktuelle Alltagsangelegenheiten zu besprechen, aber auch, um den Kontakt aufrechtzuerhalten und zu stabilisieren.

Drei Aspekte sind im Beispiel von Frau Carl im Umgang mit der psychischen Erkrankung von wesentlicher Bedeutung:

- Die **Akzeptanz**, dass die **Grundkonflikte** momentan nicht aufzulösen sind, geht mit einem (noch) brüchigen und unsicheren Umgang mit der Erkrankung einher, obwohl sie sich ihrer bewusst ist.
- Die **Früherkennung der ersten Symptome** und die **Intensivierung der Intervention** ist mit ihr abgesprochen und hat sich eingespielt, ohne dass wir allzu sicher sein können. Deshalb ist ein kontinuierlicher Kontakt auf zeitlich reduziertem Niveau erforderlich.
- Die Möglichkeiten der **Bearbeitung ihrer inneren Konflikte und Ängste** erweitern sich mit der Dauer der Beziehung und der ambulanten Bewältigung beginnender Exazerbationen ihrer Erkrankung.

Vermeidung von akuten Exazerbationen der psychischen Erkrankung

Akute Erkrankungsphasen bedeuten für die Betroffenen und ihr Umfeld intensive Leidenszustände und unangenehme Erinnerungen im Rückblick auf die akute Phase, v. a. bezüglich des Umgangs mit dem direkten Umfeld. Oft entstehen Schamgefühle, wenn die Betroffenen auf Vorfälle und Ereignisse während der akuten Erkrankung zurückblicken. Dazu kommen häufige und oft lange, unerwünschte stationäre Aufenthalte. Oft wird nach Abklingen der akuten Erkrankungsphase beschrieben, wie sich diese sukzessive steigerte, mit großem Leidensdruck und intensiven Angstzuständen einherging, bis es schließlich zur Einweisung in die psychiatrische Klinik kam. Oder sie geht einher mit der Gefährdung der Familie und weiterer »sozialer Verrandständigung«. Oder sie äußert sich in einem permanent bestehenden Leidensdruck. Dies alles führt bei den Betroffenen zu einer Haltung, dass sie darauf »verzichten könnten« und akute Phasen der psychischen Erkrankung sowie ihre Begleitumstände vermeiden wollen.

Nicht das Durchleben der akuten Exazerbation der psychischen Erkrankung im Unterschied zur Unterdrückung von Symptomen, wie von manchen Strömungen innerhalb der Psychiatrieerfahrenenbewegung gefordert wird, steht hier zur Diskussion. Wenn das Durchleben der akuten Phasen in der Tradition der englischen Antipsychiatrie (Laing 1960; Cooper 1987) über das Soteria-Projekt (Mosher u. Burti 1992) bis hin zu den Erwartungen und Forderungen der Psychiatrieerfahrenenbewegung für viele Einzelfälle auch geeignet und richtig ist, trifft dies für die Arbeit der sozialpsychiatrischen Einrichtungen mit Versorgungsverpflichtung (d. h. die Sicherstellung der ambulanten Grundversorgung) nicht zu. Viele Betroffene beschreiben eindrücklich, dass sie oder ihre Angehörigen die Angstzustände im Rahmen der Erkrankung oft in Verbindung mit Depressionen, Suizidalität und Schamgefühlen weder zu Hause, geschweige denn in der stationären Psychiatrie noch einmal erleben und durchleben möchten.

Deshalb steht hier im Vordergrund ambulanter sozialpsychiatrischer Arbeit die Vermeidung akuter Exazerbationen der psychischen Erkrankung. Gleichwohl heißt deren Vermeidung nicht die einseitige und abrupte, nur auf Medikamentenvergabe beschränkte Ruhigstellung. Letztlich sollte auch hier darauf geachtet werden, mit weniger Medikamenten während der akuten Phase der Erkrankung zurechtzukommen. Die Dosierung der Medikamente ist so zu gestalten, dass die Folgen der Symptomatik für die Betroffenen und ihre Umgebung noch zu ertragen sind, die Betroffenen aber trotz relativ akutem Zustand ihr Lebensgefühl wiederherstellen und aufrechterhalten können. Viele Fallsituationen zeigen, dass akute Erkrankungsphasen zu Hause und im Gemeinwesen begleitet werden können, wenn die dafür erforderlichen sozialpsychiatrischen Hilfen vorhanden sind. In den folgenden Gruppen und Kategorien werden sie Gegenstand der Diskussion. Sie zeigen aber auch die Grenzen der inneren und äußeren Rahmenbedingungen der ambulanten Begleitung, Betreuung und Behandlung auf. Deswegen wird immer wieder versucht, die Rahmenbedingungen der sozialpsychiatrischen Arbeit sukzessive zu erweitern und schrittweise die Partizipationsmöglichkeiten des Umfeldes und damit die Grenzen der Normalität auszudehnen.

Zusammenfassung

Die **Vermeidung von akuten Exazerbationen** stellt eine wichtige Säule in der ambulanten sozialpsychiatrischen Arbeit dar. Welche Möglichkeiten dazu bestehen, hängt wiederum von den Ressourcen der ambulanten Versorgungslandschaft einer Region, von den Gestaltungsmöglichkeiten des Kontextes sowie von der inneren Befindlichkeit der Betroffenen ab.

Im Unterschied zur vorherigen Kategorie ist hinsichtlich des Umgangs mit der psychischen Erkrankung eine engere und kontinuierlichere Begleitung erforderlich. Genaueres Hinschauen in Verbindung mit mäßiger (offene und transparente) Kontrolle des gesundheitlichen Befindens und der Medikamenteneinnahme gehört hier zur sozialpsychiatrischen Alltagsarbeit. Fallbezogen werden Gelegenheiten gesucht sowie Vereinbarungen und Absprachen getroffen, wie mit der Unsicherheit und der brüchigen Akzeptanz umzugehen ist.

Wichtig

Unsicherer Umgang und fehlende Akzeptanz der Betroffenen im Umgang mit der psychischen Erkrankung erfordern eine engere Begleitung und Kontrolle des gesundheitlichen Zustandes und der Medikamenteneinnahme sowie vermehrte Absprachen und Vereinbarungen, wie mit den Folgen des unsicheren Umgangs mit der psychischen Erkrankung umzugehen ist.

Früherkennung von Symptomen der Erkrankung und Erarbeitung der dafür notwendigen Umgangsformen

Wesentliches Element in der Vermeidung akuter Exazerbationen ist die Erkennung, Feststellung und Bearbeitung erster Anzeichen von Symptomen, die zur Manifestation der Erkrankung führen können (Sekundärprävention). Daneben gibt es noch weitere Faktoren, wie z. B. die in der ersten Gruppe genannten präventiven Hilfestellungen (▶ s. unter 21.2.1).

In Bezug auf die Erkennung der ersten Anzeichen muss mit den Betroffenen (und deren Umfeld, sofern möglich) herausgefunden werden, in welcher Art und Weise die Erkrankung immer wieder manifest wird. Häufig sind es die gleichen Vorzeichen von Symptomen, die zur (Wieder-)Erkrankung führen, wenn sie nicht beachtet und bearbeitet werden. In Zusammenhang damit stehen oft bestimmte Auslösersituationen, z. B. Reizüberflutung durch zu viele Menschen oder zu viele und nicht mehr kontrollierte und dosierte Aktivitäten, denen nicht aus dem Weg zu gehen ist oder die einfach gemieden werden. Zum Beispiel ist es zunehmende Schlaflosigkeit oder vermehrte innere Unruhe, oder es handelt sich um erneut auftretende Beziehungsideen unter Menschen in der Fußgängerzone, was z. B. zur Folge hat, dass der Betroffene die Wohnung nur noch selten verlässt, sich immer mehr zurückzuziehen und sich in wahnhafte Ideen und Gedanken »einzuspinnt«. In jedem Einzelfall bestehen solche besonderen Anzeichen und Hinweise. Fallübergreifend gilt, dass die Wiedererkrankung nicht »vom Himmel fällt«, sondern meist bestimmten Abläufen folgt, die wahrgenommen und beeinflusst werden können.

Die zentrale Aufgabe für die Arbeit ambulanter sozialpsychiatrischer Hilfen in dieser Phase besteht darin, erste Anzeichen von Symptomen festzustellen, gemeinsam mit dem Betroffenen und dem Umfeld abzusprechen und zu klären, wer was wie tut. Der Prozess wird in den Zeiten abgestimmt und festgelegt, in denen wieder eine Distanz zur psychischen Erkrankung besteht. Es wird z. B. vereinbart, intensiver in Kontakt zu bleiben und besonders achtsam darauf zu sein, wenn ein Termin auch aus nachvollziehbaren Gründen abgesagt wird. In solchen Zeiten sind Hausbesuche häufiger angezeigt, oft in Verbindung mit einer kurzfristigen leichten Erhöhung der Medikation. Der dadurch initiierte und erfolgreich umgesetzte Lernprozess und die gleichzeitige Erfahrung, dass die akute Exazerbation der Erkrankung auch ambulant aufgefangen und bewältigt werden kann, führt bei den Betroffenen nicht selten dazu, von sich aus im sozialpsychiatrischen Dienst zu erscheinen oder sich mit dem Nervenarzt in Verbindung zu setzen, wenn sich die gesundheitliche Befindlichkeit wieder verschlechtert.

Allerdings ist nicht selten auch eine direktivere Handlungsweise erforderlich, wie dies im Fall von Frau Maier (▶ s. unter 21.1) erläutert wurde: Bei ihr wurde mit dem gesetzlichen Betreuer und ihrem Arzt eine Vereinbarung getroffen, dass sich Letzterer umgehend an uns wendet, wenn sie nicht in die Praxis kommt, um die monatliche Depotspritze zu erhalten.

Trotz der Besonderheit jedes Einzelfalles gestaltet sich der Ablauf zumeist nach einem ähnlichen Muster. In der praktischen Arbeit kommt es darauf an, eine Gelegenheit zu finden und zu inszenieren, um über die psychische Erkrankung und deren Auslöser mit den Betroffenen ins Gespräch zu kommen. Zudem muss ein Konsens darüber hergestellt werden, dass akute Exazerbationen der psychischen Erkrankung vermieden werden sollen. Gemeinsam ist zu erarbeiten, um welche Vorboten es sich dabei handelt. Anschließend werden konkrete Absprachen darüber getroffen, wer sie feststellt, wie sie festzustellen sind und was dann zu tun ist. Geht dieser Weg z. B. nur mit den Angehörigen, und ist der Betroffene damit einverstanden? Oder ist er in der Lage, sich bei den ersten Anzeichen selbst zu melden? Oder muss der sozialpsychiatrisch Tätige die beobachtende und kontrollierende Funktion übernehmen, weil der Betroffene damit Schwierigkeit hat und/oder keine Angehörigen vorhanden sind oder die Beziehungen zu ihnen eine derartige Kooperation nicht zulassen? Für das weitere Vorgehen muss geklärt werden: Genügt eine schnelle und kurzfristige, leichte Erhöhung der Medikation in Rücksprache mit dem Arzt? Oder reicht es aus, die Lage zu beobachten und gleichzeitig die Kontakte und Gespräche zu intensivieren? Oder genügt es, die vorher identifizierten krisenfördernden Auslösersituationen zu vermeiden? Diese Phase kann unterschiedlich lange dauern. Die Begleitung gestaltet sich dabei enger mit intensiverer Beobachtung und den dafür erforderlichen Handlungsanforderungen.

> **Wichtig**
>
> In gesundheitlich stabilen Phasen wird gesucht, herausgefunden und herausgearbeitet, wann, wo und wie die ersten Symptome der psychischen Erkrankung auftauchen und »sich melden«. Dies geschieht in Verbindung mit Absprachen, wie die dazu führenden Situationen vermieden werden können, um akute Exazerbationen der Erkrankung zu verhindern.

Begleitender, verstehensorientierter und stützender Umgang mit inneren und äußeren Konflikten

Das Erkennen und Bearbeiten der ersten Anzeichen und damit die Vermeidung akuter Exazerbationen ist zielgerichtet und in erster Linie handlungsorientiert. Jedoch reicht dieses Vorgehen nicht aus, wenn eine objektivierende, über die Betroffenen und deren Umfeld hinweggehende Behandlung vermieden werden soll. Vielmehr steht ein verständnisförderndes und verständigungsorientiertes Vorgehen mit der entsprechenden Haltung gleichrangig im Mittelpunkt der Handlung. Das Erkennen der ersten Anzeichen und die Vermeidung von akuten Phasen der Erkrankung heißt deswegen mit den Betroffenen gleichzeitig mehr Verstehen und Verständnis im Umgang mit der psychischen Erkrankung zu erarbeiten. Verständnisfördernde Aktivitäten wirken wiederum krisenprophylaktisch und beeinflussen den eigenverantwortlichen Umgang mit der Erkrankung positiv. Deswegen wird hier wie in der ersten Gruppe in diese Richtung gearbeitet.

Oft können mit den Betroffenen nach und nach die Grundkonflikte ausfindig gemacht werden. Gleichzeitig ist aber festzustellen, dass sie aktuell nicht aufzulösen und aufzuarbeiten sind, auch wenn ihnen diese Ambivalenz bewusst ist. Ohne etwas Ursächliches ändern zu können, kann trotzdem ein sicherer und eigenverantwortlicher Umgang mit der Erkrankung erreicht werden. Eine derartige Entwicklung setzt jedoch eine kontinuierliche, lange und vertrauensvolle Beziehung voraus, die über Jahre hinweg durch krisenprophylaktische Arbeit mit geduldigem und permanentem »Dranbleiben« entstanden ist. Gleichzeitig wird die Entwicklung einer Vertrauensbeziehung unterstützt und bestärkt durch den Erfolg der Arbeit, indem z. B. während dieser Zeit keine weiteren stationären Behandlungen mehr nötig werden. Das Vertrauen zu den Mitarbeitern der ambulanten sozialpsychiatrischen Hilfen und deren Interventionen ermöglicht wiederum, belastende persönliche und intime Erlebnisse anzusprechen und zu bearbeiten. Dadurch können auch mit langfristig psychotisch erkrankten Menschen behutsam innere Zusammenhänge und Verbindungen zwischen der psychischen Erkrankung und der aktuellen Lebenslage »gelüftet« und bewältigt werden, wenn auch weniger im ursächlichen Sinne. Dies widerspricht der traditionellen psychiatrischen Lehrmeinung, mit psychotisch erkrankten Menschen nicht begleitend und stützend psychotherapeutisch arbeiten zu können. In der Fachdiskussion wird schon seit geraumer Zeit davon ausgegangen, dass auch mit chronisch psychotisch erkrankten Menschen psychotherapeutisch in einem weitergehenden Verständnis gearbeitet werden kann, wie dies z. B. bei Grawe et al. (1994) und vom Fachausschuss der Deutschen Gesellschaft für Soziale Psychiatrie (DGSP) »Psychotherapie und Psychiatrie« (DGSP 1997, S. 46 ff.) formuliert ist und gefordert wird.

> **Wichtig**
>
> Verstehen lernen im Kontext einer kontinuierlichen Zusammenarbeit fördert eine Vertrauensbeziehung und ermöglicht behutsam die Verbindung von inneren Zusammenhängen, biographischen Hintergründen, aktueller Lebenslage und der psychischen Erkrankung herzustellen, zu thematisieren und zu bewältigen (Psychotherapie in einem weitergehend verstandenen Sinn).

21.2.3 Wechselnde Einsichten und sich verändernde Umgangsformen

Im Unterschied zur vorherigen besteht in dieser Gruppe in nicht wenigen Phasen der Erkrankung eine brüchige bis fehlende Akzeptanz der psychischen Erkrankung. Damit gehen akute Exazerbationen der psychischen Erkrankung einher. Trotz länger andauernder gesunder Phasen liegen weniger Sicherheiten, Eigenverantwortung und Klarheit im Umgang mit der Erkrankung vor. Dies hat Auswirkungen auf das sozialpsychiatrische Handeln. So bedeutet weniger selbstverantwortliches Handeln im Umgang mit der psychischen Erkrankung mehr Aufmerksamkeit und Kon-

21

trolle durch die jeweiligen Mitarbeiter sozialpsychiatrischer Einrichtungen.

Folgende Ziele bestimmen in dieser Gruppe das sozialpsychiatrische Handeln:

- Erhaltung der Lebensgrundlagen im Gemeinwesen,
- Arbeit gegen die Ablehnung und Leben lernen mit der Erkrankung.

Für die Umsetzung der Ziele wird das im Folgenden beschriebene Handlungsrepertoire benötigt.

Erhaltung der Lebensgrundlagen im Gemeinwesen

Eine grundlegende Aufgabe sozialpsychiatrischen Handelns im Gemeinwesen besteht in der Herstellung, Gewährleistung und Aufrechterhaltung der **materiellen Lebensgrundlagen**.

> **Fallbeispiel**
>
> Aufgrund der über einen längeren Zeitraum hinweg fehlenden Akzeptanz der psychischen Erkrankung stellte Frau Maier ihre materiellen und sozialen Grundlagen in Frage, um weiterhin im Gemeinwesen leben zu können. Wohnung und ihr gesamter Lebensraum gerieten in Gefahr, wodurch eine Unterbringung gegen ihren Willen weit entfernt und abgeschnitten von ihrem vertrauten und angestammten Lebensfeld oder Wohnungslosigkeit drohten.
>
> Aufgrund dieser über einen längeren Zeitraum hinweg fehlenden Auseinandersetzung und Akzeptanz der psychischen Erkrankung sind von den jeweiligen sozialpsychiatrischen Hilfen in diesen Situationen entsprechende **Voraussetzungen** zu berücksichtigen. Die intensive, sozialpsychiatrische Begleitung und damit das Verbleiben in der Wohnung wird unmissverständlich an die Akzeptanz und die Einnahme von Medikamenten (Neuroleptika) und deren Kontrolle geknüpft. Das Absetzen und die Ablehnung der Einnahme hatte bei Frau Maier zuvor immer wieder zu akuten Exazerbationen, Beziehungsabbrüchen zum SpDi und zum behandelnden Nervenarzt sowie zur akuten Gefährdung der Wohnung geführt. Während generell die Notwendigkeit einer zeitweisen oder auch längeren Phase der Medikamentenkontrolle in solchen Situationen gegeben ist, leitet sich deren Modalität aus dem jeweiligen Einzelfall ab.
>
> Ohne eindeutige **Wenn-dann-Sätze** hätten wir bei Frau Maier keinen anderen Ausweg gesehen, als von unserer Seite aus einseitig und direktiv zu formulieren: »Wenn Sie nicht bereit sind, Medikamente einzunehmen, können wir Ihnen aufgrund der zahlreich vorliegenden Erfahrungen bei der Aufrechterhaltung der Wohnung nicht mehr behilflich sein«. Es standen uns keine anderen Handlungsweisen zur Verfügung, oder sie wurden von Frau Maier nicht akzeptiert. Die Begründung für uns ergab
>
> ▼

sich aus der Tatsache, dass nur über diesen Weg die Wohnung erhalten werden konnte. Frau Maier ließ sich ohne Widerstand auf die Vorgabe von uns ein. In der Kürze der Zeit (Kündigung mit zeitlicher Frist, innerhalb der reagiert werden musste) konnte kein innengeleiteter, auf einem verständigungsorientierten Konsens basierender Kompromiss erzielt werden. Die eindeutige Machtausübung unsererseits bestand darin, dass ihr von Rechts wegen für die Bereiche Geld und Aufenthaltsbestimmung ein gesetzlicher Betreuer an die Seite gestellt wurde. Die Vereinbarung, dass sich ihr Arzt umgehend beim SpDi oder dem gesetzlichen Betreuer melden würde, wenn sie nicht zum vereinbarten Termin erscheint, wurde von ihr nolens volens akzeptiert und hat sich bislang als erfolgreiches Vorgehen erwiesen.

Bei allen Bemühungen, als Professioneller den Prozess **verstehen zu lernen**, wird bei dieser Gruppe ein **höheres Maß an äußerer Kontrolle und Absprachen** nötig. Wenn auch Offenheit und Verhandeln gegenüber den Betroffen ein zentraler Standard sozialpsychiatrischen Handelns ist, geht es hier um einen Akt der Kontrolle, unabhängig von den mit den Betroffenen zuvor gemeinsam abgesteckten Zielen. Die in die Wege geleiteten Interventionen und die damit einhergehende Einschränkung des Handlungs- und Entscheidungsspielraums bis hin zur Eingrenzung der Bürgerrechte (Vermögens- und Aufenthaltsbetreuung bei Frau Maier) steht der »Freiheit« gegenüber, sich als Betroffene in schwierigste, existenziell bedrohliche Lebenslagen zu bringen. In den folgenden Kategorien kommt dies noch deutlicher zum Ausdruck. Die Form des Vorgehens, verbunden mit einer intensiveren Betreuung und/oder einer stärkeren Miteinbeziehung und Nutzung weiterer Ressourcen, ist erst dann gerechtfertigt und angezeigt, wenn andere Mittel und Möglichkeiten ausgeschöpft sind. Als Ausnahmen müssen sie im Team immer wieder in Richtung Reduktion äußerer Kontrolle und Einflussnahme hinterfragt und diskutiert werden.

Wichtig

Je geringer die Auseinandersetzung und die Akzeptanz der psychischen Erkrankung durch die Betroffenen ist, umso mehr ist sozialpsychiatrisches Handeln – nolens volens – durch ein höheres Maß an Kontrolle und direktiven Absprachen bestimmt. Offenheit und Transparenz gegenüber den Betroffenen sowie die ständige Bemühung, die Kontrolle wieder zu reduzieren, bestimmt die Haltung und das Handeln der sozialpsychiatrisch Tätigen.

Arbeit gegen die Ablehnung und Leben lernen mit der psychischen Erkrankung

Die Sicherung der Existenzgrundlage ist die eine Aufgabe. Die andere besteht in der Arbeit gegen die Ablehnung der psychischen Erkrankung durch den Betroffenen mit dem Ziel, diese vermehrt als Teil von sich selbst anzunehmen und damit im Gemeinwesen leben zu lernen. Beide Aufgaben sind nicht voneinander zu trennen.

Das »Hadern mit der Erkrankung« und die Eingrenzung der Lebensfreude, enorme Nebenwirkungen der Medikamente und die damit verbundene Einschränkung des Lebensgefühls setzen einer inneren Akzeptanz Grenzen. In gesundheitlich guten Phasen entsteht die Möglichkeit, aufgrund der Distanz zur psychischen Erkrankung den **Umgang damit in Ansätzen zu thematisieren** und zu bearbeiten. Damit ist allerdings nicht gewährleistet, dass sich die »andere Seite« nicht wieder einmal meldet.

Während dieser Phasen ist eine begleitende und stützende innere Auseinandersetzung möglich. Es finden Gespräche über die psychotische Erkrankung statt, wie diese erlebt wird, woher sie kommen könnte, wo Verbindungslinien zwischen den Entstehungsbedingungen und der aktuellen Lebensform bestehen und welche Vorstellungen und Konzepte zur psychischen Erkrankung bei den Betroffenen vorliegen. Es findet eine Auseinandersetzung und Bewertung der vorangegangenen akuten Phase der Erkrankung statt. Einerseits wird sie häufig als unerträglich erlebt, und trotzdem wird andererseits immer mal wieder hineingeschliddert. Das heißt, es müssen auch (unbewusste) Gründe vorliegen, die ein erneutes Abrutschen in die Erkrankung nicht ausschließen. **Verstehende und stützende Gespräche** versuchen zu erfassen, woran diese Schwankungen liegen, um einen Beitrag zu einem **eigenverantwortlicheren Umgang** im Alltag zu leisten. Es geht aber auch um die Suche nach konkreten Veränderungen, z. B. um andere Medikamente, die weniger Nebenwirkungen und Gefühlsbeeinträchtigungen verursachen. Dies wiederum verlangt die enge Abstimmung mit dem behandelnden Arzt.

Da aber häufiger und offener als in der ersten Gruppe die **Ambivalenz** (Akzeptanz und Ablehnung der psychischen Erkrankung) zutage tritt, ist dadurch die Unsicherheit mit dem eigenverantwortlichen Umgang größer. Die Konsequenz für die sozialpsychiatrisch Tätigen besteht darin, die Ambivalenz **offen und eindeutig** anzugehen. Der Inhalt der Gespräche besteht vorrangig in der Abwägung, was ihnen die jetzige Lebensform im Unterschied zu den Zeiten des häufigen Hin- und Herpendelns zwischen Psychose und »Normalzustand« in Verbindung mit häufigen, auch zwangsweisen stationären Unterbringungen, bedeutet. Diese Thematik ist nicht der einzige Gesprächsgegenstand, sondern wird situationsabhängig »immer mal wieder« in das Gespräch eingeflochten mit Vorsicht und ohne Penetranz, aber kontinuierlich. Nicht vergessen werden sollte die Tatsache, dass diese Personen zunehmend in die Räumlichkeiten der Dienste kommen und sich mit anderen Klienten im Tageszentrum über psychische Erkrankungen auseinandersetzen.

Das **Erkennen erster Anzeichen** der psychischen Erkrankung und der Umgang damit, wie es in der vorherigen Gruppe schon erläutert wurde, ist auch in dieser Gruppe ein wichtiger Gegenstand der Arbeit. Die sozialpsychiatrische Handlungsweise ist bestimmt durch die Förderung des eigenverantwortlichen Umgangs, um erste Symptome frühzeitig wahrzunehmen und die nötigen Schritte so selbstständig wie möglich einzuleiten. Die Wahrnehmung erster Symptome liegt hier noch vorrangig bei den Professionellen und/oder dem Umfeld.

Trotz des **höheren Maßes an Kontrolle** im Unterschied zu den beiden vorherigen Gruppen können sich die Betroffenen dem Kontakt entziehen und auch die Kontrolle umgehen. Bei Frau Maier ist die Freiheit der Entscheidung allerdings eingeschränkt. Bei Abbruch des Kontaktes zum psychiatrischen Hilfesystem und der Absetzung der Medikamente wäre eine frühere Einweisung aufgrund der bestehenden gesetzlichen Betreuung möglich. Bislang wurde dies noch nicht erforderlich. Die Freiheit zur Ablehnung der Betreuung und Behandlung ist deshalb trügerisch. Aufgrund der Vorerfahrungen entsteht z. B. bei Frau Maier das Risiko des Wohnungsverlustes und der Unterbringung in einem Wohnheim gegen ihren Willen oder drohende Wohnungslosigkeit.

> **Wichtig**
>
> Behutsame, stetige und offene Auseinandersetzung in verschiedensten Kontexten fördern kleinschrittige und vorsichtige »Annäherung« der Betroffenen an ihre psychische Erkrankung und deren Integration in ihr Alltagsleben.

21.2.4 Menschen mit »chronifizierten Wahngebäuden« und »Systemsprenger«

Die Menschen dieser Gruppe unterscheiden sich von der vorherigen im Umgang mit der psychischen Erkrankung durch folgende Phänomene: Die einen befinden sich fast nur noch »in ihrer Erkrankung« und weisen kaum noch Zeiten auf, in denen sie sich von den Wahnideen distanzieren. Bei den Menschen mit schweren Persönlichkeitsstörungen ist es das dogmatische und sthenische Verharren in den eigenen Sichtweisen. Dies ist untrennbar verbunden mit einem einseitigen und meist erfolglosen Kampf gegen die Außenwelt. Auseinandersetzungen dominieren das Alltagsleben. Während in der vorher beschriebenen Kategorie (▶ s. 21.2.3) längere Phasen der Distanzierung und Auseinandersetzung mit der psychischen Erkrankung auf dem Weg zu eigenständigerem Lebenlernen mit den gesundheitlich bedingten Einschränkungen festzustellen sind, wird die psychische Erkrankung in beiden hier angesprochenen Gruppen kaum noch wahrge-

21

nommen. Medikamentöse Behandlung findet kaum noch statt und hat demzufolge keine Auswirkungen auf den Umgang mit der psychischen Erkrankung. Selbst in der stationären Behandlung zeichnen sich trotz der dort eher zu realisierenden medikamentösen Behandlung wenig Perspektiven und Arrangements für ein Leben im Gemeinwesen ab.

Die gemeindenahe, alltags- und lebensweltorientierte Beratung und Begleitung sozialpsychiatrischen Handelns gerät hier zweifellos an Grenzen. Sowohl ihre Ziele und Leitlinien als auch ihr methodisches Herangehen werden nicht nur in besonderem Maße herausgefordert und führen zur Verunsicherung, sondern werden im Einzelfall sogar in Frage gestellt (z. B. geschlossene Unterbringung nach BGB § 1906). Bei beiden Personengruppen ist im Unterschied zur vorherigen Kategorie eine deutlich reduzierte Alltagskompetenz in wechselseitiger Abhängigkeit mit der psychischen Erkrankung festzustellen. Das Leben im Gemeinwesen ist eindeutig erschwert und im Einzelfall auch über längere Zeiten hinweg unmöglich.

Für sozialpsychiatrisches Handeln leiten sich daraus folgende Ziele ab:

- (Wieder-)Herstellung und Aufrechterhaltung des Kontaktes und der Beziehung,
- (Wieder-)Herstellung und Absicherung der Existenzgrundlagen,
- Entwicklung einer ambulanten Perspektive und notdürftigster Arrangements.

Zur Einführung ein Fallbeispiel:

▶ Fallbeispiel

Herr Hahn ist 42 Jahre alt, lebt von Erwerbsunfähigkeitsrente und wohnt seit etwa einem halben Jahr in einer städtischen Einfachstwohnung nach einer 15-jährigen Odyssee zwischen Straße, Hotel, betreutem Wohnen, Obdachloseneinrichtungen und psychiatrischer Klinik. Er hat eine Ausbildung als Schlosser, in diesem Beruf aber wegen seiner psychischen Erkrankung nie gearbeitet. Seit 1990 verzeichnete er 25 stationäre Aufenthalte in der psychiatrischen Klinik mit einer kumulierten Behandlungsdauer von insgesamt 3 Jahren.

Nach der Bundeswehrzeit zog er von zu Hause aus und kam Anfang der 80er Jahre nach Stuttgart. Er »landete« in einer Einrichtung für Wohnungslose. Seine Karriere fand am Rande des gesellschaftlichen Lebens eine schnelle und konsequente Fortsetzung. Für Herrn Hahn galt das Faustrecht, weswegen er aufgrund gewalttätiger Übergriffe gegenüber Mitbewohnern und Mitarbeitern das erste § 72-BSHG-(Bundessozialhilfegesetz-) Wohnheim aus disziplinarischen Gründen verlassen musste und ins nächste verlegt wurde. Dieser Mechanismus verlief immer auf die ähnliche Art und Weise bis zum Beginn seiner stationären Psychiatriekarriere Anfang der 90er Jahre.

▼

Beginn und Verlauf der sozialpsychiatrischen Betreuung und Begleitung

Wir lernten Herrn Hahn als einen der ersten Klienten des SpDi 1982 kennen. Die § 72-BSHG-Einrichtung bat uns um Mithilfe: Mit Herrn Hahn stimme etwas nicht, er sei kein »klassischer Obdachloser«, habe seltsame Gedanken (»der Teufel rede mit ihm«) und zeige skurrile Verhaltensweisen. Relativ schnell zeigte sich, dass er sich zwischen allen Bereichen und Einrichtungen bewegte und hin- und hergeschoben wurde. Er hatte dissoziale Züge, Probleme mit Alkohol und anderen Drogen, einige kriminelle Handlungen begangen und befand sich deswegen ab und an im Strafvollzug. Er lebte ohne Freunde und ohne kontinuierliche Beziehungen. Diagnostisch galt er als schwierige Persönlichkeit mit psychotischen (drogeninduzierten) Episoden. Der Hilfebedarf lag auf der Hand. Dessen Umsetzung war jedoch schwierig, weil er sich in der Regel standhaft einer kleinschrittigen Arbeit mit der Realisierung umsetzbarer Ziele entzog. Wohnungssuche, Arbeit, Verfügung über mehr Geld und der Umgang damit sowie Beziehungen zu Frauen wurden von ihm als zentrale Probleme genannt, bei deren Bewältigung wir ihm behilflich sein sollten. Sein Lebensmotto lautete: »Für meine Probleme sind in der Regel andere verantwortlich. Wenn ich sie nicht bewältigen kann, dann trage ich dafür auch keine Verantwortung«. Diese Ausgangslage erwies sich als äußerst ungünstig. Es war deswegen nicht einfach, an vorhandenen Ressourcen anzusetzen. Immer verband sich das Risiko damit, dass die konkrete Bewältigung eines für ihn kleinen Problems ihm zu wenig bedeutete und er den kleinen Schritt deswegen auch nicht eingehen wollte.

Bei Herrn Hahn wird früh der Zwiespalt sichtbar, der sich unseres Erachtens bis heute durchzieht und eng mit seinem Lebensentwurf, seiner Biographie und mit seinem Selbstbild zusammenhängt. Er besteht darin, einerseits völlig frei sein zu wollen, sich von niemand und nichts bevormunden zu lassen und sich gegen Einschränkungen auch schnell unter Einsatz von körperlicher Gewalt zu wehren. Andererseits sucht er ein Zuhause, eine Heimat und Menschen, die ihn vollständig versorgen und ihn »bemuttern«. Dieses hält er allerdings auch nur kurz aus. Das doppelgleisige Vorgehen unsererseits bestand im konkreten Befassen mit den von ihm genannten Themen und in der Entwicklung des SpDi als Heimat.

Umgang mit der psychischen Erkrankung – zunächst ohne, dann fast nur noch in der stationären Psychiatrie

Bis 1989 war der Umgang mit der psychischen Erkrankung zweitrangig. Herr Hahn befand sich bis zu diesem Zeitpunkt noch nie in stationärer Behandlung. Er hatte zwar einen behandelnden Arzt, zu dem er jedoch nur selten ging. Medikamente nahm er sporadisch, wie es ihm gerade passte. Dabei war von unserer Seite aus darauf zu achten,

▼

dass er in Verbindung mit dem Alkoholmissbrauch nicht zu viele Medikamente auf einmal einnahm. Die psychische Erkrankung nahm explizit keine tragende Rolle ein, sondern wirkte sich implizit v. a. auf seine Konflikte im Alltagsleben aus: Die aus unserer Sicht oben erwähnte Ambivalenz von Regression und Versorgungswünschen gegenüber vollständiger Autonomie lebte er im SpDi und in der Wohngemeinschaft oft zu Lasten anderer aus. Die Ambivalenz spiegelte sich in den Schilderungen seiner familiären Lebensgeschichte, in den Berichten über Beziehungsabbrüche, die er in verschiedenen, betreuten Einrichtungen erlebte und in der Beschreibung seiner aktuellen Lebenssituation wieder. In der Regel gelang es Herrn Hahn nicht, die widerstreitenden Strebungen zeitgleich zu integrieren. Vielmehr verteilte er sie auf zeitlich aufeinander folgende Phasen: Fühlte er sich am sozialen Rand der Großstadt, in Hotels oder Notunterkünften einsam und beziehungslos, flüchtete er in die haltgebende ambulante, später dann stationäre Psychiatrie, deren Spielregeln er einigermaßen beherrschte. Wurde es ihm dort zu eng, entließ er sich selbst.

Über die gesamte Zeit hinweg fanden regelmäßige Gespräche und Beratung statt. Es wurde über seine Gefühle, Stimmungen und Ängste gesprochen. Die Gespräche dienten u. a. dazu, Unangenehmes und Belastendes loszuwerden und gemeinsam zu überlegen, wie er damit umzugehen lernen und diesen Bereich in seinen Alltag einbinden konnte, allerdings mit begrenztem Erfolg.

Ende der 80er Jahre nahm das **Problem der Gewalt** in Verbindung mit der Verschärfung des **Alkoholproblems** weiter zu, wodurch wiederum die Hemmschwelle zu aggressiven Ausbrüchen sank. Übergriffe gegenüber anderen Klienten und Mitarbeitern im SpDi führten dazu, dass nur noch der Betreuungskontakt aufrecht erhalten blieb, während ihm der Zugang zum Tageszentrum im SpDi zum Schutz der anderen Besucher verwehrt werden musste.

Bis heute verfügen wir nur über Fragen und Hypothesen, weswegen sich die Situation zuspitzte: Dazu beigetragen hat aus unserer Sicht das Ende der Beziehung zu seiner Freundin wegen eines anderen Mannes. Dies bedeutete für ihn eine tiefe Kränkung. Zudem vermuteten wir, dass er die Nähe zum SpDi als Heimat nicht mehr ausgehalten hat. Gleichzeitig wurde ihm seine fortschreitende »Verrandständigung« bewusst. Dies stand im Gegensatz zu seinem aus unserer Sicht wenig realistischen Lebensentwurf, über Arbeit und Geld wieder mehr in die Gesellschaft zurückzukehren. Er sprach sehr oft davon, litt darunter, ohne dass wir mit ihm einen adäquaten Weg finden konnten, z. B. über kleine Schritte wie stundenweise Arbeit, regelmäßige medikamentöse Behandlung und Reduktion des Alkohols zu weniger Gewalt und Einübung sozialer Verhaltensmuster zu gelangen.

Daraufhin begann die **Odyssee durch die Psychiatrie und die Hotels.** Sie stand in Verbindung mit der Ver-
▼

änderung des Erlebens seiner psychischen Erkrankung und des Umgangs damit. Er hörte Stimmen, die sich als Dämonen ausgaben, ihn beschimpften, bedrohten und ängstigten. Die Folge davon waren autoaggressive, suizidale Stimmungen und Handlungen. Sukzessive richtete er die Gewalt nicht mehr auf seine Umgebung, sondern gegen sich selbst. Dieses Verhalten führte zu häufigen und längeren Einweisungen in die psychiatrische Klinik. Die **psychiatrische Klinik** wurde mehr und mehr zur »**Heimat**«, obwohl er ständig nach draußen drängte, wenn er sich wieder einmal in die Klinik einweisen ließ.

Obwohl der Kontakt zum sozialpsychiatrischen Dienst auch weiterhin kontinuierlich bestand, konnten keine nachhaltigen Perspektiven entwickelt werden. Die Unterbringung in Hotels verhinderte eine entsprechende Arbeit trotz der wiederholt versuchten Vorbereitung der ambulanten Arbeit, wenn Herr Hahn noch in der Klinik war. Kontakt zum Nervenarzt nach der Entlassung und kontinuierliche medikamentöse Behandlung lehnte er ab.

Aus dem »**Drehtürpatienten**« wurde ein sog. »**Systemsprenger**«. In der einrichtungs- und trägerübergreifenden Aufnahmekonferenz für das ambulant und stationär betreute Wohnen (Wohngemeinschaften, -gruppen, betreutes Einzelwohnen und Wohnheime) wurde vereinbart, ihm gegenüber eine Haltung einzunehmen, die nicht zu endgültigen Entscheidungen führen, sondern Alternativen offen halten sollte. Mit der Ambivalenz zu leben, führte dazu, dass wir mit ihm zwei Angebote verhandelten und ihm jenes empfohlen, welches als erstes aktuell werden sollte. Es bestand die Möglichkeit, entweder eine Einfachstwohnung über das Amt für Wohnungswesen zu erhalten oder ins Wohnheim für psychisch kranke Menschen zu ziehen, sobald dort ein Platz frei werden sollte. Da das Wohnungsangebot zuerst eintraf, entschied er sich für diesen Weg, allein mit Unterstützung des SpDi in der Einfachstwohnung zu leben. Zum ersten Mal seit Herr Hahn in Stuttgart lebt, konnte er in eine eigene Wohnung einziehen. Bislang kommt er mit der neuen Situation einigermaßen zurecht und akzeptiert seither ärztliche Behandlung und regelmäßige Medikamenteneinnahme.

Am Beispiel des »Systemsprengers« Herrn Hahn kann aufgezeigt werden, dass die Rückkehr selbst aus einer sehr schwierigen Situation möglich ist und dass v. a. der Weg »hinein und heraus« eine zeitliche Dimension hat, d. h. endlich ist und von inneren und äußeren Faktoren abhängt.

Folgende Hilfestellungen und Unterstützung sind für die Umsetzung der oben genannten Ziele erforderlich:

(Wieder-)Herstellung und Aufrechterhaltung des Kontaktes und der Beziehung

Die Arbeit mit psychisch kranken Menschen setzt das **Vorhandensein einer Beziehung** voraus, auch wenn sie sich auf äußerst distanziertem, brüchigem und diskontinuierlichem Feld bewegt. Die Umsetzung dieser Voraussetzung gestaltet sich bei beiden Gruppen schwierig. In manchen Situationen ist sie sogar über längere Phasen hinweg nicht möglich.

Die Gründe dafür liegen in der psychischen Erkrankung selbst, in Verbindung mit Reaktionen und dem Verhalten der Umgebung auf die Handlungen des psychisch kranken Menschen, der wiederum vermehrt misstrauisch mit Verfolgungs- und Beziehungsideen, Halluzinationen etc. auf die Umgebung reagiert. Die damit einhergehenden Erlebnisse und Wahrnehmungen sind für die Betroffenen real und (oft) unumstößlich. Sie stehen in wechselseitiger Verbindung mit biographischen Erfahrungen und Erlebnissen, die mit dem Umfeld gemacht wurden. Der Widerstand gegen psychiatrische Einrichtungen und die Ablehnung psychiatrischer Hilfe gehören dazu, da »man ja nicht psychisch krank ist«. Psychiatrie, Ämter, Behörden etc. werden vorrangig bevormundend und kontrollierend erlebt. Diese Haltung lässt die Betroffenen häufig den Kontakt zum psychiatrischen Hilfesystem in Zweifel ziehen bzw. kann zur **Ablehnung** führen. Es folgt z. B. die Frage, für was denn überhaupt psychiatrische Hilfe benötigt wird, wenn sich der Betreffende nicht als psychisch krank wahrnimmt. Des Öfteren sind Beziehungsabbrüche die Folgen.

Wie kann und muss sozialpsychiatrisches Handeln in solchen Phasen aussehen, um den Kontakt und eine wie auch immer geartete Beziehung aufrechtzuerhalten?

Meist wäre **mehr Kontakt und Hilfestellung** nötig, als von den Klienten zugelassen werden kann. Es muss deshalb abgeklärt werden, ob der Kontakt »an der langen Leine und auf quantitativ äußerst minimalem Niveau« oder sogar dessen Unterbrechung zu verantworten ist und dies angesichts nicht unerheblicher Selbst- oder Fremdgefährdung. Immer wieder muss von Seiten der Professionellen abgeklärt werden, ob der Kontakt und die Beziehung auf »Sparflamme« verantwortet werden kann, um daraufhin den Balanceakt neu mit den beteiligten Akteuren zu definieren. Oder es besteht am anderen Ende des Kontinuums die Anforderung, weniger Kontakt und mehr Abgrenzung herzustellen als der Betroffene erzwingen will.

In nicht wenigen Situationen ist zu akzeptieren, dass der Kontakt von Seiten der Betroffenen nur so lange aufrecht erhalten wird, wie keine Anforderungen gestellt werden, die zur Auseinandersetzung mit der psychischen Erkrankung bei den Betroffenen führen könnten – eine nicht einfach zu akzeptierende Vorstellung für einen in der Psychiatrie tätigen Professionellen. Sobald z. B. die notwendige medikamentöse Behandlung zur Forderung erhoben wird, was eindeutig auf eine zumindest teilweise Auseinandersetzung mit Krankheit hinweist, wird der Kontakt abgebrochen. Gleichzeitig belegen aber bisherige Vorerfahrungen, dass aufgrund fehlender Medikamentenwirkung eine Exazerbation der psychischen Erkrankung wahrscheinlich ist und in Verbindung damit eine Fremdgefährdung nicht mehr ausgeschlossen werden

kann. Die Mitarbeiter sozialpsychiatrischer Einrichtungen und Dienste müssen deshalb prüfen und klären, ob eine zwangsweise Unterbringung nach dem Unterbringungsgesetz erforderlich und diese mit dem Amt für öffentliche Ordnung einzuleiten ist oder die Situation aufgrund von Vorerfahrungen noch (bei kontinuierlicher Beobachtung) vertreten werden kann.

Daraus lassen sich **allgemeine Anforderungen an das Handlungsrepertoire** formulieren. Die Schwierigkeiten, Kontakte herzustellen und/oder aufrechtzuerhalten verlangen vor dem Hintergrund »schwerer« und chronifizierter psychischer Erkrankungen und deren Folgen ein äußerst hohes **professionelles Maß an Fingerspitzengefühl.** Auf der einen Seite kommt es bei einem Teil dieser beiden Personengruppen darauf an, größte Vorsicht und Zurückhaltung mit einem Kontakt auf »Sparflamme« walten zu lassen oder sogar einen Abbruch des Kontaktes zu verantworten (nach Abklärung von Selbst- und/oder Fremdgefährdung), obwohl aus professioneller Sicht mehr Unterstützung nötig wäre. Auf der anderen Seite gibt es aber auch Menschen in beiden Gruppen, bei denen verstärkte Ab- und Begrenzung der Kontaktangebote von professioneller Seite aus erfolgen müssen, um keine zu enge Beziehung mit falschen Erwartungen und Sehnsüchten nach menschlicher Nähe zu erzeugen.

> **Wichtig**
>
> Kontakte und Beziehungen sind unabdingbare Voraussetzungen alltagsorientierten sozialpsychiatrischen Handelns. Falls Kontakte und/oder Beziehungen nicht möglich sind, muss abgeklärt werden, ob akute Selbst- und/oder Fremdgefährdung vorliegt. Wenn dies der Fall ist, müssen umgehend Zwangsmaßnahmen von den involvierten sozialpsychiatrisch Handelnden eingeleitet werden.

(Wieder-)Herstellung und Absicherung der materiellen Existenzgrundlage

Die Absicherung der materiellen Grundlage für chronisch psychisch kranke Menschen zieht sich wie ein roter Faden durch die gesamte sozialpsychiatrische Arbeit und bezieht sich auf alle von sozialpsychiatrischen Einrichtungen betreuten, unterstützten und begleiteten (chronisch) psychisch kranken Menschen. Jedoch geht bei den »Menschen mit chronifizierten Wahngebäuden« und »Systemsprengern« der Verlauf der psychischen Erkrankung und der Verlust materieller und sozialer Grundlagen noch mehr »Hand in Hand« als bei den anderen Gruppen.

> **Wichtig**
>
> Sozialpsychiatrisches Handeln muss weiterer sozialer und materieller Verelendung entgegensteuern und auf niedrigem Niveau eine Absicherung herstellen.

Wegen des fehlenden realitätsorientierten Umgangs mit der psychischen Erkrankung seitens der Betroffenen ist dies nur schwer zu realisieren. Divergierende und gegensätzliche Vorstellungen und Interpretationen der Realität führen zu Konflikten mit den Alltagsregeln und ins gesellschaftliche Abseits. Die Einflussnahme der professionell Tätigen auf diese Entwicklung ist sehr gering. Haltung und Verhalten der Mitglieder beider Gruppen betrifft die gesamten Bereiche materieller und sozialer Grundlagen: Probleme mit der Wohnsituation und (drohende) Wohnungslosigkeit sowie Schulden in Verbindung mit häufiger Mittellosigkeit und soziale Isolierung, Rückzug und Alleinsein, langfristige Arbeitslosigkeit, fehlende Beschäftigung, wenig konstruktive Strukturierung der Zeit.

> **Wichtig**
>
> Sozialpsychiatrisches Handeln muss in diesen Fällen die fehlenden bzw. durch die nicht vorhandene Wahrnehmung der psychischen Erkrankung seitens der Betroffenen verschütteten Kompetenzen ausgleichen, um die materielle und soziale Randständigkeit in Verbindung mit existenzieller Bedrohung in Grenzen halten zu können.

Erschwert wird diese Arbeit als Fundament für weitergehende Hilfestellungen durch die Problematik, überhaupt einen Kontakt und eine Beziehung – wenn auch auf minimalem Niveau – herstellen und aufrechterhalten zu können. In der täglichen Arbeit muss die **Kombination von klassischer Sozialarbeit** mit den notwendigen sozialrechtlichen Kenntnissen und mit viel **Fingerspitzengefühl die notwendige Balance** herstellen. Und trotzdem können vereinzelt Situationen von Wohnungslosigkeit, ein Leben auf der Straße oder geschlossene Dauerunterbringung nicht verhindert werden.

> **Wichtig**
>
> Vorrangig ist die Absicherung der materiellen, existenziellen Grundlage und die Abwendung lebensbedrohender Risiken im Sinne der Maslow'schen Bedürfnispyramide.

Entwicklung einer ambulanten Perspektive und notdürftigste Arrangements mit begrenzter professioneller Reichweite

Eine **Auseinandersetzung mit der psychischen Erkrankung** in Verbindung mit der Förderung von Alltagskompetenzen, findet nicht mehr oder noch nicht statt. Die Wechselwirkung von Einflüssen der psychischen Erkrankung auf das soziale Leben und umgekehrt sowie das Defizit, sich damit zurechtzufinden, führt zur beträchtlichen Reduktion der Alltagskompetenzen. Dieses Defizit kann aufgrund zeitweilig vorhandener Ablehnung von Hilfe oder einer kaum ausgeprägten realitätsbezogenen Vorstellung, wie Hilfe aussehen könnte, über längere Zeiträume hinweg nur schwer bis gar nicht ausgeglichen werden. Die Entwicklung ambulanter Perspektiven oder zumindest notdürftigster Arrangements ist damit sehr eingeschränkt, manchmal sogar unmöglich.

Eine wesentliche Aufgabe der professionell Tätigen besteht in diesen Fällen zunächst einmal darin, **alle Beteiligten zusammenkommen zu lassen**, um gemeinsam schwierige Bedingungen auszuhalten und die Betroffenen nicht aufzugeben. Es geht darum, ein gemeinsames Verantwortungsgefühl zu entwickeln und gemeinsam nach Wegen zu suchen, damit die Situation für alle Beteiligten einigermaßen erträglich gestaltet werden kann. Dahinter steht die Haltung, dass es keine hoffnungslosen Fälle gibt, sondern auch Perspektivlosigkeit zeitlich befristet ist. Zum Beispiel muss akzeptiert werden, dass die Betroffenen sich immer wieder dem Kontakt entziehen und riskieren, auf der Straße zu leben. Dabei kann eine rasante »Achterbahnfahrt« entstehen: Zuerst der Weg in die Perspektivlosigkeit mit der Folge, fast keinen Strohhalm mehr erkennen zu können; nach langer Zeit und unter Aufbringen von viel Geduld und Risikobereitschaft kann dann wieder unter bestimmten Konstellationen ein Weg zurück in die Gesellschaft (zumindest wieder in deren Randbereiche) erarbeitet werden, z. B. wieder außerhalb der Klinik zu leben oder den Weg aus der Wohnungslosigkeit zurückzufinden.

Die dahinterstehende Haltung besteht darin, niemanden aufzugeben und zuzulassen, dass Entwicklungen nach beiden Seiten hin möglich sind und beide ihre zeitliche Begrenzung haben. Diese Haltung ist eng verknüpft mit der Leitlinie, nicht vorrangig das Negative, das Defizitäre zu sehen und sich davon bestimmen zu lassen, sondern immer wieder zu prüfen, ob eine Chance im ambulanten Feld entwickelt werden kann, so gering sie jeweils auch ist. Klare Voraussetzungen mit den entsprechenden Vorgaben sind dafür unabdingbar. In Situationen, wo positive Gefühle und Übertragungen aufgrund permanent vorhandener schwieriger und negativer Erfahrungen gegenüber dem Betroffenen kaum oder gar nicht mehr bestehen, ist die Haltung und das Vorgehen auf rein sachlich-rationales Handeln zu begrenzen, um ein wie auch immer strukturiertes Arrangement im Gemeinwesen aufrechtzuerhalten.

Das **Anspruchsniveau der Perspektiven und Arrangements** geht von abzuklärender Selbst- oder Fremdgefährdung aus und sucht nach einem Weg, der für die Umgebung und die Betroffenen verträglich und aushaltbar gestaltet werden kann: So kommt der sozialpsychiatrisch Tätige nicht umhin, den Weg des Betroffenen an die äußersten Ränder des gesellschaftlichen Alltagslebens wider besseren fachlichen Wissens akzeptieren zu müssen, wenn z. B. ein psychisch kranker Mensch aufgrund einer permanent bestehenden akuten wahnhaft-paranoiden Sym-

21

ptomatik seine Wohnung aufgibt, in ein Wohnungslosen-asyl zieht mit dem nicht geringen Risiko, hin und wieder auf der Straße leben zu müssen. Derartige Erfahrungen können für die Arbeitsmotivation und gegen die Resignation und Aufgabe bei den Mitarbeitern ausgeglichen und kompensiert werden durch »Fälle«, die sich ähnlich »fast hoffnungslos« gestalteten und für die eine Rückkehr auf minimalem Niveau wieder erarbeitet und erreicht werden konnte.

In diesen Situationen müssen die eigenen Grenzen bis hin zur **Infragestellung der professionellen Kompetenz** akzeptiert und gleichsam als **Herausforderung** genutzt werden. Sowohl die stark eingeschränkte Entwicklung von Perspektiven als auch die Infragestellung und der zeitweilige Abbruch von Kontakten beinhalten gleichzeitig eine Verunsicherung professioneller Kompetenz und Verzicht auf eine Selbstrechtfertigung, die darauf hinausläuft, diesen Zustand resignierend zu akzeptieren und sich von beiden Gruppen innerlich und äußerlich zu distanzieren und sie auszugrenzen. Die Herausforderung anzunehmen trotz eingeschränkter Aussicht auf Lösungswege entsteht aus der Beobachtung heraus, dass der **Status beider Gruppen kein endgültiger** und nicht die letzte Sprosse der Leiter nach unten bleiben muss. Vielmehr beinhaltet sie eine Zeitdimension, deren Dauer von inneren und äußeren und damit auch von Faktoren abhängt, die von professioneller Seite aus zu beeinflussen sind. Dabei ist die Nähe und Verbindung zur **Justiz und forensischen Psychiatrie** aufgrund der Frage nach krankheitsbedingt verminderter Schuldfähigkeit unumgänglich. Sie wird bewusst und offen mit dem Betroffenen, – wenn nur irgend möglich – thematisiert sowie im Team und mit Kooperationspartnern reflektiert.

Die **Ziele sozialpsychiatrischer Arbeit** bleiben trotz der Verunsicherung als tägliche Herausforderung unverändert. Es geht weiterhin um die Verringerung von Gewalt, sowohl gegenüber den Betroffenen als auch der Betroffenen gegenüber der Umgebung, und um die Vermeidung weiterer Verrandständigung und endgültiger Ausgrenzung. Auf einem mühseligen und kleinschrittigen Weg in Richtung der (Wieder-)Herstellung von Selbsthilfefähigkeiten kann der Verbleib oder die Rückkehr in das Gemeinwesen ermöglicht werden.

> **Wichtig**
>
> Sozialpsychiatrisches Handeln ist hier nicht selten Sisyphusarbeit: Reduktion der Ansprüche auf ein Mindestmaß, Geduld, Phantasie, (Selbst-)Reflexion, ein gut funktionierendes Team und gesundheitspolitische Verantwortung für das jeweilige Einzugsgebiet (Versorgungsverpflichtung) verhindern Resignation und/oder Ausgrenzung der »schwierigsten« psychisch kranken Menschen und fördern das Gefühl und die Bereitschaft von Verantwortung gerade für diesen Personenkreis.

21.3 Handlungsregeln für den Umgang mit der psychischen Erkrankung im Alltag der Betroffenen

Die psychische Erkrankung und ihre Folgen sind in der großen Mehrzahl der »Fälle« der Anlass für die Entstehung eines Kontaktes und einer Betreuung. Das **Ziel des Handelns** besteht darin, einen selbstverantwortlicheren und eigenständigeren Umgang mit der psychischen Erkrankung zu erreichen, d. h. damit, wie der Klient die Erkrankung erlebt, wahrnimmt, interpretiert und mit ihr umgeht. Ein realitätsorientierterer Umgang der Betroffenen mit der Erkrankung im Alltag soll zur Reduktion von Konflikten und zur (gesundheitlichen) Stabilisierung im Lebensfeld beitragen. Der Umgang der Betroffenen mit der psychischen Erkrankung reicht vom selbstverantwortlichen Umgang bis zur fehlenden Wahrnehmung und Akzeptanz. Diese Bandbreite gilt gleichermaßen für die Anfangszeit eines Kontaktes wie für die Zeit der kontinuierlichen Begleitung und auch für die Phase, in der über die Fortsetzung oder Beendigung des Kontaktes verhandelt wird.

Grundsätze sozialpsychiatrischer Arbeit

— Übergreifendes Ziel in allen aufgeführten Kategorien des Umgangs mit der psychischen Erkrankung ist die Bemühung, mit den Betroffenen (und dem Umfeld) einen eigenverantwortlicheren Umgang mit der psychischen Erkrankung – wenn auch auf unterschiedlichstem Niveau – zu fördern, ohne die schwierigsten Menschen ausgrenzen zu wollen und zu können.

— Sozialpsychiatrische Praxis erkennt und akzeptiert die Existenz psychischer Erkrankungen, welche jedoch nur dann einen Hilfebedarf erfordern, wenn die Betroffenen mit sich selbst und/oder mit ihrer Umgebung und umgekehrt Probleme und Konflikte aufweisen.

— Sozialpsychiatrische Arbeit ist bestimmt durch die Förderung des emanzipatorischen, eigenverantwortlichen Umgangs mit der psychischen Erkrankung und nicht deren ursächliche Beseitigung. Dabei orientiert sie sich am Umgang mit den schwierigsten psychisch kranken Menschen.

— Der Alltag, die Lebenswelt und die existenzielle Grundlage und weniger die Auseinandersetzung mit der psychischen Erkrankung rücken umso stärker in den Mittelpunkt der Handlung, je mehr sich die Betroffenen mit der Wahrnehmung und Akzeptanz der Erkrankung schwer tun. Bei den schwierigsten Menschen bestimmt das Auftun

▼

> notdürftiger Arrangements im Alltag die ambulante, alltagsorientierte, sozialpsychiatrische Arbeit.
> - Deutlich zeigt sich die Verbindung von Lebenswelt als übergreifendem Element und dem medizinisch-psychiatrischen Handeln in der täglichen Arbeit.

In der **Anfangsphase** des Kontaktes kann die psychische Erkrankung in manchen Fällen nicht thematisiert werden. Dies kann so weit reichen, dass die psychische Erkrankung nicht zum Gegenstand der Gespräche gemacht werden darf, um den Kontakt nicht zu verhindern. In Einzelfällen kann sie jedoch Einstiegsthema und Gegenstand der Bearbeitung sein. Allerdings ist dann Vorsicht angezeigt. Eine zu intensive und tiefergehende Auseinandersetzung zu Beginn des Kontaktes kann für den Betroffenen zu einer für ihn bedrohlichen Nähe werden, da noch keine kontinuierliche und verlässliche (Vertrauens-)Beziehung besteht. Das entsprechend notwendige Maß herauszufinden oder auszutarieren, wenn die psychische Erkrankung nicht thematisiert werden kann, verlangt ein hohes Maß an Fingerspitzengefühl.

Wenn der **Kontakt durch den Betroffenen abgelehnt** wird aufgrund der mangelnden Wahrnehmung der psychischen Erkrankung, gilt Folgendes: Es muss versucht werden, über andere, für den Betroffenen einsichtige Themen, auf die er sich einlassen kann, den Kontakt herzustellen. Wenn die Ablehnung des Kontaktes trotzdem nicht zu verhindern ist, muss abgeklärt werden, ob Selbst- oder Fremdgefährdung droht oder bereits vorliegt und die Folgen der psychischen Erkrankung zu weiterer sozialer Verrandständigung führen. Wenn die Ablehnung akzeptiert werden kann, ist die Absprache eines Vorgehens mit dem professionellen und nichtprofessionellen Umfeld erforderlich, wer sich bei einer Zuspitzung der Situation mit dem ambulanten psychiatrischen Basisdienst (in der Regel der sozialpsychiatrische Dienst) in Verbindung setzt. Wenn die Ablehnung nicht akzeptiert werden kann, ist eine zwangsweise Unterbringung mit einem Arzt oder dem Amt für öffentliche Ordnung und der Polizei einzuleiten in Verbindung mit der Überprüfung, ob ein Antrag auf eine gesetzliche Betreuung gestellt werden muss. Meist trägt die zwangsweise Unterbringung zur Wiederherstellung des Kontaktes und einer Beziehung zwischen ambulantem Hilfesystem und Betroffenem bei, wenn die Situation, die zur Einweisung geführt hat, nach Abklingen der akuten Phase der Erkrankung offen und sorgfältig mit dem Betroffenen gemeinsam besprochen und bearbeitet wird.

Wenn Kontakt entsteht und kontinuierliche Betreuung möglich ist, gelten die folgenden Handlungsregeln:
- »Selbstverantwortlicher Umgang« und »unsicherer Umgang mit der psychischen Erkrankung«:

- Es können innere und äußere Konflikte und deren Zusammenhang thematisiert, begleitet und in einem nicht eng geführten und verstandenen psychotherapeutischen Sinn bearbeitet werden.
- Die Auseinandersetzung mit der psychischen Erkrankung wird in diesen Situationen gefördert und ermöglicht eine adäquatere Gestaltung der Lebenslage, die mit der psychischen Erkrankung und ihren Folgen zusammenhängt.
- Biographische Elemente und aktuelle Lebenslage werden sorgfältig thematisiert, in Verbindung zueinandergebracht und führen so zu mehr Verständnis bei den Betroffenen und den Professionellen.
- Es wird danach »geforscht«, welche die ersten Anzeichen der psychischen Erkrankung sind, wann und in welchen Situationen sie auftreten. Krankheitsfördernde Situationen können so gemeinsam ausgekundschaftet, angegangen und in Folge gemieden werden. Damit kann ihnen präventiv entgegengewirkt werden. Es werden Absprachen und Vereinbarungen getroffen, was zu tun ist und wer was tut, wenn die ersten Krankheitssymptome auftreten.
- Es muss bearbeitet und verhandelt werden, welche Bedeutung Medikamente einnehmen, wie sie von den Betroffenen eingeschätzt und bewertet werden in Verbindung mit der Beobachtung von Wirkungen, Nebenwirkungen und möglichen Spätfolgen.
- Es geht darum, die Auseinandersetzung der Betroffenen untereinander anzuregen und zu fördern; sie z. B. zu ermuntern, an Psychoseseminaren teilzunehmen, ihnen Informationen über das Verständnis von psychischen Erkrankungen und der psychiatrischen Versorgung zu vermitteln und sich als Professioneller darüber mit den Betroffenen auseinander zu setzen (verhandeln statt behandeln).
- Geringe bis fehlende Akzeptanz der psychischen Erkrankung durch die Betroffenen:
  - Erstes Ziel des Handelns ist die Vermeidung von akuten und dauerhaft akuten Phasen der psychischen Erkrankung. Wenn dies nicht möglich ist, geht es darum, Arrangements zu treffen, damit zumindest der Kontakt aufrechterhalten wird. Im Einzelfall geschieht dies in Verbindung mit Auflagen und Aufträgen von außen.
  - Diese Situationen erfordern vermehrt Kontrolle und Absprachen, z. B. auch die der Medikamenteneinnahme.
  - Wenn dies erreicht ist, geht es mit den Betroffenen (und dem Umfeld) um eine begrenzte und eingeschränkte Erarbeitung der Früherkennung von Symptomen sowie um die Absprache des Vorgehens bei ersten Anzeichen.

21

– Abhängig vom Grad der Selbst- oder Fremdgefährdung wird von den ambulanten sozialpsychiatrischen Einrichtungen mehr Verantwortung übernommen und die Verantwortung der Betroffenen eingeschränkt.

Damit wird ein Umgang mit der fehlenden Akzeptanz der Erkrankung möglich. Kleinschrittige und kontinuierliche Arbeit mit den Betroffenen soll die Akzeptanz der psychischen Erkrankung im Alltagsleben fördern. Jedoch dürfen die Ansprüche nicht zu hoch angesetzt werden. Es ist Geduld erforderlich, um die Beziehung und den Grad der Auseinandersetzung mit der Erkrankung durch Überforderung nicht wieder in Frage zu stellen.

21.4 Hilfeformen und Interventionen

Um diese Interventionen erfolgreich umsetzen zu können, sind über die verschiedenen Stufen hinweg folgende Hilfeformen und Interventionen erforderlich.

Beratende Gespräche

Bei **Akzeptanz der Erkrankung** durch den Betroffenen gilt Folgendes: Beratende Gespräche verfolgen das Ziel, die Akzeptanz der psychischen Erkrankung zu fördern und zu stabilisieren. Die Gespräche enthalten kognitive und emotionale Elemente. Sie orientieren sich im Wesentlichen an den bekannten Methoden der Gesprächsführung. Bei **fehlender Akzeptanz der Erkrankung** durch die Betroffenen geht es in den Gesprächen v. a. darum, den Kontakt aufrechtzuerhalten. Es ist aber auch zu akzeptieren, wenn der Kontakt trotz intensivem Hilfebedarf vom Betroffenen selbst auf ein Minimum beschränkt wird.

In sehr schwierigen und akuten Situationen, die sofortiges Handeln erfordern, ist die Information/Miteinbeziehung der Betroffenen im Einzelfall nicht möglich, da sie während einer solchen Phase zu einem sachlichen Dialog kaum in der Lage sind. Sozialpsychiatrisches Handeln während der akuten Phase ist jedoch nach dem Abklingen mit den Betroffenen noch einmal durchzuarbeiten und zu begründen. Damit ist u. a. das Ziel verbunden, den selbstverantwortlichen Umgang der Betroffenen mit sich und der psychischen Erkrankung zu fördern.

Sozialanwaltliche Hilfen

Bei **Akzeptanz der Erkrankung**: Orientiert am sozialanwaltlichen Hilfebedarf und am Grad der Handlungskompetenz der Betroffenen wird Unterstützung, Beratung und Begleitung in sozialanwaltlichen Angelegenheiten zur Verfügung gestellt. Bei **fehlender Akzeptanz der Erkrankung** sind sozialanwaltliche Hilfen v. a. dann von Bedeutung, wenn die Auseinandersetzung mit der psychischen Erkrankung nicht möglich ist, um einen Kontakt herzustellen oder eine Beziehung aufrechtzuerhalten. Nicht selten

geht es dabei um die Gewährleistung und Aufrechterhaltung der materiellen Grundlagen und um die Herstellung notdürftigster Arrangements im Alltag, im Einzelfall um die Abwendung lebensbedrohender Risiken. Dies gilt v. a. dann, wenn eine fehlende Auseinandersetzung mit der Erkrankung durch die Betroffenen ihre Alltagskompetenz auf ein Minimum begrenzt.

Alltagspraktische Hilfen

Hier gilt Gleiches wie bei den sozialanwaltlichen Hilfen, v. a. in jenen Situationen, in denen es um die Herstellung notdürftigster Arrangements im Alltag geht.

Nutzung von Ressourcen

Bei den Betroffenen. Bei **Akzeptanz der psychischen Erkrankung** durch die Betroffenen wird die Auseinandersetzung damit zu einer Ressource, die zu eigenverantwortlicherem Umgang mit der Erkrankung und zu weiterer Verselbständigung beiträgt. Bei **fehlender Akzeptanz** der psychischen Erkrankung ist dies nicht möglich.

Die Beratung, Information und Aufklärung hinsichtlich psychischer Erkrankungen mit dem Ziel des eigenverantwortlicheren Umgangs gilt gleichermaßen für die Betroffenen wie für die Angehörigen und das direkte soziale Umfeld.

Bei den Angehörigen und dem sozialen Umfeld. Die Beratung der Angehörigen und des Umfeldes dient der Entlastung und Abgrenzung. Zudem tragen sie dazu bei, dass sich Angehörige ihr Recht auf eigene Bedürfnisse zugestehen und auch umsetzen. Dies schließt die situationsabhängige, adäquate Einbeziehung in das Geschehen mit ein. Ein weiterer wichtiger Bestandteil ist die Beratung der Angehörigen, wie sie mit der psychischen Erkrankung ihres Angehörigen umgehen können.

Bei nichtpsychiatrischen Hilfen. Beratung, Miteinbeziehung und Qualifizierung nichtpsychiatrischer Hilfen im Umgang mit psychischen Erkrankungen, aber auch deren Entlastung durch die Übernahme der Fallverantwortung seitens der psychiatrischen Dienste und Einrichtungen bestimmen hier das Feld des sozialpsychiatrischen Handelns.

Bei psychiatrischen Hilfen. Hinführung der Betroffenen zur (nerven-)ärztlichen Behandlung sowie die Miteinbeziehung weiterer Dienste und Einrichtungen zur Planung, Gestaltung und Umsetzung des Hilfebedarfs stehen hier im Blickpunkt der Arbeit. Dabei sind gemeinsame Absprachen und Vereinbarungen mit Nervenärzten, psychiatrischen Kliniken, psychiatrischen Diensten und Einrichtungen in Rücksprache mit den Betroffenen erforderlich, abgesehen von jenen Ausnahmesituationen, in denen sofortiges und fürsorgliches Handeln aufgrund vorliegender, akuter Selbst- oder Fremdgefährdung nötig ist.

Kooperation und Vernetzung der Hilfen

Mit den beteiligten Diensten und Einrichtungen ist eine enge Zusammenarbeit zur Förderung des eigenverantwortlichen Umgangs der Betroffenen mit ihrer Erkrankung angezeigt. Zum Beispiel geht es zwischen Einrichtungen um die Auseinandersetzung und den Austausch unterschiedlicher Ansätze im Umgang mit psychischen Erkrankungen mit dem Ziel, einen handlungsorientierten Konsens zu erarbeiten. Dies gilt auch dann, wenn kaum eine Auseinandersetzung mit der Erkrankung seitens der Betroffenen vorliegt und eher die direkten Folgen der Erkrankung im Blickfeld des Handelns stehen. Bei fehlender Akzeptanz der psychischen Erkrankung geht es in der Zusammenarbeit mit anderen Diensten und Einrichtungen vorrangig darum, Ressourcen aufzuspüren, diese zu fördern und zu aktivieren. Ziel dabei ist, mit den Betroffenen ein notdürftiges Arrangement in sehr schwierigen Lebenslagen zu erarbeiten und diese zu bewältigen. Kooperation und Koordination zielen hier vorrangig auf das Zurechtkommen der Betroffenen mit und in ihrem Alltag und weniger auf die eigenverantwortliche Auseinandersetzung mit der psychischen Erkrankung.

21.5 Weitere Dimensionen alltags- und lebensweltorientierten sozialpsychiatrischen Handelns

Folgende Dimensionen kennzeichnen alltags- und lebensweltorientiertes Handeln und sind eingebettet in alltags- und lebensweltorientierte Theorien (► s. unter 21.7). Wie die Handlungsregeln sozialpsychiatrischer Arbeit in diesen Dimensionen erarbeitet wurden und aussehen, ist zu finden in Obert 2001 (Kap. 8 und 9).

- Anfrage- und Anfangssituationen: der Aufbau von Kontakten und die Entstehung von Beziehungen;
- der Umgang mit der psychischen Erkrankung;
- die Strukturierung des Raumes: der Erhalt und die Gestaltung der Wohnung sowie die Erweiterung des Lebensraumes;
- die Strukturierung der Zeit: Tätigsein, Arbeit, Beschäftigung, Tages- und Wochengestaltung;
- die Strukturierung der Kontakte, Beziehungen, Kommunikation und des sozialen Gefüges;
- die Fortsetzung, Pausierung oder Beendigung der Betreuung.

Zudem ist auf drei zusätzliche Dimensionen hinzuweisen, die nicht dezidiert in den »klassischen« Alltagstheorien diskutiert werden, für die alltags- und lebensweltorientierte Arbeit jedoch von wichtiger Bedeutung und demzufolge zu berücksichtigen sind. In der sozialpädagogischen Diskussion der letzten 25 Jahre nehmen sie einen zunehmend größeren Raum ein (Thiersch 1986, 1995; Böhnisch 1994; Rauschenbach et al. 1993):

- die Erschließung, Aufrechterhaltung und Koordination von Ressourcen;
- alltagspraktische Hilfen: konkrete Unterstützung im Alltag – die Strukturierung des Banalen;
- der Umgang mit Geld.

21.6 Übergreifende Handlungsweisen und Haltungen

Sowohl über die verschiedenen Stufen (Typologien) innerhalb der einzelnen Kategorien als auch über die in Kap. 21.5 aufgeführten Dimensionen und ihren jeweiligen Kategorien hinweg können allgemeine, übergreifende Handlungsweisen und Haltungen für ambulantes, sozialpsychiatrisches Handeln festgestellt werden.

Die Verhaltensweisen und Haltungen bewegen sich auf Kontinuen, an deren gegenüberliegendem Ende sich die Positionen jeweils gegenüberstehen (können). Diese reichen von weitgehender Selbständigkeit und eigenverantwortlichem Handeln der Betroffenen bis zu weitgehender Einschränkung und Eingrenzung der Autonomie durch die Bausteine der ambulanten sozialpsychiatrischen Hilfen, indem diese weitgehend die Verantwortung für die jeweilige Situation übernehmen.

Das **Individuum** steht im Zentrum des Handelns: Dies bedeutet Wahrung von Respekt und Achtung seiner Würde gegenüber den Betroffenen und dem Umfeld auch in schwierigsten Situationen

aber auch:

Kontinuierliche und enge Miteinbeziehung des Umfeldes sowie professioneller Dienste und Einrichtungen: Dies bedeutet, Ressourcen zu erschließen, aufrechtzuerhalten und zu vernetzen sowie Zusammenarbeit und Koordination

Verantwortung so weit wie möglich bei den Betroffenen belassen: Dies bedeutet, immer wieder Kompromisse auszuhandeln und im Einzelfall wieder »von Vorne« zu beginnen (**verhandeln statt behandeln**)

aber auch:

Klare und eindeutige Übernahme von Verantwortung, falls Selbst- oder Fremdgefährdung vorliegt oder nicht mehr ausgeschlossen werden kann (**Grenzen partnerschaftlichen Aushandelns**)

▼

21

Die Realität des Betroffenen und wie er diese wahrnimmt, deutet und interpretiert, ist »seine Realität«, die nicht als Ausdruck der Krankheit oder als pathologisch ausgeredet oder abgewertet wird (**Subjektorientierung**)	aber auch:	Klarheit und Eindeutigkeit herstellen: Die unterschiedliche Wahrnehmung und Interpretation der Realität wird den Betroffen eindeutig und transparent dargestellt. Das Ernstnehmen des Gegenübers beinhaltet das offene und sachliche Einbringen der eigenen Haltung und Meinung wie auch das Zeigen von Gefühlen (**kritische Solidarität**)
Beobachten, Zuhören, »geduldiges Mitgehen«, Verstehenlernen und empathisch Vorgehen: Dies bedeutet, den ganzen Menschen im Blick zu haben (**Ganzheitlichkeit, Feststellung des Hilfebedarfs und Planung der Hilfen**)	aber auch:	Zeitliche, räumliche und situative Grenzen setzen und durchsetzen (**Wahren von Gegenseitigkeit**)
(Wieder-)Herstellung und Sicherstellung der materiellen Existenzgrundlage und damit der »gesellschaftlichen Vertragsfähigkeit« (**sozialanwaltliche Tätigkeiten und alltagspraktische Hilfen**)	aber auch:	Keine undifferenzierte, einseitige und vorschnelle Vergabe von materiellen und sozialen Ressourcen (**Realitäts- und alltagsorientierter Umgang mit den materiellen Voraussetzungen und Rahmenbedingungen**)
Intensive Aufmerksamkeit, Sorgfalt und Ernsthaftigkeit dem Gegenüber als Subjekt und seiner Umgebung entgegenbringen; Gestaltung einer offenen, positiven und die Beziehung fördernde Atmosphäre (**kontinuierliches Ausloten von Nähe und Distanz**)	aber auch:	Alltagsorientierung und -strukturierung grenzen eine unkontrollierte und schwer steuerbare Assoziation ein (**strukturierte Offenheit**). Im Notfall ist schnelles und umgehendes Handeln, d. h. ein aktives Eingreifen unter Umständen auch gegen den Willen der Betroffenen erforderlich
Inhalte der Symptome nachvollziehen und verstehen lernen, d. h. Zusammenhänge herstellen in Verbindung mit der Aufarbeitung von biographischen Begebenheiten (**Verstehen und Entstehen von Vertrauen**). Ermuntern, fördern und animieren (**Flexibilität, Offenheit und Ressourcenorientierung**)	aber auch:	Nichtveränderung akzeptieren, Stagnation aushalten und Geduld für die jeweilige Situation entwickeln. Dies bedeutet auch die Akzeptanz und Bearbeitung von Defiziten und Beeinträchtigungen, um Überforderungen zu vermeiden. Der Umgang mit den pathologischen, defizitären Anteilen darf trotz Vorrangigkeit der Ressourcenorientierung nicht vernachlässigt werden (**»Politik der kleinen Schritte«**)

Wichtig

Offenheit, Flexibilität, Klarheit, Eindeutigkeit und Transparenz gelten übergreifend als Haltung und für das Handeln in allen Handlungsfeldern gleichermaßen. Dagegen kann nur »verstoßen« werden, wenn aufgrund akuter Selbst- oder Fremdgefährdung die Fürsorgepflicht das Handeln bestimmt und der Betroffene nicht mehr informiert werden kann (Doppelfunktion von Hilfe und Kontrolle).

21.7 Theoretische Verankerung des sozialpsychiatrischen Handelns in alltags- und lebensweltorientierten Ansätzen

Alltags- und lebensweltorientiertes Handeln in der Lebenswelt der Adressaten bezieht sich auf Leitlinien, Handlungsregeln und -maximen, wie sie in der aktuellen sozialpädagogischen Diskussion vorzufinden sind, diskutiert und weiterentwickelt werden. Die konkreten Ziele, Leitlinien und Handlungsregeln wiederum sind verankert in den theoretischen Ansätzen zum Alltag und zur Lebenswelt (► s. v. a.: Thiersch 1986; Kosik 1986; Schütz u. Luckmann 1979).

21.7.1 Konkrete Ziele, Leitlinien und Handlungsregeln alltagsorientierter Sozialpädagogik

Aus einem gesellschaftskritischen, offenen, emanzipatorisch angelegten Konzept der sozialpädagogischen Diskussion im Unterschied zu einem konservativen, eher rückwärts gerichteten Ansatz ergeben sich Ziele und Leitlinien für eine alltagsorientierte Sozialpädagogik, die hier thesenhaft zusammengefasst werden (▶ s. v. a.: Thiersch 1986, S. 28–41):

Mensch im sozialen Feld. Alltagsorientierte Sozialpädagogik stellt den Menschen im sozialen Feld, in seiner Lebenswelt in den Mittelpunkt des Handelns. Der Respekt vor dem Anderen und dem Anderssein, die Akzeptanz und Förderung des Eigensinnes der Adressaten sind Grundlage des Handelns (Thiersch 1993, S. 13).

Mensch als soziales Wesen. Der Mensch wird als soziales Wesen gesehen, das die Aufgabe hat, aktiv in Interaktion mit seinem Umfeld die Kompetenzen zu erwerben, die es ihm ermöglichen, das Aufgegebene zu bewältigen und das Neue zu integrieren. Die Gestaltung des Ortes, des Lebensraumes, der überschaubaren Zeit und der Beziehungen im sozialen Gefüge mit den darin geltenden Rollen, Aufgaben, Regeln und Bedeutungsmustern sind für das Individuum zentrale Aufgaben. Der Mensch lernt als soziales Wesen sich in seiner Lebenswelt zurechtzufinden und in der Spannung von Verlässlichkeit und Neuem einen gelingenden Alltag zu gestalten (Thiersch 1986, S. 34–38; Kosik 1986, S. 63 ff. und 71 ff.; Schütz/Luckmann 1979, S. 25–43).

Gesundheits- und Krankheitsverständins. Das Gesundheits- bzw. Krankheitsverständnis ist vorrangig handlungs- und ressourcenorientiert. Es bezieht sich darauf, ob und wie die sich stellenden Alltagsaufgaben vom Individuum so bewältigt werden können, dass im und mit dem jeweiligen Umfeld immer wieder ein zufriedenstellender Ausgleich hergestellt werden kann (gelingender Alltag). Erst wenn dieser Ausgleich und die Befindlichkeit von Individuum und Umgebung auseinanderdriften und die dafür erforderlichen Fähigkeiten, Ressourcen und Möglichkeiten nicht (mehr) in adäquatem Maße vorhanden sind, können Spannungen, Irritationen, Missverständnisse und in fließendem Übergang krankheitsrelevante Verhärtungen entstehen (Thiersch 1996, S. 123). Der **multifaktorielle Ansatz** und das damit verbundene Zusammenwirken unterschiedlicher Faktoren wie die somatisch-genetische Konstitution, die psychischen (sozialisationsbedingten) Entwicklungsmöglichkeiten bzw. -einschränkungen sowie defizitäre und unzumutbare materielle und soziale (gesellschaftlich bedingte und bestimmte) Gegebenheiten führen letztlich zur Manifestation der Erkrankung. Der Umgang mit krankheitsrelevanten Verhärtungen und deren Bewältigung vollzieht sich in der Lebenswelt der Betroffenen. Medizinisch-psychiatrische Behandlung ist notwendiger Bestandteil einer integrativen, umfassenden biopsychosozialen Diagnostik, Behandlung und Betreuung/Begleitung/Unterstützung im Alltag (Thiersch 1996, S. 124–126; Bundesminister für Jugend, Familie, Frauen und Gesundheit 1990, S. 85–93).

Dieses Verständnis von Gesundheit bestimmt die methodische Herangehensweise und das Handlungskonzept in der alltäglichen Arbeit:

- Professionelles Handeln findet in der Lebenswelt des Adressaten statt und versucht, sich der Situation anzupassen (**situationsbestimmtes Handeln und Regionalisierung der Hilfen**).
- Professionelles Handeln besteht weiter in der Klärung, **welche Hilfe, Unterstützung und Begleitung** die Betroffenen und/oder das Umfeld benötigen. Der Spagat zwischen der Förderung von Selbsthilfe und der notwendigen Berücksichtigung von fürsorglichem Handeln geht von der Erhaltung, Erschließung und Förderung von Ressourcen aus. Darüber wird versucht, handlungseinschränkende und gesundheitsschädliche Defizite zu verringern. Im (selbst-)reflexiven Handeln wird der jeweils nötige Grad der Unterstützung austariert (Thiersch 1995, S. 13–27, 1993, S. 23–26).
- Alltagsorientiertes, professionelles Handeln ist bestimmt durch die **situationsadäquate Anbahnung des Kontaktes** und die Entstehung von **Vertrauen** als Grundlage für die (weitere) Hilfeplanung und Umsetzung der Hilfe. Situationsadäquater Einstieg in eine Betreuung kann aber auch heißen, aufgrund vorliegender Dringlichkeit und Akuität umgehend und sofort (auch gegen den Willen) des Betroffenen zu handeln, wenn Selbst- oder Fremdgefährdung besteht.

  Ein (zeitlich befristeter) Entzug von Verantwortung ist jedoch mit dem Ziel verknüpft, alle Anstrengungen zu unternehmen, um so viel Verantwortung wie irgend möglich wieder an das Individuum zurückzugeben.
- Die Hilfeplanung, Begleitung und Unterstützung orientiert sich an den **zentralen Kategorien** alltagsorientierter Ansätze, d. h. an der
  - Strukturierung und Gestaltung des Ortes (Lebensraum),
  - Strukturierung der Zeit in Verbindung mit der Sinnstiftung von Tun und Beschäftigung,
  - Strukturierung der Kommunikation und Beziehungen im sozialen Gefüge.
- Kontinuierliche Überprüfung und Klärung, wie lange eine **Betreuungsepisode** dauern soll.

Handlungsgrundsätze. Alltagsorientiertes, sozialpsychiatrisches Handeln (trotz aller Einschränkungen und Eingrenzungen durch die jeweiligen Gegebenheiten)
- beginnt dort, wo der Klient »steht«, um ihn in gegebenen Verhältnissen zu unterstützen, sich aber auch in sozialpolitische Planungsprozesse einzumischen und auf die Verbesserung der Lebensbedingungen und -möglichkeiten der Adressaten hinzuarbeiten;
- stellt die materiellen und sozialen Grundlagen (wieder) her und sichert sie ab, um das Leben im Gemeinwesen objektiv sicherer zu gestalten;
- koordiniert und vernetzt alltägliche, lebensweltliche und professionelle Hilfen;
- setzt sich der Lebenswelt aus und lässt sich auf diese ein, geht aber auch in reflexive Distanz zu ihr, provoziert, verfremdet und stützt gleichzeitig;
- geht mit Phantasie und Kreativität an die Aufgaben heran, vermittelt in schwierigen Situationen und handelt Kompromisse aus;
- handelt offen und umfassend, strukturiert und entwickelt Geduld, plant, organisiert, »managt« und praktiziert schematisch ordnend eine gegliederte Offenheit (Thiersch 1986, S. 42–52, 1993, S. 17–26, 1995, S. 23–40).

Strukturelle Hilfe. Die strukturelle Ebene ist durch das Ziel bestimmt, bestehende **Netze im Alltag** der Adressaten zu erhalten, zu stabilisieren und zu fördern. Professionelle Hilfe setzt am **Prinzip der Normalisierung** an, indem geprüft wird, welche nichtprofessionellen Hilfen in der Lebenswelt noch bestehen und gefördert werden können und ab wann und in welcher Intensität professionelle Hilfe einsetzt (ambulant vor stationär).

Gesellschaftliche Dimension. Die gesellschaftliche Dimension alltags- und lebensweltorientierten Handelns beinhaltet das Ziel, sowohl fallbezogen auf Veränderungen von Strukturen im Lebensfeld hinzuwirken als auch über sozialpolitische Arbeit und Engagement an der Veränderung gesellschaftlicher Rahmenbedingungen mitzuarbeiten. Diese Aktivitäten sollen mit zur Ausweitung der Grenzen der Normalität im gesellschaftlichen Alltag, zu mehr Teilhabe am gesellschaftlichen Leben und damit auch zu mehr Freiheit, Gerechtigkeit und Humanität beitragen (Kosik 1986, S. 212–247; Thiersch 1986, S. 34–41, 1995, S. 23–40).

21.7.2 Alltags- und lebensweltorientierte Ansätze und sozialpsychiatrische Ziele und Leitlinien im Vergleich

Die Leitlinien und Ziele der sozialpsychiatrischen Ansätze unterscheiden sich von alltags- und lebensweltorientierten Ansätzen nur in ihrer Entstehung und Herkunft.

Während die Leitlinien der lebensweltorientierten Ansätze vorrangig aus theoretischen Konzepten, Überlegungen und Generierungen hervorgegangen sind, können die Ziele der sozialpsychiatrischen Ansätze in erster Linie als praktisch-ethisch-moralisch-politische Antwort auf die traditionelle Psychiatrie identifiziert werden. Die wesentlichen Ziele und Leitlinien beider Ansätze sind von einigen Nuancen abgesehen identisch. Ein Vergleich beider Ansätze wurde vorgenommen in Obert 2001, S. 133 ff. Dort finden sich auch ausführliche Angaben zu in- und ausländischer sozialpsychiatrischer Literatur der letzten 25 Jahre[2].

21.8 Abschließende Anmerkungen

Die aus der Diskussion der Fallerörterungen herausgearbeiteten und abgeleiteten alltags- und lebensweltorientierten Handlungsregeln und -anleitungen sind offen formuliert und damit entsprechend der Veränderung des Arbeitsfeldes immer wieder zu reflektieren, zu aktualisieren und anzupassen, allerdings auch hier nicht beliebig. Sie orientieren sich im sozialpsychiatrischen Handeln an alltags- und lebensweltbezogenen Ansätzen:
- Alltags- und lebensweltorientierte Ansätze und sozialpsychiatrische Leitlinien können miteinander verknüpft werden, da sie sowohl in ihren Kernaussagen als auch in den konkreten Ausführungen de facto identisch sind.
- Die Grundlage sozialpsychiatrischen Handelns ist der Alltag und die Lebenswelt der (chronisch) psychisch kranken Menschen – sofern die Haltung besteht, psychisch kranke Menschen als Bürger des Gemeinwesens zu verstehen mit dem Recht, dort verbleiben zu können und vor Ort die notwendige Betreuung und Behandlung zu erhalten. Über diese Leitlinie liegt in der Fachwelt ein breiter Konsens vor. Die Behandlung, Betreuung, Begleitung und Unterstützung findet vor Ort statt und ist bestimmt durch die jeweilige Lebenslage und konkreten Lebensverhältnisse von Betroffenen und Umfeld: Wie wird der Lebensraum geordnet? Wie werden die Zeit und das Tätigsein strukturiert? Ob und wie werden Beziehungen und Kontakte geknüpft oder abgebrochen und wieder neue aufgenommen? Oder findet ein Rückzug in Einsamkeit und Isolation statt? Welche Lebensentwürfe und -planungen entstehen darin und welche müssen wieder verworfen und neu gestaltet werden? Welche Alltagsauf-

---

[2] Auf einige übergreifende und richtungsweisende Titel wird hier hingewiesen: Basaglia 1973; Basaglia-Ongaro 1985; Ciompi 1982; Dörner u. Plog 1973, 1978; Dörner 1991; Jontza 1997; Kauder 1997; Krisor 1994; Mosher u. Burti 1992; Pirella 1998; Rössler et al. 1987; Rössler 1992, 1993; Rössler u. Salize 1996; Rotelli 1980, 1994; Wulff 1981; Zubin u. Spring 1977.

gaben erwachsen daraus und müssen täglich bewältigt werden? Wo und wie misslingt die Umsetzung dieser Aufgaben? Wo wird der Alltag und dessen Bewältigung für den Einzelnen und seine Umgebung zu schwierig, unzumutbar und ist auf alltagsorientierte, professionelle Hilfe angewiesen?

- Wird der Kontext und der Lebensraum des psychisch kranken Menschen aus diesem Blickwinkel heraus betrachtet, ist es erforderlich, die Folgen zu berücksichtigen, welche die psychische Erkrankung im Alltagshandeln aufwirft:
  - Symptome und der Umgang damit,
  - eine veränderte Wahrnehmung, Sichtweise und Interpretation der Umgebung und der Realität insgesamt,
  - die Notwendigkeit der medikamentösen Behandlung und das dahinterstehende medizinische Modell,
  - die Notwendigkeit zusätzlicher organischer Untersuchungen und Multimorbidität,

sind in ein alltags- und lebensweltbezogenes, professionelles Handeln gleichrangig zu integrieren.

- Die beteiligten Professionen müssen eng und vernetzt zusammenarbeiten, Dies gilt v. a. für die medizinisch-psychiatrischen und die psychosozialen Disziplinen. Wenn gemeindenahe sozialpsychiatrische Arbeit mit und für alle (chronisch) psychisch kranken Bürger eines Gemeinwesens erfolgreich sein soll, arbeiten medizinisch-psychiatrische Behandlung und sozialpädagogische/-arbeiterische Betreuung und Begleitung gleichberechtigt Hand in Hand, ohne dass eine Disziplin über die alleinige Definitions- und Handlungsmacht verfügt. Alltags- und lebensweltorientiertes sozialpsychiatrisches Handeln kann – vorsichtig formuliert – vorrangig als sozialpädagogisches Arbeitsfeld verstanden werden, allerdings unter der Voraussetzung, zentrale spezifisch psychiatrische Merkmale und Besonderheiten zu berücksichtigen und in die tägliche sozialpsychiatrische Arbeit zu integrieren.

21.9 Reduktion von Zahl und Dauer stationärer Aufenthalte durch die Arbeit des sozialpsychiatrischen Dienstes: Ergebnis einer quantitativen empirischen Untersuchung

Die Wirksamkeit ambulanter Arbeit auf die Reduktion der Hospitalisierungsrate ihrer Klientel nimmt seit Beginn der sozialpsychiatrischen Bewegung national wie international eine wichtige Stellung in der sozialpsychiatrischen Diskussion und in psychiatriepolitischen Auseinandersetzungen ein. Die Vermeidung und Verkürzung stationä-

rer Aufenthalte sowie die Verringerung zwangsweiser Unterbringungen waren und sind immer noch bzw. wieder, bedingt durch die aktuelle ökonomische Lage der Gesundheitsversorgung, zentrale Forderungen und Erwartungen an die Sozialpsychiatrie, ohne hier näher auf die dahinterstehende Ambivalenz einzugehen, was einerseits fachlich vertretbar und andererseits Ergebnis einer reduktionistischen, wirtschaftlichen Sichtweise ist.

Als Unterfütterung und Beleg einer alltags- und lebensweltorientierten, sozialpsychiatrischen Arbeit werden hier die Ergebnisse einer diesbezüglichen Erhebung dargestellt. Die quantitative Erhebung untersucht das Ziel, ob Anzahl und Dauer stationärer Aufenthalte in psychiatrischen Kliniken sowie die Zahl zwangsweiser Unterbringungen durch die Arbeit eines sozialpsychiatrischen Dienstes (SpDi Stuttgart Bad Cannstatt) verringert werden (Obert 2001, S. 43–85).

In der Untersuchung wurden alle Klienten untersucht, die innerhalb eines Jahres (1996) von einem der 8 SpDi in Stuttgart kontinuierlich betreut wurden. In der Diskussion der Ergebnisse wurden verschiedene Alternativhypothesen formuliert und behandelt, um so weit wie möglich die Untersuchungsfragestellung prüfen und bewerten zu können.

Insgesamt waren 135 Klienten von dem insgesamt 209 Klienten umfassenden Personenkreis betroffen, welche der SpDi 1996 langfristig betreut hat. Bei den verbleibenden 74 Klienten waren z. B. entweder keine stationären Aufenthalte zu verzeichnen, oder es lagen nur stationäre Behandlungen in psychotherapeutisch/psychosomatischen Einrichtungen außerhalb Stuttgarts vor, oder die letzte stationäre Behandlung in der örtlichen psychiatrischen Klinik lag schon länger als 10 Jahre zurück.

Anzahl der Aufenthalte, stationäre Behandlungsdauer und zwangsweise Unterbringungen wurden in vergleichbaren Zeiträumen vor und seit Beginn der Betreuung durch den SpDi über verschiedene Zugangswege, mit verschiedenen Einteilungen der Klienten und unterschiedlichen Perspektiven ausgeleuchtet. Die verschiedenen Stränge, die verfolgt wurden, führten zu einem auffällig einheitlichen Ergebnis:

- Die Zahl der stationären Aufenthalte reduzierte sich durchschnittlich pro Klient um 36,3%.
- Die stationäre Behandlungsdauer pro Klient sank um durchschnittlich 52,4%.
- Die Zahl der zwangsweisen Unterbringungen ging um durchschnittlich 40% zurück.

Folgende Alternativhypothesen wurden diskutiert und geprüft:

- Unterschiedliche Verteilung von Männern und Frauen,
- Verlauf der Erkrankung,
- Veränderung der durchschnittlichen Belegungstage in der psychiatrischen Klinik während des Erhebungszeitraums,

21

- Veränderung von wichtigen, an Lebenslagen orientierten Merkmalen während des Untersuchungszeitraums,
- Erhöhung der Compliance durch die Entwicklung neuer Medikamente (atypische Neuroleptika),
- Veränderungen im Versorgungssystem während des Untersuchungszeitraums,
- Klienten mit kurzer Betreuungsdauer im SpDi.

Diese Variablen wurden mit Zahlen, Literaturhinweisen, dem Dokumentationssystem des SpDi und Expertengesprächen geprüft.

Aus der Diskussion kann abgeleitet werden, dass sämtliche Variablen nur einen sehr geringen Einfluss auf die statistischen Ergebnisse haben:

> **Wichtig**
>
> Vor diesem Hintergrund kann davon ausgegangen werden, dass die Reduktion der Anzahl der Aufenthalte, der zwangsweisen Unterbringungen und v. a. der stationären Behandlungsdauer mit der Arbeit des SpDi in einem engen Zusammenhang stehen.

Literatur

Basaglia F (1973) Die negierte Institution oder die Gemeinschaft der Ausgeschlossenen. Suhrkamp, Frankfurt am Main

Basaglia F, Giannichedda MG (1980) Die Transformation der Psychiatrie. In: Simon T (Hrsg) Absage an die Anstalt: Programm und Realität der demokratischen Psychiatrie in Italien. Campus, Frankfurt am Main New York, S 23–42

Basaglia F, Ongaro F (1985) Gesundheit – Krankheit. Das Elend der Medizin. Fischer, Frankfurt am Main

Böhnisch L (1994) Gespaltene Normalität – Lebensbewältigung und Sozialpädagogik an den Grenzen der Wohlfahrtsgesellschaft. Juventa, Weinheim München

Bundesminister für Jugend, Familie, Frauen und Gesundheit (1990) Achter Jugendbericht – Bericht über Bestrebungen und Leistungen der Jugendhilfe. Bundesministerium für Jugend, Familie, Frauen und Gesundheit, Bonn

Ciompi L (1982) Affektlogik. Klett-Cotta, Stuttgart

Ciompi L (1992) Moderne Sozial- und Gemeindepsychiatrie – Aktuelle in- und ausländische Nutzen-Kosten-Untersuchungen. Neue Züricher Z 22./23.11.1992

Ciompi L (1995) Sozialpsychiatrie heute – was ist das? Versuch einer Klärung. In: Finzen A, Hoffmann-Richter U (Hrsg) Was ist Sozialpsychiatrie? Psychiatrie-Verlag, Bonn, S 203–218

Cooper D (1987) Psychiatrie und Anti-Psychiatrie. Suhrkamp, Frankfurt am Main

DGSP (1997) Psychiatrie und Psychotherapie – Positionspapier des DGSP Fachausschusses Psychotherapie. Soziale Psychiatrie – Rundbrief der Deutschen Gesellschaft für Soziale Psychiatrie e.V. 3: 46 ff

Dörner K (1991) Mosaiksteine für ein Menschen- und Gesellschaftsbild. In: Bock T, Weigand H (Hrsg) Hand-werks-buch Psychiatrie. Psychiatrieverlag, Bonn, S 38–46

Dörner K, Plog U (Hrsg) (1973) Sozialpsychiatrie, 2. Aufl. Luchterhand, Neuwied Berlin

Dörner K, Plog U (1978) Irren ist menschlich – oder: Lehrbuch der Psychiatrie/Psychotherapie. Psychiatrieverlag, Wunstorf

Finzen A (1998) Das Pinelsche Pendel – Die Dimension des Sozialen im Zeitalter der biologischen Psychiatrie. Psychiatrieverlag, Bonn

Finzen A, Hoffmann-Richter U (Hrsg) (1995) Was ist Sozialpsychiatrie? Psychiatrieverlag, Bonn

Foucault M (1977) Wahnsinn und Gesellschaft, 2. Aufl. Suhrkamp, Frankfurt am Main

Grawe K, Donati R, Bernauer F (1994) Psychotherapie im Wandel – Von der Konfession zur Profession. Hogrefe, Göttingen

Jontza T (1997) Sozialpsychiatrie in Frankreich. Gesundheitswesen 59: 726–729

Kauder V, Aktion Psychisch Kranke (Hrsg) (1997) Personenzentrierte Hilfen in der psychiatrischen Versorgung (Psychosoziale Arbeitshilfen, Heft 11). Psychiatrieverlag, Bonn

Kosik K (1986) Die Dialektik des Konkreten – Eine Studie zur Problematik des Menschen und der Welt. Suhrkamp, Frankfurt am Main

Krisor M (1992) Auf dem Weg zur gewaltfreien Psychiatrie – Das Herner Modell im Gespräch. Psychiatrieverlag, Bonn

Krisor M (Hrsg) (1994) Dem Menschen begegnen – Zur Wiederentdeckung des Subjektes in der Psychiatrie. Roderer, Regensburg

Laing R (1993) Das geteilte Selbst. Kiepenheuer & Witsch, Köln

Lamnek S (1995) Qualitative Sozialforschung, Bd 1/2, 3. Aufl. Beltz, Psychologie Verlags Union, Weinheim

Maslow A (1978) Motivation und Persönlichkeit. Rowohlt, Düsseldorf

Mosher LR, Burti L (1992) Psychiatrie in der Gemeinde – Grundlagen und Praxis. Psychiatrieverlag, Bonn

Obert K (1997) Psychiatrieentwicklung und Visionen aus Sicht des ambulanten Bereiches. Caritas Z Caritasarbeit Caritaswissenschaft 5: 206–209

Obert K (2001) Alltags- und lebensweltorientierte Ansätze sozialpsychiatrischen Handelns. Psychiatrieverlag, Bonn

Pirella A (1998) Ein schwieriger Weg – Zwanzig Jahre Psychiatriereform in Italien (1978–1998). Sozialpsychiatr Information 3: 22–28

Rauschenbach T, Ortmann F, Karsten ME (1993) Der sozialpädagogische Blick – Lebensweltorientierte Methoden in der Sozialen Arbeit. Juventa, Weinheim München

Rössler W (1992) Sozialpsychiatrische Dienste in der Bundesrepublik Deutschland – ein Überblick. Gesundheitswesen 54: 19–24

Rössler W (1993) Soziale Rehabilitation Schizophrener: Modell sozialpsychiatrischer Dienst. Thieme, Stuttgart

Rössler W, Salize HJ (1996) Die psychiatrische Versorgung chronisch psychisch Kranker (Schriftenreihe des Bundesministeriums für Gesundheit, Bd 77). Nomos, Baden Baden

Rössler W, Häfner H, Martini H, Heiden W an der, Jung E, Löffler W (1987) Landesprogramm zur Weiterentwicklung der außerstationären psychiatrischen Versorgung Baden-Württemberg – Analyse, Konzepte, Erfahrungen. Deutscher Studienverlag, Weinheim

Rotelli F (1980) Von der schlechten Verwaltung der Armut. In: Simons T (Hrsg) Absage an die Anstalt. Campus, Frankfurt am Main New York, S 77–81

Rotelli F (1994) Per la normalità. RICCI, Triest

Schütz A (1993) Der sinnhafte Aufbau der sozialen Welt: Eine Einleitung in die verstehende Soziologie, 6. Aufl. Suhrkamp, Frankfurt am Main

Schütz A, Luckmann T (1979) Strukturen der Lebenswelt. Suhrkamp, Frankfurt am Main

Störig HJ (1996) Kleine Philosophie der Weltgeschichte. Fischer, Frankfurt am Main

Thiersch H (1986) Die Erfahrung der Wirklichkeit: Perspektiven einer alltagsorientierten Sozialpädagogik. Juventa, Weinheim München

Thiersch H (1993) Strukturierte Offenheit. Zur Methodenfrage einer lebensweltorientierten Sozialen Arbeit. In: Rauschenbach T, Ortmann F, Karsten ME (Hrsg) Der sozialpädagogische Blick: Lebensweltorientierte Methoden in der Sozialen Arbeit. Juventa, Weinheim München, S. 11–28

Thiersch H (1995) Lebensweltorientierte Soziale Arbeit: Aufgaben der Praxis im sozialen Wandel. Juventa, Weinheim München

Thiersch H (1996) Die Frage nach der Lebenswelt und problematische Bewältigungsmuster. Zum Verständnis von Sozialer Arbeit und Therapie. Nervenheilkd 3: 122–126

Wulff E (1981) Psychisches Leiden und Politik: Ansichten der Psychiatrie. Campus, Frankfurt am Main New York

Zubin J, Spring B (1977) Vulnerability – a new view of schizophrenia. J Abnorm Psychology 86: 103–126

Psychiatrische Pflege

Regula Lüthi, Christoph Abderhalden

Das Verständnis von Pflege und ihre praktische Ausrichtung haben sich in den letzten Jahren stark verändert. Die Pflege ist heute ein Gesundheitsberuf, der sich an eigenständigen theoretischen Vorstellungen orientiert, z. B. an sog. Pflegemodellen oder anderen spezifisch pflegerischen Konzepten, und auch wissenschaftliche Pflegeforschung umfasst. Neben der Ausbildung, die heute Möglichkeiten im universitären und Fachhochschulbereich umfasst, hat sich die praktische Ausrichtung der Pflege verändert. Die im Bereich der Psychiatrie tätigen Pflegenden sind keine psychiatrischen Hilfskräfte mehr, welche je nach gerade maßgebender therapeutischer Ausrichtung psychiatrischer Krankenhäuser wechselnde Hilfsaufgaben übernehmen und im Wesentlichen für die Ausführung von Verordnungen und einen reibungslosen Stationsbetrieb zuständig sind.

Der Umschwung lässt sich plakativ charakterisieren als Wechsel von »**psychiatrischer Pflege**« zu »**Pflege in der Psychiatrie**«. Mit diesem Perspektivenwechsel ist auch eine zunehmende Orientierung an der Individualität und der Lebenswelt einzelner Patienten verbunden. Früher richtete sich die Pflege in der Psychiatrie weitgehend auf Patientenkollektive im stationären Bereich aus. Inzwischen spielen Pflegende auch in der ambulanten und teilstationären Versorgung eine wichtige Rolle, sie sind zunehmend freiberuflich tätig. Ihre Angebote fokussieren stärker auf individuell ausgerichtete pflegerische Unterstützung und bilden einen spezifischen Beitrag im Rahmen multiprofessioneller Teamarbeit.

22.1 Verständnis von Pflege in der Psychiatrie

Das heutige Verständnis von Pflege lässt sich folgendermaßen charakterisieren:

Pflege ist eine Praxiswissenschaft, die sich mit menschlichen Erfahrungen, Bedürfnissen und Reaktionen in Zusammenhang mit Lebensprozessen, Lebensereignissen und aktuellen oder potenziellen Gesundheitsproblemen befasst. Als **Wissenschaft** generiert und überprüft sie Fachwissen über pflegerelevante gesundheitliche Phänomene und über entsprechende Interventionen. Als **Praxis** unterstützt sie Individuen und Gruppen im Rahmen eines Problemlösungs- und Beziehungsprozesses bei der Bewältigung des Alltags und beim Streben nach Wohlbefinden, bei der Erhaltung, Anpassung oder Wiederherstellung von physischen, psychischen und sozialen Funktionen und beim Umgang mit existenziellen Erfahrungen.

> **Wichtig**
>
> Pflegende sind Spezialisten für das Allgemeine und Alltägliche.

Tatsächlich besteht ein großer Teil des expliziten und auch des noch unformulierten pflegerischen Fachwissens in Wissen über die **Auswirkungen,** die psychische und körperliche Störungen, Krankheiten und Behinderungen **auf das konkrete Alltagsleben** der Patienten haben. Pflegende wissen sehr viel über alltägliche und praktische Möglichkeiten, krankheitsbedingte Störungen und Einschränkungen zu bewältigen, Patienten in der Lebens- und Alltagsgestaltung zu unterstützen (Schädle-Deininger u. Villinger 1997; Weigand u. Schädle-Deininger 1998).

Beispiele für pflegerische Fragestellungen im Rahmen der Rehabilitation. (Richter 1997)

- Sind die Patienten in der Lage, soziale Beziehungen aufzunehmen, aufrecht zu erhalten und zu beenden?
- Wie gehen Patienten mit Enttäuschungen oder Vorwürfen um?
- Wie steht es um die Einhaltung von Terminen, den Umgang mit knapper Zeit bzw. mit zu viel Zeit?
- Ist die gesundheitsförderliche Nahrungszubereitung und -aufnahme sichergestellt?
- Wie steht es mit dem Umgang mit Geld?

Professionelle Pflege unterscheidet sich von Laienpflege dadurch, dass sie auf einer spezifischen, eigenständigen, bewussten und expliziten Wissensbasis beruht, dass sie systematisch beschrieben und dass ihre Praxis anhand von theoretischen Überlegungen nachvollziehbar begründet und auch gerechtfertigt werden kann (Schröck 1996; Ziegler 1997).

Theoretische Modelle für die Pflege (vgl. etwa Schaeffer et al. 1997) stammen z. B. von Hildegard Peplau, Virginia Henderson, Dorothea Orem, Imogene King, Betty Neuman oder Nancy Roper, Winifried Logan und Allison Tierney (Roper et al. 2002). Diese Modelle beinhalten allgemeine Beschreibungen der Pflege anhand von Konzepten wie **Grundbedürfnisse, Selbstpflege/-fürsorge** (»self-care«), **Lebensaktivitäten** oder **Aktivitäten des täglichen Lebens** (ATL) und können die praktische Gestaltung der Pflege leiten (Beispiele z. B. bei Schädle-Deininger u. Villinger 1998; Ziegler 1997).

> **Fallbeispiel**
>
> Herr A. ist nach einer schweren Exazerbation seiner schizophrenen Psychose seit knapp einem Jahr auf einer Langzeit-Rehabilitationsstation in einer psychiatrischen Klinik
> ▼

hospitalisiert. Die pflegerische Bezugsperson nimmt anhand des Pflegemodells von Orem eine Standortbestimmung der Selbstpflegefähigkeiten des Patienten vor. Die Selbstpflegeaktivitäten des Patienten sind adäquat in allgemeinen Bereichen wie Körperpflege, Aktivität/Ruhe und soziale Interaktionen. Ein Selbstpflegedefizit besteht im Bereich der selbstständigen Medikamenteneinnahme, die eine Voraussetzung für den Umzug in ein Wohnheim wäre. Für den Patienten wird ein Stufenprogramm zur selbstständigen Medikamenteneinnahme entwickelt. In einer ersten Stufe erhält der Patient einen Dispenser mit der Morgen-/Mittags- und Abenddosis und muss sich die Namen und Dosierung der Medikamente merken. Nach 3 Wochen richtet der Patient seinen Tagesdispenser im Beisein einer Pflegeperson selbst. Zunächst hat der Patient erhebliche Schwierigkeiten, die v. a. durch Konzentrationsprobleme bedingt sind; ein fehlerfreies Richten der Medikamente ist erst möglich, nachdem die Bezugsperson eine grafische Anleitung erstellt. Der Patient erlebt ein ausgesprochenes Erfolgserlebnis und stellt ab und zu Fragen über seine Medikamente. Als nächste Stufe wird nach einigen Wochen ein Wochendispenser eingeführt. Ein Versuch mit einer Medikamenteneinnahme aus den Originalpackungen scheitert, und für das Richten des Wochendispenser ist jeweils eine Erinnerung nötig. Die Verlegung ins Wohnheim wird mit dem Arrangement eines wöchentlichen Termins im Ambulatorium möglich, an dem der Patient in Anwesenheit der Pflegeperson seinen Wochendispenser auffüllt. Der Patient nimmt diese Pflicht sehr ernst und erlebt offensichtlich einen Zuwachs an Autonomie. Patienten aus der Klinik erklärt er, dass er jetzt für seine Medikamente ganz allein zuständig sei.

Allen Pflegemodellen liegt ein explizit biopsychosoziales Menschenbild und Verständnis von Gesundheit zugrunde.

> **Wichtig**
>
> Pflegetheorien betonen den Selbstorganisationsprozess des Individuums und die Mitarbeit und Mitbestimmung der Patienten.
>
> Sie verbinden sich gut mit modernen Auffassungen von psychiatrischer Rehabilitation, wie sie z. B. von Anthony et al. (2002) vertreten werden:

Psychiatrische Rehabilitation unterstützt Personen mit langdauernden psychischen Beeinträchtigungen, ihre Handlungsmöglichkeit so zu erweitern, dass sie in einer Umgebung ihrer Wahl mit einem Minimum an professionellen Interventionen erfolgreich und zufrieden sein können (Anthony et al. 2002, S. 101).

Die Erweiterung der eigenen Handlungsmöglichkeit, die Selbstorganisation des Individuums und die Betonung der Interaktion mit der Umwelt sind Elemente, die sowohl in

Pflegetheorien wie auch in psychiatrischen Rehabilitationskonzepten einen hohen Stellenwert haben.

Zusammenfassung

Pflege in der Psychiatrie umfasst

- die Beeinflussung psychischer Krankheiten durch Maßnahmen im Bereich des konkreten Alltagslebens der Patienten,
- Hilfe für psychisch Kranke, Krankheitsfolgen und krankheitsbedingte Schwierigkeiten im Alltagsleben auszuhalten, zu mildern oder zu bewältigen,
- Unterstützung für psychisch Kranke, ihren Alltag auf eine Art und Weise zu gestalten, welche zu einem größtmöglichen Maß von seelischer Gesundheit und Wohlbefinden beiträgt und ihnen und ihrer Umwelt gerecht wird,
- Hilfe für Angehörige und andere Personen im Umfeld der Patienten bei der Gestaltung des Zusammenlebens und der Zusammenarbeit mit Patienten.

22.2 Pflegerische Interventionen

Pflegerische Arbeit orientiert sich am so genannten Pflegeprozess (Kistner 1997; Needham 1990) (vgl. auch Kap. 7).

Wichtig

Der Pflegeprozess ist ein von Pflegepersonen im Rahmen ihrer Interaktion mit Patienten und/oder Familien verwendetes systematisches **Problemlösungsverfahren**, mit dem der Pflegebedarf festgestellt, die pflegerische Unterstützung geplant und gegeben sowie bezüglich Wirksamkeit überprüft wird. Die allgemein akzeptierten Komponenten des Pflegeprozesses sind **Assessment** (Einschätzung, Informationssammlung), **Pflegediagnose** (Feststellen von Problemen/Ressourcen), **Planung** (Zielsetzung), **Pflegeintervention** (Durchführung der Pflegemaßnahmen), und **Evaluation** (Beurteilung der Wirkung der Pflege).

Eine Besonderheit des pflegerischen Unterstützungsangebots liegt in der großen Bandbreite der eingesetzten Methoden. Diese umfassen neben Beratung oder mehr reflexiven Gesprächen auch direkte praktische Hilfe oder stellvertretendes Handeln für den Patienten, Anleitung, direkte »hautnahe« Begleitung bei Aktivitäten der Patienten, oder auch Interventionen, welche die Umgebung der Patienten zu beeinflussen suchen.

Zum Pflegeprozess gehört das Erstellen von Pflegeplanungen. Pflegeplanungen können individuell erstellt werden, sie können aber auch standardisierte Elemente enthalten, wenn innerhalb eines Angebots für bestimmte Problemstellungen definierte einheitliche Vorgehensweisen feststehen (Townsend 1998; Holnburger 1998).

Wichtig

Ein Merkmal von Pflegeplanungen ist, dass darin neben Problemen/Pflegediagnosen in der Regel auch Ressourcen (Stärken und Fähigkeiten) festgehalten werden und gezielt in die Problemlösung einbezogen oder gezielt gefördert werden.

22.2.1 Pflegerische Interventionen für individuelle Patienten

Nach dem Modell des Pflegeprozesses führen Pflegende eine systematische Situationseinschätzung durch, welche die Basis für die Ziele und die Wahl der Maßnahmen bilden. Die Zielsetzung und die entsprechende Planung erfolgt wenn immer möglich gemeinsam mit den Patienten.

> **Fallbeispiel**
>
> Herr B. bewohnt allein eine kleine Stadtwohnung und arbeitet als Magaziner. Nach dem Tod seiner Freundin kommt es zu einer Serie von Klinikeintritten wegen schweren depressiven Verstimmungen. Das Befinden des Patienten bessert sich in der Klinik jeweils sehr rasch, er findet leicht Kontakt zu den Mitpatienten, beteiligt sich an den Stationsaktivitäten und ist in der Gruppen- und Einzeltherapie gut in der Lage, über sein Befinden zu sprechen. Ambulante Nachsorgetermine hält er in den ersten Wochen nach dem Klinikaustritt ein. Eine Analyse des Alltagsablaufs zu Hause durch die Bezugsperson zeigt, dass der Patient seine Freizeit fast ausschließlich in seiner Wohnung verbringt: »Dann sitze ich einfach nur da und denke an früher und komme immer mehr ins Grübeln«. Ein in der Folge gemeinsam mit der pflegerischen Bezugsperson erstellter Freizeitplan wird vom Patienten nach dem Austritt nicht umgesetzt (»Ich kann nicht sagen, warum ich den Plan nicht eingehalten habe; es ging einfach nicht.«), es erfolgt eine weitere Hospitalisation. Eine Lösung des Freizeitproblems und die Etablierung einer neuen »Freizeitroutine« ist erst möglich, nachdem sich eine pflegerische Mitarbeiterin des Sozialpsychiatrischen Dienstes über mehrere Monate regelmäßig mit dem Patienten in seinem Quartier trifft, gemeinsam mit ihm verschiedene Freizeittreffs besucht und dabei eine aktive Coachingfunktion übernimmt.

22.2.2 Pflegerische Interventionen für Familien/Angehörige und im Umfeld

Pflegerische Arbeit mit Familien im stationären oder ambulanten Bereich hat als Schwerpunkt das gemeinsame Bearbeiten konkreter Probleme des Zusammenlebens, oft vor Ort im Rahmen von Hausbesuchen. Pflegende bieten beispielsweise »Angehörigensprechstunden« an.

Zu pflegerischen Interventionen im Umfeld gehören Kontakte zu Nachbarn, Arbeitgebern, andern Betreuern (z. B. Werkstattleitern, Betreuern in Wohnheimen, Mitarbeitern der Gemeindepflege/von Sozialstationen, Quartiertreffs etc.).

> **Fallbeispiel**
>
> Im Ambulatorium einer großen Stadt wird ein Mann zur Nachbetreuung nach einem stationären Aufenthalt angemeldet, mit dem Auftrag, ihm baldmöglichst wieder eine Stelle als Gärtner zu finden, sowie die regelmäßige Medikamenteneinnahme zu garantieren. Herr K. kommt zwar zu regelmäßigen 14-täglichen Gesprächen zur Psychiatriepflegefachfrau, legt sich aber dazwischen ins Bett und überlässt Haushalt und Kochen dem Vater, mit dem er seit vielen Jahren zusammen wohnt. Die Psychiatriepflegefachfrau beginnt, zu den regelmäßigen Gesprächen den Vater mit einzuladen, um das Zusammenleben und evtl. Probleme gemeinsam zu besprechen. Der Vater ist überzeugt, dass sein Sohn aus Faulheit und nicht aus Krankheit im Bett bleibt, ängstigt sich aber so sehr vor einem erneuten wahnhaften Schub seines Sohnes, dass er alle Aufgaben ohne Widerspruch übernimmt. Den Vorschlag der Psychiatriepflegefachfrau, den Vater zu einer Angehörigengruppe zu schicken, damit er dort mehr Unterstützung für seine eigenen Bedürfnisse finde, lehnt der Vater zuerst ab. Er ist aber nach mehreren Gesprächen bereit, dass sie seine Telefonnummer der Angehörigengruppe mitteilen darf, und nach telefonischen Gesprächen seitens dieser Gruppe nimmt er an Treffen teil. Erste Früchte zeigen sich darin, dass der Vater darauf besteht, dass der Sohn sein Zimmer selber aufräumt und wöchentlich Staub saugt. Nach einem halben Jahr fängt der Sohn an, halbtags in einer geschützten Werkstätte zu arbeiten, welche die Psychiatriepflegefachfrau für ihn organisiert hat.
>
> Der Wunsch, wieder eine Stelle in einer Gärtnerei zu finden, um auf der Arbeitsachse die Rehabilitation weiter zu führen, erweist sich als undurchführbar, was der Psychiatriepflegefachfrau in Rahmen mehrerer Arbeitsplatzbesuche klar wird. Herr K. erscheint zwar pünktlich, ist aber oft unkonzentriert und außerordentlich langsam. In Absprache mit dem Oberarzt des Ambulatoriums finden Medikamentenwechsel statt, die aber bezüglich Aufmerksamkeit und Schnelligkeit nichts ändern. Die größte Veränderung geschieht, als Herr K. in der Werkstatt einen Freund findet, den er zweimal pro Woche mit nach Hause nimmt. Zu zweit
>
> ▼

sind sie fähig, sich selber einfache Essen zu kochen. Die Psychiatriepflegefachfrau ermuntert die beiden, gemeinsam das Ferienlager des Ambulatoriums zu besuchen, und so fährt Herr K. zum ersten Mal nach vielen Jahren mit einer Gruppe Menschen in die Berge in die Ferien.

22.2.3 Pflegerische Interventionen für Gruppen

Zu den pflegerischen Angeboten für Gruppen gehören themenzentrierte Gesprächsgruppen, psychoedukative Gruppen, Aktivitäts- und Trainingsgruppen (Rakel u. Lanzenberger 2001).

Beispiele für themenzentrierte Gesprächsgruppen sind Gruppen, in denen bevorstehende Wechsel der Behandlungs-, Wohn oder Arbeitssituation besprochen werden, im stationären Bereich etwa Fragen im Zusammenhang mit dem Austritt aus der stationären Behandlung. Themen solcher Gruppen können auch allgemeine Fragen im Zusammenhang mit Wohnen, Arbeiten, Freizeit oder anderen Aspekten des Alltagslebens sein.

Pflegerische Aktivitätsgruppen oder, wenn sie gezielte Anleitung und systematisches Üben umfassen, Trainingsgruppen, sind Freizeitgruppen, Kochgruppen, Feriengruppen, oder offene Gruppen in Form von Treffpunkten, Mittagstischen etc.

Viele der erwähnten pflegerischen Interventionen lassen sich in standardisierte systematische Trainings sozialer und lebenspraktischer Fertigkeiten einbetten (Liberman et al. 1994; Richter 1997).

22.3 Organisation pflegerischer Arbeit und spezifische Aufgabenfelder

22.3.1 Bezugspflege und Case-Management

Um die Bildung einer tragfähigen Arbeitsbeziehung und größtmögliche Betreuungskontinuität zu ermöglichen, ist die Pflege in der Regel als Bezugspflege organisiert (»primary nursing«, Bezugspersonensystem) (Ersser u. Tutton 2000; Kistner 1997; Needham u. Abderhalden 2002).

> **Wichtig**
>
> Bezugspflege ist ein Arbeitsorganisationsprinzip, nach welchem jedem Patienten eine namentlich bezeichnete, ausgebildete Pflegeperson (eine Bezugspflegeperson) zugeordnet wird, welche entscheidungsbefugt und verantwortlich ist für den Pflegeprozess während der ganzen Zeit, in welcher der Patient stationäre oder ambulante Pflege erhält.

Im Rahmen der Bezugspflege kommt dem Aufbau und der Aufrechterhaltung einer therapeutischen Beziehung eine wesentliche Bedeutung zu (Bauer 1997; Kistner 1997). Die pflegerische Bezugsperson ist verantwortlich für die Planung und Evaluation der individuellen Pflege, und sie ist Ansprechpartner für die andern Mitglieder des interdisziplinären Teams, für Angehörige und für andere Personen, die an der Rehabilitation beteiligt sind.

Pflegende gehören neben Sozialarbeitern zu den Berufsgruppen, die am häufigsten Case-Management-Funktionen übernehmen, als »interne Case-Manager« innerhalb psychiatrischer Dienste oder als »externe Case-Manager« z. B. im Auftrag von Kostenträgern.

Pflegende in der Psychiatrie sind in allen Angeboten des psychiatrischen Netzes ein Bestandteil des interdisziplinären Behandlungsteams. Beispiele für Aufgabenfelder, in denen die Pflegenden ihre Expertise für die Alltagsgestaltung besonders gut einsetzen können, sind **Konsiliarpflege**, **Übergangspflege** und **spezialisierte psychiatrische Pflege in der Gemeinde**.

Konsiliarpflege

Das Prinzip der Konsiliarpflege besteht darin, das spezialisierte Fachwissen einzelner Pflegender für andere Pflegende und Patienten nutzbar zu machen (Kock 1999). Dabei geht es einerseits um Informationen und Einschätzungen, andererseits um Beratung und Begleitung.

Psychiatrische Konsiliarpflege ist z. B. sinnvoll in **Allgemeinkrankenhäusern**, in **Alters- und Pflegeheimen** und in der **häuslichen Pflege**, wenn Patienten neben ihren somatischen Erkrankungen auch psychische Störungen aufweisen oder psychisch erkrankte Menschen somatisch behandelt werden müssen und das Pflegeteam kein psychiatrisches Fachwissen besitzt, aber auch in psychiatrischen Einrichtungen als **interne Konsiliarpflege** durch Pflegende mit spezialisierten Fachwissen, wenn einem Team Kenntnisse oder Erfahrungen für die Pflege bei bestimmten Problemstellungen fehlen (z. B. suchtkranke Patienten auf allgemeinpsychiatrischen Abteilungen).

> ### ❯ Fallbeispiel
> In einem Akutspital nimmt die zuständige Pflegefachfrau für interne Weiterbildungen den Wunsch mehrerer Stationsleitungen auf und organisiert für Pflegende aus medizinischen und chirurgischen Abteilungen eine Weiterbildungsreihe zu Themen wie »Altersdepression«, »Umgang mit Abhängigkeit«, »Suizidalität« und anderem. Die Weiterbildungen dauern jeweils zwei Stunden und werden in Referatform angeboten. Die Teilnehmer erachten die Weiterbildungen als spannend, realisieren aber auf den Stationen, dass die Umsetzung des Gehörten nicht gelingt. Es wird beschlossen, einen Pflegeexperten anzustellen, der auf die einzelnen Stationen geht, dort deren Probleme und Wünsche erfragt und für diese Stationen
> ▼

maßgeschneiderte Weiterbildungen entwickelt. Diese bestehen meist aus einem kurzen fachlichen Input und danach aus Bearbeitungen von konkreten Patientenbeispielen. Daneben nehmen einzelne Kurzberatungen immer mehr zu und machen bald den größeren Teil der Arbeit des Pflegeexperten aus. Von den Pflegenden werden diese Beratungen sehr geschätzt, weil sie sich danach im direkten Umgang mit den Patienten sicherer fühlen. Ein grundsätzliches Interesse für psychisches Leiden wird geschaffen. Sie versuchen bewusst, in den Dokumentationen auch das psychische Befinden zu notieren und lernen, das soziale Umfeld der Patienten in die Pflege mit einzubeziehen. Rehabilitation psychisch kranker Menschen erhält für sie eine neue Bedeutung, indem es im Akutspital nicht zur überfordernden Idee kommt, diese Menschen auch psychiatrisch vollumfänglich zu pflegen, sondern indem in schwierigen Situationen sofort Unterstützung durch den Pflegeexperten angefordert wird und es selbstverständlich wird, mit den Patienten zusammen eine für alle tragbare Lösung für den meist kurzen Aufenthalt zu finden.

Übergangspflege

Die Brücke zwischen Institution und zu Hause, die Vernetzung pflegerischer Leistungen wird immer wesentlicher und hebt die starren Grenzen zwischen stationärer und ambulanter Versorgung auf. Insbesondere in gerontopsychiatrischen stationären Einrichtungen hat sich die Pflegemethode der Übergangspflege (manchmal auch Überleitungspflege genannt) etabliert (Böhm 1992; Dash et al. 2000). Dabei betreuen und trainieren Pflegende die Patienten so, dass sie die stationären Einrichtungen mit möglichst großen Ressourcen verlassen können. Wenn nötig, begleiten Pflegende die Patienten auch nach Hause, um dort den selbstständigen Alltag sicherzustellen und die nahtlose Übergabe an die häusliche Pflege zu garantieren. Übergangspflege wird auch bei jüngeren Patienten angewendet und fängt schon bei der Aufnahme in die stationäre Behandlung an.

Spezialisierte psychiatrische Pflege in der Gemeinde

Aufgabe der ambulanten psychiatrischen Pflege (auch: psychiatrische Behandlungspflege, psychiatrische Hauskrankenpflege) ist die Pflege und Betreuung psychisch kranker Menschen in ihrer häuslichen Umgebung, in der Regel im Rahmen von Hausbesuchen (Stoffels u. Kruse 1996).

Ambulante psychiatrische Pflege wendet sich an er-wachsene psychisch kranke Menschen, die aufgrund ihrer Erkrankung aufsuchende Hilfe/Betreuung in ihrem häuslichen Rahmen benötigen und nicht in der Lage sind, bestehende Hilfsangebote selbstständig aufzusuchen oder aufgrund einer ambivalenten Ein-stellung zu ihrer Erkrankung, mangelnder Motivation oder eines besonders ausgeprägten Rückzugsverhal-tens eine intensive aufsuchende Pflege und Betreuung benötigen.

Weitere Bereiche, in denen Pflegende wichtige Beiträge leisten können, sind aufsuchende Krisenintervention, Tageszentren, Tageskliniken, Beratungs- und Kontaktstel-len und aufsuchende Hilfe für obdachlose Menschen.

Zusammenfassung

Pflege ist eine Praxiswissenschaft, die sich mit mensch-lichen Erfahrungen, Bedürfnissen und Reaktionen in Zusammenhang mit Lebensprozessen, Lebensereig-nissen und aktuellen oder potenziellen Gesundheit-sproblemen befasst. Als **Wissenschaft** generiert und überprüft sie Theorien und Fachwissen über pflegere-levante gesundheitliche Phänomene und über ent-sprechende Interventionen. Als **Praxis** unterstützt sie Individuen und Gruppen im Rahmen eines Problem-lösungs- und Beziehungsprozesses (Pflegeprozess) bei der Bewältigung des Alltags und beim Streben nach Wohlbefinden, bei der Erhaltung, Anpassung oder Wiederherstellung von physischen, psychischen und sozialen Funktionen und beim Umgang mit existen-ziellen Erfahrungen.

Eine Besonderheit des pflegerischen Unterstüt-zungsangebots liegt in der großen Bandbreite der ein-gesetzten Methoden und in ihrer Fokussierung auf den Alltag.

Literatur

Anthony WA, Cohen M, Farkas M, Gagne C (2002) Psychiatric rehabili-tation. University Center for Psychiatric Rehabilitation, Boston

Bauer R (1997) Beziehungspflege. Ullstein Mosby, Wiesbaden

Böhm E (1992) Ist heute Montag oder Dezember? Erfahrungen mit der Übergangspflege. Psychiatrie-Verlag, Bonn

Dash K, Zarle NC, O'Donnell L, Vince-Whitman C (2000) Entlassungs-planung, Überleitungspflege. Urban & Fischer, München

Ersser S, Tutton E (2000). Primary Nursing. Huber, Bern

Holnburger M (1998) Pflegestandards – Psychiatrie. Ullstein Medical, Wiesbaden

Kistner W (1997) Der Pflegeprozess in der Psychiatrie. Fischer, Stuttgart

Kock W (1999) Die psychiatrische Konsiliarpflege. In: Sauter D, Richter D (Hrsg) Experten für den Alltag. Psychiatrie-Verlag, Bonn, S 170–179

Liberman RP, Giebeler U, Brenner HD (Hrsg) (1994) Die Rehabilitation chronisch seelisch Kranker in der Psychiatrie. Huber, Bern

Needham I (1990) Pflegeplanung in der Psychiatrie. Basel, Recom

Needham I, Abderhalden C (2002) Bezugspflege in der stationären psychiatrischen Pflege. Psych Pflege Heute 8: 189–193

Rakel T, Lanzenberger A (2001) Pflegetherapeutische Gruppen in der Psychiatrie. Wissenschaftliche Verlagsgesellschaft, Stuttgart

Richter D (1997) Das Training sozialer und lebenspraktischer Erfah-rungen: Ein Interventionsinstrument für psychiatrische Pflege-kräfte. Pflege aktuell 51: 516–520

Roper N, Logan WW, Tierney J (2002) Das Roper-Logan-Tierney-Modell. Huber, Bern

Schädle-Deininger H, Villinger U (1997) Praktische psychiatrische Pflege: Arbeitshilfen für den Alltag. Psychiatrie-Verlag, Bonn

Schaeffer D, Moers M, Steppe H, Meleis A (1997) Pflegetheorien. Huber, Bern

Schröck R (1996) Konzepte, Modelle und Theorien. In: Schädle-Deininger H, Villinger U (Hrsg) Praktische Psychiatrische Pflege. Psychiatrie-Verlag, Bonn, S 51–76

Stoffels H, Kruse G (1996) Der psychiatrische Hausbesuch. Psychiatrie-Verlag, Bonn

Townsend M (1998) Pflegediagnosen in der psychiatrischen Pflege. Huber, Bern

Weigand H, Schädle-Deininger H (1998) Alltagsbegleitung und Pflege – In Beziehung halten. In: Bock T, Weigand H (Hrsg) Handwerks-buch Psychiatrie. Psychiatrie-Verlag, Bonn, S 356–376

Ziegler SM (1997) Theoriegeleitete Pflege. Ullstein-Medical, Wiesbaden

Soziale Arbeit in der Psychiatrie und im Rehabilitationsprozess

Peter Sommerfeld, Franz Hierlemann

Individualisierung und Modernisierung traditioneller Lebensformen lassen feste soziale Muster und verbindliche allgemeine Werte und Normen schwinden. Zahlreiche Individuen leiden unter einer erhöhten Gefährdung ihrer sozialen Integration. Besonders psychisch kranke und behinderte Personen sind mit dem gesteigerten Risiko des sozialen Ausschlusses (Exklusion), des Ressourcenverlustes und einer Kumulation sozialer Probleme konfrontiert.

Der gegenwärtige wissenschaftliche und therapeutische Hauptstrang psychiatrischer und psychopathologischer Konzeptbildung ist einem integrativen, d. h. einem **biopsychosozialen** Modell des Menschen und seiner Erkrankungen verpflichtet (Buddeberg u. Willi 1998). Die immer breitere Anerkennung dieses **biopsychosozialen** Krankheitsmodells hat in den letzten Jahrzehnten zu einer wachsenden Berücksichtigung der sozialen Dimension einer psychischen Erkrankung geführt (Priebe u. Hoffmann 2002), der insbesondere die Sozialpsychiatrie in ihren Konzepten Rechnung trägt. Zentral ist für **sozialpsychiatrische** Methoden und Organisationsformen, dass psychiatrische Patienten in und mit ihrem sozialen Netzwerk (u. a. Arbeitsplatz, Familie, Schule) behandelt werden sollen (Ciompi 2001). Damit ist der Einbezug theoretischer und praktischer Konzepte sowohl aus anderen Bereichen der Medizin als auch von solchen aus Pädagogik, Psychologie, Soziologie etc. in die klinische Praxis grundsätzlich sinnvoll. Die Einsicht in die mehrdimensionale Determiniertheit psychischer Störungen führt auf der Handlungs- und Organisationsachse der therapeutischen Interventionen und Versorgungskonzepte zwingend zur multiprofessionellen Kooperation (Hinterhuber u. Meise 1995, S. 708).

Eine dieser sich geradezu aufdrängenden Kooperationen im Sinne einer **multiprofessionellen Bearbeitung psychiatrisch relevanter Erkrankungen**, insbesondere wenn diese unter der Themenstellung der Rehabilitation verhandelt werden, ist diejenige **mit der Sozialen Arbeit**. Wenn die multiprofessionelle Zusammenarbeit tatsächlich im Sinne einer Verbesserung der Bearbeitung des Problems (hier: der Rehabilitation psychisch Kranker) funktionieren soll, dann ist die Arbeitsteilung im Behandlungsprozess intelligent zu gestalten. Intelligent heißt hier, dass die jeweiligen Kompetenzen sinnvoll aufeinander bezogen werden, so dass sie für den jeweiligen Fall Synergien erschließen und insofern der Behandlung nicht nur quantitativ etwas hinzufügen, sondern durch ihre Koordination eine Qualitätssteigerung entstehen lassen.

Multiprofessionelle Zusammenarbeit in diesem Sinn funktioniert nicht einfach ohne weiteres, sie stellt im Gegenteil zunächst ein Problem dar, weil die Komplexität erheblich gesteigert wird.

23.1   Konzeptionelle Grundlagen

Die sozialen und kulturellen Wandlungsprozesse der letzten Jahrzehnte mit der zunehmenden Auflösung traditioneller und sozialräumlich übersehbarer **Lebenswelten** hin zum gegenwärtigen Leben der meisten Individuen in immer differenzierter werdenden Teilsystemen werden modellhaft unter den Begriffen der »**Individualisierung** und **Modernisierung**« (Beck) thematisiert. Jeder einzelne Mensch ist mehr denn je auf sich selbst angewiesen und muss gleichzeitig die erheblich gesteigerte Komplexität der sozialen Anforderungswelten bewältigen und miteinander ausbalancieren. Feste soziale Muster und verbindliche allgemeine Werte und Normen schwinden – der Bedarf nach eigenständiger Orientierung, innerer Sicherheit und sozialer Zugehörigkeit wächst (Hurrelmann 2000, S. 94 f.). Hier liegen erhebliche Belastungs- und Spannungspotenziale, welche die lebensweltliche und gesellschaftliche Teilhabe (**Integration**) gefährden und sowohl zu körperlichen als auch psychischen Störungen führen können – mit der oftmals daran anschließenden Folge eines wachsenden sozialen Ausschlusses (**Exklusion**). Wir haben es also mit einer zirkulären Bedingungskonstellation zu tun: Psychische Beeinträchtigungen sind maßgebliche Ursachen für gesellschaftliche Exklusion, und mangelnde soziale Integration ist eine maßgebliche Ursache für psychische Störungen. Die sozialen Folgen faktischer Ausschlüsse aus gesellschaftlichen Teilsystemen finden ihren Ausdruck in einem fortschreitenden sozioökonomischen **Ressourcenverlust** (z. B. Beziehungen, Geld, Einfluss, Sinn, Arbeit). Diese Mangel- oder Verlustsituationen sollen als **soziale Probleme** bezeichnet werden.

Staub-Bernasconi (1995, S. 175 f.), Geiser (2000, S. 21 f.) und Ritscher (2002, S. 171) benennen vier **Dimensionen sozialer Probleme**, auf die sich das methodische Handeln im Arbeitskontext richtet:

- **Ausstattungsprobleme:** Damit ist ein eingeschränkter Zugang zu den »materiellen, kulturellen, sozialen und symbolischen Ressourcen der Gesellschaft« (Bourdieu) gemeint. Zur Ausstattung einer Person gehören aber auch ihre persönlichen Eigenschaften, also u. a. das Aussehen, die intellektuellen oder körperlichen Fähigkeiten, Handlungskompetenzen im Allgemeinen, Modelle über die Welt und darauf bezogene Pläne.

- **Austauschprobleme:** Beim Austausch geht es um den **qualitativen** Aspekt von Beziehungen. Die Eigenschaften und anderen Komponenten der Ausstattung werden im Rahmen von Austauschbeziehungen zu Tauschmedien (Geiser 2000, S. 160). Es geht hier also darum, ob jemand von seiner Ausstattung her attraktiv für Beziehungen ist und ob die Beziehungen, so weit sie zustande kommen, befriedigend gestaltet werden können. Der Austausch ist idealerweise gleichwertig und gegenseitig, also symmetrisch. Ist der Austausch jedoch asymmetrisch, d. h. ist er einseitig oder wird Ungleichwertiges ausgetauscht, entstehen Probleme.

  Beispiele: sexuell-erotisches Unbefriedigtsein; ungleicher Austausch von sozioökonomischen Gütern, einseitige Kooperationsverweigerung, keinen Anschluss für die eigenen Vorstellungen finden.

- **Machtprobleme:** Auch bei den Machtproblemen sind die Eigenschaften und Komponenten der Ausstattung und des Austausches prinzipiell Ressourcen zur Gestaltung von Beziehungen. Unter dem Stichwort Machtprobleme geht es um asymmetrische Beziehungen. Macht hat als **Begrenzungsmacht** (z. B. im Rechtssystem) die positive soziale Funktion, Menschen mit Austausch- und Ausstattungsproblemen vor Übergriffen von in dieser Hinsicht privilegierten anderen Personen oder Organisationen zu schützen. Soziale Arbeit ist eine gesellschaftliche Form zur Wahrnehmung von Begrenzungsmacht in diesem Sinn. Als **Behinderungsmacht** (z. B. Bedrohungen, Einschüchterungen, Gewalt, aber auch strukturelle Einschränkungen) vergegenständlicht sich Macht in einer Form, welche die Lebenschancen und -perspektiven eines Menschen in drastischer Weise einschränkt und damit sowohl die Autonomie und Integrität als auch die vollständige soziale und gesellschaftliche Teilhabe verletzt oder gar verunmöglicht. Abhängigkeit, Ausbeutung und Missbrauch sind typische Erscheinungsformen der Behinderungsmacht. Typischerweise ist das Machtpotenzial der Person, welche in der Machtbeziehung »unten« ist, ungenügend und lässt sich nicht ohne weiteres verändern. Es herrscht zudem meist ein Mangel an durchsetzungsfähigen Normen, welche die behindernde Macht im Sinne der Begrenzungsmacht eindämmen (Geiser 2000, S. 210).

  Beispiele: Frauenhandel, sexuelle Ausbeutung psychisch Kranker und Süchtiger, Arbeitsverhältnis eines Asylbewerbers, Schlepper-Flüchtling-Verhältnis.

- **Kriterienprobleme:** Darin liegt die individuelle Frage nach dem gelingenden Leben. Es sind hier Fragen nach den subjektiven Kriterien einer Person gemeint, was von dieser als sinnvoll erachtet wird. Diese Kriterien können zu Ausschluss führen, wenn sie sehr stark ab-

23

weichen. Sie können Problemlösungen im Wege stehen, wenn sie die Potenziale eines Klienten blockieren. Die Diskrepanz zwischen dem, was ist und dem, was zumindest subjektiv sein sollte, ist sowohl Motor der Veränderung als auch Quelle von Kränkungen und Ängsten.

Zusammenfassung

In einer ersten Annäherung ist **Soziale Arbeit** also als jenes gesellschaftliche Teilsystem zu verstehen, das **soziale Probleme** im Hinblick auf die von Ausschluss betroffene oder **bedrohte Lebenslage** einer Person oder einer sozialen Gruppe mit dem Versuch der **Ressourcenerschließung** und der Beseitigung von (Re-)Integrationshindernissen bearbeitet (Geiser 2000). Die Soziale Arbeit unterstützt Personen oder Gruppen in diesem Sinn in deren Rehabilitationsprozess. Eine konsequente **Ressourcenorientierung und -erschließung** ist daher eine zwingende Orientierung für das sozialarbeiterische Handeln. Dies bezieht sich sowohl auf die individuellen Ressourcen von Klienten als auch auf deren soziale Netzwerke, auf professionelle oder ehrenamtliche Sicherungssysteme und auf sozial- und gesellschaftspolitische Rahmenbedingungen.

23.2 Gesundheitssystem und Soziale Arbeit

Die Kernaufgabe Sozialer Arbeit ist beim jetzigen Stand der begrifflichen Klärungen als **Unterstützung** und **Hilfe** dabei zu verstehen, integrationshemmende und -gefährdende Belastungsfaktoren und Lebensumstände zu beeinflussen und integrationsfördernd zu verändern. Die sozialarbeiterische Fachlichkeit zielt auf das »Gelingen des Alltags« (Thiersch), sei es im Hinblick auf selbstständiges Wohnen, auf Teilhabe am Gemeinschaftsleben, auf die Eingliederung ins Arbeitsleben oder die Gestaltung der Freizeit oder aber auch in den Einrichtungen des Sozial- und Gesundheitswesens selbst. In all den unterschiedlichen Arbeitsfeldern der Sozialen Arbeit zielt das professionelle Handeln auf die Herstellung oder Gewährleistung größtmöglicher **Autonomie** in der Realisierung des persönlichen Lebens und der damit verknüpften sozialen Austauschbeziehungen. Zugleich zielt die Soziale Arbeit auf die soziale und gesellschaftliche Teilhabe als Bedingung für die Realisierung individueller Lebensentwürfe im Sinne von **Integration** und **Partizipation** (Bosshard et al. 1999, S. 80 f.). Die **handlungsleitenden Präferenzwerte** der Sozialen Arbeit sind also **Autonomie und Teilhabe**.

In allen medizinischen Bereichen geht es demgegenüber um Krankheit und Gesundheit, d. h. in klassischer Weise um Fragen der **Therapie** und des als Präferenzwert angestrebten **Heilens** von diagnostizierten Erkrankungen.

Wichtig

Die grundsätzliche Differenz zwischen den beiden Funktionssystemen Gesundheit und Soziale Arbeit liegt darin, dass es im Gesundheitssystem um die Wiederherstellung von Gesundheit, in der Sozialen Arbeit um die Wiederherstellung von Autonomie und Teilhabe geht. Weil sich diese unterschiedlichen Zielsetzungen ergänzen, insbesondere im Hinblick auf die Rehabilitation psychisch Kranker, ist eine interprofessionelle Zusammenarbeit prinzipiell sinnvoll.

Für die Verknüpfung der beiden Funktionssysteme und der grundlegend verschiedenen Perspektiven von **Therapie/Heilen** einerseits mit **Hilfe/Unterstützung** andererseits sind wechselseitig anschlussfähige Modelle des Verstehens und Erklärens wichtig wie das eingangs beispielhaft genannte biopsychosoziale Modell. Darüber hinaus müssen die jeweiligen Perspektiven vom jeweils anderen gekannt werden, und es bedarf klarer Absprachen über die Arbeitsteilung. Idealerweise braucht es außerdem eine Methode, die in der Lage ist, die jeweiligen disziplinären Perspektiven aufeinander zu beziehen. Zu diesem Zweck werden wir nach der Beschreibung der allgemeinen Unterschiede auf der Ebene der Funktionssysteme im Folgenden erstens die Konsequenzen dieser Unterschiede im Hinblick auf deren Konkretisierung in einer multiprofessionellen Zusammenarbeit darstellen und schließlich zwei sozialarbeiterische Methoden vorstellen, die sich besonders für die interprofessionelle Zusammenarbeit eignen.

23.2.1 Zuständigkeiten der Sozialen Arbeit im psychiatrischen Rehabilitationsprozess

In der unter 23.1 dargelegten Perspektive kann die Aufgabenstellung der Sozialen Arbeit in der multiprofessionellen Arbeitsteilung wie folgt beschrieben werden (vgl. ausführlicher Sommerfeld 2000):

1. Soziale Arbeit ist dafür zuständig, dass im Sinne der **Begrenzung nachteiliger Folgen** einer psychischen Erkrankung (**Exklusionsvermeidung**) für den Zeitraum der Hospitalisation oder anderer längerfristiger psychiatrischer Therapie keine Nachteile in den anderen gesellschaftlichen Funktionssystemen entstehen, die dort zu dauerhaften Exklusionen führen würden (z. B. politische Rechte, Mündigkeit, Wohnung, Arbeit, Vermögen) und dass **Integrationsoptionen** für die Zeit nach der Behandlung weitgehend **offen gehalten werden**. Daraus entsteht eine **anwaltschaftliche Aufgabe**,

die Rechte und Interessen der hospitalisierten/therapierten Personen stellvertretend wahrzunehmen, und zwar v. a. nach außen, hin zu den anderen Funktionssystemen, aber auch nach innen, im Hinblick auf das medizinisch strukturierte Gesundheitssystem und die Organisation Psychiatrie.

2. Im Sinne der **Korrektur nachteiliger Folgen** einer psychischen Erkrankung (**Integrationsförderung**) ist die Soziale Arbeit während des stationären Aufenthalts zuständig für die mitlaufende Planung, Konzeption, Gestaltung und Organisation von Maßnahmen zur teilweisen oder vollständigen Reintegration. Wir verstehen Reintegration dabei als komplementären Teil von Rehabilitation, welche die Wiederherstellung der psychischen (oder körperlichen) Grundlagen für die Wiedererlangung möglichst vollständiger Autonomie beiträgt. Beide Prozesse können dann als vollständig gelungen bezeichnet werden, wenn die Autonomie der Lebenspraxis bei vollständiger sozialer und gesellschaftlicher Teilhabe wieder erlangt werden konnte. Psychische »Heilung« – gedacht als Bewegung auf einem »Gesundheits-Krankheits-Kontinuum« (Antonovsky) – und soziale bzw. gesellschaftliche Teilhabe sind dabei zwei Seiten einer Medaille. Diese beiden Seiten bedingen sich gegenseitig. Sie fördern oder hemmen sich gegenseitig.

3. Wenn die vollständige Autonomie/Integration nicht erreicht werden kann – aufgrund der gesellschaftlichen Bedingungen oder der psychischen Situation – dann kann die Aufgabe der Sozialen Arbeit darin bestehen, vorübergehend oder dauerhaft »geschützte« Lebensverhältnisse zu organisieren, also z. B. einen »geschützten« Arbeitsplatz oder betreute Wohnformen. Je nach fallabhängigem Gelingen oder Scheitern der Realisierung des Präferenzwertes Autonomie/Integration ist die Soziale Arbeit also auch zuständig für eine eventuelle **Kompensation von Exklusionseffekten**, d. h. für die **Schaffung von menschenwürdigen Lebensverhältnissen** im Exklusionsbereich der Gesellschaft unter der Maßgabe größtmöglicher Freiheit und Autonomie und damit unter **Offenhalten möglichst vieler Integrationsoptionen** in einer längerfristigen Perspektive.

4. Für die Erfüllung dieser Aufgaben muss die Soziale Arbeit die sozialen Verhältnisse, die lebensweltlichen Zusammenhänge jedes »Falles« kennen lernen (**soziale Diagnose**), z. B. mit dem oben genannten ressourcenorientierten Ansatz nach Staub-Bernasconi (1995) oder der multiperspektivischen Methode von Müller (1997). Dies gilt ebenso etwa für Assessment-Verfahren im Rahmen des Case-Managements nach Rieth (2002) – vgl. auch Abschn. »Case-Management« unter 23.3.3 – als weitere methodische Möglichkeit, einen »Fall« autonom zu konstruieren. Dies ist notwendig zur realistischen Planung ihrer eigenen Aktivitäten und

macht die Soziale Arbeit zugleich zu einer wertvollen Partnerin in der multiprofessionellen Zusammenarbeit im Kontext der (Sozial-)Psychiatrie, und zwar im Sinne einer **Informationslieferantin über die soziale Situation**, inklusive dort beobachtbarer pathogener Anteile. Diagnose, Therapie und Reintegration können dann tatsächlich interprofessionell erstellt werden. Wenn es um Entscheidungen geht, welche die stationäre oder ambulante Therapie betreffen, dann ist die Aufgabe der Sozialen Arbeit klar zu bestimmen als **Beratung und Aufklärung** der Ärzte **hinsichtlich der sozialen Situation**, den **in der Umwelt erschließbaren Ressourcen** sowie den von dort her sich ergebenden Notwendigkeiten. Diese Aufgabe ist analog zu den Aufgaben der Psychologen zu verstehen, die Information hinsichtlich der psychischen Situation bereitstellen.

5. Für den Prozess der Reintegration, also der Korrektur oder Kompensation von Exklusionsverhältnissen, kehrt sich das Verhältnis und die Entscheidungskompetenz und damit auch die Verantwortung um. Hier werden die anderen Berufsgruppen zu Beratern der Sozialen Arbeit hinsichtlich der psychischen bzw. psychiatrischen Situation des Patienten, hinsichtlich des Standes der Behandlung und hinsichtlich der Prognose und den von dort her sich ergebenden Notwendigkeiten. Mit anderen Worten: Die Soziale Arbeit ist vom Standpunkt unserer systematischen Definitionen aus zuständig für die **Koordination von Reintegrationsmaßnahmen**. Hierzu zählt insbesondere auch die **Organisation der sozialen Hilfe vor Ort** (am Wohnort) eines Patienten und die **Koordination dieser Hilfe mit dem Hilfeplan**, der im Zusammenhang mit der psychiatrischen Behandlung entwickelt wurde. Hierzu zählen aber auch **Vernetzungsleistungen** mit anderen helfenden Personen, insbesondere sind hier Freiwillige zu nennen.

Zusammenfassung

Die systematische Darstellung sozialarbeiterischer Kompetenzen auf der Grundlage ihrer systemischen Funktion, wie wir sie in den fünf Punkten oben vorgenommen haben, zeigt, dass die Soziale Arbeit als unterstützender, integrations- und ressourcenorientierter Beratungsberuf eine breite Palette von Aufgaben im Rehabilitationsprozess psychisch Kranker übernehmen kann und insofern eine anschlussfähige Profession in der interdisziplinären Reihe der ärztlichen, pflegerischen und therapeutischen Berufe ist. Gerade die inhaltliche Nähe von psychiatrischer Rehabilitation und sozialer Reintegration machen eine sorgfältige Koordination der interdisziplinären Zusammenarbeit notwendig.

23

23.3 Praktische Integration und methodisch-konzeptuelle Gestaltung der Sozialen Arbeit in psychiatrischen Handlungsfeldern

Soziale Arbeit ist der berufliche, d. h. **methodische** Umgang mit den sozialen Problemen der beteiligten Patienten bzw. Klienten. Das professionelle Handeln von Sozialarbeitern wird strukturiert durch:

- **Arbeitsprinzipien** (Hilfe zur Selbsthilfe, Gemeinwesenorientierung, professionelle Ethik, Qualitätssicherung),
- **Arbeitskontext** (Organisation, Ressourcen, Zielgruppen, Ziele),
- **spezifische Methoden** und Verfahren (vgl. Bosshard et al. 1999, S. 75) und
- die unter 23.2 genannten handlungsleitenden **Präferenzwerte** Autonomie und Teilhabe.

23.3.1 Arbeitsprinzipien

Das Prinzip der **Hilfe zur Selbsthilfe** anerkennt die größtmögliche **Autonomie** in der Realisierung des personalen Lebens und seiner sozialen Austauschbeziehungen. Das Prinzip der **Gemeinwesenorientierung** anerkennt das Recht auf soziale Teilhabe, d. h. **Partizipation**. Darin steckt der Verweis auf die psychosozialen Problemlagen, aus denen heraus u. a. Integrationsprobleme entstehen. Die Soziale Arbeit unterstützt ihre Klienten darin, ein möglichst hohes Maß von Autonomie und Teilhabe wiederzuerlangen oder zu erhalten.

Das **Prinzip der professionellen Ethik** fordert, das wissenschaftliche und erfahrungsbezogene Wissen mit den ethischen Prinzipien (u. a. Regeln des Verhaltens gegenüber Klienten, Kollegen, Institutionen bis hin zur Gesellschaft) des eigenen Berufes zu konfrontieren. Dieser Reflexionsanspruch kann sich an den berufsethischen Maximen der eigenen Profession orientieren (SBS 1999).

Die professionelle ethische Reflexion wird durch permanente Anstrengungen zur **Qualitätssicherung** der beruflichen Tätigkeit selbstverständlich ergänzt. Statt einer ausführlichen Darstellung dieser Dimension sei an dieser Stelle lediglich darauf verwiesen, dass Qualität im hier vertretenen Sinn das weite Feld der Bewertungen im Hinblick auf die verschiedensten Erwartungen im konkreten Feld meint (Martin 2001, S. 229 f.). Die konkrete Umsetzung würde z. B. die Entwicklung eines Qualitätskonzepts für die Soziale Arbeit in umgrenzten stationären, teilstationären oder ambulanten psychiatrischen Handlungsfeldern umfassen (Wilczek et al. 2002).

23.3.2 Arbeitskontext

Die Organisationen des Gesundheitswesens und damit auch die psychiatrischen Institutionen sind durch die Leitprofession Medizin nicht nur stark geprägt, sondern in ihrer »verrechtlichten« Form auch eindeutig hierarchisch ausgestaltet.

> **Beispiel**
> **»Verrechtlichung«, hierarchische Struktur der klinischen Organisation und Komplexität der multiprofessionellen Zusammenarbeit am Beispiel des Kantons Zürich**
> - Nach Art. 23 Abs. 2 der Verordnung über die kantonalen Krankenhäuser sind Ärzte gegenüber dem Pflegepersonal weisungsberechtigt, soweit es die Untersuchung und Behandlung des Patienten betrifft (ZGS 1997).
> - Im Zug einer vom Regierungsrat des Kantons Zürich (RRB/ZH 2000) beschlossenen teilweisen Reorganisation der Psychiatrischen Universitätsklinik Zürich ist eine Abteilung aus den Diensten Arbeitstherapie, Ergotherapie, Physiotherapie und Sozialdienst gegründet worden. Die darin zusammengefassten therapeutischen Berufe und die Soziale Arbeit sind analog zur Pflege nach Art. 23 der Krankenhaus-Verordnung (► s. darüber) der Verwaltungsdirektion als selbstständige Organisationseinheit administativ unterstellt.
> - Die von der Regierung politisch gewollten Ziele sind u. a.:
>   - Sichern des gleichberechtigten Zugangs für alle drei medizinischen Direktionen zu den als »unterstützende medizinische Einheiten« verstandenen beruflichen Bereichen
>   - Verbesserung der Kostentransparenz
>   - Stärkung der Eigenverantwortlichkeit der Fachdienste

Die im Beispiel gezeigten Zusammenhänge veranschaulichen eine – überaus kreative – Möglichkeit der organisationalen Ausgestaltung und verdeutlichen einige Kontextbedingungen der Sozialen Arbeit im Gesundheitswesen über die lokale Originalität hinaus:

- Die Soziale Arbeit findet sowohl in stationären als auch in sozialpsychiatrischen Zusammenhängen immer in formalen, d. h. immer auch hierarchischen Zuordnungen und organisatorischen Gliederungen statt.
- Hinsichtlich der Dienst- und Fachaufsicht ist sie in unterschiedlicher Weise Chefärzten, Verwaltungsdirektoren oder leitenden Mitarbeitern unterstellt.

Die unterschiedlichen Gestaltungsformen sind jeweils sensitive Reaktionen auf allgemeine oder regionale gesellschaftspolitische Einflüsse sowie Veränderungen in den gesundheitspolitischen oder gesundheitsökonomischen Rahmenbedingungen der jeweiligen institutionellen Umwelt. Die konkrete Ausgestaltung des Arbeitskontextes im Hinblick auf die interprofessionelle Zusammenarbeit ist ein entscheidender Faktor für das Ausschöpfen des Potenzials.

23.3.3   Methoden und Verfahren

Zur Umsetzung ihrer Zwecksetzung, nämlich der Bearbeitung sozialer Probleme im Sinne der Förderung von Autonomie und Teilhabe bzw. der Begrenzung, Korrektur und Kompensation von Exklusion, bedient sich die Soziale Arbeit verschiedener Methoden und Verfahren. Ganz allgemein setzt sich sozialarbeiterisches Handeln aus den Komponenten Beratung, Beschaffung, Betreuung, Vertretung und Verhandlung zusammen (Lüssi 2001). All diese Komponenten sind in sich wieder methodisch gegliedert. Und es gibt unterschiedliche übergreifende methodische Ansätze, welche diese Komponenten spezifisch miteinander in Verbindung bringen. Eine detaillierte Darstellung würde den vorliegenden Rahmen sprengen (ausführlich zu sozialarbeiterischen Methoden in der Psychiatrie vgl. Bosshard et al. 1999).

Wir werden deshalb exemplarisch zwei dieser für den Kontext interprofessioneller Zusammenarbeit im Hinblick auf komplexe Rehabilitations- bzw. Reintegrationsprozesse relevante Ansätze hier kurz vorstellen. Diese beiden Ansätze wurden ausgewählt, weil sie geeignete Methoden darstellen, unterschiedliche Perspektiven, wie sie für eine multiprofessionelle Kooperation konstitutiv gegeben sind, zielgerichtet zu kombinieren und in gemeinsame, explizite und überprüfbare Hilfepläne zu transformieren.

Multiperspektivische Fallarbeit nach Müller

Der Ansatz der multiperspektivischen Fallarbeit (Müller 1997) übernimmt das klassische Phasenmodell des klinisch-therapeutischen Handelns mit den Arbeitsschritten Anamnese, Diagnose, Intervention und Evaluation. Müller geht grundsätzlich davon aus, dass die sozialarbeiterische Fallarbeit nur in Kooperationsbeziehungen möglich ist und strukturiert die Planung eines Hilfeprozesses daher mittels dreier unterschiedlicher Dimensionen eines Falles (»Fall mit«, »Fall für«, »Fall von«), die konstitutiv in die Fallkonstruktion eingehen und die jeweils unterschiedliche Perspektiven auf den Fall eröffnen (◨ Tabelle 23.1).

Bei »**Fall mit**« steht die Zusammenarbeit mit dem Klientensystem im Zentrum, sowohl für die Problemdeutung bei Anamnese und Diagnose als auch für das Zustandekommen einer gemeinsamen Zielvereinbarung bzw. eines Arbeitsbündnisses bei der Intervention.

Bei »**Fall für**« werden die unterschiedlichen Zuständigkeiten und Ressourcen des interdisziplinären Hilfesystems geklärt. Besonders wichtig ist die Klärung der Frage »Wer hat welches Mandat?«, damit die verschiedenen Disziplinen nicht konkurrierend zueinander intervenieren oder unkoordiniert nebeneinander arbeiten, sondern sich mit ihrem Fachwissen gegenseitig zum Wohle des Klienten ergänzen.

Bei »**Fall von**« kommt das professionelle Fachwissen der Sozialen Arbeit zum Zug. Die Anamnese und Diagnose in Bezug auf die soziale Situation (Existenzsicherung, soziales Beziehungsnetz u. Ä.) erfolgt unabhängig bzw. zusätzlich zur medizinisch-psychiatrischen Diagnose.

Die mehrdimensionale Herangehensweise der multiperspektivischen Fallarbeit ist insbesondere für den Umgang mit hochkomplexen Fallsituationen, z. B. bei vielen beteiligten Fachpersonen oder einem großen Klientensystem, hervorragend geeignet. Das schematische Vorgehen trägt zur notwendigen »Bewältigung von Ungewissheit« (Olk) bei und erleichtert den Umgang mit unterschiedlichen Problemdeutungen und Erwartungen.

◨ **Tabelle 23.1.** Schema zum Hilfeplan. (Nach Müller 1997, S. 74)

	Fall von	Fall für	Fall mit
Anamnese	»Erzieherischer Bedarf«	Bisherige Maßnahmen, Fallakten etc.	Die Sichtweise/Geschichte der Adressaten
Diagnose	»Geeignete« und »notwendige« Art der Hilfe	Mehrperspektivische Sichtweise: Zusammenwirken mehrerer Fachkräfte	Wünsche, Vorstellungen der Adressaten
Intervention	»Notwendige Leistungen«	Planung und Koordination von Hilfe, die andere Kräfte/Einrichtungen durchführen	Vereinbarungen über Zusammenarbeit, Kompromissbildungen
Evaluation	»Regelmäßig prüfen«	Gemeinsame Auswertung der Planungs- und der Durchführungsverantwortlichen	Gemeinsame Überprüfung der Vereinbarungen/Leistungen mit den Adressaten

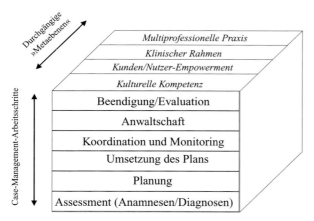

Abb. 23.1. Modell einer qualitätsorientierten Case-Management-Praxis. (In Anlehnung an Raiff u. Shore 1997, S. 40)

Case-Management

Case-Management ist ein Verfahren, das ursprünglich in den USA entwickelt wurde und dort in den letzten zwei Jahrzehnten v. a. durch die Bundesgesetzgebung stark gefördert worden ist (u. a. wurde bereits 1986 für »alle Personen mit gravierenden emotionalen Leiden, die öffentliche Mittel oder Dienste in größerem Umfang in Anspruch nehmen«, Case-Management vorgeschrieben, Raiff u. Shore 1997, S. 20).

Die Entwicklung des Case-Managements wird der Sozialen Arbeit zugeschrieben, zumindest findet man historische Wurzeln u. a. bereits in den »Charity Organization Societies« im frühen 20. Jahrhundert. Weil die Soziale Arbeit es konstitutiv mit komplexen sozialen Problemen der Person in ihrer Umwelt zu tun hat, sind in ihr frühzeitig Bestrebungen quasi naturwüchsig entstanden, ihre Fallarbeit mit anderen helfenden Personen und Organisationen zu koordinieren. Die Ressourcenorientierung der Sozialen Arbeit findet im Konzept des Case-Managements einen spezifischen Ausdruck, indem die **Person** (Klient) in ihrer sozialen und gesellschaftlichen Umwelt konzipiert wird und indem die Aufgabe des Case-Managements darin besteht, die in der Umwelt vorfindbaren formellen und informellen Ressourcen möglichst optimal miteinander zu vernetzen und so einen koordinierten Hilfeprozess zu implementieren und in seinem Verlauf zu überwachen und zu evaluieren.

Aus diesen Grundideen ergibt sich ein mehrdimensionales Phasenmodell des sozialarbeiterisch konzipierten Case-Managements, das in ◘ Abb. 23.1 im Überblick ersichtlich wird.

Zu jedem dieser Arbeitsschritte gibt es jeweils einzelne Techniken und definierte Standards (Wendt 1997), die wir hier wiederum nicht ausführen können. Wichtig zu betonen scheint uns, dass mit diesem Modell des Case-Managements die systematischen Überlegungen, die wir zu Beginn des vorliegenden Beitrags angestellt haben, in ein praktisches Verfahren übersetzt werden können. Mit dem Schema in ◘ Abb. 23.1 wird ersichtlich, dass die offengelegte Planung eines weit reichenden Behandlungsbogens sowohl für die Rollen- und Zuständigkeitsklärung als auch für die konkrete Organisation einer Behandlung genutzt werden kann.

Literatur

Bosshard M, Ebert U, Lazarus H (1999) Sozialarbeit und Sozialpädagogik in der Psychiatrie. Lehrbuch. Psychiatrie-Verlag, Bonn

Buddeberg C, Willi J et al. (1998) (Hrsg) Psychosoziale Medizin, 2. Aufl. Springer, Berlin Heidelberg New York

Ciompi L (2001) Welche Zukunft hat die Sozialpsychiatrie? Hoffnungen, Befürchtungen und Leitbilder. In: Wollschläger M (Hrsg) Sozialpsychiatrie. Entwicklungen – Kontroversen – Perspektiven. DGVT, Tübingen

Geiser K (2000) Problem- und Ressourcenanalyse in der Sozialen Arbeit: eine Einführung in die systematische Denkfigur und ihre Anwendung. Verlag für Soziales und Kulturelles, Luzern

Hinterhuber H, Meise U (1995) Sozialpsychiatrie. In: Frischenschlager O et al. (Hrsg) Lehrbuch der psychosozialen Medizin: Grundlagen der medizinischen Psychologie, Psychosomatik, Psychotherapie und medizinischen Soziologie. Springer, Wien, S 702–716

Hurrelmann K (2000) Gesundheitssoziologie. Eine Einführung in sozialwissenschaftliche Theorien von Krankheitsprävention und Gesundheitsförderung. Juventa, Weinheim München

Lüssi P (2001) Systemische Sozialarbeit: Ein praktisches Lehrbuch der Sozialberatung; 5. Aufl. Haupt, Bern

Martin E (2001) Sozialpädagogische Berufsethik. Juventa, Weinheim München

Müller B (1997) Sozialpädagogisches Können. Ein Lehrbuch zur multiperspektivischen Fallarbeit, 3. Aufl. Lambertus, Freiburg i. Br.

Priebe S, Hoffmann K (2002) Sozialpsychiatrie und gemeindenahe Versorgung. In: Freyberger H et. al. (Hrsg) Kompendium Psychiatrie Psychotherapie Psychosomatische Medizin. Karger, Basel, S 339–348

Raiff NR, Shore BK (1997) Fortschritte im Case Management. Lambertus, Freiburg i.Br.

RRB/ZH (2000) Beschluss Nr. 633 des Regierungsrats des Kantons Zürich vom 19.4.2000.

Rieth N v (2002) Case Management: Ein Lehr- und Arbeitsbuch über die Organisation und Koordination von Leistungen im Sozial- und Gesundheitswesen. Interact, Verlag für Soziales und Kulturelles, Luzern

Ritscher W (2002) Systemische Modelle für die Soziale Arbeit. Ein integratives Lehrbuch für Theorie und Praxis. Carl-Auer-Systeme, Heidelberg

SBS (1999) Berufskodex des Schweizerischen Berufsverbandes Soziale Arbeit (SBS). Bern 1999

Sommerfeld P (2000) Soziale Arbeit als sekundäres Primärsystem und der »very strange loop« sozialarbeiterischer Profis. In: Merten R (Hrsg) Systemtheorie der sozialen Arbeit – Neue Ansätze und veränderte Perspektiven. Leske & Budrich, Opladen, S 115–136

Staub-Bernasconi S (1995) Systemtheorie, soziale Probleme und Soziale Arbeit: lokal, national, international oder: vom Ende der Bescheidenheit. Haupt, Bern

Wendt WR (1997) Case Management im Sozial- und Gesundheitswesen. Eine Einführung. Lambertus, Freiburg i.Br.

Wilczek R et al. (2002) Qualitätskonzept der Sozialarbeit in den psychiatrischen Kliniken. Herausgegeben vom Deutschen Berufsverband für Sozialarbeit, Sozialpädagogik und Heilpädagogik (DBSH). VWB, Berlin

ZGS (1997) Zürcher Gesetzessammlung (Loseblattsammlung) Nr. 018. Kanton Zürich 2002

Berufliche Rehabilitation

Holger Hoffmann

Stellen Sie sich einen Sandhaufen vor in der Form einer dreidimensionalen Gauß'schen Kurve. Jedes Sandkorn repräsentiert dabei einen Menschen einer »normalverteilten« Gesellschaft. Hier wird deutlich, wer zur Norm und wer zum Rand gehört, und Menschen mit psychischen Beeinträchtigungen stellen nach wie vor eine Randgruppe der Gesellschaft dar (◘ Abb. 24.1).

Gräbt man nun den Rand ab, indem man diese Menschen ausgrenzt (im vorliegenden Fall aus dem allgemeinen Arbeitsmarkt), was passiert mit dem Sandhaufen? Der Sand rutscht nach, und andere, bisher zur Norm zählende Menschen werden neu randständig. Die Folgerung daraus ist: »Keine Norm ohne Rand« oder »Der Rand stützt die Norm«. Jede Gesellschaft (und entsprechend jede Firma) braucht dieser Metapher zufolge ihre Randgruppen. Nicht nur rand-

▼

ständige Menschen profitieren somit von der Integration, sondern auch die Firma. Unsere Aufgabe ist es deshalb, eine Ausgrenzung durch Herausnehmen aus dem allgemeinen Arbeitsmarkt wenn immer möglich zu verhindern und nicht durch den weiteren Ausbau des besonderen Arbeitsmarktes zu fördern, auch wenn Letzteres der einfachere, da komplexitätsreduzierende Weg wäre. Integration statt Ausgrenzung unter Erzielung größtmöglicher Normalität soll das Motto dieses Kapitels sein. Normalität ist dann erreicht, wenn die Behinderung keine Rolle mehr spielt.

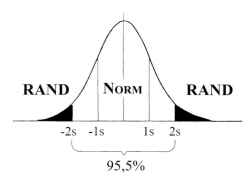

Der Rand stützt die Norm!

◘ **Abb. 24.1.** »Der Rand stützt die Norm«

24.1 Rehabilitation als Prozess der Anpassung

Rehabilitation bewegt sich im Spannungsfeld zwischen dem Anspruch, chronisch-psychisch Kranke wieder so weit als möglich gesellschaftlich zu integrieren und sie gleichzeitig in ihrem Prozess des »Immer-Besser-Akzeptieren-Könnens« der eigenen Behinderung zu unterstützen. Dieses Akzeptieren-Können ist nicht unbedingt mit Resignation gleichzusetzen, sondern relativiert stattdessen unrealistische Erwartungen auf vollständige Heilung und vermindert beim Betroffenen den Druck wiederkehrender Versagensängste. Das in der rehabilitativen Praxis oft zu beobachtende Unvermögen der Betroffenen, eine gewisse Abhängigkeit zu akzeptieren, bedeutet, die Beeinträchtigung zu verneinen. Daraus kann eine inadäquate Planung des Rehabilitationszieles, des therapeutischen Handelns und der dazu benötigten Einrichtungen resultieren.

Die in der Rehabilitation Tätigen haben bisher große Anstrengungen unternommen, Menschen mit psychischen Beeinträchtigungen weitgehend an die Gesellschaft zu assimilieren. Umgekehrt gibt es bei der Akkommodation der Gesellschaft an die Bedürfnisse dieser Menschen noch vieles zu verbessern, um so den psychisch Kranken und Behinderten den »sozialen Zugang« zur Gesellschaft und zur Teilhabe am Arbeitsleben zu erleichtern. Es stellt sich somit die zentrale Frage dieses Kapitels: Wer hat sich wem anzupassen?

24.2 Bedeutung der Arbeit in der Rehabilitation

Keine andere Aktivität kann im Rehabilitationsprozess die Arbeit vollständig ersetzen. Arbeit verhilft zu gesellschaftlicher Integration, fördert die Entwicklung von Identität, verleiht einen sozialen Status, ermöglicht soziale Kontakte und Beziehungen, bedeutet die Erfüllung einer sozialen Norm, ermöglicht den Einsatz sowohl körperlicher wie geistiger Energie und Kräfte, strukturiert den Zeitablauf und ordnet den Lebensrhythmus. Neben der sozialen Dimension befriedigt die Arbeit das Bedürfnis nach Anerkennung, Sicherheit und das Gefühl, ein Teil der Gesellschaft zu sein. Arbeit ist die verbreitetste, praktischste, bequemste und nützlichste Methode zur Strukturierung der Zeit im Umgang mit der Materie der äußeren Realität. Damit diese Effekte zum Tragen kommen können, ist es von entscheidender Bedeutung, dass die Integration in ein Arbeitsverhältnis gelingt, welches den Neigungen und Fähigkeiten des psychisch Behinderten entspricht und Überforderung gleichermaßen vermeidet wie Unterforderung.

In früheren Zeiten wurde bei der beruflichen Rehabilitation v. a. dem Arbeitsinhalt, dem materiell-gegenständlichen Aspekt der Arbeit, eine zentrale Bedeutung zugemessen. So war es die tätige Auseinandersetzung mit dem Material, mit dem Werkzeug und evtl. der Maschine, welche sich positiv auf die psychische Entwicklung auswirken sollte. Seyfried (1987) vertritt dagegen einen ganz anderen Standpunkt:

> Wichtig war und ist den Beschäftigten nicht der Arbeitsinhalt, also das was zu tun ist, sondern der soziale Zusammenhang, in dem ihre Arbeit und sie selber stehen … (Seyfried 1987).

Es ist die soziale Dimension der Arbeit, welche Entwicklungsprozesse begünstigt, das Bedürfnis nach emotionaler Heimat befriedigt und der Tendenz zu sozialem Rückzug und Isolation entgegenwirkt.

Natürlich ist dieser Prozess der Aneignung der in der Arbeit innewohnenden Möglichkeiten zur sozialen Identifikation auf mannigfache Art und Weise störbar und gefährdet. Er kann z. B. gar nicht erst einsetzen, wenn sich der psychisch Behinderte seines Arbeitsplatzes nicht sicher ist. Ebenfalls ungünstig wirkt sich aus, wenn Arbeit nicht ihrem ursprünglichen Zweck entsprechend, sondern als Instrument zu einem bestimmten Zweck, z. B. zur Erreichung bestimmter Rehabilitationsziele, eingesetzt wird.

24.3   Arbeitslosigkeit – ein Risiko für psychisch Kranke

Menschen mit psychischen Schwierigkeiten sind von der Arbeitslosigkeit besonders betroffen, was in Anbetracht der Bedeutung der Arbeit für diese Menschen eine besondere Problematik schafft. So sind in der Bundesrepublik Deutschland 16,5% der chronisch psychisch Kranken Langzeitarbeitslose, 12% Sozialhilfeempfänger, 13,9% Frührentner und 43% aus dem Erwerbsleben ausgeschieden (Bundesministerium für Arbeit und Sozialordnung 2001). In der Schweiz stellen psychische Leiden 33% aller Invaliditätsursachen dar, und bei den unter 30-Jährigen sind es sogar über 75%! Die Rentensprechung infolge eines psychischen Leidens nahm von 1985 bis 2002 um 56% zu und verzeichnete damit den größten Anstieg (Bundesamt für Sozialversicherung 2002).

Unserer auf maximale Effizienz und Rationalisierung ausgerichteten Wirtschaft wird es immer weniger gelingen, allen Menschen im erwerbsfähigen Alter bezahlte Arbeitsplätze anzubieten. Die elektronische Revolution wird durch die zunehmende Automation – v. a. in der Produktion und im Dienstleistungsbereich – weitere Arbeitsplätze in großer Zahl aufheben. Dies trifft v. a. Branchen, wo Menschen mit psychischen Beeinträchtigungen bisher häufig eingegliedert werden konnten.

Gesamthaft gesehen wird die Zahl der Arbeitsplätze noch wesentlich sinken, und die neu entstehenden Arbeitsplätze werden i. Allg. hohe bis sehr hohe Anforderungen stellen. Der Konkurrenzdruck, in welchem viele Unternehmen heute stehen, führt zwangsläufig zu einer beachtlichen Steigerung der Arbeitsanforderungen an den einzelnen Mitarbeiter.

Folgende Qualifikationseigenschaften bekommen in der Personalpolitik eines Betriebes immer mehr Gewicht: qualitative und quantitative Leistung, Mobilität in den Einsatzmöglichkeiten, Konstanz in Ausdauer und Präsenz am Arbeitsplatz, die Bereitschaft und Fähigkeit zur sozialen Anpassung und Einordnung. Wie wir sehen, sind dies alles Eigenschaften, in denen Menschen mit psychischen Beeinträchtigungen Defizite aufweisen. Deshalb sind gerade sie, die in ihrer sozialen Anpassung von der geforderten Norm abweichen, besonders hart betroffen. Sie werden gerade deshalb an der Teilhabe am Arbeitsleben ausgegrenzt, weil sie in dem heute geforderten Sinne nicht konkurrenzfähig sind.

24.4   Der besondere Arbeitsmarkt

24.4.1   Der besondere Arbeitsmarkt als Alternative zur Arbeitslosigkeit

Arbeitslosigkeit ist bei Menschen mit chronischen psychischen Störungen ein zentrales Problem. Dabei steht außer Frage, dass psychisch Kranke im gleichen Maße am Arbeitsleben teilhaben möchten wie andere Menschen auch. Ein Großteil chronisch psychisch Kranker ist jedoch von ihrer Leistungsfähigkeit und gesundheitlichen Stabilisierung her nicht in der Lage, unmittelbar eine Tätigkeit auf dem allgemeinen Arbeitsmarkt aufzunehmen. Auch ist heute allgemein anerkannt, dass psychisch Kranke von allen Bevölkerungsgruppen am schlechtesten in einen modernen Wirtschaftsbetrieb integrierbar sind (Cook u. Wright 1995). Aufgrund der Unberechenbarkeit ihres zukünftigen Verhaltens unterscheiden sie sich deutlich von körperlich und geistig Behinderten und entsprechen am wenigsten dem Idealbild eines stets kalkulierbaren und an alle Bedingungen anpassungsfähigen modernen Arbeitnehmers. Um psychisch Kranke dennoch am allgemeinen Arbeitsprozess teilhaben zu lassen, wurde in den letzten beiden Jahrzehnten eine breite Palette von geschützten Arbeitsangeboten geschaffen, die den sog. zweiten oder besonderen Arbeitsmarkt bilden. Dieser bietet für viele in ihrer Leistungsfähigkeit eingeschränkte psychische Behinderte eine echte Alternative zur Arbeitslosigkeit.

Seit der Gründung von Werkstätten für behinderte Menschen (WfbM), zunächst für geistig, später auch für psychisch Behinderte, ist ein stetiger Trend weg von ausgrenzenden und stigmatisierenden Institutionen hin zur beruflichen und sozialen Integration zu beobachten. Ein wichtiger Schritt in diese Richtung wurde in den letzten Jahren mit der Schaffung von Zuverdienstfirmen und Selbsthilfe-, Sozial- oder Integrationsfirmen gemacht. Hier nähern sich die Arbeitsbedingungen immer mehr denjenigen des allgemeinen Arbeitsmarktes an. Die Integrationsfirmen stellen ein wichtiges Angebot des allgemeinen Arbeitsmarktes dar; dies dank ihres Doppelcharakters von realitätsnaher Arbeitsanforderung und gleichwohl beschützender Atmosphäre, die Rücksicht auf die individuellen Besonderheiten und Bedürfnisse der Menschen mit psychischen Beeinträchtigungen nimmt. All diesen Firmen gemeinsam ist eine tarifliche oder tariflich orientierte, zur finanziellen Unabhängigkeit von Sozialhilfe führende Entlohnung. Damit folgen sie zwar den wirtschaftlichen Spielregeln, benötigen aber staatliche Subventionen, um die Minderleistung der Arbeitnehmer auszugleichen. In der Schweiz wie auch in der Bundesrepublik Deutschland werden personenbezogenen Subventionsbeiträge jedoch meist nur befristet gewährt (Ewert 1995). Eine dauerhafte Subventionierung der Firmen ließe sich also nur erreichen, wenn auch die psychisch behinderten Mitarbeiter entsprechend befristet beschäftigt würden. Dies steht jedoch nicht im Einklang mit dem Wunsch nach Dauerarbeitsplätzen auf dem allgemeinen Arbeitsmarkt.

Zudem sind Rehabilitationsleistungen zur Teilhabe am Arbeitsleben heute meist angebotsorientiert organisiert, mit der Folge, dass sich die Einrichtungen des besonderen Arbeitsmarktes jeweils die passenden Klienten suchen. Es sollte sich aber gerade umgekehrt verhalten.

> **Wichtig**
>
> Es braucht nicht geeignete Klienten für bestehende Einrichtungen, sondern für jeden Klienten geeignete Einrichtungen!

24.4.2 Der Alltag im besonderen Arbeitsmarkt als Therapie

> **Wichtig**
>
> Bestimmt bei den heute eher kurzfristigen Klinikaufenthalten die Therapie den Alltag, so wird in der Rehabilitation zunehmend der Alltag zur Therapie.

Ohne explizite Therapieprogramme bilden die Rehabilitanden eine Peer-Gruppe, und die Betreuer übernehmen Vorbild und Schrittmacherfunktionen. In einer solchen tätigen Gemeinschaft eröffnen sich dem Menschen mit psychischer Beeinträchtigung Freiräume, die ihm erlauben, Fortschritte zu machen. In der beruflichen Rehabilitation geht es also nicht nur darum, immer sophistiziertere Rehabilitations- und Therapieprogramme anzubieten, sondern den Menschen mit psychischen Beeinträchtigungen zunehmend Freiräume und Übungsfelder zu ermöglichen, in denen sie realitätsnahes Sozialverhalten üben können. Der besondere Arbeitsmarkt hat die Funktion eines solchen Übungsfeldes. Exemplarisch dafür seien die Tagesstätten genannt. Tagesstätten richten sich an chronisch psychisch Kranke, die auch dem geringen Leistungsdruck einer WfbM nicht gewachsen und somit nicht in der Lage sind, einer geregelten Arbeit oder Beschäftigung dauerhaft nachzugehen. Eine Tagesstätte ist für diese Gruppe von psychisch Behinderten in erster Linie ein tagesstrukturierendes Angebot, zu dem sie kommen und gehen können, wann immer sie wollen. Eine tägliche Präsenz ist nicht erforderlich, ja nicht einmal erwünscht. Die einfachen Arbeiten können in der Gruppe ohne großen maschinellen Aufwand und ohne Zeit- und Leistungsdruck bewältigt werden. Die Arbeit ist nicht im gleichen Maße produktionsorientiert wie in einer WfbM, sondern ist in erster Linie ein Beziehungsangebot (Hoffmann u. Schlatter 1990).

Der Erfolg der Tagesstätten lässt sich auf folgende Punkte zurückführen:

- die niedrige Zugangsschwelle,
- die verbindliche Unverbindlichkeit zusammen mit einem leicht zu bewältigendem Arbeitsangebot in der tätigen Gemeinschaft mit sofortiger Entlohnung, was es dem Behinderten ermöglicht, sich innerhalb von 1–2 Stunden eine warme Mahlzeit zu erwirtschaften.
- Dass daneben – fast unmerklich – auch so etwas wie Betreuung stattfindet, wird von den Behinderten als angenehme Zugabe empfunden.

24.4.3 Das Stufenleitermodell der Rehabilitation

Namentlich Tagesstätten werden immer wieder als wichtiger Bestandteil des Stufenleitermodells der Rehabilitation genannt. Dieses Modell geht von einer stufenweisen Rehabilitation auf der Wohn- und Arbeitsachse aus, von der Klinik via Übergangseinrichtung bis hin zur Selbstständigkeit und vollständigen Eingliederung in die Gesellschaft. Die Erwartungen in das die 70er und 80er Jahre prägende lineare Stufenleitermodell haben sich allgemein als zu hoch gesteckt erwiesen. Das erfolgs- und leistungsorientierte Vorgehen kurz- und mittelfristiger Rehabilitationsprogramme bedeutet für viele Menschen mit psychischen Beeinträchtigungen einen zusätzlichen Stress, und das Nichterreichen des Zieles führt zu Enttäuschungen und Kränkungen. Dörner (1986) weist bezüglich der Arbeitsachse darauf hin,

> … dass psychiatrische Patienten in aller Regel keine Arbeitstherapie und keine stufenweise Rehabilitation wollen, wodurch sie angetrieben werden, stufenweise immer besser zu werden, wogegen sie mit dem Rest ihrer verbleibenden Kräfte Widerstand leisten. Stattdessen wollen in der Regel psychiatrische Patienten arbeiten, einen Arbeitsplatz haben, was sie sozial kompetenter und selbstbewusster macht, wodurch sie erst sekundär dann auch Bereitschaft zeigen können, arbeitstherapeutische Ratschläge zur Verbesserung ihrer Kompetenz anzunehmen. Damit dreht sich das Verhältnis um: **Statt erst Arbeitstherapie, dann Arbeit, heißt die Grundregel nun: Erst Arbeit und dann Arbeitstherapie** (Dörner 1986, Hervorhebung von mir).

24.4.4 Der besondere Arbeitsmarkt als Endstation der Rehabilitation

Hat ein psychisch Behinderter jedoch erst einmal einen geschützten Arbeitsplatz auf dem besonderen oder allgemeinen Arbeitsmarkt – und dies gilt nicht nur für die ausgelagerte Arbeitstherapie und WfbM, sondern auch für die Zuverdienst- und Selbsthilfefirmen – ist dies für sie in den meisten Fällen die »Endstation der Rehabilitation«, wie dies Eikelmann u. Reker (1994) treffend formuliert haben. Sie hatten zuvor 264 in einer WfbM beschäftigte psychisch kranke Beschäftigte über ihre Zukunftserwartung befragt bezüglich ihres Arbeitsplatzes in einem Jahr. 17% erwarteten einen Arbeitsplatz auf dem allgemeinen Arbeitsmarkt. Bei der Nachuntersuchung ein Jahr später zeigte sich, dass lediglich 6 Personen (=2,3%) in einen solchen Arbeitsplatz haben rehabilitiert werden können (Eikelmann u. Reker 1994). In einer weiteren Untersuchung zeigten sie, dass von 471 in ambulanter Arbeitstherapie, WfbM oder Selbsthilfefirmen beschäftigten psychisch Behinderten nach 3 Jahren lediglich 50 (=11%) in einem Arbeitsverhältnis auf dem allgemeinen Arbeitsmarkt arbeiteten (Reker et al. 1996, S. 267).

Die Gründe für die allgemein schlechten Eingliederungsraten vom besonderen in den allgemeinen Arbeitsmarkt sind zahlreich. Auf Seiten der Menschen mit psychischen Beeinträchtigungen sind dies: die krankheitsbedingte Reduktion ihrer Leistungsfähigkeit, der instabile, schwankende Verlauf mit wiederholt auftretenden, oft länger dauernden akuten Krankheitsepisoden und zu spät einsetzenden Rehabilitationsmaßnahmen. In der Regel wird die Frage nach dem weiteren beruflichen Lebensweg erst nach dem (in nicht wenigen Fällen vorläufigen) Abschluss der medizinischen Rehabilitation gestellt. Dieser Zeitpunkt ist jedoch in aller Regel zu spät (▶ s. dazu auch Reker u. Eikelmann 1998). Oft wird dann bereits eine bleibende Behinderung und beginnende Chronifizierung festgestellt. Berufliche Rehabilitation muss frühzeitig beginnen, und die medizinische Rehabilitation sollte parallel dazu weitergeführt werden. Wird erst einmal die Behinderung durch einen Schwerbehindertenausweis oder eine Rentensprechung amtlich bestätigt, ist Resignation beim Betroffenen und seinem Umfeld die Regel.

Gründe für das Scheitern von Wiedereingliederungsbemühungen seitens der Betriebe der freien Wirtschaft sind, dass sie leistungsfähige, hoch qualifizierte Mitarbeiter benötigen, um im Konkurrenzkampf bestehen zu können. Psychisch Kranke sind diesen Anforderungen und dem damit verbundenem Stress oftmals nicht gewachsen. Unqualifizierte Arbeitsplätze ebenso wie Teilzeit- und Nischenarbeitsplätze werden in zunehmendem Maße wegrationalisiert. Außertarifliche, leistungsabhängige Anstellungsverhältnisse sind von Gewerkschaftsseite her verpönt.

Aber auch von Seiten der Betriebe des besonderen Arbeitsmarktes gibt es Gründe für den Verbleib ihrer Arbeitnehmer in ihrem Betrieb. Das stressärmere Arbeitsklima wird als angenehm erlebt, die Vorbereitung auf den allgemeinen Arbeitsmarkt ist oftmals ungenügend, und es fehlen diesen Betrieben die personellen Ressourcen, ihren Mitarbeitern beim Übertritt in den allgemeinen Arbeitsmarkt behilflich zu sein. Bei den Vorgesetzten des beson-

deren Arbeitsmarktes besteht diesbezüglich zumindest eine meist unbewusste Ambivalenz, würden sie doch ihre besten Arbeitskräfte verlieren.

> **Wichtig**
>
> WfbM und Selbsthilfefirmen können um so leichter und rentabler geführt werden, je mehr Mitarbeiter dort arbeiten, die eigentlich gar nicht dorthin gehören.

24.5 Bewährter Wiedereingliederungsansatz: Erst Trainieren – dann Platzieren

Arbeitstrainingszentren (ATZ), berufliche Trainingszentren (BTZ), Berufsförderungskurse (BFK), Rehabilitationseinrichtungen für psychisch Kranke (RPK) sowie Berufsbildungs- und Förderwerke (BBW und BFW) sind im deutschsprachigen Raum die wesentlichsten Angebote von Rehabilitationsmaßnahmen zur beruflichen Wiedereingliederung in den allgemeinen Arbeitsmarkt. Ihnen gemeinsam ist das klar definierte Ziel der Wiedereingliederung einer ausgewählten Gruppe von Menschen mit psychischen Beeinträchtigungen innerhalb einer befristeten Zeit. Zur Erreichung dieses Zieles werden neben Arbeitstrainings in Betrieben des allgemeinen Arbeitsmarktes, deren Dauer zwischen einigen Tagen und bis zu einem Jahr variieren kann, spezifische Kurse oder therapeutische Gruppen angeboten.

Als die im deutschen Sprachraum am besten wissenschaftlich evaluierte Integrationseinrichtung darf das von uns in Bern entwickelte »PASS – Programm zur beruflichen Wiedereingliederung psychisch Kranker in die freie Wirtschaft« (Hoffmann u. Kupper 1997b) bezeichnet werden. Es beinhaltet sowohl Elemente der BTZ als auch der RPK. Da das PASS-Programm zeitlich in fünf Phasen gegliedert ist, eignet es sich besonders gut zur Darstellung der enormen Selektion, die in solchen Integrationsprogrammen stattfindet (◘ Abb. 24.2).

Der Selektionseffekt ist mit über 50% am ausgeprägtesten bei der Aufnahme in die »Abklärungsphase«. Nach Ablauf der zwei Assessmentwochen und nach der Auswertung aller Interviews und Tests werden knapp 30% definitiv ins PASS-Programm aufgenommen. Die häufigsten Gründe für das Scheitern sind ungenügende Arbeitsleistung, Überforderung und ausgeprägte Negativsymptomatik. Die ins Programm Aufgenommenen machen oftmals nicht die erwarteten Rehabilitationsfortschritte, sondern gerieten nach einiger Zeit oft in eine Krise, was bei 36% der Teilnehmer noch vor Ablauf der ersten 6 Monate zum Abbruch führt (Hoffmann u. Kupper 1996). Da am »Trainingsarbeitsplatz« die Anforderungen und der dadurch hervorgerufene Stress gegenüber der »Werkstattphase« nochmals ansteigen, kommt es auch in dieser Phase zu

◻ Abb. 24.2. Verlauf des PASS-Programms während der ersten 5 Jahre. (Aus Hoffmann u. Kupper 1997b)

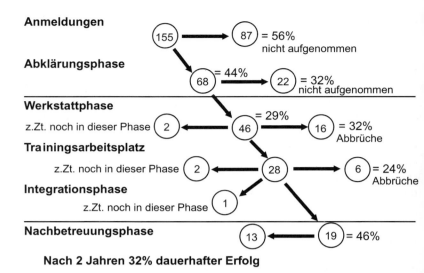

Anmeldungen

155 → 87 = 56% nicht aufgenommen

Abklärungsphase

68 = 44% 22 = 32% nicht aufgenommen

Werkstattphase

z.Zt. noch in dieser Phase 2 ← 46 = 29% → 16 = 32% Abbrüche

Trainingsarbeitsplatz

z.Zt. noch in dieser Phase 2 ← 28 → 6 = 24% Abbrüche

Integrationsphase

z.Zt. noch in dieser Phase 1

Nachbetreuungsphase

13 ← 19 = 46%

Nach 2 Jahren 32% dauerhafter Erfolg

24

Krisen, die nicht aufgefangen werden können, und in deren Folge zum Abbruch des Programms. Ein erfreuliches Ergebnis ist, dass 32% der definitiv ins PASS-Programm aufgenommenen Rehabilitanden auch noch ein halbes Jahr nach Beendigung des maximal 18 Monate dauernden Programms eine Festanstellung auf dem allgemeinen Arbeitsmarkt haben.

> **Wichtig**
>
> Kritisch anzumerken ist, dass der Zugang von Menschen mit psychischen Beeinträchtigungen zu Rehabilitationsleistungen zur Teilhabe am Arbeitsleben oftmals an den hohen Zugangsschwellen scheitert (◻ Abb. 24.2), besonders an der erforderlichen günstigen Prognose der Wiedererlangung der Erwerbsfähigkeit sowie den hohen Anforderungen an die Belastbarkeit bereits zu Maßnahmebeginn.

Somit bleibt der Mehrzahl der Teilnehmenden solcher Integrationsprogramme der Erfolg versagt, was Enttäuschung bei allen Beteiligten hervorruft und bei den Kostenträgern wegen der doch beträchtlichen Kosten immer häufiger Zweifel aufkommen lässt über die ökonomische Vorteilhaftigkeit solcher Angebote.

24.6 Supported Employment

24.6.1 Paradigmawechsel zum Supported Employment

Supported Employment wurde in den USA per Gesetz (1990 disability act, 1992 rehabilitation act) eingeführt und kam zunächst bei geistig Behinderten zum Einsatz, dann aber in zunehmendem Maße auch bei psychisch Behinderten. Das Konzept des Supported Employment (Becker

u. Drake 1994; Bond et al. 1997; Bond 1998) basiert auf folgenden Prinzipien:

- Beim Supported Employment gilt das Paradigma »erst platzieren, dann trainieren« anstatt wie bisher »erst trainieren, dann platzieren«.
- Kompetitive Arbeit, d. h. die behinderten Arbeitnehmer arbeiten mindestens 20 Stunden pro Woche unter Wettbewerbsbedingungen des allgemeinen Arbeitsmarktes als Vollzeit- oder Teilzeitarbeitskraft.
- Sie erhalten dafür zumindest den gesetzlich vorgeschriebenen Mindestlohn.
- Der Arbeitsort ist in einem Betrieb des allgemeinen Arbeitsmarktes, in welchem die Mehrheit der Arbeitnehmer nicht behindert ist.
- Das Arbeitsverhältnis ist zeitlich unbefristet.
- Die Arbeitnehmer mit psychischer Beeinträchtigung werden an ihrem Arbeitsplatz langfristig durch einen Job Coach begleitet.

Die zentralen Aufgaben des Job Coachs sind:
- Akquisition geeigneter Arbeitsplätze, wobei die Anstellung des Behinderten nach privatwirtschaftlichen Grundsätzen erfolgt und nicht als Akt der Wohlfahrt;
- Erarbeitung und Durchführung eines behindertenspezifischen Plans in Zusammenarbeit mit dem Betrieb, dem Behinderten und seinem unmittelbaren Umfeld;
- Heranziehung sonstiger Betreuungssysteme, sofern diese noch nicht involviert sind, mit dem Ziel, dem Menschen mit psychischer Beeinträchtigung den Arbeitsplatz auf Dauer zu sichern.

König und Schalock (1993) betonen, dass der Integrationserfolg stark von den Bemühungen des Job Coachs abhängt. Der Job Coach sollte mindestens alle zwei Wochen Kontakt mit dem Behinderten und dessen Vorgesetzten haben. Ein Job Coach kann gemäß Becker und Drake (1994) bis zu 25 behinderte Arbeitnehmer betreuen.

Innerhalb des Supported Employment gibt es wiederum verschiedene mögliche Organisationsformen:

- Die Einzelvermittlung: Ein Arbeitnehmer mit psychischer Beeinträchtigung wird entsprechend seinen Fähigkeiten und Interessen an einen geeigneten Betrieb vermittelt und dort vom Job Coach begleitet.
- Die »Enklaven«: Hier wird eine Gruppe von ca. 6–8 Behinderten unter Anleitung des Job Coachs in einer speziellen Untereinheit des Betriebes eingesetzt.
- Das mobile Arbeitsteam: Unter Anleitung eines Job Coachs wird eine feste Gruppe von Behinderten zu einem zeitlich befristeten Arbeitseinsatz an Betriebe des allgemeinen Arbeitsmarktes »vermietet«.

Das Modell des »Individual Placement and Support System« in New Hampshire ist das am sorgfältigsten konzipierte und z. Z. am besten evaluierte Supported-Employment-Modell (Becker u. Drake 1994; Drake et al. 1996; Bond 1998; Drake et al. 1999). Es gilt heute allgemein als **das** Vorbild für neue Projekte.

24.6.2 Ergebnisse bisheriger Studien zum Supported Employment

Mittlerweile gibt es in den USA eine ganze Reihe von Untersuchungen zum Supported Employment (Fabian 1992; Bond et al. 1995; Shafer u. Huang 1995; Drake et al. 1996; McHugo et al. 1998; Drake et al. 1999). Sie alle belegen die Überlegenheit dieses Rehabilitationsmodells gegenüber den bisher bekannten. Crowther et al. (2002) fassten fünf randomisierte, kontrollierte Studien zum Supported Employment (Gesamtstichprobe: n=484) wie folgt zusammen: 34% der Teilnehmenden waren nach 12 Monaten angestellt gegenüber 12% in den Kontrollgruppen. Die Arbeitszeiten waren signifikant höher, und drei von vier Studien berichten über ein höheres Einkommen. Keine signifikanten Unterschiede konnten bezüglich klinischem Verlauf, sozialem Funktionsniveau, Lebensqualität, Selbstvertrauen und Programmkosten gefunden werden.

Sowohl in den USA als auch in Europa konnte jedoch gezeigt werden, dass das Kosten-Nutzen-Verhältnis von Supported-Employment-Programmen gegenüber herkömmlichen geschützten Arbeitsplätzen nach einer Anlaufzeit von rund 3 Jahren deutlich zu Gunsten des Supported Employment ausfällt (McCaughrin et al. 1993; Rogers et al. 1995; Barlsen et al. 1997). In den USA waren 1995 bereits 90.000 Behinderte mittels Supported Employment auf dem allgemeinen Arbeitsmarkt beschäftigt (Marrone et al. 1995).

In zwei Untersuchungen überprüften Bond et al. eine der zentralen Grundideen des Supported Employment: »Erst platzieren – dann trainieren«. In beiden Fällen fanden sie, dass das sofortige Platzieren die besseren Wiedereingliederungsergebnisse erbringt (Bond et al. 1995), nicht zuletzt weil die Behinderten stärker motiviert sind. Ein vorangehendes Arbeitstraining dagegen, welches in den Vereinigten Staaten ebenso wie die Arbeit in einem »Transitional-Employment-Programm« nicht entlohnt wird, reduziert laut Bond et al. die Erwartungen der Rehabilitanden. Diese Ergebnisse zeigen deutlich die Bedeutung der Motivation und, dass eine gute Entlohnung bereits während des Rehabilitationsprogramms einen positiven Einfluss auf diese haben kann.

Der Erfolg der Strategie des sofortigen Platzierens muss aber auch unter dem Aspekt der sozial- und arbeitsmarktpolitischen Situation der USA gesehen werden, die sich deutlich von der in Europa unterscheidet. So ist in den Vereinigten Staaten der Sozialstaat weniger ausgeprägt; der gesetzliche Mindeststundenlohn eines Arbeitnehmers lag Ende der 90er Jahre bei 6 US$ ohne Anspruch auf Sozial- und Krankenkassenleistungen. Auch unterscheiden sich Anstellungsbedingungen, das allgemeine Ausbildungsniveau und das Angebot an unqualifizierten Arbeitsplätzen auf dem allgemeinen Arbeitsmarkt in den USA deutlich von der Situation zumindest im deutschsprachigen Europa. Unter diesen Gesichtspunkten ist auch besser zu verstehen, dass die mittlere Verweildauer an einer Stelle auf dem allgemeinen Arbeitsmarkt lediglich 6 Monate betrug, 80–90% eine unqualifizierte Arbeit verübten und mehr als die Hälfte der beruflich Eingegliederten weniger als 20 Wochenstunden arbeiteten, um nicht ihre Rentenansprüche zu verlieren (Bond 1996). Des Weiteren scheinen die finanziellen Anreize wie Steuererleichterungen oder Subventionen für die Arbeitgeber, die einen Arbeitsplatz für einen Menschen mit psychischer Beeinträchtigung zur Verfügung stellen, in den USA attraktiver zu sein.

24.6.3 Lässt sich Supported Employment auf europäische Verhältnisse übertragen?

Supported-Employment-Programme gibt es mittlerweile auch in Europa, so in Großbritannien und Italien (König u. Schalock 1993), Österreich (Badelt u. Österle 1992) und in der Bundesrepublik Deutschland. Erste positive Erfahrungen bei Menschen mit geistiger Behinderung konnten in den Projekten »Hamburger Arbeitsassistenz« (Ciolek 1995) und »Unterstützte Beschäftigung« des Landschaftsverbandes Westfalen-Lippe (Barlsen et al. 1997) gemacht werden.

Zahlreiche Unterschiede zwischen den USA und dem deutschsprachigen Europa machen eine 1:1-Adaptation des Supported Employment auf die Verhältnisse der Bundesrepublik, Österreichs oder der Schweiz schwierig. Dies muss auch nicht unbedingt das Ziel sein. Aber eine gewisse

Neuorientierung, Flexibilisierung, Überdenken der bisherigen Lohn- und Renten- und Subventionspolitik könnte die Zugangsschwelle zum allgemeinen Arbeitsmarkt deutlich senken. In Deutschland wird der notwendige Strukturwandel hin zu einer außertariflichen Entlohnung bisher v. a. durch die Gewerkschaften behindert. In der Schweiz ist es dagegen möglich, mit dem Arbeitgeber im individuellen Fall auszuhandeln, dass er einen psychisch Behinderten mit einer Arbeitsleistung von z. B. 60% vollzeitig anstellt und ihm aber lediglich einen seiner Leistung entsprechenden Lohn zahlt, und der behinderte Arbeitnehmer von der Invalidenversicherung seine Minderleistung durch eine Teilrente partiell entschädigt bekommt. In solchen flexiblen Entlohnungsmodellen kann eine Chance liegen, auch in Europa Integrationsprogrammen nach dem Supported-Employment-Modell zum Erfolg zu verhelfen, v. a. dann, wenn die Betriebe, die Menschen mit psychischen Beeinträchtigungen beschäftigen, zusätzlich eine finanzielle Kompensation erhalten als Ausgleich der verminderten Leistungsfähigkeit und als wichtigen Anreiz, weitere psychisch Behinderte zu beschäftigen.

Seyfried (1992) propagiert in diesem Zusammenhang ein gesetzlich verankertes Instrument zum Ausgleich der Minderleistung, damit die finanziell unterstützte Beschäftigung auf dem allgemeinen Arbeitsmarkt zur echten Alternative für eine Beschäftigung in geschützten Einrichtungen werden könnte. Die finanziell unterstützte Beschäftigung auf dem allgemeinen Arbeitsmarkt wäre nicht nur eine logische Ergänzung, sondern auch aus Sparüberlegungen eine Alternative zu den hoch subventionierten geschützten Arbeitsplätzen. Er erwähnt in diesem Zusammenhang die bereits in den 80er Jahren in Dänemark geschaffene 40/60-Regelung, bei welcher der Arbeitgeber 60% der Lohnkosten trägt, während die restlichen 40% von der öffentlichen Hand übernommen werden. Der Behinderte ist regulärer Arbeitnehmer und erhält vom Arbeitgeber seinen vollen Lohn. Die Leistungsfähigkeit wird jährlich überprüft und das Verhältnis zwischen selbst erwirtschaftetem Lohn und staatlichem Zuschuss neu festgelegt. So lange allerdings – wie z. B. in der Bundesrepublik Deutschland meist üblich – die Kompensation von Leistungsdefiziten an einen geschützten Arbeitsplatz verknüpft ist, bleibt der Behinderte an diese Institution gefesselt.

Denn finanziell abgesichert ist nicht etwa der Behinderte, sondern die Werkstatt. Wenn die öffentliche Ausgleichszahlung dagegen direkt mit der individuellen Leistungsfähigkeit des Behinderten verbunden wäre, könnte er diese Zahlung im Falle des Wechsels auf den allgemeinen Arbeitsmarkt »mitnehmen« und in das dortige Beschäftigungsverhältnis einbringen. Erst so könnte auch der Behinderte seine Arbeitskraft

▼

frei verkaufen und vermutlich würde er genügend Käufer finden, wenn er den Betrag, den allein sein Platz in einer geschützten Werkstatt kostet, als Subvention bzw. Grundgehalt in ein reguläres Arbeitsverhältnis einbrächte (Seyfried 1992, S. 182).

Auch wenn sich Supported-Employment-Programme im deutschsprachigen Raum in reiner oder modifizierter Form vermehrt durchsetzen und die nötige staatliche Unterstützung erhalten sollten, heißt dies noch lange nicht, dass eine kompetitive Arbeitsstelle auf dem allgemeinen Arbeitsmarkt für alle Menschen mit psychischen Beeinträchtigungen ein realistisches Ziel darstellt. Die in ☐ Abb. 24.2 dargestellten Verlaufsergebnisse des PASS-Programms zeigen deutlich, dass eine kompetitive Vollzeitarbeitsstelle nicht wenige von ihnen überfordert. Für sie sollte zukünftig ein beschützter Arbeitsplatz auf dem allgemeinen Arbeitsmarkt im Sinne der Enklavenvariante des Supported Employment oder eines begleiteten Nischenarbeitsplatzes als stressärmere Alternative zum kompetitiven Arbeitsplatz zur Verfügung stehen.

> **Wichtig**
>
> Supported-Employment-Projekte sollen deshalb keinen Ersatz darstellen, sondern eine Ergänzung der bestehenden Angebote des besonderen Arbeitsmarktes.

Wir dürfen dabei aber nicht vergessen, dass in allen Supported-Employment-Projekten die meisten Menschen mit psychischen Beeinträchtigungen in unqualifizierten, wenig anspruchsvollen Arbeitsplätzen angestellt werden. Diese Arbeitsplätze sind bei den ständig fortschreitenden Rationalisierungsbemühungen der Betriebe jedoch die ersten, die abgebaut werden. Zudem werden es zukünftige Supported-Employment-Projekte um so schwerer haben, je höher die örtliche Arbeitslosenquote ist.

24.6.4 Erste Erfahrungen mit Supported Employment in Europa

Die zahlreichen Projekte, die an den zweijährlich stattfindenden Tagungen der **European Union of Supported Employment (EUSE)** präsentiert werden, belegen, dass Supported Employment in Europa bereits weite Verbreitung gefunden hat. Dies zeigt auch, dass die gesetzlichen Rahmenbedingungen in allen europäischen Ländern solche Projekte zulassen. Die Präsentationen sind meist sehr praxisorientiert, bisher fehlt es jedoch noch an kontrollierten Studien. Mit dem Berner Job Coach Projekt (Hoffmann 2002) ist unseres Wissens die erste kontrollierte Studie von Supported Employment in Europa gestartet worden. Mittlerweile wurde auch eine von der EU geförderte Multicenterstudie (EQOLISE) bewilligt.

Berner Modell

Im September 2002 hat in Bern das Job Coach Projekt seinen Betrieb aufgenommen. Das Konzept lehnt sich an das Modell des »Individual Placement and Support System« von Drake an. Organisatorisch wird das Job Coach Projekt gemäß Art. 100 Abs. 1 Bst. a IVV als eine virtuelle, dezentrale geschützte Werkstatt geführt. Dabei werden die Behinderten nicht von der Einsatzfirma, sondern vom Job Coach Projekt angestellt und entlohnt. Dies entspricht dem Betriebskonzept eines Personalvermittlungsunternehmens.

Im Einzelfall läuft das Programm für die betroffene Person folgendermaßen ab: In einem ersten Schritt werden in einem 14-tägigen Assessment die Ressourcen des Klienten erhoben. Danach erfolgt die zufällige Zuteilung ins Job Coach Projekt oder in die Kontrollgruppe, welche eine Wiedereingliederungsmaßnahme in einer traditionellen Rehabilitationseinrichtung absolviert. Bei Zuteilung in die Studiengruppe übernimmt der Job Coach seine zeitlich nicht befristete Aufgabe, den Klienten an einen individuell für ihn ausgesuchten Arbeitsplatz in der freien Wirtschaft zu vermitteln und ihn und sein Umfeld bei der Bewältigung seiner Arbeit zu unterstützen.

Die für die Wiedereingliederung zuständigen Stellen der Schweizerischen Invalidenversicherung waren von Anfang an von der Idee begeistert und zeigen großes Interesse an den Forschungsergebnissen. Die Angst der bestehenden Integrationseinrichtungen im Kanton Bern, das Job Coach Projekt nehme ihnen die attraktivsten Klienten weg, legte sich schnell, als im gemeinsamen Gespräch deutlich wurde, dass das Job Coach Projekt sich (auch mengenmäßig) nicht als Konkurrenz versteht, sondern als Erweiterung des bestehenden Angebotes. Die angefragten Firmen reagierten sehr positiv, nicht zuletzt dank des umfangreichen Dienstleistungsangebotes und der Tatsache, dass für sie kein finanzieller und administrativer Mehraufwand entsteht. Mittlerweile arbeitet eine ganze Reihe psychisch Kranker an einem von einem Job Coach begleiteten Arbeitsplatz in der freien Wirtschaft.

❯ Fallbeispiel

Nach dem 14-tägigen Assessment in der zum Job Coach Projekt gehörigen Abklärungseinheit FirSTep arbeitet Sandra S. seit rund 3 Monaten nun in einer Teilzeitstelle in einer medizintechnischen Firma, zuerst als Lageristin, jetzt auch teilweise im Sekretariat und in der Buchhaltung.

Vor rund 10 Jahren hatte der Ausbruch einer Schizophrenie die heute 39-jährige Sandra S. aus dem normalen Leben gerissen. Sie war von Wahnvorstellungen verfolgt, isolierte sich mehr und mehr, ging praktisch nicht mehr aus der Wohnung. Es folgten ein stationärer Klinikaufenthalt, der Stellenverlust als Laborantin vor 3 Jahren, die Verfügung einer Rente und die Beschäftigung in einer WfbM. Vor 4 Monaten wurde Sandra S. ins Job Coach Projekt auf-

▼

genommen. Mit der Unterstützung des Job Coachs bewarb sie sich für die in der Zeitung ausgeschriebene Stelle und wurde auch zum Vorstellungsgespräch vom Job Coach begleitet. Als sie die Zusage erhielt, brach sie in Freudentränen aus. Heute fühlt sich Sandra S. an ihrem Arbeitsplatz »gut aufgenommen«. Sie merkt zwar, wie sie langsamer ist als die andern, beginnt aber wieder Fuß zu fassen, auch im Leben außerhalb des Betriebs. Der Job Coach kommt mindestens alle 14 Tage in die Firma und schaut, dass es nicht durch wohlgemeinte Förderung seitens der Vorgesetzten zu einer Überforderung kommt. Aber auch telefonisch steht er sowohl Sandra S. als auch dem Vorgesetzten jederzeit zur Verfügung.

Bis ein Betrieb bereit ist, eine psychisch behinderte Person zu beschäftigen, braucht es »sehr viel Überzeugungskraft«. Diese Erfahrung macht die Leiterin des Job Coach Projekts tagtäglich beim Kontaktieren von Firmen: »Meine Hauptarbeit besteht darin, bei Personalchefs und Betriebsinhabern Vorurteile und Ängste abzubauen«. Zum Beispiel die Angst, jemand könnte im Betrieb etwas Schlimmes anstellen, etwa einen Brand legen oder gar Suizid begehen. Auch für die Wiedereingliederung von Sandra S. brauchte es Ausdauer. Dass die medizintechnische Firma mitmachen würde, war keineswegs von Anfang an selbstverständlich. Die Firma hatte noch nie eine psychisch kranke Person beschäftigt. In der Geschäftsleitung kam es zu heftigen Diskussionen, ob man sich überhaupt auf das Experiment einlassen wolle. Unter anderem wurde eine zu große Belastung der andern Mitarbeitenden befürchtet. Schließlich setzte sich der Firmeninhaber durch: »Wenn jemandem eine Chance gegeben werden kann, soll auch die Wirtschaft ihre soziale Verantwortung wahrnehmen«.

24.7   Wovon hängt der Integrationserfolg eigentlich ab?

Wie dargestellt, ist die berufliche Wiedereingliederung auf den allgemeinen Arbeitsmarkt für alle Menschen mit psychischen Beeinträchtigungen zwar wünschenswert, aber nicht immer realistisch. Eine erfolgreiche Integration hängt wesentlich, aber nicht ausschließlich von individuellen Faktoren des Rehabilitanden ab. Deshalb wurden zahlreiche Studien zur Identifizierung generalisierbarer Erfolgsprädiktoren durchgeführt. Cook und Razzano (2000) kommen in ihrem Übersichtsartikel zum Schluss, dass soziale Fertigkeiten sowie das Fehlen von Negativsymptomen und kognitiven Defiziten die besten Prädiktoren für eine erfolgreiche berufliche Wiedereingliederung bei an Schizophrenie erkrankten Patienten sind. In eigenen Untersuchungen (Hoffmann u. Kupper 1997a; Hoffmann et al. 1998, 2000, 2003) kamen wir zu weitgehend damit übereinstimmenden Ergebnissen mit der Ergänzung, dass eine resignative Haltung des Patienten einen zentralen Prädikator für einen zukünftigen Misserfolg darstellt. Zahlreiche Studien kommen zudem übereinstimmend zum Ergebnis, dass das frühere und aktuell in der Werkstatt beobachtete Arbeitsverhalten der beste Prädikator für das zukünftige sei (Anthony u. Jansen 1984; Hoffmann et al. 2003).

Neben diesen individuellen Faktoren bestimmen aber auch kontextuelle Faktoren, in welchem Maße Menschen mit psychischen Beeinträchtigungen dauerhaft in den allgemeinen Arbeitsmarkt integriert werden können. Die Bereitschaft der Betriebe, Menschen mit psychischen Beeinträchtigungen anzustellen, hängt von einer ganzen Reihe von Faktoren ab: der allgemeinen Konjunkturlage, dem Ausmaß der Arbeitslosigkeit, tarif- und lohnpolitischen Rahmenbedingungen, dem Geschäftsgang des betreffenden Betriebes, der ethischen Grundhaltung der Geschäftsleitung, der Bereitschaft, wenig Qualifikation erfordernde Nischenarbeitsplätze zu erhalten und nicht wegzurationalisieren und schließlich den staatlichen Auflagen bzw. Fördermaßnahmen (wie z. B. Schaffung von gesetzlichen Rahmenbedingungen und Gewährung von Subventionen oder Steuererleichterungen).

Den Arbeitgebern des allgemeinen Arbeitsmarktes sollten mehr Anreize geschaffen werden, vermehrt auch Menschen mit psychischen Beeinträchtigungen einzustellen: z. B. staatliche Finanzierungshilfen für Arbeitgeber, die in größerem Umfang spezielle Arbeitsplätze für Behinderte einrichten, Senkung des Anstellungsrisikos für den Arbeitgeber durch die Einführung einer vorübergehenden oder dauerhaften Befreiung von Sozialversicherungsbeiträgen oder Entlastung der Arbeitgeber von administrativen Aufgaben, die in Zusammenhang mit der Behindertenbeschäftigung stehen.

Ein weiterer Faktor für eine erfolgreiche Integration stellt die Qualität der Integrationsprogramme dar; es stellt sich mit anderen Worten die Frage, wie hilfreich die einzelnen Programme für die Rehabilitanden sind. Es sollte dabei eine Eintrittsselektion stattfinden unter Verwendung von Erhebungsinstrumenten und Testverfahren, welche die oben genannten Prädiktorvariablen abbilden. Mittels einer solchen Selektion kann einerseits der Einsatz der allgemein knappen finanziellen und personellen Ressourcen optimiert werden. Andererseits werden die mit einer Aufnahme geweckten Hoffnungen auf eine Teilhabe am Arbeitsleben auf dem allgemeinen Arbeitsmarkt nicht unnötig enttäuscht. Auch sollten Integrationsprogramme neben einer zeitlichen Limitierung periodische Verlaufsevaluationen als Grundlage zu Standortbestimmungen bezüglich des weiteren Fortganges des Programms vorsehen.

24.8 Mittels welcher zusätzlicher Angebote ließe sich der Rehabilitationserfolg weiter erhöhen?

Bevor den Menschen mit psychischen Beeinträchtigungen geholfen wird, ihr Rehabilitationsziel zu wählen, sollte von den Betreuern in einem ersten Schritt erfasst werden, ob die Betroffenen sich bereit für die Rehabilitation erleben (»readiness for rehabilitation«, Cohen et al. 1997). Wenn das Assessment in gewissen Bereichen Defizite aufzeigt, werden diese angegangen, indem die entsprechenden Fertigkeiten trainiert werden, das Selbstvertrauen gestärkt und die Motivation zum Erreichen des Zieles gefördert wird. Der sich dadurch einstellende Gesinnungswandel verbunden mit dem gewonnen Vertrauen, von den Betreuern die notwendige Unterstützung zu erhalten, stärkt das Commitment. Das Assessment macht zudem allen Beteiligten deutlich, was eigentlich wer von wem erwartet. Wird dies versäumt, läuft man Gefahr, unterschiedliche Ziele zu verfolgen, ohne es zu wissen.

Wichtig für den Erfolg des Rehabilitationsprozesses ist, dass der Rehabilitand motiviert ist, das angestrebte Ziel zu erreichen und an den Erfolg glaubt. Motivation wächst im Prozess und es ist damit die Entwicklung von Ermutigung, Selbstvertrauen und Hoffnung verbunden. Die positive Erwartung der Rehabilitanden, der Angehörigen und der Betreuer hat sich als einer der wichtigsten Prognosefaktoren erwiesen (Hoffmann et al. 2000, 2003).

Es erscheint uns deshalb wichtig, zukünftig kognitiv-verhaltenstherapeutische Therapieprogramme zu entwickeln, die zum Ziel haben, fatalistische Kontrollüberzeugungen und resignative Copingstrategien in eine Haltung zu wandeln, die geprägt ist von Zuversicht und der Überzeugung, dass es sich lohnt, nicht aufzugeben, sondern zu versuchen, das eigene Schicksal wieder selbst in die Hand zu nehmen. Damit könnte ein wichtiger Beitrag geleistet werden, dem Chronifizierungsprozess Einhalt zu gebieten und den Rehabilitionsprozess zu fördern.

Neben dem Arbeitstraining sollten therapeutische Angebote fester Bestandteil aller Rehabilitationsprogramme sein, seien dies kognitiv-verhaltenstherapeutische Verfahren, Training sozialer Fertigkeiten oder andere gezielte Gruppenangebote.

Besonders sei das Therapieprogramm für den Wohn-, Arbeits- und Freizeitbereich (WAF; Roder et al. 2002) hervorgehoben. Das Unterprogramm Arbeit kann unabhängig von den beiden anderen Unterprogrammen verwendet werden. Die ersten Ergebnisse sind sehr ermutigend. Was bisher jedoch noch fehlt, ist eine Untersuchung, ob sich der berufliche Wiedereingliederungserfolg durch den Einsatz des WAF-Programms verbessern lässt.

Über diese Trainingsprogramme hinaus spielen alle therapeutischen Angebote eine wesentliche Rolle, die zur Rückfallprophylaxe beitragen, denn eine erneute

Krankheitsepisode kann zum Stellenverlust führen und die bisherigen Integrationsbemühungen zunichte machen. Gerade bei Schizophrenen ist deshalb die Sicherstellung einer kontinuierlichen Neuroleptikamedikation von großer Bedeutung. Bond et al. (1997) weisen zudem auf mehrere Studien hin, die belegen, dass der Integrationserfolg wesentlich besser ist, wenn die Nachbetreuung durch einen gemeindepsychiatrischen Dienst erfolgt. Auch Reker et al. (1996) konnten zeigen, dass eine Begleitung durch einen psychosozialen Fachdienst zu einem signifikant längeren Arbeitsverhältnis auf dem allgemeinen Arbeitsmarkt führt. Nach 3 Jahren waren noch 58% von einem psychosozialen Fachdienst begleiteten Behinderten in einem Arbeitsverhältnis auf dem allgemeinen Arbeitsmarkt.

Eine weitere wichtige Aufgabe des Integrationsprogramms ist die Vermittlung von Trainingsarbeitsplätzen, Arbeitspraktika oder Arbeitsplätzen auf dem allgemeinen Arbeitsmarkt. Die Vermittlung erfordert eine individuelle Herangehensweise, was sowohl den inhaltlichen, als auch den zeitlichen Rahmen betrifft. Deshalb darf sie nicht nur eine Zusatz-, sondern muss eine Hauptaufgabe der in einem Integrationsprojekt tätigen Mitarbeiter sein. Auch sollten die Rehabilitanden während des ganzen Programms und v. a. an den Trainingsarbeitsplätzen und während der Arbeitspraktika gut entlohnt werden, da dies zu besseren Rehabilitationsergebnissen führt (Bell u. Lysaker 1997; Bryson et al. 2002). Als nützlich hat sich erwiesen, wenn in den Betrieben ein umfassendes Dienstleistungspaket angeboten wird, inklusive Übernahme der Lohnkosten bis zur Festanstellung und der »Rücknahmegarantie« bei unüberwindbaren Schwierigkeiten. Letztere reduziert auf beiden Seiten die Angst vor einem Misserfolg und erhöht so die Bereitschaft der Betriebe, Arbeitsplätze für Menschen mit psychischen Beeinträchtigungen zur Verfügung zu stellen.

Damit die Integration in den allgemeinen Arbeitsmarkt auch von längerfristiger Dauer ist, bedarf es unbedingt einer kontinuierlichen Nachbetreuung am Arbeitsplatz. Diesem Aspekt wird oftmals zuwenig Bedeutung beigemessen, da es auf Seiten des Programms meist an personellen Ressourcen mangelt, der Kostenträger diese Leistung nicht vergütet, der Arbeitgeber die Notwendigkeit dafür unterschätzt, ebenso wie der Rehabilitand, der froh ist, endlich ein normales Leben führen zu können. Der psychisch Behinderte bedarf jedoch gerade in dieser schwierigen Phase der Arbeitsaufnahme und Einarbeitung in einen Betrieb des allgemeinen Arbeitsmarktes eine Begleitung, handelt es sich doch dabei um die psychisch kritische Situation des Aufbaus einer neuen, beruflich bestimmten Identität und des Verlassens der Patientenrolle. Letzteres führt nicht selten zum Absetzen der Medikation und unter dem erhöhten Arbeitsstress zu einem erneuten Auftreten einer akuten Symptomatik. Die begleitenden Dienste sind deshalb eine der elementar notwendigen Voraussetzungen zur beruflichen Integration von Menschen mit psychischen Beeinträchtigungen.

24.9 Welchen Qualitätskriterien muss berufliche Rehabilitation zukünftig genügen?

Abschließend soll basierend auf den bisherigen Ausführungen aufgelistet werden, welche Qualitätskriterien zur Sicherung des Zugangs zu Arbeit und Beschäftigung zukünftig zu erfüllen sind (s. auch Pörksen et al. 2002; Mecklenburg 1999):

- Für jeden Menschen mit psychischer Beeinträchtigung ist frühzeitig mit ihm zusammen eine integrierte Behandlungs- und Rehabilitationsplanung zu erarbeiten, ausgehend von seinen Neigungen, Interessen, Fähigkeiten und Zielen. Dabei ist der regionale Arbeitsmarkt zu berücksichtigen. Die Planung wird in jeweils überschaubaren Zeiträumen überprüft und angepasst.
- Bei Eintritt in jede Rehabilitationseinrichtung soll ein umfassendes Assessment durchgeführt und in der Folge periodisch mittels Verlaufsevaluationen wiederholt werden.
- Die Selektion der Rehabilitanden muss sich mehr an deren Motivation orientieren.
- Im Rehabilitationsprozess und nicht nur beim Supported Employment ist eine fortlaufende kontinuierliche Begleitung und Koordination durch eine Bezugs-/Unterstützungsperson verbindlich festzulegen und zu gewährleisten, idealerweise in Form der integrierten Behandlung und Rehabilitation.
- Mitarbeiter der beruflichen Rehabilitationseinrichtungen sollten vermehrt über fundierte psychiatrische Erfahrung verfügen.
- Alle am Rehabilitationsprozess Beteiligten müssen ihre Aktivitäten und Hypothesen vernetzen und aufeinander abstimmen.
- Bei den Leistungen zur Teilhabe am Arbeitsleben ist das Normalisierungsprinzip zu berücksichtigen. Realistische Arbeitskontexte während des Trainings sind besser als therapeutische oder rehabilitative. Danach hat die Erbringung von Leistungen im betrieblichen Kontext Vorrang vor Leistungen in speziellen Rehabilitationseinrichtungen (Prinzip: Erst platzieren und dort rehabilitieren). Ebenso hat die Nutzung von Ressourcen im betrieblichen Umfeld (Unterstützung und Anleitung durch Kollegen und Vorgesetzte) Vorrang vor Leistungen durch Fachkräfte der beruflichen Rehabilitation und Integration sowie vor psychiatrischen Hilfen. Dennoch sollte man die Betriebe nicht »allein« lassen, sondern ihnen den nötigen Support zukommen lassen.
- Die Leistungen zur Teilhabe am Arbeitsleben müssen wohnortnah verfügbar sein, um dem Menschen mit

psychischer Beeinträchtigung die Integration im vertrauten sozialen Umfeld zu gewährleisten und die Kontinuität tragender therapeutischer Beziehungen zu ermöglichen.

- Der Zugang zu Hilfen zur Teilhabe am Arbeitsleben muss entsprechend dem im Einzelfall bestehenden Bedarf an Unterstützung und Förderung barrierefrei möglich sein und auch »niederschwellige«, motivierende Angebote zur Entwicklung und Entdeckung von Neigungen und Fähigkeiten umfassen.
- Leistungen zur Teilhabe am Arbeitsleben sind frühzeitig in Betracht zu ziehen und mit ihnen ist entsprechend dem individuellen Bedarf rechtzeitig – bereits in der Akutbehandlung – und ohne Wartezeit zu beginnen.
- Wichtig ist ebenfalls die Zusammenarbeit mit anderen Einrichtungen, die auf dem gleichen Gebiet tätig sind, namentlich mit den psychiatrischen Diensten, die für die Langzeitbetreuung der Rehabilitanden zuständig sind. Diese Einrichtungen sollen sich nicht als konkurrierend erleben, sondern als sich ergänzend.
- Der Rückfallprophylaxe ist vermehrt Aufmerksamkeit zu widmen, denn eine erneute Krankheitsepisode kann die bisherigen Rehabilitationsanstrengungen zunichte machen.
- Es muss die Möglichkeit zu einer flexiblen Anpassung der Hilfen bei einem wechselnden Hilfebedarf wie auch der Anforderungen an den Menschen mit psychischer Beeinträchtigung an eine diskontinuierliche Leistungsfähigkeit bestehen (flexible personenbezogene Arbeitsgestaltung). Schwankungen in der Leistungsfähigkeit bzw. Belastbarkeit oder der Übergang von Maßnahmen sollten nicht zwangsläufig einen Wechsel des Arbeitsortes nach sich ziehen.
- Problematisch ist die Fragmentierung der Versorgung chronisch psychisch Kranker: Finanzierung aus getrennten Töpfen von sich immer deutlicher gegenseitig abgrenzenden Kostenträgern, Realisierung durch unterschiedliche Trägerschaften. Psychische Krankheit und psychische Behinderung bestehen und wirken gleichzeitig als Eines. Es sind zwei Seiten der gleichen Münze.

In der Schweiz sind mittlerweile alle subventionierten Rehabilitationseinrichtungen vom Bundesamt für Sozialversicherung verpflichtet worden, ein Qualitätsmanagementsystem einzuführen mit Zertifizierungspflicht (z. B. nach ISO-Norm). Dies macht unter Umständen einen Wechsel der bisherigen Unternehmensstrategie nötig. Im Zentrum sollen dabei die Bedürfnisse und Präferenzen des Rehabilitanden stehen. Solch ein Systemwechsel wird erleichtert durch die Erfassung dessen, was zu ändern als notwendig erlebt wird und entsprechendes Training des Teams in den dazu notwendigen Fertigkeiten, sowie durch den Aufbau eines unterstützenden Milieus. Solche prozesshaften

Veränderungen brauchen oft mehrere Jahre Zeit (Anthony et al. 2002).

24.10 Schlussfolgerungen

Der Wunsch von Menschen mit psychischen Beeinträchtigungen, lieber auf dem allgemeinem Arbeitsmarkt zu arbeiten, ist gut nachvollziehbar. Trotz eines mittlerweile gut ausgebauten besonderen Arbeitsmarktes, der zwar eine Alternative zur Arbeitslosigkeit, aber nur bedingt zu einer Stelle auf dem allgemeinen Arbeitsmarkt darstellt, bestehen im Bereich der beruflichen Integration psychisch Kranker in den allgemeinen Arbeitsmarkt im deutschsprachigen Raum immer noch große Defizite. Arbeitet ein psychisch Kranker erst einmal in einer Stelle auf dem besonderen Arbeitsmarkt, sind die Chancen klein, dass er je eine auf dem allgemeinen Arbeitsmarkt erhält. Er bleibt in der Folge ausgegrenzt, was nicht nur für ihn nachteilig ist, sondern auch für die nichtbehinderte und damit normbildende Arbeitswelt. Die Betriebe des allgemeinen Arbeitsmarktes dürfen nicht aus ihrer sozialen Verantwortung gegenüber Menschen mit psychischen Beeinträchtigungen entlassen werden. Der besondere Arbeitsmarkt sollte deshalb so lange nicht weiter ausgebaut werden, bis sich der Weg über begleitete Integrationsprogramme mit kompetitiven und beschützten Arbeitsplätzen auf dem allgemeinen Arbeitsmarkt als nicht gangbar erwiesen hat.

Würde man alle Menschen mit psychischen Beeinträchtigungen systematisch anhand der Erfolgsprädiktoren bezüglich ihrer Chancen auf einen kompetitiven Arbeitsplatz auf dem allgemeinen Arbeitsmarkt überprüfen, käme man höchstwahrscheinlich zum Ergebnis, dass dies nur für einen geringen Teil von ihnen ein realistisches Ziel darstellt. Zu argumentieren, sie könnten deshalb nur auf dem besonderen Arbeitsmarkt beschäftigt werden, erscheint heutzutage mangels Alternativen zwar zutreffend, jedoch zu voreilig. Mit Hilfe von Supported-Employment-Projekten ließe sich die Zahl an durch Job Coachs längerfristig begleiteten kompetitiven oder beschützten Arbeitsplätzen auf dem allgemeinen Arbeitsmarkt ungeachtet der unterschiedlichen Situation zu den USA drastisch erhöhen.

> **Wichtig**
>
> Ziel soll, wenn immer möglich, die berufliche Integration in den allgemeinen Arbeitsmarkt sein.

Dieses Vorhaben ist deshalb von großer Bedeutung, da Menschen mit psychischen Beeinträchtigungen zahlenmäßig die größte Gruppe unter den Behinderten darstellen und gleichzeitig die bisher am stärksten stigmatisierte und auch im Berufsleben am meisten ausgegrenzte. Es hat sich gezeigt, dass der Erfolg der beruflichen Integration dann am dauerhaftesten ist, wenn eine langfristige, integrierte Betreuung durch einen Job Coach gemeinsam mit einem gemeindepsychiatrischen Team erfolgt.

Zusammenfassend lassen sich die Vorteile des Supported Employment wie folgt darstellen:

- Arbeitsplätze auf dem allgemeinen Arbeitsmarkt sind sozial integrierender als solche des besonderen Arbeitsmarktes.
- Der allgemeine Arbeitsmarkt hat mit Abstand das differenzierteste Arbeitsplatzangebot. Es lassen sich hier wesentlich mehr Behinderte in Arbeitsplätze integrieren, die ihren Neigungen und Fähigkeiten besser entsprechen, als dies auf einem besonderen Arbeitsmarkt je möglich wäre.
- Bisherige Integrationserfolge des Supported Employment sind nachhaltiger als mit Hilfe bisheriger Wiedereingliederungsprogramme.
- Der Verdienst ist für die Behinderten besser und
- die Kosten für den Träger sind geringer.

Das Supported Employment nützt also nicht nur vielen Behinderten und stellt eine echte Alternative zu einem Arbeitsplatz auf dem besonderen Arbeitsmarkt dar, sondern hat auch Vorteile für den Arbeitgeber und den Steuerzahler. Die Finanzierung der Supported-Employment-Projekte als WfbM mit dezentral auf den allgemeinen Arbeitsmarkt ausgelagerten Arbeitsplätzen sollte eine solche langfristige Betreuung unter der bestehenden Gesetzgebung möglich machen. Gleichzeitig können den Arbeitgebern genügend Anreize – zusammen mit einem umfassenden Dienstleistungspaket – geboten werden.

Seyfried kehrte bereits 1987 den Satz: »Rehabilitation sei der Schlüssel zum Dauerarbeitsplatz« um und sagte: »Für viele psychisch Behinderte gilt dieser Satz auch umgekehrt. Der Dauerarbeitsplatz ist Schlüssel ihrer Rehabilitation. Vielen gibt erst die Konstanz personaler und raumzeitlicher Bezüge die notwendige Sicherheit zur persönlichen Entwicklung«

Die in der wirtschaftlichen Hochkonjunktur von der Schweizerischen Sozialversicherung entwickelte Devise: »Eingliederung vor Rente« muss deshalb heute immer mehr in Frage gestellt werden.

> **Wichtig**
>
> »Eingliederung mit Rente« stellt für viele in ihrer Leistungsfähigkeit eingeschränkte psychisch Behinderte eine echte Alternative dar.

Es braucht entsprechend flexible Entlohnungssyteme, d. h. Leistungslohn mit (Teil-)Rente, und daraus existenzsichernde Einkommen. Die Möglichkeit zur Zahlung eines Minderleistungsausgleichs als Lohnkostenzuschuss an den Arbeitgeber sollte auch dann möglich sein, wenn ein psychisch Behinderter in seinem Leistungsvermögen län-

gerfristig eingeschränkt ist, ohne aber deswegen schwerbehindert sein zu müssen. Zudem hilft ein solches Modell Sparen von teuren, für die jeweiligen Anbieter sehr lukrativen, Wiedereingliederungsprogrammen, deren Nutzen oft fraglich ist, da die Wiedereingliederung nicht selten in der eigenen Einrichtung endet.

Die Anzahl der Plätze in WfbM wurde in den letzten Jahren weiter aufgestockt. Nach wie vor ist die Zahl der Wiedereingliederungseinrichtungen und Integrationsfirmen sowie der Supported-Employment-Projekte viel zu gering.

Es stellt sich zudem die Frage, inwieweit zur Abschätzung des möglichen Rehabilitationserfolges die heute weit verbreiteten monatelangen Abklärungsaufenthalte in dafür speziell eingerichteten Institutionen und die Durchführung umfangreicher Testbatterien zukünftig noch nötig sind. In Bern sind wir deshalb dazu übergegangen, die Rehabilitanden nach einem zweiwöchigen Abklärungsaufenthalt rasch möglichst auf eine Arbeitsstelle auf dem allgemeinen Arbeitsmarkt zu platzieren. Zwei Wochen scheinen uns ausreichend zu sein, sich ein Bild zu machen über das Arbeits- und Sozialverhalten des Rehabilitanden, ob er durch soziale und neurokognitive Defizite nicht zu stark in seiner Leistungsfähigkeit eingeschränkt ist und ob er motiviert ist, aktiv einen Beitrag zu leisten, das angestrebte Ziel zu erreichen.

Die eingangs gestellte Frage, wer sich wem anzupassen habe, hat sich – so hoffe ich – mittlerweile beantwortet. Es sind nicht allein die Menschen mit psychischen Beeinträchtigungen, die sich anzupassen haben, damit sie am Arbeitsleben teilhaben können, sondern umgekehrt auch die Gesellschaft und in erster Linie wir Professionellen. Unsere Haltungen und die daraus resultierenden Angebote haben wir immer wieder dahingehend zu hinterfragen, ob sie wirklich den Bedürfnissen der Betroffenen entsprechen.

Literatur

Anthony WA, Jansen, MA (1984) Predicting the vocational capacity of the chronically mentally ill. Research and policy implications. Am Psychologist 39: 537–544

Anthony WA, Cohen M, Farkas M, Gagne C (2002) Psychiatric rehabilitation, 2nd edn. Center for Psychiatric Rehabilitation, Boston University

Badelt C, Österle A (1992) Supported Employment – Erfahrungen mit einem österreichischen Modell zur beruflichen und sozialen Integration behinderter Menschen. In: Badelt C (Hrsg) Geschützte Arbeit. Böhlau, Wien, S 79–136

Barlsen J, Bungart J, Hohmeier J, Mair H (1997) Monitäre Kosten-Nutzen-Analyse von Fachdiensten zur Integration von Menschen mit geistiger Beeinträchtigung auf dem allgemeinen Arbeitsmarkt. In: Landschaftsverband Westfalen-Lippe, Hauptfürsorgestelle (Hrsg) Argument-Sonderbände zum Schwerbehindertenrecht Nr. 3. Landschaftsverband Westfalen-Lippe

Bell MD, Lysaker PH (1997) Clinical benefits of paid work activity in schizophrenia: 1-year followup. Schizophr Bull 23: 317–328

Becker DR, Drake RE (1994) Individual placement and support: A community mental health center approach to vocational rehabilitation. Community Ment Health J 30: 193–206

Bond GR (1996) Outcomes from supported employment programs for people with severe mental illness. Presentation at the World Association for Psychosocial Rehabilitation World Congress, Rotterdam, The Netherlands, April 1996

Bond GR (1998) Principles of the individual placement and support model: empirical support. Psychiatr Rehab J 22: 11–23

Bond GR, Dietzen LL, McGrew JH, Miller LD (1995) Accelerating entry into supported employment for persons with severe psychiatric disabilities. Rehabilitation Psycholology 40: 75–93

Bond GR, Drake RE, Mueser KT, Becker DR (1997) An update on supported employment for people with severe mental illness. Psychiatr Serv 48: 335–346

Bryson G, Lysaker P, Bell M. (2002) Quality of life benefits of paid work activity in schizophrenia. Schizophr Bull 28: 249–257

Bundesamt für Sozialversicherung (2002) IV-Statistik 2002. Statistiken zur sozialen Sicherheit. EAMZ, Bern

Bundesmisterium für Arbeit und Sozialordnung (2001) Lebenslagen in Deutschland. Der erste Armuts- und Reichtumsbericht der Bundesregierung. Bundesministerium für Arbeit und Sozialordnung, Bonn

Ciolek A (1995) »Erst plazieren – dann qualifizieren« – Erfahrung mit unterstützter Beschäftigung von Menschen mit geistiger Behinderung auf dem ersten Arbeitsmarkt. Hamburger Arbeitsassistenz. In: Dörner K (Hrsg) Jeder Mensch will notwendig sein. Jakob von Hoddis, Gütersloh, S 176–182

Cohen M, Anthony WA, Farkas M (1997) Assessing and developing readiness for psychiatric rehabilitation. Psychiatr Serv 48: 644–646

Cook JA, Wright ER (1995) Medical sociology and the study of severe mental illness: Reflections on past accomplishments and directions for future research. J Health Social Behav 36: 95–114

Cook JA, Razzano L (2000) Vocational rehabilitation for persons with schizophrenia: Recent research and implications for practice. Schizophr Bull 26: 87–103

Crowther R, Marshall M, Bond G, Huxley P (2000) Vocational rehabilitation for people with severe mental illness (Cochrane Review) In: The Chochrane Library, Issue 3. Update Software, Oxford

Dörner K (1986) Lebenslänglich arbeitslos, weil minderwertig. Jakob van Hoddis, Gütersloh

Drake RE, McHugo GJ, Becker DR, Anthony WA, Clark RE (1996) The New Hampshire study of supported employment for people with severe mental illness. J Consult Clin Psychology 64: 391–399

Drake RE, McHugo GJ, Bebout RR, Becker DR, Harris M, Bond GR, Quimby E (1999) A randomized clinical trail of supported employment for inner-city patients with severe mental disorders. Arch Gen Psychiatry 56: 627–633

Eikelmann B, Reker T (1994) Rehabilitation psychisch Behinderter in den Werkstätten für Behinderte? Fakten, Ergebnisse, Empfehlungen. Krankenhauspsychiatrie 5: 66–70

Ewert P (1995) Der zweite Arbeitsmarkt schafft Arbeit auch für psychisch Kranke und Behinderte. In: Dörner K (Hrsg) Jeder Mensch will notwendig sein. Jakob van Hoddis, Gütersloh, S 37–44

Fabian, E (1992) Longitudinal outcomes in supported employment: A survival analysis. Rehabilitation Psychology 37: 23–35

Hoffmann H (2002) Das Berner Job Coach Projekt. In: Schmidt-Zadel R, Pörksen N (Hrsg) Teilhabe am Arbeitsleben – Arbeit und Beschäftigung für Menschen mit psychischen Beeinträchtigungen. Aktion Psychisch Kranke. Psychiatrie-Verlag, Bonn, S 105–129

Hoffmann H, Kupper Z (1996) Patient dynamics in early stages of vocational rehabilitation – A pilot study. Compr Psychiatry 37: 216–221

Hoffmann H, Kupper Z (1997a) Relationships between social competence, psychopathology and work performance and their predic-

tive value for vocational rehabilitation of schizophrenic outpatients. Schizophr Res 23: 69–79

Hoffmann H, Kupper Z (1997b) PASS – Ein integratives Programm zur beruflichen Wiedereingliederung chronisch psychisch Kranker. In: Dittmar V, Klein HE, Schön D (Hrsg) Die Behandlung schizophrener Menschen – Integrative Therapiemodelle und ihre Wirksamkeit. Roderer, Regensburg, S 65–88

Hoffmann H, Schlatter M (1990) Überlegungen zur Schaffung gemeindenaher Tagesstätten. Sozialpsychiatr Information 3: 38–44

Hoffmann H, Kupper Z, Kunz B (1998) Predicting schizophrenic outpatients behavior by symptomatology and social skills. J Nerv Ment Disease 186: 214–222

Hoffmann H, Kupper Z, Kunz B (2000) The impact of hopelessness on rehabilitation outcome in schizophrenia. Schizophr Res 43: 147–158

Hoffmann H, Kupper Z, Zbinden M, Hirsbrunner H-P (2003) Predicting the vocational capacity of schizophrenia outpatients enrolled in a vocational rehabilitation program. Social Psychiatry Psychiatr Epidemiol 38: 76–82

Jacobs H, Wissusik D, Collier R et al.(1992) Correlations between psychiatric disabilities and vocational outcome. Hospital Community Psychiatry 43: 365–369

König A, Schalock RL (1993) »Begleitete Arbeit«: Chancengleichheit für schwerstbehinderte Männer und Frauen. Rehabilitation 32: 55–64

Marrone J, Balzell A, Gold M (1995) Employment supports for people with mental illness. Psychiatr Serv 46: 707–712

McCaughrin WB, Ellis WK, Rusch FR, Heal LW (1993) Cost-effectiveness of supported employment. Ment retardation 31: 41–48

McHugo GJ, Drake RE, Becker DR (1998) The duration of supported employment effects. Psychiatr Rehabilitation J 22: 55–61

Mecklenburg H (1999) Zwölf Thesen für eine langfristig erfolgreiche berufliche Integration psychisch Kranker und Behinderter. Psychiatr Prax 26: 227–232

Pörksen N, Brill K-E, Jäger B, Gredig C (2002) »Bestandsaufnahme zur Rehabilitation psychisch Kranker« – Eine Zusammenfassung. In: Schmidt-Zadel R, Pörksen N (Hrsg) Teilhabe am Arbeitsleben – Arbeit und Beschäftigung für Menschen mit psychischen Beeinträchtigungen. Aktion Psychisch Kranke, Psychiatrie-Verlag, Bonn, S 356–395

Reker T, Eikelmann B, Hagenbrock M, Inhester ML, Soggeberg C, Spangenberg J, Wethkamp B (1996) Begleitende Hilfen im Arbeitsleben für psychisch Kranke und Behinderte (Forschungsbericht 257, Sozialforschung). Bundesministerium für Arbeit und Sozialordnung, Bonn

Reker T, Eikelmann B (1999) Prädiktoren einer erfolgreichen beruflichen Eingliederung. – Ergebnisse einer prospektiven Studie. Psychiatr Prax 26: 218–223

Roder V, Brenner HD, Müller D et al. (2002) Development of specific social skills training programmes for schizophrenia patients: Results of a multicentre study. Acta Psychiatr Scand 105: 363–371

Rogers ES, Sciarappa K, MacDonald-Wilson K, Danley K (1995) A benefit-cost analysis of a supported employment model for persons with psychiatric disabilities. Eval Program Plan 18: 105–115

Seyfried E (1987) Neue Arbeitsformen für psychisch Behinderte. In Bundeskongess für Rehabilitation (Hrsg) Rehabilitation – Herausforderung für alle. Modernes Lernen, Dortmund

Seyfried E (1992) Von stationärer Arbeitstherapie zur beruflichen Integration psychisch Kranker. In: Borsi GM (Hrsg) Arbeitswelt und Arbeitshandeln in der Psychiatrie – Perspektiven für die Zukunft. Hogrefe, Göttingen Bern Toronto Seattle

Shafer MS, Huang H-W (1995) The utilization of survival analyses to evaluate supported employment services. J Vocat Rehabilitation 5: 103–113

Solinski S, Jackson HJ, Bell RC (1992) Prediction of employability in schizophrenic patients. Schizophr Res 7: 141–148

Soziotherapie

Ralf-Michael Frieboes

Soziotherapie wird in der psychiatrischen Behandlung als das dritte Standbein neben Psychopharmakotherapie und Psychotherapie angesehen. Allerdings ist der seit Jahrzehnten verwendete Begriff nicht definiert und wird sehr unterschiedlich verstanden. Erbrachte Soziotherapie erlaubt noch keine eindeutige Zuordnung der Behandlung zu Akut- oder Rehabilitationsmaßnahmen. Die ambulante Soziotherapie gemäß § 37a Sozialgesetzbuch (SGB) V ist im Unterschied zur stationären Behandlungsform eine klar umschriebene Leistung innerhalb der kurativen Akutbehandlung.

25.1 Klassischer Soziotherapiebegriff

Seit Jahrzehnten wird in der Psychiatrie der Begriff »Soziotherapie« verwendet. Eine Literaturrecherche ergab, dass es sich bei der Soziotherapie um eine vorwiegend in deutschsprachigen Ländern eingesetzte Therapieform handelt. Erkennbar ist, dass sich die meisten Arbeiten mit der einer Sozialtherapie vergleichbaren Therapie als sozialwissenschaftlichem Ausdruck oder der Schizophreniebehandlung (im stationären Bereich) beschäftigen. ◻ Tabelle 25.1 gibt einen Überblick darüber, wie der Begriff Soziotherapie sehr unterschiedlich gebraucht wird.

> **Wichtig**
>
> In wissenschaftlichen Arbeiten wird Soziotherapie entweder als umschriebene medizinische Behandlungsmethode oder eher sozialwissenschaftlich als Betreuung im sozialen/familiären Umfeld des Patienten mit Schizophrenie verstanden. Zwei Aspekte sind hervorzuheben:
> 1. Soziotherapie in Verbindung mit Arbeitstherapie dient zur Verringerung von Krankenhausbehandlungsbedürftigkeit.
> ▼

> 2. Soziotherapie ist jede rehabilitative Maßnahme zur Wiedereingliederung in die Gesellschaft.
>
> Eine einheitliche, klare oder verbindliche Definition besteht nicht.

25.2 Stationäre Soziotherapie

Verbreitet wird unter dem Oberbegriff Soziotherapie eine stationäre Behandlungsmethode verstanden. Sie bezieht das psychosoziale Umfeld des Patienten in die Behandlung unterschiedlicher Psychosen (manisch-depressive Erkrankung, endogene Depression, Borderline-Syndrom, paranoide Psychose, Psychosen mit symptomatischem Alkoholmissbrauch) ein. Wesentliche Bestandteile des Therapiekonzepts stellen **Psycho-** und **Soziotherapie** im eigentlichen Sinne, **Arbeits- und Beschäftigungstherapie** sowie **kreative Ansätze** dar (Wildberger 1992).

Die Soziotherapiestation im Bezirkskrankenhaus Haar wurde bereits 1966 gegründet und dient zur rehabilitativen Behandlung insbesondere schizophrener Patienten unter besonderer Berücksichtigung des sozialen Umfelds (Steinböck 1993). Es liegt eine deskriptive katamnes-

25

□ **Tabelle 25.1.** Beispiele zum Gebrauch des Begriffs Soziotherapie

Autor und Jahr	Soziotherapie im Zusammenhang mit	Einzelheiten zum Studiendesign
Bossert et al. 1990	Verhaltenstherapeutischen Interventionen	Standardisiertes Training der sozialen Kompetenz zur Wirksamkeitssteigerung neuroleptischer Langzeittherapie
Lorenzen 1992	Gemeindepsychiatrischer Arbeit	Für schizophrene Patienten mit zusätzlich bestehendem Substanzmissbrauch (Doppeldiagnose) dient die sozialtherapeutische Behandlung zur Rückfallverhütung
Theilemann 1993	Socioenvironmental therapy	Soziotherapie wird verglichen mit kognitiver Verhaltenstherapie (integrierte psychologische Therapie) zur Beeinflussung kognitiver Störungen bei schizophrenen und schizoaffektiven Psychosen
Resch 1994	Kinder- und Jugendpsychiatrie	Bei der Behandlung schizophrener Psychosen des Kinder- und Jugendalters dient die Soziotherapie zur Stabilisierung von Ich-Strukturen und Stützung einer altersabhängigen Entwicklung
Katschnig 1995	Langzeitbehandlung	Einbeziehung von Patienten und Angehörigen als gleichberechtigte Partner der professionellen Helfer während der Schizophreniebehandlung
Ciompi 1995	Emotionalen psychosozialen Faktoren	Das Zusammenleben mit Angehörigen bestimmt insbesondere auch die emotionalen Faktoren, die dann wieder auf den Verlauf der schizophrenen Erkrankung Einfluss nehmen
Wunderlich et al. 1996	Familienbetreuung	Familienbetreuung zusammen mit kognitiven Therapiemethoden ergaben einen Mehreffekt gegenüber der rein medikamentösen und unspezifischen Behandlung
Winklhofer 1996	Psychotherapeutischer Vorgehensweise als Logotherapie	Eher tiefenpsychologische Betrachtungsweise von soziotherapeutischen und psychotherapeutischen Vorgehensweisen zur Behandlung einer Gruppe von psychotischen Patienten, die unter zahlreichen Krankheitsepisoden und einem chronischen Verlauf mit Residualsymptomatik litten
Reker u. Eikelmann 1997	Arbeitstherapie	In einer Population von 83 langzeithospitalisierten schizophrenen Patienten ergaben sich Hinweise, dass Sozio-/Arbeitstherapie einen positiven Einfluss auf Hospitalisationsraten hat
Katschnig 1998	Sozialwissenschaftlichem Ansatz	Soziale Beziehungen schizophrener Patienten zu ihrer Umwelt können eine schwere Belastung darstellen, diese können zum anderen aber therapeutisch genutzt werden
Brenner et al. 2000	Integrativer Schizophrenietherapie	Soziotherapie als ein Teil neben pharmakologischen, psychoedukativen, psychotherapeutischen Maßnahmen im Rahmen eines multidimensionalen Vorgehens

tische Studie an 34 Patienten zu Auswirkungen eines stationären soziotherapeutischen Programms vor. Die Soziotherapie beinhaltet hier Psychotherapie nach **transaktionsanalytischer Methode**, Arbeitstraining sowie Training sozialer Fähigkeiten. Die Patienten der Untersuchungsgruppe wurden mit denen einer Kontrollgruppe, die keine derartigen soziotherapeutischen Maßnahmen erhielt, verglichen. Sie wiesen eine im Vergleich zu der Kontrollgruppe deutliche Verbesserung der Lebensqualität in verschiedenen Dimensionen auf: Lebensumstände,

sinnvolle Beschäftigung in Arbeit und Freizeit, Kontrolle der Krankheitssymptome, Medikamentencompliance und Lebenszufriedenheit verbesserten sich (Leuteritz u. Landl 1996).

Daneben existiert eine besondere Form der Soziotherapie, die **Tanz-Sozialtherapie** (»dance-sociotherapy«): Im Vordergrund der Tanz-Sozialtherapie stehen Haltungswechsel, tänzerischer Dialog und tänzerische Identifikation als Form einer Gruppenpsychotherapie insbesondere für schizophrene Patienten (Neugebauer 1996).

Die in einem besonderen stationären Rahmen stattfindende, einer Wohngruppe vergleichbare **Milieutherapie** verfolgt einen Ansatz, der den einzelnen Patienten in der Beziehung zu seiner direkten Umwelt sieht. Das integrative psycho- und soziotherapeutische Behandlungskonzept der **Soteria**, einer milieutherapeutischen Wohngemeinschaft in Bern, ist als Beispiel zu nennen. Die Milieutherapie ist an den Erkenntnissen des biopsychosozialen Schizophreniemodells orientiert, die Soziotherapie wird in diesem Fall als Behandlungsmaßnahme vor dem Hintergrund biologischer, psychischer und sozialer Prozesse als komplexe dynamische Systeme verstanden (Ambuehl u. Schiepek 1994).

> **Fallbeispiel**
Ein 23-jähriger Patient kommt wegen zunehmender Produktivsymptomatik mit imperativen Stimmen auf Veranlassung seiner Eltern zur ersten stationären Behandlung. Nach dem Abitur, das mit durchschnittlichen Leistungen bestanden worden sei, habe der Patient einige Monate in der Karibik verbracht, dort wohl auch große Mengen an Cannabis konsumiert. In den letzten Jahren sei er keiner geregelten Berufstätigkeit oder Ausbildung nachgegangen, habe zeitweise als Gerüstbauer gearbeitet. Zunehmend habe er sich sozial zurückgezogen, sei – mit Ausnahme einer sporadischen Selbstversorgung mit Cannabis – antriebsarm und gleichbleibend affektflach zuhause im Bett geblieben.
Nach der Aufnahme werden die ausgeprägten akustischen Halluzinationen mit einem klassischen Neuroleptikum schnell und zuverlässig behandelt. Der Patient berichtet nun sein alles überdeckendes Empfinden, seine Seele baumele an seinem Körper herunter. Wochen der akutstationären Behandlung vergehen auch nach Umstellung auf ein atypisches Neuroleptikum bei stabiler Teilremission der Produktivsymptomatik, jedoch ohne Veränderung der Negativsymptome. Es gelingt nicht, den antriebsarmen, desinteressierten Patienten durch übliche ergo-/beschäftigungstherapeutische Maßnahmen und aktivierende Verhaltenstherapie zur Teilnahme an weiterführenden Aktivitäten oder Eigeninitiative zu motivieren. Die Stimmung bleibt indifferent, oberflächlich ausgeglichen, nicht depressiv.
Schließlich wird der Patient nach 12 Behandlungswochen auf eine Soziotherapiestation verlegt. Es wird bei Diagnosestellung Schizophrenie nach ICD-10 das Vorliegen eines **amotivationalen Syndroms**, dessen Existenz und Beziehung zu schizophrenen Psychosen in der internationalen Literatur umstritten ist, diskutiert.
In dem beschriebenen Fall zeigte auch die gezielte rehabilitative Behandlung im Sinne überdurchschnittlicher psychiatrischer Bemühungen im sozialen Umfeld mit intensiver Anleitung zur individuellen Arbeitstherapie und Freizeitgestaltung (Steinböck 1993) über Monate nur sehr langsam bescheidene Erfolge.

25.3 Soziotherapie im teilstationären Rahmen

Genauer soll auf das soziotherapeutische Konzept im teilstationären, tagesklinischen Bereich eingegangen werden (Reker 1999).

Der Begriff Soziotherapie bedeutet, dass psychische Krankheiten durch Behandlungsansätze im sozialen Umfeld therapeutisch beeinflusst werden können. Es wird gleichzeitig angenommen, dass eben dieses soziale Umfeld an der Entstehung und Aufrechterhaltung der Erkrankung Anteil hat. Für soziotherapeutische Maßnahmen sind im Vorfeld eine klare Indikation, Ziel, Hypothesen über die Wirkweise, Beachten möglicher Nebenwirkungen sowie eine Vorstellung über die Dauer der Behandlung festzulegen. Soziotherapie kann dann einerseits einzelne, umschriebene Maßnahmen, wie z. B. familientherapeutische Gespräche, andererseits aber auch komplexe Interventionen, z. B. das Versetzen eines Patienten in eine veränderte soziale Umgebung (z. B. eine Station, eine Tagesklinik oder eine beschützte Werkstatt) beinhalten.

Eine stationäre oder eine tagesklinische Aufnahme ist unabhängig von anderen therapeutischen Maßnahmen auch immer eine soziotherapeutische Intervention. Pragmatisch können soziotherapeutische Maßnahmen in der Psychiatrie in vier Bereiche aufgeteilt werden:

- die Milieutherapie, zu der die bewusste und planmäßige Gestaltung von Umgebungsbedingungen, inklusive der sozialen Umgangsformen, gehört;
- die Ergotherapie, wobei sich diese nicht auf kreatives Gestalten beschränkt, sondern auch Training alltagspraktischer Fähigkeiten umfasst;
- die Arbeitstherapie
- sowie Interventionen in einzelnen Lebensbereichen der Patienten, in der Familie, im Freizeitbereich oder am Arbeitsplatz.

Reker beruft sich auf eine Hypothese der **optimalen sozialen Stimulation**, die besagt, dass insbesondere bei Patienten mit einer Schizophrenie Unterstimulation zu einer Verstärkung der Negativsymptomatik, ein überstimulierendes Milieu andererseits zu einer Zunahme akut psychotischer Desintegration führen kann. Ein therapeutisches oder angemessenes Milieu vermeidet diese beiden Extreme und bietet ein individuell verträgliches Maß an Anforderung, Stimulation, Unterstützung und Rückzugsmöglichkeiten. Die Effektivität soziotherapeutischer Maßnahmen ist nach wissenschaftlichen Kriterien nur schwer erfassbar und zu belegen. Viele Einschätzungen beruhen deshalb auf klinischer Praxis, Erfahrungen und beschreibenden Konzepten. Außer für familientherapeutische Interventionen liegen nur für die Effekte der Arbeitstherapie eindeutige Befunde vor (Reker u. Eikelmann 1997).

25

Zusammenfassung

Das stationäre Therapieverfahren Soziotherapie ist nicht einheitlich definiert. In allen Fällen umfassen soziotherapeutische Ansätze mehrere einzelne Behandlungsaspekte, die komplex verknüpft werden. Entsprechend der sozialwissenschaftlichen Grundausrichtung einiger Autoren wird ein gesellschaftspolitisches Verständnis der Soziotherapie als Sozialtherapie gebraucht. Dieses hat mit der medizinischen Soziologie und psychologischen Psychotherapie Überschneidungen. Es bezieht sich auf psychiatrische Erkrankungen, deren Verursachung und deren Behandlungsmöglichkeiten im gesellschaftlichen Umfeld. Die seit Jahren in stationären Einrichtungen durchgeführte Soziotherapie (vorwiegend bei schizophrenen Patienten) basiert allerdings auf einem rationalen, den Patienten stützenden, pragmatischen, nicht wissenschaftstheoretisch fundierten Verständnis einer komplexen Behandlung (Reker 1999; Steinböck 1993) vor dem Hintergrund des biopsychosozialen Krankheitsmodells.

25.4 Ambulante Soziotherapie als Krankenkassenleistung in Deutschland

Nachdem die ambulante Soziotherapie (AST) als eigenständige Leistung der gesetzlichen Krankenversicherung im § 37a in das Sozialgesetzbuch (SGB V) Einzug erhalten hat, findet derzeit die Implementierung in den psychiatrischen Versorgungsstrukturen statt. Die von dem Bundesausschuss der Ärzte und Krankenkassen festgelegten Soziotherapie-Richtlinien beinhalten Angaben über

- Voraussetzungen, Art und Umfang der Leistung,
- die Krankheitsbilder, bei deren Behandlung im Regelfall AST erforderlich ist,
- die Ziele, den Inhalt, den Umfang, die Dauer und die Häufigkeit der AST,
- die Voraussetzungen, unter denen Ärzte zur Verordnung von AST berechtigt sind,
- die Anforderungen an die Therapiefähigkeit des Patienten, und schließlich
- Inhalt und Umfang der Zusammenarbeit des verordnenden Arztes mit dem Leistungserbringer.

Die Patienten müssen schwer psychisch erkrankt sein, sie sollen nicht selbstständig in der Lage sein, ärztliche oder ärztlich verordnete Leistungen in Anspruch zu nehmen. Darüber hinaus muss eine Krankenhausbehandlung vermieden oder aber verkürzt werden, und es soll bei den in Frage kommenden Krankheitsbildern **im Regelfall** die AST erforderlich sein. Patienten, die an einer schweren Erkrankung aus dem Spektrum schizophrener Krankheiten leiden, kommen in erster Linie in Betracht. Im besonderen Maße benötigen diese Patienten Hilfe, ärztlich verordnete Leistungen selbstständig in Anspruch zu nehmen. Geschieht das nicht, wird häufig eine (erneute) Krankenhausbehandlung notwendig. Es handelt sich hierbei um die klassischen Drehtürpsychiatriepatienten. Bei schweren affektiven Störungen ist AST zwar vermutlich nicht im Regelfall angezeigt, wird jedoch im Einzelfall, z. B. bei Vorliegen einer wahnhaften Symptomatik, erforderlich, damit der Erkrankte wieder ärztlich verordnete Leistungen selbstständig in Anspruch nehmen kann und eine Krankenhausbehandlung vermieden wird. Andere Diagnosegruppen erfüllen die im Gesetz genannten Voraussetzungen zur Inanspruchnahme von AST nur zum Teil. Neben einer Orientierung an der Diagnose und der Erfassung des globalen sozialen Funktionsniveaus als Ausdruck der Schwere der Erkrankung (»global assessment of functioning scale«, GAF-Skala 1989), ist die Indikation zur Verordnung der AST durch Feststellung von Funktions- bzw. Fähigkeitsstörungen zu überprüfen. Der Begriff **Fähigkeitsstörungen** weist dabei allerdings nicht auf eine Klassifikation nach ICIDH hin und charakterisiert die Leistung nicht automatisch als rehabilitative Maßnahme.

Anleitung und Motivation zum selbstständigen Aufsuchen des niedergelassenen Facharztes und der ärztlich verordneten Leistungen sind das Hauptziel der AST. Einige untergeordnete Inhalte der AST tragen dazu bei:

- Kontaktaufnahme zu dem Patienten zu Beginn der Behandlung, um eine tragfähige Beziehung herzustellen;
- Motivation des Patienten, ärztliche Gespräche, Medikamentenverordnung, Ergotherapie oder physikalische Therapie, die er später selbstständig in Anspruch nehmen soll, anzunehmen und für sich als sinnvoll einzuschätzen;
- Bahnung einer Unterstützung durch Familienangehörige, Freunde und Bekannte des Patienten;
- Abbau psychosozialer Defizite des Patienten, Auffrischen oder Aufbau sozialer Kontakte.

Neben der **Anleitung zur Inanspruchnahme** der anderen ambulanten psychiatrischen Therapiemaßnahmen ist die wichtigste Komponente die **Koordination** dieser Maßnahmen. Zur Koordinierung der ärztlich verordneten Leistungen wird der soziotherapeutische Leistungserbringer nicht nur die Koordination im Sinne einer kalendarischen Strukturierung übernehmen, sondern auch die inhaltliche Absprache aller anderen Therapeuten miteinander unterstützen. Diese koordinierende Funktion der AST bedeutet, dass die Soziotherapie im ambulanten Rahmen anderweitig erbrachte oder zu erbringende Leistungen selbst nicht ersetzen soll. AST beinhaltet keine rein sozialarbeiterische Tätigkeit, keine ergotherapeutischen Aufgaben, keine umfassende Krankheits- und Medika-

mentenaufklärung im Sinne von strukturierten psychoedukativen Gruppen und keine beruflichen Rehabilitationsmaßnahmen. AST setzt voraus, dass der Patient die
Therapieziele erreichen kann, insbesondere, dass es realitätsorientiert absehbar ist, dass er die ärztliche Behandlung selbstständig in Anspruch nehmen wird. Als Instrumente der Qualitätssicherung sind in den Soziotherapie-
Richtlinien Fallkonferenzen und die Erstellung sowie
laufende Überarbeitung des **soziotherapeutischen Be-
treuungsplans** obligat vorgesehen.

Das Konzept der AST weist inhaltlich Gemeinsamkeiten mit Ansätzen des ambulanten **Case-Managements** auf.
Allerdings sind wegen des gegliederten Versorgungssystems in Deutschland die Aktivitäten des soziotherapeutischen Leistungserbringers auf Therapiemaßnahmen, die
von der gesetzlichen Krankenversicherung bezahlt werden, beschränkt. Von Rentenversicherungsträgern oder
der Sozialhilfe finanzierte Therapie- oder Rehabilitationsmaßnahmen werden nicht übergreifend berücksichtigt, etwa im Sinne einer integrierten Behandlung. Aus diesem Grund ist auch der Vergleich mit internationalen gemeindepsychiatrischen Versorgungsstrukturen, z. B. dem
»assertive community treatment« in England (Becker
1998, ► s. auch Kap. 51), die die entsprechende Schnittstel-
lenproblematik des deutschen Versorgungssystems nicht
kennen, nur sehr begrenzt möglich.

Zusammenfassung

Für die ambulante Soziotherapie wird der Begriff medizinisch definiert und umfasst Anleitung und Motivation zur Inanspruchnahme ambulanter ärztlicher und
ärztlich verordneter Leistungen, wenn dadurch Krankenhausbehandlung vermieden oder verkürzt werden
kann, sowie deren Koordinierung bei Patienten, die
nicht in der Lage sind, diese Leistungen selbstständig
in Anspruch zu nehmen. Dadurch wird die Indikationsstellung auf eine bestimmte Patientenpopulation, sog.
Drehtürpsychiatriepatienten, eingegrenzt. Eine eigentliche Therapie des Patienten in seiner Umwelt,
etwa im Sinne einer komplexen Behandlungsstrategie
aus Ergo-, Arbeits-, Milieu-, Psycho- und Sozialtherapie
als Leistungsinhalt kann aus dem Gesetzestext nicht
abgeleitet werden. Es handelt sich um ein **begrenztes
ambulantes Behandlungsverfahren im medizinisch-psychiatrischen** Sinne und **nicht** um eine
Methode des sozialwissenschaftlichen Ansatzes, etwa
eine psychosoziale Therapie im ambulanten Bereich
(Frieboes 2003).

Aufgrund der Tatsache, dass abgesehen von der
Evaluation und analytischen Auswertung des **Modell-
projektes Ambulante Rehabilitation psychisch
Kranker** (Melchinger 1999) keine wissenschaftliche
▼

Validierung der Behandlungsmethode Soziotherapie,
weder im stationären noch im ambulanten Bereich und
auch nicht zur AST, vorliegt, kann bisher keine Beurteilung der Behandlungsmethode im Sinne der **»evidence
based medicine«** abgegeben werden. Entsprechend
Reker (1999) ist die Begründung der Methode Soziotherapie insgesamt als empirisch reduktiv zu bezeichnen. Es ist sinnvoll, Vergleiche mit intensiv untersuchten Therapiemaßnahmen der betreffenden
Patientengruppe, etwa der Psychoedukation, der Familientherapie und dem **»social skills training«** he-
ranzuziehen oder Erfahrungen in anderen Gesund-
heitssystemen, dem englischen oder italienischen, zu
diskutieren (Becker 1998).

Literatur

Ambuehl B, Schiepek G (1994) Soteria – ein integratives Behandlungs-
    konzept für Menschen mit psychotischen Störungen. In: Hutterer-
    Krisch R (Hrsg) Psychotherapie mit psychotischen Menschen.
    Springer, Wien, S 731–749
Becker T (1998) Gemeindepsychiatrie. Entwicklungsstand in England
    und Implikationen für Deutschland. Thieme, Stuttgart
Bossert S et al. (1990) Schizophrene auf das Leben vorbereiten. Psycho
    16 (11): 831–837
Brenner HD, Hoffmann H, Heise H (2000) Sozio- und Psychotherapie
    schizophrener Störungen. In: Helmchen H, Henn F, Lauter H,
    Sartorius N (Hrsg) Psychiatrie der Gegenwart, Bd 5. Springer Berlin
    Heidelberg New York, S 243–264
Ciompi L (1995) Der Einfluss psychosozialer Faktoren in der Schizo-
    phrenie, theoretische und praktisch-therapeutische Konsequen-
    zen. Schweiz Arch Neurologie Psychiatrie 146: 207, 209–214
Frieboes RM (2003) Soziotherapie gemäß § 37a SGB V – Psychiatrische
    Indikation, Leistungsbeschreibung und sozialrechtlicher Hinter-
    grund. Nervenarzt 74: 596–600
Katschnig H (1995) Soziotherapeutische Strategien in der Langzeit-
    behandlung der Schizophrenie. In: Fleischhacker WW, Hinter-
    huber H, König P (Hrsg) Die Behandlung schizophrener Erkran-
    kungen – Neue Entwicklungen. Verlag integrative Psychiatrie,
    Innsbruck, S 91–102
Katschnig H (1998) Rehabilitation bei Schizophrenie. Leitlinien für die
    Einbeziehung psychosozialer Maßnahmen. Wien Med Wochenschr
    148 (11/12): 273–280
Leuteritz R, Landl R (1996) Lebensqualität durch Soziotherapie. In:
    Strobl R (Hrsg) Schizophrenie und Psychotherapie. Edition pro
    mente, Linz, S 243–259
Lorenzen U (1992) Soziotherapeutische Behandlung ehemaliger Psy-
    chiatriepatienten mit der Doppeldiagnose Schizophrenie und
    Suchtmittelmissbrauch. In: Schwoon D, Krausz M (Hrsg) Psychose
    und Sucht. Lambertus, Freiburg i.Br., S 177–189
Melchinger H (1999) Ambulante Soziotherapie: Evaluation und ana-
    lytische Auswertung des Modellprojektes Ambulante Rehabilita-
    tion psychisch Kranker der Spitzenverbände der gesetzlichen
    Krankenkassen. Nomos, Baden-Baden
Neugebauer I (1996) Tanz-Sozialtherapie in der Psychiatrie: Beispiel
    einer Gruppenarbeit. Sozialtherapie 14: 29–41
Reker T (1999) Soziotherapie in der tagesklinischen Behandlung. In:
    Eikelmann B, Reker T, Albers M (Hrsg) Die psychiatrische Tages-
    klinik. Thieme, Stuttgart, S 61–71

Reker T, Eikelmann B (1997) Work therapy for schizophrenic patients: Results of a 3-year prospective study in Germany. Europ Arch Psychiatry Clin Neuroscience 247: 314–319

Resch F (1994) Psychotherapeutische und soziotherapeutische Aspekte bei schizophrenen Psychosen des Kindes- und Jugendalters. Z Kinder Jugendpsychiatrie 22: 275–84

Steinböck H (1993) Soziotherapie im Bezirkskrankenhaus Haar. Sozialpsychiatr Information 23: 27–33

Theilemann S (1993) Beeinflussung kognitiver Störungen bei schizophrenen und schizoaffektiven Psychosen mit Hilfe kognitiver Therapie im Vergleich zur Soziotherapie. Nervenarzt 64: 587–93

Wildberger E (1992) Psychosentherapie – ein Modell der Rehabilitation. In: Hochgerner M, Wildberger E (Hrsg) Frühe Schädigungen – Späte Störungen. Beiträge aus der Sicht acht psychotherapeutischer Methoden. Facultas, Wien, S 127–146

Winklhofer W (1996) Erfahrungen im therapeutischen Umgang mit Psychosen. Existenzanalyse 13(3): 30–33

Wunderlich U, Wiedemann G, Buchkremer G (1996) Sind psychosziale Interventionen bei schizophrenen Patienten wirksam? Eine Metaanalyse. Verhaltenstherapie 6(1): 4–13

VI Ausdruckstherapeutische Verfahren

Ergotherapie

Theresa Witschi

Inmitten der Schwierigkeit liegt die Möglichkeit (Albert Einstein).

Das Kapitel gibt einen Überblick über theoretische Hintergründe der Ergotherapie, ihre Vorgehensweise und Zielsetzung. Der Schwerpunkt liegt auf der psychiatrischen Ergotherapie und ihrer Bedeutung für die psychiatrische Rehabilitation. Da die Arbeitsdiagnostik/Arbeitstherapie zentral ist für die psychiatrische Rehabilitation, ist ihr ein eigenes Kapitel gewidmet (▶ s. Kap. 8). Hier soll deshalb nicht darauf eingegangen werden. In beiden Kapiteln wird deutlich, dass der Rehabilitationsprozess sich so individuell gestalten sollte, wie die Menschen es sind, die ihn durchlaufen. Das macht die Ergotherapie zu einer flexiblen, zukunftsträchtigen Methode, die eine Schlüsselrolle bei der Wiedereingliederung psychisch beeinträchtigter Menschen einnimmt.

26.1 Begriffsklärung

Anne C. Mosey umschreibt den Auftrag der Ergotherapie umfassend:

> **Wichtig**
>
> Ergotherapeuten unterstützen ihre Klienten darin, ihre sozialen Rollen einzunehmen, für ihre persönlichen Bedürfnisse zu sorgen, zufriedenstellende zwischenmenschliche Beziehungen aufzubauen, an der Arbeitswelt teilzunehmen und ihre Freizeit sinnvoll zu gestalten (vergl. Götsch 1999).

Diese Definition der Ergotherapie, welche sowohl die soziale Ebene als auch den Bereich der Freizeit explizit erwähnt, ist für die psychiatrische Rehabilitation besonders passend. Sie verdeutlicht, dass Ergotherapeuten ihre Klienten ganzheitlich betrachten. Dabei legen sie den Schwerpunkt ihrer Arbeit je nach deren Situation und Bedarf fest. Die Ergotherapie ist ein Spezialberuf für das (Wieder-)Erlangen sinnerfüllter Handlungsweisen im Alltag und deshalb dafür prädestiniert, eine zentrale Rolle im Rehabilitationsprozess einzunehmen.

> **Wichtig**
>
> Ergotherapeuten behandeln Patienten aller Altersstufen mit psychotischen, neurotischen, psychosomatischen Störungen, Sucht- oder demenziellen Erkrankungen. Ergotherapie wird in stationären, teilstationären und ambulanten Einrichtungen in Einzel- oder Gruppentherapie angeboten und gilt als kassenpflichtige Leistung auf ärztliche Verordnung.

Ergotherapie als Gesundheitsfachberuf unterscheidet sich von der Medizin wesentlich darin, dass sie weniger auf Dysfunktion fokussiert ist, sondern darauf, wie Menschen trotz bestehender Schwierigkeiten und Behinderungen ein möglichst selbstbestimmtes Leben führen können.

Neue, erweiterte gesundheitspolitische Konzepte wie z. B. die im Rahmen der WHO entwickelte ICF (Internationale Klassifikation der Funktionsfähigkeit, Behinderung und Gesundheit) rücken neben den Ursachen v. a. die Auswirkungen von Krankheit und Funktionsdefiziten auf die Bewältigung des Alltags in den Vordergrund (vgl. Ewert et al. 2003). Dies hat zur Folge, dass die Aufmerksamkeit vermehrt auf die Stärkung verbleibender Ressourcen bzw. sinnvoller Hilfestellungen gelenkt wird. Diese Entwicklungen im Gesundheitswesen kommen dem Berufsverständnis der Ergotherapeuten mit ihrem alltagsbezogenen Ansatz sehr entgegen.

> **Zusammenfassung**
>
> Die Bedürfnisse der Betroffenen und die individuellen Anforderungen ihres Alltags und Lebensumfeldes stehen im Mittelpunkt der Therapie.

26.2 Philosophischer und theoretischer Hintergrund

Das wahre Sein des Menschen ist vielmehr seine Tat (Georg W. F. Hegel).

Rund um diese Feststellung kreisen alle theoretischen und praktischen Überlegungen von Ergotherapeuten. Sie gehen davon aus, dass sich jeder Mensch durch Handlungen ausdrückt und so seinen Beitrag zum Bestehen seiner sozialen Bezugssysteme leisten möchte. Andererseits vermuten sie, dass Handlungen Menschen hinsichtlich ihrer psychischen und physischen Befindlichkeit positiv beeinflussen. Das stellen sie auch in praktischen Erfahrungen fest. Handlungstheoretisch gesprochen liegt eine Handlung an der Schnittstelle zwischen dem Individuum und seinem sozialen Bezugssystem. In diesem Sinne hat die Handlung einerseits die Funktion, dem Menschen mit seinen physischen und psychischen Bedürfnissen gerecht zu werden, andererseits die Anforderungen der Umwelt zu erfüllen. Dabei kann sich die Person in einem Dilemma zwischen den beiden Anforderungen sehen und muss geeignete Kompromisse schließen können. Ist diese Kompromissbildung nicht oder nur in ungenügendem Masse möglich, so führt dies zu Einschränkungen in der Fähigkeit, sich sinnerfüllt und zielgerichtet zu betätigen (vgl. von Cranach et al. 1980; Blaser Csontos 1998, 2002). An dieser Stelle setzt die Ergotherapie an mit ihrem Ziel, den Patienten Selbstständigkeit und Lebensqualität zurückzugeben. Dabei stützt sie sich auf theoretische Grundlagen mehrerer geistes- und naturwissenschaftlicher Disziplinen. Die bedeutendsten sind Medizin, Biologie, Psychologie, Soziologie und Pädagogik.

26.2.1 Menschenbild und ergotherapeutische Grundhaltung

Ergotherapie geht von einem humanistischen Menschenbild aus, das den Menschen als in seiner Umwelt handelnd, kommunizierend und reflektierend sieht. Weiter geht die Ergotherapie davon aus, dass jedes Individuum das Recht darauf hat, seine Werte, Maßstäbe und Ziele selber festzusetzen, d. h. seine Entwicklungsmöglichkeiten im Rahmen sozialer Grenzen, nach persönlicher Wahl zu suchen. Dieser Grundsatz weist darauf hin, dass in erster Linie der Klient, nicht der Therapeut die Therapieziele bestimmt.

Wichtig

Die Patienten erhalten demnach in der Therapie die Möglichkeit, sich selbst zu helfen, sich der eigenen Schwierigkeiten und Verhaltensweisen bewusster zu werden, mehr Eigeninitiative zu entwickeln und somit selbstständiger und selbstbewusster zu werden (Scheiber 1995).

Hilfe zur Selbsthilfe ist ein alter Grundsatz der Ergotherapie, der heute im Begriff »Empowerment« (Wiedererlangen von Macht und Kontrolle durch das Verstärken von Selbstbestimmung und Selbstwert) als Grundhaltung aller Gesundheitsberufe konzeptualisiert wird (▶ s. Kap. 12).

Zusammenfassung

Die ergotherapeutische Grundhaltung zeichnet sich als handlungsorientiert, ressourcenbezogen, alltagsrelevant und klientenzentriert aus.

26.2.2   Ergotherapeutische Praxismodelle

Die ergotherapeutischen Praxismodelle systematisieren die ausgewählten **theoretischen Konzepte** unterschiedlicher Disziplinen (z. B. Philosophie, Psychologie, Soziologie, Systemtheorie). So werden sie für und von Ergotherapeuten in einen logischen, nachvollziehbaren, erklärenden und unterstützenden Zusammenhang mit ihren **praktischen und berufsbezogenen Fragen** gebracht. Konzeptionelle Modelle sollen es den Ergotherapeuten ermöglichen, ihr ureigenes theoretisches und praktisches Wissen zu untermauern und es in der Praxis weiterzuentwickeln. Ergotherapeutische Praxismodelle machen somit auch deutlich, wie sich das ergotherapeutische Denken und Vorgehen von dem anderer Professionen unterscheidet (vgl. Hagedorn 1999).

Ein konzeptionelles Modell für die ergotherapeutische Praxis soll:

a) Grundannahmen über Aufgaben und Gegenstandsbereich der Ergotherapie theoretisch begründen,

b) Konzepte zur Erklärung verschiedener Aspekte einer ergotherapeutischen Behandlung bieten (z. B. das Phänomen Handlungsfähigkeit einordnen, beschreiben und erklären),

c) den ergotherapeutischen Problemlösungsprozess (vgl. Abschn. 26.3) unterstützen, indem es Arbeitsinstrumente für die Praxis zur Verfügung stellt.

26.2.3   Bedeutung der Praxismodelle für die Ergotherapie

Erste ergotherapeutische Praxismodelle entstanden in den 70er Jahren und gingen von den angloamerikanischen Ländern aus. Dort wird Ergotherapie an der Universität vermittelt, so dass wissenschaftliche Ansätze in die therapeutische Arbeit mit Patienten einzufließen begannen. Es handelte sich dabei durchweg um biopsychosoziale Modelle, die Gesundheit bzw. Krankheit als Folge von biologischen, psychologischen und sozialen Entwicklungen definieren. Im deutschsprachigen Raum findet die Auseinandersetzung mit diesen Modellen seit einigen Jahren statt. Hier haben v. a. das **MOHO (Model of Human Occupation)** und das **CMOP (Canadian Model of Occupational Peformance)** mit dem Erfassungsinstrument **COPM (Canadian Occupational Performance Measure)** Eingang in die Praxis gefunden. Dies nicht zuletzt deshalb, weil sich die beiden Modelle in idealer Weise ergänzen: Das MOHO stellt verschiedene praxistaugliche und praxiserprobte Instrumente zur Verfügung (vgl. Kap. 8). Das COPM ist ein Instrument, mit dem Ergotherapeuten die persönlichen Zielsetzungen des Klienten erfragen, gewichten und den Therapieverlauf dokumentieren können (vgl. Sumison 2002).

Zwei Modelle aus der Schweiz beeinflussen zunehmend Praxis und Ausbildung: Das **Bieler Modell**, an der Schule für Ergotherapie Biel entwickelt, bietet ein umfassendes Raster zur ergotherapeutischen Diagnostik, Behandlungsplanung, Evaluation und Dokumentation (vgl. Nieuwesteeg u. Somazzi 2002). **Das Modell zur Erfassung und Förderung der Handlungsfähigkeit** von Blaser Csontos, basiert auf dem handlungstheoretischen Modell nach von Cranach und ist v. a. in der psychiatrischen Ergotherapie verbreitet. Handlungen werden als gezielt, bewusst, beabsichtigt und geplant definiert sowie als sozial und kognitiv gesteuert und energetisiert (von Cranach et al. 1980). Das Denkmodell und die dazu entwickelten Erfassungsinstrumente ermöglichen es den Ergotherapeuten, Defizite und Ressourcen im Handeln differenziert zu erfassen und darauf aufbauend die Therapie zu planen und zu evaluieren. Im Unterschied zu den oben erwähnten Modellen bietet das Handlungsmodell nach Blaser Csontos krankheitsspezifische Behandlungskonzepte an (Blaser Csontos 1991, 2003).

Zusammenfassung

Praxismodelle liefern ein Konzept dessen, wofür sich die Ergotherapie als Berufsfeld zuständig erklärt. Sie organisieren, strukturieren und systematisieren Wissen, welches für die konkrete ergotherapeutische Arbeit mit den Klienten von Bedeutung ist.

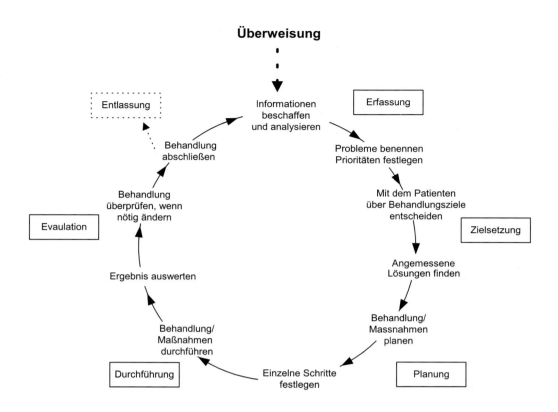

Überweisung

Der Ergotherapieprozess nach Hagedorn

◩ **Abb. 26.1.** Der Ergotherapieprozess in Anlehnung an Hagedorn

26.3 Ergotherapie als Problemlösungsprozess

Das ergotherapeutische Vorgehen, die Systematik, ist ein Problemlösungsprozess, in welchem die Stufen Erfassung, Zielsetzung, Planung, Durchführung und Evaluation durchgearbeitet werden (vgl. Hagedorn 2002, ◩ Abb. 26.1). Dieser Prozess hilft, komplexe Problemstellungen zu analysieren und Lösungen zu erarbeiten. Er verlangt vom Ergotherapeuten die Fähigkeiten:

- Informationen zu beschaffen und zu analysieren,
- Probleme zu benennen und Prioritäten festzulegen,
- Behandlungsziele zu formulieren und angemessene Lösungen zu finden,
- Entscheidungen über die notwendigen Schritte zu treffen,
- die Behandlung zu planen,
- die Behandlung durchzuführen,
- die Ergebnisse auszuwerten und die Behandlung zu überprüfen.

Die ergotherapeutische Erfassung (Diagnostik) und – darauf aufbauend – die Zielsetzung wird mit Hilfe der erwähnten Erfassungsinstrumente je nach Problemstellung,

Krankheitsbild und Krankheitsphase durchgeführt. Sie findet stets in einem praktischen Kontext statt (vgl. Kap. 8).

26.4 Therapeutischer Einsatz von Handlung[1]

Wichtig

Tätigsein erfordert vom Handelnden sensomotorische, geistige und zwischenmenschliche Fähigkeiten. Handlungen und damit verbundene Gegenstände und Materialien können im Handelnden angenehme und unangenehme Gefühle oder Erinnerungen wecken. Die in der Ergotherapie ausgeführten Tätigkeiten werden in Bezug auf den Handlungsverlauf, aber auch in Bezug auf dabei auftretende Gefühle und Gedanken hin reflektiert.

Die Fähigkeit, komplexe Handlungsabläufe zu koordinieren, ist ein zentraler Bestandteil der menschlichen Ent-

---

[1] In Zusammenarbeit mit Kathrin Sommerauer, Ergotherapeutin, Zürich.

wicklung und damit essenziell für das Menschsein, für das persönliche Wohlbefinden und das soziale Zusammenleben. Bei psychisch kranken Menschen sind unterschiedliche Stellen der Koordination und Verarbeitung von Handlungsschritten blockiert, so dass Handlungsabläufe verhindert oder fehlgeleitet werden. Eigene Wünsche, Bedürfnisse, Stärken und Schwächen können nicht mehr erkannt werden. Dies führt zu einer Reduktion des Selbstvertrauens und des Selbstwertgefühls sowie zu Vermeidungsstrategien und dadurch zu einer Einschränkung des Tätigkeitsspektrums und der Beziehungsfähigkeit (vgl. Scheiber 1995).

Der Ergotherapeut fordert den Patienten auf, bestimmte Aufgaben zu erledigen. Dabei geht er ergebnis- und prozessorientiert vor und wechselt bewusst zwischen den beiden Vorgehensweisen.

Beim **ergebnisorientierten** Ansatz geht es darum, ein mit dem Patienten vereinbartes konkretes Ziel in einem bestimmten Tätigkeitsfeld zu erreichen (z. B. selbstständige Zubereitung eines einfachen Essens für zwei Personen). Mit einem vorgegebenen Realisierungsweg der Planung, Durchführung, Überprüfung und Einüben von Handlungsabläufen umfasst, strebt der Ergotherapeut die selbstständige Durchführung der Aktivität an. Dabei kann er verschiedene Hilfestellungen anbieten, wie z. B. Vorzeigen, Abbildungen, schematische Darstellungen, Arbeitsanweisungen oder die verbale Vermittlung einzelner Schritte.

Der **prozessorienterte** Ansatz führt dazu, dass sich der Patient als handelnder und gestaltender Mensch erleben kann. Menschliches Handeln ist in der Regel nicht linear, sondern beeinflusst von vielen innerpsychischen und äußeren Faktoren; deshalb produziert der Patient in der Ergotherapie nicht nur etwas, sondern er stellt sich auch selber dar. Im Umgang mit verschiedenen Materialien und Abläufen können innere Prozesse sichtbar werden. Ergotherapeutisches Handeln kann deshalb auch Einblick in die innerpsychische Dynamik des Patienten geben. Die ausgeführte Handlung und das Werkstück gewinnen einen Symbolcharakter, indem der Patient seine Wünsche darauf projiziert, sich damit identifiziert, damit hadert, zufrieden oder ärgerlich sein kann. Im Gespräch werden diese innerpsychischen Vorgänge in eine für beide verständliche Sprache gebracht, damit ein Transfer auf eine alltägliche Situation des Patienten möglich wird (vgl. Scheiber 1995).

> **Wichtig**
>
> Der Fokus der Ergotherapie bleibt aber im Hier und Jetzt der Handlungsebene. Er beschäftigt sich nicht primär mit der innerpsychischen Dynamik und Konfliktbewältigung oder mit der psychosozialen Entwicklungsgeschichte des Patienten.

Diese Trennung ist nicht immer scharf und bedarf deshalb einer sehr bewussten Reflexion durch den Ergotherapeu-

ten. Die Erfahrung zeigt, dass gerade durch eine sorgfältige Abgrenzung gegenüber der Psychotherapie die Patienten selber den Zusammenhang und die Wechselwirkung zwischen ihrem innerpsychischen Zustand und dem Handeln verstehen lernen. Der Ergotherapeut verfügt über ein breites Spektrum von Interventionstechniken. In seiner persönlichen Weiterbildung (eigene Psychotherapie, Supervision, Weiterbildung in Gesprächsführung usw.) lernt er, diese qualifiziert einzusetzen.

26.5 Ergotherapeutische Mittel, Methoden und therapeutischer Rahmen

26.5.1 Mittel

Eine Besonderheit der Ergotherapie liegt darin, dass sie viele Variations- und Einsatzmöglichkeiten bietet und dabei einerseits auf ein breites Spektrum von Mitteln und Methoden zurückgreifen und andererseits an die institutionellen Rahmenbedingungen anpassen kann. Die gebräuchlichsten Therapiemittel sind:

- handwerklich/gestaltende Techniken,
- bildnerisches Gestalten,
- Literatur und Bildmaterial,
- Spiele,
- Musik und Bewegung,
- Alltagsverrichtungen (z. B. Kochen, Backen, Einkaufen, Tramfahren),
- Freizeitaktivitäten,
- Sozialtraining,
- kognitives Training (auch am Computer, z. B. Cog Pack),
- kognitiv-verhaltenstherapeutische Übungsprogramme wie IPT (Integriertes Psychologisches Therapieprogramm, Roder et al. l992) oder WAF (Wohnen Arbeit, Freizeit, Roder at al. 1995)

Die Therapiemittel können bezüglich der Methodik in strukturierter (z. B. Arbeitsanleitung, Leittextverfahren) oder freier Aufgabenstellung (z. B. freies Gestalten eines Themas) und in verschiedenen Schwierigkeitsgraden angeboten werden. Das bedeutet, dass die kognitiven Anforderungen den momentanen Möglichkeiten, Schwierigkeiten und Zielsetzungen des Patienten angepasst werden können (vgl. Hartmann 2002) und immer in Zusammenhang mit dem vereinbarten Fernziel stehen.

> **▸ Beispiel**
>
> Für eine depressive Patientin kann zu Beginn der Therapie das Ziel lediglich darin bestehen, regelmäßig die ergotherapeutische Gruppe zu besuchen, d. h. die Therapieeinheit mit Einstiegsphase, Aktivitätsphase und Abschlussphase zeitlich »durchzustehen«, ohne dabei selber schon aktiv
> ▼

sein zu müssen. Andererseits ist es für diese Patientin in der Rehabilitationsphase, d. h. kurz vor Klinikaustritt, ein realistisches und alltagsnahes Ziel, als Übungsschritt zurück in den Alltag, selbstständig den Einkauf für ein festgelegtes Menü der Kochgruppe zu planen und auszuführen.

Bezüglich des Einsatzes geeigneter Mittel ist es bei einer dekompensierten Hausfrau weniger angezeigt, Haushaltstraining einzusetzen. In der Regel stehen Schwierigkeiten bei der Erfüllung der ADL (Aktivitäten des täglichen Lebens) nicht im Vordergrund. Hausarbeit kann jedoch durch Leistungsdruck, Versagensängste und Überforderungsgefühle in der depressiven Phase häufig negativ besetzt sein. Handwerklich-kreative und gestaltende Medien hingegen haben für die meisten Patienten nichts Alltägliches. Bewertungsmuster sind noch nicht eingeschliffen. Deshalb können solche Medien ganz neue Erlebnisse und Erfahrungsmöglichkeiten bieten, unter der Voraussetzung, dass das eingesetzte Medium bei der Patientin positiv repräsentiert ist.

Zusammenfassung

Bedeutend für die ergotherapeutische Behandlung ist die Methodik, die therapeutische Haltung, der Kontext (Setting), in welchem die Therapie stattfindet, sowie die individuelle Anpassung des Anforderungsgrades, der Aufgabenstellung und der Zielsetzung an die individuelle Situation des Patienten unter Einbezug des Rehabilitationsziels.

26.5.2 Methoden

Scheiber beschreibt die kompetenzzentrierte, die ausdruckszentrierte und die interaktionelle Methode (Scheiber 1995).

Kompetenzzentrierte Methode

Wichtig

Der Einsatz der kompetenzzentrierten Methode soll dem Patienten eine bessere Orientierung und einen Bezug zur Realität ermöglichen.

Im Vordergrund steht das Training von verlorengegangenen oder nicht vorhandenen Fähigkeiten und Fertigkeiten. Dabei werden ausgewählte handwerkliche Techniken, alltags- oder freizeitbezogene Tätigkeiten, Übungen zum motorischen, sozialen oder kognitiven Training ausgeführt.

Ausdruckszentrierte Methode

Wichtig

Der Prozess des Gestaltens soll zur Erweiterung der Erlebnismöglichkeiten, der Handlungsfähigkeit und der Selbstreflexion beitragen.

Über kreativ-gestalterische Angebote, Materialien und Techniken wird der Patient dazu angeregt, sich selber besser wahrzunehmen, eigene Wünsche, Bedürfnisse, Gefühle zum Ausdruck zu bringen und zu reflektieren. Das Therapiemittel dient als Katalysator, als Ausdrucksmittel, als Mittel zur Selbstdarstellung und als Kommunikationsmittel. Dadurch wird beim Patienten eine psychische Entlastung und Stabilisierung angestrebt.

Interaktionelle Methode

Wichtig

Der Prozess des Gestaltens dient in erster Linie dem Training der sozialen Kompetenzen und der Selbstreflexion im Umgang mit anderen Menschen.

Die Auseinandersetzung der Gruppenmitglieder untereinander steht im Vordergrund des Interesses. Der einzelne Patient soll die Möglichkeit erhalten, sich selber innerhalb der Gruppe zu erleben, das eigene Gruppenverhalten zu reflektieren, allenfalls neue Verhaltensweisen zu trainieren und die Kommunikations- und Kontaktfähigkeit zu stärken.

Spezialqualifikationen

Zahlreiche im Bereich Psychiatrie tätige Ergotherapeuten erwerben sich Zusatzqualifikationen in einem spezifischen Gebiet, die sie dazu befähigen, das übliche ergotherapeutische Behandlungsangebot zu erweitern. Je nach Auftrag und institutionellen Bedingungen finden sich Methoden und Techniken des Psychodramas, der sensorischen Integrationstherapie, der konzentrativen Bewegungstherapie, der basalen Stimulation zur Demenzbehandlung, der Gestaltungstherapie, des Ausdrucksmalens, der Kunsttherapie sowie kognitiv-verhaltenstherapeutische Methoden.

Die Übergänge zwischen ausdruckszentrierter Methode, Gestaltungstherapie und Kunsttherapie sind fließend. Je nach persönlichen und fachlichen Kompetenzen des Ergotherapeuten erhalten die einzelnen Bereiche mehr Gewicht. Ihnen gemeinsam ist der Einsatz kreativer Medien in der Therapie. Die wesentlichsten Unterschiede nach Kubny-Lüke (1999) sind:

- **Ergotherapie:** Der Prozess des Gestaltens dient zur Erweiterung des Erlebnisspektrums und zur Selbstreflexion.

- **Kunsttherapie:** Der Prozess des Gestaltens an sich hat heilende Wirkung.
- **Gestaltungstherapie:** Der Prozess des Gestaltens und dessen kognitive Aufarbeitung birgt heilende Kräfte.

26.5.3   Therapieformen

Die häufigsten Therapieformen (Settings) lassen sich nach Scheiber in Einzeltherapie, Einzelarbeit in der Gruppe und Gruppenarbeit umschreiben (Scheiber 1995).

Einzeltherapie

Dieses Setting ermöglicht eine ungestörte Kontaktaufnahme, ein hohes Maß an Zuwendung und Unterstützung für den Patienten und ein hohes Maß an Konzentration auf den Therapieprozess.

> **Beispiel**
> Durch diese Therapieform kann eine Atmosphäre von Nähe entstehen, die besonders für schizophrene Patienten zu eng werden kann. Für depressiv Erkrankte oder Suchtpatienten kann sich die exklusive Zuwendung jedoch »verwöhnend« auswirken, d. h. zu einer ungewünschten Fixierung oder Abhängigkeit führen, welche weitere Entwicklungsschritte in einem Gruppensetting erschweren oder verunmöglichen kann.

Einzelarbeit in der Gruppe

Bei diesem Setting halten sich mehrere Patienten im Therapieraum auf, arbeiten aber mit individueller Zielsetzung und unterschiedlichen Materialien an ihrem eigenen Werkstück. Diese Therapieform ermöglicht es den Patienten, einerseits miteinander in Kontakt zu treten, sich gegenseitig zu unterstützen, sich zu vergleichen, einander Rückmeldung zu geben, aber auch sich zurückzuziehen und für sich zu arbeiten.

> **Beispiel**
> Für depressiv Erkrankte eignet sich dieses Gruppensetting besonders gut, da es hilft, Blockaden im Handeln und Denken zu überwinden und aus der Isolation herauszuführen. Das Arbeiten in einer Gruppe mit dem Fokus auf dem eigenen Werkstück erlaubt es dem Patienten, schrittweise und dosiert, wenn nötig mit der Unterstützung des Ergotherapeuten wieder in einen sozialen Kontext zurückzukehren, ohne dass die krankheitsbedingten, sozial-kommunikativen Probleme explizit zum Thema gemacht werden. So dient die Gruppe in mancherlei Hinsicht als Spiegel und Fenster zugleich (vgl. Schwegler 2001; Schwegler et al. 2003; Witschi et al. 2001).

Gruppenarbeit

Die Gruppenarbeit ermöglicht den Gruppenmitgliedern, eine Aufgabe gemeinsam zu bewältigen. Dieses Setting enthält immer interaktionelle Anforderungen, die je nach Aufgabenstellung und dem darin enthaltenen Entscheidungsspielraum unterschiedlich ausgeprägt sind. So arbeiten in der **Gemeinschaftsarbeit** alle Patienten am gleichen Werkstück, in der **Projektgruppe** alle Patienten während mehrerer Tage am gleichen Projekt, wobei die Planung und Durchführung des Projektes weitgehend in der Eigenverantwortung der Gruppe liegt.

> **Beispiel**
> Die Anforderungen an die zwischenmenschlichen Fähigkeiten sind in der Projektgruppe am ausgeprägtesten. Dieses Gruppensetting eignet sich daher besonders für Suchtpatienten sowie für psychosomatisch und psychoneurotisch Kranke. Die auftretenden sozioemotionalen Schwierigkeiten können thematisiert, reflektiert, verbessert und neue Umgangsweisen geübt werden. So können die Patienten auf zukünftige Anforderungen wie z. B. Leben in einem Wohnheim, einer WG, Umgang mit Kollegen oder Vorgesetzten am Arbeitsplatz vorbereitet werden.

26.6   Ergotherapie in der psychiatrischen Rehabilitation

Ergotherapeuten arbeiten eng mit anderen Berufsgruppen zusammen. Für eine erfolgreiche Behandlung ist die Abstimmung hinsichtlich des Rehabilitationszieles und des Behandlungsverlaufes unerlässlich. Das Rehabilitationsziel wird nach Abklingen der akuten Krankheitsphase vom therapeutischen Team gemeinsam mit dem Patienten entwickelt. Es ist eine allgemein gehaltene Formulierung dessen, was in Bezug auf die Lebensbereiche (Wohnen, Arbeit, Freizeit) erreicht werden soll (Scheiber 1995). Nur wenn Akutbehandlung und Rehabilitation reibungslos ineinander greifen, kann die Eingliederung in das alltägliche Leben erfolgreich stattfinden. Das heißt: Der Eingliederungsprozess endet nicht mit einer gezielten Maßnahme oder dem Ende einer Behandlung, sondern erst mit einer gesicherten Lebensperspektive für den Patienten.

26.6.1   Möglichkeiten, Grenzen und Entwicklungsbedarf der Ergotherapie

Der Beitrag der Ergotherapie im Rahmen der interdisziplinären psychiatrischen Rehabilitation ist gekennzeichnet durch ihre systematische Vorgehensweise und Ausrichtung der therapeutischen Interventionen auf das mit dem Klienten vereinbarte Rehabilitationsziel.

Ergotherapie ist indiziert bei eingeschränkter Handlungskompetenz in den Lebensbereichen:

- Wohnen, Selbstversorgung;
- Arbeit (▶ s. Kap. 8), arbeitsähnliche Tätigkeiten, Ausbildung;
- Tagesgestaltung, Freizeit, Teilhabe am gesellschaftlichen Leben.

> **Wichtig**
>
> Spezifische Indikationen und Zielsetzungen ergeben sich aus den individuellen Bedürfnissen der Klienten.

Fähigkeiten und Schwierigkeiten in der selbstständigen Lebensführung erfasst der Ergotherapeut differenziert aufgrund konkreter Situationen und Aktivitäten. Er unterstützt und fördert die Handlungskompetenz schrittweise und dosiert, d. h. er begleitet den Klienten in einem therapeutischen Prozess in der Umsetzung der vereinbarten Ziele (vgl. Kap. 8). Ergotherapie bietet den Klienten in dreierlei Hinsicht ein Übungs- und Erfahrungsfeld an, in welchem sie konkrete Unterstützung in lebenspraktischen Belangen erhalten:

- Übungs- und Erfahrungsfeldfeld im Umgang mit andern Menschen,
- Übungs- und Erfahrungsfeld im Umgang mit Gegenständen/Umwelt,
- Übungs- und Erfahrungsfeld im Umgang mit sich selber.

Entscheidend ist dabei die Gestaltung des therapeutischen Rahmens, der Raum für die Vor- und Nachbesprechung, die Analyse der Aktivität, die Reflexion der Situation und die Auseinandersetzung des Klienten mit seinen Fähigkeiten, Schwierigkeiten, Wünschen und Zielsetzungen bezüglich einer selbstständigen Lebensführung und daraus resultierenden Handlungskonsequenzen.

> **Kernbereiche der Ergotherapie**
>
> Ergotherapie beinhaltet:
>
> - Differenzierte Erfassung von Handlungs- und Sozialkompetenz
> - Differenzierte und dosierte Förderung von Handlungs- und Sozialkompetenz
> - Förderung von Eigenwahrnehmung und Reflexionsfähigkeit
> - Unterstützung von verbaler und nonverbaler Ausdrucksfähigkeit

Ergotherapie ist eine klientenzentrierte Behandlungsmethode. Der Behandlungsprozess wird individuell gestaltet, die komplexen Problemstellungen mit der Systematik des Problemlösungszyklus bearbeitet (▶ s. unter 26.3). Somit wird klar, weshalb die häufig gestellte Frage nach Tipps und Rezepten in der ergotherapeutischen Behandlung psychisch Kranker nicht beantwortet werden kann.

Grenzen der ergotherapeutischen Behandlung werden zum einen durch die Patienten selber gesetzt, d. h. durch ihren Gesundheitszustand, ihren Grad der Krankheitseinsicht, ihre Kooperationsfähigkeit oder Motivationslage. Zum andern werden sie durch das soziale Umfeld geprägt, das allenfalls eine positive Entwicklung des Klienten behindert, nicht zuletzt aber auch durch unflexible konzeptuelle, institutionelle und gesundheitspolitische Gegebenheiten.

Forderungen nach Qualitätssicherung und die Frage nach dem Nutzen einer Behandlung für den Patienten machen die Auseinandersetzung mit der Effektivität der ergotherapeutischen Behandlung notwendig. Resultate aus verschiedenen Patientenbefragungen ergeben, dass die ergotherapeutische Behandlung als hilfreich und unterstützend erlebt wird (vgl. Kipp et al. 2000, Schützwohl u. Olbrich 2000; Schwegler 2001; Schwegler et al. 2003; Witschi et al. 2001; Ziemann 2002). Studien über die Wirksamkeit der psychiatrischen Ergotherapie existieren im deutschsprachigen Raum jedoch kaum. Dies wohl aus verschiedenen Gründen. Zum einen sind Therapiestudien eine komplexe, methodisch herausfordernde Materie (vgl. Eikelmann 2002), zum andern wird die Ausbildung im deutschsprachigen Raum bisher nicht auf universitärer Ebene angeboten. Erst seit kurzem gibt es die Möglichkeit, in einem berufsbegleitenden Studium einen Masters-Abschluss zu erlangen.

Die Ergotherapeuten sind in Zukunft gefordert, die theoretischen Modelle und die Grundlagen zur Untermauerung der Profession in der Praxis umzusetzen. Es gilt, Konzepte und Erfassungsinstrumente in sinnvoller Weise in die Arbeit mit den Klienten zu integrieren und der Forderung nach Professionalisierung und Qualitätssicherung nachzukommen. Die Berufsgruppe muss vermehrt auch forschend tätig werden.

26.7 Schlussfolgerungen und wichtigste praktische Konsequenzen

Die psychiatrische Versorgung im deutschsprachigen Raum ist heute noch weitgehend auf die Institutionen ausgerichtet. Notwendig sind jedoch klientenorientierte Hilfsangebote, die flexibel gehandhabt den individuellen Bedarf der Klienten abdecken.

Das Gesundheitswesen steht international vor tief greifenden Umwälzungen. Die stationären Aufenthalte werden kürzer, was vermehrt teilstationäre (z. B. Kriseninterventionszentren, Akuttageskliniken), ambulante und sogar aufsuchende Hilfsangebote (z. B. Mobile Equipen) notwendig macht. Diese Entwicklung kommt der Ergotherapie sehr entgegen, wie auch der von der WHO – mit der Schaffung des ICF – postulierte Perspektivenwechsel. Er fokussiert nicht mehr auf die Dysfunktion (ICD-10), sondern auf die (verbliebenen) Funktionsfähigkeiten und Ressourcen. Schließlich zeichnet sich die Ergotherapie in ihrer Grundhaltung und Vorgehensweise von jeher als handlungsorientiert, ressourcenbezogen, alltagsrelevant und klientenzentriert aus. Damit nimmt Ergotherapie in der Zukunft eine Schlüsselrolle ein bei der Wiedereingliederung psychisch beeinträchtigter Menschen.

Literatur

Blaser Csontos M (1991) Die Förderung der Handlungsfähigkeit. Aufgezeigt am Beispiel der Ergotherapie in der Psychiatrie. Lizentiatsarbeit am Psychologischen Institut, Bern

Blaser Csontos M (1998) Modell zur Erfassung der Handlungsfähigkeit. Ergotherapie Rehabilitation 6: 448–452

Blaser Csontos M (2002) Über das Ausbalancieren von Anforderungen. Ergotherapie 9: 6–9

Blaser Csontos M (2003) Ergotherapie: Reflexion und Analyse. Handlungsfähigkeit in der Ergotherapie. Springer, Berlin Heidelberg New York

Cranach M von, Kalbermatten U, Indermühle K, Gugler B (1980) Zielgerichtetes Handeln. Huber, Bern

Eikelmann B (2002) Ist Soziotherapie eine wissenschaftliche Methode? In: Reuster T, Bach O (Hrsg) Ergotherapie und Psychiatrie. Thieme, Stuttgart, S 5–11

Ewert T, Cieza A, Stucki G (2003) Die ICF in der Rehabilitation. Ergotherapie Rehabilitation 1: 5–10

Götsch K (1999) Bedeutung der Sozialwissenschaften für die Ergotherapie. In: Scheepers C, Steding-Albrecht U, Jehn P (Hrsg) Ergotherapie – Vom Behandeln zum Handeln. Thieme, Stuttgart, S 50–65

Hagedorn R (1999) Praxismodelle der Ergotherapie. In: Jerosch-Herold C, Marotzki U, Hack BM, Weber P (Hrsg) Ergotherapie – Reflexion und Analyse. Konzeptionelle Modelle für die ergotherapeutische Praxis. Springer, Berlin Heidelberg New York, S 17–31

Hagedorn R (2002) Ergotherapie – Theorien und Modelle. Thieme, Stuttgart

Hartmann M (2002) Handwerklich-gestalterische Handlungen in der Ergotherapie Psychiatrie. Zertifizierungsarbeit am Fortbildungsseminar für Ergotherapeutinnen, Basel

Kipp J, Herda C, Schwarz HJ (2000) Wirkfaktoren der Ergotherapie. Ergotherapie Rehabilitation 6: 17–21

Kubny-Lüke B (1999) Psychosoziale Behandlungsmethoden und Behandlungsmittel. In: Scheepers C, Steding-Albrecht U, Jehn P (Hrsg) Ergotherapie – Vom Behandeln zum Handeln. Thieme, Stuttgart, S 325–349

Nieuwesteeg MT, Somazzi M (2002) Das Bieler Modell. In: Marotzki U (Hrsg) Ergotherapie – Reflexion und Analyse. Ergotherapeutische Modelle praktisch angewandt. Springer, Berlin Heidelberg New York, S 29–53

Roder V, Brenner HD, Kienzle N, Hodel B (1992) Integriertes Psychologisches Therapieprogramm (IPT) für Schizophrene Patienten. Psychologie Verlags Union, Weinheim

Roder V, Jenull B, Brenner HD, Heimberg D, Hirsbrunner A (1995) Kognitive Verhaltenstherapie bei schizophren Erkrankten im Wohn-, Arbeits- und Freizeitbereich. Verhaltenstherapie 5: 68–80

Scheiber I (1995) Ergotherapie in der Psychiatrie. Stam, Köln

Schützwohl B, Olbrich R (2000) Patientenbewertung stationärer psychiatrischer Ergotherapie. Psychiat Prax 27: 401–405

Schwegler K (2001) Ergotherapie bei depressiv Erkrankten. Inaugural-Dissertation, Medizinische Fakultät der Universität Zürich

Schwegler K, Hell D, Witschi T, Kambli U, Böker H (2003) Die Rolle der Handlungs- und Sozialkompetenz in der stationären Ergotherapie depressiv Erkrankter. Krankenhauspsychiatrie 14: 14–18

Sumison T (2002) Klientenzentrierte Ergotherapie. Thieme, Stuttgart

Witschi T, Breer-Hanimann C, Schwegler K, Böker H, Hell D (2001) Der Stellenwert der Ergotherapie bei depressiv Erkrankten im Rahmen eines multimodalen Behandlungskonzeptes. Ergotherapie 5: 22–25

Ziemann GH (2002) Der Stellenwert der Ergotherapie im stationären psychiatrischen Therapiekonzept. In: Reuster T, Bach O (Hrsg) Ergotherapie und Psychiatrie. Thieme, Stuttgart S 85–98

Kunsttherapie

Fritz Marburg

> »Kunst ist Geschmacksache (und über Geschmack lässt sich bekanntlich nicht streiten).«
> »Die Kunst ist tot.«
> »Kunst gibt nicht das Sichtbare wieder, sie macht sichtbar.«
> »Ernst ist das Leben, heiter ist die Kunst.«
> »Der Mensch ist nur da wahrhaft Mensch, wo er spielt.«
> »Jeder Mensch ist ein Künstler.«
> »Die Kunst ist schön, macht aber viel Arbeit.«
>
> Diesen oder jenen geläufigen oder gar volkstümlichen Standardsatz hat jeder zivilisierte Bürger unserer Breiten im Ohr, wenn von Kunst die Rede ist. Und kaum einer hat der Kunst gegenüber nicht längst sein Urteil gefällt und Stellung bezogen.
>
> Wird aber die Frage nach der Kunsttherapie gestellt, herrscht vielfach Verwunderung oder Rätselraten, manchmal von Skepsis, manchmal von Neugier begleitet. In der Praxis des täglichen Lebens gibt es aber immer mehr Menschen, die selbst oder über Berichte anderer mit Kunsttherapie in Berührung kommen.
>
> Vom **Sinn der Krankheit**, vom **Sinn im Leben** – zwei sinnvolle Lebensfragen von und für Rehabilitation und Kunsttherapie im Spannungsfeld zwischen Pathogenese und Salutogenese:
>
> Das Heilsame der Krankheit … liegt nicht zuletzt darin, sich über das eigene Leben … klarer zu werden; nichts spornt stärker dazu an, die Sorge um dieses Leben in die Hand zu nehmen und es vielleicht auf andere Weise zu leben (Schmid 2000, S. 347).

27.1   Kunsttherapie – was ist das?

Kunsttherapie (KT) ist ein inzwischen gebräuchlicher Begriff im Gesundheitswesen westlicher Zivilisationen. Wie alle Neuerungen hat Kunsttherapie um ihre Existenz und Anerkennung zu kämpfen. Indessen bietet sie, je nach Schärfe der Beobachtung 80, 50 oder 30 Jahre berufliche Praxis mit stetig wachsender Verbreitung. Sie lässt sich allerdings als Prinzip viel weiter zurück und durch die letzten Jahrhunderte hindurch bis in vorhistorische Zeiten verfolgen.

Anfängliche Skepsis von Seiten der Kunst und der therapeutisch angewandten Wissenschaften ist dem Interesse und der Kooperation gewichen. Auf erfahrungsmedizinischer Ebene bietet KT vielfältige und konkrete Möglichkeiten der Zusammenarbeit arrondierter, »vollständiger«, also Patienten und Therapeuten gleichermaßen zufriedenstellender Behandlungsmaßnahmen. Da KT in aller Regel eine adjuvante, unterstützende Therapieform darstellt, ist sie für Kooperation und Interdisziplinarität geradezu prädestiniert. Adjuvanz bedeutet hier keineswegs eine Einschränkung oder Unterordnung. Sie ist im Gegenteil ein Angebot der Innovation, der Rekreation und der Erweiterung im medizinisch-therapeutischen System. Denn welche Therapie, die sich nicht nur auf bestmögliche Reparaturtechniken beschränkt, wäre keine adjuvante?

27.2 Holistisches Konzept und Kooperation

Kunsttherapien, Gestaltungstherapien, Kreativtherapien (eine endgültige Begriffs- oder Namensdefinition hierzu steht noch aus) haben bereits ihre teamfähige und interdisziplinäre Kompetenz bei der Behandlung, Betreuung und Versorgung von Patienten in »ganzheitlichen«, holistischen Konzepten thematisiert und praktiziert, noch ehe dies als Patientenforderung unüberhörbar gefordert und in den medizinisch-therapeutischen Alltag aufgenommen wurde. Die Ursache erklärt sich aus der KT selbst. Nicht nur, weil sie sich als junger Berufszweig im bestehenden, hierarchisch gefügten Gesundheitssystem in ancillarischer (ancilla, lat: Magd) Haltung der Struktur, der Sprache und den Umgangsformen des Systems anschmiegen oder auch andienen musste, sondern vielmehr deshalb, weil sie ihrer Herkunft und ihrem Selbstverständnis nach selbst aus **Interdisziplinarität** besteht.

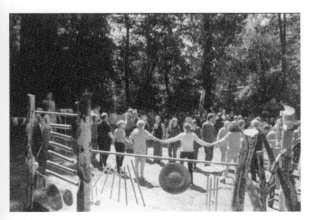

☐ **Abb. a.** Ein Fest im Alltag in seiner zweifachen Doppelwirkung: nach innen, nach außen, im Einzelnen, in der Gruppe, in der Gesellschaft als Anerkennung oder Coping, Anregung oder Herausforderung. (Vernissage einer Projektwoche zum Thema Farbe-Skulptur-Klang mit Patienten und Mitarbeitern der PK Christophsbad Göppingen D und Studenten der FHKT, Nürtingen)

Interdisziplinarität

KT speist sich aus mehreren gleichwertigen Quellen. Sie vereint in sich »Hilfs«- oder Basiswissenschaften und optimiert sie anwendungsorientiert für die professionelle Praxis. Es sind dies v. a. die **Kunst,** als Wissenschaft und Technik (also in Theorie und Praxis), die **Pädagogik,** die **Psychologie** und die **Medizin.** Zusätzlich integriert sie gesellschaftswissenschaftliche, menschen-, völker-, und religionskundliche Schwerpunkte (also Soziologie, Anthropologie, Ethnologie und Theologie).

Geschichtlich betrachtet ist dieser **integrative Ansatz** allen Kulturvölkern der Vergangenheit selbstverständlich. Erst der Siegeszug der Naturwissenschaft und der von ihr bestimmten Medizintechnik und Pharmakologie sowie die Notwendigkeit einer Ökonomisierung im Gesundheitswesen – hierbei die aktuelle Dominanz betriebswirtschaftlicher vor volkswirtschaftlichen Aspekten als Missverhältnis zur Relevanz der individuellen Anwendung bzw. Betroffenheit im Krankheitsfalle – haben eine bisher nie gekannte Erfolgsgeschichte geschrieben. Aber längst bedrohen uns auch deren Schattenwürfe: Hochspezialisierung und Isolation, Ethikkonflikt und Systemmissbrauch, Juristifizierung und Unbezahlbarkeit, Menschenferne und Vertrauensschwund, um nur die wichtigsten allseits bekannten Probleme und Gefahren zu nennen.

Zu beklagen ist, und sicher nicht folgenlos beklagt wird, dass in der konkreten therapeutischen Situation, die **immer ein Einzelfall** ist, die Handlungseinheit aus solidem Wissen, personalem Mitfühlen und sinnvollem Handeln verloren zu gehen droht. **Solides Wissen** heißt: Kenntnis, Überblick, Distanz: **aktualisierte Wissenschaft. Sinnvolles Handeln** ist zugleich sinngebendes, sinnstiftendes Handeln aus persönlicher Verantwortung und Haftung gegenüber Mensch und Welt, gegenüber Natur und Weltanschauung (sei sie materialistisch, humanistisch oder spirituell) als freie und quasi **religiöse Praxis,** gepaart mit hohem »handwerklichen« Können. **Personales Mitfühlen** bedeutet engagiertes, empathisches, persönliches und bezogenes Handeln. Es garantiert die angemessene, ausgewogene Verwendung der Mittel, den abgestimmten (und nicht jedweden möglichen) Einsatz von Wissen und Können. Dies erfordert eine **künstlerische Haltung,** einen kreativen, schöpferischen, ästhetischen Zustand, ein gleichermaßen phantasievolles wie kontrolliertes Bewusstsein, den **Bewusstseinszustand der Kunst.** In diesem Sinne werden Begriffe wie »ärztliche Kunst« oder »Kunstfehler« verständlich und bedeuten immer: Angemessenheit, Ausgewogenheit, Verantwortlichkeit.

27.3 Medien der Kunsttherapie

Joseph Beuys hat mit seinem oft missverstandenen Postulat »Jeder Mensch ist ein Künstler« darauf hingewiesen, dass mit dem Begriff Kunst nicht in erster Linie die konventionellen spezifisch künstlerischen Mittel, Kunstwerke oder Kunstdisziplinen bezeichnet werden können, sondern die künstlerischen Fähigkeiten und kreativen Potenziale, das ästhetische Verhalten, der ästhetische Zustand im Umgang mit der Außen- und Innenwelt, der jedem gesunden und auch kranken und behinderten Menschen erschlossen werden kann, weil er ihm »von Natur aus« ebenso eigen wie lebensnotwendig ist.

Auf dieser historischen und anthropologischen Grundlage bildet die KT auf die differenzierten therapeutischen Ziele und Aufgaben gerichtete Methoden, Didaktiken und Theorien aus. Das Besondere aller ihrer Verfahren aber ist es, dass sie nicht nur **mit** den Mitteln oder Medien, die sie einsetzt, sondern auch **in ihnen** therapeutisch arbeitet.

> **Wichtig**
>
> Innerhalb der künstlerischen Prozesse und Werke zu arbeiten heißt, diese als Aktionsfelder, Wahrnehmungsfelder, Reflexionsfelder und Identifikationsfelder entschieden zu betreten und vollständig zu nutzen.

Im spontanen und/oder schrittweise gezielten Gestalten lassen sich Probe- und Ersatzhandlungen, Übergangsobjekte, Übertragungs- und Gegenübertragungsphänomene, Selbsterfahrung, Selbstvergewisserung und Selbsterkenntnis als Spiegel, Impulsgeber oder Korrektiv des Selbstbewusstseins oder auch der unterbewussten Selbstregulation anregen, betonen und gewichten, abwandeln und absichern.

Solche Gestaltungen sind nicht nur situativ und individuell einmalig und originell, sondern stehen (insbesondere in den bildnerischen Medien) sinnlich gegenständlich und dauernd gegenwärtig (also auch immer wieder rückkehrend aufsuchbar) der therapeutischen Weiterbearbeitung zur Verfügung. Dadurch werden erfolgreiche Entwicklungen, aber auch Brüche und Krisen im Medium unmittelbar anschaulich, anschaubar und objektivierbar. Sie sind dem Therapeuten, dem therapeutischen Team und deren Supervision, aber ebenso und im gegebenen Fall auch dem Patienten jederzeit zugänglich.

Übersetzung und Transfer

Hierbei wird in hohem Maße bedeutsam, wann, in welchem Umfang und in welcher Form eine Übersetzung in ein anderes künstlerisches Medium angezeigt und möglich ist. Dieses Medium kann, muss aber nicht die künstlerische Sprache sein (Gedicht, Spruch, dramatische Szene, Erzählung usw.) Umso wichtiger ist es zu entscheiden, wann und wie der Transfer in den nichtkünstlerischen, in den kognitiv-wissenschaftlichen Sprachraum stattfindet, z. B. in einem Arztgespräch, in einer Gesprächstherapie, in einer analytischen oder anderen Psychotherapie usw., auch in die Alltagssprache.

Dort werden dann in der Regel primär die **Inhalte** einer Gestaltung bearbeitet. So werden z. B. die bildnerischen Darstellungen von Ereignissen und Situationen, von Innenerfahrungen und Erinnerungen, von Träumen und Wahrnehmungen, von Gedanken und Assoziationen, von Phantasien und Symbolen, von Emotionen und Gefühlen im **Ausdruck** Deutungen, Fragen, Vermutungen, Anmutungen, Erklärungsangeboten zugeführt. Klärungen, Verdeutlichungen, Fokussierungen, Vertiefungen werden aufgegriffen, Coping-Strategien der Bestätigung, der Verwandlung, der Lösung werden in Probehandlungen angebahnt und ausgebaut und entweder detailliert in das Gestaltungsmedium zurückgenommen und dort weiterbearbeitet oder in das Alltagsleben eingeführt.

Psychopharmaka und Kunsttherapie

Auf Fachkongressen und kleineren Veranstaltungen wurde zeitweise der Anschein erweckt, als stünden Pharmakologie und Kunsttherapie sich gegenseitig ausschließend gegenüber. Der Zuspitzung in diesem Pseudostreit unter dem Motto »Medikamente oder Menschen« hat Waldemar Greil[1] als einer der ersten die Lanze gebrochen und darauf aufmerksam gemacht, wie die zunehmende Subtilität in Entwicklung und Einsatz von Psychopharmaka den psychisch Kranken völlig neue Möglichkeiten und Ressourcen eröffnet, die vorher nicht bestanden. Gerade in diesem Freiraum und Gestaltungsfeld der **psychiatrischen Rehabilitation** findet die Kunsttherapie eine ihrer vornehmsten Aufgaben: Die neu gewonnenen oder freigelegten Lebensräume sinngebend zu erfüllen. Damit baut sie die Fundamente gegen jegliche Art von Stagnation, Rückfall oder Rezidivierung, was u. a. auch die Kostenlawine erheblich entlasten kann.

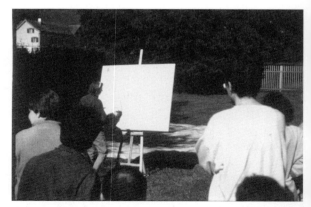

◻ Abb. b. Gemeinschaftsbild unter sukzessiver Beteiligung von Patienten und Therapeuten in geregeltem Rhythmus zwischen Tätigwerden und Betrachtung

---

[1] Prof. W. Greil, Ludwig-Maximilian-Universität, München und Chefarzt der Psychiatrischen Klinik Kilchberg, Zürich.

27.4 Künstlerische Disziplinen und Indikation

Das bis hierher Ausgeführte gilt im Prinzip mehr oder weniger für alle künstlerischen Disziplinen: für Architektur und Landschaftsgestaltung, Plastik und Skulptur, Malerei und Grafik als klassische bildende Künste ebenso wie für Musik und Gesang, Dichtung und Schauspiel oder Bühnentanz. Sie alle können vergleichsweise ähnlich therapeutisch eingesetzt werden, sich gegenseitig ergänzen, unter bestimmten Bedingungen auch ersetzen. Hier kann nur auf die einschlägige Literatur verwiesen werden.

Dennoch ist leicht einzusehen, dass der Umgang mit einer **in den Händen** bildsamem Tonerde im handlichen Format eine andere Wirkung auf den Autor ausübt als das Herausschlagen einer lebensgroßen Gestalt aus einem Holzstamm oder gar aus einem Stein. Dieses wiederum ist von anderer Aus- und Einwirkung als ein mit Bleistift oder Feder gezeichnetes Lineament auf weißem Papier oder aber ein starkfarbiges Wand- oder Tafelbild. Ebenso verhält es sich mit dem Gesang, der Intonation mit der eigenen Stimme, gegenüber dem nachgeahmten Rhythmus oder der freien Improvisation von Trommelschlägen. Ähnlich ist es mit der tänzerischen Eigenbewegung, dem dramatischen Spiel oder dem künstlerischen Sprechen …

> **Wichtig**
>
> Die medialen Unterschiede der Wirkung nach außen sind auch solche der **Wirkung nach innen** und zeigen eine Palette von Indikationen, selbst wenn es sich jeweils um den gleichen Ausdruck oder Darstellungsinhalt ein und desselben Autors handelt.

Demzufolge stellt sich bei jeder Diagnose, wie aber auch bei jedem individuellen Kranken, die Frage der **Indikation**, die Frage nach dem kunsttherapeutischen Medium und der kunsttherapeutischen Methode der Wahl. Hierzu gibt es Erfahrungswerte, zugleich aber auch einen beträchtlichen Forschungsbedarf.

Therapieparadigma und Pathogenese – Salutogenese-Diskurs

Die klassischen Therapieverfahren mit primär somatischer Ausrichtung, mit chirurgischer Operation, apparativer und medikamentöser Intervention, mit gymnastisch-physikalischen und pflegerischen Anwendungen auf der einen und mit Gespräch, Verhaltenstraining, Ergo- und Arbeitstherapien, mit psychiatrischen und psychotherapeutischen Behandlungsverfahren auf der anderen Seite sind im Begriff, ihre bislang pathogenetische Sichtweise durch eine **salutogenetische** zu erweitern.

Krankenkassen benennen sich in Gesundheitskassen um. Die sog. »Abstimmung mit den Füßen« ganzer Patientenströme verändern Blickrichtungen und Maßnahmen im Gesundheitswesen. Wo dies als ernsthaft eingestuft werden kann, trifft es in der Kunsttherapie auf eine seriöse und kompetente Partnerschaft.

27.5 Wie arbeitet Kunsttherapie?

KT arbeitet mit
- der Ressourcenorientierung,
- der Selbstregulation,
- dem Selbsterlebnis und der Selbsterfahrung,
- der Selbsterkenntnis und der Selbstverantwortung

ihrer Patienten als immanenten Heilfaktoren, die sukzessive und gezielt erschlossen werden.

Kunsttherapeutisches Coping setzt auf die Autonomie und Integrationsfähigkeit ihrer Klientel, sucht sie auf, baut sie aus, verstärkt und sichert sie.

Dies geschieht, indem das in der Regel neu und unbekannt herangetragene künstlerische Medium in **übenden Vorgängen** eingehend erkundet und **als ein Drittes**, Zusätzliches, Selbstständiges zwischen Patient und Therapeut etabliert wird.

Die Funktion dieses medialen »Dritten« besteht darin, als Ersatz- oder Übergangsobjekt, als Probehandlung, als mitwirkender, mitspielender Widerstands- oder Unterstützungspartner zu wirken. In ihm findet sich die Möglichkeit genauer und unbestechlicher Spiegelung von defizitären wie von potenziellen Strukturen, Zuständen oder Kräften der Persönlichkeit: **im Bild**. Als Bild, Abbild oder auch Ebenbild übernimmt es eine Doppelrolle. Es dient als sinnlich anschaubares, objektives Gegenüber der Selbstwahrnehmung und Selbsterkenntnis und bietet zugleich den freien Zugang, den Spielraum zu Verwandlung und Selbstverwandlung.

Funktion und Kompetenz des Therapeuten

Die Aufgabe des Kunsttherapeuten besteht darin, diesen Umstand prozessual zu nutzen und mit gezielten Angeboten, Hilfen und Korrekturen zu begleiten. Dazu braucht er dreierlei:
- eine hohe spezifisch geschulte **Beziehungsfähigkeit**,
- gründliche Kenntnisse und Erfahrungen als **Künstler** in seinem Medium und
- fundierte Kenntnisse und praktische Erfahrung mit den Gesetzen von **Diagnose und Therapie** und deren Berufsvertretern.

27.6 Kunsttherapie im engeren Sinn

Bis hierher wurde die KT geschildert als eine Therapieform aus und mit der Kunst, d. h. mit allen Künsten. Doch haben sich die verschiedenen Künste unterschiedlich lange, umfangreich und intensiv an der Realisierung, Ausarbeitung und Veröffentlichung der künstlerischen Therapien beteiligt. Die Malerei und die Musik früher als die Plastik, diese früher als die Architektur; Tanz und Schauspiel, Bewegungs- und Sprachkünste liegen etwa dazwischen. Längst wird aber zwischen Musiktherapie, Tanztherapie, Dramatherapie und Kunsttherapie unterschieden.

> **Wichtig**
>
> Das bedeutet, dass mit KT nur diejenigen Therapieformen bezeichnet werden, die mit den Mitteln der **bildenden Künste**, der Künste des Raumes arbeiten, mit »Kunst im engeren Sinne«. Kunsttherapie meint dann therapeutisches Malen, Zeichnen, Formen, Gestalten, Plastizieren, Bildhauern, Bauen...

Ausgehend vom Malen und Zeichnen in den Anfangsjahren lässt sich inzwischen eine Schwerpunktverlagerung und Neuerschließung beobachten von der Zwei- zur Dreidimensionalität. Es reicht über das »Tonen«, das Gestalten von Tonformen zum skulpturalen und installativen Arbeiten und weiter zum »architektonischen« Bauen und zur Landart in der freien Natur.

Dabei spielt die Betonung des Produktes, des Werkes, des dauerhaften und beständigen Ergebnisses oder die Betonung des Entstehungs-, und Entwicklungsvorgangs, der Verwandlungsprozesse lebendig hin und her.

Setting

Das kunsttherapeutische Setting wird konstituiert durch die oben beschriebene Trias von **Werk, Patient und Therapeut** und deren Beziehung zueinander. Dieses Gefüge ist in Bewegung zu denken. Den fertigen Rahmen bilden der **Raum und die Zeit**, das räumlich-architektonische Aktionsfeld und der tages-, wochen- und jahreszeitliche Rhythmus.

Raum

Grundriss, Raumhöhe, Lichtführung, Wandfarbe, Mobiliar, technische und materiale Ausstattung, aber auch die Lage im Gebäude (z. B. im Keller, Dachgeschoss oder mit Zugang ins Freie), ja sogar Geruch und »Raumschmuck« (z. B. Pflanzen, Kissen, ästhetische Gegenstände) bilden eine **Atmosphäre**, die entscheidend die therapeutische Beziehung zu bestimmen vermag und nachhaltig – durch unzählige Patientenrückmeldungen belegt – beiträgt zu Motivation und Wirkung in der Therapie (die von der UNESCO bereits über zwei Jahrzehnte geförderte Initiative »Hospital Art« leistet auf diesem Gebiet vorzügliche Bewusstseinsbildung und Informationsarbeit).

Strukturell muss unterschieden werden zwischen:
- Einzeltherapie,
- Einzeltherapie in Gruppen (in der Regel von vier, in Ausnahmen, z. B. bei Projekten, auch wesentlich mehr Teilnehmern),

- Gruppentherapie, hierbei zwischen
  - geschlossener Gruppe mit gemeinsamem Beginn und Abschluss und
  - offener Gruppe, bei der zu einem größeren Teil kontinuierlich Teilnehmer zusammenarbeiten und immer wieder Einzelne hinzukommen und einige Wenige »entlassen« werden – mit entsprechenden inhaltlichen und ökonomisch-abrechnungstechnischen Konsequenzen.

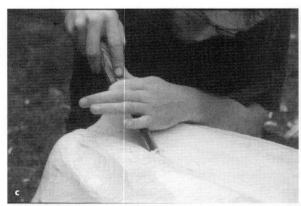
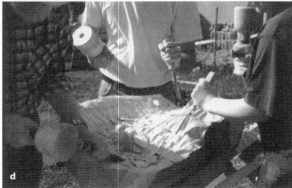

❑ **Abb. c, d.** Verwandlung und Sublimierung von Empfindungs- und Handlungsfähigkeit über das übende Spiel als Ersatz- und Probehandlung

Zeit

Hinzu kommt der Unterschied zwischen intensiver Kurz- oder Akutbehandlung mit möglichst täglichen Terminen oder Langzeitbehandlungen in regelmäßigen wöchentlichen oder in Ausnahmen auch längeren Intervallen.

Es liegt nahe und ist in der Praxis üblich, den Übergang zwischen stationärem Aufenthalt und ambulanter Behandlung so zu gestalten, dass mit der ambulanten KT ein ausreichendes Reha-Angebot genutzt und in der ambulanten KT eine möglichst schwellenangstfreie rechtzeitige stationäre Behandlung gefördert werden kann – nicht nur zum Wohl und Nutzen des Patienten, sondern auch (unter volkswirtschaftlichen Gesichtspunkten) des Kosten- und Steuersystems.

Eine wichtige Besonderheit der KT ist die Möglichkeit, gezielt zwischen der kontinuierlichen therapeutischen »Alltagsarbeit« und den zeitlich begrenzten, außerordentlichen »Projekten« regelmäßig (d. h. impulsierend, innovierend, erfrischend) zu wechseln.

> **Wichtig**
>
> Dabei ist die Nahtstelle zwischen der Akutmedizin und der Rehabilitation deutlich geworden. Die Kunsttherapie fokussiert und vermittelt diese Nahtstelle, als sensible Übergangsmembran, als Grenze hinüber und herüber, insbesondere bei chronischen Verläufen. Hierzu wird ein organisatorisches Netzwerk aufgebaut, dessen Ziel die flächendeckende Versorgung ist.

27.7 Aufgabengebiete der Kunsttherapie

Vor dem Hintergrund, dass die Grenzen ihrer eigenen Arbeitsfelder noch nicht endgültig abgesteckt sind und von Frauenhaus oder Streetwork im Ausländerbezirk bis zur Intensivstation der Akutklinik, von Geburtsvorbereitung bis Palliativmaßnahme, vom heilpädagogischen Kinderheim bis zur geriatrischen Forensik oder von der Selbsthilfegruppe chronisch Kranker bis zur Kultur- und Öffentlichkeitsarbeit eines Universitätsklinikums reichen, kann nun ihr spezifischer Beitrag in der **psychiatrischen Rehabilitation** umrissen werden.

Der Kunsttherapeut ist je nach Aufgabengebiet unterschiedlich und gestuft (beratend, konsultierend, mitverantwortlich oder selbstständig eigentätig) zuständig für

- **Kunsttherapie** im engeren spezifischen Sinn: in
  - Gruppentherapie,
  - Einzeltherapie,
  - Einzeltherapie in Gruppen,
  - offenem Atelier/offener Werkstatt,
  - Projekten;
- Errichtung, Organisation und Durchführung von Kunst- und **Kunsttherapieprojekten**, deren Kommunikation nach außen und innen (inklusive Evaluation und Dokumentation).
- Anschaffung (Empfehlung), Positionierung, Pflege und Koordination von permanent, zyklisch oder vorübergehend einmaliger Installation von Kunst, sowohl im öffentlichen als auch im therapeutischen Teil des Klinikgebäudes (dies bewusst und gezielt unterschieden), fachliche oder allgemeine Präsentation von innen nach außen oder Ausstellungen, Performances, Veranstaltungen etc. von außen nach innen. Ästhetische Ausstattung von Raumdetails oder -ensembles jenseits von konventionellem »Schmuck« in der Funktion einer **rezeptiven Kunsttherapie**. Bildung einer strukturellen Raum- und Arbeitsatmosphäre mit der Zielsetzung

von Coaching und Coping der einzelnen Mitarbeiter und Mitarbeitergruppen ebenso wie der Patienten.

- Kulturelle, soziale oder lokale **Öffentlichkeitsarbeit** zum Abbau von Schwellenängsten und Fehleinschätzungen in der Gesellschaft, insbesondere von potenziellen Patienten, deren Angehörigen und deren Umfeld.
- **Architektur**, d. h. die ästhetische Komponente des architektonischen Settings (bei Bau- und Einrichtungsentscheidungen mit ihrem gravierenden Einfluss auf die vieles entscheidende »Krankenhausatmosphäre«) (▶ s. UNESCO »Hospital Art« – Art in Hospital).

In der Quadriga

Werk (künstlerisches Medium)	Prozess (Methode)
Beziehung (Patient – Therapeut)	Setting (Rahmen als Weltbezug)

wirken die folgenden Elemente therapeutisch:

Werkorientierung:	**Ich bin etwas**, weil ich sichtbar etwas Neues bilden, leisten, herstellen, verwirklichen kann: **Ich kann etwas**
Prozessorientierung:	Ich verwirkliche etwas **Ich verwirkliche mich** Ich bin spielfreudig und dadurch wandlungsfähig
Gesprächsorientierung:	**Ich verstehe**, sehe, erkenne Zusammenhänge, Sinn im Leben: **Ich integriere** (mich)
Beziehungsorientierung:	Ich bin **beziehungsfähig**, gemeinschaftsfähig, **konflikt- und kommunikationsfähig**, sozial wichtig und sozial fähig

Das aber heißt, dass die Kunst in Teilen, in Portionen, in Fragmenten (Domma 2003) und diese in kleinen und kleinsten Dosen, also »wohldosiert« als nachvollziehbare bedarfsweise wiederholbare Übung für das jeweilige therapeutische Anliegen aufgeschlossen und sachkundig angeleitet, begleitet evaluiert und kommuniziert werden muss.

27.8 Ausbildung und Rechtslage

Dazu braucht es eine gründliche spezifische Ausbildung. Die Fachkompetenz beruht auf drei Qualifikationssäulen:
a) abgeschlossene professionelle Ausbildung in mindestens einer Kunst
b) und/oder eine vergleichsweise gleichwertige abgeschlossene therapeutische oder pädagogische Qualifi-

kation in Psychologie, Medizin, (Kunst-)Pädagogik, Heilpädagogik, Sozialtherapie u. Ä.)

c) und eine ausreichende sachkundig angeleitete und supervidierte Praxis, in der (begleitend) quantitative und qualitative Defizite in a) und b) ausgeglichen werden, sowie die Pflicht zur Weiterbildung und Supervision.

Hierzu gibt es ein differenziertes Spektrum von Ausbildungs- und Weiterbildungsinstituten, je nach Kunstdisziplin (Musik, Tanz, bildende Künste usw., in der Gestalttherapie nach Fritz Perls auch »integrativ«).

ausschließlich Kunst- und Gestaltungstherapien, die mit bildnerischen Medien arbeiten. Auf seine Initiative wurde die Konferenz Deutschsprachiger Verbände für Kunst- und Gestaltungstherapie (KDVKG) begründet, in der weitere Verbände und Gesellschaften mitarbeiten: IGKGT/IAACT (Internationale Gesellschaft für Kunst, Gestaltung und Therapie), BVAKT (Berufsverband für anthroposophische Kunsttherapie), DGKT (Deutsche Gesellschaft für künstlerische Therapieformen), DAGTP (Deutscher Arbeitskreis Gestaltungstherapie und klinische Kunsttherapie), FEAT/BMKT (Berufsverband für Kunst-, Musik- und Tanztherapie), gastweise auch schweizer und öster-

Vollzeitstudiengänge v. a. an öffentlichen Hochschulen Universitäten	Grundständige Studiengänge FH (8 Semester), (12 Trimester)	Diplom (FH)
	Schwerpunktfächer KT in Erziehungswissenschaften der heilpädagogischen Studiengänge (4 Semester)	Zertifikat
Hochschulen für Bildende Künste (Kunstakademie)	Aufbaustudiengänge (4 Semester)	Diplom Promotion Habilitation
Vollzeitausbildung an nicht-staatlichen Instituten	Private Ausbildungen (6–8 Semester)	Zertifikat
Teilzeitweiterbildung v. a. an privaten Instituten	Weiterbildungen mit inhaltlich und methodisch verschiedenen Schwerpunkten	Zertifikat

Standards

Die Ausbildungsinhalte und Standards ergeben sich aus der Bedarfserfassung im praktischen Berufsfeld, den Erfahrungen der Ausbildungsstätten und den Rückläufen ihrer Absolventen sowie den staatlichen Hochschulrahmen- und Hochschulgesetzen. Sie werden von den Fachministerien geprüft und genehmigt, von den Ausbildungsinstituten evaluiert und garantiert und zunehmend den öffentlichen Akkreditierungsverfahren zugeführt[2]. Diesen Qualitätskriterien schließen sich die privaten Aus- und Weiterbildungen gegenwärtig auf und an (im freiwilligen Synopseverfahren: Abgleichung der curriculären Inhalte und Stundenzahlen, Qualifikation der Dozenten usw.)

Verbände

Der mitgliederstärkste Verband ist der **Deutsche Fachverband für Kunst- und Gestaltungstherapie** (DFKGT) mit Sitz in Berlin und Geschäftsstelle in Nürtingen. Er vertritt

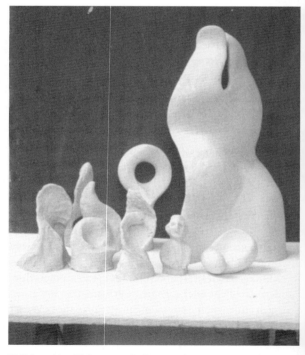

□ **Abb. e.** Vom Kleinen zum Großen, aus dem Lagern ins Stehen beim Erkunden und Bekunden der inneren Beweglichkeit (Identifikation mit der Formgestalt und den Gestaltungsprozessen)

---

[2] In den Niederlanden sind diese Prozesse eine Entwicklungsstufe fortgeschrittener. Im Vereinigten Königreich (UK) ist die KT als anerkannter Beruf im National Health System voll anerkannt, »registrated«, in der Schweiz und in Österreich hingegen liegen Berufsentwicklung und Berufsanerkennung gegenüber Deutschland geringfügig zurück.

reichische Berufsverbände sowie ECARTE (European Consortium for Arts Therapies Education), der Berufsverband europäischer Hochschulen.

Diese Verbände vereinigen bzw. vertreten die verschiedenen Aus- und Weiterbildungsinstitutionen. Ziel und z. T. bereits laufendes Arbeitsprogramm ist die Kooperation mit der »**Kasseler Konferenz der Musiktherapieverbände in Deutschland**« und mit den kleineren Vertretungen und Verbänden für Tanztherapie, Dramatherapie, Sprachtherapie usw. Sie arbeiten zusammen beim Bemühen um Anerkennung eines gemeinsamen oder gegliedert vergleichbaren Berufsbildes in der Öffentlichkeit, Informationsaustausch, internationalen Kontakten, Kongressen, Publikationen, Forschung, Kooperation mit wissenschaftlichen Fachgesellschaften und berufsrelevanten Gremien, z. B. der Selbstverwaltung im Gesundheitswesen, der Presse und den Medien, mit Patientenvereinigungen entsprechend den gemeinsamen Interessen.

Es darf für die Gegenwart eine erfreuliche Wandlung festgestellt werden. Das kollegiale interdisziplinäre Interesse auf der Grundlage gewachsener eigener Sicherheit, die Bereitschaft, Fremdes, anderes wahrzunehmen, zu prüfen und evtl. zu integrieren ist nicht nur gewachsen, sondern beginnt zu reifen und zu fruchten. Gegenseitige Achtung und Anerkennung, Bewegung aufeinander zu, Verabredung und gemeinsame Aktionen auf inhaltlichen, formalen, persönlichen und politischen Ebenen beginnt sich auszuwirken. Die Selbstregulation funktioniert. Die Information wird verstärkt. Eine eigene Forschung beginnt sich zu strukturieren. Die Öffentlichkeitsarbeit nimmt professionelle Formen an. Die politischen Aktionen werden zunehmend und verbandsübergreifend koordiniert.

Rechtslage

Der Prozess der Anerkennung der KT in der Öffentlichkeit beruht außer in dem zunehmenden Interesse und Bekanntheitsgrad bei Patienten und allgemeiner Bevölkerung auf der professionellen Etablierung auf drei Rechtsebenen:

- **Hochschulrecht** (in der föderalen Entscheidungshoheit der Bundesländer): Auf diesem Gebiet ist die KT bereits anerkannt.
- **Berufsrecht** (Bundesgesetz/Bundestag): Die Anerkennung als definierter geschützter Beruf wird angestrebt, die Abgleichung eines allgemeingültigen Berufsbildes ist im Gang.
- **Gesundheitsrecht** (Bundesrecht/Bundestag): Die Anerkennung wird in der Folge angestrebt.

Anwendungsgebiete

Die Anwendungsgebiete der KT sind in kontinuierlicher Ausbreitung begriffen. Sie betreffen Bereiche der Vor- und Nachsorge, der Akutmedizin, der Intensivmedizin, der Psychotherapie, der Heil- und Sonderschulpädagogik, aber auch der Sozialtherapie, Sozialarbeit und Sozialpädagogik. Kunsttherapie arbeitet ferner in erheblichem Umfang im **freier Praxis** und auf dem Gebiet der **Beratung**. Für die **psychiatrische Rehabilitation** relevante Fakten sind in der Literaturauswahl zusammengestellt.

Literatur

Weiterführende Literatur

Bader R, Baukus P, Mayer-Brennenstuhl A (1999) Kunst + Therapie. Stiftung für Kunst und Kunsttherapie, Nürtingen
Domma W (2003) Kreativtherapien. Rhein-Eiffel-Mosel, Pulheim
Landgarten HB (1990) Klinische Kunsttherapie. Gerardi, Karlsruhe
Menzen KH (2001) Grundlagen der Kunsttherapie. Ernst Reinhardt, Basel, München
Petersen P (2002) Forschungsmethoden Künstlerischer Therapeuten. Mayer, Berlin Stuttgart
Orth I, Petzold H (Hrsg) (1990/1991) Die neuen Kreativitätstherapien (Handbuch der Kunsttherapie, Bd 1/2). Junfermann, Paderborn
Rubin J (1991) Richtungen und Ansätze. Gerardi, Karlsruhe 1991
Schmid W (2000) Auf der Suche nach einer neuen Lebenskunst. Suhrkamp, Frankfurt am Main

Fachzeitschriften

Kunst-, Musik-, Tanztherapie, Hogrefe, Göttingen
Kunst und Therapie – Zeitschrift für Bildnerische Therapien, Claus Richter, Köln
Forum für Kunsttherapie, Zürich

Musiktherapie

Susanne Metzner

In den vergangenen drei Jahrzehnten hat sich die Rolle der Musiktherapie in der Behandlung und Rehabilitation psychiatrischer Patienten bzw. Klienten gefestigt, wenn auch in vielgestaltigen Formen und unter sehr unterschiedlichen Bedingungen, was den Stellenwert und die Funktion von Musiktherapie im jeweiligen institutionellen Kontext angeht. Diese Vielfalt, aber auch die Schwierigkeit, musikalische Vorgänge in Sprache zu fassen, haben dazu beigetragen, dass die Vermittlung von musiktherapeutischen Behandlungsansätzen im interdisziplinären Austausch bisher nur sehr unzureichend geglückt ist. Um diese Lücke zu schließen, wird im Folgenden mit einem kurzen, allgemeinen und schulenübergreifenden Abschnitt zur Musiktherapie begonnen. Bei den Ausführungen über die Musiktherapie in der psychiatrischen Rehabilitation wird auf die am häufigsten praktizierte Form, die Gruppenmusiktherapie, eingegangen. In diesem Abschnitt bezieht sich die Autorin explizit auf den von ihr bevorzugten psychodynamischen Theoriehintergrund. Hingegen wird bei der sich anschließenden Falldarstellung auf psychoanalytische Interpretationen verzichtet, um dem Leser eigene, dem jeweiligen Standpunkt entsprechende Interpretationen des Materials zu ermöglichen.

28.1   Musiktherapie – Überblick über eine junge Disziplin

28.1.1   Entwicklung

Gern werden Abhandlungen zur Musiktherapie mit dem Alten Testament und den Gesängen Davids vor König Saul eröffnet, denn die Geschichte der Musiktherapie ist so alt wie das Wissen um die Wirkung von Musik auf den Menschen. Dennoch ist Musiktherapie eine sehr junge Disziplin, die in der zweiten Hälfte des 20. Jahrhunderts entstand und seitdem in einer enormen wissenschaftlichen und professionellen Entwicklung begriffen ist.

> **Wichtig**
>
> Wie in der Psychotherapie bildeten sich im Laufe der Jahre verschiedene, teils stark divergierende musiktherapeutische Konzepte. Somit ist der Begriff »Musiktherapie« eine summarische Bezeichnung.

Mit Beginn der 70er Jahre etablierten sich in Europa staatliche und privatrechtliche Aus- und Weiterbildungen sowie berufsständische Vertretungen. Das gemeinsame Interesse der musiktherapeutischen Verbände, für den im Jahr 1996 von der Weltgesundheitsorganisation WHO als förderungswürdig anerkannten Gesundheitsberuf einen festen Platz im Gesundheitswesen zu sichern, führte zur Gründung der sog. Kasseler Konferenz musiktherapeutischer Vereinigungen in Deutschland.

Die Kasseler Konferenz musiktherapeutischer Vereinigungen verabschiedete 1998 einen Kanon von schulenübergreifenden Leitsätzen, die sog. Kasseler Thesen zur Musiktherapie, die seither in mehrere europäische Sprachen übersetzt wurden und eine vielfache Verwendung gefunden haben (Kasseler Konferenz 1998).

Die darin getroffenen Aussagen zu theoretisch-wissenschaftlichen und konzeptionellen Grundlagen der Musiktherapie bilden die Basis für die folgenden Ausführungen.

28.1.2 Begriffsbestimmung und Definitionen

Musiktherapie ist eine wissenschaftlich fundierte, vor allen Dingen aber eine praxisorientierte, psychotherapeutische Disziplin.

Sie bildet Schnittflächen mit angrenzenden Wissenschaftsbereichen, insbesondere der Medizin, der Psychologie, den Gesellschaftswissenschaften und der Musikwissenschaft. Musiktherapie gehört in den Bereich der Psychotherapie, denn ausgehend von einem biopsychosozialen Krankheitsverständnis werden psychologische Mittel zur Erreichung therapeutischer, rehabilitativer und präventiver Ziele eingesetzt.

Die jeweilige Ausprägung von Musiktherapie ist theorie- und kontextabhängig. Dies hat insbesondere Konsequenzen in Bezug auf die Indikationsstellung und die Zielsetzung von Musiktherapie.

Indikationsstellung, Zielsetzung, methodisch-didaktisches Therapeutenverhalten, Strukturierung der dynamischen Prozesse können auf sehr unterschiedliche Art und Weise Gestalt annehmen. Aufgrund der Variabilität lassen sich generalisierte Aussagen in Bezug auf Kontraindikationen kaum treffen, bemessen sich diese doch stets an mehreren Faktoren, die im Einzelfall und in einem spezifischen Kontext zu berücksichtigen sind. Allerdings sind bei akut-psychotischen oder stark regredierten Patienten destruktierende Methoden und Techniken wie die musikgeleitete Tranceinduktion oder das freie Improvisieren in der Gruppe (► s. unter 28.2) in aller Regel nicht indiziert.

Musiktherapie begründet sich in der Konstituierung eines therapeutischen Settings und ist an die Entwicklung einer therapeutischen Beziehung mit Hilfe der Musik gebunden.

Insbesondere der letzte Punkt impliziert die Abgrenzung zu anderen therapeutischen Ansätzen, in denen ebenfalls Musik eingesetzt wird.

Ebenso wie für die vorangegangenen Aussagen zum Psychotherapiecharakter von Musiktherapie sind einige Erläuterungen zum Musikbegriff erforderlich, um die Verwendung von Musik im therapeutischen Zusammenhang zu begründen.

In der Musiktherapie herrscht ein sehr weit gefaßter, vom herrschenden Musikbetrieb weitgehend losgelöster Musikbegriff. Demzufolge ist Musik ein akustisches und zeitstrukturierendes Geschehen, das vom Menschen gestaltet ist.

In diese Definition eingeschlossen sind nicht nur Klänge, Rhythmen, Harmonien und Melodien, sondern auch Geräusche. In der Musiktherapie zählen sogar unbeabsichtigte Geräusche dazu, sofern diese nachträglich als bedeutsam wahrgenommen werden. Denn es wird grundsätzlich davon ausgegangen, dass Musik eine Artikulation menschlichen Erlebens ist und somit subjektive Bedeutung hat, die sich wiederum in einem Spannungsverhältnis zu dem gesellschaftlich-kulturellen Kontext befindet.

Unabhängig davon, ob in der Musiktherapie aktiv Klänge produziert werden oder ob Musik gehört wird, ist Musik sowohl ein Medium als auch ein Bezugspunkt für den Patienten und den Therapeuten.

Durch die Rezeption, Produktion und Reproduktion von Musik werden intrapsychische und interpersonelle Prozesse in Gang gesetzt, deren Wirksamkeit sich im Wahrnehmen, Erleben, Erkennen, Verstehen und im Handeln des Patienten entfalten.

Der Einsatz von Musik folgt keinem monokausalen Wirkprinzip, sondern dient dazu, einerseits Störungen von Krankheitswert mitzudiagnostizieren und mitzubehandeln und andererseits Ressourcen zu aktivieren. Der besondere Nutzen von Musiktherapie wird insbesondere in der Anregung zur Kreativität und zur nonverbalen Kommunikation gesehen. Hierin liegt ein häufig genannter Vorteil von Musiktherapie gegenüber anderen Verfahren, denn der Einsatz des Mediums Musik eröffnet einerseits einen psychotherapeutischen Zugang zu situativ oder dauerhaft nichtsprachbegabten Patienten, andererseits werden Erlebensweisen kommunizierbar, die nicht in Sprache zu fassen sind.

Die allgemeinen Ziele von Musiktherapie sind:

1. Erleben einer vertrauensvollen, therapeutischen Beziehung,
2. Stärkung des Selbst-Erlebens durch aktives Handeln (Hören oder Spielen von Musik),
3. Förderung von Introspektion, Reflexion und Problembewusstsein,
4. Anregung zur Kreativität und zu nonverbalem Ausdruck,
5. Einübung sozialer Kompetenzen ohne Leistungsdruck,
6. Erkennen und Nutzbarmachung von Ressourcen.

> **Wichtig**
>
> Neben der psychotherapeutischen Versorgung von Patienten in extremen Lebenssituationen ist Musiktherapie in nahezu allen Bereichen des Sozial- und Gesundheitswesens vorzufinden.

28.1.3 Methoden

> **Wichtig**
>
> Musiktherapie gibt es sowohl im Einzel- als auch im Gruppensetting und zwar in Form der sog. aktiven Musiktherapie und der sog. rezeptiven Musiktherapie.

Als **aktive Musiktherapie** wird jene Arbeitsform bezeichnet, bei der der Patient/Klient selbst mit Instrumenten und/oder seiner Stimme handelnd beteiligt ist. Musikalische Vorkenntnisse sind nicht erforderlich, denn es wird ein breitgefächertes Instrumentarium angeboten, das voraussetzungslos spielbar ist. In den meisten speziell für Musiktherapie eingerichteten Räumen befinden sich ausreichend Stühle und eine Vielzahl von Instrumenten, bei deren Zusammenstellung die Bedürfnisse der jeweiligen Klientel berücksichtigt werden. Sie decken ein breites Spektrum klanglicher Ausdrucksmöglichkeiten ab und laden ein zu explorativem und kreativem Handeln. Sowohl Patient als auch Therapeut wählen ihre Instrumente frei aus und wechseln sie bei Bedarf. Darin liegt bereits die Anregung zur Introspektion und zur Auseinandersetzung mit den eigenen Motivationen, mit den Erwartungen und Einstellungen.

Ein Merkmal der aktiven Musiktherapie ist der Wechsel von Improvisationen und Gesprächsphasen. In Bezug auf die Strukturierung der Therapiestunden gibt es unterschiedliche Neigungen und Auffassungen. Manche Therapeuten entscheiden sich für eine Minimalstrukturierung,

andere bevorzugen wiederkehrende Stunden-Abläufe, beziehen Rituale ein und/oder geben Improvisationsanleitungen (z. B. assoziative Themen, soziale Interaktionsformen, musikalisch-formale Vorgaben). Während der Improvisationen ist der Therapeut in den meisten Fällen ein aktiv agierender und gestaltender Spielpartner, also ein reales Gegenüber, das begleitend, stützend, verstärkend oder konfrontierend in das Geschehen eingreift.

In einer Sonderform der aktiven Musiktherapie wird komponierte Musik verwendet wie z. B. Lieder oder Tänze. Auch Gruppen, in denen beispielsweise afrikanische oder südamerikanische Trommelrhythmen einstudiert werden, können u. U. zur aktiven Musiktherapie gezählt werden, wenn damit eine therapeutische Beziehungsgestaltung verbunden ist und wenn therapeutische Ziele verfolgt werden. Bei den genannten Sonderformen liegt das Augenmerk weniger auf dem zu gestaltenden Endprodukt als vielmehr auf dem Prozess des Musizierens.

Ebenfalls mit komponierter Musik arbeitet die sog. **rezeptive Musiktherapie**, bei der das gemeinsame Hören und Erleben von Musik vom Tonträger und die Reflexion der durch sie ausgelösten Prozesse im Mittelpunkt des Geschehens stehen. Was immer an körperlichen Sensationen, emotionaler Gestimmtheit, an Assoziationen oder Erinnerungen geweckt wird, wird als bedeutsam erachtet und gibt Anlass für eine gesprächspsychotherapeutisch gelenkte verbale Aufarbeitung.

In einer anderen Spielart der rezeptiven Musiktherapie wird keine komponierte Musik verwendet, sondern der Therapeut spielt oder singt live für den Patienten. Dazu gehören zum einen die als Klangtherapie, Klangtrance, Klangmeditation bezeichneten Therapieformen. Zum andern improvisiert der Therapeut in Situationen, in denen Patienten körperlich nicht in der Lage sind, selbst zu spielen. Um die Improvisationen individuell und situationsangemessen zu gestalten, werden jegliche Patientenäußerungen (Atem, Mimik, Körperbewegungen) beachtet und einbezogen, um über diese Form der Resonanz die Beziehung des Patienten zu sich selbst, zum Therapeuten und zur umgebenden Welt (wieder-)herzustellen.

Alle genannten Ansätze ermöglichen weitere Kombinationen, in die auch andere kreative Medien oder die Körperbewegung einbezogen werden können. Für den Überblick hier noch einmal die gängigsten Methoden:

Zur aktiven Musiktherapie zählt die Arbeit mit:

1. freien oder strukturierten Improvisationen,
2. Liedern, Tänzen, Trommelrhythmen.

In der rezeptiven Musiktherapie werden eingesetzt:

1. komponierte Werke,
2. tranceinduzierende Klänge,
3. Live-Improvisationen des Therapeuten.

28.2 Aktive Gruppenmusiktherapie in der psychiatrischen Rehabilitation

Psychische Störungen können als Einschränkung der Spielfähigkeit angesehen werden. Wenn es in der aktuellen Situation darum geht, die ins Stocken geratene Lebensbewältigung wieder in Gang zu setzen, wenn es darum geht, Spielräume im Denken, Handeln und Fühlen zu gewinnen, dann ist für psychiatrische Patienten das Angebot einer hilfreichen Umwelt besonders wichtig.

> **Wichtig**
>
> Musiktherapie kann ein Ort sein, wo mit Hilfe einer vertrauensvollen, therapeutischen Beziehung und mit Hilfe des Mediums Musik Störungen des Selbsterlebens, des Denkens, des Wahrnehmens und des affektiven Erlebens sowie des sozialen Verhaltens bearbeitet werden.

In den stationären, teilstationären oder außerklinischen Bereichen psychiatrischer Rehabilitation ist Musiktherapie, meist in Form von Gruppenmusiktherapie, Teil eines multiprofessionell angelegten Gesamtkonzeptes. Auf einer gedachten Achse zwischen sozialtherapeutischen und psychotherapeutischen Behandlungsansätzen können ihr verschiedene, jedoch klar definierte Positionen zugedacht werden. So gibt es Trommelgruppen, bei denen soziale Kompetenzen trainiert werden, Singgruppen, bei denen der stimmlich-emotionale Ausdruck und das Gemeinschaftserleben angeregt werden oder Gruppen, bei denen das Beziehungsgeschehen im Mittelpunkt steht. Bei der Anpassung des gruppenmusiktherapeutischen Konzeptes an die institutionellen Gegebenheiten sowie bei der Indikationsstellung im Einzelfall werden verschiedene Faktoren berücksichtigt, so die therapeutische Grundhaltung, die Gestaltung des Settings, die Strukturierung des Gruppengeschehens, die Variabilität von therapeutischen Interventionen und vieles mehr.

In den meisten Einrichtungen werden feste Gruppen bzw. Slow-open-Gruppen angeboten. Die Gruppengröße variiert zwischen 5 und 10 Patienten, die Dauer einer Sitzung beträgt in der Regel 90 Minuten, die Frequenz ist ein- bis zweimal wöchentlich.

> **Wichtig**
>
> Im psychiatrischen Kontext ist Gruppenmusiktherapie stets sowohl Behandlung **der Gruppe** als auch Behandlung der einzelnen Teilnehmer **in der Gruppe**.

Letzteres ist insofern relevant, als für manche psychiatrischen Patienten ein erster psychotherapeutischer Zugang gerade innerhalb der Gruppe gefunden werden kann, v. a. bei Patienten, deren Wünsche nach symbiotischem Ver-

schmelzen massive Ängste vor Identitäts- und Autonomieverlust hervorrufen können. Daraus lässt sich die wohl bedeutsamste Indikationsstellung für Gruppenmusiktherapie mit psychiatrischer Klientel ableiten.

Sehr häufig sind Musiktherapiesitzungen in mehrere Abschnitte gegliedert: Das Herzstück der aktiven Gruppenmusiktherapie sind Improvisationen, die teils frei, teils mit strukturierenden Vorgaben (▶ s. unter 28.1.3) gestaltet werden. Die Improvisationen werden von Gesprächsphasen eingerahmt. Zu Beginn der Sitzungen geht es darum, sich (wenn möglich) die letzte Sitzung noch einmal zu vergegenwärtigen und zu klären, womit die Teilnehmer derzeit innerlich beschäftigt sind. Im Gespräch im Anschluss an die Improvisationen werden Einfälle zusammengetragen, um den Reflexionsprozess in Gang zu setzen und die tiefere Bedeutung für den Einzelnen und für die Gruppe zu eruieren.

> **Wichtig**
>
> In psychiatrischen Praxisfeldern ist Musiktherapie nicht als nonverbales Verfahren anzusehen, sondern als ein Ansatz, dessen Hauptmerkmal in dem charakteristischen Wechsel von musikalisch und sprachlich organisierter Kommunikation besteht.

Aus psychodynamischer Sicht birgt diese Struktur besondere Vorteile in der Behandlung psychiatrischer Patienten. Während in der verbal ausgerichteten Therapie die verschiedenen Mitteilungsebenen oszillierend ineinander übergehen, müssen in der Musiktherapie Entscheidungen über Zeitpunkte, aber auch über die aktuelle Notwendigkeit von Spielen oder Sprechen getroffen werden. Der Wechsel von Spielen und Sprechen ist ein Strukturmerkmal, das in die gewohnten Interaktionsabläufe eingreift und Ich-Funktionen, z. B. Differenzierung verschiedener Interaktionsmodi, Introspektion, Reflexion etc. provoziert. Insbesondere bei Patienten, denen die Regulierung von Nähe und Distanz schwer fällt, deren Introspektions- und Symbolisierungsfähigkeit gestört ist und die zur therapeutischen Ich-Spaltung und zur partiellen Regression sonst kaum in der Lage sind, kann der Wechsel von Improvisieren und Sprechen die Bildung bzw. Rückgewinnung dieser Ich-Funktionen herausfordern.

> **Wichtig**
>
> In der musiktherapeutischen Gruppe, einer Pluralität von Personen mit ihren jeweils einmaligen Lebens- und Sozialisationsgeschichten, kommt es im sprachlich und im musikalisch organisierten Teil der Therapie zu multilateralen Interaktionen.

Die interaktiven Vorgänge erreichen in einer Gruppenimprovisation einen hohen Grad an Komplexität. Der mitspielende Musiktherapeut begibt sich bewusst und nach außen hin möglichst unauffällig in den Spielfluss hinein (dosiertes Mit-Agieren), verfolgt das Geschehen mit gleichschwebender Aufmerksamkeit. Er achtet auf seine Gegenübertragungen und interveniert musikalisch, d. h. strukturierend, anregend, stützend, konfrontierend so behutsam wie möglich, um der Gruppe zur eigenen Gestaltung ihres Prozesses zu verhelfen.

Sehr häufig pendelt das Gruppengeschehen zwischen Abhängigkeit und Gegenabhängigkeit. Dies kann sich darin äußern, dass sich die Teilnehmer auf der Suche nach Schutz und Geborgenheit bei gleichzeitiger Abwehr von Ungewissheit und Verlassenheitsangst in einem gemeinsamen Rhythmus zusammenschließen. Umgekehrt wird jedes Zusammenspiel vermieden, wenn es um Individualität, Abgrenzung und Macht bei gleichzeitiger Angstabwehr von drohendem Ich-Verlust und Abhängigkeit geht.

Das Gruppengeschehen ist sowohl von bewussten als auch unbewussten Inhalten sowie von unterschiedlich starken Übertragungs- bzw. Realitätsanteilen bestimmt. Die einzelnen Teilnehmer haben verschiedene Themen, an denen sie arbeiten, und sind bezüglich Einsicht, Entschlussbildung und Veränderung an unterschiedlichen Punkten, so dass etwas, was dem einzelnen Patienten bisher kaum nachvollziehbar erschien, ihm in der Gruppe von anderen Teilnehmern schrittweise modellhaft verdeutlicht wird. Auch in Bezug auf die Gewöhnung an die musikalische Beziehungsgestaltung liegt die Chance der Gruppentherapie darin, dass die Teilnehmer zwar eine bestimmte Konfliktlage miteinander teilen, dass sie jedoch unterschiedlich stark daran beteiligt sind. Wenn beispielsweise ein Gruppenteilnehmer, aus Angst sich lächerlich zu machen, kein Instrument in die Hand nehmen mag, die anderen hingegen beim Improvisieren bemerken, wie sehr sie dadurch in ihrer eigenen Spielfähigkeit eingeschränkt werden, wird die Wirkung des Verhaltens des einen auf die anderen bereits zu einer Erfahrung der sozialen Realität.

Aus gruppenanalytischer Sicht wird das gesamte musikalische und außermusikalische Interaktionsgeschehen von einer unbewussten Gruppenphantasie moduliert, bei der die einzelnen Teilnehmer jedoch mit den je eigenen Anteilen phantasierter archaischer Objektbeziehungen mehr oder weniger stark involviert. Dies kann solche Ausmaße annehmen, dass das Ich der Beteiligten gefährdet ist. Zum Beispiel kann sich innerhalb von Improvisationen ein Chaos divergierender Stimmen ausbreiten, es kann ausweglose Wiederholungen geben, verschmelzende, einander auflösende Klänge oder rücksichtslose, lautstarke Kämpfe um Macht.

Wichtig

Obwohl die strukturierenden Elemente in der Musiktherapie besondere Chancen der Behandlung enthalten, sind die Gefahren der Regression für psychiatrische Patienten mit gravierenden Ich-strukturellen Störungen nicht immer abwägbar.

Somit ist in der aktiven Gruppenmusiktherapie ein besonderes Augenmerk auf den Verlauf regressiver Prozesse gerichtet, deren therapeutischer Nutzen in der gelungenen Abstimmung ihrer Tiefe mit der jeweilig anzunehmenden Reife vorhandener Ich-Funktionen liegt. Diese Abstimmung innerhalb des Improvisationsteils zu erreichen, erfordert eine fundierte und vielseitige musikalische Ausbildung seitens des Therapeuten.

28.3   Kasuistik

Die Tatsache, dass Musiktherapie eine summarische Bezeichnung für unterschiedliche musiktherapeutische Konzeptionen ist, verhindert, dass eine einzelne Falldarstellung als Schulbeispiel dienen könnte. Dennoch soll exemplarisch aufgezeigt werden, welche therapeutischen Prozesse durch den Einsatz des Mediums Musik in Gang gesetzt werden können und welche Relevanz dies für psychiatrische Patienten hat, so vielfältig diese Klientel nun auch wiederum ist. Im Folgenden geht es um einen stationär behandelten, männlichen Patienten mittleren Alters, dem es gelang, sich im Rahmen von aktiver Gruppenmusiktherapie aus seiner Isolation zu lösen und das neu entstandene Bewusstsein für die eigenen Bedürfnisse in das Alltagsleben zu transferieren. Die Prozesse der anderen Gruppenteilnehmer und der Gruppe als Ganzes werden nur am Rande erwähnt und nur, soweit es für das Verständnis Falles notwendig ist. Das Setting und das geschilderte therapeutische Vorgehen könnten so auch in einem anderem, z. B. teilstationären oder ambulanten Rahmen stattgefunden haben.

▶ Fallbeispiel

Herr F., ein 46-jähriger Mann, wird 6 Wochen vor Weihnachten nach einem Suizidversuch in die Klinik aufgenommen. Es ist inzwischen der siebte Suizidversuch innerhalb von 2 Jahren, doch Herr F. meint, er wüsste gar nicht, wie es kommen könnte, dass er so viele Tabletten genommen habe, er könne sich an nichts erinnern. Deutlich wird, dass ihm das Weihnachtsfest im Kreise der Familie seiner Verlobten unangenehm bevorsteht.

Herr F. lebt allein und führt seinen Haushalt selbstständig. Er arbeitet in einer Brauerei, ist dort als gewissenhaft und pflichtbewusst bekannt. Auffallend sind seine Kopfhaltung, die so wirkt, als würde er jeden Augenblick

▼

Schläge erwarten, und sein verschreckter Blick, der verrät, dass Herr F. vom Leben nichts Gutes erwartet. Einige Daten aus seiner Biographie bestätigen dies: Aufgewachsen in desolaten Familienverhältnissen, kam Herr F. als Junge ins Erziehungsheim, von dem er sagt, dass es dort besser gewesen sei als zu Hause, weil man ihn in Ruhe gelassen habe. In Ruhe gelassen, das bedeutet für Herrn F., dass er im Heim nicht von seinem Vater vergewaltigt werden konnte.

In die Gruppenmusiktherapie kommt Herr F. trotz depressiver Stimmungslage aufgrund eigener Motivation. In den Gesprächen fällt auf, dass es kaum möglich ist, einen direkten Kontakt aufzubauen, da er nur sehr wenig von sich gibt, und wenn, dann nur ausweichend antwortet. Kaum anders verhält es sich in den Improvisationen: stets spielt Herr F. allein vor sich hin. Mal leiser, mal lauter, dies sind die einzigen Kriterien, nach denen er selbst sein musikalisches Tun einordnen kann. Auch der Musiktherapeutin fällt es schwer, seine Musik zu erkennen und zu beschreiben. Einzig mit einer ganzen Reihe von Verneinungen scheint dies möglich zu sein: Die Musik wirkt nicht verloren, doch hat sie auch keinen Halt; sie ist nicht misstönend, dennoch nicht harmonisch; sie ist nicht zurückgezogen, dennoch nicht expressiv. Was das Zusammenspielen mit anderen angeht, so scheitert es daran, dass nicht einmal der Anflug einer gegenseitigen Bezogenheit entsteht. Solch eine Anhäufung von Negationen scheint symptomatisch zu sein, und die Therapeutin entscheidet sich für den Anfang, dem entgegenzuwirken, indem sie sich bemüht, eine musikalische Form anzubieten, bei der Herr F. sich zugehörig fühlen kann, wenn er mag, ohne vereinnahmt und ohne bedrängt zu werden.

In der musikalischen Improvisation werden das Erleben des Patienten und seine individuelle Art, soziale Situationen zu gestalten, anschaulich. Die Therapeutin nimmt aktiv Anteil daran, fühlt sich empathisch in die Situation ein und interveniert auf eine Weise, die den Patienten in seinen Bemühungen einerseits unterstützt, ihm andererseits aber auch neue Möglichkeiten und Spielräume eröffnet. Dies entspricht dem Junktim von prozessbegleitender Diagnostik und therapeutischer Bearbeitung.

❯ Fallbeispiel

Im Anschluss an eine der folgenden Improvisationen, in der Herr F. seine Spielweise beibehält, kommt die Gruppe auf Waldspaziergänge zu sprechen. Jemand erwähnt, dass man sich verirren kann und dann sehr allein fühlt. Für einen kurzen Moment teilt Herr F. die Phantasie der Gruppe, dann wechselt er das Thema, erzählt irgendetwas vom Tischdienst auf der Station.

In der darauf folgenden Stunde nimmt Herr F. erstmalig die Gitarre. Er zupft nicht nur leise, sondern auch auf eine solch behutsame Art darauf, dass die Therapeutin

▼

sich angesprochen fühlt und auf dem Cello eine stille Begleitfigur im 6/8-Takt zupft. Sein Gitarrenspiel lässt nicht erkennen, ob er sie wahrnimmt. Friedlich wie Spaziergänger spielen die beiden nebeneinander her, ohne sich gegenseitig zu stören. Ein Gruppenteilnehmer meint im Anschluss an die Improvisation, dass Herr F. die Gitarre wie ein kleines Kind in den Armen gehalten habe. Herrn F. ist angetan von dieser Vorstellung. Er habe so etwas nie kennen gelernt. Bewusst beiläufig bemerkt die Therapeutin, dass es schon manchmal erstaunlich ist, wie jemand, der selbst keine Zärtlichkeit erfahren hat, doch selbst zärtlich sein kann.

Die in der Gruppe entstehenden musikalischen Situationen werden im Gespräch reflektiert. Die einzelnen Teilnehmer können Zusammenhänge zu subjektiv bedeutsamen Ereignissen außerhalb der Therapie herstellen.

❯ Fallbeispiel

Nach einem Adventswochenende kehrt Herr F. submanisch in die Klinik zurück. Er war in Auseinandersetzung mit seinen zukünftigen Schwiegereltern geraten. Es wird deutlich, dass seine Verlobte leicht geistig behindert ist und dass große Erwartungen an ihn gestellt werden, die junge Frau zu versorgen. Herr F. somatisiert, fällt morgens aus dem Bett, zieht sich dabei Prellungen zu, humpelt auffällig und hustet außerdem lautstark und nachhaltig. Er redet, fällt anderen ins Wort, fängt bei verschiedenen unpassenden Gelegenheiten an, von seinen Vergewaltigungserfahrungen zu sprechen. Zu allem Überfluss äußert er seine Zufriedenheit darüber, nun nicht mehr so gehemmt zu sein. Doch für die Mitarbeiter und Mitpatienten auf der Station ist es nahezu unerträglich mit ihm.

Auch in der Gruppenmusiktherapie wird es notwendig, seinem Redebedürfnis Einhalt zu gebieten – letztlich, um ihn vor dem Zorn der Gruppe zu schützen und eine Isolierung zu verhindern. Als es Herrn F. im Gesprächsteil nicht gelingt, still zu sein und den anderen zuzuhören, gibt die Therapeutin ihm, einem spontanen Einfall folgend, eine Schlitztrommel auf den Schoß. Die könne er solange festhalten, bis die anderen fertig sind, sagt sie dazu. Nicht die Gitarre, nicht ein Kind auf den Schoß, sondern einfach das Instrument, das zwischen ihnen stand und in greifbarer Nähe war. Das Arrangement hat einer erstaunliche Wirkung, denn nun kann Herr F. dem Gespräch aufmerksam folgen. Als die Improvisation beginnen soll, fragt er, ob er sich ein anderes Instrument nehmen dürfe. Natürlich. Herr F. spielt leise und ein wenig versponnen auf dem Glockenspiel, jedoch unerreichbar.

Musiktherapie mit psychiatrischen Patienten ist nicht getrennt von einem – in aller Regel – multiprofessionellen Behandlungsansatz zusehen. Besonders in kritischen Situationen gilt es, das Beziehungsangebot aufrechtzuerhalten und gleichzeitig Halt und Orientierung zu geben.

Denn Musiktherapie kann dazu beitragen, ein Erleben, für das es keine Worte gibt, musikalisch zum Ausdruck kommen zu lassen. Der Wechsel von Spielen und Sprechen lädt dazu ein, das eigene Erleben und die Handlungsabläufe zu differenzieren und einen Prozess der Introspektion und Reflexion in Gang zu setzen. Der dadurch gewonnene Abstand entlastet die alltäglich zu bewältigenden Situationen.

> **Fallbeispiel**

In der folgenden Stunde jedoch droht nicht nur das Gespräch, sondern auch die Improvisation vollständig aus den Fugen zu geraten. Herr F. schlägt lautstark den Gong, so dass dessen Klang die ganze Gruppe überflutet. Die Musiktherapeutin rückt räumlich in seine Nähe. Es reicht, ihre Hand in die Nähe des Gongs zu bringen, und Herr F. kann aufhören. Anders als durch solch direktives Einhaltgebieten kann er sich nicht begrenzen. Im weiteren Verlauf der Improvisation stellt sich Herr F. mitten in den Raum und beginnt mit Zimbeln und Rahmentrommel einen Rhythmus zu spielen, dem sich die Therapeutin anschließen kann, ohne dass er verstört worden wäre. Im Gegenteil – es entsteht ein perfektes Zusammenspiel. Jedes Stolpern, jede Temposchwankung vollziehen die beiden mühelos im Einklang. Der Therapeutin kommt ein Satz in den Sinn: »Bitte halte mich«. Als sich andere Spieler zu dieser Musik dazu gesellen, wechselt Herr F. sein Metrum. Aber er bleibt dennoch sicher, steht körperlich mitschwingend im Raum. Es ist, als würde er sich im Zentrum eines Raumes erleben, den er mit anderen teilen kann, ohne gestört zu sein und ohne sich zu verlieren. Die Improvisation reicht bis ans Ende der Stunde, so dass nicht mehr darüber gesprochen wird.

Im geschützten Rahmen der Therapie können Interaktionsformen wie z. B. Verschmelzung, Isolation, Missverstehen, Überwältigung, die die Beziehungen von psychiatrischen Patienten häufig stark dominieren, in musikalischen Improvisationen durchlebt werden. Dabei bedingen sich die Empfindung für das Selbst und die Beziehungsaufnahme zum andern wechselseitig. Dies ist wichtig für die sekundäre Prävention, denn Introspektion und ein soziales Netzwerk sind Voraussetzungen für die Symptomfrüherkennung.

> **Fallbeispiel**

Auch in der darauf folgenden Stunde kommt es zu keinem Gespräch über das gemeinsame Musizieren. Unverzüglich nach Beendigung der Improvisation, in der es wieder rhythmische Zusammenspiele mit allen gab, verlässt Herr F. den Raum zur Toilette und kommt exakt am Schluss der Stunde wieder herein. Nun möchte er doch noch etwas sagen. Die Therapeutin hält dagegen, dass die Zeit um sei, und begründet dies damit, dass sie ihn darin ernst

▼

nehmen würde, wenn er mit seinem Hinausgehen demonstriert, dass er sich am Nachgespräch nicht beteiligen wolle. Er könne aber zu Beginn der nächsten Stunde den Faden wieder aufgreifen, was Herr F. dann auch tut. Damit ist der Grundstein für die folgenden Entwicklungen gelegt, die im Folgenden nur ganz grob skizziert werden kann.

In der daran anschließenden Therapiephase zeigt Herr F. zum ersten Mal Krankheitseinsicht. Gleichzeitig gehen die affektiven Störungen zurück, und eine latente Suizidalität ist nicht mehr zu bemerken. In der Musiktherapie wird zu seiner eigenen Freude sein musikalisches Spiel lebendiger, ausdrucksstärker und vielseitig in Bezug auf Kontakte zu den Mitspielern. Herr F. beginnt mehr und mehr, seine Wünsche und Ängste als wichtig anzuerkennen. Von sich aus merkt er, dass er über Weihnachten hinweg den Schutz der Klinik benötigt und geht nur in den Tagesurlaub. Die Verlobung wird auf Betreiben der Schwiegereltern aufgelöst, was Herrn F. wider Erwarten nur wenig erschüttert. Ende Januar wird Herr F. aus der stationären Behandlung entlassen. Er kehrt in seine Wohnung und seinen Beruf zurück. Mit Unterstützung der Sozialarbeiterin hat er bereits den Kontakt zu einer außerklinischen Einrichtung für psychisch Kranke gebahnt, wo er über mehrere Jahre nicht nur am Freizeitangebot teilnimmt, sondern auch, weil die Musik eine besondere Bedeutung für ihn bekommen hat, Konzertbesuche für sich und die anderen Besucher organisiert.

Obwohl die Musik, die in Therapien zum Klingen kommt, häufig nicht direkt mit der allgemein verbreiteten Musikkultur verglichen werden kann, entdecken viele Musiktherapiepatienten diesen Bereich für sich und ihre Alltagsgestaltung. Sie hören bewusster, beleben verloren geglaubte Fähigkeiten oder finden neue Vorlieben heraus. Auf diese Weise setzt sich Musiktherapie in Form einer Selbstbehandlung fort, ohne dass sich psychiatrische Patienten darin von den meisten gesunden Menschen unterscheiden.

Literatur

Decker-Voigt H-H et al. (Hrsg) (1996) Lexikon Musiktherapie. Hogrefe, Göttingen Bern

Decker-Voigt H-H (Hrsg) (2001) Schulen der Musiktherapie. Reinhardt, München

Engelmann I (1995) Musiktherapie in psychiatrischen Kliniken. Nervenarzt 66: 217–224

Engelmann I (2000) Manchmal ein bestimmter Klang. Vandenhoeck & Ruprecht, Göttingen

Kasseler Konferenz (1998) Thesen der Kasseler Konferenz. Musikther Umsch 19: 232–235

Metzner S (1995) Analytische Musiktherapie in der Gemeindepsychiatrie. In: Bock T. et al. (Hrsg) Abschied von Babylon. Psychiatrie-Verlag, Bonn

Metzner S. (1999) Tabu und Turbulenz. Vandenhoeck & Ruprecht, Göttingen

Metzner S, Engelmann I (1992) Musik, Therapie und Alltag in der gemeindepsychiatrischen Klinik. Musikther Umsch 13: 3–14

Rüger U (1994) Musiktherapie. In: Heigl-Evers A, Heigl F, Ott J (Hrsg) Lehrbuch der Psychotherapie. G.Fischer, Stuttgart Jena New York

Ruud E, Mahns W (1992) Meta-Musiktherapie. Fischer, Stuttgart Jena New York

Wigram T, DeBacker J (1999) Clinical applications of music therapy in psychiatry. Kingsley, London

Tanz- und Bewegungstherapie

Iris Bräuninger, Elisabeth Blumer

Tanz- und Bewegungstherapie als körperpsychotherapeutische Behandlungsmethode ist ein fester Bestandteil der psychiatrischen Rehabilitation. Es werden Rahmenbedingungen aufgezeigt, die als Voraussetzung für eine optimale Behandlung gelten. Die Bedeutung des nonverbalen Ausdrucks als Spiegel innerer und äußerer Realität und die Rolle von Bewegungsanalyse als Diagnose- und Interventionsinstrument wird diskutiert. Anhand von Fallbeispielen aus Einzel- und Gruppentherapien wird die Behandlung psychiatrischer Störungen veranschaulicht. Abschließend werden tanz- und bewegungstherapeutische Wirkfaktoren, insbesondere die Ressourcenaktivierung, und ihre spezifischen Therapieziele in der psychiatrischen Rehabilitation dargestellt.

29.1 Begriffsklärung

Tanz- und Bewegungstherapie nutzt Tanz und Bewegung in psychotherapeutischer Weise zur Integration von körperlichen, emotionalen und kognitiven Prozessen sowie als Medium zur Persönlichkeitserweiterung und zum Erlangen eines inneren und äußeren Gleichgewichts.

Immer wird dabei von der Körper-Seele-Geist Einheit ausgegangen, die im intrapersonellen, sozialen und ökologischen Zusammenhang steht. Tanz- und Bewegungstherapie ist eine Form der künstlerischen Therapien, die kreative Prozesse zum Erreichen therapeutischer Ziele einsetzt. Sie nutzt die Analyse von Bewegung, Körperhaltung und Körperausdruck diagnostisch, therapeutisch, präventiv und in der Therapieevaluation (BTD 1999, S. 1).

Als Körperpsychotherapie besteht sie aus verschiedenen Methoden wie der Tanztherapie, der Integrativen Bewegungstherapie, der Konzentrativen Bewegungstherapie, der Funktionellen Entspannung und der Biodynamik. Tanz- und Bewegungstherapie arbeitet erlebnisorientiert/kreativitätsfördernd und kann funktional/übungsorientiert, konfliktorientiert/aufdeckend und empathisch/unterstützend eingesetzt werden. Bei der Behandlung wird ein besonderer Fokus auf Beziehung, Wahrnehmung, Bewegung/Handlung, Affekt/Energie und Symbolik gelegt (Röhricht 2000, S. 16).

29.2 Tanz- und Bewegungstherapie in der psychiatrischen Rehabilitation

29.2.1 Methoden

Allgemein handelt es sich bei den im psychiatrischen Rahmen praktizierten Ansätzen weniger um eine einheitliche Methode, als vielmehr um eine Methodenvielfalt, die sich durch folgende Aspekte auszeichnet:

Tanz- und Bewegungstherapie
- ist tiefenpsychologisch-, prozess- und aktionsorientiert,
- versteht sich als Beziehungsarbeit und berücksichtigt Übertragungs- und Gegenübertragungsphänomene,
- sieht Bewegung als bedeutungsvoll an, d. h. Bewegung wird als Metapher genutzt und verstanden,
- arbeitet primär personenbezogen, unter Berücksichtigung der jeweiligen Diagnose,
- ist in ihrem Vorgehen ein ressourcenorientiertes Verfahren.

Das Vorgehen ist dabei körper- und bewegungsbezogen mit dem Ziel, mehr Wahrnehmung und Bewusstsein über die eigene Person, persönliche Denk- und Verhaltensweisen und soziale Beziehungsmuster zu erlangen und Selbstreflexion zu unterstützen (BTD 1999; Chaiklin u. Schmais 1993; Stanton-Jones 1993). Besonders berücksichtigt werden dabei energetisch und emotional stark besetzte Themen und das Herausarbeiten eines »roten Fadens« im Therapieprozess. Das reflektierende Gespräch und der verbale Ausdruck kann dabei jederzeit ergänzend und klärend zum nonverbalen Prozess hinzu kommen.

29.2.2   Praxis in Institutionen

Im deutschsprachigen Raum ist die Tanz- und Bewegungstherapie in der psychiatrischen Rehabilitation häufig im Bereich Physio- und Bewegungstherapie angesiedelt und erweitert den Bereich Körpertherapie um den Bereich Körperpsychotherapie.

Körpertherapie. Körpertherapie integriert u. a. Mototherapie, Sporttherapie und Physiotherapie und beinhaltet neben traditionellen somatischen Behandlungsmethoden auch funktional/übungszentrierte Körpertherapieverfahren wie Entspannungstechniken (progressive Muskelentspannung nach Jakobsen, funktionale Entspannung nach Fuchs, Atemtherapien etc.), Wahrnehmungsverfahren (Feldenkrais, Eutonie etc.) und aktivierungstherapeutische Angebote (Nordic Walking, Sport etc.).

Körperpsychotherapie. Nachfolgend konzentriert sich dieser Beitrag auf Inhalte und Ziele der in ◘ Abb. 29.1 rechts dargestellten körperpsychotherapeutischen Verfahren, im Weiteren hier als **Tanz- und Bewegungstherapie** bezeichnet. Sie stellt eine Auswahl der verschiedenen körperpsychotherapeutischen reflektierenden Methoden dar, die immer auch das therapeutische Gespräch integrieren und jeweils Krankheitslehre, Menschenbild und ethische Richtlinien definieren. Als Einzel- und Gruppentherapie übernimmt die Tanz- und Bewegungstherapie einen wichtigen Beitrag im Rahmen der psychiatrischen Rehabilitation in der Behandlung psychisch kranker Menschen. Ihre Wirksamkeit für einzelne Störungen und Krankheitsbilder ist nachgewiesen worden (Berrol et al. 1997; Cruz u. Sabers 1998; Ritter u. Low 1996; Weber et al. 1994).

In der Akutpsychiatrie, in Tageskliniken, ambulanten Einrichtungen, Rehabilitationszentren, Wohnheimen und Tagesstätten wird Tanz- und Bewegungstherapie bei Kindern, Jugendlichen und Erwachsenen aller Altersstufen angewandt.

◘ Abb. 29.1 gibt einen Gesamtüberblick über das Spektrum der in der psychiatrischen Rehabilitation angewandten körpertherapeutischen und körperpsychotherapeutischen Verfahren.

Rahmenbedingungen

Der äußere Rahmen einer Behandlung steht u. a. in Abhängigkeit von den therapeutischen Konzepten einer Einrichtung und deren finanziellen und personellen Ressourcen. Die Patienten werden als gleichwertige und kompetente Partner wahrgenommen. Durch die informierte

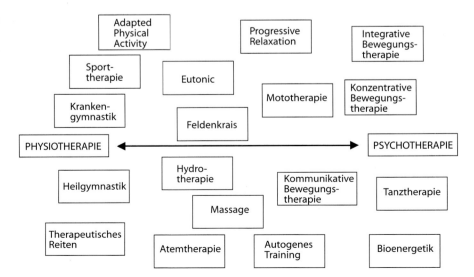

◘ **Abb. 29.1.** Körper- und bewegungstherapeutische Verfahren in der Psychiatrie – eine Auswahl. (Aus Hölter 1993, S. 13)

Adapted Physical Activity
Progressive Relaxation
Integrative Bewegungstherapie
Sporttherapie
Eutonic
Mototherapie
Konzentrative Bewegungstherapie
Krankengymnastik
Feldenkrais
PHYSIOTHERAPIE ⟷ PSYCHOTHERAPIE
Heilgymnastik
Hydrotherapie
Kommunikative Bewegungstherapie
Tanztherapie
Massage
Therapeutisches Reiten
Atemtherapie
Autogenes Training
Bioenergetik

Zustimmung (»informed consent«) einigen sich Patient und Therapeutin auf die gemeinsam definierten Erwartungen und Ziele der Behandlung (Lausberg u. Eberhard 1999), Behandlungsverlauf und Behandlungsdauer werden davon wesentlich beeinflusst. Zur Gewährleistung einer tragfähigen therapeutischen Beziehung, die für den positiven Fortschritt der Therapie Voraussetzung ist, sind in der stationären Behandlung in der Regel mindestens 2–3 Behandlungen und im ambulanten Bereich mindestens 1–2 Behandlungen pro Woche indiziert. Die Länge der Therapiestunde orientiert sich an den Bedürfnissen der Teilnehmenden, am Gesamtbehandlungsplan, am Setting (Einzel- oder Gruppentherapie), an der Behandlungsfrequenz und an den Vorgaben und Übereinkommen mit den Kostenträgern.

Nonverbaler Ausdruck als Spiegel innerer und äußerer Realität

Psychisch kranke Menschen sehen sich in ihrer inneren und äußeren Realität mit großen Ungewissheiten konfrontiert. Der Heilungsprozess vollzieht sich in kleinen Schritten und verlangt Geduld, Hoffnung und nicht selten eine Neuorientierung im beruflichen und persönlichen Leben. Dieses innere und äußere Spannungsfeld thematisieren die Betroffenen in der Therapie mit Worten, in Gesten, durch Körpersprache und in Bewegungsprozessen. Ihr körpersprachlicher und symbolischer Ausdruck wird ernst genommen, wertgeschätzt und erweitert. Im empathischen Spiegeln der Bewegungen mit emotionalem Gehalt durch die Therapeutin erleben die Teilnehmenden eine tiefe emotionale Akzeptanz und Kommunikation; es wird ihnen signalisiert, dass sie verstanden und ernst genommen werden. Ausgangspunkt der therapeutischen Arbeit ist immer der individuelle Mensch und die Orientierung erfolgt ausschließlich an seinem persönlichen Bewegungsmaterial.

Übersetzen der Körpersprache

Als geschulte Spezialisten für die allseits gegenwärtige Sprache des Körpers sehen Tanz- und Bewegungstherapeutinnen ihre Aufgabe und Verantwortung im besonderen Maße darin, die Körpersprache wertzuschätzen, zu verstehen und zu übersetzen. Dies bedeutet für die klinische Arbeit, dass Patient und Therapeutin gemeinsam erforschen, welche Bedeutung den persönlichen Bewegungen, Körperhaltungen, Gesten usw. zukommt und welcher Zusammenhang zur bedeutungsvollen Gegenwart, Zukunft und Vergangenheit besteht. Dieser Klärungsprozess kann sich gleichzeitig oder in zeitlicher Abfolge auf mehreren Ebenen, der körperlichen, emotionalen, interaktiven, kognitiven und verbalen, vollziehen. Tanz- und Bewegungstherapeutinnen übernehmen die Funktion, die auf diese Weise mit den Patienten gemeinsam gewonnenen Erkenntnisse über nonverbale Prozesse dem interdisziplinären Team transparent zu machen und hierfür

als Übersetzer der Patienten zu dienen. Im Bemühen, menschliches Verhalten und die Verbindung körperlicher, seelischer und kognitiver Prozesse besser zu verstehen, wird die Grundlagenforschung und die Effektivitätsforschung in jüngster Zeit vermehrt intensiviert (Berger 2000; Bräuninger u. Koch 2002).

Bewegungsanalyse und Bewegungsdiagnostik

Psychiatrische Störungen korrelieren meist mit Störungen auf der körperlichen Ebene: Körperbild- und Körperschemastörung v. a. bei Patienten mit Essstörung, Störung des Bewegungsverhaltens und der Leiberfahrung z. B. bei schizophrenen Menschen, Störung des Antriebs bei depressiven Zustandsbildern, Störung der körperlichen Empfindungen bei psychosomatischen Patienten sind nur einige Beispiele einer langen Reihe. Bewegungsbeobachtungs- und -diagnoseinstrumente der Tanz- und Bewegungstherapie dienen der differenzierten Erfassung des Ist-Zustandes anhand objektivierbarer Parameter mit dem Ziel, menschliches Verhalten besser zu verstehen und zu erforschen, adäquate Interventionen zu bestimmen und den Therapieprozess zu evaluieren. Dabei bieten die Instrumente die Möglichkeit, zwischen dem phänomenologischen Ansatz und den durch Bewegungsbeobachtung gewonnenen Informationen eine Verknüpfung zu intrapsychischen und interpersonellen Prozessen herzustellen. Die gebräuchlichsten Systeme sind dabei die **Bewegungsanalyse nach Laban** (BTD 1999; Laban 1960; Lausberg u. Eberhard 1999) und deren Weiterentwicklung im **Kestenberg-Bewegungsprofil, KMP** (Kestenberg-Amighi et al. 1999), das in der folgenden Übersicht dargestellt ist.

Inhalte des Kestenberg-Bewegungsprofils

1. Mikroanalytisches Forschungs-, Diagnose- und Interventionsinstrument zur
   - Beobachtung
   - Notation
   - Kategorisierung
   - Untersuchung
   - Behandlung

   von nonverbalem Verhalten, Bewegung und Ausdruck auf individueller sowie relationaler Ebene

2. Methode zum Analysieren und Interpretieren von
   - entwicklungspsychologischen Standards
   - differenziellen Persönlichkeitsmerkmalen
   - interaktivem Kommunikationsverhalten einer Person

3. Bewegungsanalyseinstrument zur Erfassung von
   - Bewegungshäufigkeiten: quantitative und qualitative Daten und kontinuierliche (prozessorientierte) Daten
   - Spannungsflussrhythmen und -attributen

▼

4. Präventionsinstrument und Behandlungsinterventionen für eine Vielzahl von
   - psychologischen
   - physischen
   - kognitiven
   Problemen

29.2.3 Behandlung psychiatrischer Störungen: Fallbeispiele

Gruppentherapie mit chronisch psychisch kranken Menschen einer Rehabilitationseinrichtung

Die Stunde fand mit zwei Männern und zwei Frauen statt, die an Psychosen und affektiven Störungen leiden und die seit mehreren Monaten an einer kontinuierlichen Tanztherapiegruppe teilnahmen.

> **Fallbeispiel**

Während unseres Anfangskreises berichtet Herr K. am Boden sitzend, er sei recht müde von der körperlich anstrengenden Arbeit, den ganzen Tag sei er schon auf den Beinen und fühle sich nun kraftlos. Herr Z. deutet an, seine Ängste würden ihm momentan wieder vermehrt zusetzen. Er mache sich Sorgen, ob er z. B. in der Werkstatt zurecht kommen werde. Frau B. erzählt, ihr gehe es relativ gut. Zu guter Letzt stürzt Frau I. schwungvoll und voll bepackt in den Raum und nach kurzer Unruhe fahren wir im Stehen fort: Im Kreis wärmen wir uns auf, jeder und jede übernimmt einmal die Führung und bringt eigene Ideen ein. Hieraus entwickelt sich allmählich ein »Spiel«: Einer der Teilnehmenden beginnt, etwas symbolisch im Kreis herumzureichen, alle anderen greifen dies auf. Mit der Zeit wird das Herumgereichte mal schwer, mal wieder leicht wie Sand, welcher reihum von einer Hand in eine andere rieselt. Aus dem Sand wird ein unsichtbarer Ball, den wir uns zuspielen, den wir auffangen oder weiter prellen. Herr K. gibt dem Spiel eine neue Wendung, als er »den Ball« aus dem Fenster hinausschleudert. Ich frage, was es sein könne, das aus dem Fenster hinausgeworfen wird. Er antwortet: »Meine Krankheit«, und alle anderen nicken zustimmend. An diesem Punkt wirken alle erschöpft, Herr K. und Frau I. setzen sich auf die Bank und Frau I. meint, sie sei »ziemlich erledigt«. Ich spreche meinen Eindruck aus, es scheine, alle bräuchten etwas Raum für sich und schlage vor, sich nun ein wenig Zeit zu nehmen, auf die eigenen Bedürfnisse zu achten und diesen für eine Weile nachzugehen. Frau B. beginnt daraufhin, mit ihren Armen und Händen kleine behutsame Bewegungen auszuführen und mit Gesten zu experimentieren. Herr Z. legt sich auf eine Matte und radelt mit den Beinen in der Luft. Die beiden

▼

anderen bleiben auf der Bank sitzen und hören der ruhigen Musik zu.

Während der Abschlussrunde erzählt Herr Z., er sei in Gedanken auf einer Tour entlang eines Flusses geradelt. Herr K. berichtet, er habe sich vorgestellt, auf einer Südseeinsel zu sein und dort unter Palmen ausgeruht zu haben. Frau B. teilt mit, sie habe daran gedacht, im Urlaub zu sein und eine kleine Wanderung unternommen zu haben. Frau I. stellt mit Erstaunen fest, entgegen ihrer sonstigen Gewohnheit habe sie sich in dieser Stunde wenig bewegt und habe die Ruhe am Ende aushalten können. Nun fühle sie sich richtig wohl.

Tanz- und Bewegungstherapeutinnen sind darin ausgebildet, die spezifischen Aspekte von Bewegung zu erkennen, welche die jeweiligen Entwicklungsphasen, die kognitiven Funktionen und den gegenwärtigen emotionalen Zustand widerspiegelt. Die strukturierte Improvisation, wie im Fallbeispiel dargestellt, ist eine der gebräuchlichsten Formate der Tanz- und Bewegungstherapie in Gruppen. Sie besteht u. a. aus dem Anleiten der Gruppe, mit wechselnder Leitung und Weitergabe der Leitung, einem Improvisationsteil und der verbalen Integration und Interpretation des Bewegungsprozesses während oder am Ende der Stunde (Stanton-Jones 1993).

Einzeltherapie im stationären Rahmen

Frau D., 42-jährig, war als geschätzte Arbeitskraft in der Wirtschaft tätig, als eine psychotische Ersterkrankung auftrat.

> **Fallbeispiel**

Die pflichterfüllende, zum Perfektionismus neigende, religiöse Frau, die darauf bedacht war, gesellschaftlichen Normen zu genügen, trat eines frühen Morgens in eine neue Welt ein: Sie tanzte splitternackt um einen blühenden Busch in einem öffentlichen Garten, wähnte sich im Kontakt mit dem All. Das Gefühl des Glücks und der Befreiung nahm aber ein plötzliches Ende, als sie durch die Polizei unsanft verhaftet wurde. In der Klinik wurde eine Psychose diagnostiziert. Die Patientin fühlte sich schuldig, war tief beschämt, fühlte sich wertlos. Das war der Anfang einer leidvollen, langen Geschichte.

Als die Patientin schließlich in die Bewegungstherapie kam, wirkte sie ängstlich, geduckt, wich Blicken aus, wirkte bewegungsarm und lethargisch, konnte sich im alltäglichen Kontext nicht mehr zurechtfinden. Hier galt es, im therapeutischen Setting klare, überschaubare Aufgabenstellungen zu »schaffen«. Im Vordergrund war das »Grounding«, die Arbeit an den Füßen und am Stand und das Thema »Grenzen wahrnehmen«. Die Patientin beklagte sich über **fehlende Wahrnehmung der Füße**. Später kam eine autobiographische Geschichte zutage: Die Patientin war als Kind gezwungen, die Füße einer

▼

Tante öfters zu massieren, was die Patientin extrem ekelte. Wir begannen mit Wahrnehmungsübungen, indem wir verschiedenartige Unterlagen begingen, harte, weiche, Matten, Gras, Steinboden, warme, kalte, raue, glatte. Wir probierten verschiedene Berührungsarten zwischen Fußsohle und Boden aus. Die Füße wurden im Sitzen selbst berührt, mit den Händen umgriffen, gedrückt, gekitzelt, geklopft, gestreichelt, gerieben, geknetet. Wir schritten je den Rand unserer Matte ab....

Der Aufbau der Beziehung und das Vertrauen war auch in diesem Setting entscheidend für den Verlauf. Die Patientin konnte mir ihr Geheimnis anvertrauen, das sie aus Scham gehütet hatte: Den absolut glücklichsten Moment in ihrem Leben hatte sie im Wahn erlebt. Beim Tanzen um den blühenden Busch hatte sie sich erstmals völlig »ganz« gefühlt. Ganz lebendig und angstfrei. Die Patientin wär zum jetzigen Zeitpunkt völlig in der Realität. Ich betonte, wie kostbar dieses Erlebnis im Park für sie gewesen sei, bat sie, Details niederzuschreiben. Die Geschichte wurde zur Ressource unserer bewegungstherapeutischen Arbeit. Im Kontext mit einem Gegenüber konnte sie die eigene Abgegrenztheit, die Unterscheidung von sich selbst und der anderen Person erleben. Die Körper- und Bewegungsübungen ließen sie Körpergrenzen erfahren und die verlorene Gewissheit über sich selbst als zusammengehörendes Selbst und als Person, mit geschlechtlicher, geschichtlicher und persönlicher Identität wiedererleben, sie konnte sich wiedererkennen als die Person, die sie ist. Trotz der positiven Entwicklung war eine Rückkehr in den früheren Beruf nicht möglich. Eine Teilzeitbeschäftigung und künstlerische Tätigkeit geben ihrem Leben heute Qualität.

Grounding wird als tanz- und bewegungstherapeutische Intervention eingesetzt, um den Bezug zur Realität zu unterstützen. Bei der Arbeit mit Menschen mit Grenzüberschreitungs- und Missbrauchserfahrungen sind **Scham, geringer Selbstwert, Sicherheit, Vertrauen, Grenzen** zentrale Themen. Das Beispiel verdeutlicht das Eingehen auf die individuellen Bedürfnisse und Ressourcen. Es gibt kein routinemäßiges Verfahren pro Diagnose. Dies schließt eine diagnosebezogene Therapie nicht aus, falls sich bestimmte Schwerpunktthemen und daraus resultierende Behandlungsziele ergeben. Tanz- und Bewegungstherapie als konstruktiver Ansatz setzt an den Fähigkeiten und Stärken der Teilnehmenden an und fördert Erfahrungen zur Ich-Stärkung, körperliche Integration, Selbstheilungskräfte und Autonomie.

Gruppentherapie für ältere Menschen einer psychiatrischen Tagesklinik

Durchschnittlich nahmen 6–8 Personen kontinuierlich an einer 45-minütigen, gemischtgeschlechtlichen, halboffenen Tanz- und Bewegungstherapiegruppe teil.

> **Fallbeispiel**

Im Verlauf der Stunde verändert sich die Art der Bewegung: Die im Sitzkreis von allen ausgeführten Armschwünge gewinnen an Kraft, bei Frau S. kommt eine indirekte Bewegung beider Arme von schräg oben nach links unten hinzu, die Bewegungsphrase beginnt jeweils mit freiem Fluss und endet in gebundenem Fluss. Auf meine Frage, ob jemandem ein Bild zu dieser Bewegung einfalle, antwortet sie: »Holme schneiden im Eis«. Während des Krieges habe sie als junges Mädchen diese Tätigkeit im Arbeitslager in Eiseskälte ausführen müssen. Die Bewegungen der Gruppe verändern sich und die gerade noch gemeinsam ausgeführten Bewegungsrhythmen verlangsamen und erstarren beinah vollständig. Die Einzelnen »tauen« erst wieder aus ihrer Regungslosigkeit auf, als jemand sich vorstellt, dass »durch die Wärme der Sonne Schnee und Eis zu schmelzen beginnen«. Daraufhin spricht Herr N. erstmals in der Gruppe über sich: Scheinbar emotionslos berichtet er von seiner Zeit als Melder während des Krieges im Winter im hohen Norden. Die anderen erwidern mit deutlicher Anteilnahme, wie einsam, lebensgefährlich und belastend diese Aufgabe für einen heranwachsenden jungen Mann gewesen sein muss. Nun werden auch Erinnerungen an die Zeiten des Kriegs und an die Vergangenheit anderer Teilnehmer eingebracht. Am Ende der Stunde ist die Erstarrung einer leisen Melancholie gewichen, eingebettet in geteilter Erinnerung und einer spürbaren Verbundenheit zwischen den Einzelnen.

> **Wichtig**
>
> Im Sitzen können sich ältere Menschen physisch sicher fühlen und sich emotional leichter öffnen, da sie nicht damit beschäftigt sind, ihr Gleichgewicht zu halten (Eberhard 1996).

Der **Kreis** unterstützt als demokratische Form das Entstehen von Gruppenidentität und Gruppenzugehörigkeit, er fördert Blickkontakt und Interaktion. Die Körperhaltung, die Bewegungen und der Rhythmus der Teilnehmenden werden durch **Empathie in Bewegung** gespiegelt und unterstützt. Dadurch wird das persönliche Bewegungsrepertoire anerkannt und wertgeschätzt (Bräuninger 2000; Chaiklin u. Schmais 1993; Stanton-Jones 1993).

> **Wichtig**
>
> Bewegungsaktivitäten sind Begleiteffekte, aber nicht oberstes Ziel der Gruppentherapie. Sie dienen als Werkzeug für die Schaffung einer therapeutischen Umgebung, in der Bewegung bedeutungsvoll sein kann.

29

Bewegung hat Bedeutung

> **Wichtig**
>
> Aus der Bewegung oder einem sensorischen Erlebnis heraus kann sich **Bildersymbolik** entwickeln, die den Wechsel von einer einfachen zu einer symbolischen Aktion ermöglicht. Diese Art der Bewegung kann in ein symbolisches Erlebnis/eine Assoziation über die Vergangenheit münden und **Reminiszenzen/Erinnerungen** wachrufen.

Reminiszenz stellt eine positive Verhaltensanpassung, gerade auch beim Älterwerden dar. Sie erleichtert das Erreichen von psychologischen und sozialen Zielen auf effektive Weise. Muskuläres Gedächtnis und Erinnerungen, die im Körper gespeichert sind (»body memory«), werden hierzu miteinbezogen. In der Tanz- und Bewegungstherapie wird dieser Prozess gefördert und beschleunigt (Bräuninger 2000; Stanton-Jones 1993; Thorgrimsen et al. 2002).

29.3 Wie wirkt die Tanz- und Bewegungstherapie?

Ressourcenorientierung als Wirkfaktor?

Tanz- und Bewegungstherapie erfüllt einen wesentlichen Aspekt, der von Patienten gleich welchen Alters und Geschlechts in der Regel sehr geschätzt und als wohltuend empfunden wird: Im klinischen Alltag arbeitet sie ressourcenorientiert und ressourcenaktivierend. Die Stärken der Teilnehmenden kommen zum Einsatz und prägen wesentlich die Gestaltung und die Inhalte des Therapieprozesses. Für Menschen, die sich in einer Lebensphase befinden, in der sie sich als »nicht mehr funktionierend« wahrnehmen, ist das Erleben eigener Ressourcen für das Selbstverständnis und den Selbstwert von unschätzbarem Wert.

In zwei Studien geht Grawe (2002) der Frage auf den Grund, wie Psychotherapie wirkt. Die Ergebnisse seiner Studien über das Verhältnis von Ressourcenaktivierung und Problembearbeitung im Therapieprozess (untersucht wurden 8000 Therapiesitzungen von 800 stationären und ambulanten Psychotherapiepatienten) weisen darauf hin, dass eine Therapiestunde dann erfolgreich zu sein scheint, wenn die bei den Patienten vorhandenen Ressourcen von der Therapeutin positiv bestärkt wurden und die Ressourcenaktivierung gegenüber der Problembearbeitung überwog. Stunden mit hoher Problemaktivierung erwiesen sich dann als produktiv, wenn die Patienten gleichzeitig ihre Beziehung zur Therapeutin als positive Ressource wahrnehmen konnten. Bei der Frage nach der Unterscheidung von produktiven und unproduktiven Therapiesitzungen in verschiedenen Therapiephasen überwiegt bei produktiven Therapien die Ressourcenaktivierung zu allen Zeiten gegenüber der Problemaktivierung, bei unproduktiven Therapien ist das Verhältnis gerade umgekehrt.

Sagt dies etwas über die Wirkung der Tanz- und Bewegungstherapie aus? Die Ergebnisse von Grawes Studien über verfahrensübergreifende Wirkfaktoren der Psychotherapie veranlassen zu der Annahme, dass die Tanz- und Bewegungstherapie als ressourcen- und beziehungsorientierter Ansatz gerade wegen dieser Schwerpunkte zu den wirksamsten Therapien zählen könnte. Wünschenswert wären Anschlussstudien, die diese Annahme weiter untersuchen.

Gruppentherapeutische Wirkfaktoren

Hölter (1994) fand, dass sich wesentliche Wirkfaktoren der tanz- und bewegungstherapeutischen Gruppentherapie, deutlicher als in anderen aktivitätsorientierten Therapieformen, mit denen der verbalen Gruppenpsychotherapie überschneiden. Ergänzt werden sie um Aspekte des Wohlbefindens, die bei beiden Patientengruppen den höchsten Stellenwert aufwies, Bewusstheit und handlungsorientiertes Lernen. Zu den empirisch ermittelten Wirkfaktoren gehören:

- Verhaltensregulation,
- Wohlbefinden und Einsicht,
- Gruppenkohäsion und Katharsis,
- Bewusstheit,
- Beziehungsgestaltung.

Zum großen Teil stimmen diese Wirkfaktoren mit denen von Schmais (1998) benannten acht wesentlichen Wirkfaktoren der Gruppentanz- und -bewegungstherapie überein:

- Synchronismus,
- Ausdruck,
- Rhythmus,
- Vitalisierung,
- Integration,
- Kohäsion,
- Lernen,
- Symbolismus.

> **Wichtig**
>
> Gerade Rhythmus und Synchronismus als zwei der wesentlichen Bestandteile der Tanz- und Bewegungstherapie verbindet Therapeutinnen mit Gruppen, Gruppen mit Individuen und Individuen mit sich selbst (Ritter u. Low 1996).

Weitere Wirkfaktoren

Die **antriebssteigernde Wirkung** ist als direkter Effekt der Therapiestunde naheliegend. Die **entspannende Wirkung**, von vielen Patienten regelmäßig benannt, verwundert auf den ersten Blick, da es sich bei der Tanz- und Bewegungstherapie nicht um ein Entspannungsverfahren handelt. Stellt man sich jedoch eine Gruppe psychotischer oder akut unter Entzug leidender Patienten vor, fällt es nicht schwer nachzuvollziehen, dass viele Patienten innere Unruhe und Anspannung über aktive Betätigung reduzieren. Als kreativtherapeutisches Verfahren aktiviert Tanz- und Bewegungstherapie außerdem **kinästhethische Schlüsselreize** an Erinnerungen und Bilder und verwendet **Spontaneität und Kreativität** zur Verbesserung von Hoffnungslosigkeit und Wertlosigkeit.

29.4 Therapieziele bei psychiatrischen Patienten

Ziel der therapeutischen Arbeit in der psychiatrischen Rehabilitation ist es, der inneren und äußeren Erfahrungswelt zur Integration zu verhelfen, Unbewusstes bewusst zu machen, Ausdruckskraft und Bewegungsrepertoire zu erweitern, Selbstwertgefühl zu stärken, Körperwahrnehmung, Zentrierung im Körper, soziale Wahrnehmung und Interaktion zu fördern, Kontakt zu Gefühlen und Körperbild zu verbessern, Körpergrenzen erlebbar zu machen, Integrität und Solidarität zu unterstützen und die Reflexion über sich selbst sowie Denk- und Verhaltensmuster zu fördern. Immer werden dabei der Tanz, die Bewegung, der Körper und der verbale Austausch als wichtiges Kommunikations- und Interventionsinstrument zwischen Teilnehmer und Therapeutin verstanden. Über den Körperausdruck und die Verbindung sprachlicher und nonverbaler Kommunikation werden Beziehungen aufgebaut und heilsame Erlebnisse ermöglicht (Bräuninger 2000; BTD 1999; Chaiklin u. Schmais 1993).

Die folgenden langfristigen Therapieziele von Chace für die Gruppentanztherapie wurden von Chaiklin und Schmais (1993) in einzelne Konzepte aufgeteilt, die größtenteils auch für die Einzeltherapie zutreffen:

Therapeutische Beziehung

… eigene Identität etablieren, Vertrauen entwickeln, Unabhängigkeit unterstützen, soziale Wahrnehmung wiederherstellen, persönliche Integrität entwickeln und beibehalten, soziale Einflüsse akzeptieren (Chaiklin u. Schmais 1993, S. 83).

Körperaktion

… realistisches Körperbild kreieren, Körperteile aktivieren, körperliche Integration fördern, körperliche Gestalt wieder bilden, innere Sensationen/Impulse wahrnehmen, Energie mobilisieren, Körperbewegungen meistern, Ausdruckskraft erweitern (Chaiklin u. Schmais 1993, S. 83–84).

Symbolismus

… Worte, Erlebnisse, Aktionen integrieren, innere Gedanken u. Gefühle externalisieren/ausdrücken, symbolisches Repertoire erweitern, bedeutungsvolle Vergangenheit erinnern, Konflikte durch Aktionen lösen, Handlungs- und Verhaltenseinsicht erlangen (Chaiklin u. Schmais 1993, S. 84).

Rhythmische Gruppenaktivität

… Ich-Vitalität spüren und Ich-Aktivität zulassen, in gemeinsamen Erlebnissen teilnehmen, Energie innerhalb einer Struktur kanalisieren, andere wahrnehmen und auf sie reagieren, Interaktion fördern, Offenheit entwickeln für neues Lernen und Selbstakzeptanz (Chaiklin u. Schmais 1993, S. 84, Übersetzungen ins Deutsche durch die Erstautorin).

Spezifische Schwerpunktziele

Einige Beispiele für spezifische Schwerpunktziele bei einer Auswahl an Krankheitsbildern sollen neben diesen generellen Zielen genannt werden: die Arbeit am Körperbild über konkret erfahrbare Körperarbeit bei **anorektischen Patienten**, der Fokus auf Affektmodulation über die Arbeit am Spannungs- und Formenfluss bei Patienten mit **bipolaren Störungen**, die Erweiterung des Antriebs und das Erfahrbarmachen von Lebensfreude über sinnstiftende leibliche Erfahrungen bei **depressiven Menschen**.

In Bezug auf die Arbeit mit **schizophrenen Menschen** spricht Scharfetter (1995) von der grundsätzlichen Möglichkeiten der Ich-psychopathologisch begründeten, leibeinbeziehenden Therapie: Er nennt die **Selbsterfahrung** als korrigierendes Medium zum Erlangen der Leib-Seele-Einheit, den **Einbezug des Leibes** in die Therapie als Möglichkeit für eine gemeinsame averbale, verbale und handelnde Sprache, die **gemeinsame Leibarbeit** als eine Möglichkeit zur Schaffung einer gemeinsamen Realität und die **Arbeit mit verlorengegangenen Gewissheiten der Ich-Erfahrungen** als gezielte Rekonstruktion (Scharfetter 1995, S. 239–240). Bedingt durch die Körperschemastörung, den Kohärenzverlust, die Fragmentarisierung und die Antriebsminderung schizophrener Patienten ergeben sich als weitere Behandlungsziele dieses erfahrungsbezogenen Ansatzes die Integration von Empfindung und Handlung, Emotionalität und Aktivität und Innen und Außen durch authentische Bewegungserlebnisse (Fiedler 1994).

Zusammenfassung

Als ein Baustein in der psychiatrischen Rehabilitation kommt der Tanz- und Bewegungstherapie als Körperpsychotherapie eine wichtige Rolle in der Behandlung psychisch kranker Menschen aller Altersstufen zu. Sowohl im einzel- als auch im gruppentherapeutischen Setting erweist sie sich als wirksam und wird von Patienten subjektiv meist als besonders wirkungsvoll bezeichnet (Hölter 1994). Neueste Forschungsstudien zur Wirksamkeit von Psychotherapie zeigen, dass Beziehungsorientierung bei Problemaktivierung und Ressourcenaktivierung wesentlich zum produktiven Verlauf von Therapiephasen beitragen (Grawe 2002). Tanz- und Bewegungstherapie arbeitet beziehungs- und ressourcenorientiert und könnte deshalb zu den wirksamsten Therapien zählen. Bislang wurde sie in ihrem Einfluss auf die Rehabilitation psychisch kranker Menschen nur am Rande wahrgenommen. Zukünftige Wirksamkeitsstudien könnten weiter differenzieren, welche spezifischen Interventionen sich bei welchen Störungen als besonders wirkungsvoll erweisen. Eine andere wissenschaftlich zu klärende Frage ist: Gibt es spezifisch körperpsychotherapeutische Wirkfaktoren, die generell, unabhängig von Diagnose oder Störung, wirken?

In der Tanz- und Bewegungstherapie kommen
- die physische Ausdrucksmöglichkeit eines Menschen, z. B. seine bewussten oder unbewussten Gesten, Körperhaltung, Bewegungsabläufe und -muster, und
- die nonverbale Kommunikation und Interaktion zwischen Patienten und Therapeutin und zwischen Patienten untereinander zum Einsatz.

Es geht nicht darum, funktionale Übungen auszuführen, sondern den Weg zu ebnen, damit der eigene Körper bewusster und angstfreier erlebt wird und eigene Gefühle als weniger bedrohlich wahrgenommen und ausgedrückt werden können. Auf der Basis einer tragfähigen Beziehung kann durch die Erweiterung der Ausdruckskraft, der Körperwahrnehmung und des Bewegungsrepertoires und dem Anknüpfen an vorhandene Ressourcen der Selbstwert und das Selbstbild verbessert und die soziale Wahrnehmung und Interaktion gefördert werden. Dies scheint gerade in der psychiatrischen Rehabilitation ein wichtiger Beitrag zu sein, um die persönliche Würde wieder konkret spüren und erleben zu können.

Literatur

Berrol CF, Ooi WL, Katz S (1997) Dance/movement therapy with older adults who have neurological insult: A demonstration project. Am J Dance Therapy 19/2: 135–160

Berger M (2000) Movement patterns in borderline and narcisstic personality disorder. Diss Abstr Int (Sect B: Sci Engineer) 60 (9-B): 4875

Bräuninger I (2000) Tanztherapie mit Menschen in der zweiten Lebenshälfte: Möglichkeiten der Angst- und Suchtbehandlung. In: Bäurle P, Radebold H, Hirsch RD, Studer K, Schmid-Furstoss U, Struwe B (Hrsg) Klinische Psychotherapie mit älteren Menschen. Hans Huber, Bern Göttingen Toronto Seattle, S 136–141

Bräuninger I, Koch S (2002) Empirische Forschung in der Tanztherapie. Thematische Sitzung Paartherapie auf dem 43. Kongress der Deutschen Gesellschaft für Psychologie, Berlin

BTD Berufsverband der TanztherapeutInnen Deutschlands e.V. (1999) Informationsbroschüre. BTD, Lüneburg www.btd-tanztherapie.de

Chaiklin S, Schmais C (1993) The Chace approach to dance therapy. In: Sandel SL, Chaiklin S, Lohn A (eds) Foundations of dance / movement therapy. The Marian Chace Memorial Fund of the American Dance Therapy Association, Columbia

Cruz R, Sabers DL (1998) Dance/movement therapy is more effective than previously reported. Art Psychotherapy 25/2: 101–104

Eberhard M (1996) In: Hesseln S: Expertenbefragung zur Tanztherapie mit alten Menschen. Z Tanztherapie 4/5: 35–40

Fiedler IA (1994) Erfahrungsbezogene Tanz- und Bewegungstherapie mit chronisch-schizophrenen Patienten. In: Nitsch JR, Seiler R, Knobloch J, Schwenkmezger P (Hrsg) Bewegung und Sport. Psychologische Grundlagen und Wirkung. Bericht über den 8. Europäischen Kongress für Sportpsychologie, Bd 4: Gesundheitssport-Bewegungstherapie. Academia, Sankt Augustin, S 279–291

Grawe K (2002) Wie wirkt Psychotherapie? Positionsreferat auf dem 43. Kongress der Deutschen Gesellschaft für Psychologie, Berlin

Hölter G (1993) Mototherapie mit Erwachsenen. Hofmann, Schorndorf

Hölter G (1994) Wirkfaktoren der Tanz- und Bewegungstherapie – Empirische Studien im klinischen Bereich. Tagungsbeitrag des 1. Internationalen Klinischen Kongresses für Tanztherapie in Berlin 1994

Kestenberg-Amighi J, Loman S, Lewis P, Sossin, KM (1999) The meaning of movement. Developmental perspectives of the Kestenberg Movement Profile. Gordon and Breach, Australia, Canada

Laban Rv (1960) The mastery of movement. MacDonlad, Evans, London

Lausberg H, Eberhard M (1999) Therapieziele in der Tanztherapie. In: Ambuehl H, Strauss B (Hrsg) Therapieziele. Hogrefe, Göttingen, S 277–291

Ritter M, Low K (1996) Effects of dance/movement therapy: A meta-analysis. Art in Psychotherapy 23/3: 249–260

Röhricht F (2000) Körperorientierte Psychotherapie psychischer Störungen. Ein Leitfaden für Forschung und Praxis. Hogrefe, Göttingen

Scharfetter C (1995) Schizophrene Menschen. Diagnostik, Psychopathologie, Forschungsansätze, 4. Aufl. Beltz, Psychologie-Verlags-Union, Weinheim

Schmais C (1998) Heilprozesse. Musik Tanz Kunsttherapie 3: 207–219

Stanton-Jones K (1993) An introduction to dance movement therapy in psychiatry. Tavistock Routledge, London New York

Thorgrimsem L, Schweizer P, Orrell M (2002) Evaluating reminiscence for people with dementia: A pilot study. Arts Psychotherapy 29: 93–97

Weber C, Haltenhof H, Combecher J, Blankenburg W (1994) Bewegungstherapie bei Patienten mit psychischen Störungen: Eine Verlaufsstudie. In: Lamprecht F, Johnen R (Hrsg) Salutogenese. Ein neues Konzept in der Psychosomatik? VAS, Frankfurt am Main, S 536–543

VII Psychoedukation

Psychoedukation: Wirksamkeit und praktische Durchführung

Werner Kissling, Gabi Pitschel-Walz

»Psychoedukativ arbeiten heißt auch, die Patienten nicht nur als Betroffene und Getroffene zu sehen, sondern sie v. a. auch als wehrhafte, souveräne und selbstbewusste Partner wahrzunehmen, die ein Recht darauf haben, mit allen relevanten Informationen über die Erkrankung und die entsprechenden Behandlungsmaßnahmen versorgt zu werden. Dadurch können Sie möglichst kompetent ihre eigene Behandlung mitbestimmen« (Buchkremer 2002).

30.1 Grundlagen und Ziele der Psychoedukation

30.1.1 Was ist Psychoedukation?

»Psychoeducation« ist der international am häufigsten verwendete Sammelbegriff für Interventionen, in denen psychotherapeutische Elemente (»psycho«) mit Informationselementen (»education«) kombiniert werden. Obwohl im Deutschen der Begriff Psychoedukation nicht besonders populär ist (»Edukation« klingt ja verdächtig nach Erziehung!), soll er im Folgenden weiter benutzt werden, da sich bis jetzt kein besserer durchgesetzt hat. Von der »Arbeitsgruppe Psychoedukation« werden unter diesem Begriff alle »systematischen, didaktisch-psychotherapeutischen Interventionen zusammengefasst, die dazu geeignet sind, Patienten und ihre Angehörigen über die Krankheit und ihre Behandlung zu informieren, das Krankheitsverständnis und den selbstverantwortlichen Umgang mit der Krankheit zu fördern und sie bei der Krankheitsbewältigung zu unterstützen« (Bäuml u. Pitschel-Walz 2003, S. 3).

Obwohl psychoedukative Elemente schon immer zu einem guten, patientenorientierten psychotherapeutischen Vorgehen gehörten, wird erstmals 1980 von Anderson die Kombination aus Informationsvermittlung, »social skills« und Problemlösetraining sowie Angehörigenberatung als »psychoeducation« bezeichnet. In den darauf folgenden 2 Jahrzehnten hat sich die Psychoedukation bei vielen psychiatrischen Störungen als unspezifische Basisintervention durchgesetzt (vgl. Übersicht »Indikationen für Psychoedukation«). Zu ihrer Verbreitung hat sicher beigetragen, dass die psychiatrische Therapie in letzter Zeit so differenziert und aufwändig geworden ist, dass der zu ihrer Vermittlung erforderliche Aufklärungs- und Motivationsaufwand nebenher kaum mehr zu leisten war. Das wachsende Informationsbedürfnis der Patienten und Angehörigen konnte adäquat und zeitsparend nur noch in speziellen, häufig in Gruppen abgehaltenen, psychoedukativen Sitzungen befriedigt werden. Und es zeigte sich, dass Patienten nur dann bereit waren, längerfristig eine Behandlung durchzuführen, wenn sie vorher in psychoedukativen Sitzungen ausführlich über alle Vor- und Nachteile dieser Behandlung informiert wurden. Last not least wurde eine bessere Information und Einbeziehung der Betroffenen auch von der zunehmend erstarkenden Selbsthilfe- und Empowerment-Bewegung eingefordert. All dies hat dazu beigetragen, dass Psychoedukation sich auf breiter Front durchgesetzt hat und inzwischen in den Therapieleitlinien für viele psychiatrische Indikationen als unverzichtbar bezeichnet wird.

Indikationen für Psychoedukation (Evidenz für ihre Wirksamkeit)

- Schizophrene/schizoaffektive Psychosen (Pekkala u. Merinder 2002; Bäuml u. Pitschel-Walz 2003)
- Affektive Störungen (Cuijpers 1998; Pitschel-Walz et al. 2003)
- Angst- und Belastungsstörungen (Cox et al. 1994; Lubin et al. 1998)
- Zwangserkrankungen (Fals-Stewart et al. 1993; Stengler-Wenzke u. Angermeyer 2002)
- Essstörungen (Davis et al. 1997)
- Suchterkrankungen (Elliott u. Walters 1997; Krausz u. Farnbacher 2000)
- Persönlichkeitsstörungen (Glick et al. 1995; Gunderson et al. 1997)
- Demenzielle Erkrankungen (Toseland u. Rossiter 1989)

30.1.2 Was kann Psychoedukation bewirken?

Die beiden wichtigsten Ziele der Psychoedukation sind die **Vermittlung von Informationen** über die Krankheit und die **Hilfe bei der Krankheitsbewältigung**. Beide Aspekte kommen bei der Routineversorgung oft zu kurz. So wünschen sich bis zu 93% der Betroffenen mehr Informationen von den Professionellen, und nur ca. 10% fühlen sich ausreichend informiert (Katschnig et al. 1997). Fast alle Patienten und Angehörigen fühlen sich durch eine psychiatrische Erkrankung emotional stark belastet und wünschen sich mehr Hilfe bei der Bewältigung dieser Belastungen. Inzwischen wurde in zahlreichen kontrollierten Studien und in mehreren Metaanalysen nachgewiesen (vgl. Übersicht »Indikationen für Psychoedukation«), dass durch Psychoedukation diese beiden Hauptbedürfnisse von Patienten und Angehörigen sehr gut befriedigt werden können. Mit psychoedukativen Verfahren gelingt es sehr effizient, Informationen über die Krankheit und ihre Behandlung zu vermitteln und den Teilnehmern dabei zu helfen, mit den krankheitsbedingten Belastungen besser fertig zu werden.

Wichtig

Ziele der Psychoedukation:
- Vermittlung von Informationen über die Krankheit,
- Hilfe bei der Krankheitsbewältigung.

Aber außer diesen beiden Haupteffekten lassen sich noch eine ganze Reihe weiterer wichtiger Wirkungen von Psychoedukation zeigen (▶ s. folgende Übersicht). So werden durch Psychoedukation die **Compliance** und die **Krankheitskonzepte** der Teilnehmer positiv beeinflusst, und ihre **Rückfall- und Wiederaufnahmeraten** gehen deutlich zurück (Kissling et al. 1995; Pitschel-Walz u. Engel 1997; Bäuml u. Pitschel-Walz 2003).

Nachgewiesene Wirkungen von Psychoedukation

- Wissenszuwachs über Erkrankung und Behandlung
- Bessere Compliance
- Weniger Rückfälle und stationäre Wiederaufnahmen
- Bessere Lebensqualität
- Höhere Behandlungszufriedenheit
- Normalisierung der »Expressed Emotions«
- Besserung der Symptomatik
- Kostensenkung

Zur Evidenz vgl. auch Zitate in Übersicht »Indikationen der Psychoedukation«.

Ferner wird das **Wissen** von Patienten und Angehörigen über ihre Krankheit verbessert, die **Behandlungszufriedenheit**, die **Lebensqualität** und die **Selbstwirksamkeit** steigen, die Zahl und die Länge der Krankenhausbehandlungen – und damit auch die Kosten – sinken (Pitschel-Walz u. Engel 1997; Bäuml u. Pitschel-Walz 2003). Durch psychoedukativ/kognitiv-verhaltenstherapeutische Grup-penprogramme und durch Einbeziehung der Angehörigen konnte bei Patienten mit affektiven Erkrankungen und auch mit Zwangsstörungen eine **Besserung der Krankheitssymptome** nachgewiesen werden (Fals-Stewart et al. 1993; Pitschel-Walz et al. 2003).

Neben diesen positiven Effekten auf die Zufriedenheit der Teilnehmer und auf die Behandlungsergebnisse kann Psychoedukation aber auch die **Zufriedenheit des psychiatrischen Personals verbessern** und häufig sogar deren **Arbeitsbelastung verringern**. Denn wenn das Informationsbedürfnis von Patienten und Angehörigen in regelmäßig stattfindenden psychoedukativen Gruppensitzungen befriedigt wird, dann entlastet das den einzelnen Therapeuten, der weniger Fragen im Einzelgespräch beantworten muss.

Wichtig

Psychoedukation verbessert die Zufriedenheit des Behandlungsteams und reduziert seine Arbeitsbelastung.

Wenn man sich alle die genannten Wirkungen noch einmal zusammenfassend betrachtet, wird klar, dass sich Einrichtungen, die Psychoedukation anbieten, ihre Arbeit in vielfacher Hinsicht erleichtern können: Ihre Patienten werden zufriedener sein und motivierter an den Behandlungsmaßnahmen teilnehmen. Auch nach der Entlassung werden sie zuverlässiger die rezidivprophylaktischen Maßnahmen durchhalten und demzufolge weniger Rückfälle erleiden und weniger Kosten verursachen.

◻ Tabelle 30.1. Ziele der Psychoedukation

Aus Sicht der Patienten	Aus Sicht der Angehörigen	Aus Sicht der Professionellen
Informationen über die Krankheit und deren Behandlung erhalten	Informationen über die Krankheit und deren Behandlung erhalten	Bessere und zeitsparende Informationsvermittlung
Emotionale Entlastung	Emotionale Entlastung	Bessere Wahrnehmung der (emotionalen) Bedürfnisse von Patienten und Angehörigen
Krankheit besser verstehen	Zu funktionalem Krankheitskonzept beim erkrankten Angehörigen beitragen können	Funktionales, evtl. trialogisches Behandlungskonzept etablieren
Mehr Hilfe von den Angehörigen erhalten	Besseren Umgang mit dem erkrankten Familienmitglied erreichen	Bessere Kooperation zwischen Patient, Angehörigen und Behandlungsteam
Informationen über Nebenwirkungen erhalten	Förderung der Compliance des erkrankten Angehörigen	Bessere Compliance des Patienten und Unterstützung dafür durch die Angehörigen
Hilfe bei der Krankheitsbewältigung	Die Krankheitsbewältigung des erkrankten Angehörigen besser unterstützen können	Vermittlung von Coping-Skills
Verbesserung der Lebensqualität	Verbesserung des Behandlungsergebnisses, dadurch eigene Entlastung erreichen	Verbesserung des Behandlungsergebnisses

Aus den eben im Einzelnen aufgeführten Wirkungen lassen sich direkt die Ziele der Psychoedukation ableiten (◘ Tabelle 30.1). Aus dieser Aufstellung wird klar, dass Psychoedukation Patienten, Angehörigen und Professionellen gleichermaßen dabei hilft, ihre Ziele zu erreichen.

30.1.3 Wann ist Psychoedukation indiziert?

Aus den oben aufgeführten Hauptwirkungen lässt sich ableiten, bei welchen Indikationen (Übersicht »Indikationen der Psychoedukation« ▶ s. Abschn. 30.1) und in welcher Behandlungsphase Psychoedukation indiziert ist: Obwohl psychoedukative Maßnahmen mit gewissen Einschränkungen auch in der Akutbehandlung sinnvoll sein können (Schönell 2003), sind sie nach Abklingen der Akutsymptomatik und zu Beginn der rezidivprophylaktischen Behandlung sowie vor bzw. während der Rehabilitation besonders hilfreich. Denn in diesen Behandlungsphasen ist die Herausbildung eines funktionalen Krankheitskonzepts und einer stabilen Compliance entscheidend, um eine längerfristige, motivierte Mitwirkung der Patienten an den rezidivprophylaktischen, psychotherapeutischen oder rehabilitativen Maßnahmen zu erreichen. Wie wichtig Psychoedukation in einer solchen Situation für den Behandlungserfolg sein kann, wird aus der folgenden **Fallgeschichte** deutlich.

⊗ Fallbeispiel
Bei der Patientin handelt es sich um eine 35-jährige verheiratete Sekretärin, bei der 1992 zum ersten Mal eine rezidivierende depressive Episode (ICD-10 F33.0) diagnostiziert wurde. Beide Eltern und zwei Geschwister sind an einer bipolaren affektiven Störung bzw. an einer depressiven Episode erkrankt, zwei weitere Geschwister sind gesund.
Die Patientin fühlt sich nach eigenen Angaben zu Esoterik und Naturheilkunde hingezogen und führt ihre Depressionen auf Umwelteinflüsse und eine falsche Ernährung zurück. Psychotherapie und Psychopharmaka steht sie eher ablehnend gegenüber, und sie versuchte deshalb, ihre erste depressive Episode über mehrere Monate ohne spezifische Behandlung durchzustehen. Nach vorübergehender Besserung kam es 1994 zu einer erneuten depressiven Episode, aus Sicht der Patientin im Zusammenhang mit Beziehungsproblemen. Dreijährige, unspezifische »Gesprächstherapie« beim Hausarzt ohne durchschlagenden Erfolg, weiterhin mäßiggradig depressiv verstimmt, antriebslos, lange Zeit arbeitsunfähig.
1997 Aufnahme in eine psychiatrische Klinik wegen Suizidalität. Bereits kurz nach der Aufnahme erklärt sich die Patientin bereit, an der dort routinemäßig angebotenen psychoedukativen Gruppe für depressive Patienten teilzunehmen und ist »zur eigenen Überraschung ganz
▼

begeistert davon«: »Also, was ich ganz toll finde, war für mich, und ich denke, das ist auch für die anderen Patienten sehr wichtig, dass man über die eigene Krankheit was erfährt, weil, klar, das Wort Depression kennt jeder, aber was so genau dahintersteckt und wie es entsteht, was mit einem passiert, das weiß man nicht … das war für mich hochinteressant, zu sehen, wie die Depression zusammenhängt mit dem Hirnstoffwechsel, also was da mit diesen Botenstoffen passiert und so. Und auch zu hören, dass man tatsächlich selber nichts dafür kann. Von außen ist es ja immer so, dass die Leute sagen, ja, reiß dich mal zusammen. Und für mich war es auch sehr wichtig, einmal wirklich alles über die Medikamente zu erfahren, nicht nur so ganz allgemein, sondern es durfte auch jeder Teilnehmer sagen, was er selber nimmt, und dazu Fragen stellen. Das fand ich sehr, sehr interessant, und dann auch noch den Austausch einfach mit anderen Patienten, weil man denkt doch, ich bin jetzt die einzige, der es so geht. Und seit ich weiß, dass Antidepressiva nicht abhängig machen, habe ich auch keine Probleme mehr damit, sie einzunehmen. Und ich habe mich gerade sogar bei einer beruflichen Rehamaßnahme und einer Verhaltenstherapie angemeldet, vor der Gruppe habe ich das völlig abgelehnt, weil ich völlig falsche Vorstellungen davon hatte.«
Die Patientin hat sich dann bald nach der Aufnahme für eine medikamentöse antidepressive Behandlung entschlossen, unter der es nach 6 Wochen zu einer Vollremission der depressiven Symptomatik kam. Eine berufliche Rehabilitationsmaßnahme und die wegen Beziehungsproblemen begonnene Verhaltenstherapie sind inzwischen erfolgreich abgeschlossen, und die Patientin führt weiterhin mit großer Compliance eine medikamentöse Rezidivprophylaxe durch.

Diese Fallgeschichte ist relativ typisch und zeigt, wie Patienten oft erst durch die Teilnahme an einer psychoedukativen Gruppe für sich ein Krankheitskonzept entwickeln können, dass es ihnen erlaubt, das Therapieangebot für sich zu nutzen. Durch die Psychoedukation wurde hier also erst der Weg frei für die medikamentöse, rehabilitative und psychotherapeutische Behandlung, die der Patientin dann entscheidend helfen konnte.

Aufgrund ihres Wirkungsprofils ist Psychoedukation bei chronischen und rezidivierenden Erkrankungen, bei denen Krankheitskonzept und Compliance für den Erfolg der Rezidivprophylaxe eine entscheidende Rolle spielen, besonders indiziert. Das Paradebeispiel ist hier sicher die Schizophrenie, wo durch Psychoedukation die Rückfall- und Wiederaufnahmeraten fast halbiert werden können (Bäuml u. Pitschel-Walz 2003).

Wenn Psychoedukation mit Angehörigen durchgeführt wird, sollte dies allerdings nicht mit Familientherapie gleichgesetzt werden. In einer kurzen psychoedukativen Intervention ist meist kein Raum für die intensive Bearbeitung individueller familiendynamischer Probleme.

Wenn bei einer Familie eine Familientherapie indiziert erscheint, sollte diese **zusätzlich** zu den psychoedukativen Gruppen als eigenständige Therapiemaßnahme angeboten werden. Wenn man versucht, Psychoedukation und spezifische Familientherapie in einer Sitzung gemeinsam durchzuführen, muss man bezüglich beider Ziele oft zu große Abstriche machen. Das psychoedukative Programm ist also eher als psychotherapeutisches Basisprogramm anzusehen, an dem möglichst alle Patienten und deren Angehörige teilnehmen sollten, das aber bei Bedarf durch spezifischere psychotherapeutische Maßnahmen ergänzt werden kann (vgl. Kap. 32).

30.1.4 Warum wird Psychoedukation so selten angeboten?

Trotz all dieser nachgewiesenen Wirkungen kommen derzeit nur ca. 10% der psychiatrischen Patienten in den Genuss solcher psychoedukativen Programme. Das heißt ca. 90% profitieren nicht von den oben beschriebenen positiven Effekten (z. B. höhere Zufriedenheit, weniger Rückfälle etc.), weil ihnen im Rahmen ihrer Behandlung solche Programme gar nicht angeboten werden oder weil sie zur Teilnahme an ihnen nicht ausreichend motiviert werden. Wie so häufig in der Medizin besteht also auch hier eine große Diskrepanz zwischen dem, was nach dem derzeitigen Wissensstand eigentlich getan werden könnte, und dem, was dann im Rahmen der Routineversorgung tatsächlich getan wird. Als Gründe für diese Umsetzungsdefizite werden immer wieder »keine Zeit«, »kein Personal« und »fehlendes Know-how« genannt. Die ersten beiden Gründe erscheinen angesichts der positiven Effekte von Psychoedukation auf die Behandlungsergebnisse und die Kosten (Halbierung der Wiederaufnahmeraten!) allerdings nicht besonders stichhaltig. Da man nachgewiesenermaßen durch psychoedukative Gruppen zwischen 20 und 50% der stationären Behandlungskosten einsparen kann (Pitschel-Walz u. Engel 1997), müssten eigentlich die Kostenträger auch über Budgetgrenzen hinweg bereitwillig zusätzliches Personal für psychoedukative Maßnahmen (z. B. im Reha-Bereich) zur Verfügung stellen, um dadurch ein Mehrfaches dieser Gelder im Akutbereich einzusparen. Starres Budgetdenken verhindert dies z. Z. allerdings in vielen Bereichen noch.

> **Wichtig**
>
> 90% der Patienten wird keine Psychoedukation angeboten.

Und um auch das letzte Argument (»fehlendes Knowhow«) zu entkräften, soll im Folgenden dargestellt werden, wie Psychoedukation z. B. im Rahmen psychiatrischer Rehabilitationsmaßnahmen praktisch durchgeführt werden

kann. Aus Platzgründen müssen wir uns dabei auf eine Zusammenfassung der wichtigsten Schritte und auf einige beispielhafte Indikationen beschränken. Diese Übersicht sollte aber den Leser dazu ermutigen, einmal selbst psychoedukative Maßnahmen in seinem Tätigkeitsbereich und auch außerhalb der hier genannten Indikationen auszuprobieren. Wenn er dabei erfährt, wie nützlich und befriedigend solche Interventionen sein können, wird er von sich aus ausführlichere Anleitungen in den Manualen für die verschiedenen Indikationen (Bäuml u. Pitschel-Walz 2003, Pitschel-Walz et al. 2003) bzw. in entsprechenden Trainingsseminaren suchen. Da das vorliegende Kapitel für unterschiedliche Berufsgruppen gedacht ist, kann es nicht auf die spezifischen Bedürfnisse und den Wissensstand einer einzelnen Gruppe zugeschnitten sein. Für manchen Psychoedukationsexperten mag das Folgende deshalb vielleicht zu kurz und zu simpel erscheinen und manche für ihn bereits selbstverständliche Dinge enthalten. Anderen wiederum mögen die Ausführungen hier und da zu detailliert und kompliziert erscheinen.

30.2 Praktische Durchführung eines psychoedukativen Programms

30.2.1 Integration in den Gesamtbehandlungsplan

Psychoedukative Programme können ihre volle Wirksamkeit nur entfalten, wenn das gesamte Behandlungsteam sie unterstützt. Wenn ein solches Programm in einer Einrichtung eingeführt werden soll, sollten deshalb alle in die Patientenversorgung einbezogenen Personen sowie die Leitung der Einrichtung über das Programm und seine Zielsetzungen informiert werden. Unter allen Beteiligten sollte ein Konsens darüber erzielt werden, wer das Programm in welcher Form, mit welchen Inhalten und für welche Patienten und Angehörige durchführt. Wenn dieser Konsens erzielt werden kann, sollten psychoedukative Aktivitäten möglichst in das Standardprogramm der Einrichtung integriert werden. Dafür sollten die Termine z. B. nicht in Konkurrenz zu anderen therapeutischen Maßnahmen stehen und regelmäßig für alle geeigneten Patienten angeboten werden.

> **Wichtig**
>
> Psychoedukation muss in das Routineprogramm der Einrichtung integriert werden.

Wichtig ist auch, dass die in den Materialien (► s. unter 30.2.2) enthaltenen Informationen den Überzeugungen und der Behandlungspraxis der die einzelnen Gruppenteilnehmer behandelnden Therapeuten entsprechen. Denn wenn ein Patient in der Psychoedukation etwas anderes erfährt als von seinem behandelnden Arzt, wird er verunsichert und seine Compliance wird sich kaum verbessern. Aus diesem Grund ist es hilfreich, allen Therapeuten, die Teilnehmer des psychoedukativen Programms behandeln, ein Exemplar der Psychoedukationsmaterialien zur Verfügung zu stellen. Umgekehrt sollten die Inhalte des psychoedukativen Programms mit den in einer Einrichtung geltenden Behandlungsleitlinien übereinstimmen.

30.2.2 Materialien und Medien

Obwohl der persönliche Austausch unter den Teilnehmern und mit den Moderatoren das wichtigste Element aller psychoedukativen Interventionen darstellt, ist es aus didaktischen und arbeitsökonomischen Gründen ratsam, schriftliche Arbeitsmaterialien für die psychoedukative Arbeit zur Verfügung zu haben. Für manche Indikationen sind solche Materialien bereits verfügbar (▶ s. unter Literatur zu diesem Kapitel), für andere müssen sie vor Beginn des Programms selbst hergestellt werden. Sie sollten für die jeweilige Zielgruppe leicht verständlich, anschaulich, nicht überfordernd und möglichst interaktiv gestaltet sein. Wie bei jeder Informationsvermittlung ist ein Wechsel zwischen verschiedenen Medien und Darstellungsebenen anzustreben (Abbildungen, Tabellen, Fallgeschichten, Handouts, Flipcharts, evtl. Videos etc.).

Welche Themen im Einzelnen in einem psychoedukativen Programm behandelt werden, hängt von der Zielsetzung, der Indikation, dem zeitlichen und organisatorischen Rahmen und nicht zuletzt auch von den Bedürfnissen der Teilnehmer ab. Meistens werden die Arbeitsmaterialien in einzelne Kapitel oder Module aufgeteilt, deren Umfang an die Länge einer einzelnen Sitzung und an die Aufnahmefähigkeit der Teilnehmer angepasst ist. Im Folgenden sind beispielhaft die wichtigsten Module für die Indikationen Schizophrenie und Depression dargestellt.

Module eines Psychoedukationsprogramms Schizophrenie

1. Einführungssitzung
2. Symptome einer Schizophrenie
3. Diagnose
4. Ursachen der Schizophrenie
5. Medikamente und Nebenwirkungen
6. Frühwarnzeichen
7. Krisenplan
8. Psychosoziale Behandlungsmöglichkeiten
9. Rolle der Angehörigen
10. Drogen und Alkohol
11. Partnerbeziehung und Sexualität
12. Abschlusssitzung

▼

Module eines Psychoedukationsprogramms Depression

1. Einführungssitzung
   - Vorstellung der Teilnehmer
   - Organisatorisches
   - Aktuelle Probleme, Erwartungen an die Gruppe »Depressionsspirale«
2. Was sind Depressionen?
   - Symptome
   - Dreieck: Fühlen, Denken, Handeln
3. Was wissen wir über die Ursachen?
   - Vulnerabilitäts-Stress-Modell
   - Diagnosen
4. Wie werden Depressionen behandelt?
   - Schwerpunkt: Medikamente, Nebenwirkungen
   - (Reizübertragung – Synapsenmodell)
5. Wie werden Depressionen behandelt?
   - Überblick über Therapieverfahren
   - Schwerpunkt: Psychotherapie, ergänzende Therapieformen
6. Wie soll man mit der depressiven Erkrankung umgehen?
   - Schwerpunkt: Steigerung angenehmer Aktivitäten
7. Wie soll man mit der depressiven Erkrankung umgehen?
   - Schwerpunkt: Negative Gedanken erkennen und korrigieren
   - Hilfe durch Angehörige, Hilfe für Angehörige
8. Abschlusssitzung
   - Zusammenfassung
   - Goldene Regeln
   - Beantwortung noch offen gebliebener Fragen
   - Zukunftsplanung
   - Literaturempfehlungen, Selbsthilfegruppen
   - Feedback
9. Nachtreffen
   - Bericht der Teilnehmer über bisher Erreichtes
   - Aktuelle Probleme
   - Wiederholung der wichtigsten Informationen
   - Zukunftsplanung
   - Abschied

30.2.3 Auswahl der Moderatoren

Häufig werden psychoedukative Programme von Ärzten oder Psychologen moderiert. Abhängig vom Thema und von den jeweiligen personellen Ressourcen werden aber zunehmend auch andere Berufsgruppen (z. B. psychiatrische Fachpflegekräfte, Sozialpädagogen etc.) als Moderatoren eingesetzt. Der Moderator sollte auf jeden Fall über ausreichende Erfahrung mit Patienten der jeweiligen In-

dikation verfügen, möglichst auch über gewisse psychotherapeutische Basisfertigkeiten und Erfahrungen mit
Gruppenarbeit. Noch wichtiger als diese Vorkenntnisse ist
jedoch sein Interesse an der psychoedukativen Arbeit, eine
empathische Haltung den Patienten und Angehörigen gegenüber und ein gewisses didaktisches Geschick.

> **Wichtig**
>
> Psychoedukation kann von Ärzten, Psychologen, Pflege-
> kräften, Sozialpädagogen und Ergotherapeuten durch-
> geführt werden

Um sich auf die psychoedukativen Sitzungen vorzubereiten, empfiehlt es sich für den Moderator, die entsprechenden Manuale (s. unter Literatur zu diesem Kapitel) vorher
genau durchzuarbeiten, Trainingsworkshops zu besuchen
und – sofern die Möglichkeit dazu besteht – als Komode-
rator an Sitzungen teilzunehmen, die von einem erfahrenen Moderator geleitet werden.

Sofern die personellen Ressourcen es erlauben oder
das jeweilige Thema es erfordert, können auch zwei Moderatoren aus verschiedenen Berufsgruppen eine Sitzung
leiten. Dadurch wird es für den einzelnen Moderator (aber
auch für die Teilnehmer!) nicht zu anstrengend, und die
Moderatoren können sich wechselweise die verschiedenen Rollen (Gruppenleitung, Medien etc.) teilen und ihre
unterschiedlichen Kompetenzen einbringen. Um eine vertraute Atmosphäre zu schaffen, ist es hilfreich, wenn die
psychoedukative Gruppe geschlossen geführt wird (d. h.
ab einem gewissen Zeitpunkt keine neuen Teilnehmer
mehr aufgenommen werden) und auch die Therapeuten
im Gruppenverlauf möglichst nicht wechseln.

Von der amerikanischen Betroffenenorganisation
NAMI und einigen anderen Selbsthilfeorganisationen
wird seit einigen Jahren erprobt, inwieweit speziell dafür
geeignete und ausgebildete Angehörige (Family-to-Family
Education Program, NAMI 1998; vgl. Kap. 32 und 47)
oder ehemalige Patienten (»peer to peer education«,
Rummel u. Kissling 2003) selbstverantwortlich psychoedukative Gruppen moderieren können. Die ersten Rückmeldungen klingen sehr ermutigend (Dixon et al. 2001),
eine wissenschaftliche Evaluation dieser Psychoedukation
auf Selbsthilfebasis wird derzeit an mehreren Zentren
durchgeführt.

Unsere eigenen Erfahrungen mit dieser Form der
Psychoedukation sind ebenfalls sehr positiv (Rummel u.
Kissling 2003). Wenn man dafür geeignete Angehörige
und Betroffene auswählt, intensiv ausbildet und supervidiert und speziell für diese Psychoedukationsform entwickelte Manuale bereitstellt, scheinen die von Betroffenen und Angehörigen geleiteten Gruppen sehr erfolgreich
zu laufen. In den Rückmeldungen der Teilnehmer wird die
besonders große Glaubwürdigkeit der selbst betroffenen
Moderatoren betont und angemerkt, dass als »Idealbeset-

zung« eine gemeinsame Moderation von Betroffenen und
Professionellen angesehen wird.

Die seit längerem praktizierte trialogische Zusammenarbeit zwischen Angehörigen, Betroffenen und Professionellen z. B. in den sog. Psychoseseminaren (vgl.
Kap. 32) basiert auf ähnlichen Überlegungen, ist allerdings
weniger auf strukturierte Informationsvermittlung ausgerichtet. Die genauen Möglichkeiten und Grenzen der
Psychoedukationsformen auf Selbsthilfebasis sollten bald
in methodisch sauberen, aber möglichst naturalistischen
Untersuchungen ausgelotet werden. Wenn sie sich bewähren, könnten sie dazu beitragen, dass die Empowerment-Bewegung weiter gestärkt wird und gleichzeitig
mehr Patienten und Angehörigen die Teilnahme an psychoedukativen Programmen ermöglicht werden kann
(vgl. auch Kap. 47).

30.2.4 Einzelsitzungen oder Gruppen?

Im Prinzip kann Psychoedukation sowohl in Einzelsitzungen als auch in Gruppen durchgeführt werden. Beide
Formen haben ihre Vor- und Nachteile.

Vorteile von Einzelsitzungen

- In Einzelsitzungen kann die Informationsvermittlung
  in Inhalt, Form und Intensität individuell auf den
  Krankheitszustand und das Bildungsniveau des einzelnen Patienten abgestimmt werden, und es kann
  spezifisch auf seine individuellen Probleme eingegangen werden.
- Einzelsitzungen lassen sich leichter terminlich planen,
  da nicht die Therapiepläne mehrerer Patienten berücksichtigt werden müssen und nicht gewartet werden muss, bis genügend Teilnehmer für eine Gruppe
  zusammen sind. Wenn unerwartet und kurzfristig Auf-
  klärungsbedarf entsteht, können Einzelsitzungen auch
  kurzfristig angesetzt werden (Ad-hoc-Sitzungen).
- Für unerfahrene Moderatoren sind Einzelsitzungen in
  der Regel leichter durchzuführen.
- Manche Patienten und Angehörige haben Schwierigkeiten, sich offen in einer Gruppe zu äußern und
  fühlen sich in Einzelsitzungen wohler.

Vorteile von Gruppensitzungen

Eine gründliche Aufklärung über alle Aspekte einer psychiatrischen Erkrankung ist zeitaufwendig. Diese Zeit
kann in der Routineversorgung nicht für jeden einzelnen
Patienten extra aufgebracht werden. Wenn diese psychoedukative Arbeit aber in einer Gruppensitzung gleichzeitig für ca. 10 Patienten oder Angehörige geleistet wird,
dann reduziert sich der dafür erforderliche Zeitaufwand
(verglichen mit 10 Einzelsitzungen) um 90%. Da viele Teilnehmer ähnliche Fragen haben, können diese durch allgemein gehaltene Informationen (z. B. über die Erkran-

kung und die Behandlungsmöglichkeiten) in der Gruppe gleichzeitig für jeden beantwortet werden. Viele dieser Informationen müssen mehrmals wiederholt werden, damit sich das Wissen verfestigt. Diese didaktisch erwünschte Redundanz wird durch die Beiträge der verschiedenen Gruppenteilnehmer und deren Diskussion in der Gruppe erreicht.

> **Wichtig**
>
> Psychoedukation spart Zeit.

Da jeder Therapeut jeden seiner Patienten im Rahmen seiner Aufklärungspflicht sowieso über alle wichtigen Aspekte der Krankheit und ihrer Behandlung aufklären muss, kann er zumindest einen Teil dieser Aufklärungsarbeit an die psychoedukative Gruppe delegieren und dadurch Zeit im Einzelgespräch sparen.

30.2.5 Therapeutische Wirkfaktoren der Gruppe

Über die bloße Zeitersparnis hinaus kann die Gruppenarbeit aber auch direkte therapeutische Wirkungen entfalten. Gruppenerfahrungen wie Gruppenzusammenhalt, Rückmeldung geben und bekommen, Lernen am Modell, Rollenspiel, Unterstützung durch Gruppenmitglieder, »ein schweres Schicksal mit anderen teilen«, Hoffnung vermittelt bekommen etc. können sich therapeutisch sehr positiv auswirken.

»Empowerment«. In der Gruppe fühlt sich der einzelne Patient oder Angehörige dem »mächtigen« Behandlungsteam gegenüber nicht so machtlos. Vielen fällt es in der Gruppe leichter, eigene Wünsche zu formulieren und Kritik zu üben.

Veranschaulichung der Information durch authentische Beispiele. Wenn Gruppenteilnehmer ihre verschiedenen eigenen Erfahrungen zu einem bestimmten Thema einbringen, dann führt das bei allen (manchmal sogar auch beim Moderator!) zu einem vertieften Verständnis und zu größerer Anschaulichkeit. Wenn z. B. ein Patient, der schon mehrere Krankheitsepisoden gut überstanden hat, einem Ersterkrankten über seine Rückfälle berichtet, dann ist das meist informativer, glaubwürdiger und überzeugender als die Ausführungen des besten Moderators.

Indirektes Lernen. Manchen Teilnehmern fällt es oft leichter, für andere eine Problemlösung zu finden als für sich selbst. Gruppenteilnehmer können Lösungsmöglichkeiten, die in der Gruppe für andere erarbeitet wurden, auf ihre eigene Situation übertragen und auf diese Weise davon profitieren.

Erprobung interpersoneller Kommunikation. Selbst für sonst schwer zugängliche Patienten bietet die psychoedukative Gruppe mit ihrer klaren Struktur einen Therapiekontext, der in den meisten Fällen ausgesprochen hilfreich und effektiv ist. So können z. B. sozial stark zurückgezogene Patienten in diesem geschützten Rahmen ihre Kommunikationsfertigkeiten gut erproben. Für die Therapeuten ergeben sich erweiterte Einsichten durch die Wahrnehmung der Patienten im sozialen Umfeld der Gruppe.

30.2.6 Welche Teilnehmer?

Ob man Psychoedukation in Gruppen- oder Einzelsitzungen durchführt, hängt von den lokalen Möglichkeiten ab und davon, was für die Moderatoren und die Teilnehmer am besten passt. Da Psychoedukation in den meisten Einrichtungen in Form von Gruppensitzungen angeboten wird, beziehen sich unsere Ausführungen im Folgenden – sofern nicht explizit vermerkt – auf ein psychoedukatives Gruppensetting. Ein Großteil der Ausführungen kann aber mit wenigen Modifikationen auch auf Einzelsitzungen übertragen werden.

Psychoedukative Gruppen werden meistens für Patienten mit einer bestimmten Diagnose angeboten. Dies hat den Vorteil, dass die vermittelte Information genau den Bedürfnissen der Teilnehmer angepasst werden kann und niemand durch – evtl. nicht auf ihn zutreffende – Informationen gelangweilt oder gar beunruhigt wird. So kann z. B. eine Mischung aus Teilnehmern mit und ohne psychotische Störungen dazu führen, dass sich die nicht-psychotischen Teilnehmer durch Informationen über psychotische Symptome beunruhigt fühlen. In kleineren Einrichtungen wird allerdings häufig die für eine diagnostisch homogene Gruppe erforderliche Teilnehmerzahl (▶ s. 30.2.7) nicht erreicht, so dass es zwangsläufig zu diagnoseübergreifenden Gruppen kommt. Wenn der Moderator erfahren genug ist, die in solchen gemischten Gruppen auftretenden Probleme zu bewältigen, kann die Mischung verschiedener Diagnosen gelegentlich aber auch zu mehr Verständnis untereinander und – v. a. für die »schwereren« Diagnosen – zu einer Entstigmatisierung führen (Jensen u. Chirazi-Stark 2003).

Die teilnehmenden Patienten sollten gruppenfähig sein, d. h. innere Unruhe, Ängste oder auch Nebenwirkungen sollten soweit abgeklungen sein, dass die Patienten sich ohne größere Probleme eine Stunde lang in der Gruppe aufhalten können. Damit sie von der Psychoedukation profitieren können, sollten sie natürlich über ausreichende Sprachkenntnisse verfügen.

Akut Kranke, suizidale, aggressive, massiv denkgestörte oder stark agitierte Patienten sollten generell nicht an Gruppensitzungen teilnehmen, kommen aber nach Ermessen ihres Therapeuten evtl. für eine Einzelsitzung in

Frage oder müssen warten, bis sich die Symptomatik gebessert hat.

Psychoedukative Programme sind sowohl für Patienten verschiedener Indikationen wie auch für deren Angehörige sinnvoll und von nachgewiesener Wirksamkeit (vgl. Kap. 32).

> **Wichtig**
>
> Nach Möglichkeit sollten diese Programme gleichzeitig und parallel für Patienten und deren Angehörige (bifokal) angeboten werden, da sich in Metaanalysen gezeigt hat, dass es dann zu einem Synergieeffekt kommt und die positiven Wirkungen noch ausgeprägter sind, wenn sowohl Patienten als auch deren Angehörige an diesen Programmen teilnehmen (Pitschel-Walz u. Engel 1997).

In der Regel ist es aber sowohl für die Patienten als auch für die Angehörigen besser, wenn sie nicht gemeinsam in einer gemischten Gruppe sitzen, sondern parallel separate Gruppen für Angehörige bzw. für Patienten besuchen. In diesen parallelen Gruppen kann mehr auf die spezifischen Bedürfnisse und Probleme der Patienten bzw. der Angehörigen eingegangen werden. Besonders die Angehörigen brauchen einen Ort, wo sie sich aussprechen können, ohne dass sie gleichzeitig auf die Vulnerabilität der anwesenden Patienten Rücksicht nehmen müssen. (Mit dem Begriff »Angehörige« sind hier und im Folgenden übrigens alle Personen gemeint, die engen und regelmäßigen Kontakt zum Patienten unterhalten, unabhängig von ihrem Verwandtschaftsgrad).

Obwohl in Umfragen fast alle Patienten und Angehörige den Wunsch nach mehr Informationen äußern, nehmen nur knapp die Hälfte von ihnen spontan an Psychoedukationsangeboten teil, die man ihnen anbietet. Einer der Gründe hierfür ist die Angst potenzieller Teilnehmer vor der Gruppe, insbesondere davor, dort vor Fremden intime Gefühle offenlegen zu müssen. Häufig kann man diese Angst dadurch abbauen, dass man unverbindliche »Schnupperstunden« anbietet, in denen potenzielle Teilnehmer selbst erleben können, dass ihre Ängste vor der Gruppe unbegründet sind. Viele entschließen sich danach doch zu einer regelmäßigen Teilnahme, anderen muss evtl. eine psychoedukative Einzelsitzung angeboten werden.

30.2.7 Organisation

Auch in Einrichtungen, die Psychoedukation als Standardleistung anbieten, nimmt in der Regel nur ein Bruchteil der in Frage kommenden Patienten daran teil. Häufig liegt dies auch an banalen organisatorischen Problemen. Um die zu überwinden und um eine möglichst hohe Teil-

nahmerate zu erreichen, sollte immer wieder bekannt gemacht werden, wann und wo die psychoedukativen Sitzungen stattfinden, was das Ziel jeder einzelnen Sitzung ist und wer als Teilnehmer dafür in Frage kommt. Erfahrungsgemäß muss immer wieder neu auf das Angebot hingewiesen werden und zwar auf allen denkbaren Wegen: über Informationsblätter für Patienten, Angehörige und Mitglieder des Behandlungsteams, Plakate auf den Stationen, evtl. sogar über Anzeigen in Zeitungen etc. Sehr förderlich für die Teilnahmerate ist es auch, wenn alle Mitglieder des Behandlungsteams (und besonders auch der behandelnde Arzt) die in Frage kommenden Patienten und deren Angehörige persönlich zur Teilnahme motivieren und mithelfen, mögliche Teilnahmehindernisse (z. B. Terminkollisionen) aus dem Weg zu räumen.

> **Wichtig**
>
> Für die Teilnahme muss immer wieder neu geworben werden

Für Gruppensitzungen muss ein passender ruhiger Raum ausreichender Größe gefunden und entsprechend vorbereitet werden: d. h. man muss genügend Stühle bereit halten; evtl. ein Flipchart aufstellen und für ausreichend Papier und funktionierende Stifte sorgen, audiovisuelle Hilfen auf Funktionsfähigkeit prüfen etc. Eventuell sollten die jeweiligen Arbeitsmaterialien den Teilnehmern rechtzeitig vor der Sitzung ausgehändigt werden, so dass sie sich auf jede Sitzung vorbereiten können.

Wenn parallel Sitzungen mit Patienten und Angehörigen geplant sind, sollten die Patienten rechtzeitig gefragt werden (evtl. sogar ihr schriftliches Einverständnis dazu geben), welcher Angehörige (Eltern, Partner, Freundin etc.) ihrer Ansicht nach eingeladen werden sollte. Erst danach können auch die zugehörigen Angehörigen zu ihrer (meist separat abgehaltenen Sitzung, ► s. unter 30.2.6) eingeladen werden.

Wann sollten die Sitzungen beginnen?

Erfahrungsgemäß ist die Motivation von Patienten und Angehörigen für die Teilnahme am größten, wenn der Patient sich noch in einem (teil-)stationären Setting befindet und die letzte Krankheitsepisode noch nicht zu lange zurück liegt. Andererseits sollten die Patienten nicht mehr so krank sein, dass ihre kognitiven bzw. Verhaltensstörungen sie daran hindern, dem psychoedukativen Programm zu folgen bzw. eine Gruppensituation zu tolerieren. Die Antwort lautet also: Die psychoedukativen Sitzungen sollten so früh wie möglich beginnen, z. B. zu Beginn einer rezidivprophylaktischen oder rehabilitativen Behandlung.

Dauer der Sitzungen

Mit Blick auf die begrenzte Konzentrationsfähigkeit vieler psychiatrischer Patienten sollten die Sitzungen maximal

45 Minuten bis 1 Stunde dauern. Für Angehörige dauern die Sitzungen meist ca. 90 Minuten.

Struktur einer Sitzung

Folgende, in jeder Sitzung wiederkehrende Programmpunkte haben sich bei der Durchführung einer psychoedukativen Sitzung bewährt:

1. Feststellen der Anwesenheit, Begrüßung,
2. »Eröffnungsblitzlicht«,
3. Wiederholung der wichtigsten Inhalte der vorangegangenen Sitzung,
4. Themen der neuen Sitzung gemeinsam erarbeiten,
5. evtl. zusätzliche Medien einsetzen (z. B. Video zum Thema),
6. zusammenfassen, »Schlussblitzlicht«, evtl. Materialien zur Vertiefung austeilen, an den Termin der nächsten Sitzung erinnern.

Feststellen der Anwesenheit, Begrüßung. Anhand einer Teilnehmerliste sollte der Moderator zu Beginn die Anwesenheit überprüfen. Er erkundigt sich bei den Anwesenden bzw. auf den Stationen nach fehlenden Gruppenmitgliedern. Dadurch zeigt er sein Interesse an der Teilnahme jedes Einzelnen, was sich positiv auf die Teilnahmemotivation auswirkt.

Eröffnungsblitzlicht. In einer Eröffnungsrunde kann jeder Teilnehmer zu Wort kommen, über positive Veränderungen in den letzten Tagen berichten, aktuelle Fragen oder Probleme einbringen.

Hilfreiche Eröffnungsfragen des Moderators sind z. B.:

- »Sind Ihnen noch Fragen oder Kommentare zum Thema der letzten Gruppensitzung eingefallen?«
- »Welche positiven Veränderungen sind seit der letzten Gruppensitzung eingetreten?«
- »Was ist Ihnen gut gelungen? Was hat Sie dabei unterstützt?«
- »Was hat sich im Vergleich zu dem Zeitpunkt Ihrer Klinikaufnahme positiv verändert?«

Im Vordergrund sollten also die positiven Erfahrungen und die Erfolge – so klein sie auch sein mögen – stehen und v. a. die Wege, Methoden und Fähigkeiten, die sie ermöglicht haben. Die Therapeuten haben die wichtige Aufgabe, den Teilnehmern dabei zu helfen, ihre Fortschritte und Erfolge bewusster wahrzunehmen und sie auch auszudrücken lernen. Sie sollten bei den Gruppensitzungen stets auf positive Aspekte achten und sie aufgreifen. Dadurch werden sie zum positiven Modell für ihre Teilnehmer.

Wiederholung. Wiederholung ist ein bewährtes didaktisches Prinzip. Zu Beginn jeder Sitzung sollten deshalb die wichtigsten Inhalte der vergangenen Sitzung gemeinsam und interaktiv kurz wiederholt werden. Die Teilnehmer werden gebeten, die aus ihrer Sicht wichtigsten In-

halte der vorausgegangenen Sitzung zusammenzufassen. Dabei kann evtl. zu den am Flipchart erstellten Abbildungen, Tabellen etc. zurückgeblättert werden oder die jeweils passende Folie mit dem Overheadprojektor gezeigt werden. Die Wiederholung dient einerseits der Festigung des erworbenen Wissens und andererseits dazu, Teilnehmern, die die betreffende Sitzung versäumt haben, den Anschluss zu ermöglichen. Zudem erhält der Therapeut einen Eindruck, inwieweit die Inhalte von den Teilnehmern aufgenommen wurden.

Erarbeitung des Themenschwerpunkts der Sitzung. Im Anschluss an die Wiederholung wird das aktuelle Thema der Gruppensitzung interaktiv erarbeitet. Frontalunterricht wirkt ermüdend und verhindert, dass die wertvollen eigenen Erfahrungen der Teilnehmer eingebracht werden.

Beispiele für interaktives Vorgehen:

- »Welche Ursachen für Depressionen können Sie sich vorstellen?«
- »Haben Sie selbst schon Erfahrungen mit Psychotherapie gemacht?«
- »Welche Nebenwirkungen haben sie selbst erlebt?

Nur wenn bei der Erarbeitung eines Themas jeder Teilnehmer mit seinen eigenen Ansichten ernst genommen wird, entwickelt sich die interaktive und konstruktive Gruppenatmosphäre, die für die weitere Teilnahmemotivation und die mit der Gruppe angestrebten Effekte unerlässlich ist. Der Moderator muss dabei versuchen, die Fachbegriffe so zu übersetzen und die Sachverhalte so zu vereinfachen, dass sie von den Teilnehmern verstanden werden können. Für die Erarbeitung der jeweiligen Themenschwerpunkte sollte in etwa 1/2 Stunde veranschlagt werden.

Schlussblitzlicht. Zum Schluss der Sitzung werden – möglichst von den Teilnehmern selbst – die wichtigsten Erkenntnisse nochmals zusammengefasst. In einem Schlussblitzlicht berichtet jeder Teilnehmer kurz, wie er sich momentan fühlt, ob er noch Fragen hat etc. Auch die Moderatoren äußern sich nochmals zum Verlauf der zurückliegenden Gruppensitzung. So können sie z. B. anerkennen, dass die Teilnehmer so gut mitgearbeitet haben, dass sie ihre Schwierigkeiten so offen ausgesprochen haben, dass sie so unterstützend mit den anderen Teilnehmern umgegangen sind etc. und erwähnen, dass auch die Moderatoren selbst durch die Gruppe viel dazu gelernt haben.

Hinweis auf weiterführendes Informationsmaterial. Am Ende der Sitzung können die Teilnehmer noch auf weiterführende Informationsmaterialien, Videos etc. hingewiesen werden. Um das Interesse an der weiteren Teilnahme zu erhalten, wird auf Termin und Thema der nächsten Gruppensitzung verwiesen. Die Therapeuten sollten darauf achten, dass die Gruppensitzungen nicht in einer negativen, pessimistischen Stimmung enden. Den Teilnehmern sollte auch bei der Besprechung deprimierender Sachverhalte Hoffnung gemacht werden, indem auf die immer besser werdenden Behandlungsmöglichkeiten – evtl. auch auf beispielhaft positive Verläufe einzelner Gruppenmitglieder – hingewiesen wird.

Wie häufig sollten die Sitzungen stattfinden?

Zu Beginn (meist während des stationären Aufenthalts) sind 2–3 Sitzungen pro Woche sinnvoll. Angesichts der kurzen Verweildauern besteht sonst – z. B. wenn man wöchentlich nur einer Sitzung anbietet – die Gefahr, dass viele Patienten vor Abschluss des Programms entlassen werden und evtl. dann nicht das volle Programm von z. B. 8–10 Sitzungen (▶ s. unter 30.2.2) absolvieren können. Auch aus gruppentherapeutischen Gründen ist es von Vorteil, zwei Termine pro Woche anzubieten, da die Gruppenkohäsion dadurch verstärkt wird. In einem ambulanten Setting und generell für Angehörige sind 14-tägliche Intervalle üblich. Sitzungen für Angehörige oder ambulante Patienten sollten am frühen Abend durchgeführt werden, so dass auch Berufstätige das Angebot wahrnehmen können. Die Sitzungen sollten möglichst immer zu festen Terminen stattfinden (z. B. »Angehörigengruppe: Jeden zweiten Montag von 17.30–19.00 Uhr«). Terminkollisionen mit anderen therapeutischen Aktivitäten sollten durch rechtzeitige Absprachen vermieden werden.

Welche Teilnehmerzahl ist für Gruppensitzungen am besten?

Die ideale Teilnehmerzahl für eine Gruppe liegt ungefähr bei 8–12 Patienten oder Angehörigen. Diese Zahl kann und muss natürlich an die lokalen Gegebenheiten angepasst werden. Mit weniger als 6 sollte aber möglichst nicht begonnen werden, denn wenn dann noch 2 oder 3 Teilnehmer wegbleiben (was meistens passiert), wird die Gruppensituation für die verbliebenen subjektiv häufig als bedrohlich erlebt, weil sich aus Sicht der Teilnehmer der Druck erhöht, sich persönlich einbringen zu müssen. Außerdem kommen dann die Vorteile der Gruppensituation (▶ s. unter 30.2.4) nicht mehr so zum Tragen. Bei einer zu großen Gruppe haben andererseits die einzelnen Teilnehmer zu wenig Gelegenheit, sich aktiv einzubringen bzw. erleben die große Teilnehmerzahl als Stress.

Wo sollten die Sitzungen stattfinden?

Die Sitzungen sollten möglichst da stattfinden, wo sich die potenziellen Teilnehmer aufhalten, bei stationären Patienten z. B. in einem geeigneten Raum auf der Station (Gruppenraum, Seminarraum, Fernsehraum etc.). Bei ambulanten Patienten und Angehörigen muss darauf geachtet werden, dass für die Teilnehmer die Anfahrtszeiten nicht zu lang (>30 Minuten) werden, da sonst die Teilnahmemotivation deutlich schwindet. Je nach Veranstalter kommen Räume in Kliniken, Tageskliniken, Reha-Einrichtungen, sozialpsychiatrischen Diensten, Praxen niedergelassener Psychiater oder auch »neutrale« Orte wie die örtliche Volkshochschule in Frage.

In ◘ Tabelle 30.2 sind die wichtigsten organisatorischen Empfehlungen nochmals übersichtlich zusammengefasst. Sie sind natürlich nur als grobe Orientierungshilfe gedacht und müssen je nach den lokalen Möglichkeiten und Bedürfnissen modifiziert werden:

30.2.8 Bewährte Moderationsstrategien

Das Herstellen einer vertrauensvollen und stützenden therapeutischen Beziehung ist bei der Moderation einer psy-

◘ Tabelle 30.2. Praktische Durchführung psychoedukativer Gruppen im stationären Setting

	Patientengruppe	Angehörigengruppe
Beginn	So früh es die Symptomatik erlaubt	Parallel zur Patientengruppe, evtl. etwas früher
Zahl der Treffen	8 (je 60 min) + 1 Nachtreffen	8 (je 90 min) + 1 Nachtreffen
Gruppenfrequenz	2- bis 3-mal wöchentlich	14-täglich
Uhrzeit	Während der Stationsaktivitäten	Abends (z. B. 17.30–19 Uhr)
Gruppenform	Geschlossen	Geschlossen
Teilnehmer	8–12	8–12
Gruppenleitung	Psychologen, Ärzte, Sozialpädagogen, Pflegepersonal etc.	
Leitungsstil	Strukturierte Informationsvermittlung, interaktiv, Elemente aus Verhaltenstherapie, Gesprächspsychotherapie	

choedukativen Gruppe – wie bei jeder anderen therapeutischen Intervention – von grundlegender Wichtigkeit. Die therapeutische Beziehung sollte durch wohlwollendes Akzeptieren, eine freundliche, offene Zugewandtheit und einen gewissen therapeutischen Optimismus gekennzeichnet sein.

Wichtige Grundhaltungen sind auch die Transparenz der therapeutischen Ziele, Strukturierung, Verstärkung und Ressourcenorientierung. Ressourcenorientierung bedeutet, dass der Therapeut Vertrauen in die Fähigkeiten der Patienten signalisiert und ihnen so das Gefühl der Beeinflussbarkeit und der potenziellen Selbstwirksamkeit gibt. Diese als Empowerment-Haltung (Knuf u. Seibert 2001) beschriebene Grundhaltung der Moderatoren gewinnt im Verlauf der Gruppe immer mehr an Bedeutung. Wenn es dem Therapeuten gelingt, das richtige Maß an Akzeptanz und angstreduzierender Entlastung auf der einen Seite und konsequenter und kontinuierlicher Förderung der Eigeninitiative des Patienten auf der anderen Seite zu finden, dann hat er schon sehr viel erreicht.

Jeder erfahrene Moderator wird dabei natürlich seine eigenen psychotherapeutischen Präferenzen haben und einen eigenen Stil für die Durchführung psychoedukativer Einzel- und Gruppensitzungen entwickeln. Dennoch kann man einige allgemeine Prinzipien benennen, die sich bei der Durchführung solcher Gruppen bewährt haben, in der folgenden Übersicht sind einige dieser didaktischen und psychotherapeutischen Strategien zusammengefasst.

Bewährte Strategien

- Interaktion statt Frontalunterricht
- Fachjargon vermeiden
- Audiovisuelle Hilfen verwenden
- Teilnehmer aktivieren
- Strukturieren und Illustrieren von Beiträgen
- Wiederholen
- Empathie, Wärme, Wertschätzung und Ehrlichkeit
- Verstärkung der Teilnehmer (für ihr Kommen, für ihre Beiträge, für Fortschritte etc.)
- Aktives Zuhören
- Verständnis für die Ängste und die Skepsis der Teilnehmer zeigen
- Löschen von destruktiven Bemerkungen
- Pausen in der Diskussion zulassen
- Spontaneität und Humor zeigen und unterstützen
- Strukturierte Gespräche zur Problemlösung
- Verhaltenstherapeutische Techniken wie z. B. Modelling, Coaching, Shaping, Prompting
- Rollenspiele zur Einübung neuer Verhaltensweisen
- Mut und Hoffnung machen

Einige Begriffe werden im Folgenden durch Beispiele veranschaulicht.

Themenschwerpunkte interaktiv erarbeiten

Aus der Lernpsychologie ist bekannt, dass Wissen, das unter aktiver Beteiligung erworben wurde, besser behalten wird. Die Informationsinhalte sollten daher nicht im Vortragsstil dargeboten werden, sondern unter aktiver Einbeziehung der Kenntnisse und Erfahrungen der Teilnehmer erarbeitet werden. Zum Beispiel statt einen Vortrag über Symptome der Depression (»Folgende Symptome gehören zur Depression …«) zu halten, werden die Teilnehmer gefragt, welche Veränderungen sie in der depressiven Phase an sich wahrgenommen haben (»Was ist anders in der Depression? Welche Veränderungen haben Sie an sich wahrgenommen?«). Diese Beiträge werden dann zum Ausgangspunkt einer interaktiv gestalteten Information über die Symptome einer Depression.

Fachjargon vermeiden

Fremdwörter und Fachbegriffe sind den Professionellen oft so vertraut, dass sie sie auch in Gesprächen mit Patienten oder Angehörigen verwenden. Diese klagen häufig über das »Fachchinesisch« der Ärzte und wünschen sich eine verständlichere Sprache der Therapeuten. In den psychoedukativen Gruppen ist es explizites Ziel, den Betroffenen die Informationen und wissenschaftlichen Erkenntnisse in einer Sprache zu präsentieren, die sie verstehen. Die Moderatoren müssen deshalb versuchen, die Teilnehmer nicht nur inhaltlich, sondern auch sprachlich da abzuholen, wo sie stehen. Eine anschauliche Alltagssprache ist dabei meist hilfreicher als der Fachjargon (z. B. »Menschen, die mit Depressionen zu kämpfen haben« statt »Patienten mit depressiven Störungen«). Wichtige Fachbegriffe sollten zwar genannt, aber auch in verständliche Begriffe übersetzt werden (z. B. »Empfindsamkeit, dünnes Nervenkostüm, Verletzlichkeit nennen wir in der Fachsprache Vulnerabilität«, »Überträgerstoffe für Nervenimpulse oder, wie der Lateiner sagt: Neurotransmitter…«).

Auch sollte bedacht werden, dass manche, in Fachkreisen oft verwendete Begriffe (»soziale Defizite« etc.), bei Betroffenen negative Gefühle auslösen können. Damit die Patienten nicht in ihrer negativen Selbsteinschätzung noch bestätigt werden, sollte eine optimistischere Sprache verwendet werden (z. B. statt »Die Rollenspielgruppe dient dazu, soziale Defizite zu beseitigen«: »Menschen, die Schwierigkeiten haben, ihre Wünsche zu äußern, haben in der Rollenspielgruppe die Möglichkeit, dies zu lernen, damit es ihnen in Zukunft leichter fällt«; statt »Denkfehler«: »…eine Art zu denken, die typisch ist für Menschen, die sich in einer depressiven Krise befinden«).

Audiovisuelle Hilfen verwenden

In den Gruppensitzungen sollten ein Flipchart oder eine Tafel zur Visualisierung der Informationen verwendet werden. In der Zusammenfassung oder in der Wiederholung kann auch ein Overheadprojektor benutzt werden, und es können z. B. vorbereitete Folien zum Einsatz kommen. Die Einbeziehung mehrer Ebenen (z. B. der akustischen und optischen) trägt zur besseren Verankerung der Informationen bei und dient als Verständnishilfe bei den zum Teil äußerst komplexen Themen.

Generell sollte der Moderator mit möglichst vielen Beispielen, Bildern und Metaphern arbeiten. Auch Videos haben sich als Anschauungshilfe sehr bewährt.

Strukturieren und Illustrieren von Beiträgen

Bei der Sammlung von Teilnehmerbeiträgen ist es hilfreich, diese Beiträge nach sinnvollen Kriterien zu sortieren, sie unter bestimmten Stichworten am Flipchart zu notieren oder sie in eine Tabelle oder in ein Schaubild einzutragen (»Plus- und Minussymptome; angenehme und unangenehme Medikamentenwirkungen« etc. – »Ich notiere mal auf der linken Seite, was dafür spricht, anderen Leuten die Diagnose mitzuteilen, und auf der rechten Seite, was dagegen spricht«).

Empathie, Wärme, Wertschätzung und Ehrlichkeit

Empathie. Einfühlen in die psychische Situation und das Bezugssystem einer anderen Person, so dass die Gefühls- und Gedankenwelt dieser Person besser verstanden wird.

Wärme. Gefühlsmäßiges Engagement für die Person, der geholfen werden soll, ohne sie zu dominieren.

Wertschätzung. Eine andere Person wird akzeptiert, wie sie ist. Die Wertschätzung ist nicht an bestimmte Bedingungen wie Wohlverhalten geknüpft. Der Person wird Vertrauen und Verständnis entgegengebracht und sie wird nicht beurteilt oder bestraft. (Jeder hat seine eigene Art, Wertschätzung und Fürsorge zu zeigen, z. B. durch Offenheit, freundliche Zuneigung oder einfach nur durch geduldiges Zuhören).

Ehrlichkeit. Die ausgedrückten Gefühle und Gedanken sind ehrlich; Gefühle, Gedanken und Verhalten passen zusammen (der Moderator trägt keine professionelle Maske und verstellt sich nicht, sondern bringt sich als Person ein).

Verstärkung der Teilnehmer für ihr Kommen

Verbal und nonverbal können die Moderatoren signalisieren, dass sie sich über die Teilnahme der Patienten bzw. Angehörigen freuen, z. B. durch Blickkontakt oder indem sie sagen »Schön, dass Sie gekommen sind«, oder »Ich freue mich, Sie zu sehen«.

Bei einer psychoedukativen Gruppe sollte eine regelmäßige Teilnahme immer wieder positiv hervorgehoben werden. Auch das Führen einer Anwesenheitsliste und das Nachfragen nach fehlenden Teilnehmern unterstreicht, dass die Moderatoren sich für die einzelnen Teilnehmer interessieren und ihnen deren Teilnahme wichtig ist. Das Austeilen von schriftlichem Informationsmaterial an die Anwesenden hat ebenfalls einen gewissen Belohnungseffekt.

Verstärkung der Teilnehmer für ihre Beiträge

Die Beiträge der Teilnehmer sollten mit Interesse (das durch Hinwendung, Blickkontakt oder verbal gezeigt wird) aufgenommen, im Gespräch aufgegriffen oder zitiert bzw. am Flipchart festgehalten werden.

> **Beispiel**
> »Ich denke, das war ein ganz wichtiger Punkt …«
> »… wie Frau M. vorher sagte …«
> »Es ist sehr wichtig für uns, Ihre Sichtweise kennen zu lernen.«
> »Schön, wie Sie das jetzt so anschaulich beschrieben haben.«

Verstärkung der Teilnehmer für ihre Fortschritte

Fortschritte der Teilnehmer – so klein sie auch sein mögen – (Patient kommt pünktlich; Arbeitsversuch über 2 Stunden war erfolgreich etc.) sollten gewürdigt werden.

Aktives Zuhören

- Verbal und nonverbal Aufmerksamkeit signalisieren (zugewandte Körperhaltung, Blickkontakt, bestätigendes Nicken),
- klärende und weiterführende Fragen stellen (sog. W-Fragen),
- Zusammenfassen und Umformulieren von Aussagen,
- Verbalisation emotionaler Inhalte (den emotionalen Gehalt einer Aussage verbal ausdrücken und z. B. durch Gegenfragen überprüfen).

In der Gruppe kann das aktive Zuhören der Moderatoren für die Teilnehmer Modellcharakter bekommen.

Weitere Informationen über die beschriebenen therapeutischen Basisvariablen sind bei Fiedler (1996), Grawe (1981) oder Luderer (2003) zu finden.

Verständnis für die Ängste und die Skepsis der Teilnehmer zeigen

Indem die Moderatoren mögliche Gefühle der Teilnehmer wie Angst, Ärger, Frustration, Skepsis offen ansprechen, verlieren diese ihre Bedrohlichkeit und können auch von den Teilnehmern besser angenommen und bewältigt werden.

> **Beispiel**
> »Ich kann mir vorstellen, dass die Mitteilung des Arztes, dass Sie eine schizophrene Psychose haben, zuerst einmal ein Schock für Sie war, der verdaut werden muss.«
> »Das scheint Sie sehr verärgert zu haben, dass …«
> »… so ein Gedanke kann ja auch Angst machen …«

Löschen von destruktiven Bemerkungen

Bemerkungen, die nichts Positives zur Diskussion beitragen, können dadurch reduziert werden, dass man nicht (sofort) auf sie eingeht. Bei Teilnehmerbeiträgen, die mit den Psychoedukationszielen überhaupt nicht vereinbar sind, sollten die Moderatoren jedoch klar Stellung beziehen, indem sie z. B. behutsam oder auch humorvoll die wissenschaftlich anerkannte Meinung dagegen setzen.

> **Beispiel**
>
> »Wir versuchen hier unseren Patienten die Behandlungsmethoden zu empfehlen, die bereits wissenschaftlich überprüft worden sind und die der Mehrheit geholfen haben.«
>
> »Im Augenblick scheint hier keine Annäherung möglich. Wenn Sie einverstanden sind, kommen wir aber bei Gelegenheit auf diesen Punkt zurück ...«

Pausen in der Diskussion zulassen

Es sollte berücksichtigt werden, dass manche Teilnehmer eine längere Zeit benötigen, um einen Gedanken oder eine Frage formulieren zu können. Daher sollten Pausen im Gespräch zugelassen werden. Bevor die Stille allerdings von den Teilnehmern als bedrohlich empfunden wird, sollte der Moderator sie durch einen eigenen Beitrag unterbrechen. Auf die einzelnen Teilnehmer sollte kein Druck ausgeübt werden, sich zu äußern. Manchen Teilnehmern hilft es aber, wenn sie direkt um ihre Meinung gefragt werden (»Frau M., wie denken Sie über diesen Punkt?«).

Spontaneität und Humor zeigen und unterstützen

Humor erleichtert vieles und selbst wissenschaftliche Untersuchungen haben gezeigt, dass Humor eine beliebte und erfolgreiche therapeutische Technik sein kann. Denn manche emotionalen Probleme resultieren auch daraus, dass man alles zu ernst nimmt. Wenn man über sich selbst oder die eigene Situation lachen kann, nimmt man einen Perspektivenwechsel vor, der dabei hilft, mit sich selbst oder mit bestimmten Lebensereignissen besser zurecht zu kommen. Therapeuten setzen daher den Humor ein, um den Patienten zu helfen, trotz der Krankheit eine positive Lebensphilosophie zu entwickeln.

Durch eigene spontane, humorvolle Beiträge können die Moderatoren modellhaft wirken oder entsprechende Beiträge von Teilnehmern verstärken. Gemeinsames Lachen reduziert Spannung, stabilisiert die Beziehung und macht die Sitzungen attraktiver. In einer Gruppe trägt Spontaneität und Humor zum Gruppenzusammenhalt bei.

Strukturierte Gespräche zur Problemlösung

Manchmal kann es hilfreich sein, in der Gruppe modellhaft zu zeigen, wie man bei der Lösung von Problemen vorgehen kann:

- Problemdefinition (»Was ist das Problem? Beschreiben Sie eine typische Situation, in der das Problem auftaucht«),
- Sammlung von grundsätzlichen Lösungsmöglichkeiten (»Was fällt Ihnen ein, um dieses Problem zu lösen? Wie könnten Sie sich in der Situation verhalten?«),
- Bewertung der Lösungsmöglichkeiten (»Wie ist es mit dem ersten Vorschlag? Können Sie sich vorstellen, in dieser Situation das zu sagen/fragen/denken/tun? Glauben Sie, dass das eine realistische Lösungsmöglichkeit ist?«),
- Auswahl der besten Lösungsmöglichkeit (»Welche der Lösungsmöglichkeiten erscheint Ihnen am besten?«),
- Handlungsplan (»Wann könnten Sie diese Lösungsmöglichkeit einmal ausprobieren?«),
- Durchführung und Verstärkung (»Haben Sie probiert, das neulich besprochene Problem zu lösen? – ...Was passierte dann? ... Das ist Ihnen ja sehr gut gelungen!«)

Weitere Informationen über das systematische Problemlösen sind z. B. bei Fiedler (1996) zu finden.

Verhaltenstherapeutische Techniken

Modelling. Nutzen der Vorbildfunktion von Moderatoren bzw. anderen Gruppenteilnehmern.

Coaching. Die Moderatoren geben in bestimmten Situationen unterstützende verbale Instruktionen. Zum Beispiel in einem Rollenspiel tritt der Moderator hinter den Patienten, der das Rollenspiel durchführt, und gibt ihm quasi Regieanweisungen, was er als nächstes tun oder sagen könnte. Er könnte ihm z. B. zuflüstern: »Schauen Sie Ihrem Gegenüber beim Gespräch direkt in die Augen!«

Shaping. Shaping ist das schrittweise Heranführen einer Person an ein gewünschtes Zielverhalten. Ein Patient mit Konzentrationsproblemen z. B., der nicht mehr in der Lage ist, die Zeitung zu lesen, wird zunächst ermuntert, nur die Bilder in der Zeitung anzusehen und die Bildunterschriften zu lesen. Wenn ihm das gelingt, wird er aufgefordert, zusätzlich die Überschriften in der Zeitung zu lesen, dann mit einem kurzen Artikel zu beginnen usw. Für jeden kleinen Schritt, der den Patient seinem Ziel, die Zeitung ganz zu lesen, näher bringt, wird er vom Moderator verstärkt.

Prompting. Diese Technik hilft dabei, eine neue Verhaltensweise zu erlernen. Das Zielverhalten wird an einen Hinweisreiz gekoppelt, der dem Zielverhalten regelmäßig vorausgeht. Der Hinweisreiz kann verbal oder nonverbal sein, eine spezielle Situation oder ein Gefühl. Zum Beispiel kann ein Patient instruiert werden, eine Uhr so einzustellen, dass sie um 12 Uhr ein Signal gibt, wenn er den Tisch für das Mittagessen decken soll. Das Signal ist für ihn eine Hilfe, an seine Aufgabe zu denken. Allmählich wird er sich an seine tägliche Aufgabe gewöhnen und das Signal wird überflüssig.

Weitere Informationen über verhaltenstherapeutische Techniken sind bei Grawe (1981) und Fiedler (1996) zu finden.

Rollenspiele zur Einübung neuer Verhaltensweisen

Rollenspiele können verschiedenen therapeutischen Zielen dienen. Wenn z. B. neue Verhaltensweisen eingeübt werden sollen, dann geht man so vor, dass der Moderator und ein Teilnehmer eine spezielle, klar definierte Alltagssituation spielen, die dem betreffenden Teilnehmer bisher Probleme gemacht hat. Mit Hilfe des Moderators (oder in einer Gruppe mit Hilfe der anderen Teilnehmer) kann der Patient oder können Angehörige dabei neue, hilfreichere Verhaltensweisen lernen und ausprobieren und mehr Vertrauen und Selbstsicherheit für die reale Situation gewinnen.

Manchmal hilft es den Teilnehmern, in einem Rollenspiel die Rolle einer anderen Person (z. B. eines Familienmitglieds) zu übernehmen. Ein solcher Rollenwechsel kann es einem erleichtern, die problematische Situation einmal aus einer anderen Perspektive zu sehen und hilft dabei, mehr Verständnis für andere aufzubringen.

> **Beispiel**
> **Beispiele für Rollenspielthemen**
> - Wie kann ich jemandem über meine Krankheit berichten? (z. B. dem Arbeitgeber, einem guten Freund, einem Nachbarn)
> - Wie kann ich als Angehöriger zu Hause bestimmte Regeln einführen? (z. B. »Rauche nicht in der Küche!«)
> - Wie kann ich Verärgerung angemessen ausdrücken?
> - Wie kann ich Zuneigung und andere positive Gefühle angemessen ausdrücken?

Die Rollenspielsituationen sollten die Teilnehmer gefühlsmäßig und von ihrem schauspielerischen Talent her nicht überfordern. Nach Beendigung einer Rollenspielszene sollte sofort ein positives Feedback gegeben werden (»Das war super. Sie haben Ihrer Freundin direkt in die Augen gesehen«). Nachdem einige Aspekte des Rollenspiels positiv hervorgehoben wurden, können auch konstruktive Vorschläge zur weiteren Verbesserung geäußert werden (»Nun probieren wir die Szene noch einmal, und dieses Mal versuchen Sie noch etwas lauter zu sprechen«).

In einer Gruppe müssen die Moderatoren darauf achten, dass kritische Kommentare anderer Teilnehmer entschärft werden, indem die Kritik durch entsprechendes Umformulieren in einen positiven Vorschlag umgewandelt wird. Zum Beispiel »Den konnte doch niemand verstehen!« könnte wie folgt paraphrasiert werden: »Frau M.

▼

meint, Sie könnten sich weiter verbessern, wenn Sie noch deutlicher sprechen würden«.

Mut und Hoffnung machen

— Positive Beispiele früherer Teilnehmer erwähnen.

> **Beispiel**
> »Ich erinnere mich an einen früheren Patienten, der war auch ziemlich lange in einer depressiven Phase, so wie Sie. Er konnte sich gar nicht mehr vorstellen, dass es jemals wieder besser werden könnte, aber er gab nicht auf. Er nahm regelmäßig seine Medikamente und besuchte die Tagesklinik. Allmählich fühlte er sich wieder besser. Ich sah ihn dann Monate später und war wirklich beeindruckt. Er konnte wieder seine Arbeit aufnehmen und sagte mir, dass er mit seinem Leben sehr zufrieden sei …«

— In einer Gruppe die erfolgreichen Teilnehmer ermuntern zu berichten, wie sie ein Problem oder eine Krise gemeistert haben.

> **Beispiel**
> »Das finde ich sehr beeindruckend … Wie haben Sie das geschafft? … Was hat Ihnen dabei geholfen?«

— Das Augenmerk auf das richten, was gut läuft (d. h. ressourcenorientiert und nicht defizitorientiert arbeiten!), zu negative Beiträge umstrukturieren.

> **Beispiel**
> Teilnehmer: »Meine Arbeitsleistung war gleich Null.«
> Moderator: »Ja, im Arbeitsleben achten wir immer nur auf das, was nicht so gut funktioniert und hacken auf den Schwächen rum. Unsere Stärken und kleinen Erfolge werden als selbstverständlich betrachtet und werden oft nicht erwähnt. Ist es nicht angenehmer, über die Fortschritte zu sprechen, die wir gemacht haben? In ihrem Fall z. B.: Welche Fortschritte Sie beispielsweise in den letzten Wochen hier in der Arbeitstherapie gemacht haben …«

— Zuversicht zeigen: Ein wesentliches Ziel psychoedukativer Arbeit ist die Vermittlung von Hoffnung. Daher sollte von Anfang an eine von therapeutischem Optimismus getragene Atmosphäre geschaffen werden. Die Moderatoren sollten immer wieder ihre zuversichtliche Haltung deutlich zum Ausdruck bringen.

> **Beispiel**
> »Geduld braucht man, das ist wahr, aber ich bin sicher, dass es auch Ihnen bald wieder besser gehen wird und Sie Ihr Leben wieder genießen können.«

30.2.9 Moderation von Gruppensitzungen

- Alle Teilnehmer miteinbeziehen,
- Modellfunktion nutzen,
- indirektes Lernen fördern,
- zur Verbesserung der Kommunikation beitragen,
- Gruppenkohäsion und gegenseitige Unterstützung fördern.

Alle Teilnehmer miteinbeziehen

Der Moderator sollte versuchen, zu allen Gruppenteilnehmern immer wieder Augenkontakt zu halten. Allen Teilnehmern sollte die Möglichkeit gegeben werden, sich zu äußern oder eigene Erfahrungen einzubringen (z. B. »Wie steht es mit den anderen?« oder »Hatten andere ähnliche Erlebnisse?«). Die Beiträge von Teilnehmern, die sehr viel reden, sollten behutsam eingegrenzt werden, so dass auch die anderen, stilleren Teilnehmer zu Wort kommen können. Gruppenteilnehmer, die abwesend erscheinen oder die meiste Zeit schweigen, sollten durch direktes Ansprechen in den Gruppenprozess einbezogen werden (»Würden Sie dem zustimmen, was Herr X. gesagt hat?« oder »Wie ist Ihre Haltung dazu?..«.

Modellfunktion nutzen

Dem Moderator einer Gruppe kommt immer eine wichtige Modellfunktion zu. Die Teilnehmer sehen ihn als Vorbild und versuchen häufig, seine Einstellungen, Werte und Verhaltensweisen zu übernehmen. Durch sein Beispiel kann der Moderator die Teilnehmer dazu ermutigen, Dinge anzusprechen, die sonst nicht so leicht zur Sprache kämen (z. B. Umgang mit Suizidgedanken, Ängsten, Drogen). Es verbessert die Gruppenatmosphäre, wenn der Moderator offen über seine eigenen Gefühle und Erlebnisse spricht (d. h. wenn er sich selbst als Gruppenteilnehmer begreift, der in und mit der Gruppe etwas lernen kann).

Wenn Gruppenteilnehmer positive Erfahrungen im Umgang mit der Erkrankung einbringen oder hilfreiche Gedanken äußern, sollte der Moderator dies verstärken. Auf diese Weise können die Teilnehmer auch am Modell der anderen lernen. Die Möglichkeit von anderen Betroffenen zu lernen ist einer der Vorteile des Gruppensettings. Die Verstärkung sollte natürlich nicht übertrieben erfolgen, und unter keinen Umständen sollten die nicht so erfolgreichen Teilnehmer sich dadurch zurückgesetzt oder zu sehr unter Erfolgsdruck gesetzt fühlen.

Indirektes Lernen fördern

Den Teilnehmern fällt es oft leichter, für jemand anderen eine Problemlösung zu finden als für sich selbst. Es kommt auch oft vor, dass Gruppenteilnehmer Lösungsmöglichkeiten, die in der Gruppe für andere erarbeitet wurden, auf ihre eigene Situation übertragen ohne dass ihnen selbst dies immer bewusst wird. Wenn z. B. in einer Angehöri-

gengruppe eine Mutter berichtet, dass ihr Ehemann zu fordernd und autoritär mit dem kranken Sohn umgeht, können in der Gruppe verschiedene Möglichkeiten diskutiert werden, wie dieser Vater hilfreicher mit seinem Sohn umgehen könnte (z. B. nicht so viel Druck machen, Ziele an den Zustand des Patienten anpassen, für kleine Fortschritte loben etc.). Als Konsequenz könnte ein anderer Gruppenteilnehmer – auch Vater eines schizophrenen Patienten – daraus lernen, ohne direkt angesprochen zu sein und ohne zugeben zu müssen, dass er selbst vielleicht auch zu leistungsorientiert ist und seinen Sohn zu sehr unter Druck setzt.

Zur Verbesserung der Kommunikation beitragen

Obwohl in einer relativ kurzfristigen psychoedukativen Intervention kein spezielles Kommunikationstraining wie z. B. bei einer längerfristigen Familientherapie durchgeführt werden kann, können die Gruppenprozesse doch auch zur Verbesserung der Familienkommunikation beitragen. Informationsvermittlung, Lernen am Beispiel der anderen und spezifische, direkte Anleitung hilft die Kommunikation zwischen Patienten und Angehörigen zu verbessern und führt dazu, dass sie häufiger, offener und mit mehr Respekt vor einander kommunizieren.

Gruppenkohäsion und gegenseitige Unterstützung fördern

Gruppenkohäsion entwickelt sich, wenn möglichst viele Teilnehmer das Gefühl haben, von der Gruppe zu profitieren. Grundlage dafür ist eine vertrauensvolle Atmosphäre, in der alle aktiv und ohne Angst vor Kritik oder Zurückweisung an der Gruppenarbeit teilnehmen können. Diesem kooperativen Gruppenklima kann schon zu Beginn durch die Einführung von »Gruppenregeln« der Weg bereitet werden (»andere ausreden lassen«, »keine Seitengespräche führen«, »Schweigepflicht« etc.).

Zeichen für eine starke Gruppenkohäsion sind:
- häufige Wir-Äußerungen, die sich auf die Gruppe beziehen,
- gegenseitige Sympathiebekundungen,
- Wunsch nach Fortsetzung der Gruppe,
- Wunsch nach gemeinsamen anderen Aktivitäten,
- direktes Hinwenden zu den Teilnehmern, die gerade sprechen,
- direkte Ansprache anderer Teilnehmer,
- Bezugnahme auf die Meinung anderer Teilnehmer etc.

30.2.10 Moderation von Angehörigengruppen

Anders als in der Patientengruppe, in der affektaktualisierende Interventionen nur sehr behutsam angewandt werden sollten, können in der Angehörigengruppe die Gefühle häufiger direkt zum Thema gemacht werden.

> **Beispiel**
>
> »Wie fühlen Sie sich, wenn Sie erfahren, dass Ihre Tochter besonders anfällig ist und mit Belastungen nicht so gut umgehen kann?«

Oft ist es hilfreich, wenn der Moderator seine eigenen Erfahrungen als Angehöriger (Mutter, Ehepartner etc.) oder als Mitglied des Behandlungsteams einbringt.

> **Beispiel**
>
> »Wenn meine Tochter mit einer schlechten Note nach Hause kommt, frage ich mich auch, ob ich etwas falsch gemacht habe ...« oder »Auch ich als Ärztin merke manchmal, wie ich ärgerlich werde, wenn ein Patient sich einfach weigert aufzustehen.«

30.2.11 Umgang mit schwierigen Gruppensituationen

In der Regel laufen psychoedukative Gruppen sehr gut und es kommt selten zu schwierigen Gruppensituationen. Die Teilnehmer sind meist dankbar, dass das Behandlungsteam sich Zeit nimmt und ihnen wichtige Informationen über die Krankheit gibt. Auch schätzen sie den Austausch mit anderen Betroffenen. Dennoch kann es – sowohl in Patientengruppen als auch in Angehörigengruppen – immer wieder mal vorkommen, dass eine schwierige Gruppensituation entsteht, die die Moderatoren bewältigen müssen.

> **Beispiel**
>
> **Beispiele für schwierige Gruppensituationen**
> - Fehlende Krankheitseinsicht (»Ich hab' doch keine Psychose! Ich weiß wirklich nicht, warum ich hier bin!«);
> - Beschwerden über Kollegen oder das Krankenhaus (»Nie kann man den Dr. X erreichen. Immer heißt es, er ist einer Besprechung. Das geht jetzt schon 2 Wochen so.«);
> - Aggression direkt gegen die Moderatoren;
> - spontane Berichte über belastende Ereignisse (z. B. in der Angehörigengruppe: extreme Nebenwirkungen, schlimmer Rückfall, Suizidversuch, Bedrohung durch den Patienten etc.);
> - offener Streit und Aggression zwischen Teilnehmern (z. B. in der Angehörigengruppe: Ehepartner beschuldigen sich gegenseitig, das erkrankte Kind falsch erzogen zu haben);
> - allgemein hoffnungslose Stimmung.

Die im Folgenden aufgeführten Strategien sind nur als allgemeine Hinweise zu verstehen, wie man mit schwierigen Situationen umgehen sollte. Eine genaue Anleitung für eine spezielle Situation kann hier nicht gegeben werden, sie sollte in einem Moderatorentraining oder in der Supervision erarbeitet werden. Mit zunehmender Gruppenerfahrung wird der Moderator leichter und selbstverständlicher mit solchen Problemsituationen umgehen.

Prinzipiell sollten die Moderatoren Zurechtweisungen und Kränkungen der Teilnehmer vermeiden. Ihre Haltung sollte engagiert, aber sachlich sein.

Strategien für schwierige Gruppensituationen

- Verständnis zeigen,
- Versachlichung des Konflikts,
- Einbeziehung der Gruppe,
- Funktionalisierung des Problems,
- positives Ende.

Verständnis zeigen. Der Moderator sollte besonders in schwierigen Situationen Verständnis für den Teilnehmer bzw. dessen Äußerungen zeigen.

> **Beispiel**
>
> »Da bin ich ganz froh, dass wir das hier in der Gruppe besprechen können. Das finde ich gut, dass Sie Ihren Ärger so offen ausdrücken.«

Versachlichung des Konflikts. Der Moderator sollte den sachlichen Hintergrund des Problems herausarbeiten.

> **Beispiel**
>
> »Sie haben recht, die Einteilung, was gesund und was krank ist, ist nicht immer einfach und jede Gesellschaft hat ihre eigenen Vorstellungen darüber..«
>
> »Die Medikamente, die Sie bekommen, führen in der Tat manchmal zu unangenehmen Nebenwirkungen.«

Einbeziehung der Gruppe. Der Moderator kann manchmal auch die anderen Teilnehmer um eine Stellungnahme bitten bzw. ihre Erfahrungen erfragen.

> **Beispiel**
>
> »Wie ist es mit den anderen? Wie denken Sie darüber?«
>
> »Haben Sie ähnliche Erfahrungen gemacht oder ganz andere?«
>
> »Wie sind Sie mit dem Problem umgegangen?«

Funktionalsierung des Problems. Der Moderator sollte versuchen, das Problem als Beispiel für ein Thema zu nutzen, dessen Behandlung ohnehin in der Gruppe vorgesehen war.

> **Beispiel**
>
> Wenn ein Angehöriger über einen dramatischen Rückfall berichtet, können in der Gruppe mögliche Auslöser für Rückfälle diskutiert werden (Stress, Weglassen der Medikamente, Drogenkonsum etc.).

Positives Ende. Jede Problemsituation sollte zu einem positiven Ende geführt werden, d. h. die Teilnehmer sollten mit dem Gefühl aus der Gruppensitzung gehen, dass ihr Ärger verstanden wird, und mit der Zuversicht, dass sie mit ihren Problemen nicht allein gelassen werden. Falls die Diskussion zu eskalieren droht und eine positive Wende im Rahmen der Sitzung nicht möglich sein sollte, kann man mit dem betreffenden Teilnehmer vereinbaren, das Gespräch zu einem späteren Zeitpunkt wieder aufzunehmen, entweder in einer späteren Gruppensitzung oder evtl. in einem Einzelgespräch.

30.2.12 Häufige Moderatorenfehler

Unterlassen von Interventionen bei Konflikten. Der Moderator bemerkt konfliktträchtige Interaktionen innerhalb der Gruppe nicht rechtzeitig oder interveniert nicht, »damit der Teilnehmer daraus etwas lernt«.

Natürlich kann man aus Konflikten auch etwas lernen, aber in psychoedukativen Gruppen (die ja keine psychotherapeutischen Gruppen im engeren Sinne sind) sind solche gruppendynamischen Konflikte meist eher kontraproduktiv und behindern die Informationsvermittlung. Außerdem gibt es keinen empirischen Nachweis dafür, dass interaktions- und konfliktorientierte Gruppentherapieverfahren einem strukturierten, manualgeleiteten Vorgehen überlegen wären. Für Patienten mit schizophrenen Psychosen sind sie zudem wegen der damit verbundenen emotionalen Überstimulation riskant. Der verhaltenstherapeutische Umgang mit Gruppenkonflikten (z. B. prophylaktische Maßnahmen, um spezifische Gruppenkonflikte von vornherein zu vermeiden oder das strukturierende Eingreifen, nachdem Gruppenkonflikte aufgetreten sind) ist eines der wichtigsten Themen des Moderatorentrainings und der Supervision.

Mangelnde Flexibilität. Manchmal kleben – besonders unerfahrene – Moderatoren zu sehr am Manual und reagieren zu wenig flexibel auf die aktuellen Bedürfnisse und Interessen der Teilnehmer. Das kann zu Passivität oder Widerstand bei den Teilnehmern führen. Das Einbringen von aktuellen Fragen und Problemen durch die Teilnehmer ist durchaus erwünscht und die dafür notwendige flexible Handhabung des Programms muss von den Moderatoren gelernt werden. Wenn ein Moderator zu dominant das »manualkonforme« Fortschreiten der Gruppenarbeit erzwingt, reagieren die Teilnehmer darauf oft mit einer passiven Zuhörerhaltung, und die eigentlich angestrebte fruchtbare, kooperative und interaktive Gruppenatmosphäre stellt sich nicht ein. Die Teilnehmer sollten von Anfang an aufgefordert werden, sich aktiv zu beteiligen, und der Moderator sollte den Raum dafür schaffen. Nur wenn die Teilnehmer das Gefühl haben, dass ihre Beiträge erwünscht sind, werden sie sich am Gruppengeschehen beteiligen.

Der Moderator hat also die schwierige Aufgabe, gleichzeitig flexibel auf die Bedürfnisse der Teilnehmer einzugehen und dabei trotzdem die wichtigsten Informationsinhalte zu vermitteln.

Feindseligkeit und aggressives Verhalten. Der Moderator zeigt direkte oder unterschwellige Feindseligkeit gegen ein Gruppenmitglied oder lässt aggressives Verhalten unter den Teilnehmern zu (Beispiel aus einer Angehörigengruppe: »Bei so einer Mutter kann man ja nur schizophren werden!«).

Feindseligkeit und Aggression sollten unbedingt vermieden werden! Treten Aggressionen innerhalb der Gruppe dennoch auf, ist es die Aufgabe der Moderatoren, einzugreifen und die attackierten Personen in Schutz zu nehmen. Es sollte lobend hervorgehoben werden, dass **alle** Gruppenmitglieder durch ihre Teilnahme an der Gruppe Interesse und Engagement zeigen und jeder sein Bestes versucht. Zur Stützung von attackierten Teilnehmern können deren persönliche Stärken betont werden (»Es ist bewundernswert, mit wie viel Energie Sie sich für Ihre Tochter einsetzen!«).

Bloßstellen eines Patienten. Der Moderator bespricht die individuellen Probleme eines Teilnehmers in der Gruppe ohne dass dies vom Teilnehmer gewünscht wird.

> **⯈ Beispiel**
> »Sie hatten mir gestern in unserem Einzelgespräch gesagt, dass es Ihnen schwer fällt in solchen Gruppen zu sprechen. Das können Sie gleich mal ausprobieren. Also, erzählen Sie uns, wovor haben Sie Angst?«

Moderatoren einer Gruppe sollten ohne ausdrückliche Erlaubnis nie Themen ansprechen, die teilnehmende Patienten ihnen im Einzelgespräch offenbart haben. Dadurch wird das Vertrauensverhältnis gestört. Daneben wird der Teilnehmer durch das direkte Ansprechen des Problems vor der Gruppe bloßgestellt und verunsichert.

Jeder Teilnehmer sollte die Möglichkeit bekommen, sich und seine Probleme in die Gruppe einbringen zu können, aber bei Teilnehmern mit sozialen Ängsten darf man dies nicht forcieren. Diese Teilnehmer können zunächst bei einfachen Themen angesprochen werden, die sie emotional nicht überfordern (z. B. »Was haben Sie in der Beschäftigungstherapie heute morgen gemacht?«). Im Verlauf der Gruppe lernen die meisten Teilnehmer dann auch über ihre Probleme in der Gruppe zu sprechen.

Überforderung der Teilnehmer. Die Überforderung kann emotionaler Art sein (z. B. wenn der Moderator Ängste und andere starke Gefühle anspricht, solange der Patient noch akut krank ist) oder sie kann auch intellektueller Art sein (z. B. wenn der Moderator zu viele medizinische Fachbegriffe benutzt; wenn der Moderator zu viele

Themen in einer Sitzung bespricht usw.). Die Teilnehmer sollten da abgeholt werden, wo sie stehen. Das heißt, das Vorgehen sollte an den Krankheitszustand, den Wissensstand und das Bildungsniveau der Patienten angepasst werden (Vollständigkeit der Information ist hier eher zweitrangig). Die Geschwindigkeit des Vorgehens in der Gruppe und der Abstraktionsgrad orientieren sich an den schwächsten Teilnehmern. Die anderen Teilnehmer können durch zusätzliche Angebote gefördert werden (z. B. Tipps für weiterführende Literatur, zusätzliche Sitzungen etc.).

Unterdrucksetzen der Teilnehmer.

> **Beispiel**
> »Sie sind der einzige, der noch nichts über seine Drogenerfahrungen gesagt hat …« oder »Alle Teilnehmer sollten über ihre Gefühle sprechen, auch Sie Herr X!«)

Natürlich sollen alle Teilnehmer hin und wieder motiviert werden, sich in der Gruppe zu äußern! Die Moderatoren sollten aber berücksichtigen, dass manche Teilnehmer länger brauchen, bis sie sich an die Gruppensituation gewöhnt haben, oder dass es sehr stille Teilnehmer gibt, die aber dennoch von der Gruppe profitieren. Die Moderatoren sollten ihr Verständnis dafür ausdrücken, dass Teilnehmer manchmal nicht über ihre Gefühle, Erfahrungen, Probleme etc. sprechen wollen.

> **Beispiel**
> »Es ist ganz in Ordnung, wenn Sie im Moment nicht darüber reden wollen. Ich kann mir vorstellen, dass es nicht leicht fällt, über derartige Erfahrungen zu sprechen.«)

Zu wenig Hilfestellung für Außenseiter. In manchen Gruppen gibt es Teilnehmer, die aufgrund ihrer Einstellungen, ihres Verhaltens, ihrer Bildung, ihrer sozialen Situation etc. eine Außenseiterposition einnehmen. Der Moderator hat die Aufgabe, auch diese Teilnehmer in die Gruppe zu integrieren. Das gelingt, indem er das gemeinsame Interesse der Gruppe immer wieder betont und positive Beiträge des »Außenseiters« besonders hervorhebt und verstärkt.

> **Beispiel**
> In der Angehörigengruppe: »Trotz verschiedener Ansichten, die hier in der Gruppe bestehen, sehe ich eine große Gemeinsamkeit, nämlich Ihr Bemühen um das Wohlergehen des Patienten. Und das ist einer der wichtigsten Faktoren für einen positiven Krankheitsverlauf.«
> In der Patientengruppe: »Herr X hat uns auf einen sehr wichtigen Punkt hingewiesen. Er sagte uns …«

Es wäre natürlich einfach, Außenseiter bzw. »schwierige« Teilnehmer aus der Gruppe zu drängen bzw. sie gar nicht erst einzuladen. Ziel sollte es aber sein, möglichst allen Patienten und Angehörigen die Chance zu geben, von den psychoedukativen Gruppen zu profitieren. Oft sind es gerade die »schwierigen« Teilnehmer, die die Gruppe besonders brauchen.

30.2.13 Wie kann man die regelmäßige Teilnahme fördern?

In den meisten Gruppen gibt es Teilnehmer, die nach einer gewissen Zeit der Gruppe fern bleiben, ohne der Gruppe Bescheid zu sagen oder irgendwelche Gründe zu nennen (»Drop-outs«). Die übrigen Teilnehmer sind oft irritiert, wenn andere ohne Entschuldigung wegbleiben. Diese Teilnehmer können dazu angeregt werden, mit den Drop-outs Kontakt aufzunehmen. Manchmal können diese dann sogar durch die Kontaktaufnahme anderer Gruppenmitglieder in die Gruppe zurückgeholt werden.

Strategien zur Verhinderung von Drop-outs
- Zu Beginn alle Gruppentermine mit allen Teilnehmern abklären und evtl. Ersatztermine anbieten, wenn ein Teilnehmer verhindert ist;
- regelmäßig die Teilnehmer nach ihren Wünschen fragen und diese dann auch bei der Programmgestaltung berücksichtigen;
- auf Homogenität der Gruppe achten (z. B. gleiche Diagnosen);
- keinen Zwang ausüben;
- Außenseiter unterstützen und integrieren;
- bei Aggression zwischen Gruppenmitgliedern eingreifen.

30.3   Qualitätssicherung

Wie alle therapeutischen Interventionen sollte auch Psychoedukation kontinuierlich mit qualitätssichernden Maßnahmen begleitet werden. Dies beginnt mit der sorgfältigen Auswahl, Ausbildung und Supervision geeigneter Moderatoren (► s. unter 30.2.3), der kontinuierlichen Erfassung, Auswertung und Umsetzung von Teilnehmerrückmeldungen und erstreckt sich natürlich v. a. auch auf die Erfassung von Variablen, die messen, inwieweit die Ziele der Psychoedukation (► s. unter 30.1.2) tatsächlich erreicht werden. Fokus und Intensität dieser Evaluation hängen natürlich von den jeweiligen Zielen und Ressourcen ab. So wird sich die eine Einrichtung mit der Erfassung der Teilnehmerzufriedenheit und des erzielten Wissenszuwachs begnügen, andere werden prospektiv und kontrolliert untersuchen wollen, welche Langzeitauswirkungen ihre psychoedukativen Maßnahmen auf die Symptomatik, Compliance oder die Rückfallrate ihrer Teilnehmer haben. Genauere Hinweise auf Methodik und Instrumente solcher Evaluationen finden sich u. a. in Bäuml u. Pitschel-Walz (2003).

30.4   Forschungsbedarf

Da Psychoedukation, zumindest für einige psychiatrische Indikationen noch ein relativ neues, sich ständig fortentwickelndes Verfahren ist, besteht auf diesem Gebiet noch ein besonders hoher Forschungsbedarf. So muss z. B. dringend untersucht werden, wie sich die Wirkung psychoedukativer Maßnahmen noch weiter steigern lässt. Dabei geht es u. a. um folgende Fragen:

- Was ist die optimale »Dosis« für Psychoedukation (Dosis-Wirkungs-Untersuchungen)?
- Welche Intervention ist für welches Problem bzw. welche Teilnehmer am effizientesten (z. B. bei Patienten ohne Krankheitseinsicht, therapieresistenten Patienten, Jugendlichen, Drogenabhängigen etc.)?
- Wann ist der optimale Zeitpunkt für Psychoedukation?
- Welches ist die beste Moderationsstrategie?
- Welche Teilnehmer profitieren wann am meisten von Psychoedukation?

Für die Versorgung sehr relevant wäre auch die Erforschung und Beseitigung von Implementierungshindernissen und die Evaluation von Psychoedukation auf Selbsthilfebasis (▶ s. unter 30.3).

Da Psychoedukationsforschung wie die Psychotherapieforschung allgemein kaum von der – eher auf die Grundlagenforschung fokussierten – öffentlichen Forschungsförderung unterstützt wird und auch nicht auf die Unterstützung der Pharmaindustrie hoffen kann, findet sie im Rahmen der Routineversorgung und auch im Rahmen der psychiatrischen Rehabilitation noch viel zu selten statt. Angesichts ihrer sehr positiven Effekte auf Behandlungsergebnisse und Kosten (▶ s. o.) sollten aber zumindest die Kostenträger ein Interesse daran haben, die Forschung auf diesem Gebiet zu unterstützen. Es gibt schließlich nicht allzu viele Interventionen, die – wie die Psychoedukation – zu einer Halbierung der Wiederaufnahmeraten führen (Pitschel-Walz u. Engel 1997).

Zusammenfassung

Es gibt nichts Gutes, es sei denn, man tut es

Psychoedukation wird von Patienten und Angehörigen dringend gewünscht, sie verbessert die Behandlungsergebnisse deutlich, senkt die Kosten und entlastet sogar die Professionellen bei ihrer Arbeit. Folgerichtig wird sie in den Behandlungsleitlinien für viele psychiatrische Störungen auch als unverzichtbarer Bestandteil moderner psychiatrischer Therapie bezeichnet. Trotzdem nehmen derzeit nur etwa 10% aller in Frage kommenden psychiatrischen Patienten an strukturierten psychoedukativen Programmen teil. Im vorliegenden

▼

Kapitel wurde versucht, darzustellen, warum das Angebot an psychoedukativen Gruppen für psychiatrische Patienten erhöht werden sollte und welche praktischen Schritte dafür – z. B. im Rahmen psychiatrischer Rehabilitation – unternommen werden können.

Literatur

Anderson CM, Hogarty GE, Reiss DJ (1980) Family treatment of adult schizophrenic patients: A psychoeducational approach. Schizophr Bull 6: 490–515

Bäuml J, Pitschel-Walz G (2003) Psychoedukation bei schizophrenen Erkrankungen. Schattauer, Stuttgart

Buchkremer (2002) Geleitwort. In: Bäuml J, Pitschel-Walz G (2003) Psychoedukation bei schizophrenen Psychosen. Schattauer, Stuttgart

Cox BJ, Fergus KD, Swinson RP (1994) Patient satisfaction with behavioral treatments for panic disorder with agoraphobia. J Anxiety Disord 8: 193–206

Cuijpers P (1998) A psychoeducational approach to the treatment of depression: A meta-analysis of Lewinsohn's »Coping with depression course«. Behavior Therapy 29 (3): 521–533

Davis R, Olmsted M, Rockert W, Marques T, Dolhanty J (1997) Group psychoeducation for bulimia nervosa with and without additional psychotherapy process sessions. Int J Eat Disord 22(1): 25–34

Dixon L, Stewart B, Burland J, Delahanty J, Lucksted A, Hoffman M (2001) Pilot study of the effectiveness of the family-to-family education program. Psychiatr Serv Jul 52(7): 965–967

Elliott WN, Walters GD (1997) Conducting psychoeducational interventions with drug abusing clients: The lifestyle model. J Drug Educ 27(3): 307–319

Fals-Stewart W, Marks AP, Schafer J (1993) A comparison of behavioral group therapy and individual therapy in treating obsessive compulsive disorder. J Nerv Ment Dis 181: 189–193

Fiedler P (1996) Verhaltenstherapie in und mit Gruppen. Psychologie Verlags Union, Weinheim

Glick ID, Dulit RA, Wachter E, Clarkin JF (1995) The family, family therapy, and borderline personality disorder. J Psychother Pract Res 4: 237–246

Grawe K (Hrsg) (1981) Verhaltenstherapie in Gruppen. Urban & Schwarzenberg, München

Gunderson JG, Berkowitz C, Ruiz-Sancho A (1997) Families of borderline patients: A psychoeducational approach. Bull Menninger Clin 61(4): 446–457

Jensen M, Chirazi-Stark F-M (2003) Diagnosenübergreifende psychoedukative Gruppen. In: Bäuml J, Pitschel-Walz G: Psychoedukation bei schizophrenen Erkrankungen. Schattauer, Stuttgart, S 137–150)

Katschnig H, Simon MD, Kramer B (1997) Wie sie leben – Wie sie leiden – Was sie hoffen – Die Ergebnisse einer Umfrage bei Angehörigen von psychisch Kranken. Kontakt Z HPE Österreich 20 (Sonderausgabe)

Kissling W, Bäuml J, Pitschel-Walz G (1995) Psychoedukation und Compliance bei der Schizophreniebehandlung. Münch Med Wschr 137(49): 801–805

Knuf A, Seibert K (2001) Selbstbefähigung fördern. Empowerment und psychiatrische Arbeit. Psychiatrie-Verlag, Bonn

Krausz M, Farnbacher G (2000) Psychoedukation als psychosoziale Intervention in der Drogentherapie. Suchttherapie 1: 83–88

Lubin H, Loris M, Burt J, Johnson DR (1998) Efficacy of Psychoeducational Group Therapy in reducing symptoms of post traumatic stress disorder among multiply traumatized women. Am J Psychiatry 155(9): 1172–1177

Luderer H-J (2003) Gesprächspsychotherapeutische Aspekte der Psychoedukation. In: Bäuml J, Pitschel-Walz G: Psychoedukation bei schizophrenen Erkrankungen. Schattauer, Stuttgart, S 192–200

NAMI (Hrsg) (1998) NAMI Family-to-Family Education Program – Open your mind – Mental illnesses are brain disorders. NAMI, Pennsylvania

Pekkala E, Merinder L (2002) Psychoeducation for schizophrenia. Cochrane Database Syst Rev

Pitschel-Walz G, Engel R (1997) Psychoedukation in der Schizophreniebehandlung. Psycho 23: 22–34

Pitschel-Walz G, Bäuml J, Kissling W (2003) Psychoedukation: Depressionen. Urban & Fischer, München Jena

Rummel C, Kissling W (2003) Patienten informieren Patienten: Eine neuartige Form der Psychoedukation bei Schizophrenie. Nervenarzt Suppl 2: 108

Schönell H (2003) Psychoedukation bei stationären Akutpatienten. In: Bäuml J, Pitschel-Walz G: Psychoedukation bei schizophrenen Erkrankungen. Schattauer, Stuttgart, S. 67–73

Stengler-Wenzke K, Angermeyer MC (2002). Ambulante Gruppentherapie für Patienten mit Zwangserkrankungen für Patienten mit Zwangserkrankungen und deren Angehörige. Psychiatr Prax 29: 136–141

Toseland RW, Rossiter CM (1989) Group interventions to support family caregivers: A review and analysis. Gerontologist 29: 438–448

Wichtige deutschsprachige Psychoedukationsmaterialien

Behrendt B (2001a) Meine persönlichen Warnsignale – Ein Therapieprogramm zur Rezidivprophylaxe bei schizophrener und schizoaffektiver Erkrankung. Therapeutenmanual. (Materialie Nr. 50) Deutsche Gesellschaft für Verhaltenstherapie, Tübingen

Behrendt B (2001b) Meine persönlichen Warnsignale – Ein Therapieprogramm zur Vorbeugung von Rückfällen bei schizophrener oder schizoaffektiver Erkrankung. Arbeitsbuch für Gruppenteilnehmer. (Materialie Nr. 51) Deutsche Gesellschaft für Verhaltenstherapie, Tübingen

Alsleben H, Weiss A, Rufer M (2004) Psychoedukation: Angst- und Panikstörungen. Urban & Fischer, München

Jensen M, Chirazi-Stark F-M (2003) Diagnosenübergreifende psychoedukative Gruppen. In: Bäuml J, Pitschel-Walz G: Psychoedukation bei schizophrenen Erkrankungen. Schattauer, Stuttgart, S 137–150

Kieserg A, Hornung WP (1996) Psychoedukatives Training für schizophrene Patienten (PTS). Ein verhaltenstherapeutisches Behandlungsprogramm zur Rezidivprophylaxe (Materialie Nr. 27). DGVT, Tübingen

Terbrack U, Hornung WP (Hrsg) (2004) Psychoedukation: Zwangsstörungen. Urban & Fischer, München

Wienberg G, Schünemann-Wurmthaler S, Sibum B (2001) Schizophrenie zum Thema machen. Psychoedukative Gruppenarbeit mit schizophren und schizoaffektiv erkrankten Menschen. PEGASUS. Manual und Materialien, 4. Aufl. Psychiatrie-Verlag, Bonn.

Compliance und Medikamentenmanagement

Von der Compliance zur Alliance

Josef Hättenschwiler, Helene Haker

31

Ever since Eve ate the forbidden fruit it has been metaphorically clear that people sometimes prefer not to follow instructions (Blackwell 1992, S. 161).

Compliance ist ein uraltes und verbreitetes Problem in der Medizin, doch ist sie erst in den letzten Jahrzehnten stärker bei den Rehabilitationsbemühungen beachtet worden. Den Fortschritten der Medizin steht die Tatsache gegenüber, dass Patienten nicht bereit sind, alle Behandlungsmöglichkeiten anzunehmen.

Non-Compliance ist kein psychiatriespezifisches Problem. So ist ihre Rate bei Schizophreniebetroffenen nicht höher als bei Patienten mit Hypertonie, Arthritis oder Diabetes mellitus (Fenton et al. 1997). Die Non-Compliance beträgt je nach Beobachtungsdauer bis zu 80%. Gemäß einer Faustregel nimmt ein Drittel der Patienten die verschriebenen Medikamente verordnungsgemäß ein, ein Drittel nimmt sie nicht immer korrekt, und das verbleibende Drittel hält sich

▼

> überhaupt nicht an die ärztliche Verschreibung (Petermann 1998). Die Compliance nimmt generell mit der Behandlungsdauer ab oder wenn die Behandlung eine prophylaktische oder suppressive ist und wenn die Konsequenzen eines Therapieabbruchs verzögert eintreten. Non-Compliance hat vielfältige Folgen für Individuum und Gesellschaft. Unter dem Kostendruck im Gesundheitswesen bekommt das Thema zusätzliche Bedeutung, da es sinnvoll wäre, vorhandene Ressourcen adäquat einzusetzen.
>
> Gute Compliance hat also nicht nur einen umfassenden Nutzen für das Individuum, indem sie die Gesundheit des Einzelnen fördert, sondern hilft auch Folgekosten für die Gesellschaft zu vermeiden oder zu reduzieren.
>
> Neuere Begriffe wie »Adherence« oder »Alliance« signalisieren einen Wandel im Verständnis der Arzt-Patient-Beziehung zum partnerschaftlichen Arbeitsbündnis. Non-Compliance sollte nicht mehr einseitig als ein Versagen des Patienten betrachtet, sondern als Hinweis verstanden werden, dass die Behandlung nicht den Vorstellungen des Patienten gerecht wird. Eine Verbesserung der Compliance erhöht besonders die Effektivität von medikamentösen Behandlungen. Weitere Überlegungen zu diesem Thema finden sich im Abschn. 31.3.
>
> Ziel des folgenden Kapitels ist es, die für die Rehabilitation wichtigen Aspekte betreffend Compliance und Medikamentenmanagement darzulegen.

31.1 Allgemeine Aspekte der Compliance

31.1.1 Definitionen

Der englische Begriff Compliance, der als »Fügsamkeit gegenüber therapeutischen Interventionen« übersetzt werden kann, hat keine Entsprechung in der deutschen Sprache, könnte aber am ehesten mit »Therapietreue« wiedergegeben werden.

> **Wichtig**
>
> **Compliance:** Ausmaß, in dem das Verhalten einer Person mit den medizinischen Anweisungen übereinstimmt.

Neuere Begriffe wie »Adherence«, »Maintenance«, »Accordance«, »Concordance« oder »Alliance« betonen das Behandlungsbündnis zwischen Patient und Arzt (▶ s. unter 31.1.2) (Heuer et al. 1999).

> **Wichtig**
>
> **Non-Compliance:** Der Begriff bezeichnet verschiedene Verhaltensweisen wie grundsätzliche Ablehnung von Hilfe und Untersuchungen, unregelmäßiges Einhalten von Behandlungsterminen, Nichtbefolgen von Empfehlungen bezüglich Medikamenten, Diät, Lebensstil, Alkohol, Drogen.

Die Non-Compliance stellt kein »Alles-oder-nichts-Phänomen« dar, sondern beinhaltet verschiedene Einstellungen und Verhaltensweisen, die einer sinnvollen Behandlung entgegenwirken. Sie kann in jeder Phase der Behandlung auftreten.

Es werden verschiedene Formen von Non-Compliance unterschieden, die im Behandlungsverlauf ineinander übergehen können (Petermann 1998):
- Jegliche Behandlung oder Anweisung wird grundsätzlich abgelehnt (absolute Non-Compliance).
- Verordnungen und Anweisungen werden zwar angenommen, aber nicht umgesetzt. Dem Arzt wird Compliance vorgetäuscht.
- Die ärztliche Verordnung wird angenommen, aber unsachgemäß umgesetzt (Medikamente werden verwechselt, Dosierungen oder Einnahmefrequenz, -zeitpunkt und -dauer werden nicht eingehalten, Medikamente werden eigenmächtig abgesetzt, Diätpläne werden nicht korrekt eingehalten).
- Medikamente werden ohne entsprechende Indikation angewendet (Hypercompliance).

Compliance bezieht sich nicht nur auf die Umsetzung **ärztlicher** Anordnungen. Es betrifft in gleichem Maße die Anweisungen von Therapeuten anderer Bereiche, z. B. der Ergotherapie, Physiotherapie, Soziotherapie oder der Ernährungsberatung.

31.1.2 Compliance – ein Begriff im Wandel

Der Arzt soll sich immer der Tatsache bewusst sein, dass Patienten oft lügen, wenn sie behaupten, dass sie eine bestimmte Medizin eingenommen haben (Hippokrates).

Wie das Zitat zeigt, haben sich bereits die alten Griechen mit dem Thema der Therapietreue auseinandergesetzt. Der Begriff »Compliance« entstand anfangs der 70er Jahre, als man sich im Zuge groß angelegter Medikamentenstudien mit der Frage zu befassen begann, wie viel von dem, was Ärzte ihren Patienten raten, wirklich umgesetzt wird.

»Compliance« war lange von einem hierarchischen Verständnis der Arzt-Patient-Beziehung geprägt: »Der Arzt weiß, was der Patient braucht, und der Patient hat die Anweisungen strikt zu befolgen«. Die sozialen und gesellschaftspolitischen Entwicklungen in den letzten Jahrzehnten haben die Stellung des Patienten gestärkt. Der Patient, der über die Medien und das Internet fast grenzenlosen Zugang zum medizinischen Wissen hat, möchte als Partner ernst genommen werden und an Entscheidungen mitwirken. Die Non-Compliance kann als missglückte Arzt-Patient-Interaktion angesehen werden und muss nicht nur als Verweigerung des Patienten betrachtet werden. »Adherence« und »Alliance« sind Begriffe, die die aktive Rolle, die Selbstverantwortung und die gleichberechtigte Mitgestaltung des Patienten betonen. Diese Begriffe haben sich jedoch noch nicht genügend durchgesetzt. Doch ändert sich durch eine neue Terminologie nichts, wenn die zugrunde liegende Einstellung beibehalten wird. Eine gleichberechtigte Arzt-Patient-Beziehung schließt das Recht des Patienten ein, eine Behandlung abzulehnen (▶ s. unter 31.1.4).

31.1.3 Folgen von Non-Compliance

Die Konsequenzen von Non-Compliance hängen u. a. vom Alter und der Art der Erkrankung ab. Fest steht, dass sie in vielen Fällen schwerwiegende Folgen für die Gesundheit und die Lebensqualität des Patienten hat. Es entstehen aber auch vermeidbare Kosten für das Gesundheitswesen, die wir alle mittragen. Fehlende Therapietreue verringert z. B. die Wirksamkeit medikamentöser Behandlungen, gefährdet damit die Patienten, verlängert die Krankheitsphasen, führt zu Arbeitsausfällen und unnötigen Hospitalisationen und begünstigt Chronifizierung.

> **Wichtig**
>
> Schätzungen gehen davon aus, dass bis zu 25% aller Einweisungen in Akutkrankenhäuser auf nichtsachgemäße Medikamentenanwendungen (alle Formen der Non-Compliance) zurückzuführen sind bzw. durch richtige Arzneimittelanwendung hätten vermieden werden können (Heuer et al. 1999).

Zu diesen erheblichen, unnötigen Kosten kommen noch jene für bezogene, aber nicht eingenommene Medikamente, zusätzliche Arztbesuche, umfangreiche Untersuchungen und unnötige Therapieanpassungen hinzu. Ein ernstes Problem ist die unzureichende Compliance bei der Behandlung mit Antibiotika. Sie kann dazu führen, dass Erreger gegenüber Antibiotika unempfindlich werden, was negative Auswirkungen auf die gesamte Gesellschaft haben kann.

31.1.4 Gibt es ein Recht auf Non-Compliance?

Diese Frage ist sehr komplex und steht im Spannungsfeld zwischen individueller Selbstbestimmung und Eigenverantwortung sowie Interessen und Verantwortung der Gesellschaft.

> **Wichtig**
>
> Grundsätzlich hat jeder Patient das Recht, die Befolgung eines gesundheitlichen Rates abzulehnen.

Wenn durch diese Ablehnung jedoch außer dem Entscheidungsträger auch unbeteiligte Dritte in ihrer Selbstbestimmung und ihrem Handlungsspielraum beeinträchtigt werden (▶ s. unter 31.1.3), muss man dieses Recht in Frage stellen. Nicht zuletzt unter dem Druck der ausufernden Gesundheitskosten wird eine ethische Auseinandersetzung mit dieser Frage unumgänglich. Wünschenswert wäre ein ausgewogenes Verhältnis von Selbstbestimmung und Verantwortungsgefühl zwischen Individuum und Gesellschaft (Fischer 2000).

31.1.5 Messung der Compliance

> Sicher ist nur eines: wenn die Tabletten noch in der Packung sind, hat sie der Kranke nicht eingenommen (Pearson 1982).

In der klinischen Praxis besteht eine große Schwierigkeit, die Compliance bzw. Non-Compliance zu messen. Die Beurteilung stützt sich im Wesentlichen auf folgende Ansätze:
- Patientenbefragung,
- klinische Beurteilung,
- Laborbestimmungen,
- Tablettenzählen,
- elektronisch gestützte Überwachung (eDEM, »electronic Drug Exposure Monitor«).

Keine dieser Methoden kann die Compliance zuverlässig bestimmen. Es bedarf daher meist einer Kombination verschiedener Messverfahren. Patienten schätzen ihre Compliance oft falsch ein und neigen dazu, das zu sagen, was der Arzt hören möchte. Die klinische Beurteilung durch den Arzt wird einerseits oft überschätzt, birgt andererseits aber auch die Gefahr, dass therapietreue Patienten, bei denen die Therapie nicht im erwünschten Maße zum Erfolg führt, als non-compliant eingestuft werden, was das Arzt-Patient-Verhältnis empfindlich stören kann. Tablettenzählen führt zu einer Überschätzung der Compliance, ist schwierig durchführbar und nicht immer aussagekräftig (nicht alle fehlenden Tabletten müssen eingenommen worden sein). Urinproben überschätzen die Compliance für Medikamente mit langer Halbwertszeit und Plasmakonzentrationsbestimmungen spiegeln unter Umständen lediglich die kurzfristige Einnahme wider und erfassen niedrige Dosierungsbereiche nur unzuverlässig (Kemp u. Davis 2001).

Elektronische Arzneimittelentnahmeüberwachungssysteme wie z. B. das eDEM (electronic Drug Exposure Monitor) verleihen der Messung der Medikamenten-Compliance eine neue Dimension. Die Entnahme ist zwar kein Beweis für die Einnahme, aber erlaubt die Feststellung des Zeitabstandes zwischen den einzelnen Medikamentenentnahmen sowie der Veränderung der Medikamenteneinnahme im Laufe der Zeit (◘ Tabelle 31.1).

31.1.6 Determinanten der Non-Compliance

Entsprechend der Vielschichtigkeit der Compliance-Problematik sind auch die Ursachen für mangelnde Therapiemotivation und Mitarbeit der Patienten äußerst vielfältiger Natur. Die meisten Untersuchungen richten sich – wahrscheinlich aufgrund der relativ guten Messbarkeit – auf die Medikamenten-Compliance. Nichtmedikamentöse Behandlungsverfahren sind nur wenig untersucht. In der Psychiatrie werden Compliance-Studien oft mit schizophrenen Patienten durchgeführt, weil ihre Zahl groß ist und Non-Compliance die Rehabilita-tion behindert und große Kosten verursacht (Hospitalisationen, Invalidität).

Die bislang identifizierten Faktoren, die Non-Compliance begünstigen, lassen sich vier Bereichen zuordnen (Petermann 1998):
- Eigenschaften des Patienten,
- Charakteristika der Erkrankung,
- Merkmale der Behandlung,
- Gegebenheiten des Umfeldes.

Die erwähnten Faktoren werden ausführlich im Abschn. 31.2.1 am Beispiel der Schizophrenie dargestellt.

31.2 Compliance in der Psychiatrie

Jede schwere psychiatrische Erkrankung hat Auswirkungen auf die Fähigkeit eines Patienten, sich einer Behandlung anzupassen. Obwohl die Compliance bei allen psychischen Störungen von hoher Wichtigkeit ist, findet deren Erörterung in den Lehrbüchern nur wenig Gewicht. Wie bereits erwähnt, ist in der Psychiatrie v. a. die Compliance von schizophrenen Patienten wissenschaftlich untersucht. Im Gegensatz zur Schizophrenie besteht bei Depression – außer bei ausgeprägtem Schuldwahn – kein sicherer Zusammenhang zwischen Psychopathologie und Non-Compliance. Apathie und Antriebsstörungen können jedoch der Motivation, eine länger dauernde Behandlung konsequent durchzuführen, hinderlich sein. Bei bipolaren affektiven Störungen spielt die Schwere der Manie und die Beeinträchtigung der Krankheitseinsicht eine Rolle für das Ausmaß der Compliance. Bei der Kombinationstherapie zweier Stimmungsstabilisatoren sinkt die Compliance, was an den vermehrten Nebenwirkungen, aber auch an der Schwere der Verlaufsform liegen mag (Otte u. Naber 2001).

◘ **Tabelle 31.1.** Methoden zur Messung der Compliance

Methode	Was wird beurteilt	Was wird nachgewiesen	Nachteile
Anamnese	Selbsteinschätzung des Patienten	»Ehrliche« non-compliante Patienten	Therapietreue wird von den Patienten überschätzt
Ärztliche Beurteilung	Menschenkenntnis des Arztes	»Ehrliche« non-compliante Patienten	Richtigkeit der Einschätzung ca. 50%
Laborbestimmungen	Medikamenteneinnahme in den Tagen vor der Messung	Medikamenteneinnahme	Nur punktuelle Information
Tablettenzählen	Anzahl der eingenommenen Tabletten	Medikamentenverbrauch	Leere Packung sagt nichts über Einnahme aus
Elektronischer Medikamentendispenser	Zeitpunkt des Öffnens des Behälters	Medikamentenverbrauch im zeitlichen Verlauf	Öffnen des Behälters sagt nichts über Einnahme aus

Wichtig

In der Pharmakotherapie bedürfen jene Patienten besonderer Beachtung, die eine verstärkte Wahrnehmung körperlicher Symptome aufweisen, wie z. B. bei der Somatisierungsstörung.

Einige dieser Patienten leiden an einer Angststörung mit erhöhter vegetativer Labilität, die ihnen den Eindruck vermittelt, sie litten an einer Medikamentenallergie. Als Folge fühlen sie sich oft zu alternativmedizinischen Methoden hingezogen, denen sie häufig mit weniger Skepsis begegnen.

▶ **Fallbeispiel**

Der 42-jährige Bankfachmann Herr O. kommt wegen einer mittelschweren depressiven Episode in die ambulante Sprechstunde. Nach einem Monat antidepressiver Behandlung mit Citalopram ist noch keine Besserung festzustellen. Über Nebenwirkungen klagt er nicht. Daran ändern auch eine Steigerung der Dosis und ein Wechsel auf Venlafaxin nichts. Es kommen erste Zweifel an der Compliance auf. Auf Nachfrage gibt Herr O. an, die Medikamente vorschriftsgemäß einzunehmen. Eine Spiegelbestimmung bringt einen nicht messbaren Venlafaxin-Plasmaspiegel zu Tage. Erneut darauf angesprochen gibt Herr O. an, die Medikation bereits nach 14 Tagen aufgrund von innerer Unruhe, Libidostörung und sexueller Dysfunktion nicht mehr weitergeführt zu haben. Diese Nebenwirkungen hätten ihn verunsichert und seine Freundin habe ihm geraten, statt dessen ein homöopathisches Präparat zu nehmen. Er habe aus Hemmung, aber auch aus Angst, den engagierten Arzt zu enttäuschen, nicht gewagt, über die Nichteinnahme zu berichten.

Dieses Fallbeispiel illustriert verschiedene Aspekte der Compliance und des Medikamentenmanagements. Der Arzt hat zwar eine adäquate Therapie eingeleitet, es aber unterlassen, seinen Patienten über die möglichen Nebenwirkungen und deren Verlauf aufzuklären. Gleichzeitig scheinen auch die Angehörigen nicht informiert worden zu sein. Wichtig wäre gewesen, in der Einstellungsphase die Nebenwirkungen besonders aktiv und regelmäßig zu erfragen. Hierbei muss berücksichtigt werden, dass das Nichteinhalten einer Verordnung oft ebenso mit Schamgefühlen verbunden ist wie das Berichten von sexuellen Nebenwirkungen. Das Beispiel zeigt auch, dass man sich bei der Einschätzung der Compliance nicht nur auf den klinischen Eindruck und die Angaben des Patienten verlassen darf. Gelegentlich ist es ratsam, Plasmaspiegelbestimmungen durchzuführen.

31.2.1 Schizophrenie und Compliance

Zahlreiche Arbeiten zu diesem Thema kamen bei den einzelnen Fragestellungen zu unterschiedlichen Schlussfolgerungen. Lacro et al. (2002) verglichen in einer Metaanalyse 39 Studien aus den Jahren 1981–2002 und prüften ihre Aussagen hinsichtlich statistischer Signifikanz. Folgende Aspekte konnten als bedeutsam abgeleitet werden: patientenbedingte, krankheitsbedingte, behandlungsbedingte und umgebungsbedingte Faktoren. Die relevanten Ergebnisse sind im Folgenden dargestellt und sollen dazu dienen, das Behandlungsmanagement auf die Bedürfnisse der Patienten abzustimmen.

Patientenbedingte Faktoren

Ein Großteil der Non-Compliance wird von den Patienten auf »Vergessen« zurückgeführt. Es besteht jedoch kein eindeutiger Zusammenhang zwischen Intelligenz oder »Mini-Mental-Status« (Test zur Erfassung von kognitiven Störungen) und Compliance. Entgegen einer häufigen Annahme konnte kein eindeutiger Zusammenhang zwischen dem Maß an Compliance und soziodemographischen Variablen wie Alter, Geschlecht, Ethnizität, Ausbildung, Einkommen oder Zivilstand der Patienten nachgewiesen werden. Bei der häufig schlechteren Compliance älterer Patienten dürfte es sich um einen nur scheinbaren Zusammenhang mit dem Alter handeln. Entscheidender sind in solchen Fällen die soziale Isolation und die Polypharmakotherapie.

»Subjective illness theory«

Unter dem Begriff »subjective illness theory« wird die Vorstellung bezeichnet, welche ein Patient von seiner Krankheit hat. Sie besteht im wesentlichen aus drei Elementen:
- Fühlt sich der Patient krank (»labeling«)?
- Was betrachtet er als Ursache seiner Erkrankung (»causal attributions«)?
- Wie stellt er sich den zukünftigen Verlauf vor (»perception of prognosis«)?

Untersuchungen haben gezeigt, dass es keinen Zusammenhang zwischen der Non-Compliance und den Elementen der »subjective illness theory« gibt. Es gibt eine beträchtliche Gruppe von Patienten, die nicht glauben krank zu sein, und dennoch compliant sind. Das entscheidende für die Compliance scheint die Art zu sein, wie sich ein Patient von seinen Behandlern in seiner »subjective illness theory« verstanden fühlt (Holzinger et al. 2002).

Psychodynamische Aspekte

Aus psychodynamischer Sicht wird Non-Compliance u. a. als Versuch betrachtet, Kontrolle über das eigene Leben zurückzugewinnen:

31

> **Beispiel**
> »Wenn ich Medikamente brauche, muss ich krank sein. Je höher die Dosis ist, desto kränker bin ich. Ich werde aufhören krank zu sein, wenn ich aufhöre Medikamente zu nehmen«.

Nicht selten fürchten Patienten, eine psychopharmakologische Dauermedikation könnte ein Eingeständnis einer persönlichen Schwäche sein, die Krankheit nicht selber – d. h. ohne Medikamente – in den Griff zu bekommen. Non-Compliance kann in diesem Zusammenhang als Test gesehen werden, um zu sehen, ob die Krankheit noch vorhanden ist. In Fällen, in denen subjektive positive psychotische Inhalte (z. B. Größenwahn) tragende Elemente des Selbstbildes sind, hat der Patient kein Interesse, daran etwas zu verändern. Eine entsprechend geringe Compliance ist deshalb zu erwarten (Fenton et al. 1997).

Krankheitsbedingte Faktoren
Schwere der Krankheit und Subtyp

Die Schwere der Psychopathologie (v. a. Desorganisation, Misstrauen, Ablehnung, Größenwahn) korreliert mit dem Ausmaß der Non-Compliance. Untersuchungen zum Schizophrenie-Subtyp haben widersprüchliche Resultate bezüglich Compliance aufgezeigt. Selbst ein paranoides Syndrom muss sich nicht immer negativ auf die Compliance auswirken. Wie oben erwähnt, wird die Compliance negativ beeinflusst, wenn Wahninhalte den subjektiven Bedürfnissen des Patienten entgegenkommen.

Krankheitsverlauf

Non-Compliance ist ein signifikanter Rückfallprädiktor. Die Rezidivrate ist dabei 3- bis 4-mal höher. Da ein Rückfall typischerweise erst Wochen bis Monate nach Absetzen eintritt, wird er von den Patienten oft nicht mit der abgesetzten Medikation in Zusammenhang gebracht. Der ursächliche Zusammenhang zwischen Non-Compliance und Rückfall ist bidirektional: Oft ist eine Abnahme der Compliance Ausdruck einer beginnenden Verschlechterung. Weder das Ersterkrankungsalter, Krankheitsdauer, Alter bei Ersthospitalisation noch das prämorbide Funktionsniveau schlagen sich im Maß der Compliance nieder. Eine Hospitalisation verbessert die Compliance nur für die Zeit direkt nach Entlassung.

Komorbidität

Ein gleichzeitiger Substanzmissbrauch stellt einen der größten Risikofaktoren für Non-Compliance dar.

Behandlungsbedingte Faktoren
Wirkung und Nebenwirkung

Führt ein Medikament unmittelbar zu gesteigertem Wohlbefinden, wirkt sich das günstig auf die Compliance aus. Hingegen führt eine »dysphorische Reaktion« auf klassische Antipsychotika häufig zu Ablehnung der Medikation und Non-Compliance. Ein Viertel bis zwei Drittel aller Patienten, die eine Medikation abbrechen, nennen störende Nebenwirkungen als Hauptgrund. Allerdings sind die noncomplianten Patienten nicht immer diejenigen, die auch über die Nebenwirkungen berichtet haben. Extrapyramidale und anticholinerge Effekte, kognitive Abstumpfung, Depression und sexuelle Dysfunktion werden in diesem Zusammenhang von Patienten am häufigsten genannt. Statistisch konnte jedoch kein eindeutiger Zusammenhang zwischen dem Vorhandensein bzw. dem Schweregrad von Nebenwirkungen und Non-Compliance nachgewiesen werden.

Wirkstoff und Dosierung

Mittlere Antipsychotikadosen scheinen aufgrund des besten Wirkungs-Nebenwirkungs-Verhältnisses mit einer größeren Compliance einherzugehen als unwirksam niedrige oder exzessiv hohe, nebenwirkungsbelastete Dosen. Der Vergleich klassischer Antipsychotika mit den neueren atypischen Substanzen brachte keine konsistenten Unterschiede betreffend Compliance zu Tage. Interessanterweise konnte die Abnahme der Compliance bei zunehmender Komplexität der Verordnung bis jetzt kaum nachgewiesen werden.

Applikationsart

Der Wechsel von einer oralen Medikation auf ein Depotpräparat führt nicht zu einer konsistenten Verbesserung der Compliance. Ein großer Vorteil der Depotverabreichung ist die Möglichkeit, versteckte Non-Compliance sofort zu entdecken, indem das Nichterscheinen eines Patienten zum Injektionstermin offensichtlich ist und rasches Handeln ermöglicht.

Umgebungsbedingte Faktoren
Familie und soziales Netz

Untersuchungen zum Einfluss tragfähiger sozialer Strukturen außerhalb der Klinik auf die Compliance ergaben widersprüchliche Resultate. Es ist jedoch von einer bidirektionalen Beeinflussung der beiden Größen auszugehen: Bessere soziale Fertigkeiten scheinen häufig mit einer positiveren Haltung gegenüber der Behandlung und damit besserer Compliance einherzugehen. Auf der anderen Seite ist die soziale Integration eines gut behandelten Patienten häufig besser als die eines Therapieverweigerers.

Therapeutische Betreuung

Ein wesentlicher Prädiktor für eine gute Compliance ist eine vertrauensvolle Arzt-Patient-Beziehung. Wichtig ist, wie der Patient das Interesse des Arztes an ihm als Person erlebt. Eine positive Übertragung auf die verschreibende Person kann sich auf die Medikation ausweiten. Im Gegensatz dazu können Hoffnungslosigkeit und Frustration auf Seiten des Behandlungsteams sowie interpersonelle Konflikte durch Gegenübertragung die Non-Compliance begünstigen. Andere, die Compliance negativ beeinflussende Faktoren von Seiten des therapeutischen Settings sind mangelnde Austrittsplanung nach stationärer Behandlung sowie niederfrequenter, ambulanter Kontakt ohne feste Terminplanung.

Praktische Hindernisse

Finanzielle Belastungen, schlechte Erreichbarkeit von Nachsorgeeinrichtungen und Apotheken können sich negativ auf die Compliance auswirken.

Prädiktoren der Non-Compliance bei Schizophreniepatienten

- Patientenbedingte Faktoren
  - Mangelndes Krankheitsgefühl
  - Geringe Behandlungseinsicht
  - Anamnestische Non-Compliance
- Krankheitsbedingte Faktoren
  - Krankheitssymptomatik mit Größenwahn, Misstrauen oder Desorganisation
  - Komorbidität: Substanzmissbrauch
- Behandlungsbedingte Faktoren
  - Dysphorie als Medikamentennebenwirkung
  - Subtherapeutische oder exzessiv hohe Antipsychotikadosen
- Umgebungsbedingte Faktoren
  - Nichttragfähige therapeutische Beziehung
  - Unregelmäßige Nachsorgetermine
  - Schlechter Zugang zu Nachsorgeeinrichtungen

31.3 Medikamentenmanagement

Gemäß den dargelegten Erkenntnissen aus der Compliance-Forschung lassen sich die folgenden Prinzipien für ein nützliches Medikamentenmanagement ableiten.

Die Angaben in diesem Abschnitt beziehen sich auf die allgemeinen Aspekte einer medikamentösen Therapie in der Psychiatrie. Für die pharmakologischen Details verweisen wir auf die entsprechenden Lehrbücher (z. B. Benkert u. Hippius 2002; Möller et al. 2003).

31.3.1 Maßnahmen vor einer psychopharmakologischen Behandlung

Jede psychopharmakologische Behandlung setzt eine sorgfältige körperliche Untersuchung voraus, im Idealfall kombiniert mit einer Blutentnahme zur Ausgangsbestimmung der Routineparameter. Einerseits geht es darum, körperliche Erkrankungen zu erkennen, die den psychischen Zustand beeinflussen oder sogar verursachen können und diese einer Behandlung zuzuführen. Auf der anderen Seite sind bei der Pharmakotherapie somatisch kranker Patienten besondere Vorsichtsmaßnahmen zu beachten.

31.3.2 Wahl des Medikamentes

Bei der Auswahl eines Medikamentes ist nicht nur dessen Wirkprofil von Interesse. Es gibt eine ganze Reihe von praktischen Aspekten, denen ebenfalls Beachtung geschenkt werden sollte:
- Erfahrungen und Ziele des Patienten,
- Nebenwirkungsspektrum aus Sicht des Patienten,
- potenzielle Gefährlichkeit des Medikamentes (Toxizität),
- Suizidalität,
- Notwendigkeit von Laborkontrollen.

Häufig ist das pharmakologische Wissen der Patienten beachtlich und die Erfahrung bezüglich Verträglichkeit groß. Im Sinne der »Alliance« sollte es heutzutage selbstverständlich sein, den Patienten sowie seine **Erwartungen an die Behandlung** in die Planung einer psychopharmakologischen Therapie mit einzubeziehen. Einige Patienten sind aber auch entlastet, wenn sie die Verantwortung für die Wahl der Behandlung an den Arzt abgeben können.

Es sollte beachtet werden, dass die subjektive Gewichtung einzelner Nebenwirkungen durch den Patienten individuell sehr unterschiedlich sein kann. So kann Mundtrockenheit für einen Sänger invalidisierend sein, während ein Händetremor weniger ins Gewicht fällt. Umgekehrt ist die Situation bei einem Feinmechaniker.

Die **Toxizität** einer Substanz ist nicht nur im Zusammenhang mit vorsätzlicher Intoxikation problematisch, sondern auch bei Patienten mit mangelnder Compliance bezüglich Einhaltung von Dosierung und allfälligen Laborkontrollen sowie bei Patienten mit kognitiven Defiziten. In diesen Fällen sind ungefährlichere Substanzen vorzuziehen. Bei der Behandlung von **suizidalen Patienten** muss bei guter Wirkung nicht auf eine potenziell toxische Substanz verzichtet werden, wenn die Compliance gut ist und jeweils nur limitierte Medikamentenmengen abgegeben werden.

Vor der Verordnung von Medikamenten, die eine **regelmäßige Laborkontrolle** notwendig machen, müssen die notwendigen Untersuchungen auch außerhalb der Klinik gewährleistet sein (Verfügbarkeit bzw. Erreichbarkeit eines Labors), und der Patient muss die Kontrollen einhalten. In Zweifelsfällen ist auf unproblematischere Substanzen auszuweichen.

31.3.3 Information

Am Anfang jeder Psychopharmakotherapie steht die Information des Patienten und aller Beteiligten.

> **Wichtig**
>
> Cave: Die Abgabe von Medikamenten ohne Wissen des Patienten ist nicht erlaubt, ethisch nicht vertretbar und demnach obsolet. Es hätte weitreichende Konsequenzen (auch juristische!) für die therapeutische Atmosphäre, würde Misstrauen schüren und einen vertrauensvollen Umgang unmöglich machen.

Es geht bei der Information nicht nur um die legale Einholung der Zustimmung, sondern in erster Linie auch um Anleitung. Ein mangelhaft informierter und instruierter Patient kann später bei den besten Bestrebungen seinerseits nicht die erwünschte Compliance zeigen.

Die Aufklärung des Patienten sollte folgende Punkte beinhalten:

- Wahl des Medikamentes,
- Indikation der Behandlung,
- Dauer bis zum Wirkungseintritt,
- Nebenwirkungen sowie deren Behandelbarkeit,
- notwendige Laborkontrollen,
- voraussichtliche Dauer der Behandlung,
- Prognose der Erkrankung mit oder ohne Behandlung,
- Behandlungsalternativen,
- Abgabe von Informationsbroschüren.

Die unzureichende Aufklärung über Nebenwirkungen hat meist negative Konsequenzen. In den Augen der Patienten ist die rechtzeitige Aufklärung weniger abschreckend als das unerwartete Auftreten von Nebenwirkungen, die Angst auslösen können. Nur ein informierter Patient kann eine Nebenwirkung auch als Teil der Wirksamkeit des Medikamentes einordnen und akzeptieren.

Für manische oder schizophrene Patienten ist das Erreichen des Behandlungsziels oft mit einer subjektiven Verschlechterung verbunden, weil z. B. Euphorie oder Größenwahn nachlassen. Dies sollte angesprochen und die Gründe für die Notwendigkeit einer Behandlung dargelegt werden. Auch Patienten mit eingeschränkter Zurechnungsfähigkeit oder fehlender Diskussionsbereitschaft müssen über Nebenwirkungen aufgeklärt werden, was in den Akten auch vermerkt werden sollte.

Falls Patienten eine medikamentöse Therapie verweigern, sollte das Thema immer wieder angesprochen werden. Häufig können sie nach Aufbau einer vertrauensvollen therapeutischen Beziehung die Angst vor einer medikamentösen Behandlung überwinden.

Es ist sinnvoll und hilfreich, auch die Angehörigen oder Betreuer über die Medikation zu informieren. Dies ist zwingend, wenn sie in die Abgabe und Überwachung der Medikamente involviert sind, was natürlich das Einverständnis des Patienten voraussetzt. Die Information umfasst neben den genannten Punkten u. a. auch den Hinweis auf Anzeichen einer Intoxikation, z. B. bei einer Lithiumtherapie, und auf die entsprechenden Notfallmaßnahmen.

Selbstverständlich ist auch die Kommunikation mit anderen an der Behandlung Beteiligten (Ärzten, Apothekern, Psychotherapeuten) wichtig. Diese sollten, wenn immer möglich, über den Behandlungsplan, die aktuelle Medikation und den Zeitplan für Laborkontrollen informiert sein. Eine klare Absprache über die Aufgabenteilung ist unerlässlich. Es sei nochmals erwähnt, dass jede Absprache mit Dritten das Einverständnis des Patienten voraussetzt.

31.3.4 Verordnungspraxis

Wie unter 31.3.5 erwähnt, konnte bei Schizophrenen kein statistisch eindeutiger Zusammenhang zwischen der Komplexität der Verordnung und der Compliance hergestellt werden. Erfahrungen aus der Praxis zeigen aber, dass es für die Compliance förderlich ist, die Anzahl der Medikamente sowie die Anzahl der Einzeldosen so niedrig wie möglich zu halten. Fast niemand nimmt während des Tages, z. B. am Arbeitsplatz, Medikamente ein.

> **Wichtig**
>
> Wenn immer möglich, ist eine einmal tägliche Medikamenteneinnahme anzustreben.

Bei vielen Psychopharmaka ist dies aufgrund der Halbwertszeit möglich.

31.3.5 Rolle des Pflegepersonals

Die Verantwortung für die medikamentöse Therapie liegt beim verordnenden Arzt. Im stationären Bereich kann das Pflegepersonal viel dazu beitragen, dass der Patient den Sinn einer medikamentösen Behandlung erkennt und unerwünschte Nebenwirkungen mit Blick auf die spätere Besserung akzeptiert. Besonders wertvoll ist, dass das Pflegepersonal durch seinen intensiven Kontakt zum Patienten Zustandsveränderungen oft viel schneller bemerkt, als es dem Arzt möglich wäre. Dadurch kann eine Änderung oder Anpassung der Medikation sehr schnell erfolgen. Durch ihren engen Kontakt mit den Patienten sind Pflegepersonen in besonderem Maße auch von einer ungenügenden Besserung des Patienten betroffen, was ihrer Stimme bei der Anpassung der Medikation erhebliches Gewicht verleiht (Ernst 1995).

31.3.6 Notfallbehandlungen und Zwangsmaßnahmen

Wie bereits unter 31.1.4 erwähnt, kann es bei der Behandlung von psychiatrischen Patienten zu Situationen kommen, in denen ein nicht einwilligungsfähiger Patient eine medizinisch notwendige Behandlung verweigert und dadurch sich selbst oder Dritte gefährdet. In einer solchen Notfallsituation muss eine Behandlung gegen den Willen des Patienten erfolgen. Diese muss jedoch auf unaufschiebbare Maßnahmen beschränkt werden, dem Stand der Wissenschaft entsprechen und Aussicht auf Erfolg haben. Zudem darf sie ausschließlich aus medizinischer Indikation und nicht etwa aus sozialen oder familiären Gründen durchgeführt werden.

31.3.7 Placebo

Ebenso wie eine Medikamentenbehandlung ohne Wissen des Patienten ist auch eine undeklarierte Therapie mit Placebo nicht vertretbar. Eine Placebobehandlung sollte nur im Rahmen von wissenschaftlichen Projekten mit Einverständnis des Patienten durchgeführt werden.

Ein wichtiger Teil des Erfolgs einer Psychopharmakotherapie besteht in der Placebowirkung der tatsächlich verabreichten Medikation. Vor allem bei depressiven Verstimmungen scheint die suggestive Wirkung in der Arzt-Patient-Beziehung eine besondere Rolle zu spielen (»Droge Arzt«). Aber auch Nebenwirkungen können durch Suggestion (z. B. Packungszettel, Mitpatienten) begünstigt werden. Eine ausführliche und sachliche Aufklärung hilft, unrealistische Ängste und/oder übertriebene Erwartungen zu vermeiden.

31.3.8 Umgang mit Nebenwirkungen

Das Management von Nebenwirkungen beginnt vor der Verabreichung eines Medikamentes mit der Aufklärung. Alle Beschwerden müssen ernst genommen werden. Häufig reicht ein beruhigendes Gespräch, das den vorübergehenden Charakter der Symptome betont. Der Hinweis, dass jedes Medikament Nebenwirkungen haben kann, ist ebenfalls hilfreich. Nicht selten treten Nebenwirkungen auf, bevor eine erwünschte Wirkung erkennbar ist. Sie können als erste Zeichen des Ansprechens auf das Medikament umgedeutet werden. Ein zusätzliches Problem bei der Pharmakotherapie psychischer Störungen besteht darin, dass sich Nebenwirkungen und Krankheitssymptome oft nicht unterscheiden lassen. So kann auch die Grundkrankheit eine Erklärung für die Beschwerden sein. Auch in diesem Fall kann eine geeignete Aufklärung die Motivation zur Weiterführung der Therapie erhalten.

Nebenwirkungen, die persistieren und damit die Compliance des Patienten gefährden, können durch folgende Maßnahmen behandelt werden:

— Umverteilung der Tagesdosis,
— Dosisreduktion (soweit vertretbar),
— Substanzwechsel,
— Zusatzmedikation.

Eine Zusatzmedikation sollte, wenn immer möglich, nur vorübergehend verabreicht und ihre Indikation durch gelegentliches Auslassen überprüft werden.

Ein unkritischer, langfristiger Gebrauch von Antiparkinson-Mitteln zur Behandlung von extrapyramidalen Nebenwirkungen sollte wegen des erhöhten Risikos für Spätdyskinesien und der möglichen kognitiven Beeinträchtigungen vermieden werden.

31.3.9 Kombinationsbehandlung und Medikamentenumstellung

Führt eine medikamentöse Therapie nicht zum Erfolg, wird häufig überlappend auf ein zweites Medikament umgestellt. Tritt während der Umstellung eine Besserung ein, wird oft nicht gewagt, das erste Medikament auszuschleichen, in der voreiligen Annahme, die Kombination sei für den Erfolg verantwortlich. Diese Annahme ist wissenschaftlich nicht hinreichend belegt. Um unnötige Kombinationsbehandlungen zu vermeiden, ist es wichtig, die Umstellung ganz zu vollziehen. Das bedeutet, dass die erste Substanz vollständig ausgeschlichen wird. Dadurch können Nebenwirkungen und Interaktionen reduziert und unnötige Kosten vermieden werden. Außerdem bleibt die Behandlung übersichtlich und die Compliance wird erleichtert.

> **Wichtig**
>
> Eine längerfristige Kombinationstherapie ist dann berechtigt, wenn sie gezielt zur Wirkungsverstärkung einer bestehenden Medikation angesetzt wird (z. B. Augmentierung einer antidepressiven Therapie mit Lithium).

Bei therapieresistenten Erkrankungen kommen gelegentlich grotesk anmutende Akkumulationen von Medikamenten vor. Ziel ist es, nicht nur zu kombinieren, sondern Unwirksames wegzulassen und die Indikation von Medikamenten gegen Nebenwirkungen immer wieder zu prüfen. Das folgende Beispiel zeigt den Fall einer Patientin mit sog. therapieresistenter Depression, bei der immer wieder neue Medikamente angesetzt wurden, ohne die nicht wirksamen Substanzen abzubauen.

> **⟩ Fallbeispiel**
>
> Die 46-jährige Floristin Frau M. ist wegen rezidivierender und schwer zu therapierenden depressiven Episoden hospitalisiert. Sie leidet unter verschiedenen somatischen Begleiterkrankungen (Hypertonie, Diabetes mellitus, Hyperlipidämie, Adipositas). Aufgrund mangelnden Ansprechens auf die Behandlung trotz gesicherter Compliance sammelt sich über 6 Monate stationärer Behandlung eine Medikation mit 16 Substanzen an, ohne dass sich eine anhaltende Besserung der depressiven Stimmung abzeich-
> ▼

net: Valproat, Topiramat, Lamotrigin, Venlafaxin, Amisulprid, Chlorprothixen, Levothyroxin, Pravastatin, Bezafibrat, Metformin, Acarbose, Gliclazid, Tolterodin, Esomeprazol, Macrogol, Domperidon. Total 39 Einheiten pro Tag!

Da die vorhandenen und die fehlenden Wirkungen kaum mehr den einzelnen Substanzen zuzuordnen sind, wird eine radikale Vereinfachung auf 7 Substanzen vorgenommen: Valproat, Lamotrigin, Venlafaxin, Mirtazapin, Metformin, Atorvastatinum, Lorazepam. Total 15 Einheiten pro Tag.

Dies führt innerhalb weniger Tage zu einem besseren körperlichen Befinden und damit verbunden erstmals zu einer Aufhellung der Stimmung.

Dieses Beispiel zeigt anschaulich, welche Gefahren eine nicht durchdachte Kombination von Medikamenten birgt.

> **Wichtig**
>
> Behandlungserfolge werden nicht nur durch Hinzufügen, sondern gelegentlich auch durch gezieltes Weglassen von Medikamenten erreicht.

Der Einfluss eines solchen »Medikamentencocktails« auf die Compliance ist verständlicherweise ungünstig. Müssen mehrere Medikamente eingesetzt werden, sind unterstützende Maßnahmen wie z. B. das Benutzen einer Dosierungshilfe zur sicheren Bereitstellung der Medikamente für eine ganze Woche unumgänglich. Wo nötig, können Angehörige oder Pflegepersonen den Medikamentenspender vorbereiten.

31.3.10   Langzeitbehandlung

Jede über längere Zeit durchgeführte Psychopharmakotherapie stellt hohe Anforderungen an den Arzt. Selbst bei guter Toleranz ist auf verzögert auftretende Nebenwirkungen zu achten, die vom Patienten unter Umständen gar nicht als solche erkannt werden (z. B. Hypothyreose unter Lithium, Gewichtszunahme mit Diabetes mellitus unter atypischen Antipsychotika, EKG-Veränderungen unter Antipsychotika/trizyklischen Antidepressiva, Spätdyskinesien nach klassischen Antipsychotika). Deshalb muss nach Nebenwirkungen gefragt und der klinische Verlauf beobachtet werden. Auch bei etablierten Langzeittherapien sind die Laborkontrollen in den vorgeschriebenen Abständen nicht zu vergessen. Da die Compliance zeitlichen Schwankungen unterliegt und gerade in stabileren, symptomfreien Phasen abnehmen kann, sollte sie regelmäßig thematisiert werden. Bei jedem Patienten sollte, unabhängig davon, ob der Verlauf befriedigend ist oder nicht, die Diagnose regelmäßig überprüft werden, mit der Frage, ob Indikation und Dosierung der Behandlung auch langfristig gerechtfertigt sind.

31.3.11   Suchtgefährdung durch Psychopharmaka

Regelmäßig taucht die Frage auf, ob Psychopharmaka abhängig machen. Diese Sorge ist verbreitet und schreckt viele Patienten vor einer Behandlung ab. Grundsätzlich ist das Suchtpotenzial einer Substanz um so größer, je unmittelbarer und angenehmer die Wirkung und je geringfügiger die unangenehmen Nebenwirkungen sind. Aufgrund ihres verzögerten Wirkungseintrittes und der oft vorhandenen Nebenwirkungen ist diese Gefahr bei den Antipsychotika und Antidepressiva zu vernachlässigen. Die Kombination von leicht euphorisierender Wirkung der Antiparkinson-Medikamente mit ihrer erwünschten Reduktion extrapyramidaler Nebenwirkungen beinhaltet ein gewisses Suchtpotenzial. Wegen der bereits genannten Verstärkung der Gefahr von Langzeitfolgen, sollten Antiparkinson-Mittel nicht prophylaktisch verabreicht oder unreflektiert über längere Zeit gegeben werden. Benzodiazepine hingegen haben ein Suchtpotenzial, das generell überschätzt wird. Bei gezielter Indikation und kontrollierter Verschreibung kann dieses Risiko minimiert werden. Einer Abhängigkeit kann auch entgegengewirkt werden, wenn Benzodiazepine nicht fest verordnet, sondern nur im Bedarfsfall eingesetzt werden. Dies vermittelt dem Patienten das Gefühl, nicht auf diese Medikamente angewiesen zu sein. Wenn immer möglich, sollte die Abgabe von Benzodiazepinen zeitlich begrenzt erfolgen. Eine besondere Herausforderung sind Patienten mit einer Suchtkrankheit. Für den längerfristigen Einsatz eignen sich bei suchtgefährdeten Patienten sedierende Antipsychotika, die keine Abhängigkeit erzeugen.

Die Therapie mit Stimulanzien ist bei einwandfreier Indikationsstellung i. Allg. unproblematisch. Es empfiehlt sich, zu Beginn der Behandlung kleine Mengen abzugeben. So werden größere Medikamentendepots, die in falsche Hände geraten könnten, verhindert.

31.4   Wie kann die Compliance verbessert werden?

Zusammenfassend können zur Förderung der Compliance folgende praxisrelevante Empfehlungen gegeben werden:

Erkennen

> **Wichtig**
>
> Die Exploration aller erwähnten Faktoren (Abschn. 31.2.1) ist notwendig zur Einschätzung der Compliance und dient als Voraussetzung eines individuellen Zugangs zu ihrer Förderung und Aufrechterhaltung.

Beim regelmäßigen Thematisieren der Compliance sollen offene Fragen gestellt werden, damit der Patient nicht das

◘ **Tabelle 31.2.** Beispiele für offene Fragen zur Beurteilung der Compliance im Patientengespräch	
Frage	**Hintergrund**
Welche Veränderungen sind Ihnen unter den Medikamenten aufgefallen?	Wirksamkeit und Nebenwirkungen
Welche Medikamente nehmen Sie ein?	Compliance zur bisherigen Therapie
Wann/Wie nehmen Sie Ihre Medikamente ein?	Compliance-Muster
Welche Schwierigkeiten haben Sie mit der Medikation?	Ängste, Abwehr gegen die Therapie

Gefühl hat, dass seine Therapietreue grundsätzlich angezweifelt wird. Einige Beispiele hierfür sind in ◘ Tabelle 31.2 dargestellt.

Verstehen

> **Wichtig**
>
> Paradigmenwechsel: Förderung der Compliance sollte nicht Mittel sein, den Patienten unserem Therapievorschlag anzupassen, sondern die Behandlung sollte an den Patienten angepasst werden. Therapieziel ist, die persönlichen Anliegen und Ziele des Patienten zu erkennen, ernst zu nehmen und ihn beim Erreichen derselben zu unterstützen.

Verbessern

Das Ziel der Compliance-Verbesserung liegt in der langfristigen Stabilisierung der Einstellungs- und Verhaltensänderungen des Patienten und seiner Motivation zur kontinuierlichen Mitwirkung am Therapiegeschehen. Entgegen einer häufigen Annahme haben Interventionen, die auf Psychoedukation beruhen, wenig Einfluss auf die Compliance. Hingegen erweisen sich problemlösungsorientierte und motivationssteigernde Maßnahmen als erfolgreich (Zygmunt et al. 2002). Im angloamerikanischen Raum sind sog. »compliance therapies« verbreitet. Dies sind strukturierte Trainingsprogramme, welche die Compliance über mehrere Phasen verbessern sollen (Kemp u. David 2001):

- **Phase 1:** Ermitteln der Einstellung gegenüber der Behandlung. Herstellen einer rationalen Verbindung zwischen Absetzen der Medikation und Rückfall.
- **Phase 2:** Vorwegnehmen von Befürchtungen bezüglich der Medikation. Abwägen von Vor- und Nachteilen.
- **Phase 3:** Anbieten von logischen Begründungen für eine Langzeittherapie. Medikation als Strategie anbieten, stabil zu bleiben und Ziele zu erreichen

Im deutschen Sprachraum haben sich solche Programme noch wenig durchgesetzt.

Folgende Faktoren tragen in der Praxis jedoch dazu bei, die Compliance zu begründen und sie während einer Langzeittherapie aufrechtzuerhalten:

- Aufklärung des Patienten und seines Umfeldes über die biologischen Grundlagen der Erkrankung, der Behandlung sowie der Nebenwirkungen.
- Compliance-Anamnese einschließlich Risikofaktoren (z. B. Suchtmittelmissbrauch) erheben
- Berücksichtigung der Ziele sowohl des Patienten wie auch der direkten Bezugspersonen. Dies als Ausgangspunkt für die Planung der Langzeitbehandlung nehmen.
- Herstellen einer tragfähigen Arzt-Patient-Beziehung. Einbezug des Patienten in allen Stadien der Erkrankung und Phasen der Therapie. Verhandlungsbereitschaft zeigen bezüglich der Medikation. Offene Diskussion über abweichende Medikamenteneinnahme ermöglichen und ggf. ein gewisses Maß an Selbstregulation erlauben.
- Etablieren eines möglichst einfachen Therapieschemas. Beschränkung auf wenige Präparate und Einnahmezeiten.
- Nebenwirkungen erfragen und ernst nehmen. Medikamentöse Wirksamkeit maximieren und Nebenwirkungen minimieren.
- Unterstützung in der Umgebung (Familie, Freunde, Arbeitgeber) etablieren. Falls notwendig, kontrollierte Medikamentenabgabe einrichten. Bei Vergesslichkeit kognitive und gedächtnisstützende Strategien anwenden (Koppelung an tägliche Verrichtungen, sichtbare Aufbewahrung, Dosierungshilfen).
- Positive Verstärkung: Angenehme Gestaltung der Institutionen auf allen Ebenen (z. B. kurze Wartezeiten, sozialer Treffpunkt etc.).
- Aktivitäten fördern, die mit der Erkrankung konkurrieren können. Diese als Quelle für Inhalt, Befriedigung und Selbstwertsteigerung.
- Regelmäßige Überprüfung und Motivierung zur Compliance bei Langzeittherapien.

Nicht in allen Fällen sind dieses Maßnahmen erfolgreich. Bei »therapieresistenter« Non-Compliance kann es sinnvoll sein, den Patienten in Würde eine Behandlung gegen ärztlichen Rat abbrechen zu lassen. Dadurch werden oft die Voraussetzungen geschaffen, die es dem Patienten ermöglichen, sich in Zukunft leichter auf eine Behandlung einzulassen.

Literatur

Benkert O, Hippius H (2003) Kompendium der psychiatrischen Pharmakotherapie, 4. Aufl. Springer, Berlin Heidelberg New York

Blackwell B (1992) Compliance. Psychother Psychosom 58: 161–169

Ernst K (1995) Praktische Klinikpsychiatrie. Kohlhammer, Stuttgart

Fenton WS, Blyler CR, Heinssen RK (1997) Determinants of medication compliance in schizophrenia: Empirical and clinical findings. Schizophr Bull 23: 637–651

Fischer J (2000) Gibt es ein Recht auf Non-Compliance? Managed Care 6: 14–17

Heuer HO, Heuer S, Lennecke K (1999) Compliance in der Arzneimitteltherapie. Wissenschaftliche Verlagsgesellschaft, Stuttgart

Holzinger A, Löffler W, Müller P, Priebe S, Angermeyer MC (2002) Subjective illness theory and antipsychotic medication compliance by patients with schizophrenia. J Nerv Ment Dis 190: 597–603

Kemp RA, David AS (2001) Patient compliance. In: Liebermann JA, Murray RM (eds) Comprehensive care of schizophrenia. A textbook of clinical management. Martin Dunitz, London

Lacro JP, Dunn LB, Dolder CR, Leckband SG, Jeste D (2002) Prevalence of and risk factors for medication nonadherence in patients with schizophrenia: A comprehensive review of recent literature. J Clin Psychiatry 63: 892–909

Möller HJ, Laux G, Kapfhammer HP (2003) Psychiatrie und Psychotherapie. Springer, Berlin Heidelberg New York

Otte C, Naber D (2001) Compliance in der Therapie mit Neuroleptika, Antidepressiva und Lithium. Bundesgesundheitsbl Gesundheitsforsch Gesundheitsschutz 44: 14–19

Pearson RM (1982) Who is taking their tablets? Br Med J (Clin Res Ed) 285: 757–758

Petermann F (1998) Compliance und Selbstmanagement. Hogrefe, Göttingen

Zygmunt A, Olfson M, Boyer CA, Mechanic D (2002) Interventions to improve medication adherence in schizophrenia. Am J Psychiatry 159: 1653–1664

Beratungs- und Therapiekonzepte für Angehörige von Patienten mit schweren psychischen Erkrankungen

Josef Bäuml, Gabi Pitschel-Walz

> Aufgrund der vielfältigen Behandlungsmöglichkeiten, die in den vergangenen Jahrzehnten entwickelt wurden, müssen Menschen mit schweren psychischen Erkrankungen heutzutage in der Regel nicht mehr langfristig hospitalisiert werden, sondern können – mit spezifischer Unterstützung – in der Gemeinde integriert bleiben und am »normalen« gesellschaftlichen Leben teilhaben. Ein sehr großer Anteil der hierbei notwendigen Unterstützung, sei sie praktisch, sei sie psychologisch oder auch finanziell, wird von den Angehörigen der schwer psychisch Kranken getragen. Von den Professionellen wird das enorme Hilfepotenzial der Angehörigen immer mehr erkannt und anerkannt und die Einbeziehung der Angehörigen in die Behandlung der psychisch Kranken gezielt gefordert.

32.1   Rolle der Angehörigen

32.1.1   Gründe für die Einbeziehung der Angehörigen in die Behandlung

> **Wichtig**
>
> In den 60er Jahren noch als Verursacher von psychischer Krankheit, wie v. a. der Schizophrenie, beschuldigt, gelten Angehörige heute als wichtige Kotherapeuten, die einen beachtlichen Beitrag zur Gesundung und zur langfristigen Stabilisierung der psychisch Kranken leisten.

Es gibt vielfältige Gründe, die Angehörigen als Kotherapeuten einzubeziehen. Die Kooperation der Professionellen mit den Angehörigen entspricht nicht nur den Wünschen der Angehörigen, sondern bietet auch aus der Sicht der Betroffenen viele Vorteile. Und nicht zuletzt profitieren die Professionellen von einer fruchtbaren trialogischen Zusammenarbeit. Die professionelle Angehörigenarbeit in der psychiatrischen Rehabilitation dient letztlich dem Ziel, das Empowerment-Potenzial der betroffenen Patienten und ihrer Familien optimal zu unterstützen (Arbeitsgruppe Psychoedukation 2003). Bei schwer psychisch Kranken und chronisch Kranken ist oft eine kontinuierliche Unterstützung der Angehörigen notwendig, die sich in Inhalt und Intensität – in Abhängigkeit vom jeweiligen Krankheits- bzw. Rehabilitationsstadium – am Bedarf des Patienten orientiert (◘ Tabelle 32.1).

◻ Tabelle 32.1. Gründe für die Einbeziehung der Angehörigen aus Sicht der Professionellen, der Angehörigen und der Betroffenen

Aus Sicht der Professionellen	Aus Sicht der Angehörigen	Aus Sicht der Betroffenen
Informationszuwachs erreichen	Informationen hinsichtlich der Erkrankung und ihrer Behandlung erhalten	Mehr Verständnis der Angehörigen für die krankheitsbedingten Einbußen erlangen
Behandlungspartnerschaft aufrechterhalten	Mehr Sicherheit im Umgang mit der Erkrankung und dem Erkrankten gewinnen	Angemessene Unterstützung durch die Angehörigen erfahren
Unterstützung der Medikamenten-Compliance der Patienten bewirken	Emotionale Entlastung (Reduktion von Schuld-, Scham-, Hilflosigkeits- und Hoffnungslosigkeitsgefühlen) erreichen	Zur Verbesserung des Familienklimas beitragen
Hilfe bei der Umsetzung der Behandlung erhalten	Praktische Hilfen erhalten	In Krisenzeiten kompetente Unterstützung durch die Angehörigen erhalten
Hilfreiches Angehörigenverhalten fördern		Lobbyfunktion der Angehörigen nutzen
Krisenplan erstellen	Krisenplan verstehen	Krisenplan einzuhalten helfen
Suizidprävention verbessern	Sensibilisierung für Suizidproblematik	Vertrauensperson sein können in suizidalen Krisen
Belastungen bei Angehörigen reduzieren als primärpräventive Maßnahme	Gelassener und entspannter werden	»Cooler« im Umgang mit ihrer Erkrankung werden

32.1.2 Spektrum der Angehörigeninterventionen

In den vergangenen drei Jahrzehnten haben sich verschiedene Ansätze der »Angehörigenarbeit« durch Professionelle entwickelt, die entweder nur einen »Key-Angehörigen« oder auch ganze Familien in die Therapie des Patienten einbeziehen oder die sich direkt an die Angehörigen wenden. Unter den Angehörigen sind es v. a. die Eltern der Betroffenen, in erster Linie die Mütter, die erreicht werden, aber auch Partner, Kinder, Geschwister oder entferntere Verwandte.

Die »Angehörigenarbeit« findet im Einzel- oder Gruppensetting statt oder als Familienangebot unter Beteiligung des Betroffenen. Meist sind die Familien- oder Angehörigeninterventionen psychoedukativ ausgerichtet oder beinhalten – bei längerfristiger Therapie – psychoedukative Elemente.

> **Formen der Angehörigenarbeit durch Professionelle**
> - Angehörigenberatung (face-to-face, Telefon, Internet, Printmedien)
> - Familiengespräche
> - Paartherapie
> ▼

> - Familientherapie
> - Psychotherapie des Angehörigen
> - Psychoedukative Interventionen mit mehreren Familien
> - Psychoedukative Angehörigengruppen

32.2 Diagnosenunabhängige Beratungsangebote

Neben den vielfältigen Beratungsmöglichkeiten, die von den Angehörigen-Selbsthilfeorganisationen angeboten werden (▶ s. Kap. 47), gibt es eine Reihe von Beratungskonzepten, die durch Professionelle angeregt und in unterschiedlichen Settings umgesetzt werden:
- in psychiatrischen oder psychosomatischen Kliniken,
- in ambulanten Einrichtungen (allgemeiner Sozialdienst, Gesundheitsamt, sozialpsychiatrische Dienste, Krisendienste, kirchliche Beratungsstellen etc.),
- in Praxen von niedergelassenen Psychiatern oder auch Allgemein-/Hausärzten,
- Volkshochschulkurse,
- Telefonberatung,
- Laienliteratur,
- im Internet.

Eine herausragende Rolle spielt nach wie vor die Beratungsliteratur in Form von Büchern oder Broschüren zu bestimmten psychischen Erkrankungen, die sich entweder gezielt an Angehörige von psychisch Kranken wenden (z. B. Epstein Rosen u. Amador 1998) oder Betroffene und ihre Angehörigen gleichzeitig ansprechen wollen (z. B. Bäuml 1994; Luderer 1994; Pitschel-Walz 2003a; Rahn 2001; Sadre Chirazi-Stark et al. 2002).

Angehörigenberatung in psychiatrischen Kliniken

In einer kürzlich durchgeführten Befragung von Angehörigen allgemeinpsychiatrischer Patienten der psychiatrischen Klinik Regensburg (Schmid et al. 2002) wurde wie bei früheren Befragungen deutlich, dass die Angehörigen einen guten Kontakt zu den Behandlern ihrer erkrankten Angehörigen erwarten und eine gut verständliche Aufklärung über die jeweilige Erkrankung. Die Erwartung »viel Zeit der Ärzte und Therapeuten für regelmäßige Gespräche mit den Angehörigen« wurde mit 81,3% von den Befragten am häufigsten genannt. In der Klinikroutine wird dieser Erwartung der Angehörigen aber noch immer nicht in angemessenem Ausmaß entsprochen.

> **Wichtig**
>
> Die Einbeziehung der Angehörigen sollte nicht die Ausnahme sein, sondern die Regel.

Die Einbeziehung der Angehörigen sollte nicht von der Hartnäckigkeit und Durchsetzungsfähigkeit der Angehörigen abhängig sein, sondern von dem Behandlungsteam routinemäßig – das Einverständnis der erkrankten Angehörigen vorausgesetzt – in die Wege geleitet werden.

In den **Beratungsgesprächen** geht es v. a. um den jeweiligen Patienten, seine Krankheitsgeschichte, sein aktuelles Befinden, die aktuelle Behandlung, die familiäre Situation und den Beitrag, den der Angehörige zur Unterstützung des Patienten leisten kann.

In manchen Kliniken wurden generelle **Angehörigensprechstunden** zu bestimmten festen Zeiten eingerichtet. In diesen Sprechstunden können Angehörige allgemeine Informationen erhalten und auch ihre Probleme, die mit der Erkrankung des Angehörigen im Zusammenhang stehen, ansprechen. Im Rahmen der 7-Jahres-Katamnese der Münchner PIP-Studie (Bäuml et al. 2002) wurden semistrukturierte Interviews mit 32 Angehörigen durchgeführt. Unter anderem wurden sie gefragt, inwieweit Angehörigensprechstunden den Interessen der Angehörigen schwer psychisch Kranker entgegenkommen. 59% der Befragten gaben an, sie würden persönlich »sehr viel« bzw. »viel« von einer Angehörigensprechstunde an der Klinik halten. 28% hielten das Angebot »für andere gut« und 12,5% meinten, dieses spezielle Angebot sei generell nicht notwendig, jeder müsse selbst mit seinen Problemen fertig werden.

Insgesamt sind aus Sicht der Angehörigen auch heutzutage noch die Informations- und Beratungsangebote an den psychiatrischen Kliniken in der Regel nicht ausreichend. Angermeyer und Mitarbeiter (1997) führten eine postalische Befragung einer Zufallsstichprobe der Mitglieder des Bundesverbandes der Angehörigen psychisch Kranker e.V. durch (n=557). Auf die Frage hin, welche Probleme mit Mitarbeitern psychosozialer Einrichtungen bestünden, wurde Mangel an Information an erster Stelle genannt. Von den Befragten wünschten sich 66% mehr Information über den Umgang mit den Erkrankten und 60% mehr Information über die Krankheit selbst.

Angehörigenberatung in ambulanten Einrichtungen

Außerhalb der Kliniken wenden sich die Angehörigen in der Regel aus eigenem Antrieb heraus – oft auch aus Verzweiflung – an die anbietenden Stellen wie Gesundheitsamt, Sozialamt, sozialpsychiatrische Dienste, städtische oder kirchliche Beratungsstellen oder anderweitige psychosoziale Einrichtungen. Die Zustimmung der erkrankten Angehörigen ist hierbei nicht erforderlich, sofern der Berater und der Behandler des Patienten keinen direkten Kontakt haben. Beratungsinhalte sind neben konkreten Verhaltenstipps zur Bewältigung einer Krisensituation auch die Information über spezifische Hilfsangebote (z. B. Maßnahmen des Arbeitsamtes, Kurbeantragung), die Weitervermittlung an direkt zuständige Stellen (z. B. Adressen von Selbsthilfegruppen, Psychotherapeuten, Tageskliniken) oder die Abklärung rechtlicher Fragen (z. B. Betreuungsrecht, Kündigungsschutz). Vielfach geht es aber in der Angehörigenberatung schwerpunktmäßig darum, dass geschulte Kräfte die Funktion eines guten Zuhörers übernehmen, damit Angehörige ihren Kummer loswerden und wieder Kraft und Hoffnung schöpfen können.

Angehörigenberatung in Praxen von niedergelassenen Psychiatern

Da psychisch Kranke häufig in Begleitung ihrer Angehörigen oder motiviert durch ihre Angehörigen selbstständig in der Praxis eines niedergelassenen Psychiaters oder auch beim Allgemein- oder Hausarzt erscheinen, sind diese immer wieder mit Angehörigen und deren Informationsbedürfnissen konfrontiert. Es gehört daher zum Praxisalltag, dass – das Einverständnis des Patienten vorausgesetzt – telefonische und persönliche Angehörigenberatungen mit und ohne Beteiligung des Patienten stattfinden. Der Umfang und die Häufigkeit dieser Gespräche finden jedoch ihre Grenzen in der beschränkten Abrechenbarkeit der angehörigenbezogenen Leistungen. Will der Angehörige sich nicht als »Patient« eingestuft beraten lassen, bestehen mit den Kriseninterventionsziffern 21 (Patient + Angehöriger), der Angehörigenberatungsziffer 19 (Abrechnung 1-mal im Quartal möglich) und den sog. IGEL-Leistungen (= individuelle Gesundheitsleistungen; Inrechnungstellung von Beratungsgesprächen, die von Angehörigen auf individueller Basis bei Krankenkassen eingereicht werden können) einige wenige Möglichkeiten zur Vergütung von Leistungen, die für Angehörige erbracht werden. In Institutsambulanzen ist die Einzelvergütung von Angehörigengesprächen im Rahmen der »sozialpsychiatrischen Grundversorgung« in größerem Kontext abrechenbar und daher eher durchführbar (Arbeitsgruppe Psychoedukation 2003).

In der Schweiz wie auch in Österreich existiert bisher ebenfalls keine eigene Abrechnungsziffer für Angehörigenberatungen im Leistungskatalog. Angehörigengespräche werden in der Praxis als Patientenkontakte verrechnet, entweder über den Indexpatienten oder über den Angehörigen, der als Patient geführt wird.

Telefonberatung

Telefonberatung von Angehörigen psychisch Kranker findet vielerorts (an Kliniken wie in ambulanten Einrichtungen) routinemäßig und informell statt, gehört manchmal u. a. zum beschriebenen Aufgabenfeld von ambulanten Einrichtungen oder ist sogar Hauptangebot (z. B. Beratungshotline). Die Schwelle für die Inanspruchnahme ist hier wesentlich niedriger, da Anrufe anonym und unverbindlich erfolgen können. Inhaltlich werden ähnliche Bereiche abgedeckt wie in der Face-to-face- Beratung.

Informations-, Beratungs- und Chatmöglichkeiten für Angehörige im Internet

In den letzten Jahren ist der Umgang mit Computern und mit dem Internet in der Gesellschaft generell selbstverständlicher geworden.

> **Wichtig**
>
> Auch von Angehörigen psychisch Kranker werden die Möglichkeiten, die durch das Internet geboten werden, vermehrt genutzt.

Neben den Informationen, die engagierte Angehörige auf Selbsthilfebasis ins Internet gestellt haben (▶ s. Kap. 47), gibt es mittlerweile einige Internetseiten (z. B. http://www.psychiatrie.de, http://www.psychiatrie-aktuell.de, http://www.kompetenznetz-schizophrenie.de, http://www.kompetenznetz-depression.de, http://www.buendnis-depression.de, http://www.dgbs.de, http://www.openthedoors.de), die von Professionellen betreut werden.

> **Informations- und Beratungsangebote für Angehörige im Internet**
>
> - Informationen über die verschiedenen psychischen Krankheiten und ihre Behandlung
> - Hilfe bei der Arzt-, Klinik- und Therapeutensuche
> - Literaturempfehlungen
> - Möglichkeit, Fragen per E-Mail an Experten zu stellen, die individuell von diesen beantwortet werden
> - Möglichkeit, sich mit anderen Betroffenen auszutauschen, sich gegenseitig Ratschläge zu erbitten bzw. zu erteilen (manchmal werden diese Chatseiten durch Experten moderiert, d. h. bei abwegigen oder gar gefährlichen Ratschlägen von Laien schalten sich die Experten ein und versuchen, durch eine kritische Wertung Gefahren abzuwenden)

Familiengespräche im stationären und ambulanten Setting

> **Wichtig**
>
> Das supportive Potenzial der Angehörigen kann besonders gut genutzt werden, wenn auch trialogische Gespräche zwischen Patienten, Angehörigen und professionellen Helfern stattfinden.

Die Durchführung von Familiengesprächen sollte vom jeweiligen Behandlungsteam routinemäßig in die Wege geleitet werden. Konkreter Anlass für die Einberufung eines Familiengesprächs kann z. B. die Vertiefung der bisher erhobenen Anamnesedaten sein, die Vorbereitung der Entlassung aus einem stationären Aufenthalt, die Klärung eines familiären Konflikts, die Lösung eines praktischen Problems, die direkte Unterstützung der Angehörigen bei der Umsetzung therapeutischer Maßnahmen oder die Entwicklung einer für Patient und Angehörige neuen Lebensperspektive etc.

32.3 Diagnosenspezifische Beratungs- und Therapieangebote

Therapie- und Beratungsangeboten für Angehörige finden sich in verschiedenen Bereichen der Psychiatrie. Neben den diagnosenunabhängigen Angeboten sind eine Vielzahl diagnosenspezifischer Interventionen entstanden. Die elaboriertesten Angehörigeninterventionen gibt es sicherlich im Bereich der schizophrenen und affektiven Erkrankungen. In anderen Bereichen der Psychiatrie liegen relativ wenige systematische Erfahrungen mit Angehörigenarbeit vor und nur wenige randomisierte Studien zu deren Effekten (Hornung u. Feldmann 2000).

Im Folgenden soll auf die spezifischen Interventionen vor dem Hintergrund der jeweiligen Erkrankung näher eingegangen werden.

32.3.1 Angehörigeninterventionen bei schizophrenen Psychosen

Aufgrund ihrer speziellen Belastungssituation haben die Angehörigen schizophren Erkrankter ihre Informations- und Unterstützungsbedürfnisse bereits vor langer Zeit und sehr nachdrücklich artikuliert. Bevor sich die Professionellen den Angehörigen schizophren Erkrankter zuwandten, schlossen sich diese zu Selbsthilfegruppen und -organisationen zusammen, um einerseits für sich selbst Entlastungsmöglichkeiten zu schaffen und um andererseits als Lobby für die psychisch Kranken zu wirken (vgl. Kap. 47). Erst in den 80er Jahren wurde auch von den Professionellen das Bedürfnis nach mehr Information und emotionaler Unterstützung aufgegriffen und eine Vielfalt an Angehörigeninterventionen geschaffen, die auch zum größten Teil wissenschaftlich überprüft worden sind (Pitschel-Walz et al. 2001).

Als die verschiedenen Formen der »Angehörigenarbeit« im Bereich der Schizophrenie entstanden, erstellten Katschnig und Konieczna (Bäuml et al. 2002) als Orientierungshilfe eine Typologie der »Angehörigenarbeit« unter dem Aspekt der Experten- bzw. Angehörigendominanz. Unter Angehörigenarbeit mit maximaler Expertendominanz wäre zum einen die klassische Familientherapie anzusehen. Dort werden einzelne Familien unter Einschluss des Patienten von zumeist zwei Therapeuten systematisch in ihrem Interaktionsverhalten untereinander beobachtet und sukzessive auf die vermuteten Pathogenismen hingelenkt, mit dem Ziel, dass sich durch eine Re- bzw. Neustrukturierung des familiären Beziehungsgefüges die krankmachenden Mechanismen auflösen und eine Genesung des Patienten möglich wird. Zum anderen fallen die von professioneller Seite initiierte und geleitete psychoedukative Familienbetreuung sowie die psychoedukativen Angehörigengruppen in diese Rubrik. Bei der psychoedukativen Familienbetreuung ist die Zielgruppe der Intervention die einzelne Familie unter Einschluss des Patienten, bei der psychoedukativen Angehörigengruppe dagegen treffen sich nur jeweils die Angehörigen selbst, die einen erkrankten Patienten in ihrer Familie haben. Die Rekrutierung der Teilnehmer erfolgt bei beiden Formen über die Patienten, die mit der Teilnahme ihrer Angehörigen an der Intervention einverstanden sein müssen. Im Mittelpunkt steht der Patient, seine Erkrankung und die Möglichkeiten, wie er und seine Angehörigen den Krankheitsverlauf positiv beeinflussen können.

Angehörigenzentrierte Gruppen entstehen auf Initiative der Angehörigen selbst, die sich einen Professionellen suchen, der ihnen dabei hilft, ihre eigenen Probleme, die im Zusammenhang mit der Erkrankung des Familienmitglieds stehen können, aber nicht müssen, besser zu bewältigen. Maximale Angehörigendominanz ist bei den Selbsthilfegruppen (▶ s. Kap. 47) gegeben, da hier Organisation und Leitung der Gruppen ausschließlich von Angehörigen selbst übernommen und ganz auf die Teilnahme von Fachleuten verzichtet wird. Eine neuere Form der Angehörigenarbeit in Eigenregie stellen die »family-to-family groups« dar, in denen Informationsvermittlung und emotionale Entlastung unter der Leitung von geschulten Angehörigen oder Angehörigen mit einem professionellen Hintergrund stattfinden (z. B. Family-to-Family Education Program, NAMI 1998).

Auch die trialogische Zusammenarbeit zwischen Angehörigen, Betroffenen und Professionellen in der Psychiatrie, z. B. in Psychoseseminaren, stellt eine neuere Entwicklung dar, mit der bewusst versucht wird, die Dominanz einer der beteiligten Gruppen abzubauen und ein gleichberechtigtes Miteinander herzustellen.

> **Wichtig**
>
> Alle verschiedenen Formen der Angehörigenarbeit sind notwendig, schließen einander nicht aus, sondern ergänzen sich, da sie unterschiedlichen Bedürfnissen – abhängig von der Krankheitsdauer, dem Familienstand und dem subjektiven Belastungsgrad etc. – explizit Rechnung tragen.

Auch hat vielerorts eine Verzahnung der unterschiedlichen Formen stattgefunden, indem sich z. B. Teilnehmer einer zeitlich limitierten patientenzentrierten Angehörigengruppe auf Selbsthilfebasis weitertreffen bzw. sich gemeinsam einer schon bestehenden Selbsthilfegruppe anschließen oder Angehörige, die eine Angehörigengruppe besucht haben im Anschluss gemeinsam mit dem Patienten eine Familientherapie in Anspruch nehmen. Im Idealfall ergibt sich daraus eine konstruktive, allen Seiten nur Vorteile bietende, kontinuierliche Zusammenarbeit.

Familientherapeutische Interventionen

Goldstein und seine Arbeitsgruppe haben als erste versucht, durch ein kurzfristiges, krisenorientiertes familientherapeutisches Programm Einfluss auf die Rezidivrate von schizophren Erkrankten zu nehmen (Pitschel-Walz et al. 2001). Im 6-Monats-Zeitraum gab es bei den Patienten, die eine angemessene Medikamentendosis und Familientherapie erhalten hatten, keine Rückfälle, während die Rückfallrate bei den Patienten mit einer niedrigen neuroleptischen Medikation und ohne Familientherapie 48% betrug. Bei den Patienten, die ebenfalls eine niedrige neuroleptische Dosis erhalten hatten, aber gleichzeitig in den

32

Genuss von familientherapeutischen Sitzungen kamen, konnte die Rückfallrate mehr als halbiert werden, sie lag bei 22%. Diese positiven Ergebnisse von Familientherapie bei Schizophrenie führten sicherlich mit dazu, dass weitere familientherapeutische Programme entstanden und erprobt wurden. Große Bedeutung und Verbreitung hat das Programm »Family Care of Schizophrenia« von Falloon erfahren. Es wird weltweit, teilweise in modifizierter Form, durchgeführt und wurde in einigen Familieninterventionsstudien (Bäuml et al. 2002) eingesetzt und wissenschaftlich überprüft.

McFarlane und Mitarbeiter entwickelten in den USA den sog. »Multi-family-Ansatz«, wobei mehrere Familien – die Patienten wie deren Angehörige – gleichzeitig an einer psychoedukativen Familienintervention teilnehmen. So wird versucht, auf ökonomische Weise das Präventionspotenzial der Familien zu nutzen (Bäuml et al. 2002). Die amerikanischen Studien zeigten recht gute Ergebnisse auch hinsichtlich der Inanspruchnahme und Drop-out-Rate.

In Deutschland wurde am Zentrum für Soziale Psychiatrie Riedstadt ein 10-wöchiges poststationäres psychoedukatives Mehrfamilienprogramm (Psychoedukative Familienintervention PEFI) erstellt, das nach ersten Ergebnissen besonders von Patienten mit Partnern gut angenommen wurde. Das krankheitsbezogene Wissen und die Copingstrategien konnten verbessert werden, die poststationäre Symptomatik wurde reduziert und die 1-Jahres-Rückfallrate ging auf 19% zurück (Gunia et al. 2002).

Wie Metaanalysen und Review-Arbeiten zeigen, schneidet eine psychoedukative Familienbetreuung im Vergleich zu anderen Interventionen wie auch zu einer Standardbehandlung besonders gut ab (Arbeitsgruppe Psychoedukation 2003).

> **Wichtig**
>
> Man kann davon ausgehen, dass durch die Einbeziehung der Angehörigen generell die Rückfallraten der Patienten in etwa um 20 Prozentpunkte reduziert werden (◘ Tabelle 32.2).

Neben der Reduktion der Rückfall- und Rehospitalisierungsraten wurden noch weitere Effekte von psychoedukativen Familieninterventionen gefunden. Es konnte gezeigt werden, dass eine Verbesserung des Krankheitswissens bei Patienten und Angehörigen erzielt wird, Compliance und soziale Adaption der Patienten verbessert, High-EE-Verhalten (d. h. überfürsorgliches oder kritisches und feindseliges Verhalten der Angehörigen ihren Patienten gegenüber) reduziert sowie Stress und Belastung der Angehörigen verringert und eine Verbesserung der Lebensqualität der Familien erreicht wird. In einigen Familieninterventionsstudien wurde auch die Kostenfrage untersucht, und es zeigte sich, dass die anfänglichen Mehrinvestitionen sich durchaus lohnen.

> **Wichtig**
>
> Durch Familieninterventionen kann eine deutliche Kostenreduktion von etwa 20–30% erreicht werden, die v. a. auf die Verringerung von stationären Aufnahmen und der Dauer der stationären Aufenthalte zurückzuführen ist.

Psychoedukative Angehörigengruppen

Eine gute und gleichzeitig ökonomische Möglichkeit, die von den Angehörigen immer wieder gewünschte Informationsvermittlung mit emotionaler Entlastung zu verbinden, stellen die psychoedukativen Angehörigengruppen dar.

In den 80er und 90er Jahren entstanden verschiedene psychoedukative Programme, die sich entweder nur an die Angehörigen schizophren Erkrankter wandten oder aber bifokal ausgerichtet waren (Pitschel-Walz u. Engel 1997), d. h. neben den psychoedukativen Angehörigengruppen waren parallel dazu stattfindende psychoedukative Patientengruppen vorgesehen, um entstehende Synergieeffekte gezielt nutzen zu können.

In Deutschland entwickelten als erste die Arbeitsgruppe um Buchkremer, dann auch die Münchener Arbeitsgruppe ihre Konzepte zur Angehörigenarbeit bei Schizophrenie, die in wissenschaftlichen Studien überprüft wurden (Arbeitsgruppe Psychoedukation 2003). In der Folgezeit nahm das wissenschaftliche wie auch das klinische Interesse an psychoedukativen Interventionen insgesamt und an psychoedukativen Angehörigengruppen im Besonderen zu. Es bildete sich 1996 eine Arbeitsgruppe »Psychoedukation bei der Behandlung schizophrener Erkrankungen«, die es sich zum Ziel setzte, »eine Ist-Analyse der bestehenden Konzepte psychoedukativer Interventionen durchzuführen und sich über akzeptierte Grundsätze der Psychoedukation zu verständigen« (Arbeitsgruppe Psychoedukation 2003, S. 1). In ihrer Definition von Psychoedukation als »systematische didaktisch-psychotherapeutische Interventionen, die dazu geeignet sind, Patienten und ihre Angehörigen über die Krankheit und ihre Behandlung zu informieren, das Krankheitsverständnis und den selbstverantwortlichen Umgang mit der Krankheit zu fördern und sie bei der Krankheitsbewältigung zu unterstützen« (S. 3) sind die Angehörigen explizit als Zielgruppe eingeschlossen.

◻ Tabelle 32.2. Übersicht der randomisierten Studien zu Angehörigeninterventionen bei schizophrenen Psychosen und ihre Auswirkungen auf die Rückfallraten. (Mod. nach Pitschel-Walz et al. 2001)

Autoren	Diagnosen	Dauer der Intervention	Art der Intervention und Vergleichsinterventionen	Ergebnisse
Bäuml et al. 1996	Schizophrene Psychosen	4–5 Monate	Psychoedukative Gruppen für Angehörige und Patienten (bifokaler Ansatz)	Rückfallrate ↓
Buchkremer et al. 1997	Schizophrene Psychosen	8 Monate	Angehörigengruppe + psychoedukatives Medikamententraining + kognitive Psychotherapie für Patienten	Rückfallrate ↓ (nach 2 Jahren)
Cranach 1981	Schizophrene Psychosen	12 Monate	Ausführliche Angehörigenberatung	Kein signifikanter Effekt
Falloon et al. 1982, 1985	Schizophrene Psychosen	9 Monate	Verhaltenstherapeutische Familienintervention vs. Individuelle supportive Psychotherapie für Patienten	Rückfallrate ↓
Goldstein et al. 1978	Schizophrene Psychosen	6 Wochen	Familientherapeutische Krisenintervention	Rückfallrate ↓
Hogarty et al. 1986, 1991	Schizophrene Psychosen	24 Monate	Psychoedukatives Familientraining vs. psychoedukatives Familientraining + Social-skills-Training für Patienten vs. Social-skills-Training für Patienten	↓ Rückfallrate
Hogarty et al. 1997b	Schizophrene Psychosen	36 Monate	Psychoedukative Familientherapie vs. Psychotherapie für Patienten vs. supportive Therapie für Patienten vs. psychoedukative Familientherapie + Psychotherapie für Patienten	Rückfallrate ↓
Kelly u. Scott 1990	Schizophrene Psychosen und andere Diagnosen	2 Monate	Psychoedukative Familienbesuche zu Hause vs. Psychoedukation für Patienten in der Klinik	Rückfallrate ↓
Leff et al. 1982 1985	Schizophrene Psychosen	9 Monate	Edukatives Kurzprogramm + Angehörigengruppe und Familienbesuche	Rückfallrate ↓
Leff et al. 1990	Schizophrene Psychosen	9 Monate	Psychoedukatives Programm + Familientherapie vs. psychoedukatives Programm + Angehörigengruppe	Rückfallrate ↓ (beide Formen)
Linszen et al. 1996	Schizophrene Psychosen und andere Diagnosen	12 Monate (18 Sitzungen)	Psychoedukatives Programm + psychosoziale Intervention für Patienten + verhaltenstherapeutische Familienintervention vs. psychoedukatives Programm + psychosoziale Intervention für Patienten	Kein zusätzlicher Effekt der Familienintervention
McFarlane et al. 1995a	Schizophrene Psychosen	4 Jahre	Psychoedukative Gruppe für mehrere Familien vs. psychoedukative Familienintervention mit einzelnen Familien vs. familiendynamische Gruppe für mehrere Familien	Rückfallrate ↓ (psychoedukative Gruppe für mehrere Familien am besten)
McFarlane et al. 1995b	Schizophrene Psychosen	24 Monate	Psychoedukative Gruppe für mehrere Familien vs. psychoedukative Familienintervention mit einzelnen Familien	Rückfallrate ↓ (psychoedukative Gruppe für mehrere Familien besser)

32

Autoren	Diagnosen	Dauer der Intervention	Art der Intervention und Vergleichsinterventionen	Ergebnisse
Posner et al. 1992	Schizophrene Psychosen	8 Wochen	Psychoedukative Gruppe für Angehörige	Rückfallrate ↓
Randolph et al. 1994	Schizophrene Psychosen	12 Monate	Verhaltenstherapeutische Familienintervention	Rückfallrate ↓
Ro-Trock et al. 1977	Schizophrene Psychosen und andere Diagnosen	10 Sitzungen	Familientherapie vs. individuelle Psychotherapie für Patienten	Rückfallrate ↓ (durch Familientherapie)
Schooler et al. 1997	Schizophrene Psychosen	24 Monate	Intensive Familientherapie vs. supportive Familienintervention	Rückfallrate ↓ (beide Formen)
Spencer et al. 1988	Schizophrene Psychosen und andere Diagnosen	1–3 Monate	Familienintervention mit psychoedukativem Charakter	Verbesserte soziale Anpassung
Spiegel u. Wissler 1987	Schizophrene Psychosen	6–12 Wochen	Familienbesuche (Psychoedukation, familientherapeutische Elemente, Krisenintervention)	Kein signifikanter Effekt
Tarrier et al. 1988, 1989	Schizophrene Psychosen	9 Monate bzw. 2 Wochen	Familienintervention vs. psychoedukatives Kurzprogramm	Rückfallrate ↓ (durch Familienintervention)
Telles et al. 1995	Schizophrene Psychosen	12 Monate	Verhaltenstherapeutische Familienintervention vs. Case-Management + supportive Psychotherapie für Patienten	Individuelle Therapie besser als Familientherapie
Vaughan et al. 1992	Schizophrene Psychosen	10 Wochen	Verhaltenstherapeutisch orientierte Angehörigengruppe	Rückfallrate ↓
Xiong et al. 1994	Schizophrene Psychosen	18 Monate	Psychoedukative Familienintervention	Rückfallrate ↓
Zastowny et al. 1992	Schizophrene Psychosen	16 Monate	Verhaltenstherapeutische Familienintervetioin vs. supportive Familienintervention	Keine signifikanten Unterschiede zwischen den Interventionsformen
Zhang et al. 1994	Schizophrene Psychosen	18 Monate	Psychoedukative Familienintervention	Rückfallrate ↓

Wichtige Teilziele der psychoedukativen Angehörigengruppen (Arbeitsgruppe Psychoedukation 2003)

- Verbesserung des Informationsstandes bezüglich der Diagnose Schizophrenie sowie des Verlaufs, der Ursachen und der Behandlungsmöglichkeiten der Erkrankung
- Aufbau eines funktionalen Krankheitskonzeptes
- Emotionale Entlastung der Angehörigen
- Förderung der langfristigen Kooperationsbereitschaft mit allen an der Behandlung Beteiligten
- Unterstützung der Angehörigen bei der Förderung der Patienten zur Behandlungsbereitschaft
- Verbesserung der Fähigkeiten zur Bewältigung von Krisen und zur Unterstützung bei Krisen
- Verbesserung des innerfamiliären Umgangs im Hinblick auf die Erkrankung

In den psychoedukativen Gruppen sollen die wichtigsten wissenschaftlichen Erkenntnisse so vermittelt werden, dass die Angehörigen einen Überblick über die Erkrankung und die erforderlichen Behandlungsmaßnahmen bekommen. Hierbei wird immer wieder auf die Erfahrungen und das bereits vorhandene Wissen der Angehörigen eingegangen. Neben der Informationsvermittlung spielt die gleichzeitige emotionale Entlastung eine ganz wesentliche Rolle. Mit emotionaler Entlastung ist gemeint, dass die gefühlsmäßige Betroffenheit und die Erschütterung, die mit dieser Erkrankung zwangsläufig verbunden ist, entsprechend aufgefangen und bearbeitet wird.

Wichtig

Die Belastungen der Angehörigen können in Angehörigengruppen einmal ausführlich zur Sprache kommen und ihre Leistungen entsprechend gewürdigt werden, ohne dass sie gleich wieder Rücksicht auf die Gefühle ihrer Patienten nehmen müssen.

Dieses »Lospoltern« der Angehörigen darf keinesfalls als demütigendes Bloßstellen des Erkrankten missverstanden werden. Es stellt letztlich das aus psychokathartischer Sicht unerlässliche Korrektiv dar, um den oft unter einer Daueranspannung stehenden Angehörigen einmal Gelegenheit zu bieten, mit ärztlich-therapeutischer Absegnung ihr Herz nicht zu einer »Mördergrube« machen zu müssen. Dadurch können sie wieder Energie tanken, um den objektiven Belastungen besser standhalten und die emotionalen Belastungen besser bewältigen zu können. Die bereits vorhandenen positiven Bewältigungsstrategien sollen anerkannt und gefördert werden. Für negative Bewältigungsstile sollen Alternativen erarbeitet und deren

Umsetzung angestoßen werden (▶ s. folgende Übersicht, Bäuml u. Pitschel-Walz 2002).

Curriculum »Psychoedukative Gruppen für Angehörige«. (Nach Bäuml u. Pitschel-Walz 2002)

1. Treffen	Vorstellung der Teilnehmer, Erwartungen an die Gruppe, aktuelle Situation (»Bin ich hier richtig?)
2. Treffen	Krankheitsbegriff und Symptomatik (»Ist das überhaupt eine Psychose?«)
3. Treffen	Ursachen: »Somatische Brücke« (»Wie passen Chemie und Seele zusammen?«)
4. Treffen	Vulnerabilitäts-Stress-Modell (»Unser Sohn war schon immer etwas sensibler als andere.«)
5. Treffen	Medikamente und Nebenwirkungen (»Schaden diese Medikamente nicht mehr als sie nutzen?«)
6. Treffen	Psychosoziale Maßnahmen (»Kann man den inneren Knackpunkt finden?«)
7. Treffen	Rezidivprophylaxe, Frühwarnzeichen und Krisenplan (»Hört denn diese Erkrankung nie auf?«)
8. Treffen	Abschlusssitzung: Wiederholung, offene Fragen, Selbsthilfegruppen, Zukunftsperspektiven (»Wie wird es weitergehen?«)

In der Münchener PIP-Studie (Psychosen-Informations-Projekt; Bäuml et al. 1996) konnte recht eindrucksvoll nachgewiesen werden, dass die Rehospitalisierungsrate von Patienten, die selbst wie ihre Angehörigen an jeweils 8 psychoedukativen Sitzungen teilgenommen hatten, signifikant verringert werden konnte im Vergleich zu Kontrollpatienten, die die Standardbehandlung ohne Psychoedukation erhalten hatten (stationäre Wiederaufnahmerate nach 1 Jahr, n=163: Interventionsgruppe 21%, Kontrollgruppe 38%; nach 2 Jahren, n=153: Interventionsgruppe 41%, Kontrollgruppe 58%). Für eine Teilstichprobe dieser Studie (nur Patienten der Klinik für Psychiatrie und Psychotherapie der TU München, n=48) liegt inzwischen auch eine 7-Jahres-Katamnese vor. Nach 7 Jahren waren in der Interventionsgruppe 54% und in der Kontrollgruppe 88% der Patienten mindestens einmal wegen ihrer Grunderkrankung stationär im Krankenhaus gewesen. Die Zahl der zwischenzeitlich in einem Krankenhaus verbrachten Tage summierte sich nach 7 Jahren bei den Interventionspatienten auf durchschnittlich 75 Tage, bei den Kontrollpatienten auf 225 Tage. Als wesentlich für den Erfolg werden bei dieser Studie die parallel zu den Patientengruppen durchgeführten psychoedukativen Angehörigengruppen gesehen.

Andererseits konnten Buchkremer und Mitarbeiter mit ihrer Münsteraner Studie zeigen, dass durch Angehörigenarbeit allein – ohne entsprechende Instruktion und Unterstützung der Patienten selbst – keine signifikante Reduktion der Rückfallraten zu erreichen war (Arbeitsgruppe Psychoedukation 2003). Signifikante Effekte wurden in dieser Studie erst durch die Kombination von Psychoedukation mit kognitiver Therapie und Angehörigenarbeit erzielt. Wie die 5-Jahres-Katamnese ergab, konnte durch das kombinierte Maßnahmenpaket von Patienten- und Angehörigeninterventionen die stationäre Wiederaufnahmerate der Kontrollgruppe von 69% bei den Patienten der Interventionsgruppe auf 42% gesenkt werden.

> **Wichtig**
>
> Heutzutage gelten die psychoedukativen Angehörigengruppen als wichtige Basisintervention in der Behandlung von schizophrenen Psychosen.

Obwohl die psychoedukativen Angehörigengruppen auch in den Leitlinien verankert sind (DGPPN 1998), sind sie dennoch noch nicht überall etabliert und als ständiges Angebot verfügbar (Arbeitsgruppe Psychoedukation 2003).

Psychoseseminare

Psychoseseminare sind zwar keine Therapie- oder Beratungsangebote im engeren Sinne, können aber auch zu einer Wissens- und Kompetenzerweiterung bei Angehörigen führen. Psychoseseminare wurden vor über 10 Jahren in Hamburg von Betroffenen selbst ins Leben gerufen (Bender 2001). Mittlerweile gibt es in Deutschland über 100 solcher Psychoseseminare. Damit der Trialog immer wieder zustande kommt, bedarf es allerdings auch engagierter Professioneller, die die Idee des Psychoseseminars unter den Kollegen publik machen und sie zur Teilnahme motivieren.

Ziel eines Psychoseseminars ist der offene, tolerante und gleichberechtigte Austausch zum Thema Psychose, an dem Betroffene selbst, Angehörige (in der Regel nicht die Angehörigen der teilnehmenden Betroffenen) und Professionelle (auch Studierende) beteiligt sind. Durch das Mitteilen der sehr persönlichen Erfahrungen und durch Konfrontation mit anderen Sichtweisen wird ein besseres Verständnis für einander und die unterschiedlichen Gruppen erreicht. Dadurch entsteht im besten Sinne des Wortes ein »tridimensionales« Bild der psychotischen Erkrankung.

> **Wichtig**
>
> Psychoseseminare ermöglichen eine Erweiterung des sozialen Netzes und bieten den Rahmen zur gegenseitigen Unterstützung und emotionalen Entlastung.

Neben den Hintergrundinformationen, die sie von den Professionellen erhalten, und dem Miterleben der Schicksalsgemeinschaft, die sie mit anderen Angehörigen teilen, hilft den Angehörigen im Kreise des Psychoseseminars besonders, die Sichtweise von Betroffenen kennen zu lernen. Da sie mit ihnen nicht beziehungsmäßig verstrickt sind, fällt es ihnen leichter, deren Meinungen, Wünsche oder auch Verhaltensvorschläge anzunehmen. Besonders Angehörige, deren erkranktes Familienmitglied nicht krankheitseinsichtig ist und sich jeder Behandlung entzieht, profitieren von den Ratschlägen für einen hilfreichen Umgang mit dem Erkrankten.

32.3.2 Angehörigeninterventionen bei affektiven Störungen

In den Behandlungsleitlinien für affektive Störungen (DGPPN 2000) wird die Einbeziehung der Angehörigen als psychosoziale Maßnahme explizit gefordert. In der täglichen Praxis gehören Gespräche mit den Angehörigen affektiv Erkrankter – wo vorhanden –zum Behandlungsalltag und sollten vom Behandlungsteam routinemäßig in die Wege geleitet werden.

Neben diesen Gesprächen, die sich meist auf die aktuellen Bedürfnisse und Erfordernisse der betroffenen Familien beziehen, wurden eigene Konzepte für spezifische Angehörigeninterventionen entwickelt, deren Effekte z. T. in wissenschaftlichen Studien überprüft wurden.

Paartherapie

In den 70er Jahren erhielten interpersonelle Aspekte bei der psychotherapeutischen Behandlung generell (Pitschel-Walz 2003b), wie auch in der Behandlung der Depression, größere Beachtung. In dieser Zeit wurde die interpersonelle Therapie (IPT) der Depression entwickelt, die sich an Sullivans psychoanalytischer interpersonaler Theorie orientiert und bei der die Bearbeitung interaktionaler Probleme im Vordergrund steht. Sie wird aber in der Regel im Einzelsetting durchgeführt.

Gleichzeitig wurde vermehrt versucht, die Partner von affektiv Erkrankten im Rahmen einer Paartherapie in die Behandlung mit einzubeziehen. Da Partnerschaftsprobleme als möglicher Risikofaktor für die Entstehung und Aufrechterhaltung von Depressionen identifiziert wurden (Pitschel-Walz 2003b) und auf der anderen Seite stabile und vertrauensvolle Partnerbeziehungen einen relativen Schutz gegen den Beginn einer depressiven Episode zu bieten scheinen, ist neben der Verbesserung der Symptomatik der Erkrankten auch die Reduktion von Partnerkonflikten und die Verbesserung der Beziehungsqualität Ziel der Paartherapie. Über den Einsatz der Paartherapie als eigenständige Therapieform bei Depressionen berichten Schindler et al. (1980) sowie Cordova und Jacobson (1997). Die meisten paartherapeutischen Ansätze sind psychoedukativ-verhaltenstherapeutisch oder kognitiv-behavioral ausgerichtet und nutzen die Anwesenheit des Partners z. B. zur Entwicklung eines gemeinsamen Krankheitskonzepts, zur gemeinsamen Aktivitätenplanung, zur gemeinsamen Erarbeitung von Problemlösungsplänen oder zum gemeinsamen Rollenspiel schwieriger Ehesituationen, was den Transfer neuer Verhaltensweisen in den Alltag erleichtert.

Zahlreiche Studien konnten die positiven Effekte der Paartherapie hinsichtlich der depressiven Symptomatik nachweisen (Pitschel-Walz 2003b). In einer randomisierten Studie konnten Clarkin et al. (1998) zeigen, dass Patienten mit einer bipolaren Erkrankung, die in einer Partnerschaft lebten und neben der Pharmakotherapie eine 11-monatige psychoedukativ ausgerichtete Paartherapie erhalten hatten, ein besseres allgemeines Funktionsniveau aufwiesen als eine nur medikamentös behandelte Kontrollgruppe. Die Patienten der Interventionsgruppe zeigten auch eine bessere Medikamenten-Compliance. Auf der Symptomebene wurden jedoch keine Unterschiede gefunden.

Speziell wenn bei den Paaren Partnerprobleme bestanden, zeigte sich die Paartherapie einem individualtherapeutischen Ansatz überlegen.

Waring et al. (1988), die die Effekte einer kognitiv ausgerichteten Paartherapie bei Frauen mit einer Dysthymie untersucht haben, weisen darauf hin, dass allein die Präsenz des Ehemannes als unterstützende Person in der Behandlung ein potenziell therapeutischer Wirkfaktor sein kann.

Familientherapeutische Interventionen

Infolge der größeren Verbreitung der Familientherapie ganz allgemein in den 70er Jahren wurde auch in der Behandlung von affektiven Erkrankungen vermehrt familientherapeutisch gearbeitet. Später wurden stärker strukturierte, diagnosenspezifische familientherapeutische Programme entwickelt, die in Studien evaluiert wurden. Als Teilnehmer an der Familientherapie kommen sowohl die Ursprungsfamilie (Eltern des Erkrankten und/oder seine Geschwister) als auch die eigene Familie des Patienten (Partner und/oder eigene Kinder) in Frage sowie andere Personen, die für den Erkrankten von Bedeutung sind bzw. für ihn sorgen (andere Verwandte, Freunde etc.).

In einer randomisierten Studie von Haas und Mitarbeitern (Pitschel-Walz 2003b), an der Patienten mit einer affektiven Erkrankung beteiligt waren, wurde bei einem Teil der Patienten während ihres stationären Aufenthaltes eine psychoedukative Familienintervention mit mindestens 6 Sitzungen durchgeführt. Die Kontrollgruppe erhielt die Standardbehandlung ohne Familienintervention. Nach Entlassung, 6 und 18 Monate später, wurden klinisch signifikante Verbesserungen bei einem größeren Anteil der Patienten der Interventionsgruppe festgestellt. Die Verbesserungen korrelierten mit einer verbesserten Compliance der Patienten in der Phase nach der Entlassung. Positive Effekte der Familienintervention wurden vornehmlich bei den weiblichen Patienten mit einer bipolaren Erkrankung gefunden. Die Angehörigen, die an der Familienintervention teilgenommen hatten, zeigten eine größere Bereitschaft, Hilfe von Professionellen in Anspruch zu nehmen. Die Autoren sehen in der stationär durchgeführten Familienintervention die Möglichkeit, die Kooperationsbereitschaft der Familien zu fördern und die Compliance der Patienten langfristig zu verbessern.

Beardslee und Mitarbeiter (Pitschel-Walz 2003b) überprüften in einer komparativen Studie eine psychoedukative Familienintervention unter Einbezug der Kinder eines depressiv erkrankten Elternteils. Die Interventionen wurden in erster Linie als präventive Maßnahme für die 8–15 Jahre alten Kinder von depressiven Patienten gesehen, und daher stand das Erziehungsverhalten im Zusammenhang mit der Erkrankung im Mittelpunkt. Nach der Randomisierung erhielten 19 Familien je 6–10 psychoedukative Sitzungen für Patient und Partner, eine Sitzung speziell für die Kinder und 1–2 Sitzungen für die gesamte Familie. Die 18 Kontrollfamilien konnten an zwei Vorträgen über Erziehungsverhalten mit Diskussion ohne Beteiligung der Kinder teilnehmen. Beide Interventionsformen kamen bei den teilnehmenden Familien gut an. Eineinhalb Jahre nach Studienbeginn wurden jedoch signifikant größere globale Veränderungen bei den Patienten derjenigen Familien festgestellt, welche die umfangreichere Intervention erhalten hatten. Diese führte auch zu einer vermehrten Kommunikation über die Erkrankung innerhalb der Familien und zu einem verbesserten Verständnis bei den Kindern der depressiv Erkrankten. Die Autoren sehen den Einsatz beider Interventionsformen unter einer differenzierten Indikationsstellung als sinnvoll und hilfreich an und halten die Entwicklung einer noch intensiveren psychoedukativen Intervention zur Unterstützung besonders belasteter Familien für notwendig (Pitschel-Walz 2003b).

Brent und Mitarbeiter (1997, s. Pitschel-Walz 2003b) verglichen in einer randomisierten Studie, an der 107 Jugendliche mit einer depressiven Erkrankung teilnahmen, die Effekte von kognitiv-behavioraler Therapie (für Jugendliche adaptierte Form der kognitiven Therapie nach Beck), systemisch-behavioraler Familientherapie (eine Kombination von Elementen aus der systemischen und der verhaltenstherapeutischen Familientherapie) und nondirektiver supportiver Einzeltherapie. Alle beteiligten Familien erhielten zu Beginn drei psychoeduktive Familiensitzungen. Die Therapie erstreckte sich über 12–16 Wochen. In dieser Studie brachte die kognitiv-behaviorale Therapie die besten Ergebnisse bezüglich der depressiven Symptomatik. Auch stellte sich die Besserung der depressiven Symptomatik bei den Patienten mit kognitiv-behavioraler Therapie am schnellsten ein. Aus Sicht der Eltern schnitt die kognitiv-behaviorale Therapie auch am besten ab. Hinsichtlich Suizidalität und funktionalem Status ergaben sich keine signifikanten Unterschiede zwischen den Therapieansätzen. Suizidalität ging bei allen drei Gruppen signifikant zurück und alle drei Gruppen zeigten signifikante Verbesserungen im funktionalen Niveau. Die Autoren werten ihre Ergebnisse als Hinweis darauf, dass möglicherweise für die Altersgruppe der 13- bis 18-Jährigen ein individualtherapeutischer Ansatz zu favorisieren sei. Sie weisen aber auch auf die eingeschränkte Generalisierbarkeit ihrer Ergebnisse aufgrund ihrer selektierten Stichprobe hin.

Miklowitz und Goldstein veröffentlichten 1997 ein Manual zur Durchführung einer psychoedukativ-verhaltenstherapeutisch ausgerichteten Familientherapie für Patienten mit einer bipolaren Erkrankung. Das Manual baut auf die langjährigen Erfahrungen von Goldstein auf, der Pionierarbeit leistete bei der Entwicklung von familientherapeutischen Interventionen für Familien von schizophrenen Patienten. Die Familientherapie, die sich mit etwa 21 Sitzungen über 9 Monate erstreckt, beinhaltet Informationsvermittlung über Ätiologie, Behandlung und Selbstmanagement bei bipolarer Erkrankung, die Thematisierung der Bedeutung, die die Erkrankung für die Beteiligten und ihr Umfeld hat, ein Kommunikationstraining für die Familienmitglieder, ein Problemlösetraining für den verbesserten Umgang mit alltäglichen Problemen und die Erarbeitung eines Kriseninterventionsplans für die Familie.

In einer naturalistischen Katamnesestudie (n=32) lag die Rückfallrate (manische und depressive Rezidive) nach einem Jahr bei den Patienten mit Familientherapie mit 11% deutlich niedriger als bei den standardmäßig behandelten Kontrollpatienten, die zu 61% rezidivierten (Miklowitz u. Goldstein 1997). Diese positiven Ergebnisse konnten in einer randomisierten Studie mit größerer Stichprobe bestätigt werden: Es zeigten sich signifikante Effekte hinsichtlich Rückfällen und Schwere der depressiven Symptomatik. Ein Jahr nach Studienbeginn (bzw. 3 Monate nach Beendigung der Studienbehandlung) hatten weniger Patienten der Interventionsgruppe einen Rückfall (29% vs. 53%), die Zeitspanne bis zum Auftreten eines Rückfalls war bei ihnen länger und die Verbesserung der depressiven Symptomatik im Verlauf der 12 Monate fiel bei ihnen signifikant größer aus. Rea und Mitarbeiter berichteten über eine randomisierte Studie mit 53 bipolar-manisch Erkrankten, die entweder die Familientherapie oder eine Individualtherapie erhalten hatten. Bei den familientherapeutisch behandelten Patienten lag die Rehospitalisierungsrate im Behandlungsjahr (20% vs. 40%) und ein Jahr danach (20% vs. 48%) deutlich niedriger als bei den individualtherapeutisch behandelten Kontrollpatienten.

Simoneau und Mitarbeiter konnten nachweisen, dass die Teilnehmer an der Familientherapie ihr Kommunikations- und Problemlöseverhalten tatsächlich verbessern konnten, auch im Vergleich zu Familien, die nur zwei psychoedukative Familiensitzungen und Krisenintervention bei Bedarf erhalten hatten (Pitschel-Walz 2003b).

Therapie des Partners

Halgin und Lovejoy (1991) haben sich besonders den Partnern von Menschen mit einer Depression zugewandt und empfehlen einen integrativen Ansatz zur Behandlung der Partner. Dieser Therapieansatz beinhaltet Informationsvermittlung über die Erkrankung, Aufbau von Stressbewältigungsstrategien, Hilfen für einen positiven Umgang mit dem depressiven Partner und die Vermittlung von Selbsthilfegruppen und anderen externen Hilfsmöglichkeiten.

> **Wichtig**
>
> Durch die Behandlung der Partner kann die gesamte Situation der betroffenen Familien entspannt und dadurch indirekt auch dem depressiv Erkrankten geholfen werden.

Studien zu dieser psychoedukativen Intervention für Angehörige im Einzelsetting liegen noch nicht vor.

Psychoedukative Gruppen und Workshops für Angehörige

Psychoedukative Interventionen im engeren Sinn sind relativ kurzfristige Maßnahmen (1–12 Gruppensitzungen bzw. ein halb- oder ganztägiger Workshop mit oder ohne Teilnahme der Patienten) und setzen auf die Kombination von Informationsvermittlung und emotionaler Entlastung als therapeutische Wirkfaktoren.

Kupfer regte an, das Konzept des psychoedukativen Workshops, das Anderson, Hogarty und Reiss für die Familien von schizophren Erkrankten entwickelt hatten, an die Erfordernisse von Familien depressiv Erkrankter zu adaptieren. Nach diesem Modell werden bei einem eintägigen Workshop vormittags die wichtigsten Informationen hinsichtlich Symptomatologie, Ätiologie und Behandlung der Depression vermittelt und diskutiert, und am Nachmittag erhalten Patienten und Angehörige in getrennten Gruppen die Möglichkeit zum Austausch untereinander (Jacob et al. 1987). Sherill et al. (1997) modifizierten dieses Konzept erfolgreich für die Bedürfnisse von älteren Patienten (≥60 Jahre) mit einer rezidivierenden depressiven Störung und deren Familienangehörige. Anderson et al. (1986) verglichen in einer komparativen, randomisierten Studie die Effekte ihres psychoedukativen Familienworkshops mit denen eines eher supportiv ausgerichteten Workshops, der besonders die Selbsthilfeaspekte betonte. Patienten und Angehörige profitierten von beiden Workshoptypen hinsichtlich Wissen, Krankheitseinstellungen und Bewältigungsstrategien. Die Teilnehmer des psychoedukativen Workshops waren jedoch signifikant zufriedener mit der Gruppenerfahrung. Die

Autoren schließen aus dem Feedback der Teilnehmer, dass Patienten wie Angehörige zumindest anfänglich eine strukturierte, informationszentrierte Gruppe bevorzugen.

Honig et al. (1995) entwickelten ein psychoedukatives Programm für Patienten mit einer bipolaren Erkrankung und deren Angehörige. Es beinhaltet sechs 2-stündige Gruppensitzungen, an denen Patienten und Angehörige (Partner oder andere Familienangehörige) gemeinsam teilnehmen können. Das Programm bietet krankheitsbezogene Informationen sowie Informationen über einen effektiveren Umgang mit der Erkrankung und zielt darauf ab, High-EE-Verhalten von Angehörigen abzubauen, d. h. das emotionale Familienklima zu verbessern.

Van Gent und Zwart (1991) überprüften ein psychoedukatives Programm mit fünf Gruppensitzungen für Partner von bipolar-manischen Patienten in einer randomisierten Studie. Es zeigte sich ein signifikanter Zuwachs an Wissen über die Erkrankung, über die Behandlung mit Lithium und über soziale Strategien direkt und 6 Monate nach der Intervention im Vergleich zu einer Kontrollgruppe ohne Psychoedukation. Bei den anderen Outcome-Maßen wie Compliance oder Wiederaufnahmerate der Patienten wurden keine Unterschiede gefunden. Aufgrund der kleinen, selektierten Stichprobe erscheint die Generalisierbarkeit jedoch eingeschränkt.

Im deutschsprachigen Raum berichten Mahnkopf und Müller (1995) über ihr Konzept einer »Informationszentrierten Angehörigengruppe bei depressiven Erkrankungen«. Das Programm besteht aus drei jeweils 1 1/2-stündigen psychoedukativen Sitzungen mit den Schwerpunktthemen Symptomatik/Ursachen der Depression, Behandlung der Depression (medikamentös, psychotherapeutisch, soziotherapeutisch) und Umgang mit einem depressiven Angehörigen.

Greil und Erazo (1997) beschreiben einen »Angehörigentag«, der an der Psychiatrischen Klinik Kilchberg/Zürich als Ergänzung zum psychoedukativen »Depressionskurs« für depressiv Erkrankte an einem Sonntag angeboten wird. Neben Informationen über Symptomatik, Ätiologie, Suizidalität und Behandlung wird den Angehörigen die Gelegenheit geboten, sich mit anderen Betroffenen auszutauschen und Anregungen für den Umgang mit den Erkrankten zu erhalten.

Pitschel-Walz et al. (2003) beschreiben in einem Manual ihr Konzept der psychoedukativen Gruppen bei Depression, das 1998 in Anlehnung an das PIP-Konzept (Bäuml et al. 1996; Bäuml u. Pitschel-Walz 2002) entstanden ist und im Klinikalltag erprobt wurde. Die psychoedukativen Angehörigengruppen umfassen acht 14-täglich stattfindende Sitzungen von 1 1/2 Stunden Dauer und ein Nachtreffen nach 3 Monaten. Neben der Vermittlung von Informationen über die Krankheit sowie die Behandlungs- und Unterstützungsmöglichkeiten spielt hier die emotionale Entlastung durch den Austausch mit gleich Betroffenen eine große Rolle.

Schaub und Mitarbeiter führen an der Psychiatrischen Universitätsklinik in München seit 1996 kognitiv-psychoedukative Gruppen für Patienten mit depressiven Störungen durch unter Einbeziehung der Angehörigen in separaten Treffen (Schaub 2002). Seit 1999 werden nun im Rahmen einer randomisierten Studie die psychoedukativen Angehörigengruppen, die in Form von zwei samstäglichen Workshops durchgeführt werden, evaluiert. Den beteiligten Angehörigen werden krankheitsbezogene Informationen vermittelt und Bewältigungshilfen gegeben. Durch die Intervention soll bei den Angehörigen eine Belastungsreduktion erreicht werden.

Bisher vorliegende Ergebnisse zu psychoedukativ orientierten Familieninterventionen bei affektiven Erkrankungen.
(Nach Pitschel-Walz et al. 2003)

- Hohe Akzeptanz der Intervention
- Größere Zufriedenheit mit der Behandlung insgesamt
- Verbesserung des krankheitsbezogenen Wissens
- Steigende Bereitschaft, Hilfe von Professionellen in Anspruch zu nehmen
- Reduktion von Belastung und Stress bei Angehörigen
- Verbesserung des emotionalen Familienklimas
- Verbesserung des Kommunikations- und Problemlöseverhaltens
- Reduktion der depressiven Symptomatik der Patienten
- Verbesserung des allgemeinen Funktionsniveaus
- Verbesserung der Medikamenten-Compliance
- Reduktion der Rückfallrate

Wichtig

Wie alle Erfahrungsberichte und Studien bisher zeigen, erzielen psychoedukative Angehörigengruppen oder Familienworkshops bei Angehörigen affektiv Erkrankter hohe Akzeptanz und werden als informativ und hilfreich eingeschätzt.

Da in der Literatur nur wenige Ergebnisse randomisierter Studien zur Effizienz psychoedukativer Programme für Angehörige von Patienten mit affektiven Erkrankungen vorliegen (Pitschel-Walz et al. 2003), besteht hier noch Forschungsbedarf.

32.3.3 Angehörigeninterventionen bei Demenzen

Mit dem Auftreten einer demenziellen Erkrankung, wie z. B. der Demenz vom Alzheimer-Typ, ist nicht nur der jeweilige Patient, sondern auch seine Kernfamilie unmittelbar betroffen. Ungefähr 80% der Erkrankten werden von ihren Angehörigen zu Hause betreut, in den meisten Fällen von den Ehepartnern oder aber von den Kindern, wobei die Töchter und Schwiegertöchter eine größere Rolle spielen als die Söhne.

> **Wichtig**
>
> Etwa die Hälfte der Betreuenden sind Frauen über 65 Jahre.

Die nahestehenden Angehörigen müssen sich auf die unaufhaltsam fortschreitenden kognitiven Defizite des Erkrankten einstellen, sich mit seinen motivationalen und sozialen Einschränkungen auseinandersetzen, seine psychischen Veränderungen und Verhaltensauffälligkeiten verkraften und den langen Prozess des Abschiednehmens von der geliebten Person emotional bewältigen. Menschen, die mit einem Patienten, der an einer fortschreitenden Demenz leidet, zusammenleben und ihn pflegen, – v. a. Ehepartner – sind einem erhöhten emotionalen Stress und gesundheitlichen Risiko ausgesetzt (Schulz et al. 1995). So ist besonders bei pflegenden Ehepartnerinnen der Anteil mit einer klinisch relevanten Depression deutlich erhöht. Eine Untersuchung von Schulz und Beach (1999) ergab Hinweise, dass Angehörige, die sich um ein erkranktes Familienmitglied kümmern und sich sehr belastet fühlen – insbesondere Partner im höheren Alter – ein signifikant erhöhtes Mortalitätsrisiko haben.

Es ist daher von außerordentlicher Bedeutung, die Angehörigen frühzeitig über die Erkrankung, die Behandlungsansätze und die Prognose aufzuklären und sie auf ihrem schweren Weg zu unterstützen und zu entlasten.

Auch in diesem psychiatrischen Bereich leisten die Selbsthilfeorganisationen der Angehörigen eine wertvolle Informations-, Beratungs- und Unterstützungsarbeit (z. B. die Alzheimer-Gesellschaft; vgl. auch Kap. 47).

> **Wichtig**
>
> Eine professionelle Angehörigenbetreuung ist unbedingt notwendig, will man die Gesundheit der Angehörigen und damit auch ihre Pflegeleistung so lange wie möglich aufrecht erhalten.

Durch Einbeziehung und adäquate Unterstützung der Angehörigen kann der Verbleib des Patienten in seiner häuslichen Umgebung oftmals deutlich verlängert werden.

Psychoedukative Angehörigengruppen

Neben den individuellen Beratungsangeboten der diagnostizierenden und behandelnden Ärzte im niedergelassenen Bereich oder der Ärzte, Sozialpädagogen und Psychologen im Rahmen von Gedächtnis- oder Demenzsprechstunden spezifischer Institutionen (gerontopsychiatrische Beratungsstellen, Memory-Kliniken, Alzheimer-Therapiezentren) wurden auch schon in den 80er Jahren Gruppenangebote mit psychoedukativer Ausrichtung von Professionellen entwickelt und in verschiedenen Settings implementiert.

> **Wichtige Themen in psychoedukativen Gruppen für Angehörige von Demenzkranken**
>
> - Information über die Demenzerkrankung (Symptomatik, Verlauf, Behandlung etc.)
> - Aufbau von realistischen Erwartungen
> - Information und Austausch über instrumentelle Hilfen und konkrete Pflegetipps
> - Hilfen für den Umgang mit dem Erkrankten und zur Beziehungsgestaltung
> - Gegenseitige Unterstützung der Angehörigen außerhalb der Gruppentreffen
> - Aufrechterhaltung der Außenkontakte
> - Befriedigung eigener Bedürfnisse
> - Emotionale Entlastung der Angehörigen (Schuldgefühle, Trauer, Frustration, Aggressivität, Erschöpfung etc.)
> - Weitere professionelle Hilfen für Angehörige

Nach einer Übersichtsarbeit von Toseland und Rossiter (1989), die 29 Studien berücksichtigte, werden Angehörigengruppen von den Teilnehmern sehr positiv beurteilt. Ostwald et al. (1999) konnten zeigen, dass durch eine psychoedukative Gruppenintervention tatsächlich hilfreicheres Verhalten dem Patienten gegenüber aufgebaut werden konnte und eine Reduktion der Belastung bei den Angehörigen von Patienten mit Demenz zu erreichen war.

Aber nicht nur die Angehörigen profitieren von den Angehörigengruppen, sondern auch die Patienten selbst (Haupt et al. 2000).

> **Wichtig**
>
> Die Teilnahme der Angehörigen an einer psychoedukativen Angehörigengruppe führte bei den Demenzkranken zu einer Verringerung von Angst- und Unruhezuständen.

Umfassende psychosoziale Interventionsprogramme

Bei allen Rehabilitationsprogrammen für Demenzkranke ist die Mitwirkung der betreuenden Angehörigen unerlässlich. Auch die intensiven, zeitlich limitierten stationären Rehabilitationsprogramme in spezialisierten Einrichtungen wie Alzheimer-Therapiezentren oder Memory-Kliniken, die besonders im frühen Stadium der Demenz indiziert sind, beziehen die betreuenden Angehörigen mit ein, um die Familien auf das bevorstehende Leben mit der Demenz entsprechend vorzubereiten (Baier u. Romero 2001).

Die Alzheimer-Krankheit und auch andere Demenzformen erzeugen bei Patienten und ihren Angehörigen ein so hohes Maß an intrapsychischen, interpersonellen und sozialen Belastungen, dass eine breite Palette an Angehörigeninterventionen über den gesamten Zeitraum der Erkrankung mit jeweils unterschiedlichen thematischen Schwerpunkten notwendig erscheint.

In einer Metaanalyse von Acton und Kang (2001), in die 24 Studien über verschiedene Typen der Angehörigenarbeit bei Demenz einbezogen waren (supportive Angehörigengruppen, Vortragsveranstaltungen, Beratung, Psychoedukation, umfassende psychosoziale Interventionsprogramme) konnte ein signifikanter belastungsreduzierender Effekt auch nur für die umfassenden Angehörigeninterventionen gefunden werden.

Aufgrund der erhöhten Gefahr für pflegende Angehörige, selbst psychisch zu erkranken, insbesondere eine Depression zu entwickeln, zielen manche Angehörigeninterventionsprogramme besonders darauf ab, Depressionen bei Angehörigen vorzubeugen. Mittelman et al. (1995) konnten zeigen, dass Ehepartner von Alzheimer-Patienten, die eine umfassende Betreuung erhalten hatten (individuelle Beratung und Beratung im Familienkreis, supportive Angehörigengruppe, kontinuierliche Beratung bei Bedarf) nach 8 Monaten weniger depressiv waren als die Kontrollangehörigen, die keine entsprechende Unterstützung bekommen hatten. Während sich die depressiven Symptome der Kontrollangehörigen im Einjahreszeitraum verstärkten, konnten die Angehörigen aus der Interventionsgruppe stabilisiert werden.

Interpersonelle Therapie

Aufgrund eines allgemeinen psychotherapeutischen Nihilismus und der spezifischen Anforderungen gibt es nur einige wenige psychotherapeutische Ansätze für Patienten mit Demenzen (z. B. Kognitive Therapie, Teri u. Gallagher-Thompson 1991; Selbst-Erhaltungs-Therapie, Romero u. Eder 1992; Verhaltentherapeutisches Kompetenztraining VKT, Erhardt u. Plattner 1999). An der Universitätsklinik in Freiburg wurde das Behandlungsmanual für die Interpersonelle Psychotherapie (IPT), einem Verfahren, das ursprünglich als Kurzzeitpsychotherapie für unipolar Depressive konzipiert wurde, so modifiziert (IPT-DAT; Dykierek u. Hüll 2000), dass es für Alzheimer-Patienten im Frühstadium anwendbar scheint. Es sieht auch die systematische Einbeziehung der Angehörigen (in erster Linie der Partner) in die Therapie vor. Das Therapieprogramm umfasst 15 Sitzungen, die drei Phasen zugeordnet sind. In der ersten Phase (1.–3. Sitzung) liegt der Schwerpunkt auf der Informationsvermittlung zur Erkrankung, ihrer Behandlung und den Bewältigungsmöglichkeiten. In der zweiten Phase, der eigentlichen Therapiephase (4.–13. Sitzung), werden die für den Patienten und seinen Partner relevanten Problembereiche bearbeitet (z. B. Akzeptanz der Erkrankung und der veränderten Rollen, Abbau von Isolation, Aufbau positiver gemeinsamer Aktivitäten, Verbesserung der Kommunikation). In der dritten Phase (14. und 15. Sitzung) soll die weitere psychosoziale Unterstützung geplant werden.

Es wird erwartet, dass durch die Therapie die Depressivität verringert, die partnerschaftliche Kommunikation verbessert, die Inanspruchnahme sozialer Unterstützungsmaßnahmen gesteigert und die Belastung der Angehörigen reduziert werden kann. Ziel ist, durch die interpersonelle Therapie die Krankheitsbewältigung sowohl auf Seiten der Patienten als auch ihrer Angehörigen zu verbessern und ihre Lebensqualität trotz krankheitsbedingter Einschränkungen zu erhalten.

Erste positive Erfahrungen mit diesem Therapieansatz konnten bisher im Rahmen der Freiburger Gedächtnissprechstunde gewonnen werden. Eine systematische Evaluation dieses Therapieverfahrens steht noch aus.

Therapie des Angehörigen

Wenn die Belastungen der pflegenden Angehörigen so groß sind, dass sie durch Beratungs- und Gruppenangebote nicht ausreichend bewältigt werden können und sich Erschöpfungszustände, psychosomatische Störungen, Angstzustände und Panikattacken, eine depressive Symptomatik oder Suchtprobleme zeigen, ist eine eigene Psychotherapie für den Angehörigen indiziert (Hirsch 2001). Je nach Problemlage und Präferenz kann ein tiefenpsychologisch orientiertes oder kognitiv-verhaltenstherapeutisches Vorgehen gewählt werden. Ziele der Therapie sind, einerseits ein besseres Verständnis des Patienten und seines Verhaltens zu erreichen und die Kommunikation zwischen Patient und Angehörigem zu optimieren und andererseits den Angehörigen emotional zu stabilisieren und seine psychischen wie sozialen Ressourcen zu stärken. Ein Beispiel für ein verhaltenstherapeutisches Konzept stellt die mediatorzentrierte Interaktionstherapie dar (Haupt 1993), die ihren Schwerpunkt auf das Erlernen eines neuen, adäquateren Umgangsstils des betreuenden Angehörigen legt, was indirekt auch seine Selbstsicherheit und Zufriedenheit fördert.

Da die Entstehung verschiedener Demenzformen noch nicht ausreichend geklärt ist sowie noch keine medikamentösen Behandlungsstrategien mit durchschlagendem Erfolg gefunden wurden, liegen auch heutzutage die Forschungsschwerpunkte eher bei den biologischen Fragestellungen. Dennoch wäre es wichtig, auch die psychosozialen Behandlungsansätze, einschließlich der Angehörigeninterventionen, vermehrt zu evaluieren, um entscheiden zu können, welche Maßnahmen geeignet sind, um in der routinemäßigen Rehabilitation von Demenzkranken erfolgreich und gleichzeitig kostengünstig eingesetzt werden zu können.

32.3.4 Angehörigeninterventionen bei anderen schweren psychischen Erkrankungen

Auch bei anderen psychiatrischen Krankheitsbildern erscheint die Einbeziehung der nahestehenden Angehörigen in die Behandlung sinnvoll und lohnend und wird in der Praxis – v. a. in Form von Beratungsgesprächen – auch weitgehend durchgeführt.

Erfahrungen mit **paar- oder familientherapeutischen Ansätzen** bestehen v. a. im Bereich der Abhängigkeitserkrankungen, der Angst-, Zwangs-, Ess- und Borderline-Störungen. Die meist verhaltenstherapeutisch orientierten Ansätze richten sich entweder an die Angehörigen als Kotherapeuten, die die Patienten bei der Umsetzung der Therapiemaßnahmen unterstützen sollen (bei den Hausaufgaben, bei der Exposition, bei der kognitiven Umstrukturierung etc.) oder sehen ein gemeinsames Kommunikations- und/oder Problemlösetraining vor mit dem Ziel, die Partnerschaft bzw. das Familienklima zu verbessern und dadurch Hindernisse für einen Therapieerfolg auszuräumen. Manche Interventionsprogramme versuchen auch, beide Aspekte miteinander zu verbinden, um möglichst alle Chancen zu einer erfolgreichen Unterstützung der Behandlung bzw. Rehabilitation zu nutzen.

Eine Metaanalyse zu psychosozialen Therapieansätzen bei **Drogenabhängigkeit** von Stanton und Shadish (1997) ergab bei Erwachsenen wie bei Jugendlichen eine Überlegenheit der Familientherapie im Vergleich zu Einzeltherapie, Peergroup-Therapie und zu einer informationszentrierten Familienintervention.

Daiuto et al. (1998) führten eine Metaanalyse zur verhaltenstherapeutischen Paartherapie bei **Agoraphobie** durch. Es zeigte sich, dass der Erfolg der Paartherapie von der Qualität der Beziehung zwischen dem Patienten und seinem Partner abhängig war. Die Autoren folgern daraus, dass vor der Durchführung der Therapie eine genaue Analyse der Paarbeziehung erfolgen und bei Vorliegen von schwerwiegenden Partnerkonflikten ein Therapiefokus auf der Bearbeitung dieser Konflikte liegen sollte, um eine Grundlage zu schaffen, auf der ein erfolgreicher Einsatz des Partners als Kotherapeut erst möglich wird.

Wenn aktuell familiäre oder partnerschaftliche Konflikte bestehen, ist auch bei **Essstörungen** die konstruktive Einbeziehung der Ursprungsfamilie bzw. des Partners eine notwendige Voraussetzung für den Therapieerfolg. Randomisierte Studien zur Einschätzung der Effekte von Familieninterventionen im Bereich der Essstörungen sind

noch rar. In einer Studie zur Familientherapie bei Anorexia nervosa und Bulimia nervosa zeigte sich nach einem Jahr (Russell et al. 1987) und beim 5-Jahres-Follow-up (Eisler et al. 1997) der familientherapeutische dem individualtherapeutischen Ansatz dann überlegen, wenn die Erkrankung sehr früh aufgetreten war und noch keine lange Krankheitsgeschichte bestanden hatte. Patientinnen mit späterem Krankheitsbeginn profitierten hinsichtlich ihres Körpergewichts und Essverhaltens mehr von der Einzeltherapie.

Im Bereich der Persönlichkeitsstörungen wurde die Einbeziehung der Familien bis in die späten 90er Jahre nicht gefördert. Das mag daran gelegen haben, dass einerseits bei Patienten mit Persönlichkeitsstörungen oft keine Angehörigen greifbar waren, die in eine konstruktive Zusammenarbeit hätten eingeschlossen werden können und andererseits bei Bekanntwerden von physischen und psychischen Übergriffen durch Familienangehörige die Zusammenarbeit mit ihnen generell abgelehnt wurde. Veränderungen im Verständnis der Persönlichkeitsstörungen und ihrer Behandlung führten dazu, dass die Rolle der Angehörigen neu überdacht wurde. Gunderson et al. (1997) entwickelten in diesem Zusammenhang eine psychoedukative Familienintervention für die Familien von Patienten mit **Borderline-Störungen.** Über Ergebnisse zur Wirksamkeit dieses Therapiekonzeptes wurde bisher noch nicht berichtet. Des Weiteren gibt es Versuche, die Dialektisch-Behaviorale Therapie (DBT) nach Linehan mit komplementären familientherapeutischen Interventionen zu ergänzen (Hoffman et al. 1999; Miller et al. 2002). Diese Interventionen zielen darauf ab, den Familienmitgliedern Informationen über die Borderline-Störung klar und nicht wertend zu vermitteln, sie für eine Beteiligung an der positiven Gestaltung der familiären Situation zu gewinnen und emotionale Probleme und Kommunikationsschwierigkeiten der Angehörigen selbst zu bearbeiten. Die ersten Erfahrungen mit den Familientherapiemodellen sprechen für ein größeres Verständnis für die Angehörigen von Borderline-Patienten und eine verstärkte Einbeziehung der Familien in die Behandlung (Woodberry et al. 2002).

Aus dem Bereich der **Zwangserkrankungen** liegen ein paar Erfahrungsberichte und Evaluationsergebnisse zu psychoedukativ-verhaltenstherapeutischen Gruppenprogrammen vor: So berichten Tynes und Mitarbeiter über Angehörigengruppen, Van Noppen und Mitarbeiter, Demal und Mitarbeiter sowie Stengler-Wenzke und Angermeyer (s. Stengler-Wenzke u. Angermeyer 2002) über erste positive Erfahrungen mit einem ambulanten Gruppenkonzept für Patienten mit Zwangserkrankungen und deren Angehörige, die in ausgewählten Sitzungen an der Gruppe teilnehmen konnten. Die Akzeptanz der Maßnahmen auf Seiten der Patienten wie der Angehörigen ist sehr hoch. Die partielle Einbeziehung der Angehörigen in das gruppentherapeutische Konzept wurde als nützlich und hilfreich erachtet. Stengler-Wenzke und Angermeyer

(2002) berichten, dass alle beteiligten Angehörigen die Teilnahme an einer derartigen Gruppe weiterempfehlen würden. Randomisierte Studien stehen auch in diesem psychiatrischen Bereich noch aus, so dass noch keine abschließende Bewertung vorgenommen werden kann.

Zusammenfassung

Die große Mehrheit der schwer psychisch Kranken wird von ihren Angehörigen unterstützt, in vielen Bereichen auch betreut und v. a. bei Demenzerkrankungen rund um die Uhr versorgt. In der Rehabilitation der Erkrankten müssen einerseits die Ressourcen der Angehörigen gefördert, aber andererseits auch ihre Belastungsgrenzen erkannt und respektiert werden. Beratungs- und Therapiekonzepte für Angehörige müssen diese beiden Aspekte entsprechend berücksichtigen. Psychoedukative Gruppenkonzepte als Basisintervention haben sich dabei besonders bewährt. In diesem Kontext sollte auch erwähnt werden, dass bei einem Teil der Angehörigen Auswirkungen einer Spektrumsproblematik erkennbar werden. In diesen Fällen ist eine besonders souveräne und großmütige Haltung der professionellen Helfer erforderlich, um diese oft ohnehin irritierten Menschen nicht weiter zu stressen und zu belasten durch unsensible Konfrontation mit ihrem manchmal über- bzw. dysprotektiven Verhalten. Durch eine faire und sachliche Beratung mit transparenter Fokussierung auf die erkennbaren Belastungsgrenzen sollte ein undogmatischer Weg gefunden werden, diesen besonders belasteten Menschen einen Zugang zu eigenen psychotherapeutischen Hilfen zu verschaffen. Dadurch kann sicher auch ein wesentlicher Beitrag zur Entlastung der Indexpatienten geleistet werden.

Literatur

Acton GJ, Kang J (2001) Interventions to reduce the burden of caregiving for an adult with dementia: A meta-analysis. Res Nurs Health 24(5): 349–360

Anderson CM, Griffin S, Rossi A, Pagonis I, Holder DP, Treiber R (1986) A comparative study of the impact of education vs. process groups for families of patients with affective disorders. Family Process 25: 185–205

Angermeyer MC, Matschinger H, Holzinger A (1997) Die Belastung der Angehörigen chronisch psychisch Kranker. Psychiat Prax 24: 215–220

Arbeitsgruppe Psychoedukation (Hrsg) (2003) Psychoedukation bei schizophrenen Erkrankungen. Schattauer, Stuttgart

Bäuml J (1994) Psychosen aus dem schizophrenen Formenkreis. Ein Ratgeber für Patienten und Angehörige. Springer, Berlin Heidelberg New York

Bäuml J, Pitschel-Walz G (2002) Psychoedukative Gruppen für Angehörige bei schizophrenen Psychosen. In: Sulz SKD, Heekerens H-P (Hrsg) Familien in Therapie – Grundlagen und Anwendung kognitiv-behavioraler Familientherapie. CIP-Medien, München, S 335–379

Bäuml, J, Pitschel-Walz G, Kissling W (1996) Psychoedukative Gruppen bei schizophrenen Psychosen für Patienten und Angehörige. In: Stark A (Hrsg) Verhaltenstherapeutische und psychoedukative Ansätze im Umgang mit schizophren Erkrankten. dgvt, Tübingen, S 217–255

Bäuml J, Pitschel-Walz G, Schaub A (2002) Psychosoziale Therapien. In: Schmauß M (Hrsg) Schizophrenie – Pathogenese, Diagnostik und Therapie. UNI-MED, Bremen S 194–262

Baier B, Romero B (2001) Rehabilitationsprogramme und psychoedukative Ansätze für Demenzkranke und betreuende Angehörige. In: Förstl H (Hrsg) Demenzen in Theorie und Praxis. Springer, Berlin Heidelberg New York, S 385–404

Bender M (2001) Das Protokoll einer schwierigen Partnerschaft. Kerbe 3: 19–22

Clarkin JF, Carpenter D, Hull J, Wilner P, Glick ID (1998) Effects of psychoeducational intervention of married patients with bipolar disorder and their spouses. Psychiatr Servic 49: 531–533

Cordova JV, Jacobson NS (1997) Acceptance in couple therapy and its implication for the treatment of depression. In: Sternberg RJ, Hojjat M (Hrsg) Satisfaction in close relationships. Guilford Press, New York, pp 429–441

Daiuto AD, Baucom DH, Epstein N, Dutton SS (1998) The application of behavioral couples therapy to the assessment and treatment of agoraphobia: Implications of empirical research. Clin Psychol Rev 18(6): 663-687

Deutsche Gesellschaft für Psychiatrie, Psychotherapie und Nervenheilkunde (DGPPN) (1998) Behandlungsleitlinien Schizophrenie. Steinkopff, Darmstadt

Deutsche Gesellschaft für Psychiatrie, Psychotherapie und Nervenheilkunde (DGPPN) (2000) Behandlungsleitlinien Affektive Erkrankungen. Steinkopff, Darmstadt

Dykierek P, Hüll M (2000) Interpersonelle Psychotherapie bei beginnender Alzheimer Erkrankung. In: Hock C, Hüll M, Schecker M: Die Alzheimer-Krankheit. Gunter Narr, Tübingen

Eisler I, Dare C, Russell GF, Smukler G, le Grange D, Dodge E (1997) Family and individual therapy in anorexia nervosa. A 5-year follow-up. Arch Gen Psychiatry 54(11): 1025–1030

Epstein Rosen L, Amador XF (1998) Wenn der Mensch, den du liebst, depressiv ist. Scherz, Bern

Erhardt T, Plattner A (1999) Verhaltenstherapie bei Morbus Alzheimer. Hogrefe, Göttingen

Gent EM van , Zwart FM (1991) Psychoeducation of partners of bipolar-manic patients. J Affect Disord 21: 15–18

Greil W, Erazo N (1997) Psychoedukation als Therapie: Durch Information zur Kooperation. Münch Med Wschr 139 (49): 729–732

Gunderson JG, Berkowitz C, Ruiz-Sancho A (1997) Families of borderline patients: A psychoeducational approach. Bull Menninger Clin 61(4): 446–457

Gunia H, Friedrich J, Berger H (2002) Psychoedukative Familienintervention: schizophrene Patienten gemeinsam mit Angehörigen Nervenarzt 73 (Suppl 1): 183

Halgin RP, Lovejoy DW (1991) An integrative approach to treating the partner of a depressed person. Psychotherapy 28(2): 251–258

Haupt M (1993) Therapeutische Strategien gegen Angst und Aggression bei Demenz. Verhaltensmod Verhaltensmed 14: 325–339

Haupt M, Karger A, Baumgärtner D, Kuminoti D, Jänner M, Schneider F (2000) Verbesserung von Unruhezuständen und Angst bei Demenzkranken nach psychoedukativer Gruppenarbeit mit pflegenden Angehörigen. Fortschr Neurol Psychiatr 68(5): 216–223

Hirsch R (2001) Psychotherapie. In: Förstl H (Hrsg) Demenzen in Theorie und Praxis. Springer, Berlin Heidelberg New York, S 339–354

Hoffman PD, Fruzzetti AE, Swenson CR (1999) Dialectical behavior therapy – family skills training. Fam Process 38(4): 399–414

Honig A, Hofman A, Hilwig M, Noorthoorn E, Ponds R (1995) Psycho education and expressed emotion in bipolar disorder: Preliminary findings. Psychiatry Research 56: 299–301

Hornung WP, Feldmann R (2000) Psychoedukative Verfahren und Angehörigenarbeit. In: HJ Möller (Hrsg) Therapie psychiatrischer Erkrankungen. Thieme, Stuttgart, S 146–155

Jacob M, Frank E, Kupfer DJ, Cornes C, Carpenter LL (1987) A psycho-educational workshop for depressed patients, family and friends: Description and evaluation. Hospital Community Psychiatry 38(9): 968–972

Luderer HJ (1994) Himmelhochjauchzend, zum Tode betrübt – Depression und Manie, Ursachen und Behandlung. TRIAS, Stuttgart

Mahnkopf A, Müller H-K (1995) Informationszentrierte Angehörigengruppen bei depressiven Erkrankungen. Psy Pflege 1: 43–46

Miklowitz DJ, Goldstein MJ (1997) Bipolar disorder – A family-focused treatment approach. Guilford, New York

Miller AL, Glinski J, Woodberry KA, Mitchell AG, Indik J (2002) Family therapy and dialectical behavior therapy with adolescents: Part I: Proposing a clinical synthesis. Am J Psychother 56(4): 568–584

Mittelman MS, Ferris SH, Shulman E, Steinberg G, Ambinder A, Mackell JA, Cohen J (1995) A comprehensive support program: Effect on depression in spouse-caregivers of AD patients. Gerontologist 35(6): 792-802

NAMI (ed) (1998) NAMI Family-to-Family Education Program – Open your mind – mental illnesses are brain disorders. NAMI, Pennsylvania

Ostwald SK, Hepburn KW, Caron W, Burns T, Mantell R (1999) Reducing caregiver burden: A randomised psychoeducational intervention for caregivers of persons with dementia. Gerontologist 39(3): 299-309

Pitschel-Walz G (2003a) Lebensfreude zurückgewinnen – Ratgeber für Menschen mit Depressionen und deren Angehörige. Urban & Fischer, München

Pitschel-Walz G (2003b) Angehörigenarbeit bei affektiven Erkrankungen. In: W Binder, W Bender (Hrsg) Die dritte Dimension in der Psychiatrie – Angehörige, Betroffene und Professionelle auf einem gemeinsamen Weg. Claus Richter, Köln

Pitschel-Walz G, Engel R (1997) Psychoedukation in der Schizophrenie-behandlung. Psycho 23(1): 22–34

Pitschel-Walz G, Leucht S, Bäuml J, Kissling W, Engel RR (2001) The Effect of family interventions on relapse and rehospitalization in schizophrenia – A meta-analysis. Schizophr Bull 27(1): 73–92

Pitschel-Walz G, Bäuml J, Kissling W (2003) Psychoedukation Depressionen – Manual für Therapeuten von Patienten- und Angehörigengruppen. Urban & Fischer, München

Rahn E (2001) Borderline – Ein Ratgeber für Betroffene und Angehörige. Psychiatrie-Verlag, Bonn

Romero B, Eder G (1992) Selbst-Erhaltungstherapie (SET): Konzept einer neuropsychologischen Therapie bei Alzheimerkranken. Z Gerontopsychol Gerontopsychiatr 5: 267–282

Russell GF, Szmukler GI, Dare C, Eisler I (1987) An evaluation of family therapy in anorexia nervosa and bulimia nervosa. Arch Gen Psychiatry 44 (12): 1047-1056

Sadre Chirazi-Stark FM, Bremer F, Esterer I (2002) Wege aus dem Wahnsinn – Therapien, Begleitung, Selbsthilfe bei psychotischen Erkrankungen (aktualisierte und erweiterte Neuausgabe). Psychiatrie-Verlag, Bonn

Schaub A (2002): Illness Self-management programs in schizophrenia and severe affective disorders. In: Schaub A (ed.) New family interventions and associated research in psychiatric disorders. Springer, Wien, S 229–247

Schindler L, Hahlweg K, Revenstorf D (1980) Partnerschaftsprobleme: Möglichkeiten zur Bewältigung. Springer, Berlin Heidelberg New York

Schmid R, Spießl H, Vukovich A (2002) Erwartungen von Angehörigen an die psychiatrische Klinik. Nervenarzt 73 (Suppl 1): S184

Schulz R, Beach SR (1999) Caregiving as a risk factor for mortality. JAMA 282: 2215–2219

Schulz R, O'Brien AT, Bookwala J, Fleissner K (1995) Psychiatric and physical morbidity effects of dementia caregiving: Prevalence, correlates, and causes. Gerontologist 35: 771–791

Sherill JT, Frank E, Geary M, Stack JA, Reynolds CF (1997) Psychoeducational workshops for elderly patients with recurrent major depression and their families. Psychiatr Serv 48(1): 76–81

Stanton MD, Shadish WR (1997) Outcome, attrition, and family-couples treatment for drug abuse: a meta-analytic review of the controlled, comparative studies. Psychol Bull 122(2): 170–191

Stengler-Wenzke K, Angermeyer MC (2002) Ambulante Gruppentherapie für Patienten mit Zwangserkrankungen und deren Angehörige. Psychiat Prax 29: 136–141

Teri L, Gallagher-Thompson D (1991) Cognitive-behavioral interventions for treatment of depression in Alzheimer patients. Gerontologist 31: 413–416

Toseland RW, Rossiter CM (1989) Group interventions to support family caregivers: A review and analysis. Gerontologist 29: 438-443

Waring EM, Chamberlaine CH, McCrank EW, Stalker CA, Carver C, Fry R, Barnes S (1988) Dysthymia: a randomized study of cognitive marital therapy and antidepressants. Can J Psychiatry 33(2): 96–99

Woodberry KA, Miller AL, Glinski J, Indik J, Mitchell AG (2002) Family therapy and dialectical behavior therapy with adolescents: Part II: A theoretical review. Am J Psychother 56(4): 585–602

VIII Behandlungsprobleme spezieller Gruppen

Behandlungsprobleme bei Kindern und Jugendlichen

Hellmuth Braun-Scharm, Hans-Christoph Steinhausen

Das Kindes- und Jugendalter ist die Zeit, in der sich der Mensch am schnellsten und umfassendsten verändert. Organisch-biologische Reifung und psychosoziale Entwicklung greifen ineinander und ermöglichen die komplexen Prozesse, durch die ein Kind zum Erwachsenen wird. Kinder- und Jugendpsychiatrie ist deshalb wesentlich durch das Entwicklungsparadigma geprägt, während Modelle der Beeinträchtigung, Behinderung oder Handicapierung weniger im Vordergrund stehen. Vor allem im Kindesalter zeichnet sich ein großer Teil der psychischen Störungen durch einen günstigen, eher episodischen Verlauf aus. Allerdings gibt es auch im Kindesalter bereits schwere und chronische Störungen, die rehabilitative Rahmenbedingungen erfordern. Dabei wird Behinderung häufig und partiell zu Unrecht mit dem Bild des Entwicklungsstillstandes verbunden. Auch behinderte Kinder und Jugendliche entwickeln sich, wenn auch unter spezifischen und eingeschränkten Bedingungen. So muss die psychiatrische Rehabilitation von Kindern und Jugendlichen sowohl ihrer Behinderung als auch ihrer Entwicklung gerecht werden.

Zusätzlich zu diesen eher grundsätzlichen Überlegungen gibt es organisatorische Gegebenheiten, welche die psychiatrische Rehabilitation in der Kinder- und Jugendpsychiatrie leicht aus dem Blickfeld treten lassen. Zum einen ist es traditionell und berechtigterweise so, dass behinderte Kinder und Jugendliche weitgehend aus dem medizinischen System ausscheiden und in komplementären, meist pädagogischen Einrichtungen betreut werden, in denen eine langfristige Betreuung wesentlich besser als in einer Klinik geleistet werden kann. Zum anderen endet die Zuständigkeit der Kinder- und Jugendpsychiatrie mit dem 18. Lebensjahr, so dass früher oder später Kinder und Jugendliche mit bleibenden psychischen Einschränkungen aus dem System der Kinder- und Jugendpsychiatrie »herauswachsen« und in den Einrichtungen für behinderte Erwachsene weiter betreut werden. Zum dritten haben sich einige Bereiche der Behinderungsrehabilitation schon vor längerer Zeit von der Psychiatrie separiert; dazu zählen v. a. die Rehabilitation der geistigen Behinderung und der Epilepsien. Diese Bereiche suchen den Kontakt zur Kinder- und Jugendpsychiatrie in der Regeln nur dann noch, wenn es sich um Kinder mit problematischen komorbiden Störungen handelt, die den Rahmen der jeweiligen Institution überfordern.

33.1   Rehabilitation im Kindesalter

Einige Störungen mit Erstmanifestation im Kindesalter nehmen bereits früh einen chronischen Verlauf und machen daher rehabilitative Maßnahmen erforderlich. Dies gilt für Kinder mit geistiger Behinderung, Autismus, den noch sehr seltenen Psychosen, organischen Psychosyndromen, hyperkinetischen Störungen sowie für einen kleineren Teil der Ticstörungen. Auch mit zahlreichen körperlichen Krankheiten sowie Behinderungen ist eine erhöhte psychische Vulnerabilität verbunden, so dass sich auch hier die Frage einer spezifischen kinderpsychiatrischen Rehabilitation stellt. Für einen Teil dieser Kinder dauert die Rehabilitation bis in das Jugend- und Erwachsenenalter hinein an.

Im Folgenden werden die Grundsätze der Rehabilitation bei einer Gruppe von Störungen dargestellt, für die Strukturen und Inhalte der Intervention über das Ausmaß einer begleitenden, schwerpunktmäßig ambulant realisierbaren Therapie mit eher punktuellen Kontakten hinausgehen. Dies gilt für die geistige Behinderung, den frühkindlichen Autismus, ausgewählte neuropsychiatrische Störungen sowie chronische körperliche Störungen und Sinnesbehinderungen.

33.1.1   Geistige Behinderung

Bedingt durch die am Intelligenzquotienten (IQ) orientierte Definition sind knapp 3% der Bevölkerung geistig behindert, entsprechend dem 2 Standardabweichungen unter dem Mittelwert von IQ=100 liegenden Grenzwert von IQ=70 für die geistige Behinderung (GB). Damit stellt die Gruppe der Menschen mit GB die größte Gruppe für eine psychiatrische Rehabilitation dar. Ein Teil der leicht geistig Behinderten (IQ 70–50) ist jedoch mit relativ geringer Unterstützung zu einer Lebensführung imstande, die wenig rehabilitative Maßnahmen erforderlich macht. Der kleinere Teil der etwa 0,5% der Bevölkerung umfassenden schwer geistig Behinderten (IQ<50) benötigt aufwändige rehabilitative Programme. Dabei kann die Lebenserwartung für schwer geistig Behinderte begrenzt sein, weil mit diesem Schweregrad zahlreiche genetisch bedingte, metabolische und neurodegenerative Syndrome einhergehen. Die Verknüpfung mit diesen Syndromen kann aufwändigere medizinische Maßnahmen erforderlich machen.

> **Wichtig**
>
> Geistig Behinderte haben einen hohen Rehabilitationsbedarf.

Die spezielle medizinische Zuständigkeit für die GB beginnt bei der **Frühdiagnostik** mit Familien- und Entwicklungsanamnese, psychologischer Funktionsdiagnostik, körperlicher Untersuchung, psychopathologischem Befund sowie Zusatzuntersuchungen nach Indikation (vgl. Steinhausen 2001b, 2002). Zu Letzteren gehören z. B. Sprach- und Hörprüfungen, EEG, neuroradiologische und biochemische Untersuchungen (speziell Aminosäuren), serologisch-immunologische Untersuchungen, Hormonanalysen, Liquoruntersuchungen, Biopsien sowie spezielle zytogenetische und molekulargenetische Untersuchungen.

Trotz der begrenzten Messgenauigkeit psychologischer Entwicklungs- und Intelligenztests einschließlich ihrer eingeschränkten prognostischen Aussagekraft sollte die Zuschreibung einer unspezifischen Entwicklungsverzögerung anstelle der Diagnose einer GB unterbleiben, um die erforderlichen Weichen für eine **Frühbehandlung** zu stellen. Diese ist primär an einer Ausschöpfung vorhandener Ressourcen des Kindes und an einer Entwicklung adaptiver Fähigkeiten und nicht an der Restitution von Defiziten orientiert. Das in der Behinderungspädagogik verfolgte Ziel der Normalisierung intendiert die Integration in möglichst normale Alltagskontexte und Lebensvollzüge und die Verhinderung von Absonderung und Stigmatisierung. Gleichwohl sind zahlreiche rehabilitative Maßnahmen erforderlich, die nur durch interdisziplinäre **Rehabilitationsangebote** unter sehr speziellen institutionellen Rahmenbedingungen geleistet werden können.

> **Wichtig**
>
> Die Rehabilitation geistig Behinderter muss interdisziplinär erfolgen.

Die ärztlichen und speziell psychiatrischen Versorgungsleistungen sind in Strukturen eingebettet, zu denen zahlreiche Berufsgruppen wie Psychologen, Sozial- und Heilpädagogen sowie Spezialtherapeuten wie Ergotherapeuten, Physiotherapeuten, Logopäden, Musiktherapeuten u. a. beitragen. Entsprechend sind die der Diagnostik und kurz- bzw. mittelfristigen Therapie gewidmeten sozialpädiatrischen Zentren oder auch die an der längerfristigen Betreuung und Rehabilitation orientierten Einrichtungen und speziell die Heime für Menschen mit GB immer interdisziplinär organisiert.

Die Versorgung von Menschen mit GB ist im Kindesalter in der Regel an dem Leben in der Familie mit spezieller außerfamiliärer pädagogischer Betreuung orientiert und erfolgt in diesem Entwicklungsabschnitt nur bei komplizierenden Grunderkrankungen, hohem Pflegeaufwand, psychiatrischer Komorbidität oder Überlastung der Familie in einer Institution. Mit Erreichen des Erwachsenenalters stellt sich jedoch meist die Frage einer außerfamiliären Wohn- und Betreuungsform. Spätestens zu diesem Zeitpunkt wird die lebenslange Notwendigkeit einer institutionellen Betreuung für zahlreiche Menschen mit GB ersichtlich.

In der folgenden Übersicht sind die den einzelnen Entwicklungsabschnitten zugeordneten pädagogischen Maßnahmen für geistig Behinderte zusammengefasst.

Übersicht alterspezifischer pädagogischer Maßnahmen bei geistiger Behinderung

- ▬ Frühförderung im Kleinkindalter
  - – Sprachentwicklung, Motorik, emotionale und kognitive Entwicklung
- ▬ Förderung im Kindergartenalter
  - – Sonderkindergärten als integrierter Bestandteil eines allgemeinen Kindergartens
  - – Sonderkindergärten für Kinder mit verschiedenen Behinderungsarten
  - – Sonderkindergärten als selbstständige Einrichtungen
- ▬ Förderung im Schulalter
  - – Integrationsklasse mit spezieller pädagogischer Betreuung behinderter Schüler in Normalklassen
  - – Sonderklassen für Behinderte an Normalschulen
  - – Schulen für geistig Behinderte
- ▬ Förderung im Erwachsenenalter
  - – Berufsbildung und Werkstätten für Behinderte
  - – Wohnstätten und Heime
  - – Freizeitpädagogik und Erwachsenenbildung

Pädagogische Betreuungsformen nehmen in der Rehabilitation von Menschen den größten Stellenwert ein. Sie werden durch eine Vielzahl spezieller Rehabilitationsmaßnahmen ergänzt, die in der folgenden Übersicht dargestellt sind. Detaillierte Darstellungen der verschiedenen Maßnahmen können den Handbüchern über GB von Neuhäuser und Steinhausen (2003) sowie über Entwicklungsstörungen im Kindes- und Jugendalter von Steinhausen (2001a) entnommen werden.

Spezielle Rehabilitationsmaßnahmen bei geistiger Behinderung

- ▬ Medizinische Maßnahmen
  - – Pädiatrisch-internistische Behandlung spezieller Grunderkrankungen (z. B. Stoffwechselstörungen)
  - – Gesundheitliche Vorsorgemaßnahmen
  - – Pharmakotherapie begleitender Epilepsien
  - – Psychopharmako- sowie Psycho- und Verhaltenstherapie für komorbide psychische Störungen
  - – Beratung in Fragen von Partnerschaft, Sexualität und Kontrazeption

▼

- – Begutachtung des Gesundheits- und Entwicklungszustands sowie spezieller Fragestellungen (z. B. Betreuung, Sterilisation)
- ▬ Psychologische Maßnahmen
  - – Beurteilung und Begutachtung des Entwicklungszustandes
  - – Verhaltenstherapie und -modifikation zum Aufbau von sozialadaptivem Verhalten und Abbau exzessiven Verhaltens mit sozial störendem oder selbstschädigendem Verhalten
- ▬ Logopädie und Kommunikationsförderung
  - – Förderung von vorsprachlicher Verständigung
  - – Förderung des Spracherwerbs
  - – Gesprächsförderung
- ▬ Physiotherapie und Förderung der Bewegung
  - – Krankengymnastik
  - – Psychomotorische Frühförderprogramme
  - – Bewegungsförderung und Sport
- ▬ Spezialtherapien
  - – Ergotherapie zur Förderung der Kreativität
  - – Musiktherapie als Ausdrucksmedium speziell bei sprachlichen Kommunikationsdefiziten
- ▬ Aktivitäten der Selbsthilfe
  - – Bundesvereinigung Lebenshilfe für Menschen mit geistiger Behinderung in Deutschland mit zahlreichen Einrichtungen
  - – Lokale Organisationen, Träger und Einrichtungen

33.1.2 Autismus

Für den frühkindlichen Autismus sind drei definierende Merkmale charakteristisch:

- ▬ eine schwere zwischenmenschliche Beziehungsstörung,
- ▬ ein ausgeprägtes Defizit der sprachlichen Kommunikation und
- ▬ repetitive und stereotype Verhaltensmuster.

Etwa zwei Drittel aller Menschen mit Autismus sind geistig behindert. Die Abgrenzung der normal- und hoch begabten Menschen mit Autismus (»high functioning autism«) vom Asperger-Syndrom (autistische Psychopathie) ist ein Gegenstand anhaltender wissenschaftlicher Debatte. Der Schweregrad des Asperger-Syndroms ist deutlich geringer als beim typischen Patienten mit frühkindlichem Autismus. Autistische Zeichen im Sinne einer Verdünnung der Symptomatik sind speziell bei GB häufig. Unter der Annahme eines Spektrums autistischer Störungen kommen neuere internationale Studien zu Prävalenzraten von bis zu 1,7 Betroffene auf 1000 Kinder und Jugendliche.

> **Wichtig**
>
> Autismus erfordert mehrheitlich eine lebenslange Rehabilitation.

Aufgrund der starken Überlagerung durch die GB bleiben etwa zwei Drittel der Betroffenen mit Autismus stark behindert und sind damit auf ähnliche Fördermaßnahmen wie Menschen mit GB angewiesen. Gleichwohl muss die Rehabilitation spezifisch auf die autistischen Defizite ausgerichtet werden, und es kann nicht nur mit den Verfahrensweisen der Rehabilitation bei GB gearbeitet werden. Nur etwa jeder sechste Patient mit Autismus nimmt eine Entwicklung mit Berufsfähigkeit und relativer sozialer Integration, wobei die Kernsymptomatik in Form von bleibenden Beziehungsschwierigkeiten und ungewöhnlichen Verhaltensstilen erhalten bleibt. Etwa ein Viertel der Fälle bleibt trotz relativer Selbstständigkeit und Rückgang der autistischen Verhaltensauffälligkeiten weiterhin von fürsorgender Betreuung abhängig (Steinhausen 2004).

> **Behandlungsziele bei Autismus**
>
> - Unterstützung der sozialen und kommunikativen Entwicklung
> - Förderung der allgemeinen Lern- und Problemlösefähigkeit
> - Abbau von Verhalten, das Lernen und Erwerb normaler Erfahrungen beeinträchtigt
> - Hilfen für Familien zur Bewältigung des Autismus

In Orientierung an diesen Zielen liegen die Schwerpunkte der **Rehabilitation** beim Aufbau sozialer und sprachlicher Fertigkeiten, der Entwicklung sozialer Verhaltensmuster, der Behandlung von störendem Verhalten sowie der Einbeziehung der Eltern in die Behandlungsprogramme (vgl. Klicpera et al. 2001; Steinhausen 2002a). In der Umsetzung dieser Ziele haben sich verhaltenstherapeutische Techniken mit besonderer Orientierung an dem Verstärkungsparadigma zum Aufbau von Kommunikation und sozialem Verhalten in Kombination mit pädagogischen Vorgehensweisen als besonders wirksam erwiesen. In derartigen Programmen ist die Einbeziehung der Eltern oder zahlreicher Trainer bzw. Kotherapeuten unverzichtbar, zumal die erfolgreichen verhaltenstherapeutischen Programme mit hoher Stundenfrequenz (z. B. 5 Stunden täglich) im häuslichen Umfeld erfolgen.

> **Wichtig**
>
> Die Schwerpunkte der Rehabilitation bei Autismus liegen bei Verhaltenstherapie und Pädagogik.

Angesichts der schweren Belastungen der Familien durch ein Kind mit Autismus ist es verständlich, dass Eltern immer wieder zu Außenseitermethoden bzw. **Alternativtherapien** greifen. Hier gibt es eine Vielzahl von kurzlebigen Wellen mit meist unkritischer Propagierung durchschlagender Erfolge in der Behandlung des Autismus. Älteren diätetischen Ansätzen (z. B. mit Megavitamin-Therapie) folgten Interventionen mit z. B. sog. Festhaltetherapie, computergestützter Kommunikation oder neuerdings Hormonbehandlung mit Secretin. Systematische wissenschaftliche Überprüfungen der Effizienz haben mit großer Regelhaftigkeit keine Wirksamkeit derartiger Interventionen nachweisen können (vgl. Howlin 1997). Gleichwohl haben sie der anhaltenden Popularität angesichts der ungenügend geklärten Ursachen des Autismus und der eingeschränkten Prognose keinen definitiven Abbruch getan.

Trotz wiederholter und zahlreicher kontrollierter Studien können weder die Grundstörung des Autismus noch die meisten Ursachen der GB erfolgreich medikamentös behandelt werden. Die Behandlung mit **Psychopharmaka** sollte nach Möglichkeit auf Kriseninterventionen oder kurze Therapieintervalle beschränkt bleiben, zumal die vorwiegend zur Verwendung kommenden Neuroleptika im Rahmen von Dauerbehandlungen zu unerwünschten Nebenwirkungen führen können. Neuroleptika sind aber wirksam, indem massive Affektdurchbrüche, Erregung, motorische Unruhe und Selbstverletzungen günstig beeinflusst werden. Zunehmend propagiert und bei einem Teil der autistischen Kinder wohl auch erfolgreich ist der Einsatz von Antidepressiva, die positive Wirkung auf Rückzug, soziale Isolation und Dysphorie haben können. Sowohl bei den Neuroleptika wie bei den Antidepressiva sollten neue, nebenwirkungsarme Substanzen verwendet werden, die zudem bei behinderten Kindern und Jugendlichen häufig in niedrigeren Dosierungen gegeben werden als bei nicht Behinderten.

33.1.3 Neuropsychiatrische Störungen

Die Entwicklung des kindlichen Hirns ist in einer Phase der intensivsten nachgeburtlichen Differenzierung durch enorme Vulnerabilität einerseits, aber auch erstaunliche Plastizität und damit die Fähigkeit zur Kompensation von Schädigungen andererseits gekennzeichnet. **Schädigungen des Hirns** durch Entzündungen, Schädel-Hirn-Traumen, Intoxikationen und Stoffwechselstörungen sowie Tumoren führen nicht nur zu einem psychopathologischen Bild des akuten organischen Psychosyndroms, sondern in Abhängigkeit vom Reifezustand des Gehirns, der prämorbiden Entwicklung, der Intensität der Noxe sowie Umweltmerkmalen zu unterschiedlichen **chronischen Folgezuständen**, die als Defektzustände und Behinderung verbleiben bzw. im günstigsten Fall in eine weitgehende Restitution übergehen.

> **Wichtig**
>
> Hirnschädigungen verschiedenen Ursprungs machen umfangreiche Rehabilitationsmaßnahmen erforderlich.

Folgezustände einer **Enzephalitis** machen ein multimodales Vorgehen in der Rehabilitation mit krankengymnastischer Behandlung vorliegender Bewegungsstörungen, Antikonvulsivatherapie begleitender Epilepsien und symptomorientierter Psychopharmakotherapie zur Beeinflussung von Störungen des Antriebs, der Aufmerksamkeit und der Affektivität erforderlich. Ein besonderer Schwerpunkt muss bei Psycho- und Verhaltenstherapie liegen, um dem betroffenen Kind und seinen Eltern die Verarbeitung des oft schweren Schicksals der Erkrankung mit ihren Auswirkungen auf Erleben, Verhalten und Funktionen zu erleichtern. Pädagogisch ist ein an der geminderten Leistungsfähigkeit orientiertes Unterrichten und Lernen erforderlich, zumal massive Einbußen bis zum Grad einer geistigen Behinderung die Folge sein können.

Wegen der im Kindesalter häufigen Unfälle sind **Schädel-Hirn-Traumen** und ihre Folgen eine wichtige Aufgabe der interdisziplinären Rehabilitation. Psychopathologisch können neben akuten Zeichen im Sinne eines exogenen organischen Psychosyndroms verschiedenste Durchgangssyndrome sowie chronische Folgezustände beobachtet werden. Zu Letzteren zählen die posttraumatische Wesensveränderung, hirnlokale Psychosyndrome in Form von Agnosie, Aphasie und Apraxie, ferner Intelligenzminderungen, das bei Kindern meist noch weniger spezifisch ausgeprägte Frontalhirnsyndrom sowie zahlreiche psychoreaktive Symptome im Sinne der posttraumatischen Erlebnisverarbeitung. Zusätzlich sind zahlreiche körperliche und neurologische Folgen zu berücksichtigen.

Die Rehabilitation der Folgen eines Schädel-Hirn-Traumas kann in Abhängigkeit von dem Schweregrad der Schädigung langwierig sein und psychische und körperliche Defekte möglicherweise nicht vollständig beheben. Die Interventionen zielen auf eine Restitution verlorengegangener Fähigkeiten wie Motorik, Sprache, Lesen, Schreiben oder auch Sauberkeit und Selbstversorgung. Auch hier ist ein interdisziplinärer Ansatz der Rehabilitation mit Physiotherapie, Logopädie, Ergotherapie, Sonderpädagogik sowie Psycho-, Verhaltens- und Familientherapie unverzichtbar. Ferner kann die Psychopharmakotherapie im Sinne der Unterstützung des integrativen Behandlungsplanes zur Beeinflussung einzelner Symptome eines chronischen organischen Psychosyndroms eingesetzt werden.

Von sehr ähnlichen Zielen und Vorgehensweisen ist auch die postoperative Versorgung von Kindern mit **Hirntumoren** bestimmt. Hier schaffen die z. T. beträchtlichen kognitiven und neuropsychologischen Ausfälle und der oft maligne Charakter zahlreicher Hirntumore besondere Bedingungen für die Rehabilitation, die sich sowohl in der leistungsbezogenen Rehabilitation als auch in der Erlebnisverarbeitung für das betroffene Kind und seine Familie auswirken. Aber auch benigne Tumore können bei entsprechender Lage zu erheblichen Verhaltensstörungen führen (z. B. Kraniopharyngeome). Insofern ist neben der neuropsychiatrischen Supervision auch die Indikation für eine begleitende Psycho- und Familientherapie nahezu immer gegeben und macht die Bereitstellung von kinder- und jugendpsychiatrischen Liaisondiensten erforderlich.

Die Versorgungsstrukturen für neuropsychiatrische Störungen werden ebenso wie für die **Epilepsien** schwerpunktmäßig von speziellen neuropädiatrischen Einrichtungen bereitgestellt, in denen Kinder- und Jugendpsychiater sowie klinische Psychologen integriert oder konsiliarisch im Rahmen eines umfassenden Rehabilitationsauftrages kooperieren. Auch bei den Epilepsien, die teilweise das Ergebnis von Hirnschädigungen darstellen, ist die spezifische fachliche Zuständigkeit der Kinder- und Jugendpsychiatrie in dem Umstand zu sehen, dass Leistungs- und Funktionsstörungen, verschiedene Psychosyndrome und psychosoziale Probleme einschließlich Berufsplanung, institutionelle Versorgung und soziale Integration besondere Aufgaben einer fachspezifischen Rehabilitation darstellen.

Größere Spezialabteilungen für diese Klientel sind rar und führen, wegen der geographischen Entfernungen, zu einer großen Belastung für die Familien, deren Kinder stationär behandelt werden. Beispiele für derartige Institutionen sind im Anhang mit Anschriften dokumentiert.

33.1.4 Chronische körperliche Störungen und Sinnesbehinderungen

Fortschritte in der Behandelbarkeit zahlreicher körperlicher Krankheiten haben nicht unwesentlich dazu beigetragen, dass in entwickelten Industrieländern etwa 10% aller Kinder und Jugendlichen von einer chronischen Krankheit oder Behinderung betroffen sind. Hierzu zählen z. B. Asthma bronchiale, Diabetes mellitus, chronische Niereninsuffizienz, onkologische Krankheiten, aber auch Körper- und Sinnesbehinderungen. Den verschiedensten Krankheiten ist gemeinsam, dass sie aufgrund ihrer Chronizität und jeweils spezieller Krankheits- und Behandlungsbedingungen besondere Risiken und Herausforderungen für die Entwicklung und **psychosoziale Adaptation** der betroffenen Kinder und Jugendlichen schaffen. Damit ist zugleich eine hohe Wahrscheinlichkeit für die Entwicklung von psychischen Störungen verbunden, die je nach Störung mindestens 2- bis 3-mal höher als bei körperlich Gesunden ist und ein noch höheres Ausmaß annehmen kann, wenn im Rahmen der körperlichen Krankheit das Hirn mitbeteiligt ist (Steinhausen 2002a).

> **Wichtig**
>
> Chronische Krankheiten und Behinderungen sind häufig und gefährden die psychosoziale Adaptation.

Für die große, mehrheitlich in der Pädiatrie versorgte Klientel besteht daher ein umfangreicher Bedarf an psychiatrischer Rehabilitation, der in Form von kinder- und jugendpsychiatrischer sowie klinisch-psychologischer **Liaisonarbeit** wahrgenommen werden sollte. Die leitenden Therapie- und Rehabilitationsziele sind in der folgenden Übersicht zusammengestellt und machen die Notwendigkeit einer interdisziplinären Kooperation erneut deutlich.

> **Rehabilitationsziele bei chronischen körperlichen Krankheiten und Behinderungen**
>
> - Medizinische Krisenprävention und Symptomkontrolle
> - Entwicklung und Durchführung von Behandlungsplänen
> - Prävention und Rehabilitation psychischer Störungen und sozialer Isolation
> - Psychosoziale Adaptation an wechselnde Krankheitsverläufe und Belastungen durch Selbstakzeptanz und krankheitsbezogene Kompetenz
> - Sozioökonomische und materielle Sicherung

Im Rahmen eines von diesen Zielen geleiteten Rehabilitationsprogramms sind vom Kinder- und Jugendpsychiater bzw. klinischen Psychologen verschiedene Aufgaben zu erfüllen, die im Folgenden skizziert sind.

> **Inhalte der psychiatrisch-psychologischen Rehabilitation bei chronischen Krankheiten und Behinderungen im Kindes- und Jugendalter**
>
> - Informationsvermittlung, Psychoedukation
> - Aufbau von Krankheitsverständnis und -verarbeitung
> - Sicherstellung des Behandlungsprogramms durch Schulung und Verhaltensmodifikation bei fehlender Compliance
> - Beratung und Therapie der Familie und sozialer Umwelt bei Problemen der psychosozialen Adaptation an die Krankheit
> - Psychologische Prävention durch angemessene Vorbereitung auf diagnostisch-therapeutische Maßnahmen
> - Elterngruppen, Elterntraining, Mitarbeit in Selbsthilfegruppen zur Förderung der Krankheitsverarbeitung und Behandlungsunterstützung
>
> ▼

> - Psychotherapien für die betroffenen Kinder, Jugendlichen, Eltern und Familie in jeweils angepassten Settings

Auch in diesem Feld der interdisziplinären Rehabilitation ist der mit der spezifischen Versorgungsstruktur sowie den einzelnen Krankheiten und Behinderungen wohl vertraute Kinder- und Jugendpsychiater in der Rolle eines integrierten Spezialisten erforderlich, der sein Fachwissen als Kenner normaler und abweichender Entwicklungsprozesse einbringt und in der Lage ist, nicht nur interdisziplinär zu arbeiten, sondern auch Teamprozesse zu reflektieren und ggf. auch zu verändern. So kann die kontinuierliche Arbeit mit sehr schwer kranken Kindern beispielsweise beträchtliche Belastungen für das Pflegepersonal bedeuten, die zu Dekompensationen führen kann. Präventiv kann daher eine begleitende Reflexion und Supervision der Teamarbeit hilfreich und sinnvoll sein.

Grundsätzlich muss die interdisziplinäre Kooperation mit der Familie des kranken und behinderten Kindes zur Sicherstellung der Versorgung als ebenso wichtig wie die individuelle Stützung des kranken Kindes betrachtet werden. In diesem Kontext gehören auch die in der jüngsten Vergangenheit entwickelten und gut etablierten **Schulungsprogramme**, welche in einer verhaltensmedizinischen Orientierung der Information, der krankheitsbezogenen Kompetenz in der Versorgung und der Stützung einer positiven Krankheitsverarbeitung dienen. Entsprechende Programme sind z. B. für das Asthma bronchiale (Könning et al. 1999) oder die Neurodermitis (Petermann u. Warschburger 1999) entwickelt worden. Schließlich kann die Mitarbeit in **Selbsthilfegruppen** den Prozess der psychosozialen Adaptation der Patienten und ihrer Familien unterstützen und zugleich der Entwicklung von bisweilen ideologisierten Krankheits- und Behandlungskonzepten in derartigen Gruppen entgegen steuern.

33.2   Rehabilitation von Jugendlichen

Die biologische Pubertät ist nicht nur für die normale psychische, sexuelle und soziale Entwicklung von großer Bedeutung, sondern auch für psychopathologische Entwicklungen. Nahezu alle klassischen psychiatrischen Störungen des Erwachsenenalters treten erst nach der biologischen Pubertät in geringer und dann zunehmender Häufigkeit auf. Eine der wenigen Störungen, die ihr Manifestationsmaximum im Jugendalter haben, ist die Anorexia nervosa. Andere Störungen wie etwa die Schizophrenie, bipolare Psychosen, Depressionen oder Persönlichkeitsstörungen manifestieren sich mehrheitlich nach dem 20. Lebensjahr, sind aber bereits im Jugendalter zu beobachten. Im Folgenden sollen Rehabilitationsansätze bei den Essstörungen, den Schizophrenien und den Persönlichkeitsstörungen dargestellt werden.

33.2.1 Essstörungen

Die Prävalenzraten der Essstörungen liegen für die Anorexia nervosa (AN) deutlich unterhalb von 1% und für die Bulimia nervosa (BN) leicht oberhalb von 1%; subklinische Formen und spezielles diätetisches Essverhalten kommen dagegen deutlich häufiger vor. Während die AN typischerweise in der Adoleszenz beginnt, hat die BN ihren Häufigkeitsgipfel bei einem Erkrankungsalter von 19 Jahren, also am Übergang von der Adoleszenz zum Erwachsenenalter.

Das Ausmaß der Chronifizierung ist bei beiden Störungen ungewöhnlich hoch, zumal etwa 20% der Patienten mit AN chronifizieren und ein Drittel einen von Teilsymptomen gekennzeichneten Verlauf nehmen, ohne die diagnostischen Kriterien zu erfüllen (Steinhausen 2002b). Bei der BN ist die Chronifizierungsrate mit 26% sogar noch höher (Steinhausen 1999). Bei beiden Störungen spielen andere bzw. komorbide psychische Störungen im Verlauf eine große Rolle und machen aufwändige psychiatrisch-psychotherapeutische Behandlungen erforderlich. Eine internationale kollaborative Verlaufsstudie zeigte, dass im Verlauf von 5 Jahren die Patienten mit Essstörungen (zu 80% AN) sich bis zu 25% des Verlaufszeitraumes in ambulanter und oder stationärer Behandlung befanden (Steinhausen et al. 2000a, 2003). Eine noch ausgedehnte Verlaufsbeobachtung bis zu durchschnittlich 11 Jahren ergab einen Anteil von 17% des Verlaufszeitraumes, den die Patienten in Therapie verbrachten, wobei der Anteil therapeutischer Maßnahmen mit zunehmender Verlaufsdauer abnahm und die Prognose bei Absehung von Todesfällen sich tendenziell mit längerem Verlauf bei der AN besserte (Steinhausen et al. 2002b).

> **Wichtig**
>
> Essstörungen können noch nicht genügend wirksam behandelt werden, um Chronifizierung und erhöhte Mortalität zu verhindern.

Diese Daten zu Verlauf und Prognose zeigen, dass die gegenwärtig praktizierten Therapieansätze bei den Essstörungen nicht für alle betroffenen Patienten hinlänglich effizient sind. Der im Folgenden dargestellte **mehrdimensionale Behandlungsansatz** stellt sehr stark auf ein kontrolliertes therapeutisches Milieu ab, das in dieser Komplexität nur stationär oder allenfalls tagesklinisch realisiert werden kann.

Mehrdimensionale Therapie der Essstörungen

- Diätetische Behandlung und Ernährungsberatung
- Verhaltensvertrag (Regeln für die Nahrungsaufnahme, die Gewichtszunahme, Tagesstruktur, Aktivitäten
- Therapie des Essverhaltens
- Individuelle Betreuung und stationäre Milieutherapie
- Ergänzende psychotherapeutische Maßnahmen
- Ergänzende Psychopharmakotherapie

Tagesklinische Behandlungssettings sind jedoch für jugendliche Patienten mit Essstörungen allenfalls rudimentär entwickelt und noch nicht systematisch evaluiert worden. Insofern steht am Beginn der Behandlung zumindest der AN die Frage, ob ambulant oder stationär behandelt werden soll. Die Entscheidung dieser Frage hängt wesentlich von den in der folgenden Übersicht zusammengestellten Kriterien für die Wahl der therapeutischen Settings ab.

Wahl des therapeutischen Settings bei den Essstörungen

- Voraussetzungen für ambulante Therapie
  - Kurze Krankheitsdauer
  - Keine Purgativa oder Erbrechen
  - Kein schwerer Gewichtsverlust
  - Kooperative Familie
  - Therapiemotivierte und kooperative Patientin
  - Kombination von Diät und Psychotherapie
- Vorteile der stationären Therapie
  - Bessere Kooperation
  - Bessere Kontrolle von Komplikationen und Therapie
  - Erweiterte Einflussmöglichkeit
- Indikation für stationäre Therapie
  - Niedriges Körpergewicht (BMI <16) oder rapider Gewichtsverlust
  - Persistierendes Erbrechen
  - Pathologische Laborbefunde (EKG, Leberwerte, Blutwerte, biochemische Parameter)
  - Ausgeprägte Dehydrierung
  - Niedriger Blutdruck (RR <60 mmHg systolisch)
  - Bradykardie
  - Kardiovaskuläre Symptome
  - Depression
  - Suizidalität
  - Schwere psychische Störung
  - Handlungsunfähige Familie

> **Wichtig**
>
> Die Therapie der Essstörungen ist multimodal angelegt.

Die Prinzipien der **stationären** Therapie der Essstörungen berücksichtigen im Wesentlichen vier Schwerpunkte:

1. die medizinisch-diätetische Behandlung zum Ausgleich von Gewichtsverlust, Fehlernährung und körperlichen Komplikationen,
2. die multimodale Psychotherapie mit individuell ausgeprägten Anteilen von Einzelpsychotherapie, Verhaltenstherapie des Essverhaltens sowie Familientherapie dysfunktionaler Beziehungsmuster, Gruppen- und Milieutherapie auf Stationen mit gemischter Klientel bzw. in homogenen Gruppen in Spezialabteilungen, Körpertherapie zur Korrektur der Körperwahrnehmungsstörungen sowie gestaltende therapeutische Verfahren,
3. die Bereitstellung einer pflegerischen Bezugsperson zur Sicherstellung eines erwünschten Essverhaltens sowie als Vertrauensperson und
4. die Beratung und Schulung hinsichtlich eines diätetisch angemessenen Essverhaltens (Steinhausen 2002a, c).

Speziell bei der AN sind derartig komplexe Behandlungspläne mit allen vier Komponenten indiziert und ambulant nur schwer realisierbar. Sie leisten allerdings keinen hinreichenden Schutz gegenüber Rückfällen. In welchem Ausmaß ungenügend komplexe ambulante Nachversorgungsstrukturen mit z. B. ungenügender Überwachung des Essverhaltens bzw. mangelnder diätetischer Beratung und Schulung und ausschließlicher Fokussierung auf Psychotherapie ungenügend für die Rückfallprophylaxe sind, lässt sich angesichts fehlender Evaluation nicht ausmachen. Natürlich sind krankheitsspezifische Merkmale wie die oft fehlende Krankheitseinsicht, individuelle Persönlichkeitsmerkmale sowie die hohe Rate an Komorbiditäten mit anderen psychischen Störungen ebenso bei der Analyse von Rückfällen zu berücksichtigen.

Der in der klinischen Versorgungspraxis realisierte multimodale Therapieansatz ist bisher ungenügend evaluiert, während die Wirksamkeit einzelner Komponenten nachgewiesen ist. Dies gilt für die Verhaltenstherapie zum Aufbau von Gewicht und normalem Essverhalten, die **kog-nitive Verhaltenstherapie** speziell der BN, die **Familientherapie** bei der AN in der Adoleszenz sowie die Psychopharmakobehandlung mit selektiven Serotoninwiederaufnahmehemmern (SSRI) bei der BN (vgl. Jacobi et al. 1997; Steinhausen 2000, 2002c)

Die in der jüngsten Vergangenheit gestiegene Nachfrage nach Behandlungsplätzen hat zum Aufbau von Spezialkliniken geführt, während für die ambulante Nachsorge nicht genügend Praxen und Einrichtungen mit interdisziplinärer Ausrichtung existieren. Möglicherweise ist es auf diesen Umstand zurückzuführen, dass sich in der Zwischenzeit auf lokaler Ebene Selbsthilfegruppen etabliert haben, welche den Betroffenen bei der Bewältigung einer persistierenden Essstörung assistieren. Die Kooperation von Experten mit diesen Selbsthilfegruppen ist erstrebenswert, wenngleich sie nicht überall praktiziert und erwünscht wird.

33.2.2 Schizophrenien

Der begriffliche Wechsel von der Dementia praecox (Kraepelin) zu der Gruppe der Schizophrenien (Bleuler) erwies sich durch die späteren Verlaufsuntersuchungen nicht nur als terminologischer, sondern auch inhaltlicher Paradigmenwechsel. Die großen europäischen Verlaufsstudien der Schizophrenie (Bleuler 1972; Ciompi u. Müller 1976; Huber et al. 1979) und zahlreiche andere internationale Untersuchungen (Übersichten bei Angst 1988; McGlashan 1988) kamen zu dem weitgehend übereinstimmenden Ergebnis, dass der **Verlauf** der im Erwachsenenalter beginnenden Schizophrenien (»adult onset schizophrenia«, AOS) heterogen, **vorwiegend akut-rezidivierend** und nur bei einer kleinen Zahl primär-chronisch ist (▫ Tabelle 33.1). Etwa ein Drittel bis die Hälfte der Patienten kann – zumindest bei längerer Verlaufszeit – eine relativ günstige **Prognose** erwarten. Die durch diese Ergebnisse hervorgerufene Hoffnung, mit Hilfe von optimierter Diagnostik und Behandlung zu einer Verbesserung von Prognose und Verlauf zu gelangen, haben sich jedoch nicht im erwarteten Ausmaß erfüllt, so dass auch heute noch schizophrene Patienten einen Großteil der akuten und v. a. der chronischen Klientel in psychiatrischen Krankenhäusern ausmachen.

▫ **Tabelle 33.1.** Verlauf der Schizophrenien mit Beginn im Erwachsenenalter (AOS)

	Verlauf			
	Symptomfrei [%]	Günstig [%]	Mittel [%]	Ungünstig [%]
Bleuler 1972	20	33	24	24
Ciompi u. Müller 1976	29	24	26	20
Huber et al. 1979	26	31	29	14

◻ Tabelle 33.2. Verlauf der Schizophrenien mit Beginn im Jugendalter (EOS)

Autoren	N	Alter bei Katamnese [Jahre]	Verlauf		
			Günstig [%]	Mittel [%]	Ungünstig [%]
Braun-Scharm 2000	30	22,8	16,7	50	33,3
Cawthron et al. 1994	19	23,4	–	–	78
Gillberg et al. 1993	23	30	13	9	78
Jarbin et al. 2003	32	26,7	6	16	78
Lay et al. 2000	65	27,8	18,5	46,6	36,9
Maziade et al. 1996	40	28,8	26	40	34

Die Situation der in der Jugend beginnenden Schizophrenien (»early onset schizophrenia«, EOS) war lange Zeit unübersichtlich. Methodische Mängel, wechselnde diagnostische und klassifikatorische Gegebenheiten sowie eine generelle diagnostische Zurückhaltung der Kinder- und Jugendpsychiater führten zu einem uneinheitlichen Bild. Bis vor etwa 20–30 Jahren bestand bei der EOS ein ähnliches Bild, wie wir es heute bei den Persönlichkeitsstörungen antreffen. Aus Angst vor Stigmatisierung und ähnlichen Effekten wurden die EOS selten nach außen dokumentiert, wodurch eine Erforschung des jugendlichen Schizophrenieverlaufes erschwert wurde. Eine Übersicht der älteren Literatur führt daher zu uneinheitlichen Ergebnissen (Braun-Scharm 1992).

Erst in den letzten Jahren sind – begünstigt durch vermehrte stationäre jugendpsychiatrische Behandlungsmöglichkeiten – qualitativ bessere, voneinander unabhängige, jedoch methodisch vergleichbare und in den essenziellen Ergebnissen weitgehend übereinstimmende Studien vorgelegt worden. Diese belegen, dass der Verlauf der Schizophrenien eine deutliche Altersabhängigkeit aufweist. Die EOS zeigen durch schleichenden Beginn, frühe Minussymptomatik, seltene Akutepisoden und ausgeprägte Residualsymptome deutliche Unterschiede zur AOS und letztlich einen wesentlich **ungünstigeren Verlauf** (◻ Tabelle 33.2).

> **Wichtig**
>
> Schizophrenien im Jugendalter haben einen ungünstigen Verlauf und dadurch einen hohen Rehabilitationsbedarf.

Alle in den letzten 10 Jahren publizierten Studien stimmen darin überein, dass die günstigen Verlaufsformen im Jugendalter sehr selten sind, dafür aber die mittleren und ungünstigen Verlaufsformen dominieren. Daraus ergibt sich, dass der **Rehabilitationsbedarf** der EOS proportional zur AOS größer und langfristiger ist. Die Mehrzahl der stationär behandelten schizophrenen Jugendlichen würde von einer postklinischen Langzeitförderung und Unterstützung profitieren, wenn sie nur vorhanden wäre.

Die **Modelleinrichtung** für die Betreuung der EOS stellen die Heime der »Leppermühle« in Gießen dar, die in enger Zusammenarbeit mit der Universitätsklinik für Kinder- und Jugendpsychiatrie Marburg eine störungsspezifische rehabilitative Struktur entwickelt haben, um eine frühzeitige Invalidisierung der schizophrenen Mädchen und Jungen durch eine adäquate individuelle schulische und berufliche Förderung zu reduzieren (Martin u. Remschmidt 1983). Eine ähnliche, auf schizophrene Jugendliche ausgerichtete Betreuungsform ist die Wohngruppe Trialog in Essen. Vergleichbare Einrichtungen in Österreich und der Schweiz fehlen, und auch in Deutschland sollte es noch mehrere derartige Einrichtungen geben, damit eine gleichmäßigere Versorgung gewährleistet werden kann. Da derartige Einrichtungen aber an der Schnittstelle verschiedener Kostenträger und Entscheidungsgremien liegen, bleiben sie aufgrund von Zuständigkeits- und Finanzierungsproblemen oft unrealisiert.

33.2.3 Persönlichkeitsstörungen

In der traditionellen, eher phänomenologisch und heuristisch ausgerichteten Psychiatrie galten Persönlichkeitsstörungen als konstante, quasi lebenslängliche und schwer veränderbare Merkmale. Auch wenn die Existenz von Persönlichkeitsstörungen nicht grundsätzlich bestritten wird, bestehen aber seit jeher in Bezug auf Konzeptualisierung, Erfassungsmethodik, Behandlungsbedürftigkeit und Prognose erhebliche Kontroversen. In der Kinder- und Jugendpsychiatrie kollidiert das Konzept einer stabilen Störung außerdem – wie bereits erwähnt – mit der vorherrschenden **Entwicklungsorientierung**. In den Klassifikationssystemen wird zwar z. T. darauf hingewiesen, dass Persönlichkeitsstörungen im Jugendalter und jungen Erwachsenenalter beginnen können. In der Praxis besteht aber überwiegend noch die Gepflogenheit, die Diagnose von Persönlichkeitsstörungen höchstens für den klinikinternen Gebrauch zu reservieren. Da nur an manchen

Orten die Diagnose von Persönlichkeitsstörungen im Jugendalter vergeben wird, sind auch Forschung und Versorgungsplanung stark beeinträchtigt.

Die empirische Forschung hat mit großen Stichproben und Langzeituntersuchungen für das Erwachsenenalter allerdings gezeigt, dass Persönlichkeitsstörungen bei mehreren Messzeitgruppen bei weitem nicht in dem Ausmaß stabil und rediagnostizierbar sind, wie dies das traditionelle Konzept der Psychiatrie nahe legt. Offensichtlich ist häufig die Diagnose nur dann möglich, wenn es durch **zusätzliche Belastungen** und **komorbide Störungen** (Depressionen, Suizidalität etc.) zu einer Exazerbation nicht nur der Akutsymptomatik, sondern auch der zu Grunde liegenden Persönlichkeitsstörung kommt. Dies nähert die Situation im Erwachsenenalter den Verhältnissen im Jugendalter an. Die wenigen Befunde aus dem Jugendalter zeigen nämlich, dass die Rediagnoserate im Jugendalter nicht wesentlich geringer ist als im Erwachsenenalter, wenn auch die Instabilität der Diagnose im Jugendalter etwas größer ist (Braun-Scharm et al. 2000).

Ein weiteres Phänomen ist die unterschiedliche **Altersverteilung** der einzelnen Persönlichkeitsstörungen. Es ist vielfach bestätigt, dass sich speziell bei Jugendlichen und jungen Erwachsenen einige Persönlichkeitsstörungen häufen und mit einer ungleichen Geschlechterverteilung verbunden sind. Die mit Abstand **dominierenden Persönlichkeitsstörungen** sind dabei die sog. Borderline-Störungen (emotional-instabile Persönlichkeitsstörung), die mehrheitlich beim weiblichen Geschlecht auftreten. Auch histrionische Persönlichkeitsstörungen, die von den Borderline-Syndromen oft schwer differenzierbar sind, ängstlich-abhängige Persönlichkeitsstörungen und selbstunsichere Persönlichkeitsstörungen sind bei Mädchen gehäuft. Bei männlichen Jugendlichen finden sich dagegen häufiger schizoide Persönlichkeitsstörungen, während paranoide Persönlichkeitsstörungen offensichtlich eher im mittleren und höheren Erwachsenenalter auftreten.

Obwohl durch die unzureichende Erfassung der Persönlichkeitsstörungen nur eingeschränkte Aussagen über Häufigkeit und Verlauf der im Jugendalter häufigen Persönlichkeitsstörungen gemacht werden können, belegen die vorliegenden Untersuchungen und die klinische Erfahrung, dass sich unter den Patienten mit den genannten Diagnosen z. T. ungünstige und chronische Verlaufsformen befinden, die oft über Jahre den ambulanten und stationären psychiatrischen Institutionen zugewiesen werden. Ausgeprägte Borderline-Syndrome sind sehr häufig mit **Komorbiditäten** verbunden, unter denen **Suizidalität** und **Substanzmissbrauch** diejenigen sind, die am häufigsten zu weiteren Komplikationen führen. Jugendliche mit Persönlichkeitsstörungen gehören außerdem zu denjenigen, die am schwierigsten nach einem stationären Aufenthalt in suffizienter Weise nachbetreut werden können, da sie zu einer ambulanten Betreuung häufig nicht bereit sind, während die vorhandenen stationären pädagogischen Einrichtungen häufig die Betreuung dieser Jugendlichen ablehnen. Zum Teil dramatische, krisenhafte, durch Selbstverletzung und Suizidalität bedrohliche und mit psychosenahen Krisen durchsetzte Verhaltensstile verhindern vielfach die **Betreuungsmöglichkeiten** in konventionellen pädagogisch-psychotherapeutischen Einrichtungen. Auch wenn Borderline-Syndrome in vielen Fällen nach einigen Jahren eine deutliche Entspannung der Situation zeigen, bleibt ein enormer Versorgungsengpass für diese Klientel bestehen, der in den nächsten Jahren eher zu- als abnehmen dürfte.

Ähnlich wie bei den psychotischen Störungen geht es auch bei den im Jugendalter beginnenden Persönlichkeitsstörungen zuerst darum, dass die bestmögliche schulische **Ausbildung** weitergeführt bzw. abgeschlossen wird oder eine berufliche Ausbildung angebahnt wird. Gelingen diese Schritte nicht, sind die Jugendlichen und jungen Erwachsenen über viele Jahre auf klinische oder rehabilitative Hilfe angewiesen, die oft wesentlich länger dauert als eine unmittelbar an den stationären Aufenthalt anschließende Betreuungsform. Größere Einrichtungen für diese Klientel sind nicht geeignet, so dass sich eher kleine, relativ personalintensive therapeutische Wohngruppen als äußerer Betreuungsrahmen anbieten. Aufgrund der Krisenhaftigkeit jugendlicher Persönlichkeitsstörungen, der häufigen Suizidalität und der gelegentlichen psychopharmakologischen Behandlungsbedürftigkeit ist eine **interdisziplinäre Betreuung** unter Einschluss der Kinder- und Jugendpsychiatrie bei diesen Jugendlichen unabdingbar.

> **Wichtig**
>
> Jugendliche mit Persönlichkeitsstörungen bedürfen einer intensiven und interdisziplinären Rehabilitation.

Im gruppentherapeutischen Setting hat sich in den letzten Jahren v. a. die **Dialektisch-Behaviorale Therapie** nach Linehan (Bohus 2002) etabliert, die es auch in einer Version für Jugendliche gibt und die v. a. das strukturierte Einüben sozialer Fertigkeiten und Bewältigungsformen erlaubt. In der Einzeltherapie kann entweder nach Linehan oder z. T. auch nach anderen, etwa den psychotherapeutischen Vorgaben von Kernberg vorgegangen werden (Clarkin et al. 2001). Traditionelle, eher neurosenspezifisch ausgelegte Therapieformen führen dagegen häufig zur Überforderung der Patienten und zum Abbruch. Im Unterschied zu rein verbalen psychotherapeutischen Techniken müssen Jugendliche mit derartigen Problemen auch im Alltagsbereich unterstützt und angeleitet werden.

33

Zusammenfassung

Die Rehabilitation in der Kinder- und Jugendpsychiatrie ist ein differenziertes, aber auch heterogenes, durch störungsspezifische, altersbedingte und verlaufsbezogene Faktoren beeinflusstes Gebiet, das bislang nur unzureichend evaluiert worden ist. Die weitgehende Verselbstständigung der Rehabilitationseinrichtungen führt dazu, dass bisweilen der Kontakt zwischen der Kinder- und Jugendpsychiatrie und den Rehabilitationseinrichtungen bereits wieder reinstalliert werden muss.

Die Versorgung der Bevölkerung mit rehabilitativen Einrichtungen für Kinder und Jugendliche ist äußerst ungleichmäßig und meistens ungenügend, so dass durch mangelnde Angebote, lange Fahrtwege und ungünstige Verkehrsverbindungen zahlreiche belastende Bedingungen für die Familien entstehen.

Während die rehabilitativen Einrichtungen für zahlreiche Patientengruppen im Kindesalter weitgehend gut etabliert sind, bestehen speziell im Bereich der Jugendlichenrehabilitation noch erhebliche Versorgungslücken. Hier fehlt es an spezialisierten Einrichtungen für die meisten schweren psychischen Störungen mit langfristigem Rehabilitationsbedarf.

Anhang: Adressen

- Neurologisches Krankenhaus und Rehabilitationszentrum für Kinder, Jugendliche und Erwachsene, Hegnau-Jugendwerk GmbH
  Kapellenstr. 31, D-78262 Gailingen
  info@hegnau-jugendwerk.de
- Friedehorst Neurologisches Rehabilitationszentrum
  Rotdornallee 64, D-28717 Bremen
- Fachkrankenhaus Neckargemünd, Kinder- und Jugendpsychiatrie und Psychotherapie
  Im Spitzerfeld 25, D-69151 Neckargemünd
- Behandlungszentrum Vogtareuth, Klinik für Neuropädiatrie und -rehabilitation, Epilepsiezentrum für Kinder und Jugendliche
  Krankenhausstr. 20, D-83569 Vogtareuth
- Rehabilitationszentrum für Kinder und Jugendliche
  Mühlebergstrasse 104, CH-8910 Affoltern am Albis
- Von Bodelschwinghsche Anstalten Bethel
  Königsweg 1, Postfach 130 249, D-33545 Bielefeld
- Epilepsie-Zentrum Kork
  77694 Kehl-Kork
- Schweizer Epilepsieklinik
  Bleulerstrasse 60, CH-8008 Zürich

Literatur

Angst J (1988) European long-term followup studies of schizophrenia. Schizophr Bull 14: 501–513

Bleuler M (1972) Die schizophrenen Geistesstörungen im Lichte langjähriger Kranken- und Familiengeschichten. Thieme, Stuttgart

Bohus M (2002) Borderline-Störung. Fortschritte der Psychotherapie. Hogrefe, Göttingen

Braun-Scharm H (1992) Verlauf schizophrener Psychosen im Jugendalter. In: Freisleder FJ, Linder M (Hrsg) Aktuelle Entwicklungen in der Kinder- und Jugendpsychiatrie. MMV, München, S 116–136

Braun-Scharm H (2000) Initialverlauf und Krankheitsverarbeitung der im Jugendalter beginnenden Schizophrenien. Peter Lang, Frankfurt am Main

Braun-Scharm H, Kieninger S, Wienecke S (2000) Persönlichkeitsstörungen im Jugendalter. Z Kinder- Jugendpsychiatrie Psychotherapie 28(1): 5–15

Cawthron P, James A, Dell J, Seagroatt V (1994) Adolescent onset psychosis. A clinical and outcome study. J Child Psychol Psychiatry 35(7): 1321–1332

Ciompi L, Müller C (1976) Lebensweg und Alter der Schizophrenen. Springer, Berlin Heidelberg New York

Clarkin JF, Yeomans FE, Kernberg OF (Hrsg) (2001) Psychotherapie der Borderline-Persönlichkeit. Manual zur Transferenced-Focused-Psychotherapy (TFP). Schattauer, Stuttgart

Gillberg IC, Hellgren L, Gillberg C (1993) Psychotic disorders diagnosed in adolescence. Outcome at age 30 years. J Child Psychol Psychiatry 34(7): 1173–1185

Huber G, Gross G, Schüttler R (1979) Schizophrenie. Springer, Berlin Heidelberg New York

Jarbin H, Ott Y, Knorring AL von (2003) Adult outcome of social functioning in adolescent-onset schizophrenia and affective psychosis. J Am Acad Child Adolesc Psychiatry 42(2): 176–183

Howlin P (1997) Prognosis in autism: Do specialist treatments affect long-term outcome? Eur Child Adolesc Psychiatry 6: 55–72

Jacobi C, Dahme B, Rusterbach C (1997) Vergleich kontrollierter Psycho- und Pharmakotherapiestudien bei Bulimia und Anorexia nervosa. Psyhother Psychosen Med Psychol 47: 346–364

Klicpera C, Bormann-Kischkal C, Gasteiger-Klicpera B (2001) Autismus. In: Steinhausen H-C (Hrsg) Entwicklungsstörungen im Kindes- und Jugendalter. Kohlhammer, Stuttgart, S 197–215

Könning J, Geber N, Niggemann B, Wahn K (1999) Asthma bronchiale. In: Steinhausen H-C, Aster M von (Hrsg) Verhaltenstherapie und Verhaltensmedizin bei Kindern und Jugendlichen, 2. Auf. Beltz Psychologie Verlags-Union, Weinheim, S 501–529

Lay B, Blanz B, Hartmann B, Schmidt MH (2000) The psychosocial outcome of adolescent-onset schizophrenia: A 12-year followup. Schizophr Bull 26(4): 801–816

Martin M, Remschmidt H (1983) Ein Nachsorge- und Rehabilitationsprojekt für jugendliche Schizophrene. Z Kinder Jugendpsychiatrie 11: 234–242

Maziade M, Gingras N, Rodrigue C et al. (1996) Long-term stability of diagnosis and symptom dimensions in a systematic sample of patients with onset of schizophrenia in childhood and early adolescence. I: Nosology, sex and age of onset. Brit J Psychiatry 169: 361–370

McGlashan TH (1988) A selective review of recent North American long-term followup studies of schizophrenia. Schizophr Bull 14: 515–542

Neuhäuser G, Steinhausen H-C (2003) Geistige Behinderung, 3. Aufl. Stuttgart, Kohlhammer

Petermann F, Warschburger P (Hrsg) (1999) Neurodermitis. Hogrefe, Göttingen

Steinhausen H-C (1999) Eating disorder. In: Steinhausen H-C, Verhulst F (eds) Risks and outcomes in developmental psychopathology. Oxford University Press, Oxford

Steinhausen H-C (2000) MultimodaleVerhaltenstherapie der Anorexia nervosa im Kindes- und Jugendalter. Verhaltenstherapie 10: 110–116

Steinhausen H-C (Hrsg) (2001a) Entwicklungsstörungen im Kindes- und Jugendalter. Kohlhammer, Stuttgart

Steinhausen H-C (2001b) Geistige Behinderung. In: Steinhausen H-C (Hrsg) Entwicklungsstörungen im Kindes- und Jugendalter. Kohlhammer, Stuttgart, S 168–196

Steinhausen H-C (2002a) Psychische Störungen bei Kindern und Jugendlichen. Lehrbuch der Kinder- und Jugendpsychiatrie, 5. Aufl. Urban & Fischer, München

Steinhausen H-C (2002b) The outcome of anorexia nervosa in the twentieth century. Am Journal Psychiatry 159: 1284–1293

Steinhausen H-C (2002c) Anorexia and bulimia nervosa. In: Rutter M, Taylor E (eds) Child and adolescent psychiatry. Modern approaches, 4th edn. Blackwell, Oxford

Steinhausen H-C (2004) Leben mit Autismus in der Schweiz. Schwabe, Basel

Steinhausen H-C, Boyadjeva S, Griogoroiu-Serbanescu M, Seidel R, Winkler Metzke C (2000a) A transcultural outcome study of adolescent eating disorder. Acta Psychiatr Scand 1010: 60–66

Steinhausen H-C, Seidel R, Winkler Metzke C (2000b) Evaluation of treatment and intermediate and long-term outcome of adolescent eating disorders. Psychol Medicine 30: 1089–1098

Steinhausen H-C, Boyadjieva S, Grigoroiu-Serbanescu M, Neumärker KJ (2003) The outcome of adolescent eating disorders. Eur Child Adolesc Psychiatry 11 (Suppl 1): 91–98

33

Behandlungsprobleme bei jungen Erwachsenen

Burkhardt Voges

> » ›Unständlich sind uns die Jungen‹
> Wird von den Alten beständig gesungen;
> Meinerseits möcht ich's damit halten:
> ›Unständlich sind mir die Alten‹ «
> (Theodor Fontane, Anfangszeilen aus dem Gedicht »Die Alten und die Jungen«)

34.1   Psychiatrische Störungen junger Erwachsener

Mit »jungen Erwachsenen« ist hier die Altersgruppe der 18- bis 25-Jährigen gemeint. Es handelt sich damit um Personen der Spätadoleszenz (18–21 Jahre) und der daran anschließenden Postadoleszenz (Silbereisen u. Schmitt-Rodermund 1998). Bei weitgehend unbeeinträchtigter Entwicklung ist gemeinhin die biopsychosoziale Umstellung von Pubertät und Adoleszenz zum Erwachsenen mehr oder weniger erfolgt. Diese Reifungsprozesse laufen jedoch nicht linear und lückenlos aufeinander abgestimmt oder nach festen zeitlichen Regeln ab. Hieraus resultiert bei jungen Erwachsenen eine beträchtliche Bandbreite unterschiedlicher Entwicklungsstadien v. a. der psychischen Reifung und sozialen Integration sowie die Möglichkeit vorübergehender krisenhafter nichtpathologischer Zuspitzungen.

Wichtig

Ein entspanntes und konfliktfreies Erwachsenwerden ist eher die Ausnahme.

Bei der Beschäftigung mit heutigen jungen Erwachsenen ist zu berücksichtigen, dass sie in den westlichen Indus-

triländern mehrheitlich in einer kommunikations- und konsumorientierten Welt leben, die von individuellen Lebensformen und -stilen einer »Spaßkultur« bestimmt ist, auf die frühere Werthaltungen nicht unbedacht übertragen werden können.

Der in sich schon sehr komplexe und zeitweise unproportionierte Ablauf des Heranreifens kann erheblich beeinträchtigt werden, wenn psychische Störungen auf ihn einwirken. Im Folgenden werden kurz diejenigen Erkrankungen aufgeführt, die bei ihrer Erstmanifestation einen zwar nicht exklusiven aber engeren Zusammenhang mit dem Alter junger Erwachsener aufweisen.

Psychiatrische Störungen junger Erwachsener

- Schizophrenien
- Persönlichkeitsstörungen
- Angststörungen
- Essstörungen
- Neurotische und somatoforme Störungen
- Störungen durch psychotrope Substanzen
- Bipolare affektive Störungen

An erster Stelle stehen, gemessen an den Folgen für das weitere Leben, Erkrankungen aus dem **schizophrenen**

Formenkreis, wobei Männer im Durchschnitt 3–5 Jahre früher als Frauen erkranken.

> **Wichtig**
>
> Das Risikoalter für schizophrene Erkrankungen liegt in der Adoleszenz und im jungen Erwachsenenalter.

Bis zum 35. Lebensjahr erkranken mehr Männer als Frauen, die im Unterschied zu Männern einen zweiten Gipfel der Erkrankungshäufigkeit zwischen dem 45. und 54. Lebensjahr (Häfner et al. 1993) aufweisen, so dass die Lebenszeitprävalenz für beide Geschlechter annähernd gleich ist. Zwar hat das Erkrankungsalter keinen zwingenden Einfluss auf die Psychopathologie, wohl aber auf das Ausmaß der sozialen Integration, deren Stand wiederum Einfluss auf das Ergebnis von Rehabilitationsmaßnahmen hat.

Die Erkrankungsgruppe der **affektiven Störungen** spielt für junge Erwachsene eine vergleichsweise geringere Rolle. Erst ab der dritten Lebensdekade häufen sich depressive Störungen. Bipolare Erkrankungen beginnen zumeist vor dem 20. Lebensjahr. **Generalisierte Ängste**, **Sozialphobie** und **Dysthymie** treten oft schon früher auf. **Essstörungen** (Anorexie und Bulimie) und **somatoforme Störungen** fangen überwiegend in der zweiten Lebensdekade an, ähnlich wie **Persönlichkeitsstörungen. Alkohol- und drogenbedingte Probleme** nehmen ihren Anfang in der zweiten und dritten Lebensdekade.

Diese orientierende kategoriale Diagnosenübersicht bekommt durch die Möglichkeit **komorbider Störungen** im Symptomspektrum und in der Verlaufsgestalt manifester psychischer Erkrankungen ein vielfältiges Bild. Auf diese oft schwierigen Gegebenheiten müssen sich Behandlung und Rehabilitation beziehen.

34.2 Entwicklungsaufgaben in der Adoleszenz

Bei der Rehabilitation psychisch erkrankter junger Erwachsener ist zu berücksichtigen, dass sie, wie auch psychisch gesunde Personen gleichen Alters, wichtige Entwicklungsaufgaben (Resch 2002) der Pubertät und Adoleszenz wie

- Identitätssicherung,
- Selbstwertbildung,
- Verselbstständigung und
- intime Beziehungsfähigkeit

mehr oder weniger gelungen zu durchlaufen haben.

Identität ist bestimmt durch das Erlebnis einer Einheit des Selbst, durch ein Gefühl des inneren Zusammenhalts. Hierzu gehören die Geschlechtsidentität und die Identität als soziales Wesen mit Erfüllung sozialer Rollen.

Selbstwertbildung braucht die Erfahrung von Kompetenz und Akzeptanz. Entsprechen diese nur unzureichend der eigenen (Ideal-)Vorstellung, können Selbstwertkrisen auftreten. Primär ist die Familie Bezugsfeld der Selbstwertbildung. Im Jugendalter und in der Adoleszenz treten an deren Stelle jedoch die Gleichaltrigen (Peergroup).

> **Wichtig**
>
> Konflikthaltige Interaktionen mit Eltern und Erwachsenen dienen oft der Stabilisierung des Selbstwertes und sind nur dann risikobelastet, wenn dadurch Ausbildungsziele oder familiäre Verbindungen grundsätzlich in Frage gestellt sind.

Im Zusammenhang mit Störungen der Selbstwertentwicklung kann es zur narzisstischen Selbstüberschätzung kommen.

Verselbstständigung ist gekennzeichnet durch Autonomie, Eigenständigkeit und Individualität. Diese Merkmale bedürfen für ihre Entwicklung eines erweiterten Entscheidungs- und Handlungsraumes. Störungen dieses Prozesses können zu Ablösungskrisen führen.

Intime Beziehungsfähigkeit kann nur entstehen, wenn die Erfüllung der zuvor beschriebenen Entwicklungsaufgaben einigermaßen gelungen ist. Intimität ist hier zu verstehen als Fähigkeit zur Selbstöffnung und Dialogfähigkeit mit vorübergehender Durchlässigkeit interpersonaler Grenzen und der Fähigkeit zur partiellen Verschmelzung mit einem Gegenüber.

Schwerwiegende Störungen dieser normalen Entwicklungsprozesse können sich vermutlich auf die Genese und gesichert auf den Verlauf psychopathologischer Symptome auswirken. Wir sprechen in diesem Zusammenhang von **Entwicklungspsychopathologie**, die wiederum hemmend auf die normale psychische Entwicklung Einfluss nehmen kann.

34.3 Allgemeine Aspekte zur Behandlung und Rehabilitation

Einem altersgerechten Therapie- und Rehabilitationsplan junger Erwachsener muss selbstverständlich eine sorgfältige diagnostische Klärung psychischer Auffälligkeiten vorangehen, denn nicht alle psychopathologischen Symptome müssen Krankheitszeichen in engerem Sinn sein. Sie können auch nur Störungszeichen in einem aktuellen nicht auf Anhieb gelingenden Anpassungsprozess an neue Anforderungen sein, wie sie gerade beim erfahrungsärmeren und ungeübteren jungen Erwachsenen noch häufiger als in späteren Lebensphasen auftreten.

Wichtig ist ebenfalls, dass sich die in der Psychiatrie tätigen Personen darüber klar sind, welchem der zahlreichen Modelle der vielfach noch ungeklärten Krankheitsentstehung sie anhängen. Das **Vulnerabilitäts-Stress-Konzept** von Zubin und Spring (Olbrich 1987) ist die derzeit am meisten akzeptierte Hypothese zur Erklärung der Genese psychischer Störungen. Es misst dynamischen Vorstellungen und Vorgängen eine bedeutende Rolle zu. Das im Schwerpunkt biologisch ausgerichtete **genetische Determinationsmodell** beruht hingegen stärker auf der Annahme bestimmter Anlagefaktoren.

> **Wichtig**
>
> Die gängigste derzeitige Vorstellung zum Krankheitsverständnis allgemein und im Besonderen für psychische Störungen besteht in einer **biopsychosozialen Betrachtungsweise**, die dem Vulnerabilitäts-Stress-Konzept nahe steht.

Sie umfasst erstens die Einbeziehung biologischer Vorgänge des **zentralen Nervensystems**, auf die die Anwendung von **Psychopharmaka** ausgerichtet ist. Zweitens werden die Strukturen der **intrapsychischen Vorgänge** und **interpersonalen Kommunikation** auf mögliche krankheitsfördernde Prozesse untersucht und mit den Mitteln der **Beratung** und **Psychotherapie** gemildert oder beseitigt. Drittens werden die **kulturellen und sozialen Strukturen** berücksichtigt und Störungen mit Maßnahmen der **Pädagogik** und mit **Orientierungswerten** beantwortet. Alle drei Bereiche stehen miteinander in Verbindung. Sind Funktionen eines Bereiches gestört, hat dies nachteilige Auswirkungen auf die zwei anderen.

34.4 Typische Behandlungsprobleme

Generelle Behandlungsprobleme psychisch kranker Menschen, wie beispielsweise fehlendes Krankheitsgefühl und Mangel an Krankheitseinsicht, unzureichende Compliance, unerwünschte Wirkungen, v. a. von Psychopharmaka, schwierige Rückfallverhütung, Stigmatisierung und anderes mehr werden an dieser Stelle nicht erörtert. Hier soll es hauptsächlich um Behandlungsprobleme gehen, die in Verbindung mit dem Lebensalter stehen und bei jungen Erwachsenen häufiger auftreten als bei Personen anderer Altersstufen (► s. die folgende Übersicht). Es handelt sich somit nicht um spezifische, wohl aber alterstypische Schwierigkeiten.

> **Wichtig**
>
> Bei jungen Erwachsenen treffen psychische Erkrankungen auf Personen, die sich, ausgeprägter als Menschen jenseits der Postadoleszenz, noch als Ausdruck einer normalen Streuungsbreite in unterschiedlichen Entfaltungs- und Reifungsstadien befinden.

> **Behandlungsprobleme junger Erwachsener**
>
> - Ungünstiger Einfluss von Entwicklungsstatus und -psychopathologie
> - Nachteilige Familiendynamik
> - Orientierungslosigkeit
> - »Spaßkultur«
> - Riskanter Konsum von Drogen
> - Unerfahrenheit und Ungeduld
> - Einfluss der Peergroup
> - Erschwerter Zugang zu Ausbildung und Beschäftigung
> - Professionelle Unzulänglichkeit
> - Traditionelles Misstrauen zwischen Jungen und Alten

Altersbezogen handelt es sich um eine klar definierbare, bezüglich ihrer psychologischen und sozialen Entwicklung aber um eine inhomogene Gruppe. Das Ausmaß der erworbenen Kulturtechniken ist uneinheitlich, die psychosozialen Kompetenzen sind hinsichtlich ihrer Ausprägung noch breit gestreut. Manche haben im Leben als Erwachsene bereits Tritt gefasst, andere befinden sich noch in Entwicklungsabschnitten der Spätpubertät oder Adoleszenz. Ein Teil hat bis zur manifesten Erkrankung schon in der vorhergehenden Lebensspanne Entwicklungshemmungen erlitten und ist jetzt zusätzlich den möglichen krankheitsbedingten Belastungen, Funktionseinschränkungen, Verlusten bereits erworbener Fähigkeiten und negativen gesellschaftlichen Bewertungen ausgesetzt.

Heute wissen wir, dass z. B. bei Psychosen aus dem schizophrenen Formenkreis dem akuten Krankheitsausbruch Vorstadienphasen von einer Dauer bis zu 5 Jahren vorausgehen. Dieser Sachverhalt ist in seiner potenziell nachteiligen Wirkung auf die soziale Integration von hoher Bedeutung. Das erste Zeichen der Krankheit tritt bis zum 10. Lebensjahr bei 4%, bis zum 20. bei 41% und bis zum 30. Lebensjahr bei 77% auf (Häfner 2000). Als Konsequenz dieses epidemiologischen Wissens sind in den letzten Jahren Bemühungen um Früherkennung und Frühintervention schizophrener Erkrankungen verstärkt worden. In Deutschland wurde 1997 vom Bundesministerium für Bildung, Wissenschaft, Forschung und Technologie (BMBF) die Ausschreibung von Kompetenznetzen veröffentlicht, und es entstand das **Kompetenznetz Schizophrenie** (www.kompetenznetz-schizophrenie.de). Dessen Projektverbund I beschäftigt sich mit den Inhalten

- Entwicklung und Evaluation eines Früherkennungsinventars,
- biologische Grundlagen des Erkrankungsrisikos,
- psychologische Frühintervention bei psychosefernen Prodromen,

- pharmakologische und psychologische Frühintervention bei psychosenahen Prodromen,
- biologische Grundlagen pharmakologischer Frühintervention.

Das Kompetenznetz Schizophrenie als »work in progress« setzt sich die Verbesserung der Versorgung von Schizophreniepatienten zum Ziel.

Erwähnenswert sind noch zwei Gruppen psychisch erkrankter junger Erwachsener mit besonderer Problematik, v. a. wenn sie an Störungen aus dem schizophrenen Formenkreis leiden.

Die erste dieser beiden Gruppen umfasst die »**neuen jungen chronisch psychisch Kranken**«. War in den 60er und 70er Jahren die nicht immer unideologisch gestützte Erwartung gewachsen, dass mit der Deinstitutionalisierung der Entwicklung von Hospitalismus und damit chronischer Krankheitsverläufe Einhalt geboten sei, so ist diese Hoffnung in den nachfolgenden Jahren von der Wirklichkeit eingeholt worden.

> **Wichtig**
>
> Denn trotz Aufhebung der Dauerhospitalisierung und der Implementierung einer gemeindenahen komplementären psychiatrischen Versorgung gibt es einen Teil junger Ersterkrankter, die auch in dieser deinstitutionalisierten Versorgungsform einen ungünstigen Krankheitsverlauf aufweisen und als junge chronisch psychisch Kranke in der Gemeinde leben (Hoffmann 1993; Pepper et al. 2001).

Ungeachtet aller Behandlungen, Unterstützung und rehabilitativer Bemühungen treten sie auf der Stelle oder verschlechtern sich weiter in ihrem Gesamtzustand. Oft verändern sie ihr Sozialverhalten bereits in der Schule, ziehen sich zurück, beginnen nicht selten einen Drogengebrauch und verfehlen den Schulabschluss. Mit professioneller Hilfe versuchen sie, einen Schulabschluss nachzuholen. Sie können sich aber nicht ausreichend konzentrieren und regelmäßig in der Schule erscheinen, schließlich brechen sie den Besuch ab. Neue Beziehungen, wenn sie denn überhaupt eingegangen werden, scheitern nach kurzer Zeit. Die Regeln des Zusammenlebens und Absprachen werden nicht eingehalten, was ihre Eingliederung in die komplementäre Versorgung erschwert. Immer wieder kehren sie in die Obhut der Eltern zurück, die durch das unstete, oft bizarre und gegen viele übliche gesellschaftliche Übereinkünfte verstoßende Verhalten ihres erkrankten Kindes nicht zur Ruhe kommen und erschöpft sowie vielfach allein gelassen eine Verantwortung einlösen, die ihre eigenen Lebensspielräume einengt, ganz abgesehen von oft erheblichen finanziellen Aufwendungen (Katschnig 1989). Diese Eltern behalten Töchter und Söhne, denen der Übergang in ein selbstständiges Leben als Erwachsener

krankheitsbedingt nicht gelingt. Sie gelten als die größte Herausforderung für eine erfolgreiche (Wieder-)Eingliederung in die Gesellschaft, eine Aufgabe, die noch der stetigen Verbesserung bedarf. Aber es gibt bei allen therapeutischen und rehabilitativen Unzulänglichkeiten mittlerweile doch Haltungen, hilfreiche Strategien und Behandlungsprogramme wie

- Einblick in und Hilfen für die Änderung des familiären Interaktionsstils,
- Sensibilisierung für die Erkennung von frühen Warnzeichen,
- nicht nachlassende Motivierung und Ermutigung,
- Formulierung realistischer und individueller Ziele
- Vermeidung von Unter- und Überforderung,
- Tagesstrukturierung mit regelmäßigen Aktivitäten,
- Förderung der Selbstwahrnehmung dysfunktionaler Verhaltensmuster,
- Vermittlung von Entspannungsverfahren,
- Förderung in der Nutzung von Hilfe und Unterstützung,
- Vermeidung von Rückzug und Drogenmissbrauch,
- Beachtung somatischer Krankheiten und deren Behandlung,
- zeitweise Stützung der Ich-Funktionen,
- Vermeidung von Ungeduld und Resignation.

Eine zweite Gruppe ist hinsichtlich günstiger Auswirkungen rehabilitativer Maßnahmen in einer extrem nachteiligen Position. Es handelt sich nicht generell, aber teilweise um solche **jungen psychisch erkrankten Aussiedler, Immigranten und Asylanten**, die entweder selbst kein Interesse an einer Integration haben oder für die das Gastland keine wirksamen Zuwanderungs- und Integrationskonzepte entwickelt hat. Deutschland hat in einer Fehleinschätzung, dass »Gastarbeiter« wieder in ihre Heimat zurückkehren, nur unzureichende Eingliederungslösungen in Gang gesetzt. Folgen dieser Unterlassung sind vielfach unzulängliche Sprachkenntnisse, die das größte Hemmnis für das Gelingen einer Rehabilitation darstellen. Aber auch Unwissenheit und Unvertrautheit mit den kulturellen Eigenheiten, andere Religionen und Werthaltungen können sich als unüberbrückbare Hindernisse erweisen. Die Rückführung dieser Personen in die Gemeinde ist gar nicht möglich, weil sie nie Teil dieser Gemeinde gewesen sind, sondern in einer »Subkultur« leben, in der die vorhandenen Rehabilitationsprogramme nicht wirken können. Die gegenwärtige wirtschaftliche und politische Lage lässt nicht erwarten, dass eine positive Veränderung dieses Missstandes, der zudem wegen seiner komplexen Bedingungen nur mit großen Bemühungen zu mindern wäre, in absehbarer Zeit beginnen könnte.

34.5 Behandlungs- und Rehabilitationsziele

Behandlung und Rehabilitation spielen v. a. bei jenen schwerwiegenden psychischen Störungen eine zentrale Rolle, die nach ihrem ersten Auftreten nicht in absehbarer Zeit ausheilen, sondern in unvorhersagbarer Frequenz rezidivieren oder gleich in einen chronischen Zustand übergehen. Diesem Muster entspricht oft der Verlauf von Schizophrenien, und daran erkrankte junge Erwachsene sind die bedeutendste Gruppe dieser Altersstufe, für die Rehabilitation in unterschiedlichem Ausmaß und unterschiedlichen Bereichen erforderlich ist. Maßnahmen in Reaktion auf Krankheiten lassen sich differenzieren in

- (Akut-)Behandlung,
- Rehabilitation,
- Integration.

Die **Behandlung** erfolgt kurzfristig über Tage bis Wochen oder langfristig. Sie ist ausgerichtet auf Heilung oder wenigstens Symptomreduktion der Erkrankung und vorrangig eine ärztliche Aufgabe.

Die **Rehabilitation** in engerem Sinn ist zeitlich begrenzt und dauert maximal 6–24 Monate. Ihr Ziel ist die Bewältigung von psychosozialen Krankheitsfolgen. Beteiligt sind Ärzte, aber auch andere medizinische Berufsgruppen.

Die **Integration** ist unter Umständen lebenslang erforderlich und dient der Sicherung der Lebensqualität trotz Beeinträchtigung. Ärztliche Maßnahmen sind in diesem Prozess nachrangig. Integration ist für solche Personen von herausragender Bedeutung, bei denen Behandlung und Rehabilitation nur zu einer bescheidenen oder gar keiner Besserung der Erkrankung oder der Kompensation von Fähigkeitsverlusten führt. Behandlungs- und Rehabilitationsziele, auch die der Integration, sind in der folgenden Übersicht dargestellt.

Behandlungs- und Rehabilitationsziele

- Durch Medikamente
  - Beseitigung oder Minderung der Krankheitssymptome
  - Rückfallprophylaxe
  - Vermeidung struktureller Veränderungen des ZNS
- Durch psychosoziale Maßnahmen
  - Gestaltung befriedigender sozialer Beziehungen
  - Handhabung der Alltagskonflikte
  - Erfüllte Freizeitgestaltung
  - Information über Rechte und deren Durchsetzung
  - Teilhabe am gesellschaftlichen Leben

▼

- Durch beratende und psychotherapeutische Maßnahmen
  - Orientierungsfindung
  - Entfaltung kreativer Fähigkeiten
  - Unterstützung der Verselbstständigung
  - Psychoedukation
  - Entwicklung einer individuellen, sozialen und beruflichen Identität
  - Abkehr von der oft »erlernten Hilflosigkeit«
  - Formale Psychotherapie

Die Medikamente sollen zerebrale Funktionsstörungen beseitigen, die sich in Krankheitssymptomen vermitteln. Zur Förderung der Compliance ist das Maß der möglichen unerwünschten Medikamentenwirkungen so gering wie möglich zu halten. In der Behandlung schizophrener Psychosen sind die atypischen Antipsychotika, obwohl keineswegs nebenwirkungsfrei, in bestimmter Hinsicht – seltenere extrapyramidale Bewegungsstörungen, wirksamer in der Beeinflussung von Negativsymptomatik – den klassischen Neuroleptika überlegen. Gleichzeitig dienen sie der Stabilisierung und Rückfallprophylaxe. In der Grundlagenforschung der Schizophrenie finden sich zudem Hinweise, dass eine frühe medikamentöse Behandlung die Progression nachteiliger struktureller Veränderungen des ZNS verhindern und damit Rückfallgefährdung und Chronifizierung psychischer Störungen mindern könnte (Velakoulis et al. 2000).

Wichtig

Wenn auch aussagefähige Untersuchungen zur Frage psychosozialer Einflüsse auf die Entstehung psychischer Störungen fast nicht existieren – in diesem Bereich bestehen erhebliche Lücken sozialpsychiatrischer Forschung –, sind wegen der sozialen Folgen geschädigter Funktionen psychosoziale Maßnahmen in Behandlung und Rehabilitation von großer Bedeutung.

Als dritte wichtige Maßnahme sind Beratung und Psychotherapie einzubeziehen. Wenn sie auch hauptsächlich bei neurotischen Störungen und unabgeschlossenen psychischen Entwicklungsprozessen eingesetzt werden, sind sie immer auch bei der Bewältigung der Folgen psychotischer Störungen zu erwägen. Schließlich ist der Einsatz pädagogischer und didaktischer Mittel in der indizierten Altersgruppe oft angemessen und erforderlich.

Die Nutzung aller hier nur orientierend angeführten Maßnahmen und Verfahren muss in einem **Behandlungs- und Rehabilitationsplan** individuell und unter Berücksichtigung zeitlicher Folge stattfinden. Grundsätzlich sind solche Pläne immer auf noch bestehende Gültigkeit oder die Notwendigkeit einer Veränderung zu prüfen. Diese

Aufgabe ist nur befriedigend zu lösen, wenn im Lebensumfeld des erkrankten jungen Menschen ein personenzentriertes differenziertes und erreichbares Angebot besteht, das seinen Bedürfnissen so weit wie möglich gerecht wird.

Wichtig

Es ist darauf zu achten, dass junge Erwachsene möglichst Kontakt zu Gleichaltrigen haben, da solche Begegnungen gleichsam absichtslos Erfahrungen sowie Lern- und Übungsprozesse vermitteln, die Fachleute oder professionelle Programme allenfalls ausnahmsweise in Gang setzen.

34.6   Zwei Fallbeispiele

Zur konkreten Verdeutlichung vieler dieser allgemeinen Darlegungen sollen im Folgenden zwei Fallgeschichten einige der Behandlungsbesonderheiten und -probleme junger Erwachsener veranschaulichen.

> **Fallbeispiel**
> **Krankheitsgeschichte eines jungen Mannes**
> **mit der Diagnose einer paranoiden Schizophrenie**
> Der jetzt 25-jährige Herr L. kommt als erstes Kind einer bei der Geburt 29-jährigen Mutter und eines 38-jährigen Vaters in geordneten und finanziell ausreichend gesicherten Verhältnissen ohne Besonderheiten zur Welt. Ihm folgt noch eine eineinhalb Jahre jüngere Schwester, die er zur Familie gehörig wahrnimmt, eine tiefere Verbindung zu ihr entsteht aber nicht. Psychische Erkrankung in der engeren und weiteren Familie werden verneint. Den langjährigen Alkoholproblemen des Vaters, die dessen berufliche Tätigkeit, in der dieser geachtet und anerkannt ist, nicht einschränken, wird keine Krankheitswertigkeit zugeordnet. Sie führen aber immer wieder zu hilflos erlebten Auseinandersetzungen, verbunden mit Angst und Scham. Widerspruch wird von den Eltern, die Herr L. als wenig einfühlsam erlebt, nicht geduldet. Bedingt durch die Tätigkeit des Vaters in leitender Position zieht die Familie mehrfach um, einmal auch für ein Jahr ins Ausland.

Herr L. ist ein eher guter und stiller Schüler. Er hat einige Freunde, denen er sich anschließt. Führungsrollen übernimmt er nicht. Auf dem Gymnasium werden seine Leistungen in der 7./8. Klasse schlechter, er verliert das Interesse an der Schule, lernt nicht mehr und verlässt die Schule in der 10. Klasse ohne Abschluss. Herr L. sieht eine Verbindung zwischen diesem Leistungseinbruch und hohen schulischen Forderungen der Eltern sowie den häufigen familiären, meist alkoholbedingten Streitigkeiten. Im Vergleich zu Mitschülern fühlt er sich als eher min-

▼

derwertig, befangen anderen Personen und v. a. Mädchen gegenüber, und durch die ständigen Mahnungen der Eltern im Leistungsbereich unzulänglich und autoritär unterdrückt. Seine von anderen gelobten Flugzeug-Modellbau-Erfolge gelten in ihren Augen wenig. Die Mutter rät noch während der Schulzeit zu einer psychotherapeutischen Behandlung, die auch über einen längeren Zeitraum erfolgt und von Herrn L. als hilfreich bewertet wird. Er mag seine Therapeutin. Gründe für diese Therapie sind depressive Verstimmung sowie Schulprobleme durch Bewegungsunruhe und Störungen des Unterrichts durch Clownerien.

Nach Abgang von der Schule vermittelt die Mutter ihn in eine Lehre, die Herr L. nach einem Jahr abbricht. Er selbst findet eine Lehrstelle als Kfz-Mechaniker und erfüllt sich damit einen eigenen Ausbildungswunsch. In seiner Freizeit widmet er sich dem Modellbau und seinem Interesse an Autos und Motorrädern. Der Vater unterstützt seine Berufswahl nicht, die »schmutzige Hände« macht. Zum ihm besteht wenig Nähe, zur Mutter ist die Beziehung besser. Vor allem zu Beginn der Pubertät erlebt er sie allerdings als zudringlich und ohne Gefühl für sein Distanzbedürfnis. Herrn L. wird wegen einer einmaligen, eigentlich unbedeutenden Verfehlung die Kfz-Lehre gekündigt. Ein klärendes Gespräch hätte diese Entscheidung vermutlich aufgehoben. Er traut sich jedoch nicht, sich zu verteidigen, da er selbst seine Handlung als unkorrekt ansieht und eine eigene Fürsprache für nicht berechtigt hält. Die Mutter stellt wieder die Verbindung zur ersten Lehrstelle her. Es kommt zum Abschluss der Ausbildung zum Feinmechaniker, aber nicht zur anschließenden Beschäftigung, denn in den folgenden 3 Jahren bemüht sich Herr L. um die mittlere Reife und die Fachhochschulreife, die er auch mit 23 Jahren erwirbt.

Fünf Jahre zuvor – Herr L. befindet sich noch in der Lehre und bewohnt nach kurzem Aufenthalt in einer freien Wohngemeinschaft ein kleines Apartment – kommt es zur ersten psychiatrischen stationären Aufnahme. Er hat alle Aktivitäten eingestellt, spricht kaum, liegt nur noch im Bett und ernährt sich unzureichend. Der Vater veranlasst eine Klinikeinweisung. Es wird die Diagnose einer **paranoiden Schizophrenie** gestellt. Die psychopharmakologische Behandlung erweist sich als schwierig und ungenügend wirksam. Zwei weitere stationäre Aufenthalte erfolgen nur zur Anpassung und Umstellung der Medikamente. Herrn L. gelingt es trotzdem, allerdings unter großen Mühen, die Lehre und die erwähnten Schulabschlüsse zu absolvieren. Zu partnerschaftlichen Erfahrungen, die sich Herr L. eigentlich wünscht, kommt es nicht. Er weiß nicht, wie er Kontakte zu Frauen herstellen könnte. Außerdem fällt ihm kein Gesprächsstoff ein und Anziehendes kann er in seiner Person nicht finden, obwohl sein ansprechendes Erscheinungsbild erst mit der Erkrankung einen Einbruch erleidet.

▼

Trotz regelmäßiger Medikamenteneinnahme kommt es mit 23 Jahren zu einem wieder stationäre Behandlung erfordernden Rezidiv der nicht vollständig remittierten Psychose. Suizidalität und Wahnwahrnehmungen bestimmen die akute Episode, in der nach und nach das Bild einer postschizophrenen Depression mit Suizidgedanken und einer ausgeprägten Antriebsminderung in den Vordergrund tritt. Nach dem Wechsel in lang dauernde teilstationäre Behandlung, in der neben Trainingsprogrammen auch Familiengespräche und psychotherapeutisch ausgerichtete Einzelgespräche stattfinden, stellt sich Herr L. mit der Frage der beruflichen Rehabilitation in einem Berufstrainingszentrum vor. Er ist motiviert und kooperativ, wird aber als noch nicht ausreichend belastungsfähig eingeschätzt und erhält die Empfehlung, zunächst eine Rehabilitationsmaßnahme für psychisch Kranke zu durchlaufen, die wohnortnah ermöglicht werden kann und gegenwärtig läuft. Die inzwischen erfolgte räumliche Trennung der Eltern hat zu einer Beruhigung der familiären Streitigkeiten geführt. Herr L. hält sich gern bei der Mutter auf. Den Vater besucht er ziemlich regelmäßig, weil dieser ihm Leid tut. Er ist aber immer wieder enttäuscht und betroffen, wenn die Begegnungen mit dem Vater durch Alkoholprobleme unerfreulich beeinträchtigt sind. Außerdem meidet er Menschenansammlungen, weil er leicht dem Eindruck erliegt, er werde gemustert und die Leute seien über seine früheren schlechten Schulleistungen unterrichtet.

Krankheitsgeschichte einer jungen Frau mit der Diagnose einer schweren Zwangsstörung mit Zwangshandlungen und Zwangsgedanken

Frau M. ist Einzelkind und 22 Jahre alt. Sie ist der Grund einer frühen Eheschließung der Eltern. Die Mutter ist bei der Geburt 20 Jahre, der Vater 22 Jahre alt. Solide berufliche Tätigkeiten, v. a. des Vaters, und ein Erbe sichern ein finanziell gut fundiertes Leben im eigenen Haus. Die Familie verbleibt durchgehend am Geburtsort, in dem jeder jeden irgendwie kennt. Schon bald nach der Entbindung muss die Mutter sich wegen einer Zwangsstörung in mehrmonatige stationäre psychiatrische Behandlung begeben. Die Großmutter mütterlicherseits, ebenfalls durch eine Zwangsstörung belastet, versorgt die kleine Enkelin. Der Ehemann leidet unter der Erkrankung seiner Frau, deren Verhalten er nicht versteht. Es kommt zu permanenten Auseinandersetzungen, die in einer Trennung vor 2 Jahren enden. Der Vater verbleibt im Haus, das ihm gehört, die Mutter zieht mit der Tochter, Frau M., die zu diesem Zeitpunkt 20 Jahre alt ist, in eine Zwei-Zimmer-Wohnung. Ein Zimmer bewohnt Frau M., die Mutter schläft auf einer Couch im Wohnzimmer, in dem auch alle sonstigen Tagesaktivitäten wie essen, fernsehen, ruhen und gesellige Zusammenkünfte stattfinden. Es ist viel zu eng, v.a. nachdem die Mutter eine neue partnerschaft-

▼

liche Beziehung eingeht. Einmal verweist die Mutter sie nachts aus der Wohnung. Frau M. schläft bei ihrem damaligen Freund, was aber kein Dauerzustand ist, da dieser noch bei seinen Eltern wohnt. Zum Vater zieht eine neue Lebensgefährtin, die die Anwesenheit von Frau M. missbilligt und zuletzt verhindert, dass Frau M. den Vater besucht, der von sich aus keinen Kontakt zur Tochter hält. Die finanzielle Situation von Mutter und Tochter ist äußerst angespannt, da der Unterhalt nicht geregelt ist. Frau M., die sich früher alles kaufen konnte, was sie wollte, und auch heute sehr hübsch, gepflegt und modisch gekleidet ist, muss jetzt auf alles verzichten. Sie hat noch Ersparnisse, von denen sie lebt, die aber bald aufgebraucht sind. Sie versagt sich jeden Kino- oder Diskothekenbesuch, neue modische Kleidung, die ihr wichtig ist, kommt gar nicht mehr in Frage. Sie nimmt ein speziell für ihr Alter entwickeltes teures hormonelles Antikonzeptivum, das sie in Kürze nicht mehr bezahlen kann. Die Verhütung auch in die Verantwortung des Partners zu legen, erscheint ihr lebensfremd; jedenfalls kennt sie keine Männer, die sich darauf einlassen.

Schon als Kind ist sie äußerst genau. Ihre Puppen ordnet sie in festgelegter Weise und erträgt es nicht, wenn andere Kinder sie durcheinanderbringen. Ihre Schulleistungen sind nicht schlecht, aber sie braucht viel Zeit. Jeder Buchstabe muss ganz regelmäßig geschrieben werden. Macht sie einen Fehler, muss sie alles noch einmal schreiben. Die Mutter unterstützt sie in der Durchführung bestimmter Regeln und Rituale. Wenn sie etwas zu entscheiden hat, kann sie sich nicht entschließen, da sie nicht sicher ist, ob ihr Entschluss der richtige ist.

In der 9. Klasse wird ihr nahegelegt, das 10. Schuljahr zu absolvieren. Die Lehrer trauen ihr den Erwerb der mittleren Reife zu. Sie hat aber während eines Praktikums in einer Zahnarztpraxis den Wunsch entwickelt, Zahnarzthelferin zu werden und bekommt ein günstiges Angebot in ihrem Wohnort. Sehr schnell fühlt sie sich durch die Arbeit und die vielen alltäglichen Entscheidungen angestrengt. Es treten Wiederholungszwänge und Zwangsgedanken, Letztere hauptsächlich wenn sie allein ist, auf. Sie muss sich stundenlang mit ihrem Erscheinungsbild und ihrer Garderobe beschäftigen. Sie hat keine Zeit mehr für Außenaktivitäten. Der erste Freund trennt sich von ihr. Vater und Mutter, die ihre Zwangsstörungen mittlerweile weitgehend überwunden hat, versuchen mit Vorschriften einzugreifen, was zu erheblichen Spannungen führt. Die Ausbildung in weiteren zwei Versuchen scheitert an den Zwängen.

Mit 19 Jahren beginnt sie eine ambulante Psychotherapie, die jedoch zu keiner Stabilisierung führt. Es erfolgt die Einweisung in eine psychiatrische Klinik, in der eine Kombination von Verhaltenstherapie und Medikamentenverordnung zu einer deutlichen Reduzierung der Zwangssymptomatik führt. Die somit gebesserte Lage

▼

kann Frau M. aber nicht nutzen, denn mit der Trennung der Eltern ist ihr alle materielle Sicherheit und emotionale Zuwendung genommen. Beide Eltern haben neue Partner, hinter denen die Tochter zurückstehen muss. Der Vater vermeidet jeden Kontakt mit ihr, die Mutter ist nur für ihren Freund da und wegen der beengten Wohnverhältnisse auch oft nicht zuhause. Alleinsein aber ist für Frau M. das Schlimmste. Es macht ihr Angst und lähmt sie. Ist sie allein zu Haus, verkriecht sie sich ins Bett. Sie hat zahlreiche Kurzbeziehungen aufgenommen, alle sind gescheitert, meistens wegen ihrer unbändigen Eifersucht. Sie sehnt sich nach neuen Partnern, kann sich aber für eine Kontaktknüpfung das frühere Ausgehen nicht mehr leisten und hat den Eindruck, vom Leben abgeschnitten zu sein. Sie spürt sehr deutlich, dass es so nicht weitergehen kann, findet aber aus eigener Kraft keine Lösung für ihre Situation.

Aktuell nimmt sie eine Fördermaßnahme des Arbeitsamtes wahr, der sie sich gewachsen zeigt und hat jetzt voller Hoffnung den Vorschlag ihrer behandelnden Psychiaterin aufgenommen, in einem Übergangsheim für psychisch kranke Menschen ohne genaue Zukunftsvorstellungen ein gesichertes Dach über dem Kopf und einen Weg für sich zu finden. Allein zu wohnen, ist ihr unvorstellbar, sie braucht immer jemanden um sich herum. Die Fortsetzung ihrer Ausbildung wagt sie nicht. Sie befürchtet bei Rückkehr in die frühere Ausbildungssituation wieder eine Verschlimmerung der derzeit gebesserten Zwangsstörung.

In den Krankengeschichten sind zwei junge Erwachsene beschrieben, die sowohl durch Auffälligkeiten in ihrer normalen psychischen Entwicklung und durch konfliktbeladene familiäre Beziehungsstrukturen als auch durch krankhafte chronisch psychische Störungen gekennzeichnet sind.

Herrn L. fehlt die Erfahrung von warmherziger Zuwendung, Wertschätzung und Anerkennung. Die elterlichen Forderungen dominieren im Leistungsbereich. Förderung und Gewährung einer individuellen Persönlichkeitsbildung kommen zu kurz. Scham und Insuffizienzgefühle bestimmen das Selbstbild des Heranwachsenden. Eine psychotische Erkrankung im 18. Lebensjahr – der vorausgehende Leistungsabfall ist am ehesten ein Frühsymptom – mit rezidivierendem und unvollständig remittiertem Verlauf sowie eine schwierige psychopharmakologische Behandlung vereiteln die in diesem Lebensabschnitt notwendigen Abläufe für den weiteren Erwerb der Kompetenzen, die zur Bewältigung eines Erwachsenenlebens erforderlich sind. Der Schwerpunkt der Rehabilitation liegt hier auf der Aufrechterhaltung einer rückfallvorbeugenden, nebenwirkungsarmen Medikation, der Förderung von Freud- und Genussfähigkeit, der Verbesserung des Selbstbildes, in die auch das äußere Erscheinungsbild einzubeziehen ist, der Erweiterung

kommunikativer sowie partnerschaftswagender Fähigkeiten und der Vorbereitung auf berufliche Ziele. Das Risiko der Überforderung des leistungsbereiten jungen Mannes muss im Auge behalten werden und eine versöhnliche Beziehungsgestaltung zu den Eltern, für deren Glück nicht er verantwortlich ist.

Frau M., die nie durch psychotische Symptome beeinträchtigt wurde, ist gleichwohl aufgrund der vieljährigen durchgehend manifesten Zwangsstörung mit der Folge massiver Entscheidungs- und Handlungskompetenz im Aufbau einer fortschreitenden Lebensverwirklichung blockiert. Materiell verwöhnt, ist die Entwicklung von Autonomie nahezu gänzlich ausgeblieben. Eine kombinierte medikamentöse und verhaltenstherapeutische Behandlung hat die Zwangssymptomatik zwar gebessert, Frau M. aber nicht dazu befähigt, ihre Zukunft aus eigener Kraft zu gestalten. Nachdem die elterliche Unterstützung zusammengebrochen ist und die Eltern mit sich selbst beschäftigt sind, hat Frau M. den Boden unter den Füßen verloren. Sie sucht nach Ersatzmöglichkeiten und ist sich noch nicht bewusst, dass sie nicht Ersatz, sondern Verselbstständigung braucht. Frau M. hat keine Kontaktschwierigkeiten, gleichwohl gelingt es ihr nicht, Beziehungen wachsen zu lassen, da sie den Partner eifersüchtig einengt. Lebensberatung erscheint unverzichtbar, für die weitere Reifung ist vermutlich aber zusätzlich Psychotherapie erforderlich.

Sowohl Herr L. als auch Frau M. sind bisher nie einem riskanten Konsum von legalen oder illegalen Drogen erlegen, was für ihre Altersgruppe psychisch kranker Personen erwähnenswert ist. Fast alle jungen Erwachsenen haben Erfahrung mit Alkohol und Nikotin, ca. 50% auch mit Cannabis. Gelegentliche Rückfälle in den Gebrauch dieser Substanzen, die durchaus nicht selten durch harte Drogen ergänzt werden, können den Krankheitsverlauf ungünstig beeinflussen. Besondere Schwierigkeiten für Behandlung und Rehabilitation ergeben sich bei Doppeldiagnosen, wenn sich eine davon auf die Abhängigkeit von psychotropen Substanzen gründet.

Zusammenfassung

Junge Erwachsene sind unter dem Aspekt natürlicher körperlicher und psychischer Reifungsprozesse in einer Übergangsphase, die keinem festgelegten zeitlichen Ablauf unterliegt. In Verbindung mit dieser Tatsache sind die Folgen psychischer Erkrankungen, die aus sich heraus bereits zu vielgestaltigen Ausdrucks- und Verlaufsformen führen, in diesem Lebensabschnitt besonders unabsehbar. Schwerwiegende Einbußen sind dann zu befürchten, wenn krankheitsbedingt Entwicklungs-, Erfahrungs- und Lernbeeinträchtigungen eintreten, die je nach Qualität, Dauer und Schwere eine

▼

34

von Selbstständigkeit bestimmte Lebensführung in unterschiedlicher Ausprägung einengen oder behindern. Chronifizierte Krankheitsverläufe, oft durch Drogengebrauch gefördert, sind oft schwierig zu meisternde Herausforderungen an Behandlung, Rehabilitation und soziale Integration.

Eine Bewältigung dieser Herausforderungen kann nur gelingen, wenn erstens die Professionellen für die Probleme, die im Umgang mit jungen Erwachsenen charakteristisch sind, fundiertes medizinisches, entwicklungspsychologisches und entwicklungspsychopathologisches sowie therapeutisches Wissen und Können erworben haben. Zweitens sind Geduld und Bereitschaft erforderlich, auch nach vielen Fehlschlägen nie die Aufmerksamkeit erlahmen zu lassen, auf evtl. doch noch oder wieder erkennbares Rehabilitationspotenzial zu achten und dies zu nutzen. Drittens gibt es so etwas wie ein natürliches Misstrauen zwischen den »Jungen« und den »Alten«, wobei die Jungen das Altsein recht früh terminieren. Dieser Haltung sollen die »Alten« Rechnung tragen und darin eine Aufforderung sehen, sich immer wieder der eigenen Zeit als »Zwischenwesen« mit den Merkmalen »nicht mehr und noch nicht« zu erinnern.

Literatur

Häfner H (2000) Das Rätsel Schizophrenie. Beck, München, S 118–170

Häfner H, Heiden W an der, Hambrecht M, Riecher-Rössler A, Maurer K, Löffler W, Fätkenheuer B (1993) Ein Kapitel systematischer Schizophrenieforschung – die Suche nach kausalen Erklärungen für den Geschlechtsunterschied im Ersterkrankungsalter. Nervenarzt 64: 706–716

Häfner H, Heiden W an der, Behrens ST et al. (1998) Causes and consequences of the gender differences in age at onset of schizophrenia. Schizophr Bull 24: 99–113

Hoffmann H (1993) Junge chronisch psychisch Kranke – Ein neuer Schwerpunkt in Forschung und Praxis. Psychiat Prax 20: 56–62

Katschnig H (Hrsg) (1989) Die andere Seite der Schizophrenie – Patienten zu Hause. Psychologie Verlags Union, München

Olbrich R (1987) Die Verletzbarkeit des Schizophrenen: J. Zubins Konzept der Vulnerabilität. Nervenarzt 58: 65–71

Pepper B, Ryglewicz H, Kirshner MC (2001) The uninstitutionalized generation: A new breed of psychiatric patient. In Lamb RH (ed) Best of new directions for mental health services, 1979–2001. (New Directions for Mental Health Services, No. 91). Wiley, San Francisco, pp 5–15

Resch F (2002) Risikoverhalten und seelische Störungen in Pubertät und Adoleszenz. In: Zapotoczyk HG, Fischhof PK (Hrsg) Psychiatrie der Lebensabschnitte – Ein Kompendium. Springer, Wien New York, S 55–73

Silbereisen RK, Schmitt-Rodermund E (1998) Entwicklung im Jugendalter: Prozesse, Kontexte und Ergebnisse. In: Keller H (Hrsg) Lehrbuch der Entwicklungspsychologie. Huber, Bern Göttingen Toronto, S 377–397

Velakoulis D, Wood SJ, McGorry PD, Pantelis C (2000) Evidence for progression of brain structural abnormalities in schizophrenia: Beyond the neurodevelopmental model. Aust N Z J Psychiatry 34 (Suppl): 113–126

Geschlechtersensible Betreuungsansätze

Anita Riecher-Rössler

Geschlechtersensible oder gar geschlechtsspezifische Betreuungsansätze – brauchen wir das wirklich? Ist es nicht ein Rückschritt, Männer und Frauen getrennt zu betrachten oder gar bezüglich einzelner Versorgungsangebote zu trennen? Sollte das nicht längst überholten, von einer merkwürdigen Moral geprägten Zeiten angehören?

In folgendem Kapitel soll aufgezeigt werden, warum und wann geschlechtersensible oder sogar geschlechtsspezifische Betreuungsansätze in der Rehabilitation psychisch Kranker sinnvoll sein können – für welche Patientengruppen, in welchen Situationen, mit welchen Bedürfnissen. Dabei wird der Schwerpunkt auf Betreuungsansätze für weibliche Patientinnen gelegt werden, zum einen, da ihre Bedürfnisse in den meisten Betreuungsformen bisher vermutlich stärker vernachlässigt wurden als diejenigen von männlichen Patienten, zum anderen aber auch, weil hierzu deutlich mehr Literatur vorliegt.

35.1   Geschlechtsspezifischer Bedarf

Weibliche Patientinnen und männliche Patienten haben ganz spezifische Bedürfnisse in der Rehabilitation und Langzeitbetreuung. Dies wurde bisher weitgehend vernachlässigt – zumindest in den deutschsprachigen Ländern. Bachrach hat schon 1988 betont, dass Frauen mit psychiatrischen Erkrankungen nicht nur soziale Benachteiligungen aufgrund ihrer Erkrankung, sondern auch aufgrund ihres Geschlechts erleben. Beides interagiere und führe in der heutigen psychiatrischen Versorgung von Frauen zu schwerwiegenden Defiziten (Bachrach 1988).

Wichtig

Geschlechtsspezifische Bedürfnisse ergeben sich aus ganz verschiedenen Faktoren wie Geschlechtsunterschieden in der Erkrankungshäufigkeit, im Ersterkrankungsalter, in Risiko- und Belastungsfaktoren, im Krankheitsverhalten oder auch aufgrund biologischer Geschlechtsunterschiede.

35.1.1 Geschlechtsunterschiede in Erkrankungshäufigkeit und Ersterkrankungsalter

Geschlechtsspezifische Bedürfnisse entstehen u. a. aufgrund der wohlbekannten Geschlechtsunterschiede in der Prävalenz psychischer Erkrankungen. So wissen wir, dass zahlreiche psychische Erkrankungen bei Frauen häufiger vorkommen, andere wiederum bei Männern. Frauen leiden deutlich häufiger an Essstörungen, Depressionen, Angststörungen, Somatisierungsstörungen und Borderline-Persönlichkeitsstörungen. Nach einem Trauma entwickeln Frauen eher eine posttraumatische Belastungsstörung. Frauen verüben auch häufiger Suizid**versuche.**

Männer zeigen häufiger **vollendete** Suizide, ebenso Suchterkrankungen und die meisten anderen Persönlichkeitsstörungen, insbesondere antisozialer Art (Übersicht bei Riecher-Rössler 2001a).

Schizophrenie, eine der wichtigsten Erkrankungsgruppen in der Rehabilitation, tritt bei Männern und Frauen zwar gleich häufig auf, beginnt aber bei Männern im Mittel 4–5 Jahre früher als bei Frauen (Riecher-Rössler 2001b; Häfner et al. 1998). Etwa 20 % aller Frauen erkranken sogar noch nach dem 45. Lebensjahr, dagegen nur 10 % aller Männer. Das heißt, Frauen sind bei Erkrankungsbeginn i. Allg. deutlich besser sozial integriert, was die Prognose – zumindest für den sozialen Verlauf und damit auch für die Rehabilitation – erheblich verbessert.

35.1.2 Geschlechtsspezifische Risikofaktoren und Belastungen

Auch gibt es eine große Zahl von geschlechtsspezifischen Risiko- und Belastungsfaktoren, die nicht nur den Ausbruch, sondern auch den Verlauf einer psychischen Erkrankung und damit die Rehabilitationsmöglichkeiten maßgeblich beeinflussen können.

Dabei geht es zum einen um biologische Faktoren, zum anderen aber um Geschlechtsunterschiede in Bezug auf psychosoziale Faktoren. Eine fachkompetente Rehabilitation berücksichtigt all diese geschlechtsspezifischen Einflussfaktoren und optimiert dadurch die Erfolgsaussichten.

Frühe Sozialisation

> **Wichtig**
>
> Von Bedeutung für das spätere Erkrankungsrisiko und auch das Krankheitsverhalten und damit den Verlauf ist wahrscheinlich schon die geschlechtsspezifische frühe Sozialisation und Erziehung.

Diese ist offensichtlich nicht nur dazu angetan, die Vulnerabilität von Frauen für bestimmte psychische Erkrankungen wie Depression zu erhöhen, sondern auch ihr späteres Bewältigungsverhalten bei chronischer Erkrankung zu beeinflussen. So konnte etwa gezeigt werden, dass Mädchen eher zu Passivität, Hilflosigkeit und geringem Selbstvertrauen erzogen werden, Knaben eher zu aktiver Bewältigung. Frauen tendieren in der Folge häufig dazu, Konflikte zu verinnerlichen und bei Problemen mit Grübeln, Schuldgefühlen und Depression zu reagieren, während Männer offensichtlich die Problemlösung eher in die Umwelt verlagern und entweder aktive, ja z. T. aggressive Bewältigungsstrategien suchen oder zu Suchtmitteln greifen oder gar Suizid begehen (Überblick bei Riecher-Rössler 2003).

Sozialer Status

> **Wichtig**
>
> Einen wichtigen Einfluss auf Entstehen und Verlauf psychischer Störungen haben aber auch der unterschiedliche soziale Status von Männern und Frauen, die Unterschiede im sozialen Stress sowie in der sozialen Unterstützung.

So stehen Frauen oft ganz real in starken Abhängigkeiten, ohne Möglichkeit der eigenen Beeinflussung und Kontrolle – etwa in der Partnerschaft oder im Berufsleben. Auch sind Mädchen und Frauen, häufiger als Männer, Unterdrückung, Gewalt, körperlichem oder sexuellem Missbrauch ausgesetzt (WHO 2000).

Frauen sind durch ihre multiplen Rollen – z. B. als Mutter, Partnerin, Ehefrau, Haushälterin, Berufsfrau, Pflegende für Eltern/Schwiegereltern etc. – oft zahlreichen Stressoren sowie einer allgemeinen Überlastung ausgesetzt. Frauen sind meist verantwortlich für die Beziehungspflege in der (Groß-)Familie und im Freundeskreis und erfahren daraus mehr Belastungen. Vor allem aber leiden sie oft unter erheblichen Rollenkonflikten durch die z. T. miteinander konkurrierenden Rollen.

Gleichzeitig genießen Frauen gesellschaftlich weniger Anerkennung als Männer, u. a. aufgrund ihres im Mittel niedrigeren beruflichen Status. Häufig werden sie als Zuarbeiterinnen betrachtet. Aber auch wenn sie dieselbe Arbeit machen wie ihre männlichen Kollegen, verdienen sie im Durchschnitt merklich weniger als diese. Sie leben dadurch häufiger unter der Armutsgrenze, insbesondere als alleinerziehende Mütter (Überblick bei Riecher-Rössler 2001a).

Geschlechtsrollenspezifisches Verhalten von Patienten und Therapeuten

Verschiedene Studien zeigen, dass Frauen ihre Beschwerden selbst besser wahrnehmen, bereitwilliger darüber berichten und v. a. schneller Hilfe in Anspruch nehmen. Sowohl in ambulanten als auch in stationären Einrichtungen finden sich deshalb auch mehr weibliche Patientinnen (Übersicht bei Riecher-Rössler 2001a).

Aber auch das Versorgungssystem selbst trägt offensichtlich zu einer geschlechtsspezifischen Selektion seiner jeweiligen Klientel bei. So werden etwa im ambulanten Bereich Frauen häufiger durch Hausärzte betreut, während Männer eher an Fachärzte für Psychiatrie überwiesen werden. Schließlich wissen wir, dass Frauen doppelt so viel Psychopharmaka verschrieben werden wie Männern. Insbesondere Beruhigungsmittel werden Frauen häufig unkritisch rezeptiert. Frauen zeigen eine bessere Compliance, sie nehmen diese Medikamente also auch tatsächlich ein. Dies dürfte eine der Erklärungen dafür sein, warum wir bei Frauen auch eine häufigere Beruhigungsmittelabhängigkeit finden als bei Männern.

Umgekehrt haben Männer durch ihre schlechtere Compliance, die sich nicht nur auf medikamentöse, sondern auch auf viele andere Behandlungs- und Betreuungsmaßnahmen bezieht, schlechtere Voraussetzungen für ihre Rehabilitation.

Biologische Unterschiede

Nicht zuletzt gibt es auch biologische Unterschiede zwischen den Geschlechtern, die z. B. eine differenzierte, auf die einzelnen Geschlechter und ihre Lebensphasen zugeschnittene Medikation notwendig machen – auch und gerade in der Langzeitbetreuung. So ist etwa der Tatsache Rechnung zu tragen, dass Frauen aus verschiedenen Gründen (u. a. aufgrund ihres geringeren Körpergewichtes, aber z. B. auch aufgrund einer anderen Verstoffwechselung) mehr Nebenwirkungen entwickeln als Männer, wenn sie mit der gleichen Medikamentendosis behandelt werden. Auch ist der Einfluss vieler Psychopharmaka, insbesondere der Neuroleptika, auf die Fertilität zu berücksichtigen, ebenso wie etwa die Wechselwirkungen mit hormonellen Kontrazeptionsmitteln und vielem mehr.

> **Wichtig**
>
> Generell ist Fragen der Fertilität, der Kontrazeption, der Schwangerschaft und Stillzeit, aber auch der Sexualität etc. nicht nur aus psychosozialer, sondern auch aus biologischer Sicht Rechnung zu tragen.

35.2 Allgemeine Prinzipien geschlechtsspezifischer Betreuungsansätze

Geschlechtsspezifische Betreuungsansätze tragen dem geschlechtsspezifischen Betreuungsbedarf, wie er im Abschn. 35.1 ausgeführt wurde, Rechnung. Das heißt, sie berücksichtigen sowohl formal als auch inhaltlich Geschlechtsunterschiede in den verschiedensten Bereichen (vgl. folgende Übersicht).

Einflussfaktoren geschlechtersensibler Betreuungsansätze

- Erkrankungshäufigkeit und Erkrankungsalter
    - Erhöhtes Risiko bei Frauen bezüglich Depression, Angst, Essstörung, posttraumatischer Belastungsstörung (PTSD), erhöhtes Risiko bei Männern bezüglich Sucht
    - Höheres Erkrankungsalter der Frauen bei Schizophrenie
- Psychosoziale Risiko- und Belastungsfaktoren
    - Geschlechtsspezifische Sozialisation
    - Aktuelle soziale Rollen in Partnerschaft, Familie, Haushalt, Beruf einschließlich altersspezifische Rollenveränderungen und Rollenkonflikte
    - Sozialer Status
    - Sozialer Stress
    - Missbrauch, Gewalt
    - etc.
- (Krankheits-)Verhalten
    - Geschlechtsunterschiede bezüglich Persönlichkeitsvariablen (z. B. Aggressivität, Selbstsicherheit etc.)
    - Krankheitserleben und Krankheitskonzept
    - Bewältigungsverhalten einschließlich Compliance und Inanspruchnahme
    - Selbstvernachlässigung, Vernachlässigung der Haushaltsführung
    - Sozialer Rückzug
    - etc.
- Komorbidität
    - Drogen- und Alkoholabusus
    - Suizidrisiko
    - Andere psychiatrische und/oder somatische Erkrankungen
- Biologische Unterschiede und Bedürfnisse
    - Besonderheiten in Pharmakokinetik und Pharmakodynamik
    - Hormonelle Einflüsse
    - Sexualität
    - Fertilität
    - Schwangerschaft/Stillen
    - etc.
- Einflüsse des Lebenszyklus
    - Junges Erwachsenenalter
    - Reproduktionsalter
    - (Post-)Menopause
    - Alter

Schon in der Planung der Rehabilitation sollte eine geschlechtsspezifische Anamnese erhoben werden, am besten ergänzt durch Fremdanamnese und – v. a. bei Eltern kleiner Kinder – durch die Einschätzung der häuslichen Situation bei Hausbesuchen. Nur so können die wesentlichen Faktoren – Probleme, aber auch Ressourcen – erfasst und im Rehabilitationskonzept berücksichtigt werden. Aber auch während eines laufenden Rehabilitationsprozesses ist das Augenmerk immer wieder auf diese Einflussfaktoren zu legen, insbesondere wenn der Prozess ins Stocken gerät. Einige wichtige Fragen sollten deshalb speziell bei weiblichen Klientinnen gestellt werden.

Anamneseerhebung und ggf. Vor-Ort-Evaluation bei Frauen beinhaltet u. a.:

- Geschlechtsidentität (Rolle als Frau, Einstellungen, Verhalten),
- Berufstätigkeit und Zufriedenheit mit beruflicher Situation,
- Partnerschaft und ggf. eigene Rolle in dieser (Belastung versus Entlastung, Ängste, Abhängigkeit, Gewalt etc.),
- Mutterschaft bzw. Wunsch nach Mutterschaft, ggf. Alter der Kinder, Versorgung der Kinder,
- aktuelle Schwangerschaft, Kontrazeption,
- Sexualität, aktuelles Erleben, Wünsche, Missbrauch ...,
- Zyklus(störungen), Menopause,
- Haushaltsführung (wer, wie gut, wie stark belastend),
- Belastung durch weitere Familienmitglieder oder Bezugspersonen (z. B. Pflege von Eltern),
- finanzielle Situation und ggf. Abhängigkeit,
- Wohnsituation und ggf. Abhängigkeit,
- weitere Rollen, Rollenkonflikte, Rollenveränderungen der letzten Zeit,
- Krankheitserleben, Krankheitskonzept, Bewältigungsverhalten, Beziehung zum Therapeuten/zur Therapeutin (Abhängigkeit, Ängste, ggf. Missbrauch),
- Compliance,
- Inanspruchnahme von Diensten und ggf. Hindernisse (z. B. mangelnde Kinderbetreuung).

In der Rehabilitation von Frauen ist auf die genannten Bedürfnisse zum einen **individuell** einzugehen. Zum anderen erfordern diese Bedürfnisse gleichzeitig oft auch spezielle **Betreuungskonzepte**, spezielle **Settings**, ja spezielle **Institutionen/Abteilungen**. Die folgende Übersicht listet einige solcher spezifischen Angebote auf.

Betreuungsangebote für chronisch kranke Frauen

- Niederschwellige Betreuungsangebote für Frauen in Bezug auf
    - Psychische Krisen
    - Berufliche oder finanzielle Probleme
    - Partnerschaftsprobleme
    - etc.
- Frauenspezifische Behandlungsangebote für einzelne Störungsgruppen, z. B. Angebote für Frauen mit

▼

    - Essstörungen
    - Borderline-Persönlichkeitsstörungen
    - Chronischem Schmerz
    - Suchterkrankungen
- Angebote für Mütter und Väter kleiner Kinder
    - Eltern-Kind-Sprechstunden
    - Mutter-(Eltern-)Kind-Stationen, -Tageskliniken und -Tagesstätten
    - Gemeindeintegrierte Rehabilitationsprogramme und Rehabilitationszentren für Eltern
    - Parenting-Kurse für psychisch kranke Eltern
    - Aufsuchende Hilfen speziell für chronisch kranke Eltern
    - Kinderbetreuung in psychiatrischen Einrichtungen, inkl. Reha-Einrichtungen
    - Betreutes Eltern-Kind-Wohnen
- Angebote für Frauen aus anderen Kulturkreisen
    - Spezifische Beratungsstellen
    - Spezifische Gruppenangebote
- Angebote für Opfer von Gewalt und Missbrauch
    - Spezifische Beratungsstellen
    - Nottelefon
    - Frauenstationen und -schutzräume
- Interdisziplinäre Angebote durch die Psychiatrie zusammen mit Gynäkologie/Geburtshilfe und/oder mit Kinder- und Jugendpsychiatrie
    - Interdisziplinäre Sprechstunden
    - Konsiliar- und Liaisonangebote

Nicht auf all diese geschlechtsspezifischen Angebote kann im Folgenden eingegangen werden, es sei vielmehr auf die einschlägige Fachliteratur verwiesen (z. B. Abel et al. 1996; Bachrach 1988; Ramsay et al. 2001; Seeman 2003; Williams u. Scott 2002).

35.3 Beispiele geschlechts-spezifischer Betreuungsansätze

35.3.1 Betreuungsansätze für Patientinnen mit Schizophrenie

Von großer Relevanz für die Rehabilitation Schizophreniekranker ist – wie erwähnt – das im Mittel höhere Ersterkrankungsalter der Frauen und damit auch das höhere Alter bei Rehabilitationsbeginn. Aufgrund dieses höheren Alters haben Frauen bei Erkrankungsbeginn oft mehr Stabilität in ihren verschiedenen sozialen Rollen erreicht als Männer. Frauen sind nicht nur häufiger verheiratet, sie haben auch häufiger Kinder, haben einen besseren Schulabschluss, haben auch häufiger schon eine selbstständige Wohnform als Männer etc. (Häfner et al. 1998; Übersichten bei Cook 1994; Riecher-Rössler 2001b, Seeman 2003).

Das heißt, dass die Erkrankung bei ihnen ganz andere Folgen hat als bei den zu Erkrankungsbeginn meist noch sehr jungen Männern: Frauen haben in vielen sozialen Bereichen mit Verlusten zu kämpfen, während die im Mittel jüngeren Männer sich in diesen Bereichen oft noch gar nicht etabliert haben.

> **Wichtig**
>
> In der Rehabilitation von Frauen geht es eher um den Erhalt oder Wiedergewinn bestimmter Rollen, während es bei den jüngeren Männern oft um Neuerwerb von Rollen geht.

Eine Rollenübernahme wird Frauen also oft leichter fallen als Männern, weil es leichter ist, eine alte Rolle, die man schon einmal gemeistert hat, wieder zu erfüllen, als eine neue zu erlangen.

Allerdings birgt dies auch verschiedene Gefahren für Frauen. So ist etwa zu beobachten, dass Frauen häufig zu schnell in ihre alten Rollen, z. B. als Hausfrau und Mutter, entlassen werden ohne ausreichende Abklärung der nach einer akuten schizophrenen Episode häufig noch bestehenden Negativsymptomatik und kognitiven Beeinträchtigungen und ohne ausreichende Rehabilitation. Oft werden weder ein Training der basalen kognitiven und kommunikativen Fähigkeiten noch ein Training der Rollen als Mutter und Hausfrau für notwendig erachtet. Auch wird die Qualität der Rollenerfüllung zu Hause nicht supervidiert.

Hinzu kommt, dass eine zu forcierte Belastung mit den vorherigen Pflichten immer die Gefahr der Dekompensation birgt. So ist zu bedenken, dass die Entlassung einer Hausfrau und Mutter nach einem stationären Aufenthalt für diese oft eine viel stärkere Belastung bedeutet als für einen Mann, da die Frau sich sehr schnell in ihren häuslichen und Mutterpflichten wiederfindet. Der Mann dagegen wird oft nach geraumer Zeit krank geschrieben und von seinen Pflichten entlastet. Aus den gleichen Gründen kann auch ein Tagesklinikaufenthalt für Frauen viel belastender sein als für Männer.

Wie erwähnt, sind deutlich mehr schizophreniekranke Frauen als Männer verheiratet und haben Kinder. In einer Übersichtsarbeit kommt Mary Seeman zu dem Schluss, dass über 50 % aller Schizophreniepatientinnen, die in regelmäßiger Behandlung stehen, inzwischen Mutter werden – ein Prozentsatz, der sich dem der Allgemeinbevölkerung annähert (Seeman 2003). Kinder können für eine kranke Frau aber eine sehr starke Belastung darstellen – und zwar nicht nur ihre Betreuung, sondern die Angst, dass ihr die Kinder weggenommen werden könnten, wenn sie mit der Betreuung nicht zurechtkommt. Tatsächlich leben die Kinder – wie einige Studien zeigen – oft nicht bei ihren Müttern. Diese Ängste sind also sehr realistisch und halten viele Mütter davon ab, professionelle Hilfe in Anspruch zu nehmen (Oyserman et al. 1994). Auch

können diese Ängste starke Stressoren darstellen, die den Krankheitsprozess aufrecht erhalten. Andererseits kann die Betreuung der Kinder zu einem erheblichen Rehabilitationshindernis werden. Partner, die Unterstützung geben könnten, leben meist nicht mit den Müttern oder sind unbekannt (Übersicht bei Seeman 2003).

> **Wichtig**
>
> Im deutschsprachigen Raum gibt es kaum Einrichtungen – weder ambulante noch stationäre –, die ein rehabilitatives Angebot speziell für schizophreniekranke Eltern mit Kindern machen würden – sei es, dass eine Kinderbetreuung angeboten würde, sei es, dass die Elternrolle in der Rehabilitation trainiert würde.

In den angloamerikanischen Ländern werden rehabilitative Maßnahmen an einigen Orten im Rahmen umfassender Programme angeboten (Übersichten bei Oyserman et al. 1994; Seeman 2003).

Der **beruflichen Rehabilitation** wird bei Frauen offensichtlich weniger Bedeutung beigemessen als bei Männern, Rehabilitationsmaßnahmen werden möglicherweise seltener empfohlen als bei Männern (Salokangas u. Stengard 1990). Der Erfolg von Rehabilitationsmaßnahmen scheint bei Frauen z. T. besser (z. B. Baer 2002), z. T. schlechter zu sein (Cook 1994). Psychisch behinderte Frauen werden anstelle einer beruflichen Rehabilitation offensichtlich **noch** schneller in die Berentung »abgeschoben« als Männer (MFJFG 2000), was wahrscheinlich mit dazu beiträgt, dass kranke Frauen im Mittel finanziell schlechter gestellt sind als Männer (Cook 1994).

Dagegen leben mehr chronisch kranke Frauen als Männer in einer unabhängigen **Wohnform,** häufig in einer Wohnung auf dem freien Wohnungsmarkt. Wie Cook (1994) zeigen konnte, ist dies aber nicht durch das Geschlecht per se bedingt, sondern vielmehr durch das bessere soziale Eingebundensein der Frauen. So führte in seiner Studie die Tatsache, dass Frauen häufiger in festen Partnerschaften lebten, bessere therapeutische Beziehungen aufwiesen und mehr soziale Freizeitaktivitäten in der Gemeinde pflegten, zu einer besseren Vermittelbarkeit auf dem freien Wohnungsmarkt. Auch (alleinerziehende) Frauen mit Kindern lebten häufig in Wohnungen des freien Wohnungsmarkts, was damit zu tun haben könnte, dass die meisten Wohneinrichtungen für psychisch Kranke keine Eltern mit Kindern aufnehmen.

Dabei ist zu bedenken, dass selbstständiges Wohnen auf dem freien Wohnungsmarkt nicht nur und immer positiv zu werten ist. Aufgrund von Armut müssen viele Frauen eine sie unter Umständen gefährdende Wohnform wählen – sei es mit einem gewalttätigen Partner, sei es in einer unsicheren Umgebung, und werden so leicht zu Opfern von Gewalt und sexuellem Missbrauch (Cook 1994; Seeman 2003).

Rehabilitationseinrichtungen, seien es stationäre oder teilstationäre, kennen meistens keine Geschlechtertrennung. Frauen mit Psychoseerfahrung berichten aber häufig, dass sie sich von ihren manchmal sehr aggressiven und sexuell anzüglichen männlichen Mitpatienten bedrängt fühlen. Im stationären Rahmen hat dies an manchen Orten – insbesondere im angelsächsischen Raum – zur Wiedereinführung spezieller Frauenstationen oder »Frauenschutzräume« geführt. Im rehabilitativen Bereich wäre zu überlegen, ob nicht zumindest bestimmte Angebote geschlechtergetrennt gemacht werden sollten.

Von enormer Bedeutung für den Rehabilitationsprozess ist auch das **soziale Netz** Schizophreniekranker – ihre Familien und Bezugspersonen. Dieses wiederum scheint auf die Erkrankung einer Frau aber oft anders zu reagieren als auf die Erkrankung eines Mannes. So verhalten sich Eltern psychisch kranken Töchtern gegenüber wohl protektiver als gegenüber Söhnen. Auch reduzieren sie die Erwartungen bezüglich dessen, was die Tochter einmal erreichen soll, nach deren Erkrankung viel deutlicher als ihre Erwartungen gegenüber den Söhnen (Cook 1994).

> **Wichtig**
>
> Was schließlich die **biologische Seite** betrifft, so gilt es bei schizophreniekranken Frauen v. a., die hormonellen Einflüsse einschließlich Fertilität, Kontrazeption und Schwangerschaft zu berücksichtigen (Riecher-Rössler 2001b).

So wird in letzter Zeit immer deutlicher, wie viele schizophreniekranke Frauen unter einer Störung ihres Sexualhormonstoffwechsels leiden. Denn sowohl der mit der Erkrankung einhergehende Stress als auch die meisten Neuroleptika können zu einer Hyperprolaktinämie führen. Dies wiederum kann eine Unterdrückung der physiologischen Östradiolproduktion bewirken mit Östrogenmangel, Zyklusstörungen, Amenorrhö, Libido- und Orgasmusstörungen und Infertilität. Östrogenmangel wiederum aber bedeutet ein verfrühtes Eintreten in die Menopause mit emotionaler Labilisierung, vermutlich auch Erhöhung des Rückfallrisikos und verschiedenen negativen Langzeitfolgen wie Osteoporose, Steigerung des kardiovaskulären Risikos, kognitiven Störungen etc. Es ist deshalb gerade in der Langzeitbehandlung von schizophreniekranken Frauen unabdingbar, auf die genannten Symptome zu achten, die Frauen danach zu fragen und ggf. auch weiter abzuklären mit Bestimmung von Prolaktin- und Östradiolspiegel.

> **Wichtig**
>
> Sehr wichtig sind in der Langzeitbetreuung von schizophreniekranken Frauen auch Fragen der Kontrazep-
> ▼

tion. So kann es bei Umstellung von herkömmlichen auf bestimmte neuere atypische Neuroleptika ohne die Nebenwirkung der Hyperprolaktinämie zu einer Normalisierung des Hormonstoffwechsels und damit zu einer plötzlichen Wiederherstellung der Fertilität und ungeplanter Schwangerschaft kommen.

Dies kann v. a. deshalb fatal sein, da Neuroleptika v. a. während der ersten 3 Monate der Schwangerschaft zu Missbildungen führen können. In der Langzeitbetreuung der schizophreniekranken Frauen ist es deshalb wichtig, immer auch Kontrazeptionsgespräche zu führen, insbesondere bei medikamentöser Umstellung.

35.3.2 Betreuungsansätze für chronisch psychisch kranke Mütter

> **Wichtig**
>
> Dank der modernen Psychiatrie können immer mehr Menschen mit chronisch rezidivierenden psychischen Erkrankungen den Wunsch nach Elternschaft verwirklichen.

Jedoch müssen sie ihre Rolle als Eltern oft ohne spezifische Unterstützung bewältigen, spezialisierte Angebote im ambulanten, teilstationären oder stationären sowie im Rehabilitationsbereich fehlen weitgehend. Dies steht in krassem Gegensatz dazu, dass psychische Erkrankungen von Eltern, insbesondere von Müttern, besonders schwerwiegende Folgen haben können (Mowbray et al. 2001; Riecher-Rössler u. Hofecker Fallahpour 2003; Seeman 2003).

So kann schon die frühe Mutter-Kind-Beziehung, die als so wichtig für die aktuelle und auch die spätere Entwicklung eines Kindes gilt, durch eine psychische Erkrankung und das Unvermögen, sich dem Kind adäquat zuzuwenden, nachhaltig gestört sein. Dies gilt für alle psychischen Erkrankungen, insbesondere aber für psychotische Erkrankungen und schwere Depressionen. Im Rahmen einer Depression oder einer anhaltenden Minussymptomatik mit Affektverarmung etwa kann schon der Aufbau einer warmen Beziehung, das sog. »Bonding«, mit dem Säugling sehr schwierig sein. Mütter spüren dies und verarbeiten dies oft mit Schuldgefühlen, wodurch sich Depressivität und sozialer Rückzug verstärken können und ein fataler Circulus vitiosus in Gang kommen kann. Die Kinder entwickeln z. T. emotionale und Verhaltensauffälligkeiten sowie Entwicklungsverzögerungen auch im kognitiven Bereich. Dies konnte insbesondere bei Kindern nachgewiesen werden, deren Mütter in der Postpartalzeit an Depression gelitten hatten. Untersuchungen zur Auswirkung schizophrener Erkrankungen auf Kleinkinder liegen leider erst wenige vor, die Folgen sind nicht weniger schwerwiegend.

> **Wichtig**
>
> Auch ist zu bedenken, dass bei schweren psychischen Erkrankungen immer ein Suizidrisiko besteht mit der Gefahr eines erweiterten Suizids bzw. einer Kindstötung.

Dieser sog. Infantizid stellt zwar ein extrem seltenes Ereignis dar, ist in der Langzeitbetreuung chronisch kranker Mütter aber immer als Risiko mitzubeachten, insbesondere wenn psychotische Rezidive auftreten.

Bei schwereren Rückfällen psychisch kranker Mütter, insbesondere psychotischer Art und wenn das Risiko einer Selbst- oder Fremdgefährdung besteht, ist deshalb eine stationäre Aufnahme oft unumgänglich. In diesen Fällen wird die Trennung vom Kind insbesondere von Müttern oft nur schwer verkraftet, erzeugt zusätzliche Schuldgefühle und erschwert die Mutter-Kind-Beziehung noch weiter.

Aus diesem Grund gibt es inzwischen an einigen psychiatrischen Krankenhäusern spezielle Mutter-Kind-Abteilungen, in denen das Kind zusammen mit der Mutter aufgenommen werden kann. Eine Vorreiterfunktion hat dabei Großbritannien gehabt, in den letzten Jahren wurden aber auch in den deutschsprachigen Ländern einige solcher Angebote eröffnet.

> **Wichtig**
>
> Von größter Bedeutung ist, dass durch solche Angebote die Trennung der Mutter vom Kind vermieden wird, die Mutter aber soweit von der Kinderbetreuung entlastet wird, wie sie dies benötigt, um dann in entspannten Situationen eine gute Beziehung zu ihrem Kind aufbauen bzw. pflegen zu können.

Allerdings besteht bei solchen Spezialeinrichtungen, wenn sie ein sehr großes Einzugsgebiet versorgen, die Gefahr der Ausgrenzung des Vaters. Auf die Vater-Kind-Beziehung ist aber gerade bei einer psychisch kranken Mutter allergrößter Wert zu legen. Stationäre Versorgungsangebote, die auch die Väter zumindest teilweise einbeziehen – etwa in Form von Übernachtungsmöglichkeiten –, gibt es nur ganz vereinzelt.

Eingebettet sein sollte ein solches stationäres Angebot in ein breitgefächertes **ambulantes** und gemeindenahes Angebot. Neben Spezialsprechstunden für Mütter und ihre Partner sollte das Angebot verschiedene integrierte psychiatrisch-psychotherapeutische Angebote umfassen mit Einzelpsychotherapie, Paar- und Familientherapie sowie sozialarbeiterischen Hilfen. Eine enge interdiszipli-

näre Zusammenarbeit ist dabei anzustreben. Hauspflegeprogramme mit regelmäßigen Hausbesuchen durch speziell geschulte Psychiatriepflegekräfte oder Sozialarbeiter sind ein wichtiger Baustein in der Langzeitbetreuung (Überblick bei Oyserman et al. 1994). Dabei geht es um die Unterstützung der Eltern bei der Kinderbetreuung und der Erziehung, bei familiären, gesundheitlichen oder finanziellen Problemen, in der Haushaltsführung etc.

> **▶ Fallbeispiel**
>
> Frau S. wird notfallmäßig auf unsere Kriseninterventionsstation aufgenommen, offensichtlich wegen eines beginnenden Rezidivs ihrer bekannten Schizophrenie. Sie hatte sich zu Hause wieder von den Nachbarn beobachtet gefühlt, war darüber in einen Spannungszustand geraten und hatte in diesem Zusammenhang Geschirr aus dem Fenster geworfen. Nachbarn hatten die Polizei gerufen.
>
> Frau S. hat einen 2 Monate alten Säugling, den sie, ohne entsprechend darauf vorbereitet worden zu sein, zu Hause mehr oder weniger allein versorgen muss. Ihr Lebenspartner, der selbst »psychisch nicht stabil« sei, habe sich in letzter Zeit kaum noch zu Hause blicken lassen. Unterstützung habe sie einzig von ihrer Mutter erhalten, die in der Nähe wohne. Dort sei auch jetzt ihr Kind untergebracht.
>
> Mit Erhöhung der neuroleptischen Medikation, entlastenden Gesprächen und verschiedenen supportiven Maßnahmen kann sich Frau S. rasch von ihrem präpsychotischen Erleben distanzieren und beruhigen. Der Säugling wird zunächst stundenweise zur Patientin gebracht. Sie erweist sich als sehr liebevolle Mutter, allerdings noch sehr unsicher im Umgang mit dem Säugling und in seiner Versorgung. Auf Station erhält sie die nötige Anleitung und »trainiert« unter wohlwollend unterstützender Supervision. Sie gewinnt zunehmend Selbstvertrauen und Sicherheit in der Versorgung des kleinen Jungen. Die Patientin stillt ab, um sich von dieser für sie mit Stress verbundenen Aufgabe zu entlasten, und auch wegen der potenziellen Nebenwirkungen der Neuroleptika für den Säugling.
>
> Im Laufe der weiteren Stabilisierung wird der Säugling mit auf Station aufgenommen (Rooming-in), so dass Frau S. ihn nun rund um die Uhr betreuen kann. Anfänglich benötigt sie noch häufig Entlastung, v. a. in Stresssituationen. Mit der Zeit kann sie aber die Betreuung des Kindes allein übernehmen. Partner und Mutter der Patientin kommen häufig zu Besuch und werden mit eingebunden. Ein erste Tagesbeurlaubung wird mit allen Beteiligten genau vorausgeplant. Frau S. erhält zunächst zu Hause noch eine 24-stündige Unterstützung. Längere Beurlaubungen folgen, schließlich die Entlassung. Zuvor war ein gut strukturiertes Hilfesystem organisiert unter systematischer und mit Hilfe eines Wochenstundenplanes vorausgeplanter Einbindung des Partners, de ▼

35

Mutter, des betreuenden Psychiaters, einer Spitex-Haushaltshilfe sowie mit regelmäßigen Besuchen durch unsere Psychiatrieschwester, die die Patientin auch schon auf der Kriseninterventionsstation betreut hatte.

Nachdem der Vorfall mit dem Geschirr bei allen Beteiligten Ängste um das Kind ausgelöst hatte und eine Fremdbetreuung durch das zugezogene Jugendamt erwogen worden war, kann sich die zuständige Mitarbeiterin des Jugendamts nun auf die Betreuung von Mutter und Kind in deren häuslicher Umgebung konzentrieren.

> **Wichtig**
>
> Unabdingbar für eine sinnvolle Behandlungskette und die weitere Rehabilitation wäre auch die Einrichtung von spezialisierten Tageskliniken, Rehabilitationszentren und Tagesstätten für Mütter bzw. Eltern mit ihren Kindern.

Auch diese sind leider erst in den angloamerikanischen Ländern im Aufbau begriffen (Überblick bei Oyserman et al. 1994; Seeman 2003). Sie erlauben nicht nur eine möglichst rasche Entlassung aus der stationären Behandlung zurück zur Familie mit »Normalisierung des Alltags«, sondern neben der Weiterbehandlung auch ein anhaltendes Training der verschiedensten Fertigkeiten. Dabei sollte es im Falle psychisch kranker Eltern auch um das Training der Elternfunktionen gehen – ein bisher stark vernachlässigtes Gebiet der deutschsprachigen Psychiatrie, die sich der Unterstützung psychisch kranker Eltern in ihrer Elternrolle bisher generell viel zu wenig angenommen hat.

> **Wichtig**
>
> Die als »Parenting« bezeichneten elterlichen Fertigkeiten können, ähnlich wie soziale oder berufliche Fertigkeiten, im Rahmen einer »Parenting-Rehabilitation« trainiert und verbessert werden.

Der Einschätzung elterlicher Kompetenz durch ein mehrwöchiges (teil-)stationäres oder ambulantes »Parenting-Assessment« mit Beobachtungen zu Hause, folgt hier ein längerfristiges teilstationäres oder ambulantes Rehabilitationsprogramm mit »Parenting-Klassen«, Unterstützungsgruppen für Eltern und für Kinder, therapeutischen Kindergärten etc. (Mowbray et al. 2001; Oysermann et al. 1994; Seeman 2003).

Auch sehr niederschwellige Angebote im Sinne von Krabbelgruppen oder Eltern-Kind-Treffs für psychisch kranke Eltern mit ihren Kindern sind dringend notwendig (Hofecker Fallahpour u. Riecher-Rössler 2002).

Solche spezifischen Angebote in der Langzeitbetreuung chronisch psychisch kranker Eltern sind nicht nur notwendig, um die Elternfunktionen psychisch Kranker zu trainieren, sondern auch um eine gravierende Versorgungslücke zu schließen. Psychisch kranke Eltern nehmen nämlich herkömmliche Betreuungsangebote wie Tageskliniken oder Tagesstätten für psychisch Kranke häufig nicht wahr, da sie sich – mit Recht – von ihren Kindern nicht trennen wollen und diese dort nicht mitbetreut werden können. Dies gilt ganz besonders für die vielen alleinerziehenden Mütter. Ganz abgesehen davon wären auch die meisten herkömmlichen Versorgungsangebote nicht geeignet für die Betreuung kleiner Kinder. Hierzu braucht es einen speziellen Rahmen mit spezifischem Setting und Knowhow.

> **Wichtig**
>
> Von größter Bedeutung sind Betreuungsangebote für Eltern auch im Bereich der Sucht.

Kinder suchtkranker Eltern leben oft unter sehr schwierigen Bedingungen bis hin zu schwerer Vernachlässigung. Ohne unterstützende Hilfen können suchtkranke Eltern ihren Elternaufgaben kaum gerecht werden. Umgekehrt führen die Belastungen der Elternschaft und Erziehung immer wieder zu Spannungen, Schuldgefühlen und Rückfällen.

Ein weiteres Problem für Mütter ist die Mehrfachbelastung als Mutter und Hausfrau, die ihnen oft kaum Zeit für Therapie und Rehabilitation lässt. Frauen wenden, besonders wenn sie sozial benachteiligt sind, durchschnittlich mehr Zeit für die Hausarbeit auf als ihre Ehemänner. Das heißt, viele Frauen benötigen, um therapeutische Angebote wahrnehmen zu können, die Vermittlung konkreter Entlastungsmöglichkeiten wie die zeitweise Betreuung von Kindern, Hilfe durch Hausdienste oder aufsuchende Erziehungsbegleitung. Da viele Kranke auch unter großer Armut leiden, sind hierzu oft auch finanzielle Hilfen notwendig. Im therapeutischen Gespräch ist es wichtig, überhöhte Ansprüche der Frauen an sich selbst zu hinterfragen, so etwa den Perfektionismus als Mutter und Hausfrau.

Die Abhängigkeit in der Partnerschaft wird durch das Muttersein stärker. So können sich viele psychisch kranke Frauen trotz massiver Probleme in der Partnerschaft – wie etwa Gewaltanwendung durch den Partner – nicht aus dieser Partnerschaft lösen, da sie fürchten, allein für die Kinder nicht sorgen zu können oder zu dürfen (Seeman 2003). In diesem Bereich sind eine besondere Aufmerksamkeit der Betreuungspersonen sowie das Angebot spezifischer Hilfen notwendig, z. B. spezifisch sensibilisierter Krisenintervention (Hofecker Fallahpour 2003).

35.4 Schlussfolgerungen für die Qualitätssicherung in der Rehabilitation

35.4.1 Qualitätssicherung in der praktischen Rehabilitationsarbeit

Wie die Überlegungen der vorangegangenen Abschnitte zeigen, sollte auch in der Rehabilitation eine geschlechts- und frauenspezifische Qualitätssicherung erfolgen, und zwar in Bezug auf

- Ergebnisqualität: Welche Ergebnisse sollen erzielt werden?
- Strukturqualität: Welche Voraussetzungen beziehungsweise Rahmenbedingungen werden hierfür benötigt?
- Prozessqualität: Auf welche Art und Weise soll vorgegangen werden?

Ergebnisqualität
Gleichstellung

> **Wichtig**
>
> Rehabilitationsziele müssen kritisch auf traditionelle Rollenzuschreibungen und damit verbundene Stigmatisierungen überprüft werden.

So sollten Frauen ebenso beruflich rehabilitiert werden wie Männer und nicht einfach in eine Hausfrauenrolle entlassen werden. Auch ist darauf zu achten, dass sie dabei eine möglichst weitgehende ökonomische Unabhängigkeit erzielen. Dies bedeutet z. B., dass sie möglichst nicht in »frauentypische« Berufe mit geringen Verdienstaussichten rehabilitiert werden.

Selbstvertrauen und Autonomie

> **Wichtig**
>
> Gerade bei Frauen, die oftmals mit geringem Selbstvertrauen sozialisiert wurden und in abhängigen Beziehungen gelebt haben oder noch leben, ist eine Förderung des Selbstvertrauens, der Selbstbestimmung und der persönlichen Unabhängigkeit anzustreben.

Eng damit verbunden ist der Glaube an die eigenen Kräfte und die eigene Handlungsfähigkeit als Grundvoraussetzungen für die psychische Stabilität und die Meisterung der Anforderungen des Alltags.

Gewaltfreiheit

> **Wichtig**
>
> Frauen soll ein Leben ohne Gewalt ermöglicht werden. Dies betrifft nicht nur körperliche, sondern auch sexuelle und seelische Gewalt.

Strukturqualität
Institutionen

Die Räumlichkeiten aller Institutionen sollten individuelle Schamgrenzen respektieren und den Schutz ihrer Klientinnen vor Übergriffen sicherstellen, z. B. durch geschlechtergetrennte Wohnbereiche, getrennte sanitäre Anlagen, spezielle »Frauenschutzräume« (Gruppenräume, Teeküchen etc.).

Das Personal sollte in geschlechtsspezifischen Belangen geschult sein. Der prozentuale Anteil des weiblichen Personals sollte in geschlechtsgemischten Einrichtungen auf allen Hierarchie- und Fachebenen den prozentualen Anteil der Klientinnen/Patientinnen widerspiegeln – insbesondere auch in Leitungspositionen.

Konzeptionelles

In der konzeptionellen Arbeit von Einrichtungen sind geschlechtsspezifische Belange so weit wie möglich zu berücksichtigen. Idealerweise sollten sowohl Frauen- als auch Männerprogramme angeboten werden.

> **Wichtig**
>
> Geschlechtsspezifische Konzepte sind insbesondere zur beruflichen Qualifizierung – etwa in der Arbeitstherapie und in der beruflichen Rehabilitation – hilfreich, um die jeweiligen Geschlechter spezifisch zu fördern.

Von sehr großer Bedeutung sind geschlechtsspezifische Konzepte auch in der Arbeit mit Migranten und Migrantinnen. Hier müssen zusätzlich kulturspezifische Gesichtspunkte einfließen und professionelle Dolmetscher miteinbezogen werden, um die Rehabilitation zu einem aussichtsreichen Unternehmen zu machen.

Supervisoren sollten geschlechtsspezifisches Wissen und Bewusstsein einbringen und bei den Mitarbeitenden fördern. Geschlechtsspezifische Übertragungen und Gegenübertragungen in den Betreuungsbeziehungen sollten thematisiert werden. Ein besonderes Augenmerk sollte in der Supervision auf die Risiken der sexuellen Ausbeutung und der subtilen Gewaltanwendung innerhalb der Betreuungsbeziehung gelegt werden.

> **Wichtig**
>
> Es sollte eindeutig klargestellt sein, dass jegliche Art von sexueller Beziehung zwischen Betreuungsperson und Klientin (ebenso wie zu Klienten) absolut verboten ist.

35

Prozessqualität

> **Wichtig**
>
> Die Prozessqualität im Hinblick auf geschlechtsspezifische Qualitätssicherung meint v. a. eine reflektierte, geschlechtersensible Arbeits- und Vorgehensweise. Sie beinhaltet zum einen bestimmte Werthaltungen wie eine Wertschätzung der jeweiligen Geschlechter, die Betonung von Empowerment, Klarheit und Transparenz, zum anderen die Berücksichtigung geschlechtsspezifischer Bedürfnisse.

Empowerment

Ein wichtiges Ziel der modernen Rehabilitation ist das sog. »Empowerment« im Sinne einer schrittweisen Überwindung von »gelernter Hilflosigkeit« hin zu mehr Selbstwirksamkeitserwartung und aktivem Coping. Wenn Frauen aber – wie aus zahlreichen Studien bekannt – im Mittel ein geringeres Selbstbewusstsein aufweisen als Männer und weniger aktive Bewältigung zeigen, so ist dieses Rehabilitationsziel bei Frauen wahrscheinlich schwieriger zu erreichen als bei Männern.

> **Wichtig**
>
> Therapeuten scheinen sich des speziellen Bedarfs bezüglich Empowerment bei Frauen oft nicht bewusst zu sein, akzeptieren vielmehr oder verstärken sogar ein eher passives Verhalten von weiblichen Kranken (Cook 1994).

Gerade bei weiblichen Klienten ist es also wichtig, immer wieder an die eigenen Fähigkeiten zu appellieren, Klientinnen nicht zu passiven Hilfeempfängern zu degradieren, sondern vielmehr »Hilfe zur Selbsthilfe« zu geben. Auf individueller Ebene kann eine entsprechend orientierte begleitende Psychotherapie sehr nützlich sein oder auch die Vermittlung in Frauenselbsthilfenetzwerke.

In der Beziehung zwischen Betreuer/Betreuerin und Klient/Klientin sind Abhängigkeiten jedweder Art, insbesondere emotionale Abhängigkeiten, zu vermeiden.

Ressourcenorientierung

In eine ähnliche Richtung zielt die Ressourcenorientierung. Hier geht es im Gegensatz zu einem defizitorientierten Ansatz darum, vorhandene Fähigkeiten zu erkennen und zu nutzen ebenso wie schon bestehende soziale Netzwerke oder andere Unterstützungsmöglichkeiten zu (re-)aktivieren. Frauen verfügen häufiger über bessere Ressourcen als Männer, v. a. im sozialen Bereich, die auch genutzt werden sollten.

Wertschätzung

> **Wichtig**
>
> Psychisch Kranke, insbesondere aber psychisch kranke Frauen haben in ihren Beziehungen oft wenig Wertschätzung erlebt. Das Erleben von Akzeptanz und Wertschätzung in der therapeutischen Beziehung kann deshalb von entscheidender Bedeutung sein, um eine positive Entwicklung zu mehr Selbstvertrauen einzuleiten.

Transparenz

Von ganz entscheidender Bedeutung für die Förderung von Autonomie und Empowerment ist die Transparenz im Betreuungsprozess. Patienten und speziell Patientinnen sollten in alle Entscheidungen einbezogen werden, und zwar bei voller Aufklärung über die möglichen Alternativen. Dies betrifft insbesondere auch rechtliche Angelegenheiten. Schriftliches Material mit klarer Darstellung von Rechten, Zuständigkeiten, Verfahrensweisen sollte abgegeben und erläutert werden. Ein ganz besonders heikler Bereich ist hier etwa das Sorgerecht für Kinder.

Mitspracherecht

Klientinnen und Klienten sollten Mitsprachemöglichkeiten in der Planung und Ausstattung von Einrichtungen wie auch in ihrer konzeptionellen Ausgestaltung erhalten. Fokusgruppen (Koppelman u. Bourjolly 2001), Befragungen der Nutzer, Patientenbeauftragte und andere Mittel sollten gerade auch bezüglich geschlechtsspezifischer Bedürfnisse vermehrt genutzt werden.

Geschlechtertypische Verhaltensmuster

Geschlechtertypische Verhaltensmuster sind im Alltag einer Rehabilitationseinrichtung genauso zu beobachten wie anderswo. Eingegriffen werden sollte v. a. dann, wenn sie den Rehabilitationsprozess behindern, indem sie Frauen in die Passivität drängen, also wenn etwa Frauen in der Gruppe seltener das Wort ergreifen, seltener aktiv werden etc.

Ausbeutenden oder sexuell übergreifenden Beziehungen unter Patienten und Patientinnen ist gegenzusteuern.

Diskriminierungen

> **Wichtig**
>
> Betreuer sollten sich bewusst sein über die arbeitsmarktpolitischen Benachteiligungen von Frauen und hier besondere Unterstützung geben.

So werden sie häufig für gleiche Arbeit schlechter bezahlt als Männer, wodurch sie größere Schwierigkeiten haben, sich finanziell unabhängig zu machen. Bei gleicher Qualifikation finden sie nur schlechter qualifizierte Arbeit etc. Kritisch zu hinterfragen ist auch die gängige Praxis, Frauen ins Frauenhaus zu schicken, wenn von ihren Männern Gewalt ausgeübt wird, und die Frauen dadurch noch mehr zu destabilisieren und zu »bestrafen«. Alternative Möglichkeiten wie Hausverbot für Männer wären häufiger zu nutzen.

35.4.2 Qualitätssicherung in der Forschung und Lehre

Leider fristet die Forschung zu geschlechterspezifischen Bedürfnissen in der Rehabilitation insbesondere im deutschsprachigen Raum noch ein Schattendasein. Aufgrund der Kenntnis der zahlreichen Geschlechtsunterschiede bei psychischen Erkrankungen sowie insbesondere der geschlechtsspezifischen Belastungsfaktoren wurde in vorliegender Arbeit versucht, allgemeine und spezielle Prinzipien geschlechtsspezifischer Betreuungsansätze in der Rehabilitation zu erarbeiten. Ob und inwieweit diese Ansätze in unserem Kulturraum aber realisierbar sind, tatsächlich dem Bedürfnis der Klientinnen und Klienten entsprechen, deren Bedarf decken und letztlich möglicherweise sogar den Rehabilitationserfolg verbessern, ist bisher kaum nachgewiesen. Hierzu bräuchte es dringend spezieller Forschungsprojekte mit dem Ziel, evidenzbasierte Leitlinien für eine geschlechtersensible Rehabilitation zu entwickeln.

Wichtig

Ziel sollte auch sein, geschlechtsspezifische Aspekte in die Aus-, Weiter- und Fortbildung aller an der Rehabilitation psychisch Kranker beteiligten Berufsgruppen zu integrieren.

Zusammenfassung

Die Notwendigkeit einer geschlechtersensiblen Rehabilitation ist derzeit – zumindest im deutschsprachigen Raum – noch ein vernachlässigtes Thema. Der Bedarf wird kaum erkannt und akzeptiert. Spezialisierte Angebote und entsprechende Forschung gibt es fast nur im angloamerikanischen Raum, was sich nicht unmittelbar auf den deutschsprachigen Kulturraum übertragen lässt.

Geschlechtsspezifische Bedürfnisse ergeben sich aus ganz verschiedenen Faktoren wie Geschlechtsunterschieden in Erkrankungshäufigkeit und -alter, im Krankheits- und Bewältigungsverhalten oder aufgrund biologischer Geschlechtsunterschiede. Vor allem aber ergeben sie sich aufgrund unterschiedlicher psychosozialer Belastungsfaktoren, wie sie z. B. aus unterschiedlichen sozialen Rollen in Partnerschaft, Familie,

▼

Haushalt und Beruf, aus Abhängigkeitsverhältnissen, Missbrauch und Gewalt, aber auch aus »geschlechtstypischen« Verhaltensweisen resultieren können. Spezifische Bedürfnisse haben v. a. chronisch kranke Mütter, aber z. B. auch chronisch kranke Frauen mit Schizophrenie, Borderline-Persönlichkeitsstörungen, Essstörungen oder Sucht.

Geschlechtsspezifische Betreuungsansätze tragen dem geschlechtsspezifischen Bedarf Rechnung, und zwar sowohl formal wie inhaltlich. Das heißt, sowohl Struktur- als auch Ergebnis- und Prozessqualität eines Angebots sind im Hinblick auf Geschlechtersensibilität laufend zu überprüfen und ggf. anzupassen.

Literatur

Abel K, Buszewicz M, Davison S (1996) (Hrsg) Planning community mental health services for women. A multiprofessional handbook. Routledge, London

Bachrach LL (1988) Chronically mentally ill women: an overview of service delivery issues. In: Bachrach LL, Nadelson CC (eds) Treating chronically ill women. American Psychiatric Press, Washington DC, pp 1–17

Baer N (2002) Berufliche Rehabilitation bei Menschen mit psychischer Störungen: Wirksamkeit, Prognosefaktoren und Klientenzufriedenheit – Dissertation. Lang, Bern Berlin Bruxelles Frankfurt New York Wien

Cook JA (1994) Independent community living among women with severe mental illness: A comparison with outcomes among men. J Mental Health Administration 21: 361–373

Häfner H, Hambrecht M, Löffler W, Munk-Jørgensen P, Riecher-Rössler A (1998) Is schizophrenia a disorder of all ages? A comparison of first episodes and early course across the life-cycle. Psychol Med 28: 351–365

Hofecker Fallahpour M (2004) Krisenintervention bei Frauen. In: Riecher-Rössler A, Berger P, Yilmaz AT, Stieglitz RD (Hrsg) Psychiatrisch-psychotherapeutische Krisenintervention – Grundlagen, Techniken, Anwendungsgebiete. Hogrefe, Göttingen (im Druck)

Hofecker Fallahpour M, Riecher-Rössler A (2002) Ein Treffpunkt für psychisch kranke Eltern und ihre Kinder. Pro Mente Sana Aktuell 2: 22–23

Koppelman NF, Bourjolly JN (2001) Conducting focus groups with women with severe psychiatric disabilities: A methodological overview. Psychiatr Rehabilitation J 25: 142–151

Ministerium für Frauen, Jugend, Familie und Gesundheit des Landes Nordrhein-Westfalen (2000) Gesundheit von Frauen und Männern in Nordrhein-Westfalen. Jögd, Bielefeld

Mowbray CT, Oyserman D, Bybee D, MacFarlane P, Rueda-Riedle A (2001) Life circumstances of mothers with serious mental illness. Psychiatr Rehabilitation J 25: 114–123

Oyserman D, Mowbray CT, Zemencuk JK (1994) Resources and supports for mothers with severe mental illness. Health Social Work 19: 132–142

Ramsay R, Welch S, Youard E (2001) Needs of women patients with mental illness. APT 7: 85–92

Riecher-Rössler A (2001a) Warum brauchen wir eine geschlechtersensible Psychiatrie und Psychotherapie. In: Rohde A, Riecher-Rössler A (Hrsg) Psychische Erkrankungen bei Frauen – Psychiatrie und Psychosomatik in der Gynäkologie. Roderer, Regensburg, S 41–5

35

Riecher-Rössler A (2001b) Geschlechtsunterschiede bei Schizophrenien und mögliche therapeutische Implikationen. In: Riecher-Rössler A, Rohde A (Hrsg) Psychische Erkrankungen bei Frauen – Für eine geschlechtersensible Psychiatrie und Psychotherapie. Karger, Basel Freiburg Paris London New York New Delhi Bangkok Singapore Tokyo Sydney, S 73–91

Riecher-Rössler A (2003) Psychotherapie von Frauen – Chancen und Grenzen der Geschlechtersensibilität. Psychodynamische Psychotherapie 2: 91–101

Riecher-Rössler A, Hofecker Fallahpour M (2003) Die Depression in der Postpartalzeit: eine diagnostische und therapeutische Herausforderung. Schweiz Arch Neurologie Psychiatrie 154: 106–115

Salokangas RK, Stengard E (1990) Gender and short-term outcome in schizophrenia. Schizophr Res 3: 333–345

Seeman MV (2004) Schizophrenia and motherhood. In: Göpfert M, Webster J, Seeman MV (eds) Parental psychiatric disorder, 2nd edn. Cambridge University Press, (im Druck)

World Health Organization (2000) Women's mental health: An evidence based review. World Health Organization, Genf

Williams J, Scott S (2002) Service responses to women with mental health needs. Mental Health Rev 7: 6–14

Behandlungsprobleme bei wohnungslosen psychisch Kranken

Bernd Eikelmann, Barbara Zacharias

Die Wohnungslosigkeit nimmt in der Bevölkerung der reichen Industrienationen zu. In Deutschland, so besagen Schätzungen, gelten etwa 1 Mio. Bürger als »Wohnungsnotfall«, von denen etwa 200.000 gerade noch in Einpersonenhaushalten und 35.000 direkt auf der Straße leben (BAG 1996). Das Thema gerät mit einer gewissen Selbstläufigkeit sowohl in den Medien als auch in wissenschaftlichen Organen immer wieder in die Debatte, wenngleich selten der Vielschichtigkeit ausreichend Rechnung getragen wird. Es ist gewissermaßen verteilt auf Sozialarbeit, Wohltätigkeit und Medizin, ohne dass es je zusammengeführt wird. Soziale Psychiatrie kann hier an einer Schnittstelle zum Gesamtgesellschaftlichen, aber auch zur Sozialpolitik, zur sozialen Fürsorge oder sogar zum Soziokulturellen gesehen werden.

36.1 Grundlagen

36.1.1 Wie wird geforscht?

In den USA wird die Diskussion um die zunehmende Zahl von Wohnungslosen seit Beginn der 80er Jahre und bis in die jüngste Gegenwart geführt, wobei anfangs die Paradigmenänderung der psychiatrischen Versorgung (»deinstitutionalization«) als wesentliche Ursache angesehen wurde (Bachrach 1984). Später, in der zweiten Hälfte der 80er Jahre, wurde durch epidemiologische Studien die Frage nach der Prävalenz psychischer Störungen unter Wohnungslosen analysiert und beantwortet. Gegenwärtig bemüht sich die Forschung darum, Fragen der Lebensqualität, der Ätiologie, der Viktimisierung und der optimalen Versorgung zu klären. Parallel dazu wurden erste und jetzt zahlreiche Hilfsangebote für psychisch kranke Wohnungslose eingerichtet, deren Evaluation und Weiterentwicklung nun ebenfalls die wissenschaftliche Diskussion bestimmen.

In Deutschland fand diese Problematik in der sozialpolitischen und wissenschaftlichen Diskussion bisher zu wenig Beachtung. Die bis Mitte der 90er Jahre vorliegenden Daten stammen fast sämtlich aus informellen sozialepidemiologischen Erhebungen und sind widersprüchlich oder wenig aussagekräftig (Rössler et al. 1994). Erst in jüngster Zeit wurden in Deutschland wissenschaftliche Untersuchungen zur Situation psychisch kranker Wohnungsloser publiziert, die fundierte Aussagen über Epidemiologie und Versorgung dieser Randgruppe erlauben (Fichter et al. 1996).

Bisher existiert noch keine international akzeptierte und operationalisierbare Definition von Wohnungslosigkeit (Bachrach 1992; Jahiel 1992a; Scott 1993, Bhugra 1996). Das entscheidende Kriterium ist für diese Darstellung der Lebensort der Betroffenen. Wohnungslosigkeit stellt das untere Ende eines Kontinuums von unterschiedlichen und nach unten immer schlechter werdenden Wohnmöglichkeiten und Lebensarten dar. Entscheidend für die Definition von Wohnungslosigkeit sind ferner jeweils die sozialen und materiellen Ressourcen, die den Betroffenen zur Verfügung stehen (Argeriou et al. 1995; Bachrach 1992; Scott 1993). Meist werden drei Gruppen unterschieden:

1. Menschen, die auf der Straße leben und übernachten;
2. Menschen in Notunterkünften und sonstigen Einrichtungen für Wohnungslose;
3. Menschen, die vorübergehend bei Freunden, Verwandten etc. übernachten.

Die Gruppen 1 und 2 werden zumeist als Wohnungslose bezeichnet, für Gruppe 3 hat sich der Begriff »von Wohnungslosigkeit Bedrohte« eingebürgert.

Als ein zweites Kriterium hat sich die Dauer der Wohnungslosigkeit durchgesetzt. Menschen, die nur vorübergehend und kurzfristig wohnungslos waren, unterscheiden sich in wichtigen Charakteristika von längerfristig und dauerhaft Wohnungslosen (Argeriou et al. 1995). Deshalb enthalten die meisten Definitionen auch eine zeitliche Komponente, die allerdings sehr unterschiedlich gefasst wird: andauernde Wohnungslosigkeit seit mindestens 90 Tagen (z. B. Lipton et al. 1988), eine bestimmte Dauer von Wohnungslosigkeit innerhalb eines definierten Zeitabschnitts (z. B. Lehman et al. 1997) oder Wohnungslosigkeit lediglich am Punkt der Aufnahme in die Studie (z. B. Gelberg et al. 1988).

Zu den besonderen **methodischen Schwierigkeiten** in der wissenschaftlichen Diskussion zählen außer der Definition von Wohnungslosigkeit die bedrückende Lebenssituation der Untersuchten und die extrem schwierigen Untersuchungsbedingungen. Die Definition und ihre Operationalisierung werden oft rein pragmatisch und ohne Bezug zu ähnlichen Forschungsvorhaben gewählt (Bachrach 1984; Susser et al. 1990). Die meisten Studien wurden an Bewohnern von Notunterkünften und damit an einer selektiven Teilgruppe der Wohnungslosen durchgeführt (Susser et al. 1990). Erst in jüngerer Zeit wurden andere Methoden zur Stichprobenauswahl entwickelt und angewandt. Sie beruhen auf einer sorgfältigen Analyse von Zahl und Aufenthaltsort der Wohnungslosen sowie deren Inanspruchnahme von Hilfsdiensten (Rossi et al. 1987;

Burnam und Koegel 1988). Mit ihrer Hilfe gelang es, die methodologische Kritik zu diesem Aspekt weitestgehend zu entkräften und eine solide Datenbasis zu schaffen. Angaben zu psychiatrischen Erkrankungen von Wohnungslosen beruhten in einigen Fällen auf Einschätzungen von Sozialarbeitern bzw. Soziologen und waren deshalb in ihrer Validität zumindest unsicher. Doch auch konventionelle psychiatrische Explorationen können hinterfragt werden, da sie psychiatrische Störung und gelungene Anpassung des Betroffenen an die extreme Lebensbedingungen nicht differenzieren (Snow et al. 1986). Nicht zu unterschätzen ist der Einfluss von Interviewsituation und Person des Interviewers auf die Daten.

36.1.2 Wie entsteht Wohnungslosigkeit?

Die Diskussion um die Ursachen von Wohnungslosigkeit kann hier nicht abschließend geführt werden. Von den meisten Autoren wird ein mehrdimensionales Konzept vertreten, bei dem
- individuelle biografische und Risikofaktoren, die psychische Vulnerabiltät,
- soziale Bedingungen (allgemeine und Wohnungsnot) sowie
- Besonderheiten der psychiatrischen Versorgung

zusammenwirken müssen (Breakey u. Fischer 1995; McNaught u. Bhugra 1996). Selbst im Einzelfall ist eine Rückführung der Wohnungslosigkeit auf bestimmte Vorbedingungen, Situationen und Strukturen nicht sicher möglich. Nicht jeder Wohnungslose hat in seiner Kindheit schwere und zentrale Beziehungsabbrüche erlebt. Nicht jeder Wohnungslose ist (aktuell) psychisch krank; in den USA wird etwa ein Viertel der Wohnungslosen, in Deutschland mindestens ein Drittel dazu gerechnet. Nimmt man anamnestische Daten hinzu, liegt die Zahl deutlich höher (► s. unter 36.3). Auch bei größter Wohnungsnot kommt es nicht zu einem exorbitanten Anstieg der Wohnungslosigkeit. Schließlich hat die Deinstitutionalisierungspolitik der Psychiatrie möglicherweise in diese Richtung gewirkt, ohne jedoch zu raschen und dramatischen Veränderungen beitragen zu können.

Goodman et al. (1991) beschreiben den Wohnungsverlust als »psychologisches Trauma«, dessen Schlüsselfaktor die reale und subjektiv empfundene gesellschaftliche Ausgrenzung sei. Bei länger dauernder Wohnungslosigkeit würden oft die Bewältigungsmechanismen überfordert. Alkohol- und Drogenkonsum fördern zwar die Integration ins neue Lebensumfeld, zerstören aber gleichzeitig die körperlichen und psychischen Ressourcen der Betroffenen. Nach Kuhlmann (1994) sind die Betroffenen bei länger dauernder Wohnungslosigkeit gezwungen, ihre Persönlichkeit um eine neue, »wohnungslose Identität« zu reorganisieren, wollen sie unter den extremen Lebensbedingungen von Ausgrenzung, mangelnder Privatheit und materieller Not überleben. Dazu treten Effekte der gesellschaftlichen Stigmatisierung. Es tritt eine Anpassung ans Gefährliche und Lebensbedrohliche ein.

> **Fallbeispiel**
> Der heute 63-jährige Mann war ehemals habilitierter Oberarzt einer Universitätsklinik, als ich ihn in einem typischen Obdachlosenheim kennen lernte. Als junger Mann hatte er Ostpreußen verlassen. Er galt schon früher als seltsam, eigenwillig und introvertiert. Vor dem Verlust seiner Arbeitsstelle hatte er vermehrt getrunken, war nachlässig und vergesslich geworden. Ein Sohn litt an einer Schizophrenie. Die Ehefrau hatte sich lange zuvor von ihm getrennt. Im psychischen Befund wirkte er äußerlich vernachlässigt, mnestisch eingeschränkt, kognitiv verlangsamt, eingeengt, affekt- und antriebsarm, fast nach Art eines residuär-apathischen Syndroms.

36.2   Soziodemographische Charakteristika wohnungsloser Menschen

Die soziologischen Daten der Gruppe wohnungsloser Menschen ist in umfangreichen Studien vielfach untersucht worden. Einen Überblick liefert ☐ Tabelle 36.1. In den USA schwankt der Anteil farbiger, spanischsprachiger oder indianischer Personen an den Wohnungslosen entsprechend der regionalen Bevölkerungszusammensetzung, liegt aber meist deutlich über dem Anteil in der jeweiligen Allgemeinbevölkerung (Shlay u. Rossi 1992; Jahiel 1992b). Dagegen stellen in Deutschland wie auch in anderen europäischen Ländern (Marshall 1989; Fernandez 1996; Vazquez et al. 1997) und Australien (Herrman et al. 1989) ethnische Minderheiten keinen nennenswerten Anteil innerhalb der Wohnungslosen. Der Anteil von Frauen liegt zwischen 5% und 25%, wobei die jüngeren Studien eher höhere Zahlen fanden (Burt u. Cohen 1989; Shlay u. Rossi 1992, MfAGS 1993; Marshall 1996).

Die Schul- und Berufsbildung der Wohnungslosen ist durchschnittlich schlechter als in der Allgemeinbevölkerung, allerdings haben in Deutschland fast 90% der Wohnungslosen zumindest einen Hauptschulabschluss und mehr als die Hälfte auch eine abgeschlossene Berufsausbildung (Ruhstrat et al. 1991; Fichter et al. 1996). Sind die Bildungsvoraussetzungen nur geringfügig schlechter als in der Allgemeinbevölkerung, so ist die Integration Wohnungsloser in Arbeit unmöglich. Der Anteil von re-

gulär Beschäftigten liegt in Deutschland unter 10% und ist in anderen Ländern ähnlich niedrig.

Während in Deutschland verhältnismäßig viele Wohnungslose auf Sozialhilfe angewiesen sind, erhalten in den USA nur wenige Unterstützung durch die öffentliche Hand (Shlay u. Rossi 1992; Jahiel 1992b), entweder weil die Betroffenen nicht ausreichend informiert oder weil sie nicht in der Lage sind, ihre Ansprüche durchzusetzen (Linn et al. 1990). Dass sich hier ein entscheidender Aspekt für die Lebensqualität findet, braucht nicht betont zu werden. Lebensqualität als subjektive Einschätzung der Gesundheit und Unterstützung durch andere bzw. der körperlichen Fertigkeiten wird durch psychiatrische Behandlung nachhaltig gebessert (Lowens et al. 2000).

Wohnungslose Menschen seien charakterlich unstet und zögen deshalb wurzellos umher, ist ein gerade in Deutschland verbreitetes Vorurteil, das auf Untersuchungen zu Beginn des vergangenen Jahrhunderts zurückgeht. Jüngere empirische Studien bestätigen dagegen eindrucksvoll die regionale Verwurzelung wohnungsloser Menschen (Fichter et al. 1996). Kennzeichnend für wohnungslose Menschen ist weiterhin ihre Isolation. Darin unterscheiden sie sich von anderen in Armut lebenden Menschen. Nur sehr wenige Wohnungslose sind verheiratet bzw. leben mit einem festen Partner zusammen (Roth u. Bean 1986). Im Vergleich zur Normalbevölkerung fand man bei Unterkunftsbewohnern deutlich seltener regelmäßige Angehörigenkontakte und feste Freunde (Fischer et al. 1986).

Körperliche Erkrankungen sind bei Wohnungslosen deutlich häufiger als in der Normalbevölkerung (Jahiel 1992c; Trabert 1995). Bei Unterkunftsbewohnern in Baltimore fand man pro Person durchschnittlich 9 Gesundheitsprobleme, die zumindest hausärztliche Betreuung erfordern würden (Breakey et al. 1989). Es überwiegen Krankheiten, die durch die Lebensbedingungen in Wohnungslosigkeit gefördert werden, wie Hauterkrankungen, Atemwegserkrankungen oder alkoholbedingte Lebererkrankungen. Dazu kommt eine vergleichsweise hohe Prävalenz an Infektionskrankheiten, darunter von besonderer Bedeutung Tuberkulose und HIV (Susser et al. 1993). Dabei nimmt nur ein Teil derjenigen Wohnungslosen, die objektiv und subjektiv unter körperlichen Erkrankungen leiden, das medizinische Versorgungssystem in Anspruch. Wenzel et al. (2001) untersuchten eine Stichprobe von 974 im gebärfähigen Alter befindlichen wohnungslosen Frauen. Zwei Drittel hatten somatische Symptome in den letzten 12 Monaten; 71% erhielten ärztliche Hilfe bei gynäkologischen Störungen. Schwangerschaft, Drogenmissbrauch und überhaupt Gesundheitsbeschwerden waren mit gynäkologischen Erkrankungen verbunden. Frauen, die Drogen konsumierten oder vergewaltigt worden waren, erhielten am wenigsten Hilfe. Die Autoren schließen, dass wohnungslose Frauen besondere Betreuungsprogramme während der Schwangerschaft und bei Drogen-

□ Tabelle 36.1. Soziodemographische Daten Wohnungsloser in Deutschland, Spanien und den USA

Studie	Fichter et al. (1996)	Ruhstrat et al. (1991)	Vazquez et al. (1997)	Shlay u. Rossi (1992)
Ort	München	Niedersachsen	Madrid	USA
Stichprobengröße	146	1781	261	[a]
Anteil Frauen	–	6%	21%	26%
Ethnische Minderheiten	–	–	–	62%
Alter (Mittel)	43 Jahre	Keine Angaben	42 Jahre	37 Jahre
18–25 Jahre [%]	1	10[b]	24[c]	Keine Angaben
26–45 Jahre [%]	57	47[b]	38[c]	Keine Angaben
46–65 Jahre [%]	40	41[b]	28[c]	Keine Angaben
>65 Jahre [%]	1	2[b]	10[c]	Keine Angaben
Abgeschlossene Schulbildung [%]	87	84,5[c]	Keine Angaben	Keine Angaben
Abgeschlossene Berufsausbildung [%]	Keine Angaben	54,5[c]	Keine Angaben	Keine Angaben
z. Z. regulär berufstätig [%]	1	7	3	19
Jetziger Lebensunterhalt Sozialhilfe [%]	43	41,2[d]	Keine Angaben	38[f]
Wohnungslos seit (Mittel)	9 Jahren	58,5% seit über 5 Jahren [e]	41% seit über 5 Jahren	2 Jahren
Vorherige psychiatrische Hospitalisierung [%]	27	Keine Angaben	25	24

[a] Mittelwerte einer Auswertung von 60 Studien.
[b] Die Alterskategorien sind hier: 18–24 Jahre; 25–44 Jahre; 45–64 Jahre; über 65 Jahre.
[c] Die Alterskategorien sind hier 18–30 Jahre; 31–45 Jahre; 46–60 Jahre; über 60 Jahre.
[c] Diese Daten wurden aus einer kleineren Stichprobe von 149 Personen gewonnen.
[d] Stichprobe von 723 Personen.
[e] Stichprobe von 340 Personen.
[f] »general assistance« und »supplemental security income«

konsum benötigen. Freilich wird ihre Zahl auch in großen Städten kaum ausreichen, um eigene Dienste zu instal- ieren.

Wichtig

Jede Romantisierung der Wohnungslosigkeit von »Tippelbrüdern« bis hin zum »Penner« verbietet sich und stellt eine Form der Stigmatisierung dar.

36.3 Wohnungslosigkeit und psychische Krankheit

Studien mit repräsentativ ausgewählten Stichproben, mit mehr als 100 Untersuchten und standardisierten Interviews liefern ein relativ einheitliches Bild (□ Tabelle 36.2) Bei 70–95% der Befragten findet sich mindestens eine psychiatrische Diagnose. Dabei überwiegen Störungen durch Alkoholmissbrauch mit Lebenszeitprävalenzen von 44–90% und depressive Störungen mit Lebenszeitprävalenzen von 20–27%. Störungen durch Drogen rangieren zwischen 13% und 31%. Schizophrene Störungen sind mit 4–14% in geringerem Umfang vorhanden, als frühere Untersuchungen vermuten ließen. Hirnorganische bzw.

◻ Tabelle 36.2. Prävalenzraten psychischer Erkrankungen nach DSM-IIIR bei Wohnungslosen im engeren Sinn (»literal homeless«), ermittelt an repräsentativen Stichproben

Studie	Koegel et al. (1988)		Hermann et al. (1989)		Vazquez et al. (1997)		Fichter et al. (1996)	
Ort	Los Angeles (USA)		Melbourne (Australien)		Madrid (Spanien)		München (Deutschland)	
Instrument	DIS/MMSE		DIS		CIDI		DIS/MMSE	
Stichprobengröße [n=]	328		382		261		146	
Männer [%]	95		82		79		100	
Prävalenzstrecke	L	6 M	L	1 M	L	12 M	L	6 M
Schizophrenie [%]	14	12	13	12	4	2	12	10
Major Depression [%]	18	16	20	7	20	14	19	16
Dysthymia [%]	9	Keine Angaben	0	4	17	13	6	6
Alkoholmissbrauch oder -abhängigkeit [%]	63	27	46	22	44	28	91	71
Drogenmissbrauch oder -abhängigkeit [%]	31	10	20	10	13	10	18	10
Kognitive Beeinträchtigung [%]	Keine Angaben	3,4	Keine Angaben	Keine Angaben	Keine Angaben	5	Keine Angaben	9
Mindestens eine Diagnose DSM-IIIR/Axis-I [%]	69	Keine Angaben	72	47	67	51	95	81

DIS= Diagnostic Interview Schedule, *MMSE*= Mini Mental State Examination, *CIDI*= Composite International Diagnostic Interview, enthält die vollständigen DIS und MMSE, *L*= Lebenszeit, *M*= Monate

demenzielle Störungen wurden bei 4–9% der Untersuchten gefunden. Im Vergleich zur Allgemeinbevölkerung lag die Prävalenz aller psychischer Störungen um ein Mehrfaches höher (Fichter et al. 1996, Vazquez et al. 1997). Zeitpunkt- oder Streckenprävalenzraten waren gegenüber den genannten Lebenszeitprävalenzen erwartungsgemäß niedriger, die Verteilung der Diagnosegruppen unterschied sich jedoch nicht wesentlich.

Psychiatrische Komorbidität (v. a. das gleichzeitige Vorhandensein einer Psychose und einer Störung durch psychotrope Substanzen) liegt nach bisherigen Untersuchungen bei Wohnungslosen häufig vor. In München stellten Fichter et al. (1996) bei 34% der wohnungslosen Männer Störungen aus zwei oder mehr Bereichen fest. Vergleichbare Zahlen wurden aus den USA und Australien berichtet. Unter wohnungslosen Alkoholabhängigen in Los Angeles war die Prävalenzrate von Schizophrenie 9-mal höher als unter Alkoholabhängigen mit festem Wohnsitz (Koegel u. Burnam 1988). Verschiedene Studien identifizierten die Wohnungslosen mit psychiatrischer Komorbidität als besonders beeinträchtigte und gefährdete Subgruppe, die schwierig zu behandeln ist (Drake et al. 1991). In einem repräsentativen Kollektiv in Deutschland waren 30% der Wohnungslosen in ihrem Leben schon einmal in stationärer psychiatrischer Behandlung (Fichter et al. 1996) gewesen. In Spanien lag dieser Anteil bei 25% (Vazquez et al. 1997), in den meisten US-amerikanischen Studien zwischen 15% und 35% und bei Bewohnern von Notunterkünften in Großbritannien bei 31% (Holland 1996). Trotz der hohen Prävalenz psychischer Erkrankungen scheinen also nur relativ wenige Wohnungslose stationär-psychiatrisch behandelt worden zu sein.

Über den **Schweregrad der psychischen Erkrankung** und damit die Behandlungsbedürftigkeit liegen wenige Angaben vor. In New York wurde bei 51% einer großen Stichprobe von Notunterkunftsbewohnern von den Untersuchern eine psychiatrische Behandlungsindikation gestellt. Dagegen schätzten sich nur 23% der Befragten selbst als behandlungsbedürftig ein. Die akute psychische Symptomatik wohnungsloser Menschen ist größer als in der Bevölkerung (Morse u. Calsyn 1992; Gelberg u. Linn 1989). Unterkunftsbewohner in New York erreichten signifikant höhere Werte für akute Depressivität als depressiv Erkrankte aus der Normalbevölkerung. Dabei waren Neuankömmlinge in den Unterkünften besonders stark belastet (Susser et al. 1989). Entsprechend häufig sind posttraumatische Belastungsstörungen (North u. Smith 1993).

Die **Wohnungslosigkeit bei Frauen** wird in großstädtischen Ballungsräumen anteilig an der Gesamtgruppe auf etwa 15–20% geschätzt. Das würde für Deutschland eine Gesamtzahl von 30–40.000 im weiteren Sinne wohnungslosen Frauen bedeuten. Es leben also schätzungsweise 3000–4000 Frauen ohne jede Unterkunft auf der Straße (BAG 1996). In den USA und Großbritannien wird der Frauenanteil mit 10–25% ähnlich hoch angegeben. Wohnungslosigkeit bei Frauen ist oft »verdeckt« und damit von anderen Lebensformen nicht genau abgrenzbar (Hesse-Lorenz u. Moog 1996). Um dem Aufenthalt auf der Straße und den damit verbundenen Gefahren aus dem Wege zu gehen, sind die betroffenen Frauen häufig gezwungen, prostitutionsähnliche Verhältnisse einzugehen. Niedrigschwellige Unterkünfte für wohnungslose Frauen sind nach wie vor selten, und Frauenhäuser fühlen sich häufig nicht zuständig (Rosenke 1996).

Auch bei alleinstehenden wohnungslosen Frauen besteht eine gegenüber der Allgemeinbevölkerung deutlich erhöhte psychiatrische Morbidität (North u. Smith 1993; Greifenhagen u. Fichter 1997; Vazquez et al. 1997). Die Befunde zu geschlechtsspezifischen Unterschieden in der Diagnoseverteilung sind widersprüchlich und spiegeln nur zum Teil die bekannten Unterschiede in der Gesamtbevölkerung wider. Störungen durch Alkohol oder Drogen sind seltener als bei Männern (Herrman et al. 1989; North u. Smith 1993; Vazquez et al. 1997), Schizophrenie und affektive Störungen dagegen häufiger (Breakey et al. 1989; Herrman et al. 1989; Greifenhagen u. Fichter 1997). Eine andere Studie (Burt u. Cohen 1989) fand keine geschlechtsspezifischen Unterschiede in der Diagnosenverteilung.

> **Wichtig**
>
> Die Prävalenzen für körperliche und psychische Krankheiten bei Wohnungslosen sind ein Vielfaches höher als in der Allgemeinbevölkerung.

36.3.1 Wohnungslose Patienten in psychiatrischer Behandlung

Über die Inanspruchnahme psychiatrischer Hilfen durch Wohnungslose ist wenig systematisch bekannt. Wessel et al. (1997) fanden bei der Durchsicht aller stationären Aufnahmen eines psychiatrischen Versorgungskrankenhauses, dass in einem Jahr 5% der Patienten »von der Straße« und weitere 6% aus Notunterkünften aufgenommen worden waren. Vergleichbare Untersuchungen aus den USA und Dänemark fanden Raten zwischen 9% und 20%. Bei den Klinikstichproben handelt es sich um eine Subgruppe von Wohnungslosen, deren Zusammensetzung von individuellen (Schwere der Erkrankung, Leidensdruck) und strukturellen (Quantität und Struktur der Versorgungseinrichtungen) Faktoren abhängig ist (Lipton et al. 1988; Susser et al. 1991a).

36.3.2 Hindernisse einer adäquaten psychiatrischen Versorgung psychisch kranker Wohnungsloser

Die psychiatrische Versorgung dieser Menschen gehört organisatorisch zum schwierigsten Aufgabengebiet, weil hier Sozialpolitik, soziale Psychiatrie und Wohnungslosenhilfe Hand in Hand arbeiten müssen, während sich diese Organisationsformen kritisch gegenüber stehen. Auf der individuellen Ebene scheinen negative Vorerfahrungen mit psychiatrischen Einrichtungen von deren Nutzung abzuschrecken (Ungerleider et al. 1992). Außerdem haben die akuten Sorgen um den Schlafplatz, die Nahrung und die persönliche Sicherheit vielfach höhere Priorität als gesundheitliche Probleme (Holland 1996). Die Differenz zwischen objektiver und subjektiv empfundener psychischer Beeinträchtigung, d. h. die eingeschränkte Krankheitseinsicht, erklärt zumindest zu einem Teil die geringe Behandlungsmotivation. Sie kann zunächst als Folge der krankheitsspezifischen Symptomatik angesehen werden. Doch deuten verschiedene Untersuchungen darauf hin, dass die Lebensbedingungen in der Wohnungslosigkeit nicht nur den Krankheitsverlauf, sondern indirekt auch die Krankheitseinsicht negativ beeinflussen.

Neben den individuellen Faktoren sind die **versorgungsstrukturellen Hindernisse** nicht zu unterschätzen. In einer großen multizentrischen Studie in den USA konnte die Varianz der Inanspruchnahme psychiatrischer Dienste besser durch Unterschiede des Untersuchungsorts als durch individuelle oder krankheitsbezogene Variablen erklärt werden (Rosenheck u. Lam 1997). Die fehlende Meldeadresse sowie ungeklärte Kostenträgerschaft verleiten insbesondere Institutionen ohne Versorgungsverpflichtung, Aufnahmen Wohnungsloser abzulehnen oder zu erschweren (Hopper et al. 1997). Bei geringer Behandlungsmotivation der Betroffenen werden die therapeutischen Bemühungen allzu schnell auf das Notwendigste beschränkt. Dabei wird die Compliance des Patienten häufig unterschätzt. Negative Erwartungen und Enttäuschung der Therapeuten sowie Autonomiebestreben und Hoffnungslosigkeit des Betroffenen verstärken sich bei jeder missglückten Interaktion. So wird eine ambulante Weiterbehandlung für wohnungslose Patienten selten geplant und eingeleitet (Caton et al. 1994). Entsprechend ist die Inanspruchnahme ambulanter psychiatrischer Einrichtungen im Vergleich zu nichtwohnungslosen Patienten erschreckend gering (Padgett et al. 1990; North und Smith 1993). Umgekehrt scheint eine intensivere Nutzung psychiatrischer Dienste mit einer größeren Wohnsitzstabilität assoziiert zu sein (Pollio et al. 1997).

Darüber hinaus stimmen die Prioritäten der Betroffenen und der Anbieter von Hilfsleistungen oft nicht überein (Morissey u. Levine 1987). Diese Differenz ist besonders groß hinsichtlich möglicher Wohnsituationen (Goldfinger u. Schutt 1996), aber auch hinsichtlich der Therapieziele (Nouvertné 1996). Ergebnisse empirischer Studien unterstreichen jedoch die Notwendigkeit, die Wünsche und Ziele der Klienten angemessen zu berücksichtigen. Lipton et al. (1988) folgerten aus einer Verlaufsuntersuchung, dass ein Hilfsangebot von den Betroffenen als sinnvoll und relevant angesehen werden muss, um erfolgreich zu sein. Bei der Auswertung von fünf Programmen aufsuchender psychiatrischer Hilfe stellten Barrow et al. (1991) und Caton et al. (1993) fest, dass die Unzufriedenheit der Klienten mit der für sie geplanten Wohnmöglichkeit die Wahrscheinlichkeit erneuter Wohnungslosigkeit deutlich erhöhte. Möglicherweise ist die soziale Isolation, die ehemals wohnungslose Patienten bei einem Wechsel ihres Lebensumfeldes treffen kann, dabei ein wichtiger Faktor (Koegel 1992).

Das größte Problem auf institutionaler Ebene scheint jedoch die Abhängigkeit psychisch kranker Wohnungsloser von zwei unterschiedlich gewachsenen Hilfesystemen zu sein, die nur über wenige Berührungspunkte verfügen. Grohall (1996) beschreibt, wie sich die Hilfssysteme und die in ihrem Schatten gewachsenen subkulturellen Lebenssysteme der jeweiligen Klienten entkoppelt haben, so dass die Zuständigkeit an der Tür des jeweils anderen Systems endet und die psychisch kranken Wohnungslosen zwischen den Systemen hin- und herwechseln, ohne effektive Hilfe zu erlangen. Wie stark die fehlende Gesamtfallverantwortung die Versorgung behindert, zeigen nicht zuletzt die Erfolge von Maßnahmen, die versuchen, diese beiden Systeme übergreifende Zuständigkeiten und Hilfen zu schaffen.

36.4 Psychiatrische Hilfen für psychisch kranke Wohnungslose

Bisher ist die Versorgung psychisch kranker Wohnungsloser zumindest in Deutschland vorwiegend eine Aufgabe der psychiatrischen Kliniken der Regelversorgung, wo sie oft als »ungeliebte« und schwierige Patientengruppe gelten. Resignation und Behandlungseinschränkung sind jedoch nicht gerechtfertigt. Im Rahmen der oben bereits erwähnten eigenen Studie untersuchten wir die Effekte einer konventionellen stationär-psychiatrischen Behandlung wohnungsloser Patienten (Einzelheiten ▶ s. Lowens et

al. 2000). Bei Entlassung hatte sich die Belastung durch die psychische Symptomatik signifikant reduziert. Darüber hinaus schätzten die Patienten aber auch subjektiv ihre psychische und körperliche Gesundheit als gegenüber der Aufnahme gebessert ein. In einer 4-jährigen Verlaufsuntersuchung von psychisch kranken Bewohnern einer Notunterkunft fand sich ein Zusammenhang zwischen längerfristigen stationären Behandlungen und dem Umzug in Wohnverhältnisse außerhalb der Notunterkunft. Auch zwei amerikanische Studien (Leda u. Rosenheck 1992; Rosenheck et al. 1995) weisen darauf hin, dass multimodale klinische Behandlungsprogramme selbst bei schwer beeinträchtigten psychisch kranken Wohnungslosen Verbesserungen hinsichtlich der psychischer Symptomatik, der Wohnsitzstabilität nach Entlassung und der beruflichen Reintegration bewirken können.

Neben der klinischen Behandlung sind jedoch v. a. ambulante Hilfen für psychisch kranke Wohnungslose entwickelt worden. Mittlerweile liegen in den USA nach den ersten eher deskriptiven Veröffentlichungen (Bachrach 1984; Chafetz u. Goldfinger 1984; Levine 1984) eine Anzahl methodisch anspruchsvoller Studien vor, die sich mit solchen Programmen befassen (Lipton et al. 1988; Caton et al. 1990, 1993; Morse et al. 1994; Dixon et al. 1995). Dabei kristallisieren sich folgende Ansätze heraus:

Aufsuchende Arbeit (»Outreach«) und integrierte Hilfen schon auf der Ebene der klinisch-stationären Behandlung scheinen Erfolgsrezepte zu sein: Die Integration von medizinischen, psychotherapeutischen, sozialen und beruflichen Interventionen ist entscheidend. Das Modell des »**Assertive Community Treatment**« (ACT) von Stein und Test (1980) wurde für die Bedürfnisse psychisch kranker Wohnungsloser adaptiert (Dixon et al. 1995). Es umfasst u. a. gemeindenahe Dienste, ein multidisziplinäres Team, kontinuierliche Verantwortung des Teams für die Klienten (erreichbar über 24 h), Kontinuität des Teams bei niedriger Fallzahl und Fokus auf soziale und berufliche Aktivitäten der Klienten (Taube et al. 1990). Die Effektivität von ACT wurde mittlerweile recht gut belegt.

In Deutschland gibt es nicht einmal ansatzweise solche Modelle. Hier hat selbst das Case-Management bisher nur in den Bereich der Bewährungshilfe vereinzelt Eingang gefunden. **Psychiatrisch betreute Wohnformen** können ebenfalls die Erlangung und Sicherung eines festen Wohnsitzes außerhalb von Notunterkünften ermöglichen (Baxter u. Hopper 1984; Chafetz u. Goldfinger 1984; Susser et al. 1992). Allerdings scheint es zumindest für einen Teil der Betroffenen wichtig, auch nach der Entlassung eine kontinuierliche psychiatrische Betreuung zu erhalten (Lipton et al. 1988; Lamb et al. 1990). Das trifft insbesondere für Klienten mit Suchterkrankungen zu. Andererseits steht den Wohneinrichtungen mit ihren festen, am therapeutischen Anspruch orientierten Strukturen der ausgeprägte Wunsch vieler Betroffener nach Selbstbestimmung sowie deren durch Krankheit und Lebensbedingungen herabgesetzte soziale Fähigkeiten gegenüber (Smoot et al. 1992). Die hohe soziale Dichte, die Anforderungen an sprachliche und soziale Kompetenz innerhalb der bestehenden komplementären Angebote können gerade diese Patienten überfordern und dadurch faktisch aus dem Versorgungssystem ausgrenzen (Nouvertné 1996). Darüber hinaus erfordern viele komplementäre Versorgungseinrichtungen die überwachende und stützende Funktion eines sozialen Netzes (Chafetz u. Goldfinger 1984), auf das Wohnungslose nur sehr eingeschränkt zurückgreifen können. Eine Alternative könnten »niedrigschwellige« betreute Wohnformen bieten, die geringere Anforderungen an Therapiemotivation und Mitarbeit stellen, informelle Kontakte zu psychiatrischen Fachkräften erlauben und lebenspraktische Hilfen gewähren. Die Bedeutung der letzteren Komponente für die längerfristige Prognose psychisch kranker Wohnungsloser ist empirisch gesichert worden (Ware et al. 1992; Morse et al. 1994).

Wichtig

Hilfen für wohnungslose psychisch Kranke sind komplex und kooperativ zu organisieren. Sie stellen sozialpsychiatrische Hilfen der 2. Generation dar, weil sie nicht primär in Institutionen angeboten und nach den Bedürfnissen der Patienten zusammengestellt werden sollen.

Zusammenfassung

Nach den bisher vorliegenden Untersuchungen leiden mindestens ein bis zwei Drittel der Wohnungslosen in den Industrieländern an psychischen Störungen. Dabei überwiegen Suchterkrankungen, die Prävalenz von schizophrenen Psychosen ist zwischen 5% und 15% recht hoch. Insgesamt weist die im Vergleich zur Allgemeinbevölkerung signifikant erhöhte Prävalenz psychischer Störungen sowohl auf die hohe Anfälligkeit psychisch Kranker für den Verlust der Wohnung als auch auf die hohe psychische Belastung durch die besonderen Lebensbedingungen in der Wohnungslosigkeit hin. Wohnungslose Menschen und damit auch die psychisch Kranken unter ihnen leiden gehäuft an körperlichen Erkrankungen. Außerdem sind sie in der Regel sozial isoliert und arbeitslos. Ihre wirtschaftliche Lage ist desolat. Die Lebensbedingungen fördern Alkohol- und Drogenkonsum und induzieren psychodynamische Prozesse, die die Krankheitseinsicht und Behandlungsmotivation herabsetzen. Die spontane **Inanspruchnahme ambulanter psychiatrischer Dienste** ist sehr gering.

Kommt es zu einer stationären Aufnahme, so sind die Voraussetzungen denkbar ungünstig. In der Folge ▼

wird die Behandlung oft vor Erreichen des Therapieziels abgebrochen, ohne dass Versuche einer Rehabilitation beginnen können. Die Entlassung erfolgt meist wieder in die Wohnungslosigkeit. Die Einrichtungen der Wohnungslosenhilfe sind zu einem Sammelbecken für chronisch psychisch kranke Menschen geworden, zu deren adäquater Betreuung sie weder finanziell noch fachlich in der Lage sein können. Multimodal ausgerichtete klinische Behandlungsprogramme, aufsuchende Arbeit in Einrichtungen der Wohnungslosenhilfe sowie die Integration verschiedener ambulanter Angebote können sowohl den objektiven Gesundheitszustand, aber auch die subjektiv empfundene Lebensqualität wohnungsloser psychisch Kranker bessern. Bisher sind in Deutschland das Hilfssystem für Wohnungslose und das psychiatrische Versorgungssystem kaum miteinander verknüpft (Grohall 1996).

Psychiatrische Fragestellungen sind nur ein Teilaspekt des sozialen Problems Wohnungslosigkeit. Die Gefahr einer »Psychiatrisierung« muss in der weiteren Diskussion beachtet werden, stellt sich in der gegenwärtigen Situation jedoch (noch) nicht. In der Praxis geht es um die Versorgung einer Patientengruppe, die durch eine ausgeprägte und meist chronifizierte Symptomatik, eine extreme Lebenssituation und subjektive Ablehnung psychiatrischer Behandlung gekennzeichnet ist. Die Kombination dieser drei Merkmale begründet aus psychiatrischer Sicht die Besonderheit dieser Patientengruppe und legt nahe, dass auch eine engagiert durchgeführte und an realistischen Behandlungszielen orientierte Therapie lediglich eine von mehreren Interventionen sein kann. Die Problematik psychisch kranker Wohnungsloser muss besser in die Aus- und Weiterbildung der in der Psychiatrie tätigen Berufsgruppen integriert werden; grundlegende Kenntnisse über psychosoziale und biologische Aspekte dieser sozial desintegrierten Randgruppe zählen zum Basiswissen des Arztes (Eikelmann 1998).

Literatur

Arana JD (1990) Characteristics of homeless mentally ill inpatients. Hosp Comm Psychiatry 41: 674–676

Argeriou M, McCarthy D, Mulvey K (1995) Dimensions of homelessness. Publ Health Rep 110: 734–741

Bachrach LL (1984) The homeless mentally ill and mental health services: An analytical review of the literature. In: Lamb HR (ed) The homeless mentally ill. APA, Washington, pp 11–54

Bachrach LL (1992) What we know about homelessness among mentally ill persons: An analytical review and commentary. In: Lamb HR, Bachrach LL, Kass FI (eds) Treating the homeless mentally ill. American Psychiatric Association, Washington, pp 13–40

Bachrach LL, Santiago JM, Berren MR (1990) Homeless mentally ill patients in the community: Results of a general hospital emergency room study. Comm Ment Health J 26: 415–423

Barrow SM, Hellman F, Lovell AM, Plapinger JD, Struening EL (1991) Evaluating outreach services: Lessons from a study of five programs. In: Cohen NL (ed) Psychiatric outreach to the mentally ill. Jossey-Bass, San Francisco, pp 29–45

Baxter E, Hopper K (1984) Shelter and housing for the homeless mentally ill. In: Lamb HR (ed) The homeless mentally ill. American Psychiatric Association, Washington, pp 109–139

Bebout RR, Drake RE, Xie H, McHugo GJ, Harris M (1997) Housing status among formerly homeless dually diagnosed adults. Psychiatr Serv 48: 936–941

Bhugra D (ed) (1996) Homelessness and mental health. Cambridge University Press, Cambridge

Breakey WR (1992) Mental health services for homeless people. In: Robertson MJ, Greenblatt M (ed) Homelessness: A national perspective. Plenum Press, NewYork London, pp 101–109

Breakey WR, Fischer PJ (1995) Mental illness and the continuum of residential stability. Soc Psychiatry Psychiatr Epidemiol 30: 147–151

Breakey WR, Fischer PJ, Kramer M et al. (1989) Health and mental health problems of homeless men and women in Baltimore. JAMA 262: 1352–1357

Bundesarbeitsgemeinschaft für Wohnungslosenhilfe (BAG) e.V (1996) Pressemitteilung vom 5.12.1996. Wohnungslos 38: 167

Burnam MA, Koegel P (1988) Methodology for obtaining a representative sample of homeless persons: The Los Angeles Skid Row Study. Eval Rev 12: 117–152

Burt MR, Cohen BE (1989) America's homeless: Numbers, characteristics and programs that serve them. Urban Institute Report 89-3. Urban Institute, Washington

Caton CLM, Wyatt R, Grunberg J, Felix A (1990) An evaluation of a mental health program for homeless men. Am J Psychiatry 1990: 286–289

Caton CLM, Wyatt RJ, Felix A, Grunberg J, Dominguez B (1993) Follow-up of chronically ill men. Am J Psychiatry 150: 1639–1642

Caton CLM, Shrout PE, Eagle P, Opler LA, Felix A, Dominguez B (1994) Risk factors for homelessness among schizophrenic men: A case-control study. Am J Public Health 84: 265–270

Chafetz L, Goldfinger SM (1984) Residential instability in a psychiatric emergency setting. Psychiatr Qu 56: 20–34

Cohen CI, Thompson KS (1992) Homeless mentally ill or mentally ill homeless? Am J Psychiatry 149: 816–823

Cohen CI, Teresi J, Holmes D, Roth E (1988) Survival strategies of older homeless men. Gerontol 28: 58–65

Cohen NL, Marcos LR (1992) Outreach intervention models for the homeless mentally ill. In: Lamb HR, Bachrach LL, Kass FI (eds) Treating the homeless mentally ill. American Psychiatric Association, Washington, pp 141–158

Dixon LB, Krauss N, Kernan E, Lehman AF, DeForge BR (1995) Modifying the PACT model to serve homeless persons with severe mental illness. Psychiatr Serv 46: 684–688

Drake RE, Osher FC, Wallach MA (1991) Homelessness and dual diagnosis. Am Psychol 46: 1149–1158

Dufeu P, Podschus I, Schmidt LG (1996) Alkoholabhängigkeit bei männlichen Wohnungslosen. Nervenarzt 67: 930–934

Eikelmann, B (1998) Sozialpsychiatrisches Basiswissen. Grundlagen und Praxis, 2. Aufl. Enke, Stuttgart

Evers J, Ruhstrat EU (1994) Wohnungsnotfälle in Schleswig-Holstein. Gesellschaft für innovative Sozialforschung und Sozialplanung, Bremen

Fernandez J (1984) In Dublin's fair city: The mentally ill of »no fixed abode«. Bull R Coll Psychiatrists 12: 187–190

Fernandez J (1996) Homelessness: An Irish perspective. In: Bhugra D (ed) Homelessness and mental health. Cambridge University Press, Cambridge, pp 209–229

Fichter MM, Koniarczyk M, Greifenhagen A, Koegel P, Quadflieg N, Wittchen HU, Wölz J (1996) Mental illness in a representative sample of homeless men in Munich, Germany. Eur Arch Psychiatry Clin Neurosc 246: 185–196

Fischer PJ, Breakey WR (1991) The epidemology of alcohol, drug and mental disorders in the homeless. Am Psychol 46: 1115–1128

Fischer PJ, Shapiro S, Breakey WR, Anthony JC, Kramer MK (1986) Mental health and social characteristics of the homeless: A survey of mission users. Am J Public Health 76: 519–524

Fischer PJ, Drake RE, Breakey MB (1992) Mental health problems among homeless persons: A review of epidemological research from 1980–1990. In: Lamb HR, Bachrach LL, Kass FI (eds) Treating the homeless mentally ill. American Psychiatric Association, Washington, pp 75–93

Gelberg L, Linn LS (1989) Psychological distress among homeless adults. J Nerv Ment Dis 177: 291–295

Gelberg L, Linn LS, Leake BD (1988) Mental Health, alcohol and drug use, and criminal history among homeless adults. Am J Psychiatry 145: 191–196

Goldfinger SM, Schutt RK (1996) Comparison of clinicians' housing recommendations and preferences of homeless mentally ill persons. Psychiatr Serv 47: 413–415

Goodman L, Saxe L, Harvey M (1991) Homelessness as psychological trauma: Broadening perspectives. Am Pychol 46: 1219–1225

Greifenhagen A, Fichter M (1997) Mental illness in homeless women. An epidemiologic study in Munich, Germany. Eur Arch Psychiatry Clin Neurosci 247: 162–172

Grohall KH (1987) Arme alleinstehende ohne Wohnung und Arbeit. VSH, Bielefeld, S 5–33

Grohall KH (1996) Zwischen den Stühlen! Über die Inkompatibilität von Hilfe- und Lebenssystem. Wohnungslos 38: 98–103

Herrman H, McGorry P, Bennett P, Riel R, Singh B (1989) Prevalence of severe mental disorders in disaffiliated and homeless people in inner Melbourne. Am J Psychiatry 146: 1179–1184

Herman DB, Susser ES, Jandorf L, Lavelle J, Bromet EJ (1998) Homelessness among individuals with psychotic disorders hospitalized for the first time: Findings from the Suffolk County Mental Health project. Am J Psychiatry 155: 109–113

Herzberg J (1987) No fixed abode: A comparison of men and women admitted to an East London Psychiatric hospital. Br J Psychiatry 150: 621–627

Hesse-Lorenz, H, Moog R (1996) Wohnungslosigkeit bei Frauen ist unsichtbar. In: Institut für kommunale Psychiatrie (Hrsg) Auf die Straße entlassen – obdachlos und psychisch krank. Psychiatrie-Verlag, Bonn, S 117–132

Hogg LI, Marshall M (1992) Can we measure need in the homeless mentally ill? Using the MRC Needs for Care Assessment in hostels for the homeless. Psychol Med 22: 1027–1034

Holland AC (1996) The mental health of single homeless people in Northampton hostels. Publ Health 110: 299–303

Hopper K, Jost J, Hay T, Welber S, Haughland G (1997) Homelessness, severe mental illness, and the institutional circuit. Psychiatr Serv 48: 659–665

Jahiel RI (1992a) The definition and significance of homelessness in the United States. In: Jahiel RI (ed) Homelessness: A prevention-orientated approach. Johns-Hopkins-University Press, Baltimore, pp 1–10

Jahiel RI (1992b) Empirical studies of homeless population in the 1980 s. In: Jahiel RI (ed) Homelessness: A prevention-orientated approach. Johns-Hopkins-University Press, Baltimore, pp 40–56

Jahiel RI (1992c) Health and health care of homeless people. In: Robertson MJ, Greenblatt M (eds) Homelessness: A national perspective. Plenum Press, New York London, pp 133–164

Joseph PL, Bridgewater JA Ramsden SS, El-Kabir DJ (1990) A psychiatric clinic for the single homeless in a primary health care setting in inner London. Psychiatr Bull 14: 270–271

Koegel P (1992) Through a different lens: An anthropological perspective on the homeless mentally ill. Cult Med Psychiatry 16: 1–22

Koegel P, Burnam MA (1988) Alcoholism among homeless adults in the inner city of Los Angeles. Arch Gen Psychiatry 45: 1011–1018

Koegel P, Burnam MA (1992) Problems in the assessment of mental illness among the homeless. In: Robertson MJ, Greenblatt M (eds) Homelessness: A national perspective. Plenum Press, New York London, pp 77–100

Koegel P, Burnam MA, Farr RK (1988) The prevalence of specific psychiatric disorders among homeless individuals in the inner city of Los Angeles. Arch Gen Psychiatry 45: 1085–1092

Koegel P, Melamid E, Burnam A (1995) Childhood risk factors for homelessness among homeless adults. Am J Public Health 85: 1642–1649

Kuhlmann TL (1994) Psychology on the streets: Mental health practice with homeless persons. Wiley and Sons, New York

Kunstmann W, Gerling S, Becker H (1996) Medizinische Versorgungsprojekte für Wohnungslose – Ursachen und Konzepte. Wohnungslos 38: 103–112

Lamb HR, Lamb DC (1990) Factors contributing to homelessness among the chronically and severely mentally ill. Hosp Comm Psychiatry 41: 301–304

Leda C, Rosenheck R (1992) Mental health status and community adjustment after treatment in a residential treatment program for homeless veterans. Am J Psychiatry 149: 1219–1224

Lehman AF, Dixon LB, Kernan E, DeForge BR, Postrado LT (1997) A randomized trial of Assertive Community Treatment for homeless persons with severe mental illness. Arch Gen Psychiatry 54: 1038–1043

Levine IS (1984) Service programs for the homeless mentally ill. In: Lamb HR (ed) The homeless mentally ill. American Psychiatric Association, Washington, pp 173–199

Levine IS, Rog DJ (1990) Mental health services for homeless mentally ill persons. Am Psychol 45: 963–968

Linn L, Gelberg L, Leake B (1990) Substance abuse and mental health status of homeless and domiciled low-income users of a medical clinic. Hosp Comm Psychiatry 41: 306–310

Lipton FR, Nutt S, Sabatini A (1988) Housing the homeles mentally ill: A longitudinal study of treatment approach. Hosp Comm Psychiatry 39: 40–45

Lowens S, Kellinghaus C, Eikelmann B, Reker Th (2000) Wohnungslose Männer in stationärer psychiatrischer Behandlung. Teil 2: Gesundheitszustand und Lebensqualität vor und nach psychiatrischer Behandlung, Psychiatr Prax 27: 24–27

Marshall M (1989) Collected and neglected: Are Oxford hostels for the homeless filling up with disabled psychiatric patients? BMJ 299: 706–709

Marshall EJ (1996) Homeless women. In: Bhugra D (ed) Homelessness and mental health. Cambridge University Press, Cambridg, pp 59–77

Mathieu A (1993) The medicalization of homelessness and the theater of repression. Med Anthropol Q 7: 170–184

McNaught A, Bhugra D (1996) Models of homelessness. In: Bhugra D (ed) Homelessness and mental health. Cambridge University Press, Cambridge, pp 26–41

Ministerium für Arbeit, Gesundheit und Soziales von Nordrhein-Westfalen (MfAGS) (1993) Wohnungsnot und Obdachlosigkeit. Soziale Folgeprobleme und Entwicklungstendenzen (Landessozialbericht Bd 2), 2. Aufl. MfAGS, Düsseldorf,

Morrissey JP, Levine IS (1987) Researchers discuss latest findings, examine needs of homeless mentally ill perons. Hosp Comm Psych 38: 811–812

Morse GA, Calsyn RJ (1992) Mental health and other human service needs of homeless people. In: Robertson MJ, Greenblatt M (eds) Homelessness: A national perspective. Plenum Press, New York London, pp 117–131

Morse GA, Calsyn RJ, Allen G, Kenny DA (1994) Helping homeless mentally ill people: What variables mediate and moderate program effects? Am J Comm Psychol 22: 661–683

Morse GA, Calsyn RJ, Klinkenberg WD, Trusty ML, Gerber F, Smith R, Tempelhoff B, Ahmad L (1997) An experimental comparison of three types of case management for homeless mentally ill persons. Psychiatr Serv 48: 497–503

Mowbray CT, Johnson VS, Solarz A (1987) Homelessness in a state hospital population. Hosp Comm Psychiatry 38: 880–882

Mülbrecht B (1996) Sind Einrichtungen der Wohnungslosenhilfe psychiatrische Institutionen? Wohnungslos 38: 138–141

Nardacci D, Caro Y, Milstein V, Schleimer H, Levy RH, Erickson E, Baldwin K (1992) Bellevue popopulation: Demographics. In: Katz SE, Nardacci D, Sabatini A (eds) Intensive treatment of the homeless mentally ill. American Psychiatric Press, New York, pp 51–70

Nordentoft M, Knudsen KC, Jessen-Petersen B et al. (1997) Copenhagen Community Psychiatric Project (CCPP) Characteristics and treatment of homeless patients in the psychiatric services after introduction of community mental health centres. Soc Psychiatry Psychiatr Epidemiol 32: 369–378

North CS, Smith EM (1993) A comparison of homeless men and women: Different populations, different needs. Comm Ment Health J 29: 423–431

North CS, Thompson SJ, Pollio DE, Ricci DA, Smith EM (1997) A diagnostic comparison of homeless and nonhomeless patients in an urban mental health clinic. Soc Psychiatry Psychiatr Epidem 32: 236–240

North CS, Pollio DE, Thompson SJ, Spitznagel EL, Smith EM (1998) The association of psychiatric diagnosis with weather conditions in a large homeless sample. Soc Psychiatry Psychiatr Epidemiol 33: 206–210

Nouvertné K (1996) Wer sind die psychisch kranken Obdachlosen? In: Institut für kommunale Psychiatrie (Hrsg) Auf die Straße entlassen – obdachlos und psychisch krank. Psychiatrie-Verlag, Bonn, S 30–38

Nouvertné U (1996) Wohnungslosigkeit und psychische Erkrankung. Repräsentative Ergebnisse einer empirischen Großstadtstudie. In: Institut für kommunale Psychiatrie (Hrsg) Auf die Straße entlassen – obdachlos und psychisch krank. Psychiatrie-Verlag, Bonn, S 39–52

Padgett D, Struening EL, Andrews H (1990) Factors affecting the use of medical, mental health, alcohol, and drug treatment services by homeless adults. Med Care 28: 805–821

Pechmann, L (1993) Alleinstehende wohnungslose Frauen in Deutschland. Gefährdetenhilfe 35: 125–126

Platzköster MC (1998) Hygiene in Notunterkünften der Wohnungslosenhilfe, Wohnungslos (zur Publikation eingereicht)

Pollio DE, North CS, Thompson S, Paquin JW, Spitznagel EL (1997) Predictors of achieving stable housing in a mentally ill homeless population. Psychiatr Serv 48: 528–530

Reker, Th, Eikelmann B (1997) Wohnungslosigkeit, psychische Erkrankungen und psychiatrischer Versorgungsbedarf. Dt. Ärzteblatt 94: 1439–1441

Robertson MJ (1992) The prevalence of mental disorder among homeless people. In: Jahiel RI (ed) Homelessness: A prevention-orientated approach. Johns-Hopkins-University Press, Baltimore, pp 57–86

Rosenheck R, Frisman L, Gallup P (1995) Effectiveness and cost of specific treatment elements in a program for homeless mentally ill veterans. Psychiatric Servcices 46: 1131–1139

Rosenheck R, Lam JA (1997) Client and site characteristics as barriers to service use by homeless persons with serious mental illness. Psychiatr Serv 48: 387–390

Rosenke, WC (1996) Weibliche Wohnungsnot. Wohnungslos 38: 77–81

Rossi PH (1990) The old homeless and the new homeless in historical perspective. Am Psychol 45: 954–959

Rossi PH, Wright JD, Fisher GA, Georgianna W (1987) The urban homeless: Estimating composition and size. Science 235: 1336–1341

Rössler W, Salize HJ, Biechele U (1994) Psychisch kranke Wohnsitzlose – die vergessene Minderheit. Psychiatr Prax 21: 173–178

Roth D, Bean GJ (1986) New perspectives on homelessness: The findings from a statewide epidemiological study. Hosp Comm Psychiatry 37: 712–719

Ruhstrat EU, Burwitz H, Derivaux JC, Oldigs B (1991) Ohne Arbeit keine Wohnung- ohne Wohnung keine Arbeit. VSH, Bielefeld

Schwartz SR, Goldman HH, Churgin S (1982) Case management for the chronic mentally ill: Models and dimensions. Hosp Comm Psychiatry 33: 1006–1009

Scott J (1993) Homelessness and mental illness. Br J Psychiatry 162: 314–324

Shanks NJ (1981) Consistency of data collected from inmates of a common lodging house. J Epidmiol Comm Health 35: 133–135

Shlay AB, Rossi PH (1992) Social science research and contemporary studies of homelessness. Ann Rev Sociol 18: 129–160

Smith EM, North CS, Spitznagel EL (1991) Are hard-to-interview street dwellers needed in assessing psychiatric disorders in homeless men? Int J Meth Psychiatr Res 1: 69–78

Smoot S, Vandiver R, Fields R (1992) Homeless persons readmitted to an urban state hospital. Hosp Comm Psychiatry 43: 1028–1030

Snow DA, Baker SG, Anderson L Martin M (1986) The myth of pervasive mental illness among the homeless. Soc Probl 33: 407–423

Solomon P (1992) The efficiacy of case management services for severely mentally disabled clients. Comm Ment Health J 28: 163–180

Stein LI, Test MA (1980) Alternative to mental hospital treatment: I. conceptual model, treatment program, and clinical evaluation. Arch Gen Psychiatry 37: 392–397

Stein JA, Gelberg L (1997) Comparability and representativeness of clinical homeless, community homeless, and domiciled clinic samples: Physical and mental health, substance use, and health service utilization. Health Psychol 16: 155–162

Steiner RP, Looney SW, Hall LR, Wright KM (1995) Quality of life and functional status among homeless men attending a day shelter in Louisville, Kentucky. J Ky Med Assoc 93: 188–195

Stumpfl F (1938) Geistige Störungen als Ursache für die Entwurzelung von Wanderern. In: Bayrischer Landesverband für Wanderdienst (Hrsg) Der Nichtseßhafte Mensch. CH Beck, München, S 275–308

Susser E (1992) Working with people who are mentally ill and homeless: The role of a psychiatrist. In: Jahiel RI (ed) Homelessness: A prevention-orientated approach. Johns-Hopkins-University Press, Baltimore, pp 207–218

Susser ES, Struening EL, Conover S (1989) Psychiatric problems in homeless men. Arch Gen Psychiatry 46: 845–850

Susser E, Conover S, Struening EL (1990) Mental illness in the homeless: Problems of epidemiologic method in surveys of the 1980s. Community Ment Health J 26: 391–414

Susser ES, Lin SP; Conover SA (1991a) Risk factors for homelessness among patients admitted to a state mental hospital. Am J Psychiatry 148: 1659–1664

Susser ES, Lin SP, Conover SA, Struening EL (1991b) Childhood antecedents of homelessness in psychiatric patients. Am J Psychiatry 148: 1026–1030

Susser ES, Valencia E, Goldfinger SM (1992) Clinical care of homeless mentally ill individuals: Strategies and adaptations. In: Lamb HR, Bachrach LL, Kass FI (eds) Treating the homeless mentally ill. American Psychiatric Association, Washington, pp 127–140

Susser ES, Valencia E, Conover S (1993) Prevalence of HIV infection among psychiatric patients in a New York City men's shelter. Am J Publ Health 83: 568–570

Susser ES, Valencia E, Conover S, Felix A, Tsai WY, Wyatt RJ (1997) Preventing recurrent homelessness among mentally ill men: a »critical time« intervention after discharge form a shelter. Am J Public Health 87: 256–262

Swayze FV (1992) Clinical case management with the homeless mentally ill. In: Lamb HR, Bachrach LL, Kass FI (eds) Treating the homeless mentally ill. American Psychiatric Association, Washington, pp 203–220

Taube CA, Morlock L, Burns BJ, Santos AB (1990) New directions in research on Assertive Community Treatment. Hosp Comm Psychiatry 41: 642–647

Trabert G (1995) Gesundheitssituation (Gesundheitszustand) und Gesundheitsverhalten von alleinstehenden, wohnungslosen Menschen im sozialen Kontext ihrer Lebenssituation. VSH, Bielefeld

Trabert G (1996) Gesundheitsversorgung Wohnungsloser. Wohnungslos 38: 62–64

Ungerleider TJ, Andrysiak T, Siegel N, Tidwell D, Flynn T (1992) Mental health and homelessness: The clinician's view. In: Robertson MJ, Greenblatt M (eds) Homelessness: A national perspective. Plenum Press, New York London, pp 109–116

Vazquez C, Munoz M, Sanz J (1997) Lifetime and 12-month prevalence of DSM-III-R mental disorders among the homeless in Madrid: A European study using the CIDI. Acta Psychiatr Scand 95: 523–530

Victor CR (1997) The health of homeless people in Britain – A review. Europ J Public Health 7: 398–404

Wandt C (1993) Frauenschicksal Wohnungslosigkeit. Gefährdetenhilfe 35 127–128

Ware NC, Desjarlais RR, AvRuskin TL, Bresalu J, Good BJ, Goldfinger SJ (1992) Empowerment and the transition to housing for persons who are homeless and mentally ill: An anthropological perspective. N Engl J Publ Policy 8: 297–314

Wenzel SL, Andersen RM, Gifford DS, Gelberg L (2001) Homeless women's gynecological symptoms and use of medical care. J Health Care Poor Underserved 12(3): 323–41

Wessel T, Zechert C, Kämper A (1996) Kommunale Wohnungspolitik für psychisch kranke und suchtkranke Menschen. In: Institut für kommunale Psychiatrie (Hrsg) Auf die Straße entlassen – obdachlos und psychisch krank. Psychiatrie-Verlag, Bonn, S 181–200

Wessel T, Pörksen N, Zechert C (1997) Wohnungslose Patienten in der psychiatrischen Klinik. Psychiatr Prax 24: 167–171

Wolff N, Helminiak TW, Morse GA, Calsyn RJ, Klinkenberg WD, Trusty ML (1997) Cost-effectiveness evaluation of three aproaches to case management for homeless mentally ill clients. Am J Psychiatry 154: 341–348

Ziethen M, Siller G, Dübgen R (1995) Ambulante Betreuung mehrfachgeschädigter Abhängigkeitskranker. Ein neues Hilfeangebot in Lüneburg. Wohnungslos 37: 149

Behandlungsprobleme bei psychisch kranken Migranten

Hans-Jörg Assion

> Bei der Behandlung von Patienten mit anderem kulturellen und sprachlichen Hintergrund ergeben sich Missverständnisse wegen der unterschiedlichen Sichtweisen:
>
> So äußerte eine junge türkische Patientin sehr aufgebracht, um ihre momentane Verärgerung zum Ausdruck zu bringen: »Du hast meinen Kopf gegessen!«, was eine wörtliche Übersetzung des türkischen »Basimi yedin« ist. Der Therapeut vermutete zunächst hinter dieser Äußerung einen Hinweis auf eine Psychose und fragte deshalb: »Erklären Sie das bitte genauer. Wer hat welchen Kopf gegessen?« Die im Türkischen gängige Formulierung wird aber in der Bedeutung gebraucht: »Du hast mich genervt« (nach Müllejans u. Pala 1999).

Die Auseinandersetzung mit transkulturellen und migrationsspezifischen Fragen ist bei der ärztlichen, psychologischen, pflegerischen und sozialarbeiterischen Versorgung angesichts der Häufigkeit des Kontakts mit Menschen fremder Herkunft in einer multikulturellen Gesellschaft unverzichtbar und wichtig. Leider ist der Informationsstand der professionellen Mitarbeiter aller Fachdisziplinen im deutschen Gesundheitswesen über die kulturellen Hintergründe und die Besonderheiten der Krankheitsschilderung und -ausgestaltung von Migranten gering. Aber ohne Kenntnisse über die kulturspezifischen Phänomene ist eine optimale Behandlung von psychisch kranken Menschen fremder Herkunft erheblich erschwert oder sogar nicht möglich und führt durchaus zum Eindruck, dass die »Probleme für Arzt und Patient unlösbar« seien (Flubacher 1997). Deshalb ist die Auseinandersetzung mit dieser Thematik auch in der Aus-, Weiter- und Fortbildung für alle mit der Versorgung dieser Patientengruppe betrauten Fachdisziplinen erforderlich.

37.1 Begriffserklärung und Epidemiologie

Der Begriff »**Migration**« (lat.: migration – [Aus]wanderung, Umzug; migrare – wandern, ausziehen, übersiedeln) steht für den Prozess einer Übersiedlung in ein anderes Land oder eine andere Region, womit meist ein Wechsel in ein anderes kulturelles Umfeld verbunden ist. Entsprechend wird die Person, die sich diesem Prozess unterzieht, als »**Migrant**« bezeichnet. Diese Terminologie ist mittlerweile in der Fachliteratur verbreitet und hat damit weniger geeignete oder mit Vorurteilen beladene Bezeichnungen abgelöst, wie »Gastarbeiter«, »Fremdarbeiter«, »ausländischer Arbeitnehmer«, »Ausländer«, »Zuwanderer«, »Flüchtling«, »Asylant« usw.

Der Begriff »Migrant« ist aber unpräzise, sofern er auf die Nachfahren bezogen wird (z. B. Migranten der 2. oder 3. Generation), die in ihrem Leben selbst nicht migriert sind und nur in einem Land (z. B. Deutschland) gelebt haben. Widersprüchlich ist der Begriff auch in Bezug auf deutschstämmige Aussiedler, die als Deutsche eingebürgert sind, aber dennoch mit Migrationsproblemen konfrontiert sind (Strobl u. Kühnel 2000). Einige Autoren bevorzugen daher Ausdrücke, wie »kulturelle Minderheit(en)«, »(ethnische) Minorität(en)« oder »allochthone Bevölkerung« (gegenüber der »authochthonen«, einheimischen Bevölkerung) und sprechen von »interkultureller Begegnung«.

In Deutschland lebten Ende 2001 gemäß dem Ausländerzentralregister des Statistischen Bundesamtes 7,32 Mio. Ausländer, entsprechend 8,8% der Gesamtbevölkerung (82 Mio.). Ein Aufenthalt von weniger als 3 Monaten wurde dabei nicht erfasst. Als Ausländer gelten alle Personen, die nicht die deutsche Staatsbürgerschaft besitzen. Hierzu zählen auch die Nachkommen von Migranten (in Deutschland 1,6 Mio.). Eine Sonderstellung nehmen die Aussiedler ein, die aufgrund ihrer raschen Einbürgerung in Deutschland in dieser Statistik nicht erfasst werden. Seit 1989 sind ca. 2,5 Mio. osteuropäische Spätaussiedler nach Deutschland eingereist.

Die meisten Migranten kommen aus europäischen Ländern (5,8 Mio., 79,4%), deutlich weniger von anderen Kontinenten (◘ Tabelle 37.1). Die größte ausländische Bevölkerungsgruppe sind die türkischen Migranten, die etwas mehr als ein Viertel aller Migranten und 2,3% der in Deutschland lebenden Bevölkerung ausmachen. Insgesamt leben in Deutschland gemäß den Angaben des Statistischen Bundesamtes Menschen aus 194 Staaten. Die sechs größten Bevölkerungsgruppen ausländischer Herkunft sind in ◘ Tabelle 37.2 aufgelistet.

In der Schweiz sind fast ein Fünftel der Gesamtbevölkerung von 7,26 Mio. ausländischer Herkunft, also 1,46 Mio. Migranten, was einem Ausländeranteil von 20% entspricht. Damit hat die Schweiz von den europäischen Ländern formal den prozentual höchsten Ausländeranteil. Würden aber nur die Migranten mit einem befristeten

Aufenthalt gezählt, betrüge der Anteil lediglich ca. 7%. Die beiden größten Bevölkerungsgruppen sind aus Italien und dem ehemaligen Jugoslawien (jeweils >300.000 Personen), gefolgt von Portugiesen und Deutschen (jeweils >100.000 Personen). Der Anteil der türkischstämmigen Bevölkerung beträgt weniger als 6% an der ausländischen Wohnbevölkerung in der Schweiz (◘ Tabelle 37.3).

◘ **Tabelle 37.1.** Ausländische Bevölkerung in Deutschland (nach Kontinenten). (Quelle: Statistisches Bundesamt, Stand: 31.12.2001)

Kontinent	Deutschland	%-Anteil
Europa	5.834.688	79,4
Asien	877413	11,9
Afrika	303.018	4,1
Amerika	218.889	3,0
Australien, Ozeanien	11.202	0,2
Staatenlos	17.275	0,2
Ungeklärt	56.143	0,8

◘ **Tabelle 37.2.** Ausländische Bevölkerung in Deutschland (nach Ländern). (Quelle: Statistisches Bundesamt, Stand: 31.12.2001)

Land	Ausländische Bevölkerung	%-Anteil Ausländer (Bevölkerung)
Türkei	1.947.938	26,5 (2,34)
Ehem. Jugoslawien[a]	627.523	8,5 (0,75)
Italien	616.282	8,4 (0,74)
Griechenland	362.708	4,9 (0,44)
Polen	310.432	4,2 (0,37)
Kroatien	223.819	3,0 (0,27)
Insgesamt	7.318.628	

[a] Serbien, Montenegro.

◘ **Tabelle 37.3.** Ausländische Bevölkerung in der Schweiz (nach Ländern). (Quelle: Bundesamt für Statistik der Schweiz, Neuchâtel 2002)

Land	Schweiz	%-Anteil Ausländer (Bevölkerung)
Italien	316.041	21,7 (4,3)
ehem. Jugoslawien	352.044	24,1 (4,8)
Portugal	136.246	9,3 (1,9)
Deutschland	117.664	8,1 (1,6)
Spanien	81.832	5,6 (1,1)
Türkei	80.158	5,5 (1,1)
Insgesamt	1.457.802	

37

◻ Tabelle 37.4. ´Ausländische Bevölkerung in Österreich (nach Ländern). (Quelle: Statistisches Jahrbuch Österreichs 2003)

Land	Ausländische Bevölkerung	%-Anteil Ausländer (Bevölkerung)
Ehem. Jugoslawien[a]	132.975	18,6 (1,8)
Türkei	127.226	17,8 (1,7)
Bosnien, Herzegowina	108.047	15,2 (1,5)
Deutschland	72.218	10,1 (1,0)
Kroatien	60.650	8,5 (0,8)
Polen	21.841	3,1 (0,3)
Insgesamt	708.700	

[a] Serbien, Montenegro.

In Österreich, das eine Bevölkerung von 7,3 Mio. hat, leben 711.000 Ausländer (Volkszählung vom 15.05.2001). Die meisten Einbürgerungen erfolgten von Menschen aus dem ehemaligen Jugoslawien als größte Gruppe ausländischer Herkunft, gefolgt von türkischen Migranten (◻ Tabelle 37.4).

> **Wichtig**
>
> In Deutschland leben mehr als 7 Mio. Menschen nichtdeutscher Herkunft (8,4% der Bevölkerung) und ca. 2,5 Mio. Spätaussiedler (3%). In der Schweiz beträgt der Anteil der Bürger ausländischer Abstammung 1,45 Mio. (20% der Bevölkerung) und in Österreich 711.000 (8,7% der Bevölkerung).

37.2 Historischer Überblick: Transkulturelle Psychiatrie

Eine der ersten systematischen deutschsprachigen Untersuchungen über fremde Kulturen führte **Emil Kraepelin** (1856–1926) zu Beginn des 20. Jahrhunderts durch (1904). Er untersuchte auf der indonesischen Insel Java die Einflüsse von kulturellen Faktoren auf psychische Erkrankungen. Damit wurde er zum Begründer der **vergleichenden Psychiatrie** (»comparative psychiatry«) bzw. der **transkulturellen Psychiatrie.**

Im angloamerikanischen Sprachraum gilt **W.H.Rivers** (1864–1922) als früher und wichtiger Vertreter der Ethnomedizin. Als »Diffusionist« entwickelte er in seinem Werk *Medicine, Magic and Religion* (1924) ein Konzept über magische, religiöse und naturalistische Weltanschauungen.

Während die »**kulturelle Psychiatrie**« die Auswirkungen der Kultur auf psychische Erkrankungen in **einem** kulturellen Gefüge beschreibt, bedeutet »**transkulturell**« die Berücksichtigung von zumindest **zwei** unterschiedlichen kulturellen Entitäten. Die transkulturelle Psychiatrie befasst sich folglich mit den Einflüssen verschiedener Kulturen auf die Ursachen, klinischen Ausprägungen und therapeutischen Möglichkeiten von psychischen Krankheiten. Sie erfährt als Psychoanthropologie, medizinische Anthropologie, Ethnopsychiatrie, Medizinethnologie oder vergleichende Psychiatrie unterschiedliche Gewichtungen. Der Schwerpunkt **Migrationspsychiatrie** beschäftigt sich mit den sozialen Folgen und psychischen Auswirkungen durch Migrationsprozesse, und der Zweig der **Medizinethnologie** oder **Ethnopsychiatrie** (griech. εθνος = Volk, Volksstamm) bearbeitet die ätiologischen sowie pathogenetischen Hintergründe von (psychischen) Erkrankungen im Kontext der verschiedenen Ethnien und Kulturen.

Meist werden die Begriffe aber nicht scharf voneinander getrennt, sondern synonym verwendet. In der internationalen Literatur wird die transkulturelle Psychiatrie auch als »(trans)cultural«, »crosscultural« oder »ethnocultural psychiatry« bezeichnet.

Neben **E. H. Ackerknecht**, der Mitte des 20. Jahrhunderts besonderen Einfluss auf die transkulturelle Forschung hatte, gibt es zahlreiche weitere namhafte Autoren (zur Übersicht ► s. Assion 2004).

1970 wurde die **Arbeitsgemeinschaft Ethnomedizin e.V.** (AGEM) in Heidelberg gegründet, die Fachkonferenzen ausrichtet und eine Zeitschrift über ethnomedizinische Themen herausgibt (*curare*). Das **Ethno-Medizinische Zentrum e.V.** in Hannover bietet Beratungen an, organisiert Fachtagungen und kann auf zahlreiche Publikationen verweisen. Einen besonderen Hinweis verdient das **Referat für Transkulturelle Psychiatrie** der Deutschen Gesellschaft für Psychiatrie, Psychotherapie und Nervenheilkunde (DGPPN), von dem Leitlinien zur psychiatrisch-psychotherapeutischen Versorgung von Migranten in Deutschland erarbeitet wurden, die in der folgenden Übersicht dargestellt werden (Machleidt 2002).

> **Leitlinien zur Versorgung von Migranten (»Sonnenberger Leitlinien«)**
>
> 1. Erleichterung des Zugangs zur Regelversorgung (Niederschwelligkeit, Kulturkompetenz etc.)
> 2. Bildung multikultureller Behandlerteams
> 3. Einsatz geschulter Dolmetscher
> 4. Kooperation der Dienste der Regelversorgung mit Diensten und Organisationen mit Migrationserfahrung
> 5. Beteiligung der Betroffenen/Angehörigen an der Planung/Ausgestaltung der Institutionen
> 6. Verbesserung der Information über die Versorgungsangebote
>
> ▼

7. Aus-, Fort-, Weiterbildung in transkultureller Psychiatrie und Psychotherapie (+ Sprachfortbildung) für die in Psychiatrie und Allgemeinmedizin Tätigen
8. Entwicklung präventiver Strategien für die seelische Gesundheit von Kindern und Jugendlichen aus Migrantenfamilien
9. Unterstützung zur Bildung von Selbsthilfegruppen
10. Sicherung der Qualitätsstandards für die Begutachtung von Migranten
11. Aufnahme der transkulturellen Psychiatrie und Psychotherapie in die Curricula der Hochschulausbildung
12. Förderung von Forschungsprojekten zur seelischen Gesundheit von Migranten

---

Wichtig

Die Fachrichtung der transkulturellen Psychiatrie hat sich vor mehr als 100 Jahren entwickelt.

Die Beachtung der Leitlinien zur Versorgung von Migranten ist Grundlage einer guten Behandlung

37.3 Gründe für Migration – Auswirkungen von Migration

Die Gründe für eine Migration in eine andere Region oder ein anderes Land sind vielschichtig. Es können finanzielle Erwägungen, Arbeits- und Heimatsuche, berufliche Verpflichtungen, politische Verfolgung, Flucht oder Vertreibung ebenso dazu führen wie Familienzusammenführung oder verschiedene private Interessen.

Migration hat nahezu immer weitreichende Folgen und bedeutet für jeden einzelnen eine Belastung während des Prozesses des Einfindens in das neue kulturelle Umfeld. Ist der kulturelle Wechsel schlecht vorbereitet oder durch (unerwartete) Probleme belastet, können psychische Störungen resultieren (»Kulturschock«). Migration kann Veränderungen der Familienstruktur, der Beziehungssysteme und Rollenerwartungen bedingen. So wurde in vielen Berichten auf Generationskonflikte besonders in Migrantenfamilien hingewiesen. Das familiäre Gefüge vieler Migranten – z. B. türkischer, italienischer oder griechischer Migranten – bezieht bekanntlich mehrere Generationen ein. Großfamilien verpflichten einerseits, bieten aber andererseits Sicherheit und Halt. Traditionelle und patriarchalische Strukturen sind letztlich vielfältiger und differenzierter, als vorurteilsvolle Annahmen und klischeehafte Vorstellungen vermuten lassen.

Ein besonderer historischer Aspekt ist, dass die gezielte, staatlich geplante Anwerbung von Arbeitskräften für den deutschen Arbeitsmarkt zunächst zeitlich begrenzt gedacht war und deshalb die Familien zunächst in den Heimatländern belassen wurden. Damit wurden bereits die Weichen für Schwierigkeiten bei der Integration in dem neuen Land durch die Familienseparation und Wertorientierung an die frühere Heimat mit Tendenzen zur Segregation gestellt und somit für Migrationsbeschwerden. Auf Identitätskonflikte bis hin zu Identitätsstörungen durch den Migrationsprozess wurde vielfach hingewiesen und darauf, dass sie zu Verunsicherung, Orientierungslosigkeit und zum Gefühl der Machtlosigkeit führen können. Letztlich liegen aber keine Untersuchungen vor, die den Zusammenhang mit dem Auftreten psychischer Krankheit eindeutig belegen.

Wolfersdorf und Mitarbeiter erfragten in einem psychiatrischen Fachkrankenhaus die Problemfelder von Patienten ausländischer Herkunft. Am häufigsten wurden dabei Sprachprobleme genannt und von der Hälfte der Befragten über Schwierigkeiten wegen der Trennung von der Herkunftsfamilie berichtet. Ein Drittel war arbeitslos und hatte finanzielle Schwierigkeiten, hatte kriegerische Auseinandersetzungen oder Verfolgung erleben müssen oder befand sich in einem laufenden Asylverfahren. Deutlich seltener wurde über schwierige Wohnverhältnisse oder eine drohende Abschiebung geklagt. Bemerkenswert war die unterschiedliche Wahrnehmung bei der Einschätzung von Problemen: Ein Teil der Patienten bewertete die objektiv bestehenden Schwierigkeiten als wenig belastend (Wolfersdorf et al. 1999).

37.4 Verständigung – Sprachvermittlung

Sprachliche Kompetenz ist ein wichtiger Faktor für ein Verständnis kultureller Zusammenhänge und für gesellschaftliche Integration. Die Sprachkenntnisse ausländischer Mitbürger sollten von daher unbedingt von offizieller Seite gefördert werden. Besonders Migranten der ersten Generation, die »Arbeitsmigranten«, besitzen oft nur unzureichende Kultur- und Sprachkompetenz, und bei bereits eingebürgerten Migranten der 2. oder 3. Generation kommt es durch Heirat aus dem Herkunftsland zur erneuten Erstmigration, der sog. »Heiratsmigration«. Es ist von daher auch heute noch wichtig, bilinguale Versorgungsangebote für psychisch Kranke ausländischer Herkunft anzubieten. Solche Angebote sind aber sowohl im ambulanten als auch im stationären Bereich bis heute weiterhin zu selten, meist bieten sich Angehörige oder muttersprachliche Mitarbeiter der jeweiligen Institutionen als gelegentliche Übersetzer an. Ein weiterer Faktor für den geringen Einsatz von professionellen Dolmetschern ist sicherlich die fehlende explizite Kostenübernahme durch die Krankenversicherungen. Einige Kliniken halten dennoch bilinguale Versorgungsangebote vor, besonders für türkische Migranten,

z. B. Medizinische Hochschule Hannover, Niedersächsisches Landeskrankenhaus Hildesheim, Psychiatrisches Krankenhaus Marburg (► s. Deutsch-Türkische-Gesellschaft für Psychiatrie), Universitätsspital Basel etc.

Durch ein planmäßiges, strukturiertes Angebot der Sprach- und Kulturvermittlung steigt die Inanspruchnahme des psychiatrischen Versorgungsangebots deutlich und sinkt die Zugangsschwelle auch für Minoritätengruppen, wie Schepker für eine kinder- und jugendpsychiatrische Institutsambulanz zeigen konnte (Schepker et al. 1999). Die Barriere der Annahme von psychosozialen und psychiatrischen Einrichtungen durch Migranten konnte so überwunden werden (Heise u. Schuler 2000).

Am häufigsten erfolgen sprachliche Vermittlungen durch die begleitenden Personen aus dem gleichen Kulturkreis. Das sind meist Angehörige, Nachbarn oder Bekannte. Neben der guten Verfügbarkeit und Praktikabilität stehen sie kostenneutral zur Verfügung. Nachteilig wirkt sich aber aus, dass eine Übersetzung möglicherweise nicht zuverlässig ist und unklar bleibt, ob eine vertrauensvolle Atmosphäre geschaffen werden kann, um eine Öffnung des Patienten zu erreichen, was aber besonders bei psychischen Erkrankungen wichtig ist.

Ein muttersprachlicher Dolmetscher hat den klaren Vorteil einer neutralen Instanz, bietet eine genaue, vollständige und wörtliche Übersetzung und kann zugleich kulturkompetent vermitteln, weil ihm die kulturellen Besonderheiten des betreffenden Landes vertraut sind. Nachteilig wirkt sich womöglich aus, dass medizinische Fachkenntnisse fehlen, und nicht zuletzt sind die (nicht unerheblichen) Kosten zu bedenken.

Vorbildliche Dolmetscherdienste sind in der Schweiz etabliert, in Genf und Lausanne, sowie an der psychiatrischen Universitätspoliklinik in Basel. Dort existieren regional organisierte Dolmetscherdienste, die finanziell vom dortigen Spital getragen werden, weshalb dem Patienten keine Kosten entstehen. Es werden Übersetzungen aus verschiedenen Sprachen angeboten (Türkisch, Kurdisch, Spanisch, Portugiesisch), bei Bedarf auch seltene Sprachen (Weiß u. Stuker 1998).

Eine weitere Möglichkeit der Sprachvermittlung ist der Einsatz von sprach- oder kulturkundigen Pädagogen. Sie können durch ihre Schulung und basalen Fachkenntnisse halbprofessionell eingesetzt werden oder kotherapeutische Aufgaben übernehmen. Leider sind solche Personen selten zu finden und möglicherweise schwer finanzierbar.

Pragmatisch und institutionell gerne eingesetzt werden muttersprachliche Angestellte wie Ärzte, Pflegekräfte oder andere Therapeuten, deren Fachkompetenz und -ausrichtung bekannt ist. Nachteilig kann sich jedoch eine Rollenkonfusion auswirken (Heise u. Schuler 2000).

Die Frage nach dem Einfluss von Kommunikation und sprachlichem Ausdrucksvermögen auf den diagnostischen Prozess stellt sich aus mehreren Gründen. So weisen frühere Untersuchungen auf eine höhere Erkrankungsrate (z. B. Schizophrenierate) bei Migranten hin. Als eine der möglichen Erklärungen für diesen Sachverhalt wurde angeführt, dass Krankheitssymptome durch mangelnde sprachliche Darstellung oder mangelndes Verständnis fehlgedeutet werden und so zu falsch-positiven Befunden führen. Diese Hypothese veranlasste Haasen und Mitarbeiter zu einer Untersuchung an türkischen Patienten. Sie verglichen unter kontrollierten Bedingungen den Einfluss von Sprache auf die Diagnostik durch eine Anamneseerhebung sowohl in der türkischen Muttersprache als auch in der deutschen Landessprache. Dabei kamen sie zu dem Schluss, dass die Diagnosen durch eine Erhebung in der Muttersprache nicht wesentlich von einer Erhebung in der Landessprache differierten. Das galt aber nur mit Einschränkung für Migranten mit schlechten deutschen Sprachkenntnissen und für die Evaluation von bestimmten psychopathologischen Symptomen (z. B. inhaltlichen Denkstörungen), die in der Landessprache besonders schwierig zu erfassen waren (Haasen et al. 2000).

Die Arbeit mit Migranten verlangt Offenheit und die Bereitschaft, sich auf andere Sichtweisen einzulassen. Die Kenntnis der individuellen Erfahrungen und Erlebnisse – die Migrationsanamnese – ist dabei wichtig. Letztlich sind professionelle, gut erreichbare Dolmetscherdienste hilfreich und nötig, um diagnostische Abklärungen zu verkürzen und Krankheitssymptome richtig zu erfassen (Müllejans u. Pala 1999).

> **Wichtig**
>
> Professionelle Dolmetscherdienste sollten breiter genutzt werden und erleichtern die diagnostische Abklärung.

37.5 Migration und Religion

Es gibt keinen Gott außer Allah. Mohammed ist der Gesandte Allahs.

Die Mehrzahl der in Deutschland lebenden Migranten sind Muslime (arab.: Anhänger des Islam). Dabei stellt der Islam mit 3 Mio. Anhängern die drittgrößte Religionsgemeinschaft in Deutschland dar. Weltweit bekennen sich knapp 1 Mrd. Menschen – das sind ca. 15% der Weltbevölkerung (6,1 Mrd.) – zum Islam (arab.: Ergebung in den Willen Gottes, Hingabe an Gott). Die Auseinandersetzung mit dieser Religion und deren historischer Entwicklung ist von daher für ein interkulturelles Verständnis besonders wichtig.

Der Islam spaltete sich bereits im Jahr 680 in die sunnitische und die schiitische Glaubensrichtung. Zu den Sunniten bekennen sich mehr als 90%, zu den Schiiten weniger als 10% der Muslime.

Die theologische Grundlage des Islam ist der Koran (arab.: Lektüre, Lesung), der die Offenbarungen Allahs an Mohammed in 114 Suren und 6226 Versen enthält (Heiliges Buch des Islam). Die erste deutsche Übersetzung erschien 1616 durch Salomon Schweigger. Neben dem Koran gibt es weitere heilige Schriften, wie die Hadith (»Mitteilungen« des Propheten, gesammelte Aussprüche Mohammeds) und die Sunna (»Herkommen« – Tradition).

Vor Gott gelten alle Muslime gleich und es bedarf keines eigenen Priesterstandes. Vorsteher von Gemeinden sind Schriftgelehrte mit einer theologischen Ausbildung wie der Imam oder ein Hoca.

Krankheit erlebt ein Muslim als Gottes Wille und als Folge seiner »Sünden«, wobei er auf Gottes Gnade hofft. Das Gebet hat in diesem Kontext eine besondere Bedeutung. Auf die Besonderheiten der Ernährung, Körperpflege, Hygiene etc. kann an dieser Stelle nur verwiesen werden.

> **Wichtig**
>
> Grundkenntnisse über den Islam und andere Weltreligionen erleichtern den Zugang zu Patienten mit anderen Glaubensvorstellungen.

37.6 Soziokulturelle Aspekte bei türkischen Migranten

Wir leben in einem Zeitalter der Migration, in dem multikulturelle Gesellschaften geformt werden. In Deutschland wird das schon daran deutlich, dass – wie bereits erwähnt – Menschen aus insgesamt 194 Ländern registriert sind. Eine Kenntnis aller Kulturen und deren Besonderheiten ist aufgrund der Vielfalt nicht möglich. Bei den komplexen kulturellen Gegebenheiten können daher nur exkursorisch einige Aspekte über die größte Volksgruppe ausländischer Herkunft, die türkischen Migranten, dargestellt werden.

Migranten türkischer Herkunft sind mit einem besonders hohen Anteil auf urbane Zentren, wie Hamburg, Berlin, das Ruhrgebiet und Mannheim, konzentriert. Das Alter der deutsch-türkischen Bevölkerung ist durchschnittlich niedriger als das der Deutschen, mehr als ein Drittel ist noch minderjährig, die Hälfte im Alter zwischen 25 und 45 Jahren und nur ein geringer Anteil älter als 60 Jahre (ca. 5%). Ein türkischer Haushalt ist durchaus größer als ein deutscher und umfasst im Durchschnitt 4 Personen, statt der durchschnittlich 2,4 Personen eines deutschen Haushalts.

Die Herkunft aus einer ländlichen oder einer städtischen Region bestimmt maßgeblich die familiäre Struktur. Bei städtischer Herkunft ist das Verhältnis der Geschlechter eher ausgeglichen, bei ländlicher Herkunft ist es hingegen eher durch eine patriarchalische Rollenverteilung geprägt. In der traditionellen familieninternen Hierarchie haben die männlichen Familienmitglieder Vorrang vor den weiblichen und die älteren wiederum vor den jüngeren. Den weiblichen Familienmitgliedern fällt die Aufgabe zu, die »Ehre der Familie« nicht zu beschädigen, während die männlichen Familienmitglieder diese nach außen schützen sollen. Die ausgeprägte Binnenmigration innerhalb der Türkei konfrontiert aber auch die Menschen aus ländlichen Gebieten mit den städtischen Lebensgewohnheiten.

Weiterführende Angaben sind der einschlägigen Literatur zu entnehmen; es sei auf die Arbeiten und Erhebungen des »Zentrums für Türkeistudien« verwiesen. Soziokulturelle Faktoren sind zu berücksichtigen, um den Zugang zu psychosozialen Angeboten für türkeistämmige Familien zu erleichtern (Schepker et al. 1999). Eine Übersicht über tükischsprachige psychotherapeutische Angebote findet sich bei Toker (1997).

37.7 Psychische Auswirkungen durch Migration

Migration und Integration in eine fremde Kultur bedeuten aufgrund von Kultur- und Rollenbarrieren häufig große persönliche und seelische Belastungen mit Auswirkungen auf das gesundheitliche Befinden – unabhängig von den sozialen und politischen Systemen und Gegebenheiten. Das kann Krankheit und psychische Störung zur Folge haben. Besonders depressive Syndrome und Somatisierungsstörungen werden mit Migration in Zusammenhang gebracht. Kulturelle Einflüsse wirken aber auch auf das Erleben von Krankheit und Schmerz, wobei es bekanntlich kulturbedingte Unterschiede im Schmerzerleben gibt (Koch et al. 1998).

Es gibt verschiedene Hypothesen, die zur Erklärung von psychischen Störungen bei Migranten angeführt wurden. Besonders zwei theoretische Konzepte werden in der transkulturellen Literatur erwähnt: die Theorie vom soziokulturellen Stress und die Selektionstheorie.

Die **Theorie vom soziokulturellen Stress** (»acculturation-stress hypothesis«) geht davon aus, dass sich der Prozess der Migration selbst krankheitsfördernd auswirkt. Der Wechsel in eine andere Kultur und die damit verbundenen, teils erheblichen Veränderungen werden entsprechend als psychisch belastend angesehen. Dazu tragen Veränderungen der klimatischen Bedingungen, andere Ernährungsgewohnheiten, ein verändertes Wohnmilieu, die sprachlichen Anforderungen sowie die Besonderheiten des neuen kulturellen Umfelds bei (»Kulturschock«).

Die **Selektionstheorie** (»hypothesis of selective migration«) erklärt hingegen das unter Migranten gehäufte Auftreten psychischer Krankheit damit, dass sich für bestimmte Krankheiten prädisponierte Personen eher einem Migrationsprozess unterziehen. Es wird dabei unterstellt, dass sie in ihrer gewohnten Umwelt auffällig werden, sich nicht oder nur teilweise integrieren können und daher ihre Heimat verlassen, um anderswo bessere Bedingungen zu finden.

Eine Reihe von Autoren stellten bezüglich der psychischen Morbidität von Migranten die »**mannigfachen Belastungen**« aufgrund des Kulturunterschiedes heraus.

Auf die Zusammenhänge von soziokulturellen Faktoren, wie die Bedeutung von Familienstand und -atmosphäre, Wohnverhältnissen, religiösen und sozialen Faktoren, Klassenunterschieden sowie Migrationserfahrungen wurde ebenso hingewiesen wie auf psychologische Probleme und psychische Störungen. Dabei wurden belastende Aspekte, nämlich das »Verlassen der Heimat mit Schuld und Versündigungsgefühlen«, »religiöse und sittliche Probleme«, die »Verlockungen der Wohlstandsgesellschaft«, die »unterschiedliche Rolle der Frau«, »magische Erklärungsmuster« (Zauberei etc.) und »Anpassungsschwierigkeiten« für bedeutsam angesehen und letztlich sogar die gesellschaftlichen Bedingungen durch eine »Kapitalgesellschaft«, die zu einer »Ausbeutungssituation der Gastarbeiter« führt, angeschuldigt (Charalabaki et al. 1995).

Während eines Symposiums in Berlin (»Migration – Frauen – Gesundheit im europäischen Kontext«, 2000; Rieser 2000) war über die »Gefühlstriade der Migration« zu erfahren, dass durch Schwierigkeiten im neuen Land, Projektionen von Wünschen auf die Zukunft oder Vergangenheit und die Identifikation mit dem Herkunftsland Trauer, Angst und Schuld ausgelöst werden, was das manchmal befremdlich erscheinende Verhalten von Migranten erklärt.

In einer systematischen Längsschnittuntersuchung konnte gezeigt werden, dass mit zunehmender Aufenthaltsdauer von türkischen Arbeitnehmern aus Mittelanatolien in Deutschland ein Symptomwandel vom depressiven zum psychosomatischen Syndrom erfolgt, als Ausdruck einer »inneren Teilanpassung« durch die Trennung von Heimat und Familie. Zu diesen Ergebnissen kam auch Görtz (1986), die besonders häufig psychosomatische und depressive Syndrome fand, welche mit der Dauer des Aufenthalts im Gastland an Schwere abnehmen.

Während die Migrations-Stress-Hypothese (»acculturation-stress hypothesis«) davon ausgeht, dass psychische Erkrankungen durch die vielfältigen Belastungen der Migration bedingt sind, geht die Hypothese der selektiven Migration von anderen Voraussetzungen aus. Zu erwähnen ist dabei eine Untersuchung von Fichter und Mitarbeitern an einer großen Population griechischer und türkischer Jugendlicher, die in den jeweiligen Heimatländern und in Deutschland anhand eines Fragebogens (General Health Questionnaire – GHQ) befragt wurden. Die Ergebnisse sprechen für eine Auswahl von Arbeitsmigranten hinsichtlich ihres Gesundheitszustandes vor einer Ausreise nach Deutschland bereits im Heimatland und stützen damit die Hypothese der selektiven Migration (Fichter et al. 1988).

Letztlich erscheint es aber naheliegend, dass bei dem komplexen Motivationsgefüge und Migrationsgeschehen beide Hypothesen ineinander greifen.

Erhebungen über die Prävalenz von psychischen Erkrankungen bei Migranten kommen zu unterschiedlichen Ergebnissen. Dabei sind die Bedingungen der Migration, das Herkunftsland und die Altersstruktur als Einflussvariablen besonders zu beachten. Eine Auswertung der psychiatrischen Diagnosen bei 107 Migranten ergab als häufigste Diagnosen die Anpassungs- und Belastungsreaktionen, gefolgt von Abhängigkeitserkrankungen (Alkoholabhängigkeit). Hervorzuheben ist, dass Suizidalität und fremdaggressives Verhalten ebenso häufig bei Migranten wie bei einheimischen Patienten auftrat (Wolfersdorf et al. 1999).

> **Wichtig**
>
> Die Migrations-Stress-Hypothese erklärt Krankheitssymptome durch den Migrationsprozess, die Selektionstheorie geht davon aus, dass bereits krankheitsgefährdete oder auffällige Personen sich einer Migration unterziehen.

37.8   Drogengebrauch und Sucht

Bisher liegen für die deutschsprachigen Länder keine verlässlichen, empirisch fundierten Erhebungen über Suchtmittelabhängigkeit bei Migranten vor. Der Rückgriff auf Statistiken der polizeilichen Aufsichtsbehörden bilden das Suchtverhalten dieser Bevölkerungsgruppen aus mehreren Gründen nur unzureichend ab und sind von daher nur begrenzt aussagekräftig.

Gemäß den Polizeistatistiken ist der Anteil der Suchtverstöße von Nichtdeutschen höher, als es der ausländische Bevölkerungsanteil eigentlich erwarten ließe. Nach Erläuterungen des Bundeskriminalamtes (BKA) ist die Kriminalitätsbelastung der Deutschen und Nichtdeutschen aufgrund der unterschiedlichen strukturellen Zusammensetzung (Alters-, Geschlechts- und Sozialstruktur) aber nicht vergleichbar und nur begrenzt interpretierbar. Die Personen ohne deutsche Staatsbürgerschaft sind im Vergleich zur deutschen Bevölkerung im Durchschnitt jünger und häufiger männlichen Geschlechts. Sie leben eher in Großstädten, gehören zu einem höheren Anteil unteren Einkommensschichten an und sind häufiger arbeitslos. Dies erhöht die Wahrscheinlichkeit, polizeilich auffällig zu werden (Boos-Nünning et al. 2002).

Lediglich über den Konsum von Suchtmitteln durch Aussiedler liegt eine fundierte Erhebung vor. In einer standardisierten Befragung von fast 2400 Jugendlichen in Nordrhein-Westfalen wurden knapp 1200 jugendliche Aussiedler erfasst (Strobl u. Kühnel 2000). Die Ergebnisse sind in ☐ Tabelle 37.5 zusammengefasst.

◻ Tabelle 37.5. Gebrauch illegaler Drogen in %. Ergebnisse einer Befragung von Jugendlichen in Nordrhein-Westfalen. (Aus Strobl u. Kühnel 2000)

	Nie		Gelegentlich bis regelmäßig	
	Aussiedler	Einheimische Deutsche	Aussiedler	Einheimische
Hasch/Cannabis	79,0	65,5	21	34,5
Heroin	98,7	98,3	1,3	1,7
Kokain	97,4	96,5	2,6	3,5
Ecstasy	96,4	91,5	3,6	8,5
LSD	97,9	94,1	2,1	5,9
Andere synthetische Drogen (z. B. Speed)	96,8	93,2	3,2	6,8
Drogenersatz (Schnüffeln etc.)	98,9	96,8	1,1	3,2

37.9   Kulturabhängige Syndrome

Der Begriff »kulturgebundene Syndrome« ist eine Übersetzung des englischen »culture-bound syndromes« und geht auf den chinesischen Psychiater Pong Meng Yap zurück, der diesen erstmals in der medizinischen Literatur verwendete (1962). Mit diesem Begriff – oder dem der »kulturabhängigen Syndrome« – werden Störungen und Besonderheiten des Erlebens und Verhaltens bezeichnet, die durch eine regionale und kulturelle Ausprägung gekennzeichnet sind und nicht ohne weiteres den üblichen diagnostischen Kategorien entsprechen (Simons u. Hughes 1985). In den jeweils letzten revidierten Fassungen der operationalisierten Diagnosemanuale von WHO und APA (ICD-10, DSM-IV) wurden diese in einem Glossar erstmals berücksichtigt und im Anhang dargestellt.

Auf die Vielzahl und Besonderheiten der verschiedenen kulturabhängigen Syndrome kann an dieser Stelle ebenso wenig eingegangen werden wie auf die kritischen Diskussionen zu diesen Krankheitsentitäten. Deshalb fasst die folgende Übersicht lediglich einige der bekanntesten Syndrome zusammen.

Kulturabhängige Syndrome

- **Amok** (»amuco« – todgeweihter Krieger)
  - Symptome: Grübeln, verändertes Bewusstsein, Angst, Wut, Bewegungssturm, raptusartiger Angriff auf Menschen und Lebewesen mit möglichen Todesfolgen, Stupor, Amnesie
  - Vorkommen: ursprünglich Südostasien, kultur-, länderübergreifend
  - Weiteres: meist Männer, einfache intellektuelle Struktur, sozial isoliert
  - ICD-10-Kategorie: F44.88, dissoziative Störung
  ▼

- **Brain-fag-Syndrom**, »Hirn-Erschöpfung-Syndrom« (engl.: fag = Ermüdung)
  - Symptome: 1. Körperliche Beschwerden (Kopfschmerzen, Sehstörungen); 2. Gedächtnisstörungen, Verständnisschwierigkeiten; 3. Depression, Angstsymptome; 4. Müdigkeit, Schläfrigkeit
  - Vorkommen: Nigeria, Westafrika
  - Weiteres: Erstbeschreiber R. Prince 1960, bei nigerianischen Studenten
  - ICD-10-Kategorie: F48.0 – Neurasthenie, F43.2 – Anpassungsstörung

- **Dhat**, Spermaverlust-Syndrom, auch Jiryan (Indien), Sukra prameha (Sri Lanka), Shen-kuei (China)
  - Symptome: 1. Hypochondrische Reaktion bei Absonderung von Sperma (Pollution, Masturbation, sexuelle Aktivität); 2. Körpersymptome – Schwächegefühl, Körperbeschwerden; 3. psychische Symptome – hypochondrische Angst vor körperlichem Schaden, Erschöpfung, Aufmerksamkeitsstörungen
  - Vorkommen: Indien, Südostasien
  - Weiteres: Sperma als Symbol für Lebenskraft
  - ICD-10-Kategorie: F48.8 – andere neurotische Störung

- **Latah**
  - Symptome: Dissoziative Bewusstseinsänderung, Echoverhalten, auch Impulsivität
  - Vorkommen: Japan, Indonesien, Sibirien, nördliches Afrika
  - Weiteres: Frauen im mittleren Alter, geringer Ausbildungsstand, schreckhaft
  - ICD-10-Kategorie: F44.88 – dissoziative Störung
  ▼

- **Suoyang**, Koro oder genitales Retraktions-syndrom
  - Symptome: Angst vor Einziehung des Genitals (Penis, Vulva) in den Körper
  - Vorkommen: China (Guan Dong, Hainan), Hong Kong, Thailand, vereinzelt in anderen Ländern weltweit
  - Weiteres: epidemisches Auftreten
  - ICD-10-Kategorie: F48.8 – andere neurotische Störung
- **Susto**, Schreckkrankheit, Seelenverlust, Pasmo, Perdida del alma, u. a.
  - Symptome: Schwäche, Appetitverlust, Schlaf-störungen, depressive Stimmung, Körper-beschwerden, mangelndes Selbstwertgefühl
  - Vorkommen: Mittel- und Südamerika
  - Weiteres: Volkskrankheit, volkstümliche Vor-stellung, dass die Seele den Körper verlässt und durch einen Heiler zurückgeführt werden muss
  - ICD-10-Kategorie: F43.1 – PTSD, F43.2 – Anpassungsstörung, F45 – somatoforme Störung, F32 depressive Episode, F41.1 gene-ralisierte Angststörung

37.10 Traditionelle Heilvorstellungen und Heilmethoden

Traditionelle volksheilkundliche Vorstellungen sind bis heute weltweit kulturübergreifend auf allen Kontinenten verbreitet. Dabei hat der Glaube an Hexerei, an den Ein-fluss einer mit Geistern belebten Welt, auch an Magie und den bösen Blick nach wie vor Bedeutung. Historisch sind solche Vorstellungen über Jahrhunderte zurückzuver-folgen. Die Vielfältigkeit und Vielschichtigkeit von volks-tümlichen Vorstellungen lässt sich an dieser Stelle nur andeuten. Es sei deshalb auf weiterführende Arbeiten ver-wiesen (Assion 2004).

Mehrere Untersuchungen aus afrikanischen Ländern zeigen, dass dort traditionelle Heiler und deren Heilan-gebote in hohem Maße in Anspruch genommen werden, auch parallel zur ärztlichen Behandlung (Freeman et al. 1999).

In nord-, mittel- und südamerikanischen Ländern sind verschiedene mystisch-animistische Vorstellungen anzutreffen. Der besonders in Ländern der Karibik und einem Teil der schwarzen Bevölkerung Nordamerikas ver-breitete »Voodoo-Kult«, einem ursprünglich haitiani-schen Volksglauben, erklärt psychische Störungen durch eine Besessenheit von Geistern und übermächtigen Kräf-ten. Eine Variante davon ist die in Nordamerika anzutref-fende Heilpraktik des »root-work«. Weitere Heilmethoden sind der mexikanische »curanderismo« oder der puerto-ricanische »espiritismo«.

In einer Befragung psychisch Kranker in Indien hatten nahezu die Hälfte Kontakt zu einem Heiler, besonders Menschen mit einer wahnhaften oder schizophrenen Störung (Campion u. Bhugra 1997).

In Europa sind magisch-mystische Vorstellungen als Erklärungsmuster für Krankheiten ebenfalls anzutreffen – besonders im südeuropäischen Raum. So zeigt eine Stu-die aus Griechenland exemplarisch, wie metaphysische und magisch-religiöse Erklärungen auch dort von Bedeu-tung für Angehörige von Psychosekranken sind (Vlachos et al. 1997) (◘ Tabelle 37.6).

In einer Befragung in Deutschland von mehr als 100 psychiatrischen Patienten türkischer Herkunft über die Bedeutung und Inanspruchnahme volksmedizini-scher Heilangebote wurde deutlich, dass durch die west-lichen Einflüsse und die Verfügbarkeit der modernen Medizin die subjektive Bedeutung volksmedizinischer Heilangebote zwar geringer wird, jedoch bei psychischen Störungen häufig der Ratschlag traditioneller Heiler eingeholt wird. Das geschieht durchaus parallel zu den Therapieangeboten der westlichen Medizin. Viele Pa-tienten befolgen die von den Heilern (Hocas) ausgespro-chenen Ratschläge, vgl. die folgende Übersicht (Assion 2004).

◘ **Tabelle 37.6.** Magisch-animistische Einflüsse im südeuropäischen, türkischen und arabischen Volksglauben. (Aus Assion 2004)

Negative Einflüsse	Böser Blick (Nazar)	Magie (Büyü)	Geister (Cinler)
	↓	↓	↓
Auslösung	Neid, Bewunderung, Blaue Augen	Magische Heiler (geplant, vorsätzlich)	
	↓	↓	↓
Übertragung	Blick, Worte	Amulett (Muska)	
	↓	↓	↓
Folgen	⇒	Krankheit, Unglück, Tod	⇐
Schutz, Heilung	⇒	Amulett, magische Heilmethoden	⇐

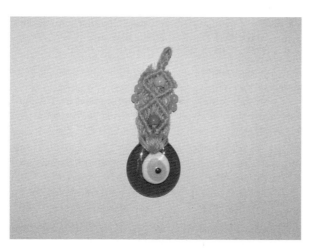

◘ Abb. 37.1. »Augen-Amulett« aus Manavgat, Süd-Türkei, Frühjahr 2000

Volksmedizinische Empfehlungen von türkischen Heilern

- Tragen oder Aufbewahren eines oder mehrerer Amulette (»musca«), ◘ Abb. 37.1
- Einnahme oder Applikation von »geweihtem Wasser«
- Lesen von Korantext
- Gebet, Besuch einer Moschee
- Riechen an ausgesuchten Körnern oder Gräsern
- Tee heilbringender Pflanzen
- Einnahme von »geweihtem Zucker«
- Tragen eines »geweihten Fadens«
- Überqueren einer bestimmten Brücke
- Aufsuchen eines heiligen Grabes
- Erde von der Stelle besorgen, an der Geister in den Patienten eindrangen
- Güsse mit Meerwasser
- Verschnüren von Haaren
- Aufenthalt in der Türkei

Fehlende Kenntnisse über volkstümliche Heilvorstellungen werden sicherlich den Zugang zu einer vertrauensvollen therapeutischen Beziehung erschweren. Ebenso wird eine mangelnde Akzeptanz oder sogar ein abschätziges Verurteilen dieser Praktiken zu keinem positiven therapeutischen Klima führen. Die traditionsreiche, internalisierte Vorstellungswelt eines Migranten wird dabei durch einige korrigierende therapeutische Gespräche kaum modifiziert werden können. Deshalb ist es sinnvoll, statt Ablehnung Toleranz gegenüber traditionellen Heilvorstellungen zu signalisieren, magische Inhalte nicht generell abzulehnen, sondern als aktiven Beitrag des Patienten in die eigene Behandlung mit einzubeziehen. Allgemein ermöglichen Kenntnisse und das Ansprechen des

weitverbreiteten Volksglaubens die Möglichkeit, Verständnis zu zeigen und Vertrauen zu fördern, was sich auf die Therapiebereitschaft und Compliance förderlich auswirkt (Assion 2002).

> **Wichtig**
>
> Volkstümliche Vorstellungen sind weit verbreitet und werden häufig praktiziert: Eine tolerante Einstellung fördert eine vertrauensvolle Arzt-Patienten-Beziehung.

Zusammenfassung

Weltweit ist es in den letzten Jahrzehnten zu einer erheblichen Zunahme von Migrationsbewegungen gekommen mit deutlichen gesellschafts- und gesundheitspolitischen Auswirkungen. Das sollte bei der gesundheitlichen Versorgung unbedingt berücksichtigt werden. Die Behandlung von Menschen mit anderem kulturellen Hintergrund erfordert zwar generell keine anderen Versorgungsangebote, durch verbesserte Kenntnisse über Migration, deren Probleme und Auswirkungen auf die Migranten und die Beachtung von kulturellen Besonderheiten wird diese aber erheblich erleichtert. Dazu sind Informationen über die individuellen Migrationserfahrungen, den soziokulturellen Hintergrund sowie die persönlichen religiösen und volkstümlichen Vorstellungen nötig. Mangelnde Sprachkenntnisse der Migranten sollten durch den Einsatz muttersprachlicher Therapeuten oder professioneller Dolmetscherdienste ausgeglichen werden. Eine Auswahl von Beratungs- und Forschungsstellen ermöglicht eine weitere Beratung durch die spezialisierten Einrichtungen.

Anhang: Fachgesellschaften und weiterführende Adressen

Binationale psychiatrische Fachgesellschaften

1. Deutsch-Türkische Gesellschaft für Psychiatrie und Psychotherapie (DTGPP)
   Vorsitzender: Dr. E. Koch
   (E-Mail: eckhardt.koch@t-online.de)
2. Deutsch-Polnische Gesellschaft für Psychiatrie und Psychotherapie (DPGSG)
   Vorsitzende: Dr. F. Leidinger und Dr. A. Cechnicki
   (E-Mail: mzcechni@cyf-kr.edu.pl)
3. Deutsch-Niederländische Gesellschaft für Psychiatrie und Psychotherapie
   Vorsitzender: Prof. Dr. U. Trenckmann
   (E-Mail: ulrtrenc@wkp-lwl.org)

Adressen von Beratungs- und Forschungsstellen

- Arbeitsgemeinschaft »Psychische Gesundheit von Migranten« (PGM) an der Psychiatrischen Klinik der Ruhr-Universität
  Alexandrinenstr. 1, 44791 Bochum
- Arbeitsgemeinschaft Ethnomedizin (AGEM), Klinikum Chemnitz
  Dresdenerstr. 178, 09131 Chemnitz
- Bayerisches Zentrum für Transkulturelle Medizin e.V.
  Sandstr. 41, 80335 München
- Behandlungszentrum für Folteropfer
  Spandauer Damm 130, 14050 Berlin
- Deutsch-Türkische Gesellschaft für Psychiatrie und Psychotherapie (DTGPP), Psychiatrisches Krankenhaus Marburg
  Cappeller Str. 98, 35039 Marburg
- Ethnomedizinisches Zentrum Hannover
  Königstr. 6, 30175 Hannover
- freihaven e.V. Behandlungszentrum für traumatisierte Flüchtlinge
  Seewartenstr. 10 Hs 4, 20459 Hamburg
- Institut für Ethnomedizin
  Melusinenstr. 2, 81671 München
- International Society for Health and Human Rights, Oslo, Norwegen
  Kontakt: Nora Sveaass, E-Mail: ishhr@ishhr.org
- Migrantenberatungsstelle Wilhelmsburg
  Weimarer Str. 81 21107 Hamburg
- Migrantenorientierte Suchtberatung: MUDRA e.V. – alternative Jugend- und Drogenhilfe (Dönüs)
  Ludwigstr. 67, 90402 Nürnberg
- Psychosoziales Zentrum für Flüchtlinge und Opfer organisierter Gewalt
  Fichardstr. 46, 60322 Frankfurt
- Refugio München, Beratungs- und Behandlungszentrum für Flüchtlinge und Folteropfer
  Rauchstr. 7, 81679 München
- Rehabilitation von Migranten türkischer Herkunft
  Prof. Schmeling-Kludas, Segeberger Kliniken GmbH, Am Kurpark 1, 23795 Bad Segeberg
- Zentrum für Türkeistudien (Türkiye Arastirmalar Merkezi), Institut an der Universität GH Essen
  Altendorfer Straße 3, 45127 Essen

Literatur

Assion HJ (2004) Traditionelle Heilpraktiken türkischer Migranten. VWB, Berlin

Assion HJ (2002) Ethnic belief and psychiatry – patients of Turkish origin. In: Gottschalk-Batschkus CE, Green JC (ed) Handbook of Ethnotherapies. Ethnomed, München, pp 281–289

Boos-Nünning U, Siefen RG et al.(2002) Migration und Sucht. Expertise im Auftrag des Bundesministeriums für Gesundheit. Nomos, Baden-Baden

Campion J, Bhugra D (1997) Experience of religious healing in psychiatric patients in South India. Soc Psychiat Psychiatr Epidemiol 32(4): 215–221

Charalabaki E, Bauwens F, Stefos G, Madianos MG, Mendlewitz J (1995) Immigration and psychopathology: A clinical study. Eur Psychiatry 10: 237–244

Fichter MM, Elton M, Diallina M, Koptagel-Ilal G, Fthenakis WE (1988) Mental illness in Greek and Turkish adolescents. Eur Arch Psychiat Neurol Sci 237: 125–134

Flubacher P (1997) Ausländische Patienten in der hausärztlichen Praxis: Unlösbare Probleme für Arzt und Patient. Praxis 86: 811–816

Freeman M, Lee T, Vivian W (1999) Evaluation of mental health services in the Free State. Part III. Social outcome and patient perceptions. S Afr Med J 89: 311–315

Görtz V (1986) Physische und psychische Erkrankungen bei Arbeitsmigranten in der BRD. Ein soziologischer Erklärungsversuch. Müller, Geslsenkirchen

Haasen C, Yagdiran O, Maß R (2000) Differenzen zwischen der psychopathologischen Evaluation in deutscher und türkischer Sprache bei türkischen Migranten. Nervenarzt 11: 901–905

Heise T, Schuler J (2000) Transkulturelle Beratung, Psychotherapie und Psychiatrie in Deutschland. VWB, Berlin

Koch E, Özek WM, Pfeiffer R, Schepker R (1998) Chancen und Risiken von Migration. Lambertus, Freiburg i.B.

Machleidt W (2000) Transkulturelle Aspekte psychiatrischer Erkrankungen. In: Möller HJ, Kapfhammer HP, Laux G (Hrsg) Psychiatrie und Psychotherapie. Springer, Berlin Heidelberg New York

Müllejans R, Pala A (1999) Psychotherapie mit Dolmetscherinnen. Psycho 25: 123–130

<reference>Rieser S (2000) Türken haben Kultur, Deutsche eine Psyche. Dtsch Ärztebl 97(8): 382–383

Schepker R, Toker M, Eberding A (1999) Inanspruchnahmebarrieren in der ambulanten psychosozialen Versorgung von türkeistämmigen Migrantenfamilien aus Sicht der Betroffenen. Prax Kinderpsychol Kinderpsychiatr 48: 664–676

Simons RC, Hughes CC (1985) The culture-bound syndromes: Folk illnesses of psychiatric and anthropological interest. Reidel, Dordrecht

Strobl R, Kühnel W (2000) Dazugehörig und ausgegrenzt. Analysen zu Integrationschancen junger Aussiedler. Juventa,Weinheim

Toker MZ (1997) Türkisch-sprachige Psychotherapie-Angebote im deutschsprachigen Raum. Lambertus, Freiburg i.B.

Vlachos IO, Beratis S, Hartocollis JG (1997) Magico-religious beliefs and psychosis. Psychopathology 30: 93–99

Weiß R, Stuker R (1998) Übersetzung und kulturelle Mediation im Gesundheitssystem – Grundlagenbericht. Forschungsbericht No. 11 des Schweizerischen Forums für Migrationsstudien an der Universität Neuenburg

Wolfersdorf M, Durant W, Hösch S (1999) Psychisch kranke Ausländer als Patienten im psychiatrischen Fachkrankenhaus. Psycho 25: 82–94

Behandlungsprobleme bei demenziellen Erkrankungen

Volker Stief, Ursula Schreiter Gasser

> **Der alte Großvater und der Enkel**
>
> Es war einmal ein steinalter Mann, dem waren die Augen trüb geworden, die Ohren taub, und die Knie zitterten ihm. Wenn er nun bei Tische saß und den Löffel kaum halten konnte, schüttete er Suppe auf das Tischtuch, und es floss ihm auch wieder etwas aus dem Mund. Sein Sohn und dessen Frau ekelten sich davor, und deswegen musste sich der alte Großvater endlich hinter den Ofen in die Ecke setzen, und sie gaben ihm sein Essen in ein irdenes Schüsselchen und noch dazu nicht einmal satt; da sah er betrübt nach dem Tisch, und die Augen wurden ihm nass. Einmal auch konnten seine zitterigen Hände das Schüsselchen nicht festhalten, es fiel zur Erde und zerbrach. Die junge Frau schalt, er sagte aber nichts und seufzte nur. Da kaufte sie ihm ein hölzernes Schüsselchen für ein paar Heller, daraus musste er nun essen. Wie sie da so sitzen, so trägt der kleine Enkel von vier Jahren auf der Erde kleine Brettlein zusammen. »Was machst du da?« fragte der Vater. »Ich mache ein Tröglein«, antwortete das Kind, »daraus sollen Vater und Mutter essen, wenn ich groß bin.« Da sahen sich Mann und Frau eine Weile an, fingen endlich an zu weinen, holten alsofort den alten Großvater an den Tisch und ließen ihn von nun an immer mitessen, sagten auch nichts, wenn er ein wenig verschüttete (Märchen nach den Gebrüdern Grimm).

38.1 Die Bevölkerungsentwicklung als Herausforderung

Heute werden erfreulicherweise immer mehr Menschen alt. Den meisten älteren Menschen geht es gut. Im höheren Alter aber leidet eine wachsende Zahl von Menschen an Krankheiten und Behinderungen.

> **Wichtig**
>
> Die Demenz ist die häufigste Ursache von Behinderung und Pflegebedürftigkeit bei 75-Jährigen und Älteren.

Aktuell leben in der Schweiz ca. 80.000, in Österreich ca. 100.000 und in Deutschland ca. 1.000.000 an Demenz

38

Erkrankte. Ihre Zahl wird sich in den nächsten 50 Jahren verdoppeln, wenn nicht wirksame präventive, therapeutische und rehabilitative Maßnahmen ergriffen werden.

Die Lebensqualität von Betroffenen und ihren Angehörigen zu verbessern und die Pflegebedürftigkeit zu vermindern sind dabei die erklärten Ziele der Rehabilitation.

Die Alzheimer-Krankheit ist die häufigste Ursache einer Demenz. Dieses Kapitel beschränkt sich daher auf die Rehabilitation von Menschen mit Alzheimer-Krankheit. Es soll aber auch Anregungen für andere progrediente neuropsychiatrische Erkrankungen wie die Lewy-Körperchen-Demenz, die frontotemporalen oder vaskulären Demenzen geben.

38.2 Was ist eine Demenz?

38.2.1 Diagnose und Ursachen

> **Wichtig**
>
> Für die Diagnose einer Demenz müssen folgende Kriterien erfüllt sein: Abnahme des Gedächtnisses und anderer kognitiver Fähigkeiten (z. B. Urteilsfähigkeit, Sprache) über mindestens 6 Monate, die zu einer Einschränkung in der Alltagsbewältigung führen.

Die Ursachen einer Demenz sind vielfältig. Sie können primär das Gehirn betreffen, aber auch sekundär dieses schädigen in Folge anderer Grunderkrankungen (vgl. folgende Übersicht).

Ursachen von demenziellen Erkrankungen

- Primäre Ursachen
  - Neurodegenerative Erkrankungen
  - Kopfverletzungen
  - Vergiftungen
  - Gefäßerkrankungen
  - Entzündungen
  - Tumore
  - Hydrozephalus
- Sekundäre Ursachen
  - Vitaminmangel
  - Stoffwechselstörungen
  - Hormonstörungen
  - Herz-Kreislauf-Erkrankungen
  - Leber- und Nierenerkrankungen
  - Vergiftungen

Eine umfassende und gründliche Diagnostik ist daher unabdingbar (Biedert et al. 1987). Zu denken ist dabei auch an eine Depression oder einen Missbrauch von Medikamenten, beides kann zu einer demenzähnlichen Symptomatik führen (»Pseudodemenz«).

38.2.2 Sind Demenzen behandelbar?

Die weitaus häufigsten Demenzursachen, die neurodegenerativen Erkrankungen – und dazu zählt die Alzheimer-Krankheit – lassen sich bis heute noch nicht kausal behandeln.

Die Progredienz des kognitiven Leistungsabbaus bei der Alzheimer-Krankheit lässt sich aber durch die Gabe von Acetylcholinesterasehemmern verzögern. Auch sind kognitive und psychologische Therapien, wie z. B. das Verhaltenskompetenztraining, sehr wirkungsvoll. Psychiatrische Begleitsymptome wie Depressionen, Ängste, Wahn oder Halluzinationen lassen sich medikamentös und psychotherapeutisch gut behandeln.

Angehörigenberatung vermag die Lebensqualität der Betroffenen deutlich zu bessern.

Bei der vaskulären Demenz lässt sich das Risiko durch die Behandlung von Bluthochdruck, Diabetes und Fettstoffwechselstörungen vermindern. Demenzen sind in seltenen Fällen aber auch heilbar (▶ s. Übersicht »Ursachen von demenziellen Erkrankungen«).

Aus all diesen Gründen kommt der Früherkennung eine große Bedeutung zu.

> **Wichtig**
>
> Eine den Alltag beeinträchtigende Vergesslichkeit muss möglichst frühzeitig abgeklärt werden. Auch Menschen mit einer degenerativen Demenz profitieren von den zur Verfügung stehenden Behandlungsmöglichkeiten.

38.2.3 Welche Auswirkungen hat eine Demenz im Alltag?

Die Auswirkungen neurokognitiver Beeinträchtigungen im Alltag hängen von verschiedenen Faktoren ab (Goldenberg et al. 2002):
- Art und Schwere der Störung,
- assoziierte Störungen,
- individuelle Alltagsanforderungen,
- Unterstützung durch das Umfeld,
- psychische Verarbeitungsform,
- Störungsbewusstsein.

Auswirkungen von Gedächtnisstörungen im Alltag: Betroffene verlegen oder suchen Gegenstände (z. B. Schlüssel, Geldbeutel), vergessen Inhalte von Gesprächen oder erfragen wiederholt die gleichen Sachverhalte. Sie erzählen in kurzen Abständen immer wieder die gleichen Vorkommnisse (Perseverationen), z. T. im gleichen Wortlaut und ersetzen vergessene Gesprächsinhalte durch erfundene (Konfabulationen). Rechnungen werden nicht bezahlt, essenziell benötigte Dinge beim Einkauf vergessen, andere gehortet. Das Bedienen von Haushaltsgeräten macht Schwierigkeiten. Die häufig unregelmäßige Einnahme von Medikamenten birgt zudem besondere Gefahren.

> **Fallbeispiel**

Herr U., ein 66-jähriger ehemaliger Sekundarschullehrer, wurde von seinem Hausarzt wegen zunehmender Probleme mit dem Kurzzeitgedächtnis in unsere Gedächtnissprechstunde überwiesen. Er ist sich beim Erstkontakt dieser Probleme durchaus bewusst und schildert Erfahrungen aus seinem Alltag. So vergesse er häufig Namen von ihm schon seit langem vertrauten Personen, er kaufe Lebensmittel ein, die er zuvor im Eiskasten zu Hause gesehen habe und nicht jene, die fehlten. Seine Frau sei sehr feinfühlig und rücksichtsvoll, er bemerke jedoch, wie sie ihn zweifelnd ansehe, wenn er wiederholt die gleiche Frage stelle, weil er die Antwort unmittelbar wieder vergesse. Komplexere Tätigkeiten, wie das Ausfüllen der gemeinsamen Steuererklärung, was er in den Jahren zuvor immer übernommen hatte, habe er an seine Frau delegieren müssen. Er stelle zudem eine »Art geistige Verlangsamung« bei sich fest, vieles ginge ihm heute zu schnell, er käme in Gesprächssituationen einfach nicht mehr mit und ziehe sich dann zurück. Tätigkeiten, die er früher mühelos parallel, »nebenher«, gemacht habe, z. B. ein Hemd bügeln und ein Musikstück hören, muss er nun nur noch nacheinander machen, um beides adäquat verfolgen zu können. Im letzten gemeinsamen Urlaub habe er sich an neuen Örtlichkeiten trotz wiederholten Ablaufens der gleichen Wege nicht ausreichend orientieren können. So habe er sich einmal, als er alleine unterwegs war, fürchterlich verlaufen. Seine Frau und einige Reisekollegen hätten ihn dann gesucht und letztlich an einem Polizeiposten abholen müssen, an den er sich in seiner Not gewandt hatte. Da dieser nur etwa 300 m entfernt von seinem Hotel gewesen sei, sei das Ganze für ihn äußerst peinlich gewesen.

Die Ergebnisse in der neuropsychologischen Untersuchung spiegelten dann die von ihm geschilderten Probleme deutlich wieder: Störung des Kurzzeitgedächtnisses, eine kognitive Verlangsamung, Beeinträchtigung der geteilten Aufmerksamkeit und der räumlichen Orientierung. Insgesamt war das neuropsychologische Störungsmuster vereinbar mit der Diagnose einer beginnenden Demenz vom Alzheimer-Typ.

38.2.4 Annäherung an ein neurobiologisches Verständnis von Demenz

Für ein Verständnis von Demenz sind im Hinblick auf Therapie und Rehabilitation folgende Modellannahmen aus der Grundlagenforschung zum Gedächtnis hilfreich:

- Die menschlichen Gedächtnissysteme bestehen aus miteinander verbundenen Netzwerken von Nervenzellen, die an spezifischen Orten im Gehirn lokalisiert sind.
- Man unterscheidet verschiedene Gedächtnisprozesse: Informationsaufnahme (»encoding«), -einprägung, -ablagerung (»consolidation«) und -abruf (»retrieval«).
- Es werden ein prospektives, bzw. zukünftige Ereignisse betreffendes Gedächtnis und ein retrospektives, bzw. die Vergangenheit betreffendes Gedächtnis unterschieden.
- Der zeitliche Aspekt, wie lange ein zu erinnerndes Ereignis zurückliegt, wird in der Unterscheidung Kurzzeitgedächtnis (Synonym: Arbeitsspeicher) vs. Langzeitgedächtnis abgebildet.
- Beim Langzeitgedächtnis wird zwischen deklarativen und prozeduralen Inhalten unterschieden. Deklaratives Wissen betrifft Faktenwissen oder Wissen über die eigene Geschichte und kann bewusst abgerufen werden. Prozedurales Wissen dagegen ist nicht bewusst und betrifft hoch überlernte Fähigkeiten wie Fahrradfahren, ein Musikinstrument spielen oder Kartenspielen.

Die Fähigkeit, Neues zu lernen, ist zu Beginn eines demenziellen Prozesses länger erhalten als die, dieses Gelernte wieder abzurufen. Zunächst sind nur das prospektive und das Kurzzeitgedächtnis beeinträchtigt. Was zuletzt gelernt wurde, wird zuerst vergessen. So werden Termine beim Arzt vergessen, den Geburtstag des Gatten hingegen weiß die Patientin lange noch. Dabei sind eher deklarative als prozedurale Gedächtnisinhalte betroffen. Beispielsweise vergisst der Betroffene den Namen seines Sohnes, wohingegen er noch ausgezeichnet Geige spielen kann. Das autobiografische Gedächtnis, d. h. das Wissen über die eigene Person und ihre Geschichte, kann man vereinfacht mit einem Gesteinsblock vergleichen. Er bricht aber bei der Demenz nicht einfach weg, sondern wird von verschiedenen Seiten aus porös. Man findet diesem Bild zufolge »Inseln des Erinnerns« und lose Verbindungen, »Brücken« zwischen diesen Inseln, die man in der Therapie zu erhalten und zu stärken versucht.

> **Wichtig**
>
> Unter dem Paradigma der **Plastizität des Gehirns** wird die lebenslange Veränderbarkeit der funktionalen und strukturellen Organisation des Gehirns verstanden, im Sinne eines Anpassungsprozesses an die Erfordernisse der äußeren und inneren Welt.

In den letzten Jahren hat die Hirnforschung bedeutende Erkenntnisse über das Lernen und die Reorganisation des geschädigten Gehirns gewonnen.

1. Lernen geschieht durch aktive psychosoziale Interaktion und ist emotional gebahnt.

2. »Use it or lose it«: Das geschädigte Gehirn kann sich durch gezielte Stimulation reorganisieren und damit die Schädigung kompensieren. Training unterstützt diesen Prozess.
3. »To do more with less«: Nach einer Schädigung können verbliebene, nicht geschädigte Netzwerke von Nervenzellen die Aufgaben der geschädigten übernehmen.
4. Wachstum und Differenzierung von Nervenzellen sind auch im Gehirn des Erwachsenen möglich.

Schädigungen des Gehirns machen sich auf verschiedenen Ebenen bemerkbar: bei den kognitiven und emotionalen Fähigkeiten, im Verhalten und in den sozialen Interaktionen wie auch in der Regulation der Körperfunktionen.

Durch gezielte Stimulation, Aktivierung und positive psychosoziale Interaktion lassen sich die Reparatur- und Regenerationsmechanismen im Gehirn anregen. Dies ist die Grundlage für jede Maßnahme im Rahmen der Neurorehabilitation. Gezielte neuropsychologische und ggf. physiotherapeutische Maßnahmen sind dabei genauso wichtig wie fördernde und unterstützende Beziehungen.

> **Wichtig**
>
> Übergeordnete Ziele in der Rehabilitation von Menschen mit Demenz sind die Förderung und Erhaltung einer möglichst guten kognitiven Leistungsfähigkeit sowie einer befriedigenden Lebensqualität für die Kranken und ihre Angehörigen.

38.3 Rehabilitation als Prozess

38.1.1 Individuelle Diagnostik

Eine personenzentrierte und individuell ausgerichtete Rehabilitation kann nur auf der Grundlage einer ausführlichen Diagnostik gründen, die die Defizite **und** Ressourcen des Patienten erfasst.

Dazu gehören:
- die Diagnose über Ursache und Schweregrad der demenziellen Erkrankung,
- ein neuropsychiatrisches Profil über krankheitsbegleitend auftretende psychiatrische Symptome,
- der somatische Zustand,
- ein neuropsychologisches Profil der verschiedenen kognitiven Leistungen,
- Informationen über die Alltagsbewältigung,
- Informationen zur Person, ihrer Lebensgeschichte, zu Wertvorstellungen, Interessen, Wünschen und Coping-Strategien,
- Angaben zur aktuellen Lebenssituation und zu den Ressourcen (soziales Netz, Finanzen).

Es gibt verschiedene Modelle, die den Verlauf der demenziellen Erkrankung beschreiben (Stadieneinteilung bei Reisberg et al. 1982; Feil 2000). Sie sind stark vereinfachend, defizitorientiert und daher in ihrer Anwendung auf den individuellen Fall nur bedingt geeignet.

38.3.2 Diagnostik im Verlauf

Bei einer progredienten Erkrankung wie der Alzheimer-Krankheit ist es wichtig, dass die Rehabilitationsmaßnahmen immer wieder neu angepasst werden. So mag z. B. ein bestimmtes kognitives Training zu Beginn der Erkrankung für den Betroffenen förderlich und erhaltend, zu einem späteren Zeitpunkt bei fortgeschrittener Krankheit jedoch eher demütigend und kontraproduktiv sein.

> **Wichtig**
>
> Eine den therapeutischen Prozess begleitende Beobachtung und Diagnostik, ein »Monitoring«, ist ein elementarer Bestandteil der Rehabilitation.

38.4 Methoden der Rehabilitation bei Demenz

Nach ersten Studien sind Rehabilitationsmaßnahmen dann wirksam, wenn neben der von einer Demenz betroffenen Person auch die Umgebung, insbesondere die Betreuungspersonen, mit einbezogen werden und im Umgang mit dem Patienten geschult werden. Maßnahmen, die nur die Angehörigen/Umgebung einbeziehen, sind ebenfalls effektiv, haben aber einen geringeren Wirksamkeitsgrad.

> **Wichtig**
>
> Maßnahmen, die nur den an einer Demenz Erkrankten einbeziehen, sind wenig effizient und wenig wirksam.

Die nachfolgende Unterteilung der rehabilitativen Maßnahmen in personenzentrierte und umweltzentrierte Ansätze ist künstlich und dient lediglich der Strukturierung der ◻ Tabelle 38.1.

❏ **Tabelle 38.1.** Übersicht rehabilitativer Maßnahmen bei demenziellen Erkrankungen

Personenzentrierte Ansätze	Umweltzentrierte Ansätze
Kognitives Training	
Realitäts-Orientierungs-Training (ROT)	
Biographische Ansätze	
Selbsterhaltungstherapie (SET)	
Gestalterische Therapieelemente	
Psychotherapie	
Validation	
	Angehörigenberatung und -schulung
Milieutherapie	

38.4.1 Personenzentrierte Ansätze

Kognitives Training

> **Wichtig**
>
> Allgemeine Ziele des kognitiven Trainings sind:
> - Verbesserung oder Erhalt von residuellen Fähigkeiten in dem geschädigten kognitiven Bereich,
> - Bewahren von noch nicht beeinträchtigten Fähigkeiten,
> - Kompensation bereits verlorener Fähigkeiten und prospektive Maßnahmen.

Das kognitive Training beruht auf modifizierten Rehabilitationskonzepten, wie sie für Patienten nach einem Schlaganfall entwickelt wurden. Sie umfassen ein neuropsychologisches und ergotherapeutisches Training, Logopädie und Physiotherapie.

Exemplarisch seien hier Methoden zum kognitiven Training für den Bereich Gedächtnis angeführt (de Vresse et al. 2001).

Vermittlung und Anwendung von Einspeicher- und Abrufhilfen

Damit das zu Lernende später leichter abgerufen werden kann, werden bereits beim Aufnehmen und Einspeichern möglichst alle Sinne einbezogen und mit Gefühlen, Erinnerungen und Vorwissen verknüpft. Beispiel: Ein Patient soll sich merken, dass er am nächsten Tag Rosen kaufen soll. Die Aufgabe wird laut vorgelesen, das Bild einer Rose dargeboten und ihr Duft in Erinnerung gerufen. Es wird überlegt, wann er zum ersten Mal seiner Frau Rosen gekauft hat, wie Rosen gezüchtet werden und aus welchen Ländern sie kommen. Es wird besprochen, welches Blumengeschäft in seiner Wohnumgebung in Frage kommt.

Beim späteren Abruf können die Einspeicherhilfen dann als Hinweisreize oder »Cues« dienen und damit den Abruf erleichtern. Allerdings funktioniert dies nur, wenn die gleiche Art von Hinweisreizen sowohl beim Speichern als auch beim Abrufen verwendet werden.

Diese Hilfestellungen sind für alle expliziten Gedächtnissysteme anwendbar – episodisches, autobiographisches und semantisches Gedächtnis.

Studien an Personen mit beginnender Demenz belegen, dass durch diese Maßnahmen einige residuelle explizite Gedächtnisfunktionen länger erhalten werden konnten und damit der Abbau kognitiver und funktionaler Fähigkeiten verzögert wurde. Hierin liegt ein großes, bisher noch zu selten ausgeschöpftes Rehabilitationspotenzial: In ersten Evaluationen konnte gezeigt werden, dass ein solches gezieltes kognitives Training in Kombination mit der Gabe von Acetylcholinesterasehemmern wirksamer war als eine ausschließlich medikamentöse Behandlung. Dies bildete sich auch ab in einer verbesserten Lebensqualität von Betroffenen und ihren Angehörigen.

Aneignung und Erhalt von spezifischen Fähigkeiten durch Nutzung des impliziten Gedächtnisses

Dieser therapeutische Ansatz basiert auf Erkenntnissen, die aus der Rehabilitation von Patienten mit einer globalen Amnesie gewonnen wurden. Dabei nutzt man den Zugang über intakte implizite, unbewusste Gedächtnissysteme, um neue Verhaltensweisen zu erlernen bzw. verlorengegangene wieder aufzufrischen. Es werden verschiedene Techniken eingesetzt (detaillierte Beschreibung der Techniken in de Vresse et al. 2001):

- Ausgedehntes Wiederholen (»expanding rehearsal technique«) des zu Lernenden.
- Methode der verschwindenden Hinweisreize (»method of the vanishing cues«). Dabei werden die Lernhilfen immer weiter reduziert.
- Technik des fehlerfreien Lernens (»errorless learning«). Hier wird jeder Fehler sofort korrigiert und das zu Lernende richtig wiederholt, bis es »sitzt«.
- Stimulation sensomotorischer Fähigkeiten (»sensorimotor skill stimulation«) mit Aktivierung des prozeduralen Gedächtnisses

Auch für diese rehabilitativen Strategien liegen bereits Ergebnisse aus ersten Studien vor, die in Kombination mit der Standardmedikation den kognitiven Abbau verzögern und eine höhere Lebensqualität und -zufriedenheit der behandelten Patienten zeigen.

38

Einsatz von externen Hilfen

Das prospektive Gedächtnis, ein Speicher für in der Zukunft liegende Ereignisse (Termine, Verabredungen), ist bei einer demenziellen Erkrankung sehr früh beeinträchtigt und hat eine hohe Alltagsrelevanz für die betroffenen Personen.

Das Vergessen von Verabredungen kann sehr leicht von Seiten der »vergessenen Person« missgedeutet werden, »der andere will sich nicht mit mir treffen«. Daraus können soziale Sanktionen, etwa in Form von Isolation für den Kranken resultieren.

Externe Gedächtnishilfen können hier sehr hilfreich sein. Es wird dabei unterschieden zwischen nichtelektronischen und elektronischen Gedächtnishilfen. Nichtelektronische Hilfen können Agenden, Gedächtnistagebücher oder auch Wochenwandtafeln sein. Elektronische Hilfen sind Handys, Organizer oder speziell für diesen Zweck entwickelte und evaluierte Geräte (»Neuropager«).

Das nachfolgende Fallbeispiel von Herrn L. zeigt anschaulich, wie sehr es bei einem Einsatz von externen Hilfen darauf ankommt, die Maßnahmen individuell unter Berücksichtigung der Persönlichkeit des Klienten und der Ressourcen der Umwelt zu planen und umzusetzen. Nicht jede externe Hilfe ist für den Klienten sinnvoll. Maßnahmen müssen patientengerecht modifiziert werden, um eine optimale Compliance im Alltag zu erreichen.

> **❯ Fallbeispiel**
> Der sehr vitale 81-jährige Herr L., der in seinem Leben verschiedenste Berufe ausgeübt hatte, wurde vom Hausarzt in unserer Gedächtnissprechstunde wegen leichterer Gedächtnisstörungen angemeldet. Die Untersuchungen ergaben bei Herrn L. eine leichtgradig ausgeprägte demenzielle Erkrankung mit schwerpunktmäßigen Problemen im Kurzzeit- und v. a. im prospektiven Gedächtnis, geringgradigen zeitlichen und räumlichen Orientierungsstörungen und leichten Aufmerksamkeitsstörungen (Konzentration). In der Spontansprache fielen zudem leichte Schwierigkeiten bei der Wortfindung auf. Herr L. konnte durch seine hohe soziale Kompetenz und hervorragenden Handlungsressourcen die meisten Defizite im Alltag ausgleichen und kam ohne Hilfe gut zurecht bis auf die Probleme im prospektiven Gedächtnis, die ihn zunehmend belasteten – er vergaß Verabredungen, hatte Angst vor möglicherweise damit verbundenen sozialen Sanktionen und langfristig sozialer Isolation. Neben anderen therapeutischen Maßnahmen wurde gemeinsam mit Herrn L. versucht, diese Problematik unter Verwendung von externen Hilfen anzugehen. Zunächst wurde versucht, mit Herrn L. die Verwendung einer Agenda zu üben, dies gelang jedoch auch nach längerem Training nicht: Herr L. trug Termine nicht ein, verlegte oder vergaß die Agenda immer wieder. Ein weiterer Versuch, ihn zu entlasten, war die Idee, ihn mit einem Handy auszustatten,
> ▼

damit er an Verabredungen über dieses Medium erinnert werden könne. Das Erlernen der Funktionsweise des Handys bereitete ihm wenig Mühe, auch Sinn und Zweck der Maßnahme verstand er sehr gut, versuchte sie umzusetzen und erhoffte sich dadurch Erleichterung, nur verlor er das Gerät nach nur wenigen Tagen!

Bei einem intensiveren Gespräch ergab sich Folgendes: Herr L. hatte im ganzen Leben ein ausgeprägtes Autonomiestreben und war sehr stolz auf seine Selbstständigkeit und Freiheit. Verabredungen, auch geschäftliche Termine, hatte er stets im Gedächtnis gespeichert und keine Probleme, sie einzuhalten. Die Verwendung dieser Hilfsmittel (Agenda, Handy) stellte für ihn einen Verlust dieser Selbstbestimmtheit und Unabhängigkeit dar, so dass sie für ihn – trotz des möglichen Nutzens – nicht in Frage kamen. Man fand gemeinsam eine sehr pragmatische Lösung: Die Gastwirtin eines Cafés, gleichzeitig eine Freundin, in dem Herr L. jeden Morgen regelmäßig seinen Kaffee nimmt, wurde zu seiner »Terminkoordinatorin«. Mit der Kaffeerechnung erhält Herr L. jetzt jeden Morgen die schriftliche Information, ob und welche Termine für den Tag anliegen. Mit diesem Modus kann Herr L. auch heute noch – 6 Monate danach – zurechtkommen.

Alltagsnahes kognitives Training

Dabei werden meist in Gruppen sowohl Kurzzeitgedächtnis (z. B. durch Buchstaben-, Wort- und Rechenaufgaben) als auch Langzeitgedächtnis (z. B. anhand von Dias mit alltagsnahen Szenarien: Zoobesuch – Tiernamen; Marktbesuch – Zutaten und Zubereitung von Speisen; kalendarische und regionale Feste und Bräuche) trainiert.

Daneben werden alltägliche Verrichtungen wie Körperpflege und Ankleiden, Essenszubereitung und Verkehrsmittelbenutzung geübt.

Die Wirksamkeit solcher kombinierter Trainingsmaßnahmen konnte gezeigt werden (z. B. Bernhardt et al. 2002).

Realitäts-Orientierungs-Training

Das Realitäts-Orientierungs-Training (ROT) ist eines der ältesten und am häufigsten evaluierten Rehabilitationsverfahren bei Personen mit Demenz (Zanetti et al. 1995). In der ursprünglichen Fassung auf lerntheoretischen Grundsätzen basierend, wurden in Modifikationen auch aus der Milieutherapie stammende Erkenntnisse und Kommunikationsprinzipien integriert. Es zielt auf Verbesserung der zeitlich-räumlich-situativen Orientierung und des Gedächtnisses ab, ferner soll damit Verhaltensstörungen entgegengewirkt werden. Es wird zwischen 24-Stunden-ROT und strukturierten Sitzungen (Klassenzimmer-ROT) unterschieden (Übersicht nach Plattner u. Ehrhardt 2002).

24-Stunden-ROT

Dabei wird »rund um die Uhr« – im Alltag – das Realitäts-Orientierungs-Training angewandt. Es besteht aus zwei

Komponenten: einer interaktiv-interpersonellen und einer stützend-umgebungsbezogenen. Der interaktiv-interpersonelle Teil bezieht sich auf formale und inhaltliche Aspekte der Kommunikation: die Verwendung kurzer Sätze und einfacher Gesprächsinhalte, die Integration von Erinnertem, die Kommentierung von Ereignissen und die Bedeutung von Humor. Die stützend-umgebungsorientierte Komponente besteht aus externen Hilfen in der Umgebung wie Schildern, Kalendern, Uhren, Informationstafeln.

Klassenzimmer-ROT

Hier wird das Realitäts-Orientierungs-Training als »Lektionen« über maximal 2 Stunden vermittelt. Schwerpunkte dieses, die 24 Stunden meist ergänzende ROT sind Orientierungs-, Konzentrations- und Gedächtnisübungen unter Verwendung verschiedener Hilfen wie Musik, Zeitungen, Tagebücher, Bilder.

An diesem Training wurde von verschiedener Seite Kritik geübt: Zum einen gibt es bisher keine überzeugenden Hinweise für die Übertragbarkeit des Geübten aus dem Klassenzimmer-ROT in den Alltag (ökologische Validität), zum anderen fanden einige Autoren eine nach ROT-Sitzungen abgesunkene Lebenszufriedenheit bei den teilnehmenden Kranken. So ist etwa das Verbessern und Korrigieren von objektiv »falschen« Äußerungen nicht immer hilfreich. Die Konfrontation mit der »Realität« kann Irritationen, Ängste, Niedergeschlagenheit, Abwehr und Aggressionen auslösen.

Biographische Ansätze

Ein vielversprechender und bereits weit verbreiteter Ansatz in der Rehabilitation ist die Arbeit mit der Lebensgeschichte (Biographie) des einzelnen Erkrankten, die Reminiszenztherapie (Übersicht bei Maciejewski et al. 2001). Dabei wird Biographiearbeit auch als zentraler Bestandteil umfassenderer Rehabilitationsansätze, etwa bei der Selbsterhaltungstherapie oder dem Verhaltenskompetenztraining eingesetzt.

Biographische Arbeit geschieht mit der Absicht, den Klienten emotional mit einzubeziehen und seine autobiographischen Erinnerungen zu aktivieren und zu erhalten. Das Ziel ist ein verbessertes Bewusstsein der eigenen Identität und eine Steigerung des Selbstwertgefühls. Die einzelnen biographischen Ansätze ähneln sich in ihrer Methodik: Zum Auslösen autobiographischer Erinnerungen werden Musik, Fotographien, Filmaufnahmen, Zeitungsausschnitte, persönlich wichtige Gegenstände oder Erinnerungsstücke verwendet. Romero (1997) berichtet von der erfolgreichen Anwendung von Film- oder Tonbandaufzeichnungen der Therapeut-Klient-Gespräche über die Biographie des Klienten. Diese werden dann als Erinnerungshilfen zu einem späteren Zeitpunkt der Therapie dem Patienten vorgeführt oder dienen zur wiederholenden Zusammenfassung der Gesprächsinhalte der vorherigen Sitzung zu Beginn der aktuellen Sitzung.

Selbst-Erhaltungs-Therapie

Ausgehend von einer Theorie des Selbst hat Romero (1997) ein neuropsychologisch fundiertes Therapiekonzept entwickelt, das den Erhalt der personalen Identität als übergeordnetes Ziel anstrebt. Diesem Modell liegt die Annahme zugrunde, dass ein stabiles Selbst präventiv wirksam ist im Hinblick auf Verhaltensstörungen und Zufriedenheit und Wohlbefinden von Patienten (und Angehörigen) verbessert.

Die Methodik der Selbst-Erhaltungs-Therapie (SET) besteht dabei in der gezielten Beschäftigung mit den biographischen Erinnerungen. Romero spricht von einem Programm zur Erhaltung des »selbstnahen« Wissens: Kerninhalte sind dabei die systematischen Erinnerungen an für den Patienten persönlich wichtiges und noch erhaltenes Wissen sowie gemeinsame Aktivitäten, die den Möglichkeiten und Interessen des Patienten entsprechen und die er ohne Misserfolg bewältigen kann. Wesentlicher Aspekt der SET ist der Einbezug der Angehörigen mit dem Ziel, einen konstruktiven Kommunikations- und Interaktionsstil zu praktizieren. Körperliches Training und aktivierende Elemente aus kreativ-gestalterischen Therapien wie Kunst- und Musiktherapie sind weitere Elemente der SET.

Romero u. Wenz (2002) haben ihr Therapieprogramm evaluiert und jüngst dabei die Wirksamkeit ihres Konzepts nachweisen können: Sie fanden eine klinisch relevante Abnahme von Depressivität und psychopathologischen Störungen bei diesen Patienten. Zusätzlich hatte das Programm eine positive Wirkung auf das psychische Wohlbefinden der Angehörigen (Besserung von innerer Unruhe und chronischer Müdigkeit).

❯ Fallbeispiel

Herr N., ein 73-jähriger, jünger wirkender ehemaliger Kaufmann in Kaderposition, mehrfacher Vater, kam wegen zunehmender Vergesslichkeit zu uns zur Abklärung. In der Untersuchung ergab sich eine leichtgradige Demenz vom Alzheimer-Typ, mit Schwerpunkt Störung der kurzfristigen Gedächtnisfunktionen, aber auch von Teilen des autobiographischen Gedächtnisses sowie der räumlichen Orientierung und der geteilten und selektiven Aufmerksamkeit. Trotz hoher Alltagskompetenz hatte sich der früher sehr kontaktfreudige Mann zunehmend vom sozialen Leben zurückgezogen, kümmerte sich um die Pflege seiner kranken Frau und sie sich darum, ihn an seine wenigen Termine zu erinnern und zu begleiten. Mit Herrn N. wurde über ein Jahr lang biographisch gearbeitet – dabei tauchten immer mehr Erinnerungsinseln auf, er brachte ohne Aufforderung (!) immer häufiger auch Gegenstände in die Stunden mit, die einen Erinnerungswert für ihn hatten (eine Art Hinweisreize). Einige Teile seiner Biographie blieben zwar verloren, doch über den erhaltenen Teil wandte sich Herr N. auch

▼

38

wieder mehr dem gegenwärtigen Alltag zu, besuchte die Familien seiner Kinder von sich aus, entwickelte eine Eigenständigkeit, die ihm sowohl bei der Verwirklichung seiner eigenen Wünsche als auch bei der Pflege seiner Frau sehr half und immer noch hilft. Nachdem seine Frau zunehmend schwerer erkrankte und ihn nicht mehr zu uns bringen konnte, gelang es ihm, den Weg – trotz seiner räumlichen Orientierungsstörung – mit wenigen Hilfen/Anhaltspunkten mit öffentlichen Verkehrsmitteln nach anfänglich kleineren Schwierigkeiten fehlerfrei zu finden. Nach einem Jahr beendete er von sich aus die Biographiearbeit, setzt sie jedoch zu Hause weiter erfolgreich mit Frau und Töchtern fort. In einer Follow-up-Untersuchung nach einem weiteren Jahr fanden wir neu beginnende Schwierigkeiten beim Schreiben, die vorbeschriebenen kognitiven Störungen waren stabil, das autobiographische Gedächtnis sogar leicht gebessert.

Gestalterische Therapieelemente

Bei jeder Rehabilitationsmaßnahme empfiehlt sich zusätzlich der Einsatz kreativ-gestalterischer Therapien, etwa Musik- und Kunsttherapie. Damit werden neben der Sprache auch andere Möglichkeiten des Ausdrucks und der Kommunikation gefördert (Müller-Schwartz 1994). Im Umgang mit diesen Medien kommen bei den Erkrankten Kompetenzen zum Ausdruck, die trotz demenzieller Entwicklung noch relativ lange erhalten bleiben. Somit stellen sie für Personen mit einer Demenz wichtige Ressourcen und Strukturierungshilfen dar. Sie vermitteln Erlebnisse, in denen die Orientierung behalten und eine Art Verständigung bewahrt werden kann. Die aktive Gestaltung von Zeit (beim musikalischen Tun) oder Raum (bei gestalterischen Tätigkeiten, Marr 1995) lässt die Patienten außerdem Erfahrungen eigener Wirksamkeit (Bandura 1982) machen. Dies hat in einem Prozess schwindender Kontrollmöglichkeiten eine selbst- und selbstwertunterstützende Funktion. Da Musik den Zugang zu eigenen Erinnerungen erleichtert, eignet sich Musik auch als identitätsstabilisierendes Element in der Biographiearbeit (Grümme 1998).

Psychotherapie

Zum Methodenrepertoire gehören das Entspannungstraining, tiefenpsychologisch orientierte und kognitiv-behavioristische Verfahren (Übersicht bei Hirsch 2001; Cheston 1998). Im Folgenden ein Beispiel der kognitiv-behavioristisch orientierten Psychotherapie.

Verhaltenskompetenztraining

Das Verhaltenskompetenztraining (VKT, Ehrhardt u. Plattner, 1999) ist ein Beispiel für ein evaluiertes umfassendes Therapieprogramm mit verhaltenstherapeutischen Bausteinen, das v. a. für Personen mit Demenz im Anfangsstadium konzipiert wurde.

Seine Ziele sind:

- Unterstützung der Patienten bei den Belastungen, die sich aus der Konfrontation mit der Erkrankung und ihrer Diagnose ergeben,
- Mobilisierung der vorhandenen persönlichen Ressourcen und derjenigen des Umfelds,
- Coping depressiver Symptome.

Das Gesamtprogramm setzt sich aus folgenden Therapiemodulen zusammen, die als Einzel- und Gruppensettings anwendbar sind:

1. Therapieplanung und -evaluation,
2. Psychoedukation,
3. Aktivitätenaufbau,
4. Modifikation dysfunktionaler Kognitionen,
5. emotionale Bewältigung,
6. Stressbewältigung.

Zu den einzelnen Modulen sei auf die Übersicht in Plattner u. Ehrhardt (2002) verwiesen.

38.4.2 Umweltzentrierte Ansätze

Familienkrankheit Demenz

Ein Großteil der an einer Demenz erkrankten Personen lebt zunächst nicht in einem Alten- oder Pflegeheim. Sie werden entweder von Angehörigen, zumeist dem Lebenspartner oder den Kindern, betreut (Famighetti 1985), oder sie leben allein und erhalten Hilfe von außen (Nachbarschaftshilfe, mobile Krankenpflege, Essensdienst).

Inwieweit zu den neurokognitiven Kernsymptomen der Alzheimer-Krankheit noch psychiatrische Symptome hinzukommen, hängt von verschiedenen Faktoren ab.

- Personenbezogene Faktoren:
  - Ausmaß und Lokalisation der hirnorganischen Veränderungen;
  - Verarbeitung der Erkrankung;
  - Primärpersönlichkeit des Erkrankten.
- Umweltbezogene Faktoren:
  - Anforderungen der Umwelt an die erkrankte Person; dabei kann es sich um eine Über-, aber auch um eine Unterforderung handeln;
  - Interaktions- und Kommunikationsstil mit den betreuenden Personen;
  - Übersichtlichkeit der Umgebung.

> **Wichtig**
>
> Rehabilitative Maßnahmen sollen verhindern, dass ein stärkeres Kompetenzdefizit bei der erkrankten Person auftritt, als es nach dem neurokognitiven Störungsmuster zu erwarten wäre.

Validation

Validation (Feil 2000) bezeichnet sowohl eine Kommunikationsform als auch eine Therapieart, mittels derer Betreuende mit desorientierten Menschen in Beziehung bleiben können. Ausgangsüberlegung ist, dass auch Zustände der »Verwirrung« und die damit verbundenen Emotionen einen Sinn haben, wertvoll, valide (gültig) sind. Der den Betreuenden häufig nicht spontan zugängliche Sinn könne dann in einer liebevollen, akzeptierenden Begleitung deutlich werden.

Feil unterscheidet vier unterschiedliche Grade der Desorientiertheit und gibt davon abhängig unterschiedliche Techniken an, eine Person zu validieren. Ihre allgemeinen Ratschläge lauten:

- Frage niemals nach dem warum, sondern nach dem wer, was, wo, wann, wie.
- Spreche die bevorzugte Sinnesmodalität des Kranken an.
- Verwende eindeutige, nicht wertende Worte als vertrauensbildende Maßnahme.
- Halte Blickkontakt, setze eine klare, sanfte und liebevolle Sprache ein.

Die hinter der Validation stehenden Theorien sind wissenschaftlich umstritten. Problematisch sind sie dort, wo sie nahe legen, dass die Demenz selbstverschuldet sei als Ausdruck nicht bewältigter früherer Lebensaufgaben. Als Kommunikationsstil kann die Validation aber eine hilfreiche Therapie sein.

Angehörigenberatung und -schulung

Ziel jeder Angehörigenberatung und -schulung ist es, Angehörige anzuleiten, quasi die Aufgaben eines Kotherapeuten zu übernehmen. Dafür brauchen sie Informationen, Beratung und Handlungsanleitungen. Angehörige sollen Wissen über die Erkrankung und Verständnis für den Kranken bekommen und damit in die Lage versetzt werden, sich besser in den Kranken einzufühlen, aber auch eine gewisse Distanz einnehmen zu können. Angehörige sollen erkennen, dass ihr Verhalten einen Einfluss auf das Verhalten des Patienten hat und ein konstruktiver Kommunikations- und Interaktionsstil wesentlich ist.

Kitwood (2000) hat bei seiner Analyse der Interaktion von Betreuenden mit Kranken eine Reihe von destruktiven Interaktionsstilen gefunden:

- »Zur Machtlosigkeit verurteilen« – dem Kranken nicht ermöglichen, vorhandene Fähigkeiten zu nutzen, die Unterstützung beim Beenden begonnener Handlungen versagen. Sehr häufig sind dies überbehütende, vorwurfsvolle Angehörige – »Ich nehme ihm doch schon alles ab«;
- »Infantilisieren« – sehr paternalistisch autoritär handeln oder auch Babysprache verwenden;
- »Einschüchtern« – durch verbale Drohungen oder körperliche Gewalt Furcht erzeugen;

- »Etikettieren« – die Diagnose Demenz dient als Erklärung jeglicher Probleme und wird als Mittel zur Entmündigung eingesetzt;
- »Überholen« – die betroffene Person wird mit Informationen oder Alternativvorschlägen überfordert;
- »Entwerten« – die subjektive Realität die Gefühle der betroffenen Person werden abgewertet;
- »Ignorieren« – so tun, als wäre die betroffene Person gar nicht anwesend (komplette Übersicht bei Kitwood 2000).

Solche destruktiven Kommunikationsstile gilt es aufzudecken und durch Aufklärung und Beratung der Angehörigen zu vermeiden. Die Angehörigen sollen auch darin bestärkt werden, eigenen Interessen nachzugehen und zu lernen, Hilfe anzunehmen. Bewährt haben sich Angehörigengruppen, wie sie etwa von den Alzheimer-Vereinigungen angeboten werden. Dort kann ein gegenseitiger Austausch stattfinden, können Hilfestellungen gegeben werden, Gefühle wie Schuld, Enttäuschung und Trauer geäußert werden (Schreiter Gasser 1992).

Die Wirksamkeit der Schulung von Angehörigen im Hinblick auf eine Verzögerung des Heimeintritts konnte in verschiedenen Studien belegt werden (Brodaty et al. 1997; Mittelman et al. 1996). Zur Vertiefung sei auf evaluierte Gruppenprogramme für Angehörigenschulung mit unterschiedlichen Schwerpunkten verwiesen (z. B. Wilz et al. 2001).

Milieutherapie

Milieutherapie wird hier verstanden als Anpassung des Umfelds an die kranke Person, so dass sowohl Überforderungen wie auch Unterforderungen vermieden werden.

Waechtler et al. 1994 formulierten ein milieutherapeutisches Konzept, das spezifisch für die Betreuung von an einer Demenz erkrankten Personen entwickelt wurde.

Die in der folgenden Übersicht dargestellten Aspekte werden als wesentlich herausgehoben:

Aspekte der Milieutherapie

- Der erkrankte Mensch
  - Physiologische Bedürfnisse, Bedürfnis nach Sicherheit und Geborgenheit
  - Selbstwertgefühl, sinnvolle Tätigkeiten
  - Anerkennen der subjektiven Realität
- Räume
  - Vertrautes Aussehen, persönliche Atmosphäre, stimulierende Umgebung
  - Übersichtlichkeit, Funktionalität, Orientierungshilfen, Geräumigkeit
  - Temperatur, Beleuchtung, Geräusche, Gerüche

▼

- Angehörige
  - Auseinandersetzung mit der Erkrankung fördern
  - Kommunikation anpassen
  - Beim Rollenwechsel Hilfestellungen anbieten
  - Überforderung und soziale Isolation vermeiden
  - Unterstützung anbieten
  - Verhaltensstörungen des Patienten erkennen
  - Kooperation mit professionellen Diensten fördern
- Mitarbeitende
  - Bezugspflegesystem, Case-Manager
  - Kompetente Mitarbeiter in ausreichender Zahl
  - Klare Zielvereinbarungen
  - Unterstützung durch Vorgesetzte
  - Regelmäßige Fortbildung und Supervision

Zusammenfassung

»Der Mensch wird am Du zum Ich« (Buber 1923).

Mit der Milieutherapie, der Angehörigenberatung, der Selbsterhaltungstherapie, der Validation, den kreativ-gestalterischen Therapien und dem Training kognitiver Fähigkeiten haben wir heute ein großes Repertoire an Techniken und Maßnahmen in der Rehabilitation von Menschen mit Demenz. In Kombination mit der medikamentösen Therapie können sie zu einer deutlichen Verbesserung der Lebensqualität und eines möglichst langen Erhalts der kognitiven Fähigkeiten beitragen.

Vergessen wir dabei aber nicht das Wesentliche: das Bedürfnis auch von Menschen, die an einer Demenz erkrankt sind, nach Liebe, Selbstwert, Bindung, Tätigsein und Trost (»Blume der psychischen Bedürfnisse« nach Kitwood) – nach Ich-Du-Beziehungen im Buber'schen (1923) Sinne.

Literatur

Bandura A (1982) Self-efficacy mechanism in human agency. Am Psychologist 37: 122–147

Bernhardt T, Maurer K, Frölich L (2002) Der Einfluss eines alltagsbezogenen kognitiven Trainings auf die Aufmerksamkeits- und Gedächtnisleistung von Personen mit Demenz.. Z Gerontol Geriat 35: 32–38

Biedert S, Schreiter U, Alm B (1987) Behandelbare dementielle Syndrome. Nervenarzt 58: 137–149

Brodaty H, Gresham M, Luscombe G (1997) The Prince Henry Hospital dementia caregivers' training programme. Int J Geriat Psychiatry 12: 183–192

Buber M ([11]2001, [1]1923) Ich und Du. Reclam, Stuttgart

Cheston R (1998) Psychotherapeutic work with people with dementia: A review of the literature. Br J Med Psychology 71: 211–231

Ehrhardt T, Plattner A (1999) Verhaltenstherapie bei Morbus Alzheimer. Hogrefe, Göttingen

Famighetti RA (1985) Understanding the family coping with Alzheimer's disease. An application of theory to intervention. Clin Gerontologist 5: 363–384

Feil N (2000) Validation. Ein Weg zum Verständnis verwirrter alter Menschen, 6. Aufl. Ernst Reinhardt, München

Goldenberg G, Pössl J, Ziegler W (2002) Neuropsychologie im Alltag. Georg Thieme, Stuttgart

Grümme R (1998) Situation und Perspektive der Musiktherapie mit dementiell Erkrankten. Transfer, Regensburg

Hirsch RD (2001) Sozio- und Psychotherapie bei Alzheimerkranken. Z Gerontol Geriat 34: 92–100

Kitwood T (2000) Demenz. Der personenzentrierte Ansatz im Umgang mit verwirrten Menschen. Hans Huber, Bern

Lang C (1994) Demenzen: Diagnose und Differentialdiagnose. Chapman & Hall, Weinheim.

Maciejewski B, Sowinski C, Besselmann K, Rückert W (2001) Qualitätshandbuch Leben mit Demenz. Kuratorium Deutsche Altenhilfe, Köln

Marr D (1995) Kunsttherapie mit altersverwirrten Menschen. Beltz PVU, Weinheim

Mittelman MS, Ferris SH, Shulman E, Steinberg G, Levin B (1996) A family intervention to delay nursing home placement of patients with Alzheimer Disease. JAMA 276(21): 1725–1731

Müller-Schwartz A (1994) Musiktherapie bei Demenzkranken. In: Hirsch RD (Hrsg) Psychotherapie bei Demenzen. Steinkopff, Darmstadt, S 159–166

Plattner A, Ehrhardt T (2002) Psychotherapie bei beginnender Alzheimer-Demenz. In: Maercker A (Hrsg) Alterspsychotherapie und klinische Gerontopsychologie. Springer, Berlin Heidelberg New York, S 229–243

Reisberg B, Ferris SH, Steinberg G, Shulman E, Leon MJ de, Sinaiko E (1982) The global deterioration scale for assessment of primary degenerative dementia. Am J Psychiatry 139: 1136–1139

Romero B (1997) Selbst-Erhaltungs-Therapie (SET): Betreuungsprinzipien, psychotherapeutische Interventionen und Bewahren des Selbstwissens bei Alzheimer Kranken. In: Weis S, Weber G (Hrsg) Handbuch Morbus Alzheimer. Beltz PsychologieVerlags-Union, Weinheim, S 1209–1252

Romero B, Wenz M (2002) Konzept und Wirksamkeit eines Behandlungsprogrammes für Demenzkranke und deren Angehörige. Ergebnisse aus dem Alzheimer Therapiezentrum Bad Aibling. Gerontol Geriat 35: 118–128

Schreiter Gasser U (1992) Der Alzheimer Kranke und seine Familie: Erfahrungen mit einer Angehörigengruppe. In: Häfner H, Henerici M (Hrsg) Psychische Krankheiten und Hirnfunktionen im Alter. Fischer, Stuttgart, S 193–201

Vresse LP de, Neri M, Fioravanti M, Belloi L, Zanetti O (2001) Memory rehabilitation in Alzheimer's disease: A review of progress. Int J Geriat Psychiatry 16: 794–809

Waechtler C, Jürgensen G, Madey A, Mittelstein U, Peters H (1994) Entwicklung eines therapeutischen Milieus für Demenzkranke. In: Hirsch RD (Hrsg) Psychotherapie bei Demenzen. Steinkopff, Darmstadt, S 149–158

Wilz G, Adler C, Gunzelmann T (2001) Gruppenarbeit mit Angehörigen von Demenzkranken. Hogrefe, Göttingen

Zanetti O, Frisoni GB, De Leon D, DelloBruno M, Bianchetti A, Trabucchi M (1995) Reality orientation therapy in Alzheimer's disease: Useful or not? A controlled study. Alzheimer Dis Assoc Disord 9(3): 132–138

Behandlungsprobleme
bei gerontopsychiatrischen Patienten

Jutta Stahl, Ursula Schreiter Gasser

»Es hatte ein Mann einen Esel, der schon lange Jahre die Säcke unverdrossen zur Mühle getragen hatte, dessen Kräfte aber nun zu Ende gingen, so dass er zur Arbeit immer untauglicher ward. Da dachte der Herr daran, ihn aus dem Futter zu schaffen, aber der Esel merkte, dass kein guter Wind wehte, lief fort und machte sich auf den Weg nach Bremen; dort meinte er, könnte er ja Stadtmusikant werden« (aus: »Die Bremer Stadtmusikanten« nach den Gebrüdern Grimm).

39.1 Lohnt sich Rehabilitation im Alter?

Ein Viertel der über 65-Jährigen leidet an einer psychischen Störung. Gut die Hälfte dieser Erkrankungen sind nichtdemenzieller Genese. Neben Angsterkrankungen, somatoformen oder paranoiden Syndromen machen Depressionen mit Abstand den größten Teil aus. Epidemiologische Untersuchungen zeigen, dass beinahe jeder fünfte ältere Mensch depressive Symptome aufweist und bei fast jedem zehnten die Diagnose einer Depression gerechtfertigt ist (Bickel 1997). Der Schwerpunkt dieses Kapitels liegt auf der Rehabilitation bei Depressionen im Alter, gibt jedoch auch Anregungen für die rehabilitative Arbeit mit Patienten, die unter anderen gerontopsychiatrischen Störungen leiden. Auf die Rehabilitation bei Patienten mit einer Demenz wird im Kap. 38 näher eingegangen.

> **Wichtig**
>
> Depression ist neben Demenz die häufigste psychiatrische Erkrankung im Alter.

Aufgrund der deutlich gestiegenen Lebenserwartung umfasst bei vielen Menschen die nachberufliche Lebensphase einen großen Teil der gesamten Lebensspanne. Diese Zeit – auch nach einer psychischen Erkrankung – bei guter Lebensqualität und möglichst selbstständig zu leben, ist das Ziel von Rehabilitation in der Gerontopsychiatrie.

Nicht nur in der Psychiatrie wird das Rehabilitationspotenzial älterer Patienten noch immer unterschätzt. Negativ geprägte Altersbilder halten sich hartnäckig in den Überzeugungen der Menschen jeden Alters. Sie beinhalten die normative Vorstellung, das Alter sei im Wesentlichen bestimmt von Abbauprozessen, Verlusten und Defiziten (Filipp u. Schmidt 1995). Gleichzeitig findet das Thema Demenz eine so große Medienpräsenz, dass implizit die Vorstellung wächst, geistiger Abbau und Abhängigkeit seien untrennbar mit dem normalen Alternsprozess verknüpft. Die bestehenden Entwicklungspotenziale werden wissenschaftlich zwar aufgedeckt und veröffentlicht, tragen zum Abbau der Vorurteile jedoch nur mäßig bei (Kruse 1995; Lehr 2000).

Im Rahmen des rehabilitativen Prozesses können ältere psychisch kranke Patienten darin unterstützt werden, ihr individuelles Entwicklungspotenzial optimal auszuschöpfen. Dies gelingt unter der Voraussetzung, dass die institutionellen Bedingungen auf die Bedürfnisse älterer Menschen zugeschnitten sind und ein breites Repertoire von angepassten Therapiemethoden zur Verfügung steht.

39.2 Genese psychischer Krankheit

39.2.1 Besondere Belastungen im Alter

Nach dem Vulnerabilitäts-Stress-Modell entstehen psychische Erkrankungen durch das Zusammenwirken zweier Faktoren: Auf der Basis einer angeborenen oder lebenszeitlich erworbenen Anfälligkeit (Vulnerabilität) für eine bestimmte Krankheit kann es unter Belastung (Stress) zu einer akuten Erkrankung kommen. In manchen Fällen besteht aufgrund genetischer Veranlagung, Bedingungen der Sozialisation, körperlicher Erkrankungen oder traumatischer Kindheitserlebnisse eine hohe Vulnerabilität. Dann können bereits geringe Belastungen zum Ausbruch der Krankheit führen. Die Gefahr von Rückfällen oder Chronifizierung ist hier sehr hoch. Bei Menschen mit einer geringen Vulnerabilität sind es massiv belastende Lebensereignisse oder das Aufeinandertreffen verschiedener Belastungsfaktoren.

Im Lebensabschnitt Alter sind solche Lebensereignisse typischerweise der Verlust geliebter Menschen oder sozialer Rollen, Einbußen der körperlichen Gesundheit oder der Mobilität. Das Ausmaß objektiver Belastung ist allerdings kein gültiger Indikator für das Ausmaß subjektiv erlebter Belastung. So stellt beispielsweise eine Sehbehin-

derung für jemanden, der gerne gelesen hat, eine größere Beeinträchtigung dar, als für jemanden, der sich lieber mit anderen Menschen unterhält. Dass psychologische Faktoren eine erhebliche Rolle spielen, zeigen Ergebnisse der Berliner Altersstudie (Smith et al. 1996) und des Nationalen Forschungsprogramms »Alter« (Höpflinger u. Stückelberger 1999). Demnach hängt die Lebenszufriedenheit nicht so sehr von den objektiven Lebensumständen ab, z. B. der Schwere körperlicher Erkrankungen oder erlebter Verluste, sondern vielmehr von Erwartungen, Interpretationen und Bewertungen. Staudinger (2000) spricht in diesem Zusammenhang von einem »Paradox des subjektiven Wohlbefindens«.

> **Wichtig**
>
> Trotz belastender Lebensumstände sind ältere Menschen allgemein zufriedener mit ihrem Leben, als das von jüngeren (und älteren!) Menschen erwartet wird.

39.2.2 Wie werden Belastungen bewältigt?

Baltes und Carstensen (1996) haben in einem Metamodell menschlicher Entwicklung beschrieben, welche Mechanismen bei der erfolgreichen Bewältigung von belastenden Lebensereignissen (nicht nur) im Alter eine wichtige Rolle spielen. Der Alternsprozess führt (früher oder später) zu einer Abnahme der Anpassungskapazität des Organismus. Nach dem Modell der »Selektiven Optimierung durch Kompensation« (SOK) kann diese Abnahme jedoch durch eine Optimierung in ausgewählten Verhaltensbereichen kompensiert werden.

> **Mechanismen der Bewältigung belastender Lebensereignisse (Zusammenstellung nach Hautzinger 2000)**
>
> - **Selektion**: Auswahl, Anpassung und Veränderung von Zielen, Erwartungen, Ansprüchen, Standards, Regeln
> - **Optimierung**: Stärkung und Nutzung vorhandener Ressourcen
> - **Kompensation**: Schaffung und Training neuer Fertigkeiten, Suchen bzw. Lernen neuer Wege und Bewältigungsweisen

Solche Anpassungsprozesse stellen Entwicklungspotenziale dar und können in der Therapie und Rehabilitation gezielt gefördert werden. Der Prozess der Selektion kommt beispielsweise in der Beratung oder Psychotherapie zum Tragen, wenn Ziele realitätsgerecht angepasst werden müssen. Sich verabschieden von Erwartungen oder An-

39

sprüchen, die angesichts von Verlusten und Einschränkungen nicht länger unverändert aufrechterhalten werden können, geht einher mit einem Trauerprozess. Es besteht auch die Chance, der Krise und ihrer Bewältigung einen Sinn zu geben, wenn unveränderlichen Bedingungen gegenüber eine neue Haltung eingenommen werden kann.

Was in verschiedenen Therapien trainiert wird, trägt im Sinne einer Optimierung dazu bei, vorhandene Fähigkeiten auszubauen und zu üben. Dazu gehören beispielsweise das Gedächtnistraining, Training sozialer Kompetenzen, aber auch körperliches Training.

Sind wichtige Ziele mit bislang praktizierten Strategien nicht länger erreichbar, müssen alternative Wege gesucht und begangen werden. Um diesen Mechanismus der Kompensation in Gang zu setzen, werden bisher ungenutzte Ressourcen der Person und ihrer Umwelt mobilisiert. Dazu zählen beispielsweise gezielte Problemlösetrainings, aber auch die Vermittlung psychosozialer Dienste der Gemeinde, von Hilfsmitteln wie z. B. Hörgeräten oder die Unterstützung bei einem Umzug in eine betreute Wohnsituation. Im psychotherapeutischen Prozess können Patienten lernen, mit dem Einsatz alternativer Strategien ihre Ziele zu erreichen. Ein simples Beispiel ist die Fähigkeit, sich zuzugestehen, dass man für Manches im Alter mehr Zeit benötigt, und sich diese Zeit bewusst einzuräumen.

> **Wichtig**
>
> Im Alter bestehen Entwicklungspotenziale, die bei der Rehabilitation gefördert werden können.

Wie ein Esel zum Therapeuten wurde

Ein Beispiel dafür, wie ein alterndes Individuum aufgrund des Verlusts seiner Körperkräfte in eine existenzielle Krise gerät, schildert das Märchen von den Bremer Stadtmusikanten. Der Esel wird damit konfrontiert, dass er den mit seiner bisherigen Aufgabe verbundenen Leistungsanforderungen nicht mehr genügt. Er verliert seinen Arbeitsplatz, sein Zuhause und seine sozialen Beziehungen. Im Sinne des SOK-Modells gelingt es ihm jedoch, diese Krise zu bewältigen. Er besinnt sich auf seine Ressourcen. Musizieren kann er noch (Selektion) und wenn er ein wenig übt (Optimierung), wird diese Fähigkeit seinen zukünftigen Lebensunterhalt sichern. Dieser bietet die Grundlage für ein neues Zuhause und neue soziale Kontakte (Kompensation).

Der Esel trifft noch auf einen Jagdhund und eine Katze mit ähnlichem Schicksal, die er überzeugen kann, mitzukommen.

Darauf kamen die drei Landesflüchtigen an einem Hof vorbei, da saß auf dem Tor der Haushahn und schrie
▼

aus Leibeskräften. »Du schreist einem durch Mark und Bein«, sprach der Esel, »was hast du vor?« »…weil morgen zum Sonntag Gäste kommen, so hat die Hausfrau … der Köchin gesagt, sie wollte mich morgen in der Suppe essen, und da soll ich mir heute abend den Kopf abschneiden lassen. Nun schrei ich aus vollem Hals, solange ich noch kann.« – »Ei was, du Rotkopf«, sagte der Esel, »zieh lieber mit uns fort, wir gehen nach Bremen, etwas besseres als den Tod findest du überall; …«

Dem Hahn gelingt es nicht, ohne Anregung von außen der scheinbar ausweglosen Situation zu entrinnen. Sein Bewältigungsversuch ist depressiver Natur. Er behält seine bislang bewährten Bewältigungsstile unverändert bei, klagt laut und nimmt eine resignative Haltung ein. Erst der Esel gibt den Impuls für eine Neuorientierung und zeigt dem Hahn einen möglichen Weg aus der Krise.

39.3 Ziele und Methoden der Rehabilitation im Alter

39.3.1 Generelle Ziele

Nach einer psychischen Erkrankung haben viele Betroffene das Gefühl, vor einem Scherbenhaufen zu stehen. Sie selbst haben sich verändert, begreifen oft nicht, was mit ihnen passiert ist. Sie leiden unter dem Stigma, psychiatrischer Behandlung bedürftig geworden zu sein und schämen sich dafür. Häufig haben sich vertraute Lebensgrundlagen gravierend verändert. Besonders deutlich wird dies, wenn ein längerer stationärer Aufenthalt erforderlich war. In dieser Zeit wurden die Patienten wo immer möglich entlastet. Sie wurden rund um die Uhr betreut, mussten sich um wenig kümmern, erhielten eine Schonzeit und viel Zuwendung. Soziale Kontakte des natürlichen Umfeldes wurden vernachlässigt, Alltagsfertigkeiten gingen verloren.

Die Phase der Rehabilitation beinhaltet nun, dass die Betroffenen Schritt für Schritt die für eine selbstständige und befriedigende Lebensführung erforderlichen Fähigkeiten wiedererlangen oder erlernen. Sie kann auch beinhalten, die Lebenssituation so zu verändern, dass sie den Möglichkeiten des Einzelnen angemessen ist. In der Regel kommen beide Strategien zum Tragen, je nach Erkrankung und Lebensumständen mit unterschiedlichem Schwerpunkt.

> **Wichtig**
>
> Die Patienten sollen in die Lage versetzt werden, ihre Freizeit, ihren Alltag und ihre sozialen Beziehungen wieder so selbstständig und befriedigend wie möglich zu gestalten.

39.3.2 Wo setzt Rehabilitation im Alter an?

Freizeitgestaltung

Im Alter entfallen verschiedene, bis dahin lebensbestimmende Aufgaben wie Berufstätigkeit und elterliche Verantwortung. Die »späte Freiheit«, von der in diesem Zusammenhang häufig so verheißungsvoll die Rede ist, kann für einzelne Menschen auch zu einer Belastung werden. Wer nie gelernt hat, eigene Bedürfnisse wahrzunehmen und auszuleben, wird die Möglichkeiten dieser Freiheit nicht als Gewinn, sondern als Bedrohung erleben.

Auch Menschen, denen es vorderhand gelingt, die Freizeit auszufüllen, können durch zusätzliche Einschränkungen, beispielsweise der Mobilität, in eine Krise geraten.

> **Fallbeispiel**
> Eine 69-jährige Frau begann nach dem Tod des Ehemannes damit, ehrenamtlich Gymnastikstunden in Altersheimen anzubieten. Sie bereicherte das Leben anderer Menschen und erntete Anerkennung. Nach einem Sturz war ihre Beweglichkeit derart eingeschränkt, dass sie diese Tätigkeit aufgeben musste. Die Beschäftigung mit ihrem Bein stand fortan im Mittelpunkt ihrer Aufmerksamkeit und allmählich verlor sie das Interesse an allen anderen Dingen des Lebens.

> **Wichtig**
> Die Suche nach sinnvollen, vom Betroffenen als nützlich empfundenen Tätigkeiten ist einer der zentralen Ansatzpunkte in der Rehabilitation älterer Menschen.

Alltagsbewältigung

Auch im »Ruhestand« ist der Mensch konfrontiert mit den Anforderungen und Pflichten des Alltags. Diese reichen von scheinbar selbstverständlichen Tätigkeiten wie Verrichtungen der Körperhygiene, angemessener Ernährung, Benutzung öffentlicher Verkehrsmittel und des Telefons über Haushaltsführung und die Erledigung finanzieller Angelegenheiten bis hin zu außerordentlichen Anforderungen wie einem Umzug ins Heim.

Für die Bewältigung dieser Anforderungen werden in akuten Krisen Hilfen bereitgestellt. Beispielsweise die Einrichtung eines Mahlzeitendienstes oder einer Finanzbeistandschaft. In besonders schwierigen Situationen kommt es zu einer stationären Aufnahme oder einem Übertritt in ein Heim. Helfende sind in der Arbeit mit älteren Menschen oft rasch geneigt, den Betroffenen wo immer möglich, zu entlasten. Die gut gemeinte Entlastung kann allerdings auch negative Seiten mit sich bringen. Sie kann bedeuten, dass tagesstrukturierende Aktivitäten verloren gehen, die den Betroffenen Halt geben und bei denen sie sich als nützlich und wertvoll erleben können. Bei der Entscheidung über das Für oder Wider einer stationären Behandlung oder eines Umzugs ins Heim ist daher eine gründliche Gewinn-Verlust-Bilanz vorzunehmen (Baumann et al. 2002).

> **Wichtig**
> Auch bei älteren Patienten gilt die grundsätzliche Regel: So viel Hilfe wie nötig, so wenig wie möglich.

Soziale Beziehungen

Der Verlust wichtiger sozialer Beziehungen kann eine psychische Krankheit im Alter auslösen oder eine Folge davon sein. So oder so leidet ein Großteil der älteren Patienten unter einem Mangel an sozialen Kontakten. In vielen Fällen mangelt es an Fertigkeiten, die erforderlich sind, um Kontakte zu knüpfen, zu pflegen oder wieder aufzunehmen. Gewisse Fähigkeiten wurden verlernt, z. B. aufgrund der Rollenverteilung in einer Partnerschaft, in der der andere Partner für die Pflege von Kontakten verantwortlich war. Andere wurden nie gelernt, z. B. einer Autoritätsperson zu widersprechen. Der Zugriff auf potenziell vorhandene Fähigkeiten ist oft erschwert. Das mit der Depression oder einem eigenen negativen Altersbild einhergehende negative Selbstwertgefühl erschwert beispielsweise die Fähigkeit, seine Bedürfnisse zu äußern und etwa um Hilfe zu bitten. Der Kontaktaufnahme nach einer psychischen Erkrankung stehen häufig Scham- und Schuldgefühle im Weg. Auch depressiv verzerrte Wahrnehmungsmuster spielen eine Rolle.

> **Fallbeispiel**
> Frau F. stellt nach ihrer Entlassung aus einem 4-monatigen Klinikaufenthalt fest, dass sich ihre Nachbarin nicht mehr im Treppenhaus blicken lässt. Vor ihrer Abwesenheit habe eine sehr gute Beziehung bestanden. Jetzt wolle die Nachbarin vermutlich nichts mehr mit ihr zu tun haben, weil sie in der »Klapsmühle« gewesen sei.

Soziale Fertigkeiten aufzubauen und zu üben, ist eine der wichtigsten Maßnahmen im Rahmen rehabilitativer Bemühungen. Die subjektiv empfundene Qualität der Beziehungen ist dabei wichtiger als ihre Anzahl. Entsprechend geht es beim Aufbau sozialer Kompetenzen mit älteren Menschen oft mehr darum, die Qualität bestehender Beziehungen zu erhalten oder zu verbessern, als neue aufzubauen.

39.3.3 Methodenrepertoire

Diagnostik

Zu Beginn des rehabilitativen Prozesses steht die Diagnostik, allerdings nicht nur im Sinne einer Kategorisierung, sondern auch im Sinne einer gründlichen Erfassung der individuellen Situation. Idealerweise geschieht dies in Zusammenarbeit mit allen Beteiligten: dem Betroffenen, den behandelnden Mitgliedern eines interdisziplinären Teams und den relevanten Bezugspersonen. Verluste und Defizite einerseits sowie Kompetenzen und potenzielle Ressourcen andererseits müssen erfasst werden (Gunzelmann u. Oswald 2002). Bei der Arbeit mit älteren Menschen ist solch ein multidimensionales Assessment eine anspruchsvolle Aufgabe, da die verschiedenen Problemebenen auf komplexe Weise miteinander verwoben sind. Schließlich stehen die Persönlichkeit und die persönlichen Lebensbedingungen eines älteren Menschen unter dem Eindruck einer langen Biographie und den Einflüssen des mehr oder weniger fortgeschrittenen Alterungsprozesses.

Nur auf der Grundlage einer seriösen Abklärung können realistische Zukunftsperspektiven entwickelt werden, bei denen Wünsche berücksichtigt und reale Grenzen akzeptiert werden. Hinter den zu formulierenden Behandlungszielen sollen alle Beteiligten stehen können.

Beratung und Psychotherapie

Die Diagnostik geht dem therapeutischen Prozess nicht nur voraus, sondern ist ein Teil davon und begleitet ihn fortlaufend. In diesem Sinne bildet das Gespräch erst einmal den Rahmen für eine Auseinandersetzung damit, was war und ist. Darauf aufbauend wird erarbeitet, was zukünftig sein könnte oder sollte und mit welchen Mitteln es erreicht werden kann. Je nach Situation und Bedarf eignen sich dafür Einzel-, Paar- oder Familiengespräche oder auch Gesprächsgruppen zusammen mit anderen Betroffenen. Sie können beratenden oder psychotherapeutischen Charakter haben.

Therapeutische Gespräche dienen der Information und der Vermittlung von Einsicht in die Krankheitsmechanismen sowie der Erarbeitung von Strategien zur Bewältigung und Rückfallvermeidung. Die Reflektion unangemessener Ansprüche und Erwartungen an vergangene oder aktuelle Lebensbedingungen oder sich selbst wird angestoßen, die Entwicklung angemessener Kognitionen unterstützt. Unbewältigtes kann aufgearbeitet, Trauerprozesse können begleitet werden. Ziel ist es, beim Patienten ein Gefühl der Kontrolle und Selbstwirksamkeit zu wecken sowie das Selbstwertgefühl zu stärken.

Alle bedeutenden psychotherapeutischen Richtungen haben sich in den letzten Jahren damit auseinandergesetzt, inwieweit ihre Methoden in der Anwendung bei der Arbeit mit älteren Menschen hilfreich sind bzw. modifiziert werden müssen. ◻ Tabelle 39.1 zeigt eine Auswahl der wichtigsten Verfahren und ihrer Vertreter im Bereich der Alterspsychotherapie.

Metastudien belegen, dass Psychotherapie im Alter wirkungsvoll ist, wobei der Wirkungsnachweis v. a. für kognitive und verhaltenstherapeutische Verfahren bei der Behandlung von Depressionen vorliegt (Pinquart 1998; Scogin u. McElreath 1994). Das von Bäurle et al. (2000) herausgegebene Buch *Klinische Psychotherapie mit älteren*

◻ **Tabelle 39.1.** Psychotherapeutische Verfahren und ihre wichtigsten Vertreter

Psychotherapeutische Verfahren	Ihre wichtigsten Vertreter
Kognitive und Verhaltenstherapie	Hirsch (1999); Hautzinger (1997, 2000); Bizzini et al. (2000)
Analytische Therapien	Radebold (1997); Heuft et al. (2000)
Interpersonelle Therapie	Dykierek u. Schramm (2000)
Systemische Therapien	Johannsen (1995)
Gesprächspsychotherapie	Linster (1990)

Menschen gibt dem Praktiker einen guten Eindruck davon, mit welchen therapeutischen Verfahren bei der Behandlung älterer Menschen in der Praxis bisher gute Erfahrungen gemacht wurden.

> **Wichtig**
>
> Psychotherapie kann auch bei alten Menschen wirkungsvoll eingesetzt werden.

Beispiel einer Gruppentherapie auf der Grundlage eines kognitiv-verhaltenstherapeutischen Verständnisses von Depression

Psychotherapeutische Gruppengespräche ermöglichen die Auseinandersetzung mit der Erkrankung unter professioneller Anleitung und im Austausch mit anderen Betroffenen. Im Rahmen verschiedener Module werden Probleme besprochen, die im Zusammenhang mit der veränderten Lebenssituation auftreten (Stahl 2002).

Das »Depressionsmodul« umfasst in 4–5 Sitzungen folgende Schritte:

1. Schritt. Die erlebten Leiden werden in der Gruppe gesammelt und so strukturiert, dass sie in Verbindung zu anerkannten Diagnoseschemata als Symptome der Krankheit »Depression« etikettiert werden können. Dieser Schritt führt zur emotionalen Entlastung und ermöglicht die Akzeptanz der Krankheit als solche.

2. Schritt. Auf der Grundlage eines Vulnerabilitäts-Stress-Modells werden die Entstehungsbedingungen der Depression erarbeitet. Mit den Gruppenteilnehmern werden die spezifischen Vulnerabilitätsfaktoren sowie die subjektiv erlebten Belastungsfaktoren aufgedeckt, die im individuellen Fall zum Ausbruch der Erkrankung geführt haben.

> **Fallbeispiel**
> Eine Patientin erkennt, dass ihre Persönlichkeit geprägt ist von einem übermäßigen Pflichtbewusstsein und Verleugnung eigener Bedürfnisse. Der Grundstein dieser Eigenschaften wurde bereits durch den elterlichen Erziehungsstil und die Lebensbedingungen in ihrer Kindheit gelegt. Aufgrund der hohen Belastung durch die Pflege des Schwiegervaters scheiterte die Patientin nun an ihren Selbstansprüchen und entwickelte depressive Symptome.

Ziel ist die Förderung der Einsicht in diese Zusammenhänge und die Identifikation von Risikofaktoren auch im Hinblick auf die Vermeidung von Rückfällen.

3. Schritt. Die Mechanismen der Aufrechterhaltung einer Depression werden anhand eines Teufelskreismodells (■ Abb. 39.1) veranschaulicht. Dieses Modell erklärt, weshalb es für die Betroffenen so schwer ist, ohne Hilfe von außen wieder herauszukommen. Gleichzeitig zeigen die Teufelskreise, wo Ansatzpunkte für die Therapie liegen. Sie verdeutlichen, wie die Betroffenen selbst etwas dazu beitragen können, aus dem Stimmungstief wieder he-

rauszukommen oder es zukünftig zu vermeiden. Ziel dieser Intervention ist es, die Behandlungsmotivation zu erhöhen und die Betroffenen im Sinne der Selbstmanagement-Therapie (Kanfer et al. 1996) in eine aktive Haltung zu versetzen. Sie sind damit nicht länger passive Hilfeempfänger, sondern werden in die Lage versetzt, die empfohlenen Therapieangebote aktiv für sich zu nutzen.

4. Schritt. Aufbau von Fertigkeiten zur Gegensteuerung: Aktivitätenplanung, Training sozialer Kompetenzen, Informationsvermittlung zum Umgang mit Medikamenten etc. Das Ziel ist, Bewältigungserfahrungen zu ermöglichen, auf deren Grundlage Selbstvertrauen und Selbstsicherheit wachsen können.

Training zu fördernder Kompetenzbereiche

Sämtliche Fähigkeiten, die zur möglichst selbstständigen Bewältigung der Anforderungen des Lebens erforderlich sind, können durch ein breites Spektrum verschiedener Methoden trainiert werden. ■ Tabelle 39.2 soll einen Eindruck von der Vielfältigkeit zur Verfügung stehender Methoden vermitteln, ohne Anspruch auf Vollständigkeit zu erheben.

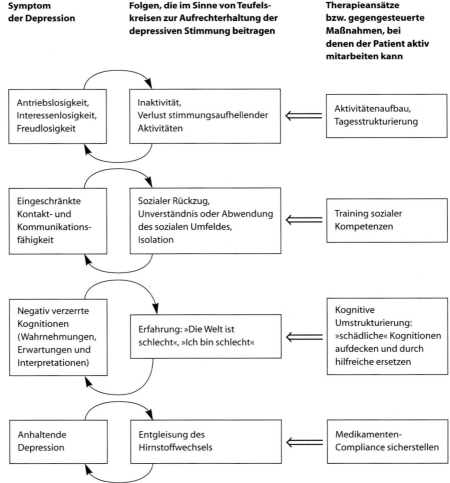

■ **Abb. 39.1.** Teufelskreismodell und die entsprechenden Therapieansätze

39

◻ Tabelle 39.2. Förderung der Kompetenzbereiche

Kompetenzbereich	Methodenbeispiele
Alltagspraktische Fertigkeiten	Milieutherapie, aktivierende Pflege, Fahrtraining, Kochgruppen
Kognitive Leistungsfähigkeit	Gedächtnistrainings einzeln oder in Gruppen, kognitives Training am Computer
Körpergefühl, Beweglichkeit und Entspannungsfähigkeit	Gymnastik, progressive Muskelrelaxation, autogenes Training, Physiotherapie
Soziale Kompetenzen	Selbstsicherheitstraining, Gruppentraining sozialer Kompetenzen
Kreativer Ausdruck	Mal-, Musik-, Tanz- und Bewegungstherapie, Werken
Problemlösefähigkeit	Problemlösetraining
Soziales Umfeld	Angehörigenberatung bzw. -schulung, Selbstständigkeitsförderung durch Anleitung der Betreuungspersonen

Beispiel eines Gruppentrainings sozialer Kompetenzen

Im Gruppentraining sozialer Kompetenzen werden soziale Konflikte aus dem Alltag der Gruppenteilnehmer bearbeitet. Typische Fertigkeiten, die im Zusammenhang mit Alter und Depression Schwierigkeiten bereiten, sind eigene Meinungen, Bedürfnisse und Gefühle angemessen zu äußern (um Hilfe bitten, Hilfe annehmen können, Kritik äußern, »Nein-sagen-können«) sowie Kontakte knüpfen, wiederaufnehmen, pflegen oder beenden zu können. Anhand eines Beispiels wird im Folgenden stark verkürzt der klassische Ablauf einer Sitzung beschrieben:

❯ Fallbeispiel
1. Problemdefinition
   Eine Patientin hatte vor ihrem 6-monatigen Klinikaufenthalt im Rahmen einer depressiven Entwicklung nahezu alle sozialen Kontakte abgebrochen. Die seither bestehende »Funkstille« mit einer Cousine schmerzt sie besonders, da sie im Streit auseinandergegangen waren. Die Cousine hatte ihr vorgeworfen, dass sie sich mit Ausreden entziehe, am Kontakt kein Interesse habe und sich selbst sehr wichtig nehme. Gefühle von Kränkung und Scham verhindern nun, dass die Patientin den ersten Schritt macht.
2. Zieldefinition
   Die Patientin wünscht sich, mit der Cousine in Kontakt zu treten, um den Konflikt zu klären und zukünftig wieder gemeinsamen Interessen, wie z. B. dem Besuch von Ausstellungen oder Konzerten, nachzugehen.
3. Sammeln alternativer Bewältigungsmöglichkeiten ohne Bewertung
   In einem Brainstorming werden in der Gruppe verschiedene – auch unkonventionelle – Vorgehensweisen gesammelt. Sie betreffen die Art der Kontaktaufnahme (Brief schreiben, Anrufen, Hingehen), die Gestaltung des Kontakts (Treffen in einem Café, Einladung nach Hause oder in ein Konzert etc.) sowie die Inhalte des Schreibens oder Gesprächs (z. B. Problem direkt ansprechen oder zuerst fragen, wie es geht?). Bewertungen sind in dieser Phase »verboten«, um potenzielle Lösungsmöglichkeiten nicht von vornherein auszuschließen.

4. Bewertung und Auswahl der geeignetsten Vorgehensweise
   Erst im nächsten Schritt werden Vor- und Nachteile der verschiedenen Vorgehensweisen beleuchtet. Auf die beteiligten Kognitionen (Befürchtungen, Erwartungen, Phantasien) wird dabei besonders eingegangen. Im Sinne der kognitiven Umstrukturierung werden Gedanken wie: »Die versteht ja doch nicht, was eine Depression ist« oder »Ich bin keine attraktive Gesprächspartnerin mehr« aufgedeckt und auf ihre Wirkung hin überprüft bzw. durch angemessene ersetzt. Dieser Schritt endet mit der Formulierung eines »Drehbuchs«, mit dem sich die Patientin einverstanden erklärt.
5. Rollenspiele mit Rückmelderunden
   Im Rollenspiel wird die gewählte Vorgehensweise (z. B. ein Treffen mit der Cousine im Café) geübt, bis sich die Patientin sicher fühlt. Rückmeldungen aller Gruppenteilnehmer betreffen nicht nur den Inhalt der Äußerungen, sondern auch das Auftreten (Stimme, Haltung, Gestik etc.)
6. Hausaufgaben
   Die Patientin erhält die Aufgabe, das Geübte umzusetzen und in der nächsten Sitzung über ihre Erfahrungen zu berichten.

▼

> **Wichtig**
>
> Das multidimensionale Assessment, die Beratung, die Psychotherapie und das Training verschiedener Kompetenzbereiche vermitteln Einsichten, die die Behandlungsbereitschaft erhöhen sowie Kontroll- und Bewältigungserfahrungen ermöglichen.

39.4 Besonderheiten der Arbeit mit älteren Menschen

Alle Therapieformen, die sich bei der Rehabilitation jüngerer Menschen bewährt haben, können grundsätzlich auch bei der Arbeit mit älteren Menschen angewendet werden. Es sind allerdings Modifikationen erforderlich, die im Folgenden beschrieben werden.

39.4.1 Besondere Voraussetzungen auf Seiten der Patienten

Motivationale Aspekte

Bei der Therapie älterer Menschen sind die motivationalen Hintergründe besonders zu berücksichtigen. Viele Patienten wurden vom Hausarzt in die Psychiatrie geschickt oder von Angehörigen dazu überredet. Dabei hat die Generation der heute über 65-Jährigen ihr Bild der Psychiatrie aus einer Zeit, in der mangels wirksamer Therapiemethoden die Verwahrung der Kranken im Vordergrund stand. Die Angst, ihrer Selbstständigkeit beraubt und verwahrt zu werden, ist daher nachvollziehbar. Ängste vor Stigmatisierung durch das soziale Umfeld im Sinne von »die ist nicht mehr richtig im Kopf« sind ebenfalls nicht unbegründet.

Hilfserwartungen älterer Menschen erwachsen einem Krankheitsmodell, bei dem primär organische Ursachen für das Leiden verantwortlich gemacht werden. Psychische Einflussfaktoren spielen dabei im besten Fall eine untergeordnete Rolle. Die Erwartung, dass der Arzt insbesondere mit Hilfe von Medikamenten über die Macht des Heilenkönnens verfüge, lässt die Kranken eine passive Rolle einnehmen: Sie lassen sich behandeln. Die Wenigsten haben eine Vorstellung davon, was sie selbst dazu beitragen könnten, um die psychische Krise zu überwinden.

> **Wichtig**
>
> Ältere Patienten haben oft Vorbehalte gegenüber einer psychiatrischen Behandlung und eine passive Grundhaltung.

Körperliche Aspekte

Neben den mit dem normalen Alternsprozess verbundenen körperlichen Veränderungen wie Nachlassen der Sinnesfunktionen, der Vitalität und der kognitiven Leistungsfähigkeit wächst mit dem Alter auch die Wahrscheinlichkeit, an mehreren Krankheiten gleichzeitig zu leiden. Die Multimorbidität ist ein Risikofaktor für eine psychische Störung. Andererseits leiden psychisch beeinträchtigte Menschen stärker unter ihren körperlichen Erkrankungen. So gilt Depression als Risikofaktor für somatische Erkrankungen und birgt sogar eine erhöhte Wahrscheinlichkeit, an den Folgen dieser Erkrankungen zu sterben. Psychisches Leiden wird darüber hinaus von Älteren oft über Körpersymptome kommuniziert. Beispielsweise kann Schwindel ein Ausdruck von Ängstlichkeit sein. Es besteht jedoch auch die Gefahr, dass somatische Probleme »psychologisiert« und nicht ausreichend gründlich auf organische Ursachen hin abgeklärt werden.

Aufgrund somatischer Begleiterkrankungen sind gerontopsychiatrische Patienten häufig bei mehreren (Fach-)Ärzten gleichzeitig in Behandlung. Eine lange Liste verordneter Medikamente ist die Folge. Fehlt in der Behandlung der Überblick, können durch Neben- oder Wechselwirkungen verursachte Störungen falsch interpretiert werden. Der Abbau und die Ausscheidung von Medikamenten können im Alter verändert sein, aber auch durch körperliche Erkrankungen beeinflusst werden. So besteht einerseits die Gefahr der Überdosierung von Medikamenten, andererseits die der Unterdosierung aus falscher Vorsicht.

Aspekte der Compliance

Compliance bezeichnet die Bereitschaft oder Fähigkeit des Patienten, die vereinbarten therapeutischen Maßnahmen mitzutragen bzw. danach zu handeln. Die genannten motivationalen und körperlichen Besonderheiten beeinflussen die Compliance.

> ▶ **Fallbeispiel**
>
> Als Teil einer Schmerzbewältigungstherapie soll ein Patient das autogene Training erlernen. Vor dem Hintergrund seines somatischen Krankheitsmodells wird sich der Patient fragen, wozu mentale Entspannung gut sein soll, wenn sein Leiden doch eine körperliche Ursache hat.

Der Patient ist von der Wirksamkeit der Behandlung nicht überzeugt, ihm fehlt das »einleuchtende« Krankheitsmodell. Er wird aber möglicherweise den verordnenden Arzt nicht fragen oder ihm offen widersprechen – »einer Autoritätsperson widerspricht man nicht« – sondern sich statt dessen der Behandlung verdeckt entziehen.

Andere Faktoren, die dazu führen, dass Verordnungen nicht eingehalten werden (können) sind beispielsweise:

- Beeinträchtigungen des Hörens oder der kognitiven Verarbeitungskapazität: Die Verordnung wird gar nicht richtig verstanden.
- Gedächtnisprobleme: Das Medikament wurde vergessen oder wird vorsichtshalber noch einmal eingenommen.

39

- Beeinträchtigungen der Augen: Der Beipackzettel kann nicht gelesen, die Tropfen können nicht gezählt werden.
- Zittern: Die Pillen können nicht aus der Packung gedrückt werden oder fallen zu Boden.

Dauer der gelebten Lebenszeit

In der Gerontopsychiatrie findet sich ein breites Spektrum an psychiatrischen Erkrankungen höchst unterschiedlichen Verlaufs und unterschiedlicher Dauer bzw. Chronizität. Es reicht von Ersterkrankungen im hohen Alter (beispielsweise einer Panikstörung in Folge eines Sturzes) bis hin zu einer seit Jahrzehnten chronifizierten Schizophrenie mit Beginn im frühen Erwachsenenalter. Manche Patienten litten lebenslang an wiederkehrenden manisch-depressiven Episoden, andere werden erstmalig depressiv im Zusammenhang mit dem Klimakterium.

Therapeutische Maßnahmen zielen stets darauf ab, dass die Betroffenen Verhaltensweisen erlernen, die es ihnen ermöglichen, die Krankheit zu bewältigen oder damit besser umzugehen. Je älter ein Mensch ist, desto automatisierter sind bislang bewährte Bewältigungs- bzw. Coping-Strategien und desto schwieriger ist es, anlässlich eines aktuellen Problems, diese Strategien durch angemessenere bzw. erfolgreichere zu ersetzen.

Kürzer werdende Lebenszeit

Ältere Menschen sind stärker mit der Endlichkeit des Lebens konfrontiert. Sie setzen sich jedoch weniger häufig mit dem Tod auseinander, als dies von jüngeren Therapeuten erwartet wird. Mit Hilfe der Therapie möchten auch ältere Menschen die ihnen verbleibende Lebenszeit so gut wie möglich gestalten. Der Wunsch nach Lösung aktueller Probleme steht also im Vordergrund. Und doch hat die kürzer werdende Lebenszeit einen Einfluss auf die Therapie und Rehabilitation, insbesondere auf die Auswahl der Ziele und Methoden. So wäre es wohl kaum sinnvoll, im hohen Alter eine klassische Psychoanalyse zu beginnen.

> **Wichtig**
>
> Der Tod ist für ältere Menschen seltener ein Thema als das Leben.

39.4.2 Anpassung der Vorgehensweisen

Hemmschwellen abbauen

Die Erreichbarkeit einer Institution hat Einfluss auf ihre Inanspruchnahme durch hilfesuchende Patienten. Dem sozialpsychiatrischen Grundsatz der Gemeindenähe kommt gerade in der Alterspsychiatrie eine besondere Bedeutung zu. Eine Person, die in ihrer Mobilität eingeschränkt ist, ist darauf angewiesen, dass beispielsweise die Hilfsangebote mit dem öffentlichen Verkehr gut erreichbar sind, aber auch die räumliche Gestaltung behindertengerecht ist. Einige Patienten sind aus körperlichen oder psychischen Gründen nicht mehr in der Lage, ihre häusliche Umgebung zu verlassen. Deshalb müssen die institutionellen Voraussetzungen so gestaltet sein, dass auch aufsuchende Therapieangebote (z. B. Hausbesuche) möglich sind.

Auch die Zurückhaltung älterer Menschen gegenüber Psychotherapien stellt eine Hemmschwelle dar. Wie können sie ermuntert werden, nichtmedizinische Behandlungsangebote in Anspruch zu nehmen? Voraussetzung dafür ist ein psychosomatisches Krankheitsverständnis. Hilfreich sind hier beispielsweise Metaphern, die den »Leib-Seele-Zusammenhang« veranschaulichen wie: »Etwas ist mir auf den Magen geschlagen«, »etwas liegt mir schwer auf der Brust«, »das Herz ist mir schwer«.

> **Wichtig**
>
> Ältere Patienten müssen von der Wirksamkeit psychotherapeutischer Methoden oft erst noch überzeugt werden.

Sehr wichtig ist es, die Wahl geeigneter therapeutischer Maßnahmen transparent zu machen. Warum glauben wir, dass ein Antidepressivum wirksam sein könnte? Warum empfehlen wir den Eintritt in eine Tagesklinik? Unsere Empfehlungen beruhen auf wissenschaftlichen Erkenntnissen und unseren therapeutischen Erfahrungen. Wird dieses Wissen den Patienten vorenthalten, bleiben wichtige Quellen für Hoffnung und Motivation ungenutzt. Welche Bedeutung den Faktoren Motivation und Hoffnung für den Heilungsprozess – nicht nur bei psychischen Krankheiten – zukommt, lehrt uns nicht zuletzt die Placeboforschung. So lassen sich beispielsweise bis zu 80% der Wirksamkeit von Antidepressiva durch Placeboeffekte erklären (Kirsch et al. 2002).

> ▶ **Fallbeispiel**
>
> Ein 78-jähriger ehemaliger Finanzbuchhalter leidet an einer Depression. Im Rahmen der aktivierenden Therapien nimmt er am Gedächtnistraining teil. Unter dem Thema »Reiseziele in aller Welt« werden verschiedene Aufgaben gestellt, die auf vielfältige Weise kognitive Funktionen ansprechen. Der Patient fühlt sich nicht ernst genommen und äußert, er sei doch nicht in der Schule; außerdem habe er sich noch nie für Geographie interessiert. Vielmehr plagten ihn seine Sorgen darum, wie es mit ihm weitergehen solle.
>
> Folgende Informationen vermitteln dem Patienten, welche Bedeutung der Aktivierung in der Depressionsbehandlung zukommt: Unabhängig vom Inhalt der dargebotenen Materialien werden Konzentration und Auf-
> ▼

merksamkeit trainiert – beides Fähigkeiten, die durch die Krankheit beeinträchtigt sind. Der Fokus der Aufmerksamkeit ist bei Depressionen nach innen gerichtet. Die Gedanken kreisen stets um die selben Befürchtungen, die dadurch zunehmend Gewicht erhalten. Kann der Fokus nach außen gelenkt werden, besteht die Chance, durch positive Erlebnisse den eigenen Sorgen ihr Gewicht, ihre Absolutheit zu nehmen. Das Erleben in der Gruppe, der Kontakt zu anderen Menschen, die von derselben Krankheit betroffen sind, helfen aus der Isolation. Nicht zuletzt besteht die Chance von Erfolgserlebnissen, die sich auf das unter Depression verminderte Selbstvertrauen und Selbstwertgefühl positiv auswirken. Jeden depressiven Menschen kostet es eine enorme Überwindung, überhaupt etwas zu tun, und er ist unfähig, an irgend etwas Freude zu empfinden. Sich überwunden, etwas getan, etwas zustande gebracht zu haben, ermöglichen das Erleben solcher Erfolge, die zu einer allmählichen Stimmungsaufhellung führen. Auf der Grundlage dieser Informationen begreift der Patient, dass er aktiv etwas dazu beitragen kann, um aus der depressiven Stimmung wieder herauszukommen.

Ressourcenorientierung

Die Kenntnisse über vorhandene Defizite, aber auch Ressourcen der Patienten sind sowohl bei der Diagnostik und der Zielformulierung als auch bei der Auswahl geeigneter therapeutischer Verfahren wesentlich. Zu berücksichtigen sind körperliche, psychologische, biographische und kulturelle Aspekte, spezifisch auch Vorlieben, Interessen und Hobbys. Wichtig ist auch die soziale Situation und das Beziehungsnetz, einschließlich nichtprofessioneller und professioneller Bezugspersonen (Kubat u. Bahro 2001). Diesem Anspruch kann durch die Zusammenarbeit verschiedener Berufsgruppen am ehesten genügt werden. Dem interdisziplinären Team ist daher in der gerontopsychiatrischen Rehabilitation der Vorzug zu geben. Es setzt sich idealerweise zusammen aus Fachleuten von Psychiatrie und Psychologie, aus Pflege, Ergo-, Aktivierungs-, Musik-, Bewegungs- und Physiotherapie sowie Sozialarbeit. Das Team bezieht die relevanten Betreuungspersonen und weitere Mitbehandler (z. B. Hausärzte) konsequent mit ein.

Psychotherapeutische Ansätze und Trainingsprogramme zielen in der Regel darauf ab, die personalen Ressourcen der Patienten zu mobilisieren. Die Betroffen sollen befähigt werden, mit den Anforderungen ihrer Umwelt zurecht zu kommen und ihr Leben aktiv zu gestalten. Bei chronisch psychisch kranken Menschen oder Menschen, die über nur geringe eigene personale Ressourcen verfügen, werden aber solche Interventionen schwerlich Verhaltensänderungen bewirken. Dann steht der Einbezug und die Förderung von Ressourcen der Umwelt im Vordergrund. Therapeutische Aufgabe ist es dann, dafür zu sorgen, dass die räumliche und soziale Umgebung der Patienten auf deren Bedürfnisse optimal zugeschnitten ist.

Dazu kann eine Wohnungsanpassung notwendig sein, die Organisation von häuslicher Pflege oder Beratungsdiensten oder einer betreuten Wohnsituation. Es ist wichtig zu wissen, wo entsprechende Einrichtungen wie z. B. therapeutische Wohngemeinschaften, geeignete Pflegeheime, Tageszentren oder betreute Begegnungsstätten zur Verfügung stehen. Die Zusammenarbeit mit anderen psychosozialen Einrichtungen der Gemeinde oder des Gesundheitswesens ist hierbei wesentlich.

> **Wichtig**
>
> In der Rehabilitation chronisch psychisch kranker Patienten verschiebt sich das Augenmerk von den personalen Ressourcen auf die der Umwelt.

Ressourcenorientiertes Vorgehen bedeutet auch die Anpassung des Kommunikationsstils im therapeutischen Kontakt. Er muss den individuellen Fähigkeiten und Einschränkungen des Gesprächspartners angepasst werden: lautes Sprechen ohne zu schreien, eine deutliche Aussprache und kurze, verständliche Sätze. Begriffe aus dem psychologischen und medizinischen Fachjargon müssen durch verständliche Wörter ersetzt oder erklärt werden. Zusammenfassungen und Wiederholungen von Kernaussagen fördern das Verständnis.

Problemlöseorientiertes Vorgehen

Die Beleuchtung der Vergangenheit ist in vielen Fällen für die Lösung aktueller Probleme sehr hilfreich. Es besteht die Chance, sich mit der eigenen Lebensgeschichte zu versöhnen, selbstwertfördernde Einsichten daraus zu ziehen und aus Krisen im Hinblick auf mögliche Rückfälle zu lernen. Angesichts der langen Lebensgeschichte und der kürzer werdenden Lebenszeit ist es allerdings unabdingbar, nicht bei diesen Methoden zu verharren. Es ist Aufgabe des Therapeuten, frühzeitig den Blick in die Zukunft zu lenken.

Die Formulierung angemessener und erreichbarer Ziele gemeinsam mit den Patienten ist hierbei ein bedeutendes Instrument. Der Wunsch »Gesundheit« muss dann in das Ziel »relative Gesundheit« umformuliert werden, wenn dauerhafte Behinderungen vorliegen. Oft bestehen diffuse Vorstellungen darüber, wie der Erfolg einer Therapie aussehen soll. Konkret »messbare« Operationalisierungen sind hier vorzunehmen.

> ❯ **Fallbeispiel**
>
> Eine Patientin möchte mit Hilfe der Therapie ihre Ängste verlieren. Dieser Wunsch muss gemeinsam umformuliert werden in konkrete Ziele wie: »Ich möchte wieder selbstständig einkaufen gehen« oder »ohne Begleitung Bus fahren können«.

Die Unterteilung von übergeordneten Zielen in kleinere Unterziele ist einer der wichtigsten Kniffe in der Rehabilitation. Mit der Erreichung kleinerer Unterziele werden rascher Erfolge vermittelt, die motivationssteigernd wirksam sind.

> **Fallbeispiel**
> Das längerfristige Ziel, wieder selbstständig Mahlzeiten zubereiten zu können, wird in erreichbare Unterschritte zerlegt: ein Menü planen; ein Rezept suchen; eine Einkaufsliste schreiben; Einkaufen in Begleitung, Einkaufen ohne Begleitung; die Zutaten für ein Gericht bereitstellen; jemandem Anweisungen für die Zubereitung geben; das Gericht selbst zubereiten. Sind auf diesem Weg einfache Gerichte gelungen, können aufwändigere folgen.

Wichtige Grundsätze bei der Rehabilitation älterer psychisch kranker Menschen

- Hemmschwellen abbauen, Behandlungsbereitschaft sicherstellen
- Transparenz gewährleisten
- Ressourcen aufspüren und stärken
- Erreichbare Ziele formulieren und verfolgen
- Bewältigungserfahrungen ermöglichen
- Interdisziplinäre Zusammenarbeit und Vernetzung

39.4.3 Besonderheiten der therapeutischen Situation

Ressentiments auf Seiten der Therapeuten

Der Begriff »Gerontophobie« umschreibt Ängste des Therapeuten davor, sich mit älteren Patienten auseinander zu setzen. Schließlich bedeutet die Arbeit mit älteren Menschen immer auch eine Konfrontation mit dem eigenen Altern, der eigenen Endlichkeit.

Der Mangel an Kenntnissen über wirksame Methoden sowie an persönlicher Erfahrung sind Gründe für den noch immer weit verbreiteten »therapeutischen Nihilismus«. Die defizitorientierte Sichtweise vom Leben im Alter bringt es mit sich, dass viele Therapeuten mit einer pessimistischen Grundeinstellung an die Arbeit gehen und die Entwicklungspotenziale unterschätzen.

Aspekte der therapeutischen Beziehung

Oft sind in einer psychotherapeutischen Situation die Helfenden älter als oder mindestens gleich alt wie diejenigen, die Hilfe in Anspruch nehmen. Dass das Altersverhältnis in der Gerontopsychiatrie umgekehrt ist, beeinflusst Übertragungs- und Abwehrmodi. Wird aus der scheinbar überlegenen Rolle des Älteren heraus die Kompetenz des Therapeuten in Frage gestellt, fällt es schwer, Hilfe anzunehmen. Oder aber dem Therapeuten wird die Rolle eines idealisierten Kindes zugewiesen, was mit entsprechenden Erwartungen auch hinsichtlich der Intimität der Beziehung verbunden ist. Werden Erwartungen dann enttäuscht, kann dies zur Abwertung des Therapeuten führen.

Aber auch dann, wenn ein gut funktionierendes Vertrauens- bzw. Arbeitsbündnis eingegangen werden konnte, besteht eine Gefahr, die nicht nur bei alten Menschen, aber hier in besonderem Maße, auftreten kann. Für sozial isolierte Menschen kann die therapeutische Beziehung zur wichtigsten, wenn nicht der einzigen im Leben werden. Ein solches Abhängigkeitsverhältnis ist dann nur schwer aufzulösen.

Gehören Patient und Therapeut aufgrund ihres Altersunterschieds unterschiedlichen Kohorten an, vertreten sie unbewusst divergierende Wertvorstellungen. So kann es schwierig sein, zwischen beiden einen Konsens hinsichtlich der Therapieziele oder der Wahl von Methoden zur Zielerreichung zu finden.

> **Fallbeispiel**
> Ein Therapeut hat die Vorstellung, zur Tagesstrukturierung einer 82-jährigen Patientin Zeiten einzuführen, an denen diese »sich etwas Gutes tun« soll. Er schlägt vor, dass sie einmal pro Woche in ein Restaurant essen geht. Sie findet es verwerflich, als Frau ohne männliche Begleitung eine Gaststätte aufzusuchen und überdies verschwenderisch, für so etwas Geld auszugeben.

39.4.4 Optimierung der therapeutischen Voraussetzungen

Grundlegende Voraussetzung für eine gewinnbringende Arbeit in der Gerontopsychiatrie ist, dass sich der Therapeut für seine älteren Patienten interessiert. Dass er sie ernst nimmt vor dem Hintergrund ihrer persönlichen Biographie, ihrer Erfahrungen und ihrer individuellen Persönlichkeit. Damit diese Wahrnehmung nicht durch negative oder idealisierende Altersbilder verzerrt wird, sollte sich der Therapeut dieser Bilder bewusst sein. Die Reflektion impliziter Altersbilder kann im Rahmen der Supervision, Selbsterfahrung oder von Balint-Gruppen stattfinden.

In der Gerontopsychiatrie Tätige müssen über weitreichende spezifische Fachkenntnisse verfügen. Dazu gehört die Kenntnis psychischer und körperlicher Erkrankungen, die mit dem Altern assoziiert sind, sowie das Wissen über gesunde Alternsprozesse. Diese Kenntnisse müssen in der Grund- und Weiterbildung vermittelt werden (Höpflinger u. Stückelberger 1999; Mayer u. Baltes 1996).

Allerdings scheinen eine gute fachliche Ausbildung und Interesse des Therapeuten an der Arbeit mit älteren Menschen allein nicht auszureichen, um Ressentiments abzubauen. So weist eine Studie von Zank (2002) darauf hin, dass es insbesondere die eigenen Erfahrungen in der

Behandlung mit älteren Menschen sind, die Vorurteile abbauen helfen.

> **Wichtig**
>
> Durch altersspezifische Aus- und Weiterbildung sowie praktische Erfahrungen in der Arbeit mit älteren Menschen werden das notwendige Knowhow erworben und Vorbehalte auf therapeutischer Seite abgebaut.

39.5 Institutionelle Rahmenbedingungen für die Rehabilitation älterer Menschen

39.5.1 »Einen alten Baum verpflanzt man nicht«

Älteren Menschen fällt es schwerer, sich einer neuen Umgebung anzupassen. Der sozialpsychiatrischen Prämisse »ambulant vor stationär« kommt daher in der Gerontopsychiatrie eine noch größere Bedeutung zu, als dies in der Erwachsenenpsychiatrie ohnehin der Fall ist. Der Verbleib im vertrauten Lebensumfeld auch während einer psychischen Erkrankung bzw. die möglichst rasche Rückkehr dahin zurück kann die Gefahr eines unnötig langen Rehabilitationsprozesses entschärfen.

39.5.2 Angebotsspektrum der Gerontopsychiatrie

Mit einem breiten institutionellen Angebotsspektrum kann die Intensität der Behandlung den individuellen Bedürfnissen des gerontopsychiatrischen Patienten angepasst werden. Es reicht von stationären über teilstationäre und ambulante Angebote bis hin zu aufsuchenden Diensten.

Auch innerhalb dieser Strukturen sollten Spielräume vorhanden sein, die eine Anpassung an die individuellen Erfordernisse ermöglichen. Im stationären Bereich bedeutet dies z. B. die Möglichkeit eines »Probeschlafens« zu Hause oder eines Wochenendaufenthaltes vor der definitiven Entlassung. Eine Tagesklinik sollte die Möglichkeit bieten, die Besuchsfrequenz individuell anzupassen. Im Einzelfall kann es sinnvoll sein, dass jemand beim Übertritt von der Station in die Tagesklinik das Angebot anfänglich 5-mal pro Woche in Anspruch nimmt und in der folgenden Zeit die Anzahl der Besuchstage schrittweise reduziert. Sind anschließend ambulante Konsultationen ausreichend, kann deren zeitlicher Abstand nach und nach ausgedehnt werden. Durch ein »Ausschleichen« der Unterstützung kann der Betroffene schrittweise in ein möglichst autonomes Leben zurückgeführt werden.

Sinnvoll ist neben einem differenzierten Angebot hinsichtlich des zeitlichen Aufwands der Behandlung auch die inhaltliche Spezialisierung. Im stationären Bereich haben sich Spezialstationen bewährt, die es erlauben, Patienten mit demenziellen Erkrankungen getrennt von solchen zu behandeln, die unter funktionellen Störungen wie Depressionen leiden. Daneben wächst die Nachfrage nach Psychotherapiestationen in der Gerontopsychiatrie (Bäurle 2000; Dykierek u. Schramm 2000; Schmid-Furstoss 2000).

Stationäre Behandlungen oder Wiederaufnahmen können durch Kriseninterventionen und Rehabilitation in der Tagesklinik verhindert oder verkürzt werden. Das teilstationäre Setting eignet sich ganz besonders gut für psychotherapeutische und rehabilitative Behandlungsansätze (Stahl 2000). Es hat den Vorteil, dass ein breites und intensives Therapieangebot von zu Hause aus in Anspruch genommen wird. Ressourcen des natürlichen Umfeldes bleiben erhalten oder werden leichter wiederaufgebaut. Die Alltagsnähe dieser Behandlungsform ermöglicht den Einbezug der Probleme in die Therapie, die für die Alltagsbewältigung der Patienten unmittelbar relevant sind.

Daneben bestehen Tageszentren, die ihr Konzept auf die langfristige Betreuung psychisch kranker älterer Menschen ausgerichtet haben. Auch Tagesheime sind ein wichtiger Teil des Versorgungsnetzes. Sie sind spezialisiert auf die Begleitung von Menschen, die an einer Demenz erkrankt sind und entlasten pflegende Angehörige mit dem Ziel, einen Übertritt ins Pflegeheim so lange wie möglich hinauszuschieben.

Für ambulante Angebote bedeutet die Forderung inhaltlicher Vielfalt neben Abklärungen und Behandlungen im Einzelsetting auch verschiedene Gruppenangebote, z. B. ambulante Gedächtnistrainings oder Gruppengespräche sowie Angebote, die sich gezielt an Angehörige richten.

Eine optimale Ergänzung bilden aufsuchende Dienste wie Hausbesuche, Konsiliar- und Liaisondienste. Solche Dienste können vor Ort Abklärungen vornehmen, medikamentöse Behandlungsempfehlungen aussprechen sowie Pflegende und Betreuende beraten. Oft können schon einfache Maßnahmen eine Entspannung der Situation bewirken und die Krise entschärfen. Unnötig belastende Verlegungen aus Heimen oder somatischen Kliniken können damit vermieden werden.

Idealerweise haben alle Angebote einen gemeindenahen Standort und arbeiten vernetzt. Gerontopsychiatrische Zentren vereinen diese Angebote unter einem Dach und bieten daher wesentliche Vorteile gegenüber herkömmlichen Einrichtungen (Schreiter u. Steiner 1999).

> **Wichtig**
>
> Die institutionellen Angebote müssen so beschaffen sein, dass sie auf die Bedürfnisse der Betroffenen optimal abgestimmt werden können.

39

Zusammenfassung

Depressionen sind neben Demenzen die häufigsten psychischen Erkrankungen im Alter. Bleiben Depressionen, Angst- oder somatoforme Erkrankungen bei älteren Menschen unbehandelt, führen sie zu erheblichen Einbußen der Lebensqualität und Selbstständigkeit, bis hin zu Pflegebedürftigkeit.

Rehabilitation zielt stets darauf ab, die Fähigkeiten zur möglichst selbstständigen Lebensführung zu fördern. Auch im Alter bestehen Entwicklungspotenziale, die dabei gezielt genutzt werden können. Auf der Grundlage einer multidimensionalen Diagnostik kommen in der Gerontopsychiatrie Methoden der Beratung, Psychotherapie und verschiedener Kompetenztrainings zur Anwendung, die sich auch bei der Arbeit mit jüngeren Menschen bewährt haben.

Motivationale und körperliche Besonderheiten auf Seiten der Patienten erfordern allerdings eine Anpassung der Rehabilitationsziele und Vorgehensweisen. Ressourcen- und problemlöseorientiertes Vorgehen soll die Betroffenen in die Lage versetzen, Selbsthilfestrategien zu entwickeln und anzuwenden. Je begrenzter die personalen Ressourcen der Betroffenen, desto stärker muss auf Ressourcen der Umwelt zurückgegriffen werden. Interdisziplinäre Zusammenarbeit und Vernetzung mit anderen Einrichtungen der psychosozialen Versorgung sind dabei essenziell.

Eine hohe Professionalität und alternsspezifische Qualifikation der Therapeuten sind wesentlich. Idealerweise sind die institutionellen Bedingungen so gestaltet, dass die Art und Intensität der Behandlung den individuellen Bedürfnissen der Patienten flexibel angepasst werden können.

Literatur

Baltes MM, Carstensen LL (1996) Gutes Leben im Alter: Überlegungen zu einem prozessorientierten Metamodell erfolgreichen Alterns. Psychol Rundsch 47: 199–215

Baumann U, Mitmansgruber H, Thiele C, Feichtinger L (2002) Übergang aus Seniorenheim: Eine Herausforderung für Senioren – und für Psychologen. In: Maerker A (Hrsg) Alterspsychotherapie und klinische Gerontopsychologie. Springer, Berlin Heidelberg New York, S 283–318

Bäurle P (2000) Das Konzept der Psychotherapiestation K1 Münsterlingen. In: Bäurle P, Radebold H, Hirsch RD, Studer K, Schmid-Furstoss U, Struwe B (Hrsg) Klinische Psychotherapie mit älteren Menschen. Grundlagen und Praxis. Hans Huber, Bern, S 35–43

Bäurle P, Radebold H, Hirsch RD, Studer K, Schmid-Furstoss U, Struwe B (Hrsg) (2000) Klinische Psychotherapie mit älteren Menschen. Grundlagen und Praxis. Hans Huber, Bern

Bickel H (1997) Epidemiologie psychischer Erkrankungen im Alter. In: Förstl H (Hrsg) Lehrbuch der Gerontopsychiatrie. Ferdinand Enke, Stuttgart, S 1–15

Bizzini L, Favre C, Bäurle P (2000) Cognitive Therapie in kleinen Gruppen mit älteren Menschen: Das CTDS Programm. In: Bäurle P, Radebold H, Hirsch RD, Studer K, Schmid-Furstoss U, Struwe B (Hrsg) Klinische Psychotherapie mit älteren Menschen. Grundlagen und Praxis. Hans Huber, Bern, S 90–94

Dykierek P, Schramm E (2000) Interpersonelle Psychotherapie zur Behandlung von Altersdepressionen. In: Bäurle P, Radebold H, Hirsch RD, Studer K, Schmid-Furstoss U, Struwe B (Hrsg) Klinische Psychotherapie mit älteren Menschen. Grundlagen und Praxis. Hans Huber, Bern, S 95–100

Filipp SH, Schmidt K (1995) Mittleres und höheres Erwachsenenalter. In: Oerter R, Montada L (Hrsg) Entwicklungspsychologie. Ein Lehrbuch, 3. Aufl. Psychologie Verlags Union, Weinheim, S 439–486

Gunzelmann T, Oswald WD (2002) Gerontopsychologische Diagnostik. In: Maerker A (Hrsg) Alterspsychotherapie und klinische Gerontopsychologie. Springer, Berlin Heidelberg New York, S 111–124

Hautzinger M (2000) Depression im Alter. Beltz/Psychologie Verlags Union, Weinheim

Hautzinger M (1997) Psychotherapie im Alter. In: Förstl H (Hrsg) Lehrbuch der Gerontopsychiatrie. Ferdinand Enke, Stuttgart, S 197–209

Heuft G, Kruse A, Radebold H (2000) Lehrbuch der Gerontopsychosomatik und Alterspsychotherapie. Uni-Taschenbücher, Stuttgart

Hirsch RD (1999) Lernen ist immer möglich. Verhaltenstherapie mit Älteren. Reinhardt Ernst, München

Höpflinger F, Stückelberger A (1999) Demographische Alterung und individuelles Altern: Ergebnisse aus dem nationalen Forschungsprogramm Alter. Seismo, Zürich

Johannsen J (1995) Systemische Therapie mit alten Menschen. In: Jovic N, Uchtenhagen A (Hrsg) Psychotherapie und Altern. Fachverlag AG, Zürich

Kanfer FH, Reinecker H, Schmelzer D (1996) Selbstmanagement-Therapie. Ein Lehrbuch für die klinische Praxis, 2. Aufl. Springer, Berlin Heidelberg New York

Kirsch I, Moore TJ, Scobria A, Nicholls SS (2002) The Emporor's new drugs: An analysis of antidepressant medication data submitted to the U.S. Food and Drug Administration. Prevention Treatment 5, Article 23

Kruse A (1995) Kompetenz im Alter. Psychologische Perspektiven der modernen Gerontologie. Spektrum, Heidelberg

Kubat H, Bahro M (2001) Ressourcenaktivierung bei depressiven älteren Patienten. Ein Überblick zum gegenwärtigen Kenntnisstand. Fortschr Neurol Psychiatr 69: 10–18

Lehr U (2000) Psychologie des Alterns, 9. Aufl. Quelle & Meyer, Heidelberg

Linster HW (1990) Gesprächspsychotherapie mit älteren Menschen. Z Gerontopsychol Psychiatr 3: 144–153

Mayer KU, Baltes PB (1996) Die Berliner Altersstudie. Akademie, Berlin

Pinquart M (1998) Wirkung psychosozialer und psychotherapeutischer Interventionen auf das Befinden und das Selbstkonzept im höheren Erwachsenenalter – Ergebnisse einer Metaanalyse. Z Gerontol Geriatr 31: 120–126

Radebold H (Hrsg) (1997) Altern und Psychoanalyse. Psychoanalytische Blätter. Vandenhoeck & Ruprecht, Göttingen

Schmid-Furstoss (2000) Das Konzept der Station GHH3 in Remscheid. In: Bäurle P, Radebold H, Hirsch RD, Studer K, Schmid-Furstoss U, Struwe B (Hrsg) Klinische Psychotherapie mit älteren Menschen. Grundlagen und Praxis. Hans Huber, Bern, S 51–55

Schreiter Gasser U, Steiner M (1999) Gerontopsychiatrie als Spezialgebiet. Geriatr Prax 3: 31–36

Scogin F, McElreath L (1994) Efficacy of psychosocial treatments for geriatric depressions: A quantitative review. J Consult Clin Psychol 62: 69–73

Smith J, Fleeson W, Geiselmann B, Settersten R, Kunzmann U (1996) Wohlbefinden im hohen Alter: Vorhersagen aufgrund objektiver Lebensbedingungen und subjektiver Bewertung. In: Mayer KU, Baltes PB (1996) Die Berliner Altersstudie. Akademie, Berlin, S 497–524

Stahl J (2000) Die Tagesklinik des Gerontopsychiatrischen Zentrums, PUK Zürich – Konzept und psychotherapeutische Ansätze. In: Bäurle P, Radebold H, Hirsch RD, Studer K, Schmid-Furstoss U, Struw B (Hrsg) Klinische Psychotherapie mit älteren Menschen. Grundlagen und Praxis. Hans Huber, Bern, S 65–72

Stahl J (2002) Kognitiv-verhaltenstherapeutische Gruppentherapie mit älteren depressiven Patienten in der gerontopsychiatrischen Tagesklinik. In: Gutzmann H, Hirsch RD, Teising M, Kortus R (Hrsg) Die Gerontopsychiatrie und ihre Nachbardisziplinen (Schriften-reihe der Deutschen Gesellschaft für Gerontopsychiatrie und -psychotherapie, Bd 3). Deutsche Gesellschaft für Gerontopsychi-atrie und -psychotherapie, Berlin

Staudinger UM (2000) Viele Gründe sprechen dagegen, und trotzdem geht es vielen Menschen gut: Das Paradox des subjektiven Wohlbefindens. Psychol Rundsch 51(4): 185–197

Zank S (2002) Einstellung alter Menschen zu Psychotherapie und Prädiktoren der Behandlungsbereitschaft bei Psychotherapeuten. Verhaltensther Verhaltensmed 23: 181–194

IX Behandlungsprob- leme spezifischer Diagnosegruppen

Behandlungsprobleme bei Dual- und Drogenpatienten

Rudolf Stohler

> Die Identifikation von »Sucht« (schädlicher Gebrauch und Abhängigkeit von psychotropen Substanzen) als chronische, mit Rückfällen einhergehende Störung (Leshner 1997) unterstreicht die Notwendigkeit des Einsatzes rehabilitativer medizinischer Maßnahmen in der Behandlung dieser Patienten. Aber auch eine allfällige »Heilung« einer Störung durch psychotrope Substanzen kann – zumindest vorübergehend – rehabilitative Maßnahmen zur Voraussetzung haben. Kurative und rehabilitative Behandlungsansätze sind somit auch in der Suchtmedizin keine Gegensätze.

Eigentlich selbstverständlich – aber dennoch unverzichtbar – ist es, in Erinnerung zu rufen, dass sich auch auf dem Gebiet der Suchtmedizin Rehabilitation an allgemeinen medizin-ethischen Grundsätzen zu orientieren hat. Auch hier muss es heißen »primum nihil nocere« (das Wichtigste ist nicht zu schaden) oder »salus aegrotorum suprema lex« (das Wohlbefinden der Kranken ist oberstes Gesetz) und nicht »primum abstinentia«.(das Wichtigste ist die Abstinenz) oder »abstinentia aegrotorum suprema lex« (die Abstinenz der Kranken ist oberstes Gesetz).

Wie zentral rehabilitative psychiatrische Therapien mit dem Problem von Substanzstörungen befasst sind (oder sein sollten), ergibt sich aus dem Fakt, dass in Europa und den USA heute rund die Hälfte aller Personen, die an psychischen Störungen leiden, auch mindestens eine Störung durch psychotrope Substanzen aufweisen und umgekehrt mehr als die Hälfte derjenigen, die unter Substanzstörungen leiden, mindestens eine zusätzliche psychische Störung zeigen (US Department of Health and Human Services 1999)

Trotz weitreichender Parallelen unterscheidet sich die Rehabilitationsmedizin für Drogenkranke auch in einigen wichtigen Punkten von der für Patienten mit anderen chronischen psychischen Störungen: Vielfach werden von Sucht- und sonstigen Mental-Health-Fachleuten unterschiedliche Ausbildungen durchlaufen und unterschiedliche Behandlungsphilosophien vertreten, politische Rahmenbedingungen greifen teilweise direkt in die Behandlung von Substanzstörungen ein (z. B. gesetzliche Regulierung von Substitutionsmedikamentendosen und Abgabesettings), Haltungen zur medikamentösen Therapie können differieren etc.

> **Wichtig**
>
> Kontroverse Konzepte von »Behandlung« führen zu Uneinigkeit über die Ziele rehabilitativer Bemühungen.
>
> Die Vermischung von juristischen und medizinischen Herangehensweisen an das Phänomen »Sucht« bedingt eine Reihe von Besonderheiten in der Rehabilitationsphase.
>
> Die häufige Assoziation von Störungen durch Drogen mit anderen psychischen Störungen lässt integrative Behandlungsansätze als wünschbar erscheinen.

40

In den folgenden Abschnitten wird das Schwergewicht auf die Besprechung des Spezifischen in der Rehabilitation von Drogenpatienten gelegt.

40.1 Therapie versus Rehabilitation

Das European Monitoring Centre for Drugs and Drug Addiction (EMCDDA 2002) beklagt in seinem Report über »Classifications of drug treatment and social reintegration and their availability in EU member states plus Norway« das Fehlen eines einheitlichen Begriffsinhaltes für das Wort »Rehabilitation« im Drogenbereich. Der Ausdruck Rehabilitation beinhalte in einigen Ländern niederschwellige Aufenthaltsmöglichkeiten für Drogenabhängige, in anderen würde er synonym mit Therapie gebraucht und wiederum in anderen meine er die »tatsächliche Wiedereingliederung in die Gesellschaft«. Der Vorschlag des EMCDDA, den Ausdruck »Rehabilitation« fallen zu lassen und statt dessen denjenigen der »Reintegration« zu verwenden, ist allerdings auch nicht praktikabel, wenn er definiert wird als »jegliches integrative Bemühen auf Gemeindeebene, falls es den letzten Schritt einer Therapie darstellt«. Angesichts eines breiten Konsenses über die Notwendigkeit einer langfristigen, teilweise lebenslangen therapeutischen Begleitung für diese Patientengruppe ist ein »letzter Schritt« in der Therapie häufig schwer festzumachen.

Demgegenüber betont das deutsche Institut für Therapieforschung, Reintegration sei nicht mehr nur das letzte Glied der Behandlungskette, sondern müsse in jeder Behandlungsphase angeboten werden. Auch in Österreich und der Schweiz werden Rehabilitation und Therapie nicht als scharf trennbare Behandlungsanstrengung gesehen. So werden in beiden Ländern beispielsweise spezielle Wohnformen und Arbeitsplätze sowohl für ehemalige wie auch für noch »aktive« Drogenabhängige zur Verfügung gestellt.

Auch in den meisten anderen europäischen Ländern und den USA wird die traditionelle Therapie- bzw. Reintegrationsabfolge (Aufsuchen einer Drogenberatungsstelle – Entzugsbehandlung – Langzeitentwöhnung – Nachsorge) mehr und mehr zugunsten eines lang dauernden, möglichst vielschichtige Therapieelemente umfassenden therapeutischen Prozesses aufgegeben.

Eine Schwierigkeit bei der Gestaltung eines kontinuierlichen, umfassenden, auf lange Zeit ausgelegten Therapie- bzw. Integrationsangebotes sind die verschiedenen Kostenträger, die für Therapie bzw. Reintegration traditionellerweise zuständig sind. Eine Behandlung, die sowohl medizinisch-therapeutische wie reintegrative Elemente umfasst, erfordert eine gemischte Finanzierung.

> **Wichtig**
>
> Es existiert keine einheitliche Auffassung darüber, ob und wie Therapie und Rehabilitation auf dem Gebiet der Drogenmedizin zu unterscheiden ist.
>
> Unbestritten ist die Wichtigkeit eines umfassenden Behandlungsangebotes, das gleichzeitig therapeutische und rehabilitative Elemente enthält und auf lange Zeit angelegt ist.
>
> Die traditionell unterschiedlichen Kostenträger für Therapie und Rehabilitation müssen gemeinsam zur Finanzierung herangezogen werden.

40.2 Patienten

Obwohl Störungen durch Drogen mit zu den häufigsten psychischen Störungen in fast allen industrialisierten Ländern gehören, sind sie – isoliert – nicht so zahlreich. Ebenfalls sind Störungen durch nur eine psychotrope Substanz oder Substanzklasse eher die Ausnahme. Häufiger finden sich komplexe Störungsbilder, die durch den Gebrauch verschiedener Substanzen und das Vorliegen zusätzlicher psychischer und körperlicher Störungen und Krankheiten sowie soziale Probleme charakterisiert sind.

Die große Variabilität wird noch dadurch akzentuiert, dass Drogenpatienten unter unterschiedlichen Ausprägungsgraden ihrer Substanz- bzw. komorbiden Störung(en) leiden. So können diese bezüglich Schweregrad, Chronizität, Symptomatik und Grad der dadurch verursachten Behinderung unterschieden werden. Wichtige Unterschiede zeigen sich auch hinsichtlich der jeweils vorhandenen – aber auch wechselnden – Änderungsbereitschaft (◘ Tabelle 40.1).

Nicht nur die Gesundheit im engeren Sinne ist durch schädlichen Gebrauch bzw. Abhängigkeit von Drogen betroffen. Häufig weisen Drogenpatienten auch rechtliche Probleme auf, Probleme mit dem sozialen Umfeld und Probleme, die die Arbeits- bzw. die Ausbildungssituation betreffen.

◘ **Tabelle 40.1.** Typische Patientenprofile in rehabilitativer Behandlung

Substanzstörungen	Komorbide Störungen und Krankheiten
Alkohol, Nikotin	Dysthymie
Kokain, Alkohol, Nikotin	Bipolare Störung
Heroin, Kokain	Paranoide Schizophrenie, HIV+
Multipler Substanzgebrauch, Nikotin	Persönlichkeitsstörung, Hepatitis B und C

Patienten mit Störungen durch Drogen sind vielfach mehrfach stigmatisiert: Zum einen aufgrund von Störungen durch Drogen selbst, zum anderen wegen möglicher zusätzlicher psychischer Störungen und schließlich auch wegen körperlicher Begleitkrankheiten wie HIV-Infektionen und Hepatiden. Was als (hauptsächlich) stigmatisierend empfunden wird, ist aus Patientensicht und aus Sicht von Bezugspersonen nicht immer das Gleiche.

> **Fallbeispiel**
>
> Eine Patientin mit einer bipolaren Störung und einer Kokainabhängigkeit kommt mit ihrer Mutter zu einem klärenden Gespräch.
>
> Mutter: »Ich habe mittlerweile akzeptiert, dass meine Tochter an einer bipolaren Störung leidet. Heute kann ich mit meinen Freunden und Verwandten offen darüber sprechen. Was ich hingegen Mühe habe, zu verstehen, ist, dass meine Tochter noch zusätzlich Kokain konsumiert und damit die Behandlung ihrer Störung gefährdet.«
>
> Patientin: »Mir geht es gerade umgekehrt. Meine Freunde und Kollegen verstehen meinen Kokainkonsum gut. Ich kann mit ihnen aber nicht über meine psychischen Probleme sprechen, da würde ich mich schämen.«

Verschiedene Untersuchungen weisen darauf hin, dass das ausschließliche Fokussieren auf eine der oben erläuterten Störungskomponenten zu ungenügenden Resultaten führen kann. Fragmentierte Behandlungen können das Risiko für schwerwiegende zusätzliche Probleme erhöhen (Suizidalität, Kriminalität, Arbeitslosigkeit, Wohnungslosigkeit, Ausgrenzung aus der Wohngemeinde bzw. der Familie) und somit zu noch kostenintensiveren Interventionen führen.

Patienten mit Störungen durch Drogen und zusätzlichen psychischen Störungen (»Dualpatienten«) laufen Gefahr, von Behandlungen durch psychiatrische Akteure aufgrund ihrer Drogenproblematik ausgeschlossen zu werden oder mit Anforderungen konfrontiert zu werden, die nicht mit den jeweils für sie vordringlich notwendigen Interventionen übereinstimmen (z. B.: »Um ihre psychische Störung behandeln zu können, müssen wir sie zuerst entziehen«). Andererseits werden sie in auf die Behandlung von Substanzstörungen spezialisierten Settings häufig überfordert (Abstinenzgebot, konfrontativer therapeutischer Stil).

Wichtig

Das Vorliegen von komplexen, miteinander verknüpften und einander bedingenden Störungen stellt bei Drogenpatienten die Regel und nicht die Ausnahme dar.

Drogenpatienten sind häufig mehrfach stigmatisiert.

Drogenpatienten laufen Gefahr, durch die Lücken traditioneller Behandlungsangebote zu fallen.

40.3 Behandlungsziele

Als Begründer des Krankheitsmodells der Sucht wird – wohl nicht ganz zu Recht – der amerikanische Arzt Benjamin Rush (1745–1813, Hauptwerk: *Inquiry into the Effects of Ardent Spirits on the Human Mind and Body, 1784*) angesehen. Gemäß diesem Modell war der Kern der Krankheit das Vorliegen eines unkontrollierbaren, überwältigenden Verlangens nach der Substanz. Rehabilitation beinhaltete v. a. einen vollständigen Verzicht auf Alkohol. Diese Behandlungsstrategie wurde unter dem Einfluss der Temperenzlerbewegung schließlich auf die ganze Gesellschaft ausgeweitet und erlebte ihre Blüte in der US-amerikanischen Prohibition (1919–1933). Nach deren Aufhebung (welche aber bezüglich sog. illegaler Drogen nicht erfolgte) setzte sich – anfänglich im Rahmen der sog. Degenerationslehre – ein »individuumzentrierter« Ansatz durch, welcher v. a. – aber nicht nur – im Deutschland zur Zeit des Nationalsozialismus mit alarmistischen Befürchtungen über angebliche Weitervererbung und daraus resultierender Zerstörung der Rasse angereichert wurde und in Zwangssterilisationen und Ermordungen Abhängiger mündete (Mann et al. 2000).

Die Behauptung wichtiger Vertreter der psychoanalytischen Psychologie des Selbst, alle Drogenabhängigen wiesen einen »Selbst-Defekt« auf (Kohut 1977) oder zeigten eine Borderline-Persönlichkeitsorganisation im Kernberg'schen Sinne führten zur Sichtweise, Rehabilitation und Therapie bestünden in einer Langzeitpsychotherapie, die »durch nichts zu substituieren« sei. Erhaltungsbehandlungen Heroinabhängiger mit Methadon seien missbräuchlich, da sie die Austauschbarkeit dieser Substanz mit Heroin nicht berücksichtigten.

Erkenntnisse, die mit molekularbiologischen Methoden generiert wurden und spezifische wie unspezifische genetische Prädispositionen, Veränderungen auf neuronaler Ebene und in neuronalen »Schaltkreisen« Abhängiger nachweisen konnten, führten zu einem vermehrtem Betonen der Notwendigkeit des Einsatzes von Psychopharmaka als Teil und zur Unterstützung rehabilitativer Bemühungen.

Angesichts dieser Kontroversen über das Wesen von Substanzstörungen erstaunt es nicht, dass auch Ansichten über den Zusammenhang zwischen Sucht und sonstigen psychischen Störungen nicht einheitlich sind. Sie lassen sich nach Mueser et al. (1998) in vier hauptsächliche Gruppen mit verschiedenen Untergruppen einteilen:

1. die Gruppe der Modelle, die einen ursächlichen gemeinsamen Faktor postulieren,
2. die Gruppe, die eine Substanzstörung als sekundär zu schon bestehenden psychiatrischen Störungen ansieht,
3. Modelle, die andere Störungen als sekundär zu Substanzstörungen auffassen und
4. bidirektionale Modelle.

Offensichtlich sind vor dem Hintergrund so diverser und teilweise empirisch ungenügend überprüfter Ansichten rehabilitative Ziele pragmatisch und in engem Austausch mit den Betroffenen zu bestimmen. Es bietet sich dazu folgendes Schema an:

Körperlich-psychische Individualebene	Gesellschaftliche Ebene
Aktivitäts-Erweiterung	Partizipationserweiterung

Unterstützung ist in den Bereichen persönliche Selbstversorgung, Mobilität, Informationsaustausch, soziale Beziehungen, häusliches Leben, Bildung und Ausbildung, Erwerbsarbeit bzw. Beschäftigung und staatsbürgerliches Leben gefragt.

40.4 Komponenten einer effektiven Rehabilitation

Offensichtlich profitieren Dual- und Drogenpatienten am meisten von einer rehabilitativen Behandlung, wenn eine solche »integriert« und langfristig verschiedenste Interventionsstrategien anbietet. Eine Integration kann dabei auf der Ebene des Systems, auf Programmebene oder auf Ebene der einzelnen Behandlung versucht werden, wobei die konkrete Ausgestaltung vielfach von den gesetzlichen Rahmenbedingungen und den entsprechenden Finanzierungsmöglichkeiten bestimmt wird. Heute stehen diese Rahmenbedingungen i. Allg. flexiblen und kreativen Finanzierungsmöglichkeiten quer durch die verschiedenen involvierten Instanzen (Suchttherapie, Psychiatrie, Gesundheitssystem allgemein, Sozialhilfesystem) entgegen. Es ist eine der großen Herausforderungen an das heutige Gesundheitssystem, vermehrt multimodale Ansätze zu ermöglichen.

40.5 Anforderungen an die Behandelnden

Die Anforderungen an die Behandelnden in einem effektiven Rehabilitationsunternehmen können durch folgende Punkte charakterisiert werden:

- Psychiatrische Störungen, somatische Krankheiten, soziale Probleme und Substanzstörungen erfordern jeweils eine spezifische und möglichst qualifizierte Abklärung, das Stellen einer entsprechenden Diagnose und das darauf beruhende Erarbeiten eines möglichst alle Facetten berücksichtigenden, nach Dringlichkeit gewichteten Rehabilitationsplanes.
- Für das gesamte, für Drogen- und Dualpatienten bereitstehende Behandlungssystem gilt, dass Aufnahmekriterien für rehabilitative Behandlungen nicht dazu dienen sollen, ein hoch selektioniertes Patientengut

herauszufiltern. Sie sollen dazu beitragen, Drogenabhängige mit verschiedenster Motivation und Änderungsbereitschaft und mit unterschiedlichsten komorbiden Konditionen zu akzeptieren. Dies gilt selbstverständlich nicht für die jeweiligen Behandlungsmodule innerhalb des Systems.
- Rehabilitation beginnt und endet nicht innerhalb der Rehabilitationsinstitution. Vielmehr sollte einerseits versucht werden, auch stark marginalisierte Patienten zu erreichen, z. B. mit Hilfe von »Streetwork«, Präsenz in »niederschwelligen« Treffpunkten (Gassenzimmern, »shooting-rooms«, Notschlafstellen etc). Andererseits hat es sich bewährt, bei Behandlungsaufnahme feste Vereinbarungen mit Patienten zu treffen, wie bei einem eventuellen, bei diesem Kollektiv häufigen Therapieabbruch vorzugehen sei (präventives Krisenmanagement).

> **Beispiel**
> Haben Sie schon einmal eine Therapie abgebrochen und dies nachher bereut?
> Hätten Sie in dieser Situation gewünscht, dass die Therapieinstitution, in der Sie sich damals in Behandlung befanden, versucht hätte, Sie zu kontaktieren?
> Wo (in welchen Lokalitäten, z. B. Gaststätten) könnten Sie in einem solchen Fall erreicht werden?
> Welche Kollegen, Freunde oder Verwandte könnten wir im Falle eines plötzlichen Therapieabbruchs kontaktieren?
> Dürfen wir in einer solchen Situation versuchen, Sie zu Hause zu erreichen?
> Haben Sie ein Handy, dass Sie immer bei sich tragen?

Falls indiziert, sollten Abklärung und Behandlungsaufnahme für alle jeweils vorliegenden Störungen so schnell wie möglich und überlappend eingeleitet werden. Wiederholte Motivationsprüfungen oder das Abwarten mit dem Beginn der Rehabilitation, bis Patienten beispielsweise abstinent sind, führen zu schlechteren Ergebnissen.

Medikamente zur Behandlung psychischer Störungen dürfen nicht abgesetzt werden, weil Patienten weiterhin Drogen konsumieren. Allerdings sind mögliche Interaktionen zu berücksichtigen.

Die Haltung der Behandelnden sollte charakterisiert sein durch Respekt gegenüber den Patienten, auch wenn diese nicht compliant und intoxikiert erscheinen. Substanz- und andere psychische Störungen sind nicht selbstverschuldet, sondern im Rahmen des Krankheitsparadigmas zu verstehen.

40.6 Unverzichtbare Elemente einer integrierten Rehabilitation

Es lassen sich aufgrund des Ausgeführten folgende unverzichtbaren Elemente einer integrierten Rehabilitationsstrategie für Dual- und Drogenpatienten beschreiben:

- Die Behandlung von Drogenstörungen und sonstigen (psychischen) Störungen erfolgt durch das gleiche Behandlungsteam oder die gleichen Behandlungsanbieter.
- Die Behandlung der verschiedenen Störungen soll koordiniert, möglichst umfassend und von der gleichen Grundhaltung getragen geleistet werden.
- Eine feste Bezugsperson oder ein Case-Manager sollte dafür sorgen, dass zusätzliche Problembereiche (Wohnung, Arbeit, Beziehungen), die durch einen Drogenkonsum oder durch komorbide Störungen entstehen können, bei den jeweiligen Patienten erkannt werden und in den Rehabilitationsplan Eingang finden.
Für ein umfassendes Assessment stehen verschiedene Instrumente zur Verfügung, die die Bereiche Konsum psychotroper Substanzen (inklusive Alkohol!), soziale Beziehungen, körperlich/psychische Probleme/Krankheiten/ Störungen, Arbeit bzw. Ausbildung und Legalprobleme sowie Finanzen (Schulden!) und Wohnsituation abfragen. Am bekanntesten ist hier der Addiction Severity Index, der auch in deutscher Sprache erhältlich ist.
- Wiederkehrendes Anbieten von Unterstützung in wichtigen Lebensbereichen, auch wenn ein solches Angebot primär ausgeschlagen wird. Spezielle Beachtung erfordert der Bereich der Kindererziehung und die Arbeitssituation. Empfehlenswert ist die Vereinbarung häufiger und regelmäßiger Standortgespräche, aber auch das Halten eines engen Kontaktes, besonders in Zeiten, die speziell schwierig sind.

> **Fallbeispiel**

Ein Patient kommt seit 3 Tagen morgens jeweils alkoholisiert in die Behandlungseinrichtung. Als die Bezugsperson gefragt wird, weshalb sie dies toleriere, antwortet diese: »Wir haben vereinbart, die Therapie auch im Falle eines Lapses nicht abzubrechen. Zudem habe ich mit dem Patienten in zwei Wochen ein Standortgespräch vereinbart.« Solch falsch verstandene Toleranz kann zum Einschleifen eines Verhaltens führen, während ein schnelles, informelles Erkundigen nach den Gründen des erhöhten Alkoholkonsums möglicherweise ein akutes, schnell zu bearbeitendes Problem zu Tage gefördert hätte.

- Aufsuchende Arbeit, um der Tendenz von Drogen- und Dualpatienten entgegen zu wirken, bei Rückfällen oder sonstigen Schwierigkeiten die Behandlung abzubrechen. Dazu gehört auch eine aktive Rolle, besonders in dringenden Fällen (▶ s. auch unter 40.5 »präventives Krisenmanagement«).
- Gruppenangebote, um der häufigen sozialen Isolation entgegen zu treten, Schamgefühle abbauen zu helfen und die Unterstützung ebenfalls Betroffener zu erreichen.
- Psychoedukation über psychotrope Substanzen und psychische Störungen. Namentlich soll der Glaube vieler Patienten, Drogen seien für ihre Probleme effektiver als Medikamente, erschüttert werden. Solche Informationen eignen sich häufig, um Gruppengespräche in Gange zu bringen.
- Psychotherapeutische Angebote zur Vertiefung sozialer Fähigkeiten, zum Training von Coping-Strategien in Risikosituationen und zur Rückfallbesprechung bei entsprechendem Bedarf.
- Viele Drogen- und Dualpatienten haben schlechte Erfahrungen mit sog. Psychotherapien, in denen versucht wurde, angebliche »Suchtstrukturen« zu modifizieren, oder die sonst in inadäquater Weise konfrontativ waren.
- Involvierung von Angehörigen und Bezugspersonen in die Therapie, um Verständnis für die Situation des Patienten zu generieren und diesen von Belastungen durch nicht adäquate Vorwürfe oder andere den Drogenkonsum fördernde Verhaltensweisen seines Umfelds zu schützen.
- Anlegen der Rehabilitationsbemühungen auf lange Zeit, vielfach für das ganze Leben.

Literatur

EMCDDA (2002) Classifications of drug treatment and social reintegration and their availability in EU member states plus Norway. Final Report. European Monitoring Centre for Drugs and Drug Addiction, Lisbon

Kohut H (1977) Psychodynamics of drug dependence, preface. In: Blaine JD, Julius DA (eds) NIDA research monograph 12. US Department of Health, Education, and Welfare; Public Health Service; Alcohol, Drug Abuse and Mental Health Administration, Washington DC

Mann K, Hermann D, Heinz A (2000) One hundred years of alcoholism: the twentieth century. Alcohol Alcohol 35: 10–15

Minkoff K (2001) The system must be welcoming, accessible, integrated, continuous, and comprehensive. New Dir Ment Health Serv 91: 17

Mueser KT, Drake RE, Wallach MA (1998) Dual diagnosis: A review of etiological theories. Addict Behav 23: 717–734

Leshner AI (1997) Addiction is a brain disease, and it matters. Science 278(45): 2–47

US Department of Health and Human Services (1999) Mental health: A report of the Surgeon General. US Department of Health and Human Services, Substance Abuse and Mental Health Services Administration, Center for Mental Health Services, National Institute of Health, Washington DC

Behandlungsprobleme bei schizophrenen Störungen

Roland Vauth, Anita Riecher-Rössler

41

Im vorliegenden Kapitel greifen wir den Wandel im Selbstverständnis moderner psychiatrischer Rehabilitation schizophrener Störungen auf und skizzieren einige der wichtigen Bereiche (Abschn. 41.1). Die Rehabilitation ist jedoch so vielgestaltig wie der individuelle Krankheitsverlauf, die Verfügbarkeit bestimmter Behandlungs- und Rehabilitationsmaßnahmen in bestimmten Behandlungssettings und die häufig im Erkrankungsverlauf sehr wechselnde Bereitschaft des Patienten hier jeweils mitzumachen. Aufgrund der Zuständigkeit verschiedener Kostenträger unterschiedet man zwischen medizinisch-psychiatrischer (Früh-)Rehabilitation (Krankenkassen), beruflicher Rehabilitation (Rentenversicherungsträger) und sozialer Rehabilitation (beide Kostenträger). Nach den Behandlungssettings wird zwischen stationärer, teilstationärer (z. B. tagesklinischer) und ambulanter Rehabilitation differenziert, in neuerer Zeit auch entsprechend dem Zeitpunkt im Krankheitsverlauf nach Frührehabilitation und Rehabilitation im späteren Erkrankungsverlauf. Allerdings überlappen sich die verschiedenen Bereiche z. T. stark (z. B. Verbesserung sozialer Kompetenz, Arbeit oder Freizeit), müssen oft zeitlich parallel verbessert werden und lassen sich zumeist auch nicht in eine starre Abfolge fester Schritte pressen. Am Beginn der individuell vorzunehmenden Rehabilitationsplanung steht die gemeinsame Erarbeitung von Rehabilitationszielen, die der Patient als subjektiv bedeutsam erlebt, und eine Analyse möglicher Hindernisse bei der Erreichung dieser Ziele (häufige Rückfälle bei unzureichender Bereit-

▼

schaft zur regelmäßigen Medikamenteneinnahme, kognitive Defizite, Restsymptome usw.) sowie eine Sammlung der Ressourcen des Patienten (Kompetenzen, supportives Umfeld usw.). Daher fassen wir unter **medizinische Rehabilitation** (Abschn. 41.2) – zumal häufig (teil-)stationär auch angeboten – Ansätze zur Verbesserung kognitiver Funktionsstörungen und von sozial-kognitiven Defiziten und Affektregulationsstörungen sowie zur Behandlung dualer Diagnosen. Spezielle Ansätze der **sozialen und beruflichen Integration** (Abschn. 41.3) und schließlich die Notwendigkeit und Besonderheiten der **Frührehabilitation von Ersterkrankten** (Abschn. 41.4) werden in weiteren Abschnitten dargestellt. Bezüglich der wichtigen Interventionen zum Aufbau von Behandlungsbereitschaft und zur verbesserten Selbstkontrolle persistierender Positivsymptomatik verweisen wir auf Kap. 15.

Moderne Rehabilitationsansätze für Menschen mit schizophrenen Störungen sind letztlich funktional ausgerichtet. Das heißt Rehabilitation zielt nicht auf eine Restitution jedweden defizitären Funktionsbereiches, sondern durch den systematischen Aufbau von Bewältigungsstrategien auf die Kompensation von Behinderungen. Und dies geschieht v. a. in für den Patienten auch selbst motivational wichtigen Funktionsbereichen. Voraussetzung ist, dass der Patient selbst in der Planungsphase der Rehabilitation seine Beeinträchtigungen (»impairments«) kognitiv realisiert, emotional annimmt und auch motiviert ist, sie zu reduzieren. Der Motivationsaufbau wiederum erfordert (vgl. Kap. 15 und Abschn. 41.1), dass der Patient seine Beeinträchtigung(-en) auch als Hindernisse beim Erreichen subjektiv bedeutsamer Lebensziele wahrnimmt (»disablement«, »handicap«), sich von der Rehabilitation hierfür Erfolg verspricht (Handlungsergebniserwartung) und sich selbst dabei auch zutraut, Gelerntes umzusetzen (Selbstwirksamkeitserwartung).

> **Wichtig**
>
> Rehabilitation schizophrener Störungen erfordert mehr als eine Stufenplanung auf der Basis vorhandener Funktionsdefizite bzw. sog. Restsymptome. Subjektiv bedeutsame Lebensziele des Patienten müssen identifiziert und das Zutrauen in deren Erreichen (Selbstwirksamkeit) gestärkt werden.

41.1 Konzeptwandel in der Rehabilitation schizophrener Störungen

Trotz der enormen Fortschritte in der Entwicklung nebenwirkungsärmerer, sog. atypischer Neuroleptika mit spezifischen Vorteilen für Kognition und Negativsymptomatik bleibt die Rehabilitation schizophrener Störungen eine der großen Herausforderungen unseres Faches. Dabei zeigt sich in den letzten Jahren ein Wandel im Ver-

ständnis von Behandlung und Rehabilitation schizophrener Störungen. Dieser Wandel ist auf vier Ebenen angesiedelt (vgl. die folgende Übersicht).

> **Wandel im Verständnis von Behandlung und Rehabilitation schizophrener Störungen**
>
> ▬ Überwindung der Reduktion von **Behandlungserfolg** auf pharmakologisch erfolgreiche Symptomsuppression und Rückfallprophylaxe
> ▬ Identifizierung des Patienten als **Subjekt** der Rehabilitation und nicht nur Objekt
> ▬ **Individualisierung** der Behandlungs- und Rehabilitationsansätze
> ▬ Berücksichtigung des zeitlichen (z. B. Interventionen bei Erst- vs. Mehrfacherkrankten) und des situativen **Kontextes** (Aufbau sozialer Kompetenz in der Freizeit vs. im Beruf) rehabilitativer Maßnahmen

41.1.1 Behandlungserfolg

Behandlungserfolg wird nicht länger verkürzt auf pharmakologisch erfolgreiche Symptomsuppression und Rückfallprophylaxe. Rückfallprophylaxe ist nach wie vor von zentraler Bedeutung, denn ohne erfolgreiche Rückfallprophylaxe wird kaum eine realistische Chance für eine geglückte soziale und berufliche Integration durch Rehabilitation bestehen. Nur eine kleine Minderheit von lediglich ungefähr 20% der schizophren Erkrankten erleidet nach einer ersten Krankheitsepisode keinen Rückfall, wenn die neuroleptische Medikation innerhalb der ersten zwei Jahre abgesetzt wird. Leider verfügen wir derzeit aber über keine hinreichend verlässlichen Instrumente, um diese Gruppe zu identifizieren. Die 80% der Mehrfacherkrankenden haben ohne neuroleptischen Schutz ein 5-fach höheres Rückfallrisiko im Vergleich zu Patienten, die eine konsequente neuroleptische Rezidivprophylaxe

41

durchführen, dies gilt sogar noch für seit Jahren stabile Patienten.

Rückfallprophylaxe ist eine notwendige, aber nicht hinreichende Bedingung für den Rehabilitationserfolg.

Trotzdem gehen Kriterien für Rehabilitationserfolg bei schizophrenen Störungen in neueren Konzeptionen über das Ziel, lediglich Rückfälle zu verhindern oder zu reduzieren, hinaus. Im Laufe der Jahre hat sich die Vorstellung von erfolgreicher Rehabilitation stetig ausgeweitet: War ursprünglich die Reduktion von Positivsymptomatik der Maßstab einer guten Behandlung und Rehabilitation, wurden in den 80er Jahren Negativsymptomatik und in den 90er Jahren kognitive Funktionsstörungen Ziele therapeutischer und rehabilitativer Interventionen.

Dies geschah v. a. vor dem Hintergrund der geringeren Beeinflussbarkeit von Kognitionsdefiziten und Negativsymptomatik durch die neuroleptische Medikation, ja z. T. Verschlechterung unter konventionellen Neuroleptika. Aber auch die Effekte atypischer Neuroleptika in diesen Funktionsbereichen waren initial überschätzt worden (vgl. hierzu die kritische Übersicht bei Dose 2002). Andererseits sind es aber gerade Negativsymptomatik und kognitive Funktionsstörungen, die die soziale und berufliche Integration sowie die Lebensqualität und Belastung durch die Erkrankung weit mehr beeinträchtigen als Positivsymptomatik.

Aber auch nach Einführung der atypischen Neuroleptika mit ihrem günstigeren Wirkungs-Nebenwirkungs-Profil bleibt die Minimierung von pharmakologischen Nebenwirkungen ein wichtiger Maßstab erfolgreicher Behandlung und eine wichtige Vorbedingung erfolgreicher Rehabilitation. Beispiele von Nebenwirkungen, die die Compliance des Patienten gefährden, sind neben den unter atypischer neuroleptischer Medikation selteneren extrapyramidalmotorischen Störungen massive Gewichtszunahmen, Sedierung und sexuelle Funktionsstörungen. Diese nichtextrapyramidalmotorischen Nebenwirkungen werden häufig von der älteren Generation der Therapeuten unterschätzt. Sie erinnern sich oft noch an die wesentlich massiveren Einschränkungen ihrer Patienten durch die typischen Neuroleptika und übersehen daher vielleicht, dass auch Atypika-Nebenwirkungen von ihren Patienten als lebensqualitätseinschränkend erlebt werden können.

Zudem rückt die Krankheitsverarbeitung der Patienten als Risikofaktor für Demoralisierung und damit resignative Nichtinanspruchnahme von Rehabilitationsmöglichkeiten in den Vordergrund rehabilitativer und therapeutischer Überlegungen. Die Erfahrung von archaischer Hilflosigkeit in der (ersten) psychotischen Akutepisode, in der sich der Patient massiven Ängsten schutzlos ausgeliefert fühlt und z. T. durch zu langes Zuwarten und fehlende Krankheitseinsicht auch Zwangseinweisung und -behandlung erfahren muss, kann ein Syndrom »gelernter Hilflosigkeit« bedingen. Dieses führt dazu, dass der Patient eigene Probleme und Zukunft nicht mehr angeht, da er sich eine Bewältigung gar nicht mehr zutraut. Daher hat sich gerade unter dem Einfluss der Debatte über die hier notwendige Verminderung von Selbststigmatisierungsprozessen (auch sich selbst als Angehörigem der sozialen Gruppe der Psychotiker nichts zutrauen) die Forderung nach »Empowerment« und Reduktion von Depression als Zielvorstellung in der Rehabilitation ergeben.

Zusammenfassung

Rehabilitation schizophrener Störungen ist heute anspruchsvoll nicht mehr nur auf Rückfallverhinderung und Positivsymptomkontrolle gerichtet. Sie zielt heute multidimensional auf:

- eine **fortlaufende Überprüfung** der Optimierbarkeit von Wirkung und Nebenwirkung der **neuroleptischen Behandlung**, die oft erst im Verlauf der Rehabilitation bei zunehmender Anforderung an den Patienten angemessen beurteilt werden kann,
- **Verminderung von Negativsymptomatik und kognitiven Funktionsstörungen** als wichtige Hindernisse erfolgreicher sozialer und beruflicher Integration sowie des Ansprechens auf Rehabilitationsmaßnahmen,
- direktes **Training von Rollenfunktionsfähigkeit** in spezifischen sozialen, freizeitbezogenen und beruflichen Kontexten mit dem Ziel einer verbesserten Partizipation an soziokulturell von einer bestimmten Altersgruppe erwarteten sozialen Rollen des Erwachsenwerdens, der beruflichen und sozialen Integration,
- Verbesserung individueller, subjektiver **Lebensqualität,**
- »**Empowerment**«, im Sinne einer schrittweisen Überwindung von Selbststigmatisierungsprozessen und »gelernter Hilflosigkeit« hin zu mehr Selbstwirksamkeitserwartung.

41.1.2 Identifikation des Patienten als Subjekt der Rehabilitation

Ein Identifizieren des Patienten als Subjekt der Rehabilitation mit individuellen Rehabilitationsbedürfnissen lässt sich bereits aus dem Vulnerabilitäts-Stress-Kompetenz-Modell ableiten. Dieses hat die Bedeutung des Patienten selbst für den Erkrankungsverlauf hervorgehoben: Entscheidend für den Verlauf ist zum einen die interindividuell unterschiedlich ausgeprägte Vulnerabilität. Zum anderen wird das von Patient zu Patient variierende

Behandlungsprobleme bei posttraumatischen Belastungsstörungen

Ulrich Schnyder

> Als »railway spine« wurde Mitte des 19. Jahrhunderts ein Syndrom mit kognitiven und (psycho-)somatischen Beeinträchtigungen bezeichnet, das in der Folge von Eisenbahnunfällen beobachtet wurde (Erichsen 1866). Die »railway spine« gilt als eine der ersten wissenschaftlichen Beschreibungen der posttraumatischen Belastungsstörung. Die Erkrankung führte in schweren Fällen zu einem »Verfall des Geschäftssinns«, stellte also bereits damals eine große Herausforderung für die Rehabilitation dar. Man nahm zunächst an, dass die Symptome durch eine Rückenmarkserschütterung hervorgerufen wurden. Der Londoner Chirurg Herbert Page stellte aber später fest, »...dass die meisten der seltsamen, so gewöhnlich nach Eisenbahnunfällen zu constatirenden nervösen Symptome nicht anatomischen Läsionen des Rückenmarkstranges ihren Ursprung verdanken, sondern mehr oder weniger unmittelbare Begleiterscheinungen der gewaltigen psychischen Alteration sind, welche fraglos die besondern Schrecknisse jeder Collision bedingen« (Page 1892).

43.1 Psychotraumatologie

Die biopsychosozialen Auswirkungen traumatischer Erlebnisse finden seit etwa 20 Jahren zunehmende wissenschaftliche Beachtung. Individuelle Traumata sind beispielsweise Folter und Kriegserlebnisse, schwere Unfälle und Überfälle, Vergewaltigung oder Inzesterfahrungen. Kollektive Traumata entstehen durch Naturkatastrophen wie Überschwemmungen, Lawinenunglücke, Erdbeben oder Wirbelstürme sowie durch menschlich verursachte Ereignisse wie Flugzeugabstürze und Großbrände.

Über die Hälfte aller Menschen machen im Verlauf ihres Lebens mindestens einmal eine traumatische Erfahrung im Sinne der modernen Psychotraumatologie (Breslau et al. 1998; Kessler et al. 1995). Vor allem interpersonelle Traumata wie Folter oder Vergewaltigung rufen in einem hohen Prozentsatz eine posttraumatische Belastungsstörung hervor. Neben Naturkatastrophen und dem Miterleben, wie eine andere Person schwer verletzt oder getötet wurde, gehören allerdings schwere Unfälle weltweit zu den am häufigsten vorkommenden Traumatypen: In den USA werden 25% der Männer und 14% der Frauen im Laufe ihres Lebens Opfer eines lebensbedrohlichen Unfalls (Kessler et al. 1995), aus Australien und Deutschland liegen ähnliche Zahlen vor. Verkehrsunfälle stellen deshalb ganz offensichtlich eine besonders ungünstige Kombination von Häufigkeit und Auswirkung einer traumatischen Erfahrung dar (Norris 1992).

In Abhängigkeit von der Art des Traumas und einer ganzen Reihe weiterer prä-, peri- und posttraumatischer Variablen entwickeln etwa 10% der von einem traumatischen Ereignis betroffenen Menschen eine posttraumatische Belastungsstörung (Breslau et al. 1998). Die Lebenszeitprävalenz der posttraumatischen Belastungsstörung liegt bei etwa 9% (Breslau et al. 1991; Kessler et al. 1995). Erste epidemiologische Untersuchungen in Europa weisen darauf hin, dass die posttraumatische Belastungsstörung hier möglicherweise weniger häufig vorkommt; der Grund hierfür liegt offensichtlich hauptsächlich darin, dass die Expositionsrate in Bezug auf traumatische Ereignisse in Europa (bis heute noch) tiefer liegt als in den USA (Perkonigg et al. 2000). Frauen tragen bei vergleichbarer lebenslanger Trauma-Exposition ein etwa doppelt so großes Risiko, an einer posttraumatischen Belastungsstörung zu erkranken.

> **Wichtig**
>
> Etwa 10% der von einem traumatischen Ereignis betroffenen Menschen entwickeln eine posttraumatische Belastungsstörung.
> Die Lebenszeitprävalenz der posttraumatischen Belastungsstörung liegt bei 9%.

▶ Fallbeispiel

Der 35-jährige Lastwagenchauffeur stammt aus der Türkei, lebt aber bereits seit seiner Jugendzeit in Deutschland, später in der Schweiz. Er ist verheiratet und hat 4 Kinder. Er arbeitet seit 10 Jahren für eine Speditionsfirma, wo man ihn als fröhlichen, hilfsbereiten und zuverlässigen Mitarbeiter schätzt. Zur Herkunftsfamilie bestehen regelmäßige und herzliche Kontakte. Nur mit dem ältesten Bruder hat er eine gestörte Beziehung, weil dieser immer wieder finanzielle Zuwendungen von ihm verlangt. Zur Durchsetzung seiner Forderungen droht der ältere Bruder mit Gewalt und schlitzt mehrmals die Autoreifen des Jüngeren auf. Als unser Patient eines Abends versucht, mit der Familie seines Bruders Kontakt aufzunehmen und im Gespräch eine Lösung des Konfliktes zu suchen, kommt es zum »Showdown«:

Der Ältere attackiert seinen Bruder mit dem Auto und fährt ihn an, so dass dieser zu Boden geht und halbwegs unter dem Auto zu liegen kommt. Er steigt aus, schreit »Ich bringe Dich um!« und schlägt mit dem spitzen Ende eines schweren Hammers auf unseren Patienten ein. Dieser bleibt mit Schädelimpressionsfrakturen liegen, bis nach einigen Minuten Polizei und Sanität eintreffen.

Abgesehen von hartnäckigen Kopfschmerzen erholt sich der Patient in körperlicher Hinsicht rasch. Dennoch gelingt es ihm nicht, sein früheres Leben wiederaufzunehmen: Fast jede Nacht träumt er vom Mordversuch und erwacht schweißgebadet, voller Angst und Schrecken. Tagsüber fühlt er sich unruhig und angespannt. Er ist so nervös, dass er seine Kinder kaum mehr erträgt. Auch von seiner Frau zieht er sich mehr und mehr zurück. Er geht kaum mehr aus dem Haus, weil ihn die Geräusche des Straßenverkehrs an den Überfall erinnern. Unwillkürlich sieht er dann das rote Auto, das hasserfüllte Gesicht seines

▼

Bruders, die zum Schlag erhobene Faust mit dem Hammer vor sich und reagiert, als ob die schrecklichen Momente von damals wieder stattfänden: Sein Herz rast, er erstarrt und zittert am ganzen Leib.

Vier Monate nach dem Überfall unternimmt der Patient einen Arbeitsversuch. Seine Konzentrationsstörungen und seine Schreckhaftigkeit sind jedoch so ausgeprägt, dass er bereits nach wenigen Tagen wieder zu Hause bleibt. Er ist entmutigt, fühlt sich wertlos, kann sich nicht vorstellen, wie es ihm gelingen soll, eines Tages wieder als Lastwagenchauffeur zu arbeiten. Zu diesem Zeitpunkt entschließt sich der Hausarzt, den Patienten zur psychiatrisch-psychotherapeutischen Behandlung zu überweisen. Der Psychiater stellt die Diagnose einer posttraumatischen Belastungsstörung und schlägt eine psychotherapeutische Behandlung von 16 Sitzungen in wöchentlichen Abständen vor.

Der Patient arbeitet in der Therapie gut mit. Auch die Ehefrau wird zeitweise in den therapeutischen Prozess mit einbezogen. Sie leidet sehr unter der Reizbarkeit ihres Mannes. Mit Hilfe von Expositionsübungen wird das traumatische Erlebnis in der Therapie reinszeniert und bearbeitet. Daraufhin gehen die Symptome des Wiedererlebens im Laufe einiger Wochen deutlich zurück. Der Patient hat aber große Schwierigkeiten, aus seiner Opferrolle herauszukommen und z. B. Rachegefühle und aggressive Impulse gegenüber seinem Bruder zuzulassen. Die hartnäckigen Kopfschmerzen stellen ebenfalls ein Hindernis für weitere therapeutische Fortschritte dar. Es gelingt nicht, den Patienten zu einem weiteren Arbeitsversuch zu motivieren. In dieser Phase der Behandlung erhält er die Kündigung, was eine erneute und zusätzliche schwere Kränkung für den Patienten darstellt.

Erst als der behandelnde Psychiater eine Sozialarbeiterin zuzieht, »löst sich der Knoten«: Der Patient erklärt sich bereit, zunächst für einige Wochen eine ambulante Ergotherapiegruppe zu besuchen. Dort fühlt er sich aber unterfordert, weshalb er nun von selber die Initiative ergreift und sich nach einem neuen Job im freien Arbeitsmarkt umsieht. Auch im privaten Bereich unternimmt er nun Schritte: Zum ersten Mal seit dem Überfall besucht er wieder seinen geliebten Club, wo er zusammen mit Landsleuten im türkischen Fernsehen Fußball schaut. Immer noch wartet er auf die Gerichtsverhandlung und hofft auf eine gerechte Strafe für seinen Bruder. Die Behandlung ist noch nicht abgeschlossen, aber von nun an scheint es Schritt für Schritt aufwärts zu gehen.

43.2 Diagnostik

Die posttraumatische Belastungsstörung (ICD-10: F43.1, ▶ s. folgende Übersicht) entsteht als »eine verzögerte oder protrahierte Reaktion auf ein belastendes Ereignis oder eine Situation außergewöhnlicher Bedrohung oder katastrophenartigen Ausmaßes ..., die bei fast jedem eine tiefe Verzweiflung hervorrufen würde« (WHO 1992).

Posttraumatische Belastungsstörung gemäß der International Classification of Diseases, ICD-10 (WHO 1992)

A. Ereignis von außergewöhnlicher Bedrohung oder katastrophalem Ausmaß, das nahezu bei jedem tief greifende Verzweiflung auslösen würde

B. Wiedererleben:
   - Erinnerungen tagsüber
   - Träume
   - Flashbacks
   - Bedrängnis bei Konfrontation mit ähnlichen Ereignissen

C. Vermeidung von Umständen, die der Belastung ähneln

D. Amnesie oder erhöhte Sensitivität und Erregung: mindestens 2 der folgenden Merkmale:
   - Schlafstörungen
   - Reizbarkeit, Wutausbrüche
   - Konzentrationsstörungen
   - Hypervigilanz
   - Erhöhte Schreckhaftigkeit

E. Auftreten in der Regel innerhalb von 6 Monaten nach dem Ereignis

---

Typisch und nahezu pathognomonisch, jedenfalls für die Diagnosestellung unabdingbar sind die sog. Symptome des Wiedererlebens, die sich den Betroffenen tagsüber in Form von Erinnerungen an das Trauma, Tagträumen oder Flashbacks, nachts in Angstträumen aufdrängen. Gewissermaßen das Gegenstück dazu sind die Vermeidungssymptome, die aber in der klinischen Realität meistens parallel zu den Symptomen des Wiedererlebens auftreten: emotionale Stumpfheit, Gleichgültigkeit und Teilnahmslosigkeit der Umgebung und anderen Menschen gegenüber, aktive Vermeidung von Aktivitäten und Situationen, die Erinnerungen an das Trauma wachrufen könnten. Manchmal können wichtige Aspekte des traumatischen Erlebnisses nicht mehr (vollständig) erinnert werden. Häufig kommt ein Zustand vegetativer Übererregtheit dazu, der sich in Form von Schlafstörungen, Reizbarkeit, Konzentrationsschwierigkeiten, Hypervigilanz, oder einer erhöhten Schreckhaftigkeit manifestieren kann.

> **Wichtig**
>
> Für die Diagnosestellung unabdingbar sind sie Symptome des Wiedererlebens.

Die posttraumatische Belastungsstörung ist generell mit einem hohen psychiatrischen Komorbiditätsrisiko ver-

bunden: Depressionen, somatoforme Störungen, v. a. aber auch Substanzmissbrauch und -abhängigkeit (Alkohol, Benzodiazepine, Opiate) sind die häufigsten konkomitierenden psychischen Erkrankungen.

> **Wichtig**
>
> Die Posttraumatische Belastungsstörung ist mit einem hohen psychiatrischen Komorbiditätsrisiko verbunden.

43.3 Therapie

Posttraumatische Belastungsstörungen sind biopsychosoziale Störungen par excellence. Es liegt also auf der Hand, dass die Behandlung häufig multimodal erfolgen muss. Insgesamt sind die Effektstärken für Psychotherapie höher als für medikamentöse Behandlungen (van Etten u. Taylor 1998), weshalb posttraumatische Belastungsstörungen primär psychotherapeutisch behandelt werden sollten.

> **Wichtig**
>
> Posttraumatische Belastungsstörungen werden primär psychotherapeutisch behandelt.

43.3.1 Psychotherapie

Kognitive Verhaltenstherapie (»cognitive-behavioral therapy«, CBT) setzt eine Reihe verschiedener Techniken ein, wie z. B. Exposition, systematische Desensibilisierung, Stress-Impfungstraining, kognitive Restrukturierung, Selbstbehauptungstraining und Entspannungsübungen. CBT wird normalerweise als Kurzzeittherapie durchgeführt: 8–12 Sitzungen in einer Frequenz von 1–2 Sitzungen pro Woche. Es gibt eine große Anzahl gut kontrollierter Studien, welche die Wirksamkeit von CBT bei der Behandlung auch länger dauernder posttraumatischer Belastungsstörung belegen (Foa et al. 1991, 2000; Foa u. Rothbaum 1998; Marks et al. 1998; Tarrier et al. 1999). Expositionstherapie weist momentan den überzeugendsten Wirksamkeitsnachweis auf. Dieser Ansatz hat aber auch seine Grenzen, weil nicht alle Patienten bereit sind, sich einer Therapie zu unterziehen, in der sie mit traumatischen Erinnerungen konfrontiert werden und die nicht selten mit einer vorübergehenden Verstärkung der psychopathologischen Symptome einhergeht.

> **Wichtig**
>
> Kognitive Verhaltenstherapie, insbesondere Expositionstherapie, weist momentan den überzeugendsten Wirksamkeitsnachweis auf.

Beim »**Eye Movement Desensitization and Reprocessing**« (EMDR) führt der Patient unter Anleitung des Therapeuten ruckartige horizontale Augenbewegungen durch (Shapiro 1995). Die Methode scheint ähnlich wirksam zu sein wie andere kognitiv-verhaltensorientierte Ansätze, die Augenbewegungen als solche bringen aber wahrscheinlich keinen zusätzlichen therapeutischen Effekt (Davidson u. Parker 2001).

Psychodynamische, d. h. psychoanalytisch fundierte Therapien arbeiten darauf hin, normale psychologische Mechanismen wieder in Gang zu setzen, indem unbewusste Elemente angesprochen und, in erträglichen Dosen, bewusst gemacht werden. Die psychologische Bedeutung der traumatischen Erfahrung wird durch die Bearbeitung unbewusster Wünsche, Fantasien, Ängste und Widerstände geklärt. Übertragung und Gegenübertragung sowie die therapeutische Beziehung sind zentrale Elemente dieses Ansatzes. Psychodynamische Behandlungen dauern in der Regel länger als CBT. Leider gibt es in diesem Bereich nur sehr wenige gute empirische Untersuchungen, so dass z. Z. die wissenschaftliche Evidenz bezüglich der Wirksamkeit psychodynamischer Therapien zur Behandlung posttraumatischer Belastungsstörungen als ungenügend bezeichnet werden muss.

Kürzlich wurde ein multimodales Therapieprogramm vorgeschlagen, in dem kognitiv-verhaltensorientierte und psychodynamische Elemente kombiniert werden (Gersons et al. 2000): »**Brief Eclectic Psychotherapy for PTSD**« (BEP) umfasst 16 Therapiesitzungen und beinhaltet fünf zentrale Elemente, nämlich

1. Psychoedukation,
2. Exposition,
3. Schreibaufgaben und die Arbeit mit Erinnerungsstücken,
4. Bedeutungszuschreibung und Integration und
5. ein Abschiedsritual.

BEP scheint vielversprechend, weil darin, entsprechend den Erkenntnissen der modernen Psychotherapieforschung, Wirkfaktoren aus unterschiedlichen Therapieschulen berücksichtigt und zu einem integrativen und kohärenten Ansatz vereint werden.

43.3.2 Psychopharmaka

Nicht selten ist zusätzlich und in Ergänzung zur psychotherapeutischen Behandlung der Einsatz von Psychopharmaka erforderlich. Bei der medikamentösen Behandlung der posttraumatischen Belastungsstörung stehen die **Antidepressiva** ganz im Vordergrund: Serotoninspezifische Antidepressiva, die sog. SSRI (»selective serotonin reuptake inhibitors«), gelten als Medikamente erster Wahl (Foa et al. 2000). Bei ungenügender Wirkung können in einem zweiten Schritt trizyklische Antidepressiva eingesetzt werden. **Benzodiazepine** wirken nur auf die Arousal-Symptomatik, nicht aber auf die Wiedererlebens- oder Vermeidungssymptome. Sie sollten deshalb, wenn überhaupt, nur vorübergehend zur Behandlung ausgeprägter Schlafstörungen eingesetzt werden. Leider werden Benzodiazepine nach wie vor, insbesondere von Hausärzten, sehr häufig verschrieben, obschon bekannt ist, dass Patienten mit posttraumatischen Belastungsstörungen besonders anfällig für die Entwicklung einer Substanzabhängigkeit sind (Jacobsen et al. 2001). Für **Neuroleptika** gibt es bei der Behandlung posttraumatischer Belastungsstörungen keine Indikation.

> **Wichtig**
>
> Serotoninspezifische Antidepressiva (SSRI) gelten als Medikamente erster Wahl. Vorsicht mit Benzodiazepinen: wenn überhaupt, nur vorübergehend!

43.4 Multidisziplinäre rehabilitative Ansätze bei chronischen Verläufen

Je nach Art des Traumas und der Persönlichkeit des Betroffenen, aber auch unter dem Einfluss von protektiven bzw. belastenden Umgebungsfaktoren, kann die posttraumatische Belastungsstörung einen chronischen Verlauf nehmen. Die folgende Übersicht stellt die wichtigsten Prädiktoren eines chronischen Verlaufs dar. Weiterführende Informationen finden sich in einer kürzlich erschienenen Metaanalyse (Brewin et al. 2000).

> **Prädiktoren eines chronischen Verlaufs der posttraumatischen Belastungsstörung**
>
> - Prätraumatische Variablen:
>   - Weibliches Geschlecht
>   - Jüngeres Alter
>   - Unterdurchschnittliche Intelligenz
>   - Niedriger sozioökonomischer Status
>   - Missbrauch in der Kindheit
>   - Vorbestehende psychische Störungen
> - Peritraumatische Variablen:
>   - Objektiver Schweregrad des Traumas
>   - Subjektive Bedrohung durch das traumatische Erlebnis
>   - Externale Schuldzuschreibung
>   - Peritraumatische Dissoziation
>   - Früh einsetzende Wiedererlebenssymptome
> - Posttraumatische Variablen:
>   - Ungenügende soziale Unterstützung
>   - Traumabedingte körperliche Funktionseinschränkungen
>   - Anhaltende Schmerzen

Schwere Traumatisierungen können auch bei prätraumatisch gesunden Menschen hartnäckige psychische, psychovegetative oder psychosomatische Symptome und tief greifende Verunsicherungen bewirken, die sich auch mit der raffiniertesten Technik nicht einfach »wegtherapieren« lassen. In solchen Fällen sind mittel- bis längerfristig ausgelegte Rehabilitationspläne angezeigt. Hier steht die Symptombefreiung nicht mehr so sehr im Zentrum wie in der Akutbehandlung. Vielmehr wird der Therapeut in sorgsamer, geduldiger und beharrlicher Arbeit versuchen, dem Patienten dazu zu verhelfen, dass er das Trauma als unabänderliche Gegebenheit akzeptieren lernt, es als prägendes, aber vergangenes Erlebnis in sein Selbstbild integriert und sich schließlich neuen Lebensaufgaben stellt, die ihn mit der Zeit auch neuen Sinn im Leben finden lassen.

Es hat sich gezeigt, dass bei jahrelangen chronifizierten Krankheitsverläufen der Effekt auch intensiver und maßgeschneiderter stationärer Therapieprogramme sehr bescheiden ist. Dies hat vermutlich damit zu tun, dass solche Therapieprogramme bis heute zu sehr trauma- und damit vergangenheitsorientiert waren. Die Behandlung chronischer posttraumatischer Belastungsstörungen wird sich vermehrt auf die Gestaltung des Hier und Jetzt und der Zukunft ausrichten müssen, wie dies bei Rehabilitationsprogrammen für Patienten mit anderen schweren chronischen, z. B. schizophrenen Störungen seit langem praktiziert wird (Shalev 1997). Es bleibt unbestritten, dass am Beginn einer posttraumatischen Belastungsstörung immer ein Trauma steht. Die psychoreaktive Genese darf aber nicht darüber hinwegtäuschen, dass die gute Prognose im Grunde genommen nur für akute Fälle gilt. Bei chronischen Verläufen sind rasche Heilungen eher die Ausnahme.

Bei komplexen Verläufen müssen die rehabilitativen Bemühungen in aller Regel multimodal und multidisziplinär erfolgen. Am erfolgreichsten sind wahrscheinlich Behandlungsmodelle, die es erlauben, auf der Basis einer konsistenten Therapietheorie psychotherapeutische, pharmakotherapeutische, soziotherapeutische, physiotherapeutische und andere Interventionen zur Wirkung zu bringen. Es kommt immer wieder vor, dass die Zusage einer finanziellen Unterstützung (in der Schweiz beispielsweise über das Opferhilfegesetz) oder die Klärung der versicherungstechnischen Situation auch auf der Ebene der psychopathologischen Symptomatik eine spürbare Verbesserung bewirken kann. Nicht selten braucht der Patient auch die Hilfe eines Juristen zur Lösung zivil- oder strafrechtlicher Probleme.

Ein allzu einseitiger Blick zurück auf das Trauma und seine schlimmen Folgen kann dazu führen, dass der Patient in einer Opferrolle verharrt. Der Therapeut soll dem Gespräch über die traumatischen Erfahrungen des Patienten nicht ausweichen. Er soll aber immer wieder auch eine zukunftsorientierte, salutogenetische Perspektive ins Gespräch bringen. Die Aktivierung von intra- und interpersonellen Ressourcen kann dem Patienten helfen, sich mit neuen Aufgaben zu identifizieren und sein Leben wieder aktiv in die Hand zu nehmen. Der Begriff »posttraumatic growth« (Tedeschi u. Calhoun 1996) meint, dass ein Trauma neben den unbestrittenen, oft verheerenden gesundheitlichen Auswirkungen unter gewissen Umständen auch den Anstoß für positive Entwicklungen geben kann: Viele Betroffene berichten, dass sie neue Möglichkeiten für ihr Leben entdeckt und erschlossen haben, dass sich ihre Beziehung zu anderen Menschen grundlegend und in gewisser Hinsicht auch in positivem Sinne verändert hat, dass sie an persönlicher Stärke gewonnen haben und in spiritueller bzw. religiöser Hinsicht weitergekommen sind oder dass sie seit dem Trauma ihr Leben intensiver wahrnehmen und bewusster wertschätzen.

Prinzipien rehabilitativer Ansätze

- Zu unterstützen sind:
    - Aktive Gestaltung des Hier und Jetzt
    - Entwicklung von Zukunftsperspektiven
    - Früh einsetzende berufliche Rehabilitationsmaßnahmen
    - Aktivierung interner und externer Ressourcen
    - »Post-traumatic growth«
- Zu vermeiden sind:
    - Fixierung der Opferrolle
    - Langfristige Medikation mit Benzodiazepinen (cave Substanzabhängigkeit!)
    - Länger dauernde Arbeitsunfähigkeit
    - Ärztliche »Legitimierung« von Vermeidungsstrategien

Zusammenfassung

Über die Hälfte aller Menschen machen im Verlauf ihres Lebens mindestens einmal eine gravierende traumatische Erfahrung. Etwa jeder zehnte Betroffene entwickelt daraufhin eine posttraumatische Belastungsstörung. Posttraumatische Belastungsstörungen sollten primär psychotherapeutisch behandelt werden. Kognitiv-verhaltensorientierte Ansätze, insbesondere die Expositionstherapien, haben z. Z. den besten Wirkungsnachweis. Nicht selten ist zusätzlich der Einsatz von Psychopharmaka erforderlich. Hier kommen in erster Linie die serotoninspezifischen Antidepressiva (SSRI) zum Zug. Benzodiazepine sollten wegen der erhöhten Gefahr einer Substanzabhängigkeit nur mit größtmöglicher Zurückhaltung verordnet werden. Bei chronischen Verläufen sind multidisziplinäre rehabilitative Maßnahmen angezeigt.

43

Literatur

Breslau N, Davis GC, Andreski B, Peterson E (1991) Traumatic events and posttraumatic stress disorder in an urban population of young adults. Arch Gen Psychiatry 48: 216–222

Breslau N, Kessler RC, Chilcoat HD, Schultz LR, Davis GC, Andreski P (1998) Trauma and posttraumatic stress disorder in the community – The 1996 Detroit Area Survey of Trauma. Arch Gen Psychiatry 55: 626–632

Brewin CR, Andrews B, Valentine JD (2000) Meta-analysis of risk factors for posttraumatic stress disorder in trauma-exposed adults. J Consult Clin Psychol 68: 748–766

Davidson PR, Parker KCH (2001) Eye movement desensitization and reprocessing (EMDR): A meta-analysis. J Consult Clin Psychol 69: 302–316

Erichsen JE (1866) On railway and other injuries of the nervous system. Walton & Maberly, London

Etten ML van, Taylor S (1998) Comparative efficacy of treatments for post-traumatic stress disorder: A meta-analysis. Clin Psychol Psychother 5: 126–144

Foa EB, Rothbaum BO (1998) Treating the trauma of rape: Cognitive-behavioral therapy for PTSD. Guilford, New York

Foa EB, Rothbaum BO, Riggs DS, Murdock TB (1991) Treatment of post-traumatic stress disorder in rape victims: A comparison between cognitive-behavioral procedures and counseling. J Consult Clin Psychol 59: 715–723

Foa EB, Keane TM, Friedman MJ (2000) Effective treatments for PTSD: Practice guidelines from the International Society for Traumatic Stress Studies. Guilford, New York

Gersons BPR, Carlier IVE, Lamberts RD, Kolk BA van der (2000) Randomized clinical trial of brief eclectic psychotherapy for police officers with posttraumatic stress disorder. J Traum Stress 13: 333–348

Jacobsen LK, Southwick SM, Kosten TR (2001) Substance use disorders in patients with posttraumatic stress disorder: A review of the literature. Am J Psychiatry 158: 1184–1190

Kessler RC, Sonnega A, Bromet E, Hughes M, Nelson CB (1995) Posttraumatic stress disorder in the national comorbidity study. Arch Gen Psychiatry 52: 1048–1060

Marks I, Lovell K, Noshirvani H, Livanou M (1998) Treatment of post-traumatic stress disorder by exposure and/or cognitive restructuring – A controlled study. Arch Gen Psychiatry 55: 317–325

Norris FH (1992) Epidemiology of trauma: Frequency and impact of different potentially traumatic events on different demographic groups. J Consult Clin Psychol 60: 409–418

Page HW (1892) Eisenbahn-Verletzungen in forensischer und klinischer Beziehung. S. Karger, Berlin (engl. 1891)

Perkonigg A, Kessler RC, Storz S, Wittchen H-U (2000) Traumatic events and post-traumatic stress disorder in the community: Prevalence, risk factors and comorbidity. Acta Psychiatr Scand 101: 46–59

Shalev AY (1997) Discussion: Treatment of prolonged posttraumatic stress disorder – learning from experience. J Traum Stress 10: 415–423

Shapiro F (1995) Eye movement desensitization and reprocessing: Basic principles, protocols, and procedures. Guilford, New York

Tarrier N, Pilgrim H, Sommerfield C, Faragher B, Reynolds M, Graham E, Barrowclough C (1999) A randomized trial of cognitive therapy and imaginal exposure in the treatment of chronic posttraumatic stress disorder. J Consult Clin Psychol 67: 13–18

Tedeschi RG, Calhoun LG (1996) The Posttraumatic Growth Inventory: Measuring the positive legacy of trauma. J Traum Stress 9: 455–471

WHO (1992) The ICD-10 classification of mental and behavioural disorders. Clinical descriptions and diagnostic guidelines. World Health Organization, Geneva

Diagnostik und Behandlung anorektischer und bulimischer Essstörungen

Manfred M. Fichter

> »Bei Mr. Duke's Tochter setzte im Juli 1684 in ihrem 18. Lebensjahr die Regelblutung aus … [sie nahm an Gewicht ab und war nur noch Haut und Knochen]. Doch hatte sie kein Fieber sondern im Gegenteil fühlte sich der Körper kalt an … ihre Symptome behandelte ich mit äußeren Applikationen aromatischer Beutel am Oberbauch, durch äußerliche Pflaster und auch internal durch bittere Medizin …[sie weigerte sich die Medizin einzunehmen] worauf sie von Tag zu Tag mehr abnahm, bis sie nach zwei Monaten einen Ohnmachtsanfall hatte und starb« (Richard Morton 1694, zit. in Bliss u. Branch 1960, S. 10, Übersetzung von M. Fichter).

In London beschrieb Richard Morton (in englischer Sprache) 1694 den ersten Fall einer Magersucht bei einer jungen Frau. Er fand kein Fieber und keine anderen organischen Zeichen, welche die Erkrankung hätten erklären können. Bronchien und Lungen waren ohne pathologischen Befund. Die Patientin las Tag und Nacht. Einmal setzte sie ihren Körper der kalten Luft aus und verstarb schließlich an der Kachexie. Nach Morton wurden vereinzelte Kasuistiken Magersüchtiger beschrieben, und etwa 1870 veröffentlichten Charles Laseque in Frankreich und Sir William Gull in England ausführlicher über das Krankheitsbild. Es war das Verdienst von Morton, »nervöse Auszehrung« von anderen, körperlich bedingten Formen der Kachexie abzugrenzen. Für die Jahrzehnte nach 1916 stiftete der Hamburger Pathologe Morris Simmonds besonders in Deutschland Verwirrung durch die Beschreibung einer primären Insuffizienz des Hypophysenvorderlappens und der Gleichsetzung dieser mit der Magersucht. In den folgenden Jahrzehnten sah man vielerorts in der Magersucht eine primäre (organische) Störung der Hypophyse. Hilde Bruch formulierte 1973 in ihrem berühmt gewordenen Buch *Eating Disorder, Obesity, Anorexia Nervosa and the Person Within* für diese und andere Essstörungen folgende Gemeinsamkeiten:

1. Vorliegen von Körperstörungen,
2. Störungen der proprio- und interozeptiven sowie emotionalen Wahrnehmung,
3. ein alles durchdringendes Gefühl eigener Unzulänglichkeit.

Für spätere empirische Untersuchungen erwiesen sich diese Formulierungen von Bruch als sehr fruchtbar.

Erst in den Jahren 1979/80 wurde erstmals das Krankheitsbild der Bulimia nervosa, das derzeit weiter verbreitet ist als das der Magersucht, detailliert beschrieben und definiert. Mehr als 90% aller Fälle anorektischer und bulimischer Essstörungen sind weiblichen Geschlechts.

In der psychiatrischen Klassifikation nach ICD-10 und DSM-IV sind Anorexia nervosa und Bulimia nervosa als eigenständige psychische Störungen definiert. In den DSM-IV-Forschungskriterien im Appendix B sind die vorläufigen Kriterien für eine psychogene Hyperphagie ohne gegensteuernde Maßnahmen (»Binge Eating Disorder« = BED) definiert.

44.1 Symptomatik, Diagnostik und Epidemiologie

Bei der Diagnosefindung helfen uns Laborbefunde und andere technische Befunde sehr wenig. Nur eine detaillierte psychiatrische Exploration, in der neben der Symptomatik auch Kontext und Motive des geänderten Essverhaltens befragt werden, kann helfen, eine Diagnose zu stellen (Treasure et al. 2003). Bei der Magersucht sind Gewichtsabnahme und Amenorrhö unspezifische Befunde. Wichtig für die positive Diagnosestellung ist die (manchmal von der Patientin verleugnete) Intention, dünn sein zu wollen, an Gewicht abnehmen zu wollen. Leitsymptome für Bulimia nervosa sind Heißhungerattacken im Sinne des Frustessens, bei denen große Mengen Nahrung in kurzer Zeit konsumiert werden, das Gefühl, die Kontrolle über das Essen während einer Essattacke zu verlieren, wiederholte unangemessene Verhaltensweisen zur Gegensteuerung einer Gewichtszunahme (z. B. Erbrechen) und eine übermäßige Beeinflussung des Selbstwertgefühls durch die eigene Figur und das Körpergewicht. Die Binge-eating-Störung ist dem Wesen nach sehr ähnlich der Bulimia nervosa definiert, nur dass dabei bestimmte, einer Gewichtszunahme entgegensteuernde Verhaltensweisen (Erbrechen, Abführmitteleinnahme etc.) fehlen. Diagnostische Kriterien für die drei wesentlichen Essstörungen finden sich in der folgenden Übersicht.

Diagnostische Kriterien für Essstörungen

Anorexia nervosa (AN) nach ICD-10 (F50.0)

1. Tatsächliches Körpergewicht mindestens 15% unter dem erwarteten (entweder durch Gewichtsverlust oder nie erreichtes Gewicht) oder Bodymass-Index von 17,5 kg/m^2 oder weniger. Bei Patienten in der Vorpubertät kann die erwartete Gewichtszunahme während der Wachstumsperiode ausbleiben

2. Der Gewichtsverlust ist selbst herbeigeführt durch:
   – Vermeidung von hochkalorischen Speisen und eine oder mehrere der folgenden Möglichkeiten:
   – selbstinduziertes Erbrechen,
   – selbstinduziertes Abführen,
   – übertriebene körperliche Aktivitäten oder
   – Gebrauch von Appetitzüglern und/oder Diuretika

3. Körperschemastörung in Form einer spezifischen psychischen Störung: Die Angst, zu dick zu werden, besteht als tief verwurzelte überwertige Idee; die Betroffenen legen eine sehr niedrige Gewichtsschwelle für sich selbst fest

4. Eine endokrine Störung auf der Hypothalamus-Hypophysen-Gonaden-Achse: Sie manifestiert sich bei Frauen als Amenorrhö und bei Männern als Libido- und Potenzverlust. Eine Ausnahme stellt das Persistieren vaginaler Blutungen bei anorektischen Frauen mit einer Hormonsubstitutionstherapie zur Kontrazeption dar. Erhöhte Wachstumshormon- und Kortisolspiegel, Änderung des peripheren Metabolismus von Schild-

drüsenhormonen und Störungen der Insulinsekretion können gleichfalls vorliegen

5. Bei Beginn der Erkrankung vor der Pubertät ist die Abfolge der pubertären Entwicklungsschritte verzögert oder gehemmt (Wachstumsstopp; fehlende Brustentwicklung und primäre Amenorrhö beim Mädchen; bei Knaben bleiben die Genitalien kindlich). Nach Remission wird die Pubertätsentwicklung häufig normal abgeschlossen, die Menarche tritt aber verspätet ein

▬ Untertypen
   – F50.00: Anorexia ohne aktive Maßnahmen zur Gewichtsabnahme (Erbrechen, Abführen etc.)
   – F50.01: Anorexia mit aktiven Maßnahmen zur Gewichtsabnahme (Erbrechen, Abführen etc., u. U. in Verbindung mit Heißhungerattacken)
   – F50.1: Atypische Anorexia nervosa

Bulimia Nervosa (BN) nach ICD-10 (F50.2)

1. Andauernde Beschäftigung mit Essen, unwiderstehliche Gier nach Nahrungsmitteln, die Patientin erliegt Essattacken, bei denen große Mengen Nahrung in sehr kurzer Zeit konsumiert werden

2. Die Patientin versucht, dem dick machenden Effekt der Nahrung durch verschiedene Verhaltensweisen entgegenzusteuern: selbstinduziertes Erbrechen, Missbrauch von Abführmitteln, zeitweilige Hunger-

▼

perioden, Gebrauch von Appetitzüglern, Schilddrüsenpräparaten oder Diuretika. Wenn die Bulimie bei Diabetikerinnen auftritt, kann es zu einer Vernachlässigung der Insulinbehandlung kommen

3. Die psychopathologische Auffälligkeit besteht in einer krankhaften Furcht davor, dick zu werden; die Patientin setzt sich eine scharf definierte Gewichtsgrenze, weit unter dem prämorbiden, vom Arzt als optimal oder »gesund« betrachteten Gewicht

4. Häufig lässt sich in der Vorgeschichte mit einem Intervall von einigen Monaten bis zu mehreren Jahren eine Episode einer Anorexia nervosa nachweisen

- Untertypen
  - F50.3: Atypische Bulimia nervosa: ein oder mehrere Kennmerkmale der BN F50.2 fehlen
  - F50.4: Essattacken bei sonstigen psychischen Störungen: übermäßiges Essen als Reaktion auf belastende Ereignisse mit daraus resultierendem Übergewicht. Trauerfälle, Unfälle, Operationen und emotional belastende Ereignisse können von einem »reaktiven Übergewicht« gefolgt sein
  - F50.5: Erbrechen bei sonstigen psychischen Störungen: Erbrechen in Zusammenhang mit einer dissoziativen Störung (F44), einer hypochondrischen Störung (F45.2) oder im Sinne einer psychogenen Hyperemesis avidarum
  - F50.8: Sonstige Essstörungen: psychogener Appetitverlust, nichtorganische Pica (Essen von Papier, Sand etc.) bei Erwachsenen
  - F50.9: Nicht näher bezeichnete Essstörung

▼

Binge Eating Disorder (BED) nach den DSM-IV-Kriterien der American Psychiatry Association (1994)

1. Wiederholte Episoden von Essanfällen. Eine Episode von Essanfällen ist durch die beiden Kriterien charakterisiert:
   - Essen einer Nahrungsmenge in einem abgrenzbaren Zeitraum (z. B. in einem 2-h-Intervall), die definitiv größer ist als die Menge, die die meisten Menschen in einem ähnlichen Zeitraum unter ähnlichen Umständen essen würden
   - Gefühl des Kontrollverlustes über das Essen während der Episode (z. B. ein Gefühl, dass man mit dem Essen nicht aufhören bzw. nicht kontrollieren kann, was und wie viel man isst)
2. Die Episoden von Essanfällen treten gemeinsam mit mindestens 3 der folgenden Symptome auf
- Wesentlich schneller essen als normal
- Essen bis zu einem unangenehmen Völlegefühl
- Essen großer Nahrungsmengen, wenn man sich körperlich nicht hungrig fühlt
- Allein essen aus Verlegenheit über die Menge, die man isst
- Ekelgefühle gegenüber sich selbst, Deprimiertheit oder große Schuldgefühle nach dem übermäßigen Essen
3. Es besteht deutliches Leiden wegen der Essanfälle
4. Die Essanfälle treten im Durchschnitt an mindestens 2 Tagen in der Woche während mindestens 6 Monaten auf
5. Die Essanfälle gehen nicht mit dem regelmäßigen Einsatz von unangemessenen kompensatorischen Verhaltensweisen einher und treten nicht ausschließlich im Verlauf einer Anorexia nervosa oder Bulimia nervosa auf.

Wichtig

Die positive Diagnosestellung erfolgt durch gezielte Exploration. Technische Befunde können Folgeschäden aufzeigen oder ggf. zum Ausschluss körperlicher Erkrankungen dienen.

44.1.1 Anorexia nervosa

Die keineswegs verbreitetste, aber bekannteste Essstörung ist die Anorexia nervosa (AN, Magersucht). Bei dieser Erkrankung besteht eine Weigerung, sich Nahrung in ausreichender Menge zuzuführen und eine große Angst davor, zu dick bzw. übergewichtig zu werden. Der Gewichtsverlust ist selbst herbeigeführt und intendiert. Das Selbstwertgefühl wird in hohem Maße vom Erreichen selbstgesteckter (Unter-) Gewichtsziele abhängig. Typi-

scherweise finden sich auch Körperschemastörungen im dem Sinne, dass Betroffene sich selbst als erheblich dicker wahrnehmen, als sie tatsächlich sind. Es werden zwei wesentliche Formen von Magersucht unterschieden:

1. Die **restriktive (asketische) Magersucht**, bei der der Gewichtsverlust mit mehr asketischen Mitteln (z. B. Fasten, erhöhte körperliche Bewegung) herbeigeführt wird und
2. die **bulimische Magersucht**, die mit Heißhungerattacken einhergeht und mit Verhaltensweisen, die in unangemessener Weise einer Gewichtszunahme entgegensteuern sollen (z. B. Erbrechen, Abführmittelmissbrauch).

Häufig findet sich Zwanghaftigkeit im Zusammenhang mit Nahrung, Essen und Gewicht, aber auch in anderen Bereichen. Bulimisch Magersüchtige sind weniger introvertiert als restriktiv Magersüchtige und eher sexuell aktiv. Nosologisch scheint die bulimische Magersucht der

Bulimia nervosa näher zu stehen als der restriktiven Magersucht. Differenzialdiagnostisch von Magersucht zu unterscheiden sind körperliche Erkrankungen, die mit einer Kachexie einhergehen (Infektionserkrankungen, Karzinom etc.). Für die Stellung der Diagnose Magersucht relevant ist nicht das Ausmaß an Kachexie, sondern das Motiv dafür. Bei anderen psychischen Erkrankungen wie Schizophrenie und Depression kann zeitweise eine reduzierte Nahrungsaufnahme stattfinden, die dann aber Folge von Wahnvorstellungen (Schizophrenie) oder Folge von Appetitverlust (Depression) ist.

> **Wichtig**
>
> Für die Diagnose Magersucht ist nicht so sehr das Ausmaß der Kachexie relevant, sondern das Motiv für das Vorliegen der Kachexie (selbst angestrebt).

44.1.2 Bulimia nervosa

Charakteristisch für Bulimia nervosa (BN) sind Heißhungerattacken gefolgt von einer möglichen Gewichtszunahme und gegensteuernden Maßnahmen wie z. B. Erbrechen oder Abführmitteleinnahme. Während einer Essattacke besteht das Gefühl, die Kontrolle über das Essen zu verlieren. Das Selbstwertgefühl ist übermäßig durch die subjektive Wahrnehmung der eigenen Figur und des Körpergewichts beeinflusst. Die Grenzen zwischen bulimischer Anorexia nervosa und Bulimia nervosa sind durch eine Gewichtsgrenze festgelegt (Bodymass-Index von 17,5 kg/m² Körperoberfläche oder weniger bei Anorexia nervosa). Ebenso wie Magersucht beginnt Bulimia nervosa meist bei adoleszenten Mädchen oder jungen Frauen und findet sich relativ selten bei jungen Männern. Die bulimische Symptomatik wirkt kurzfristig verstärkend; sie verdeckt eigene (unangenehme) Gefühle (Fichter 1989). Abführmittel und Erbrechen haben verschiedene negative körperliche Folgen (► s. unter 44.1.4).

44.1.3 Binge-eating-Störung

Wie bei Bulimia nervosa bestehen bei der Binge-eating-Störung (BED) Heißhungerattacken in einer Mindesthäufigkeit verbunden mit Kontrollverlust über das Essen. Im Unterschied zu Bulimia nervosa fehlen dabei bestimmte (einer Gewichtszunahme entgegensteuernde) Verhaltensweisen wie Erbrechen oder die Einnahme von Abführmitteln, Schilddrüsenpräparaten oder Diuretika. Daraus resultierend sind viele, jedoch nicht alle Binge-eating-Betroffenen übergewichtig.

Tabelle 44.1. Folgen anorektischer und bulimischer Essstörungen

Bedingt durch	Folgesymptom
Starvation	Osteoporose
	Pseudoatrophie des Gehirns
	Anämie, Thrombozytopenie, Leukopenie
	Hormonelle Veränderungen
	T3 vermindert
	Hyperkortisolismus
	Gonadenhormone vermindert (Amenorrhö)
	Hypercholesterinämie
	Hypokarotinämie
	Zink und Phosphat im Plasma vermindert
Abführmittel	Metabolische Azidose
	Hypertrophe Osteoartropathie (selten)
Erbrechen	Herzrhythmusstörungen
	Chronisches Nierenversagen
	Hypokaliämie
	Hypochlorämie
	Metabolische Alkalose mit erhöhtem Serumbicarbonat
	Schwellung der Speicheldrüsen
	Zahnschäden

44.1.4 Folgen anorektischer und bulimischer Essstörungen

In seltenen Fällen kann es während eines Heißhungeranfalles zur Ruptur der Magenwand kommen. Im Starvationszustand, z. B. bei Magersucht, kommt es zu zahlreichen körperlichen Veränderungen im Sinne einer Sparschaltung des Körpers. Diese sind Folge der Starvation und nicht Ursache der Magersucht. Verschiedene z. T. schwere Folgeerkrankungen wie z. B. Herzrhythmusstörungen oder chronisches Nierenversagen treten in Folge von chronischem Erbrechen auf (■ Tabelle 44.1).

44.1.5 Epidemiologie

Anorexia nervosa. Man geht davon aus, dass sich die Prävalenz der Anorexia nervosa über die Jahrzehnte des 20. Jahrhunderts erhöht hat. Fallregisterstudien belegen seit den 60er Jahren eine Zunahme der jährlichen Inzidenz von ca. 0,3 pro 100.000 Einwohner auf 1 pro 100.000 Einwohner. Anorexia nervosa ist bei jungen Frauen im Verhältnis 12:1 deutlich mehr verbreitet als bei jungen Männern. Durchschnittlich liegt der Erkrankungsbeginn bei 16 Jahren. In westlichen Industrieländern liegt die Querschnittsprävalenzrate für Anorexia nervosa etwa bei 0,6–1% für Mädchen und Frauen im Alter zwischen 15 und 30 Jahren.

(Un-)Gleichgewicht von Stressoren und schützenden Einflüssen als verlaufsbestimmend angesehen. Schützende Einflüsse umfassen neben Medikation und unterstützendem sozialen Umfeld auch das individuell unterschiedliche Bewältigungsrepertoire des einzelnen Patienten. So machte dieses Modell schon früh deutlich, dass der Patient selbst einen entscheidenden Einfluss auf seinen weiteren Erkrankungsverlauf nehmen kann.

> **Wichtig**
>
> Der Patient ist Partner im Behandlungsprozess. Seine Aufnahmebereitschaft für die Interventionen ist multifaktoriell bedingt und muss psychotherapeutisch gefördert werden.

In den letzten Jahren wird der Patient daher auch konsequenterweise zunehmend als aktiver Mitgestalter von Behandlung und Rehabilitation, als Koexperte seiner Erkrankung, gesehen. Compliance bei der Inanspruchnahme psychopharmakologischer und psychosozialer Behandlungsmaßnahmen wird nicht mehr als nur passives Empfangen von Hilfeleistungen begriffen. Das therapeutische Arbeitsbündnis und der Rehabilitationsplan sind nicht länger nur Instrumente autoritativ-paternalistischer Vorgabe des Behandlungs- und Rehabilitationsteams. Der Rehabilitationsplan wird vielmehr als Ergebnis eines Aushandelns (»negotiation«) zwischen Patient und Behandlungs-/Rehabilitationsteam aufgefasst mit dem Ziel eines »informed consent«.

Hierbei geht es nicht einfach um eine auf Rationalität verkürzte Einsicht (»insight«) in den eigenen Behandlungs- und Rehabilitationsbedarf, wie in der traditionellen Compliance-Forschung angenommen. Vielmehr geht es darum, dass schizophren Erkrankte aktiv Hilfeleistungen/Behandlungsmöglichkeiten suchen bzw. meiden (»help seeking behavior«): Das subjektive Krankheitsmodell, die Erwartung über die (Un-)Wirksamkeit von bestimmten Formen therapeutischer und rehabilitativer Hilfe für die individuell als am bedeutsamsten eingeschätzten Behinderungen/Einschränkungen bestimmt die Aufnahmebereitschaft für jede Rehabilitationsmaßnahme. Die Bereitschaft, bestimmte Behandlungs- und Rehabilitationsmaßnahmen aufzugreifen, ergibt sich hierbei keineswegs aus objektivierbaren Defiziten allein. Instrumente zur Erfassung von Behinderung unterscheiden dann auch drei Ebenen: »Impairment« meint die »objektivierbare« Beeinträchtigung, z. B. eine mit standardisierten Fremdratingskalen erfasste Restsymptomatik, Defizite der sozialen Kompetenz oder mit neuropsychologischen Tests erfasste kognitive Funktionsstörungen. »Disablement« beschreibt Rollenfunktionsbeeinträchtigung und »handicap« das subjektive Erleben als eingeschränkt/behindert. Einschränkungen müssen also zunächst vom Patienten kognitiv wahrgenommen, dann emotional akzep-

tiert und schließlich mit der Hoffnung auf unterstützte Veränderbarkeit in der Inanspruchnahme von Rehabilitation aufgegriffen werden.

Inanspruchnahmeverhalten folgt insofern einem sozial-kognitiven Modell, in dem Wahrnehmung von Defiziten, subjektive Erwartungen über Folgen des Unterlassens oder Durchführens bestimmter Behandlungsmaßnahmen und das eigene Zutrauen (Selbstwirksamkeit) eine zentrale Rolle spielen. Dieser Auseinandersetzungsprozess und die hieraus resultierende Bereitschaft, kontinuierlich und aktiv im Behandlungs- und Rehabilitationsprozess mitzuarbeiten, muss häufig zu Rehabilitationsbeginn, oft auch fortlaufend, Gegenstand kognitiv-verhaltenstherapeutischer Interventionen zu Aufbau und Aufrechterhaltung von Behandlungs-Commitment/Compliance sein (vgl. Kap. 15). Erkrankungsprognose, sogar die Zwangseinweisungsfrequenz und die funktionale Veränderung des Krankheitskonzeptes, sind entscheidend von solchen Interventionen und Prozessen bestimmt.

In der Psychotherapieforschung wurde schon seit langem das Konzept der Aufnahmebereitschaft für Interventionen formuliert. Seit einigen Jahren ist auch für den Bereich der Behandlung und Rehabilitation schizophrener Störungen der Begriff der »therapeutic partnership« aufgegriffen worden. Auch die wissenschaftliche Bearbeitung der Themen »help seeking behavior« und Therapieerwartungen als Prädiktor für den Behandlungserfolg kündigen ein Umdenken an. Untersuchungen über die subjektive Einschätzung der Nützlichkeit (»subjective experience«) psychotherapeutischer Interventionen für den schizophrenen Patienten liegen vor. Die Berücksichtigung individueller Vorstellungen des Patienten über die Behandlung führen zur Verbesserung des Outcomes, so z. B. von psychopharmakologischer Behandlung bei Symptompersistenz. Im pharmakotherapeutischen Bereich werden zunehmend subjektive Aspekte der (Neben-)Wirkungen von pharmakotherapeutischer Behandlung in Studiendesigns berücksichtigt. Die Bedeutung der Therapeut-Patient-Beziehung beim Zustandekommen von Behandlungs-Complicance ist ebenfalls vielfältig untersucht worden.

> **Wichtig**
>
> Die subjektive Seite der Behandlung und Rehabilitation schizophrener Störungen ist in den letzten Jahren zunehmend in den Mittelpunkt der Forschung gerückt. Hier kündigt sich ein Umdenken auch für die klinische Versorgung an.

41.1.3 Individualisierung der Behandlungs- und Rehabilitationsansätze

Epidemiologische Studien hatten bereits Belege für ein hohes Maß an interindividuellen Unterschieden in den

41

Funktionsdefiziten schizophren erkrankter Menschen erbracht (z. B. bezüglich kognitiver Funktionsstörungen). Auf die besondere Bedeutung des Geschlechts als Einflussvariable wird in Kap. 35 eingegangen. Daher besteht eine weit verbreitete Fehlauffassung rehabilitativer Ansätze darin, dass ihnen implizit ein »Uniformitätsmythos« von »dem« Schizophrenen zugrunde liegt und gleiche Rehabilitationsdosis und -ausrichtung für alle unterstellt wird. Eine stärkere Würdigung der Rolle des individuellen Behinderungsprofils und der individuellen Aufnahmebereitschaft für Interventionen finden in der Rehabilitationsplanung erst in den letzten Jahren zunehmend Beachtung.

41.1.4 Beachtung des zeitlichen und situativen Kontextes der Rehabilitation

Auch die Berücksichtigung eines sich in Abhängigkeit von der Erkrankungsphase verändernden Interventionsbedarfes findet erst in jüngster Zeit Eingang in die Entwicklung von Behandlungs- und Rehabilitationskonzepten (Jackson et al. 2000). So wird in der frühen Erkrankungsphase, nach einer ersten oder zweiten Episode einer schizophrenen Erkrankung v. a. der Aufbau eines funktionalen Erkrankungsverständnisses und von Behandlungsbereitschaft als zentral angesehen, da hier Non-Compliance und Suizidrisiko besonders hoch ausgeprägt sind und der weitere Verlauf nicht zuletzt von einem konstruktiven Umgang mit der Erkrankung von Patient und Angehörigen abhängig ist. Auch unterbricht der Erstauftritt der Erkrankung häufig das Lösen von alterstypischen Entwicklungsaufgaben wie z. B. die Ablösung vom Elternhaus, Aufbau eines sozialen Netzes und einer Partnerschaft oder berufliche Integration. Hier benötigt der Patient ebenfalls eine rehabilitative Hilfe, die spezifisch auf seine Altersgruppe und Lebensthematik zugeschnitten ist. Daher wird in jüngerer Zeit auch meist die Rehabilitation von Erst- und Früherkrankten von der Rehabilitation von Patienten mit wiederholten Krankheitsschüben getrennt (vgl. Abschn. 41.4).

> **Wichtig**
>
> Die erste Erkrankungsepisode ist ein Life-Event, das oft zusammen mit der sich im Vorfeld entwickelnden kumulativen Funktionseinschränkung das Lösen von Entwicklungsaufgaben gefährdet und damit das »Zurückfallen« gegenüber den Gleichaltrigen vergrößert. Dies erschwert den Erfolg bei zu spät einsetzender Rehabilitation.

Die vermehrte Beachtung des situativen Anwendungskontextes von Rehabilitation ergibt sich aus Befunden zu Transferdefiziten des in der Rehabilitation Gelernten

in den natürlichen Alltag und berufliche oder soziale Anwendungssituationen. So konnte bei einer Vielzahl von Programmen zur beruflichen Rehabilitation gezeigt werden, dass ein »Place-then-train-Konzept« einem »Train-then-place-Vorgehen« eindeutig überlegen ist (Cook u. Razzano 2000). Auch für soziale Kompetenztrainings konnte ein solches Transferdefizit aufgezeigt werden – trotz nachgewiesener guter und lang anhaltender Lernerfolge, auch für schwer beeinträchtigte Patienten. Dies hat in jüngerer Zeit dazu geführt, dass Patienten vermehrt in den Anwendungssituationen selbst trainiert werden (Liberman et al. 2002; Roder et al. 2002). Vorbereitende »Trockenübungen« werden durch verhaltenstherapeutisches »In-vivo-Arbeiten« und durch coaching-orientiertes Vorgehen substituiert, um gleich in der Anwendungssituation den Lernerfolg zu optimieren und zu überprüfen. So wird soziale Kompetenz also nicht mehr generell trainiert, sondern direkt im Kontext von Partnerschaft, Job bzw. Freizeitverhalten, und Symptommanagementansätze werden im Alltag und nicht nur im Therapieraum realisiert (vgl. Kap. 15).

> **Zusammenfassung**
>
> Die Frage der **Differenzialindikation therapeutisch-rehabilitativer Maßnahmen** ist somit in Praxis und Forschung künftig komplexer zu stellen:
>
> - In welcher Phase seiner Erkrankung benötigt ein schizophrener Patient/Rehabilitand
> - bei welcher Ressourcenlage (Verhältnis innerer und äußerer fördernder bzw. hemmender Bedingungen) und
> - bei welcher erkrankungsbedingter Beeinträchtigung (»impairment«: z. B. symptomatologischer, kognitiver oder interpersoneller Art),
> - die sich in welchem Umfang auf seine Rollenfunktionsfähigkeit (»disablement«) im sozialen bzw. beruflichen Bereich auswirkt (»community functioning«: »social/vocational functioning«; »social adaptation«),
> - in welcher Reihenfolge (Rehabilitationsplan)
> - welche Art von rehabilitativer Hilfe
> - in welcher Anwendungssituation (z. B. sozial, beruflich, freizeitbezogene Alltagssituation),
> - und wie kann die Aufnahmebereitschaft solcher Interventionen beim Patienten (und ggf. Angehörigen) hierzu gestärkt werden?

41.2 Ansätze medizinischer Rehabilitation: Verbesserung (sozial-)kognitiver Funktions-störungen und die Behandlung komorbider Sucht

41.2.1 Kognitive Remediation

Kognitive Remediation fokussiert kognitive Funktions-störungen, die bei schizophrenen Störungen häufig und z. T. ausgeprägt vorhanden sind. Es finden sich v. a. Beeinträchtigungen der selektiven (Unterscheidung von wichtiger und unwichtiger Information, Ablenkbarkeit) und Daueraufmerksamkeit, des verbalen Gedächtnisses und der Handlungsplanung (Sharma u. Harvey 2000; Vauth et al., 2001a): 85% aller Patienten mit der Diagnose einer schizophrenen Störung zeigen Beeinträchtigungen in verschiedenen kognitiven Funktionsbereichen im Vergleich zu nur 5% der Normalpopulation. Neuropsychologische Untersuchungen zeigen dabei, dass schizophren Erkrankte im Durchschnitt geringere Leistungen als 85–98% ihrer Vergleichsstichprobe aufweisen. Die Defizite sind relativ früh im Krankheitsverlauf vorhanden, sind stabil über die Zeit und weitgehend unabhängig von der Positivsymptomremission.

Die Rehabilitation kognitiver Funktionsdefizite (»cognitive remediation«, CR) zielt auf die systematische Förderung kognitiver Prozesse durch wiederholtes Nutzen während des Trainings bzw. durch den Aufbau von Kompensationsstrategien (vgl. zur Übersicht Vauth et al. 2000). Ein Training kognitiver Funktionen wird mit einer Reihe von Hoffnungen verbunden, die sich an deren **funktioneller Relevanz** orientieren. So hat sich in einer Vielzahl von Studien zeigen lassen, dass kognitive Funktionsstörungen mit Symptomatik, Rückfall, Fähigkeit zur Krankheitseinsicht und damit Compliance sowie mit ihrer Bedeutung für verschiedene Aspekte von »community functioning« und Ansprechraten auf psychosoziale Interventionen zusammenhängen (Vauth et al. 2001a).

Für den **Zusammenhang kognitiver Funktionsstörungen und Symptomatik** lassen sich einige Beispiele finden: Positivsymptome werden seit Bleuler als Ausdruck kognitiver Kompensation basaler Informationsverarbeitungsstörungen angesehen. Beziehungsideen bei Schizophrenen werden in modernen kognitiv-verhaltenstherapeutischen Behandlungsansätzen als kognitives »monitoring deficit« und Wahnsymptome als Fehlattributionen basaler Wahrnehmungsstörungen aufgegriffen (vgl. Kap. 15). Schließlich ist der Zusammenhang von Beeinträchtigungen der verbalen Merkfähigkeit und Arbeitsgedächtnisdefiziten mit formalen Denkstörungen oder von z. B. exekutiven Funktionen und Negativsymptomatik belegt, auch wenn aufgrund der Interkorrelationsmuster in Längsschnittuntersuchungen nicht von einer Kausalbeziehung ausgegangen werden kann.

Für **Krankheitseinsicht** als einer wichtigen Determinante von Compliance konnte ebenfalls ein Zusammenhang mit kognitiven Funktionsstörungen mehrfach nachgewiesen werden. Darüber hinaus sind kognitive Störungen als **Vulnerabilitätsmarker** bekannt. Sie bestehen bereits vor dem Ausbruch der Erkrankung und sind auch schon bei Erstmanifestation schizophrener Erkrankungen nachweisbar. Sie bestehen relativ stabil über die Zeit und episodenunabhängig fort. Zunächst wurde aufgrund des Vulnerabilitäts-Stress-Kompetenz-Modells durch die Kompensation kognitiver Vulnerabilitätsaspekte eine Erhöhung der Rückfallschwelle erwartet. Dies war wohl eher ein zu hoch gestecktes Ziel, allerdings hat sich immerhin zeigen lassen, dass subchronische Positivsymptomatik durch kognitives Strategietraining reduziert werden konnte (Vauth et al. 2001a).

Hauptlegitimation aber für die Wahl kognitiver Defizite Schizophrener als Ansatzpunkt kognitiver Trainingsmaßnahmen ist ihre **Relevanz für berufliche und soziale Integration** sowie das Ansprechen auf psychosoziale Interventionen. So stehen z. B. Planungsfähigkeit und verbales Langzeitgedächtnis mit sozialer und beruflicher Rollenfunktionsfähigkeit, verbales Langzeitgedächtnis und Daueraufmerksamkeit mit sozialem Kompetenzniveau in Zusammenhang. Ansprechen auf soziale Fertigkeits- und soziale Wahrnehmungstrainings bzw. Erfolg bei beruflicher Rehabilitation ist gleichfalls von Daueraufmerksamkeit und verbaler Merkfähigkeit abhängig. Diese Befunde leuchten auch ein: Wer leicht ablenkbar ist, den roten Faden nicht halten, Handlungsabfolgen nicht planen kann, wird sowohl in der Steuerung seines Sozial- und Arbeitsverhaltens als auch im Erwerb neuer Kompetenzen in der Rehabilitations eingeschränkt sein. Da sich kognitive Funktionen als zumindest in labornahen Trainingssituationen als prinzipiell trainierbar erwiesen haben (Vauth et al., 2001a), hoffte man durch kognitives Training auf eine Ausweitung des Rehabilitationspotenzials (vgl. zur Übersicht z. B. Green et al. 2000; Vauth et al. 2000, 2001a).

Als erste direktere empirische Hinweise für eine solche – zunächst nur theoretisch erwartete – Ausweitung des Rehabilitationspotenzials können bisher drei Arbeiten gelten: Spaulding (Spaulding et al. 1999) zeigte eine Verdopplung der Erfolgsrate eines sozialen Kompetenztrainings, wenn diesem zusätzlich das kognitive Differenzierungstraining aus dem integrierten psychologischen Therapieprogramm vorgeschaltet wurde. Bell et al. (Bell et al. 2001) und Vauth et al. (Vauth et al. 2004) konnten einen augmentierenden Effekt verschiedener kognitiver Trainings auf den Erfolg beruflicher Rehabilitationsmaßnahmen zeigen. In der letzten Arbeit zeigte sich eine 2,3-fache Erhöhung der Wahrscheinlichkeit, sich mindestens in einer Teilzeittätigkeit auf dem ersten Arbeitsmarkt zu etablieren.

41

> **Wichtig**
>
> Kognitive Rehabilitation zielt auf eine Ausweitung des Rehabilitationspotenzials.

41.2.2 Ansätze zur Verbesserung von sozial-kognitiven Defiziten und Affektregulationsstörungen

Rehabilitationsansätze, die auf **Störungen der sozialen Kognition** bei schizophrenen Patienten gerichtet sind, setzen an Informationsverarbeitungs- und Regulationsstörungen emotionaler Prozesse an. Soziale Kognition gilt neben Lernfähigkeit als eine der bedeutsamen Mediatorvariablen, die für die negativen Auswirkungen neurokognitiver Dysfunktionen auf soziale und berufliche Integration verantwortlich sein sollen. Vier Arten von Störungen der Affektregulation bzw. -verarbeitung im Zusammenhang mit schizophrenen Erkrankungen werden genannt (Vauth et al. 2001b): Störungen der Affektivität, der emotionalen Belastbarkeit, der Emotionswahrnehmung und -interpretation sowie des emotionalen Verbalverhaltens.

Störungen der Affektregulation treten in Prodromalphasen und in Akutphasen der Erkrankung meist im Sinne von dysphorischen oder depressiven Verstimmungen auf oder in Form von frei flottierenden Ängsten bzw. von Panikanfällen. Nach der Akutphase finden sich die postpsychotische Depression und Negativsymptomatik im Sinne von Affektverflachung. Depressive Syndrome haben eine Prävalenz von ca. 30% bei schizophrenen Erkrankungen, treten in chronischen Formen und bei Erstmanifestationen der Erkrankung auf und sind mit einer erhöhten Rückfall- bzw. Suizidgefährdung assoziiert. Ursächlich können neben extrapyramidalen Nebenwirkungen auch Negativ- und Positivsymptome beteiligt sein, auch wenn deren Rolle in neueren Forschungsarbeiten (Birchwood 2000) und mit zunehmender Abkehr von konventioneller neuroleptischer Medikation und Hochdosisbehandlung relativiert wird. Als pharmakologische Behandlungsoptionen gelten neben Antidepressiva auch aufgrund der 5-HT$_2$-Bindung die neueren atypischen Neuroleptika wie Olanzapin oder Quetiapin. Kürzlich wurde auch ein kognitiv-verhaltenstherapeutischer Ansatz in der Arbeitsgruppe von Birchwood entwickelt (Iqbal et al. 2000). In diesem interessanten, individualtherapeutischen Ansatz werden Gefühle von Verlust und Niederlage aufgegriffen und daraus resultierende Beeinträchtigungen von Selbstwert und Selbstwirksamkeit. Das Innovative besteht darin, dass Krankheitserleben und -verarbeitung zum Selbstkonzept des Patienten in Bezug gesetzt wird.

Unter **Störungen der emotionalen Belastbarkeit** werden durch emotionalen Stress induzierte Verschlechterungen vorbestehender kognitiver Defizite subsumiert, die das Auftreten von Symptomen und damit das Rückfallrisiko erhöhen. **Störungen der Emotionswahrnehmung und -interpretation** finden sich im Sinne einer reduzierten Wahrnehmungsgeschwindigkeit für affektive Stimuli und der gehäuften Fehlinterpretation negativer Emotionen als neutral, wobei diese Defizite weitgehend unabhängig vom symptomatologischen Verlauf der Erkrankung sind. Verstärktes Reagieren auf negative Äußerungen der Umgebung durch Selbstvorwürfe und Auffälligkeiten im Sprachverhalten werden unter **Störungen des emotional-verbalen Verhaltens** gefasst.

Zusammenfassend muss also eine kognitiv-verhaltenstherapeutische Intervention, die diese Störungen sozialer Kognition fokussiert, gerichtet sein auf einen verbesserten Umgang mit negativen Emotionen wie Angst und Depression, auf eine verbesserte Selbst- und Fremdwahrnehmung von Emotionen sowie einen verbesserten mimischen Ausdruck von Emotionen. Als theoretischer Rahmen zur Planung der therapeutisch-rehabilitativen Schritte lässt sich das Modell der »Emotionalen Intelligenz« der Arbeitsgruppe von Salovey heranziehen. Dieses unterscheidet drei Komponenten, die unsere Arbeitsgruppe in einem »Training zur emotionalen Intelligenz für schizophrene Patienten« aufgegriffen und evaluiert hat (Vauth et al. 2001b):

- »Emotional perception«: Fähigkeit, Emotionen wahrzunehmen, zu bewerten, auszudrücken, hier nicht nur bezogen auf Wahrnehmung emotionaler Information in Gesichtern, sondern auch Generalisierung auf andere Stimuli wie z. B. auf Farben, Formen, Geschmack, Geräusche.
- »Emotional understanding«: Dekodierung affektgeladener Information, Verstehen von Emotionen, Emotionen analysieren in sozialen Situationen.
- »Emotional management«: Regulation von Emotionen (eigene und die anderer: wie kann ich mich wieder beruhigen, wie kann ich bei jemand anderem z. B. Ärger reduzieren).

Störungen der Affektivität Schizophrener werden bisher v. a. mit **kognitiven Interventionen** fokussiert: Beispiele hierfür sind der **Selbstinstruktionsansatz** von Meichenbaum (z. B. sich Beruhigendes sagen), das »**Gedankenstopp**«-Verfahren nach Falloon, der Problemlöseansatz nach Kraemer sowie der neue Baustein des »Integrierten Psychologischen Therapieprogramms für schizophrene Patienten« (**IPT**), »Bewältigung maladaptiver Emotionen« von Hodel. Der letztere Ansatz modifiziert das ehemalige Unterprogramm »Soziale Wahrnehmung« des IPT (vgl. auch Abschn. 41.3): In diesem Training sollen im Bildmaterial des ehemaligen Unterprogramms zur sozialen Wahrnehmung die Emotionen der Stimuluspersonen beschrieben werden. Diese werden dann zum Ausgangspunkt für die Beschreibung eigener Emotionen und deren Bewältigungsmöglichkeiten gewählt. Die subjektive Wirksamkeitsbeurteilung der Bewältigungsstrategien durch Patient und Gruppentherapeut dient dabei als Basis für das Erarbeiten und Trainieren alternativer, angemessenerer Bewältigungsstrategien. Von Hogarty liegt ein einzeltherapeutischer Ansatz vor (»**Personal Therapy**«), der ebenfalls affektspezifische (individuelle) Reaktionsmuster des Patienten als interne Stressquelle therapeutisch modifizieren soll.

Training zur Emotionalen Intelligenz für schizophrene Patienten

Das »Training zur Emotionalen Intelligenz für schizophrene Patienten« (TEI) von Vauth et al. (vgl. folgende Übersicht) beschreitet in mehrfacher Hinsicht gegenüber den geschilderten bisherigen Behandlungsansätzen einen neuen Weg: Es greift Ergebnisse der emotionspsychologischen Grundlagenforschung bei schizophrenen Patienten auf, die Defizite im Bereich Emotionswahrnehmung und -ausdruck nachweisen, und macht sie zum Ausgangspunkt spezifischer Trainingsmaßnahmen. Mit dem TEI-Baustein »Bewältigung negativer Emotionen« werden negative Emotionen als interne Stressquelle aufgefasst (z. B. postpsychotische Depression, Angst und Depression bei chronischer Positivsymptomatik usw.), die kognitive Fehlverarbeitung und schließlich Rückfälle begünstigen. Über andere an Emotionen ansetzende Therapieverfahren für schizophrene Patienten geht das TEI dadurch hinaus, dass es Interventionskonzept und Planung von Therapieschritten ableitet aus einer Theorie der emotionalen Intelligenz und aus einem bewältigungstheoretischen Ansatz, dem »Coping Effectiveness Training«. Hierdurch können gegenüber den bisherigen, nach eher pragmatischen Ad-hoc-Kriterien zusammengestellten Ansätzen vernachlässigte Trainingsziele berücksichtigt werden: So wird der Patient in diesem Training beispielsweise trainiert, auch soziale Unterstützung systematischer neben individuellen Bewältigungsmöglichkeiten zu nutzen und verschiedene Strategien passend zu seinen Situationsbewertungen (Kontrollierbarkeit, Selbstwertrelevanz usw.) und Zielen auszuwählen. Der Baustein »Förderung positiver Emotionen« (Selbstverstärkung, Mastery and Pleasure, Activity Scheduling, Aufbau aktiver Freizeitinteressen) verbessert die Stressprotektion und macht – wie auch der Baustein Emotionswahrnehmung und -ausdruck – ein spezifisches Angebot für Patienten mit Minussymptomatik, für die derzeit kaum Behandlungsangebote vorliegen (▶ s. folgende Übersicht).

Komponenten und Ablaufstruktur des Trainings Emotionaler Intelligenz

Trainierte Inhaltsbereiche (Sitzungsnummer)
Fokussierte Emotionsbereiche: Umgang mit
- Depressiven Symptomen (1)
- Ängsten (2)
- Ärger (3)
- Unerwarteten Situationen (Überraschung) (4)
- Schamgefühlen, z. B. an einer schizophrenen Erkrankung zu leiden, Distanzierung des sozialen Umfeldes aufgrund der Akutsymptomatik (5)
- Schuldgefühlen (6)
- Aufbau positiver Gefühle im Sinne:
    - positiver Alltagsaktivitäten nach dem Mastery-and-pleasure-Prinzip (Freude)
    - von Selbstverstärkungsstrategien (7)
- Aktiven regelmäßigen Freizeitaktivitäten (Interesse) (8)

Formaler Ablauf
- Erste Doppelstunde:
    - Aufbau von emotionsspezifischem Problembewusstsein
    - und Änderungswunsch
    - Förderung von Interpretieren emotional aufgeladener Situationen (»emotional understanding«) durch Bearbeiten schriftlich vorgegebener Vignetten sozialer Situationen, in denen das systematische Hypothesenentwickeln und -prüfen beim Erschließen von Emotionen trainiert wird
    - Förderung von Emotionswahrnehmung (»emotional perception«) durch Üben des Entschlüsselns von mimischen Affektsignalen und Übung von angemessenem Ausdrücken von Affekten (»Regisseurübungen«)
- Zweite Doppelstunde:
    - Training von Umgang mit Emotionen (»emotional management«) durch Überprüfen der Wirksamkeit der Spontanbewältigungsstrategien des Patienten und ggf. dann deren therapeutische Modifikation durch Techniken des »cognitive and behavioral rehearsal« wie gelenkter Dialog, Vorstellungsübungen und Rollenspiel

41.2.3 Spezielle Ansätze zur Behandlung dualer Diagnosen

Die meisten epidemiologischen Arbeiten über Suchterkrankungen bei schizophrenen Störungen, man spricht dann auch von sog. »dualen Diagnosen«, belegen die große Häufigkeit von Abhängigkeitserkrankungen und

41

deren negativen Auswirkungen auf den Erkrankungsverlauf (Bellack u. Gearon 1998). Im Vergleich zur Allgemeinbevölkerung ist die Prävalenz für eine Alkoholabhängigkeit nahezu verdreifacht (ca. 30–35%), ebenso der mit erheblichem kardiovaskulären Risiko verbundene Nikotinabusus bei 70–90% der Patienten.

> **Wichtig**
>
> Komorbide Suchterkrankungen bei schizophrenen Störungen sind häufig. Obwohl sie den Erkrankungsverlauf enorm verschlechtern, werden in der Routineversorgung kaum spezifische Behandlungsangebote bei dualen Diagnosen vorgehalten.

Partiell scheinen hierfür die dopaminerge Stimulation der Suchtmittel und auch genetische Prädispositionen verantwortlich zu sein. Durch dopaminerge Stimulation von Suchtmitteln und zunehmende familiäre Konflikte wegen der Abhängigkeit besteht nachgewiesenermaßen ein höheres Rückfallrisiko. Weitere negative Folgen von Alkoholabhängigkeit sind die zusätzliche Verschlechterung bereits vorbestehender kognitiver Defizite, bei Frauen Erziehungsprobleme und erhöhtes HIV-Infektionsrisiko bei häufiger auftretendem sexuellen Missbrauch. Die gegenwärtige Versorgungspraxis einer Trennung von Psychosen- und Suchttherapie in Therapie und Rehabilitation ist kontraproduktiv, denn der fortwährende Substanzabusus untergräbt die Psychosentherapie und -rehabilitation. Umgekehrt erschweren psychotische Restsymptome und kognitive Funktionsstörung die Aufnahmebereitschaft für traditionell suchttherapeutische Ansätze. Bestandteile der meisten an schizophrene Störungen adaptierten Interventionsprogramme (Bellack u. Gearon 1998) sind die fünf Komponenten, die in der nachfolgenden Übersicht dargestellt sind:

Komponenten von Interventionsprogrammen bei dualen Diagnosen

- Selbsthilfegruppe, adaptiert nach dem Modell der Anonymen Alkoholiker: Ansatz der 12 Schritte
- Kognitiv-verhaltenstherapeutisches Rückfallpräventionstraining
- Motivational Enhancement Therapy
- Assertive Community Treatment
- Kontingenzmanagement

Selbsthilfegruppe. Adaptiert nach dem Modell der Anonymen Alkoholiker, erfordert die Selbsthilfegruppe Bereitschaft zu vollständiger Abstinenz und geht oft konfrontativ vor, um Leugnungstendenzen zu durchbrechen.

Rückfallpräventionstraining. Kognitiv-verhaltenstherapeutisches Rückfallpräventionstraining zielt sowohl auf Rückfälle in die Suchterkrankung als auch auf Rückfälle in eine schizophrene Episode. Durch übendes Vorgehen werden Bewältigungsstrategien aufgebaut. Beispiele hierfür sind Rollenspiele zum Ablehnen von Drogen oder Zwischensitzungsübungen, in den Alternativverhalten zum verbesserten Umgang mit den Auslösesituationen für Suchtverhalten erprobt wird.

Motivational Enhancement Therapy. Diese Therapie ermöglicht v. a. Patienten, die noch ambivalent bezüglich ihrer Abstinenzentscheidung sind, den langsamen Motivationsaufbau. Der Patient lernt hierbei zunehmend den Widerspruch erkennen zwischen seinem Wunsch, persönlich bedeutsame Ziele zu erreichen und seinem Suchtverhalten. Die prinzipielle Arbeitsweise ist in Kap. 15 am Beispiel des Compliance-Aufbaus dargestellt.

Assertive Community Treatment. Suchttherapeutisches Assertive Community Treatment setzt über 7 Tage in der Woche und 24 Stunden erreichbare Case-Manager ein. Diese suchen den Patienten mehrfach am Tage auf und wenden v. a. auf die Phase der Änderungsbereitschaft (vgl. Kap. 15) abgestimmte motivationsfördernde Interventionen an.

Kontingenzmanagement. Dieses zielt auf ein sukzessives Ersetzen der negativen Verstärkung durch Suchtmittelabusus (z. B. Reduktion aversiver Spannungen, von Entzugssymptomatik oder von Ängsten) durch positive Verstärkung von Abstinenz (Belohnungen, z. B. Kopplung von Taschengeldauszahlungen usw.).

> **Wichtig**
>
> Ambivalenz ist eher der übliche Ausgangspunkt von Behandlung und nicht die Ausnahme. Sie wird aber häufig in der Praxis als Störfaktor und Kontraindikation für das Anbieten von Behandlungsprogrammen gesehen.

Die **Evaluation** dieser Ansätze steckt allerdings noch in den Kinderschuhen (Bellack u. Gearon 1998; Drake et al. 1998): Von 36 Studien, die Drake et al. referieren, haben lediglich 7 ein experimentelles Design, und häufig wurden nosologisch gemischte Gruppen mit einem mehr oder minder großen Anteil an schizophrenen Patienten einbezogen. Zusammenfassend finden sich erste Anhalte dafür, dass es gelingt, ca. 70% der Patienten mit einem eher niederschwelligen (Möglichkeit zu zeitweisen Therapiepausen und Unterbrechungen durch Rückfälle) und eher verhaltensorientiertem Angebot zumindest begrenzte Zeit (1–12 Monate) abstinent zu halten. Auch intensive aufsuchende Hilfe durch Case-Manager im Rahmen des Assertive Community Treatment brachte Erfolge. Insgesamt fehlen aber noch hinreichend aussagekräftige Langzeitstudien mit homogeneren Patientengruppen.

41.3 Rehabilitationsansätze zur sozialen und beruflichen Integration

Soziale Fertigkeitsdefizite sind bei schizophrenen Patienten häufig und weitgehend unabhängig vom Ausprägungsgrad der Psychopathologie. Sie stellen ein wichtiges Hindernis für den Aufbau eines sozialen Netzes und für einen angemessenen Umgang mit Kollegen und Vorgesetzten am Arbeitsplatz dar. Die **Ursachen sozialer Kompetenzdefizite** können auf verschiedenen Ebenen lokalisiert werden: So finden sich Beeinträchtigungen etwa in der sozialen Wahrnehmung (v. a. Erkennen nonverbaler Signale negativer Affekte; vgl. Abschn. 41.2) und Verarbeitung sozialer Information (Interpretation von sozialen Hinweisreizen, Abruf und Bewertung unterschiedlicher Handlungsalternativen beim Lösen interpersoneller Probleme). Auch können Defizite sozialer Kompetenz zurückgehen auf kognitive Einschränkungen wie mangelnde Wortflüssigkeit sowie mangelnde Nutzung nonverbalen Verhaltens zur Steuerung des Gesprächsflusses und -wechsels. Sekundäre Beeinträchtigungen des Sozialverhaltens können Folge persistierender Negativ- (Antriebs- und Initiativemangel) oder Positivsymptomatik (z. B. Interferenz des Stimmenhörens mit der Verarbeitung sozialer Hinweisreize) und Neuroleptikanebenwirkungen sein (z. B. reduzierte nonverbale Affektexpressionen, Bewegungsunruhe).

> **Wichtig**
>
> Defizite sozialer Kompetenz erschweren soziale und berufliche Integration. Sie sind Folge von Fertigkeitsdefiziten (sozialer Rückzug, Lerngeschichte), persistierender positiv- oder Negativsymptomatik oder auch Folge pharmakologischer Nebenwirkungen. Ihre Behandlung muss ein vorrangiges Rehabilitationsziel sein.

Bei praktisch allen **sozialen Fertigkeitstrainings** (Bustillo et al. 2001; Heinssen et al. 2000) kommt neben dem direkten übenden Lernen im Rollenspiel Modellernprozessen besondere Bedeutung zu. Gerade für schwer beeinträchtigte Patienten scheint es wichtig zu sein, vor der eigenen Durchführung das Zielverhalten erst einmal bei einer Modellperson (z. B. dem Kotherapeuten) beobachten zu können. Die Evaluation verschiedenster Ansätze zum Aufbau sozialer Fertigkeiten bei schizophrenen Patienten zeigt auch bei längerer Nachbeobachtung, dass das Erreichen verschiedener Ziele durch solche Trainings möglich ist: Verkürzung der stationären Aufenthaltsdauer, Verminderung der Rückfallrate und Übertragung der sozialen Fertigkeiten auf die außertherapeutische Alltagssituation. Für den Langzeiterfolg entscheidend ist allerdings, dass diese Fertigkeiten im Alltag von Patienten auch erprobt und dann fortlaufend eingesetzt werden. Das Einsetzen z. B. im Rollenspiel gelernter Fertigkeiten im Alltag ist stark davon bestimmt, inwieweit der Patient durch sein soziales Umfeld Gelegenheit, Ermutigung und Verstärkung für die neuen Fertigkeiten erhält. Um die kognitiven und motivationalen Risiken eines Alltagstransfers abzuschwächen, wird in neueren Ansätzen die Umsetzung durch spezielle Selbstbeobachtungs- und Instruktionsprotokolle sowie durch ein von therapeutischem Hilfspersonal in der Anwendungssituation begleitetes Coaching gestützt (Liberman et al. 2002).

Mit sozialen Kompetenztrainings ist in vielen Ansätzen ein **Problemlösetraining** verknüpft. Der Patient soll hierbei das gestufte Vorgehen im Umgang mit Schwierigkeiten lernen. Anforderungen soll der Patient weder unter- noch überschätzen, um sich auch trotz möglicher Einschränkungen dauerhaft Erfolgserlebnisse zu sichern. Hauptelemente verhaltenstherapeutischen Problemlösetrainings sind »Zerlegung« von Problemen in Teilprobleme, systematisches Erarbeiten einer auf eine praktikable Lösung ausgerichteten Definition des Problems, Sichten von alternativen Vorgehensweisen der Zielerreichung sowie deren Bewertung und Umsetzung. Für viele Patienten ist hierbei der interpersonelle Bereich besonders bedeutsam. Gerade zwischenmenschliche Konflikte werden als besonders schwer bewältigbar erlebt und bedingen häufig Rückfälle.

Das Integrierte Psychologische Trainingsprogramm (IPT) von Brenner und Mitarbeitern und das Social and Independent Living Skills Program (SILSP) von Liberman et al. sind typische Beispiele für **Mehrkomponenten-Rehabilitationsprogramme**, die soziale Kompetenztrainings enthalten. Das IPT verwirklicht ein fünfstufiges Aufbautraining, das ein Patient nach der ursprünglichen Konzeption sequenziell durchläuft, wofür es nach einer neueren Untersuchung allerdings nur z. T. empirische Rechtfertigung gibt: Im Baustein »Kognitive Differenzierung« werden über Zuordnung von Kärtchen zu gemeinsamen oder unterschiedlichen Kategorien von Begriffen beim Patienten basale Störungen der Abstraktionsfähigkeit, der Konzeptbildung und der Aufmerksamkeit bearbeitet. Soziale Wahrnehmung wird anhand von Diamaterial mit unterschiedlicher emotionaler Intensität trainiert. Der Patient lernt dabei, »vorschnelle« Interpretationen auch in emotionalisierten Situationen zurückzuhalten. Im Kommunikationstraining geht es einmal darum, raschere Verfügbarkeit von Kommunikationsinhalten zu fördern. Verbales Gedächtnis ist ja im Vergleich zu anderen kognitiven Funktionen bei schizophrener Patienten in besonderem Maße beeinträchtigt. Andererseits geht es um den Aufbau direkter kommunikativer Kompetenz (z. B. aktives Zuhören). Im »Sozialen Fertigkeitstraining« wird dann selbstsicheres Verhaltens in zunehmend komplexeren und affektiv aufgeladeneren Kontexten im Rollenspiel aufgebaut. Im letzten Baustein »Interpersonelles Problemlösen« können die Patienten dann ihre individuellen Probleme einbringen.

41

Das SILSP umfasst Bausteine für den verbesserten Umgang mit Medikation bzw. Restsymptomen, Kommunikationstraining, Aufbau von Freizeitaktivitäten, verbesserte Reintegration nach Klinikaufenthalten und interpersonelles Problemlösen. Es handelt sich um ein Langzeit-Rehabilitationsprogramm mit einem Zeitbedarf pro Modul von zwei 90-minütigen Sitzungen pro Woche über ca. 3 Monate. Sein Vorteil besteht in der speziell für schwer beeinträchtigte Patienten wichtigen hohen Strukturiertheit des Vorgehens durch feste Abfolge der Rehabilitationsschritte: z. B. Videomodell, Psychoedukation, Erarbeitung persönliche Motivation (Rollenspiel und Coaching), Antizipation von und Umgang mit umsetzungshinderlichen Faktoren, Verwertung der Umsetzungsergebnisse.

Berufliche Rehabilitation (Vauth et al. 2001a) ist eine der zentralen Aufgaben, da ein hoher Anteil von schizophren Erkrankten bereits in sehr jungen Jahren frühberentet wird: Mit bis zu 58% haben sie (auch in deutschsprachigem Bereich) die höchste Frühberentungsrate und mit lediglich 20–40% den niedrigsten Anteil an der im ersten Arbeitsmarkt Beschäftigten. Obwohl berufliche Rehabilitation dieses Ergebnis belegtermaßen nahezu um 100% verbessern kann, ist eine solche Rehabilitation lediglich bei 10% der später Frühberenteten erfolgt. Die konkurrierenden Prinzipien, nach denen man aufgrund empirischer Wirksamkeitsbelege beruflich rehabilitieren sollte (Cook u. Razzano 2000) und die gängige Rehabilitationspraxis stehen allerdings häufig in einem eklatanten Widerspruch: Obwohl vielfach gezeigt wurde, dass das »Place-then-train-Konzept« dem umgekehrten »Train-then-place-Vorgehen« für die Erreichbarkeit eines Vollzeit- oder Halbtagsarbeitsplatzes weit überlegen ist, dominiert im deutschsprachigen Versorgungsbereich immer noch nahezu überall das »Train-then-place-Vorgehen«.

> **Wichtig**
>
> Berufliche Rehabilitation wird immer noch zu selten initiiert. Die Art, wie sie durchgeführt wird, folgt zumeist nicht den Prinzipien empirisch belegter Strategien. Graduierung, Coaching am Arbeitsplatz und »Place then train« werden zu wenig umgesetzt. Defensive Anpassung und Nivellierung nach unten sind die Hauptrisiken bisheriger Angebote, die Nischen bieten, aber zu wenig systematische Förderung.

Abgestuft anspruchsvoller werdende Ansätze der Reintegration mit begleitendem Coaching direkt am Arbeitsplatz fehlen. Statt dessen werden »Nischen-Arbeitsplätze« geboten, die postakut und für Patienten, für die eine berufliche Reintegration unrealistisch ist, durchaus sinnvoll sein können. Solche Arbeitsplätze aber prüfen weder systematisch Belastbarkeit – wie Umgang mit Zeitdruck – noch trainieren sie gezielt. Die empirische Evaluation legt nahe, dass wir »Rapid-placement-Programme« – wie z. B.

Drake et al. (1998) oder Velligan et al. (2000) sie beschrieben und evaluiert haben – auch bei uns systematisch implementieren sollten. Arbeits- und Berufstherapeuten sollten in ihrer Aus- und Fortbildung auch solche Coaching-Kompetenzen vermitteln. Ein Beispiel hierfür ist unser kognitives Trainingsprogramm, dass parallel und integriert zu beruflichen Erprobungsmaßnahmen angeboten wird. Weiterhin müssten kontingenztheoretische Überlegungen zur Schaffung von Handlungsanreizen, die Inanspruchnahme von solchen Rehabilitationsangeboten und aktive Mitarbeit besser mit sozialpolitischen Maßnahmen abgestimmt und bei hoher Arbeitslosigkeit über zielgruppenspezifische und wirksame Integrationsprogramme nachgedacht werden.

41.4   Ansätze zur Frühintervention und Frührehabilitation

Beginnen wir diesen letzten wichtigen Abschnitt der Darstellungen mit einem ganz konkreten Fallbeispiel:

> ❯ **Fallbeispiel**
>
> Ein 20-jähriger Mann hat sich nach einer längeren Phase des sozialen Rückzuges und zunehmenden Leistungsabfalls im Jurastudium im Zimmer seiner studentischen Wohngemeinschaft tagelang eingeschlossen und laute Musik gehört. Die WG-Mitglieder wussten sich schließlich nicht mehr zu helfen und zogen einen Notfallarzt herbei, der dann den Patienten unter dem klinischen Bild einer floriden paranoid-halluzinatorischen Psychose in die stationäre Behandlung überwies. Sechs Wochen später hört der Patient keine Stimmen mehr, aber der Antrieb und die Initiative des vormals sehr aktiven Patienten (Organisation von Arbeitsgemeinschaften, Freizeitgruppen), auch seine Auffassungs- und Konzentrationsfähigkeit sind zum Entlassungszeitpunkt deutlich reduziert. Als die Eltern, die sich um die berufliche Zukunft des Sohnes sorgen, auf ihn gut gemeinten Druck ausüben, zieht er sich wieder mehr zurück und schließt sich einer Clique an, die Cannabis raucht. Hier fällt es dem Patienten leichter, trotz seiner Antriebsschwäche und neu aufgetretenen sozialen Unsicherheit Kontakte zu knüpfen. Seine neuen Freunde raten ihm eher von den Medikamenten ab, da ihn dies an seiner Selbstverwirklichung nur hindere.

Was heißt in diesem Fall also Frührehabilitation? In welcher Reihenfolge sollen welche Ziele gestuft wie erreicht werden? Zunächst einmal muss der Kliniker prüfen, ob dieses Defizitsyndrom (Antriebs-, Initiativemangel, kognitive Störungen) primäre Negativsymptomatik oder aber sekundärer Natur ist: Beispiele hierfür sind eine pharmakogene Ursache (Hochdosisbehandlung mit konventionellen Neuroleptika mit starken extrapyramidalmotorischen Störungen), Depressivität (Verarbeitung der psychotischen Erfahrungen usw.), persistierende Positivsymptome (wahnhafte Ängste oder Halluzinationen, die zu defensiver Inaktivität und Rückzugsverhalten usw. führen) oder unterstimulierende soziale Umgebung (Verlust an Kontakt und Tagesstruktur). Bei primärer Negativsymptomatik würde dann evtl. der Patient auf ein atypisches Neuroleptikum eingestellt. Der Vorschlag einer zunächst tagesklinischen Behandlung könnte dann mehre Funktionen gleichzeitig erfüllen: Durch das rehabilitative Programm Tagesstruktur anbieten und ein Mindestmaß an Stimulation, kontrollierte Medikamentenabgabe und damit Compliance- bzw. (Neben-)Wirkungsüberwachung leisten. Zugleich könnte die Verhaltensbeobachtung in Trainings- und Therapiemaßnahmen Informationen über kognitive Belastungsfähigkeit und mögliche Defizite sozialer Kompetenz bieten. Vielleicht könnte auch die Einladung der Eltern zu einem psychoedukativen Angehörigenabend oder Familiengespräch Hoffnung kommunizieren und zugleich durch Hinweis auf Behandlungsmöglichkeiten bei Negativsymptomatik unberechtigte Sorge und Ärger abbauen (vgl. zum Vorgehen Kap. 30). Dann könnte bereits von der Tagesklinik aus die Teilnahme an einem kognitiven Training – auch zur Überprüfung von Leistungsfortschritten im Zuge der Behandlung erfolgen. Eine neuropsychologische Testung vor Entlassung könnte eine Übersicht über wichtige kognitive Funktionsbereiche bieten und so die Studierfähigkeit abschätzen helfen. Der Studieneinstieg könnte dann etwa durch ein soziales Kompetenztraining (Verbesserung der sozialen Integration) und eine kognitive Einzeltherapie (Krankheitsverarbeitung, Verbesserung der Belastbarkeit, evtl. Lern- und Arbeitstechniken) unterstützt werden.

Was ist jedoch das besondere an der Rehabilitation des frühen Erkrankungsverlaufes und wieso ist dies überhaupt notwendig? Frühinterventionen bei schizophrenen Erkrankungen sind durch verschiedene Gesichtspunkte legitimiert.

1. Diese Interventionen zielen auf eine »**psychosocial recovery**«, d. h. ein weitest mögliches Zurückerobern der alterstypischen Normalität von Rollenfunktionen. Verlaufsuntersuchungen haben erbracht, dass es im initialen Krankheitsverlauf zu einer raschen und kumulativen Progression von symptomatologischen, kognitiven und rollenfunktionsbezogenen Einschränkungen kommt, die dann nach ca. 3–5 Jahren ein Plateau erreichen. Deswegen spricht man auch von der »critical period« (Birchwood 2000). Frühinterventionen sind daher mit einer doppelten Hoffnung verbunden. Einerseits soll versucht werden, von Beginn an Krankheitsakzeptanz und Behandlungsmotivation zu stärken. Andererseits sollen drohende Funktionseinbußen auf einem möglichst niedrigen Niveau gehalten werden, **bevor** eine Plateaubildung mit Stabilisierung auf dem dann vorhandenen Einschränkungsniveau einsetzt (Birchwood 2000).

2. Nach Ersterkrankung besteht ein besonders dringlicher Bedarf für den **Aufbau von Behandlungsbereitschaft und Krankheitsakzeptanz**, da hier die pharmakologische Non-Compliance-Rate besonders hoch ist. Mehr als 50% der erstmals an einer schizophrenen Störung erkrankten Patienten setzen innerhalb des ersten Jahres, z. T. wenige Tagen bis Wochen nach stationärer Entlassung ihre Medikamente ab. Das Non-Compliance-Problem wird noch dadurch verschärft, dass besonders bei erneutem Rückfall für Ersterkrankte ein gegenüber Mehrfacherkrankten deutlich erhöhtes Suizidrisiko nachweisbar ist. Wenn auch bisher die Neurotoxizität von Rückfällen nicht zweifelsfrei nachgewiesen werden konnte, so war doch klar zu zeigen, dass die Rehospitalisierungsdauer und damit zumindest das »Herausfallen« aus dem Alltag sozialer Beziehungen und Berufsalltag von Erkrankungsphase zu Erkrankungsphase ansteigt.

3. Im Erkrankungsverlauf frühe Interventionen zielen auf eine **Verminderung des Risikos für das Auftreten sekundärer Erkrankungen** (Jackson et al. 2000). Beispiele hierfür sind posttraumatische Stresserkrankungen nach Zwangseinweisung/-medikation, aber auch durch das Erleben starker Ängste in der Psychose selbst. Suchterkrankungen (insbesondere Alkohol, Cannabis und Nikotin), Panik- oder Zwangsstörungen (Letztere z. B. zur Kompensation bestehender, subtiler kognitiver Funktionsstörungen), soziale Phobie (z. B. aufgrund von Defiziten im Bereich der sozialen Kompetenz) sowie Depression sind andere wichtige Sekundärerkrankungen, die verhindert werden sollten.

4. Für Ersterkrankte besteht die Notwendigkeit einer **alters- und phasenspezifischen Adaptation** von für Mehrfacherkrankte schon bewährten Interventionen: Für die Pharmakotherapie fordern aktuelle und empirisch abgesicherte Leitlinien für Ersterkrankte eine um ca. ein Drittel niedrigere Dosierung der meisten Neuroleptika und bei nach 6–12 Wochen adäquater Dosierung noch persistierenden Positivsymptomen den frühzeitigen Einsatz von Clozapin. Aber auch für Psychotherapie und Rehabilitation wird die Notwendigkeit alters- und krankheitsspezifischer Anpassung von Behandlungskonzepten betont. So müssen die altersspezifischen Lebensaufgaben aufgegriffen werden, deren Lösung durch die erste psychotische Episode beeinträchtigt oder sogar verhindert wurde. Beispiele hierfür sind die Ablösung vom Elternhaus, der Beginn (und evtl. Abschluss) von Ausbildung oder der Aufbau von Partnerschaft und sozialem Netz. Mit der Alters- und Krankheitsphasenspezifität von Rehabilitationsbedürfnissen steht auch der Vorschlag in Beziehung, Ersterkrankte – je nach regionalen Versorgungsmöglichkeiten – möglichst nicht in der gleichen therapeutischen Umgebung wie Mehrfacherkrankte zu behandeln und zu rehabilitieren. Aufbau von Akutstationen

41

speziell für Ersterkrankte und ihnen vorbehaltene, spezifische Zentren für die Rehabilitation sind hierfür Beispiele. So sind Rehabilitationszentren für Ersterkrankte z. B. eher nach dem Modell eines »Jugendtreffs« konzipiert, in denen die Patienten Gelegenheit erhalten, soziale Kompetenz und freizeitbezogene Fertigkeiten zu trainieren. Das Vorhalten solcher Angebote entspricht auch dem Ziel eines nichtstigmatisierenden Vorgehens, in dem die Patienten sich auch durch die Art der bereitgehaltenen therapeutischen Umgebung schrittweise die Unbefangenheit und Normalität ihrer nichterkrankten Gleichaltrigen zurückerobern sollen (»normalizing«).

> **Wichtig**
>
> Patienten mit einer ersten psychotischen Episode haben spezielle Behandlungsbedürfnisse, die phasenspezifisches Vorgehen, abweichend von Ansätzen bei Mehrfacherkrankten, erfordern. Die Auseinandersetzung mit der Erkrankung und ihren depressiogenen Folgen und altersspezifischen Lebensthemen erfordert homogenere Schwerpunktbildungen in der ambulanten Rehabilitation (ggf. überregionale Frühinterventionszentren).

41.4.1 Mehrkomponentenprogramme

Im Folgenden sind einige Beispiele für gegenwärtig eingesetzte Mehrkomponentenprogramme aufgeführt, die das therapeutische und rehabilitative Vorgehen erläutern und zugleich auch mit einer bestimmten Art der Organisation der Versorgung verbunden sind (Edwards u. McGorry 2002): Bekannte Ansätze sind das »Early Psychosis Prevention and Intervention Center« (**EPPIC**), das seit 1992 in Melbourne/Australien aufgebaut wurde, das »Early Treatment and Identification of Psychosis Project« (**TIPS**) in Norwegen und Dänemark (seit 1997), der »Early Intervention Service« (**EIS**) in Birmingham/England seit 1995, das »Early Psychosis Program (**EPP**) in Calgary/Canada seit 1996 und schließlich das »Prevention and Early Intervention Program for Psychosis« (**PEPP**) in London/Canada seit 1996.

Die Schwerpunkte der verschiedenen Programme sind teilweise aufgrund ihrer Einbettung in verschiedene lokale Versorgungsstrukturen unterschiedlich: EPPIC fokussiert phasenorientierte Behandlung nach Einsetzen der psychotischen Störung und hält 24-stündige mobile Diagnose- und Behandlungsteams bereit. TIPS zielt durch Integration von Aufklärungskampagnen v. a. auf eine Reduktion der Dauer unbehandelter psychotischer Erkrankungen bis zum Einsetzen der ersten fachspezifischen Behandlung und ist entsprechend der Ausrichtung norwegischer Dienste eher psychodynamisch und nicht verhaltenstherapeutisch orientiert. Die kanadischen Modelle haben mit dem Birmingham-Modell und EPPIC viel gemeinsam, z. B. therapeutisches – und nicht nur koordinierendes – Case-Management und die kognitiv-verhaltenstherapeutische Ausrichtung. Sie sind auch durch eine starke Integration von Selbsthilfeansätzen für die Patienten und auch für die Angehörigen gekennzeichnet. Weiter unterscheiden sich die Altersgrenzen für die Programme: Für EPPIC und EIS gilt eine obere Altersgrenze von 30–45 Jahren, für TIPS und die beiden kanadischen Programme gilt dies weniger, da sie alle »schizophrenia spectrum disorders« einschließen.

All diese Programme sind in unterschiedlichem Umfang evaluiert, und ihre **Implementierung** weist einige **gemeinsame Elemente und Prinzipien** auf : die Integration von Forschern in Evaluation, Umsetzung und Lobbyarbeit; in der frühen Implementierungsphase Bedarfsanalysen, Pilotstudien und Fokusgruppen (Betroffene, Zuweiser, Anbieter), wechselseitige Hospitationen verschiedener Zentren, schriftliche Konzeptentwicklung; in der mittleren Phase Dokumentation der verschiedenen Angebotskomponenten und Beginn der Vernetzung mit anderen Zentren, schließlich in der späten Implementationsphase Ergebnisevaluation und politische Initiativen. Für die künftige Entwicklung dieses Bereiches wird es wichtig sein, nicht nur die Art der Interventionen (Input) und deren Ergebnisse (Outcome), sondern auch die Prozesse und Wirkmechanismen für Behandlungs- und Rehabilitationserfolg zu klären. Erfahrungsbasierte und über Konsensuskonferenzen bisher vorliegende **Leitlinien** für die Behandlung und Rehabilitation von Ersterkrankten fordern als »gold standard« die in der folgenden Übersicht dargestellten Kernelemente (Edwards u. McGorry 2002):

Prinzipien für die Behandlung und Rehabilitation von Ersterkrankten

- Ziel der **Primärprävention**: Früherkennung sowie diagnostische und therapeutische Begleitung von Menschen mit Frühformen möglicher psychotischer Erkrankungen
- **Rascher und niederschwelliger Zugang** zu spezifischer Versorgung bei Ersterkrankung für Patienten und Angehörige
- **Regelmäßige und mehrdimensionale Diagnostik** zur Definition von Behandlungs- und Rehabilitationsschwerpunkten sowie regelmäßige Reevaluation von Fortschritten, spezifische Förderung aktiver Mitarbeitsbereitschaft des Patienten
- Anwendung des Prinzips des **therapeutischen Case-Managements** mit hoher Personalkonstanz für Patient und Angehörige mit dem Ziel der Verhinderung von Rückfällen und Behinderung

▼

- Maximierung von Wirkung und Minimierung von Nebenwirkung der **neuroleptischen Behandlung**, nicht nur in der Akut-, sondern auch in der Rehabilitationsphase
- Von der Akutphase an sollten **psychologische Interventionen fester Bestandteil** der Versorgung sein
- **Angehörige** sollten zur Unterstützung bei emotionaler Belastung, zur Förderung der Mitarbeitsbereitschaft des Patienten und zur Prävention bezüglich sekundärer Erkrankung von Beginn der Behandlung und Rehabilitation an **eingebunden** werden,
- **Psychoedukation** für Patient und Angehörige ist die Grundlage der Entwicklung eines gemeinsamen Störungs- und Behandlungsverständnisses
- Die verfügbaren und als wirksam und effizient belegten **gruppentherapeutischen Konzepte** zur Förderung von »recovery« und dem Erreichen persönlicher Ziele in den Bereichen sozialer und beruflicher Reintegration sollten angewandt werden
- Die Patienten sollten in dem **am wenigsten restriktiven Behandlungs- und Rehabilitationsrahmen** betreut werden, d. h. möglichst integriert in den Alltag, aber abgestimmt auf Sicherheits- und Versorgungserfordernisse

Zur Illustration des therapeutisch-rehabilitativen Vorgehens wird exemplarisch die Arbeitsweise des EPPIC dargestellt. In der frühen Phase (den ersten 3–6 Monaten) des »Recovery-Prozesses« steht die Verarbeitung der psychotischen Erfahrung und ihrer Auswirkungen ganz im Vordergrund. Begonnen wird mit dem Anbieten von **Psychoedukation**, sobald Patient und Angehörige hierfür aufnahmebereit sind. Hierzu wurden schriftliche Materialien und Videos als Lehrmaterial entwickelt. Die »Cognitively Oriented Psychotherapy for Early Psychosis« (COPE) fokussiert einzeltherapeutisch die Auseinandersetzung des Patienten mit der Erkrankung. Das Vorgehen ist in der folgenden Übersicht dargestellt und dient indirekt auch der Suizidprävention.

Grundprinzipien der kognitiven Einzeltherapie bei Ersterkrankten mit einer schizophrenen Störung

- **Genereller Fokus**: Bewertungsprozesse, die Depressivität/Hoffnungslosigkeit in drei Bereichen bedingen:
    - Einschätzung der Erkrankung als Ganzes oder auch einzelner Symptome als maligne und

▼

unkontrollierbar (»entrapment in psychotic illness«)
    - Gefühl des Verlorenhabens aller wichtigen Ziele und sozialen Rollen und ungünstige Attribution auf Persönlichkeitsmängel (»loss and humiliation«)
    - Gefühl des Versagthabens und Gescheitertseins (»self-evaluation«)
- **Vorgehen**: Kognitive Techniken, »mastery techniques«, »goal setting«, Aufbau von Bewältigungsstrategien

---

Substanzmittelmissbrauch (vgl. Abschn. 41.2) ist auch bei Ersterkrankten das häufigste komorbide Problem. Auch hierzu wurde im EPPIC ein Therapiemodul entwickelt, das auf dem Prinzip des »motivational interviewing« basiert (vgl. Kap. 15). Oft stellt der Ausbruch der ersten psychotischen Episode im Zusammenhang z. B. mit Cannabiskonsum eine wichtige Motivationsquelle für Abstinenz dar, die man therapeutisch aufgreifen sollte. Ist der Substanzmittelabusus eine Selbstmedikation z. B. für unzureichende Kontrolle von Positivsymptomen, sollten mit dem Patienten alternative pharmakologische und psychotherapeutische Strategien (vgl. Kap. 15) geprüft werden. Auch Verzögerung von Symptomremission wird im EPPIC aufgegriffen: Das »Treatment Resistance Early Assessment Team« (TREAT) übernimmt diagnostische und über Case-Manager motivierende Funktionen und weist betroffene Patienten dem »Systematic Treatment of Persistent Positive Symptoms« (STOPP) zu. Die Logik des Vorgehens ist in Kap. 15 dargestellt. Multidiziplinäre ambulante Case-Management-Teams erfüllen diagnostische Monitoringfunktionen in Krisen (Ansprechen auf Behandlung, Eigen-/Fremdgefährdungsgrad) und bieten immer wieder Behandlung und Rehabilitation an, d. h. üben eine Motivationsfunktion aus. Auch unterstützen sie in Kooperation mit Arbeitstherapeuten die (Re-)Integration am Arbeitsplatz. Verhaltenstherapeutische Angehörigenarbeit in Kleingruppen mit mehreren Familien über 4 Abende zielt auf eine Verbesserung der Unterstützung des Patienten und soll die Familie entlasten. Psychoedukation, Unterstützung bei der Entwicklung praktischer Problemlösungen und Hilfe in der Bewältigung von Krisen sind wichtige Komponenten. In sog. »recovery groups« durchlaufen die Patienten zudem ein ca. 10-wöchiges Programm zu den Themen Freizeit, soziale Integration, Gesundheitsförderung, persönliche Entwicklung und Kreativität.

Zusammenfassend zielt also Frühbehandlung und -rehabilitation bei Ersterkrankungen auf das Selbstkonzept, den Aufbau von Krankheitsakzeptanz und Zuversicht, die pharmakologische und psychologische Kontrolle von Symptomatik, die Erarbeitung von Krankheitswissen bei Patient und Angehörigen und die Unterstützung der sozialen und beruflichen Integration. Trotz erster ermutigender Evaluationsbefunde wissen wir derzeit noch zu wenig über die wirksamen Elemente solcher Mehrkomponentenprogramme und darüber, welche Patienten mehr oder weniger profitieren.

Zusammenfassung

Grundprinzipien einer veränderten Sichtweise von Rehabilitation wurden dargestellt. Individualisierung, stärkere Berücksichtigung von Erkrankungsphase und Situation, Erweiterung des Verständnisses von Behandlungserfolg und ein stärkeres Gewichten von Behandlungspartnerschaft waren die wichtigen Aspekte. Rehabilitation von Grundfunktionen (kognitive Defizite und sozial-kognitive Informationsverarbeitungsbeeinträchtigungen) wurden unter dem Gesichtspunkt einer möglichen Ausweitung des Rehabilitationspotenzials dargestellt. Behandlungsansätze bei dualen Diagnosen wurden als Kernstück der medizinischen Rehabilitation aufgezeigt. Behandlungs- und Rehabilitationsmodule zur verbesserten sozialen und beruflichen Integration wurden skizziert. Abschließend wurden die Besonderheiten in der Frührehabilitation ersterkrankter Patienten mit schizophrenen Störungen aufgeführt.

Literatur

Bell M, Bryson G, Greig T, Corcoran R, Wexler BE (2001) Neurocognitive enhancement therapy with work therapy. Effects on neuropsychological test performance. Arch General Psychiatry 58: 763–768

Bellack AS, Gearon JS (1998) Substance abuse treatment for people with schizophrenia. Addict Behav 23: 749–766

Birchwood M (2000) Early intervention in psychosis: the critical period. In: McGorry P, Jackson HJ (eds) The recognition and management of early psychosis. A preventive approach. Cambridge University Press, Cambridge, pp 226–264

Bustillo JR, Lauriello J, Horan WP, Keith SJ (2001) The psychosocial treatment of schizophrenia: An update. Am J Psychiatry 158: 163–175

Cook JA, Razzano L (2000) Vocational rehabilitation for persons with schizophrenia: Recent research and implications for practice. Schizophr Bull 26: 87–104

Dose M (2002) Die schöne Welt der neuen Neuroleptika – eine kritische Betrachtung. Schizophrenie 18: 37–56

Drake RE, Mercer-McFadden C, Mueser KT, McHugo GJ, Bond GR (1998) Review of integrated mental health and substance abuse treatment for patients with dual disorders. Schizophr Bull 24: 589–608

Edwards J, McGorry PD (2002) Implementing early intervention in psychosis. A guide to establishing early psychosis services. Martin Dunitz, London

Green MF, Kern RS, Braff DL, Mintz J (2000) Neurocognitive deficits and functional outcome in schizophrenia: are we measuring the »right stuff«? Schizophr Bull 26: 119–136

Heinssen RK, Liberman RP, Kopelowicz A (2000) Psychosocial skills training for schizophrenia: Lessons from the laboratory. Schizophr Bull 26: 21–46

Iqbal Z, Birchwood M, Chadwick P, Trower P (2000) Cognitive approach to depression and suicidal thinking in psychosis. 2. Testing the validity of a social ranking model. Br J Psychiatry 177: 522–528

Jackson HJ, Edwards J, Hulbert C, Mcgorry PD (2000) Recovery from psychosis: Psychological interventions. In: Mcgorry PD, Jackson HJ (eds), The recognition and management of early psychosis. Cambridge University Press, Cambridge, pp 265–307

Liberman RP, Glynn S, Blair KE, Ross D, Marder SR (2002) In vivo amplified skills training: Promoting generalization of independent living skills for clients with schizophrenia. Psychiatry 65: 137–155

Roder V, Zorn P, Andres K, Pfammatter M, Brenner HD (2002) Praxishandbuch zur verhaltenstherapeutischen Behandlung schizophren Erkrankter. Huber, Bern

Sharma S, Harvey PD (2000) Cognitive enhancement as a treatment strategy in schizophrenia. In: Sharma S, Harvey P (eds) Cognition in schizophrenia. Impairments, importance and treatment strategies. Oxford University Press, New York, pp 286–302

Spaulding W, Fleming SK, Reed D, Sullivan N, Storzbach DM, Lan N (1999) Cognitive functioning in schizophrenia: Implications for psychiatric rehabilitation. Schizophr Bull 25: 275–289

Vauth R, Dietl M, Stieglitz R-D, Olbrich HM (2000) Cognitive Remediation – Eine neue Chance in der Rehabilitation schizophrener Störungen? Nervenarzt 71: 19–29

Vauth R, Barth A, Stieglitz R-D (2001a) Evaluation eines kognitiven Strategietrainings in der ambulanten beruflichen Rehabilitation Schizophrener. Z Klin Psychologie 30: 251–258

Vauth R, Corrigan PW, Dietl M, Dreher-Rudolph M, Vater R, Clauss M, Stieglitz R-D (2004) Cognitive strategies versus self-management skills as adjunct to vocational rehabilitation. Schizophr Bull (in print)

Vauth R, Joe A, Seitz M, Olbrich HM, Stieglitz R-D (2001b) Differenzielle Kurz- und Langzeitwirkung des Integrierten Psychologischen Therapieprogramms und eines Trainings »Emotionaler Intelligenz für schizophrene Patienten«? Fortschr Neurol Psychiatr 69: 1–8

Velligan DI, Bow-Thomas CC, Huntzinger C, Ritch J, Ledbetter N, Prihoda TJ, Miller AL (2000) Randomized controlled trial of the use of compensatory strategies to enhance adaptive functioning in outpatients with schizophrenia. Am J Psychiatry 157(8): 1317–1323

Behandlungsprobleme bei Angstpatienten

Borwin Bandelow

Ängste und Angststörungen sind weit verbreitet. Oft wird angeführt, dass man ohne Angst nicht überleben könne. Eine gesunde Angst vor realen Gefahren sichert das Überleben. Wer vorsichtig Auto fährt, die Türen gut abschließt oder sich auf Prüfungen aus Angst vor Versagen lange vorbereitet, hat durchaus Vorteile im Leben. Nun handelt es sich aber bei den Angsterkrankungen und Phobien nicht um begründete Ängste. Typisch für die Angststörungen sind nicht Ängste vor realen Gefahren, wie Krankheit, Tod, Verlusterlebnissen, Unfällen, Kriegen oder Terrorismus. Phobische Ängste sind unangebracht, unrealistisch oder übertrieben und beziehen sich sehr häufig auf harmlose Situationen. Die häufigste Phobie in Deutschland ist z. B. die Spinnenphobie – obwohl es in Deutschland nicht eine einzige Spinnenart gibt, die gefährlich ist oder zumindest unangenehm stechen oder beißen könnte. Viele Patienten mit einer Panikstörung haben Angst im Fahrstuhl, obwohl der Fahrstuhl eines der sichersten Verkehrsmittel ist.

42

42.1 Diagnostik

◻ Tabelle 42.1 zeigt die Einteilung der Angststörungen nach ICD-10 (International Classification of Diseases).

Auch wenn die Angststörungen im Bereich der stationären Psychiatrie im Vergleich zu Depression und Schizophrenie weniger prominent sind, sind sie die häufigsten psychiatrischen Erkrankungen (◻ Tabelle 42.2). Diese durch repräsentative Bevölkerungsumfragen gewonnenen Prävalenzzahlen entsprechen allerdings nicht der Häufigkeit, mit der sich Patienten mit den jeweiligen Angststörungen in den klinischen Institutionen melden. So kommen Patienten mit einer spezifischen Phobie fast nie, Patienten mit einer sozialen Phobie selten und Patienten mit einer Panikstörung dagegen sehr häufig zu Behandlung.

Angststörungen sind bei Frauen etwa doppelt so häufig wie bei Männern, wobei die Gründe hierfür nicht ausreichend aufgeklärt sind.

◻ Tabelle 42.1. Einteilung der Angststörungen nach ICD-10

Angststörungen	ICD-10
Phobische Störungen	*F40*
Agoraphobie ohne Panikstörung mit Panikstörung	F40.0 F40.0 F40.01
Sozialphobie (soziale Angststörung)	F40.1
Spezifische (isolierte) Phobie	F40.2
Andere Angststörungen	*F41*
Panikstörung	F41.0
Generalisierte Angststörung	F41.1
Angst und depressive Störung gemischt	F41.2

◻ Tabelle 42.2. Angststörungen: Einjahresprävalenzraten (nur klinisch relevante Fälle). (Aus Narrow et al. 2002)

Angststörung	Prävalenz-raten [%]
Irgendeine Angststörung	12,1
Spezifische (einfache) Phobie	4,4
Panikstörung mit oder ohne Agoraphobie	3,9
Soziale Phobie	3,7
Generalisierte Angststörung	2,8

42.1.1 Panikstörung mit oder ohne Agoraphobie

Symptome
Panikattacken

❯ **Fallbeispiel**
Eine 31-jährige Verkäuferin berichtet: »Ich war gestern im neuen Einkaufszentrum ›Kaufpark‹ unterwegs. Es war Freitagnachmittag, und es war ziemlich voll. Plötzlich hatte ich das Gefühl, dass ich keine Luft mehr bekomme. Ich atmete schneller. Meine Kehle schnürte sich zu. Mir wurde schwindelig, und ich glaubte, dass ich gleich in Ohnmacht falle. Ich setzte mich auf einen Stuhl, aber es wurde nicht besser. Ich hatte das Gefühl, dass die Luft im Kaufpark schlecht war, und sah zu, dass ich möglichst schnell ins Freie kam. Aber draußen wurde es auch nicht besser; mein Herz klopfte bis zum Hals, ich hatte das Gefühl, dass es gleich aussetzt. Ich kam mir vor wie in einem Traum. Mein Gesicht fühlte sich wie taub an. Zufällig sah ich eine Frau, die ich nur flüchtig kannte. Ich sprach sie an und erzählte, was mit mir los ist. Sie wollte mich nach Hause fahren, aber ich meinte, es wäre besser, den Notarztwagen zu rufen. Ich wurde mit Blaulicht in die Klinik gefahren. Kaum hatte ich mit dem Arzt gesprochen, ging es mir schon besser. Ich wurde mehrere Stunden lang untersucht. Dann teilte man mir mit, dass sie nichts gefunden hätten.«

Dies ist eine typische Beschreibung einer Panikattacke, wie sie im Rahmen einer Panikstörung auftreten kann. Die folgende Übersicht enthält die Definition der Panikstörung mit oder ohne Agoraphobie nach ICD-10.

Definition der Panikstörung nach ICD-10

Wiederholte Panikattacken mit folgenden Merkmalen: abgegrenzte Episode ausgeprägter Angst oder Unbehagens; abrupter Beginn; Dauer einige Minuten; mindestens 4 Symptome der unten angegebenen Liste, davon eins der Symptome 1. bis 4. müssen vorliegen:

— Vegetative Symptome
 1. Palpitationen, Herzklopfen oder Herzrasen
 2. Schweißausbrüche
 3. Fein- oder grobschlägiger Tremor
 4. Mundtrockenheit (nicht infolge Medikamenten oder Exsikkose)
— Symptome, die Thorax und Abdomen betreffen
 5. Atembeschwerden
 6. Beklemmungsgefühl
 7. Thoraxschmerzen und -missempfindungen
 8. Nausea oder abdominelle Missempfindungen (z. B. Unruhegefühl im Magen)

▼

- Psychische Symptome
  9. Gefühl von Schwindel, Unsicherheit, Schwäche oder Benommenheit
  10. Gefühl, dass Dinge unwirklich sind (Derealisation) oder dass man selbst weit entfernt oder »nicht wirklich hier« ist (Depersonalisation)
  11. Angst vor Kontrollverlust, verrückt zu werden oder »auszuflippen«
  12. Angst zu sterben
- Allgemeine Symptome
  13. Hitzegefühle oder Kälteschauer
  14. Gefühllosigkeit oder Kribbelgefühle

Mittelgradige Panikstörung: mindestens 4 Attacken in 4 Wochen; schwere Panikstörung: mindestens 4 Attacken pro Woche über 4 Wochen

Besonders zu Beginn der Erkrankung nehmen die Patienten oft eine rein körperliche Verursachung der Symptome an. Eine Panikattacke kann z. B. die Symptome eines Herzinfarkts (linksthorakale Schmerzen, Enge in der Brust, Herzrasen, Luftnot) imitieren. Auch andere schwerwiegende Erkrankungen wie Gehirntumoren oder Lungenerkrankungen werden befürchtet. Dies führt dazu, dass sich die Patienten oft nicht mit den durchgeführten diagnostischen Maßnahmen zufrieden geben und um weitere Abklärungen, z. B. durch erneute EKG-Kontrollen, bitten. Die Patienten befürchten auch oft, dass sie ohnmächtig werden und beim Sturz Verletzungen erleiden könnten.

Im freien Intervall zwischen den Panikattacken leiden die Patienten manchmal unter **antizipatorischer Angst**, d. h. unter der Befürchtung, eine Panikattacke zu bekommen (»Angst vor der Angst«). Diese Angst kann selbst bei Patienten, die selten Panikattacken haben, recht ausgeprägte Formen annehmen.

Agoraphobie

In ca. zwei Drittel der Fälle geht die Panikstörung mit einer **Agoraphobie** einher. Diese Patienten haben nicht nur spontane Panikattacken, die »aus heiterem Himmel« auftreten, sondern auch situationsgebundene Attacken. Jeder Patient mit einer Agoraphobie kennt mehrere Situationen, die er ungern aufsucht oder vermeidet. Es handelt sich hierbei oft um Situationen, in denen der Patient befürchtet, dass er eine Panikattacke bekommen könnte und das Herbeiholen ärztlicher Hilfe schwierig wäre (oder peinliches Aufsehen erregen könnte). Zu den typischen Situationen gehören Menschenansammlungen (gr. αγορα = Marktplatz), Kaufhäuser, Fußgängerzonen, enge, überfüllte Räume wie Fahrstühle, Reisen, in einer Schlange zu stehen, im Stau Auto zu fahren oder öffentliche Verkehrsmittel zu benutzen.

Die Agoraphobie kann zu einem ausgeprägten Vermeidungsverhalten mit oft starker Einschränkung der Lebensqualität führen. Manche Patienten verlassen das Haus überhaupt nicht mehr; andere schaffen es nicht, die einfachsten Verrichtungen wie Einkäufe, Autofahrten oder Arztbesuche zu meistern. Häufig lassen sich die Patienten von ihren Ehepartnern zu solchen Verrichtungen begleiten.

Während im amerikanischen Klassifikationssystem DSM-IV Patienten, die gleichzeitig unter Panikattacken und Agoraphobie leiden, als »Panikstörung und Agoraphobie« bezeichnet werden, werden dieselben Patienten im ICD-10 als »Agoraphobie mit Panikstörung« diagnostiziert. Die letztere Einteilung ist etwas unglücklich, da in der Regel die Panikattacken zuerst auftreten und sich erst im weiteren Verlauf die Angst vor bestimmten Situationen wie Menschenmengen usw. entwickelt. Eine Agoraphobie ohne Panikattacken ist selten.

Differenzialdiagnose

Vor der Diagnose einer Panikstörung sollte das Vorliegen einer organischen Erkrankung ausgeschlossen werden. Da die Patienten fast immer zunächst eine somatische Ursache ihrer Beschwerden annehmen, werden sie vielfach bei Hausärzten, Internisten, Neurologen, Orthopäden oder HNO-Ärzten vorstellig. Häufig kommt es zu einer notfallmäßigen Aufnahme in ein Krankenhäusern. Nicht selten berichten Patienten beim Psychiater über eine langjährige Odyssee durch die verschiedenen Facharztpraxen, bis schlussendlich die korrekte Diagnose einer Panikstörung erfolgte.

Dennoch sollte vor der Diagnosestellung ein Ausschluss internistischer und neurologischer Erkrankungen erfolgen. Die Panikstörung muss auch von anderen psychiatrischen Erkrankungen wie der generalisierten Angststörung, der sozialen Phobie, somatoformen Störungen, Depressionen, posttraumatischen Belastungsstörungen, der emotional instabilen Persönlichkeitsstörung, Drogenintoxikationen oder Entzugssyndromen abgegrenzt werden. Dabei ist zu beachten, dass andere psychiatrische Syndrome auch gleichzeitig mit einer Panikstörung bestehen können (Komorbidität) oder eine Folge einer Panikstörung sein können.

42.1.2   Generalisierte Angststörung

Symptome

 Fallbeispiel

Frau E. (49 Jahre), wacht bereits morgens mit Angst, klopfendem Herzen, Zittern, Durchfall und Harndrang auf. Sie kann nicht sagen, wovor sie eigentlich Angst hat. Sie macht sich aber auch sehr große Sorgen um Verwandte. Wenn der Ehemann nicht pünktlich nach Hause kommt, befürchtet sie sofort einen Verkehrsunfall. Mehrfach am Tag ruft sie ihre erwachsenen Kinder an, ob alles in Ordnung sei und ob das Enkelkind nicht krank sei.

Befürchtungen, Besorgnisse und Vorahnungen sind für Patienten mit einer generalisierten Angststörung ein ständiger Begleiter im Alltag. Sie leiden unter den körperlichen Ausdrucksformen der Angst (Zittern, Herzrasen, Schwitzen, Schwindel, Mundtrockenheit, gastrointestinalen Beschwerden, Muskelverspannungen usw.) sowie unter Konzentrationsstörungen, Schreckhaftigkeit, Reizbarkeit, Ruhelosigkeit, Nervosität, Schlafstörungen und anderen psychischen Symptomen. In der Regel können die Patienten nicht angeben, wovor sie eigentlich Angst haben (»frei flottierende Angst«). Zusätzlich werden die Patienten durch eine ständige Furcht gequält, dass ihnen oder ihren Verwandten Unfälle zustoßen oder sie erkranken könnten. Dabei ist den Betroffenen häufig klar, dass diese Ängste übertrieben und unrealistisch sind.

> **Wichtig**
>
> Erst wenn diese Symptome mindestens 6 Monate bestehen, kann nach ICD-10 von einer generalisierten Angststörung gesprochen werden.

Differenzialdiagnose

Die generalisierte Angststörung lässt sich manchmal schwer von einer **Depression** unterscheiden, da Symptome wie Angst- und Unruhezustände, mangelndes Selbstwertgefühl, Unruhe oder Konzentrations-, Appetit- oder Schlafstörungen bei beiden Erkrankungen vorkommen. Übergänge zwischen diesen beiden Erkrankungen sind sehr häufig.

42.1.3   Soziale Angststörung

Symptome

 Fallbeispiel

Herr K. (35 Jahre) hat Ängste in Situationen, bei denen er im Mittelpunkt steht und von seinen Mitmenschen kritisch beurteilt werden könnte. Die Probleme fingen bereits in der Schule mit etwa 13 Jahren an. Wenn er aufgerufen wurde, an die Tafel zu gehen, löste dies immer Furcht vor Blamage aus. Auch später im Berufsleben trat immer in Situationen, in denen er durch andere negativ beurteilt werden könnte, Angst auf. Einen Vortrag vor anderen Menschen zu halten wäre ihm unmöglich. Bei Gesprächen in kleinen Gruppen leidet er unter Angstschweiß, Zittern, Erröten und Harndrang. Anrufe bei Behörden, Ärzten usw. sind eine Qual, da er immer befürchtet, er könne sich ungeschickt oder peinlich verhalten. Herr K. vermeidet, in einem Restaurant zu essen, aus Angst, es könne etwas Peinliches passieren (er könnte beim Essen kleckern oder das Glas umwerfen). Wenn ihn jemand beim Schreiben beobachtet (z. B. beim Scheckunterschreiben auf der Bank), verkrampft sich die Hand.
▼

Beim Kaffeetrinken hat er Angst, er könnte mit der Kaffeetasse zittern; er muss sie mit beiden Händen festhalten. Eine Beziehung zu einer Freundin ging zu Bruch, da er immer wieder Verabredungen absagte, aus Angst, er könnte sich dabei falsch oder peinlich verhalten.

Charakteristisch für die soziale Angststörung (soziale Phobie) ist die Angst, von anderen Menschen kritisiert, abgewertet, beschämt oder verlacht zu werden. Dabei haben die Betroffenen Befürchtungen, sich dumm, peinlich, ungeschickt und unsicher zu verhalten: in der Schule, in Prüfungen, bei Vorstellungsgesprächen, bei Behördengängen, beim Geldabheben in der Bank, beim Halten einer Rede oder beim Umgang mit dem anderen Geschlecht. Die Befürchtung, abwertend beurteilt zu werden, ist wie bei anderen Phobien meist nicht durch tatsächliche körperliche oder geistige Unzulänglichkeiten begründet oder stark übertrieben. Die Betroffenen sind sich selbst darüber im Klaren, dass ihre Ängste überzogen sind, können aber trotzdem nicht dagegen ankämpfen. Die Angst der Patienten äußert sich in körperlichen Symptomen (wie Herzklopfen, Erröten, Harn- oder Stuhldrang). Direkter Blickkontakt wird als belastend empfunden. Die Patienten beginnen, soziale Situationen wie Partys, Versammlungen u. a. zu vermeiden. Einschränkungen der Bewegungsfreiheit, sozialer Rückzug und Isolation sind die Folge. Im beruflichen Leben stagniert die Karriere. Die Patienten haben große Probleme in der Partnersuche.

Differenzialdiagnose

Die Übergänge zwischen **Schüchternheit** und sozialer Phobie sind fließend. Natürlich sollte man nicht jeden, der im Umgang mit den Mitmenschen etwas Scheu, Zurückhaltung oder Bescheidenheit zeigt, zu einem Sozialphobiker erklären. Die meisten Patienten, die wegen einer sozialen Angststörung in Behandlung sind, sind jedoch so stark in ihrem sozialen Umfeld beeinträchtigt, dass von einer krankhaft gesteigerten Angst gesprochen werden kann.

Eine Abgrenzung der sozialen Phobie gegenüber der **ängstlichen (vermeidenden) Persönlichkeitsstörung** ist anhand der ICD-10-Kriterien wegen der Ähnlichkeit der Symptome kaum möglich.

Wenn ein Patient berichtet, dass er sich beobachtet fühlt, muss eine **paranoide Psychose** ausgeschlossen werden. Dabei ist es entscheidend, ob der Kranke auch meint, dass »die anderen« ihn bedrohen, bespitzeln, abhören oder ein Komplott planen.

42.1.4   Spezifische Phobie

Symptome

> **Fallbeispiel**
>
> Frau S. (29 Jahre) muss, wenn sie einen Raum betritt, zunächst die Wände nach evtl. vorhandenen Spinnen absuchen. Sie sieht zunächst, mit einem Besen bewaffnet, unter allen Schränken oder unter dem Bett nach, bevor sie sich sicher fühlt. Ihren eigenen Keller hat sie seit Jahren nicht betreten.

Spezifische Phobien sind weit verbreitet. Am häufigsten sind Ängste vor Tieren (Spinnen, Insekten, Hunden, Katzen, Vögeln), Gegebenheiten der Natur (Angst vor Höhen, tiefem Wasser, Dunkelheit, Gewitter oder Sturm) sowie die Blut- und Verletzungsphobie (Angst vor Blut, Spritzen, Arzt- oder Zahnarztbesuchen).

Es handelt sich praktisch immer um Ängste, die entwicklungsgeschichtlich begründet sind. Obwohl heute eine Spinne in Deutschland keine Gefahr darstellt, hat sich wohl aus der Zeit der Höhlenmenschen eine angeborene Furcht vor Lebewesen oder Situationen erhalten, die früher eine tödliche Gefahr darstellten, heute aber diese Bedeutung verloren haben. Tiere und Menschen haben wahrscheinlich die Engramme von gefährlichen Tieren (z. B. Schlangen) von Geburt an im Gehirn gespeichert, und es ist kein Schlangenbiss notwendig, um diese Angst entstehen zu lassen. Auf der anderen Seite entwickeln sich aus den tatsächlichen Gefahren der heutigen Zeit selten anhaltende Phobien. So entwickelt man nach einem Stromschlag höchstens einen gewissen Respekt vor elektrischen Geräten, aber in der Regel keine Phobie.

Patienten mit einer spezifischen Phobie melden sich nur selten zu einer Behandlung, da sie die Furchtobjekte meist ohne größere Einschränkung des Bewegungsraums vermeiden können.

42.2   Ätiologie

Es erscheint wahrscheinlich, dass Angsterkrankungen dann entstehen, wenn einerseits eine Vulnerabilität im Sinne einer erhöhten Angstbereitschaft besteht und andererseits äußere Faktoren (Umwelt, Milieu) hinzukommen. Schwerwiegende traumatische Kindheitserfahrungen, wie eine längere Trennung von den Eltern, Gewalt in der Familie oder sexueller Missbrauch scheinen das Entstehen einer Angsterkrankung zu begünstigen. Auch belastende Lebensereignisse im Erwachsenenalter (wie z. B. Ehescheidung) haben einen Einfluss auf den Ausbruch einer Angststörung. Häufig angeschuldigte Faktoren wie bestimmte Stile der Kindererziehung spielen wahrscheinlich eine geringere Rolle als früher angenommen.

Aufgrund von Zwillingsstudien, die höhere Konkordanzraten bei eineiigen als bei zweieiigen Zwillingen

fanden, ist eine genetische Mitverursachung wahrscheinlich.

Es wird angenommen, dass im Bereich des limbischen Systems des Gehirns ein »Angstnetzwerk« existiert, an dem die Amygdala, der Hippocampus, das zentrale Höhlengrau, der Locus coeruleus, der präfrontale Kortex und weitere Gehirnstrukturen beteiligt sind. Auch das sympathische Nervensystem und die Hypothalamus-Hypophysen-Nebennierenrinden-Achse sind an diesem System beteiligt. Dieses Angstnetzwerk gibt bei pathologischen Angstformen einen »Fehlalarm« aus: z. B. wird eine Pulserhöhung im oberen Normbereich fälschlicherweise als »alarmierende Fehlfunktion des Körpers« eingestuft. Über die Amygdala wird eine Angstreaktion ausgelöst, die das gesamte Angstnetzwerk einbezieht und die der »Kampf-oder-Flucht-Reaktion« eines gejagten Tieres entspricht. Die dann entstehenden Angstkorrelate lösen weitere körperliche Symptome aus, wie z. B. Zittern und Luftnot, die ihrerseits wiederum als bedrohlich empfunden werden und die Angst im Sinne eines Teufelskreises weiter bis zu einer voll ausgebildeten Angstattacke steigern.

Wichtig

Phobische Ängste entstehen meist nicht durch traumatische Lernerfahrungen, sondern weil die gefürchteten Objekte biologisch disponierte, im Instinkt verankerte Gefahrenreize darstellen.

Im Prinzip ist z. B. eine Höhenphobie in jedem Menschen verankert; sie wird aber in der Regel überwunden. Nur bei bestimmten Individuen kommt es aufgrund einer Hypersensitivität zu einer übersteigerten Höhenangst. Es scheinen im Gehirn verschiedene Formen von überempfindlich eingestellten Gefahrenbewertungszentren zu existieren, die bei den Patienten die individuelle Ausprägung der Angstsymptomatik bestimmen. So scheint es Bewertungssensoren für Gefahren aus der Umwelt (z. B. Insekten, Höhen, tiefes Wasser usw.), für Rückmeldungen über Funktionen des eigenen Körpers (wie z. B. ein beschleunigter Pulsschlag), für soziale Situationen (z. B. eine drohende Trennung von einer Bezugsperson oder Kritik durch Mitmenschen) oder andere tatsächliche und vermeintliche Bedrohungen zu geben. Wenn diese Gefahrenbewertungszentren übersensitiv reagieren, kann es zu krankhafter Angst kommen. Diese Zentren scheinen relativ unabhängig voneinander zu wirken. Nur so ist z. B. zu erklären, dass eine Patient zwar große Angst vor harmlosen Situationen wie Fußgängerzonen oder Fahrstühlen, aber keine Angst vor tatsächlich gefährlichen Situationen wie Boxkämpfen oder Motorradfahren hat.

Diese Gefahrensensoren scheinen vergleichsweise primitive Strukturen zu sein, deren Hauptzweck in der sofortigen, instinktmäßigen Gefahrenabwehr und somit in der Sicherung des Überlebens besteht. Zusätzlich sorgen höhere kognitive Zentren dafür, dass sich Angst auch ohne vorherige negative Lernerfahrung entwickeln kann. »Virtuelle Erfahrungen«, wie Warnungen der Eltern, Zeitungsberichte über Unfälle oder der Herzinfarkt des Onkels werden von diesen kognitiven Instanzen verwertet, aber auch lang zurückliegende Ereignisse, wie Trennungssituationen in der Kindheit. Auch das Lernen am Modell einer ängstlichen Mutter ist mit einer sich später entwickelnden Ängstlichkeit in Verbindung gebracht worden.

> **Wichtig**
>
> Aus der positiven Wirkung der Antidepressiva, aber auch aus neurobiologischen Veränderungen, die bei Angstpatienten gefunden wurden, wird abgeleitet, dass bei den Angststörungen Dysfunktionen der Serotonin- oder Noradrenalin-Neurotransmission bestehen.

Aber auch andere Neurotransmittersysteme wurden mit pathologischer Angst in Verbindung gebracht. Diese neurobiologischen Fehlfunktionen sind möglicherweise genetisch bedingt.

Traditionell wurde angenommen, dass pathologische Angst durch tiefenpsychologisch erklärbare, unbewusste Vorgänge ausgelöst wird. Verschiedene psychoanalytische Erklärungsmodelle bestehen nebeneinander. Angst kann danach entstehen, wenn Triebimpulse des »Es« (z. B. sexueller oder aggressiver Natur) in Form von unbewussten Phantasien mit dem »Über-Ich« in Widerstreit geraten. Das Über-Ich stellt das unbewusste »schlechte Gewissen« dar, das durch Erziehung, Verbote, gesellschaftliche Normen, Wertvorstellungen, religiöse Anschauungen usw. geprägt wird. Das Über-Ich will die verbotenen Triebregungen des Es bestrafen. Das Individuum nimmt nicht das unbewusste Ringen der Instanzen Es und Über-Ich wahr, sondern nur die körperlichen Angstsymptome. Separationserlebnisse und andere Kindheitstraumata, aber auch bestimmte Eltern-Kind-Interaktionen (wie die »anklammernde« oder die »distanzierende« Mutter) und andere Milieufaktoren werden mit der Entstehung dieser unbewussten Konflikte in Verbindung gebracht.

Psychoanalytische Erklärungsmodelle zur pathologischen Angst wurden allerdings kritisiert, zum einen, weil die angenommenen unbewussten Vorgänge durch wissenschaftliche Methoden schlecht greifbar seien (weder beweisbar noch widerlegbar), zum anderen, weil bisher nicht nachgewiesen werden konnte, dass es möglich ist, diese hypothetisierten im Kindesalter entstandenen Konflikte durch spezifische psychotherapeutische Interventionen viele Jahre später zu kompensieren und dadurch eine dauerhafte Besserung zu erreichen. Auch die mangelnde Integration neurobiologischer und genetischer Befunde in die Theorie wurde eingewendet.

42.3 Behandlung

42.3.1 Psychotherapie

Patienten mit Angststörungen benötigen ausführliche stützende Gespräche und emotionale Zuwendung. Mit der einfachen Mitteilung, dass es sich bei der Störung nicht um eine organische, sondern um eine seelische Krankheit handelt, lässt sich der Patient meist nicht nachhaltig beruhigen.

Unabhängig vom Psychotherapieverfahren ist der Aufbau einer konstanten, tragfähigen Beziehung zwischen Patient und Therapeut eines der wichtigsten Elemente in der Therapie.

Verhaltenstherapie

Die Anwendung von verhaltenstherapeutischen Verfahren bei den Angststörungen ist durch kontrollierte Untersuchungen gut belegt. So ist z. B. eine **Expositionstherapie** (wie z. B. »Flooding« – Reizüberflutungstherapie) bei spezifischer Phobie, Agoraphobie oder Sozialphobie sehr wirksam. Hierbei wird der Patient »in vivo« mit den angstauslösenden Situationen konfrontiert (z. B. Fahrstuhlfahren bei Agoraphobie). Die Konfrontation wird zunächst mit therapeutischer Begleitung durchgeführt; später muss der Patient immer selbstständiger werden. Manchmal muss ein massiver Widerstand der Patienten gegen diese Übungen überwunden werden. Die Patienten erhalten »Hausaufgaben«, die darin bestehen, nach einem in der Therapiestunde festgelegten Plan allein ohne Anleitung eine Selbstexposition durchzuführen. Manche Patienten führen ihre Hausaufgaben leider nur halbherzig durch, und ein guter Teil der Therapie besteht in der geduldigen Motivation der Patienten.

Eine Konfrontation mit angstauslösenden Situationen kann auch »in sensu« (in der Vorstellung) erfolgen, ist aber wahrscheinlich weniger erfolgreich.

Auch für die **kognitive Verhaltenstherapie** existieren zahlreiche Wirksamkeitsnachweise. Sie spielt eine wichtige Rolle in der Behandlung von Ängsten, die nicht durch Konfrontation behandelt werden können, so z. B. bei spontanen, nicht situationsbedingten Panikattacken oder der frei flottierenden Angst bei einer generalisierten Angststörung. In der kognitiven Therapie werden »negative Kognitionen« umstrukturiert. Das heißt, dass der Patient angeleitet wird, Fehlinterpretationen von bestimmten Situationen zu erkennen und eine realistischere Einschätzung zu erreichen.

> ▸ **Fallbeispiel**
>
> Ein Schüler der Berufsschule hat große Angst vor Referaten. Seine negativen Kognitionen lauten: »Ich werde vor der Klasse stehen und keinen Ton rausbringen. Ich werde zittern und rot werden und meine Stimme wird versagen.
> ▼

Alle lachen mich aus, und ich bin bei meinen Mitschülern für alle Zeiten unten durch.« Der Patient wird angeleitet, diese katastrophalen Prophezeiungen in eine realistischere, positive Kognition umzumünzen: »Ich bin gut vorbereitet; ich habe schon so oft Referate gehalten; die Lehrer haben mich gelobt; deswegen werde ich es auch diesmal wieder gut machen.«

In der Regel wird auch die Konfrontationstherapie mit einem »kognitiven Teil« begonnen, um dem Patienten die Rationale der Behandlung und den Sinn der Reizüberflutungstherapie zu vermitteln.

Psychodynamische Therapie

In der Praxis werden häufiger psychoanalytisch bzw. tiefenpsychologisch orientierte Verfahren angewendet. Zum Wirkungsnachweis existieren meist nur Einzelfallberichte, aber keine kontrollierten Studien. In kontrollierten Vergleichen mit den besser gesicherten kognitiv-behavioralen Therapieformen schnitt die psychodynamische Therapie weniger gut ab.

Im Gegensatz zur Verhaltenstherapie gibt es für die praktische Durchführung der psychoanalytischen Therapie keine standardisierten Vorgehensweisen oder Manuale. Das Prinzip der psychodynamischen Therapie besteht in der Aufdeckung eines innerpsychischen Konflikts. Beim Vorliegen einer Ich-strukturellen Schwäche wird eine Besserung der allgemeinen Ich-Funktionen empfohlen, bevor die konfliktaufdeckende Therapiephase beginnt. Die Erweiterung der psychodynamischen Therapie durch verhaltenstherapeutische Elemente und medikamentöse Behandlungen wird zunehmend empfohlen.

Andere Therapieverfahren

Für Methoden wie autogenes Training, Hypnose und Biofeedback fehlen die Belege der Wirksamkeit. Auch die klientenzentrierte Gesprächstherapie ist noch nicht ausreichend in kontrollierten Studien mit Angstpatienten untersucht worden.

42.3.2   Pharmakotherapie

Die medikamentöse Behandlung darf nicht Ersatz für das ärztliche Gespräch sein. Vor Beginn der Behandlung sollte der Arzt den Patienten genau über die Entstehung der körperlichen Ausdrucksformen der Angst aufklären. Die Patienten sollten motiviert werden, die durch die Medikamente erreichte Reduktion der Angst auszunutzen, um ihr phobisches Vermeidungsverhalten abzubauen. Patienten mit Angsterkrankungen sind nicht selten gegenüber einer Behandlung mit Medikamenten skeptisch eingestellt. Sie befürchten Nebenwirkungen oder eine Abhängigkeitsentwicklung – auch bei Medikamenten ohne Suchtpotenzial. Auch besteht die unbegründete Angst, dass es durch Psy-

chopharmaka zu einer Veränderung der Persönlichkeit kommen könne.

Die Therapie von Angsterkrankungen unterliegt einem ausgeprägten Placeboeffekt. Die Therapieempfehlungen im Folgenden beziehen sich daher auf randomisierte, placebokontrollierte Doppelblindstudien. Es wird nicht empfohlen, Arzneimittel oder Präparationen zu verordnen, deren Wirkung nicht über die Placebowirkung hinausgeht, da dieser Effekt oft nicht dauerhaft anhält und dadurch außerdem dem Patienten die Behandlung mit einem wirksamen Arzneimittel vorenthalten wird. Pharmakoepidemiologische Untersuchungen zeigen leider immer wieder, dass Patienten mit Angsterkrankungen nicht die Medikamente erhalten, deren Wirksamkeit nachgewiesen wurde.

Da Angsterkrankungen häufig in Phasen verlaufen und auch Spontanbesserungen auftreten, wird empfohlen, die Pharmakotherapie in der Regel über 12–18 Monate, in Ausnahmefällen auch 24 Monate und länger, durchzuführen.

Antidepressiva

Die Wirkung der Antidepressiva bei Angsterkrankungen beruht auf einer Verbesserung der Neurotransmission in serotonergen, evtl. auch in noradrenergen Bahnen des Gehirns.

Selektive Serotoninwiederaufnahmehemmer

Die Wirksamkeit der selektiven Serotoninwiederaufnahmehemmer (SSRI) wie Citalopram, Fluoxetin, Fluvoxamin, Paroxetin und Sertralin bei Angststörungen ist durch zahlreiche Studien bei Patienten mit Panikstörung, generalisierter Angststörung, sozialer Phobie und spezifischer Phobie nachgewiesen. Zu Beginn der Behandlung treten Nebenwirkungen wie Unruhe, Schlaflosigkeit, leichte Übelkeit u. a. auf, wodurch die Compliance manchmal eingeschränkt wird. Es empfiehlt sich, den Patienten von Anfang an darauf hinzuweisen. Nach den ersten 1–2 Wochen werden die Medikamente oft gut vertragen. Bei langfristigem Gebrauch kann es zu sexuellen Dysfunktionen kommen. Da die SSRI im Vergleich mit den trizyklischen Antidepressiva (TZA) (s. folgender Abschnitt) bei gleicher Wirkung insgesamt weniger Nebenwirkungen haben, gelten sie als Mittel der ersten Wahl. Die Wirkung setzt zwischen 2 und 6 Wochen (in manchen Fällen auch später) nach Beginn der Behandlung ein.

Selektiver Serotonin-Noradrenalin-Wiederaufnahmehemmer Venlafaxin

Die Wirksamkeit des selektiven Serotonin-Noradrenalin-Wiederaufnahmehemmers (SSNRI) Venlafaxin bei generalisierter Angststörung ist durch mehrere Studien nachgewiesen. Zu Beginn der Behandlung treten Nebenwirkungen wie Übelkeit, Unruhe, Schlaflosigkeit u. a. auf. Die Wirkung setzt zwischen 2 und 6 Wochen (in manchen Fällen auch später) nach Beginn der Behandlung ein.

42

Trizyklische Antidepressiva

Die Behandlung von Angststörungen (Panikstörung, generalisierte Angststörung) mit trizyklischen Antidepressiva (TZA) ist bewährt und insbesondere für Imipramin und Clomipramin gut belegt.

Zu Beginn der Behandlung wird allerdings die Compliance durch Nebenwirkungen wie Mundtrockenheit, Sedierung, orthostatische Regulationsstörungen, Tachykardie u. a. eingeschränkt. In der Langzeitbehandlung kann eine Gewichtszunahme problematisch werden. Die TZA schränken die Teilnahme am Straßenverkehr ein.

Die Dosierung sollte einschleichend und ebenso hoch erfolgen wie bei der Depressionsbehandlung. Eine Unterdosierung kann zu einem Therapiemisserfolg führen, ohne dass wesentlich weniger Nebenwirkungen auftreten als bei ausreichender Dosierung. Da bei Antidepressiva die Wirkung oft mit einer Latenz von 2–6 Wochen (in einigen Fällen auch länger) einsetzt, besteht die Möglichkeit, dass der Patient das Medikament in dieser Periode absetzt, insbesondere dann, wenn er vorher nicht über einen möglichen verzögerten Wirkungseintritt und die unerwünschten Wirkungen, die besonders in den ersten Tagen der Behandlung eine Rolle spielen, aufgeklärt wurde.

Reversibler MAO-Hemmer

Der reversible, selektive MAO-A-Hemmer Moclobemid hat nicht die schwerwiegenden Neben- und Wechselwirkungen der alten, irreversiblen MAO-Inhibitoren. Die Wirkung setzt zwischen 2 und 6 Wochen (in manchen Fällen auch später) nach Beginn der Behandlung ein. Wirksamkeitsnachweise bestehen lediglich für die soziale Phobie.

Benzodiazepine

Die Wirksamkeit der Benzodiazepine bei den Angststörungen (Panikstörung, generalisierte Angststörung, Sozialphobie) ist durch zahlreiche Studien nachgewiesen. Der Wirkmechanismus besteht in einer Unterstützung der inhibitorischen Wirkung von GABA (γ-Aminobuttersäure). Die angstlösende Wirkung der Benzodiazepine setzt sofort ein. Benzodiazepine verfügen über eine unterschiedliche Wirkungsdauer. In der Regel sollten zur anxiolytischen Behandlung Wirkstoffe mit mittlerer bis langer Wirkungsdauer eingesetzt werden. Benzodiazepine sind wenig toxisch, werden daher gut vertragen und können mit anderen Medikamenten kombiniert werden. Bei länger dauernder Behandlung kann es allerdings bei prädisponierten Personen zu einer Abhängigkeitsentwicklung kommen. Toleranzentwicklungen mit Dosissteigerung sind eher selten. Daher sollte eine Behandlung in der Regel nicht länger als 8–12 Wochen durchgeführt werden. Sind Suchtentwicklungen aus der Anamnese bekannt (z. B. Alkoholmissbrauch), sollte von einer Verordnung Abstand genommen werden. Zu den weiteren Nebenwirkungen gehören Sedierung und Verlängerung der Reaktionszeit.

In besonderen Fällen, z. B. wenn alle Alternativen versagt haben oder wenn Nebenwirkungen nicht vertragen wurden, kann eine jahrelange Gabe jedoch gerechtfertigt sein. Auch zur Überbrückung der Zeit bis zum Wirkungseintritt der Antidepressiva oder bei kurzen Belastungen wie z. B. Flugreisen sind Benzodiazepine geeignet.

Andere Medikamente

Der 5-HT$_{1A}$-Agonist Buspiron ist bei der generalisierten Angststörung wirksam. Bei anderen Angststörungen zeigte Buspiron in Doppelblindstudien keine Wirksamkeit.

Das Antihistaminikum Hydroxyzin war in zwei Studien bei der generalisierten Angststörung wirksam; Langzeiterfahrungen liegen nicht vor.

Das den TZA ähnelnde Opipramol kann bei generalisierter Angststörung eingesetzt werden.

Nicht empfohlende Medikamente
Neuroleptika

In Europa werden Angststörungen nicht selten mit Neuroleptika behandelt. Es kommen niedrigpotente Neuroleptika zum Einsatz oder aber hochpotente Substanzen, die in sehr viel niedrigeren Dosen verwendet werden als in der Schizophreniebehandlung üblich. Der Einsatz von Neuroleptika bei Angststörungen muss kritisch gesehen werden und wird heute angesichts besserer Alternativen nicht mehr für die Routinebehandlung empfohlen. Die in den 70er und 80er Jahren durchgeführten klinischen Studien zum Einfluss von Neuroleptika auf Patienten mit »Angstneurosen« sind methodisch unzureichend. Die Behandlung mit Neuroleptika darf nicht länger als etwa 3 Monate durchgeführt werden, da es sonst zu teilweise irreversiblen Spätdyskinesien (unwillkürlichen Bewegungen) kommen kann. In der Angstbehandlung sind aber meist längere Behandlungen notwendig. Niedrig dosierte Neuroleptika sollten in der Regel nur dann als Alternativstrategie verwendet werden, wenn andere Behandlungsmethoden nicht ansprechen oder wegen Nebenwirkungen nicht durchgeführt werden können.

β-Rezeptorenblocker

Nicht allzu selten werden Angstpatienten mit β-Blockern behandelt. In den vorliegenden Doppelblindstudien konnte keine Wirksamkeit der β-Blocker bei Angststörungen gesichert werden. Da Patienten mit Angststörungen nicht selten unter labilem Blutdruck oder orthostatischer Dysregulation leiden, kann es ggf. zur Verstärkung dieser Störungen kommen.

Homöopathische Zubereitungen und Phytotherapeutika

Angstpatienten werden sehr häufig mit homöopathischen Zubereitungen oder Pflanzenextrakten (Johanniskraut-, Baldrian-, Hopfen-, Melissenextrakte u. a.) behandelt. Für diese Präparate gibt es keine Wirksamkeitsnachweise für die Behandlung von Angststörungen. Bei der Behandlung mit Präparationen ohne gesicherten Wirknachweis kommt es nach anfänglichen (Placebo-)Erfolgen meist zu einem Therapieversagen, wodurch das Vertrauen in den Arzt eingeschränkt wird. Die Begründung für den Einsatz besteht oft in der erhofften geringen Nebenwirkungsrate. Pflanzliche Präparate sind jedoch nicht automatisch nebenwirkungsfrei. Da sie nicht den gleichen strengen Auflagen bezüglich Toxizitätskontrollen unterliegen wie »echte« Medikamente, können sie u. U. sogar gefährlich werden, wie das Beispiel des Kava-Kava zeigte, das wegen möglicher Lebertoxizität mit Todesfällen aus dem Verkehr gezogen werden musste.

Die Anwendung dieser Präparationen kann daher nicht empfohlen werden. Die jährlich in Millionenhöhe entstehenden Kosten stellen eine ernstzunehmende Belastung für das Gesundheitssystem dar und sind nicht gerechtfertigt.

42.3.3 Kombination von Pharmako- und Psychotherapie

Psychotherapie und medikamentöse Behandlung müssen bei der Behandlung der Angststörungen als gleichberechtigt angesehen werden. Die Ansicht, dass Psychotherapie und Medikamente nicht gleichzeitig angewendet werden sollten, kann nicht mehr aufrechterhalten werden.

> **Wichtig**
>
> In der überwiegenden Anzahl kontrollierter Vergleichsstudien mit Angstpatienten konnte gezeigt werden, dass gerade die Kombination von Psycho- und Pharmakotherapie erfolgreicher war als eine Monotherapie.

In letzter Zeit setzte sich deswegen eine pragmatische Vorgehensweise durch, bei der – individuell auf den Patienten abgestimmt – Psycho- und Pharmakotherapie nebeneinander durchgeführt werden. In die Überlegungen, ob ein Patient eine psychotherapeutische oder pharmakologische Behandlung oder beides erhalten sollte, werden neben Wirksamkeitserwägungen auch andere Aspekte miteinbezogen: die Präferenz des Patienten, Erfolge oder Misserfolge bisheriger Behandlungen, mögliche unerwünschte Arzneimittelwirkungen, Wirkungseintritt, Schweregrad der Erkrankung oder Komorbidität (z. B. mit Depression). Aber auch Aspekte wie Ökonomie, Zeitfaktoren, die Qualifizierung der verfügbaren Therapeuten oder überhaupt die Verfügbarkeit von Psychotherapeuten am Ort müssen in der Entscheidung mitberücksichtigt werden.

42.3.4 Stationäre Behandlung

Angstpatienten können in der Regel ambulant behandelt werden. Eine Ausnahme bilden Patienten, bei denen eine Komorbidität mit Depressionen, Suizidalität, Persönlichkeitsstörungen oder Suchterkrankungen besteht. In schweren Fällen einer Agoraphobie kann es sinnvoll sein, ein intensives, zeitlich begrenztes Verhaltenstherapieprogramm stationär durchzuführen. Mehrmonatige stationäre Behandlungsprogramme können sogar kontraproduktiv wirken, da das Vermeidungsverhalten durch den geschützten Rahmen der Klinik unter Umständen sogar noch verstärkt wird.

42.4 Spezielle Behandlung der einzelnen Angststörungen

42.4.1 Panikstörung mit oder ohne Agoraphobie

Psychotherapeutische Behandlung

Die verhaltenstherapeutische Behandlung teilt sich in ein »kognitives Vorgehen« und einen »praktischen Teil« mit Konfrontationsübungen ein. Im kognitiven Teil wird den Patienten zunächst ein Erklärungsmodell der Panikattacken vermittelt. Die möglichen Ursachen der Erkrankung werden erklärt. Dem Patienten wird dargelegt, dass die körperlichen Symptome der Panikattacke nicht gefährlich sind, sondern einer physiologischen Reaktion auf eine vermeintliche Gefahrensituation entsprechen. Der »Teufelskreis der Panikattacke« wird beschrieben. In diesem Zusammenhang werden auch harmlose ärztliche Vorbefunde relativiert, die vom Patienten manchmal als Beweis für das Vorliegen einer körperlichen Erkrankung fehlgedeutet werden (wie eine euthyreote Struma oder seltene Extrasystolen). Die Mechanismen, die zur Entwicklung einer Agoraphobie führen, werden aufgezeigt. Es wird erklärt, dass die Befürchtung der Patienten, z. B. in einer Menschenmenge eine Panikattacke zu bekommen, dazu führt, dass Menschenansammlungen wie Fußgängerzonen vermieden werden – aus Angst, in einer solchen Situation nicht rasch medizinisch versorgt zu werden. »Automatische Gedanken« werden identifiziert: z. B. dass man in solchen Situationen eine Panikattacke bekommt, nicht versorgt werden kann und dann stirbt. Das »katastrophisierende« Ausmalen der schlimmstmöglichen Folgen wird mit dem Patienten besprochen. Unter dem Prinzip der »kognitiven Restrukturierung« versteht man, dass »Fehlkognitionen« wie »von einer Panikattacke kann man einen Herzinfarkt bekommen« vom Patienten erkannt werden und in positive Kognitionen umgewandelt werden wie »ich habe schon hunderte von Panikattacken gehabt und habe sie trotzdem alle überlebt«.

42

Im praktischen Teil wird bei Patienten mit einer Agoraphobie eine konsequente Expositionstherapie durchgeführt (Fahrstuhl, U-Bahn oder Bus fahren, durch Fußgängerzonen gehen oder auf Türme steigen). Empirische Befunde ergaben, dass das langsame Herantasten an angstauslösende Situationen im Sinne einer systematischen Desensibilisierung nicht so erfolgreich ist wie die massierte Exposition. Die meisten Patienten haben auch schon zahlreiche erfolglose Selbstexpositionsversuche hinter sich, bevor sie sich in die Therapie begeben. Wird ein Expositionsversuch mitten in der größten Angst abgebrochen, wird kognitiv die Verbindung »Konfrontation – Misserfolg« gelernt. Bleibt der Patient dagegen solange in der gefürchteten Situation, bis die Angst ihren Höhepunkt überschritten hat und wieder abgeflaut ist, tritt eine Habituation (Gewöhnung) ein.

Da die Patienten oft an der Annahme festhalten, dass ihre Symptome durch eine organische Erkrankung bedingt sind, drängen sie nicht selten darauf, erneut »medizinisch auf den Kopf gestellt« zu werden. Häufig wollen sie sich rückversichern, ob nicht doch die Möglichkeit besteht, dass trotz intensiver Untersuchungen eine körperliche Störung übersehen wurde. Auch dieses Absicherungsverhalten sollte Fokus der Verhaltenstherapie sein. Der Patient soll angehalten werden, dieses Verhalten zu reduzieren und stattdessen die vermeintliche »Ungewissheit« und die damit verbundenen Angstsymptome auszuhalten.

Wenn möglich, sollten Angehörige in die Therapie miteinbezogen werden. Da agoraphobische Ängste durch die Anwesenheit eines Ehepartners oder einer anderen Vertrauensperson abgeschwächt werden, machen viele Patienten keinen Gang, ohne von einem Angehörigen begleitet zu werden. Dadurch haben sie zwar manchmal einen sekundären Krankheitsgewinn, schränken aber ihre Bewegungsfähigkeit massiv ein. Die Angehörigen sind sich oft nicht sicher, wie sie sich verhalten sollen: Sollen sie dem Wunsch nach einer Begleitung stattgeben (wodurch sie das Vermeidungsverhalten fördern), oder sollen sie dies ablehnen, um den Therapieprozess nicht zu behindern, wodurch es allerdings zum Streit in der Partnerschaft kommen könnte? In Gesprächen mit den Angehörigen sollte klar gemacht werden, dass es besser ist, mit dem Therapeuten an einem Strang zu ziehen.

Medikamentöse Behandlung
Behandlung der akuten Panikattacke

Wird ein Arzt bei einem akuten Panikanfall hinzugezogen, ist in den meisten Fällen schon ein beruhigendes Gespräch mit dem Patienten ausreichend, um die Panikattacke zu beenden. Nur in schweren Fällen sollte eine Behandlung mit einem schnell wirksamen Benzodiazepinpräparat (z. B. Lorazepam-Sublingualplättchen) notwendig sein. Patienten, die nur unter sehr seltenen, aber schweren Panikattacken leiden und sonst nicht beeinträchtigt sind,

können mit einer reinen Bedarfsbehandlung mit Benzodiazepinen auskommen.

Symptomunterdrückung und Rezidivprophylaxe

Die langfristige Behandlung der Panikstörung wird heute v. a. mit SSRI und in zweiter Linie mit TZA und Benzodiazepinen durchgeführt (◘ Tabelle 42.3). ◘ Tabelle 42.3 enthält auch Vorschläge für die Behandlung von therapieresistenten Fällen. Hinsichtlich der Wirkung unterscheiden sich diese drei Gruppen wahrscheinlich nicht prinzipiell, so dass für die Auswahl v. a. das Nebenwirkungsprofil entscheidend ist.

42.4.2 Generalisierte Angststörung

Psychotherapeutische Behandlung

Die verhaltenstherapeutische Behandlung der generalisierten Angststörung ist noch nicht so gut untersucht wie bei anderen Angststörungen.

Die übertriebenen Sorgen der Patienten sind der Fokus der verhaltenstherapeutischen Intervention. Es kann eine »In-sensu-Überflutungstherapie« durchgeführt werden. Dabei müssen sich die Patienten ihre Sorgen bis zur »maximalen Katastrophe« ausmalen, bis eine Habituation (Gewöhnung) an die dann entstehenden massiven Angstgefühle eintritt. Im kognitiven Teil der Therapie kann versucht werden, die negativen Annahmen über Sorgen zu korrigieren. Patienten versuchen z. B. ihre Angst zu reduzieren, indem sie sich Sorgen machen (»Wenn dann das Schlimmste eintritt, was ich befürchtet habe, bin ich wenigstens vorbereitet« oder »Leute, die sich keine Sorgen machen, leben unvorsichtig«). Diese negativen Kognitionen können in die positive Richtung umstrukturiert werden (»Es ist recht unwahrscheinlich, dass mir etwas passiert. Wenn mir doch etwas passiert, hätte es auch nichts genützt, sich vorher ständig Sorgen zu machen«).

Medikamentöse Behandlung

Die Behandlung der generalisierten Angststörung wird heute in erster Linie mit Antidepressiva wie SSNRI und SSRI durchgeführt (◘ Tabelle 42.4). Auch der Serotoninagonist Buspiron wird verwendet. TZA werden wegen der höheren Häufigkeit von Nebenwirkungen erst in zweiter Linie eingesetzt. Die Benzodiazepine sollten nur unter Berücksichtigung der oben genannten Einschränkungen verwendet werden. Bei einer komorbiden Depression, die bei bis zu 40% auftritt, sollte nicht auf eine antidepressive Medikation verzichtet werden.

◻ Tabelle 42.3. Medikamentöse Therapie bei Panikstörung (Tagesdosen)

Behandlung	Medikament
Regelbehandlung	
Akutbehandlung	»Talking down« Schnell freisetzende Benzodiazepin-Präparate wie z. B. Lorazepam-Sublingualplättchen 1–2,5 mg
Dauerbehandlung	Citalopram[a] 20–60 mg, in der Regel 40 mg Paroxetin[a] 20–60 mg, in der Regel 40 mg Fluoxetin 20–40 mg, in der Regel 20 mg Fluvoxamin 50–300 mg, in der Regel 100 mg Sertralin 50–150 mg, in der Regel 50 mg Clomipramin[a] 100–200 mg, in der Regel 100–150 mg Imipramin 100–200 mg, in der Regel 100–150 mg
Zur Überbrückung bis zum Wirkungseintritt der Antidepressiva	Benzodiazepine, z. B. Alprazolam[a] 1,5–6 mg
In therapieresistenten Fällen (nur durch kleine, z. T. offene Studien begründet)	Wechsel SSRI–TZA oder umgekehrt Alprazolam[a] 1,5–6 mg Clomipramin 100–200 mg + Lithiumcarbonat (Dosis nach Spiegelbestimmung) Moclobemid 300–600 mg Venlafaxin 75–225 mg Trancylpromin 10–30 mg Valproinsäure (Dosierung nach Spiegel)

[a] Vom BfArM (deutsches Bundesinstitut für Arzneimittel) für die Behandlung der Panikstörung zugelassen.

◻ Tabelle 42.4. Medikamentöse Therapie bei generalisierter Angststörung (Tagesdosen)

Behandlung	Medikament
Regelbehandlung	Venlafaxin[a] 75–375 mg; in der Regel 75 oder 150 mg Paroxetin[a] 20–60 mg; in der Regel 40 mg Buspiron 15–60 mg, in der Regel 30 mg Imipramin 75–200 mg; in der Regel 100–150 mg Opipramol 100–300 mg; in der Regel 200 mg
Zur Überbrückung bis zum Wirkungseintritt der Antidepressiva	Benzodiazepine, z. B. Alprazolam 1,5–6 mg; in der Regel 3 mg
In therapieresistenten Fällen	Wechsel der verschiedenen Substanzgruppen Benzodiazepine, z. B. Alprazolam 1,5–6 mg oder Diazepam 5–15 mg Neuroleptika, z. B. Fluspirilen 1,5 mg/Woche

[a] Vom BfArM für die Behandlung der generalisierten Angststörung zugelassen.

42.4.3 Soziale Angststörung

Psychotherapeutische Behandlung

Die verhaltenstherapeutische Behandlung gliedert sich in Expositionsübungen und die kognitive Umstrukturierung. In einer kleinen Gruppe mit anderen soziophobischen Patienten können z. B. öffentliche Reden oder eine Auseinandersetzung mit dem Chef im Rollenspiel geübt werden. Auch der »Ernstfall« wird geübt, z. B. selbstsicheres Auftreten bei einem Gespräch mit dem Verkäufer in einem Geschäft. Im kognitiven Teil der Therapie werden katastrophische Befürchtungen (»Ich werde völlig versagen und mich peinlich benehmen, alle werden lachen oder mich wütend rausschmeißen«) identifiziert und korrigiert.

42

◘ Tabelle 42.5. Medikamentöse Therapie bei sozialer Phobie (Tagesdosen)

Behandlung	Medikament
Regelbehandlung	Paroxetin[a] 20–60 mg; in der Regel 40 mg Moclobemid[a] 300–600 mg; in der Regel 600 mg Sertralin 50–150 mg; in der Regel 50 mg Fluvoxamin 100–300 mg; in der Regel 100 mg Venlafaxin[a] 75–225 mg
Zur Überbrückung bis zum Wirkeintritt der Antidepressiva oder in therapieresistenten Fällen	Benzodiazepine, z. B. Clonazepam 1,5–6 mg
In therapieresistenten Fällen	Tranylcypromin 10–300 mg Clomipramin 100–200 mg

[a] Vom BfArM für die Behandlung der sozialen Phobie zugelassen.

Medikamentöse Behandlung

Nicht alle Menschen, die im Umgang mit anderen Menschen unsicher, gehemmt oder schüchtern sind, sollten ohne weiteres einer Psychopharmakatherapie zugeführt werden. Wenn allerdings großer Leidensdruck besteht oder aber Komplikationen wie Depression, Suizidalität, Alkohol- oder Medikamentenmissbrauch drohen, sollte eine Behandlung eingeleitet werden. Die Therapieempfehlungen sind in ◘ Tabelle 42.5 zusammengefasst. In erster Linie werden SSRI, Venlafaxin oder Moclobemid gegeben. Mit TZA gibt es kaum Erfahrungen. In therapieresistenten Fällen können Benzodiazepine (z. B. Clonazepam) gegeben werden, wenn eine Abhängigkeitsentwicklung auszuschließen ist.

42.4.4 Spezifische Phobie

Psychotherapeutische Behandlung

Die spezifischen Phobien lassen sich relativ erfolgreich mit Konfrontationsmethoden behandeln. Patienten mit einer Hundephobie werden mit Hunden konfrontiert; bei einer isolierten Höhenphobie muss der Patient hohe Türme besteigen und heruntersehen.

Medikamentöse Behandlung

Patienten mit einer spezifischen Phobie werden recht selten medikamentös behandelt, da sie in den meisten Fällen ihr phobisches Objekt vermeiden können, ohne massive Einschränkungen ihrer Lebensqualität zu erleben. Eine

langfristige Medikation ist meist nur in schwerwiegenden Fällen indiziert, z. B. bei einer Arzt- oder Zahnarztphobie, die u. U. sogar lebensbedrohliche Ausmaße annehmen kann. Die Behandlung sollte dann mit SSRI durchgeführt werden (z. B. Paroxetin 20–60 mg/Tag). In Fällen, in denen nur selten die Furcht überwunden werden muss, wäre eine Bedarfsbehandlung mit Benzodiazepinen eine Alternative.

42.5 Besonderheiten der Rehabilitation bei Patienten mit Angsterkrankungen

42.5.1 Verlauf der Angststörungen

Der Beginn der Angststörungen ist unterschiedlich. Die Panikstörung beginnt meist im 25.–35. Lebensjahr. Die soziale Angststörung beginnt dagegen schon im 15.–20. Lebensjahr, die generalisierte Angststörung später, ca. vom 30.–45. Lebensjahr. Um das 35. Lebensjahr herum ist die Symptomatik der Angsterkrankungen am ausgeprägtesten. Die Symptome verlieren sich in der Regel nach dem 50. Lebensjahr; bis dahin ist der Verlauf in unbehandelten Fällen allerdings oft chronisch. Die Angsterkrankungen verlaufen »schubförmig«; es wechseln sich mehrmonatige Episoden ausgeprägter Angstsymptome mit symptomarmen oder -freien Zeiten ab.

Wird die Angststörung medikamentös behandelt, stellt sich in den meisten Fällen schon nach 2–8 Wochen eine deutliche Besserung ein. Es wird dennoch empfohlen, eine medikamentöse Therapie für 12–18 oder 24 Monate weiterzuführen, um Rückfälle zu vermeiden. Auch unter einer Verhaltenstherapie kommt es oft schon in den ersten Wochen zu einer Remission. Allerdings kann es auch trotz einer Psychotherapie später zu Rückfällen kommen, die eine »Auffrischungstherapie« erforderlich machen.

42.5.2 Berufliche Einschränkungen

Patienten mit einer Angststörung werden häufig erheblich im beruflichen Leben eingeschränkt. Häufige Krankschreibungen wegen wiederholter medizinischer Abklärungen und das phobische Vermeidungsverhalten (z. B. Angst vor dem Autofahren) können die Arbeitsfähigkeit einschränken.

Patienten mit einer sozialen Angststörung werden oft trotz guter Leistungen und Fähigkeiten »unter Wert« beschäftigt: Sie melden sich nicht zu notwendigen Prüfungen an, können sich im beruflichen Umfeld nicht durchsetzen und vermeiden Arbeitsbereiche mit Publikumsverkehr oder Führungsaufgaben.

42.5.3   Alkoholabhängigkeit

Angststörungen, v. a. die soziale Angststörung, gehen mit einer erhöhten Rate von Alkoholmissbrauch oder -abhängigkeit einher. Die Patienten versuchen zunächst, ihre Ängste mit Alkohol zu lindern. Später nimmt die Alkoholproblematik eine Eigendynamik an. Die zugrunde liegende Angsterkrankung tritt dann in den Hintergrund, da sie ja »erfolgreich« mit Alkohol unterdrückt wird. Nach einer mehrjährigen Alkoholabhängigkeit kann sich der Patient manchmal kaum noch an seine früheren Angstsymptome erinnern. Nach einer Alkoholentgiftung kann die Angsterkrankung jedoch wieder zum Vorschein kommen; es besteht dann eine hohe Rückfallgefährdung. Es empfiehlt sich daher bei solchen Patienten, noch während der Entgiftungsphase eine gezielte Therapie der Angsterkrankung zu beginnen.

42.5.4   Folgen der Angsterkrankungen für das Gesundheitssystem

Die direkten und indirekten Einwirkungen der Angsterkrankungen auf das Gesundheitssystem sind enorm. Nach US-amerikanischen Untersuchungen wurde geschätzt, dass ein Drittel der für das Gesundheitssystem verursachten Gesamtkosten psychischer Erkrankungen in Verbindung mit den Angsterkrankungen entstehen. Davon werden weniger als ein Viertel für die medizinische Behandlung aufgewendet; drei Viertel entstehen durch die reduzierte Produktivität der Betroffenen (DuPont et al. 1996).

42.5.5   Rehabilitation bei chronischen Verläufen

Angststörungen werden in der Primärversorgung (d. h. im allgemeinärztlichen Bereich) oft nicht erkannt, oder, wenn sie erkannt werden, nicht immer nach den Regeln der Kunst behandelt. Daher ist es nicht ungewöhnlich, dass Patienten oft mehrere Jahre unbehandelt bleiben, bis die richtige Diagnose gestellt wird. In solchen Fällen hat sich dann meist schon eine Chronifizierung eingestellt. Selbst wenn jetzt eine adäquate Therapie eingeleitet wird, können nur Teilerfolge erzielt werden, wenn die berufliche, soziale und familiäre Situation bereits dauerhaft geschädigt wurde. Wenn jetzt durch die Behandlung Angstfreiheit erreicht wird, hat das phobische Vermeidungsverhalten zwar seine Funktion verloren – nämlich die Angst zu reduzieren; es hat sich aber über viele Jahre eingeschliffen, und es bedarf einer konsequenten Verhaltenstherapie, um diese Gewohnheiten zu durchbrechen. Bei einer nach den Regeln der Kunst durchgeführten Angsttherapie kommt es dann aber nicht selten trotz jahrelanger schwerer Ein-

schränkungen zu einer deutlichen Verbesserung der Lebensqualität. Daher sollten rehabilitative Maßnahmen nicht erst bei einer schon eingetretenen Chronifizierung, sondern schon bei drohenden Beeinträchtigungen begonnen werden.

Vielfach werden Angsterkrankungen im stationären Setting therapiert. Es gibt jedoch eine zunehmende Tendenz, zumindest die unkomplizierten Fälle ambulant mit einer Kombination aus Verhaltens- und Pharmakotherapie zu behandeln. Trotz der Möglichkeit einer intensiveren Betreuung im stationären Bereich hat diese Behandlungsmodalität auch Nachteile. Das phobische Vermeidungsverhalten kann durch die abgeschirmte Atmosphäre einer Klinik noch gefördert werden, wenn nicht intensive Konfrontationsübungen in das Behandlungsprogramm integriert werden. Der geschützte Rahmen der Station kann die Patienten zudem in falscher Sicherheit wiegen. Oft bildet sich eine phobische Symptomatik während des Klinikaufenthaltes zurück, um bald nach der Entlassung wieder in voller Ausprägung aufzutreten. Auch erschwert ein längerer stationärer Aufenthalt manchmal die Wiedereingliederung ins Berufsleben oder wirkt sich nachteilig auf das soziale Umfeld aus.

Dennoch ist eine stationäre Therapie bei schwer beeinträchtigten Patienten angezeigt, v. a. bei Komorbidität mit Suizidalität, Abhängigkeitssyndromen oder Persönlichkeitsstörungen. Im idealen Fall werden in einem solchen Behandlungsprogramm Einzelgespräche, Psychoedukation (mit Information über die Entstehung und Aufrechterhaltung von Angstsyndromen sowie die Rationale der Therapie), Expositionsübungen in der Gruppe sowie die Pharmakotherapie integriert. In vielen Fällen ist eine teilstationäre Behandlung oder eine stufenweise Wiederaufnahme der Erwerbstätigkeit empfehlenswert.

42.6   Begutachtungen bezüglich Arbeitsfähigkeit und Berentung

Es ist manchmal erstaunlich, dass Patienten mit chronischen Angststörungen langfristig krankgeschrieben oder berentet werden, ohne dass eine adäquate Therapie – z. B. mit Antidepressiva oder ambulanter Verhaltenstherapie – versucht worden ist. Dies hängt nicht nur damit zusammen, dass die Patienten vermuten, sich körperlich schonen zu müssen, da sie das Vorliegen einer organischen Erkrankung befürchten, und so längere Krankschreibungen fördern. Leider wird dieses Problem auch dadurch verursacht, dass die Erkennung und Behandlung der Angststörungen in der Primärversorgung noch nicht optimal ist.

Eine Krankschreibung führt selten zur Besserung der Störung und kann sogar hinderlich sein, da sie das phobische Vermeidungsverhalten fördert. Eine Berentung ist nur in schwersten Fällen angezeigt, z. B. wenn eine Komorbidität mit anderen psychischen Erkrankungen wie

Depressionen, Persönlichkeitsstörungen und Alkohol- oder Medikamentenmissbrauch besteht.

In manchen Fällen wird eine Umschulung angeregt, wenn es darum geht, dass sich bestimmte angstauslösende Situationen in einer bestimmten Berufssparte nicht vermeiden lassen. Beispiele hierfür sind Patienten mit einer sozialen Phobie, die in einer Branche mit vorwiegendem Publikumsverkehr arbeiten. Eine solche Maßnahme sollte allerdings reiflich überlegt sein, da sie auch das Vermeidungsverhalten fördert.

Die Erfolgsaussichten rehabilitativer Maßnahmen sind insgesamt besser als bei anderen chronischen psychischen Erkrankungen. Die Langzeitverläufe sind günstiger als oft angenommen, da Angsterkrankungen mit zunehmendem Alter einer Spontanheilung unterworfen sind. Nicht selten kann selbst nach jahrelangem Verlauf eine Reintegration in das Berufsleben erreicht werden.

Literatur

Bandelow B (2001) Panik und Agoraphobie – Ursachen, Diagnose und Behandlung. Springer, Wien

Bandelow B (2003) Angst- und Panikerkrankungen. Uni-Med, Bremen

Bandelow B, Zohar J, Hollander E, Kasper S, Möller HJ, WFSBP Task Force on Treatment Guidelines for the Pharmacological Treatment of Anxiety, Obsessive-Compulsive Disorders, and Posttraumatic Stress Disorder (2002) Guidelines for the pharmacological treatment of anxiety and obsessive-compulsive disorders. World J Bio Psychiatry 3: 171–199

DuPont RL, Rice DP, Miller LS, Shiraki SS, Rowland CR, Harwood HJ (1996) Economic costs of anxiety disorders. Anxiety 2: 167–172

Narrow WE, Rae DS, Robins LN, Regier DA (2002) Revised prevalence estimates of mental disorders in the United States: Using a clinical significance criterion to reconcile 2 surveys' estimates. Arch Gen Psychiatry 59: 115–123

Bearbeitung depressiver Gedanken und dysfunktionaler Werthaltungen durch kognitive Verhaltenstherapie

Essgestörte Patientinnen weisen so gut wie immer ein dichotomes Denken (Alles-oder-nichts-Denken) auf. Sehr häufig bestehen irrationale Gedanken und dysfunktionale zugrunde liegende Werthaltungen. Im Rahmen eines kognitiv-verhaltenstherapeutischen Ansatzes werden diese irrationalen Gedanken und zugrunde liegende Werthaltungen identifiziert (aufgeweckt), Irrationalität verdeutlicht im »sokratischen Dialog« und durch konstruktive, positive Gedanken ersetzt.

> **Fallbeispiel**
> Eine Patientin hat irrationale Gedanken und Ängste bezüglich einer Prüfung und die dysfunktionale zugrunde liegende Werthaltung »Nur wenn ich eine hervorragende Arbeit schreibe, kann ich vor mir und anderen bestehen«. Eine rationale Formulierung des Gedankens könnte lauten »Es ist schön, wenn ich eine gute Arbeit schreibe, aber wichtig ist letztlich, dass ich die Prüfung mache und bestehe«. Diese rationale Formulierung verringert den Druck (»Ich muss nicht die Beste sein«) und damit die Ängste vor der Prüfung. Irrationale Gedanken verraten sich z. B. durch die Formulierung »nie« oder »immer«.

Die meisten empirischen Untersuchungen zur Behandlung von Bulimia nervosa und Binge-eating-Störung wurden zur kognitiven Verhaltenstherapie durchgeführt. In einer multizentrischen Untersuchung wurde kognitive Verhaltenstherapie mit interpersoneller Therapie bei Bulimia nervosa verglichen; beide Therapieformen waren wirksam, doch erwies sich im Verlauf die kognitive Verhaltenstherapie als wirksamer (Agras et al. 2000).

> **Wichtig**
>
> Kognitive Verhaltenstherapie ist die empirisch am besten belegte Therapieform für Bulimia nervosa und für die Binge-eating-Störung.

Fehlen positiver Lebensbereiche

Die Essstörung führt häufig zu sozialem Rückzug und Isolation. Es kommt zu Verlust von sinnvollen verstärkenden Freizeitaktivitäten. Im Rahmen der Therapie kann systematisch das Aktivitätsspektrum der Patientin erweitert werden. Anfangs mag dies Mühe und Anstrengung kosten (z. B. Tennis spielen zu lernen), doch hat die Patientin dabei eigene Erfolgserlebnisse.

Chronische Belastungen im sozialen Umfeld

Das Cliché eines emotional abwesenden Vaters und einer überprotektiven Mutter trifft für einige Familien Essgestörter zu, für zahlreiche andere aber nicht. Auch Partnerkonflikte können die Essstörung auslösen oder perpetuieren. Besonders bei jugendlichen Patienten kann bei chronischen Belastungen im sozialen Umfeld eine Familientherapie sinnvoll sein.

Passivität und mangelnde Verantwortungsübernahme

Viele Essgestörte verhalten sich zu passiv und zeigen eine mangelnde Verantwortungsübernahme. In der Therapie sollte Eigeninitiative gefördert und die Verantwortungsübernahme gestärkt werden. Dies gilt für die Formulierung eigener Therapieziele sowie für die Formulierung und Durchführung therapeutischer Hausaufgaben und die Initiierung neuer Interessensfelder.

Biologische Disposition für affektive Erkrankungen

Affektive und Angsterkrankungen kommen bei Essgestörten selbst und bei ihren Familienangehörigen verstärkt vor. Bei Patientinnen mit Bulimia nervosa oder Binge-eating-Störung kann eine antidepressive Medikation sinnvoll sein.

Abbruch von schulischer oder beruflicher Ausbildung bzw. Berufstätigkeit

Anorektische und bulimische Essstörungen beginnen meist im Jugendalter. Durch die Erkrankungen können die Patientinnen hinsichtlich ihrer schulischen und beruflichen Ausbildung den Anschluss verpassen oder im Falle eines chronischen Verlaufs arbeitslos werden. Dann ist eine berufliche Rehabilitation erforderlich in Form von Bearbeitung berufsbezogener Ängste, Informationen über berufliche Möglichkeiten hinsichtlich Ausbildungsstätten, Schulungen und Fördermaßnahmen, berufliche Belastungserprobungen sowie eine schrittweise Wiedereingliederung in Ausbildung oder Beruf.

Behebung des Unter- bzw. Übergewichts

Bei Anorexia nervosa ist eine psychologische Therapie kaum möglich, wenn die Patientin sehr untergewichtig ist. Das Vorgehen zur Gewichtsrestitution ist an anderer Stelle detaillierter beschrieben (Fichter 2003). Bei Therapiebeginn steht oft eine Diskrepanz zwischen den Therapiezielen des Therapeuten (Gewichtszunahme) und der begrenzten Änderungsbereitschaft der Patientin (»Ich habe Angst vor Gewichtszunahme«, »Ich werde den Anforderungen nicht gerecht, wenn ich normales Gewicht habe«). Im therapeutischen Umgang mit dem Untergewicht ist es für den Behandler wichtig zu verstehen, dass Untergewicht für eine Magersüchtige eine wichtige Funktion erfüllt und eine Gewichtszunahme zu starken Ängsten führen kann. Ein ausgeprägtes Untergewicht gibt Sicherheit, denn potenziell bedrohliche Bereiche wie berufliche Leistungsanforderungen oder partnerschaftliche Konflikte liegen in weiter Ferne. Die weitere Bearbeitung solcher Ängste und die schrittweise Erhöhung des Gewichts sollten Hand in Hand gehen. Eine einseitig forcierte Gewichtsnormalisierung kann dazu führen, dass sich die Patientin »aus der Klink herausisst«, die Krankheit aber in ihrem Wesen nicht verändert ist und damit Rückfallgefahr besteht.

Wichtig für eine schrittweise Gewichtsnormalisierung ist

1. eine vertrauensvolle Therapeut-Patient-Beziehung, die Glaubwürdigkeit des Therapeuten,
2. Vermeidung eines Machtkampfes zwischen Therapeut und Patientin,
3. Transparenz im therapeutischen Vorgehen,
4. konkrete möglichst schriftliche Vereinbarungen (Kontrakt),
5. ein kontingentes Verstärkungsprogramm dann, wenn ein Empfehlungsprogramm erfolglos bleibt. Hier ist die Auswahl relevanter Verstärker wichtig (Fußball für den Fußballfan, Musikhören für den Musiknarren, begrenztes Joggen für den Fitnessfreak).
6. Dosierte und kontrollierte Gewichtszunahme von ca. 100–150 g pro Tag (Die Patientin soll das Gefühl der Kontrolle behalten).

Bei **inkonsequenter** Durchführung sind verhaltenstherapeutische Programme zur Erhöhung des Körpergewichts bei Patientinnen mit ausgeprägter Magersucht wirkungslos. Bei Magersucht ist die Normalisierung des Körpergewichts eines von mehreren wesentlichen therapeutischen Zielen. Andere wesentliche Ziele sind die Verbesserung der Körperwahrnehmung und des emotionalen Ausdrucks, die Verbesserung der sozialen Kompetenz, die Verbesserung familiärer Konflikte und der Abbau von Ängsten vor Pflichten und Verantwortungen der Erwachsenen. In dem Maße, wie sich »Lebensängste« verringern und das Selbstvertrauen steigt, kann die Patientin eine Gewichtszunahme und Gewichtsnormalisierung zunehmend leichter annehmen.

Eine multimodale Behandlung von Übergewicht bei Binge-eating-Störung beinhaltet in der Regel eine fettarme Ernährung zur Gewichtsreduktion, körperliche Übungen zur Steigerung des Energieverbrauchs und Verbesserung körperlicher Fitness und verhaltenstherapeutische Strategien zur Normalisierung des Verhaltens. Wie bei Bulimia nervosa ist es bei der Binge-eating-Störung wichtig, die funktionalen Zusammenhänge zwischen Auslösereizen, Essattacken und Konsequenzen der Essattacken zu bearbeiten. Wie aus ◘ Tabelle 44.3 hervorgeht, führt eine Essattacke kurzfristig zu einem Druckabbau und einer Verminderung innerer Spannungen und damit zu einer kurzfristigen Verstärkung des Verhaltens. Die langfristige Konsequenz von Essattacken ist negativ. In der Therapie ist es wichtig, die Funktionalität der Essattacke herauszuarbeiten, funktionale Zusammenhänge sichtbar zu machen und neues alternatives Verhalten zu entwickeln und dem bisherigen Verhalten (Essattacke, Erbrechen, Essattacke) entgegenzusetzen. Langfristig sinnvolles und zielführendes Verhalten beinhaltet auf den Auslösereiz angemessen (und nicht unangemessen durch die Essattacke) zu reagieren. Dies erfordert eine ausreichende Wahrnehmung der Situation und eine ausreichende Kompetenz der Problembewältigung.

◘ Tabelle 44.3. ABC des Verhaltens zur Verhaltensanalyse bulimischen Verhaltens

A Auslöser	B Verhalten (Behaviour)		C Konsequenzen (Consequences)	
	Intern (Gedanken, Gefühle)	Extern (Verhalten)	Kurzfristig	Langfristig
Anruf der Eltern, → die Druck machen wegen Fortsetzung des Studiums	»Wie soll ich das → alles schaffen. Das pack' ich nicht«	**Bisher** Überangepasstes Verhalten »Ich werde tun, was ihr wollt« →	Druckabbau durch → Essattacke und anschließendes Erbrechen	Negative Langzeitfolgen
		Alternativ → a) Konstruktive Abgrenzung (»Ich bin in Therapie und arbeite an mir. Für Entscheidungen zum Studium brauche ich noch etwas Zeit. Bedrängt mich nicht so stark«) →	a) Druckabbau durch → kompetentes Verhalten	a) Eigene Verantwortungsübernahme
		→ b) Zur rechten Zeit Schritte zur Berufsfindung einleiten →	b) Schrittweise Aufbauen von beruflichen Alternativen. Im Moment mühevoll	b) Langfristig zielführend und damit verstärkend

> **Wichtig**
>
> Sinn und Zweck eines Essprotokolls ist die funktionale Analyse von vorausgehenden Ereignissen (Auslösereize) und gestörtem Essverhalten.

In ◘ Tabelle 44.3 ist exemplarisch das Ergebnis einer funktionalen Analyse im Sinne des ABC des Verhaltens (A= Antecedents, B= Behaviour, C= Consequences) dargestellt. Häufig sind Auslösereize nicht bewusst. Hier kann eine Essprotokoll hilfreich sein, in dem nicht nur Zeit und Essverhalten (Essen, Heißhunger, Erbrechen etc.), sondern auch Auslösesituationen im Kontext festgehalten sind. Sinn eines Essprotokolls ist nicht die ohnehin bestehende gedankliche Zentriertheit aus Essen, Nahrung und Gewicht, sondern funktionale Zusammenhänge zwischen äußeren Ereignissen (z. B. Anruf) und Essverhalten herauszuarbeiten.

Mangels ausreichender Orientierung an eigenem Hunger- und Sättigungsgefühl erfolgt der Aufbau eines geregelten Essverhaltens durch eine möglichst klare Strukturierung der Mahlzeiten. Im Rahmen einer stationären Behandlung kann an einem Gruppenesstisch mit anderen Essgestörten ein »normales Essverhalten« unter Anleitung eines Therapeuten eingeübt werden. Dabei kann die Patientin sich zunehmend am eigenem Hunger- und Sättigungsgefühl orientieren. Meist sind Essgestörte Weltmeister im Kalorienzählen, doch ist ihr Wissen über gesunde Ernährung oft gering. Dies gilt es zu vermitteln. Im Rahmen einer stationären Therapie können Patientinnen im Sinne einer Ernährungskonfrontation – analog zur Expositionstherapie bei Angsterkrankungen – konkret mit Einkauf, Zubereitung und Verzehr von Lebensmitteln lernen, mit diesem Bereich umzugehen. Ziel ist die Vermittlung von Grundwissen über gesunde, ausgewogene Ernährung und Basiskenntnisse zum Kochen gesunder Mahlzeiten. Auch gilt es, Ängste im Umgang mit bestimmten »verbotenen« Nahrungsmitteln abzubauen und die Wahrnehmung von Hunger und Sättigung zu fördern.

44.3.3 Verlauf

Anorexia nervosa hat eine wesentlich höhere Mortalität als Depression oder Schizophrenie. Prognostisch ungünstige Faktoren sind: später Erkrankungsbeginn, Erbrechen, Heißhungerattacken, Purgativamissbrauch (Laxanzien), lange Erkrankungsdauer und Vorliegen einer obsessiven, kompulsiven Persönlichkeitsstörung (Steinhausen 2002). Die Prognose bei Anorexia nervosa generell ist ungünstiger als bei Bulimia nervosa und Binge-eating-Störung (Fichter u. Quadflieg 1997, 1999; Fichter et al. 1998). Die längerfristige Mortalität (>10-Jahres-Verlauf) liegt für Magersucht bei 10%, für Bulimia nervosa und für Binge-eating-Störung bei 2%. 5–10 Jahre nach Behandlung zeigen etwa 50% der Patientinnen mit Bulimia nervosa eine volle Remission; ca. 20% erfüllen bei Nachuntersuchungen nach 5–10 Jahren die Kriterien für Bulimia nervosa. Die Übrigen zeigten weiterhin eine mehr oder weniger ausgeprägte bulimische Symptomatik, erfüllten aber nicht mehr die diagnostischen Kriterien für Bulimia nervosa. Ein hohes Ausmaß an Impulsivität ist mit negativerem Verlauf korreliert. Über den Verlauf der Binge-eating-Störung ist noch relativ wenig bekannt. Er scheint sich nicht wesentlich von dem bei Bulimia nervosa zu unterscheiden.

Zusammenfassung

Anorexia nervosa, Bulimia nervosa und Binge-eating-Störung sind Essstörungen, für deren Diagnose im Wesentlichen eine gezielte Exploration erforderlich ist. Technische Befunde können Folgeschäden zeigen oder ggf. zum Ausschluss körperlicher Erkrankungen dienen. Wesentlich für die Stellung der Diagnose Magersucht ist die Intention schlank zu sein bzw. schlanker zu werden. Man unterscheidet eine restriktive (asketische) Magersucht von einer bulimischen Magersucht. Bulimia nervosa grenzt sich von der bulimischen Magersucht im Wesentlichen durch das Körpergewicht (BMI >17.5) ab. Mehr als 90% der Betroffenen von Magersucht und Bulimia nervosa sind weiblichen Geschlechts. Bei der Binge-eating-Störung liegt der Prozentsatz an Männern etwas höher, doch sind auch hier hauptsächlich Frauen betroffen.

Essstörungen wie Anorexia nervosa, Bulimia nervosa und Binge-eating-Störung sind hauptsächlich in Industrieländern verbreitet, in denen ein Überfluss an Nahrungsmitteln besteht. Soweit diese Erkrankungen in der Dritten Welt vorkommen, betreffen Sie Mitglieder aus wohlhabenderen Familien. Die Punktprävalenz von Magersucht liegt bei 0,6–1%, die für Bulimia nervosa und für Binge-eating-Störung jeweils bei 1–3%. Für das Verständnis der Ätiologie sind sowohl soziokulturelle und biologische Faktoren als auch persönliche Belastungen wichtig. Für Antidepressiva (speziell Fluoxetin) konnte für Bulimia nervosa (nicht aber für Anorexia nervosa) eine statistisch signifikante, klinisch mäßige Wirksamkeit aufgezeigt werden. Am Anfang der Therapie von Magersüchtigen und Patientinnen mit Bulimia nervosa besteht oft ein begrenzter Leidensdruck und die Tendenz die Krankheit zu vertuschen. Motivierungsstrategien sind deshalb ein wesentlicher Teil der Therapie. Weiterhin bedeutsam in der Therapie sind Informationen über die Erkrankung und gesunde Ernährung, Einübung normalen Essverhaltens, Bearbeitung der Störungen der körperlichen und emotio-

▼

nalen Wahrnehmung, Verbesserung des emotionalen Ausdrucks, Bearbeitung depressiver Gedanken, Überzeugungen und Werthaltungen. Bei Unter- bzw. Übergewicht helfen eine Gewichtsnormalisierung sowie ggf. eine Bearbeitung chronischer Belastungen im sozialen Umfeld.

Literatur

Agras WS, Telch CF, Arnow B, Eldredge K, Detzer MJ, Henderson M, Marnell M (1995) Does interpersonal therapy help patients with binge eating disorder who fail to respond to cognitive-behaviioral therapy? J Consult Clin Psychol 63: 356–360

Agras WS, Walsh BT, Fairburn CG, Wilson GT, Kraemer HC (2000) A multicenter comparison of cognitive-behavioral therapy and interpersonal psychotherapy for bulimia nervosa. Arch Gen Psychiatry 57: 459–466

American Psychiatric Association – Work Groups on Eating Disorder (2000) Practice guidelines for the treatment of patients with eating disorders (Revision). Am J Psychiatry 157(1) Suppl: 1–39

Bacaltchuk J, Hay P (2002) Antidepressants versus placebo for people with bulimia nervosa: In: The Cochrane Library, Issue 2. Update Software, Oxford

Bacaltchuk J, Hay P, Trefiglio R (2002) Antidepressants versus psychological treatments and their combination for bulimia nervosa. In: The Cochrane Library, Issue 2. Update Software, Oxford

Bliss EL, Branch CHH (1960) Anorexia Nervosa. It's History, Psychology and Biology. Hoeber, New York

Bruch H (1973) Eating disorders: Obesity, anorexia nervosa and the person within. Basic Books, New York

Devlin B, Bacanu S-A, Klump KL (2002) Linkage analysis of anorexia nervosa incorporating behavioral covariates Hum Mol Genet 689–696

Dulloo A, Girardier L (1990) Adaptive changes in energy expenditure during refeeding following low-calorie intake: Evidence for a specific metabolic component favoring fat storage. Am J Clin Nutr 52: 415–420

Fichter MM (1989) Psychologische Therapien bei Bulimia. In: Fichter MM (Hrsg) Bulimia nervosa. Grundlagen und Behandlung. Enke, Stuttgart, S 230–247

Fichter MM (2000) Verhaltenstherapie von Essstörungen. In: Möller HJ (Hrsg) Therapie psychiatrischer Erkrankungen. Thieme, Stuttgart, New York, S 919–930

Fichter MM (2002) Psychopharmakotherapie von Essstörungen. In: Riederer P, Laux G, Pöldinger W (Hrsg) Neuro-Psychopharmaka, Bd 3, 2. Aufl. Springer, Wien New York

Fichter MM (2004) Anorektische und bulimische Essstörungen. In Berger M: Lehrbuch der Psychiatrie und Psychotherapie. Urban & Schwarzenberg, München Wien Baltimore, S 789–814

Fichter MM, Quadflieg N, Gnutzmann A (1998) Binge eating disorder: Treatment outcome over a 6-year course. J Psychosom Res 44: 385–405

Fichter MM, Quadflieg N (1997) Six-year course of bulimia nervosa. Int J Eat Disord 22: 361–384

Fichter MM, Quadflieg N (1999) Six-year course and outcome of anorexia nervosa. Int J Eat Disord 26: 359–385

Götestam KG, Agras WS (1998) General population-based epidemiological study of eating disorders in Norway. Int J Eat Disord 18: 119–126

Hay P, Bacaltchuk J (2001) Bulimia nervosa. In: BMJ Publishing Group (ed) Clinical evidence. Mental health. The international source of the best available evidence for mental health care. Thanet, Margate Kent, pp 32–41

Herman CP, Polivy J (1975) Anxiety, restrained and eating behavior. J Abnorm Psychol 84: 666

Hudson JI, McElroy SL, Raymond NC et al. (1998) Fluvoxamine in the treatment of binge-eating disorder: A multicenter placebo-controlled, double-blind trial. Am J Psychiatry 155: 1756–1762

Romano SJ, Halmi KA, Sarkar NP, Koke SC, Lee JS (2002) A placebo-controlled study of fluoxetine in continued treatment of bulimia nervosa after successful acute fluoxetine treatment. Am J Psychiatry 159: 96–102

Steinhausen H-C (2002) The outcome of anorexia nervosa in the 20th century. Am J Psychiatry 159: 1284–1293

Treasure J, Schmidt U, Dare C, Furth E van (eds) (2003). The handbook of eating disorders, 2nd edn. Wiley, Chichester

Whittal ML, Agras WS, Gould RA (1999) Bulimia nervosa: A meta-analysis of psychosocial and pharmacological treatments. Behav Ther 30: 117–135

Behandlungsprobleme bei Zwangsstörungen

Andreas Kordon, Fritz Hohagen

Bei der Zwangsstörung handelt es sich nicht um eine moderne Zivilisationskrankheit, wie man vielleicht zunächst glauben mag. Bereits Shakespeare beschreibt in *Macbeth* die Symptome eines Waschzwangs:

Arzt: Was macht sie nun? Schaut, wie sie sich die Hände reibt.
    Kammerfrau: Das ist ihre gewöhnliche Gebärde, dass sie tut, als wüsche sie sich die Hände; ich habe wohl gesehen, dass sie es eine Viertelstunde hintereinander tat.
    Lady Macbeth: Da ist noch Fleck! Fort verdammter Fleck! Fort sag ich ... Wie, wollen diese Hände denn nie rein werden? ...
    Arzt: Diese Krankheit liegt außer dem Gebiete meiner Kunst ...

Galt die Zwangsstörung lange Zeit als unbehandelbar, so haben sich in den letzten zwei Jahrzehnten die Behandlungsmöglichkeiten sehr verbessert. Die Wirksamkeit der medikamentösen Behandlung mit Serotoninwiederaufnahmehemmern und von störungsspezifischen Konzepten der Verhaltenstherapie konnte in zahlreichen Studien gezeigt werden. Oft führen Zwangserkrankungen zu ausgeprägten Beeinträchtigungen im sozialen und beruflichen Bereich und zu Frühberentungen. Ein Teil der Zwangspatienten erzielt trotz intensiver Therapiebemühungen keine Symptomverbesserung und leidet unter therapieresistenten Krankheitsverläufen. In der Regel verläuft die Zwangsstörung chronisch, und die Patienten begeben sich oft erst 10 und mehr Jahre nach Erkrankungsbeginn in Behandlung.

45.1   Klinisches Bild

Die Zwangsstörung ist charakterisiert durch Zwangsgedanken und/oder Zwangshandlungen. Zwangsgedanken sind sich gegen den Willen des Patienten aufdrängende Gedanken, Vorstellungen, Impulse oder Intrusionen, die den Patienten stereotyp beschäftigen. Sie lösen entweder ausgeprägte Angst oder Unbehagen aus. In der Regel werden die Zwangsgedanken als sinnlos erlebt und die Patienten leisten dagegen Widerstand, was allerdings meist nicht oder nur kurzfristig gelingt. Sie versuchen vergeblich, die Zwangsgedanken zu unterdrücken oder sich davon abzulenken. Typische Inhalte von Zwangsgedanken sind Verschmutzung, Aggressionen, Ordnung, Blasphemie oder mögliche Unglücke. In Abgrenzung zu den Ich-Störungen werden die Zwangsgedanken nicht als eingegeben oder fremd, sondern als zur eigenen Person gehörig erlebt.

Zwangshandlungen sind charakterisiert durch wiederholte Verhaltensweisen (wie z. B. Händewaschen, Putzen, Kontrollieren, Ordnen) oder gedankliche Handlungen (Zählen, Beten, gedankliches Rekonstruieren). Die Zwangshandlungen stellen oft eine Reaktion auf die Zwangsgedanken dar und dienen dazu, Angst oder Unbehagen zu reduzieren oder zu verhindern. In den Zwangsgedanken befürchtete Ereignisse sollen mit Hilfe der Rituale abgewendet werden, obwohl der Patient meist erkennt, dass seine Zwangshandlungen übertrieben sind und keinen realistischen Bezug haben. Die Betroffenen versuchen sich gegen die Ausführung der Zwänge zu wehren, was im Verlauf der Erkrankung jedoch deutlich abnehmen kann. Die Zwangsgedanken und Zwangshandlungen führen zu einer erheblichen Beeinträchtigung des Alltags und benötigen oft viele Stunde des Tages. Eine Studie mit über 400 Zwangspatienten zeigte eine krankheitsbedingte Beeinträchtigung in allen Lebensbereichen (Hollander et al. 1996):

- 96% der Patienten hatten ein reduziertes Selbstwertgefühl,
- 73% gestörte Beziehungen,
- 62% wenige Freunde,
- 51% eine Arbeitsstörung,
- 41% waren arbeitsunfähig,
- bei 12% waren Suizidversuche in der Vorgeschichte beschrieben.

Zumindest zu einem Zeitpunkt im Verlaufe der Erkrankung hat der Zwangspatient erkannt, dass die Zwangsgedanken und Zwangshandlungen übertrieben oder sinnlos sind. Gerade bei chronisch schwer kranken Patienten kann diese Einsicht nicht mehr vorhanden sein. Auch kann sich die innere Distanz zu den Zwängen vermindern oder aufgehoben sein, so dass die Betroffenen ihr Zwangsverhalten als angemessen oder notwendig erleben. Dennoch werden die Zwangsgedanken nicht als Wahngedanken verstanden. Auch sollte die geringe oder nicht mehr vorhandene Einsicht in die Sinnlosigkeit der Zwangsgedanken nicht automatisch Anlass dazugeben, eine andere psychiatrische Erkrankung zu diagnostizieren, z. B. eine Schizophrenie. Vielmehr ist es entscheidend, die Inhalte der Zwänge ausführlich zu hinterfragen und den früheren Umgang damit zu erfahren. In den meisten Fällen kann dann durch Krankheitsaufklärung und kognitive Fragetechniken eine Distanz zu den Zwangsinhalten aufgebaut und die Diagnose einer Zwangsstörung bestätigt werden.

Wichtig

Der Zwangserkrankte hält oder hielt früher die Zwangsgedanken und -handlungen für übertrieben und sinnlos.

❯ Fallbeispiel

Herr J., ein 32-jähriger Bürokaufmann, kommt in Begleitung seiner Eltern zur stationären Behandlung einer schweren Zwangserkrankung in die Klinik. Nur mit Mühe kann er von seinen Zwängen berichten. Er ist vollkommen unselbstständig geworden und sehr gequält. In den letzten Monaten hat er sich nicht mehr aus dem Haus getraut. Er ist ganz eingenommen von seinen aggressiven Zwangsgedanken, andere Menschen zu verletzen oder gar zu töten, insbesondere wehrlose ältere oder kranke Menschen oder Kinder. Er stellt sich immer wieder vor, andere quasi im Vorbeigehen mit einem Handschlag umzubringen. Er hält sich für einen gefährlichen Schwerverbrecher, obwohl er noch niemals einer »Fliege« etwas zu Leide getan hat. Tatsächlich ist er ein sehr friedliebender und zurückhaltender Mensch und hat eher ein Problem damit, Wut oder Ärger überhaupt zu zulassen.

Der Erkrankungsbeginn lag in der Kindheit. Er pflegte ein rigides Zubettgehritual, achtete sehr auf Symmetrie und Ordnung. Er wuchs als Einzelkind in einem sehr strengen Elternhaus auf. Mit dem Wechsel auf die weiterführende Schule bemerkte er erstmals Gedanken, dass er seine Lehrer ungewollt beschimpfen könnte. Er vermied allein mit diesen zu sein. Es drängten sich Gedanken auf, jemanden beim Radfahren angerempelt zu haben oder jemanden zu verletzen. Er konnte diese Gedanken nicht einordnen und verheimlichte sie daher. Er hielt sich für absonderlich und gefährlich und fühlte sich zunehmend gequält. Als jungen Erwachsenen begleiteten ihn die Zwänge ständig. Beim Autofahren musste er ständig kontrollieren, ob er nicht jemanden angefahren hätte, und die zurückgelegten Strecken mehrfach abfahren, um nachzusehen, ob irgendwo ein Verletzter liegt. Er vermied allein in die Stadt zu gehen oder öffentliche Toiletten zu besuchen, da er befürchtete, jemanden unbemerkt umbringen zu können. Er benutzte keine scharfen Messer mehr, kontrollierte Elektrogeräte und entwickelte einen Waschzwang, aus der Befürchtung, er könne sonst andere schädigen oder infizieren. Schließlich zog er wieder in das

▼

elterliche Haus ein, wo er sich unter Kontrolle seiner Eltern sicher glaubte.

Er isolierte sich zunehmend: Beziehungen zu Freunden brachen ab, seine Partnerschaft war längst auseinander gegangen. Er war dauerhaft arbeitsunfähig und wurde dann für 2 Jahre berentet. Sein Leben stand nur noch unter dem Diktat der Zwänge. Nach einer intensiven kognitiven und verhaltenstherapeutischen Behandlung über 12 Wochen auf einer spezialisierten Therapiestation konnte Herr J. seine Zwangssymptome um 80% reduzieren. Wegen einer komorbiden Depression wurde er medikamentös mit 150 mg/Tag Clomipramin behandelt. Er zog vom Heimatdorf weg in eine eigene Wohnung und fand eine neue Partnerin. Er leidet immer noch unter Zwängen, insbesondere Zwangsgedanken machen ihm zuschaffen. Aber er hat gelernt, mit ihnen umzugehen und versucht sein Leben nicht mehr danach auszurichten. Im Rahmen eines Kliniktherapieprogramms nimmt er an einer Arbeitstherapie teil. Er ist zunächst mit einfachen Bürotätigkeiten beschäftigt und die Arbeitszeit wird langsam gesteigert. Die Arbeitstherapie ermöglicht ihm, die wiedergewonnenen Freiräume gegen die Zwangserkrankung zu verteidigen und seinen Alltag zu strukturieren. Er arbeitet an seinem Ziel, nach Ablauf der zeitlichen Berentung wieder in seinen Beruf einzusteigen und eine Familie zu gründen.

Oftmals sind die Zwangssymptome nicht so eindeutig und offensichtlich zu erkennen, sondern die Patienten verheimlichen ihre Zwänge aus Scham. Sie fürchten vielleicht ansonsten für »verrückt erklärt« zu werden. Gegenüber den Behandelnden berichten solche Patienten von Begleitbeschwerden wie Depressivität, Ängsten oder Schlaflosigkeit. Gerade unter dem Aspekt der psychiatrischen Rehabilitation ist es daher wichtig, alle Patienten explizit nach Zwangssymptomen zu fragen. Sonst kann eine Zwangsstörung unter einer anderen psychischen Erkrankung verborgen bleiben und zu Therapieresistenz beitragen. Mit wenigen gezielten Fragen lassen sich die meisten Zwänge erfassen beziehungsweise das Vorliegen einer Zwangsstörung ausschließen (▶ s. folgende Übersicht).

> **Wichtig**
>
> Die Zwangserkrankung wird häufig verheimlicht, daher müssen Zwangssymptome gezielt exploriert werden.

> **Spezifische Fragen zur Identifikation einer Zwangserkrankung**
>
> - Waschen oder reinigen Sie häufig?
> - Überprüfen oder kontrollieren Sie viel?
> - Gibt es Gedanken, die Sie beunruhigen und die Sie gerne loswerden möchten, aber nicht abschütteln können?
> - Benötigen Sie längere Zeit, um Ihre täglichen Verrichtungen auszuführen?
> - Beschäftigen Sie sich viel mit Ordentlichkeit und Symmetrie?

Zusammenfassung

Die Zwangserkrankung ist durch Zwangsgedanken und -handlungen gekennzeichnet und führt meist zu einer erheblichen Beeinträchtigung in allen Lebensbereichen. Typische Inhalte von Zwangsgedanken sind Verschmutzung, Aggressionen, Ordnung, Blasphemie oder mögliche Unglücke. Zwangshandlungen sind charakterisiert durch wiederholte Verhaltensweise wie z. B. Waschen, Putzen, Kontrollieren oder Ordnen.

45.2 Epidemiologie und Verlauf

Neuere epidemiologische Studien belegen, dass die Zwangsstörung mit einer Lebenszeitprävalenz von 1–2% zu den häufigen psychischen Erkrankungen gehört. Im internationalen Vergleich zeigten sich dabei zwar Unterschiede in der Symptomausgestaltung, die Häufigkeit des Auftretens war jedoch unabhängig von soziokulturellen Gegebenheiten und auch von der Schichtzugehörigkeit.

> **Wichtig**
>
> Die Zwangsstörung gehört zu den häufigsten psychischen Erkrankungen.

Die Zwangserkrankung beginnt entweder in der Adoleszenz oder im frühem (20.–40. Lebensjahr) Erwachsenenalter. Männer und Frauen erkranken gleich häufig. Erste Anzeichen von Zwangssymptomen reichen oft in die Kindheit zurück. Eine Entstehung der Erkrankung nach dem 50. Lebensjahr ist eine Seltenheit und bedarf des gründlichen Ausschlusses organischer Ursachen. Manche Patienten mit frühem, präpubertärem Beginn zeigen eine akute Krankheitsentwicklung und einen episodischen Verlauf. Dabei wird ein Zusammenhang mit einer Streptokokkeninfektion und daraus resultierenden Autoantikörpern vermutet. Diese Kinder leiden oft an einer komorbiden Tic-Störung oder Aufmerksamkeitsdefizit-/Hyperaktivitätsstörung (ADHS).

Der frühe Beginn stellt vermutlich auch einen der Hauptgründe dar, warum die Rate der Unverheirateten bzw. Alleinlebenden bei Zwangspatienten mit 50% höher liegt als beispielsweise bei Patienten mit Angststörungen. Dieses Phänomen ist wahrscheinlich dadurch zu erklären, dass der frühe Beginn dieser schwerwiegenden psychischen Erkrankung die Entwicklung sozialer und interpersoneller Fertigkeiten erschwert. Gravierende Defizite in diesen Bereichen sind bei Zwangspatienten häufig anzutreffen. Die Zwangserkrankung verläuft entweder chronisch oder episodisch mit intermittierenden Teilremissionen bei eingeschränktem psychosozialem Funktionsniveau. Spontan- und Vollremissionen stellen die Ausnahme dar. Häufig bleibt die Erkrankung unentdeckt und damit unbehandelt.

> **Wichtig**
>
> Die Erstbehandlung der Zwangserkrankung umfasst oft eine psychiatrische Rehabilitation.

Der größte Teil der Patienten begibt sich erst 10 Jahre nach Erkrankungsbeginn oder noch später in eine erste Behandlung. Daher unterscheidet sich das Vorgehen innerhalb der psychiatrischen Rehabilitation von dem bei einer Erstbehandlung nicht.

> **Zusammenfassung**
>
> Die Zwangserkrankung beginnt meist in der Adoleszenz oder im jungen Erwachsenenalter und verläuft überwiegend chronisch oder episodisch mit intermittierenden Teilremissionen.

45.3 Differenzialdiagnose und Komorbidität

Wiederkehrende und aufdringliche Gedanken, Impulse, Vorstellungen oder Verhaltensweisen können im Rahmen verschiedener psychischer und neuropsychiatrischer Erkrankungen auftreten. Daher ist bei Erstdiagnose eine umfassende neurologisch-internistische und psychiatrische Diagnostik notwendig. Zwangssymptome können bei Schädigung der Basalganglien durch Traumata, zerebrovaskuläre Infarkte, Intoxikationen oder postinfektiös entstehen. Solche Ursachen müssen ausgeschlossen werden.

> **Wichtig**
>
> Zwangssymptome kommen auch bei anderen neuropsychiatrischen Erkrankungen vor.

Eine Zwangsstörung wird auch dann nicht diagnostiziert, wenn der Inhalt der Zwangsgedanken und die stereotypen Verhaltensweisen ausschließlich auf eine andere psychiatrische Erkrankung zurückzuführen sind: So rechtfertigt z. B. die ständige Beschäftigung mit Essen, Kalorien und Diät und die Kontrolle des eigenen Körpers nicht die Diagnose einer Zwangsstörung, sondern ist typisch für eine Anorexie. Zwanghaftes Grübeln über Verfehlungen, Schuld oder belastende Umstände sind charakteristisch für die Episode einer **Major Depression**. Meist sind die Inhalte stimmungskongruent und Ich-synton. Wenn Zwangssymptome erstmals im Rahmen einer depressiven Episode auftreten und nach Abklingen dieser wieder vollständig verschwinden, wird eine Depression als primäre Störung diagnostiziert.

Allerdings stellen die affektiven Störungen die häufigste Komorbidität bei der Zwangserkrankung dar. Etwa 30% der Patienten haben bei Erstbehandlung zusätzlich eine depressive Episode, und insgesamt bei fast 70% der Zwangspatienten kommt es im Laufe ihres Lebens zu einer affektiven Störung.

> **Wichtig**
>
> Die Depression stellt die häufigste komorbide Erkrankung dar.

Die Depression entwickelt sich überwiegend sekundär zur Zwangserkrankung. Bislang wenig klinische Beachtung fand, dass nach epidemiologischen Studien bei Patienten mit einer **bipolaren affektiven Störung** bei bis zu 21% eine Zwangserkrankung vorkommt, während dies bei den unipolar Depressiven bei bis zu 12% der Fall ist.

Etwa ein Viertel der Zwangspatienten leidet zusätzlich unter einer anderen **Angststörung**. Da Angst oft zentrales Symptom beider Störungen ist, muss nach spezifischen Auslösesituationen bzw. Zwangsgedanken und Ritualen gefragt werden, um eine Abgrenzung vornehmen zu können. Liegt eine Zwangserkrankung vor, so ist mit einer Lebenszeitprävalenz für Angststörungen von etwa 50% zu rechnen.

Bizarr anmutende Zwänge und magische Denkinhalte, zu denen die Patienten wenig Distanz haben, führen oft zu der Fehldiagnose einer **Schizophrenie**. Auch im Rahmen einer Schizophrenie kann es zu Zwangsphänomen kommen, allerdings sollte erst dann eine schizophrene Störung diagnostiziert werden, wenn der Patient seine Zwänge nicht als unsinnig erlebt, von der Richtigkeit seiner Gedanken absolut überzeugt ist und weitere typische schizophrene Symptome wie Ich- und Wahrnehmungsstörungen auftreten. Das diagnostische Manual DSM-IV sieht die Zusatzkodierung »Mit wenig Einsicht« vor und umschreibt damit den Bereich zwischen Zwangsgedanken und Wahn.

Die **zwanghafte Persönlichkeitsstörung** ist durch Perfektionismus, übermäßige Gewissenhaftigkeit, unverhältnismäßige Leistungsbezogenheit und rigide Einstellungen gekennzeichnet. Die zwanghafte Persönlichkeitsstörung muss gegenüber der Zwangsstörung abgegrenzt werden. Die Betroffenen erleben ihr Verhalten für gerechtfertigt und leisten keinen inneren Widerstand dagegen. Wenn darüber hinaus Zwangssymptome wie z. B. Kontrollieren vorkommen, sollten beide Diagnosen gestellt werden. Allerdings liegt die Komorbiditätsrate bei höchstens 10%. Es handelt sich um zwei unterschiedliche Erkrankungen mit wahrscheinlich verschiedenen Ätiologien, die nicht als quantitatives Kontinuum anzusehen sind.

Nach Studien mit strukturierten Diagnoseinstrumenten (z. B. SKID II) findet sich bei etwa der Hälfte der Zwangspatienten zusätzlich eine **Persönlichkeitsstörung** mit einer deutlichen Häufung der Cluster-C-Persönlichkeitsstörungen (selbstunsichere und dependente Persönlichkeitsstörungen).

Die Komorbidität mit der **Aufmerksamkeitsdefizit-/Hyperaktivitätsstörung** (ADHS), sowie mit der **Tic-Störung** ist bislang erst im Kindes- und Jugendalter untersucht. Die zunehmend beachtete hohe Persistenzrate von ADHS im Erwachsenenalter legt jedoch eine klinische Relevanz auch für erwachsene Zwangspatienten nahe.

> **Zusammenfassung**
>
> Die Zwangserkrankung ist häufig mit weiteren psychiatrischen Erkrankungen wie affektiven Störungen, Angsterkrankungen, Persönlichkeitsstörungen und Aufmerksamkeitsdefizit-/Hyperaktivitätsstörungen vergesellschaftet.

45.4 Pathogenetische Aspekte und deren Bedeutung für die psychiatrische Rehabilitation

45.4.1 Neurobiologische Korrelate

Die Ätiologie ist nicht bekannt. Für die Pathogenese spielen genetische, neurobiologische und lerntheoretische Faktoren eine Rolle. Die Häufung von Zwangsstörungen bei Verwandten ersten Grades sowie Ergebnisse aus Zwillingsstudien, die eine höhere Konkordanz bei eineiigen Zwillingen im Vergleich zu zweieiigen Zwillingen finden, sprechen für eine genetische Komponente in der Entstehung der Erkrankung.

Eine aktuelle pathophysiologische Modellvorstellung geht von einer Dysfunktion im Regelkreis zwischen Frontalhirn, Basalganglien und limbischem System aus, wofür es insbesondere aus Studien mit bildgebenden Verfahren zahlreiche Hinweise gibt.

> **Wichtig**
>
> Zwangsstörung = Dysfunktion im Regelkreis zwischen Frontalhirn, Basalganglien und limbischem System.

Weiterhin kann es im Rahmen von neurologischen Erkrankungen, die auf eine Schädigung der Basalganglien zurückzuführen sind (z. B. Chorea Sydenham, Enzephalitis lethargica), zu Zwangssymptomen kommen.

In der funktionellen Bildgebung (Positronenemissionstomographie, funktionelle Kernspintomographie) zeigten kortikostriatale Regelkreise zwischen orbitofrontalem Kortex, den Basalganglien und dem Thalamus bei Zwangspatienten unter Ruhebedingungen gegenüber Kontrollpersonen eine erhöhte Aktivität, welche sich unter Symptomprovokation noch verstärkte und nach erfolgreicher medikamentöser oder verhaltenstherapeutischer Behandlung abschwächte. Damit wurde erstmals gezeigt, dass selbst psychotherapeutische Interventionen zu neurophysiologischen Veränderungen führen können. Zusammenfassen lässt sich allerdings, dass selbst wenn neurobiologische Faktoren bei der Entstehung der Zwangserkrankung wichtig sind, das Rehabilitationspotenzial dadurch nicht beeinträchtigt erscheint. Dies entspricht auch am ehesten dem heute angenommen Modell der Plastizität des Gehirns. Bislang ist ungeklärt, ob das Ausmaß neurobiologischer Normabweichung Prädiktor für erfolgreiche Therapie oder Rehabilitation ist.

45.4.2 Neuropsychologische Befunde

Zahlreiche Studien haben die verschiedenen neuropsychologischen Funktionen bei Zwangserkrankten untersucht und assoziierte neuropsychologische Defizite gefunden. Inwieweit die neurokognitiven Beeinträchtigungen für die Zwangsstörung spezifisch sind, ist Gegenstand kontroverser Diskussionen. Die Befunde stützen zum einen die pathogenetischen Modelle, sind aber zum anderen für die klinische Praxis von Bedeutung. Gerade unter dem Aspekt der Rehabilitation ist die Frage relevant, ob es sich bei den neuropsychologischen Defiziten um stabile oder durch Therapie veränderbare Befunde handelt. Dieser Gesichtspunkt wurde bislang nur unzureichend untersucht.

Es wurden die verschiedenen neuropsychologischen Funktionsbereiche wie allgemeine Intelligenz, Aufmerksamkeit, exekutive Funktionen, verbales und nonverbales Gedächtnis untersucht. Am meisten konsistent ist der Befund, dass das visuell-räumliche Gedächtnis von Zwangspatienten beeinträchtigt ist. Dabei ist wohl nicht die Gedächtnisleistung an sich beeinträchtigt, sondern der Enkodierungsprozess und die Entwicklung von visuell-räumlichen Strategien z. B. bei der Wiedergabe komplexer räumlicher Figuren. Dies würde bedeuten, dass es sich um eine Beeinträchtigung in der Erkennung von visuellen

Strukturen und somit um eine zugrunde liegende gestörte exekutive Funktion handelt. Die visuell-räumlichen Fertigkeiten der Strukturerkennung werden benötigt, um die präsentierten Informationen effizient zu enkodieren. Das Defizit im nonverbalen Gedächtnis passt gut zum pathogenetischen Modell gestörter frontostriataler Regelkreise.

Ebenso scheint das verbale Gedächtnis gegenüber Gesunden beeinträchtigt, wenn für die Aufgaben semantische Enkodierungsstrategien erforderlich waren, was wiederum auf zugrunde liegende Defizite in exekutiven Funktionen hindeutet.

Die Befunde zu anderen exekutiven Funktionen wie planerisches Handeln, Flüssigkeit, Problemlösefertigkeiten und Inhibition irrelevanter Informationen waren weniger eindeutig und spezifisch. Die Leistungen der allgemeinen Intelligenz und bei Aufmerksamkeitsaufgaben waren mit den von gesunden Kontrollpersonen vergleichbar. In den verbalen Aufgaben erzielten die Zwangspatienten sogar bessere Werte als die Kontrollen.

Ob die neuropsychologischen Befunde über das Ansprechen auf die Therapie und den weiteren Krankheitsverlauf Auskunft geben, ist derzeit unklar und Gegenstand der aktuellen Forschung. Denkbar ist auch, dass bestimmte neurokognitive Befunde eine Modifikation des therapeutischen Vorgehens erfordern. Defizite in grundlegenden Enkodierungsprozessen könnten eine Erklärung liefern, warum beispielsweise Zwangspatienten ihrer Wahrnehmung nicht trauen, wenn sie wiederholt kontrollieren, ob der Herd ausgestellt ist. In einer angepassten Therapie könnte es dann darum gehen, Strategien zu erlernen, für solche automatisierten Handlungsabläufe wie das Abschalten des Herdes mehr die bewusste Wahrnehmung zu benutzen.

> **Wichtig**
>
> Die neuropsychologischen Befunde bei Zwangspatienten bestimmen nicht die Rehabilitationsfähigkeit.

Trotz der klaren neurokognitiven Defizite wird dadurch nicht die Rehabilitationsfähigkeit oder Berufsfähigkeit beeinträchtigt. Dafür sind vielmehr die klinischen Zwangssymptome bedeutsam.

45.5 Therapie

Ziel der Behandlung ist die Verbesserung der Symptomatik, des psychosozialen Funktionsniveaus und der Lebensqualität. Diese Ziele der Therapie gelten für eine erste genauso wie für eine wiederholte Behandlung und sind unabhängig von der Erkrankungsdauer. Da die meisten Patienten erst viele Jahre nach Erkrankungsbeginn behandelt werden, unterscheidet sich das therapeutische Vorgehen bei einem »Ersterkrankten« nicht von dem bei einem »chronisch Zwangserkrankten«. Vielmehr umfasst die Therapie bei der Zwangserkrankung oft Aspekte der Rehabilitation. Die Ausprägung der Symptome wird meist anhand eines strukturierten Interviews mit der Yale-Brown-Obsessive-Compulsive-Scale (Y-BOCS) gemessen. In den meisten Studien wird eine Reduktion des Y-BOCS-Wertes um 25–30% oder mehr vom Ausgangswert als klinischer Therapieerfolg angesehen.

> **Wichtig**
>
> Therapieziele sind Symptomreduktion, Verbesserung des psychosozialen Funktionsniveaus und der Lebensqualität.

45.5.1 Medikamentöse Therapie

Mittel der ersten Wahl sind die Serotoninwiederaufnahmehemmer (SRI) wie der Noradrenalin- und Serotoninwiederaufnahmehemmer Clomipramin und die neueren, selektiven SRI (SSRI). Drei qualitätsgeprüfte Übersichtsarbeiten zeigten, dass durch SRI die Zwangssymptomatik klinisch gebessert wird, wobei eine Symptomreduktion um maximal 40–50% zu erwarten ist. Über die vergleichbare Wirksamkeit der verschiedenen SRI gibt es widersprüchliche Ergebnisse, wenngleich mehrere Studien keine Differenzen in der Therapiewirkung zeigten. In den meisten Studien fanden sich unter Clomipramin mehr Nebenwirkungen als unter den SSRI. Insbesondere die kardialen Nebenwirkungen von Clomipramin sind zu bedenken.

Im Unterschied zu ihrem Einsatz als Antidepressiva müssen die SRI bei der Behandlung der Zwangsstörung höher dosiert werden. Man findet eine Responserate von 60–70%. Zur Beurteilung der Wirksamkeit ist eine mindestens 10–12 Wochen dauernde Behandlung nötig. Das differenzielle Vorgehen ist in ◘ Abb. 45.1 dargestellt.

> **Wichtig**
>
> Medikamente der ersten Wahl sind Serotoninwiederaufnahmehemmer (SRI).

Bei der Zwangserkrankung indizierte Antidepressiva und ihre Dosierung	
Clomipramin	150–300 mg/Tag
Fluvoxamin	150–300 mg/Tag
Fluoxetin	40–60 mg/Tag
Paroxetin	40–60 mg/Tag
»Off-label-use«	
Citalopram	40–60 mg/Tag
Sertralin	100–200 mg/Tag

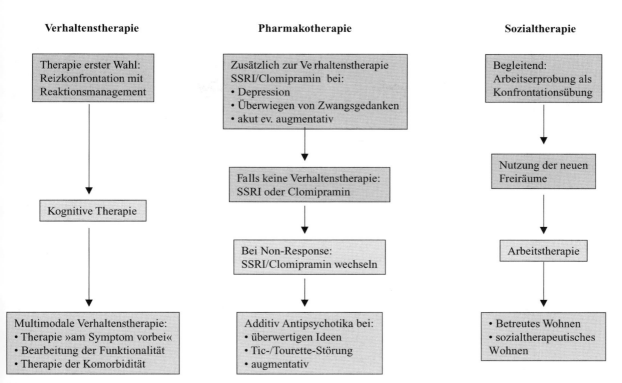

Verhaltenstherapie

```
┌─────────────────────────┐
│ Therapie erster Wahl:   │
│ Reizkonfrontation mit   │
│ Reaktionsmanagement     │
└─────────────────────────┘
            │
            ▼
┌─────────────────────────┐
│ Kognitive Therapie      │
└─────────────────────────┘
            │
            ▼
┌─────────────────────────────────┐
│ Multimodale Verhaltenstherapie: │
│ • Therapie »am Symptom vorbei«  │
│ • Bearbeitung der Funktionalität│
│ • Therapie der Komorbidität     │
└─────────────────────────────────┘
```

Pharmakotherapie

```
┌────────────────────────────────┐
│ Zusätzlich zur Verhaltenstherapie│
│ SSRI/Clomipramin bei:          │
│ • Depression                    │
│ • Überwiegen von Zwangsgedanken │
│ • akut ev. augmentativ          │
└────────────────────────────────┘
            │
            ▼
┌────────────────────────────────┐
│ Falls keine Verhaltenstherapie:│
│ SSRI oder Clomipramin          │
└────────────────────────────────┘
            │
            ▼
┌────────────────────────────────┐
│ Bei Non-Response:              │
│ SSRI/Clomipramin wechseln      │
└────────────────────────────────┘
            │
            ▼
┌────────────────────────────────┐
│ Additiv Antipsychotika bei:    │
│ • überwertigen Ideen           │
│ • Tic-/Tourette-Störung        │
│ • augmentativ                  │
└────────────────────────────────┘
```

Sozialtherapie

```
┌─────────────────────────┐
│ Begleitend:             │
│ Arbeitserprobung als    │
│ Konfrontationsübung     │
└─────────────────────────┘
            │
            ▼
┌─────────────────────────┐
│ Nutzung der neuen       │
│ Freiräume               │
└─────────────────────────┘
            │
            ▼
┌─────────────────────────┐
│ Arbeitstherapie         │
└─────────────────────────┘
            │
            ▼
┌─────────────────────────┐
│ • Betreutes Wohnen      │
│ • sozialtherapeutisches │
│   Wohnen                │
└─────────────────────────┘
```

◻ Abb. 45.1. Stufenschema der verschiedenen Therapieelemente in der Behandlung von Zwangserkrankungen

Bei ausschließlich medikamentöser Therapie ist nach Absetzen der SRI von einer sehr hohen Rückfallquote (bis zu 90%) auszugehen. Um anhaltende Therapieeffekte zu erreichen, ist daher entweder eine dauerhafte medikamentöse Therapie, was bei den nebenwirkungsarmen SSRI oft unproblematisch ist, oder die Durchführung einer Verhaltenstherapie notwendig. Die Indikation für eine alleinige Pharmakotherapie ist bei fehlenden Psychotherapieressourcen oder langen Wartezeiten und mangelnder Motivation des Patienten für eine Verhaltenstherapie gegeben. Grundsätzlich sollte die Durchführung einer störungsspezifischen Verhaltenstherapie angestrebt werden.

Die zusätzliche Gabe eines Antipsychotikums ist bei komorbider Tic- oder Tourette-Störung, überwertigen Ideen, zu denen der Patient wenig Distanz hat, und nach einer neuen kontrollierten Studie bei schweren Krankheitsausprägungen als Augmentation indiziert. Aufgrund der geringeren Nebenwirkungen sollten neuere (atypische) Antipsychotika in zunächst niedrigen Dosierungen gegeben werden (wie z. B. Risperidon, Quetiapin, Olanzapin).

45.5.2   Psychotherapeutische Behandlung

Die Verhaltenstherapie mit dem Kernelement der Reizkonfrontation mit Reaktionsmanagement und die kogni-

tive Verhaltenstherapie konnten in mehreren kontrollierten und randomisierten Studien in ihrer Wirksamkeit bei Zwangsstörungen belegt werden. Zusammengefasst zeigten 60–80% der Patienten eine gute bis sehr gute Verbesserung der Zwangssymptomatik durch die Verhaltenstherapie. In Langzeituntersuchungen hielt der Therapieeffekt über 2–6 Jahre an, während nach Absetzen einer alleinigen medikamentösen Therapie die Rückfallrate hoch ist. Die Verhaltenstherapie ist damit die Behandlungsmethode der ersten Wahl.

Dennoch bleibt ein Teil der Patienten, der nicht auf die Verhaltenstherapie anspricht oder sich zunächst nicht auf das verhaltenstherapeutische Vorgehen einlassen will. Die multimodale Verhaltenstherapie stellt eine Erweiterung des symptomorientierten psychotherapeutischen Vorgehens dar und umfasst auch die Behandlung krankheitsaufrechterhaltender Faktoren. Dabei wird die Funktionalität der Zwänge analysiert und in die Verhaltens- und Bedingungsanalyse einbezogen. So können Zwangssymptome eine intrapsychische oder interpersonelle Funktion übernehmen und so zur Aufrechterhaltung der Zwänge beitragen bzw. eine Reizkonfrontationsbehandlung stören oder verhindern.

> **Wichtig**
>
> Die Verhaltenstherapie ist die Behandlungsmethode der Wahl.

Therapeutische Beziehung

Eine tragfähige therapeutische Beziehung stellt einen wichtigen Bestandteil jeder psychotherapeutischen Behandlungsintervention dar und ist ein wesentlicher Wirkfaktor. Bei der Behandlung von Zwangspatienten sind in der therapeutischen Beziehungsgestaltung einige Besonderheiten zu beachten. So kann der Therapeut und jede betreuende Bezugsperson bei der Erfassung der Zwangssymptomatik auf Widerstände stoßen, wenn Zwangspatienten ihre Zwänge aus Scham verheimlichen. Dabei kann gerade das Aussprechen der absurden und bizarren Zwangsinhalte zu einer erheblichen Entlastung des Patienten führen und ihn zu Veränderungen motivieren. Oft ist es hilfreich, dem Patienten von anderen bizarren Zwängen zu berichten und ihn gezielt danach zu fragen, ob Ähnliches bei ihm vorliege. Auch für die kognitive Vorbereitung der Expositionsübungen ist es für den Therapeuten entscheidend, die Zwangssymptomatik gut zu kennen.

> **Wichtig**
>
> Probleme der Interaktion sollten bei der Gestaltung der therapeutischen Beziehung beachtet werden.

Die Zwangserkrankung wird häufig von interaktionellen Problemen begleitet. So haben viele Patienten Schwierigkeiten, aggressive Emotionen zuzulassen und Konflikte auszutragen, aus Angst davor, sich selbst nicht mehr kontrollieren zu können. Auf der anderen Seite werden Zwänge nicht selten »genutzt«, um über Familienangehörige »Macht« auszuüben und sie zu bestimmten ritualisierten Verhaltensweisen zu drängen. Diese Dynamik kann sich auch in therapeutischen Beziehungen abspielen. Der Patient versucht, den Therapeuten oder das therapeutische Team in das Zwangssystem zu integrieren. So werden Rückversicherungen und die Übernahme von Verantwortung oder sogar die Abwicklung von Zwangsritualen verlangt. Insbesondere die subtile Art der Rückversicherungsstrategien kann dem Therapeuten anfänglich verborgen bleiben. Im Verlauf sollte nach möglichen Rückversicherungen gezielt gefragt und diese aufgedeckt werden, ohne daraus Vorwürfe gegenüber dem Patienten entstehen zu lassen.

> **Wichtig**
>
> Die Therapie kann durch subtile Rückversicherungen und mangelnde Übernahme von Verantwortung behindert werden.

Zu jeder Zeit sollte das Rollenverständnis des therapeutischen Teams betont werden: Die Therapeuten sind Begleiter und Trainer, der freie Wille des Patienten wird nicht eingeschränkt. Allerdings muss der Patient selbst entscheiden, ob er den Zwängen weiterhin nachgeben will oder mit Hilfe der Therapeuten Veränderungen erreichen will. Natürlich müssen sich die Patienten gerade im stationären Setting auch an bestimmte Regeln halten, aber wenig sinnvoll sind Maßnahmen wie dem Zwangspatienten den Zugang zu Waschgelegenheiten zu verschließen. Sinnvoller wäre beispielsweise, die Benutzung des Badezimmers auf bestimmte Zeiten des Tages zu begrenzen.

> **Wichtig**
>
> Therapeuten = Begleiter und Trainer.

Nur Verhaltensveränderungen auf der Grundlage der freien Entscheidung des Betroffenen tragen zu anhaltenden Therapieerfolgen bei. Das Bemühen des therapeutischen Teams sollte nicht darauf ausgerichtet sein, den Patienten zu überreden, sondern ihm die Chancen und Konsequenzen seiner Entscheidungen und Verhaltensweisen zu verdeutlichen.

Motivationsklärung

Nicht selten scheinen Psychotherapien an der mangelnden Änderungsmotivation der Patienten zu scheitern. Dabei wird übersehen, dass derartige Hindernisse innerhalb der Therapie überwunden werden sollten und eine bereits vorhandene Änderungsmotivation nicht die Voraussetzung zur Durchführung der psychotherapeutischen Interventionen darstellt. Zunächst sollte geklärt werden, wie groß die Änderungsmotivation des Patienten selbst ist oder ob der Betroffene überwiegend fremdmotiviert ist. Nicht selten kommen Zwangspatienten auf Druck der Angehörigen, da diese die Belastung durch die Erkrankung nicht mehr aushalten.

> **Wichtig**
>
> Der Aufbau von Motivation stellt den ersten Therapieschritt dar.

Es gilt dann, eigene Ziele des Patienten herauszuarbeiten und sich gemeinsam auf kleine, realistische Veränderungsschritte zu einigen. Wenn die Zwänge eine intrapsychische oder interpersonelle Funktion übernehmen oder dem Patienten scheinbar dabei helfen, Probleme zu bewältigen, so kann dies ein erhebliches Hindernis beim Aufbau von eigener Motivation darstellen.

> **Wichtig**
>
> Zwänge können eine hohe Funktionalität besitzen.

Erst wenn Verhaltensalternativen zum dysfunktionalen Zwangsverhalten für den Patienten deutlich werden, wird er sich darauf einlassen, Veränderungen vorzunehmen. In der Therapie werden angemessene Problemlösefertig-

◘ Tabelle 45.1. Beispiele einer Verhaltensanalyse auf Symptomebene nach dem SORK-Schema

Stimulus	Organismusvariable	Reaktionen	Konsequenzen
Berühren einer Türklinke	*Bewertung:* Das ist gefährlich, ich muss mich schützen *Lernerfahrung:* Mutter hat auch keinen Schmutz angefasst	*Physiologisch:* Unruhe, Herzklopfen *Emotional:* Angst, Ekel *Kognitiv:* Ich könnte mich mit HIV infizieren *Verhalten:* Händewaschen *Vermeidungsverhalten:* Türe mit Ellenbogen öffnen	*Kurzfristig:* Erleichterung, Reduktion der Angst *Langfristig:* Hautekzem, nicht mehr aus dem Haus gehen
Verlassen des Hauses	*Bewertung:* Ich bin verantwortlich *Lernerfahrung:* Es muss jedes Risiko vermieden werden	*Physiologisch:* Unruhe, Schwitzen *Emotional:* Angst, Unsicherheit *Kognitiv:* Es könnte etwas Schreckliches passieren *Verhalten:* Kontrolle von Elektrogeräten *Vermeidungsverhalten:* Herd nicht mehr benutzen	*Kurzfristig:* Reduktion der Angst *Langfristig:* sozialer Rückzug, Aufgabe des Berufs, Ehemann geht Einkaufen

keiten erarbeitet und eingeübt. Zur Klärung der Funktionen der Zwänge wird eine Problem- und Verhaltensanalyse erstellt.

Problem- und Verhaltensanalyse

Die Verhaltensanalyse erfolgt nach dem SORK-Modell und dient dazu, die aktuelle Zwangssymptomatik ausführlich zu erfassen (◘ Tabelle 45.1). Die strukturierte Erfassung der Symptomatik verdeutlicht dem Patienten die funktionalen Zusammenhänge und die Dynamik der Symptomatik und stellt somit oftmals einen ersten Schritt der emotionalen Distanzierung zu den Zwängen dar.

> **Wichtig**
>
> Symptomtagebücher helfen bei der Erarbeitung der Verhaltensanalyse.

Das Führen eines Symptomtagebuchs nach dem SORK-Schema durch den Patienten zeigt die Beeinträchtigung der verschiedenen Lebensbereiche durch die Zwänge.

In der Funktionsanalyse werden die Auswirkungen der Zwangssymptomatik auf den Erkrankten selbst (intrapsychisch) und auf sein psychosoziales Umfeld (interpersonell) erfasst. Typische Beispiele sind, dass die »Zwänge« Sicherheit und das Gefühl von Kontrolle geben oder dass sie unangenehme Gefühle wie z. B. Trauer, Wut, Scham und Aggressionen verdeckt halten. Das stereotype, ritualisierte Zwangsverhalten gibt den Betroffenen oft eine gewisse Tagesstruktur und füllt innere Leere aus. Die Tatsache, dass die Zwangserkrankung den Alltag beherrscht, kann den Patienten davor »schützen«, Verantwortung für sein Leben zu übernehmen, wichtige Lebensentscheidungen zu treffen wie die Berufswahl oder den Auszug aus dem elterlichen Haus anzugehen. Gleichzeitig kann das

krankheitsbedingte Leiden die Zuwendung der Familie sichern und eventuelle Konflikte innerhalb der Familie in den Hintergrund treten lassen. Aus Angst vor Konfrontation und um dem Betroffenen weiteres Leiden zu ersparen, nehmen die Angehörigen Rücksicht oder helfen, Zwänge anstelle seiner auszuführen. Diese Verstrickungen der Familie in die Erkrankung müssen gemeinsam analysiert werden, damit sie anschließend im Rahmen der Therapie behutsam aufgelöst werden. Bisweilen ist es zur Entlastung der Familienangehörigen und um konstruktiv an der Erkrankung arbeiten zu können, erforderlich, sozialtherapeutische Wohneinrichtungen zu nutzen.

Mit Hilfe eines Vierfelderschemas werden gemeinsam mit dem Patienten die Vor- und Nachteile eines Lebens mit und ohne Zwangsstörung disputiert. Die Erörterung der Vorteile des Lebens ohne Zwang legt den Grundstein für die Veränderungsziele, die auch im weiteren Therapieverlauf immer wieder modifiziert und dem Entwicklungsstand angepasst werden.

Zielanalyse

Die Therapieziele werden vom Patienten sowohl auf die Zwangssymptome bezogen als auch hinsichtlich der anderen Problembereiche definiert. Die Ziele sollten möglichst konkret und auch realistisch erreichbar sein.

> **Wichtig**
>
> Konkrete, handlungsorientierte Therapieziele vereinbaren.

Nach vielen Jahren des Lebens mit Zwängen wissen viele Patienten gar nicht mehr, welches Verhalten angemessen ist und welche Standards gesund sind. Es muss also beispielsweise festgelegt werden, in welchen Situationen, wie lange und wie häufig der Patient die Hände künftig waschen will oder welches Ausmaß und welche Art der Kontrolle sinnvoll ist. Dabei sollte darauf geachtet werden, dass das therapeutische Team dem Patienten nicht seine eigenen Standards aufdrängt, aber auch dass das Zielverhalten des Patienten nicht im Bereich des Zwangsverhaltens liegt und somit allenfalls einer Optimierung der Zwänge gleichkommen würde.

Exposition mit Reaktionsmanagement

Zentraler Bestandteil der Behandlung von Zwangspatienten stellt das Expositionstraining (Reizkonfrontationstraining) mit Reaktionsmanagement dar. Bei den Expositionen mit Reaktionsmanagement setzt sich der Patient entweder graduiert oder forciert den zwang-/angstauslösenden Situationen aus, die er zuvor versuchte zu vermeiden, und unterlässt die Ausführung von spannungslösenden, neutralisierenden Zwangshandlungen.

> **Wichtig**
>
> Expositionstraining mit Reaktionsmanagement = Kernelement der Verhaltenstherapie.

Dabei kommt es zu einem starken Anstieg innerer Anspannung und Angst, weshalb zu Beginn meist eine therapeutische Begleitung nötig ist, um ein vorzeitiges Abbrechen der Übung zu verhindern. Im Verlaufe der Konfrontation lässt die Anspannung allmählich nach, es stellt sich eine Habituation ein, und der Patient lernt, dass auch ohne Zwangsritual eine Angstreduktion zu erreichen ist, da es sich bei der Angstreaktion um eine physiologische Reaktion handelt, die sich mit der Zeit erschöpft. Außerdem macht der Patient die neue Erfahrung, dass seine Befürchtungen gar nicht eintreffen. Somit sind die Konfrontationsübungen auch eine Art von Realitätsüberprüfungen, die zuvor nicht mehr möglich waren. Schließlich bewirkt das Expositionstraining, dass der Zwangspatient sein Vermeidungsverhalten nach und nach aufgibt. Im weiteren Verlauf soll der Patient selbst die Verantwortung für die Expositionsübungen übernehmen und das Erlernte auf alle möglichen Situationen anwenden. Ergänzend werden kognitive Strategien eingesetzt, um verzerrte oder überwertige Gedanken mittels »sokratischer Dialogführung«, logischen und realistischen Gedankengängen und Überprüfen von Hypothesen zu korrigieren.

> **Wichtig**
>
> Kognitive Strategien erweitern die Psychotherapie.

Die beschriebenen Grundelemente der Psychotherapie sollten sich nicht nur in einer hoch differenzierten störungsspezifischen Verhaltenstherapie, sondern in jeder psychotherapeutischen Behandlung oder Betreuung von Zwangspatienten wiederfinden. Die Prinzipien der Beziehungsgestaltung, der Funktions- und Verhaltensanalyse oder des Expositionstrainings sind immer dieselben, nur der Auflösungsgrad und die zu erreichenden Ziele unterscheiden sich. So können Expositionsübungen bei stark eingeschränkten Patienten zunächst mehr im Sinne eines Verhaltensaufbaus gestaltet werden. Das heißt, für einen Zwangspatienten mit komorbider Schizophrenie steht das Ziel, wieder alleine einkaufen gehen zu können, im Vordergrund und nicht, eine Habituation der Angst zu erreichen. Bisweilen schränken kognitive Defizite die Wirksamkeit der Psychotherapie ein. Mit individuell angepassten kleineren Therapieschritten und einem eher übungsorientiertem Vorgehen, welches die konkrete Verhaltensveränderung fokussiert, kann diesem Problem am besten begegnet werden. Die Betonung der patienteneigenen Ressourcen hilft zu motivieren und den Patienten zum Experten in eigener Sache werden zu lassen.

> **Zusammenfassung**
>
> Die Verhaltenstherapie mit dem Kernelement der Reizkonfrontation mit Reaktionsverhinderung ist das evidenzbasierte Psychotherapieverfahren bei Zwangserkrankungen. Nach einer Problem- und Verhaltensanalyse konfrontiert sich der Patient mit den zwangauslösenden Situationen, ohne danach sein bisheriges Zwangsverhalten einzusetzen. Der Patient lernt, dass auch ohne Zwangsritual eine Spannungs-/Angstreduktion eintritt. Durch Elemente der kognitiven Therapie werden Bewertungen des Zwänge verändert und somit der Lernprozess auf kognitiver Ebene unterstützt. Die Therapieprinzipien sind unabhängig von der Symptomschwere, Erkrankungsdauer und Alltagsbeeinträchtigung wirksam und einsetzbar.

45.5.3 Konsolidierung der Therapieerfolge

Behandlung zu Hause

Für einen anhaltenden Therapieerfolg des Expositionstrainings ist es zum einem wichtig, dass die Patienten das Prinzip der Reizkonfrontation internalisieren und selbstständig kontinuierlich anwenden, und zum anderen, dass frühzeitig das häusliche Umfeld in die Übungen miteinbezogen wird. Es sollen keine »Inseln des Zwangs« ausgespart werden. Am besten werden auch vom Therapeuten begleitete Expositionsübungen zu Hause beim Patienten durchgeführt. Oft finden sich zu Hause viele »versteckte« Zwangssymptome und automatisiertes Vermeidungsverhalten, welches der Patient nicht allein verändern kann. Durch die Sicherung des Transfers des Expositionsrationales und der Verhaltensveränderungen in das häusliche Umfeld kann schnellen Rückfällen vorgebeugt werden.

Unter dem Gesichtspunkt der Rehabilitation stellt daher die Vor-Ort-Betreuung und Umsetzung des verhaltenstherapeutischen Vorgehens mit Expositionen unter den Lebensbedingungen des Patienten die zentrale Herausforderung dar.

Angehörigenarbeit

Die Zwangserkrankung führt oft auch zu starken Belastungen der Angehörigen. Die Familienmitglieder werden oft in Zwangsrituale mit eingebunden und müssen diese ebenfalls ausführen (»rituals by proxy«). So verlangen die Zwangspatienten, dass sich ihre Familie auch sehr gründlich wäscht oder die Kleidung wechselt, wenn sie nach Hause kommt. Die Regeln des Zwangssystems müssen befolgt werden, z. B. darf eine Ordnung nicht durcheinandergebracht werden oder es darf kein Besuch mit »schmutzigen Händen« in der Wohnung empfangen werden. Halten sich die Angehörigen nicht daran, folgen oft aufwendige Rituale. Um dies zu verhindern und dem Erkrankten Leid zu ersparen, werden die Rituale befolgt. Die Angehörigen können auch dazu »eingesetzt« werden, die Verantwortung anstelle des Patienten zu übernehmen oder Rückversicherung zu geben, wenn der Betroffene Sicherheit erhalten will, dass seine schrecklichen Befürchtungen nicht Realität werden. Nach einiger Zeit werden die Rituale von den Angehörigen nicht mehr als abnormal bewertet, sondern als normale Verhaltensweise, an die sie sich schon lange gewöhnt haben. Unweigerlich kann der Zwangspatient damit großen Einfluss auf die Familie gewinnen, oder die Zwänge werden gar zum Machtfaktor innerhalb einer Partnerschaft.

Dieser Teufelskreis muss durch die Therapie durchbrochen werden.

Wie oben beschrieben gilt es einerseits, die interpersonelle Funktionalität der Zwangserkrankung durch funktionale und angemessene Problemlösestrategien zu ersetzen. Auf der anderen Seite müssen die Angehörigen über die Zwangsstörung vom Therapeuten aufgeklärt werden. Die bisher von ihnen ausgeführten Rituale werden identifiziert und sollen künftig zum Wohle des Patienten unterlassen werden. Nach dem Prinzip der »gebrochenen Schallplatte« lernen die Familienmitglieder (u. a. in Rollenspielen) den Betroffenen darauf hinzuweisen, dass sie sich nach den vom Therapeuten verordneten Regeln verhalten.

Führen von Protokollen

Die schriftlichen Aufzeichnungen des Patienten über die Durchführung von Expositionsübungen und die gemachten Erfahrungen stellen innerhalb der Verhaltenstherapie ein wirksames Mittel dar, Selbstmanagement zu etablieren. Außerdem können anhand der Mitschriften die Übungen in den Therapiesitzungen nachbesprochen werden. Die Protokolle helfen, den Patienten anzuleiten, auch ohne Anwesenheit des Therapeuten. Schließlich dokumentieren sie die Fortschritte im Kampf gegen die Zwangserkrankung und dienen so der Selbstverstärkung.

Antizipation zukünftiger Schwierigkeiten

Damit eine Behandlung langfristig Erfolg bringt, sollten spätere mögliche Schwierigkeiten rechtzeitig antizipiert werden und entsprechende Lösungsstrategien dafür erarbeitet werden. Typische Probleme sind beispielsweise die Entlassung von der stationären Behandlung, das Alleinsein, die unvorhergesehene Konfrontation mit einer zwangauslösenden Situation, der berufliche Wiedereinstieg oder der Umzug in die Selbstständigkeit.

Rückfallprophylaxe

Bei der Vorbeugung von Symptomrückfällen hat sich bewährt, eine erfolgreiche Therapeut-Patient-Beziehung möglichst auch nach einer intensiven Therapiephase zu nutzen und quasi langsam »auszuschleichen«. Regelmäßige Telefonkontakte können dabei eine Zwischenstufe darstellen. Am Telefon kann Gelerntes aufgefrischt, zur Umsetzung des Therapierationales motiviert und Lösungsstrategien für neue Probleme erarbeitet werden. Falls es dem Therapeuten erforderlich erscheint, werden frühzeitig intensivere Interventionen eingeleitet. Insbesondere nach mehrwöchigen stationären Psychotherapieaufenthalten ist es sinnvoll, die Möglichkeit von »Booster-Behandlungen« zu nutzen. Das heißt, Patienten werden nochmals für kurze Zeit aufgenommen, um dann gezielte Interventionen (z. B. schwierige Expositionen) vorzunehmen oder das bereits Gelernte aufzufrischen. Dasselbe ist auch auf das ambulante Setting übertragbar.

Für die Zwangsstörung ist es geradezu typisch, dass es im Verlauf der Erkrankung zu einem Wechsel der Symptomatik kommt. So kann am Anfang ein Waschzwang im Vordergrund gestanden haben und sich später ein Kontrollzwang entwickeln. Bleibt der Inhalt der Befürchtung einer Kontamination mit Erregern gleich, so kann beispielsweise das Händewaschen durch kognitive Kontroll- und Rekonstruktionsvorgänge ersetzt werden, was alles an »potenziell gefährlichen« Gegenständen angefasst wurde. Aber es können auch ganz neue Zwangsinhalte und Rituale auftauchen. Diese Verschiebung der Symptomatik bedeutet nicht das Versagen der Verhaltenstherapie, sondern ist für die Zwangsstörung eine charakteristische Dynamik, die auch ohne Behandlung zu beobachten ist. Im Falle einer Symptomverschiebung muss der Patient zu einer systematischen und strukturierten Anwendung der Expositionsübungen zurückkehren.

> **Wichtig**
>
> Symptomverschiebungen erfordern das erneute strukturierte Anwenden des Expositionsrationale.

Langfristige Veränderung des Lebensstils

Eine erfolgreiche Therapie der Zwangsstörung ist meist mit einer mittel- und langfristigen Veränderung der Lebenseinstellungen verbunden.

> **Wichtig**
>
> Neu gewonnene Freiräume sollte der Patient zu nutzen lernen.

Von zentraler Bedeutung ist dabei der Umgang mit Risiko und Verantwortung. Die dysfunktionalen Sicherheitsstrategien, die darauf abzielen, jedes Risiko im Leben zu vermeiden, müssen vom Patienten aufgegeben werden und durch einen angemesseneren Umgang mit potenziellen Gefahren und Risiken ersetzt werden. Diese Einstellungsveränderung bildet sich im Laufe der Verhaltensveränderung heraus und wird durch die begleitende kognitive Therapie unterstützt. In diesem Sinne sind die Expositionsübungen auch als Verhaltensexperimente zu sehen, mit denen der Patient Hypothesen überprüfen und neue Bewertungen von zuvor vermiedenen Situationen vornehmen kann.

45.5.4   Grenzen der Verhaltenstherapie

Depression

Das Vorliegen einer ausgeprägten Major Depression kann die Durchführung einer Verhaltenstherapie erschweren. Die Betroffenen sind dann meist nicht in der Lage, sich auf das angstauslösende Therapierationale von Expositionsübungen einzulassen. Es sollte dann zunächst die Depression behandelt werden. Die kombinierte verhaltenstherapeutische und medikamentöse Behandlung mit SRI zeigte sich gegenüber der alleinigen Verhaltenstherapie überlegen (Hohagen et al. 1998). Für die Behandlung einer schweren Depression sollten andere antidepressive Therapieoptionen versucht werden, wenn SRI nicht ausreichen.

Wahnsymptome

Wie oben ausgeführt können Zwangsgedanken manchmal sehr bizarr anmuten und sich im Laufe der Erkrankung zu überwertigen Ideen entwickeln. Auch leiden einige Zwangspatienten an einer komorbiden Schizophrenie. Selbst hier spricht die Zwangsstörung auf die Verhaltenstherapie an (Lelliot u. Marks 1987). Die Wahnsymptome und Halluzinationen einer Schizophrenie ändern sich während der Verhaltenstherapie nur selten.

Non-Compliance

Die größte Limitation erfährt die Verhaltenstherapie dadurch, dass ein Teil der Patienten sich nicht auf eine Verhaltenstherapie einlässt oder entscheidende Therapieelemente nicht umsetzt, wie z. B. sich ausreichend lange zu exponieren und Vermeidungsverhalten aufzugeben. Mindestens ebenso hinderlich wie die Non-Compliance der Patienten ist die Non-Compliance der Therapeuten.

> **Wichtig**
>
> Die Verhaltenstherapie sollte von Patienten und Therapeuten konsequent in die Praxis umgesetzt werden.

Obwohl die Verhaltenstherapie seit zwei Jahrzehnten systematisch den Beweis erbringt, eine effektive Therapie gegen die Zwangserkrankung zu sein, wird sie in der Versorgung noch zu wenig eingesetzt und fehlen die Behandlungskapazitäten. Auch von Verhaltenstherapeuten wird das Expositionsrationale mit therapeutischer Begleitung in die zwangauslösenden Situationen noch zu wenig konsequent umgesetzt.

45.5.5   Sozialtherapeutische Maßnahmen

Betreutes Wohnen

Die verschiedenen Möglichkeiten des sozialtherapeutischen Wohnens ergänzen das Behandlungsangebot. Aufgrund des oft frühen Erkrankungsbeginns haben viele Patienten Defizite in sozialen Fertigkeiten, die aufgeholt werden müssen. Selbst nach mehrwöchigen intensiven stationären Behandlungen sind oft nicht die Voraussetzungen gegeben, ein selbstständiges Leben zu organisieren und zu bewältigen. Auch kann die vorhandene Beeinträchtigung des Alltags durch die Zwangsstörung so groß sein, dass ein Leben im häuslichen Umfeld noch unmöglich ist. Insbesondere bei Jugendlichen und jungen Erwachsenen ist die Familie durch die Zwangsstörung oftmals sehr belastet und gleichzeitig in die Erkrankung so verstrickt, dass ein Auszug von zu Hause den einzigen Ausweg darstellt. In all diesen Fällen schließen betreute Wohneinrichtungen die Lücke beim Übergang in die Selbstständigkeit.

Arbeitserprobung

Nicht selten steht die berufliche Tätigkeit im Mittelpunkt der Zwangssymptomatik, so dass Konfrontationsübungen am Arbeitsplatz integraler Bestandteil einer verhaltenstherapeutischen Behandlung sind. Auch wenn sich Zwänge auf den Beruf konzentrieren, wie z. B. bei der Bankkauffrau, die alle Kontoauszüge und Buchungen stundenlang kontrolliert, sollte primär eine Reintegration in den ursprünglichen Beruf versucht werden. Nur wenn weitere Gründe wie beispielsweise Mobbing, Überforderung oder Unzufriedenheit mit der Tätigkeit an sich vorliegen, sollte ein Wechsel des Berufes angestrebt werden.

Viele Patienten sind bereits lange Zeit arbeitsunfähig und müssen sich zunächst einmal wieder daran gewöhnen, einer regelmäßigen Tätigkeit nachzugehen. Gestufte berufliche Wiedereingliederungen und Arbeitserprobungen unter enger therapeutischer Begleitung haben sich dafür bewährt.

Arbeitstherapie

Die Arbeitstherapie verfolgt vorrangig das Ziel, Patienten überhaupt wieder beruflich zu integrieren. Sie gibt Tagesstruktur und hilft, neu gewonnene Freiräume zu füllen. Angesichts der Tatsache, dass die Zwangsstörung laut Weltgesundheitsorganisation zu den zehn häufigsten Ursachen für Frühberentung im jungen Erwachsenenalter gehört, wird deutlich, wie wichtig Maßnahmen zur Erlangung der Arbeits- und Erwerbsfähigkeit sind.

Neben der Eingebundenheit durch Familienangehörige und Lebenspartner zählt die berufliche Integration außerdem zu den wichtigsten Prädiktoren für ein positives Therapie-Outcome.

Die Arbeitstherapie bietet einfache berufliche Arbeiten und eine begleitende sozialtherapeutische Betreuung. Der geschützte Rahmen ermöglicht eine der Belastbarkeit des Patienten angemessene zeitliche und inhaltliche Gestaltung der Tätigkeit. So wird eine Überforderung und auch Unterforderung vermieden.

Rolle der Kotherapeuten

Die Zwangsstörung kann eigentlich nur dann erfolgreich behandelt werden, wenn alle die gleichen Behandlungsprinzipien verfolgen: der Patient, der Therapeut, die Angehörigen und das gesamte therapeutische Team. Insbesondere in der Begleitung und Durchführung von Konfrontationsübungen kommt unter stationären und teilstationären Bedingungen dem Pflegepersonal eine entscheidende Rolle zu. Als sog. Kotherapeut wird das Pflegepersonal in die Planung, Vorbereitung und Nachbesprechung von Expositionen miteinbezogen. Kotherapeuten ermöglichen so, die zeitintensiven Übungen zu Hause mit Begleitung zu realisieren. Diese Möglichkeiten der therapeutischen Interventionen in den Situationen, wo die Zwänge auftreten, werden noch zu wenig genutzt. So könnte auch in der ambulanten Versorgung entsprechend geschultes Pflegepersonal für solche kotherapeutischen Aufgaben eingesetzt werden.

»Falsche« und richtige Unterstützung

Wenig hilfreich ist jede Art der Unterstützung des Zwangsverhaltens. Manchmal erwarten die Patienten beispielsweise, dass ein stark erhöhter Wasser-, Seifen- und Putzmittelverbrauch durch zusätzliche Hilfen (z. B. Sozialhilfe) aufgefangen werden sollte. Dies wird jedoch eher dazu führen, das Zwangsverhalten zu »belohnen« und damit zu fördern. Das Abfangen der krankheitsbedingten finanziellen Mehrbelastungen, die es sicherlich bei allen Zwangspatienten gibt, darf nicht an die Ausführung der Zwangssymptome gekoppelt sein. Das würde die falschen Signale setzen. Hilfreich und motivationsfördernd sind hingegen

---

◻ Tabelle 45.2. Therapieprinzipien und Therapiefehler für den Praxisalltag

Therapiefehler	Therapieprinzipien
Unspezifische Therapien; Deutung von Zwangsinhalten (führt eher zur Verschlechterung der Symptome)	Verhaltentherapie mit Reizkonfrontation und kognitive Therapie ggf. in Kombination mit SRI (bei Major Depression) = Therapie erster Wahl
Therapeutischer Nihilismus	Wirksamkeit unabhängig von Symptomschwere, Erkrankungsdauer, Komorbidität, Alter
Ausführen von Zwangsritualen durch Angehörige, Therapeuten (»rituals by proxy«)	Freundlich, aber bestimmt keine Rücksicht auf Zwangsverhalten nehmen
Dem Patienten die Umsetzung der Verhaltensveränderungen allein überlassen	Konsequentes Umsetzen der Konfrontationstherapie mit therapeutischer Begleitung von Expositionsübungen
Vermeidungsverhalten als Kompromiss zulassen	Vermeidungsverhalten beachten und thematisieren
Rückversicherungen geben	Eigenverantwortung des Patienten fördern
Zwangsverhalten belohnen, z. B. durch zusätzliche Hilfen	Anreize für Veränderungen schaffen
Symptomverschiebungen als Nichtansprechen der Verhaltenstherapie bewerten	Bei Symptomverschiebungen erneutes Anwenden des Expositionsrationales

Unterstützungen des beruflichen Wiedereinstiegs, die Realisierung einer eigenen Wohnung und Ermöglichung störungsspezifischer Therapien. Jede angebotene Hilfe sollte das Prinzip verfolgen, die Selbstständigkeit des Patienten und seinen Widerstand gegen den Zwang zu fördern (◘ Tabelle 45.2).

45.5.6   Neurochirurgische Verfahren und experimentelle Ansätze

Bei Patienten mit schwersten Zwangsstörungen, die trotz intensiver medikamentöser und verhaltenstherapeutischer Behandlungsversuche keine oder keine ausreichende Besserung erfahren, kommen auch neurochirurgische Interventionen in Betracht. Diese Behandlungsverfahren haben im deutschsprachigen Raum bislang keine Anwendung gefunden. In den USA, Großbritannien und Schweden wurden unter strengen ethischen Auflagen verschiedene operative Strategien eingesetzt. Dabei werden anatomisch eng umschriebene Faserverbindungen der frontostriatothalamischen Regelkreise stereotaktisch oder radiotherapeutisch durchtrennt. Zwei hauptsächlich angewendete Verfahren sind die Kapsulotomie und die anteriore Cingulotomie. Katamnese-Untersuchungen zeigen, dass zwei Drittel der Patienten von dem Eingriff profitieren.

Sowohl vor als auch nach der Operation müssen alle konservativen Therapieoptionen ausgeschöpft werden. Das heißt, auch nach einer erfolgreichen Operation benötigen die Patienten eine medikamentöse und verhaltenstherapeutische Behandlung, um die erzielten Verbesserungen zu stabilisieren und auszubauen. Zu Bedenken ist auf jeden Fall, dass eine neurochirurgische Operation mit nicht unerheblichen Risiken verbunden ist und irreversible Läsionen hinterlässt. Erfahrungsgemäß sind bei vielen Patienten, die sich mit dem Anliegen einer operativen Behandlung vorstellen, zuvor nicht alle medikamentösen und psychotherapeutischen Optionen ausgenutzt worden.

Die Relevanz neurobiologischer Faktoren in der Pathogenese der Zwangsstörung wurde in den letzten zwei Jahrzehnten durch charakteristische neuroanatomische, neurochemische und neuropsychologische Befunde untermauert. Diese Erkenntnisse über die Neurobiologie der Zwangsstörung bilden die Grundlage für neuere funktionell neurochirurgische Interventionen wie die der Tiefenhirnstimulation.

Die Tiefenhirnstimulation hat sich im letzten Jahrzehnt insbesondere in der Behandlung von therapieresistenten Parkinson-Patienten auch im Langzeitverlauf als gut wirksam und risikoarm erwiesen.

Mallet und Kollegen berichten von zwei Patienten mit schwerer seit Jahrzehnten bestehender Zwangserkrankung, die wegen eines therapieresistenten Morbus Parkinson mit einer bilateralen Stimulation des Nucleus subthalamicus behandelt wurden (Mallet et al. 2002). Zwei Wochen nach der Operation waren die Zwangssymptome bei beiden Patienten fast vollständig remittiert, obwohl die Zwangserkrankung über viele Jahre zuvor unverändert schwer ausgeprägt war. In der psychometrischen Beurteilung mit der Y-BOCS zeigte sich, dass die Zwangshandlungen zu 100% und die Zwangsgedanken zu 58 bzw. 64% reduziert waren. Die Befunde blieben über 6 Monate stabil. Auch andere Arbeitsgruppen haben in Einzelfallberichten die Wirksamkeit der Tiefenhirnstimulation beschrieben.

Die Tiefenhirnstimulation bietet gegenüber den bisher angewandten neurochirurgischen Verfahren mehrere Vorteile: Es wird nur sehr wenig Hirngewebe verletzt, der Zielort im Gehirn wird nicht irreversibel geschädigt, sondern elektrisch stimuliert. Der Eingriff ist also nahezu reversibel. Durch die Technik der Stimulation über ein externes Stimulationsgerät ist die Durchführung von doppelblinden kontrollierten Studien mit ein- oder ausgeschalteter Stimulation möglich.

> **Wichtig**
>
> Bei der Tiefenhirnstimulation handelt es sich noch um ein experimentelles Verfahren, das nur im Rahmen von kontrollierten Studien angewendet wird.

Zusammengefasst zeigen diese Befunde trotz kleiner Fallzahl, dass die Tiefenhirnstimulation bei chronisch kranken und therapieresistenten Zwangspatienten eine wirksame Therapieoption darstellen kann, die allerdings noch der weiteren empirischen Absicherung bedarf und derzeit als experimentelles Therapieverfahren anzusehen ist, das nur im Rahmen kontrollierter Studien unter strengen ethischen Auflagen angewendet werden darf.

45.6   Gesetzliche Betreuung

Die wenigsten Patienten mit einer Zwangsstörung benötigen eine gesetzliche Betreuung durch einen gesetzlichen Vertreter, der die finanziellen Angelegenheiten, den Aufenthaltsort oder die Gesundheitsfürsorge zu regeln hat. Sollte es dennoch erforderlich sein, so ist dies meist die Folge einer anderen komorbiden psychischen Erkrankung und der Zwangsstörung. Eine gesetzliche Betreuung oder vorübergehende Unterbringung kann insbesondere bei einer komorbiden Schizophrenie oder bipolar affektiven Störung mit ausgeprägten manischen Phasen notwendig sein.

> **Wichtig**
>
> Eine gesetzliche Betreuung ist nur selten nötig.

Letztlich steht eine gesetzliche Betreuung dem zentralen Therapieziel bei der Behandlung von Zwangsstörungen genau entgegen, dass der Patient ein hohes Maß an Eigenverantwortung übernimmt. In Ausnahmefällen ist auch bei extrem ausgeprägtem Zwangsverhalten, was zu lebensbedrohlichen oder andere Personen gefährdenden Situationen führt, eine Betreuung oder Unterbringung erforderlich. So kommt es vor, dass beispielsweise aus Angst vor Kontamination die Nahrungsaufnahme sehr eingeschränkt ist, so dass vitale Bedrohung folgt. Ein ausgeprägter Sammelzwang kann zur »Vermüllung« von Wohnungen und somit aus hygienischer Sicht zu gefährlichen Situationen für den Betroffenen und das Umfeld führen. Diese Beispiele stellen allerdings Ausnahmen dar.

45.7 Selbsthilfe

Das Prinzip der Selbsthilfe hat in der Versorgung und Rehabilitation somatisch und psychisch Erkrankter eine wichtige Funktion. Selbsthilfegruppen dienen dem Austausch von Patienten und ihren Angehörigen über die Zwangserkrankung. So lernen Betroffene andere Zwangspatienten kennen und können evtl. ihre Zwänge erstmals als Erkrankung verstehen. Patienten fühlen sich nicht mehr so allein mit ihren Problemen und finden dadurch den Mut, ihre Scham zu überwinden und professionelle Hilfe in Anspruch zu nehmen.

Begleitend zu einer Psychotherapie oder sozialpsychiatrischen Maßnahme können Selbsthilfegruppen zu weiteren Veränderungen motivieren und eine Unterstützung im ständigen Kampf gegen die Zwangserkrankung darstellen.

Wichtig

Selbsthilfegruppen ergänzen professionelle Hilfsangebote.

Sicherlich ersetzen Selbsthilfegruppen nicht eine Therapie. Sie ergänzen diese allerdings und fördern zentrale Therapieziele: die Übernahme von Eigenverantwortung und den Patienten zum Experten seiner Erkrankung zu machen. In diesem Sinne sind auch die zahlreichen, teilweise sehr guten Selbsthilfebücher über Zwangsstörungen zu verstehen und zu empfehlen.

Selbsthilfeorganisationen tragen schließlich dazu bei, psychische Erkrankungen zu enttabuisieren und einer breiteren Öffentlichkeit begreifbarer zu machen. In Deutschland hat sich als Dachorganisation der Selbsthilfegruppen und als Fachgesellschaft die »Deutsche Gesellschaft Zwangserkrankungen e.V.« etabliert.

Wichtig

Weitere Informationen bei der »Deutschen Gesellschaft Zwangserkrankungen e.V.«, Postfach 1545, 49005 Osnabrück, Tel.: 0541/3574433, www.zwaenge.de<

Literatur

Abramowitz JS (1997) Effectiveness of psychological and pharmacological treatments for obsessive-compulsive disorder: A quantitative review. J Consult Clin Psychol 65(1): 44–52

Ecker W (Hrsg) (2002) Die Behandlung von Zwängen. Huber, Bern Göttigen Toronto Seattle

Hohagen F, Berger M (eds) (1998) New perspectives in research and treatment of obsessive compulsive disorder. Br J Psychiatry 173 (Suppl 35): 1–96

Hohagen F, Winkelmann G, Rasche-Räuchle H et al. (1998) Combination of behaviour therapy with fluvoxamine in comparison to behaviour therapy and placebo – results of a multicenter study. Br J Psychiatry 173: 71–78

Hollander E, Kwon JH, Stein DJ et al. (1996) Obsessive-compulsive and spectrum disorders: Overview and quality of life issues. J Clin Psychiatry 57 (Suppl) 8: 3–6

Kobak KA, Greist JH, Jefferson JW, Katzelnick DJ, Henk HJ (1998) Behavioral versus pharmacological treatments of obsessive compulsive disorder: A meta-analysis. Psychopharmacology 136(3): 205–216

Kordon A, Hohagen F (2000) Neurobiologische Aspekte zur Ätiologie und Pathophysiologie der Zwangsstörung. Psychother Psychosom Med Psychol 50: 428–434

Lakatos A, Reinecker (1999) Kognitive Verhaltenstherapie bei Zwangsstörungen. Hogrefe, Bern Göttingen Toronto Seattle

Lelliot P, Marks IM (1987) Management of obsessive compulsive rituals associated with delusions, hallucinations and depression: A case note. Behav Psychotherapy 15: 77–87

Mallet L, Mesnage V, Houeto JL et al. (2002) Compulsions, Parkinson's disease, and stimulation. Lnacet 360: 1302–1304

March JS, Frances A, Carpenter D, Kahn DA (1997) Treatment of obsessive-compulsive disorder – the expert consensus guideline series. J Clin Psychiatry 58 (Suppl 4): 1–64

Piccinelli M, Pini S, Bellantuono C, Wilkinson G (1995) Efficacy of drug treatment in obsessive-compulsive disorder: A meta-analytic review. Br J Psychiatry 166: 424–443

Stein DJ, Spadaccini E, Hollander E (1995) Meta-analysis of pharmacotherapy trials for obsessive-compulsive disorder. Int Clin Psychopharmacol 10: 11–18

Behandlungsprobleme bei somatoformen Störungen

Hans-Peter Kapfhammer

Bei zahlreichen Patienten, die wegen körperlicher Symptome oder Beschwerden einen Arzt aufsuchen, kann trotz intensiver diagnostischer Untersuchungen keine ausreichende organmedizinische Erklärung gefunden werden. Ihre Symptome und Beschwerden verweisen auf keine klar definierte Pathophysiologie. Die Ätiologie ist meist multifaktoriell oder bleibt unbekannt. Der Verlauf dieser körperlichen Beschwerden ist vielgestaltig. Nicht selten zeichnet ihn eine bedeutsame Chronizität mit hohem subjektiven Leiden, assoziierter psychiatrischer Komorbidität und psychosozialer Behinderung aus. Unter therapeutischen Gesichtspunkten herrscht in den verschiedenen Sektoren der somatisch-medizinischen Versorgung oft große Ratlosigkeit, wie mit dieser Patientengruppe umzugehen ist. Eine ärztliche Einseitigkeit in der diagnostischen und therapeutischen Haltung kann eigenständig zum Versorgungsproblem, speziell zur inadäquaten Inanspruchnahme medizinischer Institutionen und Ressourcen beitragen. Psychiatrische, psychotherapeutische und psychosomatische Ansätze identifizieren grundlegende Zusammenhänge dieser »medizinisch unerklärten körperlichen Symptome« zu psychosozialen Stressoren einerseits, zu diversen psychischen Störungen andererseits. Ihre Behandlungsmodelle stützen sich vorrangig auf kognitiv-verhaltenstherapeutische, psychodynamische und psychopharmakologische Interventionen. Hohe Chronizität, eine sich rasch entwickelnde psychosoziale Behinderung, komplizierende sekundäre psychiatrische Störungen, langfristige Arbeitsfehlzeiten und drohende vorzeitige Berentungen machen eine möglichst frühzeitige medizinische, berufliche und psychologische Rehabilitation bei einer Untergruppe dieser Patienten notwendig.

Patienten, deren körperliche Beschwerden mit reliabel evozierbaren körperlichen Symptomen korrelieren und auf definierte pathophysiologische Prozesse in umschriebenen Organstrukturen und -funktionen verweisen, gelten als krank. Ihre Krankheiten (»**disease**«) werden in einem medizinischen Modell entsprechend einer bekannten Ätiologie, Pathogenese, Symptomatologie und Verlaufsdynamik kodifiziert. Diagnose und Therapie werden über ein empirisch sich fortlaufend weitendes Erfahrungswissen entscheidend gelenkt. Patienten hingegen, die in diesem somatisch-medizinischen Krankheitsverständnis nicht adäquat beschrieben werden können, nichtsdestoweniger aber über hartnäckige körperliche Beeinträchtigungen und Leistungseinbußen klagen, bereiten für eine diagnostische Einordnung und ärztliche Behandlung oft große Probleme. Die Krankheiten (»**illness**«) dieser Patientengruppe werden nur in einem breiteren biopsychosozialen Rahmen verständlicher. Unter dem Gesichtspunkt medizinischer Versorgungssysteme ist es wichtig, dass auch diese Patienten über ihre körperlichen Beschwerden einen sozial definierten Krankheitsstatus (»**sickness**«), eine Krankenrolle mit bedeutsamen psychosozialen und sozioökonomischen Folgen einnehmen. Eine ärztliche Einseitigkeit in der diagnostischen und therapeutischen Konzeptualisierung dieser Syndrome kann zur Chronifizierung und Komplizierung der Verläufe führen. In einem **kurativen Modell** gilt es zunächst, für diese Patientengruppe Systeme der diagnostischen Einordnung zu beschreiben, anschließend empirisch erprobte therapeutische Ansätze darzustellen und schließlich angesichts einer oft chronischen und komplexen Verlaufsdynamik mit vielfältigen individuellen Funktionseinschränkungen und sozialen Beeinträchtigungen auch eine **rehabilitative Perspektive** zu entwickeln.

46.1 Körperliche Symptome ohne ausreichende somatisch-medizinische Erklärung

46.1.1 Diagnostik

Körperliche Beschwerden und Symptome, die in einem engeren organmedizinischen Krankheitsverständnis als »**unerklärt**« gelten, werden von Ärzten unterschiedlich benannt. Die Bezeichnung »**funktionelle körperliche Störungen**« ist neutral, aber nicht frei von konzeptuellen Schwierigkeiten, da sie auf einer wissenschaftlich nicht haltbaren Dichotomie von »funktionell versus organisch-strukturell« beruht. Auch das häufig zu einem besseren Verständnis bemühte Konzept der »Somatisierung« bezieht sich in einzelnen Versionen auf sehr divergierende theoretische Vorannahmen. Empirisch annehmbar erscheint eine Operationalisierung von Somatisierung durch Lipowski (1988). Er definiert Somatisierung als ein **Krankheitsverhalten**, als eine vorübergehende oder anhaltende Tendenz, psychosozialen Stress in der Form von körperlichen Symptomen wahrzunehmen und zu kommunizieren und hierfür um medizinische Hilfe nachzusuchen. Somatisierung stellt weder eine diskrete klinische Identität dar, noch resultiert sie aus einem einheitlichen pathogenetischen Prozess. Es ist erst Aufgabe einer sorgfältigen Diagnostik, diese Beziehung von Somatisierung zu einer psychosozialen Problematik und/oder einer definierten psychiatrischen Störung näher zu bestimmen.

In einer **klinisch-diagnostischen Perspektive** können mehrere Subgruppen von Patienten unterschieden werden:

1. Patienten, die eine **primäre psychiatrische Störung,** z. B. Depression, Panik, andere Angststörungen, Anpassungsstörungen oder psychische Störungen durch psychotrope Substanzen vorrangig in ihren integralen körperlichen Symptomen schildern.

2. Patienten, die **bei nachweisbarer psychosozialer Problematik oder emotionaler Bedrängnis körperliche Symptome** zeigen, für die keine ausreichende medizinische Erklärung besteht. Typisches Beispiel ist die Konversionsstörung.

3. Patienten mit **habituell wiederkehrenden, medizinisch unerklärten körperlichen Beschwerden und Symptomen,** die zu einer übermäßigen Inanspruchnahme von Ärzten und klinischen Einrichtungen führen und mit einer starken psychosozialen Behinderung einhergehen. Typisches Beispiel ist die Somatisierungsstörung.

4. Patienten, die **besorgt und überzeugt** sind, **körperlich krank oder in ihrem körperlichen Erscheinungsbild verunstaltet** zu sein, ohne dass hierfür ausreichende objektive Befunde erhoben werden können. Als typisches Beispiel imponiert die Hypochondrie einerseits, die körperdysmorphe Störung andererseits.

5. Patienten, die ihrem Arzt **fälschlicherweise Krankheitssymptome** berichten und wissen, dass sie ihn hiermit täuschen, die ihren **Körper selbst verletzen oder schädigen,** um das Bild einer Erkrankung zu vermitteln, oder die in Kauf nehmen, dass ihnen im Zuge nichtindizierter diagnostischer und therapeutischer Maßnahmen iatrogen Schaden zugefügt wird. Diese Patienten werden unter die diagnostische Rubrik der »artifiziellen Störungen« subsumiert.

Die Patientensubgruppen 2–4 werden seit der Einführung von DSM-III erstmals unter der diagnostischen Kategorie der »**somatoformen Störungen**« zusammengefasst. Sie verweisen auf eine Klasse von psychiatrischen Störungen, deren wesentliche Charakteristika körperliche Symptome sind. Diese scheinen eine somatische Krankheit anzuzeigen, ohne dass hierfür aber ausreichende Belege einer organischen Pathologie oder bekannter pathophysiologischer Mechanismen erbracht werden können. Es besteht bei ihnen der starke klinische Eindruck, dass psychologische Einflüsse oder Konflikte, psychosoziale Stressoren in der Verursachung, Auslösung und Aufrechterhaltung der Symptome bedeutungsvoll sind. Im Unterschied zu den vorgetäuschten (artifiziellen) Störungen oder zur Simulation (Subgruppe 5) darf bei ihnen aber keine willentliche, d. h. manipulative Kontrolle der körperlichen Symptomatik vorliegen. Die einzelnen somatoformen Störungen sind in den gängigen psychiatrischen Klassifikationssystemen von ICD-10 und DSM-IV **kategorial** konzipiert. Sie lassen untereinander aber erhebliche Überlappungsbereiche erkennen. Als zentrale Störung erscheint die Somatisierungsstörung mit zahlreichen organbezogenen oder ganzkörperlichen Symptomen und Beschwerdekomplexen. Zu ihr können aber sowohl Konversions-, Schmerz-, autonome somatoforme Funktionsstörung als auch Neurasthenie konvergieren. In einer klinischen Perspektive ist es sinnvoll, einen eher variablen, nicht zu hohen Somatisierungsindex (Anzahl vorliegender »medizinisch unerklärter Körpersymptome«) wie noch z. B. im DSM-III-R zu fordern.

Ein anderer Blickwinkel auf Somatisierung stammt aus dem diversifizierten medizinischen Versorgungssystem selbst. Fast jede medizinische Spezialität kennt ihre »typische Patientenpopulation«, die sich einem naturwissenschaftlichen, organmedizinischen Krankheitsmodell entzieht, eine routinierte Behandlungspraxis erschwert, deshalb nicht selten ausgegliedert und mit einer vermeintlich »spezifischen« Syndrom-Bezeichnung belegt wird. Beispiele für solche **Somatisierungssyndrome** sind: Fibromyalgie (Physikalische Medizin, Orthopädie), chronische Müdigkeit (Immunologie, Neurologie), Colon irritabile (Gastroenterologie), phobischer Schwankschwindel (Neurologie, HNO), atypischer Brustschmerz (Kardiologie), Candidiasis-Hypersensitivität (Immunologie, Dermatologie), multiple Nahrungsmittelunverträglichkeit (Immunologie, Umweltmedizin), schweres prämenstruelles Syndrom (Gynäkologie). Trotz großer Übergangszonen zwischen den einzelnen Syndromen ist in einer klinischen Perspektive eine jeweils eigenständige Analyse berechtigt (Kapfhammer u. Gündel 2001).

In einer **pragmatischen diagnostischen Haltung** empfiehlt es sich, bei klinischem Verdacht auf ein vorliegendes Somatisierungssyndrom die Beschwerden und Begleitumstände auf diskreten Ebenen **dimensional** zu beschreiben und erst in einem zweiten diagnostischen Schritt eine **kategoriale** Zuordnung zu einer bestimmten psychischen Störung, speziell einer somatoformen Störung zu versuchen. Diese dimensionale Betrachtungsweise trägt der empirischen Beobachtung Rechnung, dass zwischen den als exklusive diagnostische Gruppen definierten somatoformen Störungen einerseits und den artifiziellen Störungen bzw. der Simulation andererseits keineswegs eine kategoriale Grenze zu ziehen ist. Vielmehr verweisen Verlaufsbeobachtungen, aber auch theoretische Überlegungen eher auf dimensionale Übergangsreihen. In einem dimensionalen Beschreibungsmodell von Somatisierung gelingt es auch vorteilhafter, die für eine rehabilitative Perspektive entscheidenden Aspekte von Chronizität und Komplexität eines individuellen Krankheitsverlaufs zu erfassen (◘ Tabelle 46.1).

◘ **Tabelle 46.1.** Dimensionale Beschreibung von Patienten mit Somatisierungssyndromen

	Somatisierungssyndrom: Chronizität und Komplexität
Körperliche Symptome/Beschwerden Mono-/oligosymptomatisch versus polysymptomatisch Akuität versus Chronizität	Polysymptomatische chronische Verläufe
Zentrale körper-/krankheitsbezogene Erfahrungen Hypochondrische Ängste/Überzeugungen Externalisierende Attributionen z. B. an Umwelt Organisch zentrierte versus psychologische Krankheitskonzepte	Hohe negative Affektivität Hypochondrisch-organische Fixierung Gelegentlich paranoide Externalisierung
Krankheitsverhalten Kontaktverhalten zu Ärzten/medizinischen Einrichtungen Selbstdestruktive Dimension griffe/nichtindizierter Therapien Arbeitsunfähigkeit Berentung Sekundärer Krankheitsgewinn Psychosoziale Behinderungen	Enorme sozioökonomische Kosten Exzessive invasive Diagnostik, hohe Rate unklarer operativer Ein- Hohe Gefahr iatrogener Schädigungen Ausgeprägte Defizite in der gesundheitsbezogenen Lebensqualität
Psychosoziale Stressoren Akut versus chronisch	Langfristige existenzielle Probleme/Belastungen Hohe Rate traumatogener Erfahrungen
Psychopathologische Begleitsyndrome z. B. Angst, Depression, Substanzmissbrauch	Hohe psychiatrische Komorbidität Starke Assoziation zu Persönlichkeitsstörungen
Kontrolle über Symptomproduktion Somatoform – artifiziell – simuliert	Extremvarianten pathologischer Arzt-Patienten-Beziehungen (z. B. der »artifizielle Patient«)
Koexistente organische Störungen/ *pathophysiologische Mechanismen*	

Zusammenfassung

Somatisierung ist kein einheitliches Konzept. Somatisierung ist zentrales Merkmal der diagnostisch äußerst heterogenen Gruppe der somatoformen Störungen. Somatisierung liegt aber auch häufig bei affektiven, Angst- und artifiziellen Störungen vor. In einer ätiopathogenetischen Perspektive darf deshalb nicht von monokausalen Modellen ausgegangen werden. Vielmehr ist ein vielfältig determinierter Prozess anzunehmen, auf den sehr unterschiedliche Faktoren einwirken können.

46.1.2 Epidemiologie

Patienten mit Somatisierungssyndromen sind in den unterschiedlichen epidemiologischen Untersuchungskontexten sehr häufig. Studien an der bundesdeutschen **Allgemeinbevölkerung** belegen, dass in einer 4-Wochen-Prävalenz ca. 7,5% der befragten Personen die diagnostischen Kriterien einer somatoformen Störung erfüllen (Wittchen u. Jacobi 2001). Die Lebenszeitprävalenz in der TACOS-Studie liegt bei ca. 13% (Meyer et al. 2000). Hierbei ist zu beachten, dass die restriktiv operationalisierten Kriterien für somatoforme Störungen die tatsächliche Häufigkeit somatoformer Beschwerden eher zu niedrig abbildet (Hessel et al. 2002). Nimmt man die jeweiligen Prävalenzraten für Angst- und depressive Störungen hinzu und berücksichtigt ferner, dass diese Patienten bei eventuellen Arztbesuchen ihre Symptome üblicherweise über einen Somatisierungsmodus darstellen (Bridges u. Goldberg 1985), dann ergibt sich auf den einzelnen Stufen der medizinischen Versorgung eine enorme Herausforderung.

Dies stellt sich beispielsweise eindrucksvoll in der Untersuchung psychischer Störungen in deutschen Allgemeinpraxen dar (Linden et al. 1996). Im primären Versorgungssektor liegen die Häufigkeitsraten von Patienten mit Somatisierungssyndromen zwischen 20% und 25% (Fink et al. 1999). Auch in **poliklinischen Einrichtungen** sind die Prävalenzen hoch. So differenzierte Lloyd (1986) bei seiner Untersuchungsklientel von Patienten mit »medizinisch unerklärten Körpersymptomen« bei 11% somatoforme Störungen, bei 33% affektive Störungen und bei 18% Angststörungen. Bei Patienten, die sukzessiv eine Poliklinik aufsuchten, fanden Kirmayer und Robbins (1991), dass bei 26% die Kriterien einer Somatisierung in der Konzeptualisierung nach Lipowski (▶ s. unter 46.1.1) erfüllt waren. Es ließen sich als einzelne diagnostische Subgruppen (DSM-III-R) voneinander abgrenzen: Somatisierungsstörung 1%, Somatisierungsstörung (subsyndromal) 17%, Hypochondrie 8% und Angst- und depressive Störungen 8%. In einem etwas anders ausgerichteten Forschungsansatz analysierten Katon und Mitarbeiter (1991) eine

Gruppe von Patienten, die durch eine besonders intensive Inanspruchnahme vielfältiger Arztkontakte und medizinischer Einrichtungen gekennzeichnet waren (sog. »high utilizer«). Bei 51% dieser speziellen Patientengruppe lag wesentlich eine **Somatisierung** vor. Entlang eines »**Somatisierungspektrums**« war typisch, dass mit der Anzahl der »medizinisch unerklärten Körpersymptome« auch die Häufigkeit einer gleichzeitig bestehenden Persönlichkeitsstörung analog zunahm, auch die Wahrscheinlichkeit einer Major Depression in der Lebenszeitperspektive signifikant stieg, ein typischer Wahrnehmungsstil gegenüber körperlichen Sensationen vorlag sowie das Ausmaß der assoziierten psychosozialen Behinderung und Beeinträchtigung größer wurde. Über ganz analoge Häufigkeitszahlen wird für den **stationären Bereich** berichtet (Hansen et al. 2001).

> **Wichtig**
>
> Von wenigen diagnostischen Subgruppen abgesehen, betonen die meisten epidemiologischen Studien ein deutliches **Übergewicht der Frauen** bei Somatisierungssyndromen.

Die Gründe für die gefundenen Geschlechtsdifferenzen dürften vielfältig sein (Wool u. Barsky 1994):

- größere Bereitschaft von Frauen, körperlichen Distress mitzuteilen und dafür um medizinische Hilfe nachzusuchen,
- angeborene Unterschiede in der Körperwahrnehmung,
- koexistente psychiatrische Krankheiten wie depressive oder Angststörungen, die ein starkes Ausmaß an somatischen Beschwerden aufweisen und eine höhere weibliche Prävalenz besitzen,
- größere Häufung von frühkindlichen körperlichen und sexuellen Traumatisierungen bei Frauen als möglichen Risikofaktoren für eine Somatisierung im Erwachsenenalter.

Somatisierungssyndrome beginnen meist in der Spätadoleszenz und im jungen Erwachsenenalter. Der Häufigkeitsgipfel liegt in der 3. und 4. Lebensdekade mit einem allmählichen Absinken der Prävalenz in höheren Lebensaltern. Es müssen deshalb bedeutsame negative Interferenzen sowohl während beruflicher Ausbildungs- und sozialer Orientierungsphasen als auch später im aktiven Berufsleben und in der psychosozialen Integration erwartet werden.

Unter **Versorgungsgesichtspunkten** beinhalten diese Zahlen eine Reihe wichtiger Herausforderungen. Bedenkenswert ist, dass allenfalls die Hälfte dieser Patienten in ihrer psychiatrischen Problematik überhaupt identifiziert wird. Eine korrekte differenzialdiagnostische Einordnung dürfte noch seltener gelingen. Ärzten fällt diese Aufgabe zunehmend schwerer, je hartnäckiger Patienten auf einer

Dimension zwischen »Psychologisierung« versus »Somatisierung« für sich selbst an einem überwiegend organmedizinischen Verständnis ihrer körperlichen Symptome festhalten. Auch andere, mit einer Somatisierung häufig assoziierte Merkmale beeinflussen die Wahrscheinlichkeit, mit der ein Arzt einen Patienten diagnostisch erkennen kann. Es ist offenkundig weniger die Anzahl der aktuell vorliegenden »medizinisch unerklärten Körpersymptome« als vielmehr die in einer Lebenszeitperspektive registrierte Häufigkeit solcher Körperbeschwerden, die einen Anhalt für eine persistierende Somatisierungstendenz abbildet. Und auch das Ausmaß der zusätzlich vorliegenden hypochondrischen Besorgnisse und Gesundheitsängste machen es einem Arzt leichter, eine solche Störung bei einem Patienten anzunehmen. Es müssen aber auch die **unzureichenden therapeutischen Handlungsweisen vieler Ärzte** im konkreten Umgang mit diesen Patienten beachtet werden. Patienten mit Somatisierungssyndromen gehören in den Augen von Ärzten überproportional häufig zu den ausgesprochen »schwierigen Patienten«. Die Arzt-Patienten-Beziehung wird deshalb leicht durch eine Reihe von interaktions- und psychodynamisch zu beschreibenden Konflikten irritiert. Hieraus resultierende Konsequenzen können zusätzlich zu einer Chronifizierung und Komplizierung der Verläufe beitragen.

Zusammenfassung

Somatisierungssyndrome sind in der Allgemeinbevölkerung stark verbreitet. Sie stellen auf den unterschiedlichen Ebenen des medizinischen Versorgungssystems eine große Herausforderung für Diagnostik und Therapie dar. Eine höhere Prävalenz bei Frauen als bei Männern ist festzuhalten. Beginn und Häufigkeitsgipfel weisen auf bedeutsame negative Auswirkungen auf berufliche Leistungsfähigkeit und psychosoziale Rollenerwartungen hin.

46.1.3 Verlauf

Im medizinischen Versorgungssystem sind nicht nur die Absolutzahlen von Patienten mit Somatisierungssyndromen« relevant, die Ärzte punktuell vor diagnostische Schwierigkeiten stellen. Eine große Subgruppe betroffener Patienten zeigt **langfristige Beschwerden.** In einer Studie an 1000 poliklinisch erfassten Patienten klagten 38% über mindestens ein diskretes Symptom eines beeinträchtigten körperlichen Wohlbefindens wie Schwindel, Kopf- oder Rückenschmerz, Müdigkeit oder Schlafstörung. Bei ca. 50% der Fälle lagen chronische Verläufe vor. Obwohl bei ca. zwei Drittel eine umfangreiche Diagnostik durchgeführt wurde, konnte lediglich bei 16% ein relevanter organpathologischer Befund aufgedeckt werden. Die entstandenen Kosten für die diagnostischen Maßnahmen waren beträchtlich. Sie waren am höchsten bei Patienten mit Kopf- und Rückenschmerzen. Bei knapp zwei Dritteln der Patienten wurden therapeutische, v. a. medikamentöse Interventionen durchgeführt, waren aber sehr häufig nicht erfolgreich. Als prognostisch günstige Faktoren konnten »ätiologisch relevante Organbefunde«, »Symptomdauer unter 4 Monaten« und »zwei oder weniger Symptome in der Anamnese« herausgestellt werden (Kroenke u. Mangelsdorff 1989).

Speziell Patienten mit »multiplen somatoformen Syndromen« (insbesondere: Somatisierungsstörung nach ICD-10 bzw. DSM-IV) weisen einen **meist chronischen Verlauf** mit fluktuierender Ausprägung der diversen Symptome auf. Eine **ungünstige Prognose** ist häufig gegeben. Die **Diagnose** einer Somatisierungsstörung ist selbst bei Längsschnittsbeobachtungen zwischen 6 und 12 Jahren **erstaunlich stabil.**

> **Wichtig**
>
> Typischerweise unterziehen sich die Patienten mit multiplen Somatisierungssyndromen im Laufe ihrer Krankheitskarriere exzessiven medizinischen Untersuchungen, absolvieren zahlreiche medikamentöse Therapien und weisen eine erhöhte Rate von operativen Eingriffen auf.

Während einer 8-Jahres-Periode fanden sich im Danish National Patient Register 282 Patienten, die während dieses Zeitraums mindestens 10-mal ein Krankenhaus aufsuchten. Ein Fünftel dieser Patientengruppe zeigte ein persistierendes Somatisierungsverhalten mit 22 stationären Aufnahmen im Median. Dies machte 3% **aller** Einweisungen in nichtpsychiatrische Kliniken aus. Ein Fünftel dieser chronisch somatisierenden Patienten wies bei einem Aufenthalt klar diagnostizierbare organische Krankheiten auf, bei einem anderen Aufenthalt wiederum eine Fülle von medizinisch unerklärten körperlichen Beschwerden. Immerhin mussten bei ca. 20% dieser Patienten im Verlaufe gelegentlich auch artifiziell induzierte körperliche Symptome festgestellt werden. Unterzogen sich Patienten mit chronischen Somatisierungssyndromen einem operativen Eingriff, so musste bei 75% der Fälle ein Misserfolg notiert werden. Bei ca. zwei Dritteln waren auch internistisch verordnete Medikationen erfolglos (Fink 1992a,b,c).

In einer Verlaufsperspektive ist es wahrscheinlich nicht irrelevant, in welcher körper- oder organbezogenen Präsentationsform Somatisierungssymptome berichtet werden. So zeigt sich beispielsweise, dass sich Patienten mit pseudoneurologischen Symptomen durch ein besonders hohes Niveau an zusätzlichen »medizinisch unerklärten Körpersymptomen«, z. T. extreme psychiatrische Komorbidität und verringerte Lebensqualität sowie eine exzessive Inanspruchnahme von Gesundheitsdiensten auszeichnen (Gara et al. 1998).

Von **allgemeiner klinischer Bedeutung** aus zahlreichen Verlaufsstudien sind wiederum folgende Aspekte:

- Eine nachweisbare Somatisierungsstörung schließt selbstverständlich nicht zusätzliche organische Erkrankungen aus. Auffällig bei einer somatischen Komorbidität ist aber ein z. T. extrem ausgeprägtes Krankheitsgefühl.
- Einbußen in der gesundheitsbezogenen Lebensqualität und assoziierte psychosoziale Behinderungen von Patienten mit Somatisierungsyndromen übersteigen meist regelhaft jene bei Patienten mit chronischen somatischen Krankheiten (z. B. Patienten mit Fibromyalgie vs. rheumatoide Arthritis oder Colon irritabile vs. entzündliche Darmerkrankungen)
- Trotz einer oft lebenslangen Morbidität ist die Mortalitätsrate im Langzeitverlauf aber keineswegs exzessiv erhöht.

> **Wichtig**
>
> Wichtige zusätzliche psychiatrische Implikationen ergeben sich aus der Tatsache, dass Patienten mit v. a. »multiplen somatoformen Syndromen« sowohl im aktuellen Beschwerdebild als auch in der Lebenszeitperspektive eine erhöhte **Komorbidität** bzw. **Koexistenz** hinsichtlich weiterer **psychischer Störungen** wie Depression, Angst, Panik, Zwang, Drogen-, Medikamentenmissbrauch, Suizidalität, komplexer dissoziativer Störungen und diverser Persönlichkeitsstörungen zeigen.

Meist müssen diese koexistenten psychiatrischen Störungen als Folgeerkrankungen einer Somatisierungsstörung eingestuft werden. Koexistente psychiatrische Störungen, aber auch Persönlichkeitsstörungen bestimmen hierbei nicht nur den Schweregrad einer Somatisierungsstörung. Sie sind auch mit einer insgesamt negativeren Verlaufsprognose verknüpft (Katon et al. 2001).

> **Zusammenfassung**
>
> Somatisierungsyndrome zeichnet eine auffällige Chronizität in der Verlaufstendenz aus. Hiermit geht zwar keine erhöhte Mortalität einher. Ausgeprägte Einbußen in der gesundheitsbezogenen Lebensqualität, zahlreiche Defizite in sozialen Rollenerwartungen, speziell in der beruflichen Leistungsfähigkeit und eine bedeutsam erhöhte psychiatrische Komorbidität definieren aber ein brisantes gesundheits- und versorgungspolitisches Problem.

46.1.4 Ätiopathogenese

Als charakteristisches Merkmal zahlreicher Patienten mit Somatisierungsyndromen wird häufig ein unangemessener Fokus auf körperliche Sensationen und Symptome bei gleichzeitiger Leugnung assoziierter psychosozialer Stressoren betont. Keineswegs ist ein Zusammenhang zu definierten psychiatrischen Störungen aber immer gegeben. Mehrere Modelle versuchen die Beziehung zwischen Somatisierung und psychiatrischer Störung einerseits sowie verstärkter Inanspruchnahme medizinischer Institutionen andererseits zu veranschaulichen.

- Die Annahme von **Somatisierung als Folge psychischer Abwehr** und dadurch sozial günstiger ermöglichten Aufnahme von ärztlichen Versorgungskontakten wird durch empirische Daten kaum gestützt. Gerade die hohen Raten an koexistenten depressiven und Angststörungen bei Patienten mit Somatisierungsyndromen sprechen gegen diese Hypothese.
- Die Annahme von **Somatisierung als Folge einer verstärkten Stresswahrnehmung** weist auf zentrale Merkmale einer prädisponierten Persönlichkeit. Empirische Belege unterstreichen die Bedeutung von differenzieller Wahrnehmung, kognitiv-affektiver Verarbeitung und physiologischer Reagibilität.
- Die Annahme von **Somatisierung als Folge erlernter Hilfesuchtendenzen** rückt früh erworbene Lernprozesse um Fürsorge und Stressreduktion, den operanten Stellenwert von Körpersymptomen in der Gestaltung von zwischenmenschlichen Beziehungen in den Mittelpunkt des Interesses. Sie erkennt in der Übernahme von Krankenrolle und Krankenstatus eine sozial legitimierte Strategie der psychosozialen Stresskontrolle.
- Die **Annahme von Somatisierung als Folge von Eigenarten des medizinischen Versorgungssystems** selbst hebt v. a. die möglichen negativen Konsequenzen einer diagnostischen und therapeutisch-interaktionellen Einseitigkeit von Ärzten gegenüber Somatisierungspatienten hervor. Sie betont eine eigenständige iatrogene Dimension in den Somatisierungsverläufen.

Eine ätiopathogenetische Betrachtung von Somatisierung erfolgt sinnvollerweise innerhalb eines multifaktoriellen Bedingungssystems, in das multiple Aspekte von psychosozialem Stress, Persönlichkeitsvariablen, frühen Krankheitserfahrungen und aktuellen Einflüssen aus Familie, Arbeitswelt, Gesundheits- und anderen Sozialsicherungssystemen, aber auch gesellschaftliche Rahmenbedingungen integriert werden (◘ Abb. 46.1). Eine Diskussion auf separaten empirischen und theoretischen Ebenen vermag einander ergänzende Sichtweisen auf die pathogenetische Komplexität von Somatisierung zu vermitteln (Kapfhammer 2001):

46

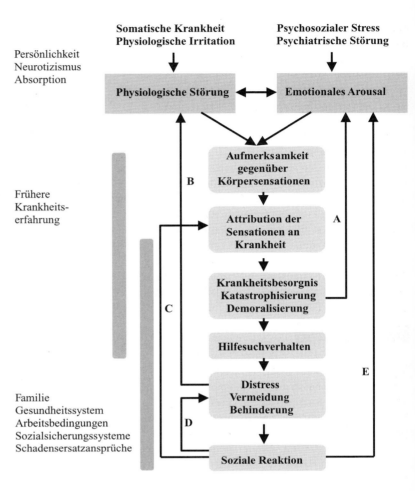

◻ Abb. 46.1. Integratives Modell der Somatisierung. A: Dysfunktionale Kognitionen führen zu erhöhtem emotionalem Arousal/Angst sekundär zu somatischen Symptomen, assoziiert mit autonomem Arousal und Hyperventilation. B: Vermeidungsverhalten und Krankheitsverhalten bedingen eine körperliche Dekonditionierung, Schlafstörung und anderen Formen der Dysregulation. C/D: Kulturelle Interpretationen des Krankheitsverhaltens verstärken pathologisierende Attributionen bezüglich Körperempfindungen, Distress, Behinderung. E: Krankheitsverhalten kann interpersonale Konflikte verursachen, die wiederum das emotionale Arousal erhöhen. (Nach Kirmayer u. Young 1998)

Genetische Aspekte

Einige somatoforme Störungen weisen eine genetische Komponente auf. Eine familiäre Assoziation v. a. zwischen multiplen Somatisierungssyndromen, Alkoholismus und antisozialer Persönlichkeit scheint zu bestehen.

Aspekte pathophysiologischer Mechanismen

Obwohl psychologische Faktoren unzweifelhaft die Entwicklung von somatischen Symptomen bedingen können, ist begleitenden pathophysiologischen Mechanismen eine ebenbürtige Aufmerksamkeit zu widmen. Speziell auf die Effekte eines erhöhten autonomen Arousals und eines gestörten Stresshormonsystems, einer assoziierten verstärkten Anspannung in unterschiedlichen Muskelgruppen, einer Hyperventilation, vaskulärer Reaktionen, eines gestörten Schlafrhythmus, einer lang anhaltendenden körperlichen Inaktivität usw. ist hinzuweisen. Sensibilisierungsprozessen in unterschiedlichen physiologischen, neurochemischen und neurohumoralen Reaktionssystemen bei langfristigen Stresseinwirkungen, speziell in posttraumatischen Entwicklungen, kommt eine besondere Rolle zu. Und auch die Folgen einseitiger Diäten, erhöhten Alkoholkonsums oder Nebenwirkungen von eingenommenen Medikamenten für die körperliche Befindlichkeit gehören in diesen Kontext.

Persönlichkeitsaspekte

Exzessive Gesundheitssorgen, hypochondrische Einstellungen oder eine ausgeprägte negative Affektivität können als Persönlichkeitseigenheiten zur Entwicklung von funktionellen somatischen Symptomen prädisponieren. Nicht selten sind sogar die diagnostischen Kriterien einer Persönlichkeitsstörung erfüllt. Maladaptive Stile in der Bewältigung von Lebensproblemen tragen bei ihnen zu einem erheblichen psychologischen Distress bei, mit dem zahlreiche körperliche Symptome korreliert sind. Auswirkungen auch auf das aktuelle Krankheitsverhalten, v. a. auf Arzt-Patienten-Beziehungen müssen berücksichtigt werden.

Entwicklungsaspekte des sozialen Lernens

Ein übermäßiger Somatisierungsstil und Krankheiten in der Familie allgemein, speziell Klagen über Schmerzen oder körperliche Behinderungen von Familienmitgliedern prägen früh entstehende Krankheitskonzepte bei späteren Patienten mit Somatisierungssyndromen. Eine mangelnde elterliche Fürsorge und eigene schwerwiegende Krankheiten in der Kindheit erweisen sich als die besten Prädiktoren für ein Somatisierungsverhalten im Erwachsenenalter. Frühkindliche körperliche oder sexuelle Traumatisierungen scheinen in ganz besonders verheerender Weise eine Vulnerabilität für spätere Somatisierungssyndrome zu setzen.

Aspekte des Krankheitswissens und der Krankheitserfahrung

Der aktuelle Wissensstand über bestimmte Krankheiten unterliegt starken soziokulturellen Determinanten und wird multimedial vermittelt. Er beeinflusst auch die subjektiven Krankheitstheorien von Einzelpersonen und kann unter dem Eindruck aktueller Krankheitsschicksale im sozialen Umfeld die perzeptiv-evaluativen Einstellungen gegenüber eigenen körperlichen Sensationen verändern. Ernsthafte persönliche Krankheitserfahrungen, aber auch epidemische Gesundheitsängste z. B. hinsichtlich der Umweltverschmutzung, dramatische Berichte in den Medien über spezielle Krankheitsmoden können eine besondere Sensibilität bedingen. Individuelles Somatisierungsverhalten und gesellschaftlich konstruierte »Modekrankheiten« können sich hierbei im »subjektiven Sichkrank-Fühlen« (»illness«) oft zum dominanten Lebensstil verschränken. Dem manchmal verhängnisvollen Einfluss von einigen ärztlichen Experten in der Förderung von hypochondrisch und paranoid ausgestalteten Umweltängsten gilt es gesondert Rechnung zu tragen

Aspekte psychiatrischer Störungen

Unterschiedlichste körperliche Symptome können als integrale Bestandteile bei zahlreichen psychiatrischen Störungen auftreten und müssen psychopathologisch jeweils eigenständig gewürdigt werden. Andererseits ergeben sich wichtige Implikationen aus der Tatsache, dass Patienten speziell mit multiplen Somatisierungssyndromen sowohl im aktuellen Beschwerdebild als auch in der Lebenszeitperspektive eine stark erhöhte Komorbidität bzw. Koexistenz hinsichtlich weiterer psychischer Störungen zeigen. Empirisch ist v. a. der Zusammenhang von Somatisierung und Depression bzw. Angst hoch bedeutsam. Für eine Reihe von **speziellen funktionellen Syndromen** wird jenseits der häufigen allgemeinen Koexistenz ein besonderer ätiopathogenetischer Zusammenhang diskutiert. Dies gilt etwa für den »atypischen Gesichtsschmerz«, die »Fibromyalgie«, das »chronische Müdigkeitssyndrom« oder das »Colon irritabile«.

Aspekte von negativen Lebensereignissen und chronischen sozialen Problemen einerseits, von mangelnden indivuellen Coping-Fertigkeiten und fehlenden sozialen Unterstützungsressourcen andererseits

Die vorliegende empirische Literatur lässt wenig Zweifel daran, dass **psychosozialer Stress** eine entscheidende Rolle in der Auslösung, Exazerbation und Aufrechterhaltung von Somatisierungsverhalten spielt. Psychosozialer Stress kann sowohl unter Aspekten negativer Lebensereignisse, chronischer psychosozialer Belastungen, reduzierter Coping-Fertigkeiten und mangelnder Unterstützungsressourcen konzeptualisiert werden. Hierbei ist eine Vermittlung möglich, die entweder direkt ein Somatisierungsverhalten anstößt oder aber erst über eine primäre psychische Störung (z. B. Angst-, depressive Störung) ein solches fördert.

Aspekte sozialer Verstärkersysteme

Reaktionsweisen von Familienmitgliedern oder Lebenspartnern beeinflussen die persönliche Verarbeitung von somatischen Symptomen maßgeblich und können die sekundäre Entwicklung eines abnormen Krankheitsverhaltens verstärken. Haftungsrechtliche Ansprüche für Behinderungen nach einfachen körperlichen Traumata, Möglichkeiten einer Zeitrente oder vorzeitigen Pensionierung können eigenständig zur Persistenz von objektiv harmlosen körperlichen Defiziten beitragen.

Aspekte des medizinischen Versorgungssystems

»Somatisierung« weist eine eigenständige iatrogene Dimension auf. Sie stellt sich als eine Konsequenz des jeweiligen medizinischen Versorgungssystems dar. Kulturelle Einflüsse, aber auch die in einer Gesellschaft verfügbaren medizinischen Einrichtungen bedingen diesem Modell zufolge in ihrer vorrangigen Konzentration auf somatische Symptomberichte und der damit assoziierten Ausblendung von psychologischen und psychosozialen Problemen erst ein typisches Verhalten, das Patienten mit Somatisierungssyndromen in exemplarischer Weise auszeichnet. Eine einseitige Konzeptualisierung von somatischen Symptomen innerhalb eines organmedizinischen Krankheitsverständnisses, die Durchführung nicht streng indizierter diagnostischer Maßnahmen sowie die unbegründete Verordnung von Medikamenten sind als weitere iatrogene Faktoren zu identifizieren. Einige Dimensionen in **typischen Interaktionen zwischen Ärzten und Patienten** mit Somatisierungssyndromen können eigenständig beschrieben werden. Sie gilt es gerade in klinischen Einrichtungen mit hoch diversifizierten somatischen Diagnostikmöglichkeiten und technisch immer spezialisierteren Therapieansätzen zu reflektieren.

- **Negative Affektivität** als globale Tendenz zahlreicher Somatisierungspatienten, auf Belastungen jeglicher Art verstärkt aversiv-emotional zu reagieren oder auch spontan vermehrt aversiv-emotionale Zustände zu erleben mit zahlreichen subjektiven Gesundheitsbeschwerden, denen keineswegs Funktionsstörungen in den unterschiedlichen Organsystemen entsprechen müssen. In der Arzt-Patienten-Beziehung führt diese Disposition zu rascher Unzufriedenheit, Vorwürfen und Behandlungsabbruch auf Seiten des Patienten, zu starker Irritation, Zurückweisung und Entwertung auf Seiten des Arztes.

– **Alexithymie/Somatothymia** als Schwierigkeit, zwischen körperlichen Empfindungen und Emotionen zu unterscheiden, Gefühle zu verbalisieren und sie in einen bedeutungsvollen Lebenskontext zu stellen, führt zu einem einseitigen organzentrierten Symptombericht des Patienten, der vom Arzt deswegen systematisch missverstanden werden kann.

– **Hypochondrie, Gesundheitsängste** und **externalisierende Attribution von vermeintlichen Krankheitsursachen** sind grundlegende Aspekte eines abnormen Krankheitsverhaltens, das mit einer Belastung der Arzt-Patienten-Beziehung sowie mit einer starken Chronifizierungstendenz der körperlichen Beschwerden und einer hohen psychosozialen Behinderung einhergehen kann.

– **Destruktivität** im somatisierenden Krankheitsverhalten kann sich in sehr unterschiedlichen Gestalten manifestieren, z. B. in einer assoziierten Häufung von früheren und aktuellen Suizidversuchen, von offen-impulshafter und/oder heimlich-täuschender Selbstschädigung, von chronischen Schmerzsyndromen und schließlich resultierenden unumgänglichen oder aber über unbewusste Motive induzierten operativen Eingriffen mit der hohen Gefahr einer iatrogenen Schädigung.

Zusammenfassung

Somatisierungssyndrome müssen in einem multifaktoriellen Modell der Ätiopathogenese diskutiert werden. In der Verursachung, Auslösung und Aufrechterhaltung von Somatisierungssyndromen kommt neurobiologischen, persönlichkeitspsychologischen, psychosozialen, gesellschaftlichen Einflussfaktoren und Merkmalen des medizinischen Versorgungssystems und der sozialen Sicherungssysteme eine im Einzelfall jeweils zu klärende, unterschiedliche Rolle zu.

46.1.5 Therapie

Für eine erfolgversprechende ärztliche Führung von Patienten mit Somatisierungsstörungen sind eine Reihe von **Voraussetzungen** zu beachten. Eine sorgfältige körperliche Statuserhebung ist stets die Grundlage, soll der Patient sich in seinem Anliegen verstanden fühlen und will der Arzt selbst in seinem Urteil sichergehen, d. h. evtl. zusätzlich vorhandene somatische Erkrankungen auch erfassen. Die diagnostischen Zusatzuntersuchungen sollten sich hierbei auf ein notwendiges Maß beschränken und bereits durchgeführte diagnostische Verfahren nicht ständig aufs Neue wiederholt werden. Dies schließt aber auch

mit ein, dass sich der Arzt die Zeit nimmt, die bereits vorliegenden Daten zusammen mit dem Patienten zu sichten. In der Vermittlung der Befunde wird vom Arzt eine besondere Sorgfalt und Einfühlsamkeit gefordert. Eine Interpretation hat das typische Verständnisniveau des Patienten zu berücksichtigen, das sich definitionsgemäß auf die Beschwerden und Symptome in seiner Körperfühlssphäre konzentriert. Eine rein naturwissenschaftliche, organmedizinische Sprache, die zum Ergebnis »kein pathologischer Befund« gelangt, wird die erste Kommunikationsstörung in der Arzt-Patienten-Beziehung provozieren, wenn sie sich ausschließlich hiermit begnügt.

Wichtig

Es ist von entscheidender Wichtigkeit, dem Patienten glaubwürdig mitzuteilen, dass eine ärztliche Untersuchung auch die Überprüfung evtl. vorhandener affektiver oder kognitiver Symptome, also die Erhebung eines psychopathologischen Status, erfordert und auch eine sorgfältige Exploration der psychosozialen Lebenssituation des Patienten beinhaltet.

Kann bei diesem Klärungsprozess ein somatoformes Syndrom nachgewiesen werden, so liegt es wiederum am Arzt, seinen diagnostischen Eindruck empathisch zu vermitteln. Fühlt er sich aus einer langfristigen Führung des Patienten heraus imstande, diese bedeutsamen psychischen und psychosozialen Aspekte der Krankheitsgeschichte des Patienten zu beachten und therapeutisch adäquat zu beantworten, so hat er auf die Dauer einen unschätzbaren Vorteil auf seiner Seite. Zu einer möglichen Belastung in der Arzt-Patienten-Beziehung kann es aber wieder kommen, wenn er zu einer sichereren Klärung einen psychiatrischen oder psychotherapeutischen Rat einholen möchte, da dieses Vorhaben fast naturgemäß zu einer Vertrauenskrise führt, sich der Patient abgeschoben fühlt. Der Schritt zu einer Motivation für ein konsiliarisches Gespräch oder für eine fachpsychiatrische oder psychotherapeutische Behandlung muss deshalb besonders sorgfältig besprochen, Missverständnisse müssen geklärt und auftretende interaktive Affekte offengelegt werden.

Als **orientierende Richtlinien** in der Therapie von Patienten mit Somatisierungsstörungen können folgende Behandlungsziele festgehalten werden:

Wichtig

– Reduktion der Symptome,
– Reduktion des psychosozialen Stresses,
– Reduktion der psychosozialen Behinderung,
– Begrenzung einer inadäquaten Inanspruchnahme von medizinischen Einrichtungen.

Die Behandlung von Patienten mit Somatisierungsstörungen ist nicht das Feld eines einzigen elitären Ansatzes. In aller Regel stützt sie sich auf **multimodale Verfahrensweisen,** um der besonderen therapeutischen Herausforderung durch diese Patientenklientel zu genügen. Für einzelne Störungen, spezielle somatoforme Syndrome oder besondere Aspekte des Krankheitsverhaltens existieren mittlerweile eine Reihe von recht ermutigenden Therapieverfahren. Die empirische Datenlage für differenzielle therapeutische Richtlinien im Sinne der »evidence based medicine« weist allerdings noch erheblichen Forschungsbedarf auf (Henningsen et al. 2002). Es sollen hier nur sehr verkürzt **allgemeine Behandlungsperspektiven** skizziert werden:

- korrekte Diagnose einschließlich assoziierter somatischer/psychiatrischer Komorbidität,
- tolerante Annahme des Somatisierungsverhaltens des Patienten,
- regelmäßige Versicherung durch eine adäquate medizinische Beurteilung,
- initial eher das Gesicht wahrende somatische Erklärungen für die körperlichen Beschwerden z. B. durch Rückgriff auf physiologische Korrelate wie Muskelverspannung, Hyperventilation usw. bei zugeordneten Beschwerden,
- allmähliche Einführung von Konzepten körperlicher Reaktionen infolge psychosozialer Stresseinflüsse,
- Formulierung realistischer Therapieziele,
- Vermeidung der Illusion einer vollständigen Heilung,
- Bestärkung von adaptiven Verhaltensweisen und Fertigkeiten,
- Einsatz von zeitlich begrenzten, nichtmedikamentösen Ansätzen wie physikalisch-medizinische Maßnahmen,
- Ermutigung zur Selbstbeobachtung von körperlichen Symptomen in bestimmten psychosozialen Belastungen sowie Aussprache in regelmäßig vereinbarten Arztkontakten,
- Abraten von Alkohol und frei verkäuflichen Medikamenten zur Eigentherapie,
- Abraten von Doktor-Shopping und Polypharmazie, stattdessen Anbindung an einen hauptverantwortlichen Arzt,
- Überweisung an Psychiater/Psychosomatiker auf Wunsch oder zur Behandlung von gravierenden oder behandlungsresistenten psychiatrischen Problemen.

Psychopharmakologischen, kognitiv-verhaltenstherapeutischen und psychodynamischen Interventionen kommt eine wichtige, aber immer auf den Einzelfall abzustimmende Bedeutung zu (▶ s. folgende Übersicht).

Spezielle Therapieansätze in der Behandlung von Somatisierungssyndromen

Psychopharmakologisch
- Behandlung der zugrunde liegenden psychiatrischen Störung
- Behandlung der komorbiden psychiatrischen Störung
  Syndromal: v. a. Angst, posttraumatische Belastungsstörung, Depression
  - Antidepressiva
  - Neuroleptika (Niedrigdosis)
  - Opipramol

Kognitiv-verhaltenstherapeutisch
- Umfassende Symptomerhebung (nicht nur auf ein Organsystem beschränkt)
- Psychoedukativ: psychophysiologisches vs. medizinisches Krankheitsmodell
- Zentrale Kognitionen hinsichtlich somatischer Symptome: hypochondrische Überzeugung – dysfunktionale (z. B. katastrophisierende) Stile
- Aufmerksamkeit/Körperwahrnehmung im unmittelbaren Experiment
- Zeitliche, situative, interpersonelle Kontingenzen der Körpersymptome (Tagebuch)
- Erlernen von Entspannungstechniken, Stressbewältigungstechniken, Reduktion von vermeidendem Coping/Aufbau von alternativen Lösungsstrategien, Aktivierung/Bestärkung von »Normalverhalten« (Hausaufgaben, Tagebuch)
- Einbeziehung »wichtiger Partner«

Psychodynamisch
- Körperliches Symptom als
  - Abwehr eines Konfliktes: Darstellung und Verstellung
  - Abwehr einer Affektivität: emotionale Spannung
  - Abwehr von Selbstfragilität
  - Reaktualisierung einer traumatischen Erfahrung
- Zentrale Konflikte, Defizite, Affektzustände
- Biographische Themen: Körpersymptome und Beziehungen
- Aktuelle Übertragung/Gegenübertragung
- Supportiv-klärend-konfrontierend-deutend

Es ist allerdings auch eine wiederkehrende Erfahrung von ambulant oder klinisch tätigen Psychiatern, Psychosomatikern und Psychotherapeuten, dass eine nicht unbeträchtliche Subgruppe von Patienten mit einem Somatisierungssyndrom ganz offenkundig wenig oder überhaupt nicht von den verfügbaren, v. a. psychologischen

Behandlungsverfahren profitiert. Bass und Potts (1993) stellen eine Reihe von **prognostisch ungünstigen Kennzeichen** zusammen:

- fehlende Angst- und depressive Symptome,
- hartnäckige Attribution an somatische Ursachen,
- keine Verstärkung der Symptomatik durch Angst oder psychosoziale Belastung,
- lange Anamnese mit erfolglosen medizinischen, v. a. chirurgischen Interventionen,
- chronische Schmerzsyndrome,
- fehlende bedeutsame Lebensereignisse/psychosoziale Stressoren bei Symptombeginn,
- therapieresistente affektive Störung,
- Partner mit ausgeprägter hypochondrischer Tendenz.

Zusammenfassung

Im therapeutischen Umgang mit somatisierenden Patienten sind einige allgemeine Regeln zu beachten. Vorgetragene körperliche Beschwerden sollen in ihrer Glaubwürdigkeit bestätigt und angenommen werden. Nach einer sorgfältigen internistischen und neurologischen Statuserhebung sind die Befunde verständlich zu vermitteln und im Hinblick auf das subjektive Krankheitsverständnis der Patienten tolerant zu diskutieren. Auch bereits durchgeführte, meist mehrfach kontrollierte apparative Untersuchungen müssen in das Aufklärungsgespräch einbezogen werden. In Abgrenzung zu einer subjektiv häufig befürchteten schweren organischen Erkrankung wird vorteilhaft eine besondere Störung der Wahrnehmung von Körperprozessen als zentral betont und in einen breiteren biopsychosozialen Verursachungskontext gestellt. Psychoedukativen Komponenten kommt im ärztlichen Gespräch eine besondere Rolle zu. Therapeutische Kontakte erfolgen am besten auf einer zeitlich kontingenten Basis. Motivation zu gesunder Lebensführung, Stressabbau, körperlicher Aktivität und Reduktion inadäquaten Schonverhaltens sind wichtig. Die Zusammenarbeit mit psychiatrischen und psychotherapeutischen Kollegen ist sorgfältig vorzubereiten. Fachspezifische Therapien stützen sich auf psychopharmakologische, kognitiv-behaviorale und psychodynamische Ansätze. Prognostisch ungünstige Faktoren können benannt werden.

46.1.6 Sozialmedizinische Probleme

Die epidemiologisch ermittelten Prävalenzraten von Patienten mit Somatisierungssyndromen in den unterschiedlichen medizinischen Versorgungskontexten, eine häufige chronische Verlaufstendenz mit komplizierender psychiatrischer Komorbidität und ausgeprägter psychosozialer Behinderung bedeuten in einer sozioökonomi-

schen Perspektive nicht überraschend eine hohe Kostenverursachung. Hierzu zählen nicht nur infolge Arbeitsunfähigkeit fehlende Produktionsleistungen im aktiven Berufsleben, nicht nur Ausgaben durch unnötig wiederholte diagnostische Untersuchungen und oft nichtindizierte somatisch-medizinische Therapien im ambulanten und stationären Sektor. Auch Behandlungskosten durch psychiatrische, psychotherapeutische und rehabilitative Maßnahmen müssen hinzugezählt werden. Enorme Sekundärfolgen entstehen aus den zahlreichen vorzeitigen Rentenverfahren. Wenngleich die vorliegenden Daten aus den Renten- und Sozialversicherungssystemen infolge einer unzureichenden und häufig »verdeckten« diagnostischen Kodierung noch nach ICD-9 eine exakte Kalkulation hinsichtlich somatofomer Störungen und anderer Somatisierungssyndrome nicht zulassen, ist ihr sehr wahrscheinlicher Prozentsatz herausragend. Nach Huber (2000) betrug 1997 der Anteil der durch »psychosomatische bzw. neurotische Störungen« bedingten Rentenneuzugänge in der Altersgruppe bis 39 Jahre für Männer und Frauen ca. 30%, in der Altersgruppe zwischen 40 und 54 Jahren für Männer ca. 19%, für Frauen ca. 27%. Rechnet man den Anteil der auf den diagnostischen ICD-9-Kategorien »Affektionen des Muskel-, Skelettsystems und Bindegewebes« und »Symptome und schlecht bezeichnete Affektionen« beruhenden Rentenanträge, die vermutlich auch zahlreiche »somatoforme« Schmerzsyndrome beinhalten, hinzu, dann steigt der Prozentsatz möglicherweise auf bis zu 50% an. Irle (2001) kommt in seiner Analyse der Neuberentungsursachen für die Jahre 1989–2000 auf ähnliche Größenordnungen. Demnach nehmen psychiatrische und psychosomatische Erkrankungen bei stetigem Anstieg der Absolutzahlen mit ca. 35% bei den Frauen und ca. 27% bei den Männern den prozentual höchsten Anteil der Berufs-/Erwerbsunfähigkeits-Rentenzugänge ein.

Der enge sozialrechtliche Zusammenhang von vorzeitiger Berentung und vorzuschaltender Rehabilitation macht verständlich, dass psychosomatische Rehabilitationsmaßnahmen speziell seit 1998 signifikant ansteigen. Im Jahre 2000 wurden ca. 45.000 psychosomatisch-psychotherapeutische Rehabilitationen allein über die Bundesversicherunganstalt für Angestellte als Kostenträger durchgeführt. Davon entfielen knapp 5000 Reha-Maßnahmen auf die Erstdiagnose »somatoforme Störung« gemäß ICD-10 (nach Gündel et al. 2003).

Zusammenfassung

Hohe soziökomische Kosten infolge direkter und indirekter Behandlungen und Rehabilitationsmaßnahmen, infolge langfristiger Arbeitsunfähigkeit und vorzeitiger Berentung machen somatoforme Störungen bzw. Somatisierung zu einem brisanten sozialmedizinischen Problem.

46.2 Perspektive der Rehabilitation bei Somatisierungssyndromen

Während sich therapeutische Bemühungen innerhalb eines **kurativen Modells** auf Diagnostik und Behandlung zugrunde liegender pathophysiologischer Prozesse einer definierten Erkrankung im jeweiligen Krankheitsabschnitt konzentrieren, besteht bei einem **rehabilitativen Modell** eine merkliche Schwerpunktverlagerung. Wohl bilden auch hier Symptome und Beschwerden den Ausgang für therapeutische Interventionen. Es sind jedoch v. a. ihre Auswirkungen auf die individuelle Lebenswirklichkeit in der wechselseitigen Interaktion mit der psychosozialen Umwelt, die in den Mittelpunkt rücken. Im früheren **Krankheitsfolgenmodell** der WHO (1980) herrschte in der Reihung von Gesundheitsschaden (»impairment«), individueller Funktionseinschränkung (»disability«) und sozialer Beeinträchtigung (»handicap«) eine vorrangig defizitorientierte Betrachtungsweise vor. In der zweiten Version dieses WHO-Schemas (1999) wird hingegen sehr viel stärker eine Ressourcenorientierung betont, bei der persönliches Coping und unterstützende bzw. kompensierende Umwelteinflüsse den Spielraum möglicher Handlungsweisen eines betroffenen Individuums (»activity«) sowie dessen Teilnahme an psychosozialen und gesellschaftlichen Rollenerwartungen (»participation«) bestimmen (◘ Abb. 46.2). Diese neue Sicht ist sehr viel stärker systemisch ausgerichtet. Sie fußt auf einem prinzipiell multifaktoriellen Bedingungsmodell der vorliegenden Symptome und Beschwerden und gestattet eine jeweilige Differenzierung nach persönlichen, physikalischen und sozialen Kontexten. Hierbei müssen sich die Perspektiven von subjektiver Erfahrung und objektiver Beobachtung sinnvoll ergänzen (◘ Abb. 46.3). In diesem modernen Rehabilitationsmodell lassen sich gerade Pa-

tienten mit somatoformen Störungen bzw. Somatisierungssyndromen in ihren typischen Verlaufsmerkmalen von Chronizität und Komplexität vorteilhaft erfassen. Es bietet eine günstige theoretische Folie, auf der Struktur, Prozess und Outcome rehabilitativer Bestrebungen detailliert abgebildet werden können (Wade u. de Jong 2000, ◘ Tabelle 46.2).

Das Rehabilitationswesen zielt in seiner sozialgesetzlichen Verankerung zentral auf die Wiederherstellung, Erhaltung und Verlängerung der Arbeitsfähigkeit von Berufstätigen. Es soll vorzeitige Invalidität und somit Frühberentung verhindern (Paar et al. 2003). So verstandene **medizinische Rehabilitation** mit bewährten psychotherapeutisch-psychiatrischen Behandlungselementen ist konsequent auch durch spezifische **berufsbezogene Rehabilitationsmaßnahmen** zu erweitern. In der Tat geben ca. 50% der in üblichen Reha-Kliniken aufgenommenen Patienten mit vorrangig somatoformen Beschwerden gravierende berufliche Stressoren für ihre aktuellen, zuweilen schon langfristig bestehenden indviduellen Beeinträchtigungen an. Hohe Arbeitsunzufriedenheit, Probleme der Arbeitsbewältigung, Wunsch nach Verbesserung der beruflichen Belastbarkeit sowie Einschätzung der Chance, die individuelle berufliche Situation verbessern zu können, vermitteln wichtige Richtlinien für diese spezifische Ergänzung der Rehabilitationsangebotes (Hillert et al. 2001).

Allerdings ist es nur zu verständlich, dass objektive Kenndaten des aktuellen Arbeitsmarktes und fortlaufende Umstrukturierungen der modernen Arbeitswelt sich mit individuellen Erwerbsbiographien einzelner Arbeitnehmer untrennbar verschränken können. Vor dem Hintergrund dieser objektiverbaren Variablen einer veränderten Arbeitswelt sieht sich **medizinische** und **berufliche** Rehabilitation, die im Hinblick auf selbstverant-

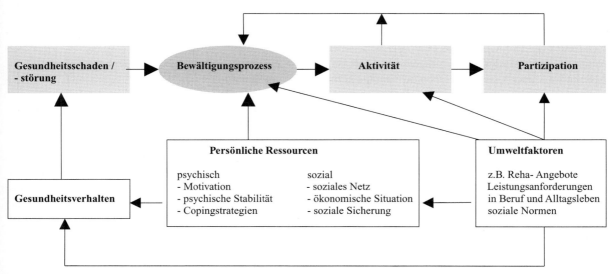

◘ **Abb. 46.2.** Theoriemodell der Rehabilitation. (Nach Gerdes u. Weis 2000)

◻ Abb. 46.3. Einflüsse auf Funktionseinschränkungen und soziale Beeinträchtigungen bei Patienten mit somatoformen
Störungen. (Nach Wade 2001)

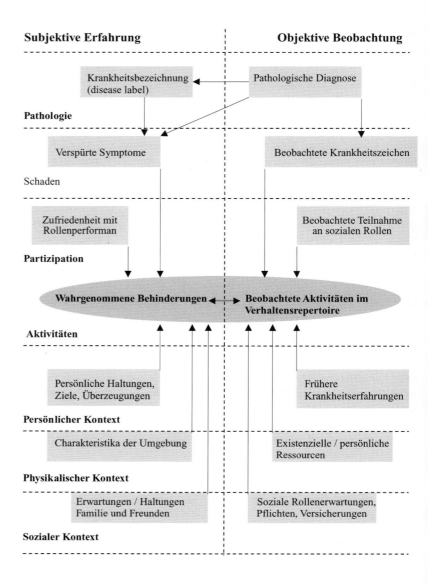

wortliche Lebensführung und persönliche Lebensqualität immer auch **psychologische** Rehabilitation bedeutet, vor ein großes Dilemma der Wiedereingliederung gestellt. Nicht nur objektive Aspekte von konkreter Arbeitsbelastung oder Arbeitslosigkeit, auch deren subjektive Verarbeitung im Rahmen einer »Rentenentwicklung« können einer erfolgreichen Rehabilitation entscheidend entgegenwirken (Plassmann u. Schepank 1998).

In einer Perspektive der **Wirksamkeitsüberprüfung** kann das Rehabilitationswesen, wie es speziell in Deutschland seit vielen Jahrzehnten etabliert worden und aufgrund vielfältiger sozialer und medizinischer Gegenkräfte einem fortlaufenden Legitimierungsdruck ausgesetzt gewesen ist, prinzipiell auf eine gut dokumentierte Erfolgsgeschichte zurückblicken (Irle 2001). Aus den in Reviews zusammengestellten und kommentierten Effizienzdaten lassen sich zwei wesentliche Faktoren herausstellen, die unterschiedliche Rehabilitationsbemühungen äußerst negativ behindern können:

— das Ausmaß einer vorbestehenden Arbeitsunfähigkeit, in die sowohl objektive als auch subjektive Aspekte der individuellen Arbeitsbelastung oder Arbeitslosigkeit mit eingehen und
— ein bereits vollzogenes oder aber beantragtes Rentenverfahren.

Gerade letzterer Sachverhalt ist als ein psychodynamisch komplexer Entwicklungsverlauf zu konzipieren und beinhaltet eine hohe Veränderungsresistenz gegenüber jeglichen Rehabilitationsmaßnahmen. Es besteht große Übereinkunft bei den Experten, dass diese Patientensubgruppe, die sich in ihrer subjektiven Einschätzung als »rentenbedürftig« bzw. »rentenberechtigt« darstellt, eine außerordentlich niedrige Psychotherapiemotivation zeigt und hartnäckig an einem vorwiegend somatisch-medizinischen Krankheitsverständnis ihrer somatoformen Beschwerden festhält, im derzeitigen Versorgungssystem einer »psychosomatischen« Rehabilitation nicht korrekt

◻ **Tabelle 46.2.** Struktur, Prozess und Outcome in der Rehabilitation von Patienten mit somatoformen Störungen/Somatisierungssyndromen

Merkmale/Ziele	Umsetzung
Struktur Rehabilitation stützt sich auf multiprofessionelles Team, das – auf gemeinsame Ziele eines jeden Patienten hinarbeitet – Patient und Familie mit einbezieht und aufklärt – über wichtiges Erfahrungswissen und Techniken verfügt – die meisten der vorliegenden Probleme zu lösen trachtet	Psychiater, Psycho-, Ergo-, Entspannungs-, Sporttherapeut usw. Individualisiertes Behandlungskonzept Zentral: Psychoedukation über Somatisierung in biopsychosozialem Modell Differentielle kognitiv-verhaltenstherapeutische, pharmakologische Optionen Segmentierung der indivduellen Problembereiche: Symptomebene + psychiatrische Komorbidität; Ebene der psychosozialen Stressoren; Ebene der psychosozialen Behinderung; Ebene des inadäquaten Krankheitsverhaltens
Prozess Wiederholender, aktiver, edukativer und problemlösender Ansatz, der auf das Verhalten (Funktionseinschränkung – Aktivität) eines Patienten fokussiert ist. Er umfasst folgende Komponenten: – Identifikation von Wesen und Ausmaß eines individuellen Problems und der relevanten, zu lösenden Einflussfaktoren – Zieldefinition – Interventionen, die Einfluss auf Veränderungsprozesse beinhalten und/oder die Lebensqualität und Sicherheit eines Patienten aufrecht erhalten – Evaluation der Effekte einer jeden Intervention	Entsprechend einer individuellen Problemsegmentierung (vgl. ◻ Tabelle 46.2): – Reduktion und/oder Bewältigung der körperlichen Beschwerden; – Behandlung koexistenter psychiatrischer Störungen – Behandlung von Gesundheitsängsten und dysfunktionalen kognitiven Einstellungen – Abbau exzessiven Schonverhaltens, körperliche Aktivierung, gezielte Körperwahrnehmung und Entspannung – Wahrnehmungsschulung hinsichtlich Bedeutung und Auswirkung von Körpersymptomen auf Autonomiegefühl, Selbstwertregulierung und Partnerbeziehungen – Aufbau prosozialer, selbstwertsteigernder Aktivitäten, Vermittlung von »social skills«, Anleitung zu Selbstkontrolle und Selbstwirksamkeit – Explizite Förderung von beruflicher Wiederbelastbarkeit – Training adäquaten Krankheitsverhaltens – Vorteilhafte Orientierung an manualisierten Therapien mit konsequenter Evaluation der einzelnen Therapiefortschritte als Basis für die Bewertung der gesamten Rehabilitationsmaßnahme
Outcome Rehabilitationsprozess zielt auf – Maximierung der Teilnahme an der sozialen Umgebung – Minimierung von individuellem Schmerz und Distress – Minimierung von Distress bei Familienangehörigen	Medizinisch, beruflich-sozial, psychologisch: Ausmaß und Güte von Aktivität/Partizipation, Lebensqualität Entlastung und Lebensqualität von Angehörigen Erwerbsfähigkeit, Aufschub vorzeitiger Berentung, Entlastung – der medizinischen Versorgungs- und sozialen Sicherungssysteme

platziert ist (Irle et al. 2002). Erste konzeptuelle Überlegungen, dieser Patientensubgruppe wirksamer therapeutisch und rehabilitativ begegnen zu können, zeichnen sich zwar ab (Gündel et al. 2003). Möglicherweise beschränkt sich eine positive Einflussnahme auf diese Patientengruppe aber zunächst lediglich auf eine Psychoedukation von Ärzten im primären Versorgungssektor, die gewollt oder ungewollt mit diesen Patienten auch nach einer Berentung weiter konfrontiert sein werden.

Wichtig

Smith et al. (1986) konnten nachweisen, dass durch eine gezielte patientenbezogene Aufklärung von Hausärzten durch Konsiliarpsychiater sowie durch eine schriftliche Empfehlung allgemeiner Therapierichtlinien die ärztliche Führung von Patienten mit chronischen Somatisierungssyndromen erheblich erleichtert wird und zu einer deutlichen Verbesserung des Gesundheitsstatus bei gleichzeitig signifikanter Reduktion der verursachten Kosten führt.

Es lässt sich hierüber das zuvor auffällige Krankheitsverhalten erstaunlich normalisieren, wenngleich in vielen Dimension weiterhin eine chronische Behinderung besteht.

Zusammenfassung

Die rehabilitative Perspektive bei Patienten mit Somatisierungssyndromen verbindet Elemente der medizinischen, beruflichen und psychologischen Rehabilitation. Rehabilitation ist multiprofessionell strukturiert und beruht auf vielfältigen therapeutischen Strategien. Sie ist wesentlich aktiv, wiederholend und problemlösend. Sie zielt auf eine Ausweitung des individuellen Aktivitätsspielraums und der sozialen Teilnahme. Wiederherstellung der Erwerbsfähigkeit, Verhinderung einer vorzeitigen Berentung, Erhöhung der Lebensqualität von betroffenen Patienten und involvierten Angehörigen sind zentrale Kriterien einer Erfolgsmessung bei einer jeden Rehabilitationsmaßnahme.

Literatur

Bass C, Potts S (1993) Somatoform disorders. In: Grossman GK (ed) Recent advances in clinical psychiatry 8. Churchill Livingstone, London, pp 143–163

Bridges KW, Goldberg DP (1985) Somatic presentation of DSM-III psychiatric disorders in primary care. J Psychosom Re 29: 563–569

Fink P (1992a) The use of hospitalizations by persistent somatizing patients. Psychol Med 22: 173–180

Fink P (1992b) Physical complaints and symptoms of somatizing patients. J Psychosom Res 36: 125–136

Fink P (1993c) Surgery and medical treatment in persistent somatizing patients. J Psychosom Res 36: 439–447

Fink P, Sorensen L, Engberg M et al.(1999) Somatization in primary care. Prevalence, health care utilization, and general practitioner recognition. Psychosomatics 40: 330–338

Gara MA, Silver RC, Escobar JI et al.(1998) A hierarchical classes analysis (HICLAS) of primary care patients with medically unexplained somatic symptoms. Psychiat Res 81: 77–86

Gerdes N, Weis J (2000) Theorie der Rehabilitation. In: Bengel J, Koch U (Hrsg) Grundlagen der Rehabilitationswissenschaften. Themen, Strategien und Methoden der Rehabilitationsforschung. Springer, Berlin Heidelberg New York, S 41–68

Gündel H, Stadtland C, Huber D (2003) Sozialmedizinische Begutachtung und psychosomatisch-psychotherapeutische Behandlungsempfehlung bei Patienten mit somatoformen Beschwerden und Rentenwunsch. Psychother Psychosom med Psychol 53: 250–257

Hansen MS, Fink P, Frydenberg M et al.(2001) Mental disorders among internal medical inpatients. Prevalence, detection, and treatment status. J Psychosom Res 50: 199–204

Henningsen P, Hartkamp N, Loew T, Sack M, Scheidt CE, Rudolf G (2002) Somatoforme Störungen. Leitlinien und Quellentexte. Schattauer, Stuttgart

Hessel A, Geyer M, Schumacher J, Brähler E (2002) Somatoforme Beschwerden in der Bevölkerung Deutschlands. Z psychosom Med Psychother 48: 38–58

Hillert A, Staedtke D, Cuntz U (2001) Bei welchen psychosomatischen Patienten sind berufsbezogene Therapiebausteine indiziert? Therapeutenentscheidung und operationalisierte Zuweisungskriterien im Vergleich. Rehabilitation 40: 200–207

Huber M (2000) Aspekte der Berufsunfähigkeit bei psychosomatischen Erkrankungen. Versicherungsmedizin 52: 66–75

Irle H (2001) Die Bedeutung der stationären und ambulanten psychotherapeutischen Rehabilitation aus der Sicht der Bundesversicherungsanstalt für Angestellte – Ergebnisse und Perspektiven. In: Sturm J, Vogel RT (Hrsg) Neue Entwicklungen in Psychotherapie und Psychosomatik. Lengereich, Pabst

Irle H, Worringen U, Korsukéwitz C, Klosterhuis H, Grünbeck P (2002) Erfassung und Behandlung psychischer Beeinträchtigungen in der somatisch-medizinischen Rehabilitation. Rehabilitation 41: 382–388

Kapfhammer HP (2001) Somatisierung – somatoforme Störungen – Ätiopathogenetische Modelle. Fortschr Neurol Psychiat 69: 58–77

Kapfhammer HP, Gündel H (Hrsg) (2001) Psychotherapie der Somatisierungsstörungen. Krankheitsmodelle und Therapiepraxis – störungsspezifisch und schulenübergreifend. Thieme, Stuttgart

Katon W, Sullivan M, Walker E (2001) Medical symptoms without identified pathology: Relationship to psychiatric disorders, childhood and adult trauma, and personality traits. Ann Intern Med 134: 917–925

Katon W, Lin E, Von Korff M et al. (1991) Somatization: A spectrum of severity. Amer J Psychiatry 148: 34–40

Kirmayer LJ, Young A (1998) Culture and somatization: Clinical, epidemiological, and ethnographic perspectives. Psychosom Med 60: 420–430

Kirmayer LJ, Robbins JM (1991) Three forms of somatization in primary care: Prevalence, cooccurrence, and sociodemographic characteristics. J Nerv Ment Dis 179: 647–655

Kroenke K, Mangelsdorff D (1989) Common symptoms in ambulatory care: Incidence, evaluation, therapy, and outcome. JAMA 86: 262–266

Linden M, Maier W, Achberger M et al. (1996) Psychische Erkrankungen und ihre Behandlung in Allgemeinpraxen in Deutschland. Nervenarzt 67: 205–215

Lipowski ZJ (1988) Somatization. The concept and its clinical application. Am J Psychiatry 145: 1358–1368

Lloyd GG (1986) Psychiatric syndromes with a somatic presentation. J Psychosom Res 30: 113–120

Meyer C, Rumpf HJ, Dilling H, John U (2000) Lebenszeitprävalenz psychischer Störungen in der erwachsenen Allgemeinbevölkerung. Ergebnisse der TACOS-Studie. Nervenarzt 71: 535–542

Paar GH, Grohmann S, Kriebel R (2003) Medizinische Rehabilitation. In: Uexküll T von, Adler RH, Rolf H et al.(Hrsg) Psychosomatische Medizin. Modelle ärztlichen Denkens und Handelns. Urban & Fischer, München Jena, S 537–546

Plassmann R, Schepank H (1998) Rentenentwicklungen und ihre psychosomatische Beurteilung. Z Rehabilitation 2: 14–20

Smith GR, Monson RA, Ray DC (1986) Psychiatric consultation in somatization disorder: A randomized controlled study. New Engl J Med 314: 1407–1413

Wade DT (2001) Rehabilitation for hysterical conversion states. A critical review and conceptual reconstruction. In: Halligan PW, Bass C, Marshall JC (eds) Contemporary approaches to the study of hysteria – conceptual and theoretical perspectives. Oxford University Press, Oxford, pp 330–346

Wade DT, Jong BA de (2000) Recent advances in rehabilitation. BMJ 320: 1385–1388

Wittchen HU, Jacobi F (2001) Die Versorgungssituation psychischer Störungen in Deutschland. Eine klinisch-epidemiologische Abschätzung anhand des Bundes-Gesundheitssurveys 1998. Bundesgesundheitsbl Gesundheitsforsch Gesundheitsschutz 44: 993–1000

World Health Organisation (1980) International classification of impairments, disabilities, and handicaps. WHO, Genf

World Health Organisation (1999) ICDH-2 International classification of functioning and disability. Beta-2 draft, full version. WHO, Genf

Wool CA, Barsky AJ (1994) Do women somatize more than men? Gender differences in somatization. Psychosomatics 35: 445–452

X Natürliche Unter-
stützungssysteme

Selbsthilfe bei Angehörigen

Josef Bäuml, Gabi Pitschel-Walz, Eva Straub

»Einer für alle, alle für einen!«, so lautet ein aus der zweiten Hälfte des 20. Jahrhunderts stammender und sehr idealistisch klingender Wahlspruch, der Raiffeisen zugeschrieben wird. Dieses Motto kann nur dann eine ernst zu nehmende Rolle spielen, wenn die einzelnen Mitglieder einer Genossenschaft versuchen, sich maximal autark zu machen, um nur im echten Notfall die Hilfe der Gemeinschaft zu beanspruchen. Jegliche passive Grundhaltung mit Selbstbedienungsmentalität birgt die Gefahr der Überforderung der Gemeinschaft in sich und damit einhergehender Abweisung von Hilferufen. Die Situation von Angehörigen psychisch Kranker könnte als Musterbeispiel dafür gelten, sich maximal auszulasten und nicht primär auf die Unterstützung durch andere zu zählen! Psychische Krankheiten werden generell unter extremer Auslastung der der Selbsthilfekräfte zu bewältigen versucht. Eine wesentliche Versorgungssäule stellen hierbei die Angehörigen dar. Das nachfolgende Kapitel soll einen kleinen Überblick geben, wie differenziert, wie opferbereit und wie klaglos sich Angehörige ihrer Aufgabe zu stellen versuchen. Die professionellen Helfer sind gut beraten, mit dieser Ressource sehr wohlmeinend und sorgfältig umzugehen, um den psychisch Kranken diese eigentlich unbezahlbare und durch nichts zu ersetzende Hilfequelle zu erhalten.

47.1   Rolle der Angehörigen im Wandel der Zeit

Der Begriff »Angehörige« tauchte und taucht noch in vielen klassischen Lehrbüchern der Psychiatrie überwiegend unter der Rubrik »**Angaben zur Fremdanamnese**« auf, dabei über jeden Zweifel erhaben glaubhaft betonend, wie wichtig die ergänzenden Informationen von vertrauten Familienmitgliedern seien (Schulte u. Tölle 1977; Tölle u. Windgassen 2003; Huber 1987, 1999). Die Beschränkung auf diesen Blickwinkel im Rahmen eines psychiatrischen Lehrbuches aus Gründen der Themenzentrierung ist einerseits verständlich.

> **Wichtig**
>
> Andererseits zeigt die ausschließliche Verkürzung der Angehörigenrolle auf die Zulieferfunktion von ergänzenden Daten, wie wenig sie selber immer noch als Mitbeteiligte und Mitleidende, geschweige denn als Kotherapeuten und wesentliche Mitversorger und Mitträger der ambulanten Behandlungssituation wahrgenommen werden.

Der Ruf der Angehörigen als »Ungehörige« (Finzen 1979) hat sich in den letzten Jahren jedoch deutlich modifiziert in Richtung »Zugehörige«, die ihren Pflichtanteil bei der Versorgung der psychisch Kranken einzubringen haben. Die Angehörigen können für sich in Anspruch nehmen, etwa ein Fünftel der Betreuungskosten für psychisch Kranke aus ihrer eigenen Tasche zu bestreiten (Rössler et al. 1993; Straub 2000). Letzterer Aspekt macht sie zu wichtigen und gern gesehenen Kooperationspartnern bei der Langzeitbetreuung v. a. chronisch psychisch kranker Menschen. Die Geberfunktion der Angehörigen wird ge-

schätzt, die Angehörigen selbst betrachten diese Rolle in den allermeisten Fällen als naturgewollt im Rahmen ihrer paternalen bzw. partnerschaftlichen Pflicht unter Inkaufnahme von großen persönlichen Einbußen und Verzichtleistungen. Eine adäquate Entlastung oder zumindest eine entsprechende öffentliche Wertschätzung lässt bis dato noch auf sich warten. Eine systematische Sorge für die betreuenden Angehörigen mit einer psychologisch-psychotherapeutischen Unterstützung war und ist bis heute in der Routineversorgung aber nicht vorgesehen.

Deshalb war es ein Gebot der nackten Existenzsicherung, als sich vor nunmehr über einem Vierteljahrhundert die Angehörigen Deutschlands – wie vorher schon in anderen europäischen Ländern und auch in den USA – zu einer Selbsthilfeorganisation zusammengeschlossen haben, um ihre eigenen Interessen besser artikulieren zu können und v. a., um von den professionellen Helfern erstmals als eigenständige Gruppe bemerkt zu werden (Stengler-Wenzke 2003).

Wie kam es zu dieser Veränderung der Angehörigenrolle in den letzten Jahrzehnten? Durch den Wandel von der passiv-custodialen hin zur aktiv-therapeutischen Grundhaltung bei der Versorgung psychisch Kranker dank der Einführung der psychopharmakotherapeutischen Möglichkeiten seit der Mitte des letzten Jahrhunderts kam es zu einer kontinuierlichen Rückverlagerung der chronisch psychisch Kranken von den Krankenanstalten in die gemeindenahe häusliche Umgebung. Während um 1930 die psychiatrische Bettenmessziffer in Deutschland bei etwa 3,6 pro 1000 Einwohner lag, beträgt sie heute nur noch 0,7. Das heißt, im Vergleich zur Zeit vor 70 Jahren leben heute drei Viertel der ehemals stationär behandlungsbedürftigen Menschen außerhalb der Kliniken. Bei aller Wertschätzung der symptomsuppressiven Wirkung der Psychopharmaka muss jedoch konstatiert werden, dass vielen chronisch Kranken weiterhin eine Vollremission verwehrt bleibt.

Der zu leistende Unterstützungsbedarf für die nun zu Hause lebenden Patienten traf die Angehörigen zu Beginn der Enthospitalisierungswelle in den 60er und 70er Jahren zunächst sehr unvorbereitet, zumal die komplementären Zusatzeinrichtungen wie Tageskliniken, Tagesstätten, beschützende Werkstätten, Patientenclubs, Wohnheime, ambulante Therapeuten (v. a. Psychotherapeuten) nicht in entsprechendem Umfang bereit standen und stehen! (Kruse 1992; Eikelmann 1998).

Diese Unterversorgung wurde zunächst von den professionellen Helfern auch nolens volens in Kauf genommen in der Hoffnung, dass durch den Druck der »auf den Trottoirs stehenden« psychischen Langzeitkranken die Kommunen wach gerüttelt und rasch und umfassend die nötigen komplementären Einrichtungen zur Verfügung stellen würden. Diese Rechnung ging aber nur teilweise auf. Zum einen war die öffentliche Hand gar nicht dazu in der Lage, in so kurzer Zeit ein umfassendes Versorgungssystem aus dem Boden zu stampfen.

> **Wichtig**
>
> Zum anderen wurde die Leidensfähigkeit der Patienten und ihrer Angehörigen lange Zeit unterschätzt. Aus Scham und Stigmatisierungsangst heraus waren viele von ihnen bereit, ohne großes Aufheben zu machen, sich mit einer oft als beschämend zu bezeichnenden Mangelsituation abzufinden.

Viele Patienten lebten und leben (!) in den »blauen Alltag« der Angehörigen hinein, ohne spezifische Förderung, ohne spezielle Aufgaben, ohne weitere Sozialkontakte nach außen, ganz auf das kreative Fürsorgepotenzial der sie betreuenden Familienangehörigen angewiesen (Angermeyer u. Finzen 1984).

> **Wichtig**
>
> Wie zahlreiche Untersuchungen seit Mitte der 70er Jahre bis in unsere heutige Zeit erkennen lassen (Krauss 1976; Angermeyer et al. 1997; Schmid et al. 2003; Spießl et al. 2003) fühlen sich ca. zwei Drittel der Angehörigen mit dieser Situation überfordert und noch immer weitgehend allein gelassen.

Die seit den 60er Jahren stetig anwachsende Literatur über das Expressed-Emotions-(EE-)Konzept mit der Kernaussage, dass zwischen einem HEE(high-EE)-Verhalten der nächsten Angehörigen mit den Kernvarianten Feindseligkeit, Kritik, Überfürsorglichkeit und der stationären Wiederaufnahmerate der Indexpatienten ein hoher korrelativer Zusammenhang bestehe, kann auch so interpretiert werden, dass nicht entsprechend geschulte und auf ihre

Kotherapeuten-Aufgabe vorbereitete Angehörige tatsächlich in Gefahr sind, die weiterhin vulnerablen und stressempfindlichen Patienten ungewollt zu überfordern und durch ihr zu unvermitteltes und wenig reflektiertes Spontanverhalten auf die oft persistierende Teilsymptomatik (Bäuml et al. 2003) unter starken emotionalen Druck zu setzen.

Dass man lange Zeit daraus gefolgert hat, die Angehörigen seien die insgeheime Ursache für eine durch viele Wiederaufnahmen geprägte mäßige Langzeitprognose vieler Patienten hat die Familien schwer gekränkt und verunsichert. Diese Situation war keineswegs spezifisch für Deutschland oder Europa, dieses Problem lässt sich seit dem Ende der 50er Jahre weltweit ausmachen und war aufgrund der psychiatriehistorischen Tragik – Euthanasiewelle während des Nazi-Regimes – in unserem Lande erst ab dem Ende der 60er Jahre allmählich zu spüren.

> **Wichtig**
>
> Den ersten öffentlichkeitswirksamen Aufschrei eines Angehörigen gab es 1970 in Form eines Aufsatzes von John Pringle aus London in der *Times*.

Er skizzierte die Schwierigkeiten und Probleme im täglichen Zusammenleben mit seinem schizophrenen Sohn ganz realistisch und ungeschönt (Stengler-Wenzke 2003). Daraufhin gab es eine regelrechte Flut von zustimmenden Briefen bisher privat vor sich hinleidender Familien, so dass es sehr rasch zum Zusammenschluss einiger Pionierfamilien und etwas später zur Gründung der Selbsthilfeorganisation **National-Schizophrenia-Fellowship** in England kam, die heute mit über 300 örtlichen Gruppen zu den einflussreichsten Angehörigenverbänden der Welt zählt.

Die aus dem »Mut der Verzweiflung« geborene Selbsthilfebewegung der Angehörigen ist inzwischen sehr weit gediehen, gereift und hat ein sehr weitreichendes Netz von differenzierten Selbsthilfeaktivitäten auf die Beine gestellt.

Durch den Aufbau von mittlerweile professionellen oder zumindest semiprofessionellen Führungsstrukturen sind sie in der Lage, selbst ein sehr breitgefächertes Beratungs- und auch Interventionsangebot aufrechtzuerhalten.

> **Wichtig**
>
> Dadurch sind die Angehörigen geradezu prädestiniert zu mehr »kotherapeutischer Behandlungspartnerschaft« mit den professionellen Helfern. Dies erfordert aber künftig eine bessere Vernetzung der Selbsthilfe mit den professionellen Therapieangeboten, um die »Arbeitsteilung« zwischen professionellen Helfern, Angehörigen und natürlich auch den Selbsthilfeaktivitäten der Betroffenen möglichst ökonomisch zu gestalten.

Hierbei muss aus professioneller Sicht sorgfältig darauf geachtet werden, dass es zu keinem zu weiten und untherapeutischen Auseinanderdriften der Selbstverwirklichungsinteressen der Angehörigen einerseits und den Bedürfnissen der Patienten andererseits kommt. Gleichwohl gilt auch hier die Beachtung des Subsidiaritätsprinzips mit der Prämisse »soviel Autonomie wie möglich, soviel Unterstützung wie nötig«. Um allen Seiten die Reichhaltigkeit der Angehörigenselbsthilfepalette vor Augen zu führen, sollen in den nachfolgenden Kapiteln die wichtigsten Prinzipien der Empowerment-Philosphie beschrieben und die je nach Autonomiegrad gestaffelten Angehörigenaktivitäten dargestellt werden.

47.2 Versorgungsleistungen der Angehörigen

Die im vorigen Abschnitt beschriebene Enthospitalisierungswelle psychisch Kranker in den letzten 50 Jahren hat dazu geführt, dass ein Großteil der früher langjährig in Kliniken untergebrachten und verwahrten Patienten wieder die Möglichkeit erhielt, in ihre Kernfamilie bzw. in ihre Gemeinde zurückzukehren und dort möglichst autonom und selbstständig zu leben. Der Begriff »gemeindenahe Versorgung« lehnt sich hierbei an die kirchlich definierte Vorstellung von Gemeinde an; darunter verstand und versteht man noch immer die Einteilung der Städte und Gemeinden in Pfarrbezirke von durchschnittlich etwa 3000–8000 Seelen mit einem Pfarrzentrum und einem Pfarrherrn, der seinen religiös-karitativen Auftrag durch die Unterstützung eines breitgefächerten und weit verzweigten Systems aus Laienhelfern, engagierten Gemeindemitgliedern und durch das von einem christlich-toleranten Weltbild geprägte Heer von Gemeindeseelen realisieren kann. Dieses Konzept geht auch von der idealtypischen Vorstellung aus, dass der Pfarrherr »seine Schäfchen« kennt, über ihre speziellen Bedürfnisse und Notlagen Bescheid weiß und in aller Diskretion und Behutsamkeit sich um das Wohl auch der »verlassensten Schäfchen« kümmert.

Ob dieses System jemals optimal funktioniert hat, sei dahingestellt. Funktionieren konnte und könnte so ein System nur, wenn eine zentrale Stelle auch darüber informiert wird, dass es irgendwo stilles Leid gibt, dass jemand Hilfe braucht, auch wenn er sich nicht aktiv bemerkbar macht. Diese Funktion hatten seit jeher die Großfamilien inne, die nach Ausschöpfung und Erschöpfung ihrer eigenen Ressourcen von einer richtig funktionierenden Gemeinde auch die erforderliche Unterstützung erwarten konnten.

Dass dieses idealtypisch gedachte Versorgungssystem heute weder in entsprechender Dichte und Verlässlichkeit funktioniert, noch dass es diese optimal strukturierten Gemeinden überhaupt jemals gab, ist nicht Gegenstand dieser Arbeit. Tatsache bleibt aber, dass die in die Gemeinde zurückkehrenden oder dort verbleibenden psychisch Kranken bei fehlender familiärer Einbettung mehr denn je auf anderweitige Unterstützungssysteme angewiesen sind.

> **Wichtig**
>
> Wie Rössler et al. (1993) sehr beeindruckend zeigen konnten, kamen und kommen die meisten Angehörigen dieser Verpflichtung immer noch auf sehr bewundernswerte Weise nach. Auf keinem anderen Krankheitsgebiet bewegt sich der Selbsthilfeanteil bezüglich Finanzierung des Unterhalts und der Behandlung der Patienten auf einem ähnlich hohen Niveau wie bei psychisch Kranken; etwa 18% der Kosten werden von den Angehörigen bestritten.

Angehörige betrachten diese Härte als ungerecht und schieflastig verteilt, da die öffentliche Hand durch den Abbau der stationären Klinikbetten in den letzten 50 Jahren im stationären Bereich sehr viel Geld gespart hat und aus ihrer Sicht die weitgehende Übernahme der ambulanten Versorgungs- und Betreuungsverantwortung durch die Angehörigen nicht entsprechend refinanziert wird.

Etwa ein Drittel der chronisch psychisch kranken Menschen hat keinen regelmäßigen Kontakt mehr zu seinen Angehörigen, ihre Versorgung muss entweder vollständig autonom erfolgen oder kann in vielen Fällen nur mit Unterstützung von komplementären Hilfen aufrechterhalten werden.

> **Wichtig**
>
> Da sich ein Großteil der chronisch psychisch Kranken jedoch nicht eigentlich krank fühlt und deshalb auch nicht aktiv Unterstützung von außen einfordert – zumindest keine psychiatrisch-psychotherapeutische Hilfe –, geraten viele dieser Menschen in Gefahr, abseits und unerkannt dahinzuvegetieren.

Insbesondere bei älter werdenden Patienten-/Elternkonstellationen kommt es natürlicherweise zu einer Limitierung der paternalen Fürsorge. Dass vielen Eltern und Verwandten diese biologisch bedingte Endlichkeit der Fürsorge sehr am Herzen liegt, kann den Angehörigen nicht hoch genug angerechnet werden.

Deshalb ist es nahezu physiologisch, dass sich die Angehörigen, insbesondere in Form ihrer organisierten Vereinigungen, mehr und mehr in die komplementäre Versorgungsstruktur »einzumischen« versuchen, um die von den professionellen Helfern bislang nicht zu schließenden Versorgungslücken abzudecken. Gesamtgesellschaftlich darf dieser Initiativgeist und diese Initiativkraft der Angehörigen durchaus als Glücksfall für unser Versorgungssystem bezeichnet werden, dem alle erdenklichen Unterstützungs- und Förderungsmaßnahmen zur Verfügung gestellt werden müssen. Im Folgenden sollen die bereits existierenden Selbsthilfestrukturen beschrieben werden.

47.3 Zur Geschichte der Selbsthilfebewegung

Einleitend nur einige wenige grundsätzliche Überlegungen zum Thema Selbsthilfe, da dieses Gebiet bereits sehr ausführlich in Kap. 12 und 18 ausgeführt wird.

> **Wichtig**
>
> Bei aller Wertschätzung und allem Enthusiasmus, der der Wiederentdeckung der Selbsthilfekräfte in den letzten Jahren entgegengebracht wird, sollte nicht aus den Augen verloren werden, dass es früher eigentlich nur Selbsthilfe und nichts als Selbsthilfe gab!

Erst durch Einführung und Verfeinerung der professionellen Fremdhilfe kam es zu den dramatischen Verbesserungen im gesundheitlichen Bereich, die uns heute allen zur Normalität und Selbstverständlichkeit geworden sind. Aber v. a. im psychiatrisch-psychologischen Bereich hat sich in den letzten Jahren gezeigt, dass das ausschließliche Vertrauen auf Außenhilfe – medikamentöser wie psychotherapeutischer Art – nicht in allen Fällen zur ausreichenden Besserung der seelischen Beschwerden führt. Noch viel stärker als im somatischen Bereich ist bei psychologisch-psychiatrischen Problemen die Weckung des autonomen Selbsthilfepotenzials der Betroffenen äußerst wichtig!

Die ersten Ursprünge der organisierten Selbsthilfe im psychiatrischen Bereich stammen vermutlich aus den USA, dort haben sich im Jahre 1935 die Anonymen Alkoholiker (AA) erfolgreich zusammengeschlossen, so dass sich dieses Konzept nach dem Zweiten Weltkrieg auch in Europa und Deutschland ausgebreitet hat.

> **Wichtig**
>
> Selbsthilfe heißt, außerhalb des professionellen Hilfesystems Unterstützung von Mitbetroffenen zu erfahren (Bäuml u. Pitschel-Walz 2003, S. 26).

Seit den 70er Jahren kam es zu einem stetigen Anwachsen der bewusst wahrgenommenen und professionell bzw. semiprofessionell unterstützten Selbsthilfebewegung, nicht zuletzt auch aus der Erfahrung heraus, dass die alleinige Unterstützung von chronisch psychisch Kranken durch professionelle Helfer zu teuer und unbezahlbar geworden wäre.

Die Tatsache, dass sich die von einem schwerwiegenden Problem Betroffenen nicht mehr allein diesem Gefühl

der Ohnmacht und Hilflosigkeit ausgesetzt fühlen, normalisiert etwas die als außerordentlich und bedrängend erlebten eigenen Erfahrungen. Hierbei wirken die Erfahrungen anderer als wertvolles Korrektiv, um den Stellenwert des eigenen Erlebens besser abschätzen und einordnen zu können. Denn niemand weiß besser Bescheid über diese Notlage und die zur Verfügung stehenden Hilfssysteme als andere Mitbetroffene. Auf diesem Weg werden die professionellen Institutionen auch von außen kontrolliert, denn die »Psychiatrie-Szene« tauscht ihre Erfahrungen aus und dies bleibt nicht ohne Rückwirkung auf die »Kunden- oder Nutzerorientierung« der Anbieter (Geislinger 2001, S. 245). Durch die Ingangsetzung des »Empowerments« der Betroffenen kommt es zu einer Wiedererlangung der Kontrolle über die eigenen Lebensumstände. Als Spezifikum der Betroffenenbewegung muss hierbei berücksichtigt werden, dass die Aktivierung von »zu viel Power« mit einer gewissen Überforderung einhergehen könnte, so dass für manche chronisch Kranke das Leitbild des allgemein propagierten Gesundheitsideals zumindest kurzfristig oft nicht erreichbar scheint.

Als wesentliches Element der organisierten Selbsthilfe wird das initiale »Clearing« betrachtet, in dem ein Überblick über die vorhandenen Möglichkeiten und Ressourcen geschaffen wird. Dadurch sollen die tatsächlichen Versorgungsmängel aufgedeckt und eine Über- und Doppelversorgung verhindert werden.

> **Wichtig**
>
> Dies heißt, dass sich die Selbsthilfe in erster Linie auf jene fehlenden, komplementären Elemente konzentrieren sollte, die von professioneller Seite nicht erwartet werden können. Das Erleben von Solidarität innerhalb einer Solidargemeinschaft zählt hierbei zum charakteristischen Qualitätsmerkmal der Selbsthilfebewegung.

In der folgenden Übersicht werden die Ergebnisse aus einem Public-Health-Forschungsverbund, die in enger Kooperation mit dem Selbsthilfezentrum in München 1997 gewonnen wurden, sinngemäß als »selbsthilfespezifische Ressourcen und Strategien« zusammengefasst.

> **Selbsthilfespezifische Ressourcen und Strategien.**
> **(Mod. nach Geislinger 2001)**
>
> − Gesprächs- und Reflexionspartner finden
> − Wissensvermittlung
> − Krankheitserklärungen und Sinnfindung
> − Zugang zu Ressourcen
> − Aktivierung von Coping-Strategien
> − Bekennende Beratung (Berater und zu Beratende sind gleich betroffen)
> ▼

- Erfahrungsaustausch
- Entwicklung von Vergleichsmodellen
- Ausbildung eines Ratgeber-Pools
- Positivierung der eigenen Erfahrung im Sinne einer kompensatorischen Kompetenz (»aus der Not eine Tugend machen«)
- Rollenangebote und Rollenwechsel wahrnehmen

> **Wichtig**
>
> Im weitesten Sinne soll die Selbsthilfe dazu beitragen, das oft brach liegende protektive Potenzial der Angehörigen gezielt und damit gewinnbringend in die Bewältigung der Krankheit der Betroffenen einzubeziehen.

Denn bei aller Unabhängigkeit und Eigendynamik der Entstehung und des Verlaufs von psychischen Erkrankungen kann nicht übersehen werden, dass seelische Erkrankungen die Lebenssituation und das Lebensgefühl gerade auch von »intakten Familien« ganz entscheidend beeinträchtigen. Die Selbsthilfe soll den Angehörigen deshalb helfen, ihr »Selbstbewusstsein« zu stärken, dass sie sich nicht länger aus vermeintlichem Schulderleben voller Scham verstecken, passiv treiben lassen, sondern auf ihre »Hinterbeine« stellen, um mit beherztem Engagement die betroffenen Patienten bei der Bewältigung ihrer Erkrankung zu begleiten.

> **Wichtig**
>
> Im Idealfall sollte es deshalb zu einer natürlichen Verzahnung von professioneller Hilfe und Selbsthilfe kommen, um das kotherapeutische Potenzial der Angehörigen optimal zur Unterstützung der Patienten, zur Entlastung der Professionellen und v. a. auch zur Hebung ihres eigenen Selbstwertgefühls zu nutzen.

47.4 Unterschiedliche Selbsthilfeansätze bei den Angehörigen

Durch die von Brown und Wing (1962) angestoßene EE-Forschung mit der Globalaussage, dass häufige Rückfälle von Patienten mit einem HEE-Stil in den Familien (kritisch, feindlich, überengagiert) korrelieren würden, wurde nach den bereits 15 Jahre vorher geäußerten Vorwürfen der »schizophrenogenen Mutter« (Fromm-Reichmann 1947, 1950) der letzte Anstoß gegeben, um eine Art »Gegenwehr« der sich zu Unrecht gescholtenen Angehörigen hervorzurufen. Die erste registrierte Angehörigengruppe in Deutschland wurde 1970 in Stuttgart gegründet, die erste offizielle Angehörigentagung fand 1980 in Bad Boll statt. Das Buch von Dörner, Egetmeier und Könning (1982) *Freispruch der Familie* führte gleichsam zu einer Gründungswelle von Angehörigengruppen in Deutschland. Seit dem Bestehen des Bundesverbandes der Angehörigen 1985 gibt es nun in allen Bundesländern eigene Landesverbände, in Österreich und der Schweiz haben sich ebenfalls die Angehörigen auf Bundes- und Landesebene organisiert.

Von Katschnig und Konieczna (1984) stammt die Einteilung der »Angehörigenarbeit« im Hinblick auf ihre relative Experten- bzw. Angehörigendominanz. ◘ Tabelle 47.1 zeigt, dass die klassische Familientherapie die typische expertendominierte Interventionsform darstellt, während die Selbsthilfegruppe den Prototyp der Angehörigendominanz repräsentiert.

Der Bundesverband der Angehörigen psychisch Kranker (BApK) hat in den letzten 2 Jahren die »Agenda 2006« erarbeitet: Familien-Selbsthilfe-Psychiatrie (Bundesverband der Angehörigen psychisch Kranker e.V., Bonn, November 2002). Die dort zusammengestellten Forderungen sollen den Familien mit psychisch Kranken helfen, ein soweit wie möglich normales Leben zu führen; das bisherige unzureichende Versorgungssystem verhindere dieses Ziel, gewünscht wird von den professionell Tätigen ein respektvoller, anteilnehmender Umgang »auf gleicher Augenhöhe«. Auszugsweise sollen einige elementare Forderungen aus diesem Strategiepapier zitiert werden:

◘ **Tabelle 47.1.** Typologie der »Angehörigenarbeit« im Hinblick auf relative Experten- bzw. Angehörigendominanz. (Nach Katschnig u. Konieczna 1984)

	Typologie der »Angehörigenarbeit«	Möglicher Grad der Expertendominanz	Möglicher Grad der Angehörigendominanz
Expertendominanz	1. Familientherapie	••••	•
	2. Patientenzentrierte Angehörigengruppen	•••	••
Angehörigendominanz	3. Angehörigenzentrierte Angehörigengruppen	••	•••
	4. Selbsthilfegruppen	•	••••

Strategiepapier »Agenda 2006«. (BApK 2002)

- **Strukturelle Rahmenbedingungen** (Sozialrecht-liche Ungerechtigkeiten, Finanzierungsverpflich-tung der primären Kostenträger, Wegfall des Nachrangigkeitsprinzips, keine Verlagerung der Versorgungspflichten auf die betroffen Familien)
- **Prinzipien der Versorgung** (Gleichstellung psychisch Kranker, Gemeindenähe, Versorgungs-verantwortung auch für »schwierige Patienten«)
- **Bausteine des Versorgungssystems** (Aufsuchende Krisenhilfe mit niedrigschwelligen Krisenbetten, Institutsambulanzen an allen psy-chiatrischen Einrichtungen, häusliche psychia-trische Pflege und psychiatrische Familienpflege, krankenkassenfinanzierte Beratungs- und Entlas-tungsangebote, mehr Zeit für Arztgespräche in der Klinik)
- **Arbeit und Beschäftigung** (Individuelle Arbeits- und Beschäftigungsangebote, begleitete Ausbil-dungshilfen in Betrieben, Schwerbehinderten-ausweis nicht als unverzichtbare Voraussetzung für Unterstützungsmaßnahmen)
- **Entwicklung der Familienselbsthilfe** (Individuel-le Beratung, Telefon-Hotline etc., Familienstiftung Psychiatrie, Beratung und Information für Politiker, Entscheidungsträger, Öffentlichkeit)

Tabelle 47.2. Selbsthilfeansätze in der Psychiatrie

Selbsthilfeansatz	Ausmaß der Selbsthilfe	Ausmaß an professioneller Unterstützung
Individuell	•••	•
Interaktiv	••	••
Kooperativ	•	•••

Fazit des Strategiepapiers: Die Familien als die bei weitem »größte Versorgungs- und Betreuungseinrichtung« für chronisch psychisch Kranke (BApK 2002) müsse mehr Ge-wicht in der Öffentlichkeit und Politik erhalten.

> **Wichtig**
>
> Vom Bundesverband der Angehörigen wurde auch das »Leitbild« für die Familien-Selbsthilfe-Psychiatrie heraus-gegeben mit dem Tenor, dass psychische Erkrankungen »die ganze Familie« betreffen und dass sich daraus für die Familien die Legitimation ableite, die Interessen der Er-krankten in der öffentlichen Diskussion auch zu vertreten.

Damit solle v. a. der Anspruch auf die Behandlung nach neuesten wissenschaftlichen Erkenntnissen, den Einsatz wirkungsvoller Medikamente mit möglichst geringen Ne-benwirkungen und eine bestmögliche Rehabilitation ge-sichert werden.

> **Wichtig**
>
> Unmissverständlich wird hierbei immer wieder betont, dass die Angehörigen stellvertretend für ihre Patienten diese Forderungen stellen müssten, wenn diese krank-heitsbedingt dazu nicht in der Lage seien.

Diesen Aussagen und Forderungen kann aus profes-sioneller Sicht nur zugestimmt und beigepflichtet werden. Nachfolgend sollen die drei Ebenen der Selbsthilfeak-tivitäten der Angehörigen kurz dargestellt und einzeln beschrieben werden. Die ◘ Tabelle 47.2 beschreibt diese drei Ebenen mit dem jeweils für sie typischen Ausmaß an Selbsthilfe bzw. professioneller Unterstützung.

- **Individuelle Ansätze:** Die Betroffenen/Angehörigen werden für sich selbst initiativ gemäß dem Gesetz von »trial and error«, zunächst keine Unterstützung durch andere.
- **Interaktive Selbsthilfeansätze:** Betroffene/Angehörige werden zusammen mit anderen »Schicksalsgenossen« initiativ und können dadurch Erfahrungsaustausch und Solidaritätsgefühle erleben.
- **Kooperative Selbsthilfeansätze:** Betroffene/Angehöri-ge arbeiten mit professionellen Helfern zusammen, um das eigene Selbsthilfepotenzial zu verbessern.

Diese Einteilung ist selbstverständlich idealtypisch, in der Praxis wird es immer Überschneidungen und Überlap-pungen von mehreren dieser Ebenen geben.

47.5   Individuelle Selbsthilfeansätze: Angehörige als Einzelkämpfer

Bei Erstmanifestationen jeglicher Krankheitsentität sind Angehörige zumindest im Frühstadium, wenn eine genaue Zuordnung der Beschwerden noch nicht erfolgt ist, auf sich allein gestellt. Hierbei entwickeln die Angehörigen oft einen erstaunlich guten Spürsinn für unspezifische Infor-mations- und Beratungsquellen; aber je ungewohnter und vom bisherigen Erfahrungshorizont abweichender die Krankheitssymptome sind – z. B. bei Schizophrenien oder Manien –, um so schwerer ist es für den Laien, sich darauf einen befriedigenden Reim zu machen. Neben der »natür-lichen Begabung« der Angehörigen hinsichtlich ihres indi-viduellen Coping-Potenzials und der individuellen Aus-sprache mit Freunden und Angehörigen aus dem nicht be-troffenen Laienkreis mit der unsystematischen Suche nach gleich betroffenen Angehörigen in der Nachbarschaft kom-men v. a. folgende Informationsquellen in Frage, deren Aus-wahl oft sehr dem Zufallsprinzip unterliegt:

Individuelle Informationsquellen

- **Print-Medien:** Tageszeitungen, Illustrierte, Magazine (*GEO, Natur, Spektrum der Wissenschaft* etc.), psychiatrisch-psychologische Fachzeitschriften (zufälliger Kontakt bei Suche in Bibliotheken, Buchhandlungen etc.)
- **Rundfunk:** allgemeine Nachrichten, thematische Sendungen (Gesundheit, Psychiatrie, Familiensendungen etc.)
- **TV-Sender:** allgemeine Nachrichtensendungen (meist »negative Sensationsberichte«), Informationssendungen zu gewissen Schwerpunktthemen, spezifische Gesundheitsmagazine (z. B. »Gesundheitsmagazin Praxis«, ZDF, etwa einmal monatlich; »Die Sprechstunde«, BR, einmal wöchentlich, etwa 3- bis 5-mal jährlich psychiatrische Themen etc.)
- **Kino:** allgemeine Filme mit zufälligen psychiatrischen Themen, spezielle Psychiatriefilme (z. B. »Das weiße Rauschen«, »A beautiful mind«, »Ich hab' Dir nie einen Rosengarten versprochen« etc.)
- **Literatur:** allgemeine Belletristik mit psychiatrischer Thematik, Ratgeber für Betroffene/Angehörige (siehe Ratgeberrubrik), spezielle Fachliteratur (Fachbuchhandlungen etc.)
- **Video:** Informationsfilme zu gewissen Krankheitsbildern bzw. speziellen Behandlungsverfahren, meist von Pharmafirmen produziert mit unterschiedlichen Qualitätsstandards
- **Informationsveranstaltungen für Laien:** Volkshochschulprogramme, sozialpsychiatrische Dienste, Pfarreien, Krankenkassen, örtliche Gesundheitsvereine etc.
- **Internet:** Chatrooms für Betroffene/Angehörige, spezifische Internetadressen, z. B. www.bpe.berlinet.de (Bundesverband der Psychiatrie-Erfahrenen e.V.), www.eufami.org.de (European Federation of Family Associations of People with mental illness), www.kompetenznetz-schizophrenie.de (Bundesministerium für Bildung und Forschung, Info für Betroffene und Angehörige), www.psychiatrie.de (Bundesverband der Angehörigen psychisch Kranker e.V.; Psychiatrie Erfahrene, Dachverband psychosozialer Hilfsvereine etc.), www.psychiatrie-aktuell.de (Informationsportal mit Unterstützung durch den Bundesverband Deutscher Nervenärzte BVDN, BApK, Janssen-Cilag GmbH, Schattauer Verlag, Urban & Fischer Verlag), www.newsletter.lichtblick.de (Mitteilungsorgan des Betroffenen-Vereins in Rostock)

Diese Übersicht ließe sich noch endlos erweitern; mit dieser Darstellung soll lediglich die Vielfalt vor Augen geführt werden, die sich interessierten und suchenden Laien bietet, um geeignete Informationen zu finden.

> **Wichtig**
>
> Gleichzeitig wird dadurch deutlich, welcher Zufälligkeit, ja Beliebigkeit die Bildung des Krankheitskonzeptes bei der Erstmanifestation von psychischen Krankheiten durch die heterogene Auswahl der Primärinformation unterliegt.

47.6 Interaktive Selbsthilfeansätze: Angehörige mit Angehörigen

Diese Ebene stellt das Herzstück der Angehörigenselbsthilfe dar; auch wenn mittlerweile zahlreiche Diagnosegruppen über eigene Angehörigenaktivitäten verfügen – Depressionen, bipolare Erkrankungen, Angsterkrankungen, Zwangserkrankungen, Essstörungen, Persönlichkeitsstörungen, Anpassungs- und Belastungsstörungen, Suchterkrankungen, Demenzerkrankungen etc. (▶ s. unter 47.8) –, liegt der eindeutige Schwerpunkt nach wie vor beim schizophrenen Formenkreis.

> **Wichtig**
>
> Bei keiner Erkrankungsgruppe ist der Aspekt der Solidargemeinschaft, der Schicksalsgemeinschaft untereinander so fundamental wichtig wie bei den Angehörigen von schizophren Erkrankten.

47.6.1 Informelle Ebene

Die wichtigsten und entscheidenden Kontakte ereignen sich auf der Einzelgesprächsbegegnung der Angehörigen von Patienten mit der gleichen Erkrankung. Diese informellen Gesprächskontakte werden sich zunächst im Rahmen von zufälligen Bekanntschaften während des Klinikbesuchs des erkrankten Familienangehörigen ergeben; später bildet sich meist ein individuelles soziales Netz von Angehörigen heraus, das in Notzeiten und zur Entlastung jeweils sehr kurzfristig und ohne größeren formalen Aufwand beansprucht werden kann.

> **Wichtig**
>
> Manche engagierte Laien scharen auch eine Gruppe von gleichgesinnten Angehörigen um sich und bilden gewissermaßen private Laienzirkel. Die Vorläufer der späteren formellen Gruppen und Organisationen sind aus derartigen Ur-Angehörigen-Zellen hervorgegangen (Stuttgart 1970).

In vielen Kliniken gibt es locker assoziierte Selbsthilfegruppen auf ausschließlich autonomer Basis, deren Teilnehmerkreis weder genau bekannt ist, noch dokumentiert wird. Dieser Grauzonenstatus ermöglicht es auch vielen skeptischen und ambivalenten Teilnehmern, sich dort relativ unverbindlich und locker assoziiert zumindest für eine gewisse Zeit anzuschließen. Umgekehrt kommen aus diesen Gruppen oft sehr engagierte und motivierte Menschen, die dann auch Führungsaufgaben in den organisierten Gruppen übernehmen können. Der Stellenwert dieser informellen Gruppen kann nicht hoch genug eingeschätzt werden; idealerweise sollte es gelingen, diese Gruppierungen von professioneller Seite zu unterstützen und mit ihnen in regelmäßigem Kontakt zu bleiben.

47.6.2   Formelle Ebene

Der Prozess der Institutionalisierung hat auf Seiten der Angehörigen zu einer deutlichen Effizienz- und Einflusssteigerung geführt, da sie es geschafft haben, sich eine teilweise professionell, zumindest aber semiprofessionell geführte Organisation aufzubauen.

Lokale Ebene

Mittlerweile dürfte es keine psychiatrische Klinik oder Abteilung im deutschsprachigen Raum mehr geben, die nicht mit einer Angehörigengruppe assoziiert ist.

> **Wichtig**
>
> Laut Angaben des Bundesverbandes der Angehörigen psychisch Kranker in Bonn (Golfels 2003, persönliche Mitteilung) gibt es bundesweit über 500 organisierte Angehörigenselbsthilfegruppen; pro Bundesland wären das in Deutschland durchschnittlich etwa 30 Gruppen, wobei die Verteilung in den einzelnen Bundesländern deutlich schwanken dürfte.

> **Beispiel**
>
> Exemplarisch sei die Aktionsgemeinschaft der Angehörigen von psychisch Kranken, ihren Freunden und Förderern, München, e.V., herausgegriffen. Dieser Verein wurde 1985 gegründet und besitzt ca. 450 Mitglieder, die sich überwiegend aus Eltern (etwa 90%), Partnern (ca. 5%) und Kindern und anderen Angehörigen (ca. 5%) zusammensetzen. In 85% der Fälle handelt es sich um schizophrene Erkrankungen. Drei Viertel der Mitglieder sind Frauen, überwiegend Mütter, das Durchschnittsalter liegt etwa bei 50–60 Jahren. Der Vorstand erarbeitet pro Halbjahr ein Veranstaltungsprogramm, vierwöchentlich werden externe Referenten zu Fachvorträgen oder Aussprachen eingeladen, die durchschnittliche Besucherzahl beträgt jeweils 20–70 Teilnehmer. Darüber hinaus gibt es wö-
> ▼

chentlich zweimal eine telefonische Beratungsstunde, die von ehrenamtlichen Mitgliedern des Vereins wahrgenommen wird. Zusätzlich hat der Verein eine von einer Fachärztin supervidierte Gesprächsgruppe eingerichtet, die etwa 14-täglich stattfindet.

Die Aktionsgemeinschaft ist Mitglied im Landesverband Bayern und damit auch dem Bundesverband der Angehörigen zugehörig.

Landes- und Bundesebene

Seit Gründung des Bundesverbandes der Angehörigen psychisch Kranker (BApK) e.V. in Bonn 1985 kam es sukzessive in allen deutschen Bundesländern zur Gründung von Landesverbänden.

Neben dem Bundesverband gibt es zwischenzeitlich auch in einigen Landesverbänden, z. B. in Bayern, hauptamtliche Mitarbeiter, um die Arbeit der ehrenamtlichen Vorstände zu erleichtern und eine größere Breitenwirkung zu entfalten. Der Bundesverband der deutschen Angehörigen ist Mitglied des Dachverbandes der psychosozialen Vereinigungen und damit Mitherausgeber der *PSU* (*Psychosoziale Umschau*), die vierteljährlich erscheint und über die Aktivitäten der Angehörigenselbsthilfe sowie auch der Betroffeneninitiativen und sozialpsychiatrische Aktivitäten ganz allgemein berichtet.

Diese Informationsbörse ist im deutschsprachigen Raum das Sprachrohr der psychosozialen Selbsthilfe schlechthin. Viele Landesverbände haben in ihren monatlichen Beiträgen, die zwischen 10 und 50 EUR schwanken, das Abonnement der psychosozialen Umschau integriert.

Durch Systematisierung der Informations- und Aufklärungstätigkeit wird versucht, die Zahl der organisierten Mitglieder weiter zu steigern, um eine möglichst schlagkräftige und effiziente Lobbytätigkeit für die psychisch erkrankten Angehörigen durchführen zu können.

Verbandstätigkeiten

Sowohl der Bundesverband als auch die einzelnen Landesverbände führen jährlich eine zentrale Hauptversammlung durch, in der sowohl vereinsinterne Angelegenheiten als auch psychiatriepolitische Themen diskutiert werden. Die Vorstände sind meist für eine Amtsperiode von 2–4 Jahren gewählt. In der Regel nehmen 50–200 Mitglieder teil. Die Landesverbände führen ihre Jahreshauptversammlungen stets in enger Zusammenarbeit mit einer psychiatrischen Klinik durch, so dass das wechselseitige Kennenlernen der verschiedenen Institutionen mit den Amtsinhabern der Angehörigenselbsthilfeorganisationen stattfinden kann. Dieses Vorgehen hat zu einer nachhaltigen Vertrauensbildung und einem besseren Verständnis für die Belange beider Seiten geführt. Zusätzlich werden zu diesen Treffen jeweils auch die regionalen Gesundheitspolitiker eingeladen, was auch zu einer besseren Transparenz und Informationsweitergabe der Versorgungsbedürfnisse der Betroffenen und

◻ Tabelle 47.3. Deutschsprachige Angehörigenverbände (Deutschland, Österreich, Schweiz)

	Mitgliederzahl	Diagnosenverteilung	Mitgliederbeitrag	Verwandtschafts-grad der Angehörigen
Deutschland BApK, Bonn (Bundesverband der Angehörigen psychisch Kranker)	10.000	Schizophrenie: 75% Affektive Erkrankungen: 15%	Über Landesverbände, ca. 30 EUR jährlich	Eltern: 86% Partner: 2% Geschwister: 4% Kinder: 5% Sonstige: 3%
Österreich HPE, Wien (Hilfe für psychisch Erkrankte)	ca. 1000	Schizophrenie: ca. 80% Affektive Erkrankungen: ca. 15%	–	Eltern: ca. 80% Partner: ca. 5% Geschwister: ca. 5% Kinder: ca. 5% Sonstige: ca. 5%
Schweiz VASK, Bern (Verband der Angehörigen Schizophrenie-Kranker)	ca. 1000	Schizophrenie: ca. 90% Affektive Erkrankungen: ca. 10%	–	Eltern: ca. 80% Partner: ca. 5% Geschwister: ca. 5% Kinder: ca. 5% Sonstige: ca. 5%

47

Angehörigen an die Schaltstellen der Landes- und Bundespolitik führt.

Übersicht über deutschsprachige Länder

Die Angehörigenverbände in Deutschland, Österreich und der Schweiz sind in ◻ Tabelle 47.3 dargestellt. Die Angehörigenaktivitäten in Österreich wurden bereits Mitte der 70er Jahre des letzten Jahrhunderts in Wien durch Prof. Katschnig initiiert; berühmt geworden sind die sog. »Angehörigenstammtische« in den Cafehäusern Wiens. Diese zunächst informellen Treffs bildeten die Grundlage für die späteren organisierten Angehörigengruppen (Katschnig 1984). Bezüglich Aktivitäten und Organisationsform sind die deutschsprachigen Angehörigenorganisationen vergleichbar; genaue Anschrift und Adressen sind im Anhang zu finden.

Angehörigenverbände auf europäischer und internationaler Ebene

Diese Globalübersicht soll demonstrieren, dass aus den zahlreichen informellen Aktivitäten vor etwa 30 Jahren mittlerweile weltumspannende, auf internationaler Ebene zusammenarbeitende Dachverbände hervorgegangen sind. Wie ◻ Tabelle 47.4 zu entnehmen ist, sind in den USA und v. a. in Japan wesentlich mehr Angehörige organisiert als z. B. in Europa. Möglicherweise spiegelt sich in diesen Zahlen auch die »Unzufriedenheit« bzw. Zufriedenheit der Angehörigen mit dem jeweiligen psychiatrischen Versorgungssystem wider. Nachfolgend werden die wichtigsten Verbände hinsichtlich Organisationsstruktur, Zielsetzung und praktischer Aktivitäten kurz skizziert.

EUFAMI

Die EUFAMI (European Federation of Family Associations of People with Mental Illness) wurde 1990 auf einem Kongress in De Haan, Belgien, gegründet, der von Angehörigen aus vielen Staaten Europas besucht wurde. Mit der Vereinigung sollte ein europaweites Netzwerk für Betroffene, ihre Familienangehörigen und Freunde geschaffen werden. Ihr gehören mittlerweile Organisationen aus 21 europäischen Staaten als Vollmitglieder an. Weitere Organisationen werden als assoziierte Mitglieder (11) geführt. Die Zahl der Mitglieder wird auf 70.000 geschätzt.

Die EUFAMI setzt sich entschieden für die Entstigmatisierung psychisch Kranker ein. Durch konsequente Informationsvermittlung und Lobbyarbeit in vielen Bereichen (Mitarbeit in europäischen gesundheits- und sozialpolitischen Gremien, Zusammenarbeit mit Profis, Teilnahme und eigene Beiträge auf wissenschaftlichen Kongressen, Zusammenarbeit mit der Presse etc.) soll dafür gesorgt werden, dass das Bild der psychisch Kranken in der Gesellschaft positiv verändert, die Behandlung der Schizophrenie und anderer schwerer psychischer Erkrankungen optimiert und die soziale Situation und Lebensqualität der Patienten und ihrer mitbetroffenen Familien verbessert wird.

Die EUFAMI unterhält eine eigene Zeitschrift, in der jedermann etwas über die geplanten Aktivitäten (Veranstaltungen, Konferenzen, Forschungsvorhaben etc.) erfahren oder sich über die nationalen Mitgliederorganisationen informieren kann. Die Internetseite bietet auch ein Forum für Betroffene und Angehörige (Chatroom) zum Austausch von Erfahrungen, Meinungen und Infor-

◼ Tabelle 47.4. Europäische und internationale Angehörigenverbände

Angehörigenverbände	Gründungs-jahr	Sitz	Mitgliederzahl	Einwohnerzahl[a]	Beteiligte Länder
EUFAMI (European Federation of Family Associations of People with Mental Illness)	1990	Brüssel (Belgien)	ca. 70.000	550 Mio. 1:10	19 europäische Länder + weitere assoziierte Mitglieder
WFSAD (World Fellowship for Schizophrenia and Alike Disorders)	1982	Toronto (Kanada)	ca. 300.000	5,7Mrd. 0,5:10	Weltweit, Mitglieder-organisationen aus 42 Ländern + mehr als 50 weitere assoziierte Mitglieder
NAMI (National Alliance of Mentally Ills)	1979	Washington (USA)	ca. 220.000	245 Mio. 10:10	USA
Zenkoren	–	Japan	200.000	127 Mio 15:10	Japan

[a] Zugehörige Region und Quote der organisierten Angehörigen pro 10.000 Einwohner.

mationen. Der Mitgliederbeitrag beträgt jährlich 840 EUR pro Mitgliedsland. Einen wesentlichen Finanzierungsanteil haben Gelder aus der Pharmaindustrie und Förderzuschüsse der EU inne.

WFSAD

Die WFSAD (World Fellowship for Schizophrenia And Allied Disorders) wurde 1982 in Toronto, Kanada, von Vertretern einiger nationaler Angehörigenvereinigungen gegründet. Sie ist eine weltweite internationale, gemeinnützige Organisation zur Verbesserung der Situation von Menschen mit Schizophrenie oder anderen psychischen Erkrankungen und ihrer Familien. Der WFSAD gehören mittlerweile nationale Organisationen aus 22 Ländern als Mitglieder an sowie über 50 kleinere Gruppen als assoziierte Mitglieder. Er ist damit der größte und einflussreichste Angehörigenverband der Welt.

Aufgabenstellung der WFSAD

- Förderung des Informationsaustausches über Schizophrenie und andere schwere psychische Erkrankungen auf internationaler Ebene zwischen Profis und Laien
- Förderung der Wissenschaft im Bereich der psychischen Erkrankungen
- Reduktion von Angst und Diskriminierung der psychisch Kranken
- Veranstaltung von internationalen Tagungen in verschiedenen Staaten für Profis und Laien
▼

- Kooperation mit der WHO und anderen internationalen Organisationen, die die Anliegen der WFSAD unterstützen können
- Unterstützung beim Aufbau und der Entwicklung nationaler und lokaler Angehörigenselbsthilfeorganisationen mit punktueller Hilfestellung
- Funktion als Sprachrohr für die Anliegen der Betroffenen und ihrer Familien auf internationaler Ebene
- Förderung wirksamer Behandlungsmethoden sowie erfolgreicher Versorgungs- und Rehabilitationsprogramme

Besonders einflussreich ist der Verband in den USA, Kanada und in Großbritannien, wo bei Entscheidungen über Gesetze und Versorgung psychisch Kranker die Vertreter des Verbandes gehört werden.

Per Brief, Telefon, Fax oder E-Mail (info@world-schizophrenia.org) kann Kontakt zur WFSAD hergestellt und Information erbeten werden. Auf einer eigenen Internetseite (www.world-schizophrenia.org) können vielfältige Informationen (Literaturhinweise, eigene Broschüren über psychische Erkrankungen und den Umgang damit, Arbeitsblätter für Betroffene und ihre Familien, Strategiepapiere zum Aufbau von Selbsthilfegruppen etc.) in verschiedenen Sprachen (z. B. Englisch, Spanisch, Russisch) abgerufen und Kontakt zu den nationalen Mitgliedsorganisationen aufgenommen werden. Die Finanzierung erfolgt überwiegend durch ein Sponsoring aus der Wirtschaft.

NAMI

Die NAMI (National Alliance of Mentally Ills) stellt sicher den weltweit größten nationalen Angehörigenverband dar. Derzeit beträgt die Mitgliederzahl ca. 220.000, ein Zuwachs auf 500.000 ist angepeilt für die nächsten Jahre. Damit soll die Organisation weiter an Macht und Einfluss gewinnen, um die aus Sicht der Betroffenen und ihrer Familien nur suboptimal funktionierende psychosoziale Versorgung der psychisch Erkrankten in den USA substanziell zu verbessern. Die NAMI hat Landesverbände in jedem Einzelstaat der USA, jedes dieser Büros wird von professionellen Helfern geleitet. Am Sitz der NAMI in Washington sind etwa 40 hauptamtlich Angestellte tätig, insgesamt beschäftigt die NAMI etwa 70 hauptamtliche Kräfte. Einstellungsvoraussetzung ist hierbei, dass in den eigenen Familienreihen ein Betroffener sein muss. Dadurch soll gesichert bleiben, dass der Kontakt zur Basis und den elementaren Bedürfnissen der Betroffenen stets erhalten bleibt. Der Jahreskonvent der NAMI findet jeweils in einem anderen Bundesstaat statt, im Schnitt mit 2000–4000 Teilnehmern. Die NAMI unterhält zahlreiche eigene Unterstützungsprogramme, besonders zu nennen sind die Peer-to-Peer-Groups, die im Abschn. 47.6.4 beschrieben werden.

47.6.3 Konkrete Angebote der Selbsthilfegruppen

Aus der anfänglichen gegenseitigen »moralischen Unterstützung« ist mittlerweile ein sehr anspruchsvolles und auf die Bedürfnisse der Angehörigen zugeschnittenes Dienstleistungsangebot hervorgegangen.

Hierbei sind sehr viele kreative und innovative Ansätze zu erkennen, die auf bisher von den professionellen Helfern nicht ausreichend besetzte Versorgungslücken hinweisen. Es wird eine Übersicht der gängigsten Beratungsangebote und Initiativen gegeben:

Konkrete Angebote der Selbsthilfegruppen

- Telefonberatung, Krisentelefon
- E-Mail-Beratung
- Telefonische Hotline für Betriebe, die psychisch Kranke beschäftigen
- Einzelberatung
- Gruppenberatung
- Bereitstellung von Informationsmaterial
- Fortlaufende Selbsthilfegruppen
- Informationsveranstaltungen (Vorträge, Seminare, Tagungen)
- Freizeitangebote (z. B. Ausstellungsbesuche, Ausflüge, Urlaubsreisen)

▼

- Praktische Unterstützung von Betroffenen (Ämtergänge etc.)
- Unterstützung bei Veranstaltungen der Betroffenenverbände
- Veranstaltungen für Betroffene (z. B. Aquarellkurse, Kaffeetrinken, Gartenfeste)
- Unterhalt von eigenen therapeutischen Wohngemeinschaften
- Arbeitsprojekte; Selbsthilfefirmen für psychisch Kranke
- Krisenbegleitung von Familien mit chronifizierten Patienten mit mangelhafter Krankheits- und Behandlungseinsicht
- Zusammenarbeit mit den Selbsthilfeorganisationen der Betroffenen
- Beteiligung am Trialog (Psychoseseminare, Antistigma-Initiativen etc.)

Besonders erwähnenswert erscheint das Projekt »Psychische Erkrankungen im Arbeitsleben«, das vom Bundesverband der Angehörigen psychisch Kranker in Bonn initiiert worden ist. Hierbei werden gezielt die Personalverwaltungen, Betriebsräte und innerbetrieblichen Helfersysteme von großen Firmen angesprochen, um die Integration von psychisch kranken Arbeitnehmern zu erleichtern und deren Arbeitsplätze zu erhalten. Dass es dieser Initiative durch die Angehörigen selbst bedurfte, zeigt, dass sich die professionellen Helfer bisher um diese elementar wichtige Versorgungsaufgabe zu wenig gekümmert haben.

Viele Angehörige planen künftig, sich noch sehr viel konkreter in den Versorgungsalltag einzubringen; geplant ist der Aufbau von zahlreichen Selbsthilfefirmen, um krankheitsbedingt weniger belastbaren Betroffenen eine faire Chance zu geben, vom Almosenempfänger zum selbstbewussten Werktätigen zu werden, der für seine Arbeitsleistung eine angemessene Entlohnung erhält.

Wichtig

Ein weiteres großes Anliegen ist der flächendeckende Ausbau einer rund um die Uhr besetzten Krisenhilfe, die auch zeitaufwendige und personalintensive Hausbesuche bei akuten Krisen durchführen kann, die durch die bisher verfügbaren Optionen – Notarzt oder Polizei – nicht entsprechend gewährleistet wird.

47.6.4 Family-to-Family-Groups

Organisierte Angehörige übernehmen mittlerweile eine weitgehend professionell organisierte Multiplikatorfunktion für andere Angehörige. Dadurch entstanden z. B. in den USA (NAMI Pennsylvania 1998), in Kanada (Profamille), in der Schweiz (Profamille, VASK Bern; Glauser 2002) und jetzt auch in Deutschland (Landesverband Bayern der Angehörigen psychisch Kranker e.V. in Zusammenarbeit mit der Klinik für Psychiatrie und Psychotherapie der TU München; Rummel et al. 2003) neue Konzepte der **Psychoedukation** (vgl. Kap. 32). Die unter der Leitung von geschulten Angehörigen stattfindenden »Family-to-Family-Groups« bieten nicht nur emotionale Entlastung für die betroffenen Familien, die in den herkömmlichen Selbsthilfegruppen im Vordergrund steht, sondern auch eine gezielte, strukturiert dargebotene Informationsvermittlung. Die meist ein großes didaktisches Geschick aufweisenden Gruppenleiter, die oft einen professionellen Hintergrund haben (z. B. Lehrer, Psychologen), besitzen den Vorteil, dass sie aufgrund ihrer emotionalen Gleichbetroffenheit die Informationen sehr authentisch und nachvollziehbar »rüberbringen« können.

> **Wichtig**
>
> Am besten ausgearbeitet und in der Praxis erprobt ist das »Family-to-Family Education Program – Open Your Mind – Mental illnesses are brain disorders« der NAMI, von dem auch ein Manual mit umfangreichen Arbeitshilfen für Gruppenleiter vorliegt.

Zwei geschulte Gruppenleiter aus dem Kreis der organisierten Angehörigen bieten zwölf 2 1/2-stündige Gruppensitzungen in wöchentlichem Abstand an. Der Teilnehmerkreis besteht aus Angehörigen von erwachsenen Patienten mit den Diagnosen Schizophrenie, Major Depression, Bipolare Erkrankung, Panikstörung oder Zwangsstörung, bei einer Gruppengröße von 10 bis maximal 22 Personen. Es werden Informationen, die aus medizinischer Sicht wichtig sind, vermittelt (Symptome, Diagnosen, Krankheitsverlauf, medikamentöse Behandlung, Compliance, Frühwarnzeichen, Langzeitbehandlung), psychologische bzw. emotionale Themen werden besprochen (Traumatisierung durch die Erkrankung, Belastungen bezogen auf die jeweilige Rolle in der Familie, geeignete Coping-Strategien, Umgang mit Ärger und Enttäuschung, empathisches Verhalten, eigene Psychohygiene) sowie psychosoziale bzw. rehabilitative Belange zum Thema gemacht (Rehabilitationsmöglichkeiten, Ausbau des sozialen Netzes, Training von Kommunikationsfertigkeiten, Problemlösetraining, Verbesserung der Lebensqualität, Einsatz für eine bessere Versorgung etc.). Die Teilnehmer erhalten nach Abschluss der Gruppe ein Zertifikat. Schon während der Gruppe werden sie motiviert, der lokalen Selbsthilfeorganisation beizutreten und sich zu engagieren, um die Situation der psychisch Kranken und ihrer Familien weiter zu verbessern.

47.6.5 Kinder von psychisch erkrankten Eltern

Lange Zeit standen in der Angehörigenarbeit fast ausschließlich die Anliegen und Belange der Eltern erkrankter Kinder im Mittelpunkt des Interesses sowie die Probleme von pflegenden Kindern, die sich um ihre erkrankten, alt gewordenen Eltern kümmern. Wer aber nahezu gar nicht wahrgenommen wurde, das waren die ganz kleinen, die heranwachsenden Kinder von schizophrenen Müttern und Vätern. Obwohl zahlenmäßig sicher deutlich seltener zum Vorschein kommend als die klassische Eltern-Kind-(Angehörigen-Patient-)Konstellation, stellt diese Gruppe von »kleinen Angehörigen« eine in ganz besonderem Ausmaß betroffene Population dar, weil sie meist noch nicht zur Selbsthilfe fähig sind.

> **Wichtig**
>
> Neben dem Ausfall der erkrankten Väter/Mütter als Erziehungspersonen in der akuten Krankheitsphase kommt hierbei besonders erschwerend hinzu, dass diese Eltern während des Prodromalstadiums ihre kleinen Kinder durch die paranoid bedingten Verhaltensänderungen auf das Äußerste verunsichern und ängstigen können.

Nach Rückkehr aus dem Klinikaufenthalt bleiben manche Eltern oft seltsam verändert in ihrem Verhalten, was die Kinder oft nicht richtig zuordnen, geschweige denn verstehen können. Daraus resultieren mannigfache Ängste und Frustrationen, die ohne spezifische Bearbeitung und Zuwendung für manche Kinder zu einem lebenslangen Trauma werden können.

> **Wichtig**
>
> Erst allmählich entwickeln die Kliniken und auch die niedergelassenen Ärzte und Psychotherapeuten eine gewisse Sensibilität dafür, im Falle der Behandlung von Eltern aktiv und beherzt nach den Kindern nachzufragen, um sie zu einem entlastenden Gespräch in die Klinik einzuladen und ihnen zu helfen, die Erkrankung und Behandlungsbedürftigkeit ihrer Eltern besser zu verstehen und einzuordnen.

Spezielle Gruppen für Kinder sind noch immer die Ausnahme, doch mehren sich die Anzeichen dafür, dass dieser Versorgungsnotstand erkannt und darauf reagiert wird. Vor allem in Bern und Bonn gibt es hierzu bereits schon länger währende wissenschaftliche Bemühungen. Besonders erwähnenswert ist in diesem Kontext die Initiative von Katja Beeck aus Berlin: »Ohne Netz und ohne Boden«. Sie hat mittlerweile nicht nur eine sehr informative Broschüre für betroffene Kinder von psychisch kranken

Eltern verfasst, sie hat auch zahlreiche Fachtagungen organisiert und steht seit Mitte 2003 in Berlin einer speziellen Einrichtung vor, die sich ganz besonders um die Kinder von psychisch erkrankten Eltern kümmert. Dieser Initiative sollte von professioneller Seite alle denkbare Unterstützung gegeben werden.[1]

47.7 Kooperative Selbsthilfeansätze: Zusammenarbeit der Angehörigen mit Experten

Hierunter sollen alle Formen des Miteinanders verstanden werden, die durch Kooperationen von Angehörigen und professionellen Helfern entstanden sind, unabhängig davon, ob diese Aktivitäten experteninitiiert zustande kommen oder aufgrund des Zugehens von Angehörigen auf professionelle Helfer.

Diese gemeinsamen Aktivitäten gehören in den Kliniken noch weniger zum Behandlungsalltag, außerhalb der stationären Versorgung und v. a. auf der politisch-organisatorischen Ebene sind sie jedoch nicht mehr wegzudenken (Finzen u. Hoffmann-Richter 1995).

Im Rahmen dieses Buchbeitrages kann nur ein kurzer Aufriss der aktuellen Mitwirkungsvielfalt der Angehörigen gegeben werden. Im Folgenden soll ein systematischer Überblick ermöglicht werden, anschließend werden einige besonders wichtige kooperative Modelle exemplarisch beschrieben.

Kooperative Selbsthilfeansätze der Angehörigen

- **Angehörigenfürsprecher** (Klinken, Reha-Einrichtungen etc.)
- **Beschwerdestellen** (Kliniken, Krankenkassen, Rentenversicherungsträger etc.)
- **Politische Gremienarbeit** (sozialpsychiatrische Gremien, wie z. B. PSAG [Psychosoziale Arbeitsgemeinschaft], GPV [Gemeindepsychiatrischer Verbund], Psychiatrie-Beirat, Planungs- und Koordinierungsausschuss für die psychiatrische Versorgung etc.)
- **Mitwirkung in Fachausschüssen** (z. B. Wohlfahrtsverbände, Behörden, Qualitätszirkel von Kliniken, Beratung von Krankenkassen und Rentenversicherungsträgern, Heimaufsicht etc.)

▼

- **Lobbyfunktion für die Interessen der Betroffenen** (Parteien, Kirchen, Gewerkschaften, Arbeitgeberverbände, Konzerne, Krankenkassen, Rentenversicherungträger etc.)
- **Medienpolitische Gremienarbeit** (Medienbeirat, Pressekonferenzen, Pressebeiträge, Rundfunk- und TV-Interviews etc.)
- **Kooperation mit den Betroffenenbewegungen** (lokal sowie auf Landes- und Bundesebene)
- **Initiierung von Forschungsaktivitäten** (auf Landes- und Bundesebene, Kooperation mit Kliniken, z. B. Objektivierung der finanziellen Versorgungsleistung der Angehörigen, Lebensqualitätsuntersuchung bei den Angehörigen etc.)
- **Bürgerhelferinitiativen** (Familienselbsthilfe; Mitarbeit in komplementären Einrichtungen, wie z. B. das »Haus Bettina« in Wien oder das »Atriumhaus« in München; Gründung von Laienhelferzirkeln für psychisch Kranke, z. B. Diakonie in Augsburg)
- **Familienstiftungen** (gezielte Förderung von Wohnprojekten für psychisch Kranke, z. B. Anni-Gruber-Stiftung in München oder Aufbau von Patientenselbsthilfe etc.)
- **Psychoseseminare** (Kooperation mit Betroffenen und Professionellen, ▶ s. hierzu die ausführliche Beschreibung im Kap. 32)
- **Trialogische Aktivitäten** (Mitwirkung in Psychoseseminaren, Mitarbeit in trialogisch besetzten Fachgremien wie MüPI – Münchner Psychiatrie Initiative – oder NoPI – Norddeutsche Psychiatrie-Initiative – etc.)
- **»Kotherapeutische Aktivitäten«** (Familienbarometer, Behandlungsvereinbarungen, Krisenhilfe, Übernahme der gesetzlichen Betreuung bei chronisch Kranken etc.)
- **Psychoedukative Interventionen** (unifokale Maßnahmen nur für Angehörige, bifokale Interventionen für Patienten und Angehörige, familientherapeutische Interventionen etc.), ▶ s. eingehende Beschreibung im Kap. 32
- **Antistigma-Aktionen** (z. B. BASTA, SANE, ASAM, Open-the-Doors etc.)

47.7.1 Bürgerhelferinitiativen bzw. Familienstiftungen

Exemplarisch sollen hier das kooperative, trialogisch organisierte Wohnprojekt »Haus Bettina«, das Katschnig und Mitarbeiter in Wien 1986 ins Leben gerufen haben und bis heute weiterbetreiben, sowie das Wohnprojekt der Anni-Gruber-Stiftung in München beschrieben werden.

---

[1] Bei Interesse kann Kontakt über folgende Adresse aufgenommen werden: *Ohne Netz und ohne Boden*, Initiative für Kinder psychisch kranker Eltern, Frau Katja Beeck, Akazienallee 3a, 14050 Berlin, Tel.: 030/3015394, E-Mail: Katja.Beeck@Berlin.de

> **Beispiel**

Haus Bettina

In einer ehemaligen Pension wurden 10–15 Wohnplätze für chronisch psychisch kranke Menschen bereitgestellt mit dem Ziel, sie durch eine umfassende Betreuung während eines Zeitraums von etwa 2 Jahren soweit zu rehabilitieren, dass sie anschließend wieder allein wohnen und ihr Leben gestalten können. Um das Betreuungswissen möglichst professionell zu vernetzen, sind in das Betreuungsteam neben Pflegepersonal, Sozialpädagogen, Ärzten und Psychologen ganz dezidiert auch die Angehörigen der Bewohner miteinbezogen; die aktive Teilnahme der Angehörigen ist eine unabdingbare Teilnahmevoraussetzung für dieses Wohnprojekt. Zum ersten wird dadurch das pflegerische und kotherapeutische Potenzial der Angehörigen gewinnbringend miteingesetzt, und zum zweiten haben sie durch das Kennenlernen der Stärken und Schwächen auch anderer Patienten die Chance, über den eigenen »Tellerrand« des Indexpatienten zu blicken, praktisch eine Perspektivenübernahme vorzunehmen, um somit gelassener, routinierter und erfahrener den künftigen Gesundungsprozess der eigenen Patienten begleiten zu können. Laut Katschnig hat sich dieses Vorgehen sehr bewährt und könnte zur Nachahmung wärmstens empfohlen werden, der Verbreiterungsgrad hält sich aber bisher aufgrund des enormen organisatorischen Vorbereitungsaufwandes noch in Grenzen. Detaillierte Informationen sind über Prof. Katschnig in Wien in Erfahrung zu bringen (Katschnig u. Konieczna 1987).

Wohnprojekt der Anni-Gruber-Stiftung

Hierbei erhielt eine Immobilienbaugesellschaft von einem vermögenden Ehepaar den Auftrag, einen Komplex von ca. 30 Wohneinheiten zu erstellen mit der impliziten Verpflichtung, ein Viertel der Wohnungen für psychisch kranke Menschen bereitzuhalten. Die Reservierung des Wohnraumes für die psychisch Kranken garantiert somit eine kontinuierliche Durchmischung mit den anderen Bewohnern; Interessierte an diesem Wohnprojekt werden von vornherein mit dieser Tatsache vertraut gemacht, so dass nur integrationsbereite Menschen dort einziehen. Mit diesem Vorgehen kommt es zu einer natürlichen Integration psychisch Erkrankter in den freien Wohnungsmarkt. Auch diesem Modell ist eine große Weiterverbreitung zu wünschen.

47.7.2 Trialogische Aktivitäten

Mittlerweile gibt es viele Expertengremien mit einer trialogischen Besetzung; die **NoPI** (Norddeutsche Psychiatrie-Initiative) wurde Ende der 90er Jahre von Prof. Naber an der Universitäts-Nervenklinik in Hamburg-Eppendorf ins Leben gerufen. Das süddeutsche Pendant befindet sich in München, **MüPI** (Münchner Psychiatrie Initiative), und

wurde 1998 von Prof. Dr. med. Hanns Hippius, ehemaliger Direktor der Universitäts-Nervenklinik in München, und dem Erstautoren dieses Beitrags gegründet. Das Teilnehmerfeld besteht aus zwei Angehörigenvertretern (Frau Straub, 1. Vorsitzende des Landesverbandes Bayern und Herrn Gross, 1. Vorsitzender der Aktionsgemeinschaft der Angehörigen psychisch Kranker in München), zwei Vertretern der Münchner Psychiatrie-Erfahrenen (MüPE; Herr Wörishofer und Herr Deisenhofer), drei professionellen Helfern (Dr. Heinrich Berger, Dipl.-Psych., SpDi in München, Prof. Hippius, Ludwig-Maximilians-Universität und Dr. Bäuml, TU München) sowie einem Beisitzer aus der forschenden Pharmaindustrie.

Wichtig
Während der regelmäßigen trialogischenTreffen wird versucht, in einer Art seismographischer Funktion noch latente Versorgungsmängel aufzuspüren und zu diskutieren, um die verantwortlichen Versorgungsträger rechtzeitig für diese Probleme zu sensibilisieren.

Durch die Vernetzung mit anderen psychiatriespezifischen Gremien soll es zu einer Erweiterung des psychosozialen Netzwerkes mit Synergieeffekten kommen. Nähere Information über die Referenten dieses Beitrags.

47.7.3 Kotherapeutische Aktivitäten

Als eine unter vielen Aktivitäten soll das **Familienbarometer** erwähnt werden, das auf Initiative des Landesverbandes Bayern der Angehörigen psychisch Kranker e.V. (Frau U. Thamm und Frau E. Straub) Ende der 90er Jahre in Kooperation mit der Klinik für Psychiatrie und Psychotherapie der TU München (s. Autoren dieses Beitrags) mit Unterstützung der Firma Janssen-Cilag entwickelt und erprobt worden ist.

Hierbei handelt es sich um ein interaktives Selbst- und Fremdbeurteilungsinstrument, das von den Betroffenen und den von ihnen ausgesuchten Angehörigen regelmäßig bearbeitet wird. Hierbei sollen die Patienten und Angehörigen zum einen jeweils ihr eigenes Verhalten dokumentieren und es hinsichtlich der positiven oder auch negativen Auswirkungen auf das familiäre Klima einschätzen sowie das korrespondierende Verhalten des familiären Interaktionspartners nach denselben Kriterien beurteilen.

In wöchentlichen, fest vereinbarten und strukturiert ablaufenden Gesprächen sollen die jeweiligen Selbst- und Fremdbeobachtungen verglichen und diskutiert werden. Bei Unklarheiten sollen sofort die miteinbezogenen Therapeuten informiert und notfalls als »Schiedsrichter« hinzugezogen werden. Unabhängig von aktuellen Krisen sollen die Einträge alle 4 Wochen in einem trialogischen

Gespräch – Patienten, Angehörige und Therapeuten – gesichtet werden.

> **Wichtig**
>
> Durch dieses Vorgehen soll es zu einer »Normalisierung« von Feedback und Reden über Frühwarnzeichen kommen, so dass die Betroffenen und v. a. die Angehörigen Routine diesbezüglich erhalten, um im Falle einer späteren Krankheitsreexazerbation entsprechend effizient und routiniert vorgehen zu können.

In einer ersten Pilotphase mit 32 Patienten während eines 3-monatigen Beobachtungszeitraumes wurde dieses Instrument von 88% der Befragten als überwiegend positiv beurteilt, und 48% berichteten von einer Verbesserung des familiären Klimas. Interessanterweise waren 28% der teilnehmenden Angehörigen Partner; alle von ihnen hielten durch und berichteten von einem positiven Verlauf. Dieses Instrument soll weiter verfeinert werden und könnte eine stabilisierende Funktion v. a. für Patienten in Partnerbeziehungen erhalten (Bäuml et al. 2002).

Ein ähnliches Vorgehen ist bei den Krisenplänen und Behandlungsvereinbarungen (Dietz et al. 1998) vorgesehen. In enger Abstimmung zwischen Betroffenen, Angehörigen und den professionellen Helfern, insbesondere den Therapeuten während der stationären Akutphase, soll ein konkretes Maßnahmenbündel besprochen werden, welche therapeutischen Interventionen die Betroffenen im Falle einer akuten Wiedererkrankung wünschen. Diese Absprachen sollen nach Möglichkeit eingehalten werden; sofern aufgrund der akuten Erkrankung die Befolgung dieser Behandlungsvereinbarung nicht möglich ist, soll sie hinterher – nach Besserung des akuten Krankheitsbildes – mit dem Betroffenen nochmals erörtert werden, um konstruktive Schlussfolgerungen für spätere Krisen ziehen zu können.

> **Wichtig**
>
> Dieses Vorgehen soll insbesondere bisher krankheits- und therapieuneinsichtigen Patienten helfen, künftige Wiedererkrankungen erfolgreicher und möglichst ohne Einsatz von Zwangsmaßnahmen zu bewältigen.

47.7.4   Psychoedukative Interventionen

Eine ausführliche Beschreibung der systematischen Einbeziehung des protektiven Potenzials der Angehörigen wird in Kap. 32 vorgenommen. Im Rahmen der Münchner PIP-Studie konnte während der 7-Jahres-Katamnese nachgewiesen werden, dass sich die Zahl der stationären Krankenhaustage von 225 bei den Kontrollpatienten auf 75 Tage bei den Patienten der Interventionsgruppe reduzieren lässt. Dieser Effekt ist ganz maßgeblich durch das supportive Verhalten der Angehörigen mitzuerklären, die im Rahmen der psychoedukativen Gruppen ein pragmatisches Krankheitsverständnis und die Befähigung zur kotherapeutischen Mitarbeit erhalten haben (Bäuml et al. 2003; Bäuml 1994a, b; Hornung 2003).

47.7.5   Antistigma-Aktionen

Antistigma-Programm der World Psychiatric Association

> **Wichtig**
>
> Das – vorläufig auf die Schizophrenie beschränkte – Antistigma-Programm »Open the doors« wurde 1996 von der World Psychiatric Association (WPA) unter der Leitung von Prof. Norman Sartorius, Genf, ins Leben gerufen und hat sich die weltweite Bekämpfung der Stigmatisierung und Diskriminierung schizophrener Patienten zum Ziel gesetzt.

In möglichst vielen Ländern sollen Antistigma-Programme implementiert werden, die jeweils den kulturellen Besonderheiten Rechnung tragen. Es werden Bevölkerungsbefragungen durchgeführt sowie Informationsmaterialien für Laien und Professionelle in der jeweiligen Landessprache hergestellt und durch Dias, Manuale für Multiplikatoren, Videobänder, Radio- oder TV-Programme, interaktive PC-Lernsoftware, Mustermaterial für öffentliche Vorträge und weiteres Material ergänzt. Jede neue hinzukommende Gruppe profitiert von den Erfahrungen und Ergebnissen in anderen Ländern und kann ihre eigenen Besonderheiten einbringen.

Zur Zeit sind Antistigma-Gruppen aus 15 Ländern involviert. Da die Resultate bisher sehr ermutigend sind, wächst das Interesse an diesen Gruppen, zahlreiche weitere Länder wollen sich ebenfalls dem Programm anschließen. Nach einer ersten internationalen Antistigma-Konferenz »Together Against Stigma« im September 2001 in Leipzig, auf der sich über 500 Teilnehmer aus 51 Ländern über Planung, Umsetzung und bisher vorliegende Ergebnisse der Antistigma-Aktivitäten informieren und austauschen konnten, sind weitere Konferenzen geplant (Sadre Chirazi-Stark 2003).

Open the doors e.V.

In Deutschland wurde der gemeinnützige Verein »Open the doors e.V.« gegründet, der eine Koordinationsfunktion für die zahlreichen Antistigma-Aktivitäten in den lokalen Projektzentren in Düsseldorf, Hamburg, Itzehoe, Kiel, Leipzig und München übernimmt. In den lokalen/regionalen Projektgruppen engagieren sich neben Patienten, Angehörigen, Ärzten und Psychologen manchmal auch Politiker, Journalisten, Arbeitgeberverbände und Träger sozialer Einrichtungen. Die Aktivitäten der Arbeitsgruppen richten sich an die breite Öffentlichkeit genauso wie an spezielle Zielgruppen.

**Aktivitäten von »Open the doors e.V.«
in Deutschland**

- Aufklärung der Öffentlichkeit durch Veranstaltungen und Medienarbeit
- Information von Sozialleistungsträgern, Arbeitgebern und anderen Einrichtungen, die für die Rehabilitation der Erkrankten bedeutsam sind
- Aktive Einflussnahme auf Einstellungen und Verhalten bestimmter Zielgruppen (z. B. Journalisten, Polizisten, Schüler, Lehrer und in der Psychiatrie tätige Berufsgruppen) im Rahmen von Begegnungen, Vorträgen und Workshops

---

BASTA

Die »Bayerische Anti Stigma Aktion« (BASTA) gegen - Diskriminierung psychisch Kranker wurde als eine der deutschen Antistigma-Arbeitsgruppen des Vereins »Open the doors« im November 2000 an der Klinik für Psychiatrie und Psychotherapie der TU München unter Federführung von Dr. Werner Kissling ins Leben gerufen (www.openthedoors.de).

Wichtig

In der Arbeitsgruppe engagieren sich Betroffene, Angehörige sowie Professionelle aus dem psychiatrischen Bereich. Ihr erklärtes Ziel ist es, die Diskriminierung psychisch Kranker, die im Widerspruch zum Artikel 3 des Grundgesetzes steht (»Niemand darf wegen seiner Behinderung benachteiligt werden«), zu beenden.

Das Engagement der mittlerweile 150 aktiven Mitglieder der Arbeitsgruppe hat vier Schwerpunkte:

Aktivitäten der BASTA

- Aufklärungsarbeit in Schulen (Entwicklung eines 4-stufigen Lernpakets für Schüler im Alter von 13–17 Jahren, das auch eine Begegnung der Schüler mit Betroffenen beinhaltet; inklusive Videofilm zur Umsetzung des Lernpakets für interessierte Lehrer)
- Sensibilisierung der Polizei (Projekttage für Studierende an der Bayerischen Beamtenfachhochschule, Fachbereich Polizei, in trialogischer Zusammensetzung)
▼

- Kunst- und Kulturprojekte (Veranstaltung von Ausstellungen, Dichterlesungen, Benefizveranstaltungen etc. zur Erreichung einer breiteren Öffentlichkeit und zur Sponsorengewinnung)
- »Stigma Alarm Netzwerk« (SANE) im Internet (www.openthedoors.de)

Die Arbeit des »**Stigma Alarm Netzwerks**« SANE geht über die regionalen Belange hinaus. Über SANE können Fälle von Diskriminierung psychisch Kranker via E-Mail gemeldet werden. Die Fakten werden durch ein trialogisches Gremium der BASTA überprüft und es wird versucht, durch direkte Kontaktaufnahme mit dem Diskriminierenden den Stopp dieser Handlungen (z. B. diskriminierende Presseberichte, Werbekampagnen, Filme, Fernsehsendungen, Anzeigen u. Ä.) zu erreichen. Wenn dieser gütliche Einigungsversuch misslingt, wird der Fall allen Netzwerkmitgliedern bekannt gemacht und Adressen weitergegeben, an die weitere Proteste direkt gerichtet werden können.

Wichtig

Da die Firmen einen Imageverlust und v. a. wirtschaftliche Konsequenzen fürchten, hat sich das System als recht wirksam erwiesen.

So konnten die Teilnehmer an SANE durch ihren Druck beispielsweise bereits ein bekanntes Möbelhaus und eine Modefirma zum Verzicht auf Werbeanzeigen mit Suizidmotiven bewegen, die diskriminierende Werbekampagne »Bin ich schizophren?« einer deutschen Fluggesellschaft konnte gestoppt und Kaffeetassen mit Comic-Figuren in Zwangsjacken vom Markt verbannt werden. Auch TV-Pfarrer Jürgen Fliege wurde aufgrund der Proteste gerügt, weil er die Einweisung in eine psychiatrische Klinik mit der Selektion auf einer (KZ-)Rampe verglich (Abb. 47.1)

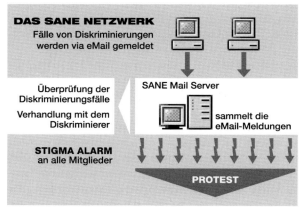

 Abb. 47.1. »Das SANE Netzwerk« (Flyer von SANE)

Antistigma-Kampagne »von unten«

Noch ehe die Antistigma-Kampagne der WPA gestartet wurde, gab es in Deutschland bereits zahlreiche lokale Initiativen, die durch ihre kontinuierliche trialogische Arbeit an der Basis versuchten, Einfluss auf das Bild der psychisch Kranken in der Gesellschaft zu nehmen. Eine große Bedeutung haben dabei die Psychoseminare, die vor über 10 Jahren in Hamburg gegründet wurden und mittlerweile weite Verbreitung gefunden haben (vgl. Kap. 32).

Die Professionellen sollten sich stets in ihren Inhalten und Zielen eng an den Bedürfnissen und dem subjektiven Erleben von schizophren Erkrankten und ihren Familien orientieren, wie von der WPA auch gefordert; dann werden die professionell koordinierten Antistigma-Aktivitäten niemals als Konkurrenz zu den Selbsthilfeinitiativen gesehen werden, sondern als unterstützende Lobbyarbeit für die Anliegen der Betroffenen und ihrer Familien.

47.8   Selbsthilfeansätze bei anderen diagnostischen Schwerpunkten

Wie aus ❏ Tabelle 47.3 hervorgeht, sind in den Selbsthilfeverbänden der Angehörigen überwiegend Angehörige von schizophren Erkrankten (zwischen 62 und 90%) organisiert. Die Hilfsangebote sind daher verständlicherweise an deren Bedürfnissen orientiert, auch wenn die Informations- und Beratungsdienste oder die Gruppenangebote im Prinzip allen Angehörigen psychisch Kranker offen stehen.

> **Wichtig**
>
> Der Anteil der Angehörigen von manisch-depressiv oder depressiv erkrankten Menschen in den Selbsthilfegruppen liegt etwa zwischen 15 und 20%. Diese Zahlen gelten sowohl für Deutschland als auch für Österreich und die Schweiz.

Ein Grund dafür, dass sich nur wenige Angehörige von affektiv Erkrankten diesen Selbsthilfegruppen anschließen, mag darin bestehen, dass sich häufig die Partner für die affektiv Erkrankten engagieren, deren Problemlage sich von der der Angehörigen schizophren Erkrankter – im Regelfall die Mütter – zu sehr unterscheidet, so dass sie sich dadurch nicht soviel Verständnis und spezifische Hilfe versprechen. Eigene Selbsthilfegruppen für Angehörige von affektiv Erkrankten sind punktuell vorhanden, aber bei weitem nicht so organisiert und etabliert wie im Bereich der Schizophrenie. Ein noch größeres Defizit besteht bei den weiteren psychischen Erkrankungen wie z. B. den **Zwangserkrankungen, Persönlichkeitsstörungen, Anpassungs- und Belastungsstörungen, Essstörungen oder Angsterkrankungen.** Obwohl der Bedarf der Angehörigen hinsichtlich Information, Rat und emotionaler Unterstüt-

zung auch bei diesen Diagnosegruppen als sehr hoch einzuschätzen ist, gibt es für diesen Personenkreis nur ein eingeschränktes spezifisches Informations- und Beratungsangebot und nur äußerst selten spezifische Selbsthilfegruppen. In ihrer Not wenden sich Angehörige manchmal an die jeweiligen Selbsthilfegruppen der Betroffenen, um sich Informationen über die Erkrankung sowie über Therapiemöglichkeiten aus »erster Hand« zu holen und Hinweise für einen hilfreichen Umgang mit dem Erkrankten zu erhalten.

> **Wichtig**
>
> Eine weitere Möglichkeit der Selbsthilfe für Angehörige besteht darin, die E-Mail-Beratung oder die Kommunikationsforen der einschlägigen Internetseiten zu nutzen (z. B. borderline-plattform.de, zwaenge.de, zwangserkrankungen.de, trich.de).

Über diesen Weg können Kontakte zu evtl. schon bestehenden Selbsthilfegruppen hergestellt oder manchmal auch die Gründung einer neuen eigenen Selbsthilfegruppe unterstützt werden (Vermittlung in lokale Selbsthilfegruppen auch über www.nakos.de und www.das-selbsthilfegruppen.de).

Da bisher jedoch noch keine ausreichenden Möglichkeiten zur emotionalen Entlastung der Angehörigen bestehen, sind auch die Professionellen aufgerufen, für diese Zielgruppen therapeutische Angebote zu schaffen und die Bildung von Selbsthilfegruppen mit anzustoßen.

Anders sieht es im Bereich der **Suchterkrankungen** aus.

> **Wichtig**
>
> Ähnlich wie die Selbsthilfegruppen der Anonymen Alkoholiker haben auch die Selbsthilfegruppen der Angehörigen und Freunde von Alkoholikern schon eine längere Tradition und sind weit verbreitet.

Die weltweite Selbsthilfeorganisation Al-Anon/Alateen-Familiengruppen mit Hauptsitz in den USA besteht schon seit über 50 Jahren und hat sich zum Ziel gesetzt, den Familien von Alkoholikern zu helfen durch Erfahrungsaustausch und gegenseitige Unterstützung bei der Bewältigung der Probleme, die im Zusammenhang mit der Alkoholabhängigkeit eines Familienmitglieds entstehen. Die Organisation ist mittlerweile in 118 Ländern vertreten und vereint etwa 30.000 lokale Gruppen. Die Selbsthilfeliteratur ist in 30 Sprachen verfügbar. Für Jugendliche und für erwachsene Kinder alkoholabhängiger Eltern gibt es seit 30 Jahren spezielle Gruppen (Alateen-Gruppen, Al-Anon Erwachsene Kinder). Weltweit existieren ca. 2.300 Alateen-Gruppen.

Auch die Angehörigenorganisation ist darauf bedacht, die Anonymität eines jeden zu wahren. Die wöchentlich stattfindenden Meetings der lokalen Selbsthilfegruppen von 1–2 Stunden Dauer können von Interessenten ohne Voranmeldung besucht werden. Eine Kontakt-Telefonnummer kann bei Bedarf beim Zentralen Dienstbüro (ZDB) der deutschen Al-Anon/Alateen-Organisation erfragt werden.

Eine weitere Organisation wendet sich speziell an die erwachsenen Kinder suchtkranker Eltern (EKS/ACAs). Sie bietet Informationen und gegenseitige Hilfe und vermittelt Kontakte zu Ärzten, Kliniken und Selbsthilfegruppen.

Im Bereich der **Demenzerkrankungen** ist v. a. die Deutsche Alzheimer Gesellschaft e.V. aktiv.

> **Wichtig**
>
> Sie wurde 1989 als gemeinnütziger Verein gegründet und fungiert als Bundesverband von z. Z. 61 auf Landes- und regionaler Ebene organisierten Alzheimer-Gesellschaften sowie weiterer zahlreicher Angehörigen- bzw. Selbsthilfegruppen.

Angehörige von Demenzkranken und Professionelle versuchen in den Gesellschaften ihre Aktivitäten zu bündeln zum Wohle der etwa 1 Mio. Demenzkranken in Deutschland und ihrer Familien.

> **Ziele der Alzheimer-Gesellschaften**
>
> - Verständnis und Hilfsbereitschaft in der Bevölkerung für die Alzheimer-Krankheit und andere Demenzerkrankungen fördern
> - Gesundheitspolitische und sozialpolitische Initiativen anregen
> - Krankheitsbewältigung der Betroffenen verbessern
> - Selbsthilfefähigkeit der Angehörigen stärken
> - Entlastung für betreuende Angehörige schaffen durch Aufklärung, emotionale Unterstützung und praktische Hilfen
> - Forschung über Demenzerkrankungen und ihre Behandlungsmöglichkeiten unterstützen
> - Neue Betreuungs- und Pflegeformen entwickeln und erproben

Vor dem Hintergrund der wachsenden gesellschaftspolitischen Bedeutung der Demenzerkrankungen stellen die Selbsthilfeaktivitäten der Angehörigen in den Alzheimer-Gesellschaften eine wichtige, geradezu unverzichtbare Ergänzung zum vorhandenen Spektrum an professionellen Behandlungs-, Unterstützungs- und Versorgungsangeboten (vgl. Kap. 32) dar.

47.9   Ausblick

Die Selbsthilfeaktivitäten der Angehörigen und die gezielte Nutzung ihres kotherapeutischen und protektiven Potenzials für die Langzeitbehandlung der Patienten/Betroffenen sind aus der heutigen gemeindenah orientierten psychiatrischen Versorgung nicht mehr wegzudenken.

> **Wichtig**
>
> Die Angehörigen selbst legen hierbei jedoch immer mehr Wert darauf, dass sie nicht als »Lückenbüßer« und billige »Hilfskräfte« für Betreuungs- und Versorgungsdienste bei chronisch Kranken missbraucht werden, die eigentlich Aufgabe des professionellen Versorgungssystems wären.

Die professionellen Helfer sind gut beraten, dieses Anliegen der Angehörigen sehr ernst zu nehmen! Dies zeigt, dass sie selbstbewusst und engagiert ihre Rolle als oft lebenslange Begleiter der Patienten wahrnehmen wollen. Hierzu müssen sie bereit sein, ganz erhebliche Abstriche hinsichtlich ihrer eigenen Lebensqualität und Verwirklichung eigener Lebensziele mit Einschränkung des persönlichen Selbstverwirklichungsspielraumes hinzunehmen. Umgekehrt kann die Annahme dieser Schlüsselposition als »Lebensbegleiter der Patienten« zu einer sinnstiftenden und haltgebenden Erfahrung werden, die sehr viele Angehörige nicht missen möchten (Bäuml 1994b).

Die professionellen Helfer sollten alles tun und unternehmen, um den »kotherapeutischen« Optimismus der Angehörigen zu stützen und ihre Energiereserven zu erhalten. Selbsthilfeinitiativen leisten hierbei einen ungemein wertvollen Beitrag.

> **Wichtig**
>
> Dass es hierbei manchmal konkurrierende Momente in der Zusammenarbeit mit Angehörigen geben kann, liegt in der Natur der Sache. Professionelle Helfer sollten mit Großmut, Verständnis und Wohlwollen reagieren, um dieses wertvolle Unterstützungspotenzial der Angehörigen nicht unnötig zu beeinträchtigen.

Besonderes Augenmerk sollte künftig auf die nach wie vor als »Hauptanliegen der Angehörigen« zu bezeichnende Krisenhilfe gelegt werden. Bisher gibt es offensichtlich noch keine gut funktionierenden Instrumente, um Familien zu helfen, deren (schizophren) Erkrankte zwar an einer anhaltenden Krankheits- und Behandlungsuneinsichtigkeit leiden, die aber sozial oder medizinisch (noch) nicht auffällig genug sind, dass die Kriterien der psychisch Kranken- oder Unterbringungsgesetze schon greifen würden. Hierdurch kommt es oft zu einer eigentlich nicht tolerablen Behandlungs- und Gesundungsverschleppung, die sowohl zu Lasten der Angehörigen als auch längerfristig der Patienten selbst geht.

Wichtig

Die Initiierung einer besser wirksamen Krisenhilfe mit einem rund um die Uhr zur Verfügung stehenden Interventionsteam mit evtl. gemeinsamer Besetzung aus professionellen Helfern und erfahrenen Angehörigen, möglicherweise auch mit erfahrenen Betroffenen, ist Zukunftsmusik in den Ohren der Angehörigen.

Vor allem die Verbesserung der Krisenversorgung sollten auch die Professionellen auf ihre »Fahnen schreiben«, um zu einer spürbaren Entlastung der Angehörigen mit nachhaltiger qualitativer Verbesserung der Versorgung von schwer und schwerst seelisch kranken Menschen beizutragen.

Anhang: Adressen

- NAKOS – Nationale Kontakt- und Informationsstelle zur Anregung und Unterstützung von Selbsthilfegruppen der Deutschen Arbeitsgemeinschaft Selbsthilfegruppen e.V.
  Wilmersdorferstr. 39, 10627 Berlin
  Tel. 030-31018960, Fax 030-31018970
  Dienstag, Mittwoch und Freitag 9–13 Uhr, Donnerstag 13–17 Uhr
  E-Mail: selbsthilfe@nakos.de,
  Homepage: www.nakos.de
- Deutsche Arbeitsgemeinschaft Selbsthilfegruppen e.V. (DAG SHG e.V.)
  Friedrichstr. 28, 35392 Gießen
  Tel. 0641-99-45612,
  Homepage: www.das-selbsthilfegruppen.de
- European Union of Family Organizations – EUFAMI
  Deutsche Sektion c/o Annegret Eck
  Uerdinger Str. 26, 40474 Düsseldorf
  Tel. 0211-452507, Fax: 0211-45-2207

Deutschland

- Bundesverband der Angehörigen psychisch Kranker (BApK)
  Thomas-Mann-Str. 49a, 3111 Bonn
  Sprechstunden der Geschäftsstelle: Montag–Freitag 9.00–13.00 Uhr
  Tel. 0228-632646, -96399228 (Geschäftsführerin Margit Golfels), Fax 0228-658063
  E-Mail: bapk@psychiatrie.de,
  Homepage: www.bapk.de
  Telefonische Selbsthilfeberatung: Montag, Dienstag und Donnerstag 15.00–19.00 Uhr
  Tel. 0180-5950951 (EUR 0,30/min) oder 0228-632646

Beratungsanfragen per E-Mail an:
beratung.bapk@psychiatrie.de
- LV Baden-Württemberg ApK e.V.
  Geschäftsstelle, Hebelstr. 7, 76448 Durmersheim
  Tel. 07245-916615, Fax 07245-916647
  E-Mail: lvbwapk@t-online.de,
  Homepage: www.lvwapk.de
- LV Bayern ApK e.V.
  Geschäftsstelle, Pappenheimstr. 7, 80335 München
  Sprechstunden: Montag, Dienstag und Donnerstag 10.00–13.00 Uhr, Mittwoch 14.00–18.00 Uhr
  Tel. 089-51086325, Fax 089-51086328
  E-Mail: lvbayern_apk@online.de, Homepage: www.lvbayern-apk.de
- LV Berlin ApK e.V.
  Geschäftsstelle, Mannheimer Str. 32, 10713 Berlin
  Sprechstunden: Montag–Donnerstag, 14.00–18.00 Uhr
  Tel. 030-86395701, Fax 030-86395702
  E-Mail: info@ang-psych-kr.de,
  Homepage: www.ange-psych-kr.de
- LV Brandenburg ApK e.V.
  c/o Klaus Meynersen, Pestalozzistr. 153, 14612 Falkensee
  Tel./Fax 03322-235412
  E-Mail: meynersen@psychiatrie-selbsthilfe-brandenburg.de,
  Homepage: www.psychiatrie-selbsthilfe-brandenburg.de
- LV Hamburg ApK e.V.
  Geschäftsstelle, Postfach 710121, 22161 Hamburg
  Sprechstunden: Mittwoch 10.00–12.00 Uhr
  Tel./Fax 040-65055493 (AB)
- LV Hessen ApK e.V.
  Geschäftsstelle, Ludwigstr. 32, 63067 Offenbach
  Sprechstunden: Montag–Donnerstag 9.00–16.00 Uhr, Freitag 9.00–13.00 Uhr
  Tel. 069-811255, Fax 069-811253
- AG ApK Niedersachsen und Bremen e.V. (AANB)
  Geschäftsstelle, Wedekindplatz 3, 30161 Hannover
  Sprechstunden: Montag–Freitag 10.00–13.00 Uhr
  Tel. 0511-622676, Fax 0511-622677
  E-Mail: info@aanb.de, Homepage: www.aanb.de
- LV Nordrhein-Westfalen ApK e.V.
  Geschäftsstelle, Graelstr. 35, 48153 Münster
  Sprechstunden: Mittwoch 9.30–11.30 Uhr
  Tel. 0251-5209522, Fax 0251-5209523
  E-Mail: angehoerige-lv-nrw@t-online.de,
  Homepage: www.lv-nrw-apk.de
- LV Mecklenburg-Vorpommern ApK e.V.
  Geschäftsstelle, Henrik-Ibsen-Str. 20, 18106 Rostock (Evershagen)
  Sprechstunden: Montag–Freitag 10.00–16.00 Uhr (AB)
  Tel./Fax 0381-722025
  E-Mail: vorstand@lichtblick-newsletter.de,
  Homepage: www.lichtblick-newsletter.de

- LV Rheinland- Pfalz ApK e.V.
  c/o Monika Zindorf, Postfach 3001, 55020 Mainz
  Sprechstunden: Montag–Mittwoch und Freitag
  10.00–16.00 Uhr
  Tel. 06131-53972 (AB), Fax 06131-557128
  E-Mail: H.W.Zindorf@t-online.de
- LV Saarland ApK e.V.
  c/o Irma Klein, Königsberger Straße 42,
  66121 Saarbrücken
  Sprechstunden: Montag–Freitag 8.00–18.00 Uhr
  Tel./Fax 0681-831682
- LV Sachsen ApK e.V.
  Geschäftsstelle, Lützner Str. 75, 04177 Leipzig
  Sprechstunden: Dienstag 15.00–18.00 Uhr
  Tel. 0341-9128317, Fax 0341-4785898
  E-Mail: WEGE-Leipzig@t-online.de,
  Homepage: www.lvapk-sachsen.de
- LV Sachsen-Anhalt ApK e.V.
  Geschäftsstelle, Taubenstr. 4, 06110 Halle (Saale)
  Sprechstunden: Dienstag 14.00–18.00 Uhr,
  Donnerstag 10.00–12.00 Uhr
  Tel./Fax 0345-6867360
  E-Mail: apk-lv@freenet.de
- LV Schleswig-Holstein der Angehörigen und Freunde
  psychisch Kranker e.V.
  c/o Ernst Maß, Volkerstraße 14, 23562 Lübeck
  Tel. 0451-4988929, Fax 0451-4994336
- LV Thüringen ApK e.V.
  Geschäftsstelle, Bahnhofstraße 1a,
  07641 Stadtroda
  Sprechstunden: Montag–Donnerstag 8.00–15.00 Uhr
  Tel./Fax 036428-5621
  E-Mail: irenenorberger@arcormail.de
- Al-Anon/Alateen Familiengruppen
  (Suchterkrankungen)
  Emilienstr. 4, 45128 Essen
  Tel. 0201-773007, Fax 0201-773008
  E-Mail: al-anon.zdb@t-online.de,
  Homepage: www.al-anon.de
- Erwachsene Kinder suchtkranker Eltern (EKS/ACAs)
  Rosental 30, 53111 Bonn
  Tel. 0228-692910, Fax 0228-692910
- Deutsche Alzheimer Gesellschaft e.V.
  Friedrichstraße 236, 10969 Berlin
  Tel. 030-31505733, Fax 030-31505735
  Alzheimer-Telefon: 01803-171017 (EUR 0,09/min)
  E-Mail: info@deutsche-alzheimer.de,
  Homepage: www.deutsche-alzheimer.de

Österreich

- Hilfen für Angehörige psychisch Erkrankter (HPE)
  Österreich
  1070 Wien, Bernardgasse 36/4/14
  Tel. 01-5264202 und 5267854, Fax 01-5264200
  Sprechstunden: Montag, Mittwoch und

  Donnerstag 9.00–15.00 Uhr, Dienstag 12.00–18.00 Uhr,
  Freitag 9.00–12.00 Uhr
- HPE-Oberösterreich
  4020 Linz, Volksfeststr. 17
  Tel. 0732-784162
  Sprechstunden: Montag 11.00–14.00 Uhr,
  Donnerstag 17.00–19.00 Uhr
- HPE-Steiermark
  8010 Graz, Hans-Sachs-Gasse 1 (Hof)
  Tel. 0316-816331
  Sprechstunden: Dienstag 15.00–17.00 Uhr,
  Donnerstag 9.00–11.00 Uhr
- HPE-Tirol
  Zentrum-Innsbruck der Gesellschaft für psychische
  Gesundheit
  6020 Innsbruck, Karl-Schönherr-Str. 3
  Tel. 0512-589051 oder Donnerstag 14.00–16.00 Uhr
  im Zentrum-Innsbruck mit Tel. 0512-589051
- HPE-Wien/Niederösterreich/Burgenland
  Siehe HPE Österreich, gleiches Büro
- AHA – Angehörige helfen Angehörige
  5020 Salzburg, Gabelsberger Str. 27
  Sprechstunden: Dienstag 13.00–18.00 Uhr,
  Donnerstag 9.30–11.30 Uhr
  Tel. 0662-876534

Schweiz

- Schweizerischer Dachverband
  Geschäftsstelle, Langstrasse 149, 8004 Zürich
  Tel./Fax 01-2403877
  E-Mail: vask@bluewin.ch, Homepage: www.vask.ch
- Verein der Angehörigen Schizophreniekranker VASK
  Aargau
  Postfach 1045, 5610 Wohlen 1
- VASK Bern
  Postfach 8704, 3001 Bern
  Tel. 031-3116408
- VASK Glarus
  Postfach 864, 8750 Glarus
- VASK Graubünden
  Postfach, 7208 Malans
  Tel. 081-3537101
- VASK Luzern
  Postfach 128, 6210 Sursee
  E-Mail: vaskluzern@hotmail.com
- VASK Ostschweiz
  Postfach 1530, 9102 Herisau
  Tel. 071-2231413
- VASK Zürich
  Postfach 6161, 8023 Zürich
- Tel. 01-2404868
- VASK-AFS Ticino
  casella postale 1302, 6616 Losone
  Contatto telefonico e informazioni tramite Tel.
  Amico 143 (im Aufbau)

■ Assoc. Le Relais Genf
rue des Savoises 11–15, 1205 Genève
tél. 08-78801001

Literatur

Angermeyer NC, Finzen A (1984) Die Angehörigengruppe. Ferdinand-Enke, Stuttgart

Angermeyer NC, Matschinger A, Holzinger A (1997) Die Belastung der Angehörigen chronisch psychisch Kranker. Psychiat Prax 24: 215–220

Bäuml J (1994a) Psychosen aus dem schizophrenen Formenkreis. Ein Ratgeber für Patienten und Angehörige. Springer, Berlin Heidelberg New York

Bäuml J (1994b) Der Umgang mit schizophrenen Patienten aus der Sicht der Angehörigen. In: Kockott G, Möller HJ (Hrsg) Sichtweisen der Psychiatrie. Zuckschwerdt, München, S 42–52

Bäuml J, Pitschel-Walz G für die Arbeitsgruppe Psychoedukation (2003) Psychoedukation bei schizophrenen Erkrankungen. Schattauer, Stuttgart

Bäuml J, Pitschel-Walz G, Kissling W (1998) Psychoedukative Gruppen bei schizophrenen Psychosen unter stationären Behandlungsbedingungen – Ergebnisse der PIP-Studie, aktueller Stand, Ausblick. In: Bender W (Hrsg.) Angehörigenarbeit in der Psychiatrie. Claus-Richter-Verlag, Köln, S 123–174

Bäuml J, Pitschel-Walz G, Müller R, Rentrop M, Tiefenthaler SU, Straub E, Förstl H (2002a) Das »Familien-Barometer«: Ein Frühwarnzeichen-Interventionsprogramm auf Selbsthilfebasis bei schizophrenen Psychosen. Erste Ergebnisse einer multizentrischen explorativen Anwendungsbeobachtung. Abstract-Band, 9. Symposium Angehörigenarbeit in der Psychiatrie, Tübingen

Bäuml J, Pitschel-Walz G, Schaub A (2002b) Psychosoziale Therapien. In: Schmauß M (Hrsg) Schizophrenie – Pathogenese, Diagnostik und Therapie. Uni-Med, Bremen, S 194–263

Bäuml J, Pitschel-Walz G, Basan A, Kissling W, Förstl H (2003) Die Auswirkungen des protektiven Potentials von Angehörigen auf den Langzeitverlauf schizophrener Psychosen: Ergebnisse der 7-Jahres-Katamnese der Münchner PIP-Studie. In: Binder W, Bender W (Hrsg) Die dritte Dimension in der Psychiatrie – Angehörige, Betroffene und Professionelle auf einem gemeinsamen Weg. Claus-Richter-Verlag, Köln, S 129–160

Brown GW, Monck EM, Carstairs GM, Wing JK (1962) Influence of family life on the course of schizophrenic illness. Br J Prev Soc Med 16: S 55–68

Buchkremer G, Schulze-Mönking H, Holle R, Hornung WP (1995) The impact of therapeutic relatives' groups and the course of illness of schizophrenic patients. Eur Psychiatry 10: S 17–27

Bundesverband der Angehörigen psychisch Kranker e.V. (2002) Agenda 2006. Bonn

Dietz A, Pörksen N, Voelzke W (1998) Behandlungsvereinbarungen. Vertrauensbildende Maßnahmen in der Akutpsychiatrie. Psychiatrie-Verlag, Bonn

Dörner K, Egetmeyer A, Koenning K (1982) Freispruch der Familie. Psychiatrie-Verlag, Wunstorf Hannover.

Eikelmann B (1998) Sozialpsychiatrisches Basiswissen. Enke, Stuttgart

Finzen A (1979) Familientherapie – Begegnung mit einer therapeutischen Mode? Psychiatrische Praxis 6: 100–106

Finzen A, Hoffmann-Richter U (1995) Was ist Sozialpsychiatrie? Psychiatrie-Verlag, Bonn

Fromm-Reichmann F (1950) Principles of intensive psychotherapy. Chicago

Geislinger R (2001) Eine komplizierte Beziehung: Psychiatrie-Selbsthilfe und professionelle Unterstützung. In: Knuf A, Seibert U (Hrsg) Selbstbefähigung fördern. Empowerment und psychiatrische Arbeit. Psychiatrie-Verlag Bonn, S 243–260

Glauser S (2002) Profamille. Gruppeninterventionsprogramme für Angehörige von Schizophreniekranken. Vortrag gehalten beim IX. Symposium Angehörigenarbeit in der Psychiatrie am 20.4.2002 in Tübingen

Hornung WP (2003) Kooperative Pharmakotherapie und Mitbestimmungsaspekte im Rahmen psychoedukativer Interventionen. In: Bäuml J, Pitschel-Walz G für die Arbeitsgruppe Psychoedukation (Hrsg) Psychoedukation bei schizophrenen Erkrankungen. Schattauer, Stuttgart, S 45–66

Huber G (1987) Psychiatrie. Systematischer Lehrtext für Studenten und Ärzte. Schattauer, Stuttgart

Huber G (1999) Psychiatrie, 6. Aufl. Systematischer Lehrtext für Studenten und Ärzte. Schattauer Verlag, Stuttgart

Katschnig H, Konieczna T (1984) Der Ansatz des »Psychosozialen Netzwerks« am Beispiel eines sozialtherapeutischen Wohnheims. In: Dörner K (Hrsg) Neue Praxis braucht neue Theorie. Ökologische und andere Denkansätze für gemeindepsychiatrisches Handeln. Jacob van Hoddis, Gütersloh, S 182–188

Katschnig H (1984) Die andere Seite der Schizophrenie. Patienten zuhause. Urban & Schwarzenberg, München

Krauss P (1976) Probleme der Angehörigen chronisch seelisch Kranker. Nervenarzt 47: 498–501

Knuf A, Seibert K (2001) Selbstbefähigung fördern. Empowerment und psychiatrische Arbeit. Psychiatrie-Verlag, Bonn

NAMI (Hrsg) (1998) NAMI Family-to-Family Education Program – Open Your Mind – Mental illnesses are brain disorders. NAMI, Pennsylvania

Kruse G (1992) Praxisratgeber – Sozialtherapie. Gustav Fischer, Stuttgart Jena New York

Rössler W, Fätkenheuer B, Löffler W (1993) Soziale Rehabilitation Schizophrener. Modell sozialpsychiatrischer Dienst. Ferdinand-Enke, Stuttgart

Rummel C, Pitschel-Walz G, Kissling W (2002) Stufenmodell »Angehörige informieren Angehörige« – Moderatorenschulung für Aktive im Landesverband Bayern der Angehörigen psychisch Kranker e.V. Unveröffentlichtes Manuskript

Sadre Chirazi-Stark FM (2003) Kampf dem Stigma – Anti-Stigma-Kampagne und lokale Initiativen. In: Bäuml J, Pitschel-Walz G für die Arbeitsgruppe Psychoedukation (Hrsg) Psychoedukation bei schizophrenen Erkrankungen. Schattauer, Stuttgart, S 252–256

Schmid R, Spieß H, Vukovic A, Cording C (2003) Belastungen von Angehörigen und ihre Erwartungen an psychiatrische Institutionen. Literaturübersicht und eigene Ergebnisse. Fortschr Neurol Psychiat 71: 118–128

Schulte W, Tölle R (1977) Psychiatrie, 4. Aufl. Springer, Berlin Heidelberg New York

Spießl H, Schmid R, Vukovic A, Cording C (2003) Erwartungen von Angehörigen an die Psychiatrische Klinik. Psychiat Prax 30: 51–55

Straub E (2000) Von damals bis heute – 10 Jahre Landesverband der Angehörigen psychisch Kranker in Bayern. In: Straub E (Hrsg) Mit dem Gestern im Blick das Morgen gestalten. Neusser Druckerei und Verlag, Neuss, S 30–45

Stengler-Wenzke K (2003) Selbsthilfebewegung von Patienten und Angehörigen. In: Bäuml J, Pitschel-Walz G für die Arbeitsgruppe Psychoedukation (Hrsg) Psychoedukation bei schizophrenen Erkrankungen. Schattauer, Stuttgart, S 257–268

Tölle R, Windgassen K (2003) Psychiatrie, 13. Aufl. Springer, Berlin Heidelberg New York

Selbsthilfe bei Betroffenen

Ingo Runte, Sibylle Prins, Wielant Machleidt

> Im Kontext sozialpsychiatrischer Rehabilitation musste ganz von selbst die Frage auftauchen: Ist Selbsthilfe Therapie und als solche ein unverzichtbarer Beitrag zur beruflichen und sozialen Rehabilitation? Die Betroffenen der Selbsthilfegruppen beantworten diese Frage selbstbewusst so: Selbsthilfe hat therapeutische Wirkung, ist jedoch keine eigenständige Therapiemethode und auch kein Ersatz für Therapie. Wenn Selbsthilfe nicht Therapie ist und das explizit nicht sein will, was kann Selbsthilfe dann zu rehabilitativen Prozessen mit dem Ziel der beruflichen und gesellschaftlichen Wiedereingliederung leisten?

Das Wort Selbsthilfe stellt das »Selbst« in den Mittelpunkt der Hilfe – im Gegensatz zu »Fremd«-hilfe. Es hat eine semantische und pragmatische Nähe zu Begriffen wie Selbstbestimmung, Eigeninitiative u. a. Das Wort Selbsthilfe sagt etwas über all das aus, was ein einzelner Betroffener oder eine Gruppe für sich selbst als sinnvoll und hilfreich erlebt. Selbsthilfe hat therapeutisch eine Nähe zu Selbstheilung und den individuellen Selbstheilungskräften, ohne die kein erfolgreicher Therapieverlauf denkbar ist. Es geht um das selbstbestimmte »Selbst« in Polarisierung und Abgrenzung zum »fremd«. Die Subjekte also treten auf dem Wege der Rückkehr in die beruflichen und sozialen Partizipationsprozesse als Akteure im Sinne einer Selbstbemächtigung oder eines Empowerments auf. Sie verstehen sich nicht mehr als passive Empfänger von Leistungen beim Durchlaufen von Anpassungsprozessen in Rehabilitationsinstitutionen, sondern als Aktive, von denen eine Initiative ausgeht. Bei der Selbstgestaltung rehabilitativer Prozesse fällt **ihnen** die Wahl zu, für die Inanspruchnahme von förderlichen Funktionen im Sinne der selbst gesteckten Ziele. Dieser radikale Paradigmenwechsel im Selbst- und Fremdbild der Betroffenen durch die psychiatrischen Professionellen und den Sozialgesetzgeber wurde durch das deutsche Sozialgesetzbuch IX kodifiziert und damit allgemeinverbindlich im Sozialsystem und für die beruflich-soziale Rehabilitation psychisch kranker Menschen festgeschrieben. Das fragile Selbst psychischer kranker Menschen mit Rechten bei der Krankheitsbewältigung und dem sozialen Lernen zu unterstützen, sozial einzubinden und das Zurechtfinden im gemeindepsychiatrischen Versorgungssystem zu erleichtern, dieses alles sind Kernanliegen rehabilitativer Prozesse oder doch zumindest aufs Engste mit ihnen verknüpft. So ist es lohnend, im Zusammenhang mit psychiatrischer Rehabilitation aus der Perspektive der Betroffenen, die Selbsthilfe praktizieren, und aus der Sicht der Professionellen den Beitrag zur beruflichen und gesellschaftlichen Rehabilitation psychisch kranker Menschen durch die Selbsthilfe näher zu bestimmen.

48.1 Erlebnisschilderung[1]

48.1.1 Wie ging es ohne organisierte Selbsthilfe?

Nach meiner zweiten psychotischen Episode wurde es mir mit aller Schrecklichkeit deutlich: Die Psychose, das war kein »Ausrutscher« gewesen. Vielmehr war ich jemand, der einer sehr schweren, schwierigen und offenbar zur Wiederholung neigenden psychischen Krankheit erlegen war. Diesmal konnte ich nicht, wie beim ersten Mal, mein altes Leben wiederaufnehmen. Ich stand vor einem riesigen Berg von ungeklärten Problemen. Ich hatte so gut wie keine Informationen, weder über die Erkrankung noch über die Behandlung oder über die Hilfs- und Rehabilitationsmöglichkeiten. Ich war allein mit den für mich spektakulären psychotischen Erlebnissen, für die ich keine Erklärung finden konnte. Ich war in der Psychiatrie gewesen, auch das eine Erfahrung, die von den Menschen meiner Umgebung nicht geteilt wurde. Mit wem sollte ich über all dies sprechen? Meine Familie und Freunde ängstigten sich vor der Thematik, fühlten sich überfordert. Professionelle interessierten sich zum damaligen Zeitpunkt fast ausschließlich für meine Medikamenteneinnahme. Hinzu kam noch etwas anderes: Ich war es gewohnt, mein Leben selbst zu gestalten, mich auch für die politischen Hintergründe so mancher Lebensbereiche zu interessieren. In diesem Fall, bei der psychischen Erkrankung, schien mir das verwehrt. Plötzlich bestimmten andere Leute darüber, was gut für mich sei, was ich zu tun hätte. Meine politischen Interessen wurden von Angehörigen oder psychiatrischen Mitarbeitern zwar wahrgenommen – mich zu beteiligen, daran dachte man nicht. Oder waren in dem Ver-

ein, der sich um die Hilfe für psychisch kranke Menschen kümmerte, etwa auch Betroffene willkommen? In der Klinik hatte ich die Gemeinschaft mit anderen Psychiatrie-Erfahrenen schätzen gelernt – nun, nach der Entlassung, fand ich mich einer Welt ausgesetzt, die meine Fragen sowie meine Erfahrungen höchstens als Belästigung und als Zumutung empfand.

48.1.2 Was veränderte die Selbsthilfe?

Die von Professionellen und manchen Angehörigen aufgebrachte Frage, ob es bei einer psychischen Erkrankung überhaupt Selbsthilfe geben könne, wurde Anfang der 90er Jahre von der Realität überholt. In unserer 1991 gegründeten Selbsthilfegruppe (SHG) Psychose-Erfahrener fand ich zum ersten Mal ein Forum, in dem ich offen und ungezwungen über die Erlebnisse in den Psychosen und in der Psychiatrie sprechen konnte. Im Umgang mit Nichtbetroffenen hatte ich häufig das Gefühl, diesen inzwischen prägenden Teil meines Lebens verschweigen oder schamhaft verstecken zu müssen – hier war das anders. Dadurch wurde ein wichtiges Stück Identitätsarbeit geleistet – meine durch die Erkrankung zu einem sinnlosen Haufen Fakten mutierte Biographie wurde dadurch zwar nicht plötzlich zu einem Happy-End-Hollywoodfilm, aber doch wieder zu einer erzählbaren, zusammenhängenden Geschichte. Ich lernte sehr viele andere Betroffene, z. T. mit sehr ähnlichen, z. T. mit sehr verschiedenen Erfahrungen kennen. Jeder und jede hatte einen anderen Umgang mit der Krise – manche schienen mir darin erfolgreicher als andere. Manchmal gerieten Gruppenmitglieder in eine Krise, und ich lernte die Erkrankung aus einer anderen Perspektive kennen, als Zuschauerin oder als begleitende Person.

> **Wichtig**
>
> Selbsthilfegruppen bieten Raum für offene, schamfreie Kommunikation über psychische Probleme.

Ich erhielt dort meine ersten Informationen über die Wirkungsweise der Neuroleptika, über die lokale gemeindepsychiatrische Versorgung und über rechtliche Zusammenhänge. Einige der wichtigsten Ergebnisse waren auch die vielen informellen, privaten Kontakte, aus denen mittlerweile einige langjährige Freundschaften entstanden sind, bei denen die gemeinsame Leidensgeschichte oder Psychiatrie-Erfahrung nur noch eine untergeordnete Rolle spielt. Über den rein ideellen Freundschaftsaspekt hinaus wird in solchen Beziehungen auch, je nach individueller Lust und Belastbarkeit, Hilfestellung im Alltag geleistet. Sowie auch gemeinsame Freizeitgestaltung: Kino-, Ausstellungs- und Saunabesuche, Frühstücke und Kochgelage, Geburtstags- und andere Feiern. Einige Gruppenmitglieder waren, so wie ich, von Anfang an daran interessiert, über

---

[1] Autorin von Abschn. 48.1 ist Sibylle Prins. Der übrige Text entstand in gemeinschaftlicher Arbeit.

den privaten Austausch hinauszugehen und sich auch auf (psychiatrie-)politischer Ebene für unsere Interessen einzusetzen bzw. Öffentlichkeitsarbeit zu gestalten.

> **Wichtig**
>
> Durch die Selbsthilfe tritt Eigeninitiative an die Stelle von Ohnmachtsgefühlen. Die eigene Situation wird als beeinflussbar erlebt.

In unserer Stadt Bielefeld hat sich daraus ein reges trialogisches Miteinander entwickelt: regelmäßige Kooperationsgespräche zwischen Betroffenen, Angehörigen und psychiatrischen Einrichtungen, Psychoseminare, trialogisch organisierte öffentliche Tagungen zu psychiatrischen Themen, eine trialogisch besetzte Beschwerdestelle, Beteiligung von Betroffenen und Angehörigen in kommunalen Gremien. Nicht zu vergessen die Entwicklung der Behandlungsvereinbarung, einem Instrument, mit dem ehemalige Patienten individuelle Absprachen für den Fall einer erneuten Klinikaufnahme treffen können. Die Zahl und Komplexität der anfallenden Aktivitäten nahm rasch zu, so dass wir bereits 1993 aus einer eher unverbindlichen Struktur zur Gründung eines Vereins übergingen. Dieser produziert u. a. eine kleine Psychiatrie-Zeitung und veranstaltet gezielte Themenabende und Seminare (inzwischen von den Krankenkassen gefördert) für Psychiatrie-Erfahrene.

48.2 Aufgaben und Ziele von Selbsthilfe

48.2.1 Was kann Selbsthilfe leisten?

Die Möglichkeiten und Chancen der Selbsthilfe Psychiatrie-Erfahrener für ihre Rehabilitation sind in Stichworten:
- Durchbrechen der Isolation,
- Wertschätzung, Akzeptanz und Toleranz erfahren,
- Gruppe als soziales Lernfeld,
- Information und Beratung auf »gleicher Augenhöhe«,
- Unterstützung und Hilfe im Alltag,
- Erlernen von Bewältigungsstrategien und Vorbeugungsmaßnahmen,
- Ausdruck und Förderung von Selbstbestimmung und Eigeninitiative,
- Interessenvertretung,
- Öffentlichkeitsarbeit.

Menschen mit psychischer Erkrankung geraten durch diese häufig in eine extreme Isolation. Was von außen betrachtet als Krankheitssymptom oder selbstgewählter Rückzug aussieht, ist häufig nicht wirklich freiwillig, sondern beruht auch auf Erfahrungen von Ausgrenzung und Unverständnis seitens der sozialen Umwelt. Die Teilnahme

an einer SHG ist eine gute Möglichkeit, dieser Isolation entgegenzutreten.

> **Wichtig**
>
> Wichtigstes Ergebnis der Selbsthilfe: Durchbrechung der Isolation.

Man mag kritisch fragen, ob es denn förderlich sei, wenn dort wieder nur psychisch erkrankte Menschen aufeinandertreffen – dem kann man die Erfahrung entgegenhalten, dass ohne die Selbsthilfeszene etliche Psychiatrie-Erfahrene überhaupt keine Kontakte mehr hätten. Zudem treffen dort auch sehr verschiedene Menschen aufeinander: Neulinge und »alte Hasen«, psychiatriebejahende und psychiatriekritische bis antipsychiatrisch eingestellte Betroffene, solche, die ein eher biologisches oder ein eher biographisch-anthropologisches Krankheitsverständnis haben – bis hin zu Menschen, die das Erlebte überhaupt nicht als Krankheit eingestuft wissen möchten, Berufs- und Familienerfahrene oder Unerfahrene, solche, denen es inzwischen wieder dauerhaft gut oder zufriedenstellend geht, sowie Betroffene, die häufiger noch in Krisen geraten. Die Besonderheit gegenüber anderen Gruppen ist hier, dass die psychische Erkrankung nicht zur Ausgrenzung oder einer Sonderstellung führt, sondern Zugangsvoraussetzung ist und daher erst einmal akzeptiert wird.

> **Wichtig**
>
> In der Selbsthilfe sind Psychiatrie-Aufenthalte kein Ausgrenzungsfaktor, sondern Zugangsvoraussetzung.

Vielfach finden Betroffene in den SHG erstmals ein Umfeld, in dem sie trotz ihrer Beeinträchtigungen Toleranz erfahren und evtl. sogar die besondere Wertschätzung der anderen Gruppenmitglieder genießen. Jedoch soll kein allzu rosarotes Bild gemalt werden: Auch in SHG gibt es Konflikte und Grenzen dessen, was an Sozialverhalten akzeptiert wird. In dieser Hinsicht sind die Gruppen ein gutes Lernfeld für soziale Kompetenzen. Im Gegensatz zu den sozialen Trainingsgruppen handelt es sich hier aber nicht um ein künstliches, sondern ein natürliches Lernfeld, die Teilnahme ist freiwillig und – das ist der wichtige Aspekt bei der Informationsweitergabe und Beratung von Betroffenen zu Betroffenen – sie findet auf »gleicher Augenhöhe« statt. Das heißt, die Mitglieder sind von Anfang an gleichberechtigt und befinden sich nicht in einem Abhängigkeits- oder Machtverhältnis zueinander, was in anderen psychiatrischen Bezügen häufig der Fall ist und die Interaktion entsprechend verändert.

> **Wichtig**
>
> Selbsthilfe bietet Betroffenen eine soziale Perspektive.

Hierbei und auch bei der Hilfestellung und Unterstützung im Alltag liegt eine weitere Bereicherung darin, dass Betroffene unterschiedliche Rollen einnehmen können. In vielen Zusammenhängen müssen Psychiatrie-Erfahrene sich darauf beschränken, die Rolle des passiven Hilfeempfängers oder des »aufmüpfigen Verweigerers« einzunehmen. In der Selbsthilfe hingegen können sie unterstützende, beratende oder sogar anführende und koordinierende Funktionen wahrnehmen. Hinsichtlich der Bewältigungsstrategien und Vorbeugungsmaßnahmen, die in SHG vermittelt werden können (Seibt 2000), handelt es sich keineswegs nur um solche, wie sie etwa die von psychiatrischer Seite angebotenen sog. psychoedukativen Gruppen zu vermitteln suchen.

> **Wichtig**
>
> Selbsthilfe entwickelt und verwirklicht Selbsthilfestrategien.

Im Vergleich zu der Differenziertheit und Verschiedenheit des Krankheitsverständnisses, welches sich in SHG findet, wirken die psychoedukativen Ansätze grobmaschig und wenig individuell – zumal sie sich fast ausschließlich am medizinischen Krankheitsmodell orientieren und relativ defizitorientiert sind. Eine besondere Bewältigungsstrategie wird auf jeden Fall in der Selbsthilfe vermittelt, nämlich die Fähigkeit, über die Erkrankung und die damit zusammenhängenden Probleme, etwa die tiefen Brüche in der Biographie, überhaupt und in einer alltäglichen Sprache – außerhalb des medizinischen Jargons – sprechen zu lernen. Weiterhin wird der subjektive Standpunkt, die Innensicht und deren Verteidigung gegen eine Umwelt, welche die Krise nur von außen betrachten und beurteilen kann, gestärkt und gestützt, ohne dass andere Standpunkte deshalb unbedingt geleugnet oder abgelehnt werden müssen. Hierdurch können die Betroffenen in ihrer Geschichte wieder selbstbestimmt agieren, wobei die Aktivität oder auch nur das Interesse an der Arbeit von SHG bereits per se ein Akt der Selbstbestimmung ist und die Teilnahme eine gewisse Eigeninitiative verlangt.

> **Wichtig**
>
> Selbsthilfe ist Wiedererlangung der Selbstbestimmung durch selbstbestimmtes Handeln.

Abschließend lässt sich noch beobachten, dass zwar Betroffene inzwischen einige eher theoretische Überlegungen zum Thema Selbsthilfe und Selbstorganisation angestellt haben, die zahlreichen Initiativen auf diesem Gebiet jedoch eher »theorielos« und mehr erfahrungsbezogen vorgehen und die konkrete Ausgestaltung (und der Erfolg) der Selbsthilfearbeit vor Ort sehr abhängig ist von Umfang und Art des Engagements der jeweiligen Akteure.

Interessenvertretung

Bei einer Diskussion um das Wohl und Wehe eines kommunalen Krisendienstes äußerte eine Ärztin den Satz: »Bei diesem Krisendienst rufen ja nicht nur Betroffene an, sondern auch Bürger.« Soll das heißen, dass durch Psychiatrie-Erfahrung die Bürgereigenschaften und -rechte verloren gehen? Juristisch wohl kaum, in der politischen Praxis war dies jedoch lange Zeit der Fall. Inzwischen sind und werden Psychiatrie-Erfahrene zunehmend beteiligt an Entscheidungsprozessen, die ihre ureigenen Belange betreffen. Sie sind Mitglieder in Klinikräten, kommunalen Beiräten, psychosozialen Arbeitsgemeinschaften, Trägervereinen, Besuchskommissionen oder aktiv in Beschwerdestellen tätig.

> **Wichtig**
>
> Selbsthilfe heißt auch: politische Interessenvertretung im Rahmen einer demokratischen und partnerschaftlichen Psychiatrie.

Einige psychiatrische Einrichtungen haben die verstärkte Beteiligung ihrer »Nutzer« in ihr Konzept aufgenommen. Probleme ergeben sich für Betroffene u. U. durch Informationsdefizite und die oft nur geringen realen Einflussmöglichkeiten. Ein Problem ist noch zu nennen, welches langfristiger Lösungen bedarf und auch eine Herausforderung für die Betroffenenverbände selbst darstellt: Die als »chronisch« Erkrankte beschriebenen Menschen sind bisher nur in sehr unzureichendem Maße an diesen Formen der Interessenvertretung beteiligt. Man darf aber hoffen, dass bei der derzeit stattfindenden Etablierung und Konsolidierung der Selbsthilfeverbände auch diese Betroffenen verstärkte Aufmerksamkeit erhalten.

Öffentlichkeitsarbeit

Sich als Betroffener in eine SHG zu begeben ist bereits ein Schritt in die Öffentlichkeit, heraus aus der reinen Privatsphäre. Alle Psychiatrie-Erfahrenen wollen Einfluss nehmen auf diejenige Öffentlichkeit, die aus ihrer unmittelbaren sozialen Umgebung besteht. Viele sind aber auch daran interessiert, auf die allgemeine Öffentlichkeit einzuwirken. Teilweise durch Publikationen, durch Teilnahme an psychiatrischen Tagungen, aber auch durch Erfahrungsberichte vor und Diskussionen mit Ausbildungs- oder Fachgruppen. Eine zunehmende Anzahl von Betroffenen wagt sich an die Öffentlichkeit: Unterrichtseinheiten mit Psychiatrie-Erfahrenen an allgemeinbildenden Schulen, Radiosendungen, vereinzelt sogar Fernsehauftritte, Berichte in lokalen Tageszeitungen. Diese Psychiatrie-Erfahrenen wollen sich nicht länger versteckt halten, sondern auf ihre Lage, ihre besonderen Erfahrungen, ihre Probleme und Bedürfnisse aufmerksam machen, Verständnis wecken und der Stigmatisierung entgegenwirken. Ferner sind v. a. die deutschen Selbsthilfeverbände darin engagiert, die Erinnerung an die Verbrechen, die in der Zeit des Nationalsozialismus an Psychiatriepatienten verübt wurden, wach zuhalten und ähnlichen modernen Strömungen – etwa in Bioethik- oder Eugenikdiskussionen – entschieden entgegenzutreten. Psychiatrie-Erfahrenen-Verbände nehmen weiterhin kritisch Stellung zu aktuellen psychiatrischen Entwicklungen, z. B. dem verstärkten Interesse an der Genforschung oder der Verschreibungspraxis von Psychopharmaka bei Kindern und Jugendlichen (Ritalin-Debatte).

48.2.2 Was kann Selbsthilfe nicht leisten?

Es ist notwendig, auch auf die Grenzen und Begrenzungen der Selbsthilfe hinzuweisen. Diese zunächst im Überblick:
- Selbsthilfe – nicht für jeden?!
- Selbsthilfe ist keine neue Therapieform!
- Selbsthilfe ist als Ersatz für Psychiatrie nur bedingt möglich

Es fällt auf, dass in den meisten Selbsthilfeorganisationen Menschen, die Psychosen verschiedener Art erlebt haben, im Vergleich zu anderen Diagnosebetroffenen überdurchschnittlich vertreten sind. Dies hängt mit der Geschichte und der psychiatriekritischen Ausrichtung der SHG und ihrer Verbände zusammen. Gerade bei Psychosen ergeben sich die größten Differenzen und Interessenkonflikte zwischen Behandlern und Patienten. Gerade Menschen mit Psychosen sind überdurchschnittlich häufig von traumatisierenden psychiatrischen Zwangsmaßnahmen betroffen. Die Verordnung antipsychotischer Medikamente wird von den Betroffenen i. Allg. kritischer aufgenommen als dies bei anderen Psychopharmaka der Fall ist. Schließlich wurde und wird z. T. heute noch Psychose-Erfahrenen die Lebens- und Mitwirkungskompetenz abgesprochen. Es ist daher verständlich, dass ausgerechnet diese Psychiatrie-Erfahrenen ein besonderes Interesse entwickelt haben, sich zu organisieren und ihre Interessen zu artikulieren und durchzusetzen.

Ferner gilt es zu berücksichtigen, dass auch nur eine gewisse (allerdings wachsende) Anzahl von Psychiatrie-Erfahrenen überhaupt ein Interesse hat, mit der Selbsthilfebewegung in Kontakt zu treten. Manchmal beruht das Desinteresse auf Informationsmangel oder darauf, dass die erforderliche Initiative krankheitsbedingt nicht aufgebracht werden kann. Insbesondere junge Menschen, die bisher nur einen einzigen Psychiatrie-Aufenthalt hatten, wollen sich – verständlicherweise – oft nicht durch den Besuch einer SHG auf die Rolle als »Psychiatrie-Erfahrener« festlegen. Ein wesentlicher und unabdingbarer Grundsatz der Selbsthilfe ist die Freiwilligkeit – auch die Entscheidung, **nicht** an der Selbsthilfe teilzunehmen, ist ein Ausdruck der Selbstbestimmung! Deshalb sind die SHG auch vor einer Vereinnahmung dergestalt, dass Psychiatrie-Er-

fahrene von ihren Ärzten oder Therapeuten zu einer Teilnahme verpflichtet werden, unbedingt zu schützen.

Wichtig
Selbsthilfe kann nur freiwillig sein!

Es gibt hin und wieder SHG, die explizit therapeutische Ziele für sich formulieren oder sogar psychotherapeutische Techniken einsetzen. Ein Sonderfall sind Gruppen mit festgelegter Gesprächsstruktur, z. B. die »Emotions Anonymous«. Viele Gruppen lehnen dies jedoch ab und verstehen sich ausdrücklich als »therapiefreier Raum«, in denen das Gruppenleben, abgesehen von kleineren Anfangs- oder Schlussritualen, sich auf möglichst natürliche und selbstbestimmte Weise entfalten soll. Es stellt sich für die Betroffenen die Frage, inwiefern Selbsthilfe professionelle Hilfe nicht nur ergänzen, sondern evtl. sogar ersetzen kann. Ein derartiges Vorgehen kann nur unternommen werden, wenn die Grenzen dieser Laienhilfe mitbedacht werden und z. B. die Begleitung einer akuten Krise vorher genauestens durchdacht und geplant wurde. Eine Reihe von Psychiatrie-Erfahrenen lehnt dieses Ansinnen auch für sich ab – nicht zuletzt aus Belastungsgründen.

Wichtig
Selbsthilfe kann Psychiatrie derzeit nicht ersetzen. Aber sie entwickelt Modelle der Deutung und Begleitung von psychischen Krisen, die zukunftsweisend sind.

48.3 Selbsthilfeorganisationen

In den Jahrzehnten nach dem zweiten Weltkrieg bildeten sich in Deutschland zunächst nur sporadisch SHG Psychiatrieerfahrener. Beispielsweise wurde 1970 in Hamburg der »Club 70« für Psychiatrie-Erfahrene und einsame Menschen mit rund 150 Mitgliedern gegründet. Neben gemeinsamen Aktivitäten wie Gesprächs- und Tanzabenden ging es zuvorderst um eine Verbesserung menschenunwürdiger Zustände der bundesdeutschen Psychiatrie und um eine Aufklärung über die während der Nazizeit begangenen Verbrechen an psychiatrischen Patienten. Bekannt wurden später auch die Irrenoffensiven in Berlin und im Ruhrgebiet sowie SHG in Bielefeld, Hannover, Nürnberg und Stuttgart. Diese Initiativen trugen mit dazu bei, dass in der ersten Hälfte der 70er Jahre die Psychiatrie-Enquete des Deutschen Bundestages entstand (1975), von der die deutsche Reformpsychiatrie ausging.

Im Oktober 1992 trafen sich 250 Psychiatriebetroffene in Bedburg-Hau, der größten psychiatrischen Klinik Deutschlands, und gründeten den demokratisch organisierten **Bundesverband Psychiatrie-Erfahrener** (BPE). Die dort vertretenen Strömungen reichen von antipsychiatrischen Haltungen bis zu Reformansätzen innerhalb der Psychiatrie. Der BPE gibt Hilfen beim Aufbau von SHG[2], führt örtliche Mitglieder zu Kreis- und Landesverbänden zusammen, informiert über Rechte Psychiatriebetroffener, unterstützt nichtpsychiatrische Versorgungsstrukturen, stellt Forderungen zur Humanisierung psychiatrischer Kliniken (z. B. Verbesserung des Stationsalltags durch Anbieten eines täglichen Spaziergangs unter freiem Himmel von mindestens einer Stunde Dauer) und nimmt Einfluss auf Politik, Wirtschaft und Sozialversicherungen, um verbesserte Bedingungen für familiäre, soziale und berufliche Rehabilitation zu schaffen. Weiterhin existiert eine öffentliche Psychopharmakaberatung des BPE[3]. Der BPE war Mitveranstalter des 14. Weltkongresses für Soziale Psychiatrie 1994 in Hamburg und des VI. Reha-Weltkongresses 1998, ebenfalls in Hamburg. Auf der BPE-Veranstaltung »25 Jahre Psychiatrie-Enquete« im Jahr 2000 wurde die Forderung aufgestellt, dass Psychiatrie-Erfahrene nicht nur als Experten für ihre psychische Krisen, sondern auf allen Ebenen der psychiatrischen Behandlung und Versorgung angemessen partnerschaftlich beteiligt werden müssen. Im Jahr 2000 waren im BPE ca. 700 Einzel- und Fördermitglieder in 14 Landesorganisationen und ca. 100 lokalen Gruppen organisiert.

39 Delegierte aus 16 europäischen Ländern konstituierten 1991 das **Europäische Netzwerk von Psychiatriebetroffenen**, in dem bis heute 34 Staaten vertreten sind. Auf einer europäischen Ebene befasst man sich mit sozialen Belangen, dem Recht auf Wohnraum, Arbeit und Einkommen, der Einhaltung von Menschenrechten und vertritt Interessen und Forderungen gegenüber internationalen Organisationen, wie z. B. der EU. In Lahti, Finnland, wurde 1997 der **Weltverband von Psychiatrie-Betroffenen** (World Network of Users and Survivors of Psychiatry) gegründet und ein internationales Gremium gewählt, welches auf internationale Organisationen, z. B. die UN, Einfluss nimmt und sich für die Interessen Psychiatriebetroffener einsetzt.

Außerhalb des BPE gibt es darüber hinaus viele lokale Gruppen für unterschiedliche Bedürfnisse. Bundesweit bekannt sind die SHG für alkoholabhängige Menschen (Anonyme Alkoholiker, AA), deren Angehörige (Al-Anon) und Kinder (Al-Ateen). Daneben gibt es u. a. No-Mobbing-, Emotions-Anonymous-(EA-) und in einigen Großstädten auch Borderline-Anonymous-(BA-)Gruppen (Moeller 1996).

> **Wichtig**
>
> Selbsthilfegruppen sind lokal, überregional und international vertreten.

---

[2] Beim BPE gibt es eine Materialsammlung zur Gründung einer SHG.
[3] Adresse: Gußstahlstr. 33, 44793 Bochum, Tel./Fax: 0234-6405102/03, Montag 15.00–19.00 Uhr. E-Mail: Matthias.Seibt@ruhr-uni-bochum.de

Im internationalen Vergleich dürfte die Selbsthilfebewegung in den USA hinsichtlich gesellschaftlicher Anerkennung und Einflussnahme auf soziale und politische Entscheidungen am weitesten fortgeschritten sein. In den 30er Jahren des letzten Jahrhunderts bildeten sich dort die ersten SHG (1934 erste AA-Gruppe), deren psychiatriekritische Wurzeln sich bis zum Ende des 19. Jahrhunderts zurückverfolgen lassen (Chamberlin 1993). Als Antwort auf Defizite in der medizinischen und psychosozialen Versorgung entstanden zahlreiche Selbsthilfeprojekte und rund 250 von Betroffenen geführte Selbsthilfezentren, die von staatlicher und privater Seite mit mehreren hundert Mio. Dollar pro Jahr gefördert werden (Kempker 2001). In vielen Städten haben ehemalige Psychiatriebetroffene als sog. »peer advocates« spezielle Befugnisse und können z. B. mit einem Generalschlüssel in psychiatrischen Kliniken Patienten aufsuchen und ggf. zwischen ihnen und dem Anstaltspersonal vermitteln. Psychiatrie-Erfahrene sind an vielen universitären Projekten mitbeteiligt.

48.4 Konkrete Beispiele

In Deutschland gibt es eine Vielzahl von Angeboten durch Selbsthilfeprojekte. Diese reichen von einer persönlichen Begleitung in Krisensituationen über Cafés und Beratungsstellen bis hin zu Arbeitsbeschaffungsmaßnahmen und Mitarbeit in lokalen wie überregionalen Gremien und drücken in ihrer jeweiligen Form **selbstbestimmtes Handeln** und **Eigenentwicklung** aus. Neben Projekten, in denen nur Menschen mit Psychiatrie-Erfahrung mitarbeiten können, gibt es auch Mischformen, in denen Angehörige und/oder psychiatrische Tätige mitbeteiligt sind. Dokumente dieser Aktivitäten finden sich beispielsweise in *Der ver-rückte Pegasus* (2000), worin rund 150 deutschsprachige Zeitungen und Zeitschriften Psychiatrie-Erfahrener aufgelistet sind.

> **Wichtig**
>
> In Deutschland gibt es eine große Vielzahl an Selbsthilfeprojekten.

Im Internet gibt es Selbsthilfeforen u. a. für Stimmenhörer und Interessierte (www.stimmenhören.de) und für Menschen mit autistischen Störungen (www.aspie.net). Vier Selbsthilfeprojekte mit unterschiedlichen Ansatzpunkten werden nachfolgend näher beschrieben.

48.4.1 Psychoseseminare

1989 fand an der Uniklinik Eppendorf ein Seminar statt, in dem zunächst **über** psychotische Menschen gesprochen wurde. Nach einem Besuch der psychoseerfahrenen Dorothea Buck-Zerchin und einem Gespräch **miteinander** entschloss sich der Leiter des Seminars, Dr. Thomas Bock, im darauffolgenden Semester ein Psychoseseminar für Erfahrene und Angehörige anzubieten. Seitdem hat sich die Institution »Psychoseseminar« auf rund 100 Städte in Deutschland und auch ins benachbarte Ausland ausgebreitet (eine aktuelle Liste inklusive Österreich und Schweiz findet sich in Buck-Zerchin 2002, S. 195 ff.). Psychose-Erfahrene, Angehörige, psychiatrisch Tätige und Interessierte treffen sich dabei auf neutralem Boden (Volkshochschule, Universität etc.) und **diskutieren gleichberechtigt** über subjektive Erfahrungen aus psychotischen Krisen, allgemeinpsychiatrische Themen oder zu offenen Fragen (z. B. »Was braucht man in einer Psychose?«). Obwohl das Psychoseseminar explizit keine therapeutische Veranstaltung sein soll, hat es häufig eine positive Wirkung für Psychose-Erfahrene, weil auf die Schilderung ihrer psychotischen Erlebnisse nicht mit Medikamenten und Unterdrückung, sondern mit **Respekt und Interesse** reagiert wird. Aus unterschiedlichen Sicht- und Erlebnisweisen bemüht man sich um ein tieferes Verständnis von psychischen Ausnahmesituationen. Manche Psychoseerfahrene erleben zwischen ihnen und den Angehörigen anderer Psychose-Erfahrener oftmals eine verständnisvollere Kommunikation als mit den eigenen Angehörigen. Gleichzeitig findet ein **Rollentausch** statt: Die Psychose-Erfahrenen werden zu Experten für besondere psychische Erfahrungen mit spezifischen Kompetenzen. Psychiatrisch Tätigen fehlt dieser persönliche Zugang in aller Regel. Aus den Psychoseseminaren sind zwei Bücher entstanden: Bock et al. 1997 und Bock et al. 2000.

48.4.2   Das Berliner Weglaufhaus

Inspiriert durch Weglaufhäuser (»Wegloophuizen«) in den Niederlanden und nach jahrelangen Vorbereitungen eröffnete im Januar 1996 in Berlin das erste deutsche Weglaufhaus. Träger des Hauses ist der »Verein zum Schutz vor psychiatrischer Gewalt e.V.«, der etwa zur Hälfte aus Psychiatrie-Erfahrenen besteht. Das Weglaufhaus sieht sich als **eine Kriseneinrichtung der Wohnungslosenhilfe** und als eine Gegeninstitution zu psychiatrischen Therapieformen. Auf der Grundlage des § 72 BSHG kann mit einem Tagessatz von rund 110 EUR 13 wohnungslosen oder von Wohnungslosigkeit bedrohten Menschen für max. 6 Monate ein Aufenthalt ermöglicht werden (Kempker 1998). Konzeptuell ist die **Förderung von Selbstständigkeit** oberstes Ziel mittels einer Orientierung am konkreten »Hier und Jetzt« durch intensive Krisenbegleitungen und einer Unterstützung z. B. bei der Wohnungssuche, Behörden-, Rechts- und Gesundheitsfragen. Es werden explizit keine sozialpädagogisch-therapeutischen Grundsätze verfolgt, der psychiatrische Krankheitsbegriff wird abgelehnt. Von allen Beteiligten werden gegenseitige Rück-

sichtnahme sowie ein Verzicht auf Drogen und Gewalt erwartet. Mindestens die Hälfte der 14 Mitarbeiter müssen Psychiatriebetroffene sein. Man arbeitet in einem Schichtmodell, welches zu jeder Tages- und Nachtzeit die Anwesenheit von zwei Personen garantiert.

Viele der bis Ende 2000 rund 250 Bewohner äußern sich sehr positiv über andere Sicht- und Herangehensweisen an »Verrücktheit«, die von individuellen Erfahrungen ausgehen und keine Krankheitsvorstellungen beinhalten. An **positiven Erfahrungen** nennen Betroffene: das Auffangen von akuten Krisen, ein Entwickeln und Umsetzen neuer Lebensperspektiven, eine Rückgewinnung von Alltagskompetenzen und Selbstbewusstsein, eine Zunahme an Selbstverantwortung, ein Aufbrechen von resignativen Versorgungshaltungen, die mit der Übernahme psychiatrischer Diagnosen einhergehen würden, und ein Durchbrechen der sozialen Isolation im Erfahrungsaustausch und Miteinanderleben: »Es ist sehr erfreulich feststellen zu können, dass das Konzept dieser einzigartigen Einrichtung in der Praxis gut funktioniert« (Bräunling 2001, S. 487).

48.4.3   Selbsthilfenetzwerk Psychoseerfahrener, Ostfriesland

In Ostfriesland bildeten über einige Jahre neun von Psychosen betroffene Menschen ein Selbsthilfenetzwerk. Als eine von ihnen hat Bellion (2002) konkrete Erfahrungen aus **gegenseitigen Begleitungen** beschrieben. Wenn jemand akut psychotisch war, wurde ein kontinuierliches Dabeisein organisiert mit dem Ziel, dass eine Psychose größtenteils ohne Psychopharmaka durchgestanden werden konnte, bis sie sich von selbst erschöpfte. Bellion fasst für sich zusammen was sie braucht, um eine akute Psychose durchzustehen:

- einen Platz, an dem ich nicht behelligt werde,
- eine Matratze, eine Decke, etwas Nahrung, Wasser,
- Freunde, die abwechselnd bei mir sind, die mir meinen Zustand nicht übel nehmen, die keine Forderungen an mich stellen, die meine Atmung im Gleichgewicht halten, die dafür sorgen, dass ich keinen Schaden anrichte und wenigstens Wasser trinke, und die die Ruhe bewahren, bis die Welt wieder wie gewohnt aussieht (Bellion 2002, S. 254).

Die Helfer sagten zum psychotischen Menschen: »Was du erlebst, ist Psychose, das geht vorbei, ich bleibe bei dir; ich glaube dir, dass du Gift riechst, aber ich kann es nicht riechen.« Man ging auf Fragen des psychotischen Menschen ein, damit er sich orientieren konnte und einen Kontakt zur Realität hielt. Die Helfer verbreiteten eine **angenehme und ruhige Stimmung**, schirmten Außenkontakte, z. B. Telefongespräche, weitgehend ab und sorgten dafür, dass der bzw. die Betroffene viel lag, ruhig atmete und sich ausreichend ernährte. Besonders wurde auf **Realitätsinseln** geachtet, in denen jemand für kurze Momente Verbindung zur Realität hatte.

> Auf diese Inseln kann man sich verlassen! Man kann sie nutzen – was offenbar nur wenige wissen. Egal, wie schlimm die Psychose ist: Die nächste Realitätsinsel kommt. Es liegt einzig und allein am Helfer, ob und wie er diese Inseln nutzt (Bellion 2002, S. 254 f.).

Auch gewaltvolle und andere schwierige Situationen wurden gemeistert. Es gab keine Erfahrungen mit katatonen Zuständen, und die Psychosen, die Bellion miterlebte, dauerten höchstens 10 Tage:

> Wenn ich aber bei abklingender Psychose die ersten Zipfel der Realität zu fassen kriege, versuche ich, mich daran festzuhalten, damit meine Freunde sich ausruhen und von mir erholen können. In diesem Punkt waren sich alle Beteiligte einig, ohne daß darüber gesprochen wurde (Bellion 2002, S. 257).

48.4.4 »Die Nachtschwärmer«, Bremen

Ende 1997 gründeten Psychiatriebetroffene in Bremen die SHG »Die Nachtschwärmer«. Man hatte das Ziel, **ein Selbsthilfeangebot für Abend- und Nachtstunden**, in den erfahrungsgemäß viele Krisen auftreten und Freunde oft nicht verfügbar sind, zu etablieren. Bereits ein Jahr später waren zwei ABM-Stellen und eine § 19-BSHG-Stelle verfügbar, und man konnte Räume der Bremer Werkgemeinschaft anmieten. Es entstand eine Begegnungsstätte für Psychiatrie-Erfahrene, für Süchtige, Angehörige, Obdachlose und Interessierte. Zur Zeit kommen ca. 40 Menschen pro Abend, die meisten haben langjährige Psychiatrie-Erfahrungen. Die Öffnungszeiten sind Donnerstag bis Sonntag von 20–2 Uhr. Das Team muss mindestens zur Hälfte aus Psychiatrie-Erfahrenen bestehen. Psychiatrisch Tätige übernehmen ergänzende Tätigkeiten ohne Leitungsfunktionen.

Im Laufe der Zeit entstanden eine Gesprächsgruppe, ein Philosophenkreis, eine Zeitungsgruppe, eine Urlaubs- und Wandergruppe. Man spricht und kocht miteinander, spielt Schach, Skat, veranstaltet Straßenfeste und Disco-Abende. Psychische Krisen werden als Lebensbrüche angesehen, nicht als Krankheit. Ziele sind die **Mobilisierung von Ressourcen** und das teilweise Ausleben von Verrücktheit innerhalb einer Grenze der Gewaltlosigkeit. Die Nachtschwärmer werden häufig nach Krankenhausaufenthalten aufgesucht, teilweise können auch Krisen gedämpft werden. Das Projekt erhielt große Anerkennung von der Stadt Bremen und von lokalen psychiatrischen Einrichtungen. Auch die Krankenkassen würdigen Ein

spareffekte durch die Verhinderung von Krankenhausaufenthalten. Die Nachtschwärmer selbst sehen sich **gleichwertig** mit anderen psychosozialen Angeboten und nicht nur als Ergänzung. Neben Tagesstätten gibt es ganz offensichtlich auch einen Bedarf an Nachtstätten.

Das Projekt wurde von Beginn an von einem Hochschullehrer und Studierenden des Fachbereichs Sozialwesen der Hochschule Bremen begleitet und unterstützt. Es gibt Praktikastellen für Studierende und universitäre Veranstaltungen mit Nachtschwärmern. An einer vom Wissenschaftssenator geförderten **umfangreichen Befragung** mit quantitativen und qualitativen Aspekten nahmen 20 zufällig ausgewählte Nutzerinnen (5) und Nutzer (15) teil (Alter 25–55 Jahre). An Diagnosen wurden genannt (teils Mehrfachnennungen): Psychosen (10), Depressionen (7), Ängste und Phobien (6), Panikattacken (7), Drogen- und Alkoholabhängigkeit (7). Es fiel auf, dass keine einzige Person in einer Familienform und alle ohne Partnerschaft lebten. Die meisten waren arbeitslos und fast alle fühlten sich sozial isoliert. 13 Befragte hatten psychiatrische Aufenthalte hinter sich. Für 10 von ihnen war die Wiedereingliederung nach dem Klinikaufenthalt äußerst schwierig verlaufen. Die **Suche nach Kontakten** war für die Mehrheit das bestimmende Motiv für einen Besuch bei den Nachtschwärmern. Für 12 Befragte ergaben sich neue Möglichkeiten im Umgang mit ihren alltäglichen Problemen bzw. Krisensituationen. Ein Mann fand Anerkennung in seiner Tätigkeit als Koch bei den Nachtschwärmern und konnte sich von seiner jahrelangen Spielsucht befreien. Ein anderer Nutzer sagte in einer Fernsehsendung: »Gäbe es nicht die Nachtschwärmer, so wäre ich nicht das, was ich jetzt bin!« (vgl. Hellerich 2003 für weitere Details).

48.5 Studien über Selbsthilfeangebote

Mit Ausnahme von SHG im Suchtbereich sind psychiatrische SHG in Deutschland bislang nur wenig wissenschaftlich erforscht (zur therapeutischen Wirksamkeit von SHG im Suchtbereich vgl. Körkel u. Arzt 1995).

An einer **ersten größeren systematischen Untersuchung** über Konzeption und Wirksamkeit von SHG nahmen insgesamt 232 Personen aus 60 verschiedenen SHG, darunter sechs Psychiatriegruppen, teil (Trojan 1986). Kurz zusammengefasst ergaben sich bei fast allen Teilnehmenden Verbesserungen folgender Fähigkeiten: Krankheit bewältigen, Leben lernen (Kompetenzerweiterung und soziale Aktivierung), Beziehungen verbessern, Fachwissen erwerben, eigene Interessen aktiv vertreten, professionelle Dienste und Rehabilitationsangebote sinnvoll nutzen. Im Unterpunkt Kompetenzerweiterung fanden sich beispielhaft folgende Werte: 92% konnten neue Verhaltensweisen lernen, 58% hatten ein größeres Selbstvertrauen, 58% entdeckten neue Fähigkeiten bei sich. Laut Einschät zung der Autoren dienen SHG der Befreiung aus krankheitsbedingten Fesseln, Passivität, Unwissen, unbefriedigenden Beziehungen und bürokratischer Bevormundung. Der Fülle positiver Wirkungen stünden nur wenige negative Erfahrungen Einzelner gegenüber. Die **Verminderung von emotionaler und sozialer Isolation** sei die direkteste und zugleich problemunspezifische Wirkung von SHG. Insbesondere die Teilnehmenden der Psychiatriegruppen und deren Angehörige gaben eine allgemeine Verbesserung seelischer Belastungen an. Viele dieser Befragten hatten infolge der Gruppenteilhabe weniger Angst vor krankheitsbedingten Krisen und Problemen. Durch die Mitgliedschaft in einer SHG würden offensichtlich gerade gesellschaftlich stigmatisierte und benachteiligte Personen unterstützt (Trojan 1986, S. 182).

Von 1994 bis 1996 wurde vom Public Health Forschungsverbund in Kooperation mit dem **Selbsthilfezentrum München** eine qualitative Studie bei Menschen mit chronischen Erkrankungen, einschließlich psychischer Störungen, über die Bedeutung und Qualität von Selbsthilfearbeit durchgeführt (Geislinger 2001). Erhebungsmethoden waren Gruppenbesuche, Interviews und die Auswertung von Broschüren und Tonbandaufnahmen. Die Ergebnisse zeigen zum einen **Parallelen zur Wirksamkeit von Psychotherapie** und angeleiteten Gruppen, da SHG häufig geprägt sind durch persönliche Wertschätzung, emotionale Zuwendung, Vertrauen, Einfühlungsvermögen, Gewinnung von Gesprächs- und Reflexionspartnern, Wissensvermittlung, Aneignung von Krankheitserklärungen, Klärung von Sinnfragen, Entwicklung von Bewertungskriterien und Zugang zu Ressourcen. Zum anderen werden **selbsthilfespezifische Funktionen** beschrieben: bekennende Beratung (Berater und Ratsuchende sind gleich betroffen), Erfahrungsaustausch, Entwicklung von Vergleichsmodellen, Bildung eines Ratgeberpools, positive Umwertung im Sinne einer kompensatorischen Kompetenz (aus einer Schwäche eine Stärke machen), Wahrnehmung von Rollenangeboten und -wechsel etc. Neben stationären und ambulanten Angeboten sei Selbsthilfe für viele Menschen ein **drittes Standbein**, welches professionellen Diensten in vielen Aspekten ebenbürtig sei.

Mittels einer **Modellrechnung** am Beispiel der Münchner Angst-Selbsthilfe (MASH) konnte gezeigt werden, dass ein kommunaler Zuschuss von 50 EUR zur Selbsthilfearbeit rund 750 EUR **Einsparungen** auf Seiten der Krankenkassen und Arbeitgeber bewirkt. Diese Ersparungen kommen zustande durch gegenseitige Hilfen in Krisen ohne Notärzte, weniger Krankenhausaufenthalte, geringere Medikamentendosen, eine schnellere Diagnosefindung durch Aufklärung über Herz- und Kreislaufprobleme als Angstsymptome und eine Verringerung der Gefahr einer Benzodiazepin- oder Alkoholabhängigkeit. Betroffene, die mit ihrer Angst besser umgehen können, behalten eher ihren Arbeitsplatz bzw. finden schneller in den Arbeitsmarkt zurück.

Deutlich mehr wissenschaftliche Studien über Selbsthilfearbeit gibt es in den **USA**. Mit wachsender finanzieller Unterstützung von Seiten des Staates stieg auch das Bedürfnis nach Qualitätskontrollen und wissenschaftlich fundierten Aussagen. Die Studien unterscheiden sich je nach Region, ethnischen Besonderheiten und Typus des Selbsthilfeprogramms in ihren Studiendesigns und ihrer Repräsentativität. Fast durchgängig hervorgehoben werden zwei wesentliche Funktionen von Selbsthilfe: zum einen die **psychosoziale Unterstützung** (Stärkung des Selbstbewusstseins, Aktivitätssteigerung, Verbesserung von Beziehungen, Gruppenzugehörigkeit), zum anderen die **Beratung** in Rechts-, Wohnungs-, Arbeits- und Finanzierungsfragen (Chamberlin 1993; Chamberlin et al. 1996; Rappaport et al. 1985; Van Tosh u. Vecchio 1999).

> **Wichtige Studienergebnisse über die Bedeutung von Selbsthilfearbeit**
>
> - Verminderung von sozialer und emotionaler Isolation
> - Parallelen zur Wirksamkeit von Psychotherapie
> - Reduktion von Kosten im Gesundheitswesen
> - Hilfreiche Beratung in Rechts-, Wohnungs-, Arbeits- und Finanzierungsfragen

Trotz dieser teils sehr eindrucksvollen Ergebnisse ist festzuhalten, dass das große Erfahrungswissen Psychiatriebetroffener nur in Ansätzen wissenschaftlich erforscht ist. Erfahrungen aus den USA zeigen, dass Betroffene an der Entwicklung wissenschaftlicher Standards mitbeteiligt sein müssen, um qualitativ aussagefähige Ergebnisse zu erhalten. Psychiatriebetroffene stellen andere Fragen und legen andere Schwerpunkte als psychiatrische Wissenschaftler. Da jede SHG ihre Eigenheiten und jeder Psychiatrie-Erfahrene individuelle Erfahrungen hat, müssen in größerem Umfang als bisher qualitative Methoden (Interviews etc.) eingesetzt und weiterentwickelt werden.

> **Wichtig**
>
> Selbsthilfe ist erst in Ansätzen wissenschaftlich erforscht.

Auch in Deutschland gibt es erste Versuche einer Qualitätskontrolle im Selbsthilfebereich (Lehmann 2001). Der BPE hat das Ziel, eine auf subjektiven Erfahrungen begründete empirische Psychiatrie zu etablieren und betreibt ein eigenes Forschungsprojekt: »Psychose- und Depressionserfahrene erforschen sich selbst« (Buck-Zerchin 2002, S. 179).

48.6 Ausblick

Im Jahr 2000 zeichnete Bill Clinton 51 bedeutende Kämpfer für Menschenrechte aus, u. a. Vaclav Havel und Bischof Tutu. Geehrt wurde auch Gábor Gombos, Vorsitzender des Europäischen Netzwerks Psychiatriebetroffener und Gründer der ungarischen Betroffenenbewegung »Voice of Soul«, der sich für seinen Kampf gegen Menschenrechtsverletzungen in der Psychiatrie und in Pflegeheimen verdient gemacht hat. Diese Ehrung ist ein Beispiel für die **gewachsene Beachtung** lokaler und internationaler Vereinigungen Psychiatrie-Erfahrener. Auch in Deutschland hat im Zuge einer allgemeinen Aufwertung der Arbeit von SHG als solidarische, beratende und politische Einrichtungen die gesellschaftliche Relevanz psychiatrischer SHG zugenommen.

Die **Effekte von Selbsthilfe für die Rehabilitation psychisch Kranker** liegen u. a. in der besseren Krankheitsbewältigung, dem sozialen Lernen, der Überwindung von Isolation, der Stärkung des Selbstwertgefühls und der aktiven Nutzung von Notfall- und Nachsorgediensten. Allerdings muss berücksichtigt werden, dass nur eine Minderheit aller Psychiatrie-Erfahrenen, vielleicht 10–20%, Kontakt zu SHG hat. In der öffentlichen Wahrnehmung sind Selbsthilfeorganisationen für somatische Erkrankungen, z. B. multiple Sklerose oder Rheuma, unverhältnismäßig präsenter und anerkannter als die Organisationen Psychiatrie-Erfahrener. Drittmittel und Pharmasponsoring werden eher für Vorhaben der biologischen Psychiatrie als für Selbsthilfeprojekte oder sozialpsychiatrische Ansätze ausgegeben.

Ein in der Psychiatrie wahrzunehmender Trend von einer Defizit- zu einer individuellen Ressourcenorientierung könnte dazu beitragen, dass das Gewicht von SHG in konkreten Formen und in der öffentlichen Wahrnehmung weiter zunimmt. In allen Bereichen der psychiatrischen Versorgung besteht ein Bedarf, Psychiatrie-Erfahrene **gleichberechtigt** an Entscheidungen zu beteiligen, um Strukturen für ein eigenständiges Leben in der Gemeinde zu schaffen. Konkret sollte dies bei lokalen, überregionalen und internationalen Entscheidungen über Gesetzesentwürfe, Geldmittelvergaben, Stellenbesetzungen, Parteiprogrammen, Forschungsvorhaben, Kongressen und Präsenz in Fachzeitschriften erfolgen. Psychiatrie-Erfahrene sollten bei der Entwicklung von Instrumenten der Qualitätskontrolle mitbeteiligt und deren Arbeit von staatlicher Seite unterstützt werden[4]. Mitbeteiligung muss dauerhaft institutionalisiert sein bei Trägern, Vereinen und in Planungsgremien.

Auch in Zukunft wird es Selbsthilfe von Psychiatrie-Erfahrenen für Betroffene geben, die oftmals bereits spontan in psychiatrischen Einrichtungen entsteht. Diese Art der Unterstützung und des Verstehens kann von psychiatrisch Tätigen nur in seltenen Ausnahmefällen geleistet werden, wenn nämlich diese Professionellen selbst eigene Erfahrungen als Psychiatriebetroffene haben. Wünschenswert ist eine Öffnung psychiatrischer Einrichtungen für Psychiatrie-Erfahrene als Mitarbeiter, um der **Subjektorientierung** von Patienten weiteren Raum zu geben.

Anhang: Adressen

— Europäisches Netzwerk von Psychiatrie-Betroffenen
  www.enusp.org
— Support Coalition International
  www.sci.org (bei der UN Beraterstatus als Nichtregierungsorganisation)
— World Network of Users and Survivors of Psychiatry (Weltnetzwerk Psychiatriebetroffener) Weltverband von Psychiatrie-Betroffenen
  www.wnusp.org
— Anonyme Alkoholiker (AA), Interessengemeinschaft e.V.
  Postfach 460227, 80910 München
  Tel. 089–3169500, www.anonyme-alkoholiker.de
— Artikel 4 – Initiative für Glaubensfreiheit e.V., Hilfe zur Selbsthilfe für Sektenaussteiger und ehemalige FundamentalistInnen
  Postfach 101 202, 44712 Bochum
  Tel. 02102–893301 (Evelyn Hügli-Schmidt) oder 02325-60442 (Walter Krappatsch)
— Blaues Kreuz in der Ev. Kirche, Bundesverband e.V. (BKE)
  Märkische Straße 46, 44141 Dortmund
  Tel. 0231–5864132, www.blaues-kreuz.org
— Blaues Kreuz in Deutschland e.V. (BKD)
  Freiligrathstraße 27, 42289 Wuppertal
  Tel. 0202–620030, www.blaues-kreuz.de
— Bundesarbeitsgemeinschaft der Freundeskreise für Suchtkrankenhilfe in Deutschland e.V., Selbsthilfeorganisation
  Kurt-Schumacher-Straße 2, 34117 Kassel
  Tel. 0561–780413
— Bundesverband der Elternkreise drogengefährdeter und drogenabhängiger Jugendlicher e.V. (BVEK)
  Köthener Straße 38, 10963 Berlin
  www.home.snafu.de/bvek
— Bundesverband Psychiatrie-Erfahrener
  Thomas-Mann-Str. 49a, 53111 Bonn
  Tel. 02325-558714, www.bpe-online.de
— Dachverband Psychosozialer Hilfsvereinigungen e.V.
  Thomas-Mann-Str. 49a, 53111 Bonn
  Tel. 0228–632646
— Deutsche Gesellschaft für Zwangserkrankungen
  Postfach 1545, 49005 Osnabrück
  Tel. 0541-35744-33 oder -31

---

[4] Bereits in der Psychiatrie-Enquete von 1975 wird gefordert, dass SHG »planmäßig gefördert« (S. 16) werden sollen.

- Deutsche Hauptstelle gegen die Suchtgefahren e.V. (DHS)
  Westring 2, 59065 Hamm
  Tel. 02381-90150, www.dhs.de
- Deutscher Guttempler Orden e.V. (I.O.G.T.)
  Adenauerallee 45, 20097 Hamburg
  Tel. 040-245880, www.guttempler.de
- Emotions Anonymous, Kontaktstelle Deutschland
  Katzbachstr. 33, 10965 Berlin
  Tel. 030-7867984
- Freundeskreis für Suchtkrankenhilfe, Bundesverband e.V.
  Kurt-Schumacher-Straße 2, 34117 Kassel
  Tel. 0561-780413, www.freundeskreise-sucht.de
- Hilfe zur Selbsthilfe Suchtkranker und Suchtgefährdeter, Gemeinnützige Stiftung dbR
  Postfach 102903, 69019 Heidelberg
- JUVENTE, Jugendorganisation der Guttempler in Deutschland
  Adenauerallee 45, 20097 Hamburg
  Tel. 040-245880, www.juvente.de
- Kreuzbund e.V., Selbsthilfe- und Helfergemeinschaft für Suchtkranke und deren Angehörige
  Münsterstraße 25, 59065 Hamm
  Tel. 02381-672720, www.kreuzbund.de
- NAKOS: Nationale Kontakt- und Informationsstelle zur Anregung und Unterstützung von Selbsthilfegruppen
  Albrecht-Achilles-Straße 65, 10709 Berlin
- Netzwerk Stimmenhören NeST
  c/o Pinel, Eberstraße 67, 10827 Berlin
  Tel./Fax 030-78718068, www.stimmenhören.de
- Selbsthilfe junger Suchtkranker, Bundesweite Koordinationsstelle der Caritas
  Große Hamburger Straße 18, 10115 Berlin
  Tel. 030-2805112
- Selbsthilfe Sucht in der Arbeiterwohlfahrt (AWO), Arbeiterwohlfahrt Bundesverband e.V.
  Oppelner Straße 130, 53119 Bonn
  Tel. 0228-6685157, www.awo.org
- Selbsthilfeforum für Menschen mit autistischen Störungen
  Kontakt: Wolfgang Verspohl, Postfach 140 527, 40075 Düsseldorf
  Wolfgang@aspie.net, www.aspie.net
- Selbsthilfezentrum München
  Bayerstr. 77a Rgb., 80335 München
  Tel. 089-53295611
- Verein zur Förderung der Selbsthilfe und Selbstorganisation e.V.
  Bayerstr. 77a, 80335 München
- Weglaufhaus Berlin. Verein zum Schutz vor psychiatrischer Gewalt e.V.
  Postfach 280 427, 13444 Berlin
  www.weglaufhaus.de

Literatur

Bellion R (2002) Subjektives Erleben und individuelle Selbsthilfe. In: Bock T, Weigand H (Hrsg) Hand-werks-buch Psychiatrie. Psychiatrie-Verlag, Bonn, S 249–258

Bock T, Deranders JE, Esterer I (Hrsg) (1997) Im Strom der Ideen. Psychiatrie-Verlag, Bonn

Bock T, Deranders JE, Esterer I (Hrsg) (2000) Stimmenreich. Psychiatrie-Verlag, Bonn

Bräuling S (2001) Fünf Jahre Weglaufhaus Berlin. In: Wollschläger (Hrsg) Sozialpsychiatrie. Entwicklungen – Kontroversen – Perspektiven. Dgvt, Tübingen, S 481–489

Buck-Zerchin D (2002) Laßt euch nicht entmutigen. Anne Fischer, Norderstedt

Chamberlin J (1993) Erfahrungen und Zielsetzungen der nordamerikanischen Selbsthilfe-Bewegung. In: Kempker K, Lehmann P (Hrsg) Statt Psychiatrie. Antipsychiatrie-Verlag, Berlin, S 317–332

Chamberlin J, Rogers ES, Ellison ML (1996) Self-Help Programs: A description of their characteristics and their members. Psychiatr Rehab J 19(3)

Der verrückte Pegasus (2000) Jahrbuch 2000 der Zeitungen Psychiatrie-Erfahrener. Eigenverlag des BPE, Bonn

Geislinger R (2001) Eine komplizierte Beziehung: Psychiatrie-Selbsthilfe und professionelle Unterstützung. In: Knuf A, Seibert U: Selbstbefähigung fördern – Empowerment und psychiatrische Arbeit. Psychiatrie-Verlag, Bonn, S 243–260

Hellerich G (2003) Selbsthilfe Psychiatrie-Erfahrener: Potentiale und Ressourcen. Psychiatrie-Verlag, Bonn

Kempker K (1998) Flucht in die Wirklichkeit – Das Berliner Weglaufhaus. Antipsychiatrie-Verlag, Berlin

Kempker K (2001) Alternatives 2000. Psychosoz Umsch 16(1): 32–34

Körkel J, Arzt J (1995) Sucht und Rückfall. Enke, Stuttgart

Lehmann P (2001) Mit der nächsten Psychiatriereform wird alles anders. In: Wollschläger (Hrsg) Sozialpsychiatrie. Entwicklungen – Kontroversen – Perspektiven. Dgvt, Tübingen, S 551–561

Moeller (1996) Selbsthilfegruppen. Rowohlt, Reinbek

Prins S (2001) »Gut, dass wir mal darüber sprechen!« – Wortmeldungen einer Psychiatrie-Erfahrenen. Paranus, Neumünster

Rappaport J, Seidman E, Toro PA et al. (1985) Colllaborative research with a mutual help organization. Social Policy 15(3): 12–24

Seibt M (2000) Tips und Tricks, um Ver-rückt-heiten zu steuern. In: Der ver-rückte Pegasus, S. 115–129

Seibt M (2001) Stand und Perspektiven der organisierten Psychiatrie-Erfahrenen. In: Bremer F, Hansen H, Blume J: Wie geht's uns denn heute! Paranus, Neumünster, S 215–221

Trojan A (Hrsg) (1986) Wissen ist Macht. Eigenständig durch Selbsthilfe in Gruppen. Fischer, Frankfurt

Van Tosh L, Vecchio P del (1999) Consumer/survivor-operated self-help programs: A technical report. U.S.Department of Health and Human Services, Rockville, Md.

Wollschläger M (Hrsg) (2001) Sozialpsychiatrie. Entwicklungen – Kontroversen – Perspektiven. Dgvt, Tübingen

Laien-, Nachbarschafts- und Bürgerhilfe

Janine Graf, Agnes Kohtz

»Was alle angeht, können nur alle lösen« (Friedrich Dürrenmatt).

Die Einzellaienhelferin für entlassene psychotisch Kranke, Frau M., ist seit 1980 in der Laienhilfe tätig. Sie betreut Frauen im Alter von 40 bis 65 Jahren und wurde mit den verschiedensten familiären und sozialen Verhältnissen konfrontiert. Obwohl Rückschläge nicht ausbleiben, bereitet ihr die Arbeit viel Freude: »Es ist ein Geben und Nehmen«. Im Laufe ihrer Tätigkeit stellte Frau M. fest, dass der Mensch vieles ertragen kann, solange ihm ein Freund zur Seite steht, und sei es nur, um die richtigen Worte zu finden oder die Hand zu halten (Fees et al. 1986, S. 794).

Durch den sozialen und gesellschaftlichen Wandel hin zu Individualisierung und Pluralisierung der Lebensstile sowie den Strukturwandel der Familie haben traditionelle Solidargemeinschaften zunehmend an Bedeutung verloren. Natürliche Hilfe- und Auffangsysteme sind oftmals nur noch reduziert vorhanden. Zur Ergänzung der fehlenden sozialen Kontakte und Hilfesysteme bedarf es neuer Solidargemeinschaften. In diesem Kapitel wird die Laien- und Freiwilligenhilfe als ergänzende und unterstützende Maßnahme in der Rehabilitation psychisch kranker Menschen dargestellt. Nebst der Selbst- und Angehörigenhilfe kann die Freiwilligenhilfe als weiteres Glied der natürlichen und nichtprofessionellen Hilfesysteme wichtige Impulse liefern und einen bedeutenden unterstützenden Beitrag in der Gestaltung und Bewältigung des alltäglichen Lebens der Betroffenen in der Gemeinde leisten.

49.1 Freiwilligenarbeit im Überblick

49.1.1 Begriffsdefinitionen

Für freiwillige Tätigkeiten werden im deutschsprachigen Raum oft verschiedene Begriffe verwendet, die teilweise auch unterschiedliche Bedeutungen implizieren. Gemeinsam ist allen, dass sie in der Regel aus freiem Willen und unentgeltlich erfolgen und zugunsten von Dritten erbracht werden. Kulturelle und traditionelle Unterschiede widerspiegeln sich nicht nur in der Begrifflichkeit, sondern auch in der Struktur und der Funktion dieser Form von zwischenmenschlicher Hilfe. Im Folgenden werden die gängigsten Begriffe und Formen von freiwilliger Tätigkeit erläutert (vgl. auch Meyer u. Budowski 1993; Nadai 1996; Gaskin et al. 1996.):

Laienhilfe. Bei der Laienhilfe handelt es sich um einen übergeordneten Begriff, der betont, dass für die Ausübung der Tätigkeit keine spezifische Ausbildung und Fachkenntnisse erforderlich sind. Es kann bezahlte und unbezahlte Laienhilfe unterschieden werden.

Informelle Freiwilligenhilfe. Unter informeller Hilfe wird spontane Hilfe verstanden, die im Alltag in keinem festen Rahmen stattfindet. Dazu gehören beispielsweise die Unterstützung von Angehörigen oder die Nachbarschaftshilfe. Es handelt sich dabei um die natürlichste Form zwischenmenschlicher Hilfe.

Formelle Freiwilligenhilfe. Die formelle oder organisierte Freiwilligenhilfe findet unentgeltlich im Rahmen einer Organisation statt. Sie wird dadurch charakterisiert, dass sie in Zusammenarbeit mit professionellen Mitarbeitern erfolgt und die Aufgaben auf Auftrag oder unter Anleitung ausgeführt werden.

Ehrenamtliches Engagement oder Ehrenamt. Ein ehrenamtliches Engagement ist in der Regel organisierte und unentgeltliche Mitarbeit in Verbänden, Vereinen, Parteien, Kirchen etc. Die Basis ist dabei die Mitgliedschaft. In Deutschland wird der Begriff ehrenamtlich oft synonym mit freiwillig verwendet. In der Schweiz ist damit meist eine Tätigkeit mit Entscheidungs-, Führungs- oder Repräsentationsfunktionen gemeint, in die man gewählt oder berufen wird.

Bürgerschaftliches Engagement oder Bürgerhilfe. Die Bürgerhilfe oder das bürgerschaftliche Engagement hat seinen Ursprung im bürgerschaftlichen Wohlfahrtsgedanken des 19. Jahrhunderts. In Deutschland wurde das Konzept der bürgerschaftlichen Verpflichtung in die Gesetzgebung aufgenommen. Jeder Bürger hat die Pflicht, im Sinne sozialer Solidarität zu handeln und individuelle sowie kollektive Selbsthilfe in sozialer Verantwortung zu

praktizieren. Gemäß dem Subsidiaritätsprinzip soll der Staat nur da intervenieren, wo die Bürger nicht selber Hilfe leisten können.

Für den folgenden Beitrag haben wir uns für die Begriffe »Freiwilligenarbeit« oder »Freiwilligenhilfe« entschieden. Sie scheinen uns am neutralsten und lehnen sich an den international gebräuchlichen Begriff »Volunteer« an.

> **Wichtig**
>
> Freiwilligenarbeit = Engagement, das aus freiem Willen und unentgeltlich erfolgt und zugunsten von Dritten erbracht wird.

49.1.2 Verbreitung der Freiwilligenarbeit

Quer durch die Kontinente finden wir eine lange Tradition von freiwilliger und unentgeltlicher zwischenmenschlicher Hilfe. Die Unterschiede im Ausmaß und in der Bedeutung der Freiwilligenarbeit zwischen den verschiedenen Nationen sind geprägt durch kulturelle, religiöse, politische und wirtschaftliche Faktoren. In den USA beispielsweise leisten rund die Hälfte aller erwachsenen Personen durchschnittlich 4,2 Stunden pro Woche regelmäßig freiwillige Arbeitseinsätze (Reichert 2002). Dieses hohe Engagement in den USA ist auf eine starke Verankerung der Freiwilligenkultur und eine ausgeprägte Professionalisierung der Freiwilligenarbeit zurückzuführen. Eine Untersuchung zur Verbreitung und Rolle der Freiwilligenarbeit in zehn europäischen Ländern (Gaskin et al. 1996) zeigt, dass in Europa durchschnittlich mehr als ein Viertel der über 15 Jahre alten Personen freiwillige Tätigkeiten ausüben. Generell engagieren sich Männer und Frauen nahezu in gleichem Verhältnis freiwillig, doch in verschiedenen Gebieten. Das Engagement der Frauen liegt stärker im informellen, familienbezogenen und sozialen Bereich. Männer engagieren sich häufiger im organisierten Rahmen und in Bereichen wie Sport, Freizeit und Politik. Selbstverständlich gibt es auch innerhalb der europäischen Nationen Unterschiede in der Form und Funktion der freiwilligen Engagements, welche wie bereits erwähnt auf unterschiedliche Werte-, Normen- und Anreizsysteme zurückzuführen sind. Im deutschsprachigen Raum sind ähnliche Trends zu verzeichnen. Der Freiwilligensurvey 1999 in Deutschland zeigt beispielsweise, dass jeder dritte Bundesbürger sich in seiner Freizeit ehrenamtlich engagiert (von Rosenblatt 2001). In der Schweiz engagieren sich ein Viertel der Bevölkerung in der organisierten Freiwilligenarbeit. Ebenso groß ist das Engagement der schweizer Bevölkerung in der informellen Freiwilligenarbeit (vgl. Bundesamt für Statistik 2003).

Nur ein geringer Teil der gesamten freiwilligen Tätigkeiten wird im sozialen Bereich ausgeübt. Zudem werden gewisse Klientengruppen wie Kinder, Jugendliche, Familien und Senioren bevorzugt. Randgruppen wie beispielsweise ethnische Minderheiten, psychisch Kranke, Drogenabhängige, Obdachlose etc. werden nur von wenigen freiwilligen Helfern unterstützt und begleitet. So werden auch in der Freiwilligenarbeit die realen gesellschaftlichen Verhältnisse in der Diskriminierung von Randgruppen abgebildet.

> **Wichtig**
>
> Generell engagieren sich nur wenige Freiwillige für Randgruppen wie beispielsweise psychisch kranke Menschen.

49.2 Freiwilligenarbeit mit psychisch Kranken

49.2.1 Geschichte

Die Laienhilfe in der Psychiatrie hat eine lange Tradition (vgl. auch Pro Mente Sana 1982; Wirz 1998). Sie geht auf die Gründung der Hilfsvereine für Geisteskranke im 19. Jahrhundert zurück. Deren Aufgabe bestand in der finanziellen und persönlichen Fürsorge für die Geisteskranken, welche aus der »Irrenanstalt« entlassen wurden. Die Bürger halfen den Kranken bei der Arbeitssuche und sorgten für ihre Unterkunft. Ein weiteres Ziel war, langfristig zum Abbau von Vorurteilen gegenüber den Geisteskranken beizutragen. Als sich die Psychiatrie zur medizinischen Wissenschaft entwickelte und psychisch Auffällige vermehrt in Anstalten untergebracht wurden, fiel die Aufgabe der Behandlung und Betreuung der Klienten immer mehr den Professionellen zu. Die Laienhilfe trat stärker in den Hintergrund.

Mit der Psychiatriereform in den 70er Jahren erhielt die Freiwilligentätigkeit im Umfeld der Psychiatrie wieder stärkere Bedeutung. Zum einen entstanden vielerorts Gruppen von freiwilligen Helfern, welche in den psychiatrischen Kliniken Patienten mit wenigen Kontakten zu Angehörigen oder Menschen außerhalb der Klinik regelmäßig besuchten. Zum anderen wurden in den Gemeinden Kontaktgruppen und Treffs für psychisch Kranke aufgebaut, wo Gespräche stattfinden und Beziehungen aufgebaut werden konnten.

In den 70er Jahren schlossen sich ebenfalls verschiedene Hilfsgemeinschaften zusammen wie beispielsweise in Deutschland der Dachverband psychosozialer Hilfsvereinigungen. Ein bedeutendes Anliegen dieses Verbandes ist es, dass sowohl professionelle als auch nichtprofessionelle Helfer, Betroffene und Angehörige miteinander ins Gespräch kommen und Erfahrungsaustausch stattfinden kann (vgl. Psychiatrienetz 2003).

49.2.2 Bedeutung der Freiwilligenarbeit in der psychiatrischen Rehabilitation

Mit der Neuorganisation der psychiatrischen Versorgung werden die Patienten nach kürzeren Klinikaufenthalten schneller wieder in ihre normalen Lebensumstände in die Gemeinde entlassen. Meist ist die Lebenssituation der Klinikentlassenen jedoch durch diverse Umstände wie beispielsweise Mangel an Wohnungen und Arbeitsplätzen erschwert. Zudem leben die Klinikentlassenen oft in einem engen Lebensraum mit wenigen sozialen Kontakten (vgl. Kap. 1; Angermeyer u. Klusmann 1989).

Gemäß dem Konzept der Gemeindepsychiatrie sollen die Klinikentlassenen unterstützt werden, ihr Leben ganz oder teilweise selber zu gestalten. Dazu sind Stützmaßnahmen und Interventionen außerhalb der medizinischen und therapeutischen Versorgung notwendig. Die Freiwilligenhilfe ist dabei nebst der Selbst- und Angehörigenhilfe ein weiteres bedeutendes Glied der natürlichen und nichtprofessionellen Unterstützungssysteme. Die Freiwilligen können unterstützende Aufgaben in der Gestaltung und Bewältigung des Alltags der Klienten außerhalb der Klinik übernehmen. Sie können mithelfen, abgebrochene oder neue soziale Beziehungen aufzubauen und Vorurteile gegenüber psychisch Kranken abzubauen.

Vielfach finden wir in der Rehabilitation von psychisch kranken Menschen ein starkes Übergewicht an professionellen Beziehungssystemen. Zur Unterstützung normalisierender Integrationsbemühungen bedarf es zusätzlich natürlicher und nichtprofessioneller Kontakte. Die heutige psychiatrische Rehabilitation ist undenkbar ohne Einbezug nichtprofessioneller Hilfesysteme (◘ Abb. 49.1).

In Kap. 47 und 48 wurden die Angehörigen- und die Selbsthilfe behandelt. Die Chancen des Selbsthilfepotenzials und der Selbsthilfegruppen liegen in der gegenseitigen Zuwendung, Bestätigung und im gegenseitigen Rückhalt zwischen Schicksals- und Leidensgefährten. Wie bei ausschließlich professionellen Beziehungen erhöht sich aber auch das Risiko zusätzlicher Gettoisierung und Abkapselung. Solchen Gefahren kann begegnet werden, indem zusätzlich Kontakte aus dem normalen Umfeld in der Gemeinde geschaffen werden.

Die Angehörigen stellen die wichtigsten Bezugspersonen von chronisch psychisch kranken Menschen dar (vgl. Kap. 1). Die Angehörigenhilfe ist nicht nur das natürlichste, sondern auch das meist genutzte Hilfesystem. Es kann aber gerade deswegen bei Angehörigen oft zur Überforderung oder auch emotionalem Überengagement (»expressed emotions«) kommen. In diesem Sinne können die Freiwilligen zur Entlastung der Angehörigen beitragen.

Kern der Freiwilligentätigkeit sind die zwischenmenschlichen Begegnungen, mit denen sich der praktische Lebensraum und die Lebensgestaltung der psychisch Kranken erweitern kann. Freiwillige Helfer stellen eine wichtige unterstützende Komponente der Gesellschaft

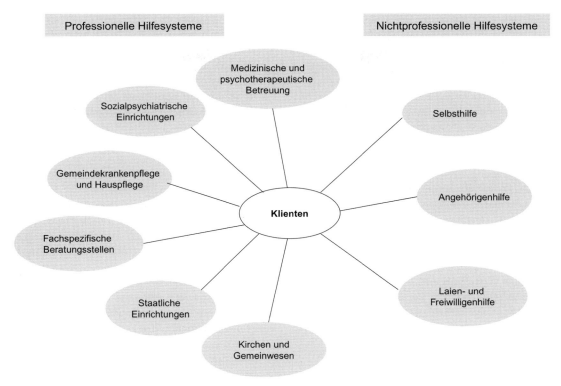

□ Abb. 49.1. Professionelle und nichtprofessionelle Hilfesysteme in der psychiatrischen Rehabilitation

dar. Sie bilden eine »Brücke« zum Leben außerhalb der Institutionen und tragen durch ihr Engagement dazu bei, dass die Reintegration von psychisch Kranken in der Gemeinde auf fruchtbaren Boden fällt.

> **Wichtig**
>
> Freiwillige stärken das natürliche und nichtprofessionelle Unterstützungssystem der psychisch Kranken und wirken somit normalisierend im Lebensalltag.

Über informelle Hilfeleistungen für psychisch Kranke außerhalb des Angehörigenkreises, wie beispielsweise die Nachbarschaftshilfe, ist nur wenig bekannt und ausgewiesen. Im Folgenden wird vorwiegend auf die organisierte Freiwilligenarbeit mit psychisch Kranken eingegangen.

49.3   Organisierte Freiwilligenarbeit in der Psychiatrie

Bei der organisierten Freiwilligenarbeit in der Psychiatrie handelt es sich um eine formelle Form von freiwilligem unentgeltlichem Engagement, welche im Rahmen und in Zusammenarbeit mit Organisationen stattfindet. Der Schwerpunkt der organisierten Freiwilligenarbeit in der Psychiatrie liegt in der Freizeit- und Alltagsgestaltung mit

psychisch Kranken. Früher geschah dies vorwiegend im stationären Bereich. Freiwillige Helfer begleiteten Patienten bei Spaziergängen, Theater- oder Konzertbesuchen oder bei Besuchen zum Arzt und Amtsstellen. Heute wirken die Freiwilligen aufgrund der kürzeren Aufenthaltsdauer der Patienten in den psychiatrischen Kliniken vermehrt im ambulanten Bereich, d. h. in den normalen Lebensumständen in den Gemeinden. Dies betrifft die Begleitung von einzelnen Betroffenen, aber auch beispielsweise die Mithilfe in Patiententreffs.

> **Wichtig**
>
> Der Schwerpunkt der organisierten Freiwilligenarbeit in der Psychiatrie liegt in der Freizeit- und Alltagsgestaltung.

❯ Fallbeispiel
Auszüge aus Interviews mit Freiwilligen der Psychiatrischen Universitätsklinik Zürich
»Wir gehen alle 2 Wochen zusammen ins Kino und auswärts essen. Es ist eine sinnvolle Aufgabe und der Einsatz bringt etwas. Die Patientin freut sich immer auf mich. Ich bin mehr oder weniger ihre einzige Bezugsperson. Ich weiß, dass ich eine große Hilfe für sie war, ich habe sie auf dem Weg zur Selbstständigkeit und beim Austritt aus der Klinik unterstützt.«
▼

»Ich kann einen Beitrag zur Selbstständigkeit der Frau leisten und zur Überwindung der Hilflosigkeit. Es ist eine vertraute Beziehung und ich bin wichtig für die Patientin. Es ist eine spezielle Beziehung – ich bin eine neutrale Freundin, weder Therapeutin noch Angehörige.«

»Je nach Befindlichkeit der Patientin machen wir Ausflüge, gehen einkaufen oder essen bei mir zuhause. Es hat sich eine Art Freundschaft entwickelt.«

»Wir treffen uns alle 3 Wochen zum Mittagessen und anschließend besuchen wir ein Museum, eine Ausstellung o. Ä. Die Beziehung zu mir steigert die Lebensqualität des Patienten. Er freut sich auf unsere Treffen, kommt aus sich heraus und macht sich dann auch schön. Sonst liegt er den ganzen Tag im Bett.«

Im Folgenden sollen Nutzen und Chancen sowie Gefahren und Grenzen der organisierten Freiwilligenarbeit in der psychiatrischen Versorgung und Rehabilitation aufgezeigt werden. Weiter werden einige Resultate aus empirischen Studien zur Freiwilligenarbeit mit psychisch Kranken vorgestellt und der Personenkreis der freiwillig Helfenden in der Psychiatrie näher beschrieben.

49.3.1 Nutzen und Chancen

- Freiwillige können der **Isolation und Vereinsamung** von psychisch Kranken **entgegenwirken.** Laienhilfe kann dort ansetzen, wo das **natürliche Hilfesystem** psychisch kranker Menschen, zu dem z. B. Familie und Nachbarn gehören, überfordert oder gar nicht mehr existent ist und/oder das professionelle Hilfesystem keine adäquaten Hilfsangebote machen kann (Angermeyer u. Klusmann 1989; Rössler et al. 1996).
- Freiwillige können durch die Stärkung und Förderung der **sozialen Vernetzung und Unterstützung** von psychisch kranken Menschen einen wesentlichen Beitrag zur **Lebensqualität** der Betroffenen leisten. In der Beziehung zu anderen Personen können psychosoziale Bedürfnisse wie Zuneigung, Anerkennung, Zugehörigkeit und Sicherheit sowie praktischer Hilfebedarf abgedeckt werden. Diverse empirische Studien bestätigen die zentrale Bedeutung der sozialen Ressourcen, insbesondere der guten sozialen Unterstützung und Vernetzung, für die Gesundheit und die Lebensqualität (vgl. auch Kap. 1).
- Freiwillige bringen andere Eigenschaften als Professionelle in die Begegnung mit psychisch Kranken. Durch die Stärkung und Unterstützung der natürlichen sozialen Ressourcen und Kompetenzen wirken sie »**normalisierend**« **im Lebensalltag** und helfen den Betroffenen, wieder Anerkennung und Vertrauen in sozialen Situationen zu finden oder sich wieder sicherer in der Öffentlichkeit zu bewegen (Bradshaw u. Haddock 1998). In diesem Sinne steht der **salutoge-**netische Ansatz im Vordergrund, welcher die gesundheitserhaltenden Ressourcen betont. Weiter ist das Machtgefälle zwischen Freiwilligen und Betroffenen geringer als dasjenige zwischen Professionellen und Betroffenen. Dies begünstigt das Entstehen einer unbefangenen Beziehung. Im Zentrum stehen dabei **partnerschaftliche Begegnungen** auf gleicher Ebene, ohne therapeutischen Inhalt, aber mit Verständnis und Toleranz, Interesse, Sympathie, Geduld und Vertrauen (Schöck 1996).

- Freiwillige Helfer können die Aufgabe der **Meinungsführer** im informellen Netz und die **Vermittlungsfunktion** in der Gemeinde übernehmen. Durch Information im Bekanntenkreis und in der Öffentlichkeit können die Freiwilligen Verständnis wecken. Vermehrter Kontakt zu psychisch Kranken kann zu einer realistischeren und differenzierteren Haltung der Bevölkerung führen. Vorurteile können abgebaut werden und Toleranz für Differenz und Diversität kann geschaffen werden (Kohler 1999; Lauber et al. 2000).
- Freiwillige können eine **Lobbyfunktion** übernehmen, indem sie sich nicht nur öffentlich gegen Benachteiligung und für den Abbau von Vorurteilen in der Bevölkerung, sondern auch für die Durchsetzung der Interessen der psychisch Kranken einsetzen (Rössler et al. 1996). Psychisch Kranke und Behinderte sind politisch schlecht vertreten und besitzen kaum eine Lobby.
- Freiwillige tragen zur **Öffnung der psychiatrischen Institutionen** bei und können Vorurteile gegenüber der Psychiatrie abbauen. Zudem kann eine kritische Öffentlichkeit blinde Flecken in Institutionen aufzeigen und zu kreativen Lösungen und Lernprozessen beitragen (Schöck 1996).

> **Wichtig**
>
> Nutzen und Chancen der Freiwilligenarbeit mit psychisch Kranken liegen in der Förderung und Stärkung der sozialen Unterstützung und im Abbau von Vorurteilen.

49.3.2 Gefahren und Grenzen

- Auf die Wichtigkeit von Freiwilligenarbeit wird vielfach im Zusammenhang mit dem **Kostendruck im Sozial- und Gesundheitswesen** und personellen Engpässen aufmerksam gemacht. Das birgt die Gefahr, dass Freiwillige Aufgaben von professionellen Mitarbeitern übernehmen, um Kosten zu sparen.
- Die Arbeit mit freiwilligen Helfern wird in vielen psychiatrischen Institutionen als Randaufgabe betrachtet und erhält somit nicht genügend **Legitimation**. Es fehlt an personellen und finanziellen Ressourcen für die Re-

krutierung von neuen Freiwilligen, aber auch für die angemessene Einführung und Begleitung der freiwilligen Mitarbeiter.

- **Ungenügende Unterstützung** durch Fachleute, das **Fehlen von Erfahrungsaustausch** und die **geringe Wertschätzung** kann zu Unzufriedenheit und zum Absprung der Freiwilligen führen. Es zeigt sich, dass dort, wo regelmäßig Gespräche angeboten werden, die Arbeit der Freiwilligen am kontinuierlichsten und zufriedensten ist (Pro Mente Sana 1982; Rössler et al. 1996).

- Die Freiwilligenarbeit mit psychisch Kranken ist eine äußerst anspruchsvolle Aufgabe. Wenn in den Institutionen niemand für die Nöte der Freiwilligen ansprechbar ist, besteht das Risiko der **Überforderung** der Freiwilligen. Dies geschieht oft dann, wenn die Aufgaben nicht klar deklariert und abgegrenzt werden.

- Für die freiwillig Tätigen ist es unerlässlich, dass sie um **Grenzen** wissen; Grenzen sowohl in den Hilfemöglichkeiten als auch Grenzen, die zu ihrem Eigenschutz notwendig sind, die aber auch die Individualität des Betroffenen schützen (Schöck 1996).

- Die Rolle der freiwillig Tätigen in der Psychiatrie hat sich verändert. Wenn früher die Beziehung zu den psychisch Kranken vermehrt durch die mitleidvolle Gesinnung des Helfers geprägt wurde, so steht heute die partnerschaftliche Beziehung im Vordergrund. Für die Freiwilligen ist es wichtig, die Einstellung gegenüber psychischem Kranksein und der eignen **Helfermotivation** immer wieder zu **hinterfragen**.

- Diese neuen **Rollenerwartungen** sind von Widersprüchlichkeiten geprägt, was zu **Konfliktsituationen** führen kann. Einerseits sollen die Betroffenen in den Freiwilligen echte und beständige Freunde oder Nachbarn finden, welche sich selbst einbringen und eine wechselseitige Beziehung ermöglichen. Andererseits sollen die Freiwilligen kontaktfreudige, redegewandte und selbstsichere Menschen sein, d. h. Vorbilder, die Lebensführung und Problembewältigung vorleben oder die Betroffenen in diesen Belangen unterstützen (Brackhane et al. 1990).

- Die **Zusammenarbeit** von professionellen Mitarbeitern und freiwillig Engagierten ist häufig von **Konflikten** und **Konkurrenzgefühlen** begleitet. Dies tritt vorwiegend dann auf, wenn keine scharfen Grenzen zwischen dem Tätigkeitsbereich der Laienhilfe und den Aufgaben der Professionellen gezogen werden.

- Die erwähnten Konflikte zeigen ebenfalls die **Grenzen der Freiwilligenhilfe** in der psychiatrischen Rehabilitation auf. In der Zusammenarbeit mit Freiwilligen ist es notwendig, immer wieder deren Rolle und Funktion gemeinsam zu hinterfragen und neu zu überdenken. Zudem ist eine stetige Evaluation der Freiwilligenarbeit auch in Bezug auf Bedarf, Nutzen und Ziele unerlässlich.

Wichtig

Gefahren und Grenzen der Freiwilligenarbeit mit psychisch Kranken liegen in der ungenügenden Unterstützung der Freiwilligen durch Professionelle und im Konfliktpotenzial bezüglich Rollenerwartungen und Aufgaben.

Nutzen und Gefahren der Freiwilligenarbeit mit psychisch Kranken

Nutzen und Chancen
- Soziales Netz und soziale Unterstützung
  - Natürliches Hilfesystem fördern und stärken
  - Isolation und Vereinsamung entgegenwirken
  - Gesundheitserhaltende Ressourcen und Kompetenzen fördern
  - Lebensqualität und Gesundheit verbessern
  - Partnerschaftliche Begegnung und soziale Anerkennung
- Abbau von Vorurteilen und Stigmatisierung
  - Meinungsführer im informellen sozialen Netz
  - Vermittlungsfunktion in der Gemeinde
  - Lobbyfunktion
  - Öffnung der Psychiatrie

Gefahren und Grenzen
- Kostendruck im Sozial- und Gesundheitswesen
- Legitimation der Freiwilligenarbeit
- Geringe Wertschätzung
- Fehlende Unterstützung
- Überforderung
- Grenzen
- Rollenerwartungen und Rollenkonflikte
- Kooperation mit Professionellen

49.3.3 Studien zur Freiwilligenarbeit mit psychisch Kranken

Trotz der immer wieder erwähnten Wichtigkeit und des großen Interesses an der Freiwilligenarbeit mit psychisch Kranken sind wissenschaftliche Studien nicht nur im deutschsprachigen Raum, sondern auch auf internationaler Ebene nur vereinzelt zu finden. Im Folgenden werden einige Untersuchungen und Resultate kurz vorgestellt.

- »Die Laienhilfe in der Rehabilitation psychisch Behinderter« (Brackhane et al. 1990):
  In der Studie zur Laienhilfe in der Rehabilitation psychisch Kranker wurden Laienhelfer, Klienten und hauptamtliche Mitarbeiter aus zwei sozialpsychiatrischen Diensten befragt. Die Resultate zeigen, dass das Interaktionsfeld der Gruppen von vielfältigen Erwar-

tungen und Widersprüchlichkeiten geprägt ist. Insgesamt wird die Laienhilfe als ein sehr sinnvolles und notwendiges Rehabilitationskonzept beurteilt. Doch wird auch darauf aufmerksam gemacht, dass es sich um eine Übergangslösung auf dem Wege zu natürlichen Nachbarschaftsverhältnissen und sozialen Kontakten in den normalen Lebensumständen in der Gemeinde handelt.

— »Befriending as an intervention for chronic depression among women in an inner city« (Harris et al. 1999):
In einem experimentellen Design wurde die Freiwilligenhilfe (»befriending«) als Maßnahme zur Förderung von sozialer Unterstützung bei Frauen mit chronischen Depressionen untersucht. Nachdem die ausgewählten freiwilligen Helferinnen ein Training erhalten hatten, trafen sie sich jeweils mindestens eine Stunde pro Woche mit den Klientinnen und unternahmen gemeinsame Aktivitäten oder führten Gespräche. Nach einem Jahr unterstützendem Engagement wurden die Freiwilligen und die betroffenen Frauen sowie die Kontrollgruppe in einem zweiten Gespräch befragt. Es zeigte sich eine signifikante, vorübergehende gesundheitliche Besserung in der Experimentiergruppe gegenüber der Kontrollgruppe. Insgesamt bestätigen die Resultate das Befriending-Konzept als eine sinnvolle Ergänzung zu den medizinischen und therapeutischen Behandlungsmaßnahmen.

— »Is befriending by trained volunteers of value to people suffering from long-term mental illness?« (Bradshaw u. Haddock 1998):
In einer weiteren Studie wurden psychisch Kranke zu ihrem persönlichen Eindruck der Freiwilligentätigkeit befragt. Alle Betroffenen äußerten sich positiv zum Befriending-Konzept und betonten den persönlichen Nutzen dieser Form von Unterstützung. Die Hypothese, dass die Befragten erhöhte soziale Aktivitäten zeigten, mehr Vertrauen in sozialen Situationen erfuhren und vermehrtes Interesse auszugehen äußerten, konnte nur partiell bestätigt werden. Doch war insgesamt eine positive Tendenz zu erkennen. Für Betroffene, die allein lebten, war v. a. der Kontakt zur Außenwelt durch die freiwillige Person wichtig und die Möglichkeit mit jemandem zu reden. Für Betroffene, die mit Angehörigen lebten, stand vermehrt die Möglichkeit, gemeinsam auszugehen, im Vordergrund.

— »Entstigmatisierung von psychisch Kranken durch Freiwilligenarbeit« (Kohler 1999):
Explorative Gespräche mit Freiwilligen in der Psychiatrie ergaben, dass die psychisch kranken Menschen als Individuen mit Stärken und Schwächen wahrgenommen werden, wie dies auch bei den sog. »Normalen« üblich ist. Durch die Begegnungen entsteht eine differenziertere Betrachtungsweise den psychisch Kranken gegenüber. Im Austausch der Freiwilligen mit ihren Angehörigen und ihrem Umfeld können Erlebnisse und Erkenntnisse nach außen getragen werden. Es zeigt sich aber auch, dass Frauen eher bereit sind, ihre Vorurteile abzubauen als Männer.

49.3.4 Die Freiwilligen

Freiwillige in der Gemeindepsychiatrie sind überwiegend ältere Frauen. Sie stellen als **erfahrene Familienfrauen** ihre Beziehungs- und Alltagskompetenz in den Dienst der Kranken und der Gesellschaft (Rössler et al. 1996; Wirz 1998).

Es gibt nur wenige veröffentlichte empirische Studien über diesen Personenkreis. Eine Untersuchung in Baden-Würtemberg hat ergeben, dass die meisten der engagierten Frauen in festen sozialen Beziehungen leben und 1–3 Stunden wöchentlich als Freiwillige tätig sind (Rössler et al. 1996). **Hauptaktivitäten** sind unterstützende Gespräche und Freizeitgestaltung. Die Freiwilligen äußern dort größere Zufriedenheit, wo die Helfer ein gewisses Maß an professioneller Unterstützung erhalten. **Hauptmotive** für eine freiwillige Tätigkeit mit psychisch Kranken sind »helfen wollen« und eine »sinnvolle Tätigkeit ausüben«. Die Mehrheit der Freiwilligen ist durch eine in der sozialen Arbeit tätige Person zum freiwilligen Engagement veranlasst worden. Weitere Freiwillige haben durch eigene Betroffenheit oder durch die Betroffenheit eines Familienmitgliedes zum Engagement gefunden.

Generell zeigt sich, dass es den Freiwilligen ein Anliegen ist, in ihren Leistungen gefragt und gefordert zu werden und sich weiterzubilden. In Anbetracht der äußerst anspruchsvollen Aufgabe brauchen sie aber auch einen regelmäßigen Erfahrungsaustausch mit professionellen Fachleuten. Der gemeinsame Austausch beinhaltet Fragen zum Umgang mit psychisch kranken Menschen, zur Abgrenzung und zur Reflexion der geleisteten Arbeit (Wirz 1998).

Der freiwilligen Tätigkeit im psychiatrischen Bereich wird gerne das Etikett der »Aufopferung« verliehen. Dagegen steht aber der **persönliche Nutzen**, den die freiwilligen Helfer für sich aus solchen Engagements herausnehmen. So kann beispielsweise der Erfahrungshorizont durch die Konfrontation mit gänzlich anderen Erfahrungen erweitert werden. Oder es können brachliegende Fähigkeiten entdeckt und soziale Kontakte geknüpft werden. Zudem bringt der praktische Umgang mit Patienten ein ständig größeres Wissen über Krankheiten, Symptome und Medikamente mit sich. Weiter erhöht ein freiwilliges Engagement nicht nur die Lebensqualität derer, die davon profitieren, sondern auch jener, die sie leisten (Thoits u. Hewitt 2001).

Freiwillige in der Psychiatrie sind vorwiegend ältere Frauen. Sie setzen ihre Beziehungs- und Alltagskompetenzen in der Begleitung der psychisch Kranken ein.

49.4 Praxis der Freiwilligenarbeit mit psychisch Kranken

Auf die Bedeutung und den Nutzen der Freiwilligenarbeit in der psychiatrischen Versorgung und Rehabilitation wurde bereits mehrfach hingewiesen. Ein wesentlicher Punkt ist die praktische Umsetzung von Konzepten und Modellen zur Laienhilfe und deren Evaluation. Hier bestehen noch große Lücken.

Im Folgenden werden einige Beispiele zur Freiwilligenarbeit mit psychisch Kranken dargestellt. Weiter wurde anhand von Erfahrungen und Empfehlungen aus der Praxis ein Modell zur organisierten Freiwilligenarbeit in der psychiatrischen Versorgung und Rehabilitation mit praktischen Anleitungen erarbeitet.

49.4.1 Beispiele zur Freiwilligenarbeit mit psychisch Kranken

Einzelbegleitungen

Verschiedene psychiatrische Kliniken oder Zentren arbeiten mit freiwilligen Helfern zusammen. Wie bereits erwähnt, geschah dies früher vermehrt im stationären Bereich. Heute unterstützen die Freiwilligen psychisch kranke Personen vorwiegend in der Freizeit- oder Alltagsgestaltung nach dem Klinikaustritt in der Gemeinde. Meist werden die Freiwilligen durch Fachleute der Sozialen Arbeit eingeführt und betreut. In der Regel finden Treffen statt, die dem Austausch unter den Freiwilligen und der Weiterbildung dienen (▶ s. unter 49.4.2).

> **Fallbeispiel**
> »Zunächst besucht Frau M. ihre Patienten jeweils in der Klinik, um den ersten Kontakt herzustellen. Nach der Entlassung unterstützt sie ihre ›Schützlinge‹ bei der Bewältigung der Alltagsprobleme. Oft waren die Patienten kaum fähig, einen Einkauf zu tätigen oder Auto zu fahren. Frau M. führte sie in die täglichen Pflichten ein und reduzierte so die Angst vor dem Versagen. Probleme bespricht sie mit ihren Schützlingen. Nach Überwinden der Anfangsschwierigkeiten zeigen die Patienten jetzt wieder neuen Lebensmut und Lebensfreude. Ein neuerlicher Klinikaufenthalt war in keinem Fall notwendig. Ein Teil der ›Schützlinge‹ ist sogar wieder in der Lage, für andere Familienmitglieder zu sorgen« (Fees et al. 1986, S. 794).

Patiententreff

Freiwillige führen regelmäßig, beispielsweise einmal oder mehrmals pro Woche, einen Treff durch. Meist ist dies in Form einer Kontakt- und Begegnungsstätte zu verstehen, wo beispielsweise Freizeitaktivitäten, gemeinsame Mahlzeiten, Gruppengespräche etc. angeboten werden oder spontane Gespräche und Begegnungen stattfinden. Viele Besucher nutzen dies als regelmäßigen Treffpunkt.

Spezielle Programme

In den USA findet seit längerem das »Compeer Program« nationale Verbreitung. Das englische Wort »compeer« setzt sich aus »companion« und »peer« zusammen, womit ein Kamerad und Gleichgestellter zugleich gemeint ist (Skirboll u. Pavlesky 1984; Compeer 2003). Das Programm koordiniert Begegnungen zwischen Freiwilligen und Personen mit einer psychischen Krankheit. »Compeers« werden auf der Basis von gleichen Interessen und Hobbys zusammengebracht. Ziel ist es, die soziale Unterstützung der Patienten in der Rehabilitation zu fördern. In der Regel treffen sich die Kameraden mindestens ein Jahr lang einmal pro Woche und unternehmen gemeinsame Aktivitäten. Therapeuten stufen die Rollenmodelle als sehr positiv ein, da sie das Selbstvertrauen und das Vertrauen in soziale Beziehungen bei den Betroffenen stärken und der Isolation und Vereinsamung entgegenwirken.

> **Fallbeispiel**
> **Aussage einer Freiwilligen**
> »Ich bin schon seit über 20 Jahren als Freiwillige im Compeer-Programm tätig. Unter den Freiwilligen gibt es viele Personen, die über ein Jahr, 5 Jahre oder sogar 10 Jahre und mehr Erfahrungen in der Freiwilligenarbeit mit psychisch kranken Menschen verfügen. Bis jetzt hatte ich drei Compeer-Freundinnen. Meine längste Beziehung dauert nun beinahe 17 Jahre, und dabei handelt es sich um meine Freundin Millie. Durch Millie habe ich viel über mich, über Freundschaft und eine Menge darüber gelernt, was wirklich wichtig im Leben ist« (Compeer 2003, Übersetzung durch uns).
>
> **Aussage eines Betroffenen**
> »Einen Compeer-Freund zu haben, heißt niemals mit seinen Ängsten allein gelassen zu werden:
> - ein Telefonanruf, der immer beantwortet wird
> - Akzeptanz ohne Urteil
> - eine Person, die für einen da ist« (Compeer 2003, Übersetzung durch uns).

49.4.2 Modell organisierter Freiwilligenarbeit in der Psychiatrie

Im nachfolgenden Modell sind sowohl die aktuellen psychiatrischen und sozialarbeiterischen Betreuungs- und

Behandlungsauffassungen und Entwicklungen in der Freiwilligenarbeit als auch die Empfehlungen

- des Zusammenschlusses der Fach- und Koordinationsstellen für Freiwilligenarbeit in der Deutschschweiz (Benevol, Schweiz),
- von Freiwilligen und Vertretern aus verschiedenen Berufsgruppen und Hierarchieebenen der Psychiatrischen Universitätsklinik Zürich,
- von Freiwilligenagenturen und Anbietern von Freiwilligeneinsätzen auf dem Platz Zürich,
- von Rebekka Jakob, Studierende der Fachhochschule für Soziale Arbeit Zürich, anlässlich ihres Projektpraktikums mit dem Thema »Freiwilligenarbeit in der Psychiatrischen Universitätsklinik Zürich – Analyse und Konzept«, Januar 2003,
- des Handbuches *Freiwilligenarbeit* von Rosenkranz und Weber 2002

berücksichtigt.

Einsatzmöglichkeiten für Freiwillige

Die Aufgaben der Freiwilligen liegen heute vermehrt im Bereich der Nachbetreuung, d. h. nach der Klinikentlassung, und konzentrieren sich auf die Alltags- und Freizeitgestaltung. Die Freiwilligen können weitgehend selbstständig entscheiden, welcher Art diese Treffen sein sollen (Kaffee trinken, Ausflüge machen, Einüben von Alltagsaktivitäten wie Benutzung der öffentlichen Verkehrsmittel, Besuche bei dem Patienten zu Hause oder im Wohnheim usw.). Die Freiwilligen gehen dabei auf die Wünsche der Patienten ein und halten sich an die Empfehlungen des professionellen Behandlungsteams.

Einsatzablauf

Der Zeitpunkt der Anfrage für einen Freiwilligeneinsatz sollte so früh wie möglich erfolgen, beispielsweise während eines Klinikaufenthaltes vor Beginn der Austrittsplanung. Von der Bedarfseinschätzung bis zur Einsatzvereinbarung sind folgende Schritte zu beachten:

- Bedarfseinschätzung: Patient ist sozial isoliert und erklärt sich mit einer Begleitung einverstanden,
- Anfrage an den Freiwilligenkoordinator,
- Wahl und Anfrage einer geeigneten freiwilligen Person,
- Treffen zwischen Patient, freiwilligem Helfer, Bezugsperson und Koordinator,
- Bedürfnis- und Einsatzklärung,
- Einsatzvereinbarung zwischen Patient und freiwilligem Helfer.

Erwartungen und Anforderungen an Freiwillige

Einsätze für Freiwillige sind vielfältig und anspruchsvoll. Damit zwischen Freiwilligen, psychisch kranken Menschen und Professionellen eine gute Zusammenarbeit zustande kommt, sind gewisse Erwartungen und Anforderungen an eine freiwillige Person zu richten:

- freie Zeit (ca. 2 Stunden pro Woche),
- Offenheit und Toleranz gegenüber psychisch kranken Menschen,
- Einfühlungsvermögen, Geduld und Belastbarkeit,
- Zuverlässigkeit,
- Bereitschaft zur Zusammenarbeit mit Professionellen,
- Bereitschaft zur Teilnahme an Einführungskurs und Weiterbildungsveranstaltungen.

Anwerbung und Gewinnung

Die beste Werbung leisten begeisterte Freiwillige, die von ihrem Engagement berichten. Die Präsenz in der Öffentlichkeit ist ebenfalls wichtig für die Anwerbung von neuen Freiwilligen:

- Mund-zu-Mund-Propaganda,
- Ausschreibungen in Zeitungen und Zeitschriften,
- Informationsbroschüren,
- Informationsabende,
- Vermittlungsstellen, Freiwilligenagenturen,
- Universitäten, Fachhochschulen,
- öffentliche Stellen, Begegnungszentren,
- Kirchen und Vereine.

Auswahlverfahren

Interessierte Freiwillige werden von der für die Koordination zuständigen Fachperson zu einem Erstgespräch eingeladen. Dabei sind folgende Punkte zu beachten:

- gegenseitiges Kennenlernen,
- Klärung der Motivation für ein freiwilliges Engagement,
- Übereinstimmung mit dem erwünschten Anforderungsprofil,
- Information über:
  - Möglichkeiten und Grenzen der Tätigkeit,
  - Rechte und Pflichten,
  - Rahmenbedingungen,
- Entscheid über Eignung und Einsatz,
- gegenseitige Unterzeichnung der Einsatzvereinbarung.

Einführung, Aus- und Weiterbildung für Freiwillige

Ein zentraler Punkt in der Zusammenarbeit mit freiwilligen Helfern ist die Einführung und Einarbeitung in das Aufgabenfeld sowie die permanente Weiterbildung:

- Einführung
  - Handbuch mit Informationen über Organisationsstruktur und -kultur, Stellung in der Organisation und Arbeitsabläufe,
  - spezifischer Einführungskurs in das Aufgabengebiet.
- Aus- und Weiterbildung:
  - Fachreferate zu psychiatriespezifischen Themen;
  - Gruppengespräche: Erfahrungsaustausch/Feedback, Zusammenarbeit zwischen Hauptamtlichen und Freiwilligen;

— Einzelgespräche: Unterstützung, Begleitung, Motivation, Supervision (bei Bedarf).

Koordination der Einsätze

Mit dem Bedeutungszuwachs der Freiwilligenarbeit in Institutionen sind neue Aufgaben und neue fachliche Anforderungen an die Hauptamtlichen entstanden. Durch das Management der Freiwilligen entstehen aber auch neue Einsatzfelder für die Professionellen. Meist wird die Funktion des Koordinators von Freiwilligen durch Fachleute aus der Sozialen Arbeit oder der Sozialpädagogik ausgeübt.

Aufgaben des Koordinators sind:

— Gewinnung von Freiwilligen durch eigene Werbemaßnahmen und durch Zusammenarbeit mit Vermittlungsstellen für Freiwillige,
— Durchführen von Einführungsgesprächen mit den Bewerbern sowie Auswahl der Freiwilligen und Festlegen der Einsatzvereinbarung,
— Durchführen regelmäßiger Standortgespräche mit den Freiwilligen,
— Vermittlung von Einsätzen,
— Ansprechperson der Freiwilligen während des Einsatzes und Zusammenarbeit mit Ansprechpersonen der ambulanten Stellen,
— Planung und Durchführung der Einführungs- und Weiterbildungskurse für Freiwillige,
— regelmäßige Information über das Freiwilligenangebot innerhalb und außerhalb der Klinik,

— Vernetzung mit Organisationen und anderen Kliniken, die Freiwillige beschäftigen.

Die dafür notwendigen Kompetenzen des Koordinators sind:

— spezifische Fachkompetenzen:
  – Kenntnisse in der Freiwilligenarbeit und im Management von Freiwilligen,
  – Kenntnisse und Erfahrung im Umgang mit psychisch kranken Menschen
  – Kenntnisse in der Führung von Mitarbeitenden;
— Methodenkompetenzen:
  – Kenntnisse und Fähigkeiten im Projektmanagement, Gruppenarbeit, Beratung, Öffentlichkeits- und Lobbyarbeit;
— Sozialkompetenzen:
  – Teamfähigkeit, Einfühlungsvermögen, Flexibilität.

Vernetzung und Zusammenarbeit mit Freiwilligenagenturen, weiterbetreuenden Stellen und anderen Organisationen

Verschiedene Stellen wie beispielsweise Freiwilligenagenturen oder andere Organisationen, die schon länger Freiwillige einsetzen, verfügen sowohl über fundierte praktische Erfahrungen in der Zusammenarbeit mit Freiwilligen als auch über Ressourcen, welche genutzt werden können. Eine Vernetzung und enge Zusammenarbeit mit diesen Fachstellen ist deshalb beim Einsatz von

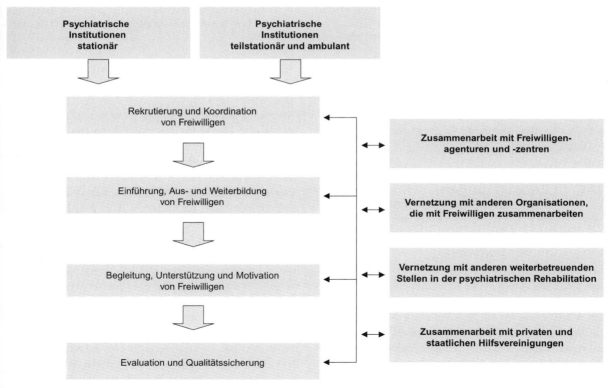

□ **Abb. 49.2.** Vernetzung und Zusammenarbeit mit anderen Stellen

Freiwilligen unbedingt anzustreben. Zudem sollten Freiwilligeneinsätze mit anderen weiterbetreuenden Stellen in der psychiatrischen Rehabilitation koordiniert werden (◘ Abb. 49.2).

Evaluation und Qualitätssicherung

Eine regelmäßige Auswertung und Überprüfung der Freiwilligenarbeit sichert die Qualität und darf im Gesamtprozess als integrierter Bestandteil nicht fehlen. Es sind dabei folgende Aspekte zu berücksichtigen:

- Quantitative Aspekte:
    - Anzahl Freiwillige,
    - Anzahl Arbeitseinsätze,
    - zeitlicher Umfang der einzelnen Einsätze,
    - Anzahl Teilnehmende an Aus- und Weiterbildung;
- qualitative Aspekte:
    - Erwartungen und Bedürfnisse der Freiwilligen,
    - Erwartungen und Bedürfnisse der begleiteten psychisch kranken Menschen,
    - Erwartungen und Bedürfnisse der Organisation bzw. der Hauptamtlichen,
    - Auswirkungen der Begleitungen auf die Lebensqualität der psychisch Kranken,
    - Zusammenarbeit zwischen Hauptamtlichen und Freiwilligen.

Anerkennung und Ausweisung der Freiwilligenarbeit

Anerkennung ist die Belohnung für die freiwilligen Helfer. Das Engagement kann in verschiedener Form gewürdigt werden:

- Unterstützung und Motivation mittels Weiterbildungsangeboten, Einzel- und Gruppengesprächen,
- Einbezug in Entscheidungen,
- Spesenregelung und Versicherung,
- Bestätigung der geleisteten Arbeit (z. B. Sozialzeitausweis),
- »Dankeschön-Kultur« (z. B. gemeinsame Essen, Ausflüge, kleine Geschenke etc.).

49.5   Entwicklungen im Freiwilligenbereich

49.5.1   Unterstützungspotenzial in der Gemeinde

Nebst der Betreuung in der Gemeinde durch die formellen Versorgungsdienstleistungen impliziert die Betreuung durch die Gemeinde die Unterstützung durch informelle und natürliche Netzwerke. Noch wird zu wenig Gewicht auf eine Zusammenarbeit in der gemeindenahen psychiatrischen Versorgung und Rehabilitation zwischen Betroffenen, Angehörigen, Professionellen und Freiwilligen gelegt. Zudem werden nur geringe Anstrengungen unternommen, das Unterstützungspotenzial in der Gemeinde zu entwickeln, indem man beispielsweise durch Öffentlichkeitsarbeit versucht, mehr Akzeptanz für die Betroffenen zu erlangen oder Familien und Freunde unterstützt, um psychisch kranke Menschen in möglichst normalen Lebensumständen zu betreuen.

Die Psychiatrie unterschätzt die Hilfsbereitschaft und Hilfsmöglichkeiten in weiten Kreisen der Gesellschaft. Es wird nur wenig Öffentlichkeitsarbeit mit dem Ziel der Mobilisierung von Freiwilligen eingesetzt, obwohl es sich zeigt, dass bei einem Teil der Bevölkerung ein enormes Interesse für Probleme psychischen Leidens besteht. Untersuchungen in Deutschland und in der Schweiz zeigen, dass die Einstellung zur freiwilligen Tätigkeit mit psychisch Kranken in der Bevölkerung mehrheitlich positiv, das tatsächliche Engagement aber verhältnismäßig gering ist (Angermeyer u. Matschinger 1995; Lauber et al. 2000).

Diese Studien bestätigen ein brach liegendes Potenzial an Freiwilligen. Es zeigt sich aber auch, dass eine positive Einstellung zur Freiwilligenarbeit abhängig von der Form der zwischenmenschlichen Hilfe ist (Lauber et al. 2000). So wird beispielsweise die Einstellung zur Familienpflege mit ihrer zeitlich und psychisch großen Belastung eher negativ beurteilt. Die Mithilfe in einem Patiententreff jedoch ist eher vorstellbar. Dort sind keine akut psychisch Kranken zu erwarten, und es handelt sich um eine zeitlich limitierte Tätigkeit.

> **Wichtig**
>
> Im deutschsprachigen Raum finden wir ein ungenutztes Unterstützungspotenzial in der Gemeinde.

49.5.2   Wandel der Motive

Diverse neuere Studien zeigen, dass es i. Allg. zu einem Wandel der Motive im Zusammenhang mit freiwilligen Engagements gekommen ist. Religiöse oder ethisch humanistische Motive verlieren an Gewicht und persönliche Motive wie beispielsweise der Wunsch nach Selbstentfaltung und alternativen Erlebnissen treten in den Vordergrund (Nadai 1996; Bachmann u. Bieri 2000). Freiwillige wollen einen persönlichen Nutzen aus einer Tätigkeit ziehen und engagieren sich heute weniger aus Pflichtgefühl. Die sog. »neuen Freiwilligen« geben sich selbstbewusster und wollen ihre Qualitäten und ihre Kompetenzen in eine freiwillige Tätigkeit einbringen. In den Vordergrund rückt die bewusste Auswahl, wann, wo und wie man sich engagieren will. Zudem sind die Anforderungen der Freiwilligen an die Institutionen gestiegen. Es werden Möglichkeiten der Mitsprache und ein hohes Maß an Autonomie bei der Gestaltung des Aufgabenfeldes gefordert. Weiter wird großen Wert auf Kooperation mit professionellen Mitarbeiterinnen und Mitarbeiter gelegt. Dazu gehört auch das

Bedürfnis nach Austausch und Kommunikation, nach fachlicher Unterstützung und Weiterbildung.

Es zeigt sich aber auch, dass sich die Motive der Freiwilligen nicht nur nach soziodemographischen Merkmalen unterscheiden, sondern auch bedeutend durch die Lebenssituation und die verfügbaren sozialen, kulturellen und materiellen Ressourcen bestimmt werden (Nadai 1996; Bachmann u. Bieri 2000).

> **Wichtig**
>
> Freiwillige engagieren sich heute weniger aus Pflichtgefühl, sondern wollen einen persönlichen Nutzen aus dem Engagement ziehen.

49.5.3 Strukturelle Entwicklungen im Freiwilligenbereich

In den letzten Jahren sind vielerorts Institutionen entstanden, die sich mit der Zusammenarbeit zwischen den lokaltätigen Organisationen im Freiwilligenbereich sowie der Vermittlung von Freiwilligeneinsätzen beschäftigen (Bachmann u. Bieri 2000). Ziel dieser zentralen Vermittlungsstellen ist es, die bestehenden Freiwilligenorganisationen zu vernetzen, in der Werbung und Rekrutierung von Freiwilligen mitzuwirken, Aktivitäten im Freiwilligenbereich zu koordinieren und die Anliegen und Interessen der Freiwilligenarbeit auch in der politischen Diskussion zu vertreten. Eine Vorbildfunktion nehmen dabei die nordeuropäischen Länder wie beispielsweise die Niederlande mit den Freiwilligenzentren ein. In diesen Ländern werden ebenfalls zunehmend Schulen und Firmen in freiwillige Aktivitäten eingebunden. Eine Form von unternehmerischem, bürgerschaftlichem Engagement ist das »Corporate Citizenship«, welches in den USA, in Großbritannien und in den Niederlanden längst ein wichtiger Bestandteil unternehmerischer Tätigkeit ist und zunehmend auch in Deutschland propagiert und praktiziert wird. Anstelle des Sponsorings wird zunehmend das freiwillige Engagement der Arbeitnehmer gefördert und unterstützt (z. B. freiwilliges Engagement als Bildungsurlaub, Freistellung für freiwilliges Engagement, Zeitausgleich für hohes Engagement von Mitarbeitern während ihrer Freizeit oder Anerkennung von im freiwilligen Engagement erworbenen Qualifikationen) (vgl. Schöffmann 2001).

49.6 Schlussfolgerungen und praktische Konsequenzen

Die Freiwilligenarbeit nimmt als ergänzendes natürliches Unterstützungssystem eine bedeutende Rolle in der Rehabilitation von psychisch kranken Menschen ein. Freiwillige sind Bestandteil des alltäglichen Beziehungsnetzes und stärken die sozialen und gesundheitsfördernden Ressourcen der Betroffenen. Sie leisten ein Gegengewicht zur ausschließlich professionellen Hilfe und wirken normalisierend im Lebensalltag. Als informelle Meinungsführer tragen die Freiwilligen zum Abbau von Vorurteilen und Stigmatisierung gegenüber psychisch kranken Menschen bei.

Nach wie vor hat die organisierte Laienhilfe in der psychiatrischen Rehabilitation keinen festen Platz. Angesichts des vielfältigen Bedarfs und Nutzens sollten vermehrt Modelle und Programme zur Freiwilligenarbeit mit psychisch Kranken entwickelt, eingesetzt und evaluiert werden. Ziel ist es nicht, dass Freiwillige aus Kostengründen und als Sparmaßnahme professionelle und bezahlte Fachkräfte ersetzen. Die Stärke der Freiwilligenarbeit liegt vielmehr in der natürlichen zwischenmenschlichen Begegnung und setzt dort an, wo keine adäquaten professionellen Hilfeleistungen erbracht werden können. Das Schwergewicht der Freiwilligenarbeit in der psychiatrischen Rehabilitation liegt in der Freizeit- und Alltagsgestaltung mit den Klienten.

Freiwilligenarbeit ist nicht gratis. Wenn Institutionen mit Freiwilligen zusammenarbeiten, müssen sie personelle und finanzielle Ressourcen sowie angemessene Rahmenbedingungen zur Verfügung stellen. Die freiwillige Begleitung von psychisch Kranken ist eine äußerst anspruchsvolle Aufgabe. Eine gründliche Einführung und regelmäßige Unterstützung und Weiterbildung ist unerlässlich, um Unzufriedenheit und Überforderung aller Beteiligten zu vermeiden.

Die Konkurrenz in der Gewinnung von freiwilligen Helfern ist heute groß. Bei der Rekrutierung von Freiwilligen darf nicht vergessen werden, dass die Anforderungen an die Organisationen gestiegen sind. Freiwillige bringen heute ihre eigenen Bedürfnisse in ein Engagement ein und wagen, Ansprüche zu stellen. Nebst verschiedenen Modellen bezüglich Zeit und Verantwortung sollten ebenfalls Anreize wie beispielsweise Aus- und Weiterbildung, Autonomie, angemessene Anerkennung etc. geschaffen werden. Zudem gilt es durch Öffentlichkeitsarbeit und Werbung das ungenutzte informelle Unterstützungspotenzial in der Bevölkerung zu erschließen. Um langfristige natürliche Beziehungen und Freundschaften zu ermöglichen, ist es wünschenswert, Freiwillige beiderlei Geschlechts und verschiedenen Alters anzusprechen.

Die Wertfülle der Freiwilligenarbeit spricht für deren Integration im Gesamtkonzept der psychiatrischen Rehabilitation.

Bedingungen für eine erfolgreiche, organisierte Freiwilligenarbeit mit psychisch kranken Menschen

- Integration im Gesamtkonzept der psychiatrischen Rehabilitation
- Personelle und finanzielle Ressourcen für die Gewinnung und Koordination von Freiwilligen
- Gründliche Einführung, Unterstützung und Weiterbildung der Freiwilligen
- Zeitgemäße Rahmenbedingungen für die Freiwilligen (z. B. Sozialzeit-Ausweis, Spesenregelung, Weiterbildungskosten, Autonomie etc.)
- Evaluation und Qualitätssicherung der Freiwilligenarbeit

Literatur

Angermeyer MC, Klusmann D (Hrsg) (1989) Soziales Netzwerk. Ein Konzept für die Psychiatrie. Springer, Berlin Heidelberg New York

Angermeyer MC, Matschinger H (1995) Auswirkungen der Reform der psychiatrischen Versorgung in den neuen Ländern der Bundesrepublik Deutschland auf die Einstellung der Bevölkerung zur Psychiatrie und zu psychisch Kranken. Nomos, Baden-Baden

Bachmann R, Bieri O (2000) Neue Freiwillige finden. Bereitschaft, Motive, Erwartungen. Diskussionspapier 8. Caritas, Luzern

Brackhane R, Strehl C, Wurzer I (1990) Die Laienhilfe in der Rehabilitation psychisch Behinderter – Bericht über zwei vergleichende empirische Studien. Rehabilitation 29: 254–260

Bradshaw T, Haddock G (1998) Is befriending by trained volunteers of value to people suffering from long-term mental illness? J Adv Nurs 27: 713–720

Bundesamt für Statistik (2003) Statistik Schweiz. www.admin.statistik.ch Gesehen Januar 2003

Compeer (2003) Making friends, changing lifes. Compeer International Affiliation of Compeer Programs. www.compeer.org Cited Januar 2003

Fees U, Brand W, Merz M (1986) Laienhilfe und ihre Bedeutung in der Praxis. Psycho 12: 793–794

Gaskin K, Smith JD, Paulwitz I (1996) Ein neues bürgerschaftliches Europa. Eine Untersuchung zur Verbreitung und Rolle von Volunteering in zehn Ländern. Lambertus, Freiburg im Breisgau

Harris T, Brown G, Robinson R (1999) Befriending as an intervention for chronic depression among women in an inner city. Brit J Psychiatry 174: 219–232

Kohler R (1999) Entstigmatisierung von psychisch kranken Personen durch Freiwilligenarbeit. Soz Akt 31(1): 27–31

Lauber C, Nordt C, Falcato L, Rössler W (2000) Bürgerhilfe in der Psychiatrie: Determinanten von Einstellung und tatsächlichem Engagement. Psychiatr Prax 27: S347–350

Meyer PC, Budowski M (Hrsg) (1993) Bezahlte Laienhilfe und freiwillige Nachbarschaftshilfe. Seismo, Zürich

Nadai E (1996) Gemeinsinn und Eigennutz. Freiwilliges Engagement im Sozialbereich. Paul Haupt, Bern

Pro Mente Sana (1982) Freiwillige Mitarbeit in der Psychiatrie. (Schriftenreihe der Stiftung Pro Mente Sana Nr 2). Pro Mente Sana, Zürich

Psychiatrienetz (2003) Psychiatrienetz Bonn. Dachverband Psychosozialer Hilfsvereinigungen e.V. www.psychiatrie.de Gesehen Januar 2003

Psychiatrienetz (2003) Psychiatrienetz Bonn. Dachverband Psychosozialer Hilfsvereinigungen e.V. www.psychiatrie.de Gesehen Januar 2003

Reichert R (2002) »Volunteering« und »Bürgerarbeit« in Gemeinwohl-Konzepten. Arbeit 11(1): 33–47

Rössler W, Horst A, Salize HJ (1996) Bürgerhilfe in der Psychiatrie. Psychiatr Prax 23: 168–171

Rosenbladt B von (2001) Freiwilliges Engagement in Deutschland. Freiwilligensurvey 1999 (Schriftenreihe des Bundesministeriums für Familie, Senioren, Frauen und Jugend, Bd 194.1). Kohlhammer, Stuttgart

Rosenkranz D, Weber A. (Hrsg) (2002) Freiwilligenarbeit. Einführung in das Management von Ehrenamtlichen in der Sozialen Arbeit. Juventa, München

Schöck I (1996) Bürgerhilfe in der Psychiatrie aus der Sicht der Bürgerhelfer. Gesundheitswesen (Sonderheft) 58: 95–97

Schöffmann D (2001) Wenn alle gewinnen. Bürgerschaftliches Engagement von Unternehmen. edition Körber-Stiftung, Hamburg

Skirboll B, Pavelsky P (1984) The Compeer Program: Volunteers as friends of the mentally ill. Hosp Community Psychiatry 35(9): 938–939

Thoits P, Hewitt L (2001) Volunteer work and well-being. J Health Soc Behav 42: 115–131

Wirz I (1998) »Gestundete Zeit…« Freiwilligenarbeit in der Psychiatrie. Psychotherapeutin 8: 41–47

XI Professionelle Unterstützungssysteme

Personenzentrierte Betreuungsansätze in einem integrierten Hilfesystem

Heinrich Kunze

Rehabilitation, die auf Empowerment, Normalisierung und Integration ausgerichtet ist, kann nur in einem längeren Prozess gegen die traditionellen, seit dem 19. Jahrhundert differenziert entwickelten Institutionen durchgesetzt werden. Die Psychiatriereform hat zwar die alte Anstalt als dominantes Versorgungsparadigma abgelöst, aber die neue, am Konzept der Reha-Kette orientierte Versorgung ist hochgradig fragmentiert, was behindert, das Therapieziel »selbstbestimmtes Leben mit Krankheit und Behinderung« zu erreichen. Die mit dem historisch gewachsenen Versorgungssystem verbundenen vielschichtigen Eigeninteressen stabilisieren die »strukturbedingte Verschwendung therapeutischer Ressourcen«. Die Fortsetzung der Psychiatriereform im Bereich Rehabilitation erfordert grundlegende Veränderungen auf den Ebenen der therapeutischen Arbeit mit Patienten, der Organisation von Diensten und Einrichtungen sowie ihrer Finanzierung und Planung.

50.1   Gemeindepsychiatrischer Verbund

In diesem Kapitel geht es um die organisatorischen Rahmenbedingungen als **Voraussetzung für personenzentrierte Rehabilitation im eigenen Lebensfeld** (▶ s. Kap. 9): Statt Rehabilitationskette bzw. Stufenleiter aus Einrichtungen heißt das Konzept **Gemeindepsychiatrischer Verbund (GPV).**

Dieser Begriff wurde in den Empfehlungen der Expertenkommission (1988) eingeführt und in einem vom Bundesgesundheitsministerium geförderten Projekt der Aktion Psychisch Kranke in den 90er Jahren fortentwickelt (Kauder et al. 1997; Bundesministerium 1999a).

Der GPV ist ein funktionales Konzept, dessen Anforderungen organisatorisch unterschiedlich realisiert werden können. Idealtypisch realisiert der GPV folgende Funktionen:

- Im Zentrum steht die ambulante sozialpsychiatrische Behandlung.

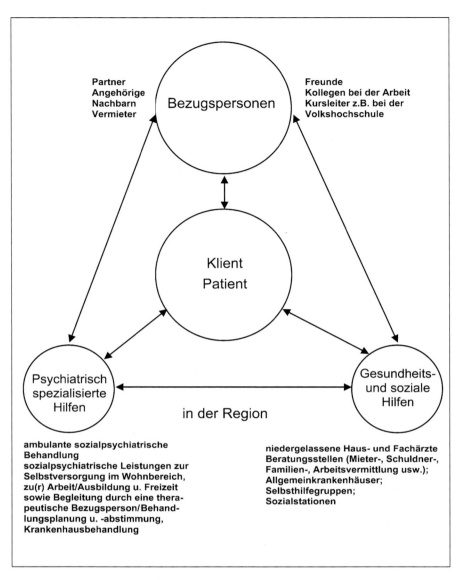

Abb. 50.1. Integration und Normalisierung als Kooperationsziele. (Aus Kunze 2001)

50

Hinzu kommen
- sozialpsychiatrische Leistungen zur Selbstversorgung (im Wohnbereich),
- sozialpsychiatrische Leistungen zur Arbeit/zu Ausbildung,
- sozialpsychiatrische Leistungen zur Tagesgestaltung und Kontaktfindung.

In den GPV einzubeziehen ist auch
- die stationäre und teilstationäre Klinikbehandlung.

Die Ziele **Integration** und **Normalisierung** erfordern die in Abb. 50.1 dargestellten Arbeitsrichtungen: Die psychiatrischen Dienste fördern die eigenen Fähigkeiten des Patienten und seiner Angehörigen, auch in der Nutzung von nicht psychiatrischen Gesundheits- und Sozialdiensten.

Der GPV hat die **regionale Versorgungsverpflichtung** (für eine oder mehrere definierte Zielgruppen), damit auch die schwerer gestörten Patienten wohnortnahe Hilfe erhalten und das regionale Hilfenetz interne Probleme (Patient passt nicht ins Konzept, Wartelisten, Ressourcen zu knapp, Organisationsmängel, unzureichende Qualifikation von Personal usw.) nicht über Verdrängung von Patienten unsichtbar macht, sondern diese Probleme auf konstruktive Weise gelöst werden.

Im internationalen Kontext sind diese Ansätze nicht neu. Zum Beispiel hat **England** in den 90er Jahren den sog. **Care Programme Approach (CPA)** allgemein verbindlich eingeführt (Becker 1998). Mit der **Wiener Psychiatrie-Reform** wurden schon Anfang der 80er Jahre die Psychosozialen Dienste nach diesen Prinzipien geschaffen: für Stadtsektoren zuständige multiprofessionelle Teams als ambulantisierte Stationen einer nicht Betten führenden Krankenanstalt (listige administrative Phantasie!). Die **Berner Sozialpsychiatrie** (schon in der 2. Generation) als weiteres Beispiel arbeitet ambulant und lebensfeldzentriert.

> **Wichtig**
>
> Die Herausforderung besteht darin, die organisatorischen Rahmenbedingungen für personenzentrierte Hilfen ausgehend von den gewachsenen Versorgungstraditionen und -strukturen zu schaffen. Es geht dabei nicht um alle psychisch Kranken, sondern speziell um die mit längerfristigem komplexem Hilfebedarf.

Traditionell wird das Versorgungssystem geprägt von Eigeninteressen der Kostenträger (die sich jetzt als Leistungsträger definieren) und der Einrichtungen (Leistungserbringer), und der Patient muss seinen Bedarf danach ausrichten.

> **Wichtig**
>
> Der personenzentrierte Ansatz geht von dem Bedarf der Person aus und fragt erst in der 2. und 3. Ebene nach der entsprechenden Organisation der Hilfen und ihrer Finanzierung.

Wer schon immer primär von den Patienten her seine Arbeit als Therapeut konzipiert hat, kennt die vielfältigen Schwierigkeiten, die ein solcher Perspektivwechsel hervorruft. Aber viele Therapeuten haben die kognitive Dissonanz für sich entschärft, indem sie ihr fachliches Bewusstsein durch das Sein der Finanzierungs- und Organisationsformen bestimmen lassen (Kunze 2001). Selbst die Versorgungsforschung ist strukturkonservativ, wenn sie die vorhandenen einrichtungszentrierten Versorgungsformen einfach als gegeben hinnimmt und so den modernen Institutionalismus nicht zum Gegenstand wissenschaftlicher Kritik macht (▶ s. aber unter 50.1.2, z. B. Drake et al.1999).

Im nächsten Abschnitt werden aus der Kritik des Konzeptes der Reha-Kette die Anforderungen an den GPV abgeleitet. Die weitere Gliederung orientiert sich an den Ebenen in ◻ Abb. 50.2, auf denen ein regionales personenzentriertes Hilfesystem realisiert wird. ◻ Abb. 50.2 stellt den Paradigmenwechsel dar: Die traditionellen Verhältnisse würden durch einen Pfeil von unten nach oben gekennzeichnet, für den personenzentrierten Ansatz ist der Pfeil von oben nach unten maßgeblich.

Wie der Integrierte Behandlungs- und Rehabilitationsplan (IBRP, ▶ s. Kap. 9) eine Anleitung zur individuellen Hilfeplanung, so ist der **ReZiPsych** eine Anleitung zur »**re**gionalen **Zi**elplanung für eine personenzentrierte **psych**iatrische Versorgung« (www.ibrp-online.de/rezipsych, Ak-

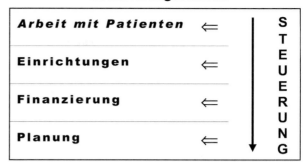

Realisierungsebenen

◻ **Abb. 50.2.** Von der Reha-Kette zum regionalen personenzentrierten Hilfesystem. (Aus Kunze 2004)

tion Psychisch Kranke 2004)). Dieser Fragebogen kann genutzt werden zur strukturierten, einrichtungsübergreifenden Erörterung in einer Region, die sich auf den Weg macht zu einem personenzentriert integrierten Hilfesystem (GPV): Was haben wir erreicht (Standortbestimmung)? Welche nächsten konkreten Schritte vereinbaren wir?

50.2 Personenzentrierte Betreuung – warum?

50.2.1 Kritik der Reha-Kette

Vom Konzept der personenzentrierten Hilfe als Maßstab ausgehend sollen die Nachteile des Konzeptes der Reha-Kette (◻ Abb. 50.3) herausgearbeitet werden. Dieses differenzierte System von Hilfen wurde zwar als **Alternative zur alten Anstalt** entwickelt und war insofern ein großer Fortschritt. Aber gleichwohl bleibt es einem **zentralen**

Geschlossene Station
Offene Station
Reha-Station
Tagesklinik
Institutsambulanz
Fachpraxis

Reha-Einrichtung (RPK)
Übergangswohnheim
Dauerwohnheim
Betreutes Wohnen
Tagesstätte
Werkstatt für Behinderte
Kontakt- und Beratungsstelle
Sozialpsychiatrischer Dienst

◻ **Abb. 50.3.** Konzept der Reha-Kette. (Aus Kunze 2004)

Grundprinzip der Anstalt weiter verhaftet: Auch die Bausteine der Reha-Kette sind viele verschiedene, aber in sich möglichst **homogene Standardpakete** für Personen mit im Querschnitt möglichst gleichem Hilfebedarf. In eine herkömmliche komplementäre Einrichtung geht eine Person mit einer chronischen psychischen Erkrankung, wenn sie im eigenen Lebensfeld nicht zurechtkommt oder die Bezugspersonen mit ihr nicht zurechtkommen, weil ambulante Behandlung und soziale Beratung nicht ausreichen. Bei Veränderung des Hilfebedarfs nach Art und Umfang erfordert dies den Wechsel von einem homogenen Maßnahmekästchen zum anderen, wie früher Verlegungen von einer Station zur anderen in der alten Anstalt (Kunze 2001).

Wer in diesem Feld arbeitet, kann erfahren, wie der Hilfeprozess fragmentiert wird, wie die therapeutischen und sozialen Beziehungen und die Vertrautheit mit der Situation immer wieder unterbrochen und damit Teilfortschritte im Behandlungsprozess wieder zunichte gemacht werden, wie die Beziehungen im privaten und im professionellen Vor- und Nachfeld der längerfristigen Behandlung und Betreuung durch diese Fragmentierung abreißen. Dies erzeugt Widerstände gegen Veränderungen im therapeutischen Prozess nicht nur bei Patients, sondern auch beim therapeutischen Personal.

Das Leben in solchen Institutionen und die Organisation der Hilfen als Standardpakete hat Konsequenzen:

- Eine Person, die noch in der eigenen Wohnung lebt oder bei der Familie, die aber mehr Hilfe als traditionelle ambulante Behandlung benötigt, kann diese Hilfe nur erhalten, indem sie in eine Institution geht, denn ambulant bedeutet wenig Hilfe, und viel Hilfe ist nur in einer Einrichtung zu erhalten.
- Wenn der Hilfebedarf sich verändert, muss die Person das maßnahmehomogene Kästchen wechseln mit der Folge der Diskontinuität der therapeutischen und sozialen Beziehungen und dem Wechsel in eine neue Umgebung.
- Wer unabhängig von Hilfe wird, verliert damit wieder den bisherigen institutionellen Lebensmittelpunkt und die damit verbundenen sozialen Bezüge.

> **Wichtig**
>
> Die Folgen dieser negativen Effekte sind, dass Menschen entweder immer erneut entwurzelt werden oder in einem institutionellen Platz steckenbleiben. Die Integration in eine Einrichtung macht die Menschen abhängig von ihr durch die Anpassung an die präformierten institutionellen Lebensbedingungen.

Mit der Dauer des Aufenthaltes nimmt die Gefahr der Entfremdung vom bisherigen sozialen Kontext zu:

- Standardversorgung verstärkt die Lebensuntüchtigkeit.
- Die Beziehungen zum früheren sozialen Leben nehmen ab, die Institution wird zum Lebensmittelpunkt.

- Die Angehörigen und andere relevante Bezugspersonen im privaten Bereich und bei der Arbeit lernen nicht, mit der chronisch kranken Person zusammenzuleben, und die Angehörigen und andere Bezugspersonen lernen nicht, geeignete Hilfen in Anspruch zu nehmen.

Eine Person mit langfristiger psychischer Erkrankung wird abhängig von der künstlichen sozialen Umgebung in der Institution, und die dort erreichte Stabilität kann kaum transferiert werden ins reale Leben außerhalb. Aus der therapeutischen Arbeit und den Sozialwissenschaften wissen wir, wie schwierig die Generalisierung oder der Transfer von psychosozialen Behandlungsresultaten aus dem therapeutischen Setting ins reale Leben ist.

Das Konzept eines Systems von jeweils verschiedenen, jedoch in sich homogenen Hilfepaketen (Stationen in traditionellen psychiatrischen Kliniken, Einrichtungseinheiten der Reha-Kette) in Verbindung mit der Strategie, Patienten von einer Einheit zur anderen weiter zu bewegen, kann verstanden werden als ein Versuch der **Reduktion der Komplexität**: für das Personal, für die Institution, und für die Kostenträger. Aber die Patienten sind besonders empfindlich gegenüber den oben beschriebenen schädigenden Effekten, und sie müssen die Bürde tragen, die sich aus der Reduktion der Komplexität zu Gunsten von therapeutischem Personal, Administrationen und Kostenträgern ergibt.

> **Wichtig**
>
> Dieses System behindert Behandlung, Rehabilitation und Eingliederung und führt deshalb zur »strukturbedingten Verschwendung therapeutischer Ressourcen« (Empfehlungen der Expertenkommission 1988, S. 72 f.).

50.2.2 Konsequenzen für das neue Konzept

> **Wichtig**
>
> Die zentrale Folgerung aus dieser Kritik ist, dass Behandlung, Rehabilitation und Eingliederung dort stattfinden bzw. von dort aus in Anspruch genommen werden, wo ihre Ergebnisse langfristig genutzt werden.

Ein besonders eindrücklicher Beleg für dieses Prinzip ist eine in den USA von Drake et al. (1999) durchgeführte **kontrollierte Studie**, bei der die Effektivität von zwei unterschiedlichen Ansätzen der beruflichen Rehabilitation von Personen mit schweren psychischen Störungen untersucht wurde (Tabelle 50.1). Wenn bei der beruflichen Rehabilitation das Arbeitsfeld zuerst gefunden wird und

❏ **Tabelle 50.1.** Empirischer Vergleich von Rehabilitation im Betrieb oder in Reha-Institution. (Aus Kunze u. Pohl 2002)

Rehabilitationsansatz	Erreichte Integration	
	Allgemeiner Arbeitsmarkt [%]	Beschützte Beschäftigung [%]
Betrieblich mit Unterstützung: Erst platzieren, dann dort rehabilitieren	61	9
Durch Rehabilitationseinrichtungen: Erst trainieren, dann in Betrieb platzieren	11	71

dort in der realen Arbeitswelt die rehabilitative Intervention stattfindet, so ist dies wesentlich erfolgreicher als wenn in Reha-Institutionen rehabilitiert wird und die Platzierung in der realen Arbeitswelt erst am Schluss des Reha-Prozesses eingeleitet wird.

> **Wichtig**
>
> Drake: Erst platzieren, dann dort rehabilitieren!

Analog sind kontrollierte Studien notwendig zur Überprüfung der Wirksamkeit der beiden Strategien im Wohn- und Alltagsbereich: Reha-Kette mit Übergangsheim – Wohnheim – therapeutische Wohngemeinschaft – Betreutes Wohnen … **oder** früh die eigene Wohnsituation klären mit dem Ziel, sie während und nach Beendigung der Rehabilitation und Eingliederung zu behalten.

Die entscheidende strukturelle Voraussetzung für die Realisierung dieser Prinzipien ist, die Räume zum Leben und die professionellen Hilfen zu entkoppeln,

— um den Lebensmittelpunkt, die eigene Wohnung auch zum Bezugspunkt für alle professionellen Hilfen zu machen: **Integration im Lebensfeld statt Institutionalisierung**; und

— um Hilfen so flexibel zu organisieren, dass Veränderungen nach Art und Umfang verwirklicht werden können ohne Unterbrechung wichtiger therapeutischer und sozialer Beziehungen: **Kontinuität statt Fragmentierung.**

Dies führt zum Konzept des **personenzentriert integrierten Hilfesystems.**

So kann die eigene Wohnung Dreh- und Angelpunkt sein: Eine eigene Wohnung zu haben (allein, mit Verwandten oder befreundeten Personen) ist ein menschliches Grundbedürfnis und die entscheidende Voraussetzung für **psychische Stabilität** und **personale Identität.** Wohnen ist der spezifische **Bezugspunkt für Integration** in der Gemeinde, für **soziale Beziehungen, Freizeitaktivitäten** und **Arbeit** (Schmidt-Zadel et al. 2002b). Jedoch gibt es Personen, die keine Wohnung haben oder halten

können. Ihnen muss Wohnraum zur Verfügung gestellt werden, aber ohne aufgezwungene Intimität mit fremden Personen und unabhängig von einer Veränderung oder Beendigung von Hilfen. Und diese Wohnhilfen haben eine große Verschiedenheit von persönlichen Lebensstilen zu berücksichtigen. Von Betroffenen und aus Untersuchungen zum Thema »Lebensqualität psychiatrischer Patienten« wissen wir, wie wichtig für sie das Gefühl von Autonomie im persönlichen Lebensbereich ist.

Zwischen dem Leben in einer Einrichtung oder in einer eigenen Wohnung sind geeignete Zwischenstufen das **Betreute Wohnen**, das in den letzten zwei Jahrzehnten erfolgreich entwickelt wurde, und die psychiatrische **Familienpflege**, die es erst (wieder) an wenigen Stellen in Deutschland gibt: Die Gastfamilie sind Laien, die ein reales Lebensfeld bieten, sie sollen ausdrücklich nicht Therapeuten sein. Der Gast/Mieter und die Familie werden jedoch professionell begleitet Schmidt-Michel et al. 1992, 1993, 1994). – Bei beiden Betreuungsformen sind die Räume zum Leben von den professionellen Hilfen entkoppelt (vgl. Kap. 9).

50.3 Therapeutische Arbeit mit Patienten

Die herkömmliche Steuerung auf der Einzelfallebene funktioniert ganz schlicht: Wenn die psychiatrische Krankenhausbehandlung zu Ende ist und ein Patient nicht in (nur) ambulante Behandlung nach Hause entlassen werden kann, so kann die Klinik ihr Problem lösen, indem sie für diesen Patienten einen Platz in einer Einrichtung sucht. Der Bedarf des Patienten wird definiert gemäß dem Konzept der Einrichtung, damit ist auch der Leistungsträger zufrieden. Die Einrichtung ist zufrieden, weil ein Platz finanziert wird. Die verschiedenen Hilfen, die der Patient in der Einrichtung erhält, sind durch die zentrale therapeutische Leitung der Einrichtung integriert. Aber: Der institutionelle Kontext für den Hilfeprozess ist so vorab festgelegt und kann nur noch sehr schwer selber zum Gegenstand der Reha-Planung gemacht werden.

Wenn entsprechend dem individuellen Hilfebedarf aus verschiedenen funktional definierten Leistungen die individuelle Komplexleistung geplant wird (vgl. Kap. 9), stellt sich anschließend die Frage der Festlegung der Arbeitsteilung in Bezug auf die **langfristig koordinierende therapeutische Bezugsperson** (Case-Management) sowie die Realisierung der lebensfeldbezogenen Hilfen. Dies erfordert einen guten Überblick über die eigenen Möglichkeiten, aber auch die Ressourcen der anderen Anbieter in der Region. Unverbindliche Kooperation zwischen beteiligten Institutionen (auch verschiedener Träger) reicht nicht, es geht um verbindliche, überprüfbare Absprachen in Bezug auf den vereinbarten individuellen Hilfeplan. Zu dessen Umsetzung bilden die beteiligten Therapeuten – außerhalb ihrer sonstigen institutionellen Teamzugehörigkeit – das **patientenbezogene Team,** das prozessorientiert arbeitet (Kistner 2002, 2004). Herkömmlicherweise definieren Therapeuten sich als Team in Bezug auf ihre Station/Einrichtung mit Konzepten, Prioritäten, Zeitplänen, Dokumentation usw. Zur Konfliktlösung gibt es die interne Hierarchie. Wenn nun Therapeuten verschiedener einrichtungszentrierter Teams patientenbezogene Leistungen für eine Person zielgerichtet integriert erbringen, dann ist dies für sie ein gemeinsames **Projekt,** das nur gelingen kann, wenn die Projekterfordernisse Vorrang vor den Einrichtungsabläufen erhalten und dafür eine Projektleitung vereinbart wird.

Gemeinsames Lernen von Einrichtungen und Diensten einer Region auf dem Wege zum GPV setzt verbindliche Kooperations- und Arbeitsstrukturen voraus. Dazu gehört insbesondere, dass die »unpassenden« Klienten im System bleiben und nicht durch Ausgliederung außer Sicht geraten. Das Spannungsfeld zwischen dem Hilfebedarf der Menschen in der Region und den konkret verfügbaren Ressourcen der Region gilt es konstruktiv zu nutzen in den beiden Richtungen: Optimierung der therapeutischen Konzepte und der Organisationsformen einerseits und andererseits ggf. Durchsetzen von Ressourcenverbesserungen in der Region (vgl. Abschn. 50.6). Mentale Blockaden können resultieren aus gegenseitiger Entwertung, Unterstellung von Dominanzstreben sowie der Selektion von Patienten. Ihre Überwindung setzt auch eine Kultur der vertrauensvollen wechselseitigen Kontrolle im Sinne von Qualitätsmanagement voraus: Fehler und Probleme sind der zu hebende Schatz für weitere Verbesserungen.

Herkömmlicherweise erfolgt die Hilfeplanung aus dem Blickwinkel der eigenen Einrichtung/Berufsgruppe. Wenn diese sich selbst als **un**zuständig definiert, dann wird die Verantwortung an eine andere Einrichtung/Berufsgruppe weiter gereicht. Ein von der Person her definierter Bedarf wird so nicht sichtbar.

Personenzentrierte Hilfeplanung kann nach IBRP (► s. Kap. 9) erfolgen, die dann in der Hilfeplankonferenz (► s. unter 50.3.1) beraten und verabschiedet wird. Da kein einzelner Therapeut eine vollständig institutionsunabhängige Sichtweise hat, entsteht eine möglichst patientenbezogene Sichtweise, wenn die verschiedenen beteiligten Therapeuten ihre Sichtweisen systematisiert zusammenführen. Dafür hat sich die regionale Hilfeplankonferenz bewährt.

Die gemeinsamen Erfahrungen in der **regionalen Hilfeplanungskonferenz** führen zu positiven Veränderungen in Bezug auf:

- die fallbezogene Arbeitsteilung,
- die trägerübergreifende Auswertung der Hilfeplanergebnisse,
- die Einschätzung des Hilfebedarfs im Verhältnis zu den Ressourcen in der Region,
- die Einschätzung der Fähigkeiten und Grenzen der verschiedenen Anbieter,
- die Möglichkeiten und Grenzen von bestimmten therapeutischen Methoden und Strategien.

Es entsteht schrittweise in der Region das Bewusstsein von »Value Adding Partnership« – also einer wachsenden Partnerschaft mit anderen Organisationen (Gromann 2001).

50.3.1 Regionale Hilfeplanungskonferenz

Aufgaben und Verfahren

Die Aufgabe der regionalen Hilfeplanungskonferenz (HPK) ist die personenbezogene und einrichtungsübergreifende Abstimmung der Hilfeplanung. Beratungsgrundlage ist eine vorbereitend durchgeführte Hilfeplanung (z. B. auf der Grundlage des IBRP).

In der Hilfeplanungskonferenz wird abgestimmt, wer im Einzelfall welche Leistungen in welchem Umfang (quantitativ und Zeitdauer) erbringen soll. Ziel sind einvernehmliche und verbindliche Vereinbarungen über Ziele und Vorgehensweisen.

Die HPK tagt einmal im Monat. Für Eilfälle sind vorläufige Zwischenlösungen zu finden, die einer längerfristigen Planung nicht vorgreifen.

Teilnehmer

An der Hilfeplanungskonferenz nehmen unter Leitung (z. B.) des Gesundheitsamtes autorisierte Vertreter der für die Versorgung der (festzulegenden) Zielgruppe relevanten Einrichtungen und Dienste teil. Dies sind insbesondere

- Fachdienste für Wohnen, Tagesstätten;
- sozialpsychiatrische Dienste;
- Einrichtungen und Dienste für die berufliche Eingliederung;
- psychiatrische Kliniken (inkl. Tagesklinik, Institutsambulanz), Fachpraxen;

auf Wunsch die hilfesuchende Person und/oder ihre gesetzliche Vertretung bzw. eine andere von ihr benannte Vertrauensperson;

bei Bedarf im Einzelfall ferner Vertreter anderer Dienste und Einrichtungen.

An der HPK sollen auch Vertreter der Sozialleistungsträger teilnehmen, insbesondere örtlicher und überörtlicher Sozialhilfeträger. Die Teilnahme von Vertretern der übrigen Sozialleistungsträger (insbesondere Krankenkassen, Arbeitsverwaltung, LVA, BfA) ist anzustreben. Insbesondere soll die Vernetzung der HPK mit den im Aufbau befindlichen regionalen Servicestellen nach SGB IX sichergestellt werden.

Kostenregelungsverfahren

Mit den Sozialleistungsträgern wird vereinbart, dass der als fachliches Hilfeplanungsinstrument genutzte IBRP auch für das Antragsverfahren bei der einzelfallbezogenen Kostenregelung genutzt werden kann. Der in der Hilfeplanungskonferenz beschlossene Hilfeplan geht als Empfehlung an den/die Kostenträger, die ihn in eigener Zuständigkeit übernehmen.

Datenschutz

Das informationelle Selbstbestimmungsrecht des Klienten wird gewahrt, wenn

er in die Planung einbezogen wird, die Notwendigkeit der Informationsweitergabe versteht und ihr ausdrücklich zustimmt;

die Weitergabe der Informationen (insbesondere schriftlich) auf die Beteiligten beschränkt wird und diese ausnahmslos unter Schweigepflicht stehen.

50.4 Organisation von Einrichtungen und Diensten

In den meisten Regionen gibt es einen mehr oder weniger entwickelten Komplementärbereich im Sinne der Reha-Kette bzw. Stufenrehabilitation, d. h. bestehend aus Bausteinen im Sinne von maßnahmehomogenen Kästchen. Hier kann man nicht einfach alles Bestehende einreißen und alles neu aufbauen. Vielmehr muss ein gemeindepsychiatrisches Bewusstsein dafür entstehen, dass die Mühen der Transformation sich lohnen im Hinblick auf das gemeinsam gewollte Ziel der besseren Versorgung im Sinne von Qualität und Ressourcenschonung. Dieser Prozess kann durch **finanzielle Anreize** im Rahmen von **Leistungsvereinbarungen** der Kostenträger mit den Einrichtungen gefördert werden. Wege zu einem GPV werden in der Regel nur über Teilschritte möglich sein, beispielsweise

1. klientenbezogene Kooperation auf der Mitarbeiterebene, systematisiert in der regionalen Hilfeplanungskonferenz;

2. Einrichtung verbindlicher Kooperationsstrukturen durch verlässliche Absprachen auf Leitungsebene;
3. vertragliche Kooperationsvereinbarung zwischen den Leistungsanbietern;
4. Bildung eines vertragsfähigen Trägerverbundes.

Zur zielorientierten Strukturierung der Diskussionen in der Region kann der ReZiPsych (▶ s. unter 50.1) als Anleitung genutzt werden.

Wenn in einer Region noch keinerlei komplementäre Dienste und Einrichtungen vorhanden sind, so könnte man das idealtypisch funktional definierte Konzept des GPV direkt institutionell realisieren: Für die verschiedenen Leistungsbereiche gibt es dann multiprofessionelle Teams, die jeweils für ihren Leistungsbereich zuständig sind, z. B. Hilfen zur Selbstversorgung im Wohnbereich (dazu gehört auch, ggf. Wohnraum zur Verfügung zu stellen, in dem Klienten bleiben können, wenn sie wünschen, auch wenn die Reha/Eingliederung beendet ist) oder Hilfen zur Teilhabe am Arbeitsleben – egal ob der Umfang der Hilfen so aufwendig ist wie bisher bei stationären Einrichtungen oder geringer wie bei Betreutem Wohnen oder ambulanter Nachsorge. Die Koordinierungs- und Abstimmungsprobleme zwischen diesen funktional definierten Abteilungen ließen sich am besten koordinieren, wenn sie zu einem Einrichtungsträger gehören. Für die Rehabilitanden ließe sich dann die therapeutische Kontinuität sehr weit reichend realisieren: Bei langfristiger Begleitung durch das patientenbezogene Team wird der Wechsel der Maßnahmen oder der Leistungträger berücksichtigt, indem die Leistungen abschnittweise oder funktional differenziert bei den entsprechenden Kostenstellen bzw. Leistungsträgern in Rechnung gestellt werden.

Einrichtungsbetten mit Wohnfunktion kommen hier nicht vor (abgesehen von Klinikbetten), was nicht ausschließt, dass Einrichtungen den Personen, die selber keine Wohnung haben oder halten können, diese zur Verfügung stellen, aber unabhängig von Veränderungen der Hilfe oder deren Beendigung. Der Rehabilitand zieht um, wenn er dies will und nicht, weil die Hilfeart sich ändert.

Zweck, Aufgaben und Anforderungen des GPV

1. Zweck des GPV
   Sicherstellung von bedarfsgerechten Hilfen für psychisch kranke und seelisch behinderte Menschen einer definierten Versorgungsregion
2. Aufgaben des GPV
   a) Kooperation und Koordination im Einzelfall
      strukturell/organisatorisch (Information und Absprache über Leistungsangebote)

▼

b) Berichterstattung, Überprüfung der regionalen Versorgungssituation

c) Gemeinsame Verhandlungen mit Leistungsträgern und Planungsverantwortlichen

3. Anforderungen an GPV: Kooperationsvertrag mit

a) Verpflichtung zur Pflichtversorgung

b) Umsetzung der Aufgaben zu 2

c) Festlegung auf gemeinsame Qualitätsstandards und Beteiligung an gemeinsamem Qualitätsmanagement

d) Kooperation mit Kommune

50.5 Finanzierung

Die in den Leistungsbereichen des GPV beschriebenen Funktionen können von verschiedenen Einrichtungen und Diensten realisiert werden, z. B.»sozialpsychiatrische Grundversorgung«. In Frage kommen: Institutsambulanz der Klinik, psychiatrische Praxis in Verbindung mit Soziotherapie und (ambulanter) psychiatrischer Krankenpflege, ambulante medizinische Rehabilitation, sozialpsychiatrischer Dienst. Je nach institutioneller Realisierung, dem Hilfeziel sowie persönlichen Merkmalen (z. B. versichert?) kommen verschiedene Leistungsträger in Frage. Zu der Frage:« Welche Leistungsträger kommen bei den Leistungsbereichen des GPV (nach deutschem Sozialrecht) in Betracht?« hat Brill (persönliche Mitteilung) die

folgende Übersicht (■ Tabelle 50.2) zur Verfügung gestellt (vgl. auch Bundesarbeitsgemeinschaft für Rehabilitation 2001, 2003).

Die Fragmentierung des Hilfeprozesses hat ihre entscheidende Ursache in der **Fragmentierung der Finanzierungszuständigkeiten** (Brill 2003). Und die Finanzierungsträger verwenden meist mehr Energie darauf, ihre Nichtzuständigkeit festzustellen als ihre Zuständigkeit.

Das neue **Sozialgesetzbuch IX** versucht dem entgegen zu steuern und **übergreifende patientenzentrierte Verantwortung im Sozialrecht** zu verankern (Bundesarbeitsgemeinschaft 2003). Doch gehen viele der Regelungen kaum über die sehr schwachen, gut gemeinten Paragraphen hinaus, die es schon seit über 20 Jahren im Sozialgesetzbuch gibt. Ein vorsichtiger Einstieg in personenbezogene Kooperation im SGB IX ist das Konzept der **Servicestellen**. Damit soll für die Hilfesuchenden in jeder Region wenigstens eine Beratungsstelle zur Verfügung stehen, die für die verschiedenen Rehabilitationsträger berät, damit der Hilfesuchende nicht von »Pontius zu Pilatus« geschickt wird. Die Sozialhilfeträger und Jugendhilfe wurden in den Kreis der Reha-Leistungsträger aufgenommen.

Der Gesetzgeber konnte sich bisher nicht entschließen, die Leistungsträger in eine gemeinsame Verantwortung für **personenzentriert integrierte ambulante Komplexleistungen** (leistungsträgerübergreifend integrierte Leistungserbringung) einzubinden, die für die Betroffenen »aus einer Hand« (Kontinuität, Integration) kommen und die dann vom Leistungserbringer entsprechend den wechselnden Leistungszuständigkeiten mit verschiedenen

■ **Tabelle 50.2.** Leistungsbereiche des GPV und sozialrechtliche Zuständigkeiten. Ein bedarfsgerechtes regionales Hilfeangebot umfasst die Leistungsbereiche 1–6 (fachliche Definition), die je nach Situation des Einzelfalls den sozialrechtlichen Leistungsgruppen A–F zugeordnet sein können. (Quelle: K. E. Brill, persönliche Mitteilung)

Leistungsbereiche (fachlich)	Leistungsgruppen (sozialrechtlich)	Leistungsbereich					
		1	2	3	4	5	6
1 Sozialpsychiatrische Hilfe zur Selbstversorgung/Wohnen	A Krankenbehandlung (SGB V)	X	X	(x)	X	X	X
2 Sozialpsychiatrische Hilfe zur Tagesgestaltung/Kontaktfindung	B Medizinische Rehabilitation (§ 26 SGB IX, SGB V, SGB VI, BSHG)	X	X	x	X	X	X
3 Sozialpsychiatrische Hilfe im Bereich Arbeit, Ausbildung und Beschäftigung	C Teilhabe am Arbeitsleben (§ 33 SGB IX, SGB III, SGB VI, BSHG)	(x)	x	X	x	X	X
4 Sozialpsychiatrische Grundversorgung	D Teilhabe am Leben in der Gemeinschaft (§ 55 SGB IX, BSHG)	X	X				X
5 Spezielle Therapieverfahren	E Pflege (SGB XI)	X	X				X
6 Behandlungs- und Rehabilitationsplanung und Koordination der Leistungserbringung	F »Allgemeine Daseinsvorsorge« (u. a. Aufgaben gem. GDG) und niedrigschwellige Angebote zur Motivation				X		X

Leistungsträgern abschnittsweise oder anteilig abgerechnet werden (Bundesministerium 1999b).

Im Bereich der vorrangigen Leistungsträger gibt es seit 1986 die Empfehlungsvereinbarung **Rehabilitationseinrichtung für psychisch Kranke (RPK)**. Einerseits hat diese Leistungsvereinbarung bisher zu kaum mehr als 700 Plätzen in Deutschland geführt, so dass für viele Regionen unzureichende oder keine Angebote zur Verfügung stehen. Andererseits bietet die Empfehlungsvereinbarung sozialrechtlich einen wichtigen Fortschritt, insofern als sie die medizinische Rehabilitation (Leistungsträger: Rentenversicherung, subsidiär Krankenkasse oder Sozialhilfe) sowie den Einstieg in berufliche Reha-Maßnahmen (Rentenversicherung, Bundesagentur für Arbeit) unter einem Dach realisiert und die Leistungsträger und ihre medizinischen Dienste gut kooperieren. Leistungsträgerübergreifende Leistungserbringung aus einer Hand ist in Deutschland noch die Ausnahme.

Eine hoffnungsvolle Perspektive zur Überwindung der einrichtungszentrierten Problemlösungen ist das jetzt auch im SGB IX verankerte »**persönliche Budget**«. In der Psychiatrie ist die Finanzierung von individuell maßgeschneiderten Hilfen als Sachleistung sinnvoll.

Der allergrößte Anteil von Rehabilitation für psychisch kranke Menschen wird von der **Sozialhilfe** finanziert, weil ihr Bedarf nicht zu den Angeboten der vorrangigen Reha-Leistungsträger (Rentenversicherung, Krankenkassen) passt oder die durch Beiträge erworbenen Ansprüche unzureichend sind bzw. fehlen. Dies zeigt, dass die Gleichstellung chronisch psychisch Kranker in sozialrechtlicher Hinsicht noch nicht erreicht ist, denn bisher muss bei der Sozialhilfe Einkommen und Vermögen offen gelegt werden, um die Heranziehung zu prüfen.

Den etwa 700 RPK-Plätzen (von der Sozialversicherung finanziert) stehen 21.431 Plätze Betreutes Wohnen und 30.831 Plätze in Wohnheimen (durch Sozialhilfe oder Selbstzahler finanziert) gegenüber (Brill 2000).

Von entscheidender Bedeutung könnte der 1999 in Kraft getretene **neue § 93 BSHG** sein (Kauder et al. 1999; Aktion Psychisch Kranke et al. 2004). Mit dieser Gesetzesänderung wird das Ziel verfolgt, Eingliederungshilfe in Bezug auf Leistungsinhalte, Vergütungen, Wirtschaftlichkeit und Qualität transparent und vergleichbar zu machen und zu einer prospektiv pauschalierenden Finanzierung zu kommen (und zu einer Steuerung der steigenden Kosten). Damit soll das bisherige System abgelöst werden, mit dem der Betrieb einer Einrichtung nach dem Bedarfsdeckungsprinzip durch Pflegesätze finanziert wurde. Diese Novellierung hatte übrigens nichts mit fachlichen Zielsetzungen zu tun.

Der neue § 93a verlangt eine Vereinbarung über die wesentlichen Leistungsmerkmale, »mindestens jedoch ... den von ihr zu betreuenden Personenkreis, Art, Ziel und Qualität der Leistung, Qualifikation des Personals sowie die erforderliche sachliche und personelle Ausstattung. In die Vereinbarung ist die Verpflichtung der Einrichtung aufzunehmen, im Rahmen des vereinbarten Leistungsangebotes Hilfeempfänger aufzunehmen und zu betreuen ...« (§ 93a BSHG). Eine entscheidende Frage bei der Umsetzung ist also, wie die »Verpflichtung ... aufzunehmen« definiert wird:

- Traditionell **angebotsorientierte Selektion**, d. h. zum Konzept passende Personen aufnehmen von nah und fern, bis die Einrichtung voll ist?
- Oder die Anforderung der **regionalen Versorgungsverpflichtung** für einen definierten Personenkreises verankern!

Eine solche Versorgungsverpflichtung setzt voraus, dass Kostenträger und Einrichtungsträger (zeitlich befristet) vereinbaren, mit der finanzierten Ausstattung die Versorgungsverpflichtung und die ausreichende Qualität in Bezug auf die regional definierte Zielgruppe zu realisieren.

Der neue § 93 eröffnet außerdem die Möglichkeit, die therapeutische Maßnahme von Unterkunft und Verpflegung sowie Gebäudekosten zu entkoppeln. Damit kann erstmals das bisher undifferenzierte Gesamtpaket der Eingliederungsmaßnahmen aufgeschnürt und seine Komponenten unabhängig voneinander genutzt werden. Wer viel Hilfe zur Selbstversorgung im Wohnbereich benötigt, kann diese auch zu Hause oder von zu Hause aus erhalten und muss nicht deshalb in ein (Wohn-)Heim ziehen, weil diese erhöhte Hilfe nur in Verbindung mit Wohnen im Heim zu erhalten ist. Umgekehrt muss niemand nur deshalb viel Hilfe annehmen, weil er in einem Heim lebt. Hilfen zur Tagesgestaltung und Kontaktfindung sind nicht an den Besuch einer Tagesstätte gebunden. Tagesstättenbesucher brauchen nicht zu unerwünschten oder nicht erforderlichen Hilfen (Gruppenteilnahmen) gedrängt zu werden, nur weil dies der Konzeption der Einrichtung oder den Vorgaben einer Richtlinie entspricht.

In der herkömmlichen Eingliederungshilfe bedeutet aber ambulant »wenig« (Ressourcen), dafür ist der örtliche Sozialhilfeträger zuständig – und wer »mehr« braucht, muss das Gesamtpaket eines Einrichtungsbausteines nutzen, z. B. aus seiner Wohnung in die Einrichtung ziehen. Dafür ist der überörtliche Sozialhilfeträger zuständig. Für die Kommunen ist damit der finanzielle Anreiz gesetzt, ambulante Hilfen zu vermeiden, bis die hilfebedürftigen Personen in die Zuständigkeit der überörtlichen Sozialhilfe kommen. Aber der überörtliche Sozialhilfeträger darf nicht Hilfen ambulant statt in Einrichtungen realisieren.

> **Wichtig**
>
> Dies trägt bei zum Sog in stationäre Einrichtungen – ein Beispiel für die »strukturbedingte Verschwendung therapeutischer Ressourcen« (Empfehlungen der Expertenkommission 1988, S. 72).

Wenn die Eingliederungsmaßnahme dem Umfang nach viel oder wenig sein kann, unabhängig davon, ob sie in einer Einrichtung, in der eigenen Wohnung oder einem anderen Ort erfolgt, verliert das traditionelle Kriterium zur Unterscheidung von örtlicher und überörtlicher Zuständigkeit für Eingliederungshilfe seine Relevanz (§ 100 BSHG).

Die wichtigste und schwierigste Aufgabe des neuen § 93 ist der Auftrag, »**Gruppen von Hilfeempfängern mit vergleichbarem Hilfebedarf**« zu bilden als Grundlage für die Kalkulation der Maßnahmepauschalen. Weit verbreitet ist noch der institutionszentrierte Ansatz, der von Personen ausgeht, die sich **in** Einrichtungsbausteinen befinden und fragt, welche Hilfen sie unter diesen Umständen benötigen – statt personenzentrierte Hilfeplanung voran zu stellen und zu fragen: Welche psychiatrischen Leistungen sind notwendig, wenn Selbsthilfe und Ressourcen im Umfeld unterstützt und nicht psychiatrische professionelle Hilfen einbezogen werden?

50.6   Planung

Das Ziel GPV setzt allerdings auch eine veränderte Bedarfsplanung und entsprechende Rahmenbedingungen voraus. Nach der herkömmlichen Planung wird der Bedarf definiert durch die rechnerische Projektion von **bevölkerungsbezogenen Messzahlen für Einrichtungsbausteine**. Der Bedarf wird für gedeckt angesehen, wenn die Messzahlen realisiert sind. Die Einrichtungen und Dienste erhalten ihre Finanzierung für das Angebot. Damit ist ihr systemgemäßes Eigeninteresse geprägt von dem Bestreben, möglichst passende Personen zu finden und diese möglichst lange zu halten, d. h. je komplexer der Hilfebedarf einer Person, um so geringer die Chance, wohnortnah eine geeignete Hilfe zu erhalten. Das ist insgesamt nicht besonders rehabilitativ und wirtschaftlich!

Übrigens ist der sozialrechtlich einklagbare individuelle Anspruch auf Rehabilitation und Teilhabe nicht von dem Vorhandensein von Plätzen abhängig.

> **Wichtig**
>
> Deshalb hat Bedarfsplanung sich an dem in der Bevölkerung tatsächlich vorhandenen Bedarf zu orientieren und nicht an (finanz-)politisch gewünschten Richtwerten.

Bedarfsplanung muss von dem Bedarf der Personen in einer Region ausgehen, weil die Annahme einer Gleichverteilung von Bedarfen in der Bevölkerung eine reine Fiktion ohne irgendwelche empirischen Belege ist. Dem unterschiedlichen realen regionalen Bedarf kann man sich mit folgenden Fragen nähern:

- Welche Personen aus einem Kreis/einer Stadt finden im Laufe des Jahres einen wohnortnahen und geeigneten Platz und welche nicht?

- Wie viele Personen von außerhalb der Region wurden im vergangenen Jahr in welche komplementären Einrichtungen in der Region aufgenommen?
- Wie viele Personen, die aus der Region sind, und wie viele, die nicht aus der Region sind, befinden sich an einem Stichtag in komplementären Einrichtungen?

Es geht darum, von den vorhandenen Personen in einer Region ausgehend deren individuellen Hilfebedarf zu aggregieren und daran das regionale Hilfenetz auszurichten. Planungsprozesse haben zum Ziel, den Abstand zwischen Ist und Soll zu verkleinern (Kunze 1999). Für solche **dynamischen, regionalspezifischen Planungsprozesse** sind die Voraussetzungen zu schaffen: Gesundheits- und Sozialberichterstattung (Rössler et al. 1996), Klärung der Zuständigkeiten und Beteiligungen bei Auswertung, Entscheidung, Durchführung und Erfolgskontrolle.

Die herkömmliche Planwirtschaft von Plätzen und Einrichtungen hat bisher noch eine weitere wichtige Funktion: Sie wird zur Steuerung und **Begrenzung des Ressourcenverbrauchs** genutzt. Der individuelle Hilfebedarf wird bestimmt über den gefundenen Einrichtungsplatz, also soll das Finanzvolumen durch die Planung der Plätze/Einrichtungen begrenzt werden. Der personenzentrierte Ansatz entzieht dieser Art von Steuerung die Grundlage, weshalb die Finanzverantwortlichen zunächst am einrichtungszentrierten Ansatz festhalten.

Der Umstieg von der Steuerung über Platzkontingente zur **Budgetsteuerung** – auf den Ebenen der Person, der Einrichtung sowie der Region – beginnt gerade in einigen Regionen (Kauder et al. 1999; Aktion Psychisch Kranke et al. 2004).

50.7   Psychiatriepolitisches Ziel: Integration oder Ausgliederung?

> **Wichtig**
>
> Das gemeindepsychiatrische Ziel heißt allgemein: Niemand soll deswegen auf Dauer aus seiner Stadt/aus seinem Kreis ausgegliedert werden, weil die Hilfen für diese Person unzureichend sind (Kauder et al. 1999).

Und an dieser Stelle wird Gemeindepsychiatrie politisch (Aktion Psychisch Kranke 2002), denn es geht darum, dass dies Ziel politisch gewollt und beschlossen ist und regelmäßig überprüft wird. In diesem Ziel müssen sich alle Beteiligten einig sein: Politik, Gesundheitsamt, sozialpsychiatrischer Dienst, komplementäre Einrichtungen und Dienste, Kliniken, niedergelassene Ärzte und die Kostenträger.

Früher war die alte Anstalt die Restkategorie, zuständig für all die Personen, für andere sich selber für nicht zuständig hielten. Die Klinik nach der Psychiatrie-Personalverordnung – egal ob Abteilung oder Fachkrankenhaus – hat den Auftrag zu behandeln, und sie ist kein Ort zum Leben auf Dauer (Schmidt-Zadel et al. 2002a). So ist von der alten Heil- und Pflegeanstalt die Funktion zu Heilen an die psychiatrischen Kliniken übergegangen und die Pflegefunktion an die **gemeindeintegrierten Dienste und Einrichtungen.** Aber wenn diese sich angebotsorientiert verhalten, so werden Personen, die in die Angebote nicht passen, in andere Versorgungsbereiche ausgegliedert, die heute die Restfunktion haben: wohnortferne Heime, Obdachlosenhilfe, die forensische Psychiatrie und Gefängnisse.

Das Qualitätsprinzip der regionalen Versorgungsverpflichtung darf nicht nur für Kliniken gelten, sondern auch für den GPV.

Literatur

Aktion Psychisch Kranke (Hrsg) (2001) 25 Jahre Psychiatrie-Enquete (Bd I, II). Psychiatrie-Verlag, Bonn

Aktion Psychisch Kranke (2004) Bögen zur regionalen Zielplanung in der Psychiatrie. >www.ibrp-online.e/rezipsych, Bonn. Gesehen 1. Feb. 2004

Aktion Psychisch Kranke, Schmidt-Zadel R, Kunze H (Hrsg) (2004) Personenzentrierte Hilfen – Erfahrungen und Perspektiven. Psychiatrie-Verlag, Bonn

Becker T (1998) Gemeindepsychiatrie – Entwicklungsstand in England und Implikationen für Deutschland. Thieme, Stuttgart

Brill KE (2000) Zum Stand komplementärer Angebote. Psychosoz Umsch 4: 4–7

Brill KE (2003) Psychisch Kranke im Recht – Ein Wegweiser, 3. Aufl. Psychiatrie-Verlag, Bonn

Bundesarbeitsgemeinschaft für Rehabilitation (2001) Wegweiser – Rehabilitation und Teilhabe behinderter Menschen, 11. Aufl. Bundesarbeitsgemeinschaft für Rehabilitation, Frankfurt a. M.

Bundesarbeitsgemeinschaft für Rehabilitation (2003) Arbeitshilfe für die Rehabilitation und Teilhabe psychisch kranker und behinderter Menschen. (Schriftenreihe Heft 9). Bundesarbeitsgemeinschaft für Rehabilitation, Frankfurt a. M.

Bundesministerium für Gesundheit (Hrsg) (1999a) Von institutions- zu personenzentrierten Hilfen in der psychiatrischen Versorgung. Band I: Bericht zum Forschungsprojekt des Bundesministeriums für Gesundheit »Personalbemessung im komplementären Bereich« der psychiatrischen Versorgung (Schriftenreihe des BMG, Bd 116/I). Nomos, Baden-Baden

Bundesministerium für Gesundheit (Hrsg) (1999b) Von institutions- zu personenzentrierten Hilfen in der psychiatrischen Versorgung. Band II: Ambulante Komplexleistungen – Sozialrechtliche Voraussetzungen zur Realisierung personenzentrierter Hilfen in der psychiatrischen Versorgung. (Schriftenreihe des BMG, Bd 116/II). Nomos, Baden-Baden

Drake RE, McHugo GJ et al. (1999) A randomized clinical trial of supported employment for inner-city-patients with severe mental disorder. Arch Gen Psychiatry 56: 627–633

Empfehlungen der Expertenkommission der Bundesregierung (1988) Herausgegeben von der Aktion Psychisch Kranke im Auftrag des Bundesministeriums für Jugend, Familie, Frauen und Gesundheit, Bonn

Gromann P (2001) Integrierte Behandlungs- und Reha-Planung – Ein Handbuch zur Umsetzung des IBRP (Psychosoziale Arbeitshilfen 17). Psychiatrie-Verlag, Bonn

Kauder V, Aktion Psychisch Kranke (Hrsg) (1997) Personenzentrierte Hilfen in der psychiatrischen Versorgung (Psychosoziale Arbeitshilfen 11). Psychiatrie-Verlag, Bonn

Kauder V, Kunze H, Aktion Psychisch Kranke (Hrsg) (1999) Qualität und Steuerung in der regionalen psychiatrischen Versorgung. Rheinland-Verlag, Köln

Kistner W (2002) Der Pflegeprozess, 4. Auf. Urban & Fischer, München Jena

Kistner W (2004) Überlegungen zu einem prozessorientierten Teambegriff. In: Aktion Psychisch Kranke, Schmidt-Zadel R, Kunze H (Hrsg) Personenzentrierte Hilfen – Erfahrungen und Perspektiven. Psychiatrie-Verlag, Bonn

Kunze H (2001) De-Institutionalisierung im Kopf – Vom Anstaltsparadigma über die Rehabilitationskette zu personenzentrierten Hilfen. Krankenhauspsychiatrie 12: 48–55

Kunze H (2004) Die Idee des personenzentrierten Ansatzes. In: Aktion Psychisch Kranke, Schmidt-Zadel R, Kunze H (Hrsg) Personenzentrierte Hilfen – Erfahrungen und Perspektiven. Psychiatrie-Verlag, Bonn

Kunze H, Pohl J (2002) Leitlinien für Rehabilitation und Integration. In: Schmidt-Zadel R, Pörksen N, Aktion Psychisch Kranke (Hrsg) Teilhabe am Arbeitsleben – Arbeit und Beschäftigung für Menschen mit psychischen Beeinträchtigungen. Psychiatrie-Verlag, Bonn

Rössler W, Salize H J (1996) Die psychiatrische Versorgung chronisch psychisch Kranker – Daten, Fakten, Analysen (Schriftenreihe des Bundesministeriums für Gesundheit, Bd 77). Nomos, Baden-Baden

Schmidt-Michel P-O, Krüger M, Kössinger I, Konrad M (1993) Forschungsergebnisse zur Psychiatrischen Familienpflege. In: Konrad M et al. (Hrsg) Die 2te Familie. Psychiatrie-Verlag, Bonn, S 122–129

Schmidt-Michel P-O, Ostroga G, Kenntner S, Konrad M, Krüger M, Hoffmann M (1992) Rehabilitationsverläufe in der psychiatrischen Familienpflege. Nervenarzt 63: 34–41

Schmidt-Michel P-O, Konrad M (1994) Forschungsansätze und Theoriebildung in der psychiatrischen Familienpflege. In: Reimer F (Hrsg) Versorgungsstrukturen in der Psychiatrie. Springer, Berlin Heidelberg New York, S 95–102

Schmidt-Zadel R, Kunze H, Aktion Psychisch Kranke (Hrsg) (2002a) Mit und ohne Bett – Personen-zentrierte Krankenhausbehandlung im Gemeindepsychiatrischen Verbund. Psychiatrie-Verlag, Bonn.

Schmidt-Zadel R, Pörksen N, Aktion Psychisch Kranke (Hrsg) (2002b) Teilhabe am Arbeitsleben – Arbeit und Beschäftigung für Menschen mit psychischen Beeinträchtigungen. Psychiatrie-Verlag, Bonn.

Assertive Case-Management und Case-Management in der Rehabilitation

Tom Burns, Aileen O'Brien[1]

51.1   Kurzer Rückblick

51.1.1   Entinstitutionalisierung

In den letzten 50 Jahren hat sich die Behandlung von Menschen mit schweren psychischen Erkrankungen grundlegend geändert: Die institutionelle Behandlung wurde durch die Betreuung in der Gemeinde abgelöst. In den 50er und 60er Jahren des letzten Jahrhunderts wuchsen die Bedenken über die Bedingungen in den psychiatrischen Krankenhäusern Europas. In dieser Zeit traten wichtige Veränderungen sowohl der Struktur wie auch des Inhaltes von psychiatrischer Betreuung und Behandlung auf, v. a. vor dem Hintergrund von zunehmend liberaleren Ansichten gegenüber den Betroffenen. Die Einführung von Neuroleptika in der Mitte des letzten Jahrhunderts

---

[1] Übersetzung von Christoph Lauber.

fiel zusammen mit gesteigertem therapeutischem Optimismus gegenüber der Behandlung von psychischen Krankheiten. 1954 wurde in Großbritannien der Beruf »psychiatrische Gemeindekrankenschwester« (»community psychiatric nurse«), die sich v. a. um die Weiterbehandlung von kürzlich aus stationärer Behandlung entlassenen Patienten kümmerte, eingeführt.

51.1.2 Reevaluation von gemeindenaher Betreuung

Krankenhausbetten wurden in ganz Europa geschlossen. Die Reduktion von stationären Betten war aber nicht zwingend mit einer Verbesserung der gemeindenahen Betreuung verbunden, so dass Befürchtungen laut wurden, dass die Bedürfnisse der Patienten nicht adäquat gedeckt seien. Im Besonderen schien es, dass einige Patienten durch »die Maschen des Netzes« fielen und dass der Übergang von der stationären zur gemeindenahen Versorgung überstürzt und mit zu wenig Ressourcen ausgestattet erfolgte.

51.1.3 Probleme mit der gemeindenahen Betreuung

1992 führten in Großbritannien kurz nacheinander zwei in der Öffentlichkeit viel diskutierte Tragödien zu einem öffentlichen Aufschrei über die Qualität der psychiatrischen Betreuung. Die beiden Vorfälle und die darauf folgende Publizität führten dazu, dass man sich vermehrt mit den Risiken auseinandersetzte. Probleme und Schwächen in der gemeindenahen Behandlung von psychisch Kranken wurden offensichtlich. Im Zusammenhang mit Wohnungslosen, von denen 30–50% an einer psychischen Erkrankung leiden (Scott 1993), wurde das Problem des psychisch Kranken, der aus dem Betreuungsnetz fällt, offensichtlich. Ebenso wurden die neuen Langzeitpatienten zunehmend als Problem realisiert. Diese Patienten mit schweren psychischen Krankheiten, oft kompliziert durch einen Substanzmissbrauch, verbrachten längere Zeit in akutpsychiatrischen Stationen, weil sie einerseits wenig auf die Behandlung ansprachen, andererseits eine geeignete Nachbetreuung fehlte. Diese Probleme haben dazu geführt, dass effektivere Möglichkeiten der Betreuung und Behandlung von Patienten in der Gemeinde gesucht wurden.

51.2 Case-Management

> **Wichtig**
>
> Der Case-Management-Ansatz wurde zum vorherrschenden Ansatz in der Behandlung und Betreuung von schwer psychisch kranken Menschen. Jeder Patient hat einen Case-Manager (»Keyworker«), der verantwortlich ist für die Organisation von Behandlung und Betreuung.

In den vereinigten Staaten wird zusätzlich der Zugang zu sozialpsychiatrischer Versorgung und die Kontinuität der Betreuung als Ziel von Case-Management angesehen. Verschiedene Modelle existieren, wobei folgende Kernelemente definiert werden (Intagliata 1982):

- Erhebung der klinischen Bedürfnisse,
- Planung und Absprache unter den übergreifenden Diensten,
- Aufzeichnung der Dienstleistungen,
- Evaluation und Follow-up.

51.2.1 Verschiedene Case-Management-Modelle

Die unterschiedlichen Case-Management-Modelle haben es erschwert, eine gemeinsame Definition von Case-Management zu finden. Verwirrung herrscht v. a. in der Unterscheidung zwischen Case-Management, klinischem Case-Management (»clinical case management«) und Betreuungsmanagement (»care management«).

Die bedeutendsten Case-Management-Modelle sind:
- Brokerage-Case-Management,
- klinisches Case-Management:
  - Ressourcenmodell (Personal Strengths Model),
  - Rehabilitationsmodell,
  - Modelle der umfassenden Unterstützung (einschließlich ACT).

Brokerage-Case-Management

In diesem Modell des Case-Managements, das ursprünglich in den USA entwickelt wurde, kaufen die Bezugspersonen die Betreuung und Behandlung ihrer Patienten ein, statt sie selber zu erbringen. Somit leistet die Bezugsperson nur einen kleinen direkten klinischen Beitrag. Große Fallzahlen und kleiner Kontakt zum Betroffenen sind die Folge. Der Brokerage-Case-Manager (Brokerage: Maklergeschäft) hat wenig klinische Ausbildung oder Erfahrung. Forschungsuntersuchungen zeigten, dass dieses Modell sowohl kostspielig als auch ineffektiv ist (Braun et al. 1981), was wiederum zu einer Erhöhung von stationären Aufnahmen führt. In der täglichen Praxis wird dieses Modell nicht mehr angewandt.

Klinisches Case-Management

Das klinische Case-Management hat sich aus dem oben beschriebenen Brokerage-Case-Management entwickelt. Die Bezeichnung »klinisch« betont, dass die Bezugsperson einen professionellen psychiatrischen Hintergrund mit entsprechender Qualifikation hat. Die Bezugsperson bietet die allermeiste Unterstützung direkt an und kauft sie nicht von anderen Anbietern ein. Verschiedene Typen dieses Modells existieren, u. a. das Personal Strengths Model, das Rehabilitationsmodell und das Modell des Assertive Community Treatment (ACT).

Ressourcen- und Rehabilitationsmodell

Das Ressourcenmodell betont die Stärken des Patienten. Der Fokus liegt also nicht auf der Krankheit. Die Möglichkeit, zu Wachstum und Wandel fähig zu sein, wird unterstrichen. Die Interventionen sind ausgerichtet auf die Wünsche des Patienten. Das Rehabilitationsmodell ist vergleichbar mit dem Ressourcenmodell, betont aber eher die funktionalen Behinderungen, und es wird der Entwicklung von praktischen Skills, die für das Funktionieren in der Gemeinde nötig sind, mehr Gewicht gegeben.

Assertive Community Treatment

Das Assertive Community Treatment (ACT) ist eine Form des klinischen Case-Managements, die v. a. kleine Fallzahlen und eine intensive Unterstützung des Patienten beinhaltet. Es ist das wohl beständigste Case-Management-Modell, für das auch die größte empirische Evidenz vorliegt. Auf dieses Modell wird in der Folge ausführlich eingegangen.

51.3 Assertive Community Treatment

Das Madison-Modell

Als sehr ungewöhnlich in der psychiatrischen Forschung kann bezeichnet werden, dass eine einzige bahnbrechende Studie die Entwicklung eines Versorgungsmodells beeinflusst und zu über 30 Studien, die sich mit dem ACT beschäftigen, geführt hat. In den 70er Jahren des letzten Jahrhunderts begann man in Madison, Wisconsin, Menschen mit schweren psychischen Krankheiten in der Gemeinde zu behandeln und im sog. »Training in Community Living Programme« zu integrieren (Stein u. Test 1980). Die Patienten wurden unterstützt in ihren alltäglichen Bedürfnissen, von Basisbedürfnissen wie Nahrung und Obdach bis hin zur Entwicklung von Bewältigungsstrategien. Das Ziel war, dem Patienten in der Bewältigung des Alltags in der Gemeinde zu helfen, und weniger, ihnen »Behandlung und Heilung« angedeihen zu lassen. Stein und Test nahmen die Schließung einer Krankenstation zum Anlass, ihr Training in Community Living Programme zu überprüfen. Das Team suchte den Patienten auf statt zu erwarten, bis er sich in den psychiatrischen Institutio-

nen einfand. Die Bezugsperson war verantwortlich für die vollständige Koordination der Patientenpflege. Die Einnahme von Medikamenten wurde überwacht und ein 24-Stunden-Dienst in Krisenfällen mit dem Ziel angeboten, Hospitalisationen zu vermeiden.

Die Resultate waren eindrucksvoll: 58% der Kontrollgruppe wurden hospitalisiert, dagegen nur 6% der Interventionsgruppe. In der Interventionsgruppe zeigte sich auch eine Verbesserung der sozialen Funktionsfähigkeit, der Beschäftigungssituation und der Lebensqualität. Im Vergleich zur Standardbehandlung war das Training in Community Living Programme weniger teuer. In der Zwischenzeit wurden diese Resultate mehrfach bestätigt (z. B. durch Hoult et al. 1984 in Australien).

51.3.1 Grundprinzipien und Bausteine des ACT

Grundsätze des ACT

> **Wichtig**
>
> Patienten mit schweren psychischen Erkrankungen werden so lange und so weit wie möglich innerhalb der Gemeinde betreut. Insbesondere wird darauf geachtet, aktiv Kontakt zum Patienten aufzunehmen und diesen Kontakt nachhaltig zu pflegen und aufrecht zu erhalten.

Die Kontaktaufnahme ist oft ein langwieriger Prozess, der u. a. das Kennenlernen des Patienten sowie die Erfassung von Wünschen und Bedürfnissen umfasst. Der ACT-Betreuungsplan unter Einbezug der Stärken des Patienten wird individuell festgelegt. Die Unterstützung wird entsprechend den Bedürfnissen gewährt. Wenn nötig, wird auch ein täglicher Kontakt zwischen Betreuer und Betroffenem ermöglicht. Die Behandlung erfolgt so realitätsnah wie möglich, beispielsweise beim Patienten zu Hause oder in dessen Nachbarschaft und weniger im Krankenhaus oder in der Ambulanz.

Bausteine des ACT

> **Wichtig**
>
> Die kleine Anzahl von 10–15 Patienten pro Bezugsperson ist das Hauptmerkmal des ACT.

Nur mit einer derart kleinen Anzahl Patienten ist ein ACT-Team fähig, eine adäquate Betreuung sowie die entsprechende Anzahl von Kontakten zu ermöglichen. Das Ziel liegt bei etwa zwei Besuchen pro Woche, obwohl einige Patienten mehr Kontakt benötigen. Die Arbeit des Teams muss flexibel sein. Krisen werden so schnell wie möglich behandelt und so gut wie möglich vorausgesehen und verhindert. Die Patienten werden möglichst ohne Zeitverzug und ohne Zeitlimit gesehen. Einige der Patienten benötigen ACT für sehr lange Zeit, während sich andere sehr schnell stabilisieren und in die Routinebetreuung der lokalen Gesundheitsversorgung zurückkehren können.

Betreuer

Das ACT-Team besteht meist aus Professionellen mit unterschiedlichem beruflichen Hintergrund. In Großbritannien bestehen diese Teams meist aus psychiatrischen Gemeindekrankenschwestern, Beschäftigungs- und Arbeitstherapeuten, Sozialarbeitern und Psychologen. Im restlichen Europa werden ACT-Teams v. a. durch Sozialarbeiter gebildet. Die Teammitglieder arbeiten meist als klinische Bezugspersonen, bringen aber ihre berufsspezifischen Fähigkeiten in das Team hinein. Die Breite der beruflichen Erfahrung führt zu einer erwünschten Breite an Fähigkeiten innerhalb des ACT-Teams. Der Zugang zu ärztlicher Beratung muss jederzeit gewährleistet sein.

51.3.2 Kernmodell

ACT ist ein gut beschriebenes Betreuungsmodell mit Grundsätzen und sorgfältig ausgeführten Anwendungen.

Grundsätze

- Der Kontakt zu Patienten wird mit Nachdruck gehalten,
- individuell zugeschnittene, sehr patientennahe Betreuung, z. B. zu Hause,
- Fokus auf die Stärken des Patienten,
- abgestufte Unterstützung,
- Krisenstabilisierung innerhalb von 24 Stunden.

Praktische Umsetzung

- Kleine Fallzahlen (10–15 Patienten pro Betreuer),
- viel Kontakt zu den Patienten,
- möglichst natürliche Rahmenbedingungen,
- Medikamente als ein Schwerpunkt,
- Schwerpunkt auf Engagement auch von Seiten des Patienten (Eigeninitiative),
- multidisziplinäre Teamarbeit,
- Flexibilität,
- Krisenstabilisation,
- keine Zeitlimitierung in der Behandlung,
- Unterstützung für Familienangehörige und Betreuer.

51.3.3 Empirische Evidenz

Cochrane Review

Cochrane Reviews werden als der Goldstandard systematischer Reviews angesehen, weil sie in ihren Analysen alle weltweit vorhandenen randomisierten kontrollierten Studien sichten, zusammenfassen und versuchen, Schlussfolgerungen zu ziehen. Eine Cochrane Review (Marshall u. Lockwood 2000) untersuchte die Effektivität von ACT, indem ACT mit standardmäßiger Gemeindepsychiatriepflege, Krankenhausrehabilitation und Case-Management verglichen wurde. Für alle drei Vergleiche wurden die gleichen Erfolgsparameter festgelegt:

- die Anzahl der Patienten, die mit der psychiatrischen Institution in Kontakt blieben,
- die Anzahl der Krankenhauseinweisungen,
- der klinische Verlauf,
- der soziale Verlauf,
- die Kosten.

ACT verglichen mit Standardbetreuung. Der Vergleich von ACT und Standardbetreuung konnte zeigen, dass Patienten, die mit ACT behandelt werden, eher mit dem psychiatrischen Dienst in Kontakt blieben, weniger ins Krankenhaus eingewiesen wurden und weniger lang hospitalisiert blieben.

Bessere Ergebnisse konnten gefunden werden bezüglich

- Wohnungssituation,
- Arbeitssituation,
- Patientenzufriedenheit.

Keine Unterschiede wurden gefunden bezüglich

- psychischem Zustand,
- sozialer Funktionsfähigkeit.

ACT reduzierte die Kosten bezüglich Hospitalisation. Werden jedoch die Gesamtbetreuungskosten berücksichtigt, konnte kein signifikanter Unterschied zwischen ACT und Standardbetreuung festgestellt werden.

ACT verglichen mit Rehabilitation. Im Vergleich von ACT und Rehabilitationseinrichtungen im Krankenhaus konnte kein Unterschied bezüglich des Kontaktverhaltens gefunden werden. Patienten, die mit ACT behandelt wurden, waren jedoch weniger hospitalisiert und lebten öfters unabhängig.

ACT verglichen mit Case-Management. Die Daten zum Case-Management waren ungenügend, so dass keine Schlussfolgerungen gezogen werden konnten.

> **Wichtig**
>
> Die Schlussfolgerung der ganzen Review war, dass ACT klinisch effektiv ist, jedoch nur bei derjenigen Gruppe von Patienten, die sehr oft hospitalisiert wird, bei den sog. »heavy users«.

Europäische Forschungsevidenz

Die ACT-Forschung in Europa konnte die Resultate aus Amerika nicht replizieren. Der größte Anteil der Forschung wurde in Großbritannien durchgeführt. Burns et al. (2001b) fassten die Studien aus Europa in einem Review zusammen.

- Die Studie von Halloway und Carson verglich intensives Case-Management und Standardbetreuung. Außer vermehrter Zufriedenheit der Patienten mit intensivem Case-Management fanden sie keine Unterscheide zwischen den beiden untersuchten Angeboten.
- Die UK-700-Studie aus Großbritannien untersuchte den Erfolg von ACT verglichen mit Standardbehandlungen in vier Zentren in Großbritannien über zwei Jahre. Sie fand keine Unterschiede bezüglich klinischen und sozialen Parametern.
- Fioritti fand in Italien signifikante Verbesserungen bezüglich Psychopathologie, Hospitalisation, Kosten und Behinderung. Weil die Studie aber zu einer Verschlechterung der Arbeitsmoral in den umgebenden Versorgungseinrichtungen führte, konnte sie nicht fortgesetzt werden.
- In Deutschland konnte keine signifikante Differenz zwischen ACT und den Standardeinrichtungen gefunden werden.
- In Schweden zeigte sich, dass ACT die Hospitalisationen reduzierte und die Lebensqualität verbesserte. Von dieser Studie ausgehend wurde betont, dass die Case-Manager zwingend Kliniker, am besten Sozialarbeiter oder Krankenschwestern, sein sollten.

Zusammenfassend kann man sagen, dass die europäischen Resultate weniger überzeugend sind als die Befunde aus den USA. Über die Gründe wurde viel spekuliert. Eine Erklärung war, dass ACT in Europa zu wenig nach dem ursprünglichen Modell von Stein und Test praktiziert werde. Darüber hinaus wurde vermutet, dass die in Europa in die Studien eingeschlossenen Patienten nicht mit denjenigen in den USA vergleichbar seien, z. B. weil die europäischen Patienten zu wenig krank oder zu stark negativsymptomatisch gewesen seien. Alternativ kann ins Feld geführt werden, dass die Resultate möglicherweise den höheren Standard der Gemeindebetreuung in Europa widerspiegeln (Burns et al. 2002).

51.3.4 Systematische Reviews von Behandlungsansätzen in der Gemeinde

Eine Review von Burns et al. (2001b), die alle Studien untersuchte, die eine gemeindenahe Betreuung und das explizite Ziel, Hospitalisationen zu vermeiden, beinhalten, fand, dass nur regelmäßige Besuche beim Patienten zu Hause und die ungeteilte Verantwortung des Case-Managers sowohl für die Gesundheit wie auch für soziale Aspekte mit einer verminderten Hospitalisation einhergingen. Da die Einschlusskriterien für diese Review bewusst weit

gehalten worden sind, reflektiert sie ein gutes Abbild der Situation in Europa. Dies wiederum mag erklären, weshalb die Resultate von ACT aus den USA in Europa nicht haben repliziert werden können.

51.3.5 Modelltreue

Modelltreue beschreibt, wie eng sich ein ACT-Team an den Vorgaben des ursprünglichen Modells von Stein und Test orientiert. Dazu gibt es Skalen, die die Modelltreue messen (Teague et al. 1998).

Es wurde postuliert, dass der Grund, weshalb ACT in Europa weniger erfolgreich ist als in den USA, v. a. mit der geringeren Modelltreue in Europa zusammenhänge. Leider ist jedoch nicht klar, welche Komponenten des ursprünglichen Modells als wichtig erachtet werden müssen. Noch weniger klar ist, welche Modellkomponenten unverändert in andere Gesundheits- und Sozialsysteme übernommen werden können.

Das ACT-Modell wird nichtsdestotrotz immer häufiger eingeführt, v. a. in Großbritannien. Es ist sicherlich die beständigste und einflussreichste Form von Case-Management in der Welt. Wie ein ACT-Team in der täglichen Praxis arbeitet, hängt jedoch sehr stark vom nationalen und lokalen Kontext ab, wenn auch das Prinzip von geringer Patientenzahl und regelmäßigen Visiten, das Arbeiten in der Gemeinde und das starke Engagement allen gemeinsam ist.

51.3.6 Teamstruktur

Eine Kernkomponente von ACT ist der multidisziplinäre Ansatz des Teams.

> **Wichtig**
>
> Die Bezugspersonen haben alle eine Generalistenrolle, werden als klinische Bezugspersonen («clinical case manager») bezeichnet, bringen jedoch die auf ihrem persönlichen beruflichen Erfahrungshintergrund fußende Erfahrung mit ins Team.

Verschiedene Fähigkeiten können deshalb in spezifischer Art und Weise gebraucht werden; so wird in einem Team, das nur ein Mitglied mit einem arbeitstherapeutischen Hintergrund hat, dieses Mitglied für alle diesbezüglichen Fragen, auch für die Patienten der anderen Teammitglieder, zuständig sein. Der wirkliche Wert dieser Interdisziplinarität liegt allerdings in der Möglichkeit, sowohl die Breite der Erfahrung und des Wissens als auch eine entsprechende Tiefe innerhalb eines Teams vereint zu haben. Die verschiedenen Ansichten und Philosophien, die so zusammenkommen, können enorm hilfreich sein in der Diskussion um die weitere Therapiegestaltung bei einem Patienten.

Psychiatrieschwester. In Großbritannien stellt das psychiatrische Pflegepersonal die größte Gruppe innerhalb der ACT-Teams. Die meisten haben bereits in der Gemeinde als Gemeindekrankenschwestern gearbeitet. Die Bedeutung, die die Erfassung von Psychostatus und die Verwaltung von Medikamenten hat, zeigt, dass die Ausbildung als Psychiatrieschwester eine genügende Ausbildung für die Arbeit im ACT-Team ist.

Arbeitstherapeuten. Arbeitstherapeuten sind in Europa eher Teil eines ACT-Teams als in den Vereinigten Staaten. Traditionellerweise werden Arbeitstherapeuten eher im klinisch-stationären Bereich zur Erhebung von Fähigkeiten von Patienten mit körperlichen Behinderungen eingesetzt. In der psychiatrischen Beschäftigungstherapie jedoch ist es wichtig, dass Arbeitsfähigkeiten auch teilstationär und ambulant erhoben werden können.

Sozialarbeiter. Außerhalb von Großbritannien sind Sozialarbeiter meistens die größte Berufsgruppe innerhalb von ACT-Teams. Deren spezielle Fähigkeiten und Wissen bezüglich Organisationsabläufen und dem Knüpfen von Kontakten, sind essenziell für Patienten, beispielsweise im Wohnungsbereich.

Psychologen. Psychologen haben sehr großes Wissen und Fähigkeiten in psychologischen Interventionen, z. B. in Familientherapie oder in Verhaltenstherapie. Da sie in den meisten Ländern eine relativ teure Ressource darstellen und andere Teammitglieder die entsprechenden Fähigkeiten ebenfalls erwerben können, findet man sie recht selten in ACT-Teams.

»Support workers«. »Support workers« haben keine spezielle berufliche Qualifikation, sind aber besonders wichtig, wenn es darum geht, Patienten vom ACT-Modell zu überzeugen. Dies trifft besonders zu, wenn sie selber einen Hintergrund mit psychischen und psychiatrischen Problemen haben. »User-workers« sind v. a. in den USA bekannt.

Arbeits- und Substanzmissbrauchsspezialisten. Vor allem in den USA sind diese Bestandteil der ACT Teams.

Teamgröße. Ist das Team zu klein, wird es schwierig, bei Abwesenheit von Keyworkern Fähigkeiten zu ersetzen. Ist das Team zu groß, wird es unübersichtlich und viel Zeit geht für Kommunikation verloren. Eine Teamgröße von ca. 10–12 Professionellen scheint am besten zu funktionieren.

Geschlecht und Ethnizität. Geschlecht und Ethnizität der Teammitglieder kann wichtig werden, wenn es darum geht, Patienten Keyworkern zuzuteilen. Man kann sich beispielsweise vorstellen, dass der Aufbau von vertrauensvollen Beziehungen mit dem eigenen Geschlecht problemloser ablaufen kann. In Gegenden von großer kultureller Diversität scheint es wichtig, dass das Team die ethnische Zusammensetzung der Patientengruppe in etwa wiedergibt. Bezugspersonen mit einem ähnlichen ethnischen Hintergrund werden von Patienten deutlich besser akzeptiert.

Psychiater. Bei einigen Teams ist der Psychiater fest ins Team integriert. Bei anderen sind die Psychiater eher konsiliarisch tätig. Eine Delphibefragung von Experten im Rahmen der Review von Burns et al. (2001b) ergab, dass der medizinische Einbezug eine zwingende Komponente von ACT sein muss. ACT-Teams sind nicht speziell hierarchisch ausgerichtet, und es ist durchaus akzeptiert, dass Teammitglieder aller Disziplinen Verantwortung im Entscheidungsprozess über den Patienten übernehmen lernen. Der Kompetenzspielraum ist abhängig vom jeweiligen kulturellen und gesundheitspolitischen Kontext. Der relative Mangel an Psychiatern in Großbritannien beispielsweise hat dazu geführt, dass Gemeindekrankenschwestern eine größere Verantwortung für ihre Patienten übernehmen müssen. Dies ist beispielsweise in Italien nicht der Fall, wo an den traditionellen Rollenzuschreibungen festgehalten wird. Man hat festgestellt, dass Teams mit regelmäßiger medizinischer Begleitung die Gelegenheit, bei Problemen medizinische Unterstützung zu erhalten, sehr schätzen. Die Verordnung von Medikamenten bleibt immer im Verantwortungsbereich von Ärzten.

51.3.7 Krankenhauseinweisungen

Wenn Patienten hospitalisiert werden, übergeben die meisten ACT-Teams die Verantwortung an die stationäre Einheit, verlieren aber den Kontakt mit dem Patienten nicht. Dies kann Probleme hervorrufen, einerseits was die Kontinuität der Betreuung betrifft, aber auch in der Kommunikation über den Patienten. In Großbritannien hat nur eine Minderheit der Teams Zugang zu eigenen stationären Betten, wo sie die stationäre Pflege der Patienten selber durchführen können. Italien und Schweden haben Erfahrung mit verschiedenen Arten von integrierten Gemeinde- und stationären Einrichtungen. Letzteres ist jedoch wünschenswert, weil die Behandlungskontinuität gewährleistet bleibt und die Übergänge zwischen Hospitalisation und Entlassung besser geplant werden können.

51.3.8 Arbeitszeiten

24 Stunden

Das ursprüngliche Modell von Stein and Test verlangt eine 24-stündige Abdeckung. In der Realität arbeiten die psychiatrischen Teams jedoch jeweils an Werktagen von 9.00 bis 17.00 Uhr. Die Erfahrung zeigt, dass eine 24-Stunden-Abdeckung unrealistisch und unnötig ist und dies kein Ziel für Teams in Europa sein kann, wogegen nordamerikanische Teams eher längere Präsenzzeiten anstreben. Die kleine Fallzahl in einem ACT-Team würde bedeuten, dass eine 24-Stunden-Abdeckung extrem teuer zu stehen käme. In einem gut eingespielten Team gibt es in der Regel wenig unerwartete Krisen außerhalb der normalen Arbeitszeiten. Patienten werden so häufig gesehen, dass Krisen meistens vorausgesagt und entsprechende Gegenmaßnahmen getroffen werden können. Gute Kommunikation mit den bereits verfügbaren Einrichtungen vor Ort ist deshalb sehr wichtig. Alle Patienten, aber auch deren Angehörige, sollten sich diesbezüglich im Klaren sein und die entsprechenden lokal vorhanden Strukturen kennen.

Tageszeit

Manche Teams arbeiten von 8 Uhr morgens bis 8 Uhr abends mit einer Morgen- und einer Abendschicht, die sich im Verlaufe des Nachmittags überlappt. Ein Vorteil, am Abend Sprechstunden anbieten zu können, ist v. a. darin zu sehen, dass viele Patienten, die stark sedierende Medikamente einnehmen, Abendsprechstunden bevorzugen. Daneben können auch Angehörige in den Abendstunden besser erreicht werden. Ein Schichtsystem macht jedoch die Kommunikation schwieriger.

7-Tage-Woche

Die meisten Teams haben eine 7-Tage-Woche. Das Angebot an den Wochenenden kann reduziert werden. Beispielsweise kann ein Teammitglied Routinebesuche machen. Einige Teams machen bezüglich Arbeitszeiten und Arbeitseinsatz keinen Unterschied zwischen Werktagen und Wochenende. Es ist jedoch unklar, welches System bessere Ergebnisse zeigt.

51.3.9 Übergaberapporte

Ein unveränderlicher Bestandteil des ACT-Teams ist, dass sie sich einmal täglich zu einem Übergaberapport treffen. Darin werden aktuelle Probleme diskutiert und Aufgaben, wo nötig, verteilt. Am besten geschieht das zu Beginn des Arbeitstages. Bei Teams, die in Schichten arbeiten, wird dieser Rapport bei Schichtwechsel stattfinden.

Diese Rapporte dauern meist nicht länger als 20 Minuten. Jede Bezugsperson wird gebeten, seine Patienten kurz durchzugehen und konkrete aktuelle Probleme zu diskutieren. Ist ein Teammitglied abwesend, werden dessen Patienten ebenso erwähnt, um sicherzustellen, dass die entsprechenden Bedürfnisse gedeckt werden. Dieser Übergaberapport ist nicht ein Forum für vertiefende Diskussionen von Langzeitproblemen. Dies sollte eher in den wöchentlich stattfindenden Rapporten, in denen vertiefte

Diskussionen möglich sind, geschehen. In diesen täglichen Rapporten geht es eher darum, Teammitglieder auf die aktuell drängenden Probleme hinzuweisen und die alltagspraktische Arbeit zu organisieren. Am Montag früh werden die Wochenpläne gemacht. Am Freitag werden mögliche Probleme fürs Wochenende diskutiert und entsprechend Visiten organisiert.

> **Beispiel eines Wochenplans**

	Vormittag		Nachmittag
Montag	9.30–9.50 Übergabe Wochenplanung	10.00–11.00 Monatlicher Rapport/ Supervision	Klinische Arbeit
Dienstag	9.30–9.50 Übergabe		Klinische Arbeit
Mittwoch	9.30–9.50 Übergabe		Klinische Arbeit
Donnerstag	9.00–11.30 Wochenrapport		15.00–1630 Rapport über stationär aufgenommene Patienten
Freitag	9.30–9.50 Übergabe		Klinische Arbeit
Samstag	Geplante Visiten und Notfälle		
Sonntag	Geplante Visiten und Notfälle		

51.3.10 Kontinuierliche Überprüfung

Über jeden ACT-Patienten sollte in regelmäßigen Abständen ausführlich gesprochen werden. In England ist dies sogar vorgeschrieben. Das Team beleuchtet bei solchen Gelegenheiten jeweils kurz die Krankengeschichte des Patienten und beschreibt die aktuelle klinische Situation. Auch wenn der Patient dem Team schon lange bekannt ist und die Probleme hinlänglich vertraut sind, scheint es wichtig, immer wieder kurz den Hintergrund zusammenzufassen, weil wichtige Dinge im Laufe der Zeit vergessen werden können oder aber das Team das Gefahrenpotenzial, aber auch die Gefährdung des Patienten vielleicht nicht immer präsent hat. Darüber hinaus kann es auch geschehen, dass Teammitglieder, ganz gefangen von ihrer täglichen Arbeit, über die mangelnden Fortschritte des Patienten frustriert sind und nicht sehen, welche Fortschritte der Patient im Laufe der Zeit doch gemacht hat. Immer Diskussionspunkt sind die Einschätzung des vom Patienten ausgehenden Risikos wie auch die Anliegen, Bemerkungen und Bedürfnisse von Seiten der Betreuer. Die multidisziplinäre Zusammensetzung erlaubt darüber hinaus weiterführende Diskussionen über Betreuungs-

und Behandlungsgrundsätze. Diese regelmäßigen Rückblicke erlauben ebenso, Langzeitpläne und Langzeitziele zu diskutieren. Ebenso wird festgelegt, was bei Exazerbationen oder Rückfallen zu geschehen hat. Daneben wird der aktuelle Behandlungsplan vervollständigt.

Strukturierte klinische Erhebung

Es kann sehr hilfreich sein, diesem regelmäßigen Rückblick ein strukturiertes klinisches Erhebungsinstrument zugrunde zu legen. Es wird damit ermöglicht, eine objektive Messgröße des Fortschritts des Patienten zu erheben, weil regelmäßiger Kontakt mit den Patienten es schwierig machen kann, Veränderungen oder Verbesserungen zu bemerken. Ebenso wird die psychopathologische Veränderung festgehalten.

51.3.11 Umgang mit den Medikamenten

ACT-Teams haben eine wichtige Rolle bei der Supervision der Medikamenteneinnahme. Ein Teil der Patienten mit Psychosen toleriert Medikamente nicht, während andere sie verweigern oder nicht darauf ansprechen. Dies mag mehrere Gründe haben, u. a. weil Patienten keine Medikamente einnehmen möchten, weil sie die Einnahme vergessen oder weil sie möglicherweise auch zu unkonzentriert sind. Viele dieser Patienten nehmen Medikamente jedoch ein, wenn sie ihnen täglich abgegeben werden und die Einnahme überwacht wird. Einige brauchen vielleicht auch nur einen Erinnerungsanruf. Für andere wiederum mag die tägliche Supervision während einer gewissen Zeit genügen, um sie an die Medikamenteneinnahme zu gewöhnen.

Clozapin

Der Einsatz von Clozapin bei behandlungsresistenter Schizophrenie ist evidenzbasiert (Kane et al. 1998) und ist für ACT-Teams besonders wichtig. Clozapin ermöglicht ACT Teams eine effektive Intervention für Patienten, die sie sonst nicht erhalten würden. Die Medikation kann täglich gebracht werden, um einerseits Non-Compliance zu verhindern, andererseits nicht wieder von vorn beginnen zu müssen. Die Bezugsperson kann Patienten anhalten, ihre Leukozyten kontrollieren zu lassen, kann sie aber auch mitnehmen, um dies gleich selber zu tun oder bringt vielleicht sogar ein Blutentnahmeset zum Patienten nach Hause. Eine ACT-Team hat mit der Clozapin-Therapie zu Hause gute Erfahrungen gemacht und hat dabei Krankenhauseinweisungen verhindert (O'Brien u. Firn 2002).

51.3.12 Zuweisung zum und Entlassung vom ACT-Team

Zuweisung

Kriterien für die Zuweisung zu einem ACT-Team sind gewöhnlich, dass der Patient an einer schweren psychischen Krankheit leidet und dass er ein sog. »heavy user« ist, d. h. sehr viele psychiatrische Einrichtungen sehr oft benutzt, beispielsweise im Rahmen von mehreren Krankenhauseinweisungen innerhalb von wenigen Jahren. Es zeigen sich hier oft Schwierigkeiten mit der Aufnahme und der Aufrechterhaltung des Kontakts zwischen Professionellen und Patienten, wenn Letztere nicht hospitalisiert sind. Weil ACT sehr teuer ist, müssen die Patienten sehr sorgfältig ausgewählt werden. Es ist immer noch nicht ganz klar, welche Patienten am meisten von ACT profitieren können. ACT sollte aus diesem Grund eine Ergänzung zu bestehenden Diensten sein und nicht bestehende Lücken füllen.

Entlassung

Stein und Text dachten ursprünglich, dass ACT ein zeitlich limitiertes Training sei, mussten ihre Meinung aber ändern, als sie sahen, wie schnell Patienten nach Entlassung aus dem Programm wieder dekompensierten. Nichtsdestotrotz ist lebenslanges ACT weder nötig noch praktizierbar. Ein Teil der Patienten wird von ACT profitieren, sich in seinen funktionellen Fähigkeiten verbessern und folglich wieder von der standardmäßigen Betreuung übernommen werden können. Dies sollte aber nicht ohne vorhergehende »Entwöhnung« vom ACT-Team und einer erfolgten und getesteten Stabilisierung des Patienten einhergehen. Ebenso benötigt die Übergabe ein entsprechendes Übergabeprotokoll. Wenn die Übergabe an das reguläre Standardteam misslingt, sollte die Flexibilität bestehen, den Patienten wieder in das ACT-Team zurück überweisen zu können.

Wie lange sollte ein Patient in einem Team bleiben, wenn nur wenige Fortschritte gemacht werden konnten? Ein kleiner Teil der Patienten weigert sich schlichtweg, sich behandeln zu lassen. Diese sind vielleicht wiederholt eingewiesen worden und haben nach Entlassung trotz aller Erfolge jede Weiterbehandlung abgelehnt. Es ist unklar, wie lange solche Patienten nachverfolgt werden sollen.

ACT-Teams haben bis jetzt nicht zeigen können, dass ihr Ansatz für Patienten mit negativen Symptomen besser ist als andere Ansätze. Viel Zeit und Anstrengung können für diese Patienten verwendet werden mit wahrscheinlich geringerem Erfolg. Ob eine kontinuierliche ACT-Behandlung für diese Patienten angemessen ist, muss von Fall zu Fall abgewogen werden. Ein gewisser Umsatz an Patienten erlaubt es, sich für neue Aufgaben zu wappnen oder Zeit zu nehmen für andere Patienten.

51.3.13 Team-Ansatz

ACT-Teams werden mit dem sog. Team-Ansatz (»team approach«) geführt. Stein war bemüht, pathologische Abhängigkeiten zu verhindern. Er war der Ansicht, eine zu enge Beziehung zwischen Patient und Bezugsperson könnte dem Patienten schaden. Er bevorzugte deshalb den Team-Ansatz, wobei alle Mitglieder des Teams alle Patienten kannten und für sie zuständig waren. Er war der Ansicht, so eine Überversorgung des Patienten zu verhindern.

Aus der Sicht des Gesamtteams können sicherlich Vorteile dieses Modells gefunden werden: Die klinische Verantwortung wird geteilt, was Befürchtungen und Ängste bei der Betreuung von schwierigen Patienten vermindern kann. Es kann ebenso ein emotionaler Burn-out vermieden werden, was wiederum dem Patienten zugute kommen mag. Es dürfen aber die praktischen und logistischen Schwierigkeiten nicht außer Acht gelassen werden. Keyworker können unmöglich mehr als 100 Patienten in- und auswendig kennen. Sichere und erfolgreiche Kommunikation zwischen den Teammitgliedern wird eine schier unlösbare Aufgabe. Um mit dieser Klientel gut arbeiten zu können, müssen die Betreuer beispielsweise die Zeichen und Symptome, die einen Rückfall andeuten, sehr gut kennen. Darüber hinaus müssen sie Kontakte zu der Umgebung des Patienten, seien dies Freunde oder Verwandte, pflegen, um sehr schnell über drohende Probleme informiert zu werden. Dies ist erst möglich, nachdem ein gewisser Grad von persönlicher Beziehung aufgebaut worden ist. Dies bedeutet sehr viel Zeitaufwand und persönliches Engagement. Das bedeutet, dass im Alltag eine Mischung von Team-Ansatz und individueller Betreuung eine pragmatische Lösung darstellt. So kann man Patienten gerecht werden, die nur ein oder zwei Bezugspersonen möchten, aber auch andern, die aufgrund der Schwere oder Komplexität ihrer Erkrankung mehrerer Teampersonen bedürfen.

51.3.14 Aussichten für Patienten mit Dualdiagnosen

ACT-Teams werden immer häufiger mit Patienten mit Doppeldiagnosen konfrontiert, was ein schwer zu lösendes Problem bedeutet und um so akuter wird, je größer die Verfügbarkeit von Crack in Europa ist. Zahlen aus den USA deuten darauf hin, dass über 50% der Patienten mit einer schweren psychischen Erkrankung gleichzeitig von einem Substanzmissbrauch betroffen sind (Mueser et al. 1995). Auch wenn dies für Europa nicht in der gleichen Größenordnung gelten mag, stellt es auch hier ein schwerwiegendes Problem dar. Immer häufiger werden diese Patienten ACT-Teams zugewiesen, v. a. wegen ihres unsteten Lebenswandels und forensischer Probleme. In den USA gibt es bereits sehr viele ACT-Teams, die einen Spezialisten für Patienten mit Dualdiagnosen integriert haben. Dies mag möglicherweise auch für Europa ein Modell sein. Darüber hinaus können aber auch ACT-Teammitglieder davon profitieren, mehr über Behandlungsmöglichkeiten von Patienten mit Substanzmissbrauch zu wissen.

Motivationsinterviews

Das Motivationsinterview ist eine Technik, die entwickelt wurde, um die Behandlung von Drogen- und Alkoholproblemen zu verbessern (Prochaska u. DiClemente 1992). Es basiert auf der Vorstellung, dass Menschen mehrere Stadien durchlaufen, bevor sie sich entscheiden, ein Substanzmissbrauchsproblem anzugehen. Folglich werden Patienten bezüglich ihrer Motivation geprüft, etwas an ihrem Substanzmissbrauch zu ändern. Die Therapie hilft den Patienten, die verschiedenen Stadien zu durchschreiten. Dabei werden ihre Vorstellungen und Haltungen ihrem Verhalten gegenübergestellt und die Diskrepanz zwischen ihren Zielen und der Realität als Motor der Veränderung gebraucht (▶ s. Kap. 60).

51.3.15 Verschiedene therapeutische Ansätze

Compliance-Therapie

Die Compliance-Therapie, eine Technik, die auf dem Motivationsinterview basiert, wurde ebenfalls in ACT-Teams integriert. Hierbei wird das Schwergewicht auf die Wissensvermittlung über psychotische Erkrankungen und deren Behandlung gelegt. Patienten werden ermutigt, Vor- und Nachteile der Medikation vor dem Hintergrund ihrer eigenen Geschichte abzuwägen. Die Therapie ist nicht konfrontativ und zielt darauf ab, eine auf Kooperation beruhende Beziehung herzustellen. Dieser Ansatz scheint bezüglich der Medikamenten-Compliance bei psychotischen Patienten effektiv zu sein (Kemp et al. 1996) und die erzielten Erfolge scheinen anzuhalten.

Kognitive Verhaltenstherapie

Die kognitive Verhaltenstherapie (CBT) wird immer häufiger bei Patienten mit psychotischen Erkrankungen, insbesondere bei persistierenden Halluzinationen und Wahnvorstellungen angewandt. Die grundlegenden Ziele von CBT bei Psychotikern sind einerseits, die Intensität dieser Wahnvorstellungen/Halluzinationen zu reduzieren, andererseits den daraus entstehenden Stress der Patienten zu reduzieren. In der kognitiv-verhaltenstherapeutischen Therapie werden die Patienten ermutigt:

- für sich persönlich den Umgang mit peinigenden Befürchtungen zu üben,
- die gewohnten Umgangsformen zu überdenken und neue zu erlernen.

Existierende und bewährte Bewältigungsstrategien werden in der Einzelsitzung oder in der Gruppe ausgetauscht. CBT wird ebenso gebraucht für die Verminderung von komorbider Angst oder Depression.

Familienstudien konnten zeigen, dass CBT in der Behandlung von Psychosen effektiv ist (Bustillo et al. 2001). Viele Patienten wurden ACT-Teams zugewiesen, weil sie nur teilweise auf die Medikation angesprochen haben. Deshalb sind CBT-Techniken für ACT-Teams besonders wichtig.

Familienintervention

Familientherapie kann den Rückfall von Patienten mit Schizophrenie durch eine Reduktion der »expressed emotions« reduzieren (Penn u. Mueser 1996). Emotionale Überbehütung, kritische Bemerkungen und unterschwellige Feindseligkeit sind Teil von »expressed emotions« und machen einen Rückfall wahrscheinlicher. ACT-Teams wenden diesbezüglich weniger formale Therapien als ein eher informaler Ansatz an und unterstützten Familien in ihrem Alltag, z. B. in dem sie ihnen Informationen über psychische Erkrankungen zur Verfügung stellen. Komponenten dieser Therapie beinhalten:

- die Motivation von Angehörigen,
- die Wissensvermittlung über psychische Erkrankungen und Rückfälle,
- die Vermittlung von Früherkennungszeichen,
- die Vermittlung von Problemlösestrategien.

Das Arbeiten mit Familien ist integraler Bestandteil von ACT, und die Wichtigkeit der Bedürfnisse von Angehörigen wird immer stärker erkannt.

51.3.16 Frühwarnzeichen

Viele Patienten zeigen erkennbare Zeichen eines drohenden Rückfalls, welche Professionelle, Patienten und Familien erkennen können. Schlaflosigkeit und sozialer Rückzug sind geläufige Beispiele, ebenso wie Zunahme von Drogenmissbrauch. Bei Patienten mit einer bipolaren Störung hat es sich bewährt, diese auf drohende Frühwarnzeichen aufmerksam zu machen (Perry et al. 1999). Auch im Rahmen von ACT scheint dies ein vielversprechender Ansatz zu sein, da ein ACT-Team bzw. die Bezugsperson den Patienten sehr gut kennt und deshalb mit ihm zusammen diese Frühwarnzeichen erarbeiten kann. Als Therapie wird eine vorübergehende Erhöhung der Medikation, ein erhöhter Kontakt mit der Bezugsperson oder gar eine Kurzhospitalisation in Erwägung gezogen.

51.3.17 Wohnungslosigkeit

Wohnungslosigkeit ist ein großes Problem unter Patienten mit schweren psychischen Störungen. Im Extremfall wohnen die Patienten auf der Straße, häufiger jedoch leben sie jeweils für kurze Zeit in vorübergehenden Unterkünften. Bei Leuten, die im Freien oder in Notunterkünften schlafen, geht man davon aus, dass 30–50% eine psychische Erkrankung haben (Scott 1993). Es ist sehr schwierig, mit diesen Menschen in Kontakt zu bleiben. Deshalb wurde

dieser Population von den ACT-Teams eine große Aufmerksam gewidmet. In den USA hat sich gezeigt, dass für die Wohnungslosen der ACT-Ansatz effektiv ist (Morse 1997). Aus diesem Grunde werden v. a. in innerstädtischen Gebieten zunehmend ACT-Teams aufgebaut.

51.3.18 Arbeitsrehabilitation

Im Bereich der Arbeitsrehabilitation ist Europa deutlich hinter den USA zurück. Dort ist ein Arbeitskoordinator fester Bestandteil eines ACT-Teams. Die meisten Patienten mit Psychosen sind arbeitslos, obwohl viele den Wunsch haben zu arbeiten. Es hat sich gezeigt, dass der Ansatz »Individual Placement and Support« (IPS, Bond et al. 1997) besonders erfolgversprechend ist. Dabei werden die Patienten am Arbeitsplatz direkt platziert und bei ihrer Arbeit kontinuierlich begleitet (▶ s. auch Kap. 24). Es ist unklar, ob dieses Modell auch in Europa erfolgreich sein kann, weil hier unterschiedliche Arbeits- und Sozialstrukturen vorherrschen. Dies wird im Moment in einer EU-finanzierten Multicenterstudie überprüft. Ebenso ist unklar, ob die europäischen ACT-Teams den Ansatz aus den USA übernehmen und einen Arbeitstherapeuten in ihr Team integrieren werden.

51.3.19 Menschen mit Lernbehinderung

In letzter Zeit haben die Einrichtungen in der Gemeinde begonnen, sich vermehrt mit Menschen mit Lernbehinderungen zu beschäftigen. Patienten mit geringfügigen Lernschwierigkeiten und zusätzlich einer psychotischen Störung sind eine außerordentlich herausfordernde Klientel, weil weder Einrichtungen für Lernstörungen noch solche, die sich mit psychiatrischen Erkrankungen befassen, die Bedürfnisse dieser speziellen Gruppe abdecken. Es gibt Hinweise, dass ACT für diese Patientengruppe effektiv ist. Deshalb werden nun diesbezüglich ACT-Teams gebildet und evaluiert.

> **Fallbeispiel**
> Jenny ist ein 48-jährige Frau mit einer paranoiden Schizophrenie. Als sie in der Betreuung ihres gemeindepsychiatrischen Dienstes war, wurde sie mehrfach psychiatrisch hospitalisiert und war nicht fähig, für ihre zwei Kinder zu sorgen, so dass diese fremdplatziert werden mussten. Obwohl sie im Krankenhaus bezüglich Medikation compliant war, suchte sie außerhalb des Krankenhauses nie eine psychiatrische Behandlung auf, verweigerte den Kontakt mit der psychiatrischen Gemeindeschwester und dekompensierte jeweils schnell. Deshalb wurde sie einem ACT-Team zugewiesen.
>
> Claire, Jennys Bezugsperson, wendete viel Zeit auf, um eine persönliche Beziehung zu Jenny herzustellen. Sie
> ▼

trafen sich regelmäßig in einem lokalen Kaffee und Claire begleite Jenny in deren Fitnessklub. Während dieser Treffen diskutierte Claire mit Jenny deren Krankengeschichte, und sie besprachen auch die Vor- und Nachteile einer Medikamenteneinnahme. Jenny entschloss sich nach einigen schlaflosen Nächten, eine orale Medikation zu akzeptieren. Wegen Schwierigkeiten, sich an die Medikamenteneinnahme zu erinnern, entschloss sich Claire, Jenny einmal täglich aufzusuchen. Nach einem Jahr konnte dieser Kontakt reduziert werden, weil Jenny ihre Medikation selbstständig einnehmen konnte. Claire brachte Jenny mit dem Beschäftigungstherapeuten des ACT-Teams zusammen, weil Jenny sich über ihre Möglichkeiten auf dem Arbeitsmarkt informieren wollte. Der Arbeitstherapeut verhalf Jenny zu einer Teilzeitarbeit im lokalen Einkaufszentrum, wo sie nun seit mehr als einem Jahr als Kassiererin arbeitet.

Zusammenfassung

ACT ist das am weitesten verbreitete und erfolgreichste Modell in der Behandlung und Rehabilitation von Menschen mit schweren psychischen Erkrankungen. Es wurde in den USA entwickelt und wird nun ebenfalls in Europa eingeführt. Diese Teams sollten als Erweiterung der bestehenden psychiatrischen Grundversorgung dienen und nicht als Alternative. ACT sollte nur Patienten mit komplexen Bedürfnissen zugänglich gemacht werden. Ebenso sollten nur evidenzbasierte Interventionen angewandt werden. Die Forschung hat noch zu zeigen, welche der Komponenten von ACT effektiv sind und welche Patienten profitieren können. Nichtsdestotrotz ist ACT eine zentrale Komponente einer modernen umfassenden Rehabilitationseinrichtung.

Literatur

Bond GR, Drake RE, Mueser KT, Becker DR (1997) An update on supported employment for people with severe mental illness. Psychiatr Serv 48: 335–346

Braun P, Kochansky G, Shapiro R, Greenberg S, Gudeman JE, Johnson S et. al (1981) Overview: Deinstitutionalisation of psychiatric patients, a critical review of outcome studies. Am J Psychiatry 138(6): 736–749

Burns T, Fiorotti A, Holloway F, Malm U, Rössler W (2001a) Case management and Assertive Community Treatment in Europe. Psychiatr Serv 52(5): 631–636

Burns T, Knapp M, Catty J, Healey A, Henderson J, Watt H et al. (2001b) Home treatment for mental health problems: A systematic review. Health Technology Assess 5: 15

Burns T, Catty J, Watt H, Wright C, Knapp M, Henderson J (2002) International differences in home treatment for mental health problems: The results of a systematic review. Brit J Psychiatry 181: 375–382

Bustillo JR, Lauriello J, Horan WP, Kieth SJ (2001) The psychosocial treatment of schizophrenia: An update. Am J Psychiatry 158: 163–175

Hoult J, Reynolds I, Charbonneau-Powis M, Weekes P, Briggs J (1984) Psychiatric hospital versus community treatment: The results of a randomised trial. Aust N Z J Psychiatry 17(2): 160–167

Intagliata J (1982) Improving the quality of community care for the chronically mentally disabled: The role of case management. Schizophr Bull 8(4): 655–674

Kane J, Honigfield G, Singer J, Meltzer H (1988) Clozapine for the treatment-resistant schizophrenic. A double-blind comparison with chlorpromazine. Arch Gen Psychiatry 45(9): 789–796

Kemp R, Hayward P, Appllethwaite G, Everitt B, David A (1996) Compliance therapy in psychotic patients: Randomised controlled trial. BMJ 312 (7027): 345–349

Marshall M, Lockwood A (2000) Assertive community treatment for people with severe mental disorders (Cochrane review). The Cochrane Library Issue 3

Morse G, Calsyn R, Klinkenberg W et al. (1997) An experimental comparison of three types of case management for homeless mentally ill persons. Psychiatr Serv 48: 497–503

Mueser KT, Bennett M, Kushner MG (1995) Epidemiology of substance abuse disorders among persons with chronic mental illness. In: Lehman AF, Sixon LB (eds) Double jeopardy: Chronic mental illness and substance abuse. Harwood Academic publishers, Baltimore

O'Brien A, Firn M (2002) Clozapine initiation in the community. Psychiatr Bull 26: 339–341

Penn D, Mueser KT (1996) Research update on the psychosocial treatment of schizophrenia. Am J Psychiatry 153: 607–617

Perry A, Tarriere N, Morriss R, McCarthy E, Limb K (1999) Randomised controlled trial of efficacy of teaching patients with bipolar disorder to identify early symptoms of relapse and obtain treatment. BMJ 318: 149–153

Prochaska JO, DiClemente CC (1992) Stages of change in the modification of problem behaviours. Progr Behav Modification 28: 183–218

Scott J (1993) Homelessness and mental illness. Brit J Psychiatry 162: 314–324

Stein LI, Test MA (1980) Alternative to mental hospital treatment. I: Conceptual model, treatment programme, and clinical evaluation. Arch Gen Psychiatry 37(4): 392–397

Teague GB, Bond GR, Drake RE (1998) Programme fidelity in assertive community treatment: development and use of a measure. Am J Orthopsychiatry 68(2): 216–232

Krise und Krisenhilfe

Gabriele Schleuning, Rainer Künstler

Die Ausführungen in diesem Kapitel sind hergeleitet aus dem Versorgungsalltag einer Einrichtung, die ein in diesem Sinn erweitertes Krisenkonzept auf ein breites Spektrum allgemeinpsychiatrischer Störungen anwendet: dem 1994 gegründeten Psychiatrischen Krisenzentrum Atriumhaus in München.

— Durch ein flexibles und abgestuft einsetzbares Angebot ambulanter, teilstationärer, stationärer und mobiler Krisenintervention, das rund um die Uhr verfügbar ist, wird hier nicht nur Menschen in traumatischen Krisen und Lebenskrisen, sondern auch Menschen mit Krisen im Rahmen von psychiatrischen Erkrankungen eine neue, wenig institutionelle Form der Behandlung angeboten.

— Getragen von dem Leitgedanken »Krise als Chance« wird dem herkömmlichen Krankheitsmodell ein Modell entgegengesetzt, in dem Verstehbarkeit, Sinnhaftigkeit und Handhabbarkeit des Krisengeschehens, Gestaltungs- und Entwicklungsmöglichkeiten und eine von Offenheit, Partnerschaft und beidseitiger Verantwortung geprägte therapeutische Beziehung wichtige Elemente sind.

Weil Menschen in Krisen selten den direkten Weg zu einer geeigneten Einrichtung der Krisenhilfe finden (so eine solche in erreichbarer Nähe überhaupt vorhanden ist), sind es in der Regel »Not-Helfer« mit wenig spezifischer Kenntnis und Erfahrung, die als erste Anlaufstelle dienen: Angehörige, Lehrer, Mitarbeiter von Telefonseelsorgen und Beratungsstellen, Polizisten, Rettungssanitäter. Auch bei guter Aufklärung und Wegweisung wird das nicht zu vermeiden sein. Aber: Ein Grundwissen über Ursachen, Formen, Phasen und Gefahren seelischer Krisen, aber auch über Möglichkeiten und Ansätze von Hilfe und Chancen zur Bewältigung kann diese »Not-Helfer« ausstatten, gemeinsam mit dem Betroffenen den nächsten Schritt zu tun und drohende Gefahren abzuwenden.

52.1   Zur Theorie von Krise und Krisenintervention

Im folgenden Abschnitt werden die wesentlichen theoretischen Aspekte des Begriffs Krise und des Behandlungskonzeptes Krisenintervention vorgestellt. Danach folgt die Darstellung wichtiger Behandlungsgrundlagen und -techniken.

52.1.1   Grundlagen zum Verständnis seelischer Krisen

Der Begriff der seelischen Krise, theoretisch ausgestaltet von Caplan, Erikson u. a. bezog sich auf Krisen bei traumatischen Ereignissen wie Verlust oder Trennung sowie auf Lebenskrisen im Rahmen von Entwicklungs- und Reifungsprozessen.

Verbunden mit der Vorstellung, dass die Überwindung einer Krise zur Reifung verhilft – »Krise als Chance« – lag eine Anwendung auf psychiatrische Erkrankungen zunächst nicht unbedingt nahe, zumal nach traditioneller Lehrmeinung eine psychiatrische Erkrankung eher den Verlust individueller Entfaltungsmöglichkeiten bedeutet, als einen krisenhaft ausgelösten Aufbruch zu neuer Ich-Stabilität.

Erst neuere Auffassungen von der Entstehung und dem Verlauf seelischer Erkrankungen, insbesondere das Vulnerabilitäts-Stress-Coping-Modell (Zubin u. Spring 1977) eröffneten die Möglichkeit, bestimmte Phasen dieser Erkrankungen als Krisen zu verstehen und wichtige Elemente der Krisenintervention in ihre Behandlung einzuführen.

Historischer Rückblick

Amsterdam in den 30er Jahren des vergangenen Jahrhunderts: Die erste Krisen- und Notfallstation wird errichtet und damit der Grundstein für die Krisenforschung gelegt. Boston, 1942: Bei dem heute als »Coconut-Grove-Brand« bekannten Unglück in einem Tanzlokal kommen über 140 Menschen ums Leben. Eric Lindemann (1944) fordert für die Geretteten und Hinterbliebenen gezielte psychotherapeutische Hilfe zur Überwindung von Schock, Schuld, Trauer und Aggressionen. In den 60er Jahren baut Gerald Caplan (1961, 1964) hierauf auf. Mit dem Ziel, Krankenhausaufenthalte zu vermeiden, erforscht er Krisen und ihre Intervention aus einem sozialpsychiatrisch-präventiven Blickwinkel. Damit gibt Caplan der Krisenforschung die entscheidende Richtung und gilt heute als Begründer der modernen Krisentheorie.

Zahlreiche Wissenschaftler haben sich seitdem mit dem Konzept der Krise und ihrer Behandlung auseinandergesetzt, wobei über Verständnis und Behandlung weitestgehend Einigkeit herrscht (u. a. Jacobsen 1974, Cullberg 1978, Reiter u. Strotzka 1977).

Die wichtigste Entwicklung in den vergangenen zwei Jahrzehnten besteht in der theoretischen und praktischen Ausweitung des Krisenkonzeptes von psychosozialen Störungen auf psychiatrische Erkrankungen. Einen wesentlichen Beitrag hierzu hat das »Vulnerabilitäts-Stress-Modell« geleistet. Diesem zufolge beinhaltet der Krisenbegriff heute die Erkenntnis, dass verschiedene Stressfaktoren je nach individueller Disposition und Vulnerabilität zu Dekompensation oder Krisen unterschiedlichen Ausmaßes führen können.

Merkmale einer Krise

Krisen sind zeitlich umschriebene Ereignisse von ungewissem Ausgang mit dem Charakter des Bedrohlichen, des möglichen Verlustes. Sie stellen gewohnte Wert- und Zielvorstellungen in Frage, fordern Ent-
▼

scheidung und Neuanpassung, können Gefühle der Hilflosigkeit erzeugen, führen vielfach zur Änderung von Verhalten und Erleben und bieten somit auch die Chance einer Neuorientierung (Reiter u. Strotzka 1977).

Krisen zeichnen sich durch folgende Merkmale aus: Sie treten meist **akut und überraschend** auf und wirken bedrohlich auf den Betroffenen. Oftmals sind sie mit Kränkungen und Verlusten verbunden, erschüttern ein bisher gültiges System und lösen Angst und Hilflosigkeit aus. Immer erfordern sie rasche Entscheidungen. Jede Krise bringt außerdem eine ausgeprägte **Labilisierung** auf der psychischen, meist auch auf der sozialen Ebene mit sich. Gewohnte Verhaltensweisen wie zur Arbeit zu gehen oder zu bestimmten Zeiten zu essen oder zu schlafen weichen einem veränderten, unangemessenem Verhalten. Dies kann z. B. depressiv oder aggressiv, aber auch suizidal sein. Unbedingt zu beachten ist die erhöhte Beeinflussbarkeit eines Menschen in einer Krisensituation. Sie kann die Grundlage für langfristige Weichenstellungen sein: im positiven wie im negativen Sinn. In der Krise »angeeignete« ungünstige Verhaltensweisen neigen dazu, sich zu verfestigen. **Kleine Ursachen können große Wirkungen haben.** Im Extremfall reicht ein Wort oder ein Blick, um über Aggression oder Nichtaggression, Suizid oder Nichtsuizid zu entscheiden.

Eine Krise ist **Gefahr und Chance zugleich.** Wird sie als Anlass und Ausgangspunkt zu günstigen Veränderungen genutzt, hat sie den Charakter einer Chance. Gelingt dies nicht, können lang andauernde seelische, körperliche und soziale Krankheitszeichen die Folge sein. In der chinesischen Sprache wird dies dadurch ausgedrückt, dass der Begriff zwei Schriftzeichen umfasst: das für »Risiko« und das für »Chance«.

> **Merkmale einer Krise**
> — Krisen sind akut, überraschend und bedrohlich
> — Krisen führen zu einer Labilisierung, die inadäquate Verhaltensweisen hervorrufen kann
> — Aufgrund erhöhter Suggestibilität können sich in der Krise ergriffene Verhaltensweisen rasch verfestigen
> — Kleine Ereignisse können große Folgen haben
> — Eine Krise ist immer auch eine Chance und kann zu positiven Veränderungen genutzt werden

Arten von Krisen

Krisen gehören zum Leben. Je nach Art der Krise, Persönlichkeit, Lebenssituation und Bewältigungsrepertoire werden sie unterschiedlich erlebt und überwunden. In Theorie und Praxis können verschiedene Formen von Krisen unterschieden werden. Eine Zuordnung ist wichtig, um die Krise im individuellen Lebenskontext des Betroffenen und in ihrer subjektiven Bedeutung zu verstehen und so das bestmögliche Vorgehen für die Krisenintervention zu finden.

Grundsätzlich wird unterschieden zwischen »normativen« Krisen (Lebensveränderungskrisen) und »nichtnormativen« (traumatischen) Krisen (Cullberg 1978).

Normative Krisen werden durch Ereignisse in Lebensveränderungsphasen und -situationen ausgelöst. Das kann der Schulabschluss, die Geburt eines Kindes oder die Pensionierung sein, aber auch ein Arbeitsplatzwechsel oder der Umzug in eine fremde Stadt. Normative Krisen sind potenziell vorhersehbar und erlauben eine gewisse Vorbereitung.

Nichtnormative Krisen werden ausgelöst durch Ereignisse, die plötzlich über einen Menschen hereinbrechen: ein Todesfall, ein schwerer Unfall, eine Vergewaltigung, schwere Krankheit, Stellenverlust oder auch Untreue. Während für normative Krisen häufig bereits Strategien der Bewältigung vorliegen, bieten nichtnormative, potenziell traumatisierende Krisen keine Zeit zur Vorbereitung. Bewältigungsmechanismen für die neue, außergewöhnliche Situation müssen erst entwickelt werden.

Grundsätzlich können Krisen im Rahmen verschiedenster problematischer Lebenssituationen auftreten. Bei Menschen, die aufgrund einer genetischen Veranlagung zu einer psychiatrischen Erkrankung oder in Folge von sozialen oder emotionalen Einbußen bei einer länger dauernden seelischen Krankheit ein gering ausgeprägtes Bewältigungssystem besitzen, kann auch ein für andere unbedeutendes, »normatives« Ereignis eine schwere, nicht allein zu bewältigende Krise auslösen. Neben der Prüfung, inwieweit im jeweiligen Fall die Merkmale einer Krise vorliegen, ist immer auch zu erwägen, ob Mittel der Krisenintervention hilfreich oder eher schädlich sein können. Es ist daher unbedingt erforderlich, die persönlichen Vorbedingungen der Krise so genau wie möglich zu erfassen, um auf dieser Basis die Art der individuellen Behandlung oder Intervention zu bestimmen.

> **Wichtig**
>
> **Normative Krisen** (Lebensveränderungskrisen) treten in Phasen von Lebensveränderung oder Umbruch auf. Sie sind potenziell vorhersehbar und erlauben Zeit zur Vorbereitung.
>
> **Nichtnormative Krisen** (traumatische Krisen) werden durch nicht vorhersehbare, potenziell traumatisierende Ereignisse ausgelöst. Es gibt keine Zeit zur Vorbereitung; Bewältigungsstrategien müssen neu aufgebaut werden.

Krise und Coping

Menschen in einer Krise mobilisieren Kräfte, um sie zu überwinden. Dieser Prozess wird als »Coping« bezeichnet (engl. to cope with: fertigwerden mit, zurechtkommen mit).

Als Bewältigung oder Coping kann das Bemühen bezeichnet werden, bereits bestehende oder zu erwartende Belastungen emotional und kognitiv zu verarbeiten und durch zielgerichtetes Handeln auszugleichen, zu meistern. (Schnyder u. Sauvant 2000).

Das individuell verfügbare Coping-Verhalten bedingt sich somit aus der Wechselwirkung von Belastungen (Stressoren) und der Fähigkeit, diese zu bewältigen (Ressourcen). Hierfür stehen in der Persönlichkeit liegende innere und im sozialen Netzwerk liegende äußere Ressourcen zur Verfügung. Coping ist ein Prozess, nicht ein einmaliger Akt. Je nach persönlicher Situation ist das Ergebnis des Coping-Prozesses verschieden: Sind die Ressourcen ausreichend und gestaltet sich die Bewältigung konstruktiv, ist die Folge eine positive Entwicklung. Überwiegen die Belastungsfaktoren und spitzen sich die Symptome der Krise zu, sind Chronifizierung bzw. Krankheit die möglichen Folgen. Die positive Bewältigung einer Krise wird als »gelungene Adaption« infolge von »funktionalem Coping« bezeichnet. Bei der Fortdauer einer Krise wird von »misslungener Adaption« und »dysfunktionalem Coping« gesprochen (Schnyder 1993). In der Krisenintervention wird nach vorhandenen Coping-Strategien gesucht bzw. werden neue erarbeitet.

> **Wichtig**
>
> **Coping** ist die Fähigkeit eines Menschen, mit Belastungen fertig zu werden. Diese Fähigkeit ist abhängig von dem Verhältnis zwischen Belastungsfaktoren (Stressoren) und Möglichkeiten zu deren Bewältigung (Ressourcen).
>
> **Funktionales Coping** bezeichnet die Anwendung einer zur Bewältigung der Krise geeigneten Strategie.
>
> **Dysfunktionales Coping** meint ungeeignete Lösungsstrategien, deren Anwendung zur Fortdauer der Krise bzw. zur Entwicklung einer Erkrankung führen kann.

Phasen einer Krise

Krisen haben einen mehr oder weniger genau definierbaren Anfangs- und Endpunkt, abhängig vom Versagen bzw. Wiedereinsetzen der zu ihrer Bewältigung erforderlichen Ressourcen. Eine akute Krise dauert erfahrungsgemäß 4–6 Wochen. Bei Krisen von deutlich längerer Dauer hat sich der Betroffene in der Bewältigungsphase in ungeeigneten Strategien zur Problemlösung festgefahren, oder die Krise ist »nahtlos« übergegangen in eine andere, eher tiefer liegende oder länger andauernde Problematik. Dies können Schwierigkeiten im Zusammenhang mit körperlichen oder seelischen Erkrankungen sein, anhaltende Beziehungsprobleme oder eine grundsätzlich belastende Lebenssituation. In solchen Fällen muss die Krisenintervention in ein anderes, geeigneteres, meist längerfristiges therapeutisches Setting übergeben werden.

Der Ablauf einer krisenhaften Entwicklung lässt sich in verschiedene Phasen einteilen, von denen sich einzelne im Laufe der Krise wiederholen können. Das Gewahrwerden einer bedrohlichen Situation führt zunächst zu Anspannung, Angst, Verunsicherung. Es folgt der Versuch, durch Anwendung gewohnter Problemlösestrategien einen Ausweg zu finden. Gelingt dies, klingt die Krise ab. Gelingt dies nicht, nehmen Anspannung und Belastung zu. Häufig bilden sich neue Symptome. Jetzt werden weitere, neue Bewältigungsversuche unternommen, oft auch äußere Hilfemöglichkeiten mobilisiert. In der Regel wird in dieser Phase professionelle Hilfe gesucht. Bei positiver Bewältigung werden infolge neuer Strategien eine Neuorientierung und ein Ende der Krise erreicht. Bei Nichtgelingen kann es zur Chronifizierung pathologischer Bewältigungsversuche kommen, zu Resignation und zum Verharren im Vollbild der Krise.

Traumatische (nichtnormative) Krisen unterscheiden sich von Lebensveränderungskrisen (normativen Krisen) durch eine Schockphase im Anschluss an das traumatische Ereignis bzw. die Phase der Konfrontation. Sie kann wenige Sekunden bis mehrere Stunden dauern. Daran anschließend folgt eine Reaktionsphase, in der versucht wird, das verlorene Gleichgewicht wiederzuerlangen und zu einer gewissen Handlungsfähigkeit zurückzufinden. Erst danach werden neue Problemlösestrategien gesucht und angewendet.

Wichtig für die Krisenintervention ist es, Klarheit darüber zu gewinnen, zu welchem Zeitpunkt innerhalb des Krisenverlaufs Hilfe gesucht wird. Je nachdem, ob sich der Patient z. B. noch in der Schockphase befindet oder sich bereits in dysfunktionalen Lösungsversuchen festgefahren hat, müssen sich Inhalte und Unterstützungsmaßnahmen deutlich unterscheiden.

Typische Phasen einer Krise

1. Schockphase (bei traumatischen Krisen) bzw. Verunsicherung, Angst und Anspannung (bei Lebensveränderungskrisen)
2. Reaktionsphase
3. Bearbeitungsphase
4. Neuorientierung oder Chronifizierung

Krise und psychiatrischer Notfall

Krisen können mit einem Notfall beginnen oder sich in ihrem Verlauf zu einem Notfall entwickeln. Zwischen einer Krise und einem psychiatrischen Notfall zu unterscheiden, ist nicht zuletzt deswegen von Bedeutung, weil in beiden Fällen ein jeweils anderes Vorgehen nötig ist. Genauso wie es für einen Menschen in einer psychosozialen Krise keinesfalls hilfreich ist, vorrangig als medizinisch-psychiatrischer Notfall behandelt zu werden, darf einem psychiatrischen Notfall nicht die dringend erforderliche medizinisch-psychiatrische Behandlung vorenthalten werden.

Bei einem psychiatrischen Notfall steht die akute, unmittelbare Gefährdung des Lebens, der körperlichen Integrität oder der Gesundheit des Patienten im Vordergrund. Sie macht die Ausrichtung auf den Betroffenen erforderlich, der Kontext ist zunächst auf Behandler und Patient eingeschränkt. Prozessgeschwindigkeit und unmittelbarer Handlungszwang sind hoch. Hilfe ist primär auf medizinisch-psychiatrischer Ebene erforderlich. Die Verantwortung liegt beim Arzt bzw. beim Behandlungsteam.

Demgegenüber setzt die Intervention bei Krisen die aktive Zusammenarbeit von Patient und Behandler voraus. Sie ist nur möglich, wenn die Ressourcen des Betroffenen hinzugezogen werden können. Ein Teil der Verantwortung bleibt trotz Krise immer beim Patienten. Ist der Patient nicht mehr in der Lage zu handeln, zu kommunizieren oder überhaupt zu reagieren, kann das Krisenkonzept nicht mehr zur Anwendung kommen. Dann sind alle Ressourcen des persönlichen Bewältigungssystems erschöpft, es liegt ein psychiatrischer Notfall vor. Überlegungen zu Entstehung und Kontext sind jetzt nicht wichtig für das weitere Vorgehen.

Die Erstmanifestation einer Psychose, die häufig mit einem umfassenden Versagen von Bewältigungskräften einhergeht, wird vom Patienten und dessen Angehörigen subjektiv oft als Krise erlebt. Unabhängig davon, ob die Erkrankung plötzlich über den Betroffenen hereinbricht oder sich schleichend angebahnt hat. Auch wieder auftretende psychotische Episoden, die den Patienten und sein Umfeld mit dem Gefühl der Hilflosigkeit konfrontieren und die sonst verfügbaren Ressourcen deutlich außer Kraft setzen, können die Merkmale einer Krise aufweisen.

Abhängig von der Ausprägung der Symptomatik und dem Ausmaß der Gefährdung kann eine akute Psychose somit entweder die Kriterien einer Krise erfüllen oder die eines psychiatrischen Notfalls.

Wichtig

Bei einer **Krise** bleibt der Patient aktiv mit-(be-)handelnder Partner. Seine persönlichen Ressourcen und die seines Umfelds werden in die Behandlung einbezogen. Ein Teil der Verantwortung bleibt trotz Krise bei ihm.

Beim **psychiatrischen Notfall** steht die akute, unmittelbare Gefährdung des Lebens oder der Gesundheit des Patienten im Vordergrund. Hilfe ist primär auf medizinisch-psychiatrischer Ebene erforderlich. Die Verantwortung liegt beim Arzt bzw. beim behandelnden Team.

52.1.2 Grundlagen der Krisenintervention

Prinzipien der Krisenintervention

> Krisenintervention, wohl unterschieden von Maßnahmen der Akutpsychiatrie …, umfasst Aktionen zur Linderung krisenbedingter Leidenszustände und zur Verhütung ihrer sozialen, psychologischen und medizinischen Folgen, insbesondere zur Reduzierung krisengebundener Krankheitsrisiken (Sonneck 2000 S. 61).

Ziel jeder Krisenintervention ist die »Hilfe zur Selbsthilfe«. Der Betroffene wird dabei unterstützt, die Krise aktiv, konstruktiv und mit innovativen Lösungsmöglichkeiten zu bewältigen sowie selbstständig und kompetent zu handeln und zu entscheiden. Das Charakteristische am Krisengeschehen, das Versagen der bisherigen Bewältigungsmechanismen und -strategien, spielt in der Krisenintervention eine entscheidende Rolle. Menschen in Krisensituationen sind extrem verunsichert und daher stark suggestibel. Sie »greifen nach jedem Strohhalm« und verinnerlichen schnell jede Verhaltensweise, die eine Linderung der Krise bedeuten könnte. Die besondere Verantwortung des Therapeuten bei der Krisenintervention liegt daher darin, dem Patienten dabei zu helfen, zwischen konstruktiven (»funktionalen«) aus der Krise herausführenden Strategien und destruktiven (»dysfunktionalen«), die Krise steigernden Strategien zu unterscheiden.

Prinzipien der Krisenintervention sind der rasche Beginn, das aktive Handeln des Helfers, der flexible Einsatz von Methoden auf psychologischer, sozialer und biologisch-medizinischer Ebene sowie die Fokussierung auf die aktuelle Situation. Weiterhin grundlegend sind die Einbeziehung von Ressourcen aus dem Umfeld sowie die interdisziplinäre Zusammenarbeit. Krisenintervention ist somit eine Form therapeutischer Hilfe, die ein koordiniertes Vorgehen auf individueller, familiär-sozialer und medizinisch-psychopharmakologischer Ebene umfasst. Im Einzelnen sind die Prinzipien der Krisenintervention folgende:

Definition von Auftrag und Fokus. Krisenintervention braucht einen Auftrag. Der Betroffene muss selbst den Wunsch nach Unterstützung und Veränderung haben. Dieser Auftrag sowie Offenheit, ein gewisses Maß an Vertrauen und die Bereitschaft zur Zusammenarbeit sind Voraussetzung, damit Patient und Behandler gemeinsam einen Fokus definieren. Krisengespräche konzentrieren sich in ihrem Aufbau und Inhalt stark auf das konkrete aktuelle Geschehen im Zusammenhang mit der Krise (»Was ist denn da **gestern** passiert?«). Von hier aus wird Schritt für Schritt zurückgegangen. Biographische Anamnese und Krankheitsgeschichte werden nur insoweit genauer erfragt, als sie für das aktuelle Krisengeschehen und seine Bewältigung wichtig sind. Sonst werden sie auf einen späteren Zeitpunkt vertagt.

Formulierung von Zielen. Durch die Formulierung von eingrenzbaren, für den Patienten nachvollziehbaren und subjektiv als erreichbar erachteten (Teil-)Zielen wird die Motivation des Betroffenen zur Bewältigung der Krise gefördert. Die Ziele einer Krisenintervention sind daher Nahziele, die durch klare, gemeinsam vereinbarte Prioritäten aufeinander aufbauen. Erstes Ziel ist häufig das Stoppen einer Eskalation oder die Entspannung einer angespannten Situation. Darauf folgen die (Neu-)Orientierung und (Neu-)Bewertung der Situation sowie die Überprüfung, ggf. auch Modifizierung von Veränderungsimpulsen.

Zeitliche Eingrenzung. Krisenintervention erfordert neben dem inhaltlichen Fokus einen zeitlichen Rahmen. Diese Eingrenzung ist in jedem Fall, auch bei Krisen im Verlauf von länger andauernden psychiatrischen Erkrankungen, notwendig und sinnvoll. Von Anfang an transparente zeitliche Vorgaben helfen Patient und Behandler, den vereinbarten Fokus nicht zu verlassen. Im Krisenzentrum Atriumhaus beträgt der zeitliche Rahmen für eine ambulante Behandlung bis zu 10 Termine, für eine teilstationäre Intervention wenige Wochen, für eine vollstationäre Krisenintervention 10 Tage.

Aktivierung von Ressourcen. Im Mittelpunkt jeder Krisenintervention steht das Aktivieren und Mobilisieren von Ressourcen. Neben äußerer Unterstützung durch das soziale Umfeld können dies individuelle Fähigkeiten, Kompetenzen und Stärken sein, aber auch der Versuch, schwierigen Situationen eine Bedeutung im Leben zuzuschreiben und sich so zu deren Bewältigung zu motivieren. Letzteres bezeichnet der israelische Sozialpsychologe Antonovsky (1979, 1987) als »Kohärenzsinn«: die Befähigung des Individuums, Belastungen so zu deuten und zu verarbeiten, dass sie sich in den »roten Faden« des Lebens einfügen und das betroffene Individuum letztlich gestärkt aus der Krise hervorgeht. Auch Erfahrungen bei der Bewältigung früherer Krisen können für die momentane Krisensituation genutzt werden.

Entwicklung von Coping-Strategien. Schwierigkeiten bei der Suche nach geeigneten Bewältigungsstrategien sind oft auf ein starkes Hilflosigkeitsgefühl angesichts einer ungewohnten, meist bedrohlicher Situation zurückzuführen. Es ist daher Aufgabe der Krisenintervention, nach Coping-Strategien, die sich evtl. in früheren Krisen bewährt haben, zu forschen, aber auch, den Patienten dabei zu unterstützen, sein Coping-Repertoire zu erweitern oder zu differenzieren. Der Behandler kann dabei vorübergehend als Modell dienen und beim Suchen nach Bewältigungsmöglichkeiten »einspringen«. Die direkte Umsetzung von Coping-Strategien in die Krisensituation sowie die schnelle

Rückmeldung von Erfolg oder Misserfolg der angewandten Strategien im nächsten Krisengespräch können den Betroffenen motivieren und im weiteren Aufbau von neuen Bewältigungsstrategien unterstützen.

Prinzipien der Krisenintervention
- Rascher Beginn
- Aktives Handeln des Therapeuten
- Flexibler Einsatz verschiedener Methoden
- Multiprofessionelles Team
- Fokussierung auf die aktuelle Situation
- Einbeziehung der Ressourcen des Betroffenen und seines Umfeldes

---

Schritte einer Krisenintervention

Analog zum theoretischen Konzept der seelischen Krise ist auch bezüglich der Theorie zur Krisenintervention grundsätzlich an dem von Jacobson (1974) entworfenen »Modell der sechs Schritte« festzuhalten:

Kontaktaufnahme. Die Art der Kontaktaufnahme ist weichenstellend für den gesamten weiteren Verlauf der Krisenintervention. Nach der Begrüßung ist zunächst das Setting zu klären. Hierzu zählen die Verständigung über Ort und Dauer des ersten Krisengesprächs sowie die Klärung der Frage, wer sinnvollerweise an dem Gespräch teilnimmt. In dieser Phase muss ausreichend Zeit für die emotionale Entlastung des Patienten eingeräumt werden. Wichtig ist die Anerkennung der Krise als einen für den Betroffenen belastenden seelischen Ausnahmezustand. Am Ende der Kontaktaufnahme steht das vorsichtige Strukturieren des weiteren Vorgehens.

Problemanalyse. Der zweite Schritt verbindet die Situationsanalyse mit der Coping-Analyse, bei welcher die Ressourcen des Patienten und des Umfelds ermittelt werden. Ziel der auf die Krise fokussierten Befragung ist es, ein umfassendes Verständnis der Situation einschließlich Auslöser und Entstehungshintergrund der Krise zu gewinnen. Neben »objektiven« Faktoren ist dabei immer die subjektive Wahrnehmung und Interpretation des Betroffenen zu beachten. Die Problemanalyse beinhaltet auch die Erfassung bisheriger Coping-Strategien und ihrer Wirkung.

Problemdefinition. In dieser Phase ordnet der Behandler alle verfügbaren Informationen und versucht, die Krise gemeinsam mit dem Patienten in verständliche Worte zu fassen. Dieses Ordnen und Benennen macht die Problematik (be-)greifbar, strukturiert und trägt so zur Beruhigung bei. Hier ist es von besonderer Wichtigkeit zu unterscheiden, ob es sich wirklich um eine Krise oder um ein chronisches Problem handelt. Alle weiteren Schritte und Maßnahmen hängen davon ab.

Zieldefinition. Auf der Basis einer gemeinsam erarbeiteten realistischen Perspektive für die nahe Zukunft werden erreichbare Teilziele formuliert und nach Prioritäten geordnet. So können allzu hohe Erwartungen und dadurch ausgelöster Erfolgsdruck vermieden werden. Das Vermitteln von Hoffnung durch den Therapeuten hat in dieser Phase große Bedeutung für den Betroffenen.

Problembearbeitung. Im Anschluss an die gemeinsame Verständigung über die anzustrebenden (Teil-)Ziele werden die bisher angewandten Coping-Strategien gemeinsam überprüft und bewertet. Der Patient wird darin unterstützt, geeignete von ungeeigneten Strategien zu unterscheiden und neue Formen der Bewältigung zu entwickeln. Eine unmittelbare Umsetzung in den Alltag wird durch die engmaschige Bearbeitung in den Therapiegesprächen gefördert. In der Phase der Problembearbeitung ist das multiprofessionelle Hilfespektrum von besonderer Wichtigkeit.

Abschluss der Intervention. In der abschließenden Standort- und Situationsbestimmung geht es um die Frage, ob die Krise wirklich überwunden ist. Bei unvollständiger Krisenbewältigung wird auf einer früheren Stufe erneut eingesetzt. Bei erfolgreicher Krisenbewältigung steht nun der Abschied vom Therapeuten an. Die Möglichkeit zukünftiger Krisen wird antizipiert; für einen solchen Fall wird ein geeigneter Krisenplan erarbeitet. Je nachdem welche Art von Konflikt, Problematik oder Erkrankung den Hintergrund der Krise bilden, wird die Indikation für eine Weiterbehandlung geprüft, werden Empfehlungen ausgesprochen oder Vermittlungen durchgeführt.

Eine weitergehende Unterstützung im Anschluss an eine Krisenintervention ist häufig sinnvoll und notwendig. Je nach persönlichen Zielen und Problematik wird der Betroffene an einen geeigneten Therapeuten oder eine geeignete Einrichtung verwiesen. In der Regel kann eine Krisenintervention den gewünschten und vorbereiteten Erfolg langfristig nur halten, wenn sie eingebettet ist in eine weitergehende Unterstützung.

Die sechs Stufen einer Krisenintervention (nach Jacobson)
1. Kontaktaufnahme
2. Problemanalyse
3. Problemdefinition
4. Zieldefinition
5. Problembearbeitung
6. Abschluss der Intervention

Therapeut und Team in der Krisenintervention

Das Verhalten des Therapeuten zeichnet sich in der Krisenintervention durch eine aktive, direkte, in gewissen Situationen auch direktive, d. h. vorgebende Haltung aus. Dennoch dürfen evtl. vorhandene regressive Tendenzen des Patienten nicht übersehen werden, damit Autonomie und Selbstverantwortung erhalten bleiben. Der Behandler bringt dem Patienten Respekt entgegen und betrachtet ihn als Partner. Das Vermitteln »stellvertretender Hoffnung«, begründet durch den Wissens- und Erfahrungsvorsprung des Therapeuten, ist ein wesentlicher Bestandteil der therapeutischen Kommunikation.

Da Krisenintervention häufig aufeinander abgestimmte Hilfen und Maßnahmen im sozialen, psychologischen und medizinischen Bereich erfordert, ist sie sinnvollerweise in einem multiprofessionellen Team aufgehoben. Berufsspezifische Kompetenzen aus den Bereichen Psychiatrie, Psychologie, Sozialpädagogik sowie Kreativ- und Bewegungstherapie ergänzen sich und wirken zusammen. Hierarchien treten hinter einer gleichberechtigten und partnerschaftlichen Zusammenarbeit zurück.

Krisenintervention bei psychiatrischen Erkrankungen

Zunächst muss bei einer akuten Zuspitzung im Rahmen einer psychiatrischen Erkrankung geprüft werden, ob die Zuspitzung die Kriterien einer Krise erfüllt oder ob ein psychiatrischer Notfall vorliegt (▶ s. unter 52.1.1, »Krise und psychiatrischer Notfall«). Liegen die Merkmale einer Krise vor, müssen dennoch einige Besonderheiten beachtet werden: Bei Krisen im Zusammenhang mit psychiatrischen Erkrankungen sind die persönlichen Ressourcen des Betroffenen in der Regel geringer und weniger flexibel verfügbar. Auch sind diese Krisen oft besonders dringlich und schwer in ihrem Verlauf und ihrer Dynamik vorherzusehen; in kurzer Zeit können sie sich zu einem Notfall entwickeln. Dennoch ist es in vielen Fällen sinnvoll, Zuspitzungen oder Verschlechterungen bei psychiatrischen Erkrankungen als Krise wahrzunehmen und zu behandeln. Die gemeinsame Identifikation von Auslösern und Merkmalen des Verlaufs, das Zusammentragen früherer Erfahrungen mit ähnlichen Krisen, die Nutzung von Ressourcen des Betroffenen und seines sozialen Umfelds können zu überaus günstigen Ergebnissen führen. Diese wiederum wirken sich positiv auf Langzeitbehandlung und Rückfallprophylaxe aus.

Nicht bei allen krisenhaften Zuspitzungen im Rahmen psychischer Erkrankungen trägt die Anwendung des Krisenkonzeptes jedoch zum besseren Verständnis und zur geeigneteren Behandlung bei. Die bei Menschen mit emotional instabilen Persönlichkeiten häufigen krisenhaften Zuspitzungen bzw. chronischen Krisen ähneln in ihrer Dramatik zwar »üblichen« Krisen, sind aber anders zu behandeln. Bei immer wieder in ähnlicher Form eskalierenden Situationen mit stereotypen, wenig geeigneten Reaktionsformen sind die Mittel der Krisenintervention bestenfalls kurzfristig wirksam, können aber im Einzelfall auch kontraproduktiv sein und eine negative Verstärkung

auslösen. Je nach diagnostischer Zuordnung ist hier die Anwendung therapeutischer Konzepte, die die Gesamtproblematik erfassen, angezeigt.

52.2 Krisenintervention in der Praxis

Je nach Behandlungssetting kommen die in Abschn. 52.1 vorgestellten Behandlungselemente einer Krisenintervention in unterschiedlicher Zusammensetzung zur Anwendung. In diesem Abschnitt werden die spezifischen Behandlungselemente einer Krisenintervention im ambulanten und im stationären Setting dargestellt. Dabei wird der Aspekt der Suizidalität besonders berücksichtigt.

Krisen können in den unterschiedlichsten Lebenssituationen, nach traumatischen Ereignissen, bei körperlichen sowie bei seelischen Erkrankungen auftreten. Entsprechend vielseitig und unterschiedlich stellt sich ihr Erscheinungsbild dar. Um jede Krise in dem für sie bestmöglichen Setting behandeln zu können, ist ein Spektrum an Angeboten wünschenswert, das flexibel und abgestuft einsetzbar ist und im günstigsten Fall ambulante, stationäre, teilstationäre und auch aufsuchende Möglichkeiten umfasst.

Im Psychiatrischen Krisenzentrum Atriumhaus stehen für die Kriseninterventionen eine rund um die Uhr geöffnete Krisenambulanz, ein mobiler Krisendienst, eine 15-Betten-Krisenstation sowie eine Akut-Tagesklinik zur Verfügung.

Unabhängig vom Setting sollten zur Krisenintervention, wenn möglich, folgende Voraussetzungen und Rahmenbedingungen gegeben sein:

- Ein multiprofessionelles Team, in dem immer ein (Fach-)Arzt anwesend ist, steht rund um die Uhr zur Verfügung.
- Die Krisenintervention kann uhrzeitunabhängig sofort bzw. mit einer geringen Wartezeit einsetzen.
- Unterschiedliche therapeutische Methoden sind je nach Bedarf anwendbar.
- Ein gut ausgebautes Netz mit anderen Behandlern ermöglicht rasche Weitervermittlungen.
- Die Krisenintervention findet in einer ruhigen Atmosphäre statt.
- Es ist genügend Zeit vorhanden.
- Der äußere Rahmen ist strukturiert und für den Patienten transparent.

52.2.1 Krisenintervention im ambulanten Setting

Wann immer möglich, ist eine ambulante Krisenintervention einer stationären vorzuziehen. Ein wichtiger Vorteil des ambulanten Settings liegt darin, dass die Behandlung im »natürlichen Milieu« stattfindet. Hier können die aktivierbaren Ressourcen und die Wirkung der Krisenintervention kontinuierlich und »lebensnah« eingeschätzt werden. Darüber hinaus vermeidet man die bekannten unerwünschten Wirkungen, die bei einer stationären Behandlung häufig auftreten. Ob bzw. zu welchen Anteilen eine ambulante Krisenintervention dann im häuslichen Milieu oder im ambulanten Setting der Einrichtung erfolgt, hängt einerseits von den Möglichkeiten des Krisenteams zur Mobilität ab, andererseits von den Umfeldbedingungen des Krisengeschehens.

In dem nachfolgenden Fallbeispiel beschreiben wir den Fall einer ambulanten Krisenintervention, die mit einem mobilem Einsatz beginnt und anschließend in der Ambulanz des Krisenzentrums fortgesetzt wird.

Schritte einer ambulanten Krisenintervention
Kontaktaufnahme und Screening

Der Kontakt zwischen Menschen in Krisen und professionellen Krisenhelfern kann auf sehr unterschiedliche Weise zustande kommen. Klienten kommen mit oder ohne telefonische Anmeldung, sie kommen allein, werden begleitet oder »abgeliefert«, kommen freiwillig oder gegen ihren Willen, kommen mit einem Bündel an Vorinformationen und klaren Vorstellungen oder ohne recht zu wissen, warum sie da sind. Von Seiten der Krisenhelfer erfordert dies eine ausgeprägte Flexibilität und Aufmerksamkeit sowie ein außerordentlich breites Repertoire an sozialen Kompetenzen und Kommunikationsformen.

Aufgrund der mangelnden Vorhersagbarkeit der Anzahl neuer Krisenpatienten pro Zeiteinheit sowie der Verschiedenartigkeit und Komplexität jedes Einzelfalls ist eine Planung und reibungslose Integration der Kriseninterventionen in die organisatorischen Arbeitsabläufe der Einrichtung nicht immer einfach. Dennoch: Wann immer Krisenhelfer die Zeit und die Chance haben, Informationen aus dem Umfeld des Betroffenen zu sammeln, sollten sie diese nutzen, sein Einverständnis selbstverständlich vorausgesetzt. Um die individuellen Gegebenheiten soweit wie möglich abzuklären, empfiehlt sich ein standardisiertes Vorgehen, das an die jeweilige Situation angepasst wird. So erfordert die Anmeldung durch einen niedergelassenen Psychiater eine andere Gesprächsführung als der Anruf eines Angehörigen. Ruft ein Betroffener selbst an, befindet man sich bereits mitten in der Krisenintervention.

Dennoch gibt es einige Punkte, die in jedem Fall im Rahmen der Ersteinschätzung geklärt werden müssen. Hierzu zählen Auslöser, Beginn und bisherige Dauer der Krise, Suizidalität oder Fremdgefährdung, Konsum von Alkohol oder Drogen, Medikamenteneinnahme, psychiatrische und somatische Erkrankungen sowie frühere Klinikaufenthalte. Unbedingt erforderlich ist auch die Frage nach Bezugspersonen, vorbehandelnen Therapeuten, bereits erfolgten Hilfegesuchen und Interventionen sowie evtl. bestehenden Absprachen, z. B. im Rahmen eines Krisenpasses oder einer Behandlungsvereinbarung.

> **Fallbeispiel**
> **Das Telefon klingelt …**
> Am Krisentelefon bittet ein Vater um sofortige Hilfe für seine Tochter (Frau W.), eine 25-jährige Bankangestellte. Die Tochter befinde sich seit 2 Tagen in der elterlichen Wohnung, sei »überdreht«, erwähne immer wieder den Namen eines Mannes. Sie verhalte sich kindlich und sonderbar, habe beispielsweise mitten in der Nacht den Bürgersteig gekehrt. In einem Moment suche sie Nähe, wenige Augenblicke später sei sie reizbar und beleidigend. Sie sei nicht bereit, die Wohnung zu verlassen oder zum Arzt zu gehen. Vor einer Woche sei sie noch völlig unauffällig gewesen, während einer Norddeutschlandreise vor einem Jahr sei wohl ein ähnlicher Zustand aufgetreten, sie sei 4 Tage in einer psychiatrischen Klinik medikamentös behandelt worden. Sie habe wenig von dieser Zeit erzählt, die Medikamente bald abgesetzt.

Ersteinschätzung

- Beim Screening beachten:
  - Übersicht verschaffen
  - Anliegen klären
- Im Einzelnen eruieren:
  - Auslöser und Zeitdauer der Krise
  - Konsum von Alkohol und Drogen
  - Einnahme von Medikamenten
  - Körperliche und psychiatrische Erkrankungen – frühere Klinikaufenthalte und ambulante Behandlungen
  - Bezugspersonen und Therapeuten
  - Im Zusammenhang mit der Krise bereits getroffene Vereinbarungen
  - Fremd- oder Selbstgefährdung einschätzen
  - Zuständigkeiten überprüfen
  - Telefonnummern geben lassen (bei telefonischem Screening)

Weichenstellen für das weitere Vorgehen

Nachdem sich der Krisenhelfer durch das Sammeln von Informationen und die Bewertung des persönlichen Eindrucks einen Überblick über die Situation verschafft hat, werden die Weichen für die weitere Intervention gestellt. Sofern ein Notfall ausgeschlossen werden kann, also keine Suizidalität, Fremdgefährdung, Intoxikation oder Ähnliches vorliegen, erläutert der Behandler dem Klienten die verschiedenen Hilfemöglichkeiten. Von Anfang an wird darauf geachtet, dem Patienten möglichst viel Eigenverantwortung zu lassen. So bietet der Krisenhelfer keinen Hausbesuch an, wenn der Klient selbst kommen kann. Auch wird die Krisenintervention, sofern möglich, zu regulären Öffnungszeiten angeboten. Für den Fall einer Eskalation, z. B. bei massiven Paarkonflikten oder psychotischen Krisen, wird rasche Hilfe auch zwischen den vereinbarten Terminen angeboten. Findet der Erstkontakt telefonisch statt und ist eine Intervention vor Ort, z. B. in der Wohnung des Betroffenen geplant, gibt der Helfer klare Anweisungen für die Zeit bis zu seinem Eintreffen.

> **Fallbeispiel**
> **Wir machen uns auf den Weg …**
> Nach Klärung der Zuständigkeit stellen wir die Indikation für einen sofortigen mobilen Kriseneinsatz unter Teilnahme eines Arztes, da die Wahrscheinlichkeit der Notwendigkeit einer Medikation oder einer sofortigen stationären psychiatrischen Behandlung relativ hoch erscheint. Zu zweit fahren wir zum Einsatzort.

Vor Beginn der Krisenintervention beachten
- Dringlichkeit abschätzen
- Problematik auf Syndromebene erfassen
- Auftrag beschreiben
- Sich mit dem Klienten auf die am wenigsten einschneidende Art der Behandlung verständigen
- Die eigene Gefährdung abschätzen
- Evtl. weitere Personen hinzuziehen
- Bei geplantem mobilem Einsatz: Dem Anrufer klare Handlungsanweisungen bis zum eigenen Eintreffen geben

---

»Anwärmphase« der Krisenintervention

Die ersten Minuten der ersten persönlichen Begegnung zwischen dem Klienten und dem Krisentherapeuten haben einen entscheidenden Einfluss auf den weiteren Verlauf der Krisenintervention. Zunächst stellen sich die Krisenhelfer mit Name, Beruf und Funktion vor. Wenn neben dem Betroffenen weitere Personen anwesend sind, wird geklärt, wer beim Gespräch anwesend sein soll. Dann empfiehlt es sich, ein paar Worte über Möglichkeiten und Ablauf der Intervention zu sagen. Nach der Begrüßung wird dem Patienten genügend Zeit gegeben, sein Anliegen zu formulieren. Ausgehend von den aktuellen Geschehnissen gehen Betroffener und Behandler chronologisch zurück und erarbeiten so Krisenauslöser, Hintergrund und vorhandene Konflikte. Weil Menschen während einer Krise leicht den Überblick verlieren, ist es wichtig, Konfliktfelder zu ordnen, Problemhierarchien zu bilden und miteinander zu einer **gemeinsamen** Problemdefinition zu kommen. Persönliche Ressourcen und vorhandene Problembewältigungsstrategien sind zu erkunden, das vorhandene Beziehungsnetz zu beleuchten. In dieser Phase sollte es gelingen, gemeinsam Ziele zu formulieren, die realistisch, überschaubar und zeitnah sind.

> **Fallbeispiel**
> **Wir lernen die Patientin kennen …**
> Nach dem Empfang durch den Vater vereinbaren wir, zunächst allein mit Frau W. zu sprechen, die bei dröhnender Musik im Nachthemd auf dem Sofa liegt. Im Hintergrund machen sich Kanarienvögel lautstark bemerkbar, auf einem Beistelltischchen wächst ein windschief gestapelter Bücherstapel zur Decke. Wir stellen uns mit Namen, Profession und Funktion vor. Frau W. schweigt zunächst lächelnd auf alle Fragen, gestikuliert jedoch und hält Blickkontakt. Durch einen Scherz über die eigene Unsicherheit in dieser an ein Bühnenbild erinnernden Situation gelingt ein Zugang. Frau W. macht die Musik leiser, berichtet, dass sie sich verliebt habe. Sie sei in ständigem Kontakt mit ihrem Freund, höre seine Stimme. Sie empfange Botschaften, über die Anordnung von Gegenständen im Zimmer könne sie ihrerseits Zeichen setzen. Sie sei meist sehr glücklich, manchmal überfalle sie jedoch eine große Angst, so dass sie die Nacht im Schlafzimmer der Eltern verbracht habe. Die Eltern seien momentan sehr lieb zu ihr, sonst seien sie manchmal eher kühl und kritisch. Sie fühle sich hier wohl, wolle nicht in ihre Wohnung zurück.

Beim persönlichen Erstkontakt beachten
- Setting und Gesprächsteilnehmer klären
- Hilfemöglichkeiten und geplantes Vorgehen erläutern
- Den notwendigen zeitlichen Rahmen schaffen
- Dem Klienten Zeit lassen, sein Anliegen und seine Probleme zu formulieren
- Krisenauslöser identifizieren, Krisenhintergrund beleuchten, Problemanalyse durchführen
- Informationen zusammentragen
- Sich auf eine gemeinsame Problemdefinition im Sinne eines kleinsten gemeinsamen Nenners verständigen
- Problemhierarchien bilden
- Ziel und (Teil-)Ziele formulieren

> **Fallbeispiel**
> Während des Gesprächs beginnt Frau W. durch das Zimmer zu laufen, sie wirkt immer wieder abgelenkt, bricht Sätze und Handlungen ab, wechselt rasch die Themen, ihr Gesichtsausdruck und ihre Gestik spiegeln ein inneres Anbranden verschiedener heftigster Gefühle. Dem Gesprächsfaden soweit wie möglich folgend, versuchen wir die wesentlichsten Punkte einer psychiatrischen Anamnese zu erheben. Wir werden zunehmend strukturierend in der Gesprächsgestaltung. Im psychiatrischen Sprachgebrauch lässt sich ein paranoid-halluzinatorisches Syndrom bei ausgeprägter Affektlabilität beschreiben. Akute Selbst- oder Fremdgefährdung liegt nicht vor.

Die Intervention und ihre einzelnen Elemente

Nach einem möglichst »offenen« Beginn soll die Gesprächsführung zunehmend aktiv und strukturierend werden. Entscheidend ist, mit der Aufmerksamkeit im »Hier und Jetzt« zu bleiben. Gleichzeitig ist es wichtig, dem Klienten die Möglichkeit zu geben, Sorgen und Befürchtungen zu formulieren. Anteilnahme und Entlastung vermindern seinen emotionalen Druck. Hoffnung kann entstehen, wenn das scheinbar Unaussprechliche in Worte gefasst wird. Das Abnehmen oder Aufschieben von Entscheidungsverantwortung kann manchmal rasch zur Entlastung führen.

Patient und Krisenhelfer können jetzt gemeinsam Strategien entwickeln, wie Außenreize reduziert oder Überstimulierung vermindert werden können. Gemeinsam kann ein entlastender Hilfeplan erarbeitet werden. Das Ordnen von Terminen, das Erledigen notwendiger Formalitäten oder auch konkrete Absprachen mit Freunden und Angehörigen können hier Inhalt sein.

Ist der Patient akut gefährdet, kann eine Überwachung oder das Setzen äußerer Grenzen – z. B. eine geschlossene Tür – erforderlich werden. Wir befinden uns am Übergang von einer Krise zu einem psychiatrischen Notfall. Liegt der Verdacht auf eine organische Ursache der Krise vor oder handelt es sich um eine psychiatrische Ersterkrankung, muss sofort die erforderliche Diagnostik eingeleitet werden.

Viele Kriseninterventionen können ohne den Einsatz von Medikamenten durchgeführt werden. Oft machen Medikamente die Durchführung einer Krisenintervention aber erst möglich. Bei Krisen im Verlauf psychiatrischer Erkrankungen wird man selten auf sie verzichten können. In der Krisenintervention sollte eine medikamentöse Behandlung grundsätzlich symptomorientiert erfolgen, allerdings ohne – v. a. bei länger dauernden psychischen Erkrankungen – die medikamentöse Gesamtstrategie aus den Augen zu verlieren. Vor der Verordnung von Benzodiazepinen sollte eine sorgfältige Suchtanamnese durchgeführt werden. Wegen der Gefahr des Missbrauchs sollen sie nur über kurze Zeiträume verordnet werden.

> **Fallbeispiel**
> **Wir steigen tiefer in die Intervention ein …**
> Nach Ausschluss eines psychiatrischen Notfalls versuchen wir behutsam, die von Frau W. angeschnittenen Konfliktthemen anzusprechen: So erhält die – offenbar imaginierte – Liebesbeziehung zu einem jungen Mann, den sie in einem »Fantasy-Spielekreis« kennen gelernt hat, entsprechenden Raum. Weiterhin unterstützen wir durch vorsichtiges Nachfragen den Ausdruck von sehr unterschiedlichen Gefühlsregungen den Eltern gegenüber, die Frau W. als einerseits kritisch-distanziert, andererseits als sehr behütend und überfürsorglich empfindet. Wir versuchen die rasch wechselnden Emotionen zu benennen,
> ▼

sprechen Ambivalenz an, ohne korrigieren zu wollen. Nachdem Frau W. etwas mehr Vertrauen gewonnen hat, versuchen wir sie vorsichtig zu einer stationären psychiatrischen Behandlung zu motivieren, was sie vehement ablehnt. Ambulante Kontakte in unserer Krisenambulanz beurteilt sie zunächst ambivalent. Frau W. ist schließlich bereit, eine Akutmedikation, ein atypisches Neuroleptikum zu akzeptieren. Im Anschluss beziehen wir den Vater mit ein und entwerfen gemeinsam einen Krisenplan mit unterschiedlichen Handlungsalternativen, die von der weiteren Entwicklung der Symptomatik abhängen. Wir bieten ein weit gefächertes Spektrum von Angeboten an, um Frau W. nicht durch zu direktive Vorgaben zu überfordern.

Therapeutisches Handeln im Rahmen der Krisenintervention

- Anteil nehmen
- Die Krise in Worte fassen
- Hoffnung vermitteln
- Strukturieren und ordnen
- Außenreize abschirmen
- Entscheidungsverantwortung abnehmen

Abschluss der Krisenintervention

Am Ende einer Krisenintervention fassen Patient und Behandler die Ergebnisse zusammen und führen sich nochmals die wichtigsten Schritte des Vorgehens vor Augen. Wird der Patient in eine Anschlussbehandlung weitervermittelt, müssen die nächsten Schritte detailliert besprochen werden. Wichtig ist dabei auch die Zustimmung zur Weitergabe von Informationen. Für möglicherweise auftretende Schwierigkeiten beim »Ankommen« in der Weiterbehandlung sollte ein Alternativplan vereinbart werden, ebenso die Möglichkeit eines erneuten Kontaktes.

> **Fallbeispiel**
> **Wir denken über die unmittelbare Intervention hinaus …**
> Frau W. erscheint am folgenden Tag in Begleitung des Vaters in unserer Ambulanz. Wir vergeben engmaschige Termine, begleitend findet eine weitere Diagnostik statt. Es folgt ein rascher Rückgang der psychotischen Symptomatik unter kontinuierlicher neuroleptischer Behandlung. Nach 3 Wochen kehrt Frau W. an ihren Arbeitsplatz zurück. Während der Krisenintervention werden jedoch massive innere Konflikte immer deutlicher, insbesondere ein ausgeprägter Autonomie-Abhängigkeits-Konflikt mit den Eltern, eine deutliche Selbstwertproblematik und der bisher nicht gelebte Wunsch nach einer Partnerschaft: Themen, die zu Beginn der Intervention in einer psychotischen Ausgestaltung zu Tage traten.
> ▼

52

Wir empfehlen Frau W. eine weiterführende Psychotherapie und machen ihr gleichzeitig das Angebot, überbrückend in unsere Langzeitambulanz zu kommen, insbesondere da Frau W. nach Abklingen der Psychose depressive Symptome entwickelt hat.

Zum Abschluss der Krisenintervention

- Gemeinsame Rückschau auf den Krisenverlauf und das Vorgehen
- Den Hilfeplan für evtl. künftige Krisen nochmals durchgehen
- Falls nötig, eine Weiterbehandlung konkret vorbereiten
- Erneuten Kontakt bei Schwierigkeiten anbieten

Zusammenfassung

Durch die behutsame, wenig invasive Einleitung der psychiatrischen Behandlung im Rahmen eines Hausbesuches zu Beginn der Krisenintervention, konnten wertvolle Einblicke in die innerfamiliäre Dynamik gewonnen werden. Diese wurden später in die Behandlung integriert, ein Brückenschlag zwischen akuter psychotischer Symptomatik und dahinterliegender Konfliktkonstellation wurde möglich.

Die Phasen einer ambulanten Krisenintervention beinhalten:

- Kontaktaufnahme und Screening,
- Weichenstellen für das weitere Vorgehen,
- therapeutische »Aufwärmphase«,
- die Krisenintervention mit ihren einzelnen Elementen,
- Abschluss der Krisenintervention.

Grenzen ambulanter Krisenintervention

Unabhängig davon, ob es sich um eine psychosoziale oder psychiatrische Krise oder einen psychiatrischen Notfall handelt, kann bei einem gewissen Maß an Eskalation und Versagen von Bewältigungsmöglichkeiten ein Punkt erreicht werden, an dem der Therapeut anstelle einer primär begleitenden, stützenden und entlastenden Haltung eine direktive und primär sichernde Haltung einnehmen muss, um Schaden von dem Patienten oder seinem Umfeld abzuwenden. Auch ohne dass ein psychiatrischer Notfall im engeren Sinn vorliegt, können Krisen einen solchen Schweregrad erreichen, dass die ambulante Intervention an ihre Grenzen stößt. Eine stationäre Krisenbehandlung empfiehlt sich insbesondere dann, wenn das Herausnehmen aus der angespannten und als unerträglich empfundenen Situation, in der sich die Krise entwickelt hat, eine Entlastung verspricht.

Bei Krisen im Rahmen von psychiatrischen Erkrankungen kann die Behandlung auf einer Krisenstation, einer psychiatrischen Akutstation oder auf einer Spezialstation längerfristig erfolgversprechender sein als eine oder mehrere ambulante Krisenintervention. Ambulante Krisenintervention stößt auch an ihre Grenzen, wenn der oder die Betroffene häufig Krisensituationen erlebt bzw. häufig oder chronisch suizidal ist. Erwähnt seien hier beispielhaft die rezidivierenden suizidalen Krisen bei Menschen mit einer emotional instabilen Persönlichkeit. Nicht selten verstricken sich Helfer hier in missbräuchlichen Anfragen oder versuchen widersprüchlichen, inhaltlich oft überfrachteten Aufträgen gerecht zu werden. Die Folge können kontraproduktives Überengagement, aber auch Feindseligkeit sein. In solchen Fällen ist die Frage nach bisherigen Hilfskontakten unverzichtbar.

Ambulante Krisenintervention, die häufig eine Kräfte zehrende Zweierbeziehung zwischen Therapeut und Klient darstellt, ist letztlich auch da begrenzt, wo Kapazitäten und Ressourcen des Behandlers an ihre Grenzen stoßen. Um Krisen der Helfer zu vermeiden, sind gerade in der Krisenarbeit der Austausch mit Teamkollegen und regelmäßige Supervisionen essenziell.

52.2.2 Krisenintervention im stationären Setting

Stationäre Einheiten zur Krisenbehandlung wurden erstmals Ende der 60er Jahre des vergangenen Jahrhunderts in den USA errichtet, um die psychiatrischen Notfalldienste an Allgemeinkrankenhäusern zu verbessern. Seit den frühen 70er Jahren wurden Zug um Zug auch in den Niederlanden, in Deutschland und in der Schweiz psychiatrische Krisenzentren und -stationen eröffnet, ohne allerdings bisher einen festen Platz in der psychiatrischen Regelversorgung einzunehmen.

Merkmale und Grenzen stationärer Krisenintervention

Trotz der Vielzahl therapeutischer Konzepte zeigen sich in der stationären Krisenintervention wesentliche gemeinsame Merkmale, die sie von der ambulanten Krisenintervention einerseits und der stationären Akutbehandlung andererseits unterscheiden.

Im stationären Setting ist der Patient aus seinem Alltagsmilieu herausgenommen und so vorübergehend abgeschirmt von den dort wirkenden akuten Belastungsfaktoren. Schon dadurch wird oft eine Entlastung erreicht.

Gemeinsames Behandlungselement aller stationärer Kriseninterventionskonzepte sind die therapeutischen Gruppen. Verschiedene Methoden kommen dabei zur Anwendung. In der Dynamik der Gruppe stellen sich die Konflikte des Patienten häufig »vergrößert« und akzentuiert dar und sind so sowohl für den Therapeuten als auch für den Betroffenen selbst besser zu erkennen. Außerdem können in diesem »praktischen Übungsfeld« neue Formen der Konfliktbewältigung in geschütztem Rahmen erprobt werden.

Neben den therapeutischen Gruppen kommt dem gemeinschaftlichen »Miteinander der Patienten in der Patientengruppe« eine besondere Bedeutung im Behandlungsgeschehen einer Krisenstation zu: als Übungsfeld, in dem der Einzelne lernen kann, sich als Teil einer sozialen Gemeinschaft zu erleben, aber auch um Trost und Zuversicht zu schöpfen aus dem Erfahren von »geteiltem Leid«.

»Weicher« Behandlungseinstieg

Menschen, die zum ersten Mal von einer psychiatrischen Erkrankung betroffen sind, aber auch Menschen, die zum wiederholten Mal psychisch krank werden und bislang kein Vertrauen in das psychiatrische Hilfesystem fassen konnten, stehen einer stationären psychiatrischen Behandlung oft skeptisch gegenüber. Manchmal lehnen sie die Akutbehandlung auf einer üblichen psychiatrischen Aufnahmestation ab, stimmen allerdings einer stationären Krisenintervention zu. Das offene Setting, der wenig institutionelle Rahmen, die zeitliche Begrenzung sowie das höhere Maß an verbleibender Autonomie und Selbstbestimmung sind dafür in der Regel die ausschlaggebenden Faktoren. Außerdem fällt es vielen Patienten leichter, ihre akute (Ver-)Störung als »Krise« und nicht als Symptomatik einer Krankheit zu verstehen. Die Störung erscheint so (be)greifbarer und eher zu beherrschen, den Helfern wird mit mehr Vertrauen begegnet, die Motivation zur Bewältigung der Krise ist höher.

Bei entsprechendem Konzept können grundsätzlich alle allgemeinpsychiatrischen Störungsbilder auf einer Krisenstation behandelt werden. Ausgeschlossen sind Krisen- und Notfälle mit nicht einschätzbarer Suizidalität, akuter Fremdgefährdung oder schweren körperlichen Begleitsymptomen.

In einer Krise weist der Betroffene ein verstärktes Hilfebedürfnis auf. Daher ist es besonders wichtig, offen und deutlich das im Rahmen der Behandlung Mögliche und Machbare aufzuzeigen. Keineswegs führt das Aufzeigen dieser Grenzen unweigerlich zu Frustration oder Enttäuschung. Im Gegenteil: Oft werden dadurch eigene Ressourcen aktiviert, und der Abschied und Lösungsprozess am Ende der Behandlung wird leichter.

> **Wichtig**
>
> Besonderheiten stationärer Krisenintervention sind:
> - Milieuwechsel,
> - hohe Behandlungsintensität,
> - therapeutische Gemeinschaft,
> - Behandlung in Gruppen.

Strukturelle Voraussetzungen

Rasche Aufnahmemöglichkeit. Dringlichkeit und Akutität seelischer Krisen erlauben in der Regel kein Warten und keinen Aufschub. Rasches, rechtzeitiges Intervenieren kann oft eine weitere Zuspitzung verhindern. So ist eine sofortige Aufnahmemöglichkeit eine wichtige Rahmenbedingung stationärer Krisenintervention.

Zeitliche Begrenzung. Wie in der ambulanten ist auch in der stationären Krisenintervention eine zeitliche Begrenzung wichtig. Sie soll so beschaffen sein, dass der Betroffene es in der Regel erreichen kann, in der gegebenen Zeit soviel Stabilität zu erlangen, dass er ohne den Schutzraum einer Station auskommt. Das »Haushalten« mit der verfügbaren Zeit schafft Struktur, fördert Eigenverantwortung und einen bewussten Umgang mit den vorhandenen Möglichkeiten.

Multiprofessionelles Team. Voraussetzung für eine komplexe, mehrdimensionale Diagnostik und Behandlung ist ein Zusammenwirken von (Fach-)Ärzten, Fachpflegekräften, Psychologen, Sozialpädagogen, Kreativ- und Bewegungstherapeuten. Hierdurch erst wird Krisenintervention ermöglicht, die den Störungen, Problemen und Bedürfnissen des Patienten auf den verschiedenen Ebenen gerecht wird und eine individuelle Behandlung in jedem Einzelfall gewährleistet.

Wohnortnähe. Um dem Patienten eine bald mögliche Wiederaufnahme des Alltags durch Probeübernachtungen, Besuch der Wohnung oder anderer wichtiger Stellen zu ermöglichen, aber auch um soziale Ausgrenzung, Stigmatisierung und Hospitalisierung zu vermeiden, ist es günstig, wenn die stationäre Krisenbehandlung in Wohnortnähe stattfindet.

Abstimmung mit Vor-, Mit- und Nachbehandlern. Eine stationäre Krisenbehandlung mit kurzer Aufenthaltsdauer erfordert zumindest bei länger andauernden Störungen unbedingt die Einbindung in das Netz der psychiatrisch-psychotherapeutischen Gesamtversorgung. Eine enge Kooperation mit vor- und nachbehandelnden Einrichtungen und Therapeuten ermöglicht es, wichtige Informationen in die stationäre Krisenintervention einzubeziehen, ebenso wie Problemfelder, die »außerhalb« der Krise liegen, auf die nachstationäre Behandlung zu verlagern.

Behandlung und Behandlungselemente

Wenn möglich, übernehmen bei einer stationären Krisenintervention zwei Mitarbeiter unterschiedlicher Berufsgruppen federführend die Betreuung eines Patienten. Sie gewährleisten Kontinuität und Verbindlichkeit und richten das Behandlungsangebot nach dem individuellen Bedarf des Patienten aus. Von Anfang an gestalten und begleiten sie den therapeutischen Prozess, stellen immer wieder Transparenz über das Behandlungsgeschehen her und übernehmen den Abgleich der Erwartungen. So werden Mitarbeit und eine lösungsorientierte Haltung des Patienten bei der Bewältigung der Krise angestrebt. Gleichzeitig werden unangemessen hohe Erwartungen korrigiert: Voraussetzung, um realitätsnahe Behandlungsziele zu formulieren. Um eine ganzheitliche Sichtweise und eine umfassende Behandlung zu gewährleisten, werden zusätzlich Kompetenzen und Spezialwissen aus dem übrigen Team angefordert.

> **Wichtig**
>
> Die wesentlichen Behandlungselemente in der stationären Krisenintervention sind Einzeltherapie, sozialtherapeutische Unterstützung, gruppentherapeutische Angebote und Pharmakotherapie. Daneben stellen Milieu und Patientengruppe wichtige Wirkfaktoren dar.

Die **therapeutischen Einzelgespräche** konzentrieren sich auf die aktuellen Inhalte der Krise. Letztlich dienen sie der Erarbeitung passender Bewältigungsstrategien und der Verbesserung der Problemlösungskompetenz. Angehörige und Partner werden wann immer möglich und sinnvoll einbezogen. Auch die Überlegungen zur Nachbehandlung erfolgen im Rahmen der Einzeltherapie. Trotz aktueller Krise wird stets auf eine baldige Wiederaufnahme des Kontaktes mit dem persönlichen Alltag geachtet. So können Behandler beispielsweise helfen, Unterstützung bei der Kinderbetreuung zu finden, Konflikte am Arbeitsplatz zu klären oder die Anforderungen in Schule oder am Ausbildungsplatz zu überprüfen und so konkret zu einer besseren Anpassung beitragen.

Ziel der **therapeutischen Gruppen** ist es, mit einem breiten Angebot die Wahrnehmung, die Gefühle und das Denken anzusprechen. Zur Anwendung kommen Gesprächsgruppen, Interaktionsgruppen, Musik- und Tanzgruppen, Entspannungs- und Bewegungsgruppen, Gruppen zur kreativen Gestaltung. Sie haben mit ihren jeweiligen Schwerpunkten verschiedene Anliegen und nähern sich der Störung mit unterschiedlichen Methoden.

So kann es in den Gesprächsgruppen darum gehen, das Wissen über Krisen, Erkrankungen und Behandlungsmöglichkeiten zu erhöhen, neue Coping-Strategien zu trainieren, Selbstwahrnehmung und -erprobung zu schulen. In der Kunsttherapie können kreative Prozesse aktiviert werden, wobei das therapeutische Anliegen von strukturgebender Gestaltung über entspannende Ablenkung und meditative Handlung bis hin zur bildlichen Auseinandersetzung mit konkreten Ängsten reichen kann. Befindlichkeiten, Stimmungen und Konflikte drücken sich in Haltung und Bewegungen aus. Tanztherapie kann durch Bewegung, die von alltäglichen Gesten bis zum Tanz reicht, die emotionale und körperliche Integration eines Menschen fördern. Gefühle, für die es zum Zeitpunkt der Krise noch keine Worte gibt, können über bewegte Interaktionen ausgedrückt werden. Die Erweiterung des Bewegungsrepertoires kann helfen, sich besser auszudrücken,

abzugrenzen oder mit anderen Personen auseinanderzusetzen. Eine tägliche Patientenrunde kann als organisatorisches Forum, zur Tagesplanung und für das Zusammentragen von Rückmeldungen an das Behandlungsteam dienen.

Alle therapeutischen Gruppen sind Foren, in denen Solidarität erlebt, Struktur gefördert, neue Erfahrungen gesammelt und neue Zugangswege zu Problemen entdeckt werden können. Lernerfahrungen in Gruppen sind immer eine besondere Form der Unterstützung bei der Krankheitsbewältigung und Autonomieentwicklung.

Durch das entlastende **Milieu** einer Krisenstation wird dem Patienten ein Gefühl der Sicherheit und des Beschütztseins vermittelt. Diese wichtige »holding function« als Behandlungselement wird vom Team durch eine fürsorgliche Haltung dem Patienten gegenüber unterstützt. Die intensive, dichte Behandlung, das Zusammenleben und der zwischenmenschliche Austausch in der **Patientengruppe** prägen den Charakter. Sie sind neben der partnerschaftlichen Grundhaltung der Mitarbeiter und der wenig institutionellen Atmosphäre ein wichtiger Wirkfaktor.

Bei den meisten Patienten werden, wenigstens zeitweise, **Medikamente** im Verlauf der Krisenbehandlung eingesetzt. Vorsichtig dosiert, die Vorerfahrungen, Ängste und Wünsche der Patienten berücksichtigend, oft »ausgehandelt«, verstehen wir sie als Teil der Behandlung.

> **Besonderheiten in Milieu und Setting einer Krisenstation**
>
> - Schutz(-raum) **und** Aktivierung
> - Geborgenheit **und** Struktur
> - Distanzierung, Entlastung **und** Normalisierung, Alltagsnähe
> - Kontakt, Beziehung, Nähe **und** Abschied, Trennung
> - Partnerschaftlichkeit **und** Transparenz
> - Fokussierung **und** Vernetzung

Anforderungen an das Team

Das Setting einer Krisenstation mit einem therapeutischen Rund-um-die-Uhr-Betrieb an 365 Tagen im Jahr und einer hohen Behandlungsintensität auch abends und an den Wochenenden stellt besondere Anforderungen an die dort Tätigen. Durch die kurze Aufenthaltsdauer und den raschen Wechsel der Patienten sind die Mitarbeiter das therapeutischen Teams laufend gefordert, sich auf neue, oft dramatische Situationen und Lebensgeschichten einzustellen, das Gehörte, Erkundete und Erfahrene zu ordnen, zusammen mit den Patienten nach Lösungen und Wegen der Krisenbewältigung zu suchen, stellvertretend Hoffnung zu vermitteln, therapeutische Partnerschaften aufzubauen. Zudem erfordert die Beschränkung der therapeutischen Arbeit auf die Krise und den Behandlungsauftrag eine stete Aufmerksamkeit; immer wieder muss zwischen akuter Krisenproblematik und übrigen Problemfeldern unterschieden werden. Weil der intensive Kontakt zwischen Patient und Bezugsperson sowie das Tempo an Veränderungen eine ständige Weitergabe von Informationen an das Team erfordern und es gleichzeitig einem mehrdimensionalen Konzept entspricht, die Sichtweisen der verschiedenen Berufsgruppen laufend einzubeziehen, müssen die Mitarbeiter einer Krisenstation mit einer außerordentlichen Kommunikations- und Integrationsfähigkeit ausgestattet sein. Persönliche Zugeständnisse sind erforderlich, da häufige Abend-, Nacht- und Wochenenddienste weit in das Privatleben und seine Planung hinein wirken.

Selbstfürsorge und geeignete Formen der Psychohygiene sind nötig. Als Teil der sozialen Gruppe »multiprofessionelles Team« ist der einzelne Mitarbeiter angewiesen auf die Unterstützung und Rückmeldung der anderen Teammitglieder.

52.2.3 Krisenintervention bei Suizidalität

Suizidalität verstehen

Eine seelische Krise geht immer damit einher, dass sich der Betroffene überfordert fühlt und an die Grenze seiner Belastbarkeit stößt. In dieser emotionalen Ausnahmesituation kommt es nicht selten zu Suizidalität.

Krisenintervention stellt heute ein anerkanntes Therapieverfahren bei Suizidalität dar. Aufgrund der potenziell lebensbedrohlichen Gefährdung müssen bei der Krisenintervention von suizidalen Menschen neben psychotherapeutischen Behandlungselementen immer auch medizinische und sozialpsychiatrische Maßnahmen zur Verfügung stehen.

Schützende Maßnahmen

Im Krisenerstkontakt mit einem suizidalen Menschen ist grundsätzlich die von den Selbstmordgedanken oder -impulsen ausgehende Gefährdung zu prüfen. Abhängig von dieser ist dann in einer beruhigenden Atmosphäre zu klären, welches Setting ausreichend schützt und zugleich nicht zu stark regressionsfördernd wirkt. Um den Grad an Gefährdung zu beurteilen, dienen folgende Kriterien:

- Die Akuität der Suizidalität: Je drängender und ausgeformter die Selbstmordgedanken sind, desto mehr Schutz ist notwendig.
- Das Ausmaß an Realitätsverlust: Liegt beispielsweise ein dissoziativer Zustand, eine psychotische Exazerbation oder ein psychogener Stupor vor?
- Die Suizidalitätsvorgeschichte: Wurden bereits ein oder mehrere Selbstmordversuche verübt, besteht eine erhöhte Gefährdung.

- Die Bündnisfähigkeit: Kann vereinbart werden, dass der Patient Schutz sucht, wenn die Suizidgedanken zu drängend werden?
- Das Vorhandensein von Ressourcen: Gibt es Familie, Freunde, Partner, die Halt geben?
- Die Möglichkeiten, sich im Notfall Hilfe zu holen: Sind Telefonnummer und Weg zur Anlaufstelle für den Notfall bekannt?

Auf Basis dieser Einschätzungen ergeben sich dann die notwendigen Handlungsschritte, die von der sofortigen geschlossenen Unterbringung auf einer psychiatrischen Akutstation über die Aufnahme auf eine Krisenstation bis hin zu engmaschigen ambulanten Kontakten reichen können. Je offener das Setting, desto wichtiger sind Absprachen und Vereinbarungen zwischen Patient und Behandler wie z. B. ein Antisuizidvertrag.

Pharmakotherapie

Suizidalität geht – unabhängig vom Vorliegen einer psychiatrischen oder sonstigen Grunderkrankung – fast immer mit einem depressiven Syndrom einher, häufig verbunden mit innerer Unruhe und ausgeprägtem Leidensgefühl, manchmal auch mit psychomotorischer Hemmung oder Stupor. Darüber hinaus sind oft Hoffnungslosigkeit, Insuffizienzgefühle und Antriebslosigkeit festzustellen.

Pharmakotherapeutisch ist in suizidalen Krisen in erster Linie eine Behandlung mit Tranquilizern in Betracht zu ziehen, in zweiter Linie eine Behandlung mit antisuizidal wirksamen Psychopharmaka aus der Gruppe der Antidepressiva und Neuroleptika. Immer muss eine evtl. gleichzeitig bestehende psychiatrische Erkrankung in der Akutmedikation Berücksichtigung finden.

Psychodynamische Krisenintervention

Eine suizidale Krise ist immer auch Ausdruck eines tiefer liegenden psychischen Konfliktes bzw. weist auf eine tiefer liegende seelische Problematik hin.

Nach psychodynamischer Betrachtungsweise stellen sich in der Suizidalität frühe Beziehungsmuster wieder ein; Muster, die in der frühen Kindheit zwischen dem Betroffenen und der/den wichtigsten Bezugsperson/en wirksam waren. Diese Beziehungsdynamiken werden in suizidalen Krisen reaktiviert und spiegeln sich in der therapeutischen Beziehung wider. Während der Krisenintervention nimmt der Therapeut sie in seinem Gegenübertragungsgefühl wahr und bezieht sie in die therapeutische Arbeit ein.

Die folgende Kasuistik zeigt, wie das im Rahmen der Suizidalität aktivierte Beziehungsmuster die Krisenintervention mitbestimmt. In dem Beispiel handelt es sich um eine Form der Beziehungsdynamik, bei der der Patient sich durch den »Anderen« bedrängt und überrollt fühlt. Um dem zu entgehen, sieht er den Suizid als letzte Möglichkeit, auf sein Leben Einfluss zu nehmen. Es handelt sich um eine Form von sog. antifusionärer Suizidalität. Die Suizidalität hat hier die Funktion, eine Distanz auf Beziehungsebene herzustellen.

> **Fallbeispiel**
>
> **Wie die Suizidgedanken entstanden ...**
>
> Herr R., ein 28-jähriger technischer Zeichner, wird aufgrund eines »Nervenzusammenbruchs« von seinen Angehörigen in die Krisenambulanz gebracht. Er berichtet, dass er seit Tagen nur noch zu Hause herumliege, sich kaum bewegen könne, licht- und geräuschempfindlich sei, weshalb er die Rolläden auch tagsüber heruntergelassen habe. Seine Stimmung sei auf dem Tiefpunkt, er grüble ununterbrochen über sein Leben und sein Scheitern daran nach. Er habe Selbstmordgedanken, habe gestern einen Abschiedsbrief auf dem Küchentisch hinterlassen und sich auf den Weg gemacht, weg von »allem und jedem«.
>
> Zuletzt habe er als Praktikant in einem Designerbüro gearbeitet. Jetzt habe man ihm die Übernahme als Vollzeitmitarbeiter angeboten. Er sei im Betrieb sehr geschätzt. Das löse aber gleichzeitig das Gefühl aus, dass er sich aufgeben und ganz den Vorstellungen seiner Kollegen entsprechen müsse. Dies wiederum erinnere ihn stark an früher, an sein Elternhaus. Die Mutter sei häufig in der Klinik gewesen, weil sie unter schweren Depressionen gelitten habe. Der Vater sei wie ein General mit den Kindern umgegangen. Herr R. habe sich den Vorstellungen des Vaters bedingungslos unterordnen müssen. Wenn er »aufmüpfig« war, habe es Geschrei und Schläge gegeben, oder er wurde in den Keller gesperrt. Schließlich habe er einfach nicht mehr zur Arbeit gehen können. Außerdem habe er z. Z. Stress mit seiner Freundin. Sie wolle mehr mit ihm zusammen sein, schmiede Pläne über eine gemeinsame Zukunft. Das sei ihm zu »eng«, zu verbindlich, unangenehm, irgendwie bedrohlich geworden. Daraufhin habe er mit ihr Schluss gemacht.

Wir stellen die Weichen für eine teilstationäre Krisenintervention ...

Im Erstkontakt klären wir das geeignete Setting und die möglichen Unterstützungsmaßnahmen, die wir anbieten können.

Da Herr R. bündnisfähig ist, seine Schwester bei ihm übernachten kann und er Angst vor geschlossenen Türen hat, entscheiden wir uns für eine teilstationäre Krisenintervention in unserer Akut-Tagesklinik Die Beziehung zur Therapeutin während des Erstkontaktes ist offen und vertrauensvoll. Vereinbarungen über das Vorgehen im Falle einer Verschlechterung sind möglich. Als pharmakologische Unterstützung geben wir Herrn R. ein schlafanstoßendes Antidepressivum, als Bedarfsmedikation bei Angst oder »Bewegungsstarre« einen Tranquilizer.

▼

Gemeinsam mit dem Patienten erforschen wir die Hintergründe der Krise ...

Anhand der Analyse der Gegenübertragungsgefühle, d. h. der Gefühle, die Herr R. in der Therapeutin auslöst, reflektieren wir die Beziehungsdynamik, die zur Suizidalität geführt hat. Auslöser der Krise sind im Falle von Herrn R. mehrere Beziehungen, die gleichzeitig intensiver wurden. Auf psychodynamischer Ebene liegt die Problematik in der Angst, sich in der Nähe selbst zu verlieren, nicht mehr zu existieren. Hierdurch werden intensive Symptome ausgelöst, die einer Todesangst gleichen und zu einem stuporähnlichen Zustand geführt haben. (»Er habe sich kaum noch bewegen können«). Als »Gegenbewegung« und Möglichkeit des eigenbestimmten Auswegs aus diesem Auflösungsgefühl entstehen Suizidgedanken. Herr R. berichtet, dass ihm diese Ängste von früher bekannt sind.

Wir stimmen die Krisenbehandlung individuell auf den Patienten ab ...

Wir wählen ein Setting mit möglichst wenig Angst machendem Charakter, hier den Aufenthalt in der offenen Tagesklinik. Das therapeutische Angebot ist zurückhaltender als üblich. Steuerung und Kontrolle bleiben weitgehend bei Herrn R. Die Therapeutin hält die Beziehung auf eine mittlere Distanz, damit der Kreislauf »Angst machende Nähe führt zur Suizidalität« unterbrochen wird. Die Dynamik seiner Suizidalität wird im Laufe der Krisenbehandlung mit Herrn R. im Rahmen von Einzelgesprächen und sowie in den therapeutischen Gruppen beobachtet und bearbeitet. Gegen Ende der Behandlung versuchen wir, den Patienten zu einer längerfristigen Behandlung zu motivieren und empfehlen eine analytisch orientierte, die Traumatisierung berücksichtigende Therapie. Herr R. führt bereits während der teilstationären Behandlung Vorgespräche.

Auch nach der Intervention bleiben wir in Kontakt ...

Nach Entlassung kommt Herr R. alle 2–3 Monate zu seiner vormaligen Therapeutin in die Akut-Tagesklinik. Sie bespricht jetzt nur noch die Medikation mit ihm, die noch für eine Zeit fortgesetzt werden soll. Der ambulante Psychotherapeut ist mit dieser Rollenverteilung einverstanden. Die Beziehungskontinuität zu seiner Tagesklinik-Therapeutin sowie die Möglichkeit, die Kontakthäufigkeit selbst zu bestimmen, stabilisieren ihn und leiten eine positive Entwicklung ein. Herr R. nimmt eine Ganztagstätigkeit in seinem Ausbildungsbetrieb an. Für den Fall, dass Angst, Selbstmordgedanken oder andere bedrängende Symptome wiederkommen, bieten wir ihm eine erneute Aufnahme in der Tagesklinik an.

Zusammenfassung

Die Erfahrungen am Psychiatrischen Krisenzentrum Atriumhaus München bestätigen, dass ein Konzept von Krise und Krisenintervention, wie es in diesem Kapitel dargestellt wurde, mit Erfolg auf ein breites Spektrum allgemeinpsychiatrischer Erkrankungen angewendet werden kann. Seit dem Zeitpunkt der Eröffnung des Atriumhauses 1994 wurde eine ambulante, stationäre oder teilstationäre Krisenintervention nach dem vorgestellten Konzept bei fast 10.000 Menschen durchgeführt.

Etwa die Hälfte dieser Menschen waren Patienten mit schizophrenen, schizoaffektiven oder affektiven Störungen, die andere Hälfte verteilte sich auf Anpassungsstörungen, Persönlichkeitsstörungen, Angst- und Zwangserkrankungen. Zu etwa gleichen Anteilen wendeten sich die Krisenpatienten direkt an das Atriumhaus bzw. wurden von professioneller Seite zugewiesen. Den hohen Anteil an Patienten, die selbst, auch in sehr dringenden Krisen, den Kontakt zum Atriumhaus suchen, werten wir als Ausdruck hinreichender Niedrigschwelligkeit und Akzeptanz; die Zuweisung durch eine Vielzahl professioneller Stellen, v. a. niedergelassener Haus- und Fachärzte, Kliniken, andere Ambulanzen und Notdienste steht unseres Erachtens für eine stabile Verankerung des Krisenangebotes in der Gesamtversorgung. Mit durchschnittlich mehr als 60 Minuten Dauer steht für jeden Patienten im Erstkontakt hinreichend viel Zeit zur Verfügung. Dass in fast der Hälfte der Fälle nicht nur ein Arzt, sondern zusätzlich ein nichtärztlicher Mitarbeiter an den Krisenerstgesprächen beteiligt ist, unterstreicht die Notwendigkeit multiprofessioneller Einsatzmöglichkeit bei der Krisenhilfe.

Bei fast allen Krisenpatienten wurde nach dem ersten Krisengespräch eine Weiterbehandlung als erforderlich oder sinnvoll angesehen. Über die Jahre hinweg konnten wir im Atriumhaus ca. die Hälfte aller Krisenpatienten durch »nur« ambulante Maßnahmen behandeln. Meist waren dazu mehrere Kontakte erforderlich, sei es in der Krisenambulanz selbst, sei es in anderen ambulanten Einrichtungen oder bei niedergelassenen Psychiatern, Nervenärzten oder Psychotherapeuten, zu denen rasch weiterverwiesen werden konnte. Von dem Anteil der Patienten, für die eine stationäre oder (teil-)stationäre Krisenintervention als notwendig erachtet wurde, konnte der größte Teil auf unserer eigenen Krisenstation mit ihren zuvor beschriebenen Rahmenbedingungen behandelt werden. Nur knapp 10% der Krisenpatienten wurden von uns unmittelbar im Anschluss an den Erstkontakt auf eine »klassische« psychiatrische Aufnahmestation vermittelt.

▼

Die hohe Resonanz, die das Krisenkonzept des Atriumhauses insbesondere in seiner engen Vernetzung mit den übrigen ambulanten und stationären Versorgungspartnern bei Betroffenen, Angehörigen und professionellen Zuweisern auslöst, möchten wir dazu nutzen, Mut zu machen: Viele der genannten Merkmale, Prinzipien und Schritte lassen sich auch in Einrichtungen, die nicht primär zur Krisenbehandlung konzipiert sind, umsetzen. Der Versuch lohnt sich ...

Anhang: Adressen von Krisenzentren

Ein aktuelles Verzeichnis aller ambulanten und stationären Kriseninterventionszentren (insgesamt ca. 200) in **Deutschland** ist erhältlich über:

- Deutsche Gesellschaft für Suizidprävention (DGS)
  Beratungsstelle NEUhland, Michael Witte
  Nikolsburger Platz 6, D-10717 Berlin 31
  Tel. 030-53650836, Fax 030-8734215
  E-Mail: dgs.gf@suizidprophylaxe.de
- Regionale Hilfsangebote können auch über die Telefonseelsorge für ganz Deutschland erfragt werden
  Tel. 111011, Homepage: www.telefonseeelsorge.de

Die zentrale Kontaktstelle für ambulante und stationäre Krisenintervention in **Österreich** lautet:

- Kriseninterventionszentrum Wien
  Spitalgasse 11/3, A-1090 Wien
  Tel. 0043-1-4069595-0
  E-Mail: kiz-verwaltung.med-psychologie@univie.ac.at

Literatur

Aguilera CD (2000) Krisenintervention. Grundlagen, Methoden und Anwendung. Huber, Bern

Antonovsky A (1979) Health, stress and coping. Jossey-Bass, San Francisco

Antonovsky A (1987) Unraveling the mystery of health. How people manage stress and stay well. Jossey-Bass, San Francisco

Berszewski H (1995) Der psychiatrische Notfall. Springer, Berlin Heidelberg New York

Bronisch T et al. (2000) Krisenintervention bei Persönlichkeitsstörungen. Klett-Cotta, Stuttgart

Bronisch T (1995) Der Suizid. Ursachen, Warnsignale, Prävention. C.H. Beck, München

Brühnel H (1993) Suizidgefährdete Jugendliche. Juventa, München

Culberg J (1978) Krisen und Krisentherapie. Psychiatr Prax 5: 25–34

Dorrmann W (1998) Therapeutische Interventionen bei Selbsttötungsabsichten. Klett-Cotta, Stuttgart

Dubin WR, Weiss KJ (1992) Handbuch der Notfallpsychiatrie. Huber, Bern

Dubois R (1996) Junge Schizophrene zwischen Alltag und Klinik, Verlag für angewandte Psychologie, Göttingen

52

Egidi K, Boxbücher M (1996) Systemische Krisenintervention. Dgtv, Tübingen

Giernalczyk T, Freytag R (1997) Qualitätsmanagement von Krisenintervention und Suizidprävention. Vandenhoeck & Rupprecht, Göttingen

Huppertz M (2000) Schizophrene Krisen. Huber, Bern

Jacobsen GF (1974) Programs and techniques of crisis intervention. In: Arieti S (ed) American handbook of psychiatry, Vol. 2. Basic books, New York, pp 810–823

Kind J (2000) Suizidal. Vandenhoeck & Rupprecht, Göttingen

Knuf A, Gartelmann A (1998) Bevor die Stimmen wiederkommen. Vorsorge und Selbsthilfe bei psychotischen Krisen. Psychiatrie-Verlag, Bonn

Mentzos S (1999) Psychose und Konflikt. Psychotherapie 4(2)

Reiter L, Strotzka H (1977) Der Begriff der Krise. Ideengeschichtliche Wurzeln und aktuelle Probleme des Krisenbegriffs. Psychiatria Clin 10: 7–26

Rupp M (2002) Notfall Seele. Huber, Bern

Schleuning G, Welschehold M et al. (2003) Münchner Krisenstudie. Psychiatrie-Verlag, Bonn

Schnyder U, Sauvant J-D (2000) Krisenintervention in der Psychiatrie, 3. Aufl. Huber, Bern

Sonneck G (2000) Krisenintervention und Suizidverhütung. Facultas, Wien

Wolfersdorf M (2000) Der suizidale Patient in Klinik und Praxis. Suizidalität und Suizidprävention. Wissenschaftliche Verlagsgesellschaft, Stuttgart

Zubin J, Spring B (1977) Vulnerability – a new view of schizophrenia. J Abnorm Psychol 86: 103–126

Institutionelle Unterstützung

Burkhardt Voges, Jens Bullenkamp

> »Jede Institution nimmt einen Teil der Zeit und der Interessen ihrer Mitglieder in Anspruch und stellt für sie eine Art Welt für sich dar; kurz, alle Institutionen sind tendenziell allumfassend« (Goffman 1972, S. 15).

53

53.1   Definition

Mit der Bezeichnung »institutionelle Unterstützung« ist der komplementäre Bereich der psychiatrischen Versorgung angesprochen, der in seiner heutigen Ausformung erst im Rahmen der Psychiatriereform der letzten 30 Jahre entstanden ist. In allgemeiner Formulierung umfasst der komplementäre Bereich Einrichtungen, Fachdienste und Initiativen, die der psychiatrischen Vor- und Nachsorge dienen. In orientierender Übersicht handelt es sich um

- Betreutes Wohnen,
- Arbeitsintegration,
- Freizeitclubs und Tageszentren/Tagesstätten,
- sozialpsychiatrische Dienste.

Dieses Hilfs- und Unterstützungssystem wird ganz überwiegend von nicht-ärztlichen Mitarbeitern getragen. Ärzte sind darin nur ausnahmsweise tätig und wenn, dann meist in beratender Funktion. Die Betreuungsteams bestehen in wechselnder Zahl und Zusammensetzung aus

Sozialarbeitern, Fachpflegekräften, Psychologen, Ergotherapeuten, Arbeitserziehern, Freizeit- und Familientherapeuten u. a. Deren unterschiedliche berufliche Sozialisation bringt es mit sich, dass die Vor- und Einstellungen zur Psychiatrie und psychischen Erkrankungen oft sehr verschieden sind. Unangesprochen und nicht geklärt, kann diese Gegebenheit nachteilige und unerwünschte Folgen auf nutzerbezogene Interventionen mit sich bringen, besteht doch die Gefahr eines uneinheitlichen und widersprüchlichen Vorgehens, das sich hinderlich auf den Prozess der Stabilisierung und ggf. neuen Rollenfindung der erkrankten Person auswirken kann.

> **Wichtig**
>
> Der komplementäre Versorgungsbereich wird mehrheitlich von den mitbetroffenen Angehörigen trotz der Gefahr der Fragmentierung von Verantwortung und manchmal beträchtlicher Reibungen mit den Professionellen als Entlastung erlebt.

53.2   Betreutes Wohnen

Komplementäre Wohnformen sind ein Kernelement der psychiatrischen Versorgung für Menschen mit chronisch psychischen Störungen, die ohne ein solches Angebot überwiegend in klinischer Langzeitbetreuung verbleiben müssten und damit von der Teilhabe am gesellschaftlichen Leben ausgeschlossen wären. Im Verlauf der Zeit haben sich strukturelle und organisatorische Differenzierungen entwickelt, die unterschiedliche Einschränkungen der Selbstständigkeit und Abstufungen der Betreuungsintensität berücksichtigen und sich gliedern lassen in

- therapeutische Wohnheime:
  - Übergangswohnheime,
  - Langzeitwohnheime,
  - (Außen-)Wohngruppen;
- therapeutische Wohngemeinschaften,
- Betreutes Einzel- oder Paarwohnen,
- Gastfamilien,
- Pflegeheime.

53.2.1   Therapeutische Wohnheime

Therapeutische Wohnheime sind als bessere Alternative zu jahrelangem Verbleib in stationärer Behandlung entstanden. In ihnen leben psychisch Kranke, die keine Behandlung mehr in der Klinik brauchen, aber krankheitsbedingt noch intensiver fachlicher Betreuung bedürfen. Bei umfassender, aber nicht überversorgender Hilfe, die tagsüber und in reduzierter Form auch während der Nacht zur Verfügung steht, muss die Aufmerksamkeit aller in der Betreuung Tätigen stets auf medizinische, soziale und berufliche Rehabilitationspotenziale gerichtet sein. Wird dieser Grundsatz vernachlässigt, so schwindet das Ziel der Förderung von höchstmöglicher Autonomie und Selbstversorgung zum Nachteil des Betreuten aus dem Blickfeld.

> **Wichtig**
>
> Eine rein pflegerische Dauerversorgung bedarf bei heutigem Stand der Kenntnisse und Möglichkeiten von Behandlung und Betreuung psychisch Kranker ausnahmslos einer fundierten Begründung und ist in der Regel nur dann gerechtfertigt, wenn außer einer psychischen Erkrankung mit hoher Fähigkeitseinbuße noch eine pflegebedürftige chronische körperliche Erkrankung vorliegt.

Zeitgemäße Konzepte von Wohnheimen für psychisch Kranke müssen personen- und nicht einrichtungszentriert (Kunze 2001) auf die Angleichung an normale Lebensverhältnisse der psychisch Gesunden ausgerichtet sein.

> **Wichtig**
>
> Nicht der psychisch Kranke soll sich einem vorgegebenen Rahmen anpassen, der ihm möglicherweise einengende Grenzen setzt und ihm die notwendige individuelle Unterstützung und Entwicklungsförderung vorenthält, sondern es ist Aufgabe der Einrichtung, ihm durch Kooperation und Flexibilität die jeweils auf seinen Bedarf abgestimmten komplexen Rehabilitationsleistungen so umfassend wie möglich verfügbar zu machen.

Diese Leitlinie wird in fachlichen Diskussionen zwar nicht mehr in Frage gestellt, ihre Verwirklichung erscheint den Heim- und Kostenträgern jedoch oft schwierig und ist auch in ihrer Finanzierung gesetzlich unzureichend bestimmt. Sie gilt für die Deckung des Hilfebedarfs, für die räumlichen Gegebenheiten, das Zusammenleben und die Tagesstrukturierung. So sind heute nur noch Heimgrößen mit 15–30 Plätzen zu vertreten, aufgeteilt in Untergruppen von 3 bis maximal 8 Plätzen. Größere Einheiten erschweren oder verhindern ein Lebensumfeld, in dem Wohlbefinden und Zufriedenheit entstehen können. Einzelzimmer und für alle nutzbare Aufenthalts- und Wirtschaftsräume sind als Standard zu fordern, ebenso Angebote für die Einübung lebenspraktischer Fähigkeiten, die Teilnahme am öffentlichen Leben, Möglichkeiten von Arbeit oder Beschäftigung sowie Freizeitgestaltung. Milieu und Unterstützung im Wohnheim dienen der Vorbeugung sozialer Isolation. Sie sollen die Verbindung zum kommunalen Leben erhalten oder herbeiführen und eine Stabilisierung der Lebensverhältnisse, die Zunahme von Selbstbestimmung und eine Verbesserung der persönlichen Lebensqualität fördern.

Die Konstrukte, deren praktische Auswirkungen sich in den beschriebenen Merkmalen finden, unterliegen dem sog. **Qualitätsmanagement**. Es umfasst die Bewertung und Steuerung therapeutischer Prozesse und ist in die drei Dimensionen

- Strukturqualität,
- Prozessqualität,
- Ergebnisqualität

gegliedert. Strukturqualität umfasst Personalausstattung, Leitung, räumliche Gegebenheiten und Finanzausstattung. Mit Prozessqualität werden Abläufe der sozialpsychiatrischen und psychosozialen Versorgung beschrieben. Die Ergebnisqualität sagt etwas darüber aus, ob die Interessen der Patienten/Klienten berücksichtigt werden und wie die Behandlungs-/Betreuungsergebnisse ausfallen. Qualitätsmanagement ist derzeit noch stärker im stationär-klinischen Bereich in Entwicklung, gewinnt aber auch im Wohnheimbereich nach und nach Bedeutung.

Seit 2002 gilt nach umfassender Novellierung das Dritte Gesetz zur Änderung des Heimgesetzes (Deutscher Bundestag 2001) – 1974 ursprünglich für den Bereich der Alten- und Pflegeheime für Volljährige verabschiedet – auch für psychiatrische Wohnheime. Grundsätzlich ist diese Neuregelung zu begrüßen, denn bis dahin gab es keine wirklich zuständige Aufsichtsbehörde für diese Einrichtungen, und die Heimmitwirkungsverordnung stützt die Wahrnehmung demokratischer Rechte der Heimbewohner. Allerdings ist dem Ziel der Wiedereingliederung für psychisch Kranke in Gesellschaft und Beruf nicht Rechnung getragen, da unverändert die Pflege der konzeptionell-inhaltliche Ansatz des Heimgesetzes geblieben ist.

> **Wichtig**
>
> Das Heimgesetz enthält jedoch die Möglichkeit für Ausnahmegenehmigungen, deren Ausnutzung im Ermessen der überörtlichen Heimaufsichtsbehörde liegt.

Noch befindet sich diese Behörde in einem Lernprozess, sind ihr die speziellen Bedürfnisse und Bedarfslagen psychisch Kranker bisher doch eher fremd.

Therapeutische Wohnheime als Oberbegriff sind in **Übergangswohnheime** mit mittelfristiger Aufenthaltsdauer (1 bis etwa 5 Jahre) und **Langzeitwohnheime** aufgeteilt. Letztere, eingerichtet für Personen mit eingeschränktem Rehabilitationspotenzial oder wenig günstigem Entwicklungsverlauf der Erkrankung, bieten, wenn erforderlich, einen lebenslangen Aufenthaltsort, an dem ohne zeitlichen Druck und ohne überfordernde Therapieprogramme noch Lernerfahrungen und Lebensentfaltung stattfinden können.

Entwickeln sich die Fähigkeiten zu autonomer Lebensführung nur unvollständig oder in Teilschritten, bieten sog. **Außenwohngruppen** mit geringerem fachlichen Betreuungsumfang ein passendes Umfeld. Der Bezug besteht institutionell noch zum Heim, die Art der Lebensführung ähnelt aber mehr der in einer Wohngemeinschaft.

> **Wichtig**
>
> Wohnheime unterliegen, wenn Mitarbeiter und Träger nicht dauerhaft sorgfältig darauf achten, der Gefahr, Merkmale einer sich abschließenden Einrichtung zu entwickeln, zumal dann, wenn keine Offenheit nach außen praktiziert wird und sie baulich aus einem einheitlichen kompakten Block bestehen.

Um dieses Risiko zu mindern, sind in letzter Zeit teilweise bewusst und absichtlich **dezentrale Wohnheime** nach Art eines Verbundes verstreuter Außenwohngruppen mit gemeinsamer Personal- und Verwaltungsstruktur entstanden. Hiermit wird dem Gebot der Angleichung der Lebenswelt psychisch kranker Menschen an die Normalität entsprochen.

Eine in den letzten Jahren entstandene Variante sind **Wohnheimeinrichtungen auf dem Gelände der früheren psychiatrischen Großkrankenhäuser**, in die ehemalige Langzeitpatienten überführt wurden. Diese Lösung wirft zwar Fragen zu einer gemeindeintegrierten Versorgung auf, erscheint aber dann gerechtfertigt, wenn ein Pflegeheim unangemessen ist, einer Entlassung in die Gemeinde aber Besonderheiten im Erscheinungsbild der Erkrankung wie dauerhafte Suizidaliät, lebensbedrohliche Verwahrlosung u. a. entgegenstehen.

Die Aufnahme eines chronisch psychisch kranken Menschen in ein Pflegeheim ist, wie bereits erwähnt, erst dann indiziert, wenn Art und Schwere der psychischen Erkrankung, oft noch in Kombination mit körperlichen Krankheiten, offenere Wohn- oder Betreuungsformen ausschließen.

Die **Kostenübernahme** für einen Wohnheimplatz (derzeit ca. EUR 1500–2000 pro Monat) gehört in Deutschland nicht zur Leistungspflicht der Krankenkassen und Rentenversicherungen, weil in den Wohnheimen »soziale« Wiedereingliederung stattfindet und nach gesetzlicher Bestimmung keine medizinischen oder rehabilitativen Maßnahmen erfolgen. Dies geschieht de facto aber doch, nur wird hier sozialrechtlich von Wiedereingliederungshilfe gesprochen. Diese muss der Bewohner, wenn eigenes Vermögen über EUR 2000 vorhanden ist, selbst tragen. Sonst tritt der überörtliche Sozialhilfeträger für die Finanzierung ein. Bis vor zwei Jahren waren auch häufiger die Eltern nach Prüfung der Vermögenslage zur Kostenübernahme verpflichtet. Erst mit Änderung des Bundessozialhilfegesetzes im Rahmen des Sozialgesetzbuches (SGB) IX (2001) ist es insofern zu einer Teilverbesserung gekommen, als die Angehörigen, wenn sie nicht sehr wohlhabend sind, nur zur Erfüllung eines Unterhaltsanspruches von monatlich EUR 26 verpflichtet sind. Der Hauptanteil wird vom überörtlichen Sozialhilfeträger übernommen.

53.2.2 Therapeutische Wohngemeinschaften

Therapeutische Wohngemeinschaften sind für psychisch kranke Menschen vorgesehen, die ihren Lebensbereich zwar weitgehend selbstständig gestalten können, aber immer noch in unterschiedlichem Ausmaß der psychosozialen (Nach-)Betreuung bedürfen. Inhalte der Betreuung sind persönliche Hilfen bei der Krankheitsbewältigung, bei Konfliktlösungen und Unterstützung im Bereich der Arbeit, der Aus- und Fortbildung sowie der Freizeit. Das Ziel des auf durchschnittlich 1–3 Jahre angelegten Aufenthalts besteht in einer Förderung der sozialen und beruflichen Eingliederung. Die werktägliche Betreuung von 10–12 Bewohnern erfolgt durch eine Fachkraft, meistens ausgebildet in Sozialarbeit oder Sozialpädagogik. Die Personalkosten der Betreuung übernimmt der überörtliche Sozialhilfeträger. Damit trägt der Nutzer nur übliche Lebenshaltungskosten.

53.2.3 Betreutes Einzel- und Paarwohnen

Eine sehr ähnliche Versorgungsart bietet das betreute Einzel- und Paarwohnen in eigener Wohnung. Diese Wohnform ist für solche Personen geeignet, für die das Leben in einer Gruppe eine Überforderung darstellt oder die allein leben wollen.

> **Wichtig**
>
> Das betreute Einzelwohnen lässt mehr Raum für Rückzugsmöglichkeiten und bedeutet weniger Druck hinsichtlich sozialer Kommunikation.

Es wird zunehmend auch für Problemgruppen wie beispielsweise **Wohnungslose** erwogen, unter denen sich immer auch psychisch kranke Personen befinden, die sich teilweise aus fehlendem Krankheitsgefühl oder anderen Gründen dem Angebot psychiatrischer Behandlung nicht öffnen, gleichwohl über fachliche Betreuung im Rahmen des Wohnens eine Unterstützung zur Verbesserung ihrer Lebensqualität annehmen. Grundsätzliches Ziel ist der Aufbau einer Vertrauensbasis, über die es zu einer Behandlungsbereitschaft kommen soll.

53.2.4 Gastfamilien

Das Anfang des 20. Jahrhunderts intensivierte Prinzip der Familienpflege hat seine Erneuerung in der Rekrutierung von sog. **Gastfamilien** (Schmidt-Michel et al. 1989) gefunden. Es ist ein meist von einem Familienpflegeteam einer psychiatrischen Klinik begleitetes Versorgungsmodell (Becker 1992), das bisher nur an einzelnen Standorten verwirklicht wurde. Die Familienpflege ist in Deutschland eine freiwillige Leistung des überörtlichen Sozialhilfeträgers. Die Gastfamilie erhält ca. EUR 750 pro Monat, davon EUR 300 für den Betreuungsaufwand, der Rest dient der Versorgung des Familiengastes, der zusätzlich, wie auch mittellose Bewohner im Heim, ein Taschengeld in Höhe von ca. EUR 85 bekommt.

> **Wichtig**
>
> Die Auswahl von Kranken und Gastfamilien erfordert Umsicht und sorgfältige Vorbereitung. Organisatorische, finanzielle und rechtliche Fragen sind im Vorfeld zu klären.

Alle diese Kriterien bedingen eine gewisse Schwerfälligkeit in der praktischen Umsetzung des Konzepts und sind meist mit der Notwendigkeit einer dauerhaften fachlichen Beratung verbunden. Trotz der genannten Mühen sollte das Prinzip der Familienpflege aber nicht verworfen werden, da es einem natürlichen Zusammenleben nahe steht.

53.2.5 Evaluation

> **Wichtig**
>
> Ein wesentliches Wirkprinzip der meisten betreuten Wohnformen ist die therapeutische Gemeinschaft (Ploeger 1980).

In der internationalen Literatur finden sich Hinweise auf klinische Wirksamkeit und positive psychologische Effekte für therapeutische Gemeinschaften, insbesondere bei Patienten mit Suchtstörungen und in forensischen Patientengruppen (Lees et al. 1999). Zur Absicherung dieses Befundes sind jedoch weitere randomisierte, kontrollierte Studien notwendig. Die meisten Evaluationsstudien zu betreuten Wohnformen sind deskriptiv. Die Vergleichbarkeit von Studien wird durch die Vielfalt der Modelle und terminologische Unklarheiten erschwert. Es finden sich Anhaltspunkte, dass der Aufenthalt im Betreuten Wohnen zu einer Verbesserung des sozialen Funktionsniveaus und der sozialen Integration führen kann. In einigen Studien wird die Nutzerzufriedenheit größer als bei Langzeitaufenthalten in traditioneller Krankenhausorganisation beschrieben. Es gibt Hinweise, dass die meisten Kranken Wohnumgebungen mit Gestaltungsfreiheit im Alltag und Eigenständigkeit vorziehen, obwohl daraus andererseits Einsamkeit und soziale Isolation als Probleme resultieren (Fakhoury et al. 2002). Die Ergebnisse einer deutschen und einer englischen prospektiven, kontrollierten Studie zur Enthospitalisierung zeigen, dass sich bei entlassenen Patienten, die in unterschiedlichen nachstationären Wohnformen betreut werden, positive Veränderungen der subjektiven Lebensqualität finden, während sich die psychopathologische Symptomatik nicht ändert (Priebe et al. 2002).

53.3 Arbeitsintegration und Integrationsfachdienst

Vertiefte und umfassendere Ausführungen zu diesem Abschnitt finden sich im Kap. 24.

Generell gilt, dass der Aufbau einer komplementären Versorgung im Arbeitsbereich bisher unzureichend gelungen ist. Diese ungünstige Situation hat sich noch durch Verschlechterung der Wirtschaftslage und Veränderungen der Arbeitsabläufe in Richtung größerer Komplexität verschärft. Dabei und daher sind psychisch Kranke überdurchschnittlich oft arbeitslos und schwer zu vermitteln. Wie im Wohnbereich gibt es auch im Arbeitsbereich unterschiedliche Formen von Angeboten, die sich gliedern lassen in

- Werkstätten für behinderte Menschen,
- Selbsthilfefirmen/Integrationsfirmen,
- Zuverdienstprojekte,
- Berufsförderungswerke/berufliche Trainingszentren,
- Rehabilitationseinrichtungen für psychisch Kranke.

53.3.1 Werkstatt für behinderte Menschen

Die größte Zahl langfristiger Arbeits- und Beschäftigungsangebote auf dem geschützten Arbeitsmarkt findet sich in Werkstätten für Menschen mit Behinderung. Die ehemalige Bezeichnung »Werkstatt für Behinderte (WfB)« ist 2001 mit Wirkung des SGB IX (einschließlich einiger anderer Veränderungen) in »Werkstatt für behinderte Menschen (WfbM)« umbenannt worden. Der endgültige Rahmen für derartige schon früher vorhandene Werkstätten wurde erst durch die Verabschiedung der »Werkstättenverordnung« festgelegt (SchbWV 1980). In der Bundesrepublik Deutschland gab es 1992 insgesamt 592 anerkannte oder vorläufig anerkannte Werkstätten. Die WfbM ist eine Einrichtung zur Eingliederung Behinderter in das Arbeitsleben (Bundesvereinigung Lebenshilfe 1992). Zur Erfüllung dieses Auftrags ist sie in einen Eingangs- und Berufsbildungsbereich – zuvor Trainingsbereich genannt – sowie einen Arbeitsbereich unterteilt. Außerdem stehen begleitende psychosoziale und psychiatrisch-krankenpflegerische Dienste zur Verfügung, deren Mitarbeiter sich um krankheits- und behindertenabhängige Sonderbelange der Werkstattbeschäftigten kümmern.

> **Wichtig**
>
> Die WfbM erfüllt zwei Funktionen: Erstens dient sie mit dem Berufsbildungsbereich der beruflichen Rehabilitation. Zweitens ermöglicht sie durch den sich danach zeitlich anschließenden Arbeitsbereich vielen behinderten Menschen eine langjährige Teilnahme an der Arbeitswelt, von der sie ohne WfbM ausgeschlossen wären.

Als **Kostenträger** für den Eingangs- und Berufsbildungsbereich, der von Rehabilitanden für die Dauer von zwei Jahren in Anspruch genommen werden kann, kommt die Arbeitsverwaltung oder ein Sozialversicherungsträger – in der Regel ist es die Rentenversicherung – in Frage. Ist danach eine Vermittlung auf den ersten Arbeitsmarkt oder in eine weiterführende berufliche Trainingsmaßnahme oder Ausbildung, z. B. in einem Berufsförderungswerk, nicht möglich, kann der Behinderte auf einen Dauerarbeitsplatz wechseln. Die Kosten hierfür übernimmt der überörtliche Sozialhilfeträger. Die monatliche Grundentlohnung ist vielfach gering (meist zwischen EUR 50 und 200), so dass oft noch Hilfe zum Lebensunterhalt nach dem Bundessozialhilfegesetz in Anspruch genommen werden muss.

Primär wurden in den Werkstätten geistig Behinderte beschäftigt, seit den 80er Jahren sind für psychisch Behinderte eigene Zweigstellen oder eigene Werkstätten, v. a. in Ballungsgebieten, aufgebaut worden.

> **Wichtig**
>
> Die heute vorherrschende Auffassung von einer Werkstatt als weitgehend normaler wirtschaftlich ausgerichteter Produktionsstätte, die in ihrer Personalstruktur allerdings einen werkstatteigenen Sozialdienst und sonderpädagogisch weitergebildete Gruppenleiter umfasst, stellt die Behinderten teilweise unter einen Leistungsdruck, dem nicht alle gewachsen sind.

Diesem Umstand sollte mit dem Angebot von Halbtagsbeschäftigung und der Einbeziehung eines psychiatrischen Beratungsarztes in die Werkstatt Rechnung getragen werden.

53.3.2 Selbsthilfefirmen

Ein Angebot, das dem freien Arbeitsmarkt noch am nächsten steht, sind Selbsthilfefirmen, heute häufig als **Integrationsfirmen** (www.BAG-Integrationsfirmen.de) bezeichnet. Ihr Ziel ist es, für psychisch Kranke Arbeitsplätze mit branchenüblichem Tariflohn zu schaffen, wobei jedoch Rücksicht auf individuelle Belastungsgrenzen zu nehmen ist. Diese Beschäftigungsform ist für solche Personen geeignet, die in einer Werkstatt für behinderte Menschen unter- und auf dem allgemeinen Arbeitsmarkt überfordert sind.

> **Wichtig**
>
> Die Träger von Integrationsfirmen stehen oft vor erheblichen wirtschaftlichen Schwierigkeiten und brauchen im Hintergrund eine stützende betriebswirtschaftlich beratende »Patenschaft« oder wenigstens einen einflussreichen Beirat, um nicht zu schnell von Konkurrenzfirmen mit gesunden Mitarbeitern erdrückt zu werden.

Zur Beratung derartiger Firmengründungen hat sich mit Sitz in Berlin ein Verein zur Förderung von Arbeitsinitiativen und Firmenprojekten (FAF) gebildet. Eine Mitfinanzierung von Firmengründungen und Maßnahmen für psychisch Kranke wird, von bestimmten Bedingungen abhängig, auch vom Europäischen Sozialfond (ESF) gefördert.

53.3.3 Zuverdienstprojekte

Zuverdienstprojekte, wie beispielsweise Entrümpelungsdienste oder Secondhandläden, ermöglichen psychisch behinderten Menschen, ihr häufig geringes Einkommen durch stundenweisen Arbeitseinsatz etwas aufzubessern. Neben dem materiellen Anreiz sind solche Beschäftigungen oft eine wichtige Hilfe zur sinngebenden Tagesstrukturierung und Förderung sozialer Kontakte. Sie lassen sich aber auch als Vorbereitung oder zur Überbrückung von Wartezeit auf berufliche Rehabilitationsmaßnahmen nutzen.

Nischenarbeitsplätze werden zunehmend rar, die Anforderungen an eine Qualifikation immer höher. Daher sind der Erhalt von Arbeitsplätzen und die berufliche Rehabilitation eine notwendige Aufgabe. In diesem Zusammenhang ist eine bundesweite Entwicklung zu erwähnen, die mit den Stichworten »berufliche Integration« und »aktive Beschäftigungspolitik« verbunden ist. Unter aktiver Beschäftigungspolitik mit kommunalen Investitionen und Auftragsvergaben werden alle Konzepte zusammengefasst, die dazu dienen, langzeitarbeitslosen Menschen, zu denen psychisch Kranke oft gehören, tariflich bezahlte Erwerbsarbeit anstelle staatlicher Sozialleistungen zu gewähren. Ob dieser Bewegung unter der zunehmend schwierigen Arbeitsplatzlage Erfolg beschieden ist, bleibt abzuwarten.

53.3.4 Berufsförderungswerke und Rehabilitationseinrichtungen für psychisch Kranke

Wegen ihres inhaltlichen Bezugs zur Arbeit ist noch auf die Berufsförderungswerke und Einrichtungen, die am häufigsten die Bezeichnung **berufliches Trainingszentrum** tragen, sowie die sog. **RPK** (Rehabilitationseinrichtung für psychisch Kranke und Behinderte) hinzuweisen. Die ersten beiden dienen der beruflich-fachlichen Förderung erwachsener Behinderter. Berufliche Trainingszentren beschränken sich in der Regel auf Maßnahmen der Berufsfindung, des Berufstrainings, der Berufsvorbereitung und der Zusatzqualifizierung. Berufsausbildung oder Umschulung sind Aufgaben der Berufsförderungswerke. Wartezeiten und Ausleseverfahren erschweren den Zugang. Die Unterbringung in den Einrichtungen erfolgt überwiegend internatsmäßig. Kostenträger ist meist die Bundesanstalt für Arbeit, aber auch die Rentenversicherung.

> **Wichtig**
>
> Sachverständige haben schon in den 70er Jahren zu Beginn der Einführung von Übergangsheimen die zutreffende Meinung vertreten, dass die Mehrheit der dort erbrachten Leistungen in den Bereich der Rehabilitationsleistungsträger einzuordnen sei. Gesetzlich ist dieser Zuständigkeit trotz zahlreicher Vorstöße bisher nicht Rechnung getragen worden, und unverändert übernimmt die überörtliche Sozialhilfe subsidiär die Kosten.

Die aus diesem Umstand erwachsenen Probleme haben in Verbindung mit dem Modellprogramm Psychiatrie der BRD dazu geführt, dass die Bundesarbeitsgemeinschaft für Rehabilitation als Zusammenschluss der Spitzenverbände der Sozialversicherungsträger mit der »Empfehlungsvereinbarung« 1986 die **Rehabilitationseinrichtung für psychisch Kranke und Behinderte (RPK)** schuf. Durch sie soll der Mangel eines geeigneten Angebots für die Arbeitsintegration chronisch psychisch Kranker und Behinderter verringert werden.

Die Verbindlichkeit der Vereinbarung der RPK ist gering, da sie gesetzlich nicht verankert ist. Modellhaft sollte in jedem Bundesland eine derartige Einrichtung mit 50 Plätzen entstehen, bisher ist es aber nur in 10 Bundesländern zu solchen Einrichtungen gekommen. Mittlerweile sind verstreut jedoch auch kleinere Abteilungen, teilweise auch mit ambulanten Plätzen ausgestattet, aufgebaut worden, womit die Forderung eines gemeindenahen Angebots etwas stärker berücksichtigt ist. Insgesamt beläuft sich die Zahl der RPK-Plätze in der gesamten Bundesrepublik auf ca. 800.

> **Wichtig**
>
> Das RPK-Konzept sieht eine Vernetzung medizinischer und beruflicher Rehabilitation sowie eine ineinandergreifende Kostenübernahme durch Krankenkasse, Rentenversicherung und Arbeitsverwaltung vor.

Das Antragsverfahren und die auf 1–2 Jahre begrenzte Rehabilitationsdauer sind an ein aufwändiges Gutachtenverfahren und Berichtswesen mit günstiger Ergebnisprognose gebunden. Hiermit limitieren enge Zugangskriterien die Möglichkeit der Inanspruchnahme für einen erheblichen Teil psychiatrischer Langzeitpatienten. Immerhin ist mit der RPK erstmals die Finanzierung der Rehabilitation für psychisch Kranke sozialrechtlich der Rehabilitation somatisch Kranker angeglichen.

53.3.5 Integrationsfachdienste

Bei der Planung von Hilfen im beruflichen Bereich entstanden in Verbindung mit der Psychiatrieenquete **psychosoziale Dienste**, die der Rückkehr ins Arbeitsleben oder der Erhaltung des Arbeitsplatzes dienten. In der Novellierung des Schwerbehindertengesetzes 1986 wurde die psychosoziale Betreuung **aller Schwerbehinderten** ausdrücklich als Aufgabe der Hauptfürsorgestellen formuliert. Mit Einführung des SGB IX 2001 haben sich sog. **Integrationsfachdienste** aus den bisherigen psychosozialen und berufsbegleitenden Diensten entwickelt; aus den Hauptfürsorgestellen wurden Integrationsämter. Die Aufgabenstellung der Integrationsfachdienste ist im Vergleich zu den früheren berufsbegleitenden Diensten erweitert worden, indem nun auch im Auftrag der Arbeitsämter schwerbehinderte Menschen in Arbeit vermittelt werden können. Integrationsfachdienste sind im gesamten Bundesgebiet flächendeckend eingerichtet. Ihre Aufgaben umfassen die Beratung und Unterstützung behinderter Menschen sowie die Information und Hilfestellung für Arbeitgeber.

> **Wichtig**
>
> Der Integrationsfachdienst arbeitet mit dem behinderten Menschen, dem Arbeitsamt, dem Integrationsamt und dem jeweils zuständigen Rehabilitationsträger und, wenn notwendig, auch mit anderen Stellen eng zusammen.

Die Tätigkeit in einem solchen nichtärztlichen Dienst, der für seinen Einsatz der Zustimmung aller Beteiligten bedarf, erfordert eine im Kern neutrale beraterische Grundhaltung. Zwar ist der Berater Fürsprecher des behinderten Menschen, muss aber Informationen, Bedürfnisse und Grenzen der Möglichkeiten der anderen Beteiligten in seine Betreuung einbeziehen.

53.3.6 Evaluation

Internationale Evaluationsstudien zur Arbeitsintegration, fast ausschließlich in den USA durchgeführt, beziehen sich auf Projekte, die auf eine Vermittlung auf den ersten Arbeitsmarkt ausgerichtet sind (Crowther et al. 2002). Die Ergebnisse sprechen für Effekte von Programmen des sog. »supported employment«, welche ihren Schwerpunkt nicht auf mehrschrittige Trainings- und Arbeitsfindungsprogramme, sondern auf die direkte Zuweisung eines Arbeitsplatzes sowie die begleitende Unterstützung setzen (»place and train« statt »train and place«). Langzeiteffekte (über 18 Monate hinaus) sind allerdings nicht empirisch gesichert. Europäische Studien zum Thema sind noch spärlich. Hingewiesen sei auf die Untersuchungen von Hoffmann u. Kupper (1997) und Hoffmann et al. (2003).

53.4 Freizeitclubs und Tageszentren/Tagesstätten

53.4.1 Freizeitclubs

Für Freizeitclubs existieren unterschiedliche Bezeichnungen, die geschichtlich oder aus bestimmter Sicht ableitbar sind. Erstmals wurde die Idee eines Clubs für stationäre Patienten von J. Bierer 1938 im Runwell Hospital in der Nähe von Wickford, Essex in praxi umgesetzt. Er bezeichnete die Runde als »The Therapeutic Social Club«. Eingerichtet im komplementären Bereich, hießen sie in Deutschland anfangs »Patientenclubs«. Da in diesen Clubs die Patienteneigenschaft im Hintergrund steht und stärker die Verbindung zur normalen Mitwelt betont wird, wurde nach anderen Bezeichnungen gesucht und von »Kontakt- und Freizeitclubs« gesprochen. Ihre Verankerung in der Gemeinde mit dem Wunsch, auch psychisch Gesunde als Clubbesucher mit einzubeziehen, führte zur Wortbildung »Gemeindeclubs« (Dörner et al. 1979). Am häufigsten ist immer noch die Bezeichnung »Patientenclubs« zu finden, obwohl die Besucher sich an diesem Ort selbst nicht als Klienten/Patienten erleben und meistens die Freizeitgestaltung Hauptinhalt der Treffen ist, weshalb hier die Bezeichnung »Freizeitclub« gewählt wird. Der Ausdruck »Kontaktclub« ist missverständlich und weniger gebräuchlich, obwohl gesellige Begegnung ein weiteres Hauptanliegen der Besucher ist.

> **Wichtig**
>
> Die Hoffnung der Professionellen, neben den Psychiatrie-Erfahrenen auch andere Bürger in die Clubs zu integrieren, hat sich weitgehend nicht erfüllt, was die meisten Clubbesucher eher begrüßen.

53

Bei allgemeiner Öffnung der Clubs sind sie besorgt, einen geschützten Ort, an dem sie sich frei und unverstellt aufhalten können, zu verlieren (Voges et al. 1994).

Freizeitclubs, meist jede Woche oder alle 14 Tage zu fester Zeit für 1–3 Stunden geöffnet, sind seit den 60er Jahren an vielen Orten verwirklicht. In geselliger Runde und freiwilliger Teilnahme bieten sie ohne viele professionelle Eingriffe, oft tatkräftig und aktivierend unterstützt von Bürgerhelfern, einen schützenden Ort der freien Aussprache, des Verständnisses und der Hilfe füreinander und ein Übungsfeld sozialen Verhaltens. Wenn gewünscht, können sich die Clubbesucher von einem Sozialarbeiter, in einigen Clubs auch von einem Psychologen oder Arzt beraten lassen. Der Club hat engere Verbindung zum normalen Leben als zu psychiatrischen Institutionen und fördert die Teilhabe an Geselligkeit, gelegentlich auch die Integration in die Gemeinde. Träger der Clubs sind oft psychosoziale Hilfsvereine oder Selbsthilfeinitiativen.

53.4.2 Tageszentren/Tagesstätten

Für Tageszentren oder Tagesstätten, in die Freizeitclubs integriert sein können, ist die Finanzierung in den deutschen Bundesländern unterschiedlich geregelt und damit auch die Palette ihrer Angebote. Die Notwendigkeit von Tagesstätten wird allgemein akzeptiert.

> **Wichtig**
>
> Zweifellos hat der Auf- und Ausbau komplementärer Hilfen zur deutlichen Verbesserung der Versorgung psychisch Kranker geführt. Die Entwicklung der letzten Jahre hat jedoch gezeigt, dass für einen bestimmten, durch Abbau stationärer Behandlungsplätze immer größer werdenden Teil chronisch psychisch Kranker die gegenwärtig bereitgestellten Hilfen nicht ausreichen.

Dies betrifft insbesondere solche Kranke, die allein, bei Angehörigen oder auch in betreuten Wohngemeinschaften ohne Beschäftigung leben. Für diesen Personenkreis besteht bei mangelnder Aktivierung und fehlender Außenanregung die Gefahr einer zunehmenden Isolierung mit der möglichen Folge einer Zustandsverschlechterung und Notwendigkeit der (Re-)Hospitalisierung. Hier ist die Tagesstätte als ergänzendes, entlastendes und die Lebensqualität verbesserndes Angebot hilfreich.

Wie erwähnt, gibt es den Typ Tagesstätte mit einheitlicher Angebots- und Organisationsstruktur nicht. In Abhängigkeit regionaler Unterschiede wird auch eine völlige Übereinstimmung solcher Einrichtungen weder notwendig noch wünschenswert sein.

> **Wichtig**
>
> Psychiatrische Tagesstätten unterstehen dem Prinzip der Offenheit und der leichten, möglichst kostenfreien Zugänglichkeit (»Niedrigschwelligkeit«) für alle psychiatrisch erkrankten Personen, außer es liegt ein Suchtleiden vor.

In der Realität hat sich herausgestellt, dass es ein Angebot ist, das v. a. von chronisch psychisch Kranken in Anspruch genommen wird. Eine regelmäßige Teilnahme, auch wenn sie im Auge zu behalten ist, sollte nicht zwingend sein. Allerdings sollten Tagesstätten wenigstens an allen Werktagen durchgängig und für einige Stunden möglichst auch an Wochenenden und Feiertagen geöffnet sein.

Die z. Z. existierenden Tagesstätten sind in ihrem **Angebotsspektrum** sehr heterogen. Es reicht vom alleinigen Angebot eines Freizeitclubs bis zu einer Skala differenzierter Aktivitäten, die auch Arbeitsangebote und eine umfassende Einbeziehung der Bürgerhilfe enthalten.

Unerlässliche Elemente einer Tagesstätte sind:
- Hilfen zur Alltagsgestaltung und Tagesstrukturierung,
- Hilfen zum Erhalt und Aufbau zwischenmenschlicher Beziehungen,
- arbeits- und beschäftigungstherapeutische Angebote,
- Hilfen zur Sicherung rechtlicher und materieller Ansprüche.

Bezüglich personeller Ausstattung sollten neben professionellen Betreuern freiwillige Helfer mit dem Einsatzschwerpunkt im aktivierenden und kommunikativen Bereich vertreten sein.

Der **Kostenträger** des hier erörterten Modells einer Tagesstätte ist nach derzeitiger Rechtslage der örtliche Sozialhilfeträger, der zur Einrichtung eines solchen Bausteins allerdings nicht verpflichtet werden kann und bei gegenwärtig angespannter kommunaler Finanzlage kaum zu gewinnen ist. Wird eine Tagesstätte als teilstationäres Angebot in Verbindung mit einer Werkstatt für behinderte Menschen konzipiert, kommt die überörtliche Sozialhilfe als Kostenträger mit in Frage. Dann aber sind regelmäßige Anwesenheit der Betreuten und gewinnbringende Tätigkeit verpflichtend, Forderungen, die für die Kerngruppe der Besucher einer Tagesstätte zu belastend sind. Erwägenswert ist die Einbeziehung von Ergotherapeuten, die aufgrund ärztlicher Verordnung tätig werden. Anregungen, die Tagesstätten analog zur Förderung der sozialpsychiatrischen Dienste in Baden-Württemberg durch eine Mischfinanzierung existenziell zu sichern, sind bisher als Regelfinanzierung nicht realisiert. Die Finanzierung durch den örtlichen Sozialhilfeträger lässt sich auf den überörtlichen transferieren, wenn das Bundessozialhilfegesetz (BSHG) durch Ausführungsgesetze auf Landesebene angepasst wird. Dies wurde 2000 in Baden-Württemberg verwirklicht und ermöglichte damit dort landesweit den Aufbau von Tagesstätten. Obwohl die Existenz von Tageszentren und -stätten sowohl von Professionellen als auch Nutzern, ihre Angehörigen mit eingeschlossen, als hilfreich und sinnvoll erachtet werden, fehlen bisher randomisierte, kontrollierte Studien zur Wirksamkeit von Tageszentren (Catty et al. 2002).

Mit der Tagesstätte verbunden sind die Begriffe **sozialpsychiatrisches, psychosoziales** oder **gemeindepsychiatrisches Zentrum**. Das sozialpsychiatrische Zentrum ist in seiner theoretischen Konzeption mit einer Beratungs- und Betreuungsfunktion ein umfassendes Gebilde, das eigene Bausteine enthält, die örtlich versammelt oder auch räumlich voneinander getrennt ihren Standort haben können.

Bei diesen Bausteinen handelt es sich um Kontakt- und Beratungsstellen, Tagesstätten sowie Initiativen im Bereich Wohnen und Arbeit. Die Kontakt-, Beratungs- und Betreuungsangebote sollen für psychisch Kranke und Behinderte leicht zugänglich sein und möglichst tagsüber und auch nachts zur Verfügung stehen. Das sozialpsychiatrische Zentrum ist als Antwort auf die Notwendigkeit einer krankenorientierten außerstationären Versorgung durch Fachpersonal zu verstehen. Die ärztliche Versorgung erfolgt gesondert.

Die Verwirklichung solcher Zentren ist in wenigen Regionen in unterschiedlicher Ausformung in Gang gekommen, sie sind jedoch keineswegs so verbreitet wie sozialpsychiatrische Dienste. Gründe hierfür liegen u. a. im Fehlen von Förderrichtlinien und ungeklärten Finanzierungsfragen sowie Kooperationsschwierigkeiten.

53.5 Sozialpsychiatrischer Dienst

Ein allein für psychisch kranke und behinderte Menschen geschaffener Fachdienst ist der sozialpsychiatrische Dienst, der allerdings in den einzelnen Bundsländern unterschiedlich aufgebaut und organisiert ist.

Als Vorläufer der heutigen sozialpsychiatrischen Dienste gab es bereits vor dem Zweiten Weltkrieg spezielle psychiatrische Programme der »Außenfürsorge«. Der Nationalsozialismus führte zu deren Auflösung.

> **Wichtig**
>
> Die Aufgaben heutiger sozialpsychiatrischer Dienste mit dem Angebot sozialer Hilfe und nachgehender sowie vorbeugender und aufsuchender Betreuung für psychisch Kranke und Behinderte, die sich in unterschiedlichem Umfang nicht mehr ausreichend um sich selbst und ihre Angelegenheiten kümmern können, sind allgemein akzeptiert.

Auch sind Gemeindebezogenheit und extramuraler Wirkungskreis unstrittig. Unterschiedliche Interessen haben

aber bezüglich der Bezeichnung, der Rechtsgrundlage, der Ausbaustufen, der Trägerschaften, der Aufgaben, der Zielgruppen, des Fachpersonals und der Finanzierung zu uneinheitlichen Organisationsformen in den Bundesländern geführt (Rössler 1992).

In einigen Diensten gehört ein Arzt zum multiprofessionellen Team, das sich ansonsten aus Sozialarbeitern, wahlweise Krankenpflegekräften und/oder Psychologen zusammensetzt. Ausgebaute sozialpsychiatrische Dienste erfüllen u. a. Aufgaben, die denen des angelsächsischen psychiatrischen Case-Managements und des Assertive Community Treatment (▶ s. Kap. 51) entsprechen oder ähneln.

In den nördlichen deutschen Bundesländern sind die sozialpsychiatrischen Dienste Teil des öffentlichen Gesundheitswesens, damit steuerfinanziert und meist den Gesundheitsämtern zugeordnet. In den südlichen Bundesländern haben die sozialpsychiatrischen Dienste eigene Träger – oft sind dies Wohlfahrtsverbände – und hauptsächlich den Charakter von psychiatrischen Spezialdiensten, überwiegend unter der Leitung der Berufsgruppe der Sozialarbeiter/-pädagogen. Ärzte in Diensten an Gesundheitsämtern sind häufig mit Begutachtungen in Unterbringungsverfahren nach dem PsychKG (Gesetz über psychisch Kranke) des jeweiligen Bundeslandes betraut. Zur Durchführung medizinischer Behandlungsleistungen sind Ärzte grundsätzlich in keiner der verschiedenen Organisationsformen berechtigt, wohl aber zur Beratung, Information und Entwicklung von Lösungsvorschlägen von Problemen und Krisen, die aus psychischen Erkrankungen erwachsen. Auch wenn Aufgaben, Kompetenz, Umfang der Kooperationsmöglichkeiten und -fähigkeiten sowie personelle Ausstattung uneinheitlich sind und hierdurch der Nutzen sozialpsychiatrischer Dienste schwer zu evaluieren ist, verfügen sie doch in ihrer Mitarbeiterstruktur über Personen mit spezifischem Erfahrungswissen, oft auch ergänzt durch fundierte theoretische Kenntnisse, so dass diese professionelle Basis der psychiatrischen ambulanten komplementären Grundversorgung zugute kommt. Unter Berücksichtigung dieser Gegebenheiten sind alle Anstrengungen darauf zu richten, dass dieser spezielle Fachdienst Bestand hat und dort, wo er noch ungenügend entwickelt ist, Förderung erfährt.

53.6 Fallbeispiel

Das folgende Fallbeispiel soll der Veranschaulichung institutioneller Unterstützung und ihrer Grenzen dienen.

▶ **Fallbeispiel**
Herr Z., jetzt Mitte 40, wuchs als Einzelkind einer Hausfrau und eines Kaufmanns in finanziell gesicherter Situation auf. Zur Mutter, die an einer Schizophrenie litt, war das
▼

Verhältnis gespannt. Der Sohn empfand sie »selbstbezogen und theatralisch«. So wollte er nicht sein. Den Vater erlebte er als zugewandt, unterstützend und verständnisvoll. Herr Z. war ein guter Schüler und besuchte das Gymnasium. Ein Medizinstudium brach er kurz vor dem Examen ab, da das Vollbild einer später mehrfach rezidivierenden schizoaffektiven Störung dem Studium ein Ende bereitete. Dem Ausbruch der Erkrankung war das Scheitern einer großen Liebesbeziehung vorausgegangen.

Die abrupte Unterbrechung aller Lebenspläne führte nach erster mehrmonatiger stationärer Behandlung in ein Übergangswohnheim. Dort bestand die schwierigste Aufgabe darin, Herrn Z. zu einer Umorientierung seiner beruflichen Pläne zu motivieren, denn der Krankheitsverlauf bot wenig Aussicht, das ursprüngliche Ziel realisieren zu können. Nach 3 Jahren begann Herr Z. eine Ausbildung zum medizinisch-technischen Assistenten, die er mit einiger Mühe abschloss, bekam jedoch keinen Arbeitsvertrag. Professionelle Hilfe über die fachärztliche Behandlung hinaus lehnte Herr Z. zum damaligen Zeitpunkt ab. Er lebte in einem gemieteten Zimmer, vom Vater finanziell unterstützt, und versuchte, nur zu psychisch gesunden Personen Kontakt aufzunehmen, spürte jedoch Ablehnung und ein ständiges Gefühl der Unzulänglichkeit.

Erneut kam es zu einem längeren stationären Aufenthalt, in dem Herr Z. für den Einzug in eine therapeutische Wohngemeinschaft zu gewinnen war. Hier verbrachte er 7 Jahre, durchlief zahlreiche berufliche Fördermaßnahmen ohne Vermittlung in eine tariflich bezahlte Tätigkeit und fand Anschluss an andere psychisch kranke Personen. Entgegen seinen Erwartungen verstand er sich mit diesen besser und fühlte sich unbedrohter als unter psychisch Gesunden. Nach mehreren Jahren der vergeblichen Hoffnung auf eine Tätigkeit auf dem allgemeinen Arbeitsmarkt sah er ein, dass seine Belastbarkeit krankheitsbedingt hierfür nicht ausreichte. Die Aufnahme in eine Werkstatt für psychisch Behinderte lehnte er ab, da er sie einerseits vom Niveau als zu anspruchslos empfand, andererseits die Regelmäßigkeit der Präsenz als zu anstrengend einschätzte. Eine zusätzliche Essstörung hatte zu einer erheblichen Gewichtszunahme geführt, es stellte sich eine Gicht ein. Trotz aller Widrigkeiten waren ihm Partnerschaften wichtig, die er auch jeweils über längere Zeitspannen realisieren konnte. Er engagierte sich zunehmend in kleinen Zuverdienstprojekten und beantragte die Rente, die er erhielt.

Nach dem Tod des Vaters, die Mutter war bereits früher gestorben, fiel ihm ein kleines Erbe zu. Nunmehr von einer gewissen Gelassenheit getragen, interessierte er sich für die Selbsthilfebewegung Psychiatrie-Erfahrener, beteiligte sich an der Gründung eines diesbezüglichen Vereins und teilte sich den Moderatorenpart in einem Psychoseseminar. Er findet sich recht regelmäßig in

der Tagesstätte ein, wo er stundenweise die Kaffeezubereitung sowie den Ausschank übernimmt und dafür ein kleines Entgeld erhält. Die Zufriedenheit mit seinem Leben, zu dem eine jetzt langjährige Partnerschaft mit einer psychisch instabilen Frau gehört, schwankt. Meistens kommt er ganz gut zurecht, manchmal ist er resigniert verstimmt. Die früheren »normalen« Ziele hat er aus der Hand geben können. Er hat den Umgang mit seinen Psychopharmaka, die er als notwendig erachtet, im Griff, findet inzwischen ein Zusammensein mit anderen Psychiatrie-Erfahrenen hilfreicher als mit Gesunden, und es ist ihm eine Genugtuung, sich für die Selbsthilfebewegung einzusetzen. Herr Z. kommuniziert gern mit den Professionellen, über die er sich teilweise kritisch, aber auch lobend äußert und vermag seine reichen Psychiatrie-Erfahrungen im Umgang mit psychiatrischen Institutionen und Diensten gekonnt einzusetzen. Trotz deutlicher Residuen vermittelt er sich als kompetenter und fähiger Sachwalter seines Lebens.

In diesem Beispiel wurden verschiedene Bereiche zuvor beschriebener institutioneller Unterstützung angesprochen und in ihrer Förderung einer selbstständigen Lebensführung erkennbar. Es wird aber auch deutlich, dass sie allein die von Herrn Z. verwirklichte Daseinsform nicht tragen. Er hat seinem Lebensvollzug noch Modalitäten hinzugefügt, die eine Institution kaum vermitteln kann. Zu nennen sind der erfüllte Wunsch einer Partnerschaft, seine Aktivitäten in der Selbsthilfebewegung, seine Fähigkeit, professionelle Unterstützung anzunehmen, aber auch die der kritischen Distanz zur Gruppe der Professionellen und seine Bereitschaft, sich in einer Lebensform zurecht zu finden, die dem gesellschaftlichen Muster von Erfolg nicht entspricht.

Den in der Psychiatrie Tätigen ist die Teilhabe des Erkrankten am normalen Leben ein richtiges und wichtiges Ziel, zu dem nach professioneller Meinung auch ein regelmäßiger Kontakt zu psychisch gesunden Mitmenschen gehört. Viele Langzeiterkrankte teilen diese Ansicht aber nicht, haben sie doch immer wieder erfahren, dass sie aufgrund unterschiedlicher Maßstäbe beim »gesunden« Gegenüber Schwierigkeiten im Verständnis sowie der Akzeptanz erleben und oft ihre Krankheitserfahrungen für sich behalten müssen, um keine Benachteiligung oder Minderung der Wertschätzung zu riskieren. Alle diese Belastungen sind ihnen unter Ihresgleichen erspart. Dieser Zustand führt bei nicht wenigen zu einem Leben in einer Art Subkultur, die aber oft mehr Sicherheit vermittelt und wiedergewonnene psychische Stabilität erhält als der Versuch eines Eintauchens in die »normale« Gesellschaft.

Zusammenfassung

Institutionelle Unterstützung in der Psychiatrie umfasst den Sektor, der neben die ambulante und stationäre ärztliche Behandlung als dritte Säule der Versorgung v. a. langjährig psychisch kranker Menschen getreten ist. Er ist nicht medizinisch dominiert, sondern wird von unterschiedlichen Berufsgruppen getragen, deren Tätigkeit in der Ausübung psychosozialer, pädagogischer, pflegerischer und psycho- oder arbeitstherapeutischer Fähigkeiten und Fertigkeiten besteht. Diese Heterogenität, meist in einem Arbeitsteam in verschiedener Weise repräsentiert, ist eine notwendige Antwort auf die möglichen Folgen psychischer Krankheit in den vielfältigsten Lebensbereichen und grundsätzlich zu begrüßen. Aber den Nutzer dieser Unterstützung in institutioneller Form bedrohen immer Einengung, Gängelung und Bevormundung, wenn sich das Team die Gefahren einer institutionellen Struktur mit ihrer Neigung zur Repression nicht immer wieder bewusst macht. Die Erkenntnisse über dieses Risiko sind heute allgemein bekannt, dessen Vermeidung aber ist ein stetiger Prozess.

Wenn von komplementärer Versorgung gesprochen wird, könnte der Eindruck entstehen, dieser Bereich habe nur eine nachgeordnete Bedeutung. In Wirklichkeit ist er für den Langzeitpatienten oft unter dem Aspekt der Alltagsbezogenheit zeitlich und inhaltlich wichtiger als die punktuellen ambulanten ärztlichen und in der Regel auf Wochen begrenzten stationären Kontakte. Das heißt, der Langzeitkranke arrangiert oder setzt sich oft viele Jahre mit dem System institutioneller Unterstützung auseinander. Ob dieser davon profitiert, hängt vom Grad der Differenzierung institutioneller Unterstützung und der Kooperation beider Seiten ab, deren Gewichte jedoch ungleich sind. Institutionen sind zwar nicht in jedem Fall stärker und durchsetzungsfähiger als der Erkrankte. Sie können jedoch in ihrer Verantwortung stärker belastet werden als dieser, unterliegt er doch vorübergehend oder auch dauerhaft krankheitsbedingten Einbußen, die ihn schwächen, während auf der Gegenseite bei durchdachter Struktur und kompetenter Organisation grundsätzlich volle Verfügbarkeit gilt.

Literatur

Becker J (1992) Psychiatrische Familienpflege. Spektrum 21: 245–250

Bundesarbeitsgemeinschaft für Rehabilitation – Wegweiser (1995) Eingliederung von Behinderten in Arbeit, Beruf und Gesellschaft, 9. Aufl. Eigenverlag, Frankfurt am Main

Bundesvereinigung Lebenshilfe für geistig Behinderte e.V. (Hrsg) (1992) WfB-Handbuch: Ergänzbares Handbuch Werkstatt für Behinderte. Lebenshilfe, Marburg

Catty J, Burns T, Comas A (2002) Day centres for severe mental illness. In: The Cochrane Library, Issue 4. Update Software, Oxford

Crowther R, Marshall M, Bond GR, Huxley P (2001) Systematic reviews of the effectiveness of day care for people with severe mental disorders: (2) Vocational rehabilitation for people with severe mental disorders. Health Technol Assess 5: 27–48

Deutscher Bundestag (2001) Drittes Gesetz zur Änderung des Heimgesetzes. BT-Drucksache 14/5399 vom 23.02.2001

Dörner K, Köchert R, Laer G v, Scherer K (1979) Gemeindepsychiatrie. Kohlhammer, Stuttgart Berlin Köln Mainz

Fakhoury WKH, Murray A, Shepherd G, Priebe S (2002) Research in supported housing. Soc Psychiatry Psychiatr Epidemiol 37: 301–315

Goffman, E (1973) Asyle. Suhrkamp, Frankfurt am Main (engl. 1961)

Hoffmann H, Kupper Z (1997) PASS – Ein integratives Programm zur beruflichen Wiedereingliederung chronisch psychisch Kranker. In: Dittmar V., Klein HE, Schön D (Hrsg) Die Behandlung schizophrener Menschen – Integrative Therapiemodelle und ihre Wirksamkeit. Roderer, Regensburg

Hoffman H, Kupper Z, Zbinden M, Hirsbrunner HP (2003) Predicting vocational functioning and outcome in schizophrenia outpatients attending a vocational rehabilitation program. Soc Psychiatry Psychiatr Epidemiol 38: 76–82

Kunze H (2001) De-Institutionalisierung im Kopf – vom Anstaltsparadigma über die Rehabilitationskette zu personenzentrierten Hilfen. Krankenhauspsychiatrie 12: 48–55

Lees J, Manning N, Rawlings B (1999) Therapeutic community effectiveness: A systematic international review of therapeutic community treatment for people with personality disorders and mentally disordered offenders. School of Sociology and Social Policy, University of Nottingham, pp 1–214

Ploeger A (1980) Milieutherapie und Therapeutische Gemeinschaft. In: Peters UH (Hrsg) Die Psychologie -des 20. Jahrhunderts, Bd X. Kindler, Zürich, S 1011–1025

Priebe S, Hoffmann K, Isermann M, Kaiser W (2002) Do long term hospitalised patients benefit from discharge into the community? Soc Psychiatry Psychiatr Epidemiol 37: 387–392

Rössler W (1992) Sozialpsychiatrische Dienste in der Bundesrepublik Deutschland – ein Überblick. Gesundheitswesen 54: 19–24

Schmidt-Michel PO, Konrad M, Krüger M (1989) Selektionsmechanismen bei der Auswahl von Gastfamilien für die psychiatrische Familienpflege. Psychiat Prax 16: 222–229

SchwbWV (Werkstättenverordnung) (in Kraft getreten 1980) Bekanntmachung am 8. Oktober 1979. BGBl I: 1649

Voges B, Bullenkamp J, Huber G (1994) Freizeit- und Kontaktclubs für psychisch kranke Menschen – Ein Meinungsbild von Clubbesuchern. Psychiat Prax 21: 113–117

XII Leistungsrecht

Leistungsrecht in Deutschland

Helga Waschkowski, Barbara Bullacher

Rehabilitation – das sind alle Maßnahmen, die dazu dienen, behinderte Menschen einzugliedern (Bundesministerium für Arbeit u. Sozialordnung 2000).

In der Bundesrepublik Deutschland soll sich niemand ausgeschlossen fühlen – deshalb stehen die Leistungen zur Rehabilitation allen Menschen zu, die behindert oder von einer Behinderung bedroht sind und deshalb besondere Hilfen benötigen. Es spielt dabei keine Rolle, welche Ursachen die mögliche Behinderung hat. Neben Arbeits- und Verkehrsunfällen zählen auch die Folgen von Krankheit wie der psychischen Erkrankung dazu.

Die der Krankheit vorausgegangene Berufs- und Arbeitsbiographie führt jedoch zu erheblichen sozialrechtlichen Unterscheidungen, die insbesondere für die Finanzierung und in der Folge auch für die Art der Rehabilitationshilfe von Bedeutung sind.

Die rechtlichen Grundlagen sind in 11 Sozialgesetzbüchern (SGB) geordnet (Witterstätter 2000). Seit 1975 ergibt sich eine sukzessive Zusammenfassung vieler Einzelgesetze. Am 01.07.2001 ist das IX. Sozialgesetzbuch »Teilhabe und Rehabilitation behinderter Menschen« in Kraft getreten. Es beendet die bestehende Unübersichtlichkeit, indem die Vorschriften, die für mehrere Sozialleistungsbereiche gelten, zusammengefasst wurden. Es wird damit bereichsübergreifend wirksam. Im Mittelpunkt stehen nicht mehr allein die **Fürsorge** und **Versorgung**, sondern die selbstbestimmte Teilhabe am gesellschaftlichen Leben und die Beseitigung von Hindernissen, die der Chancengleichheit von Behinderten und von Behinderung bedrohten Menschen entgegenstehen (BAR 2001).

Die medizinischen, beruflichen und sozialen Leistungen sollen schnell, wirksam, wirtschaftlich und auf Dauer erreicht werden. Entsprechend dieser Zielsetzung werden die Leistungen zusammengefasst als »Leistungen zur Teilhabe«. Das heißt, Behinderten wird es ermöglicht, ihre eigenen Belange so weitgehend wie möglich selbst und eigenverantwortlich zu bestimmen (BMA 2000).

Für Leistungen zur Rehabilitation und Teilhabe ist je nach Art und Zielsetzung ein Leistungsträger zuständig (◻ Tabelle 54.1). Die Zuständigkeit ergibt sich im Einzelfall nicht nur aus Art und Ziel der Maßnahme, sondern es bedarf weiterer Leistungsvoraussetzungen und deren Klärung. Das heißt, der Anspruch chronisch psychisch kranker und behinderter Menschen ist im System der sozialen Sicherung realisiert (Pörksen et al. 2002).

◻ **Tabelle 54.1.** Leistungsträger und Leistungsarten. (Aus Pörksen et al. 2002)

	Leistungen zur Krankenbehandlung (Akutbehandlung)	Leistungen zur medizinischen Rehabilitation	Leistungen zur Teilhabe am Arbeitsleben	Leistungen zur Teilhabe am Leben in der Gemeinschaft
Gesetzliche Krankenversicherung	Ja § 11 Abs. 1 Nr. 4, SGB V, in Verbindung mit §§ 27 ff. SGB V	Ja § 11 Abs. 2 SGB, in Verbindung mit § 40 SGB V	Nein § 43 Nr. 1 SGB V	Nein § 43 Nr. 1 SGB V
Bundesagentur für Arbeit	Nein	Nein	Ja § 97 ff. SGB III	Nein
Gesetzliche Rentenversicherung	Nein § 13 Abs. 2 SGB VI	Ja § 15 SGB VI	Ja § 16 SGB VI	Nein
Träger der Sozialhilfe (Leistungen werden nur erbracht, sofern kein anderer Träger zuständig ist)	Ja § 37 BSHG (entsprechend §§ 27–34 b SGB V)	Ja § 40 Abs. 1 Nr. 1 BSHG	Ja § 40 Abs. 1 Nr. 3 BSHG	Ja § 40 Abs. 1 Nr. 8 SGB IX

1. Als Träger von Leistungen kommen v. a. in Frage:
   - die gesetzliche Krankenversicherung,
   - die Bundesagentur für Arbeit,
   - die gesetzliche Rentenversicherung,
   - der Träger der Sozialhilfe.
2. Bei den Leistungen zur Teilhabe wird unterschieden zwischen Leistungen zur
   - medizinischen Rehabilitation,
   - zur Teilhabe am Arbeitsleben,
   - zur Teilhabe am Leben in der Gemeinschaft.

54.1 Leistungen zur medizinischen Rehabilitation

Das System der sozialen Sicherung in der Bundesrepublik Deutschland bietet den psychisch kranken Menschen die im Einzelnen notwendigen Hilfen zur Rehabilitation und Teilhabe. Für die Leistungen der medizinischen Rehabilitation sind v. a. die Krankenversicherung, die Rentenversicherung und der Sozialhilfeträger zuständig. Die medizinische Rehabilitation wird oft nach langer Arbeitsunfähigkeit oder nach akuter Krankenhausbehandlung eingeleitet. Es kommen vorrangig zwei Kostenträger in Frage, die **Krankenversicherung** und die **Rentenversicherung**. Letztere ist immer dann zuständig, wenn es vorrangig um die Wiederherstellung der Erwerbsfähigkeit geht. Außerdem muss der Klient bestimmte versicherungsrechtliche Voraussetzungen (► s. unter 54.1.3) erfüllen.

54.1.1 Zuständigkeit

Die Zuständigkeit der Kostenträger ergibt sich sowohl aus **Art** und **Ziel der Maßnahme** als auch über die **persönlichen** und **versicherungsrechtlichen Voraussetzungen**. Unter persönlichen Voraussetzungen versteht man immer das Vorliegen einer rehabilitationsbedürftigen Krankheit und beim Rententräger zusätzlich die Gefährdung der Erwerbsfähigkeit.

54.1.2 Ziel der Maßnahme

Krankenversicherung

Ziel der medizinischen Rehabilitation durch die Krankenversicherung ist es, möglichst frühzeitig alltagsrelevante Störungen zu beseitigen, zu vermindern und eine Verschlechterung zu verhüten (Medizinischer Dienst der Spitzenverbände der Krankenkassen e.V. 2001). Nach § 40 SGB V sind die Leistungen zur medizinischen Rehabilitation im Krankenversicherungsrecht dreifach gestuft (Pörksen et al. 2002):

- Zunächst sind alle Leistungen der ambulanten Krankenbehandlung zu rehabilitativen Zwecken einzusetzen.
- Erst wenn diese nicht ausreichen, um eine Behinderung zu mindern, ihre Verschlimmerung zu verhüten oder ihre Folgen zu mildern, kann die Krankenkasse aus medizinischen Gründen erforderliche ambulante Rehabilitationsleistungen in Reha-Einrichtungen erbringen.
- Nur dann, wenn diese Leistung auch nicht ausreicht, kann die Krankenkasse stationäre Rehabilitation in einer Reha-Einrichtung leisten. Mit dieser Einrichtung muss ein Vertrag gemäß § 11 SGB V bestehen.

Leistungen zur ambulanten Rehabilitation werden für längstens 20 Tage und stationär für längstens 3 Wochen gewährt; es sei denn, dass eine Verlängerung aus medizinischen Gründen dringend erforderlich ist.)

**Leistungen zur medizinischen Rehabilitation:
Gesetzliche Krankenversicherung.
(Nach Pörksen et al. 2002)**

Art der Leistungen

1. Behandlung durch Ärzte, Zahnärzte (einschließlich der Versorgung mit Zahnersatz) und Angehörige anderer Heilberufe, soweit deren Leistungen unter ärztlicher Aufsicht oder auf ärztliche Anordnung ausgeführt werden einschließlich der Anleitung, eigene Heilungskräfte zu entwickeln
2. Früherkennung und Frühförderung behinderter und von Behinderung bedrohter Kinder
3. Versorgung mit Arznei, Verbands- und Heilmitteln einschließlich physikalischer, Sprach- und Beschäftigungstherapie
4. Versorgung mit Seh- und Hörhilfen, Körperersatzstücken, orthopädischen und anderen Hilfsmitteln
5. Psychotherapie als ärztliche und psychotherapeutische Behandlung
6. Häusliche Krankenpflege und Haushaltshilfe
7. Krankenhausbehandlung einschließlich Frührehabilitation
8. Ambulante Leistungen zur medizinischen Rehabilitation in wohnortnahen Einrichtungen
9. Stationäre Behandlung in einer Rehabilitationseinrichtung
10. Medizinische Rehabilitation für Mütter
11. Belastungserprobung und Arbeitstherapie
12. Medizinische, psychologische und pädagogische Hilfen
13. Stufenweise Wiedereingliederung (§ 74 SGB V, § 28 SGB IX)

Ausgestaltung der Leistungen

1. Hilfen zur Unterstützung bei der Krankheits- und Behinderungsverarbeitung
2. Aktivierung von Selbsthilfepotenzialen
3. Mit Zustimmung der Leistungsberechtigten Information und Beratung von Partnern und Angehörigen sowie von Vorgesetzten und Kollegen
4. Vermittlung von Kontakten zu örtlichen Selbsthilfe- und Beratungsmöglichkeiten
5. Hilfen zur seelischen Stabilisierung und zur Förderung der sozialen Kompetenz, u. a. durch Training sozialer und kommunikativer Fähigkeiten und im Umgang mit Krisensituationen
6. Training lebenspraktischer Fähigkeiten
7. Anleitung und Motivation zur Inanspruchnahme von Leistungen der medizinischen Rehabilitation

---

In das Krankenversicherungsrecht wurde die **Soziotherapie** (§ 37a SGB V) als spezielle Leistung für psychisch kranke Menschen neu aufgenommen. Sie gilt jedoch nicht als Leistung der (Akut-)Behandlung, sondern als Leistung der medizinischen Rehabilitation.

Die Aufgabe der Soziotherapie ist es, schwer psychisch Kranken, insbesondere mit Erkrankungen aus dem schizophrenen Formenkreis und affektiven Störungen, durch Motivierungsarbeit und strukturierte Trainingsmaßnahmen zu helfen, psychosoziale Defizite abzubauen.

Außerdem kann die Krankenkasse ergänzende Leistungen zur Rehabilitation (§ 43 SGB V) erbringen. Diese werden gewährt, wenn Art und Schwere der Behinderung dies erfordern und damit das Ziel der Rehabilitation erreicht oder gesichert werden kann. Davon ausgenommen sind aber Leistungen zur Teilhabe am Arbeitsleben und Leistungen zur Teilhabe am Leben in der Gemeinschaft.

Für psychisch kranke Rehabilitanden ist eine Empfehlungsvereinbarung über die Zusammenarbeit der Krankenversicherungsträger und der Rentenversicherungsträger sowie der Bundesagentur für Arbeit bei der Gewährung von Rehabilitationsmaßnahmen in **Rehabilitationseinrichtungen für psychisch Kranke und Behinderte – Empfehlungsvereinbarung RPK** – von den Krankenkassen erarbeitet worden. Sie beinhaltet die Zusammenarbeit der Krankenversicherungs- und Rentenversicherungsträger sowie der Bundesagentur für Arbeit bei der Gewährung von Reha-Maßnahmen in Reha-Einrichtungen für psychisch Kranke und Behinderte. RPK sind Einrichtungen der medizinisch-beruflichen Rehabilitation. Die sonst in den verschiedensten Einrichtungen getrennt angebotenen Maßnahmen werden in den RPK-Einrichtungen nach Abklingen der akuten Phase integriert durchgeführt.

Nach einer Vorphase von 6 Wochen (klinische Belastungserprobung/Kostenträger: Krankenversicherung) schließt sich die medizinische Rehabilitation (bis 6 Monate/Kostenträger: Krankenversicherung bzw. Rentenversicherung) mit unterschiedlichen therapeutischen Aktivitäten (z. B. Trainieren von Alltagsfertigkeiten) an. Bei der medizinisch-beruflichen Rehabilitationsphase tritt der berufliche Bereich in den Vordergrund; daher sind Rentenversicherung oder Arbeitsverwaltung Kostenträger.

Rentenversicherung

Ziel der medizinischen Rehabilitation ist es, eine Minderung der Erwerbsfähigkeit abzuwenden oder bei bereits geminderter Erwerbsfähigkeit diese wesentlich zu verbessern oder wieder herzustellen bzw. deren wesentliche Verschlechterung zu verhindern.

54.1.3   Versicherungsrechtliche Voraussetzungen

Neben den persönlichen Voraussetzungen sind folgende versicherungsrechtlichen Voraussetzungen zu berücksichtigen:

Krankenversicherung

> **Wichtig**
>
> Leistungsgewährung durch die Krankenversicherung ist immer dann gegeben, wenn ein Klient die versicherungsrechtlichen Voraussetzungen des Rententrägers nicht erfüllt und krankenversichert ist.

Rentenversicherung

Der Versicherte muss

- in den letzten 6 Monaten vor Antragstellung Pflichtbeiträge entrichtet oder
- innerhalb von 2 Jahren nach Beendigung einer Ausbildung eine versicherungspflichtige Beschäftigung aufgenommen haben oder
- vermindert erwerbsfähig bzw. dies in absehbarer Zeit zu erwarten sein und
- die allgemeine Wartezeit von 5 Jahren erfüllen (§ 11 (2) SGB VI).

Bei stationären Leistungen der Rentenversicherung wird ein Zeitraum von 3 Wochen angenommen, der bei Bedarf verlängert werden kann, um das Reha-Ziel zu erreichen (§ 15 [3] SGB VI).

> ❯ **Fallbeispiel**
>
> Frau Z., 41 Jahre, Arzthelferin, 23 Jahre im Beruf, Beitragspflicht von 6 Monaten vor Antragstellung erfüllt. Ihre letzte Arbeitsstelle verlor sie nach 10 Jahren wegen Praxisauflösung. Neben einer Trigeminusneuralgie litt sie an einer rezidivierenden depressiven Störung. Zunächst wurde sie 4 Wochen stationär in einer psychiatrischen Klinik behandelt. Von dort aus wurde ein Antrag auf medizinische Rehabilitation an die Bundesversicherungsanstalt für Angestellte (BfA) gestellt für eine Aufnahme in einer psychosomatischen Fachklinik (s. unten) Einige Zeit nach der medizinischen Rehabilitation fand Frau Z. eine neue Arbeitsstelle. Wenn Frau Z. z. B. Hausfrau gewesen wäre und keine 5 Jahre Beiträge an den Rententräger geleistet hätte, wäre die Krankenversicherung zuständig.
>
> ▼

Antrag an BfA
BfA Berlin
Postfach
10704 Berlin

Antrag auf ein medizinisches Heilverfahren
für Frau Z., geb.: ...., wohnhaft: ....,
Versicherungs-Nr.: ....

Sehr geehrte Damen und Herren,
in der Anlage übersenden wir Ihnen in Absprache mit Frau Z. einen Antrag auf ein medizinisches Heilverfahren »EILT« mit ärztlichem Befundbericht.
Frau Z. befindet sich seit dem 01.10.00 bis voraussichtlich zum 10.11.00 in unserer stationären Behandlung. Es ist erforderlich, dass Frau Z. im Anschluss an die Behandlung hier eine medizinische Heilbehandlung in einer Psychosomatischen Fachklinik in Anspruch nimmt. Als geeignete Klinik schlagen wir die Psychosomatische Fachklinik .... vor.

Mit freundlichen Grüßen

<u>Anlagen</u>
Antrag auf medizinisches Heilverfahren
Ärztlicher Befundbericht

> **Wichtig**
>
> Die medizinische Rehabilitation bei Schizophrenen in Reha-Kliniken ist eher fragwürdig. Günstiger ist bei diesem Krankheitsbild die ambulante Rehabilitation, zumal für diesen Personenkreis ein Wechsel in ein anderes Umfeld kontraindiziert ist und eher symptomverstärkend wirkt.
>
> Bei Erwähnung eines Alkoholproblems reagieren die Rententräger oft mit Verweisung an Beratungsstellen für Suchtkranke, auch wenn die psychiatrische Erkrankung im Vordergrund steht. Bei Leistungen zur medizinischen Reha hat der Versicherte durch den Träger der Rentenversicherung einen Anspruch auf Übergangsgeld (§ 20 SGB VI).

Eine Besonderheit bei Leistungen zur Teilhabe (§ 116 SGB VI) ist die Umwandlung des Antrags für medizinische Rehabilitation bzw. zur Teilhabe am Arbeitsleben in einen Antrag auf Rente. Dies trifft dann zu, wenn der Versicherte vermindert erwerbsfähig ist und kein Erfolg der medizinischen Rehabilitation bzw. der Teilhabe am Arbeitsleben zu erwarten ist. Außerdem wird der Antrag auch dann umgewandelt, wenn die Leistungen zur medizinischen Rehabilitation bzw. Leistungen zur Teilhabe am Arbeitsleben nicht erfolgreich gewesen sind.

54

❯ **Fallbeispiel**

Herr A., 32 Jahre, ledig, zwei Studien nicht abgeschlossen, Industriekaufmann, begab sich wegen einer paranoid-halluzinatorischen Psychose in ambulante Behandlung. Nach einem mehrwöchigen stationären Aufenthalt in einer psychiatrischen Klinik hatte Herr A. danach eine stationäre medizinische Reha-Maßnahme nach 2 Wochen abgebrochen. Bei Kontaktaufnahme mit der Sozialarbeiterin der psychiatrischen Ambulanz war er bereits 8 Monate im Krankengeldbezug. Die Krankenkasse forderte Herrn A. auf, einen Antrag auf Leistungen zur medizinischen Rehabilitation beim zuständigen Rententräger, der Bundesversicherungsanstalt für Angestellte (BfA), zu stellen. Der Rententräger lehnte den Antrag mit der Begründung ab, dass eine Wiederherstellung der Erwerbsfähigkeit durch eine medizinische Reha-Maßnahme nicht erreicht werden kann. Der Reha-Antrag wurde daraufhin in einen Rentenantrag umgewandelt. Herrn A. wurde eine Zeitrente von 2 Jahren wegen voll geminderter Erwerbsfähigkeit zugestanden, da die tägliche Belastbarkeit unter 3 Stunden lag.

Träger der Sozialhilfe

Nach § 40 (1) Nr. 1 BSHG in Verbindung mit § 26 SGB IX ist der Sozialhilfeträger nachrangig für medizinische Leistungen zuständig.

❯ **Fallbeispiel**

Herr C., 41 Jahre, ledig, arbeitslos, bezog seit 6 Jahren Hilfe zum Lebensunterhalt und Krankenhilfe über das Sozialamt. Herr C. war zum Zeitpunkt der Kontaktaufnahme mit der Sozialarbeiterin der psychiatrischen Ambulanz seit über einem Jahr krank geschrieben. Er litt an Übergewicht und einem depressiven Syndrom. Therapeutisches Ziel war u. a. die Wiedererlangung seiner Arbeitsfähigkeit, so dass ein Antrag auf medizinische Rehabilitation beim zuständigen Sozialamt gestellt wurde. Da Herr C. in den letzten Monaten vor Antragstellung keine Pflichtbeiträge an einen Rentenversicherungsträger geleistet und die allgemeine Wartezeit von 5 Jahren d. h. 5 Jahre Beitragszahlung) nicht erfüllt hatte, konnte er keine Leistungen vom Rententräger erwarten. Die Krankenkasse kam als Kostenträger auch nicht in Frage, weil Herr C. seit 6 Jahren nicht mehr bei einer Krankenkasse versichert gewesen war. Für alle Kosten der Krankenbehandlung kommt seit 6 Jahren das Sozialamt auf. Bevor der Antrag positiv entschieden werden konnte, musste Herr C. sich bei dem zuständigen Gesundheitsamt vorstellen. Herrn C. wurde eine 3-wöchige medizinische Reha-Maßnahme in einer psychosomatischen Fachklinik bewilligt.

54.2 Leistungen zur Teilhabe am Arbeitsleben: Berufliche Rehabilitation

Die Leistungen zur Teilhabe am Arbeitsleben (berufliche Rehabilitation) zielen vorrangig auf die Erwerbsfähigkeit und Erhaltung bzw. (Wieder-)Eingliederung auf einen Arbeitsplatz des allgemeinen Arbeitsmarktes und nachrangig auf die Aufnahme und den Erhalt einer Beschäftigung auf dem besonderen Arbeitsmarkt (Pörksen et al. 2002). Mit der Einführung des SGB IX (01.07.2001) wurde der Begriff »Leistungen zur Teilhabe am Arbeitsleben« eingeführt, der jedoch mit dem bisherigen Begriff »berufliche Rehabilitation« gleichzusetzen ist.

54.2.1 Kostenträger

Die Rehabilitationsträger sind im § 6 (1) Nr. 1–7 SGB IX aufgeführt. Insbesondere kommen Arbeitsverwaltung, Rentenversicherungsträger und nachrangig Sozialhilfeträger in Betracht. Der **gesetzliche Rentenversicherungsträger** ist neben den Leistungen zur medizinischen Rehabilitation vorrangig für Leistungen zur beruflichen Rehabilitation zuständig. Hauptziel des Rententrägers ist, Einschränkungen der Erwerbsfähigkeit durch Krankheit oder Behinderung entgegenzuwirken oder sie zu überwinden und dadurch den Versicherten in das Erwerbsleben einzugliedern. Damit gelingt es dem Rententräger oft, die Gewährung von Renten wegen verminderter Erwerbsfähigkeit zu vermeiden oder zumindest hinauszuschieben.

Für den Personenkreis der psychisch Kranken ist die Sicherung der beruflichen (Wieder-)Eingliederung nicht nur für die Erzielung von Einkommen, sondern auch für die soziale Anerkennung, das Selbstwertgefühl, die Identität, die Tagesstrukturierung und die Teilnahme am gesellschaftlichen Leben von Bedeutung. Daher ist laut § 4 (1) Nr. 3 SGB IX, § 10 SGB I die Teilhabe am Arbeitsleben entsprechend den Neigungen und Fähigkeiten dauerhaft zu sichern.

Es geht dabei um Arbeits- und Beschäftigungsmöglichkeiten – von stundenweiser Tätigkeit bis zur Vollzeitbeschäftigung – vorrangig auf dem allgemeinen Arbeitsmarkt, aber auch im besonderen Arbeitsmarkt.

Im Weiteren weist der § 10 Abs. 3 SGB IX darauf hin, dass »den besonderen Bedürfnissen psychisch kranker Menschen oder von einer solchen Behinderung bedrohten Menschen Rechnung getragen wird«. Die Besonderheit der wechselnden Stabilität und Belastbarkeit lassen sich durch Behandlung und Rehabilitation positiv beeinflussen, aber nicht vermeiden. Hieraus ergibt sich ein komplexer Bedarf an Hilfen.

Grundsätzlich ist die **gesetzliche Krankenversicherung** für Leistungen zur beruflichen Rehabilitation **nicht** zuständig, Ausnahme ist der Anspruch auf Belastungserprobung und Arbeitstherapie nach § 42 SGB V. Dies hat sich in der Praxis zunehmend als wichtiges Bindeglied zwischen medizinischer und beruflicher Rehabilitation entwickelt. Erprobtes Arbeitsverhalten und die Stabilisierung der Basisqualifikation fördern die Chance einer Arbeitsvermittlung. Ein Beispiel ist die »**Mannheimer Starthilfe**« (Waschkowski 1999, 2000), die bereits in den 80er Jahren in Zusammenarbeit mit Mannheimer Firmen, Institutionen und Einrichtungen etabliert wurde und über 100 Arbeitsversuchsplätze von 4–12 Wochen Einsatzzeit sowie z. Z. über 5 Reha-Plätze verfügt (Waschkowski et al. 1983–2001). Dies von Sozialarbeitern am Zentralinstitut für Seelische Gesundheit in Mannheim initiierte Modell wurde sowohl regional (z. B. Heidelberg, Freiburg, Tübingen) als auch bundesweit übernommen und seither praktiziert.

Hat ein Klient einen Arbeitsplatz und absolviert dort einen Arbeitsversuch, dann handelt es sich um die **stufenweise Wiedereingliederung**.

Wichtig

Patienten können bereits während des stationären Aufenthalts einen Arbeitsversuch in einer Firma beginnen und ggf. ambulant weiterführen. Klienten die einen Arbeitsplatz haben, können bereits während des stationären Aufenthaltes eine stufenweise Wiedereingliederung (§ 74 SGB V/§ 28 SGB IX) am eigenen Arbeitsplatz beginnen. Dies erleichtert die Rückkehr an den Arbeitsplatz.

Die folgende Übersicht stellt die Leistungen zur Teilhabe am Arbeitsleben der Kostenträger Bundesagentur für Arbeit und Rentenversicherungsträger dar.

Leistungen zur Teilhabe am Arbeitsleben § 33 SGB IX (Auszüge). (Aus Pörksen et al. 2002)

1. Zur Teilhabe am Arbeitsleben werden die erforderlichen Leistungen erbracht, um die Erwerbsfähigkeit behinderter oder von Behinderung bedrohter Menschen entsprechend ihrer Leistungsfähigkeit zu erhalten, zu verbessern, herzustellen oder wiederherzustellen und ihre Teilhabe am Arbeitsleben möglichst auf Dauer zu sichern.
2. Behinderten Frauen werden gleiche Chancen im Erwerbsleben gesichert, insbesondere durch in der beruflichen Zielsetzung geeignete, wohnortnahe und auch in Teilzeit nutzbare Angebote.
3. Die Leistungen umfassen insbesondere:
   a) Hilfen zur Erhaltung und Erlangung eines Arbeitsplatzes einschließlich Leistungen zur Beratung und Vermittlung, Trainingsmaßnahmen und Mobilitätshilfen

▼

   b) Berufsvorbereitung einschließlich einer wegen der Behinderung erforderlichen Grundausbildung
   c) Berufliche Anpassung und Weiterbildung, auch soweit die Leistungen einen zur Teilnahme erforderlichen schulischen Abschluss einschließen
   c) Berufliche Ausbildung, auch soweit die Leistungen im zeitlich nicht überwiegenden Abschnitt schulisch durchgeführt werden
   d) Überbrückungsgeld entsprechend § 57 SGB III durch die Rehabilitationsträger nach § 6 Abs. 1 Nr. 2–5
   e) Sonstige Hilfen zur Förderung der Teilhabe am Arbeitsleben, um behinderten Menschen eine angemessene Beschäftigung oder eine selbstständige Tätigkeit zu ermöglichen und zu erhalten

---

Bundesagentur für Arbeit

Bei der Auswahl der Leistungen zur Teilhabe am Arbeitsleben müssen die Eignung, Neigung und die bisherige Tätigkeit des behinderten Menschen genauso berücksichtigt werden wie die Lage und Entwicklung auf dem Arbeitsmarkt.

Allgemeine und besondere Leistungen

Die Leistungen werden in allgemeine und besondere Leistungen unterteilt.

Allgemeine Leistungen

Die allgemeinen Leistungen umfassen nach § 100 SGB III die Leistungen zur

1. Unterstützung der Beratung und Vermittlung (u. a. Berufsberatung und Arbeitsvermittlung, §§ 29 ff. SGB III)
2. Verbesserung der Aussichten auf Teilhabe am Arbeitsleben (u. a. durch Trainingsmaßnahmen, §§ 48 ff. SGB III)
3. Förderung der Aufnahme einer Beschäftigung u. a. Mobilitätshilfen, Arbeitnehmerhilfe, §§ 53 ff. SGB III)
4. Förderung der Aufnahme einer selbstständigen Tätigkeit (§§ 57 ff. SGB III)
5. Förderung der Berufsausbildung (einschließlich berufsvorbereitender Bildungsmaßnahmen, § 59 ff. SGB III)
6. Förderung der beruflichen Weiterbildung (§§ 77 ff. SGB)

▼

Besondere Leistungen

Anstelle der allgemeinen Leistungen werden die besonderen Leistungen erbracht, wenn

1. Art oder Schwere der Behinderung oder die Sicherung des Eingliederungserfolges die Teilnahme an
   a) einer Maßnahme in einer besonderen Einrichtung für behinderte Menschen oder
   b) einer sonstigen auf die besonderen Bedürfnisse behinderter Menschen ausgerichtete Maßnahme oder
2. die allgemeinen Leistungen die wegen Art oder Schwere der Behinderung erforderlichen Maßnahmen nicht oder nicht im erforderlichen Umfang vorsehen (§ 102 SGB III) (Pörksen et al. 2002)

> **Wichtig**
>
> Die besonderen Leistungen zur beruflichen Rehabilitation werden nur erbracht, soweit die Teilhabe nicht bereits durch allgemeine Leistungen erbracht werden kann (§ 98 (2) SGB III).

Nach § 98 SGB III werden zunächst die allgemeinen Leistungen, wie sie auch nichtbehinderten Menschen gewährt werden, den Klienten angeboten. Sollten diese nicht zu dem erwünschten Erfolg führen, kommen die besonderen Leistungen in Betracht. Die besonderen Leistungen werden erbracht, wenn Art und Schwere der Behinderung die Maßnahme in einer Einrichtung für behinderte Menschen erforderlich machen. Auch die Maßnahme muss speziell auf die Bedürfnisse der psychisch kranken Menschen ausgerichtet sein.

Besondere Einrichtungen sind Berufsbildungs- und Berufsförderungswerke, Berufliche Trainingszentren sowie RPK-Einrichtungen (medizinische/berufliche Reha) und Maßnahmen in Werkstätten für behinderte Menschen.

Zuständigkeitsklärung

Der Antrag auf Leistungen zur Teilhabe am Arbeitsleben ist bei dem für zuständig erachteten Rehabilitationsträger zu stellen. Neu eingeführt sind nach § 22 und § 23 SGB IX die **gemeinsamen örtlichen Servicestellen der Träger**, die in unklaren Zuständigkeitsfällen Beratung und Unterstützung anbieten. Unter anderem sollen sie auf eine zeitnahe Entscheidung des zuständigen Rehabilitationsträgers hinwirken. Sie haben aber selbst keine Entscheidungskompetenz.

Nach Eingang des Antrags auf Leistungen zur Teilhabe am Arbeitsleben entscheidet der Rehabilitationsträger über die Zuständigkeit nach versicherungsrechtlichen Voraussetzungen (dies soll innerhalb von 2 Wochen nach Eingang des Antrags nach § 14 SGB IX geschehen).

Gelangt der Leistungsträger zur Auffassung, dass er nicht zuständig ist, muss der Antrag auf Leistungen zur Teilhabe am Arbeitsleben unverzüglich an den zuständigen Leistungsträger weitergeleitet werden.

Es sind nach Vorliegen der ärztlichen Stellungnahme innerhalb von 3 Wochen durch den Reha-Berater die **Reha-Bedürftigkeit** und die **Reha-Fähigkeit** zu prüfen.

Reha-bedürftig ist derjenige, für den die allgemeinen Leistungen zur Wiedereingliederung (► s. Leistungskatalog der Agentur für Arbeit/allgemeine und besondere Leistungen) nicht ausreichen. Ein Klient erhält Reha-Status, wenn er aufgrund seiner Behinderung besonderer Hilfen zur (Wieder-)Eingliederung bedarf. Außerdem muss der Klient **reha-fähig** sein, d. h., er muss mindestens 3 Stunden täglich belastbar sein. Klienten, die diese Voraussetzungen nicht erfüllen, werden für medizinische Reha-Leistungen an den Rententräger oder an eine Tagesstätte mit der Möglichkeit einer Beschäftigung verwiesen. Ist dies geklärt, wird der Klient zu einem Beratungsgespräch zum Reha-Berater eingeladen. In diesem wird besprochen, welche Maßnahme der Betroffene braucht, um wieder ins Berufsleben eingegliedert zu werden.

Rehabilitationsplanung

Für die Inanspruchnahme von Leistungen zur Teilhabe am Arbeitsleben muss ein Antrag auf Leistungen zur Teilhabe am Arbeitsleben gestellt werden.

> **Wichtig**
>
> Es ist erwünscht und sinnvoll, dem Antrag auf Leistungen zur Teilhabe am Arbeitsleben ein ärztliches Zeugnis des behandelnden Arztes (s. nachfolgendes Muster) mit Angaben zur Erkrankung und zur Leistungsfähigkeit des Klienten beizufügen. Dadurch kann oft auf eine arbeitsamtsärztliche Untersuchung verzichtet werden, und es dient der Beschleunigung des Verfahrens.

Ärztliches Zeugnis
zum weiteren Vorgehen im Rahmen der beruflichen Rehabilitation

Angaben zur Person
Name: ...., Vorname: ...., Geburtstag: ...., Straße: ...., Wohnort: ....

1. **Vorgeschichte und bisheriger Verlauf**
   mit Berücksichtigung der beruflichen und sozialen Anamnese
2. **Diagnose** (laienverständlich)
   Hauptbehinderung, weitere Behinderung bzw. körperliche, geistige oder seelische Regelwidrigkeiten, Anfallsleiden?
3. a. Schwere Erkrankung
   b. Episode?   Dauerhafte Behinderung?
   c. Prognose
4. **Leistungsvermögen** – qualitativ/quantitativ
   Frustrationstoleranz, Durchhaltevermögen, Konzentrations- und Reaktionsvermögen (z. B. bei Arbeiten an laufenden Maschinen und anderen gefahrengeneigten Arbeitsplätzen)
5. **Allgemeiner Arbeitsmarkt?**
   Ist innerhalb der nächsten 6 Monate mit einer Leistungsfähigkeit zu rechnen, die den Anforderungen des allgemeinen Arbeitsmarktes genügt (z. B. Belastbarkeit für 6–8 Stunden täglich)?
   – Ja (weiter mit Nr. 6)
   – Nein (weiter mit Nr. 7)
6. Wird aus ärztlicher Sicht ein **Verbleiben im erlernten oder zuletzt ausgeübten Beruf** (ggf. nach notwendigen fachlichen Anpassungsmaßnahmen) angeraten?
   – Ja
   – Nein, eine berufliche **Um-/Neuorientierung** wird vorgeschlagen
   (In diesem Fall ist eine <u>umfassende amtsärztliche Untersuchung</u> erforderlich. Der Ärztliche Dienst der Agentur für Arbeit Mannheim wird sich wegen weiterer Unterlagen (Befunde) an Sie wenden.
7. a. Wird die **Eingliederung in eine Werkstatt für Behinderte** vorgeschlagen?
   – Ja
   – Nein
   (In diesem Fall wäre die Frage der **Berentung** zu prüfen. Wenn der/die Behinderte sich nach der Aussteuerung aus dem Krankengeldbezug bei der Agentur für Arbeit arbeitslos meldet, ist eine umfassende amtsärztliche Untersuchung erforderlich. Der Behinderte wird bei Bestätigung Ihrer Auffassung zur Rentenantragstellung aufgefordert werden.)
   b. Ist die **medizinische Rehabilitation** soweit **abgeschlossen**, dass eine Werkstatteingliederung möglich ist?
   – Ja
   – Nein
   c. Besteht **Gemeinschaftsfähigkeit?**
   – Ja
   – Nein
   d. Können **öffentliche Verkehrsmittel** benutzt werden, oder ist der/die Behinderte auf den Fahrdienst der Werkstatt für Behinderte angewiesen?
   – Ja
   – Nein

Verlauf eines Rehabilitationsverfahrens

Der **Eingliederungsvorschlag** hängt u. a. vom Alter, der Vorbildung und der gesundheitlichen Einschränkungen ab. Zur Erarbeitung eines Lösungskonzepts kann auch eine psychologische Untersuchung erfolgen, die vom Reha-Berater veranlasst wird. Darüber entscheidet sich, ob eine Berufsfindung/Arbeitserprobung (▶ s. Übersicht »Berufsfördernde Maßnahmen und Hilfen«) oder Berufsvorbereitungskurse vorgeschaltet werden sollen.

Das Ergebnis kann eine Umschulung in einem Betrieb oder in einer Einrichtung der Bundesagentur für Arbeit (überbetrieblich) sein. Bei der überbetrieblichen Umschulung wird der Rehabilitand von Ärzten, Psychologen und Sozialarbeitern betreut. In Mannheim gibt es eine dritte Möglichkeit, nämlich die Innerbetriebliche Rehabilitation durch Umschulung (IRU). Kern der Maßnahme ist eine betriebliche Umschulung mit Berufsschulunterricht und fachlicher Begleitung von Mitarbeitern eines Berufsfortbildungswerkes.

Für Klienten ohne Ausbildung bzw. ohne 3-jährige berufliche Tätigkeit gilt die Umschulung als Erstausbildung, die über das die Agentur für Arbeit zu beantragen ist.

> **Wichtig**
>
> Oberstes Ziel der Agentur für Arbeit ist die berufliche Wiedereingliederung und nicht der Ausbildungsabschluss. Bei jungen Menschen wird natürlich ein Ausbildungsabschluss angestrebt.

Da das Ziel vorrangig die (Wieder-)Eingliederung auf den allgemeinen Arbeitsmarkt ist, kann Eingliederungszuschuss für den Arbeitgeber direkt geleistet werden oder nach Abschluss einer Maßnahme, z. B. einer Umschulung.

Hilfen im Rahmen der Eingliederung (▶ s. Abb. 54.1) sind vorrangig vor anderen Maßnahmen zur Wiedereingliederung zu prüfen. Die Hilfe kann ein Eingliederungszuschuss (§ 34 Abs. 1 Nr. 2 SGB IX) an den Arbeitgeber sein.

Ziel ist es, einen Dauerarbeitsplatz zu etablieren. Dazu kann auch die Probebeschäftigung dienen, bei der die Lohnkosten vollständig durch die Agentur für Arbeit für bis zu 3 Monate übernommen werden, um dem Arbeitgeber eine Entscheidungshilfe zur Festanstellung eines Klienten zu geben. Eingliederungszuschüsse werden für Schwerbehinderte und Rehabilitanden an den Arbeitgeber geleistet. Für besonders betroffene Schwerbehinderte (mit Schwerbehindertenausweis) erhält der Arbeitgeber bis zu maximal 70% Zuschuss für die Dauer von maximal 36 Monaten. Für Rehabilitanden (ohne Schwerbehindertenausweis) ist die Regelförderung 50% für 1 Jahr. Bei befristeten Arbeitsverträgen erhält der Arbeitgeber maximal die Förderung nur für die Hälfte der Laufzeit des Arbeitsvertrages (2 Jahre Arbeitsvertrag = 1 Jahr Förderung). Bei Erstausbildung oder Umschulung im Betrieb werden nach § 34 (1) Nr. 1 SGB IX Ausbildungszuschüsse gewährt. Außerdem gibt es Trainingsmaßnahmen in einem Betrieb für maximal 3 Monate (kostengünstigste betriebliche Maßnahme)

◘ Abb. 54.1. Beispielhafter Verlauf eines Rehabilitationsverfahrens. (Zur Verfügung gestellt von Gutfleisch 2002, Agentur für Arbeit in Mannheim, unveröffentlichtes Manuskript)

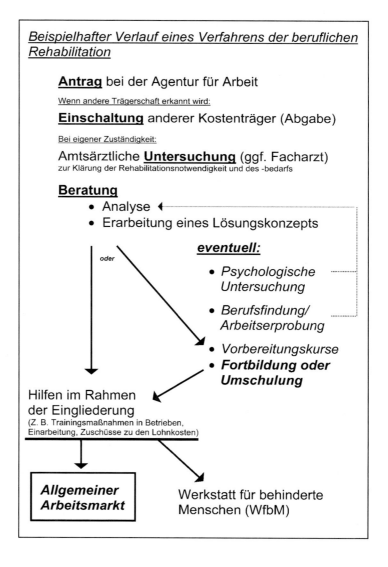

bei weiterer Leistungsgewährung durch die Agentur für Arbeit und Erstattung des Fahrgeldes. In Mannheim greift die Agentur für Arbeit bei Trainingsmaßnahmen gerne auf die Firmen der »Mannheimer Starthilfe« zurück.

Eine andere Maßnahme der Agentur für Arbeit ist die Arbeitsbeschaffungsmaßnahme (ABM), die auch für psychisch kranke Menschen nach § 263 (2) Nr. 4 SGB III vorgesehen ist. Im Gesetz werden Arbeitnehmer erwähnt, die wegen Art oder Schwere ihrer Behinderung nur durch Zuweisung in die Maßnahme beruflich stabilisiert oder qualifiziert werden können.

> **Wichtig**
>
> Ein Rehabilitand muss nicht schwerbehindert sein, auch ein von der Reha-Beratung betreuter Schwerbehinderter ist nicht zwangsläufig auch ein Rehabilitand.

Berufsfördernde Maßnahmen und Hilfen. (Nach Bullacher u. Funk-Schneider 2002, unveröffentlichtes Manuskript)

- Arbeitstraining im stationären Setting
- Arbeitsversuch extern (stationär/ambulant)
- Reha-Arbeitsplatz
- Berufsfindung
- Arbeitserprobung
- Rehabilitation psychisch Kranker (RPK)
- Regratio/Qualifizierungsmaßnahme (vgl. Waschkowski 2002)
- Förderungslehrgang für psychisch Kranke durch den Internationalen Bund (IB)
- Förderungslehrgang für psychisch Kranke durch das Berufsfortbildungswerk (bfw)
- Berufliche Anpassungsmaßnahme
- Überbetriebliche Umschulung
- Betriebliche Umschulung
- Innerbetriebliche Rehabilitation durch Umschulung (IRU)
- Integrationsfachdienst
- Eingliederungszuschuss
- Werkstatt für behinderte Menschen (WfbM)

In der Praxis tritt das Thema berufliche Rehabilitation immer dann auf, wenn Klienten aufgrund gesundheitlicher Probleme ihren Arbeitsplatz verloren haben und ihren bisherigen Beruf nicht mehr ausüben können bzw. überhaupt nicht ins Arbeitsleben gelangen. Will ein Klient eine Umschulung aus gesundheitlichen Gründen über die Agentur für Arbeit/den Rententräger erreichen, muss er einmal die Gründe in Bezug auf den erlernten Beruf nachweisen mittels eines ärztlichen Attests und gleichzeitig bei der Wahl des neuen Berufes die Vereinbarkeit mit den psychischen Problemen bedenken.

> **▶ Fallbeispiel**
>
> Eine junge Frau leidet seit Jahren unter Bulimie und war vorübergehend symptomfrei, als sie nicht in ihrem erlernten Beruf als Bäckereifachverkäuferin tätig war. Nachdem sie aus betrieblichen Gründen eine berufsfremde Stelle verlor und wieder eine Tätigkeit in einer Bäckerei aufnahm, flammten die Symptome wieder stark auf. Da hier ein klarer Zusammenhang zwischen Tätigkeit und Wiedererkrankung besteht, wird die Agentur für Arbeit die schwerwiegenden Gründe der Berufsaufgabe akzeptieren, aber die Wahl des neuen Berufes einschränken.

> **Wichtig**
>
> Unsere Erfahrung zeigt, dass Klienten mit psychischen Problemen für nicht besonders belastbar gehalten werden und deshalb eine Umschulung in einen sozialen Beruf in der Regel ausgeschlossen wird. Wir raten unseren Klienten, sich mit möglichen Berufen zu beschäftigen, um dem Kostenträger auch selbst Vorschläge machen zu können. Der Klient kann somit verhindern, in eine Maßnahme geschickt zu werden, nur weil es gerade dort freie Plätze gibt.

Nicht jeder Klient ist in der Lage, umgehend eine Umschulung zu beginnen. In der Regel wird der eigentlichen Umschulung eine 5-monatige Berufsvorbereitung vorgeschaltet, wodurch alle Rehabilitanden auf einen ungefähr gleichen schulischen Stand gebracht werden. Aber es geht nicht nur um die fachliche Vorbereitung, sondern auch um die psychische Stabilisierung und die Verbesserung der sozialen Kompetenz. Nach der medizinischen Rehabilitation kann für die Klienten die berufliche Anpassungsqualifizierung sinnvoll sein, bevor sie wieder in den Berufsalltag zurückkehren oder eine Umschulung beginnen. Diese Maßnahme wird von Berufstrainingszentren angeboten. Deren Aufgabe ist es, mit Hilfe von Gruppenangeboten, Arbeitstraining, Unterricht und Praktika die Rehabilitanden auf den Wiedereinstieg ins Berufsleben vorzubereiten. Ist noch völlig unklar, in welche Richtung die berufliche Orientierung geht, wird dem Klienten oft eine 2- bis 12-wöchige Berufsfindung angeboten. Er kann in vorher festgelegte Bereiche hineinschnuppern und evtl. in einem Bereich ein längeres Praktikum machen. Danach bekommt er von der dortigen Bezugsperson eine Rückmeldung und eine Empfehlung für die Agentur für Arbeit.

Eine spezielle Form der Vorbereitung bieten die Förderungslehrgänge für psychisch Kranke. Diese wenden sich zum einen an die Zielgruppe der Studienabbrecher und Abiturienten und zum anderen an Jugendliche und junge Erwachsene ohne Ausbildung, mitunter auch ohne Schulabschluss. Das Angebot zielt dabei vorrangig auf die Erlangung der Grundarbeitsfähigkeiten und das Training sozialer Kompetenzen ab. Während im kaufmännischen Förderungslehrgang für Studienabbrecher kaufmännische und EDV-Grundkenntnisse vermittelt und praktische Grundfertigkeiten eingeübt werden, liegt der Schwerpunkt für Jugendliche auf der Vermittlung fachspezifischer Fähigkeiten sowie der Verbesserung der schulischen Voraussetzungen (Hauptschulabschluss).

Eine besondere Maßnahme ist die RPK (Rehabilitation psychisch Kranker), die mit einer klinischen Belastungserprobung von 6 Wochen (Kostenträger: Krankenkasse) beginnt, an die sich dann eine medizinische Reha von 6 Monaten (Kostenträger: Krankenkasse) anschließt. Dem folgt die berufliche Reha von 6–12 Monaten (Kostenträger: Agentur für Arbeit/Rentenversicherungsträger).

Das Fallbeispiel von Herrn U. zeigt einen typischen Verlauf bei der beruflichen Wiedereingliederung eines chronisch psychisch kranken Menschen.

> **Fallbeispiel**
> Herr U., geb. 1970, ledig, bei den Eltern lebend. 1990 erkrankte er an einer paranoid-halluzinatorischen Schizophrenie. Herr U. hat nach dem Hauptschulabschluss und mehreren Schulabbrüchen eine Lehre bei der Post begonnen, die er nach 1 1/2 Jahren abbrach. Dem Ausbruch der Erkrankung war ein mehrmonatiger intensiver Cannabiskonsum vorausgegangen.
> Nach mehreren Klinikaufenthalten wurde von der Tagesklinik nach einem Antrag auf Leistungen zur Teilhabe am Arbeitsleben ein berufliches Training in der WfbM über die Agentur für Arbeit vermittelt. 2 Monate später brach er diese Maßnahme ab und begann den Förderlehrgang für junge psychisch kranke Erwachsene bei einem Bildungsträger. Auch dort hielt er nur ca. 3 Monate durch. Es folgte ein 4-monatiger stationärer Aufenthalt in einem Landeskrankenhaus, von wo er subjektiv stabiler zurückkehrte.
> Im Rahmen der ambulanten Nachsorge absolvierte er einen 3-monatigen Arbeitsversuch mit Verpackungsarbeiten im Zentrallager eines Krankenhauses. Er begann den Arbeitseinsatz mit 4 Stunden täglich, steigerte auf 6 Stunden bis hin zu 8 Stunden täglich. Herr U. bezog die ersten 4 Wochen weiterhin Krankengeld. Nach erreichter Arbeitsfähigkeit meldete er sich bei der Agentur für Arbeit arbeitsuchend, worauf er Arbeitslosenhilfe bezog und den Arbeitsversuch fortsetzte. Danach folgte die Übernahme auf einen Reha-Platz im Rahmen der »Mannheimer Starthilfe« zum weiteren Training. Damit wurde ein auf höchstens 1 Jahr befristetes sozialversicherungspflichtiges Arbeitsverhältnis begründet mit gesonderter Bezahlung. Danach erfolgte Arbeitslosengeldbezug.
> Es gelang Herrn U. zwar, seine Belastbarkeit und Ausdauer zu steigern, aber für eine Vermittlung auf den allgemeinen Arbeitsmarkt war sie noch nicht ausreichend. Um seine Vermittlungschancen zu erhöhen, bedurfte es auch der Förderung der sozialen Fähigkeiten. Da Herr U. in einem eher gewährenden und verwöhnenden Versor-
> ▼

gungsrahmen im häuslichen Umfeld (Elternhaus) lebte, war ein Wechsel in den strukturierten Rahmen einer RPK-Einrichtung zum Erreichen von mehr Selbstständigkeit sinnvoll. Während der RPK-Maßnahme war Herr U. in der Verkaufsabteilung (Sport) eines Kaufhauses halbschichtig eingesetzt. Nachdem sich unmittelbar keine Übernahmemöglichkeit für Herrn U. ergab, kehrte er zunächst in den Haushalt der Eltern zurück und begann eine 1-jährige Qualifizierungsmaßnahme (Regratio) für psychisch Kranke in einem sozialen Dienstleistungszentrum. Herr U. wählte als praktischen Einsatz den Küchenbereich und nahm nachmittags am theoretischen Unterricht teil und ergänzend am sozialen Kompetenztraining. Nach erfolgreicher Teilnahme gelang es Herrn U. auf einen Einfacharbeitsplatz bei einer Integrationsfirma mit Eingliederungszuschuss durch die Agentur für Arbeit dauerhaft integriert zu werden.

Auffällig ist die zeitliche Dauer der beruflichen Wiedereingliederung von Herrn U. sowie die Aneinanderreihung einer Vielzahl von Maßnahmen und die mangelnde Abstimmung der verschiedenen Leistungsträger. Die gezielte Reha-Planung und Verzahnung könnte ein Case-Manager bei der Rehabilitation psychisch Kranker übernehmen.

Werkstätten für behinderte Menschen

Bei behinderten Menschen, die nicht oder noch nicht wieder auf dem allgemeinen Arbeitsmarkt wegen Art und Schwere ihrer Behinderung beschäftigt werden können, ist die Teilhabe am Berufsbildungsbereich der Werkstatt für behinderte Menschen (WfbM) vorgesehen. Es wird davon ausgegangen, dass ein Mindestmaß an wirtschaftlich verwertbarer Arbeitsleistung erzielt wird. Das Eingangsverfahren in Werkstätten kann bis zu 4 Wochen und die Teilnahme am Berufsbildungsbereich bis zu 2 Jahre dauern.

Weitere Leistungen

Neben den bereits aufgeführten Leistungen zur beruflichen Eingliederung psychisch Kranker und Behinderter übernimmt die Agentur für Arbeit je nach Situation des Einzelfalls auch andere Leistungen der Arbeitsförderung. Dazu können Kosten für Unterkunft und Verpflegung zählen, z. B. wenn der behinderte Mensch außerhalb des eigenen oder des elterlichen Haushalts untergebracht werden muss, um an der Maßnahme teilnehmen zu können. Dies kann notwendig sein, wenn Art und Schwere der Behinderung dies erfordern – oder um den Erfolg der Leistungen zur Teilhabe zu sichern. Es werden auch Fahrkosten, Lernmittelkosten, Prüfungsgebühren sowie Beiträge zur gesetzlichen Kranken- und Pflegeversicherung (§§ 102 ff. SGB III) gezahlt.

Für die Klienten besteht ein Anspruch auf Übergangsgeld in der Höhe von 68% des Nettoeinkommens und 75% (mit Kindern) bzw. Unterhaltsgeld (60/67% mit Kindern), wenn sie in den letzten 3 Jahren 1 Jahr versicherungspflichtig gearbeitet haben (§ 103 SGB III).

> **Wichtig**
>
> Das Unterhaltsgeld wird bei allgemeinen Maßnahmen (nicht bei Reha) gezahlt. Das höhere Übergangsgeld wird bei Reha-Maßnahmen gewährt.

Rentenversicherung

Die von der gesetzlichen Rentenversicherung zu erbringenden Leistungen zielen vorrangig darauf ab, den Auswirkungen einer Erkrankung oder Behinderung entgegenzuwirken, so dass es gar nicht erst zu einer Ausgliederung aus dem Erwerbsleben oder zu einem Rentenbezug kommt.

Die Zuständigkeit ergibt sich wie bei der Arbeitsverwaltung aus den persönlichen und versicherungsrechtlichen Voraussetzungen (Bundesversicherungsanstalt 2001). Ziel ist es, die durch Krankheit oder Behinderung gefährdete Erwerbsfähigkeit wesentlich zu bessern oder wiederherzustellen; dies trifft auch bei bereits geminderter Erwerbsfähigkeit zu.

> **Wichtig**
>
> Es gilt der Grundsatz: »Rehabilitation vor Rente.«

Der Rententräger ist nur dann für die Leistungen zur Teilhabe am Arbeitsleben zuständig, wenn die persönlichen und versicherungsrechtlichen **Voraussetzungen** erfüllt sind.

Versicherungsrechtliche Voraussetzungen sind gegeben, wenn der Antragsteller die Wartezeit von 15 Jahren bei Antragstellung erfüllt hat oder wenn er eine Rente wegen verminderter Erwerbsfähigkeit bezieht. Außerdem erbringt der Rententräger Leistungen, wenn die 15 Jahre Wartezeit noch nicht erfüllt sind, aber ohne diese Leistungen Rente wegen verminderter Erwerbsfähigkeit zu leisten wäre oder wenn Leistungen zur Teilhabe am Arbeitsleben im unmittelbaren Anschluss an Leistungen zur medizinischen Rehabilitation erforderlich sind (§ 11 SGB VI).

Persönliche Voraussetzungen (§ 10 SGB VI) sind das Vorliegen einer Krankheit oder Behinderung und die dadurch sich ergebende Gefährdung oder Minderung der Erwerbsfähigkeit. Leistungen zur Teilhabe am Arbeitsleben sollen diese abwenden und die schon geminderte Erwerbsfähigkeit bessern oder wiederherstellen. Solche Leistungen kommen auch dann in Betracht, wenn bereits teilweise Erwerbsminderung vorliegt, aber mit Hilfe der Leistung der Arbeitsplatz erhalten werden kann.

Leistungen zur Teilhabe am Arbeitsleben sind (§§ 33–38 SGB IX in Verbindung mit § 16 SGB VI) in der folgenden Übersicht aufgeführt (Bungesversicherungsanstalt 2001):

Leistungen zur Teilhabe am Arbeitsleben

- Hilfen zur Erhaltung oder Erlangung eines Arbeitsplatzes
  - Kosten für Arbeitsausrüstung, Hilfsmittel und technische Arbeitshilfen
  - Umsetzung im Betrieb, Vermittlung eines neuen Arbeitsplatzes
  - Kraftfahrzeughilfe
  - Fahrtkostenbeihilfe
  - Trennungsbeihilfe
  - Überbrückungsbeihilfe
  - Umzugskosten
  - Arbeitsassistenz
  - Integrationsfachdienste
- Berufsvorbereitung
- Qualifizierungsmaßnahmen
  - Berufliche Anpassung
  - Berufliche Ausbildung
  - Berufliche Weiterbildung
- Leistungen in Werkstätten für behinderte Menschen
- Überbrückungsgeld
- Sonstige Hilfen
- Leistungen an Arbeitgeber
  - Zuschüsse für dauerhafte berufliche Eingliederung
  - Zuschüsse für befristete Probebeschäftigung
  - Zuschüsse für Aus- oder Weiterbildung im Betrieb
  - Zuschüsse für Arbeitshilfen und Einrichtungen im Betrieb

Bei Rehabilitationsbedürftigkeit und -fähigkeit sowie positiven Wiedereingliederungsaussichten wählt der Rentenversicherungsträger im Rahmen seines Ermessens aus dem breiten Leistungsspektrum die zweckmäßigste und kostengünstigste Leistung zur Teilhabe am Arbeitsleben aus. Damit soll das Ziel der möglichst dauerhaften beruflichen (Wieder-)Eingliederung erreicht werden. Der Rentenversicherungsträger verfügt über eigene Rehabilitationsberater, die Beratung zu allen Fragen bezüglich der Leistungen zur Teilhabe am Arbeitsleben anbieten.

Ist aufgrund der Art und Schwere der Behinderung oder zur Sicherung des Therapieerfolges eine Maßnahme zur Teilhabe am Arbeitsleben stationär erforderlich, so wird diese in Berufsförderungswerken durchgeführt, um so die dort angebotenen medizinischen, psychologischen und sozialen Hilfestellungen in Anspruch zu nehmen.

Der Rententräger übernimmt die für Verpflegung und Unterkunft erforderlichen Kosten. Die Dauer der Leistungen ist in der Regel auf 2 Jahre begrenzt, weil man davon ausgeht, dass der Rehabilitand in dieser Zeit das angestrebte Berufsziel erreicht. Ausnahmen gibt es, wenn der

Betroffene nur durch eine länger andauernde Leistung eingegliedert werden kann oder Lage und Entwicklung des Arbeitsmarktes dies bedingen.

Eine ergänzende Leistung des Rententrägers ist die Zahlung von Übergangsgeld, die sich an den letzten Arbeitseinkünften orientiert. Unter bestimmten Voraussetzungen kann es auch für Zeiten vor und nach den Leistungen zur Teilhabe am Arbeitsleben gezahlt werden sowie zwischen einer medizinischen und einer sich anschließenden Leistung zur Teilhabe am Arbeitsleben bzw. zwischen zusammenhängenden Leistungen zur Teilhabe am Arbeitsleben.

> **Fallbeispiel**
>
> Herr D., 33 Jahre, ledig, von Beruf Maler und Lackierer, hat 13 Jahre in diesem Beruf gearbeitet und ist seit 5 Jahren arbeitslos mit Bezug von Arbeitslosengeld und danach Arbeitslosenhilfe. Herr D. erkrankte an einer Drogenpsychose, verlor seinen Arbeitsplatz, war lange Zeit nicht krankheitseinsichtig und ließ sich folglich nicht behandeln. Nach einem stationären Aufenthalt mit medikamentöser und ergotherapeutischer Behandlung stabilisierte sich Herr D. soweit, dass er reha-fähig wurde. Er stellte einen Antrag auf Leistungen zur Teilhabe am Arbeitsleben (berufliche Rehabilitation) bei der zuständigen Agentur für Arbeit. Nach Abklärung der Zuständigkeit leitete die Agentur für Arbeit den Antrag an den Rententräger. Herr D. hatte 13 Jahre gearbeitet und dann insgesamt 5 Jahre Arbeitslosengeld/Arbeitslosenhilfe bezogen. In dieser Zeit wurden aufgrund des Leistungsbezugs Beiträge an die Landesversicherungsanstalt geleistet. Demzufolge hat Herr D. insgesamt 18 Jahre Beiträge in die Rentenversicherung eingezahlt und somit die Mindestbeitragszeit von 15 Jahren erreicht. Herrn D. wurde eine 12-monatige berufliche Qualifizierungsmaßnahme für psychisch Kranke (Regratio) angeboten. Die Landesversicherungsanstalt (LVA) übernahm sowohl die Maßnahmekosten als auch den Lebensunterhalt in Form von Übergangsgeld.

Ausnahmsweise bekommt ein Klient Arbeitslosengeld, auch wenn er dem Arbeitsmarkt nicht zur Verfügung steht, in folgendem Fall: Ein Klient hat die maximale Dauer von Krankengeldbezug (78 Wochen) erreicht und ist immer noch arbeitsunfähig. Die versicherungsrechtlichen Voraussetzungen für den Bezug von Arbeitslosengeld müssen vorliegen. Die Agentur für Arbeit soll nach § 125 (2) SGB III den Arbeitslosen auffordern, innerhalb eines Monats einen Antrag auf Leistungen zur Rehabilitation, zur beruflichen Eingliederung oder auf Rente wegen Erwerbsminderung zu stellen.

> **Wichtig**
>
> Teilnehmer an Leistungen zur Teilhabe am Arbeitsleben sind grundsätzlich in der gesetzlichen Krankenversicherung, Pflegeversicherung und Rentenversicherung versichert.
>
> Die Arbeitslosenversicherungszahlung ist keine Pflichtversicherung, wird aber vom Rentenversicherungsträger übernommen.

Sozialhilfeträger

Auf der Grundlage des Bundessozialhilfegesetzes (BSHG) werden Leistungen zur Teilhabe am Arbeitsleben nur übernommen, wenn der Klient keinen Anspruch gegenüber anderen Kostenträgern hat. Das Prinzip der Nachrangigkeit von Sozialhilfe findet hier Anwendung. Andere Kostenträger können laut § 6 SGB IX/§ 39 Abs. 5 BSHG die gesetzliche Krankenversicherung, die Bundesagentur für Arbeit, die gesetzliche Unfallversicherung, die Rentenversicherung, die Träger Kriegsopferversorgung oder die Träger der öffentlichen Jugendhilfe sein.

Rechtliche Grundlage für die Träger der Sozialhilfe zur Leistungsgewährung ist das Bundessozialhilfegesetz (BSHG). Das Gesetz sieht Leistungen im Rahmen der Eingliederungshilfe (§§ 39 ff. BSHG) vor. Gemäß § 40 BSHG gehören u. a. dazu:

- Leistungen zur Teilhabe am Arbeitsleben nach § 33 SGB IX sowie sonstige Hilfen zur Erlangung eines geeigneten Arbeitsplatzes,
- Hilfe zur schulischen Ausbildung für einen angemessenen Beruf einschließlich des Besuchs einer Hochschule,
- Hilfe zur Ausbildung für eine sonstige angemessene Tätigkeit,
- Leistungen in anerkannten Werkstätten für behinderte Menschen nach § 41 SGB IX.

Nach § 39 (3) BSHG ist es eine Aufgabe der Eingliederungshilfe, die Ausübung eines angemessenen Berufs oder einer sonstigen angemessenen Tätigkeit zu ermöglichen. Um psychisch kranken und behinderten Menschen eine Beschäftigung zu vermitteln, ist nach dem BSHG § 18 (4)-§ 20 die Schaffung von Arbeitsgelegenheiten in Betracht zu ziehen. Sofern ein Sozialhilfeberechtigter keine Arbeit findet, kann der Sozialhilfeträger auch durch Zuschüsse an den Arbeitgeber sowie durch sonstige geeignete Maßnahmen darauf hinwirken, dass der Hilfeempfänger Arbeit findet (§ 18 Abs. 4 BSHG). Der Sozialhilfeträger fördert die Eingliederung in den allgemeinen Arbeitsmarkt auch, indem der Hilfeempfänger bei Aufnahme einer Tätigkeit einen Zuschuss bis zur Höhe des Regelsatzes für bis zu 12 Monate erhält (§ 18 Abs. 5 BSHG). Sozialhilfeträger haben auch die Möglichkeit, nach § 19 (1) BSHG Arbeitsgelegenheiten für Hilfesuchende zu schaffen und zu erhalten und hierfür die Kosten zu übernehmen. Die Arbeitsgelegenheiten sind von vorübergehender Dauer und sollen zu einer besseren Eingliederung verhelfen. Diese Maßnahmen richten sich nicht speziell an psychisch Kranke, sondern an Sozialhilfeempfänger, insbesondere an Langzeitarbeitslose. Sie können auch von psychisch Kranken, die Sozialhilfe beziehen, genutzt werden.

> **Wichtig**
>
> Die Leistungen zur Teilhabe am Arbeitsleben durch Sozialhilfeträger einschließlich der Leistungen in anerkannten Werkstätten für behinderte Menschen entsprechen den Rehabilitationsleistungen der Bundesagentur für Arbeit.

54.2.2 Hilfen zur beruflichen Integration

Integrationsfachdienste

Integrationsfachdienste sind Dienste Dritter, die im Auftrag der Bundesagentur für Arbeit, der Rehabilitationsträger und der Integrationsämter bei der Durchführung der Maßnahmen zur Teilhabe schwerbehinderter Menschen am Arbeitsleben beteiligt werden (§ 109 Abs. 1 SGB IX.). In die Integrationsfachdienste sind auch die früheren berufsbegleitenden Dienste integriert. Somit können sich Schwerbehinderte und Klienten mit gesundheitlichen Einschränkungen an den Dienst wenden, die entweder eine Arbeitsstelle suchen oder Unterstützung zum Erhalt des Arbeitsplatzes brauchen. Der Integrationsfachdienst ist seit Ende 2000 flächendeckend in der Bundesrepublik Deutschland verteilt und bietet auch Information und Beratung von Arbeitgebern an. Der Dienst wendet sich insbesondere an schwerbehinderte Menschen mit einem besonderen Bedarf an arbeitsbegleitender Betreuung. Hierzu gehören ausdrücklich auch Menschen mit einer seelischen Behinderung, die sich im Arbeitsleben besonders nachteilig auswirkt und die Teilhabe am Arbeitsleben auf dem allgemeinen Arbeitsmarkt erschwert (Pörksen et al. 2002).

Das **Integrationsamt** (früher Hauptfürsorgestelle) gewährt Leistungen zur Teilhabe schwerbehinderter Menschen in Form von Hilfen und Nachteilsausgleichen – insbesondere im Arbeitsleben (Pörksen et al. 2002). Diese werden auf der Grundlage des Schwerbehindertenrechts (SGB IX, Teil 2) auch für psychisch Kranke – unabhängig von Leistungen zur Rehabilitation gewährt.

Um Leistungen nach dem Schwerbehindertenrecht in Anspruch nehmen zu können, muss der Klient die Anerkennung der Schwerbehinderteneigenschaft beim Versorgungsamt beantragen. Nach ärztlicher Begutachtung aufgrund vorgelegter ärztlicher Atteste erfolgt die Ermittlung des Grades der Behinderung und die Ausstellung eines Schwerbehindertenausweises (ab 50% Grad der Behinderung).

Nach § 102 (1) SGB IX hat das Integrationsamt u. a. folgende Aufgaben:
1. die Erhebung und Verwendung der Ausgleichsabgabe (§ 77 SGB IX), die Arbeitgeber für jeden unbesetzten Pflichtarbeitsplatz für schwerbehinderte Menschen monatlich leisten müssen, solange sie die vorgeschriebene Anzahl schwerbehinderter Menschen nicht beschäftigen.
2. Kündigungsschutz, d. h. die Kündigung des Arbeitsverhältnisses eines schwerbehinderten Menschen oder eines ihm Gleichgestellten durch den Arbeitgeber bedarf regelmäßig der vorherigen Zustimmung des Integrationsamtes (BAR 2001).

> **Wichtig**
>
> Der besondere Kündigungsschutz trifft nicht zu, wenn das Arbeitsverhältnis noch keine 6 Monate bestand.
>
> In der Praxis stimmt das Integrationsamt einer Kündigung zu, wenn für den schwerbehinderten Menschen und seine gesundheitliche Beeinträchtigung kein adäquater Arbeitsplatz zur Verfügung steht.

Das Integrationsamt kann im Rahmen seiner Zuständigkeit für die begleitende Hilfe im Arbeitsleben aus den ihm zur Verfügung stehenden Mitteln auch Geldleistungen erbringen, insbesondere an
1. schwerbehinderte Menschen: u. a.
   - für technische Arbeitshilfen,
   - zum Erreichen des Arbeitsplatzes,
   - zur Teilnahme an Maßnahmen zur Erhaltung und Erweiterung beruflicher Kenntnisse und Fertigkeiten;
2. Arbeitgeber:
   - finanzielle Hilfen zum Ausgleich einer wesentlichen Leistungsminderung (die mindestens 30% unter der Durchschnittsleistung einer vergleichbaren Arbeitsgruppe liegt § 102 Abs. 3 Nr.2b/§ 72 Abs. 1 Nr. 1a–d).

Nach § 102 SGB IX haben schwerbehinderte Menschen Anspruch auf Übernahme der Kosten einer notwendigen Arbeitsassistenz sowie technischer Hilfen zur behinderungsgerechten Gestaltung des Arbeitsplatzes aus den Mitteln der Ausgleichsabgabe.

Integrationsprojekte

Erstmals sind mit den §§ 132 ff. SGB IX Begriff und Aufgaben der Integrationsprojekte gesetzlich verankert.

Dazu zählen sowohl Integrationsunternehmen, Integrationsbetriebe oder Integrationsabteilungen zur Beschäftigung schwerbehinderter Menschen auf dem allgemeinen Arbeitsmarkt. Integrationsunternehmen sind rechtlich und wirtschaftlich selbstständige Unternehmen und beschäftigen nach § 132 (3) SGB IX mindestens 25%

und maximal 50% Schwerbehinderte, besonders schwer vermittelbare Arbeitnehmer.

Integrationsbetriebe und Integrationsabteilungen sind von öffentlichen Arbeitgebern oder unternehmensintern im Sinne des § 71 (3) SGB IX geführte Betriebe.

Integrationsprojekte finanzieren sich im Wesentlichen über ihre erzielten Einkünfte (Dienstleistung, produzierte Waren). Zusätzlich erhalten sie durch das Integrationsamt zum Start des Unternehmens Investitionsleistungen und fortlaufend Leistungen für den Betreuungsaufwand. Für die einzelnen Arbeitnehmer kann Einzelförderung bis zu maximal 3 Jahre bei der Arbeitsverwaltung/dem Rentenversicherungsträger beantragt werden. Danach bleibt dem Unternehmen die Möglichkeit, Ausgleichszahlung bei verminderter Leistungsfähigkeit der behinderten Menschen beim Integrationsamt zu beantragen.

> **Zusammenfassung**
>
> Die Leistungen zur Teilhabe am Arbeitsleben zielen vorrangig auf Erhaltung der Erwerbsfähigkeit und (Wieder-)Eingliederung auf den allgemeinen Arbeitsmarkt. Die Aufnahme und der Erhalt einer Beschäftigung auf dem besonderen Arbeitsmarkt wird nachrangig behandelt.

54.3 Leistungen zur Teilhabe am Leben in der Gemeinschaft

Leistungen zur Teilhabe am Leben in der Gemeinschaft umfassen nach § 55 SGB IX insbesondere Hilfen zum selbstbestimmten Leben in betreuten Wohnmöglichkeiten, Hilfe zur Teilhabe am gemeinschaftlichen und kulturellen Leben und Hilfen zum Erwerb praktischer Kenntnisse und Fähigkeiten, die erforderlich und geeignet sind, behinderten Menschen die für sie erreichbare Teilhabe am Leben in der Gesellschaft zu ermöglichen. Spezielle Dienste und Einrichtungen haben sich im Laufe der Jahre etabliert, um den psychisch Kranken die Teilhabe am Leben in der Gemeinschaft zu ermöglichen.

Sozialpsychiatrische Dienste

Diese Dienste können von psychisch Kranken in Anspruch genommen werden, um regelmäßige Unterstützung durch Sozialarbeiter zu erhalten und Freizeitangebote zu nutzen. Nachdem die Soziotherapie als neues Hilfsangebot für psychisch kranke Menschen im Jahre 2000 ins SGB V (§ 37a) aufgenommen wurde, bieten die sozialpsychiatrischen Dienste (SpDi) auch diese Leistung an. In den meisten Bundesländern hat der SpDi auch koordinierende Funktionen wie Beratung anderer Dienste und niedergelassener Ärzte im Einzugsgebiet. Die SpDi sind vorrangig an die Gesundheitsämter angeschlossen, in Baden-Württemberg aber sind die Dienste in freier Trägerschaft.

Betreutes Wohnen

Das Betreute Wohnen umfasst sowohl die Wohnform der betreuten Wohngemeinschaft als auch das Betreute Einzel- und Paarwohnen.

Diese Wohnform der betreuten WG bietet neben dem Zusammenleben mit anderen psychisch Kranken in einer Gemeinschaft die Hilfe und Förderung im Bereich alltagspraktischer Fähigkeiten und Fertigkeiten. Zusätzlich unterstützt und berät der Sozialarbeiter bei der Sicherung der finanziellen und sonstigen Lebensgrundlagen. Außerdem werden intensive Einzelgespräche zur Krisenintervention durchgeführt.

Da aber das Leben in einer WG für chronisch psychisch Kranke auch besondere Belastungen mit sich bringen kann, wurden nach und nach Möglichkeiten zum Betreuten Einzel- und Paarwohnen eingerichtet. Diese Betreuung kann in bereits vorhandenen Wohnungen der Klienten stattfinden; es werden aber auch von Trägern Wohnungen angemietet. Die Betreuung wird meistens durch Sozialarbeiter und -pädagogen und Krankenpflegekräfte, z. T. auch durch Psychologen und Ergotherapeuten gewährleistet. Ärztlich werden die Bewohner von niedergelassenen Fachärzten und Institutsambulanzen betreut.

Die Kosten der Betreuung werden für beide Wohnformen beim überörtlichen Sozialhilfeträger beantragt; Hilfe zum Lebensunterhalt übernimmt der örtliche Sozialhilfeträger (§ 5 SGB IX, § 39 Abs. 4 BSHG).

> **Fallbeispiel**
>
> Frau B., 29 Jahre alt, Altenpflegerin, kam in die Psychosomatische Klinik wegen einer Essstörung und großer sozialer Ängste. Sie konnte nicht mehr arbeiten, nicht allein leben, hatte bedrängende Suizidgedanken, und die Nahrungsaufnahme war extrem vermindert. Im Laufe der Behandlung wurde klar, dass sie nach der Entlassung intensive Betreuung brauchte. Aufgrund ihrer ausgeprägten sozialen Ängste und eines jahrelangen sexuellen Missbrauchs in der Kindheit zeigte sich, dass eine betreute Wohngemeinschaft sie überfordern würde. So beantragte sie mit Unterstützung der Sozialarbeiterin Betreutes Wohnen in der eigenen Wohnung.
>
> Mittlerweile kann dieses Angebot ganz auf die Bedürfnisse des Antragstellers zugeschnitten werden. Das hieß im Falle von Frau B. eine in den ersten Monaten nach Entlassung engmaschige Betreuung, die mit zunehmender Stabilität reduziert werden konnte. Frau B. benötigte bezüglich der Ernährung, der beruflichen Wiedereingliederung und sozialer Beziehungen große Unterstützung.
>
> ▼

Die Kosten für die Betreuung musste Frau B. beim Landeswohlfahrtsverband beantragen. Die Höhe der Kosten für die Betreuung orientiert sich nach der Hilfebedarfsgruppe, in die die Patientin nach Auswertung des Antrags eingeteilt wird. Die Einteilungskriterien können je nach Bundesland variieren.

Psychosoziale Kontakt- und Beratungsstellen

Diese Beratungsstellen arbeiten meistens mit gemeindepsychiatrischen Hilfsangeboten wie Tagesstätten und betreuten Wohngemeinschaften zusammen und bieten psychisch Kranken und Behinderten einen niedrigschwelligen Zugang zur Beratung, Betreuung und Hilfe. Die konkrete Ausgestaltung dieses Angebots ist je nach Träger und Region verschieden.

Tagesstätten

Auch für Tagesstätten besteht in den einzelnen Bundesländern keine einheitliche Definition. Die Tagesstätten wurden Anfang der 90er Jahre eingerichtet mit der Möglichkeit der Tagesstrukturierung. Ziel ist es, alltagspraktische Fähigkeiten, Kontakt- und Beziehungsfähigkeit sowie Interessen der Freizeitgestaltung zu fördern. Außerdem wird Arbeits- und Beschäftigungstherapie sowie soziale Beratung angeboten. Das kleine Team besteht meist aus einem Sozialarbeiter und einem Ergotherapeuten. Je nach Schwerpunkten zeigen die Tagesstätten sich mehr als besondere Arbeitsstätte oder mehr als Kontakt- und Freizeitzentrum (Pörksen et al. 2002; BAR 2001).

54.4 Schlussfolgerungen

Die neuen Regelungen des SGB IX mit kurzen und klaren Fristen führen zu einer beschleunigten Bearbeitung von Anträgen auf Leistungen der Rehabilitation. Auch wenn noch nicht klar ist, ob der Antragsteller alle Leistungsvoraussetzungen erfüllt, wird eine Entscheidung getroffen, und es kommt im Reha-Verfahren zu keiner Verzögerung. Der damit einhergehende rechtzeitige Beginn von Rehabilitationsmaßnahmen bedeutet jedoch nicht eine qualitative Verbesserung der Rehabilitation (Kilger u. Bunger 2002). Die Rehabilitation ist ein langfristiger und ganzheitlicher Prozess, der die Entwicklungen des erkrankten Menschen und die medizinischen und sozialen Rehabilitationsmaßnahmen gleichermaßen berücksichtigen muss (Bosshard et al. 2001).

Gerade für psychisch kranke Menschen wäre die langfristige Begleitung durch eine fachlich qualifizierte Bezugsperson, wie es im Konzept des Case-Managements vorgesehen ist, von großer Bedeutung. Diese könnte u. a. die Koordinierung der Rehabilitation übernehmen, so dass psychisch kranke Menschen zwischen diversen Diensten, Einrichtungen, Arbeitgebern, Kostenträgern und wechselnden Bezugspersonen nicht hin

und her geschoben werden (»Reha-Odyssee«) (Pörksen et al. 2002).

Ein wichtiges Ziel der Rehabilitation, die (Wieder-) Eingliederung in den Arbeitsmarkt, ist unter den derzeitigen wirtschaftlichen Bedingungen für psychisch kranke Menschen schwer zu erreichen. Hinzu kommt die krankheitsbedingte Leistungsminderung und Funktionsbeeinträchtigung sowie ein Mangel an geeigneten Arbeitsplätzen (Bailer et al. 1998). Die Hälfte aller chronisch psychisch Kranken ist ohne Arbeits- oder Beschäftigungsangebot (Pörksen et al. 2002).

Betroffene äußern den Wunsch nach wohnortnahen Berufstrainingsmöglichkeiten und Arbeitsplätzen sowie Hilfen beim Finden und Behalten einer Tätigkeit. Dazu bedarf es einer engeren Zusammenarbeit mit der Wirtschaft und dem Aufbau spezieller Integrationsfirmen. Eine Ausdehnung der Förderzeiten durch die Leistungsträger ist anzustreben.

Im Rahmen der seit 2003 tätigen Personalserviceagenturen und Job-Center für Arbeit sollten psychisch Kranke besonders berücksichtigt werden.

Eine gute soziale Anpassung im Allgemeinverhalten ist eine Voraussetzung für die Besetzung spezieller Rollenbereiche. Nach einer Studie (Bailer et al. 1998) zeigten Patienten zum Zeitpunkt der Ersthospitalisierung Beeinträchtigungen u. a. im Freizeitverhalten (67%), gefolgt von Problemen bei der Bewältigung alltäglicher Probleme (56%) und vermehrtem sozialem Rückzug (47%). Dies zeigt die Notwendigkeit der Überleitung zu ambulanten Diensten wie dem sozialpsychiatrischen Dienst (u. a. mit dem Angebot von Soziotherapie), Tagesstätten und psychosozialen Kontakt- und Beratungsstellen, um eine Verbesserung in diesem Bereich zu erreichen.

Man kann nur dann von einer gelungenen Rehabilitation sprechen, wenn der Übergang von klinischer Behandlung zu Angeboten und Leistungen der medizinischen Rehabilitation, den Möglichkeiten zur Teilhabe am Arbeitsleben sowie denen zur Teilhabe am Leben in der Gemeinschaft lückenlos erfolgt.

Anhang: Internetadressen

- Aktion Psychisch Kranke (APK)
  http://www.psychiatrie.de/apk/default.htm
- Ambulante Einrichtungen und Hilfen zur Rehabilitation (Tagesstätten)
  http://www.psychiatrie.de/bapk/ambulanz.htm
- Agentur für Arbeit online
  http://www.arbeitsagentur.de
- Berufliche Rehabilitation und Behindertenwerkstätten
  http://www.vdk.de/cgi-bin/vdkred.pl?ID=by365
- Betreutes Wohnen beim Deutschen Roten Kreuz
  http://www.drk.de/dls/betreutes_wohnen.htm

- Bundesagentur für Arbeit (Agentur für Arbeit online)
- Bundesarbeitsgemeinschaft für Rehabilitation, Frankfurt am Main
  http://www.bar-frankfurt.de
- Bundesverband der Angehörigen psychisch Kranker (BApK)
  http://www.psychiatrie.de/bapk/default.htm
- Bundesversicherungsanstalt für Angestellte (BfA), Berlin
  http://www.bfa.de/
- Deutsche Vereinigung für den Sozialdienst im Krankenhaus e.V.
  http://dvsk.org
- Deutscher Berufsverband für Soziale Arbeit e.V.
  http://www.dbsh.de
- Deutscher Verein für öffentliche und private Fürsorge, Frankfurt am Main
  http://www.ijf2001.de/wasist9.htm
- Entscheidungen der Sozialgerichtsbarkeit
  http://sgurteile.system.recos.de
- Forum Sozialhilfe
  http://www.forum-sozialhilfe.de/index.htm
- Gemeinnütziger Verein zur Förderung der Sozialhilfeberatung im Internet e.V.
  http://www.sozialhilfe-online.de/
- Infos zum Betreuungsrecht
  http://www.gesetzliche-betreuung.de/home.htm
- Krankenversicherung
  http://www.krankenkassen.de/
- Landesverbände der gewerblichen Berufsgenossenschaften
  http://www.lvbg.de
- Landesversicherungsanstalten online (LVA)
  http://www.LVA.de/
- Landeswohlfahrtsverband (LWB) Baden
  http://www.lwbaden.de/
- LWB-Integrationsamt
  http://www.lwbaden.de
- Patienten-Informationsdienst
  http://www.patienten-information.de/
- Psychosoziale Hilfe und Betreuung
  http://www.socialnet.de/branchenbuch/2374.html
- Rehadat – das Informationssystem zur Beruflichen Rehabilitation
  http://www.rehadat.de
- Rehakliniken – MEDI MEDIA (Handbuch Reha- und Vorsorgeeinrichtungen digital)
  http://www.rehakliniken.de
- Schwerbehindertengesetz (Links dazu)
  http://www.schwerbehindertengesetz.de/
- Selbsthilfegruppen für psychisch Kranke
  http://www.psychiatrie.de/hilfe/internet.htm#Selbsthilfe
- Sozialhilferatgeber
  http://www.sozialhilfe.org/

- Sozialpolitik-Lehrbuch (Sozialpolitik und soziale Lage in Deutschland)
  http://www.sozialpolitik-lehrbuch.de
- Sozialpsychiatrische Dienste Baden-Württemberg (Adressen und Telefonnummern)
  http://www.spdi.de/spdis_bw.htm
- Verband Deutscher Rentenversicherungsträger (Rubrik Rehabilitation)
  http://www.ifrr.vdr.de
- Versorgungsamt Baden-Württemberg
  http://www.versorgungsverwaltung-baden-wuerttemberg.de/
- Zentralinstitut für Seelische Gesundheit (ZI Mannheim)
  http://www.zi-mannheim.de/orga.htm

Literatur

Bailer J, Waschkowski H, Müller-Bischof C, Rey ER (1998) Konzepte und Ergebnisse zur beruflichen Reintegration chronisch psychisch Kranker. Prax Klin Verhaltensmed 42: 61–77

Bosshard M, Ebert U, Lazarus H (1999) Sozialarbeit und Sozialpädagogik in der Psychiatrie. Psychiatrie-Verlag, Bonn

BSHG (2002) Bundessozialhilfegesetz.Beck-Texte, dtv, München

Bundesarbeitsgemeinschaft für Rehabilitation (BAR) (2001) Wegweiser – Rehabilitation und Teilhabe behinderter Menschen. Vol 11. Bundesarbeitsgemeinschaft für Rehabilitation, Frankfurt/M

Bundesministerium für Arbeit und Sozialordnung (BMA) (Hrsg) (2000) Soziale Sicherung im Überblick. Bundesministerium für Arbeit und Sozialordnung, Bonn

Bundesversicherungsanstalt für Angestellte (BfA) (Hrsg) (2001) Leistungen zur Teilhabe am Arbeitsleben. Vol 2, 7. Bundesversicherungsanstalt für Angestellte, Berlin

Kilger H, Bunger M (2002) Rehabilitation – schnell, unbürokratisch und gut? R&P 3: 149–151

Medizinischer Dienst der Spitzenverbände der Krankenkassen e. V. (Hrsg) (2001) Begutachtungsrichtlinien Vorsorge und Rehabilitation (Richtlinien nach § 282 Satz 3 SGB V). Essen, S 14–15

Pörksen N, Brill KE, Gredig CH, Jäger B (2002) Projekt »Bestandsaufnahme zur Rehabilitation psychisch Kranker« – im Auftrag des Bundesministeriums für Arbeit und Soziales. Aktion Psychisch Kranke e.V, Bonn

SGB III (2000) Arbeitsförderung. Beck-Texte, dtv, München

SGB V (2000) Gesetzliche Krankenversicherung. Beck-Texte, dtv, München

SGB VI (2001) Gesetzliche Rentenversicherung Beck-Texte, dtv, München

SGB IX (2002) Rehabilitation und Teilhabe behinderter Menschen. Beck-Texte, dtv, München

Waschkowski H (1999) Die »Mannheimer Starthilfe«: Ein klinisch-außerklinisches Modell zur beruflichen Integration psychisch Kranker. In: Längle G, Welte W, Buchkremer G (Hrsg) Arbeitsrehabilitation im Wandel. Attempo, Tübingen

Waschkowski H (2000) Fachtagung Arbeitsversuche – und was kommt danach? Initiativen und Perspektiven für die Integration psychisch Kranker in die Arbeitswelt. ZI, Mannheim

Waschkowski H et al. (1983–2001) Jahresberichte »Mannheimer Starthilfe«, ZI, Mannheim

Waschkowski H, Bailer J, Fischer S, Lederle K (2002) Regratio – ein berufliches Reintegrationsprojekt für psychisch Kranke. Psychiatr Prax 29: 93–96

Witterstätter K (2000) Soziale Sicherung. Luchterhand, Neuwied, S 67–72

Leistungsrecht in Österreich

Peter Gardowsky

> Es entspricht unserer Erfahrung, dass ein sehr enger Zusammenhang besteht zwischen körperlichem, seelischem und sozialem Wohlbefinden.
>
> Die soziale Sicherheit kann allgemeines Wohlbefinden nicht ersetzen. Eingeengtsein in Not und Entbehrung schafft jedoch zusätzliches Leid und wirkt in besonderem Maße einschränkend und somit krankmachend bei Menschen, die an der Seele leiden.
>
> So wirkt das soziale Gefüge auf unsere Biologie und umgekehrt.
>
> Dieses Kapitel beschreibt das österreichische Leistungsrecht, die wichtigsten Gesetzesabschnitte und Rehabilitationsmaßnahmen. Es wird versucht, soziale Sicherheiten und Notwendigkeiten zu definieren und begreiflich zu machen, die für Menschen, die aufgrund einer psychiatrischen Erkrankung kurz- mittel und langfristig eines besonderen Beistandes bedürfen, ebenso wie für ihre Angehörigen besonders wichtig sind.

Grundsätzliches zur sozialrechtlichen Absicherung

Prinzipiell kann festgestellt werden, dass die sozialrechtliche Absicherung für Menschen mit einer psychischen Erkrankung österreichweit in annehmbarem Maße gegeben ist. Der Zugang ist jedoch deutlich und fallweise sogar gesteigert eingeengt und somit nur erschwert erreichbar.

Dafür gibt es Ursachen:

- Die Anwendung der Sozialhilfegesetze ist Bundesländersache. Somit ist österreichweit ein unterschiedlicher Zugang, fallweise eingrenzend, fallweise »weitherziger« zur Sozialhilfe gegeben, je nachdem wo der Betroffene lebt.
- Behörden und Ämter können in der Regel mit sozialpsychiatrischen Begrifflichkeiten und Definitionen wenig anfangen bzw. sind ihnen solche fremd (▶ s. dazu ausführlich Abschn. 55.2.2 die erhöhte Familienbeihilfe).
- Behörden urteilen häufig unterschiedlich und eher restriktiv, so dass in vielen Fällen erst eine zweitinstanzliche Entscheidung und somit ein längerfristiger Behördenweg notwendig ist. Diesen zu beschreiten erfordert engagierte Beharrlichkeit und besondere Sachverständigkeit.

Aus diesem Grund sind folgende grundsätzliche Überlegungen für Betroffene und Angehörige grundsätzlich in Betracht zu ziehen:

- Für jede Leistung muss rechtzeitig ein Antrag gestellt werden. Ohne Antrag gibt es keine sozialrechtliche Leistung!
- Jede Behörde ist verpflichtet, einen **schriftlichen Bescheid** anzufertigen. Manche Behörde »ziert« sich sehr. Besonders wenn vermutet werden kann, es könnte eine »Laus« im Behördenpelz sitzen, bestehen Sie auf einem schriftlichen Bescheid, denn erst danach ist ein Rechtsmittel möglich!
- Haben Sie mehr Geduld, Ausdauer und Durchsetzungsvermögen als die Behörde!

- Scheuen Sie sich nicht, für die Durchsetzung eines Rechtes unter Umständen Sachwalterschaft anzuregen oder einen Rechtsbeistand (z. B. die Arbeiterkammer oder Rechtsanwalt) zu beauftragen oder bedienen Sie sich des Instrumentariums einer »Vollmacht« (▶ s. Abschn. 55.4.2)!
- In Österreich kommt bei allen gesetzlichen Leistungen das Allgemeine Bürgerliche Gesetzbuch (ABGB) als Grundvoraussetzung für jedes Verfahren und im Speziellen die sog. Beistandspflicht zum Tragen. § 137 Abs. 2 und § 143 besagt, dass Eltern Kindern und umgekehrt »beizustehen haben«. In letzter Zeit berufen sich die Pensionsversicherungsanstalten vermehrt auf diese Beistandspflicht (▶ s. Ausgleichzulage unter 55.1.7).

Die finanzielle Absicherung stützt sich prinzipiell auf ein Zweisäulenmodell.

Das **erste Modell** der sozialen Sicherheit ist das offenkundig übliche und auch gesellschaftlich akzeptierte und beruht auf der Tatsache, dass es durch eine eigene Leistung erworben wurde oder eine eigene Leistung gesetzliche Grundlage für eine Sozialtransferleistung ist. Diese Sicherheitssäule ist nicht nur begehrens-, sondern besonders erstrebenswert, auch nach schweren psychischen Krisen, weil sie ein selbst erarbeitetes und durch einen Versicherungsschutz erworbenes Recht darstellt und das persönliche Selbstvertrauen stärkt.

Das **zweite Modell** der sozialen Sicherheit wird erbracht von der Allgemeinheit, teils als eine Leistung des Bundes, teils als Leistungen der Bundesländer. Diese Leistungen sind bestimmt für Menschen mit einer Behinderung oder für diejenigen, die wegen einer schweren Beeinträchtigung zu einem eigenen Erwerb nicht befähigt sind. Sie werden deshalb Transferleistungen genannt.

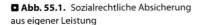

☐ **Abb. 55.1.** Sozialrechtliche Absicherung aus eigener Leistung

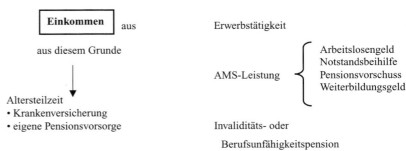

55.1 Soziale Sicherheit aus eigener Leistung

☐ Abb. 55.1 zeigt die verschiedenen Einkommensquellen, mit denen zwangsläufig und automatisch die gesetzliche Krankenversicherung und die eigene Pensionsvorsorge gegeben sind.

Da die gesetzlichen Bestimmungen zu diesen Leistungen sehr umfangreich sind, werden in dieser Auflistung nur die wichtigsten Einkommensquellen angeführt, die bei Menschen mit einer psychischen Erkrankung und deren Familienangehörigen hauptsächlich erstrebenswert erscheinen.

55.1.1 Arbeitslosengeld

Arbeitslosengeld kann erstmals beansprucht werden, wenn innerhalb der letzten 24 Monate vor dem Antrag 52 Wochen versicherungspflichtige Beschäftigung vorliegen. Besonders zu beachten ist dabei, dass bis zum 25. Lebensjahr innerhalb der letzten 12 Monate nur 26 Wochen an Beschäftigungszeit vorliegen müssen und dass ein eventueller Krankenstand den Anspruch auf Arbeitslosengeld unterbricht und somit ein verlängerter Anspruchszeitraum von Leistungen entsteht. Es ist deshalb anzuraten, nach einem Krankenhausaufenthalt bis zur Genesung jedenfalls den Anspruch auf Krankenstand und somit auf Krankengeld geltend zu machen. Das ist bis zu einer Dauer von 12 Monaten möglich. Dazuverdienen darf man nur bis zur Geringfügigkeitsgrenze (monatlich EUR 316,19; täglich EUR 24,28 im Jahre 2004). Da zum Bezug von einer Arbeitsmarktserviceleistung Arbeitsfähigkeit und Arbeitswilligkeit vorhanden sein muss, ist es aus Erfahrung von Helfern nicht zweckmäßig, die Erkrankung, psychische Beeinträchtigung oder eine eventuelle Einschränkungen von Arbeitsleistungen klar und ausdrücklich beim **Arbeitsmarktservice** (AMS)[1] zu deponieren. Wichtig ist dabei aber, auf die Einschränkungen hinzuweisen, die besondere Stresssituationen am Arbeitsplatz für eine gelungene Arbeitsrehabilitation darstellen könnten.

Aus Erfahrung ist zu ergänzen, dass bei der Anrechnung von vergangenen Arbeitszeiten, die die Grundlage der Zuerkennung des Arbeitslosengeldes oder Notstandes sind, manchmal Wochen oder sogar Tage entscheidend sein können. Dabei ist es immer gut, gründlich nachzufragen, ob nicht »versteckte«, d. h. von einem »schlampigen« Dienstgeber nicht gemeldete Arbeitszeiten vorhanden sind, die evtl. nachzutragen wären, um den Rechtsanspruch zu erhalten.

> **Fallbeispiel**
>
> Frau Rosa fehlten 5 Arbeitstage, um in den Genuss der Arbeitslosenversicherung zu kommen. Mit viel Geduld sammelte und »fahndete« ein erfahrener Sozialarbeiter die Versicherungszeiten. Ein in der Zwischenzeit in Konkurs gegangenes Unternehmen hatte Frau Rosa nicht angemeldet, obwohl sie dort 12 Tage gearbeitet hatte. Die Recherchen waren mühevoll, die Nachforschungen zäh, zahlten sich jedoch aus. Aus einer Sozialhilfeempfängerin ohne Anspruch auf Pflichtversicherung und Pensionsvorsorge wurde eine »Arbeitslose« mit allen positiven sozialen Rechten.

Wichtig

In jeder Dienststelle des Arbeitsmarktservices gibt es Rehabilitationsberater oder solche, die mit Menschen mit besonderen Beeinträchtigungen geeigneter umgehen können. Wenn möglich, lassen Sie sich an diese verweisen und erklären Sie diesen geduldig die konkrete Lage und Ihr besonderes Anliegen.

Achtung Falle: Erklären Sie bitte nicht zu viel, es könnte der Eindruck entstehen, dass keine Arbeitsfähigkeit vorliegt und dann ist eine Leistung des AMS nicht möglich!

---

[1] Der Arbeitsmarktservice ist eine Serviceleistung der öffentlichen Hand für Arbeitssuchende. AMS hat die Aufgabe, arbeitssuchende Menschen zu unterstützen. Dieser ist in Landesgeschäftsstellen, die den Bundesländern entsprechen, eingeteilt und hat eigene Geschäftsstellen in jedem politischen Bezirk.

55.1.2 Notstandshilfe

Notstandshilfe wird gewährt, wenn die Bezugsdauer des Arbeitslosengeldes erschöpft ist und kein sonstiges Einkommen vorhanden ist, dabei ist das Einkommen des Ehepartners bzw. Lebensgefährten zu berücksichtigen. Sie wird gewährt für die Dauer von 52 Wochen, eine Weitergewährung ist jedoch auf Antrag unbegrenzt möglich, solange die Voraussetzungen gegeben sind.

Wichtig ist zu beachten, dass ein Zuverdienst bis zur Geringfügigkeitsgrenze nicht angerechnet wird und dass in der Regel psychisch Kranke auch dann Anspruch auf Notstandshilfe haben, wenn sie sich in einer Rehabilitationseinrichtung (z. B. Tagesheimstätte) befinden. Ein Krankenstand allerdings unterbricht Notstandshilfe. Es ist wichtig, dem Berater des AMS genaue Auskunft zu geben, dass sich ein Betroffener in einer Rehabilitationseinrichtung für psychisch Kranke befindet und dass dies zur Integration in den Arbeitsprozess bedeutsam ist. Auch die Termine beim AMS müssen genauestens eingehalten werden, um nicht einen Anspruch zu verlieren. Bei vielen AMS-Geschäftsstellen haben die Betreuer Verständnis, wenn in Zeiten von seelischer Not Eltern für ihre Kinder vorsprechen.

55.1.3 Pensionsbevorschussung

Während der Dauer eines Verfahrens zur Klärung der Frage, ob Invalidität bzw. Berufsunfähigkeit vorliegt, erhält der Arbeitslose oder Notstandshilfebezieher den Pensionsvorschuss vom zuständigen AMS, dessen Höhe sich am Ausmaß des Arbeitslosengeldes orientiert, wobei gewisse Höchstbeiträge nicht überschritten werden dürfen. Das Ansuchen um Pension muss sofort dem AMS gemeldet werden!

Während des Pensionsverfahrens kann keine Arbeitsvermittlung durchgeführt werden. Wird danach die Pension nicht gewährt und wird weiterhin behauptet, dass Arbeitsunfähigkeit besteht, gilt man laut Verwaltungsgerichtshof als arbeitsunwillig und bekommt daher **keine Leistung** mehr aus dem AMS. Ansonsten ist für weitere Leistungen das AMS zuständig.

> **Fallbeispiel**
> Herr Anton war enttäuscht, dass seinem Ansuchen auf Invaliditätspension nicht stattgegeben wurde, obwohl er dem Gutachter so ausführlich die Gründe erläutert hatte, warum er nicht mehr arbeiten könne. Sehr verzweifelt machte er sich am nächsten Tag pflichtbewusst auf den Weg zu seinem Betreuer am AMS. Er zeigte den negativen Bescheid der Pensionsversicherungsanstalt und beteuerte mit großem Mienenspiel und Entsetzen, dass er wirklich nicht arbeitsfähig sei, weil er schon seit vielen Jahren psychisch krank sei und das wüssten alle. Die Folge war, dass Herrn Anton der Bezug der Notstandshilfe gestrichen wurde, weil diese nur demjenigen zusteht »der dem Arbeitsmarkt zur Verfügung steht und dem die Aufnahme einer Arbeit nicht verwehrt ist«.

55.1.4 Altersteilzeit

Altersteilzeit ist in gezielten Fällen eine echte Erleichterung für ältere psychisch Kranke, die dem Stress und der Schnelligkeit im Arbeitsprozess nicht mehr gewachsen sind und trotzdem noch im Arbeitsprozess mit weniger Stundenaufwand verbleiben können. Diese Maßnahme wurde geschaffen, um den Dienstgeber finanziell zu entlasten und dem Arbeitnehmer durch weniger Stundeneinsatz trotzdem eine akzeptable Bezahlung zu gewähren. Die Maßnahme kann nur bewilligt werden, wenn der

Dienstgeber sein Einverständnis erklärt. Vielleicht ist in einigen Fällen das Einverständnis des Arbeitgebers über die Arbeitsassistenz (▶ s. unter 55.3.1) eher zu erreichen.

55.1.5 Weiterbildungsgeld

Wenn die Anwartschaft auf Arbeitslosengeld erfüllt ist, kann mit dem Dienstgeber eine Bildungskarenz gegen Entfall des Entgelts für die Dauer von 6–12 Monaten vereinbart werden. Es muss sich um eine echte Weiterbildung handeln, und der Besuch dieser Weiterbildungsmaßnahme muss nachgewiesen werden.

In ganz bestimmten Fällen und im Einverständnis mit dem Dienstgeber kann diese Maßnahme eine Qualifikationssteigerung für einen Betroffenen bedeuten und eine Besserung von Qualität und Zufriedenheit am Arbeitsplatz (▶ s. unter 55.3.1).

55.1.6 Invaliditäts-, Berufsunfähigkeits- und Erwerbsunfähigkeitspension

Besonders dann, wenn der psychisch Kranke nicht in der Lage ist, selbstständig einen Beruf auszuüben, erscheint das Ansuchen um die eigene Pension als ein wichtiger Schritt in die soziale Sicherheit entweder auf Dauer oder für einen bestimmten Zeitabschnitt. Die unterschiedlichen Pensionsbezeichnungen beziehen sich auf die Zugehörigkeit zu einer bestimmten Arbeitnehmergruppe. Bei den Arbeitern heißt es Invalidität, bei den Angestellten Berufsunfähigkeit, bei allen anderen Versicherten Erwerbsunfähigkeit.

Eine eigene Pension in jungen Jahren mag zwar vielen negativ erscheinen, ist jedoch das Zeichen, durch eigene Arbeit ein Recht erworben zu haben und nicht von der Sozialhilfe abhängig zu sein.

Wesentliche Anspruchsvoraussetzungen sind
- der Nachweis einer bestimmten Anzahl von Versicherungsmonaten,
- Erwerbsunfähigkeit und
- noch kein bestehender Anspruch auf Alterspension oder vorzeitige Alterspension bei langer Versicherungsdauer.

Die notwendige Mindestversicherungszeit beträgt 60 Versicherungsmonate in den letzten 10 Jahren vor Vollendung des 50. Lebensjahres. Die Anzahl der notwendigen Versicherungsmonate steigert sich danach konstant. Wenn der Pensionsstichtag vor dem 27. Lebensjahr liegt, sind derzeit allerdings nur 6 Monate Anwartschaft auf eine eigene Pension notwendig.

> **Wichtig**
>
> Achtung! Bei Erwerbsunfähigkeit vor dem 27. Lebensjahr sind nur 6 Monate Arbeitszeit für eine Invaliditäts- oder Berufsunfähigkeitspension erforderlich!

Dieser Punkt ist für viele, die durch ihre Erkrankung erwerbsunfähig geworden sind von großer Bedeutung. Einige wichtige Hinweise dazu:
- Zur Pensionsanerkennung müssen die 6 Monate Anwartschaft »echte« Arbeitszeit gewesen sein. Es darf sich um keine »Arbeitserprobung« oder »Arbeitstraining« handeln. Zunehmend sind in letzter Zeit die Pensionsversicherungen dazu übergegangen die Behauptung aufzustellen, die Betroffen seien schon vor diesen 6 Erwerbsmonaten psychisch krank und somit arbeitsunfähig gewesen. Somit kann auch keine Invaliditäts- oder Berufsunfähigkeitspension gewährt werden. Bei der Aufstellung dieser Behauptung sollte man sich heftig zur Wehr setzen, bei einem eventuellen Verfahren alle möglichen Befunde psychiatrischer Gutachter bei der Hand haben und einen gewissenhaften und kompetenten »Begleiter« als Beistand zur Verhandlung mitnehmen.
- Bei einer Ablehnung ist es notwendig, beim zuständigen Arbeits- und Sozialgericht **Einspruch** zu erheben. Die Erfahrung zeigt, dass es günstig ist, sich von der Arbeiterkammer, einem Rechtsanwalt oder einem erfahrenen Sozialarbeiter der zuständigen psychosozialen Beratungsstelle vertreten zu lassen. Wichtig ist, dass diese Vertretung der Kranken-, Arbeits- und auch Familiengeschichte kundig ist. Kompetentes psychiatrisches Fachwissen und profunde Kenntnisse der Krankengeschichte des Betroffenen beeindrucken vor Gericht mehr als die vielen unerheblichen Fragestellungen des Vertreters der Pensionsversicherung.

Nach der Ablehnung des Pensionsansuchens sind 3 Monate Zeit, Einspruch dagegen einzubringen. In dem Einspruch kann auch ein gesetzeskundiger Vertreter namhaft gemacht werden, der die abgelehnte Person vertritt. Ratsam ist es, die Arbeiterkammer damit zu betrauen oder einen psychiatrisch geschulten Sozialarbeiter, der die Krankengeschichte und nach Möglichkeit auch den Betroffenen kennt. Dieser muss dann seinerseits schriftlich dem Gericht einen Einspruch zukommen lassen, aus dem klar und für den Richter (der ein medizinischer Laie ist) nachvollziehbar und verständlich hervorgeht, warum Erwerbsunfähigkeit vorliegt.

Einspruch beim zuständigen Arbeits- und Sozialgericht

Ingrid S.

3430 Tulln

Landesgericht St.Pölten

Arbeits- und Sozialgericht

3100 St. Pölten

Tulln, 00.00.0000

Betrifft: Einspruch gegen den Bescheid: 010101, Ingrid S.

Sehr geehrte Damen und Herren!

Ich **erhebe gegen den Bescheid** vom 00.Oktober 0000 (Ablehnung der Invaliditätspension) **Einspruch.**

Mein Vertreter bei Gericht wird Herr NN vom Psychosozialen Dienst Tulln, 3430 Tulln, sein.

Ich bitte um Kenntnisnahme

Mit freundlichen Grüßen

Ingrid S.

Der Vertreter von Frau Ingrid S. schrieb dann folgende Stellungnahme an das Gericht:

An das Landesgericht St. Pölten als Arbeits- und Sozialgericht

3100 St. Pölten

Sozialrechtssache 010101

Klagende Partei: Ingrid S. vertreten durch NN

(Psychosozialer Dienst Tulln)

Frau Ingrid S. hat mich mit ihrer Vertretung beauftragt. Ich ersuche, dem Klagebegehren stattzugeben.

Frau Ingrid S. erfüllt die Voraussetzungen für die Zuerkennung einer Erwerbsunfähigkeitspension im Sinne des § 124 BSVG.

Frau Ingrid S. leidet unter einem ausgeprägten und charakteristischen depressiven Zustandsbild (ICD 9 309.1), einem psychogenen Tremor, Erschöpfungszuständen und verstärkten und gesteigerten Schlafstörungen, die in den letzten Monaten trotz mehrerer stationärer Aufenthalte in der Landesnervenklinik und trotz intensiver psychotherapeutischer Unterstützung anhielten.

Sie war insgesamt vier Mal in psychiatrischer stationärer Behandlung, zuletzt in der Zeit vom 28.11. bis 13.12.0000.

In eventu ersuche ich, Herrn OA Dr. XX (gerichtlich beeidigter Sachverständiger) von der LNK Gugging als Zeuge zu laden.

Frau Ingrid S. ist somit in jedem Fall vorübergehend für sechs Monate und mehr erwerbsunfähig und ihr ist deshalb keine regelmäßige Arbeit zumutbar.

Die klagende Partei stellt daher den

Antrag, dem Klagebegehren stattzugeben.

Mit freundlichen Grüßen   NN

Der Antrag wurde vom Gericht angenommen und Frau Ingrid S. bekam die Pension für ein Jahr zuerkannt. Heute ist sie selbstständig und arbeitet seit nunmehr 3 Jahren ohne Unterbrechung.

— Wenn ein Betroffener das 26. Lebensjahr noch nicht vollendet und noch nie gearbeitet hat, ist es unter bestimmten Bedingungen überlegenswert, für die notwendigen 6 Monate bei einem Betrieb oder einer Institution eine entsprechend leichte, stressfreie Arbeit zu finden, um dadurch einen Anspruch auf Pension zu erlangen. Es darf allerdings keine fiktive Arbeit, sondern muss eine tatsächlich geleistete sein, auch wenn es nur eine Teilzeitbeschäftigung ist.

— Die Dauer der Invalidität bzw. Berufsunfähigkeit muss mindestens 6 Monate betragen, und es darf auch noch kein Anspruch auf eine Alterspension oder vorzeitige Alterspension bei langer Versicherungsdauer bestehen. Der Bezug wird vielleicht nur ein halbes Jahr gewährt werden, wird jedoch grundsätzlich höchstens auf 2 Jahre befristet gewährt. Wenn danach noch immer keine Berufsfähigkeit gegeben ist, ist es möglich, einen neuen Antrag zu stellen.

Wichtig

Prinzipiell ist es vorstellbar, einer zusätzlichen Beschäftigung nachzugehen und somit zusätzlich zu verdienen. Manche Praktiker halten es jedoch für bedenklich, auf der einen Seite berufsunfähig zu sein und nebenbei einer Arbeit nachzugehen. Spätestens bei der nächsten Begutachtung wird die Frage zu beantworten sein, warum der psychisch Beeinträchtigte einerseits eine Invaliditäts- bzw. Berufsunfähigkeitspension bezieht und andererseits nebenbei arbeiten gehen kann. Diese zwei »Zustände« sind widersprüchlich, und die Pensionsversicherungsanstalt wird annehmen, dass sich der Gesundheitszustand wesentlich gebessert hat und somit Arbeitsfähigkeit gegeben ist.

— **Ausgleichszulage** wird gewährt, wenn die Summe aus einer Pension oder einem sonstigen Nettoeinkommen und möglichen Unterhaltsansprüchen unter dem Richtsatz liegt. Dieser beträgt monatlich EUR 653,19 (2004) für allein Stehende und für im gemeinsamen Haushalt lebende Ehepaare EUR 1015 (2004). Dabei wird das Nettoeinkommen des Ehepartners, der im gemeinsamen Haushalt lebt, mitberücksichtigt. Die Ausgleichszulage wird nur auf Antragstellung gewährt. Ausgleichzulage kann nicht gewährt werden, wenn der Antragsteller sorgepflichtige Eltern hat, deren Einkommen über dem allgemeinen Durchschnitt[2] liegt. Zunehmend entsteht der Eindruck, dass sich in den letzten Jahren die Pensionsversicherungsanstalten der gesetzlichen Beistandspflicht erinnern und deshalb die Ausgleichszulage nur zum Teil zur Auszahlung bringen.

---

[2] Es ist nicht möglich, hier eine konkrete Summe zu nennen, da Eltern verschiedene Verpflichtungen und/oder Sorgepflichten haben können und diese Berücksichtigung finden müssen.

▶ Fallbeispiel

Frau Anna, 34 Jahre alt, Mutter eines einjährigen Sohnes, wohnt in einer eigenen Genossenschaftswohnung und ist seit 5 Jahren pensionsberechtigt (Berufsunfähigkeitspension). Unerwartet und plötzlich wurde ihr die Ausgleichzulage in der Höhe von EUR 233,- aberkannt mit der Begründung, dass beide Eltern ein eigenes Einkommen haben. Die Eltern bekamen einen Brief der PVAng (Pensionsversicherungsanstalt der Angestellten) mit der Frage nach ihrem Einkommen. Sie verweigerten die Auskunft mit der Begründung, ihre Tochter sei volljährig, wohne nicht mehr zu Hause und habe sich verselbstständigt. Darauf bekam der Vater eine Zusendung der PVAng mit folgendem Inhalt:

Bezug nehmend auf Ihr Schreiben vom 00.00.0000 teilen wir mit, dass laut Allgemeinem Bürgerlichem Gesetzbuch (ABGB) die Unterhaltspflicht der Eltern, auch wenn diese nicht im gemeinsamen Haushalt leben, erst mit dem Tod des Kindes oder der Eltern erlischt ...

In der Beilage übersenden wir nochmals zwei wahrheitsgemäße Erklärungen und ersuchen Sie um Übermittlung Ihres Einkommensteuerbescheides für das Jahr 0000.

Daraufhin verklagte die Tochter die Pensionsversicherungsanstalt auf Auszahlung der Ausgleichzulage. Diese Klage wurde von der Arbeiterkammer geführt. Sie wurde in erster und zweiter Instanz abgewiesen. Da z. Z. keine Aussicht bestand, den Prozess zu gewinnen, empfahl daraufhin die Arbeiterkammer ein zeitlich unbegrenztes Ruhen dieses Verfahrens. In diesem Fall kommt eindeutig die Beistandspflicht zum Tragen, die die Eltern verpflichtet, der Tochter beizustehen. Da diese aus eigener Kraft nicht in der Lage ist, einem Erwerb nachzugehen, und eine geringere Pension als die Ausgleichzulage hat, sind die Eltern zu dieser finanziellen Leistung verpflichtet.

Beistandspflicht

Im Allgemeinen Bürgerlichen Gesetzbuch (ABGB), in Kraft getreten am 1.1.1812 steht im § 137/2: »Eltern und Kinder haben einander beizustehen, die Kinder ihren Eltern Achtung entgegenzubringen« und im § 143 »Das Kind schuldet seinen Eltern ..., unter Berücksichtigung seiner Lebensverhältnisse den Unterhalt, soweit der Unterhaltsberechtigte nicht imstande ist, sich selbst zu erhalten«.

Wichtig

Diese Kernaussagen bedeuten, dass es eine gegenseitige Beistandspflicht gibt, ohne Altersangabe und ohne die örtlichen Gegebenheiten in Betracht zu ziehen. Auf diese Paragraphen stützen sich die Bundesländer und vermehrt die Sozialversicherungsträger, um Regressforderungen an die Angehörigen zu stellen.

Zusammenfassung

- Zum Antrag auf Invaliditäts-, Berufsunfähigkeits- und Erwerbsunfähigkeitspension genügt formloses Ansuchen an zuständige Pensionsanstalt.
- Mindestens 60 Beitragsmonate sind notwendig.
- Vor Vollendung des 27. Lebensjahres sind nur 6 Beitragsmonate notwendig.
- Bei Nichtgewährung unbedingt Einspruch erheben und Fachleute (Arbeiterkammer, psychosozialer Dienst, Anwalt) hinzuziehen.
- Wenn eigener Haushalt vorhanden ist und nur geringe Pension: Ausgleichzulage beantragen.
- Bei Pensionsablehnung ist sofortige Meldung bei AMS nötig, wenn ein Anspruch noch vorhanden ist.

55.1.7 Eigene Krankenversicherung

Die eigene Krankenversicherung ist ein wichtiger Baustein im System der sozialen Netze. Pflichtversichert sind alle Arbeitnehmer, deren Einkommen die Geringfügigkeitsgrenze übersteigt und beitragsfrei generell (seit 1.1.2001) allerdings nur mehr deren Kinder bis zur Vollendung des 18. Lebensjahres. Über dieses Alter hinaus verlängert sich der Krankenversicherungsschutz bis zur Vollendung des 27. Lebensjahres, wenn das Kind in Ausbildung ist und wenn das Kind wegen Krankheit oder Gebrechen erwerbsunfähig war und ist. Diese Leistung ist zeitlich unbeschränkt und geht auch über den Tod der Eltern hinaus.

Dazu ein wichtiger Hinweis: Eltern psychisch kranker Kinder, bei denen der vorhergehende Absatz zutrifft, sollen auf jeden Fall bei der zuständigen Krankenkasse nach §§ 123, Abs. 4 ASVG (Allgemeines Sozialversicherungsgesetz) 1955 einen Antrag auf Weiterversicherung stellen. Sollten ihre Kinder erwerbsunfähig bleiben, können sie unbegrenzt mit den Eltern mitversichert bleiben und können nach deren Tod auch eine Waisenpension beziehen, falls die vorher beschriebenen Voraussetzungen gegeben sind.

Es ist überdies erwähnenswert, dass auch der Krankenstand eine wichtige Form der sozialen Sicherheit ist, da er, besonders nach einem Krankenhausaufenthalt, oft die einzige Einnahmequelle ist. Der Krankenstand unterbricht außerdem den Anspruch auf Arbeitslosengeld und verlängert somit den Anspruch darauf.

Prinzipiell besteht Anspruch auf Krankengeld für die Dauer von 52 Wochen. Falls der Kontrollarzt auf das Ende des Krankenstandes drängt, lohnt es sich, den Facharzt des erkrankten Angehörigen um eine Bestätigung zu ersuchen. Auch ist es möglich, von den psychosozialen Diensten durch eine Bescheinigung die derzeitige Arbeitsunfähigkeit bestätigen zu lassen. Der Kontrollarzt wird zwar ungeduldig sein, kann sich aber der Bescheinigung

55

des Arztkollegen kaum widersetzen, sondern wird dieser Glauben schenken.

Aus der Erfahrung vieler Helfer ist ein vorsichtiges und behutsames »Herausgleiten« aus dem Krankenstand nach einer psychischen Krise enorm wichtig und garantiert eher Heilungschancen als eine hastige Wiedereingliederung in den Arbeitsprozess.

> ❯ **Fallbeispiel**
> Wie wichtig die Pflichtversicherung in der Krankenversicherung ist, zeigt das Beispiel von Gabriela.
>
> Sie hatte mit 16 Jahren in einer Bäckerei als Hilfskraft zu arbeiten begonnen und wurde nach wenigen Tagen in die Psychiatrie eingeliefert. Sie konnte die Misshandlungen in der Familie nicht mehr ertragen. Ein langer Krankenstand über 9 Monate war die Folge. Danach besuchte sie eine Tagesheimstätte und beantragte zusätzlich die Invaliditätspension, da sie momentan nicht mehr arbeitsfähig war. Die wenigen Arbeitstage und der anschließende Krankenstand reichten dafür aus. Drei Jahre lang bezog Gabriela die Invaliditätspension. Heute ist sie Filialleiterin in einem großen Betrieb.

Zusammenfassung
- Die Krankenversicherung mit den Eltern ist möglich, wenn bei Betroffenen Erwerbsunfähigkeit durch Behinderung vor dem 18. Lebensjahr (bei Ausbildung bis zum Ende des 26. Lebensjahres) festgestellt wurde.
- Der Antrag ist bei Krankenkasse der Eltern zu stellen.
- Hartnäckig und zielstrebig das Ansuchen betreiben!
- Bei Nichtgewährung unbedingt Einspruch erheben und Fachleute (Arbeiterkammer, psychozialer Dienst, Anwalt) hinzuziehen.
- Bei Gewährung ist die Mitversicherung zeitlich unbegrenzt (auch bis zum Lebensende).

55.1.8 Waisenpension

Waisenpension ist eine Leistung, die den hinterbliebenen Waisen eine soziale Absicherung garantiert, wenn aufgrund des Todes ein oder beide Elternteile die Unterhaltspflichten nicht mehr erfüllen können. Sie wird gewährt, wenn der Verstorbene zum Zeitpunkt seines Todes Anspruch auf Invaliditäts-, Berufsunfähigkeits- oder Alterspension gehabt hätte.

Bei Menschen mit einer psychischen Erkrankung wird die Waisenpension dann anerkannt, wenn die »Erwerbsunfähigkeit« schon immer vorhanden war oder vor dem 18. Lebensjahr eingetreten ist, und sie tritt zusätzlich in

Kraft, wenn die Erkrankung während einer Berufsausbildung vor Vollendung des 27. Lebensjahres entstanden ist.

Helfer erleben häufig, dass diese Art der sozialen Sicherstellung wenig bekannt ist und nicht immer in Anspruch genommen wird.

Es ist diesbezüglich ratsam, alle Unterlagen, die eindeutig die psychische Krankheit vor den angegeben Lebensjahren beweisen, aufzuheben und evtl. testamentarisch jemand zu beauftragen, nach dem eigenen Tod für das Kind die Waisenpension zu beantragen[3].

Zusammenfassung
- Waisenpension wird gewährt, wenn Erwerbsunfähigkeit und Erwerbslosigkeit vor dem 18. Lebensjahr nachweisbar ist.
- Bei einer Ausbildung oder Studium vor dem Ende des 26. Lebensjahres.
- Sehr wichtig, wenn voriger Punkt zutrifft: Eltern sollten jemand beauftragen, der nach ihrem Tod für das psychisch beeinträchtigte Kind die Waisenpension einreicht, auch wenn diese schon älter sind.

55.2 Soziale Absicherung aus Sozialtransferleistungen

Das **zweite Modell** einer finanziellen Absicherung entsteht durch eine Leistung der Gemeinschaft und beruht auf gesetzlichen Regelungen des Bundes oder der Länder und wird als Sozialtransferleistung bezeichnet, d. h. als Leistung, die direkt oder indirekt aus der öffentlichen Hand kommt (◻ Abb. 55.2). Dieses Modell kommt in der Regel zum Tragen, wenn keine Rechtsansprüche aufgrund einer selbst erworbenen Leistung bestehen, wenn also eine Erkrankung oder eine psychische, längerfristige Einschränkung die Erwerbsunfähigkeit zur Folge hat. Für eine bestimmte Gruppe von Menschen ist dieses Sicherheitsnetz das einzig mögliche und sinnvolle.

55.2.1 Hilfe zum Lebensunterhalt

Die Hilfe zur Sicherung des Lebensunterhaltes, in der Regel Sozialhilfe genannt, ist ein Teil der sozialen Sicherung mit Rechtsanspruch, die dann einsetzt, wenn ein Mensch nicht mehr in der Lage ist, seinen Lebensunterhalt aus eigenen Kräften oder anderen Quellen zu bestreiten.

---

3 Informationen dazu in den Homepages des AMS und der Versicherungsanstalten, ▶ s. Adressen im Anhang, und unter http://www.sozialversicherung.co.at/hauptverband, http://www.aeiou.at/, http://www.arbeiterkammer.at/, http://www.pensionsversicherung.at, http://www.sozialversicherung.at/.

◻ **Abb. 55.2.** Sozialrechtliche Absicherung
aus Sozialtransferleistungen

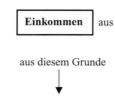

| Einkommen | aus | Hilfe zum Lebensunterhalt |

Einkommen aus

aus diesem Grunde

Hilfe zum Lebensunterhalt

Erhöhte Familienbeihilfe

Pflegegeld

Leistung einer Rehabilitationseinrichtung

• keine eigene Krankenversicherung
• keine eigene Pensionsvorsorge

Hilfe zum Lebensunterhalt ist Bundesländersache, in der Höhe bundesländerweise unterschiedlich und steht prinzipiell jedem Österreicher zu, der kein eigenes oder anderes Einkommen hat. Es gilt hier das Subsidiaritätsprinzip, d. h. dass vorher alle anderen Möglichkeiten, Geld aufzutreiben, ausgeschöpft sein müssen. Sozialhilfe wird **nur auf Antrag gewährt**, monatlich von den Sozialämtern ausbezahlt und beträgt für jemanden, der allein im eigenen Haushalt lebt, österreichweit durchschnittlich EUR 470 im Jahre 2004 (die Höhe ist durch die differenzierten Richtsätze der Bundesländer ungleich).

Lebt der Hilfesuchende im Haushalt mit den Eltern, demEhepartner oder in einer der Ehe ähnlichen Partnerschaft und hat er kein sonstiges Einkommen, sind Abzüge adäquat dem Einkommen der anderen Familienmitglieder vorgesehen.

In den meisten Bundesländern ist bei Anspruch auf Sozialhilfe ein Mietkostenzuschuss vorgesehen. Der Zuschuss besteht aus einer fixen Summe (ca. EUR 100 monatlich plus einem Anteil für einkommenslose Haushaltsangehörige) und ist in der Regel nicht abhängig von der tatsächlich zu leistenden Miete.

Hilfe zum Lebensunterhalt ist eine Subsidiaritätshilfe. Sie wird nur dann gewährt, wenn sonst kein Einkommen, kein Vermögen oder sonstige Geldmittel oder Sachwerte vorhanden sind.

❯ **Fallbeispiel**

Josef beantragte bei der Magistratsabteilung 12 in Wien Soziahilfe, da er nach einer schweren seelischen Krise alle Termine beim AMS abgesagt hatte und somit keine Leistung mehr bekam. Der folgende Bescheid der Sozialhilfebehörde sagte sinngemäß, dass ihm Sozialhilfe zustehe, jedoch nicht sofort, sondern erst nach 6 Monaten und einigen Tagen. Was war geschehen? Josef besaß ein Auto im Wert von EUR 2.761. Die Sozialbehörde bestand darauf, dass Josef zuerst sein Auto, da es als Luxusartikel zum Lebensunterhalt nicht dringend notwendig sei, verkaufe. Erst dann werde Sozialhilfe ausbezahlt. Dieser Bescheid ist prinzipiell rechtens, denn ein Auto stellt einen Wert dar, und dieser muss zuerst verwendet werden, bevor Gelder der öffentlichen Hand beansprucht werden können.

Für psychisch kranke Menschen sind einige grundsätzliche Dinge besonders zu beachten.

> **Wichtig**
>
> Die Sozialhilfegesetze einiger Länder sehen vor, dass bei besonderen persönlichen oder familiären Verhältnissen die bestehenden Richtsätze überschritten werden können, v. a. dann, wenn die psychische Beeinträchtigung besondere Unterstützungen erfordert.

Es besteht prinzipiell eine Ersatzpflicht. Wenn Eltern oder Kinder des Hilfesuchenden das entsprechende Einkommen haben, sind sie verpflichtet, anteilsmäßig Ersatz zu leisten. Über die Höhe der Leistung entscheidet die Sozialbehörde. Dass dies in manchen Fällen die Familiendynamik gehörig durcheinanderwirbeln kann, ist verständlich. Hier empfiehlt es sich, mit kompetenten Sozialarbeitern umsichtig den bestmöglichen Weg zu finden. Auch der Betroffene selbst, der Hilfe zum Lebensunterhalt bezogen hat, kann kostenersatzpflichtig werden, wenn er später einmal ein mittleres oder höheres Einkommen beziehen sollte. Neben dem Hilfempfänger selbst und seinen Familienangehörigen sind auch seine Erben oder diejenigen, die dem Hilfempfänger etwas schulden, ersatzpflichtig. Bei Haus-, Wohnungs- und Grundbesitz kann die Behörde grundbürgerliche Sicherstellungen festsetzen, genauso wie bei Schenkungen, die auch rückwirkend belastet werden können. Wichtig ist, festzuhalten, dass die Länder unterschiedliche Rechtssprechungsmodelle sowie unterschiedliche Fristen bei Verjährungen haben, da die Sozialhilfegesetze unterschiedlich sind.

> **Wichtig**
>
> In Fällen von besonderer Härte, wenn z. B. der Lebensunterhalt oder der Erfolg einer Rehabilitationsmaßnahme gefährdet ist, wird die Sozialbehörde sicher mit Augenmaß vorgehen, und es wird zu keinen Regressforderungen kommen.

Um die finanzielle Absicherung zu gewährleisten, ist es in manchen Fällen erforderlich, für den Betroffenen einen eigenen Haushalt zu gründen, denn nur dann ist es möglich, dass die Behörde Hilfe zum Lebensunterhalt zur Gänze gewährt.

> **Beispiel**
>
> Beispielhaft sei hier das Niederösterreichische Sozialhilfegesetz zitiert. Neben der Hilfe zum Lebensunterhalt, worauf prinzipiell ein Rechtsanspruch besteht, gibt es zusätzliche Geld- und Sachleistungen, wenn es die psychische Erkrankung im Besonderen erfordert. Dazu zählen Unterstützungen zur Schaffung und Beibehaltung von Wohnraum, Hilfe zum Aufbau und zur Sicherung der wirtschaftlichen Lebensgrundlage und die Hilfe zur Überbrückung außergewöhnlicher Notstände. Beratungen durch die Sozialarbeiter der Sozialabteilungen bringen »Licht ins Dunkel« im Dschungel der Sozialhilfegesetze.

Zusammenfassung

- Hilfe zum Lebensunterhalt kommt zum Tragen, wenn kein anderes Einkommen vorhanden ist.
- Wird nur auf Antrag gewährt.
- Zu beantragen bei zuständiger Sozialbehörde (Magistrat oder Bezirkshauptmannschaft).
- Möglich auch wenn Antragsteller bei den Eltern wohnt.
- Leider in vielen Fällen die einzige Einkommensquelle.

55.2.2 Erhöhte Familienbeihilfe

Eine weltweit hervorragende und sehr bedeutende finanzielle Absicherung, die in vielen Fällen leider die einzig mögliche für diejenigen ist, die in jungen Jahren psychisch krank geworden und erwerbsunfähig geblieben sind, ist die erhöhte Familienbeihilfe. Da diese Leistung besonders bedeutend ist, die gesetzliche Lage von den Finanzämtern jedoch unterschiedlich ausgelegt wird, wird dieser Form von sozialer Sicherheit besonderer Raum gewidmet.

Voraussetzung zur Erlangung der erhöhten Familienbeihilfe ist, wie es das Antragsformular formuliert, dass der Betroffene »erheblich behindert ist und infolge eines Leidens oder Gebrechens eine nicht nur vorübergehende Funktionsbeeinträchtigung (Dauer: voraussichtlich mehr als drei Jahre) im psychischen Bereich von mindestens 50% besteht oder dass das Kind infolge eines Leidens oder Gebrechens voraussichtlich dauernd außerstande ist, sich selbst den Unterhalt zu beschaffen, also voraussichtlich dauernd erwerbsunfähig ist«. Die Beeinträchtigung muss vor dem 21. Lebensjahr oder während einer Ausbildung vor dem Ende des 27. Lebensjahres eingetreten sein.

Nachgewiesen wird dies ab 1.1.2003 durch eine Bescheinigung des Bundessozialamts (BSA). Besondere Bedingung zur Erlangung dieser Leistung ist, dass die be-

troffene Person vor dem 21. oder bei Ausbildung vor dem 27. Lebensjahr nicht erwerbsfähig und somit nicht in der Lage war, für sich selbst den Lebensunterhalt zu besorgen. Diese Feststellung war ursprünglich der Ausgangspunkt des Gesetzes, durch das man Behinderte fördern wollte, wenn nötig das ganze Leben lang. Dies ist jedoch wiederholt ein Streitgegenstand mit dem Finanzamt.

Im Folgenden wird ein einmaliges, sehr eindrucksvolles Fallbeispiel geschildert, das besonders deshalb sehr aussagekräftig erscheint, weil damit der Begriff »arbeitsfähig« relativiert wird und die Beistandspflicht eines Angehörigen, nämlich des geschiedenen Gatten nicht berücksichtigt erscheint:

> **Fallbeispiel**
>
> Frau Petra war während ihrer Ausbildung zur Kindergärtnerin mit 19 Jahren 3 Monate in der Klinik. Ein Jahr lang war sie danach mit einer AMS-Förderung in einem Kindergarten des Burgenlandes beschäftigt. Nach einem weiteren Rückschlag war sie dann nicht mehr in der Lage, einer Arbeit nachzugehen.
>
> Kurz nach ihrem 26. Geburtstag reichte sie beim Wohnsitzfinanzamt um die erhöhte Familienbeihilfe ein. Die Diagnose lautete »manisch-depressive Erkrankung« und der Arzt schätzte sie zweifelsfrei als nicht arbeitsfähig auf Dauer. Das Wohnsitzfinanzamt stellte einen negativen Bescheid aus mit der Begründung, dass Frau Petra durch das eine Jahr Arbeit als Kindergärtnerin bewiesen habe, dass sie sehr wohl erwerbsfähig sei und deshalb kein Anspruch auf erhöhte Familienbeihilfe bestehe.
>
> Dagegen wurde bei der Landesfinanzdirektion Eisenstadt Einspruch erhoben. Beim Einspruch wurden folgende Unterlagen vorgelegt:
> 1. Ärztliches Attest, dass die Erkrankung schon mit dem 19. Lebensjahr, also während der Ausbildung ausgebrochen sei;
> 2. eine Bestätigung des damaligen Dienstgebers, dass es eine geförderte Maßnahme war und aus diesem Grund das Dienstverhältnis auf ein Jahr begrenzt war;
> 3. eine Aufstellung aller Krankenstandstage von der Gebietskrankenkasse, so dass anschaulich nachgewiesen werden konnte, dass Frau Petra aufgrund ihrer psychischen Erkrankung sehr oft einen gesundheitlichen Einbruch hatte;
> 4. eine Bestätigung der Förderung durch das AMS. Somit war bewiesen, dass die Arbeit eine wiederholte Arbeitserprobung war, die schlussendlich gescheitert ist und die Erwerbsunfähigkeit vor dem 27. Lebensjahr eingetreten ist. Dem Begehr wurde stattgegeben und Frau Petra bezieht seit damals die erhöhte Familienbeihilfe.
>
> ▼

Einspruch
Finanzamt Eisenstadt – Familienbeihilfenstelle
7001 Eisenstadt
Berufung zu Vs. Nr. XX
Fristgerecht erhebe ich Einspruch gegen Ihren Bescheid vom 00. August 0000 und begründe diesen Einspruch wie folgt:
Sie stellen im ersten Absatz sinngemäß und richtigerweise fest, dass lt. gesetzlichen Bestimmungen Anspruch auf erhöhte Familienbeihilfe besteht. Sie begründen jedoch Ihre Ablehnung zusammenfassend mit zwei Argumenten.
»… jedoch bezog Ihr Kind von Juli 1985 bis lfd. immer wieder eigene Einkünfte. Es muss daher angenommen werden, dass sie selbst in der Lage war, sich den Unterhalt zu verschaffen«.
Dieses »es **muss** daher angenommen werden« entspricht lt. Unterlagen eindeutig nicht den Tatsachen.
Aus der langen Liste der Beschäftigungen geht zweifelsfrei hervor, dass Sie in Ihrer Feststellung auch Bezüge durch die AMS oder Krankengeld einrechnen. Dieses Einkommen ist aber kein eigener Erwerb, sondern ergibt sich aus dem gesetzlichen Versicherungsschutz.
23 Meldungen beziehen sich auf Krankengeldbezug, Arbeitslosengeldbezug oder Notstandshilfe (Arbeitslosengeldanspruch bestand wegen des jugendlichen Alters meiner Tochter bereits ab 6 Monaten Beschäftigung).
16 weitere Meldungen beziehen sich auf Beschäftigungen von 1 Tag (!) bis wenige Tage. Ein einziges Arbeitsverhältnis dauerte länger, da es ein gefördertes war. Und dies nur wegen der Behinderung und auf maximal 12 Monate begrenzt.
Aufgrund dieser traurigen Erfahrung ist daher davon auszugehen, dass meine Tochter exakt den Buchstaben des Gesetzes, nämlich dem § 2 des FLAG entspricht, dass sie »…**wegen eines Gebrechens voraussichtlich dauernd außerstande ist, sich selbst den Unterhalt zu verschaffen«.**
»Weiter besteht … kein Anspruch auf Familienbeihilfe für Kinder, denen Unterhalt von ihrem Ehegatten oder ihrem früheren Ehegatten zu leisten ist … «.
Es bestand bei meiner Tochter nie Anspruch auf Alimentationszahlung, da durch die gegebene Rechtsprechung **nach so kurzer aufrechter Ehe von Gericht kein Anspruch auf Alimentationsverpflichtung durch den geschiedenen Ehegatten gegeben ist.**
Die Ehe wurde am 1.12.1990 geschlossen, und schon im November 1992 war mein Kind wieder bei mir. Am 21.6.1993 wurde dann die Ehe rechtskräftig geschieden. Es kommt daher der § 5 Abs. 3 des FLAG nicht zur Anwendung, da de jure ein Unterhaltanspruch weder bestand noch besteht.
Ich ersuche deshalb meinem Begehren vollinhaltlich stattzugeben.
P.S.: in Kopie zur Kenntnisnahme an die Volksanwaltschaft

Die Oberbehörde hob den negativen Bescheid auf, und dem Ansuchen wurde vollinhaltlich stattgegeben.

Die erhöhte Familienbeihilfe setzt sich aus mehreren Beträgen zusammen. Sie beträgt 2004 für Menschen ab dem 19. Lebensjahr EUR 152,70. Wird für 2 Kinder Familienbeihilfe bezogen, erhöht sich der Gesamtbetrag um monatlich EUR 12,80 und darüber hinaus ab dem 3. Kind um EUR 25,50 pro Kind. Zusätzlich gibt es einen Kinderabsetzbetrag von EUR 59,90. Der Erhöhungsbetrag für einen behinderten Menschen beträgt zusätzlich EUR 138,30.

Diese Beihilfe kann von den Eltern, aber auch von der betroffenen Person selbst bezogen werden. Wenn jedoch in einer Familie mehrere Kinder von den Eltern erhalten werden, ist es sinnvoll, dass die erhöhte Familienbeihilfe nur von den Eltern bezogen wird, da ab dem zweiten Kind die normale Familienbeihilfe (die in der Erhöhten inkludiert ist) höher ist.

Wenn der Betroffene zusätzlich Pflegegeld bezieht, werden EUR 60,- (2002) einbehalten.

Das Ansuchen wird an das zuständige Wohnsitzfinanzamt geschickt. Beizulegen sind Meldezettel und Geburtsurkunde. Im Sinne einer besseren Argumentation erscheint es sinnvoll, außerdem eine fachärztliche Bescheinigung beizulegen. Diese sollte mit größter Sorgfalt ausgefüllt werden. Dabei sind die Fragestellungen und die ärztliche Beantwortung in drei Punkten von besonderer Bedeutsamkeit:

1. Es sollte das Datum der Erstmanifestation eingetragen sein. Wenn die psychische Erkrankung jedoch evident und nachweislich schon vor einem ersten Krankenhausaufenthalt vorhanden war, kann man auch mit gutem Gewissen ein früheres Datum einsetzen.

❯ **Fallbeispiel**

Hannes war 26 Jahre alt, als er das erste Mal in die Psychiatrie kam. In der sozialarbeiterischen Beratung wurde klar, dass er weder krankenversichert war noch ein Einkommen hatte. Die Eltern erzählten jedoch, dass der Hausarzt Hannes schon seit seinem 17. Lebensjahr betreute und auch behandelte. Durch ein zusätzliches Gutachten des Hausarztes in Zusammenarbeit mit dem betreuenden Oberarztes der Klinik konnte somit der Zeitpunkt der psychischen Beeinträchtigung auf das 17. Lebensjahr datiert werden. Hannes bekam nach Überwindung einiger Behördenwege selbstverständlich rückwirkend die erhöhte Familienbeihilfe und war weiterhin mit dem Vater krankenversichert.

2. Es ist angebracht, die ausführliche Bezeichnung nach der ICD-10, wenn möglich auch für einen medizinischen Laien verständlich, einwandfrei wiederzugeben. Sollte nur eine lateinische Krankheitsdefinition zur Verfügung stehen, kann der Arzt ergänzende Bemerkungen über eine zusätzliche Begriffsbestimmung dazuschreiben.

3. Die Behinderung sollte mindestens 50% betragen, und es ist hier genau der Beginn der Erkrankung festzulegen. Ist nach Einschätzung des Arztes der Beginn der

Erkrankung auch der Beginn der voraussichtlichen Erwerbsunfähigkeit, sollte dies auch dokumentiert werden. Es ist jedoch auch möglich, ein früheres Datum einzutragen, wenn gesichert ist, dass die Erwerbsunfähigkeit tatsächlich früher eingetreten ist.

4. Der Arzt kann sinnvollerweise eine zusätzliche Beschreibung der Beeinträchtigung oder einen allgemeinen, jedoch aussagekräftigen Satz einfügen, aus dem ersichtlich ist, dass die Behinderung längerfristig sein wird. Zum Beispiel: »Mit an Sicherheit grenzender Wahrscheinlich keine Änderung im Laufe der nächsten 4 Jahre zu erwarten«. Oder: »Eine erhebliche Änderung des Gebrechens ist nicht wahrscheinlich oder ist nicht zu erwarten«.

> **Wichtig**
>
> Die Familienbeihilfe kann bis zu 5 Jahre rückwirkend gewährt werden, und zwar ab dem Monat, in dem die Erkrankung nach ärztlicher Erkenntnis ausgebrochen ist.

Es passiert immer wieder, dass Finanzämter unterschiedlich beurteilen und die Gewährung der erhöhten Familienbeihilfe bei einem psychisch Beeinträchtigten positiv und bei einem anderen trotz einer ähnlichen Beurteilungslage negativ bescheiden.

In manchen Finanzämtern ist durchhaltende Zähigkeit vonnöten. Das beginnt beim Begriff »psychische Behinderung« (der Gesetzestext kennt nur eine körperliche und geistige Behinderung!) und endet bei zusätzlichen Aussagen, in denen von »Alimentationsverpflichtungen« die Rede ist. Es ist ratsam, sich in besonderen Fällen an die geschulten Fachkräfte der psychosozialen Dienste und der Arbeiterkammer zu wenden, **bevor** das Ansuchen gestellt wird.

❯ Fallbeispiel

Frau Maria, Mutter einer nunmehr 23-jährigen Tochter, psychisch krank und erwerbslos, die die Pädagogische Akademie besuchte, hatte 16 Monate lang vergeblich auf einen positiven Bescheid des Finanzamtes gewartet. Der Finanzbeamte wollte wiederkehrend Informationen und Beweismaterial. Nach 16 Monaten wandte sich die Mutter an mich. Nach Durchsicht der Krankengeschichte und der Aktenlage erging folgendes ergänzendes Schreiben an das Finanzamt:

▼

An das Finanzamt für den XX Bezirk in Wien
Beihilfenstelle
Wien

Betrifft: Berufung gegen den Bescheid vom 00. August 0000 (Steuernummer: 000000)

Ich erhebe fristgerecht Einspruch gegen ihren Bescheid vom 00.August 0000 und begründe diesen wie folgt:

Laut § 8 Abs. 5 des FLAG: »… als erheblich behindert gilt ein Kind, bei dem eine nicht nur vorübergehende Funktionsbeeinträchtigung – im psychischen Bereich besteht. Als nicht nur vorübergehend gilt ein Zeitraum von voraussichtlich mehr als 3 Jahren.«

Laut § 8 Abs. 6 des FLAG: »Der Grad der Behinderung oder die voraussichtlich dauernde Unfähigkeit, sich selbst den Unterhalt zu beschaffen, ist durch eine Bescheinigung … einer inländischen Universitätsklinik, einer Fachabteilung, einer inländischen Krankenanstalt … nachzuweisen.«

Bei der ärztlichen Bescheinigung sind BEIDE Begründungen angekreuzt.

Beträgt der Grad der Behinderung 70%, ist das Kind voraussichtlich dauernd außerstande, sich selbst den Unterhalt zu verschaffen.

Die Erstmanifestation der schweren psychischen Behinderung, die die Erwerbslosigkeit zur Folge hatte, trat während der Berufsausbildung ein (Pädak XX):

»Tritt Erwerbsunfähigkeit während einer nachweislichen Berufsausbildung, spätestens vor Vollendung des 27. Lebensjahres ein, kann FB auch dann über das 27. Lebensjahr hinaus gewährt werden, wenn zum Zeitpunkt des Eintrittes der Erwerbsunfähigkeit trotz der Berufsausbildung kein Anspruch auf FB mehr besteht«, lt. Durchführungsrichtlinien zum Familienlastenausgleichsgesetz 1967 (BGBL. Nr. 376/1967 i.d.g.F. – Stand September 2001). Ihre Begründung beruft sich auf § 2/1c, den Sie jedoch nicht vollständig zitiert haben, denn bei laufender Berufsausbildung gilt als Grenze die Vollendung des 27. Lebensjahres.

Aufgrund der angegebenen Tatsachen ersuche ich meinem Antrag vollinhaltlich statt zu geben.

Maria N.

Trotz dieses Einspruches kam 5 Tage danach eine negative Entscheidung. Es war nicht möglich, sich des Eindruckes zu erwehren, dass das Finanzamt zu einem positiven Bescheid unter keinen Umständen bereit war. Daraufhin sandte die Mutter die gesamte Akte mit einem Begleitschreiben an die Finanzlandesdirektion und zusätzlich zur Kenntnisnahme an die Volksanwaltschaft, da der Bescheid eine eindeutiger Fehlentscheidung war. Der Beschwerde wurde stattgegeben, und Frau Maria bezieht seither die erhöhte Familienbeihilfe.

Das weitere Fallbeispiel zeigt, dass auch nach mehrmaligen Ablehnungen ein Erfolg erzielt werden kann. Die Mutter von Barbara hatte insgesamt drei Mal ohne Begleitbrief und mit einer eher oberflächlichen ärztlichen Beschreibung das Ansuchen gestellt und wiederkehrend einen abschlägigen Bescheid erhalten. Dann schrieb die Mutter einen kurzen, aussagekräftigen Begleitbrief, und dieser war erfolgreich.

> **Fallbeispiel**
> An das Finanzamt
> für den XX Bezirk
> Familienbeihilfenstelle
> **Betrifft: Erhöhte Familienbeihilfe für meine Tochter Barbara 00.00.0000**
> Sehr geehrte Damen und Herren,
> lt. beiliegender Bestätigung ist mein Kind erheblich behindert und hat somit den Anspruch auf erhöhte Familienbeihilfe.
> Da sich das Gebrechen im körperlichen und psychischen Bereich teilweise verschlechtert hat und mein Kind nach derzeitigem Wissensstand voraussichtlich dauernd außerstande ist, sich selbst den Lebensunterhalt zu verschaffen, gebührt mir die erhöhte Familienbeihilfe nach der geltenden Rechtslage § 8 Abs. 5 und 6 des FLAG 1967 in der Fassung BGBL. Nr. 531/1993
> Mit freundlichen Grüßen
> NN
>
> Binnen 2 Wochen kam eine positive Entscheidung des Finanzamtes.

Vor Jahren wurden die Finanzämter durch die Familienministerin angewiesen, die Ansuchen von Behinderten großzügig zu behandeln. Dies hat sich nicht bei allen Finanzämtern durchgesprochen, die reihenweise unterschiedlich beurteilen.

Wann wird die erhöhte Familienbeihilfe vom Finanzamt einbehalten und nicht weiterhin ausbezahlt? Hat der Begünstigte ein eigenes Einkommen, wie z. B. eine eigene Pension oder Arbeitslosenunterstützung, dann darf dieses die Höhe der derzeitigen Ausgleichszulage (netto EUR 580) nicht überschreiten. Diese Höhe wird jährlich durch die Finanzämter neu festgelegt oder interpretiert.

Wenn sich der Familienbeihilfenbezieher in einem Krankenhaus oder in einer Rehabilitationseinrichtung befindet und diese Transferleistung selbst bezieht, muss er dies dem Finanzamt melden. Die Familienbeihilfe ruht dann für die Zeit des Aufenthaltes.

Beziehen hingegen Familienmitglieder die erhöhte Familienbeihilfe, dann ruht sie auch, ausgenommen die Familienmitglieder können dem Finanzamt glaubhaft machen, dass sie weiterhin für den Betroffenen sorgen, indem sie regelmäßig Besuche abstatten, die Wäsche betreuen und besorgen, Taschengeld ausgeben und das Wochenende gemeinsam verbringen und oder Ähnliches. Eine präzise Aufstellung der Ausgaben wird von manchen Finanzämtern gefordert.

Die Beihilfe kann auch nach Jahren und rückwirkend beantragt werden. Vielerorts ist dieses soziale Recht noch unbekannt, und es kommt wiederholt vor, dass unwissende Eltern oder neu bestellte Sachwalter erst in späteren Jahren von diesem Recht Gebrauch machen.

> **Fallbeispiel**
> Vor Jahren lernte ich auf dem Land eine schwer psychisch beeinträchtigte Frau im Alter von 56 Jahren kennen. Sie war Sozialhilfeempfängerin und lebte in extremer Armut. Mit Hilfe einer kompetenten Sachwalterin konnte zweifelsfrei nachgewiesen werden, dass Frau M. schon vor dem 21. Lebensjahr erwerbslos und erwerbsunfähig gewesen war. Das Finanzamt gestand daraufhin der inzwischen 57-jährigen die erhöhte Familienbeihilfe 5 Jahre rückwirkend zu. Parallel wurde auch dem Antrag auf Waisenpension stattgegeben. Mit der nachgezahlten Familienbeihilfe und Waisenpension konnte das Haus saniert werden, und Frau M. lebt seither in einem bescheidenen Wohlstand.

Zusammenfassung

— Erhöhte Familienbeihilfe wird gewährt, wenn Erwerbsunfähigkeit und Erwerbslosigkeit vor dem 18. Lebensjahr nachweisbar ist, bei einer Ausbildung oder Studium vor dem Ende des 26. Lebensjahres.

— Der Antrag ist beim zuständigen Wohnsitzfinanzamt einzureichen.

— Das Bundessozialamt stellt Behinderung und Arbeitsunfähigkeit fest.

— Bei Nichtgewährung: Bescheid verlangen und mit kräftigen Argumenten und Gutachten Einspruch erheben.

55.2.3 Pflegegeld

Das österreichische Pflegegeld ist eine der humansten Sozialleistungen. Es soll pflegebedingte Mehraufwendungen pauschaliert abdecken, um pflegebedürftigen Personen die notwendige Betreuung und Pflege zu sichern und ihre Chancen auf ein selbstbestimmtes, ihren Bedürfnissen entsprechendes Leben verbessern.

Anspruch besteht, wenn aufgrund einer körperlichen, geistigen oder psychischen Behinderung oder einer Sinnesbehinderung ein Pflegebedarf von mehr als 50 Stunden im Monat besteht (entspricht Pflegegeld der Stufe 1). Insgesamt gibt es 7 Pflegestufen (◘ Tabelle 55.1).

Der voraussichtliche Pflegebedarf muss für einen Mindestzeitraum von 6 Monaten gegeben sein. In der Regel wird in zweijährigen Abständen eine ärztliche Kontrolle über den Pflegebedarf durchgeführt werden. Der Betrof-

◻ Tabelle 55.1. Höhe des Pflegegeldes. Pflegestufen nach durchschnittlichen Pflegeaufwand im Monat

Stufe	Pflegegeld [EUR]	Pflegeaufwand [h]
1	145,35	Mehr als 50
2	268,02	Mehr als 75
3	413,51	Mehr als 120
4	620,26	Mehr als 160
5	842,35	Mehr als 180, wenn ein außergewöhnlicher Pflegeaufwand erforderlich
6[a]	1148,67	Mehr als 180
7[b]	1531,51	Mehr als 180

[a] Zeitlich nicht koordinierbare Betreuungsmaßnahmen erforderlich, die regelmäßig während des Tages und der Nacht zu erbringen sind oder dauernde Anwesenheit einer Pflegeperson während des Tages und der Nacht erforderlich, weil die Wahrscheinlichkeit einer Eigen- oder Fremdgefährdung gegeben ist.

[b] Keine willentliche Steuerung von zielgerichteten Bewegungen der vier Extremitäten mit funktioneller Umsetzung möglich oder ein gleich zu achtender Zustand.

fene hat das Recht, eine Person des Vertrauens zur Untersuchung mitzunehmen. Man ist gut beraten, dies zu tun, weil manche Fragen des Gutachters missverständlich gestellt oder interpretiert werden können.

❯ Fallbeispiel

Johannes, 40 Jahre alt und durch eine lange Erkrankung sehr gezeichnet und verwahrlost. Bei der Begutachtung durch den Amtsarzt beantwortete er alle Fragen positiv. Er könne alles, einkaufen, kochen, sich pflegen usw. Allein die körperliche Verwahrlosung und der Zustand der Wohnung sollten für den Gutachter ein Alarmzeichen sein. Der Antrag auf Pflegegeld wurde abgelehnt. In der schriftlichen Berufung wurde die negative Beurteilung des Gutachters mit handfesten Argumenten widerlegt. Die Auseinandersetzung mit dem Amtsarzt gestaltete sich zwar schwierig, der Berufung wurde jedoch stattgegeben. Herr Johannes bekam damals Pflegestufe 2 und seit einem Jahr sogar Pflegestufe 3.

Die Antragstellung ist an jene Institution zu richten, von der eine Grundleistung bezogen wird, z. B. an die Pensionsversicherungen, wenn Pension bezogen wird. Wenn von keiner Institution eine Leistung bezogen wird oder allein die erhöhte Familienbeihilfe zur Verfügung steht,

dann ist der Antrag an die zuständige Sozialabteilung bei der Bezirkshauptmannschaft bzw. das Sozialreferat beim Magistrat zu richten.

Welche Pflegestufen können bei psychisch Kranken erreicht werden? Die Frage ist nicht generell zu beantworten, da das Pflegegesetz in seiner ursprünglichen Form nur für körperliche Leiden oder eine körperliche Behinderung gedacht war. Erst vor 3 Jahren wurde auf Initiative von Angehörigenorganisationen und engagierten Mitarbeitern psychosozialer Dienste ein wichtiger Punkt ins Pflegegesetz einbezogen: die Motivationsgespräche. Diese schlagen sich mit einem Richtwert von 10 Stunden (also einem Fünftel für die Pflegestufe 1) zu Buche.

Für Menschen mit einer psychischen Beeinträchtigung werden in der Regel die ersten zwei Stufen des Pflegebedarfes anerkannt, in eher seltenen Fällen die Pflegestufe 3.

Sachleistungen sind in jenen Fällen vorgesehen, in denen der Behörde bekannt wird, dass der angestrebte Zweck der Pflegegeldzahlung verfehlt wird, weil z. B. die Angehörigen das Geld für sich selbst und nicht für die Pflege aufwenden.

❯ Fallbeispiel

Herr Anton ist ein liebenswürdiger, älterer Herr mit der Diagnose Schizophrenie, lebt mit der Tochter in einem Haushalt und bezieht Pflegegeld der Stufe 3. Bei einem Hausbesuch stellte die Sozialarbeiterin der zuständigen Sozialabteilung aufgrund der körperlichen Verwahrlosung fest, dass Herr Anton nicht gepflegt und somit das Pflegegeld missbräuchlich verwendet wurde. Die Ausbezahlung des Pflegegeldes wurde eingestellt und eine Hauskrankenpflegeorganisation wurde beauftragt, Herrn Anton zu Hause zu pflegen. Die Ausbezahlung des Pflegegeldes wurde somit durch eine Sachleistung ersetzt.

Befindet sich der Pflegebedürftige in einem Pflege-, Wohn- oder Altersheim oder in einem Krankenhaus oder in einer Anstalt für geistig abnorme Rechtbrecher, wird statt des Pflegegeldes ein monatliches Taschengeld in Höhe von EUR 41,35 (2004) gewährt.

Das Pflegegeld wird 12-mal jährlich ausbezahlt, ist unabhängig von einem eigenen Einkommen, wird nicht besteuert und ist auch nicht sozialversicherungspflichtig.

Wann ist es sinnvoll, Pflegegeld zu beantragen?

Menschen mit einer psychischen Erkrankung kommen im Durchschnitt mit dem notwendigen Aufwand des täglichen Lebens gut zurecht. Die Frage, ob man das Pflegegeld beantragen kann, ist nicht generell zu beantworten. Außerdem ist zweifelsfrei feststellbar, dass die Gutachter der Pensionsversicherungsanstalten und fallweise auch die Amtsärzte nicht geschult sind, psychische Erkrankungen zu erkennen und die Auswirkungen nach diagnostischen Kriterien auf das tägliche Leben adäquat zu deuten. Angehörige oder Sachwalter, die als Vertrauensperson anwesend sind, müssen angehört werden, werden jedoch oft als lästig und unangenehm abqualifiziert. Das erscheint derzeit die größte Hürde beim Pflegegeld zu sein.

Aus der praxisnahen Erfahrung ergibt sich ein Leitfaden, der hilfreich sein kann, ob ein pflegebedürftiger Mensch um Pflegegeld ansuchen sollte:

Ist es Ihnen möglich, mit gutem Gewissen mindestens acht[4] der folgenden Punkte mit Ja zu beantworten, dann lohnt es sich, das Pflegegeld zu beantragen:

Die Fragen des Gutachters umfassen drei Teilbereiche:

1. Betreuungsmaßnahmen:
   - tägliche Körperpflege,
   - Zubereiten von Mahlzeiten,
   - Einnehmen von Mahlzeiten,
   - Verrichtung der Notdurft,
   - An- und Auskleiden unmöglich,
   - Einnahme von Medikamenten;
2. ständige Hilfe:
   - Herbeischaffung von Nahrung, Bedarfsgütern, Medikamenten,
   - Reinigung der Wohnung und persönlicher Gebrauchsgegenstände,
   - Pflege der Leib- und Bettwäsche,
   - Beheizung des Wohnraumes/Herbeischaffung des Heizmaterials (wird nur berechnet, wenn die Wohnung mit festen Brennstoffen beheizt wird);
3. wenn eine psychische Beeinträchtigung vorliegt:
   - Notwendigkeit von Motivationsgesprächen (d. h. Ermunterungen und Aufforderungen, damit der Betroffene die notwendigen Lebensaufgaben bewältigen kann).

Die Anerkennung des Pflegegeldes ist bei psychiatrischen Patienten eine zähe Angelegenheit. Geduld und zusätzliche Aufklärung der Behörde durch Betroffene, Angehörige und den psychosozialen Fachleuten sind vonnöten.

Zusammenfassung

- Der Antrag auf Pflegegeld ist einzureichen bei der zuständigen Pensionsversicherungsanstalt oder Sozialbehörde.
- Vor Untersuchung gut überlegte Liste anlegen, um Schwächen und Untüchtigkeiten nachweisen zu können.
- Zur Untersuchung bei Sachverständigen Vertrauensperson mitnehmen (Rechtsanspruch!).
- Bei einer psychischen Störung ist in der Regel viel Durchsetzungsvermögen, evtl. auch ein Einspruch, notwendig.

55.2.4 Leistungen aus dem Besuch von Rehabilitationseinrichtungen

Pro Mente, Caritas, PSZ GmbH (Psychosoziale Zentrum GmbH mit Sitz in Stockerau), Hilfswerk und örtliche Vereine oder Organisationen bieten im gesamten Bundesgebiet Rehabilitationseinrichtungen an, in denen Sachleistungen, aber auch Geldleistungen, wie Taschengeld, Fahrtkostenzuschüsse und der finanzielle Erlös von eigenen Produkten angeboten werden. Um diese Leistungen in Anspruch nehmen zu können, ist in der Regel eine Einweisung oder Bewilligung über die zuständige Landesregierung erforderlich.

Diese Einrichtungen dienen der sozialen und beruflichen Rehabilitation und sind aus der österreichischen »Psychoszene« nicht mehr weg zu denken. Es ist jedoch eine Tatsache, dass der bundesweite Bedarf nicht gedeckt werden kann.

55.2.5 Unterstützungsfonds für Menschen mit Behinderung

Wenn kein anderer Kostenträger dafür zuständig ist, einen behinderten Menschen finanziell zu unterstützen, so kann für bestimmte Ausgaben eine Förderung aus dem Unterstützungsfonds (ehemaliger Nationalfonds) gewährt werden.

Drei Voraussetzungen sind notwendig, um dieses Hilfsangebot in Anspruch nehmen zu können:
- die Ausgaben entstehen aufgrund einer Behinderung,
- es besteht eine eindeutige soziale Notlage,
- der Behinderte ist **nicht** begünstigter Behinderter.

Wenn diese drei Voraussetzungen zutreffen, ist ein Antrag in Form eines eigenen Formulars »Ansuchen um Gewährung einer Zuwendung aus dem Unterstützungsfonds für Menschen mit Behinderung (§ 22 des Bundesbehindertengesetzes)« beim Bundessozialamt zu stellen[5].

Da die Entscheidung über Förderungen aus dem Unterstützungsfonds erst dann getroffen werden kann, wenn alle sonst in Betracht kommenden Kostenträger bereits entschieden haben, ist mit einer längeren Verfahrensdauer zu rechnen.

55.2.6 Befreiung von der Rezeptgebühr

Die Rezeptgebühr beträgt generell EUR 4,35 (2004) und wird von allen Versicherten entrichtet. Pensionisten mit Ausgleichszulage (sowie vergleichbaren Leistungen) sind

---

[4] Diese Meinung entspricht der Erfahrung des Autors und stellt keinesfalls eine Richtlinie oder sonstige gesetzeskonforme Tatsache dar.

[5] Dieses Formular kann man auch auf der Homepage des Bundessozialamtes unter folgender Adresse downloaden: www.basb.bmsg.gv.at.

bereits von Gesetzes wegen und aufgrund der einschlägigen Richtlinien des Hauptverbandes der österreichischen Sozialversicherungsträger von der Entrichtung der Rezeptgebühr befreit. Zusätzlich können Bezieher niedriger monatlicher Nettoeinkommen aufgrund der genannten Richtlinien wegen Vorliegens einer besonderen sozialen Schutzbedürftigkeit von der Rezeptgebühr befreit werden: Im Jahre 2003 sind die Nettoeinkommensgrenzen: max. EUR 654,10 für allein Stehende, max. EUR 1015,00 für Ehepaare bzw. Lebensgefährten im gemeinsamen Haushalt und zusätzlich EUR 69,52 für jedes Kind.

Gleichfalls befreit werden können Personen, denen infolge Krankheiten oder Gebrechen erfahrungsgemäß besondere Aufwendungen und erhöhter Medikamentenkonsum entstehen (zu diesem Personenkreis gehören auch psychisch kranke Menschen), die Nettoeinkommensgrenzen sind hier: EUR 760,07 für allein Stehende EUR 1055,85 für Ehepaare bzw. Lebensgefährten im gemeinsamen Haushalt und zusätzlich EUR 68,49 für jedes Kind.

Einzureichen ist der Antrag bei der zuständigen Krankenkasse mit einem eigenen Antragsformular. Beigelegt sollen sein:
- Nachweis über das Nettoeinkommen der im gemeinsamen Haushalt lebenden Personen, wie z. B. letzter Abschnitt über den Pensionsbezug, Lohn- und Gehaltsabrechnung,
- Nachweis über Unterhaltsansprüche,
- Bezugsbestätigung des Sozialreferates oder des AMS.

Der Antrag kann sowohl schriftlich als auch persönlich erfolgen.

Personen, die von der Rezeptgebühr befreit sind, sind grundsätzlich auch von der Krankenscheingebühr befreit[6].

55.2.7 Befreiung von der Rundfunkgebühr und Zuerkennung einer Zuschussleistung zu Fernsprechentgelten

Die Voraussetzung für eine Gebührenbefreiung ist gegeben, wenn das Haushaltsnettoeinkommen den jeweils festgesetzten Befreiungsrichtsatz (der 12% über dem Richtsatz für die Gewährung einer Ausgleichszulage liegt) nicht überschreitet. Der aktuelle Höchstsatz des Haushaltsnettoeinkommens liegt für 1 Person bei EUR 731,57 (2004), für 2 Personen bei EUR 1136,80 (2004). Die weiteren Höchstsätze sind im Detail in der angegebenen Homepage aufgelistet[7].

---

[6] Informationen dazu unter
http://www.diagnose-zentrum-wien-west.at/mrt_kassen.htm.
[7] Informationen unter http://members.orf.at/, Service-Hotline (zum Ortstarif): 0810-001080.

Derzeit können anspruchsberechtigte Personen bei folgenden Anbietern um die Befreiung der Rundfunkgebühr ansuchen:
- T-Mobile (ehemals Max Mobil),
- Telekom Austria AG,
- ONE (Connect Austria Gesellschaft für Telekommunikation GmbH),
- Mobilkom Austria (Mobilkom Austria AG & Co KG).
- Befreiung auch für Wertkartenhandy möglich (A1, T-Mobile, ONE)).

Anspruch auf diese Leistung haben, unter Beachtung der Richtsätze:
- Alle Personen, die eine soziale und/oder körperliche Hilfsbedürftigkeit haben. Das Antragsformular, das neben einer Ausfüllhilfe auch alle wesentlichen Informationen beinhaltet, ist in jedem Postamt oder direkt bei der GIS (Gebühren Info Service GmbH) erhältlich. Verfügen Sie über einen aufrechten Befreiungsbescheid, so wird Ihnen die GIS zeitgerecht vor Ablauf der Begünstigung ein Formular für eine erneute Antragstellung zusenden. Auch Bezieher von Pflegegeld oder einer vergleichbaren Leistung haben Anspruch auf Gebührenbefreiung und/oder auf Zuerkennung einer Zuschussleistung zu Fernsprechentgelten.
- Bezieher von Leistungen nach pensionsrechtlichen Bestimmungen oder vergleichbaren Zuwendungen von sonstigen wiederkehrenden Leistungen versorgungsrechtlicher Art.
- Bezieher einer Leistung aus dem Arbeitsmarktservice.
- Bezieher von Leistungen und Unterstützungen aus der Sozialhilfe oder der freien Wohlfahrtspflege oder aus sonstigen öffentlichen Mitteln wegen sozialer Hilfsbedürftigkeit.

55.3 Wiedereingliederungs- und begleitende Förderungen

Die zufriedenstellendste soziale Sicherheit ist natürlich die Integration in die Arbeitswelt. Es ist dies die erste und wichtigste Forderung für ein adäquates Sozialdesign, mit dem Betroffene, Angehörige und Helfer an die Politiker mit Einsatz und konkreten Vorschlägen heranzutreten sich verpflichtet fühlen.

In einer repräsentativen Umfrage unter Psychoseerkrankten in Tulln im Jahre 2000, ging hervor, dass das größte subjektiv erlebte Defizit und die verletzendste Einschränkung ursprünglich die war, keine Arbeit oder keine Ausbildung zu besitzen.

In Österreich sind dringend Arbeitsprojekte für den zweiten und dritten Arbeitsmarkt notwendig. Erfolgreich auf diesem Weg sind verschiedene Initiativen

im besonderen Ausmaß in Kärnten und Oberöster-
reich[8].

Wichtig

Auf dem Weg in die Arbeitswelt helfen Trainingsmaßnahmen und sozioökonomische Betriebe, in denen
Menschen mit einer psychischen Beeinträchtigung unter einer fachlichen und psychosozialen Betreuung eine
normale Arbeitsleistung erbringen.

55.3.1   Arbeitsassistenz

Arbeitsassistenten sind speziell auf den Arbeitsmarkt geschulte Fachleute. Die Arbeitsassistenz ist ein Dienstleistungsangebot mit dem Ziel, behinderte Menschen beim
Erlangen von Arbeitsplätzen und bei der Erhaltung von
gefährdeten Arbeitsplätzen umfassend und langfristig zu
beraten und zu unterstützen[9].

Das Angebot ist freiwillig, unentgeltlich (die Leistungen werden von den Bundessozialämtern gefördert) und
auf Wunsch auch anonym. Die Bundessozialämter streben
eine bedarfsgerechte flächendeckende Versorgung mit
dieser Dienstleistung für alle Behindertengruppen an. Für
bestimmte Behindertengruppen gibt es spezielle Unterstützungen (so z. B. auch für psychisch beeinträchtigte
Menschen).

Die Arbeitsassistenz steht sowohl Arbeitnehmern als
auch Arbeitgebern zur Verfügung und versteht sich als
Verbindungs- bzw. Brückenfunktion zwischen den beiden.
Die Betreuung ist längerfristig geplant. Dadurch kann sich
eine aufbauende Beziehung zwischen Betreuer und Ar-
beitsuchendem entwickeln, die dann in einen zielführen-
den und erfolgreichen Arbeitsintegrationsprozess führt.
Die Leistungen der Arbeitsassistenz sind in der Zwischenzeit erprobt und verlaufen seit Jahren auffällig erfolgreich.

55.3.2   Begünstigt Behinderte

Der Status des begünstigt Behinderten ist bei vielen psychisch Beeinträchtigten umstritten, garantiert jedoch in
gezielten Fällen eine erfolgreiche Integration in die Arbeitswelt, da die Arbeit in einem »normalen« Betrieb stattfindet. Die Problematik liegt darin, dass Arbeitnehmer
psychischen Beeinträchtigungen nicht gewachsen und
ohne Erfahrung sind und der Begriff »psychische Behinderung« missverständlich ausgelegt und interpretiert
wird (die behutsame Begleitung und die notwendige Hilfestellung bieten auch die Arbeitsassistenten an).

---

8 Informationen dazu unter http://pmooe.at/, http://www.ams.or.at/,
  http://www.help.gv.at/HELP-BEH.html
9 Informationen unter www.arbeitsassistenz.at

Voraussetzungen dafür sind:
- ein Grad der Behinderung von mindestens 50% (Einschätzung durch das Bundessozialamt nach Richt-
  sätzen),
- Besitz der österreichischen Staatsbürgerschaft, Staats-
  bürger eines Vertragsstaats des europäischen Wirt-
  schaftsraums oder anerkannter Flüchtling.

Begünstigter Behinderter **kann nicht werden,**
- wer sich in Schul- oder Berufsausbildung befindet
  (ausgenommen Lehrlinge),
- wer eine dauernde Pensionsleistung bezieht oder über
  65 Jahre und nicht mehr erwerbstätig ist,
- wer aufgrund der Schwere der Behinderung nicht in
  der Lage ist, auf einem geschützten Arbeitsplatz oder
  in einer geschützten Werkstätte (einem integrativem
  Betrieb) tätig zu sein.

Die Begünstigung hat nachhaltige Auswirkungen, wie erhöhter Kündigungsschutz, zusätzlich auch Entgeltschutz
(d. h. Lohn und Gehalt dürfen aufgrund einer Behinderung nicht vermindert werden) und die Anrechnung auf
die Ausgleichstaxe, die vom Arbeitgeber bei über 25 Beschäftigten zu leisten ist (pro 25 Beschäftigte ein begünstigt Behinderter).

Dazu gibt es außerdem eine steuerliche Vergünstigung
für die Behinderten selbst und deren Arbeitgeber und den
Zugang zu Förderungen für die Behinderten und deren
Arbeitgeber.

Auch ein eventueller Zusatzurlaub ist möglich, wenn
der jeweilige Kollektivvertrag, die Betriebsvereinbarung
oder das Dienstrecht es vorsehen. Eine finanzielle Dauer-
leistung, wie Rente oder Pension, gibt es aufgrund der Ein-
stufung als begünstigt Behinderter allerdings nicht.

Das gebührenfreie Ansuchen ist einzubringen beim
Bundessozialamt und ist mit folgenden Dokumenten zu
versehen:
- formloser Antrag,
- ärztliche Befunde,
- Staatsbürgerschaftsnachweis.

Nach der Einbringung des Antrages erfolgt eine Untersuchung durch einen ärztlichen Sachverständigen des Bundessozialamts. Über das Ergebnis gibt es einen Bescheid,
gegen den beim Landeshauptmann Berufung eingebracht
werden kann. Die Begünstigung gilt rückwirkend ab dem
Tag des Einlangens des Antrags beim Bundessozialamt.

55.3.3   Berufliche Rehabilitation

Die finanziellen Stützungen der öffentlichen Hand zu beruflichen Integrationsmaßnahmen teilen sich in Förderungen für Arbeitnehmer und Arbeitgeber. Sie gelten für
Menschen, die nach einer Zeit der Arbeitsunfähigkeit und

nach schwierigen Lebensumständen wieder in den Arbeitsmarkt integriert werden möchten. Die wichtigsten Förderungen im Rahmen der beruflichen Rehabilitation dienen der Erleichterung beim Eintritt ins Erwerbsleben und zur Erhaltung und Sicherung bestehender Arbeitsplätze. Für Menschen nach einer psychischen Erkrankung sind folgende Förderungsmaßnahmen möglich:

- Ausbildungsbeihilfe,
- Begleitperson-/Dolmetscherkosten,
- Hilfen zur wirtschaftlichen Selbstständigkeit,
- Antritt/Ausübung einer Beschäftigung bzw. Ausbildung,
- Schulungskosten,
- technische Arbeitshilfe/Arbeitsplatzadaptierung,
- finanzielle Unterstützungen in Qualifizierungs-(Nachreifungseinrichtungen),
- Kostenbeteiligung bei (Transit-)Beschäftigungseinrichtungen sowie Lohnkostenzuschüsse.

Über diese Förderungen hinaus bestehen spezielle Förderungen für Arbeitgeber.

55.3.4 »Security precaution«

»Security precaution« ist ein besonderer sozialer Sicherheits-Check oder Vorteilskatalog und bietet eine übersichtliche Zusammenfassung, in der einerseits alle Möglichkeiten von Geld- oder Sachleistungen, egal ob aus eigenem Recht oder als Sozialtransferleistungen, aufgelistet sind und andererseits alle Begünstigungen und Ansprüche. So ist auf einem Blick ersichtlich, ob Rechtsansprüche (z. B. eine eigene Krankenversicherung) und Begünstigungen (z. B. Gebührenbefreiung) zustehen (◘ Tabelle 55.2).

55.4 Begleitende Hilfsangebote

In diesem Kapitel sind Hilfsmöglichkeiten angeboten, wenn der Weg zur sozialen Sicherheit aus eigener Kraft nicht mehr möglich und die Gefahr einer sozialen Isolierung gegeben sind.

55.4.1 Sachwalterschaft

Ein Sachwalter wird dann bestellt, wenn jemand wegen
- einer psychischen Erkrankung,
- einer geistigen Behinderung,
- oder aus anderen Gründen (z. B. einem Gehirntrauma)

seine Geschäfte nicht ohne Nachteil für sich selbst besorgen kann.

◘ **Tabelle 55.2.** Security precaution: Übersicht über wichtige Sozialleistungen in Österreich. Stand: September 2003

Einkommen oder Transferleistung	Krankenversichert	Pensionsversichert	Rezeptgebührenbefreit	Mietbeihilfe (BH)	Gebührenbefreit	Vorteilscard spezial
Erwerbstätig	Ja	Ja	Möglich	Bedingt möglich	Möglich auf Antrag	
Eigene Pension	Ja	0	Möglich[a]	Möglich auf Antrag	Möglich auf Antrag[b]	Senioren
Ausgleichszulage	Ja	Nicht nötig	Automatisch[a]	Möglich auf Antrag	Auf Antrag[b]	Senioren
Waisenpension	Ja	Nicht möglich	Möglich[a]	Bedingt möglich	Auf Antrag[b]	
Krankengeld	Ja	Ja	Möglich[a]	Bedingt möglich	Möglich auf Antrag	
AMS-Leistung	Ja	Ersatzzeit	Möglich[a]	Bedingt möglich	Möglich auf Antrag	
Erhöhte Familienbeihilfe	Nein	Nein	Möglich	Bedingt möglich	Möglich auf Antrag	Ab 70% Behinderung
Pflegegeld	Nein	Nein	Möglich	Bedingt möglich	Möglich auf Antrag	Ja
Mitversicherung	Ja	Nein	Nein	Nein	Nicht möglich	
Hilfe zum Lebensunterhalt	Nein	Nein	In der Regel ja, Antrag nötig[a]	Ja	Ja[b]	

[a] Sonderregelung für Rezeptgebühren möglich, besonders dann, wenn ein überdurchschnittlicher Medikamentenverbrauch nachgewiesen werden kann.

[b] Gebührenbefreiung wird gewährt bei Blinden, nahezu Blinden, hilflosen Personen, die Pflegegeld erhalten, und Menschen, deren Einkommen unter der Ausgleichszulage liegt (► s. unter 55.1.6).

Geistig oder psychisch behinderte Menschen werden durch die Aberkennung der Geschäftsfähigkeit gegen eigenen Schaden geschützt. Sie können somit keine Rechtsgeschäfte abschließen, die sie berechtigen oder verpflichten. Schließen Sie dennoch Rechtsgeschäfte (z. B. einen Vertrag), so sind diese bis zur Zustimmung des Sachwalters unwirksam.

Der Wirkungsbereich des Sachwalters ist je nach Ausmaß der Behinderung und der Art der zu besorgenden Angelegenheiten unterschiedlich. So kann der Sachwalter betraut sein mit der

- Besorgung einzelner Angelegenheiten (z. B. Abschluss eines Vertrags),
- eines bestimmten Kreises von Angelegenheiten (z. B. Verwaltung des Vermögens) oder
- aller Angelegenheiten der betroffenen Person.

Das Verfahren zur Bestellung eines Sachwalters kann entweder vom Bezirksgericht (von Amts wegen) oder vom Betroffenen selbst eingeleitet werden. Angehörige, Behörden und sonstige dritte Personen können die Bestellung eines Sachwalters lediglich beim Bezirksgericht anregen. Ist es dem Betroffenen allerdings durch andere Hilfe – etwa im Rahmen der Familie – möglich, seine Angelegenheiten im erforderlichen Ausmaß selbst zu besorgen, ist es nicht notwendig, einen Sachwalter zu bestellen. Nach einer richterlichen Begutachtung und einem medizinischen Gutachten wird, wenn die Notwendigkeit besteht, vom Bezirksgericht ein Sachwalter eingesetzt.

Wenn Angehörige die Anregung von Sachwalterschaft überlegen, sollten sie bedenken, dass der Verein für Sachwalterschaft über ausgezeichnete Fachleute verfügt. Es hat sich fallweise als günstig erwiesen, mit dem Verein vorher Kontakt aufzunehmen, das Problem zu besprechen, um Unterstützung zu ersuchen und anzufragen, ob nicht der eine oder andere Sachwalter sich des Problems annehmen könnte oder sogar Kapazitäten frei hat. Die Sachwalter des Vereins sind besonders geschult, äußerst engagiert und sehr bemüht, sich für das Recht der ihnen Anvertrauten ein- und durchzusetzen.

Sie können auch beim zuständigen Bezirksgericht bei der Anregung zur Sachwalterschaft deponieren, dass sich eine bestimmte Person dieser annehmen könnte. Es ist dies zwar nicht der gewöhnliche und offizielle Weg, es ist jedoch eine günstige Möglichkeit, besonders dann, wenn man auf einen verständnisvollen Richer trifft.

Zusammenfassung

- Sachwalterschaft bedeutet eine große Einengung in der Ausübung von persönlichen Rechten.
- Nur sinnvoll, wenn Betroffene wirklich erheblich in der Ausübung ihrer Rechte beeinträchtigt sind.
▼

- Die Anregung dazu erfolgt beim zuständigen Bezirksgericht.
- In vielen Fällen kann Sachwalterschaft durch eine Vollmacht (▶ s. Abschn. 55.4.2) ersetzt werden.

55.4.2 Vollmacht

Wenn ein Betroffener nicht in der Lage ist, für sich selbst zu sorgen, ist es nicht immer notwendig, ein Sachwalterschaftsverfahren einzuleiten. Verwandte und besonders verlässliche Freunde können sich auch mit einer Vollmacht ausstatten lassen, um Behördenwege und andere Notwendigkeiten erfolgreich zu erledigen. Eine Bevollmächtigung ist besonders dann anzuraten, wenn die Familiendynamik durch ein Sachwalterverfahren gefährdet erscheint.

Mit einer Vollmacht ausgestattete Vertreter können volljährige, natürliche Personen und juristische Personen sein. Zur Vertretung benötigt der Bevollmächtigte eine schriftliche, auf Namen lautende Vollmacht. Neben Namen und Unterschrift des Vollmachtgebers und dem Namen des Bevollmächtigten sollte das Ausstellungsdatum angeführt werden. Darüber hinaus gibt es keine zwingenden Formvorschriften. Es ist jedoch ratsam, keine Generalvollmacht auszustellen, sondern nur eine Spezialvollmacht, in der die genaue Bezeichnung der Befugnisse aufgeführt ist (z. B. Abholung von Gerichtsschreiben oder die Vertretung vor dem Sozialamt).

Vor der Behörde kann vom Vollmachtgeber eine Vollmacht durch persönliches Vorsprechen auch mündlich erteilt werden. Dies wird durch Aktenvermerk beurkundet. In besonderen Fällen kann die Behörde auch von einer ausdrücklichen Vollmacht absehen, wenn der Vertreter den Behörden persönlich bekannt ist und für die Behörde klar ersichtlich ist, dass diese Person im vorliegenden Fall vertretungsbefugt ist, wie z. B. Familienmitglieder, Haushaltsangehörige, amtsbekannte Funktionäre und auch Mitarbeiter von sozialen Diensten, wenn keine Zweifel über Bestand und Umfang der Vertretungsbefugnis besteht.

Auch wenn ein Vertreter beauftragt wurde, kann der Vollmachtgeber jederzeit selbst Erklärungen abgeben, z. B. Anträge einbringen und abändern, Dokumente persönlich einreichen und abholen. Die Vollmacht endet bei Widerruf oder Tod.

In einigen Fällen (Strafregisterauskunft, Reisepass, Namensrecht u. Ä.) ist beispielsweise die persönliche Anwesenheit bei Antragstellung oder Abholung zumindest einmal zur Identifizierung einer Person unbedingt erforderlich:

Für die Vertretung bei Grundbuchsangelegenheiten, wie z. B. dem Unterfertigen von Kaufverträgen, Rangordnungsgesuchen, Löschungsquittungen etc., ist eine Vollmacht erforderlich, bei der die Unterschrift gerichtlich oder notariell beglaubigt ist. Handelt es sich hierbei um eine Generalvollmacht und nicht um eine Spezialvollmacht, darf die Unterschrift darüber hinaus nicht älter als 3 Jahre sein.

Zusammenfassung

- Die Erteilung einer Vollmacht ist eine kurzfristig oder längerfristig bewährte Methode, um psychisch Erkrankte zu entlasten und zu vertreten.
- Eine handschriftliche Vollmacht genügt in vielen Fällen. Gerichtlich oder von einem Notar beeidigt ist besser.
- Eine Vollmacht erscheint als die bestmögliche, v. a. aber auch ökonomische Methode, um Sachwalterschaft zu vermeiden.

55.4.3 Patientenanwaltschaft

Aufgabe der Patientenanwaltschaft ist es, die Rechte der Patienten zu vertreten, die nach dem Unterbringungsgesetz in einem psychiatrischen Krankenhaus untergebracht werden.

Information aus der Homepage der Patientenanwaltschaft[10]:

- wir vertreten Patienten im Unterbringungsverfahren vor Gericht
- wir stehen Menschen zur Seite, die in psychiatrischen Abteilungen zwangsweise untergebracht sind oder eingeschränkt werden

Außerdem bieten wir kostenlose Beratungen und Unterstützung für

- Patienten, damit sie Aufenthalt und Therapie aktiv mitgestalten können.
- Personen, die Fragen zum Aufenthalt in einer psychiatrischen Abteilung haben
- Angehörige von Betroffenen
- Mitarbeiter von sozialen Institutionen und Krankenhäusern.

Mitarbeiter des Vereins für Sachwalterschaft und Patientenanwaltschaft sowie des Vorarlberger Institutes für soziale Dienste (IFS) sind als Patientenanwälte in den neun großen psychiatrischen Krankenanstalten, den Universitätskliniken und psychiatrischen Abteilungen der Allgemeinspitäler tätig (Verein für Sachwalterschaft und Patientenanwaltschaft 2001).

55.4.4 Selbsthilfegruppen

Aus der Homepage der Selbsthilfeorganisation HPE-Österreich (Hilfe für Angehörige und Freunde psychisch Erkrankter)[11]:

Für die meisten Personen, die an schweren psychischen Erkrankungen leiden, sind die Angehörigen (Familie, Freunde) nicht nur die wichtigsten Bezugspersonen, sondern auch jener Personenkreis, der für die Betreuung und Unterstützung verantwortlich ist. Nur ein Bruchteil der psychisch Erkrankten steht längerfristig in professioneller Betreuung, auch wenn Sie es brauchen würden. Stünden nicht Angehörige zur Verfügung, wären viele psychisch Erkrankte ungewollt auf sich allein gestellt.

Den Angehörigen werden von der Gesellschaft bzw. dem medizinischen System verschiedene Rollen zugedacht: Wenn ein Mensch mit seinen psychischen Problemen in seiner Umgebung auffällig wird, heißt es oft, warum verhindern das die Angehörigen (Eltern) nicht? Genieren sollen sie sich, wie kann man seinen Sohn/Partner nur so rumlaufen lassen; bei den sehr häufigen finanziellen Problemen ist es selbstverständlich, dass Angehörige den Schaden decken. Wenn Patienten aus dem stationären Bereich entlassen werden, ist es oft selbstverständlich, dass die weitere Betreuung von Angehörigen übernommen wird, auch wenn die familiäre Situation schwer belastet ist. Gleichzeitig wird Angehörigen nahe gelegt, die Selbständigkeit des Betroffenen zu fördern und eine gesunde Distanz (wie zwischen erwachsenen, selbständigen Kindern und ihren Eltern) einzuhalten.

Der Dachverband HPE-Österreich betreibt in Wien eine Familienberatungsstelle, die sich auf die Probleme der Angehörigen spezialisiert hat. ExpertInnen aus den verschiedensten Grundberufen (DiplomsozialarbeiterInnen, PsychotherapeutInnen, ÄrztInnen, u. a.) helfen Angehörigen in Sachfragen und dabei, den eigenen, individuellen Weg in ihrer schwierigen Situation zu finden. Jährlich findet eine österreichweite Tagung für Angehörige statt und die ehrenamtlichen ModeratorInnen der SH-Gruppen haben die Möglichkeit an verschiedenen Weiterbildungsseminaren teilzunehmen (HPE-Österreich 2004).

55.4.5 Gesetz gegen die Gewalt: Wegweisung und Betretungsverbot

Das Thema Gewalt ist bedrückend für Betroffene und für Angehörige und macht vielfach hilflos. Es gibt seit 1998 ein

---

[10] Informationen unter www.sachwalter.at/.

[11] Informationen unter http://www.hpe.at/, 1070 Wien, Bernardgasse 36/14, Tel.: 01-5264202.

neues, leider noch immer eher unbekanntes Gesetz, das konkrete und nachhaltige Hilfe anbietet.

In Akutsituationen im häuslichen Bereich, wo mit Gewalt gedroht oder Gewalt bereits angewendet wurde, kann durch eine Verständigung der Exekutive sofortige Hilfe angefordert werden. Neben den Betroffenen können sich auch die Angehörigen unmittelbar und direkt an die Exekutive wenden (Notruf 133).

Was geschieht nach so einem Hilferuf an die Exekutive? Die wichtigsten Maßnahmen im Detail:

Sofortige Wegweisung und Betretungsverbot

Einerseits ist die Polizei bzw. Gendarmerie ermächtigt, einen Gewalttäter aus der Wohnung wegzuweisen und mit einem Betretungsverbot zu belegen, andererseits kann das Bezirksgericht diesem das Verlassen der Wohnung per einstweiliger Verfügung für maximal 3 Monate auftragen.

Das von der Exekutive ausgesprochene Betretungsverbot ist auf maximal 10 Tage befristet. Die Sicherheitsbehörde (Bundespolizeidirektion, Bezirkshauptmannschaft, Magistrat) hat die Rechtmäßigkeit des durch die Exekutive verhängten Betretungsverbots innerhalb von 48 Stunden zu überprüfen und bei Nichtvorliegen der gesetzlichen Gründe dieses unverzüglich aufzuheben.

Wird innerhalb dieser 10 Tage von der betroffenen Person ein Antrag auf einstweilige Verfügung beim Bezirksgericht gestellt, wird es auf längstens 20 Tage ausgedehnt.

Einer Person, über die ein Betretungsverbot verhängt wurde, können durch die Exekutive (Polizei, Gendarmerie) alle Schlüssel zur Wohnung abgenommen werden und diese darf die Wohnung während der Dauer dieses Verbots nur in Gegenwart eines Exekutivbeamten betreten.

Verständigung der Interventionsstellen

Interventionsstellen sind spezialisierte Opferschutzeinrichtungen für den Bereich der häuslichen Gewalt und bestehen in jedem Bundesland. Sie sind Vernetzungspartner des Bundesministeriums für Inneres und des Bundesministeriums für soziale Sicherheit und Generationen und sind in die umfassende Gewaltprävention eingebunden[12].

In Fällen der häuslichen Gewalt, wo Wegweisung und Betretungsverbot durch Polizei oder Gendarmerie ausgesprochen sind, werden nicht nur von der Gewalt betroffene Personen über die Aufgaben der Interventionsstellen informiert, sondern auch die örtlichen Interventionsstellen durch die Exekutive vom Vorfall verständigt.

Diese unterstützen dann über Ersuchen der Betroffenen – oder von sich aus – die Opfer und bieten geeignete Betreuung, Unterstützung und Hilfe an. Die Interventionsstellen können natürlich auch ohne vorangegangene polizeiliche Intervention von Opfern häuslicher Gewalt

aufgesucht werden. Kompetentes Hilfsangebot und Beratung unter Wahrung der Vertraulichkeit sind garantiert.

> ### ❯ Fallbeispiel
>
> Eine 45-jährige psychisch schwer beeinträchtigte Frau, die jahrelang von ihrem Gatten misshandelt wurde, hatte sich erfolgreich zur Wehr gesetzt und mit Hilfe der Behörde Wegweisung und Betretungsverbot für ihren Gatten durchgesetzt. Dieser ließ sich davon aber nicht abhalten, störte und bedrohte weiterhin das Leben seiner Frau. Diese ließ dann durch den psychosozialen Dienst ein Schreiben an das Gericht schreiben und erwirkte eine Ausweitung der Wegweisung.
>
> An das Bezirksgericht Tulln
> z. H. Herrn Vorsteher des Bezirksgerichtes YY
> 34300 Tulln
>
> **Betrifft: Ausweitung der Wegweisung und Rückkehrverbot nach § 38a des SPG für Herrn Willi XX.**
> **geb. 00.00.0000 zum Schutz von Frau Angelika XX,**
> **geb. 00.00.0000, wohnhaft in 3430 Tulln, X-Gasse 12**
>
> Sehr geehrter Herr Gerichtsvorsteher,
> Frau Angelika XX wird von dieser Dienststelle unterstützt und betreut.
> Ihr Gatte wurde am 6. August 2000 von der Gendarmerie wegen Gewalt aus der gemeinsamen Wohnung nach § 38a SPG gewiesen. Seit dieser Zeit bewohnt Frau Angelika XX das Haus allein mit ihren beiden Söhnen.
> Seit 7. August ist Frau XX massiver psychischer Gewalt durch ihren Gatten, Herrn XX ausgesetzt dadurch, dass
> **Herr XX mit seinem Auto täglich wiederholt vor dem Haus X-Gasse 12 vorbeifährt,**
> **vor dem Haus stehen bleibt, pfeift, Grimassen schneidet, Glückwunschbillets mit wüsten Beschimpfungen und Bedrohungen in den Postkasten der Frau Angelika XX wirft und zuletzt am 7. August ein großes Schild am Gartenzaun anbrachte mit dem Inhalt: »Haus zu verkaufen«**
> **und vor dem Haus auf Fr. Angelika XX wartet und auf sie zugeht.**
>
> Ich teile Ihnen mit, dass Frau Angelika XX mit Furcht und Entsetzen, zahllosen psychosomatischen Krankheitssymptomen reagiert, so dass ich ernsthaft um ihre körperliche und seelische Gesundheit besorgt bin. Ich lege Ihnen auch eine ärztliche Bescheinigung des Dr. ZZ bei.
> Ich halte eine Ausweitung des Rückkehrverbotes **auch auf die unmittelbare Umgebung** der Wohnstätte von Frau Angelika XX und des Tageszentrums Regenbogen für notwendig, um sie zu schützen, da der Schutzbereich »nach den Erfordernissen eines wirkungsvollen vorbeugenden Schutzes der Opfer zu bestimmen ist« (SPG).
> ▼

---

12 Informationen unter http://www.interventionsstelle.at/ und
http://www.aoef.at/deutsch/frauenh.htm.

In diesem Sinne ersuche ich Sie, nach § 383, Abs. 1 und 2 eine erweiterte Wegweisung in der unmittelbaren Gegend der X-Gasse 12 auszusprechen.

Da Frau Angelika XX derzeit nicht in der Lage, ist allein einer Vorladung Folge zu leisten, bin ich gerne bereit sie zu begleiten.

Mit freundlichen Grüßen
NN

Die Ausweitung des Betretungsverbotes wurde vom Richter noch am selben Tag verfügt.

Qualifizierte Organisationen und die Schaffung von Gesetzen zum Schutz und zur Entfaltung von beeinträchtigten Menschen sind ein förderliches Angebot der Gesellschaft. Betroffene und Angehörige erzählen jedoch immer wieder, dass Selbsthilfegruppen mit oder ohne Anleitung und der Kontakt zu »Schicksalsgefährten« das größte Hilfspotenzial darstellen. Diese menschlichen Angebote gilt es zu nutzen und zu fördern.

> **Zusammenfassung**
>
> - Wenn Gewalt in der Familie auftritt, Exekutive verständigen.
> - Die Exekutive muss den Gewalttäter entfernen, spricht Wegweisung und Betretungsverbot aus, das von der Behörde bestätigt und an das Gericht weitergereicht wird.
> - Die Interventionsstelle muss verständigt werden und steht den Betroffenen mit Rat und Tat zur Seite.

55.5   Schlussbemerkungen

Im richtigen Maß zu leben, das Leistungsrecht adäquat und effizient in Anspruch zu nehmen, sind erstrebenswerte Ziel für jeden Gesundungsprozess. In der Reihenordnung nehmen dabei die finanziellen Sicherstellungen einen gewichtigen ersten Platz ein.

»Geld allein macht nicht glücklich, aber es beruhigt ungemein«. Finanziell abgesichert zu leben ist für das Wohlbefinden gesundheitsfördernd- und erhaltend.

Vielfältig sollte sozialbegleitende Begabung sein, wenn es darum geht, die richtigen finanziellen Ressourcen zu erkennen und neue Wege der sozialen Sicherstellung zu entdecken. Dabei geht es nicht um das »Ausnützen« möglicher Institutionen und Gesetze, sondern um das Aufspüren und Wissen gesetzlicher Möglichkeiten, auf die ein verbrieftes Recht besteht.

Der amerikanische Poet und Schriftstellers Jim Harrison erzählt nachvollziehbar und einsichtig, welche Strapaze notwendig war, um Ordnung in sein Leben zu bringen.

Ich wollte mein Leben nicht in dem mühevollen Versuch aufzehren,
eine Scheinwelt zusammenzuhalten.
Es war offensichtlich wie die Sterne,
dass die Zeit selbst sich gleich Ebbe und Flut in gewaltigen Wellen bewegt, nicht in dem Tick-Tack, das uns erstickt.
Also musste ich mich selbst umformen,
um die Erde ganz und voll zu bewohnen,
anstatt ziellos im Sumpf meiner Unzulänglichkeit umherzuirren (Jim Harrison, »Julip«).

Die Auflistung der besprochenen Leistungsrechte sind Bausteine, um den Menschen Assistenz zu leisten, damit diese mit einem gut gespannten sozialen Netz unter den Füßen durchs Leben zu gehen wagen, Ordnung und zugleich Zufriedenheit im Chaos der Zeit, der Gesetze, der Finanzen, des Wohnens und der Arbeit finden.

Anhang: Adressen und Homepages

Homepages sind Informationskanäle mit fachlich sehr ausführlichen Informationen, die über das Internet erreichbar sind. Um die Informationen aller angegebenen sozialrechtlichen Gesetzlichkeiten und Absicherungsmöglichkeiten zu ergänzen, werden hier themenspezifische Adressen angeführt. Sie sind alphabetisch geordnet und österreichweit von Relevanz.

- **Arbeitsmarktservice:** http://www.ams.or.at/
- **Frauen**-BeratungöNö:
  http://www.noe.gv.at/service/f/f3/frauen/beratung.htm
- **Frauen**-Beratung Wien:
  http://www.wien.gv.at/index/in_frau.htm
- Österreichische **Helfer** und ihre Organisationen:
  http://www.engelaufpfoten.at/links.html
- **Krankenkassen** und dazugehörige Links:
  http://www.diagnose-zentrum-wien-west.at/mrt_kassen.htm
- **Männer**-Beratung:
  http://www.maenner.at/index2.htm
- **Medizinische** Portale:
  - www.ac-info.ac.at
  - NÖ Ärztekammer: www.aeknoe.at
  - www.ahc-net.at
  - www.mediaweb.at
  - Suchmaschine für Ärzte inkl. Ordinationstagen + Kassa: www.medsearch.at
  - www.meduniqa.at
  - www.surfmed.at
  - www.medwell24.at
- **Netzwerk** spinnen:
  4040 Linz-Urfahr, Ottensheimerstr. 96,
  Tel. 0732-700924
- Österreicher **Postbus:** http://www.oebb.at/

- **Pharmafirmen:**
  - www.lilly.at/kontakt/patienteninfo_form.shtml
  - www.lundbeck.at
  - www.organon.ch
- **Pro Mente** Austria:
  4020 Linz, Sigulystr. 32, Tel. 0732-65610321
- **Psychiatrie:**
  - Österreichische Schizophreniegesellschaft:
    http://oesg.uibk.ac.at/
  - Infos zu Psychiatrie Österreich:
    http://www.infoline.at/psychiatrie/,
    http://www.psychiater.at/aktuell
  - Adressen von Ärzten und Apotheken österreichweit: http://www.patients-online.at/
- **Psychotherapie**/Psychologie:
  - www.kuckuck.solution.de
  - www.psychnet.at
  - www.psyonline.at
  - www.psychotherpiepraxis.at
- **Sachwalterschaft:** www.sachwalter.at/ und
  www.vsp.at
- **Selbsthilfegruppen** bzw. Betroffene:
  - Arbeitsgemeinschaft psychiatrieerfahrener Österreichs: http://members.magnet,at/agpe.oesterreich
  - www.kuckuck.solution.de
  - www.lichtblick99.de
  - www.lunaticpride.de
  - www.schwarze-rose.de
  - www.user.xpoint.at/smap/main.htm
- Allgemeine Informationen über **Soziales:**
  http://www.sozialinfo.at/
- Serviceseiten der Länder mit den Themenkreisen **Soziales:**
  - Land Burgenland/Soziales:
    http://www.burgenland.at/redaktion/layouts/
    inhalt1.asp?
  - Land Niederösterreich/Soziales:
    http://www.noe.gv.at/soziales.htm

- Nögus Soziales: http://www.noegussoziales.at/
- Land Kärnten/Soziales: http://www.ktn.gv.at/
  themen/gesundheit/hauptfenster.htm
- Land Oberösterreich/Soziales:
  http://www.ooe.gv.at/gesundheit/index.htm
- Land Salzburg/Soziales:
  http://www.salzburg.gv.at/themen/gs.htm
- Land Steiermark/Soziales:
  http://www.service.steiermark.at/cms/ziel/3934/DE/
- Land Tirol/Soziales:
  http://www.tirol.gv.at/themen/gesundheit/
  grp_gesundheit_soziales/index.shtml
- Land Vorarlberg/Soziales:
  http://www.vlr.gv.at/vorarlberg/gesellschaft_
  soziales/gesellschaft/gesellschaftundsoziales/start.
- Stadt Wien/Soziales: http://sozialinfo.wien.at/
- Österreichische **Suchmaschinen:**
  http://www.austronaut.at/
- Österreichisches **Telefonbuch:** http://www.etb.at
- **Versicherungsanstalten:**
  http://www.sozvers.at/pvtraeger.htm
- **Wegweiser** durch österreichische Behörden, Ämter
  und Institutionen: www.help.gv.at

Literatur

HPE-Österreich (2004) Hilfe für Angehörige und Freunde psychisch Erkrankter. www.hpe.at/ Gesehen 29 Feb 2004

Kammer für Arbeiter und Angestellte (2001) Sozialstaat Österreich/ Sozialleistungen im Überblick. ÖGB, Wien www.oegbverlag.at. Gesehen 29 Feb 2004

Kammer für Arbeiter und Angestellte (2002) Ratgeber Sozialrecht. Kammer für Arbeiter und Angestellte, Wien

Kodex Bürgerliches Recht (1997) Orac electronica, Wien

Olscher W (2000) Formalitäten Wegweiser. Andreas, Salzburg

Österreichische Selbsthilfegruppen im Gesundheitsbereich (2001) Fonds Gesundes Österreich, Wien. http://www.fgoe.org. Gesehen29 Feb 2004

Verein für Sachwalterschaft und Patientenanwaltschaft (2001) Homepage www.sachwalter.at. Gesehen 29 Feb 2004

Leistungsrecht in der Schweiz

Franz Hierlemann, Hanspeter Lüthy

▼

> Die schweizerische Bundesverfassung erkennt ein Grundrecht auf Existenzsicherung (Art. 12) an. Personen, die nicht mehr in der Lage sind, für sich zu sorgen, haben deshalb Anspruch auf Hilfe und Betreuung und auf die Mittel, die für ein menschenwürdiges Dasein unerlässlich sind.
>
> Die verschiedenen Gesetze des schweizerischen Sozialversicherungssystems bieten die rechtliche Grundlage für das berufliche Handeln Sozialer Arbeit.
>
> Die berufliche Soziale Arbeit ist als jenes gesellschaftliche Teilsystem des modernen Sozialstaates entstanden, das mit seinen fachlichen Interventionen versucht, die **sozialen Probleme** von Einzelnen oder Gruppen **integrationsfördernd** zu beeinflussen.

56.1 Sozialstaat und Soziale Arbeit

Die Wechselbeziehungen zwischen der schweizerischen Sozialversicherung und deren Leistungen einerseits und der Sozialen Arbeit in der Psychiatrie andererseits erfordern einige Vorüberlegungen zum Verhältnis des Rechtssystems zu Sozialstaat und Sozialer Arbeit.

Alle industrialisierten westeuropäischen Staaten haben im Zuge ihrer sozialen Entwicklung (»Modernisierung«) in den letzten 120 Jahren immer mehr Verantwortung für die soziale Sicherung ihrer Bürger übernommen. Dazu gehören die sukzessiven gesetzlichen Absicherungen gegen existenzielle Lebenskrisen und Belastungen, insbesondere Krankheit, Invalidität, Unfall, Arbeitslosigkeit, Altersarmut und Pflegebedürftigkeit. Mit dieser »Sozialstaatsentwicklung« findet eine »Materialisierung« der Rechtsordnung statt. Es werden zunehmend inhaltliche Vorstellungen von »sozialer Gerechtigkeit« formuliert, die sich als Ansprüche des Bürgers gegen den Staat bzw. gegen die von Gesetzes wegen geschaffenen Institutionen wie etwa jene der Sozialversicherung richten (vgl. Burghardt 2001, S. 63 f.). Als Beispiel dieses »Verrechtlichungsprozesses« mag Art. 12 der Schweizerischen Bundesverfassung (Stand: 1.1.2000) dienen. In der Verfassungsgeschichte der Schweiz ist hiermit ein Grundrecht auf Existenzsicherung ausdrücklich festgehalten:

»Wer in Not gerät und nicht in der Lage ist, für sich zu
sorgen, hat Anspruch auf Hilfe und Betreuung und auf
die Mittel, die für ein menschenwürdiges Dasein unerlässlich sind.«

Die Soziale Arbeit als »helfender Beruf« ist parallel zu diesen gesellschaftlichen Wandlungen in der Weise entstanden, dass mit fachlichen Interventionen die **sozialen Probleme** (Verlust- und Mangelsituationen, zeitweiser sozialer
Ausschluss etc.) von Einzelnen oder Gruppen integrationsfördernd beeinflusst werden sollen.

Psychisch kranke und behinderte Personen, die in psychiatrischen Institutionen behandelt und betreut werden,
sind in allen Bereichen der Sozialversicherung als anspruchsberechtigte und allen anderen Bürgern rechtlich
gleich gestellte Personen häufig auf sozialarbeiterische
Unterstützung und Beratung angewiesen.

56.2 Ein Überblick über das Sozialsystem der Schweiz

56.2.1 Soziale Sicherheit

Der Begriff »soziale Sicherheit« umfasst die Gesamtheit
von rechtlichen Garantien, die ein menschenwürdiges
Dasein garantieren. Das gegenwärtige System der schweizerischen Sozialversicherung ist der rechtlichen und
materiellen Bewältigung klassischer »sozialer Risiken«
gewidmet.

Seit 1952 ist die Schweiz im Übereinkommen mit der
»Internationalen Arbeitsorganisation« (IAO) Nr. 102 völ-
kerrechtlich verpflichtet, neun klassische »soziale Risiken«
im Rahmen der Sozialversicherung in einem Mindestum-
fang abzusichern:

- medizinische Behandlung und Erwerbsausfall bei
  Krankheit,
- Mutterschaft,
- Alter,
- Arbeitsunfälle,
- Berufskrankheiten,
- Familienlasten,
- Invalidität,
- Hinterlassensein,
- Arbeitslosigkeit (vgl. Koller et al. 1998).

56.2.2 Sozialversicherungen

Das soziale Netz in der Schweiz befindet sich in stetiger
Revision. In der Schweiz sind die Gesundheitskosten im
Jahr 2000 um 4,1% auf SFr 43,3 Mrd. gestiegen. Gemäß den
Angaben des Bundesamtes für Statistik machen die Aus-

gaben 10,7% des Bruttoinlandproduktes aus. Die Quote ist
im internationalen Vergleich hoch. Die Statistiken zeigen
im Übrigen, dass die Finanzbelastung für die Sozialversicherungen zugenommen hat. Alle Einwohner sind daran
beteiligt, sei es als Beitragszahler oder Bezieher von Leistungen. Neben offensichtlichen Lücken – 6–10% der Bevölkerung in der Schweiz leben in Armut – stehen die Sozialversicherungen einem gewandelten Umfeld gegenüber.

Die Probleme in der Sozialversicherung sind vielschichtig:

- Die Finanzierung der Altersvorsorge gestaltet sich
  zunehmend schwieriger. Die demografische Entwicklung verändert sich. Die längere Lebenserwartung
  führt zu einem gewandeltes Verhältnis zwischen der
  Zahl der Erwerbstätigen und den Rentenberechtigten.
- Die wirtschaftliche Entwicklung ist seit 1992 durch
  eine schwache Lohnentwicklung und bis 1998 von einer für schweizerische Verhältnisse hohen Arbeitslo-
  sigkeitsrate geprägt. Aktuell nimmt die Arbeitslosigkeit erneut zu.
- Durch die steigende Zahl der Rentenbezieher wird die
  Invalidenversicherung finanziell stark belastet .
- Die Kostenentwicklung im Gesundheitswesen führt
  für breite Bevölkerungsschichten zu kaum mehr be-
  zahlbaren Krankenkassenprämien.
- Problematisch ist auch der Umstand, dass die verschiedenen Sozialversicherungszweige unabhängig voneinander entstanden und gewachsen sind. Dies führt zu
  Koordinationsproblemen und Lücken im System.

Die gegenwärtige Entwicklung zeigt auf, dass zur Erhaltung des heutigen Leistungsniveaus ein Mehrbedarf an
finanziellen Mitteln besteht. Wie dieser gedeckt werden
soll (z. B. durch Maßnahmen auf der Leistungs- bzw. Kos-
tenseite), wird die aktuelle sozialpolitische Diskussion zeigen.

| Wichtig |

Im Bereich der Sozialversicherung werden vier Grund-
bereiche unterschieden:
1. Die Alters-, Hinterlassenen- und Invalidenvorsorge,
   die im 3-Säulen-Konzept zusammengefasst ist,
2. der Schutz bei Krankheit und Unfall,
3. die Arbeitslosenversicherung,
4. die Familienzulagen.

Wehrleuten wird im Rahmen der Erwerbsersatzordnung
ein Erwerbsersatz ausgerichtet, diese Personen sind zusätzlich bei Krankheit und Unfall durch die Militärversicherung geschützt.

Die Leistungen der Sozialversicherungszweige werden
vorab durch Lohnprozente finanziert, insbesondere dort,
wo sie einen Erwerbsersatz sicherstellen. Die Krankenversicherung wird durch Kopfprämien jeder versicherten

Person finanziert. Bund und Kantone beteiligen sich in unterschiedlichem Umfang an der Finanzierung der Sozialwerke (Alters- und Hinterlassenenversicherung [AHV], Invalidenversicherung [IV], Krankenversicherung), oder finanzieren sie umfassend (Ergänzungsleistungen).

Die Leistungen werden unabhängig von der finanziellen Lage der Versicherten ausgerichtet. Sie haben mit der Prämienzahlung das Recht erworben, bei Eintritt eines Versicherungsfalles Leistungen zu beziehen. Die Versicherungen leisten Schutz, indem sie Geldleistungen (Renten, Erwerbsersatz, Familienzulagen) ausrichten oder indem sie die Kosten bei Krankheit und Unfall tragen. Außerdem richten einzelne Versicherungen kollektive Leistungen an Einrichtungen wie Heime aus oder sorgen für Eingliederungsmaßnahmen. Die Sozialversicherungen funktionieren nach dem Kausalitätsprinzip. Die Ursache, die zu einem materiellen Schaden geführt hat, entscheidet über die Zuständigkeit innerhalb der Sozialversicherung. Wegen der unterschiedlichen Qualität der versicherten Leistungen ist der Versicherungsschutz bei Unfällen wesentlich besser als bei Krankheit (Widmer 2001, S. 23 ff.).

Ergänzungsleistungen

Die Ergänzungsleistungen schließen bestehende finanzielle Lücken bei Alters- und Invalidenrentenberechtigten, wenn andere Renten das soziale Existenzminimum nicht decken. Die Leistungen sind klar definiert und werden nur bei ausgewiesenem finanziellem Bedarf erbracht (► s. Abschn. 56.5).

Dreisäulenkonzept

Das Dreisäulenkonzept regelt, wie erwähnt, die Vorsorge im Alter, bei Invalidität und Hinterlassensein.
- Die erste Säule soll den Existenzbedarf decken. Allein durch die AHV/IV wird dieses Ziel nicht erreicht. Die Lücke wird durch die Ergänzungsleistungen geschlossen. Als Übergangsmaßnahme installiert, wurden die Ergänzungsleistungen mittlerweile zum festen Bestandteil der 1. Säule.
- Die zweite Säule wird als berufliche Vorsorge bezeichnet. Sie soll den Arbeitnehmern zusammen mit der AHV/IV die Fortsetzung der gewohnten materiellen Lebensform ermöglichen. Seit dem 1. Januar 1985 ist die Mitgliedschaft in einer Pensionskasse für alle Arbeitnehmer mit einem Mindestlohn von heute SFr 24.720 (Jahresbetrag der maximalen AHV-Rente per 1.1.2000) obligatorisch. Auch dieses Ziel der materiellen Sicherheit ist nicht grundsätzlich erreicht. Es gibt viele Versicherte mit einer bescheidenen Rente aus der 2. Säule (z. B. bei wenig Beitragsjahren) und solche, die wegen zu kleinem Einkommen nicht an dieser Versicherung partizipieren können.
- Die dritte Säule ist die sog. Selbstvorsorge. Die Fiskalgesetzgebung fördert dieses Sparen und bestimmt die Einzahlungslimiten.

> **Wichtig**
>
> Die erste Säule lässt der gesamten Bevölkerung einen gewissen, aber nicht umfassenden Versicherungsschutz zuteil werden. Von der zweiten Säule profitieren Arbeitnehmer mit einem bestimmten Mindesteinkommen. Schlecht- und Teilzeitverdienende kommen nicht in den Genuss der beruflichen Vorsorge. Die dritte Säule ist von Individualität und den persönlichen finanziellen Verhältnissen geprägt (Widmer 2001, S. 28; Bollier 2001, S. 26 ff.)

56.2.3 Sozialhilfe

Die Sozialhilfe gelangt subsidiär zu den Sozialversicherungen zur Anwendung, nämlich dort, wo eine Notlage entstanden ist, welche auf eine im Sozialversicherungssystem nicht berücksichtigte Ursache zurückzuführen ist (z. B. »working poor«, Wartezeiten auf Entscheide der Invalidenversicherung, Ende der Leistungspflicht der Arbeitslosenversicherung).

Die Sozialhilfe fällt vorwiegend in den Kompetenzbereich der Kantone und ist auf deren jeweilige Verhältnisse zugeschnitten. Dies führt zu großen Unterschieden bei der Ausgestaltung. Empfehlungen der Schweizerischen Konferenz für Sozialhilfe (SKOS) sorgen für eine gewisse Harmonisierung.

Daneben gibt es weitere kantonale und kommunale Einrichtungen im Bereich der sozialen Sicherheit und die landesweit tätigen Hilfswerke (► s. Abschn. 56.11).

Nachfolgend werden die verschiedenen Sozialversicherungszweige im Einzelnen vorgestellt. Die für die Situation in der Sozialpsychiatrie wichtigen Versicherungen werden näher erläutert, die anderen nur kurz vorgestellt. Vor allem der Problematik von psychisch erkrankten Menschen im Zusammenhang mit Leistungen aus den Sozialversicherungen soll Rechnung getragen werden.

Menschen mit psychischen Krankheiten, die aufgrund ihrer Situation auf Leistungen der Sozialversicherung angewiesen sind, haben vielfach folgende Probleme:

> **Wichtig**
>
> Sie befinden sich in ihrer Arbeitssituation in einer schlechten Ausgangslage und erhalten aus diesem Grund nur minimale oder keine Leistungen aus der zweiten Säule im Invaliditätsfall. Zum Erreichen eines existenzsichernden Einkommens sind sie vielfach auf Ergänzungsleistungen angewiesen. Die Leistungen der Versicherung im Invaliditätsfall durch Krankheit sind schlechter als die der unfallbedingten Invalidität.

Die Beratung in Sozialversicherungsfragen von Menschen in psychischen Krisen ist oft mangelhaft und der Infor-

56

mationsstand schlecht. Insbesondere der krankheitsbedingte Übergang vom Erwerbsleben in eine oft ungewisse Zukunft, beispielsweise nach längerer Arbeitsunfähigkeit im Zusammenhang mit einer noch unklaren Maßnahme der Invalidenversicherung, kann zu existenziellen Ängsten und Problemen führen (▶ s. Abschn. 56.10).

56.3 Alters- und Hinterlassenenversicherung

> **Wichtig**
>
> Die Alters- und Hinterlassenenversicherung (AHV) ist der bedeutendste Zweig im schweizerischen Sozialversicherungssystem. Ausgerichtet werden hauptsächlich zwei Renten: eine für Pensionierte, die andere für Hinterlassene. Die Altersrente ermöglicht einen finanziell nur bedingt unabhängigen Rückzug aus dem Berufsleben. Die Hinterlassenenrente will verhindern, dass zum Leid, das der Tod eines Elternteils oder Ehegatten mit sich bringt, eine finanzielle Notlage hinzukommt.

Die rechtliche Grundlage ist im Bundesgesetz über die Alters- und Hinterlassenenversicherung (AHVG) definiert.

56.3.1 Entstehung

Die Rolle der AHV übernahmen bis in das 19. Jahrhundert die Familien, gemeinnützige Organisationen und kirchliche Institutionen. Im späteren 19. Jahrhundert wurde erstmals über eine gesetzliche Altersvorsorge diskutiert. Im Jahre 1948 ist das Gesetz zur eidgenössischen Alters- und Hinterlassenenversicherung (AHV) in Kraft getreten. Die AHV ist Teil des in der Einführung beschriebenen Dreisäulenprinzips (Abschn. 56.2.2).

56.3.2 Versicherte Personen

Obligatorisch versicherte Personen

> **Wichtig**
>
> Obligatorisch versichert sind alle natürlichen Personen, die in der Schweiz Wohnsitz begründen oder eine Erwerbstätigkeit ausüben sowie als Schweizer Bürger im Ausland im Dienste der Eidgenossenschaft tätig sind.

Ausländer sind vorbehaltlich anders lautender zwischenstaatlicher Sozialversicherungsabkommen nur rentenberechtigt, wenn und solange sie ihren Wohnsitz und gewöhnlichen Aufenthalt in der Schweiz haben und sofern ihnen für mindestens ein volles Jahr Einkommen, Erzie-

hungs- oder Betreuungsgutschriften angerechnet werden können. Die Beitragspflicht von Erwerbstätigen beginnt am 1. Januar des Jahres, in dem sie das 18. Altersjahr vollenden (Bollier 2001, S. 75 ff.). Für Personen aus EU-Staaten gelten bevorzugte Regelungen.

Freiwillige Versicherung

Auslandschweizer können der freiwilligen AHV beitreten. Nichterwerbstätige Studierende, die ihren Wohnsitz in der Schweiz aufgeben, um im Ausland einer Ausbildung nachzugehen, können sich ebenfalls freiwillig versichern. Für Arbeitnehmende, die im Ausland für einen Arbeitgeber mit Sitz in der Schweiz tätig sind, gelten spezielle Bedingungen (Bollier 2001, S. 78).

56.3.3 Leistungen

Altersrenten

Anspruch auf eine Altersrente haben Frauen über 63 Jahre und Männer über 65 Jahre bis zum Tod. Das Frauenrentenalter wird im Jahre 2005 auf 64 Jahre angehoben. Es gibt Vollrenten und Teilrenten, wenn ein Versicherter oder eine Versicherte weniger Beitragsjahre ausweist, als dies für den betreffenden Jahrgang möglich ist. Bei vollständiger Beitragsdauer betragen die ordentlichen Vollrenten mindestens SFr 1.030, maximal SFr 2.060 (2002).

Alle seit 1997 entstehenden Renten sind zivilstandsunabhängig ausgestaltet. Für beide Ehegatten können sie zusammen SFr 3.090 nicht übersteigen (Plafonierung).

> **Wichtig**
>
> Jede Ausgleichskasse führt unter der Versicherungsnummer ein individuelles Konto des Versicherten. Der Versicherte hat das Recht, bei der jeweiligen Ausgleichskasse einen Auszug aus dem persönlichen Konto zu verlangen und somit zu überprüfen, ob sämtliche Beiträge auf seinem Konto verbucht sind. Beitragslücken können empfindliche Rentenkürzungen zur Folge haben.

Hinterlassenenrenten

Unter diesem Begriff werden Waisen-, Witwen- und Witwerrenten zusammengefasst.

Hilflosenentschädigung für Altersrentner

Zusätzlich zur AHV-Rente wird Versicherten, die in ihren alltäglichen Lebensverrichtungen auf Hilfe Dritter angewiesen sind, eine Hilflosenentschädigung ausgerichtet.

Aussichten

> **Wichtig**
>
> Die gegenwärtige Entwicklung im Bevölkerungsaufbau bewirkt eine immer größer werdende Anzahl von Rentnern im Vergleich zu den Erwerbstätigen. Bis ins Jahr 2035 wird dieses Wachstum anhalten, danach ist eine Stabilisierung zu erwarten.
>
> Da die AHV nach dem Umlageverfahren finanziert wird, d. h. die Personen im erwerbsfähigen Alter mit ihren Beiträgen die laufenden Renten der älteren Generation finanzieren, gerät das Gleichgewicht zwischen den Erwerbstätigen und der Rentengeneration ins Schwanken.

56.4 Invalidenversicherung

> **Wichtig**
>
> Hauptziel der Invalidenversicherung (IV) ist die Eingliederung oder Wiedereingliederung von durch Krankheits- und Unfallfolgen oder durch Geburtsgebrechen behinderten Personen.
>
> Während der Eingliederung und für jene Personen, die trotz der Eingliederung eine Erwerbsunfähigkeit von mindestens 40% ausweisen, soll der Existenzgrundbedarf gesichert werden.

Die IV ist organisatorisch eng mit der AHV verbunden. Der IV-Beitragsbezug und die Ausrichtung von IV-Taggeldern und -Renten erfolgt analog der AHV durch die Ausgleichskassen.

Die 26 kantonalen IV-Stellen und die IV-Stelle in Genf für Versicherte im Ausland sind für die Bemessung der Invalidität und das Bestimmen und Überwachen der erforderlichen Eingliederungsmaßnahmen zuständig.

Im Folgenden werden die Zweige der IV vorgestellt, welche in der Sozialpsychiatrie von Bedeutung sind. Nicht beschrieben werden die medizinischen und schulischen Maßnahmen, die Hilfsmittelliste und die Hilflosenentschädigung.

56.4.1 Versicherte Personen

Versichert sind Personen, die gemäß den Artikeln 1 und 2 des Bundesgesetzes über die Alters- und Hinterlassenenversicherung obligatorisch oder freiwillig versichert sind.

> **Wichtig**
>
> Obligatorisch versichert sind natürliche Personen mit Wohnsitz in der Schweiz und natürliche Personen, die in der Schweiz einer Erwerbstätigkeit nachgehen.

Freiwillig versichern können sich Schweizer Bürger sowie Staatsangehörige der Mitgliedsstaaten der EU, die in einem Staat außerhalb der EU leben, falls sie unmittelbar vorher während mindestens fünf aufeinander folgenden Jahren obligatorisch versichert waren.

Für Auslandschweizer und ihre Kinder gelten dieselben Bedingungen wie für im Inland lebende Schweizer. Eingliederungsmaßnahmen werden allerdings nur in der Schweiz durchgeführt (► s. Abschn. 56.4.1).

Ausländer können je nach zwischenstaatlichem Sozialversicherungsabkommen nur Leistungen beanspruchen, wenn sie ihren Wohnsitz und gewöhnlichen Aufenthalt in der Schweiz haben und bei Eintritt der Invalidität während mindestens eines vollen Jahres Beiträge geleistet haben oder sich bei Eintritt der Invalidität während mindestens 10 Jahren in der Schweiz aufgehalten haben (Widmer 2001, S. 59).

> **Wichtig**
>
> Nicht versichert sind Asylsuchende in den ersten 6 Monaten. Personen, denen der Flüchtlingsstatus gewährt wird, sind rückwirkend ab Antrag des Asylgesuches versichert.

56.4.2 Finanzierung

Die IV wird hauptsächlich durch Beiträge der Versicherten und der Arbeitgeber finanziert.

56.4.3 Leistungsvoraussetzungen

> **Wichtig**
>
> Als Invalidität im Sinne des Gesetztes gilt die durch einen körperlichen oder geistigen Gesundheitsschaden als Folge von Geburtsgebrechen, Krankheit oder Unfall verursachte, voraussichtlich bleibende oder längere Zeit dauernde Erwerbsunfähigkeit (Art. 4 Abs. 1 IVG).

Die Invalidität gilt als eingetreten, sobald sie die für die Begründung des Anspruchs auf die jeweilige Leistung erforderliche Schwere erreicht hat (Art. 4. Abs. 2 IVG). Im Einzelfall ist somit zu prüfen, wann eine bestimmte Leistung der IV aufgrund des Gesundheitszustandes erstmals objektiv in Betracht kommt. Dieser Zeitpunkt ist je nach Leistungskategorie – Eingliederungsmaßnahmen, Rente, Hilflosenentschädigung – verschieden.

> **Wichtig**
>
> In der IV gilt der Grundsatz: Eingliederung vor Rente. Die Rentenberechtigung wird erst geprüft, wenn alle Eingliederungsmöglichkeiten erschöpft sind.

> **Fallbeispiel**
> Die 24-jährige Frau H. hat eine Bürolehre abgeschlossen. Aufgrund einer psychischen Erkrankung arbeitet sie seit Jahren nur noch sporadisch für wechselnde Arbeitgeber. Seit einigen Monaten arbeitet sie nicht mehr. Zusammen mit ihrer Hausärztin meldet sie sich bei der IV zum Bezug von IV-Leistungen an. Nach Prüfung des Falles überweist die IV Fr. H. an die IV-Berufsberaterin. Diese prüft mit Frau H. zuerst die Möglichkeiten der Wiedereingliederung, bevor eine Berentung in Erwägung gezogen wird.

Kann das Hauptziel, die Eingliederung der Versicherten ins Erwerbsleben, nicht erreicht werden, kommt es zur Ausrichtung einer Invalidenrente. Anspruch auf eine Rente besteht, wenn eine der nachfolgenden Bedingungen erfüllt ist:
- Es besteht während eines Jahres eine Arbeitsunfähigkeit von durchschnittlich mindestens 40%.
- Es besteht eine bleibende Erwerbungsfähigkeit von mindestens 40%.

Ein Gesundheitsschaden führt demnach nur dann zu einer Invalidität, wenn er die Erwerbsfähigkeit während längerer Zeit beeinträchtigt. Als Erwerbsunfähigkeit wird die Beeinträchtigung der Erwerbsmöglichkeiten auf dem gesamten für die versicherte Person in Betracht kommenden Arbeitsmarkt verstanden.

Nicht als Gesundheitsschaden im Sinne des Gesetztes gelten grundsätzlich:
- leichte Intelligenzminderung (IQ über 75);
- psychische Störungen, die vorwiegend durch äußere Umstände wie Überforderung am Arbeitsplatz oder ungünstige Umgebung verursacht werden, bei veränderten Verhältnissen aber verschwinden;
- depressive Verstimmung (nicht länger dauernde);
- Süchte, außer sie sind Folge eines Gesundheitsschadens oder haben zu einem solchen geführt.

Eine Invalidität liegt nur vor, wenn die Erwerbsunfähigkeit tatsächlich überwiegend Folge des Gesundheitsschadens ist. Dies ist nicht der Fall, wenn in erster Linie wirtschaftliche Gründe (Arbeitslosigkeit in einem bestimmten Gebiet) oder persönliche Gründe (mangelhafte Schul- oder Berufsbildung, Alter, ausländische Staatsbürgerschaft usw.) die Erwerbsunfähigkeit verursachen.

56.4.4 Eingliederungsmaßnahmen

Behinderte sind verpflichtet, alle zumutbaren Eingliederungsmöglichkeiten selbst zu ergreifen und alle von der IV vorgesehenen Maßnahmen zu unterstützen. Erschwert oder verunmöglicht eine versicherte Person ihre Eingliederung, so kann die IV nach vorgängiger schriftlicher Mahnung ihre Leistungen einstellen.

Einzelne Eingliederungsmaßnahmen werden auch unabhängig davon gewährt, ob die Erwerbstätigkeit verbessert werden kann (medizinische Maßnahmen bei Geburtsgebrechen, Hilfsmittel).

Eingliederungsmaßnahmen werden grundsätzlich nur in der Schweiz gewährt. Ausnahmsweise können diese im Ausland stattfinden, wenn in der Schweiz die notwendige Einrichtung fehlt, oder bei notfallmäßiger Behandlung.

Berufliche Maßnahmen

Wichtig

Die IV gewährt im Rahmen der Eingliederungsmaßnahmen eine spezialisierte Berufsberatung und Arbeitsvermittlung.

> **Fallbeispiel**
> Frau H. absolviert, unterstützt von der IV, im geschützten Bereich ein mehrmonatiges Arbeitstraining im Bürobereich. Danach ist der Besuch eines Berufsförderungskurses vorgesehen, der ihr die Rückkehr in den freien Arbeitsmarkt ermöglichen kann.

Invaliditätsbedingte Mehrkosten bei der erstmaligen beruflichen Ausbildung (Schulkosten, Transporte, Unterkunft, Verpflegung) werden von der IV übernommen. Ist eine Umschulung auf eine neue Erwerbstätigkeit infolge Invalidität notwendig, so übernimmt die IV die entsprechenden Kosten (Mehrkosten werden bis zum Hochschulniveau übernommen).

Wichtig

Eine Umschulung auf ein höheres berufliches Niveau wird nicht gewährt.

Taggelder

Wichtig

Während der Eingliederungsmaßnahmen besteht ein Anspruch auf Taggelder der IV. Eine Voraussetzung ist die Volljährigkeit.

Für Wartezeiten bis zum Beginn einer Eingliederungsmaßnahme besteht ein Taggeldanspruch, wenn die versicherte Person während dieser Zeit zu mindestens 50% arbeitsunfähig ist.

Der Anspruch beginnt, sobald die IV-Stelle festgestellt hat, dass eine Maßnahme angezeigt ist, spätestens aber 4 Monate nach Eingang der IV-Anmeldung.

Nach einer Umschulung besteht während längstens 60 Tagen ein Anspruch auf Taggelder, wenn die versicherte

Person auf eine Arbeitsvermittlung wartet und kein Anspruch auf Taggelder der Arbeitslosenversicherung besteht.

Im Normalfall wird von einem Erwerbseinkommen, das die versicherte Person durch die zuletzt ausgeübte Tätigkeit erzielt hat oder bei längerer Unterbrechung erzielen würde, ausgegangen. Bei Geburts- oder Frühbehinderten ist das durchschnittliche Arbeitseinkommen in der Schweiz maßgebend.

Bei Versicherten bis zum vollendeten 20. Lebensjahr gilt der durchschnittliche Lehrlingslohn als Ausgangslage.

56.4.5   IV-Rente

> **Wichtig**
>
> Eine ganze Invalidenrente wird bei einem Invaliditätsgrad von mindestens 70% gewährt. Eine dreiviertel Invalidenrente setzt einen Invaliditätsgrad von mindestens 60% voraus.
>
> Eine halbe Invalidenrente setzt einen Invaliditätsgrad von mindestens 50% voraus. In wirtschaftlichen Härtefällen kann bei einem Invaliditätsgrad von mindestens 40% eine halbe Rente verfügt werden.
>
> Die Viertelsrente setzt einen Invaliditätsgrad von mindestens 40% voraus.

Ganze, dreiviertel und halbe IV-Renten werden ins Ausland exportiert, Viertelsrenten dagegen nicht.

Bei einem Invaliditätsgrad von weniger als 40% wird keine Rente ausgerichtet. Eine Einbuße zwischen 10% und 39% bedeutet aber für die Mehrheit der Versicherten eine kaum erträgliche Verschlechterung der wirtschaftlichen Situation. Dieser Umstand wird von vielen Betroffenen und Fachleuten stark kritisiert (Widmer 2001, S. 77).

Ein Rentenanspruch beginnt frühestens mit der Vollendung des 18. Lebensjahres. Er entsteht erst, wenn die Erwerbsunfähigkeit ununterbrochen während eines Jahres in relevantem Ausmaß durchschnittlich mindestens zu 40% bestanden hat. Bei verspäteter Anmeldung kann die Rente höchstens für die der Anmeldung vorangehenden 12 Monate rückwirkend ausgerichtet werden.

Verändert sich der Invaliditätsgrad, so ist die Rente zu reduzieren bzw. zu erhöhen, wenn die Veränderung 3 Monate lang gedauert hat. Erhöht sich der Invaliditätsgrad binnen 3 Jahren seit der Aufhebung bzw. Herabsetzung der Rente erneut in relevantem Ausmaß, so wird die frühere Rente sofort wieder gewährt. Die versicherte Person braucht keine Wartefrist zu bestehen.

Die Rentenhöhe (100%) bewegt sich aktuell zwischen SFr 1055 und SFr 2110 (Stand 2004).

Eine Invalidenrente kann keine Existenz sichern. Rentner sind auf Ergänzungsleistungen (▶ s. Abschn. 56.5) oder ergänzende Rentenleistungen aus der Pensionskasse (▶ s. Abschn. 56.6) angewiesen.

Bemessungsmethoden des Invaliditätsgrades

Folgende Bemessungsmethoden kommen zum Einsatz:

> **Wichtig**
>
> — Einkommensvergleich: Dem mutmaßlichen Einkommen, das eine Person erzielen könnte, wenn sie nicht invalid geworden wäre (Valideneinkommen), wird das Einkommen gegenübergestellt, welches heute tatsächlich erzielt werden kann (Invalideneinkommen). Der Unterschied ergibt den Invaliditätsgrad (Grad der Erwerbsunfähigkeit).
> — Betätigungsvergleich: Der Invaliditätsgrad entspricht der Behinderung der invaliden Person in ihrem Aufgabenbereich (z. B. Haushaltsführung).

Weil die Schweiz schon bisher mit allen EU-Staaten ein Sozialversicherungsabkommen hatte, bleibt das bilaterale Abkommen mit der Europäischen Union über den Personenverkehr ohne große Auswirkungen auf die IV. Es gilt der Grundsatz der Gleichbehandlung. Bürger aus der Schweiz und der EU werden gleich behandelt. So werden in der Schweiz gewährte IV-Renten den Angehörigen von EU-Staaten auch ins Ausland überwiesen. Umgekehrt erhalten Schweizer nach ihrer Rückkehr aus einem EU-Staat eine aufgrund der dortigen Gesetzgebung geschuldete Rente. Viertelsrenten werden künftig auch an im EU-Raum wohnende Versicherte bezahlt (Widmer 2001, S. 76).

Wenn eine längere krankheitsbedingte Erwerbsunfähigkeit besteht, sollte unbedingt die Unterstützung durch die IV geprüft und abgeklärt werden. Informationen können bei den IV-Stellen der Kantone eingeholt und das Anmeldeformular bezogen werden. Beratungsstellen und Sozialdienste in sozialpsychiatrischen Institutionen stehen für Fragen beratend zur Seite. Die Adressen der IV-Stellen können in jedem Telefonbuch der Schweiz nachgeschlagen werden.

56.5   Ergänzungsleistungen zur AHV/IV

Auch heute noch haben breite Bevölkerungsschichten trotz des Dreisäulenprinzips neben der AHV- bzw. IV-Rente keine oder nur ganz bescheidene Einnahmen.

> **Wichtig**
>
> Die Zusatzleistungen zur AHV/IV haben den Zweck, die finanzielle Situation von AHV- oder IV-Rentnern mit kleinem Einkommen und wenig Vermögen derart zu verbessern, dass der Existenzbedarf in angemessener Weise gedeckt werden kann. Daher sind diese Zusatzleistungen auch nicht steuerpflichtig.

56

Dieses als Provisorium gedachte Instrument hat heute einen festen Platz in den Sozialversicherungen und ist nicht mehr wegzudenken.

Allerdings basieren die Ergänzungsleistungen auch in der neuen seit dem 1. Januar 2000 gültigen Verfassung lediglich auf den Übergangsbestimmungen (Art. 196 Ziffer 10): Solange die eidgenössische Alters-, Hinterlassenen- und Invalidenversicherung den Existenzbedarf nicht deckt, richtet der Bund den Kantonen Beträge an die Finanzierung von Ergänzungsleistungen aus.

Der Bund gibt vor, wie die Ergänzungsleistungen zu berechnen sind. Die Kantone organisieren den Vollzug selbstständig. In praktisch allen Kantonen richtet die kantonale AHV-Ausgleichskasse die Ergänzungsleistungen aus (Widmer 2001, S. 82).

56.5.1 Anspruchsvoraussetzungen

Ergänzungsleistungen können beanspruchen:
- Personen mit Wohnsitz und Aufenthalt in der Schweiz,
- Personen mit Anspruch auf eine AHV-Rente,
- Personen mit Anspruch auf mindestens eine viertel IV-Rente,
- Personen mit Hilflosenentschädigung der IV/AHV,
- Personen, die seit mindestens 6 Monaten ein IV-Taggeld erhalten,
- Personen mit Anspruch auf eine außerordentliche Rente (Art. 42 AHVG), d. h. jene Personen, welche die Mindestbeitragsdauer von einem Jahr (Art. 29, Abs. 1 AHVG) nicht erfüllt haben,
- Personen mit Bezug einer Zusatzrente als getrennt lebender Ehegatte oder geschiedene Personen.

Ergänzungsleistungen können nur an Personen ausbezahlt werden, welche ihren zivilrechtlichen Wohnsitz und gewöhnlichen Aufenthalt in der Schweiz haben. Während des Bezuges von Ergänzungsleistungen werden Auslandaufenthalte von bis zu 3 Monaten pro Jahr toleriert. Dauert eine Landesabwesenheit länger, können sie bis maximal ein Jahr lang ausgerichtet werden.

Schweizer müssen für die Ergänzungsleistungen keine Karenzfrist erfüllen. Für Ausländer gilt eine Karenzfrist von 10 Jahren, für Flüchtlinge und Staatenlose eine solche von 5 Jahren. Mit den bilateralen Verträgen werden Angehörige aus EU-Staaten Schweizern gleichgestellt. Sie müssen somit die 10-jährige Karenzfrist nicht erfüllen, um Ergänzungsleistungen beziehen zu können.

> **Wichtig**
>
> Ergänzungsleistungen können nur Versicherte beziehen, deren Einkommen nicht existenzsichernd ist. Bei Erfüllen der genannten Voraussetzungen besteht ein Rentenanspruch.

Das vorausgesetzte Einkommen beträgt pro Jahr (Stand 2001) für allein Stehende SFr 16.880, für Ehepaare SFr 25.320 und für die ersten zwei Kinder je SFr 8850 (reduzierte Ansätze ab 3. Kind).

Es werden Einnahmen und Ausgaben unter Anwendung der vom Bundesgesetz über die Ergänzungsleistungen festgehaltenen Richtlinien miteinander verglichen. Resultiert ein Ausgabenüberschuss, besteht Anspruch auf Ergänzungsleistungen. Krankheits- und Behindertenkosten können zu zusätzlichen Zahlungen führen. Vermögenserträge werden als Einkommen angerechnet.

Zudem wird bei AHV-Rentenberichtigten in Wohnungen 1/10, bei denjenigen in Heimen 1/5 und bei IV-Rentenberechtigten 1/15 des Reinvermögens angerechnet, soweit dieses den folgenden Freibetrag nicht übersteigt: für allein Stehende SFr 25.000, für Ehepaare SFr 40.000 und pro Kind SFr 15.000.

> **⟩ Fallbeispiel**
>
> Frau X. ist allein stehend und hat als Verkäuferin gearbeitet. Wegen einer psychischen Erkrankung wurde ihr eine 100% Invalidenrente zugesprochen. Sie erhält von der IV monatlich SFr 1680. Sie verfügt über keine weiteren Einkünfte. Auf einem Privatkonto hat Frau X. ca. SFr 10.000 angespart. Sie meldet sich beim Amt für Ergänzungsleistungen und erhält die ihr zustehenden Ergänzungsleistungen zur IV-Rente.

Auch wenn Frau X. mehr als die im Freibetrag festgesetzten SFr 25.000 angespart hat, lohnt sich eine Anmeldung. Es werden ihr dann, je nach Vermögenssituation, Ergänzungsleistungen zugesprochen. Zur Berechnung wird der Teil des Vermögens, der die Freigrenze übersteigt, zum Einkommen hinzugezählt.

Bei selbstbewohnten Liegenschaften gelten spezielle Limiten und Bestimmungen.

56.5.2 Vergütung von Krankheits- und Behindertenkosten

Wer Anspruch auf Ergänzungsleistungen hat, kann in den Genuss von Vergütungen von Krankheits-, Behinderungs- und Zahnbehandlungskosten kommen.

> **Wichtig**
>
> - Vergütet werden Franchisen (in der Regel die tiefste) und Selbstbehalte (10% aus der obligatorischen Grundversicherung) der Krankenkasse.
> - Zahnbehandlungen werden unter Berücksichtigung gesetzlicher Bestimmungen übernommen. Dies gilt auch für die Übernahme von ärztlich ver-
> ▼

> ordneten Kuren, Aufwendungen für häusliche Pflege und weiteren medizinisch notwendigen Maßnahmen. Für deren Vergütung bestehen ebenfalls gesetzliche Limiten.

Vor einer außerordentlichen Auslage (z. B. Zahnbehandlung) sollte das zuständige Amt informiert und dessen Zustimmung eingeholt werden. Jede Änderung der persönlichen und wirtschaftlichen Verhältnisse muss umgehend dem zuständigen Amt gemeldet werden.

56.5.3   Anspruch

Der Anspruch auf Ergänzungsleistungen besteht erstmals für den Monat, in welchem die Anmeldung eingereicht worden ist und sämtliche gesetzlichen Voraussetzungen erfüllt sind.

Der Anspruch endet am Ende des Monates, in welchem die persönlichen und wirtschaftlichen Voraussetzungen entfallen.

56.5.4   Rückerstattungspflicht

Es sind ausschließlich Ergänzungsleistungen, welche zu Unrecht bezogen wurden, zurückzuerstatten.

> **Wichtig**
>
> Rechtmäßig bezogene Ergänzungsleistungen müssen nicht zurückbezahlt werden, auch wenn sich die finanzielle Situation später verbessert hat.

Die Ergänzungsleistungen übernehmen keine Radio- und Fernsehgebühren. Bezieher von Ergänzungsleistungen sind berechtigt, bei der »Billag« (Inkassostelle für Radio- und Fernsehkonzessionen) ein Gesuch um Erlass der Gebühren einzureichen.

> **Wichtig**
>
> Es lohnt sich auf jeden Fall, wenn die grundsätzlichen Voraussetzungen erfüllt sind, mit der zuständigen Ausgleichskasse oder mit dem je nach Kanton zuständigen Amt in Kontakt zu treten und einen allfälligen Anspruch auf Ergänzungsleistungen abzuklären.

56.6   Berufliche Vorsorge

1972 wurde die verfassungsmäßige Grundlage für die Einführung der obligatorischen beruflichen Vorsorge (BV) ge-

schaffen. Sie unterscheidet sich in einem Punkt grundlegend von allen anderen Sozialversicherungen:

> **Wichtig**
>
> Das Bundesgesetz zur beruflichen Alters-, Hinterlassenen- und Invalidenvorsorge (BVG) schreibt nicht eine bestimmte Lösung vor, sondern begnügt sich damit, einen Mindeststandard zu definieren. Es ist erlaubt, die Bestimmungen zugunsten der Versicherten abzuändern (Widmer 2001, S. 107 f.).

Aufgrund des Dreisäulenkonzepts obliegt es der zweiten Säule (berufliche Vorsorge), die Basisleistungen und existenzsichernden Renten der ersten Säule (AHV/IV) zu ergänzen und dafür zu sorgen, dass den Versicherten in der Schweiz die Fortsetzung der gewohnten Lebenshaltung in angemessener Weise ermöglicht wird (Marti 1998, S. 53).

Obligatorisch versichert und damit Mitglied in einer Pensionskasse sind Arbeitnehmer, deren AHV-Lohn mehr als SFr 24.720 (Stand: 1.1.2001) beträgt. Der Beschäftigungsgrad (Teil- oder Vollzeitbeschäftigung) ist unerheblich. Entscheidend ist nur der absolute Betrag.

Ausgenommen von der obligatorischen Versicherung sind u. a.:

- Arbeitnehmer mit einem auf längstens 3 Monate befristeten Arbeitsvertrag,
- Personen, die zu mindestens zwei Drittel invalid sind.

Gerade psychisch kranke und behinderte Personen gehören immer wieder zu diesem ausgenommenen Personenkreis. Die Folgen im Fall des Erreichens der Altersgrenze oder des Eintritts von Invalidität liegen auf der Hand.

56.6.1   Invalidenrente aus der beruflichen Vorsorge

Der Invaliditätsbegriff bzw. der IV-Grad wird von der IV im obligatorischen Bereich ermittelt. Der Begriff der Invalidität im obligatorischen Bereich der BV ist grundsätzlich derselbe wie in der IV.

Die Anspruchsvoraussetzungen für die Invalidenrente sind weitgehend identisch mit denjenigen in der IV. Auch die Wartefrist von einem Jahr wird in der BV angewandt. Die Leistungspflicht entsteht erst ab einem Invaliditätsgrad von 50% und nicht wie in der IV bereits ab 40%. Für eine Invalidität von 50% wird eine halbe und für eine Invalidität ab 66,66% eine ganze Invalidenrente bezahlt.

> **▶ Fallbeispiel**
>
> Herr Y. wird nach 25 Jahren Berufstätigkeit als Buchhalter aus psychischen Gründen invalid. Neben der Rente der Invalidenversicherung hat er Anspruch auf eine IV-Rente
> ▼

aus der beruflichen Vorsorge. Die Anspruchsberechtigung beruht auf der Mitgliedschaft in der Pensionskasse seines Unternehmens zum Zeitpunkt des Eintritts des Invaliditätsfalles.

56.7 Soziale Krankenversicherung

Wichtig

Seit dem Inkrafttreten des Bundesgesetzes über die Kranken- und Unfallversicherung (KUVG) im Jahre 1914 besteht eine gesetzliche Regelung gegen Krankheits- und Unfallfolgen – seinerzeit noch ohne allgemeine Versicherungspflicht. Seit dem 1.1.1996 ist eine Totalrevision des Krankenversicherungsgesetzes (KVG) in Kraft getreten. Jetzt wird zwischen der obligatorischen Grundversicherung, den Zusatzversicherungen und der freiwilligen Taggeldversicherung unterschieden (Widmer 2001, S. 133 f.).

56.7.1 Grundversicherung

In der Grundversicherung (obligatorische Krankenpflegeversicherung/OKP) sind die Leistungen gesetzlich vorgeschrieben; alle Krankenkassen haben in der Grundversicherung dieselben Leistungen auszubezahlen. Die Grundversicherung ist dem KVG unterstellt. Sie ist für alle Personen obligatorisch, die in der Schweiz wohnen. Keine Krankenkasse darf Antragsteller ablehnen. Die Versicherten derselben Kasse haben alle die gleiche Prämie zu bezahlen: gleich ob Frau oder Mann, ob jung oder alt, ob gesund oder krank. Ferner dürfen auch keine Rabatte gewährt werden. Die Krankenkassen dürfen auch für bestimmte Krankheiten (z. B. Aids, Krebs) ihre Leistungen nicht verweigern (kein sog. Gesundheitsvorbehalt). Auch wer mit seiner Prämie im Rückstand ist, hat Anrecht auf Bezahlung seiner Heilungs- und Behandlungskosten durch die Grundversicherung. Die Kündigungsmöglichkeiten sind genau festgelegt: Den Patienten mit »schlechten Risiken« darf die Krankenkasse weder kündigen noch ihre Prämien erhöhen (Thür 2000, S. 12 f.).

56.7.2 Zusatzversicherungen

Das neue Krankenversicherungsgesetz (KVG) unterscheidet zwischen der Grundversicherung einerseits und Zusatzversicherungen andererseits. Zur Sozialversicherung zählt nur die obligatorische Grundversicherung. Die Zusatzversicherungen werden dem Privatrecht zugeordnet und unterliegen den Bestimmungen des Bundesgesetzes über den Versicherungsvertrag (VVG). Dies führt zu weitreichenden Folgen:

- Die freiwilligen Zusatzversicherungen dürfen unterschiedliche Prämien verlangen für Frauen, junge Menschen etc.
- Sie dürfen ihre Leistungen stoppen, falls die Versicherten mit der Bezahlung der Prämien im Rückstand sind.
- Mitglieder, die ihnen nicht genehm sind (»schlechte Risiken«) dürfen sie ablehnen.
- Mitglieder, die neu eintreten, haben einen Gesundheitsfragebogen auszufüllen; allfällige bereits bestehende Krankheiten können mit einem »Gesundheitsvorbehalt« belegt werden.

56.7.3 Kostenbeteiligung

Bei der Kostenbeteiligung wird zwischen der Franchise, dem Selbstbehalt und einem Beitrag an die Kosten des Spitalaufenthalts unterschieden:

Franchise. Von den anfallenden Kosten gehen die ersten SFr 230 (Stand 2002) pro Kalenderjahr zu Lasten der Versicherten. Dieser Betrag ist die Franchise. Erhält man also Anfang des Jahres eine Arztrechnung von SFr 350, zahlt man zunächst SFr 230 aus der eigenen Tasche.

Selbstbehalt. Dazu kommt der Selbstbehalt von 10% des Betrages, der durch die Franchise noch nicht beglichen ist. In diesem Beispiel verbleiben von der Rechnung noch SFr 120, die nicht gedeckt sind. 10% dieser Summe machen SFr 12 aus. Der Versicherte zahlt somit SFr 230 Franchise und SFr 12 Selbstbehalt; der Rest muss von der Krankenkasse übernommen werden.

Zur Zeit wird diskutiert, ob Franchise und/oder Selbstbehalt aus Kostengründen erhöht werden sollen.

Beitrag an die Kosten des Spitalaufenthalts. Bei einem Spitalaufenthalt verlangen die Krankenkassen keinen Selbstbehalt, sondern stellen einen Spitalkostenbeitrag von SFr 10 pro Tag in Rechnung. Die Überlegung dabei ist, dass den Versicherten dank dem Spitalaufenthalt weniger Kosten für das Essen entstehen. Bei Personen, die in einer Familie leben, nehmen sie hingegen an, dass diese Entlastung geringer ausfällt (da für den Rest der Familie ohnehin gekocht werden muss). Hier wird auf eine Kostenbeteiligung verzichtet.

56.7.4 Prämienvergünstigungen

Unter dem alten Recht subventionierten der Bund sowie verschiedene Kantone die Krankenversicherer. Nach dem jetzigen KVG sollen die Beiträge individuell auf die Einkommens- und Vermögenswerte der Versicherten abgestimmt werden. Die kantonalen Regelungen zur Prüfung der Anspruchsberechtigung sind sehr unterschiedlich ausgestaltet. Da jede Prämienverbilligung zur Hälfte von Bund und Kanton bezahlt werden muss, haben die Kantone ein Interesse daran, möglichst wenige Verbilligungen weiterzugeben, um die eigenen Aufwendungen niedriger zu halten. Dabei ist die Prämienverbilligung keine Fürsorgeleistung. Sie ist vom Gesetzgeber für einen geschätzten Bevölkerungsteil bis zu 40% gedacht, um die wirtschaftliche Belastung für finanziell weniger gut gestellte Versicherte zu mindern (Hürlimann et al. 1998, S. 112 f.). Daher ist eine direkte Anfrage bei der Wohnsitzgemeinde über eine allfällige Anspruchsberechtigung dringend anzuraten.

56.8   Soziale Unfallversicherung

Die Entstehungsgeschichte der sozialen Unfallversicherung (UV) ist eng mit derjenigen der Krankenversicherung verbunden. Nach der derzeit gültigen Fassung der schweizerischen Bundesverfassung (Stand: 1.1.2000) sind nach Art. 117 alle Arbeitnehmer obligatorisch versichert. Der Kreis der weiteren Versicherten ist im Unfallversicherungsgesetz (UVG) gesondert geregelt.

Bei jedem Gesundheitsschaden stellt sich die Grundsatzfrage: Unfall oder Krankheit? Das ist deshalb so, weil im schweizerischen Rechtssystem zwei Gesetze für die Gesundheit zuständig sind: das Krankenversicherungsgesetz (KVG) und das Unfallversicherungsgesetz (UVG).

Generell werden Geschädigte bei einem Unfall besser entschädigt. In der Frage, ob ein Leiden auch tatsächlich auf einen Unfall zurückzuführen ist, sind Konflikte zwischen den Versicherungen angelegt. Finanziert wird die soziale Unfallversicherung mehrheitlich durch Lohnbeiträge der Versicherten und der Arbeitgeber, ausgenommen die im UVG genannten Ausnahmen.

> **Wichtig**
>
> Der Unfallbegriff ist eine rechtliche, also keine medizinische Definition.

Als Unfall gilt das Einwirken von fünf Faktoren auf den menschlichen Körper:

1. **Schädigende Einwirkung:** Das Ereignis muss eine gesundheitliche Störung (physisch und psychisch) hervorrufen.
2. **Plötzliche Einwirkung:** Das schädigende Ereignis muss kurzzeitig stattfinden – innerhalb von Sekunden bis Minuten.
3. **Nicht beabsichtigte Wirkung:** Der gesundheitliche Schaden muss gegen den Willen des Geschädigten eingetreten sein. Daher fallen Selbstverstümmelungen und die Folgen von bewussten Selbstmordversuchen nicht in die Leistungspflicht.
4. **Äußerer Faktor:** Das Ereignis muss von außen einwirken. Abläufe im Körperinnern gelten nicht als Unfall.
5. **Ungewöhnliche Ursache:** Das Ereignis muss unerwartet eintreffen und den Rahmen der Erfahrungswerte sprengen.

Bei der Anmeldung von Unfallereignissen prüft die Versicherung genau, ob diese fünf Merkmale auch tatsächlich erfüllt sind (Widmer 2001, S. 174). Zwischen dem gesundheitlichen Schaden und dem Unfall muss ein **adäquater bzw. genügend relevanter Kausalzusammenhang** bestehen, damit die Unfallversicherung Leistungen ausrichtet. Der kausale Zusammenhang liegt dann vor, wenn das Ereignis den Unfall mit verursacht hat. Das äußere Ereignis muss also nicht die alleinige Ursache der gesundheitlichen Störung sein.

Unfallversicherung und psychische Störungen

> **Wichtig**
>
> Bei psychischen Störungen muss ein »adäquater Kausalzusammenhang« zwischen dem psychischen Leiden und dem Unfall bestehen.

Die schweizerische Gerichtspraxis kennt drei Kategorien von Unfällen:

- **Leichte Unfälle:** Zum Beispiel bei Treppenstürzen mit schweren Prellungen werden psychische Störungen nicht als kausal, als Folge des Unfalls also, akzeptiert.
- **Mittlere Unfälle:** Hier genügt der Unfall allein nicht. Es müssen noch bestimmte Faktoren hinzukommen wie dramatische Begleitumstände, besondere »Eindrücklichkeit« des Unfalls oder der Verletzung. In aller Regel werden hier psychiatrische Gutachten verlangt.
- **Schwere Unfälle:** Eine kausale Beziehung erscheint unmittelbar evident.

> ❯ **Fallbeispiel**
>
> Ein Beispiel aus der Praxis des Eidgenössischen Versicherungsgerichts: Ein Musiklehrer verlor im Anschluss an einen schweren Gleitschirmunfall seinen Geschmacks- und Geruchssinn und beging in der Folge Selbstmord. Das Gericht anerkannte einen Kausalzusammenhang zwischen dem Unfall und einer »psychogenen Fehlentwicklung mit tödlichem Ausgang« und bestätigte einen Entschädigungsanspruch (Thür 2000, S. 59).

56.8.1   Invalidenrente

Aus dem umfangreichen Leistungskatalog der Unfallversicherung soll lediglich auf die Invalidenrente eingegangen werden bzw. auf einen sozialpolitischen Aspekt davon, der in schweizerischen Expertendiskussionen großes Gewicht hat.

Der finanzielle Aufwand der sozialen Unfallversicherung (UV) und v. a. der Invalidenversicherung (IV) für psychisch bedingte Invaliditäten ist in den letzten Jahren massiv gestiegen. In der IV sind es die – im Versicherungsjargon »Psychofälle« genannten – Versicherungsfälle, die zusammen mit den »Rückenproblemen« am weitaus stärksten die Ausgabensteigerung um 229% in den 11 Jahren zwischen 1990 und 2001 verursachten. Allen diesen Fällen ist gemeinsam, dass sowohl der Ausgangssachverhalt selbst, die psychische Störung, als auch deren Zurechnung zum Unfall (UV) bzw. deren invalidisierende Wirkung (UV und IV) im Einzelfall medizinisch wie rechtlich schwierig zu belegen sind. Dasselbe trifft auch für das Halswirbelsäulendistorsionstrauma ohne sichtbare Folgen zu, das sog. »Schleudertrauma«, das oft auch mit psychischen Störungen »vermischt« erscheint und die Unfallversicherung heute vor vielleicht noch größere Probleme stellt als die posttraumatischen psychogenen Störungen es tun (Murer et al. 2002).

56.9 Arbeitslosenversicherung

Die gesetzlichen Bestimmungen zur Arbeitslosenversicherung (ALV) traten 1952 in Kraft. 1976 wurde ein Obligatorium für alle Arbeitnehmer eingeführt. Daraus ist das Bundesgesetz über die obligatorische Arbeitslosenversicherung und die Insolvenzentschädigung (AVIG) entstanden, welches seit 1984 gültig ist. Seitdem fanden Revisionen statt. Im Herbst 2002 fand eine ALV-Revision statt, welche eine Schlechterstellung der Versicherten in wesentlichen Teilen der ALV bedeutet. Wesentlich sind die Kürzung der Taggeldbezugsdauer und die Verlängerung der Beitragszeit (Widmer 2001, S. 189).

56.9.1 Trägerschaft und Finanzierung

Die Arbeitslosenversicherung wird von den Arbeitslosenkassen durchgeführt. Finanziert wird sie hauptsächlich durch Beiträge der Versicherten und der Arbeitgeber.

56.9.2 Versicherte Personen

> **Wichtig**
>
> Arbeitnehmer sind obligatorisch versichert. Eine freiwillige Versicherung für Selbstständige ist nicht möglich.

Versichert sind in der Schweiz wohnhafte Personen, die in den letzten 2 Jahren vor der Arbeitslosigkeit mindestens 12 Monate Erwerbstätigkeit (Beitragsmonate) nachweisen können.

Die letzte ALV-Revision (2002) hat die Beitragszeit von 6 auf 12 Monate erhöht.

Wird die versicherte Person innerhalb von 3 Jahren nach Ablauf der Rahmenfrist für den Leistungsbezug erneut arbeitslos, wird innerhalb der Rahmenfrist für die Beitragszeit eine Mindestbeitragsdauer von 12 Monaten verlangt.

Vom Nachweis befreit sind Personen, die die Beitragszeit nicht erfüllen konnten wegen Krankheit, Unfall, Mutterschaft, Ausbildung, Aufenthalt in einer Anstalt, Aufenthalt im Ausland (1 Jahr), Militär, Zivilschutz.

Beitragsbefreit sind Personen, die eine Erwerbstätigkeit neu aufnehmen müssen (wirtschaftliche Notwendigkeit) nach Erziehung von Kindern bis 16 Jahren, Trennung, Scheidung, Invalidität oder Tod des Ehegatten, Wegfall einer IV-Rente.

Gemäß den bilateralen Verträgen müssen Angehörige eines Staates der EU gleich behandelt werden wie Schweizer.

> **⊳ Fallbeispiel**
>
> Frau N. wird von ihrem Ehemann geschieden. Sie ist nach der Scheidung auf einen Verdienst angewiesen, um ihren Lebensunterhalt bestreiten zu können. Sie kann, auch wenn sie in den letzten Jahren Hausfrau war, ohne Beitragzeit Arbeitslosentaggelder beantragen.

56.9.3 Leistungen

Versicherter Verdienst

> **Wichtig**
>
> Versichert ist der vor der Arbeitslosigkeit erzielte Monatsverdienst, maximal aber SFr 8900.

Für Personen, die beitragsbefreit sind oder nach Abschluss der Ausbildung oder einer Erziehungsperiode von Kindern bis 16 Jahren, gelten Pauschalansätze.

Die Pauschalansätze werden halbiert bei Schülern, Lehrlingen, Maturanden, Studenten, Praktikanten, nach abgeschlossener Berufsausbildung oder Ende des Ausbildungspraktikums und bei Personen unter 25 Jahren ohne Kinderunterhaltspflicht.

Taggelder

> **Wichtig**
>
> Die finanziellen Leistungen der Arbeitslosenversicherung (ALV) heißen Taggelder.

Die Höhe des Taggeldes bei Personen mit Unterhaltspflichten entspricht 80% des versicherten Verdienstes, ohne Unterhaltspflichten 70%. Abgezogen werden die Beiträge für AHV, IV, EO (Erwerbsersatzordnung), UV und BV.

Es wird zwischen normalen und besonderen Taggeldern unterschieden. Die normalen Taggelder werden – ohne Gegenleistung der Versicherten – während einer vom Alter abhängigen Dauer ausgerichtet.

> **Fallbeispiel**
>
> Herr W. ist Versicherungsfachmann und von Arbeitslosigkeit betroffen. Bei seinem letzten Arbeitgeber hat er SFr 11.500 im Monat verdient. Versichert ist aber nur der höchstmögliche Verdienst von SFr 8'900. Davon erhält Herr W. 70% als allein Stehender ohne Unterhaltspflichten. Sein Monatsbudget wird sich damit drastisch verringern!

Die Bezugsdauer gestaltet sich wie folgt:

Bis 50 Jahre	150 Taggelder
50 Jahre bis 59 Jahre	250 Taggelder
60 Jahre bis Pensionierung	400 Taggelder

Der Bezug von besonderen Taggeldern ist an die Bedingung einer Gegenleistung geknüpft. Dabei handelt es sich um die Teilnahme an arbeitsmarktlichen Maßnahmen: Weiterbildungskurse, Beschäftigungsprogramme, Praktika und Arbeitsbemühungen (Bewerbungen).

Die maximale Bezugsdauer beläuft sich auf 400 Taggelder.

> **Fallbeispiel**
>
> Herr G. hat seit einigen Monaten Taggelder bezogen und noch keine neue Stelle als Informatiker gefunden. Er kann, trotz seiner ablehnenden Haltung, zum Besuch eines Beschäftigungsprogrammes verpflichtet werden, um seine Chancen auf dem Arbeitsmarkt zu erhöhen.

Wartezeiten

- Die normale Karenzfrist beträgt 5 Tage.
- Für Versicherte mit einem Lohn bis SFr 3000 ist keine Karenzfrist vorgesehen.
- Für Versicherte unter 25 Jahren ohne Unterhaltspflicht und ohne Berufsabschluss beträgt die Karenzfrist 120 Tage.
- Für Versicherte, die von der Erfüllung der Beitragspflicht befreit sind, beträgt die Wartezeit 10 Tage.

Insolvenzentschädigung

Wichtig

Bei der Insolvenzentschädigung geht es um Lohnansprüche von Arbeitnehmern gegenüber zahlungsunfähigen Arbeitgebern.

Eine Anmeldung muss innerhalb von 60 Tagen nach Konkurseröffnung oder Nachlassstundung des Arbeitgebers erfolgen. Entschädigt wird der ausstehende Lohn für 4 Monate. Die Insolvenzentschädigung wird unabhängig vom voraussichtlichen Ausgang des Konkurs- oder Pfändungsverfahrens ausgerichtet und soll verhindern, dass Arbeitnehmer in wirtschaftliche Bedrängnis geraten, weil sie auf Lohnzahlungen warten müssen. Die ALV vergütet den ausstehenden Lohn vollumfänglich. Hinzu kommt der darauf entfallende Arbeitgeberanteil der Sozialversicherungsbeiträge.

Zwischenverdienst

Wichtig

Als Zwischenverdienst gilt jedes Einkommen, das während der Arbeitslosigkeit erzielt wird und unter dem Taggeldanspruch liegt. Der Zwischenverdienst ist eine Übergangslösung.

Die ALV kompensiert den Minderverdienst im Vergleich zum früheren Einkommen. Verglichen mit dem Taggeldbezug ist der Verdienst vorübergehend höher. Weitere Vorteile sind neben der Integration in den Arbeitsmarkt das Sparen von Taggeldern und allenfalls das Erwerben neuer Beitragszeit für eine weitere Rahmenfrist.

Krankheit, Unfall, Mutterschaft

Wichtig

Bei Krankheit und Mutterschaft besteht ein Anspruch auf Arbeitslosenentschädigung nur für die ersten 30 Tage der Arbeitsunfähigkeit.

Es empfiehlt sich der Abschluss einer Krankentaggeldversicherung (mit Leistungen ab dem 31. Tag) oder der Übertritt in die Einzelversicherung des letzten Arbeitgebers (▶ s. Abschn. 56.10).

Bei Unfällen ist die ALV noch während zweier Tage zuständig, danach übernimmt die Schweizerische Unfallversicherungsanstalt (SUVA) die Taggeldzahlungen.

Zumutbare Arbeit

Im Allgemeinen muss jede zumutbare Arbeit angenommen werden, um die Arbeitslosenkasse möglichst wenig zu belasten. Die Gründe einer möglichen Stellenablehnung sind sehr allgemein gehalten.

Eine Arbeit ist beispielsweise nicht zumutbar, wenn sie
- nicht den üblichen Arbeitsbedingungen für die betreffende Stelle entspricht;
- nicht den persönlichen Bedingungen (Alter, Familie, Gesundheit) entspricht;
- oder einen Arbeitsweg von über 4 Stunden pro Tag bedingt.

56

56.9.4 Anmeldung der Arbeitslosigkeit

Die Modalitäten unterscheiden sich von Kanton zu Kanton. Im Allgemeinen meldet man sich zuerst bei der Gemeinde an, dann beim regionalen Arbeitsvermittlungszentrum (RAV) und bei der Arbeitslosenkasse. Die Gemeinde stellt eine Liste der Arbeitslosenkassen zur Verfügung. Die Kasse kann frei gewählt werden.

Regionales Arbeitsvermittlungszentrum

> **Wichtig**
>
> Eine Anmeldung beim regionalen Arbeitsvermittlungszentrum (RAV) sollte so schnell wie möglich erfolgen, sinnvollerweise schon während der laufenden Kündigungsfrist. Während der Kündigungsfrist ist das RAV bei der Stellensuche behilflich.

Einige Tage nach der Anmeldung bei der Gemeinde meldet sich das RAV beim Versicherten. Die vom RAV geforderten Unterlagen und Dokumente sind möglichst schnell beizubringen, damit sich die Anmeldung, bzw. die Auszahlung von Versicherungsleistungen nicht verzögert.

> **Wichtig**
>
> Bei drohender Arbeitslosigkeit ist eine Kontaktnahme mit Gemeinde und RAV wichtig, um mögliche Ansprüche aus der Arbeitslosenversicherung abzuklären.

56.10 Arbeitsrecht und Sozialversicherungen

Was muss bei einer Kündigung beachtet werden?

> **Wichtig**
>
> Eine fristlose Kündigung muss schriftlich begründet werden.
> Es bestehen gesetzliche Sperrfristen für Kündigung bei Krankheit, Unfall und Schwangerschaft.

56.10.1 Kündigung und Krankheit

Der Arbeitgeber hat Verpflichtungen gegenüber den Arbeitnehmern. Eine fristlose Kündigung muss schriftlich begründet werden. Bei einer ordentlichen Kündigung muss er die Kündigungsfrist einhalten. Wenn diese nicht schriftlich vereinbart wurde und kein Gesamtarbeitsvertrag besteht, ist die Kündigungsfrist durch das Obligationenrecht geregelt. Im Krankheitsfall hat der Arbeitgeber eine Sperrfrist, die von der Länge des Arbeitsverhältnisses

abhängt, einzuhalten (1. Dienstjahr: 30 Tage, 2.–5. Dienstjahr: 90 Tage, ab dem 6. Dienstjahr: 180 Tage). Erst nach deren Ablauf darf er eine Kündigung aussprechen. Ebenfalls ein spezieller Kündigungsschutz besteht für die Zeit des Militärdienstes, des Zivildienstes oder des Zivilschutzes, bei Unfall sowie bei einer Schwangerschaft.

> ❯ **Fallbeispiel**
>
> Herrn S. wird vom Arbeitgeber fristgerecht gekündigt. Vorausgegangen waren zahlreiche krankheitsbedingte Absenzen. Aktuell ist er von seinem Arzt krankgeschrieben. Die Firma hält die gesetzlich vorgeschriebene Sperrfrist der Kündigung im Krankheitsfall ein. Nach Ablauf der Sperrfrist läuft die normale Kündigungsfrist. Nach Beendigung des Arbeitsverhältnisses kommt Herr S., weil er im noch laufenden Arbeitsvertrag erkrankt ist, weiterhin in den Genuss von Taggeldern der Kollektivkrankenversicherung des Arbeitgebers.

Im Idealfall ist ein Arbeitnehmer durch den Arbeitgeber für den Lohnausfall im Krankheitsfall versichert. Mit einer Taggeldversicherung von 720 Taggeldern ist ein Arbeitnehmer bei einer lange dauernden krankheitsbedingten Arbeitsunfähigkeit bis zu einer eventuellen Berentung durch die Invalidenversicherung abgesichert (▶ s. Abschn. 56.4 und 56.6).

> **Wichtig**
>
> Ein Obligatorium, welches den Arbeitgeber verpflichtet, diese Versicherung anzubieten, existiert nicht.

56.10.2 Kündigung und Arbeitslosenversicherung

> **Wichtig**
>
> Kündigt jemand selber, kann er oder sie vorübergehend vom Recht auf Arbeitslosenentschädigung suspendiert werden (= Einstellung in der Anspruchsberechtigung).

Wenn ein Arbeitnehmer selber kündigt, ohne eine neue Stelle in Aussicht zu haben, oder wenn wegen eigenen Verschuldens vom Arbeitgeber gekündigt wird, könnte das Recht auf Arbeitslosenentschädigung vorübergehend suspendiert sein. In diesem Fall sollte umgehend mit dem RAV oder einer Beratungsstelle Kontakt aufgenommen werden.

56.10.3 Kündigung und übrige Sozialversicherungen

> **Wichtig**
>
> Die Versicherungssituation im Kündigungsfall muss gut abgeklärt werden.

Wie bereits beschrieben, besteht im Krankheitsfalle nur ein begrenzter Anspruch auf Arbeitslosenentschädigung. Im Kündigungsfall ist es darum ganz wichtig, die Sozialversicherungssituation gut abzuklären bzw. zu organisieren.

- Es besteht die Möglichkeit, eine sog. Abredeversicherung mit dem letzten Arbeitgeber abzuschließen. Die Unfallversicherung des Arbeitgebers erlischt 30 Tage nach Beendigung des Arbeitsverhältnisses. Diese Versicherung ermöglicht es, die Unfalldeckung auf 180 Tage zu verlängern. Sie sollte innerhalb von 30 Tagen nach Austritt abgeschlossen werden. Der Arbeitgeber ist verpflichtet, über diese Möglichkeit zu informieren. Diese Versicherung ist umfassender als die Unfalldeckung bei der Krankenversicherung. Besteht keine Unfalldeckung, muss die diese umgehend in die Krankenversicherung aufgenommen werden.
- Für den Arbeitgeber besteht nach wie vor kein Obligatorium für das Angebot einer Krankentaggeldversicherung im Krankheitsfall (finanzieller Ausgleich bei Arbeitsunfähigkeit). Dies ist aus sozialpolitischer Sicht unverständlich und bringt viele Arbeitnehmer in einem lange dauernden Krankheitsfall in existenzielle Notlagen. Bietet ein Arbeitgeber eine solche Krankentaggeldversicherung an, besteht die Möglichkeit, nach dem Ausscheiden bei dessen Versicherer in eine Einzelversicherung überzutreten. Eine schnelle Anfrage nach dem Ausscheiden aus dem Arbeitsverhältnis ist wichtig. Der Versicherer ist verpflichtet, eine schriftliche Offerte zu unterbreiten.
- Besteht ein lückenloser Versicherungsschutz einer Krankentaggeldversicherung, muss ein nachmaliger Arbeitgeber den neuen Mitarbeiter zu den Bedingungen der aktuellen Versicherung aufnehmen. Besteht eine Unterbrechung in der Versicherung, kann der neue Arbeitgeber bzw. sein Versicherer einen Vorbehalt auf eine früher bestandene Krankheit anbringen. Der Versicherungsnehmer wäre dann für diesen Krankheitsfall nicht versichert.
- Tritt die Invalidität während eines bestehenden Arbeitsverhältnisses ein, so hat der Betroffene, sofern er in einer Pensionskasse aufgenommen ist, Anrecht auf eine IV-Rente der Pensionskasse.
- Bei einer drohenden Invalidität sollte ein Arbeitsverhältnis keinesfalls vor der definitiven Regelung des Anspruches gekündigt werden (▶ s. Abschn. 56.4 und 56.6).

56.11 Sozialhilfe

> **Wichtig**
>
> Die Sozialhilfe gelangt subsidiär zu den Sozialversicherungen zur Anwendung. Sie kommt dann zur Anwendung, wenn eine Notlage, welche auf eine im Sozialversicherungssystem nicht berücksichtigte Ursache entstanden ist, zurückzuführen ist (z. B. »working poor«, Wartezeiten auf Entscheide der Invalidenversicherung, Ende der Leistungspflicht der Arbeitslosenversicherung).

Die Sozialhilfe in der Schweiz ist kantonal geregelt. Die Gemeinden bzw. deren Sozialdienste sind zuständig für Beratung, Abklärung und Entscheid über Sozialhilfegesuche. Die Gemeinden finanzieren die Sozialhilfe. Die kantonalen Sozialhilfegesetze regeln die Grundsätze der Unterstützung, die Organisation des Sozialwesens und den Rechtsweg bei Meinungsverschiedenheiten. Dies führt zu großen Unterschieden bei der Ausgestaltung. Empfehlungen der Schweizerischen Konferenz für Sozialhilfe (SKOS) sorgen für eine gewisse Harmonisierung.

Budget

Das Mittel gegen unangenehme finanzielle Überraschungen am Monats- oder Jahresende heißt Budget. Es ist notwendig zu wissen, wo das Geld hingeht. Neben den alltäglichen Ausgaben müssen auch die Rückstellungen für Anschaffungen, Steuern, Zahnarztkosten und anderes eingeplant werden. Dafür gibt es einfache Hilfsmittel, z. B. den Erhebungsbogen der Arbeitsgemeinschaft der Schweizerischen Budgetberatungsstellen (◘ Tabelle 56.1, vgl. Wirz u. Alfirev-Bieri 1999, S. 8 ff.).

56.11.1 Anspruchsvoraussetzungen

Die Sozialhilfe springt ein,
- wenn alle Möglichkeiten der Selbst- und Fremdhilfe ausgeschöpft sind;
- wenn jemand mit seiner Arbeitskraft, dem daraus resultierenden Einkommen und seinem Vermögen seinen Lebensbedarf nicht mehr decken kann;
- wenn keine Ansprüche aus Sozialversicherungsleistungen geltend gemacht werden können (z. B. Krankentaggelder, Arbeitslosentaggelder, Invalidenrenten, Zusatzleistungen).
- Die Sozialhilfe macht keinen Unterschied zwischen Schweizern und Ausländern. Die Notfallhilfe schließt auch eine punktuelle Unterstützung für Ausländer ohne Wohnsitz in der Schweiz ein (Bollier 2001, S. 467).

Vermögen

Nur Gegenstände des persönlichen Gebrauchs und der Hausrat gehören zum unantastbaren Besitz. Vermögen

◘ Tabelle 56.1. Erhebungsblatt zur Budgetplanung. (Original abrufbar unter www.asb-budget.ch)

	Jährlich	Monatlich
Einnahmen		
Netto-Einkommen Mann/Kinderzulagen		0.00
Netto-Einkommen Frau/Kinderzulagen		0.00
13. Monatslohn Mann		0.00
13. Monatslohn Frau		0.00
Gratifikation/andere Einnahmen		0.00
Alimente		0.00
Total Einnahmen		0.00
Ausgaben		
Feste Verpflichtungen		
Wohnkosten mit Mietwohnung		
Miete inkl. Nebenkosten		0.00
Heizkostenabrechnung		0.00 0.00
Wohnkosten mit Haus/Eigentumswohnung		
Hypothekarzins/Amortisation		0.00
Heizung		0.00
Kaminfeger/Heizungswartung		0.00
Wasser/Abwasser/Kehricht		0.00
Gebäudeversicherungen		0.00
Unterhalt/Reparaturen Haus und Garten		0.00 0.00
Elektrizität/Gas		0.00
Telefon/Handy/Internet		0.00
Radio/Fernsehen (Konzessionen, Kabel)		0.00 0.00
Steuern		
Staats-/Gemeinde-/Kirchensteuern		0.00
Direkte Bundessteuer		0.00
Militärpflichtersatz		0.00 0.00
Versicherungen		
Krankenkasse/Unfall		0.00
Hausrat-/Privathaftpflichtversicherung		0.00
Lebensversicherung		0.00
3. Säule		0.00
Andere Versicherungen		0.00 0.00
Verkehrsauslagen		
Bahn-/Tram-/Busabonnemente		0.00
Velo/Mofa		0.00 0.00
Motorfahrzeuge (Auto/Motorrad)		
Steuern (Straßenverkehrsamt)		0.00
Versicherung		0.00
Benzin		0.00
Unterhalt/Service/Club		0.00
Garage/Parkplatz		0.00
Amortisation/Leasing		0.00 0.00
Verschiedenes		
Zeitungen/Zeitschriften		0.00
Vereins-/Verbandsbeiträge		0.00
Schule/Aus- und Weiterbildung		0.00
Musik/Sport		0.00
Kinderbetreuung/Haushalthilfe		0.00
Alimente		0.00
Kredit-Rückzahlungen		0.00 0.00

▼

◻ Tabelle 56.1 (Fortsetzung)

	Jährlich	Monatlich
Total feste Verpflichtungen	0.00	
Haushalt		
Nahrung/Getränke	0.00	
Nebenkosten[a]	0.00	
Auswärtige Verpflegung Jugendliche	0.00	
Gäste/Alkoholische Getränke	0.00	
Haustiere	0.00	0.00
Persönliche Auslagen/Taschengeld		
Frau: Kleider/Wäsche/Schuhe/Coiffeur/Freizeit/Kultur/Rauchen/ Berufsbed. auswärtige Verpflegung	0.00	
Mann: Kleider/Wäsche/Schuhe/Coiffeur/Freizeit/Kultur/Rauchen/ Berufsbed. auswärtige Verpflegung	0.00	
Kinder: Kleider/Wäsche/Schuhe/Taschengeld	0.00	0.00
Rückstellungen		
Jahresfranchise	0.00	
Arzt/Medikamente/Zahnarzt/Optiker	0.00	
Therapie	0.00	
Geschenke (inkl. Weihnachten), Spenden	0.00	
Gemeinsame Freizeit	0.00	
Schule/Lager	0.00	
Unvorhergesehenes/Anschaffungen	0.00	
Ferien	0.00	
Sparen	0.00	0.00
Total Ausgaben	0.00	
Total Einnahmen	0.00	
	0.00	

[a] Nebenkosten = Wasch-und Putzmittel, Drogerie, Körperpflege, Kleider- und Schuhpflege, Entsorgungsgebühren, Porti, tägliche Kleinigkeiten, Coiffeur Kinder

aller Art und das Privatauto gelten als anrechenbares Vermögen und müssen veräußert werden, um den Lebensunterhalt zu finanzieren. Die Werte müssen aber verfügbar sein und angemessen verwertet werden können.

Ein Anspruch auf Sozialhilfe entsteht, wenn das verwertbare Vermögen, bis auf einen Freibetrag verbraucht ist. Die SKOS hat dazu Richtlinien definiert:

Für allein Stehende sind dies SFr 4000, für Ehepaare SFr 8000, für jedes minderjährige Kind SFr 2000. Der Maximalbetrag pro Familie ist auf SFr 10.000 limitiert (Wirz u. Alfirev-Bieri 1999, S. 29 ff.).

Wenn eine Familie im eigenen Haus lebt, kann die Sozialbehörde auf dessen Verwertung unter Berücksichtigung der individuellen Situation verzichten. Allerdings besteht bei einem späteren Verkauf mit finanziell relevantem Gewinn eine Rückerstattungspflicht der Unterstützungsleistungen.

Autobetriebskosten werden als Leistung nur übernommen, wenn jemand aus gesundheitlichen oder beruflichen Gründen auf ein Privatauto angewiesen ist.

56.11.2   Leistungsberechnung

Wichtig

Die Berechnung einer Unterstützungsleistung erfolgt durch die Gegenüberstellung der vorhandenen Eigenmittel und der anrechenbaren Haushaltsaufgaben. Wenn der Bedarf die Eigenmittel übersteigt, entsteht ein Anspruch auf Hilfe. Ganz kurz formuliert: Lebensbedarf minus Eigenmittel gleich Hilfe.

Der Lebensbedarf setzt sich aus der materiellen Grundsicherung und den situationsbedingten Leistungen zusammen. Beides zusammen bildet das soziale Existenzminimum. Den unterstützten Personen erlaubt dies einen Lebensstandard, der etwas über dem absoluten Existenzminimum liegt (Wirz u. Alfirev-Bieri 1999, S. 15 ff.).

Die materielle Grundsicherung, die das Recht auf eine menschenwürdige Existenz gewährleistet, setzt sich aus den Grundkosten für den Lebensunterhalt, den Wohnkosten und den Kosten für die medizinische Grundversorgung zusammen (Bollier 2001, S. 470).

Grundkosten. Die Grundkosten (Grundbedarf) sind eine Pauschale zur Finanzierung des Lebensunterhaltes und setzen sich zusammen aus:

- dem nach Haushaltgröße abgestuften Grundbedarf 1 für den Lebensunterhalt,
- einem Zuschlag für Haushalte mit 3 und mehr Personen über 16 Jahre,
- dem Grundbedarf 2 für den Lebensunterhalt. Der Grundbedarf 2 kann eingesetzt werden für kulturelle, soziale oder sportliche Aktivitäten, für Bildung/Ausbildung oder zusätzliche Verkehrsauslagen.

Wohnkosten. Nach den Richtlinien der SKOS gilt in Bezug auf die Wohnkosten der Grundsatz: Der Mietzins wird in voller Höhe als Ausgabe ins Budget eingerechnet, soweit er im ortsüblichen Rahmen liegt. Ebenfalls angerechnet werden die vertraglich vereinbarten Nebenkosten.

Medizinische Grundversorgung. Die Grundversicherung für Krankenpflege ist seit Einführung des neuen Krankenversicherungsgesetzes obligatorisch. Diese Grundversicherung, die anfallenden Selbstbehalte und Franchisen gehören zur materiellen Grundsicherung und werden als Ausgaben berücksichtigt.

Familien und Einzelpersonen in bescheidenen wirtschaftlichen Verhältnissen haben zudem Anrecht auf Prämienverbilligungen. Diese Verbilligung ist von Kanton zu Kanton unterschiedlich. Somit sieht die Unterstützungsleistung der Sozialhilfe je nach Region verschieden aus.

Situationsbedingte Leistungen. Die situationsbedingten Leistungen gehen über die Existenzsicherung hinaus und sollen die soziale und berufliche Eingliederung fördern oder erhalten. Zu diesen Leistungen gehören die Kosten für Berufsauslagen, Spezialauslagen für Krankheit und Behinderung, die Kinderbetreuungskosten, Kosten für die Ausbildung von Kindern und Jugendlichen und die Kosten für Ferien und Erholung.

> **Wichtig**
>
> Die Sozialhilfe übernimmt keine Schulden. Eine Ausnahme gilt in speziellen Situationen, bei Mietzinsrückständen und Krankenkassenprämien, um eine drohende Notlage zu verhindern (Bollier 2001, S. 477).

56.11.3 Rückerstattungspflicht

Die meisten Kantone verlangen die Rückerstattung von Sozialhilfeleistungen, wenn sich die wirtschaftliche Situation so verbessert hat, dass eine Rückerstattung zumutbar ist. Eine durchschnittliche Lebenshaltung darf nicht gefährdet sein.

Neuere Sozialhilfegesetze formulieren eine Rückerstattungspflicht bei wirtschaftlich günstigen Verhältnissen, die nicht auf eigene Arbeitsleistung zurückzuführen sind (z. B. Vermögenszuwachs durch Erbschaft und Lotteriegewinne).

56.11.4 Unterstützungspflicht

In der Kernfamilie besteht eine gegenseitige Unterhaltspflicht. Die Familie wird von der Sozialhilfe als Einheit betrachtet. Getrennt lebende oder geschiedene Ehepartner werden dagegen je als eigene Unterstützungseinheit behandelt.

Die Verwandtenunterstützung richtet sich nach den Verwandtschaftsverhältnissen in gerader Linie (Eltern – Kinder – Großeltern und umgekehrt). Dabei werden aber neben den finanziellen Verhältnissen (steuerpflichtiges Einkommen) auch zwischenmenschliche Aspekte (z. B. jahrelanger Kontaktabbruch, grob vernachlässigte Familienpflichten) berücksichtigt (Bollier 2001, S. 474).

56.11.5 Vorschussleistungen

Relativ häufig bestehen Ansprüche aus Sozialversicherungsleistungen, die aber noch nicht verfügbar sind (z. B. IV-Rentenleistungen). Oft sind jedoch Menschen in diesen Lebenslagen auf schnelle finanzielle Hilfe angewiesen. Die Sozialhilfe leistet in solchen Fällen Vorschüsse. Die Sozialbehörde wird dabei eine Rückerstattungserklärung verlangen, damit rückwirkend ausbezahlte Geldleistungen, die den gleichen Zeitraum wie die Bevorschussung betreffen, verrechnet werden können.

> **Fallbeispiel**
>
> Herr Z. wird nach dem Bezug von Arbeitslosentaggeldern ausgesteuert. Er meldet sich bei der Sozialhilfe an. Zusammen mit seinem Arzt hat er wegen einer psychischen Erkrankung eine Anmeldung bei der Invalidenversicherung gemacht. Die Sozialhilfe verlangt nun von Herrn Z. eine Abtretungserklärung. Für den Fall von rückwirkend gewährten Zahlungen aus der Invalidenversicherung wird die Sozialhilfe die im gleichen Zeitraum gewährte Unterstützung zurückfordern.

56.11.6 Sozialhilfebezüge sind keine Almosen

Wichtig

Grundsätzlich sollten Personen, die in eine finanzielle Notlage geraten, die Möglichkeiten der Sozialhilfe abklären und sich an die zuständige Sozialbehörde bzw. den zuständigen Sozialdienst wenden.

Reicht das Geld trotz Einkommen, Sozialversicherungsleistungen oder Verwandtenunterstützung nicht aus, ist ein Recht auf Sozialhilfe gegeben. In den Richtlinien der SKOS (Schweizerische Konferenz für Sozialhilfe) ist der Anspruch auf ein soziales Existenzminimum gegeben.

Das Existenzminimum für einen Vierpersonenhaushalt beträt gemäß SKOS ca. SFr 3900 pro Monat. Für einen Einpersonenhaushalt sind es knapp SFr 2000. Sozialdienste bieten persönliche Beratung und finanzielle Unterstützung an. Ist eine Person sozialhilfeberechtigt, wird eine Liste der notwendigen Unterlagen erstellt. Dazu gehören u. a. Einkommensbelege, Arbeitsvertrag, Mietvertrag, Krankenkassenpolice, Kontoauszüge und allfällige Unterlagen des Betreibungsamtes. Weder Arbeitgeber noch Vermieter oder sonstige außen Stehende dürfen über den Kontakt mit der Sozialhilfe informiert werden.

Rechte und Pflichten der Bezieher von Sozialhilfe

- Die Rechts- und Handlungsfähigkeit der Bezieher wird nicht eingeschränkt. Sozialhilfebezieher können nach wie vor abstimmen und wählen, die elterliche Sorge ausüben und Verträge abschließen.
- Sie sind berechtigt, umfassend über ihren Anspruch informiert zu werden. Sie dürfen Akteneinsicht verlangen.
- Wer mit dem Entscheid der Sozialbehörde nicht einverstanden ist, kann eine schriftliche Begründung mit Rechtsmittelbelehrung verlangen.
- Wer Sozialhilfe bezieht, muss über Einkommen, Vermögen und Familienverhältnisse Auskunft erteilen.
- Alle Angaben müssen zutreffen. Unwahre Auskünfte können strafrechtlich verfolgt werden.

56.12 Opferhilfe

Der erste parlamentarische Vorstoß im Nationalrat zur Entschädigung von Opfern strafbarer Handlungen wurde am 7. Dezember 1971 unternommen. Dies geschah unter dem Eindruck einer Bombenexplosion im Zürcher Hauptbahnhof und der Tatsache, dass für die Geschädigten dieses Attentates ein Haftpflichtversicherungsschutz abgelehnt wurde (Otte 1998, S. 145 f.). Nach Abschluss aller rechts- und staatspolitischen Verfahren trat dann am 1. Ja-

nuar 1993 das Bundesgesetz über die Hilfe an Opfern von Straftaten (Opferhilfegesetz, OHG) in Kraft.

Wichtig

Nach Art. 1 OHG soll den Opfern von Straftaten eine wirksame Hilfe zukommen und ihre Rechtsstellung verbessert werden. Die staatliche Hilfe umfasst:
a) Beratung,
b) Schutz des Opfers und Wahrung seiner Rechte im Strafverfahren,
c) Entschädigung und Genugtuung.

Opfer, d. h. geschädigte Person im Sinne des Gesetzes ist nur, wer durch eine Straftat in seiner körperlichen, sexuellen oder psychischen Integrität beeinträchtigt worden ist. Der Begriff der Beeinträchtigung ist einer Verletzung gleichzusetzen. Demzufolge stellt die Beeinträchtigung der Integrität des Opfers nichts anderes als eine Verschlechterung seines körperlichen oder seelischen Zustandes dar. Erforderlich ist also eine gesundheitliche Schädigung, die sich in einem anatomischen, funktionellen, geistigen oder psychischen Defizit ausdrücken kann.

Der Einsicht, dass psychologische Unterstützung im unmittelbaren Anschluss an die Straftat zu den wichtigsten Formen der Opferhilfe gehört, entspricht das OHG in Art. 3 mit der Bereitstellung von kantonal zu schaffenden Beratungsstellen.

Die Opferhilfeberatung im Kanton Zürich ist als allgemeine Beratungsstelle im Sinne des OHG von der Justizdirektion anerkannt. Die anderen neun anerkannten Beratungsstellen sind auf bestimmte Opfergruppen spezialisiert:

- weibliche bzw. männliche Opfer von sexueller Gewalt,
- Kinder, die von sexueller Ausbeutung betroffen sind,
- misshandelte Kinder,
- Menschen, die im Straßenverkehr Opfer geworden sind.

Die Aufgaben der Beratungsstellen umfassen:
- Abklärung von Soforthilfen (Krisenintervention),
- psychosoziale Begleitung,
- juristische Beratung (u. a. Informationen und Unterstützung bei Strafantrag und -verfahren,
- Unterstützung im sozioökonomischen Bereich (z. B. Versicherungsansprüche),
- Triage und Angebot des Case-Managements (Opferhilfe 2000 S. 3).

56.13 Übrige Zweige der Sozialversicherung

56.13.1 Militärversicherung

> **Wichtig**
>
> Die Militärversicherung ist die älteste und bestausgebaute Sozialversicherung der Schweiz. Bereits 1852 gab es ein Sozialversicherungsgesetz für Wehrmänner.

Versichert sind die Angehörigen der Armee, des Zivilschutzes, Zivildienst leistende Personen und andere kleinere Personenkreise.

Wie bei der IV, AHV und BV sind alle unfall- und krankheitsbedingten Gesundheitsschäden, die während oder als Folge des Militärdienstes entstehen, versichert. Der Versicherungsschutz besteht während der Dauer der Dienste. Solange die Militärversicherung Deckung gewährt, ruhen die anderen Versicherungen.

Neben vielen anderen Leistungen gewährt die Militärversicherung bei bleibender Beeinträchtigung der Erwerbsfähigkeit eine Invalidenrente in der Höhe von 95% des entgehenden Verdienstes. Die Militärversicherung wird ausschließlich durch den Bund finanziert.

56.13.2 Erwerbsersatzordnung

> **Wichtig**
>
> 1952 wurde das Bundesgesetz über die Erwerbsersatzordnung für Dienstleistende in der Armee und Zivilschutz (EO) verabschiedet.

Versichert sind Angehörige der Armee, des Zivilschutzes, des Zivil- und Rotkreuzdienstes sowie die Teilnehmer an Leiterkursen von »Jugend und Sport« und an Jungschützenkursen. Versichert ist der während der Dienstleistung bzw. während des Kurses erlittene Lohnausfall.

56.13.3 Kantonale Familienzulagen

Die Ausrichtung von Familien- bzw. Kinderzulagen soll das ungenügende Familieneinkommen ergänzen. Die Familienzulagenordnungen sind kantonal unterschiedlich organisiert. Fast alle Kantone verpflichten die Arbeitgeber, sich bei einer Familienausgleichskasse anzuschließen.

Versichert sind alle Arbeitnehmer. Einige Kantone sehen auch Leistungen für Selbstständige und/oder Nichterwerbstätige vor (vgl. Bollier 2001, S. 423 ff).

Die kantonal unterschiedlich geregelten Zulagen bewegen sich zwischen SFr 150 und SFr 344 pro Kind und Monat.

Familienzulagen in der Landwirtschaft

Das Bundesgesetz über die Familienzulagen in der Landwirtschaft (FL) trat 1953 in Kraft.

Versichert sind die Kleinbauern, welche eine bestimmte Einkommensgrenze nicht erreichen, sowie alle landwirtschaftlichen Arbeitnehmer.

Pro Kind wird eine Zulage ausgerichtet. Landwirtschaftliche Arbeitnehmer, welche mit ihrem Ehegatten oder ihren Kindern einen Haushalt führen, erhalten außerdem eine Haushaltungszulage. Einzelne Kantone erbringen zusätzliche Leistungen.

56.13.4 Mutterschaftsversicherung

Bereits 1945 stimmten die Stimmbürger einem Verfassungsartikel zu, der die Einführung einer Mutterschaftsversicherung vorsieht. 1984 lehnten die Stimmbürger eine Volksinitiative ab, welche einen wirksamen Schutz der Mutterschaft verlangte. In der Folge wurden im Parlament in dieser Frage viel debattiert. 1999 scheiterte schließlich ein weiterer Versuch, an der Urne eine Mutterschaftsversicherung einzuführen. Seit nunmehr 57 Jahren ist der damalige Verfassungsauftrag immer noch nicht umgesetzt worden. Zur Zeit zeichnet sich eine Lösung ab, die den Lohnausfall während einer gewissen Zeit von Schwangerschaft und Mutterschaft deckt – ähnlich der Erwerbsersatzordnung (EO).

Anhang: Hinweise und Adressen

- AHV: Adressen der Ausgleichskassen sind im Telefonbuch (letzte Seite)
- Arbeitslosigkeit: Örtlich zuständiges regionales Arbeitsvermittlungszentrum (RAV), www.rav.ch
- Berufliche Vorsorge: Aktuelle Informationen zur Beruflichen Vorsorge unter www.bsv.admin.ch
- Budgetberatung:
  Arbeitsgemeinschaft schweizerischer Budgetberatungsstellen (ASB)
  Habshubelweg 7, 5014 Gretzenbach
  www.asb-budget.ch
- IV: s. Sozialversicherungen
  Anmeldung bei der AHV-Stelle der Wohngemeinde
- Krankenversicherung
  - Ombudsstelle der sozialen Krankenversicherung
    Morgartenstrasse 9, 6003 Luzern
  - Schweizerischer Verband der Kranken- und Unfallversicherten
    Mühlestrasse 20, Postfach 18, 3173 Oberwangen b. Bern
  www.krankenkassen.ch
- Ombudsmann: Ombudsmann der Stadt ZH
  Oberdorfstrasse 10, 8001 Zürich

- Opferhilfe
  Opferhilfe Beratungsstelle der Stadt Zürich
  Langstrasse 14, 8026 Zürich
  Jeder Kanton hat eigene Opferhilfestellen, sie können
  auf jeder Sozialberatungsstelle nachgefragt werden
- Patientenorganisation
  Patienten- und Versichertenorganisation (SPO)
  Zähringerstr. 32, 8025 Zürich
  www.spo.ch
- Patientenstelle: Beratung im Gesundheitswesen
  Dachverband schweizerischer Patientenstellen
  Postfach, 8042 Zürich
  www.patientenstelle.ch
- Pro Mente Sana: Informationen aus der Psychiatrie-
  szene Schweiz
  Schweizerische Stiftung Pro Mente Sana
  Rotbuchstr. 32, 8042 Zürich
- Sozialdatenbank: Adressen von Sozialberatungsstel-
  len in der ganzen Schweiz
  www.sonet.ch
- Sozialversicherungen: Bundesamt für Sozialversiche-
  rung
  Informationen zur Sozialversicherungen,
  www.bsv.admin.ch
- Unfallversicherung
  Rechtsberatungsstelle für Unfallopfer und Patienten
  Werdstrasse 36, 8004 Zürich
  Adresse des zuständigen UVG-Versicherers ist beim
  Arbeitgeber anzufragen

Literatur

Bollier GE (2001) Leitfaden schweizerische Sozialversicherung. Stutz, Zürich

Burghardt H (2001) Recht und Soziale Arbeit. Grundlagen für eine rechtsgebundene sozialpädagogische Fachlichkeit. Juventa, Weinheim

Hürlimann B et al. (1998) Krankenversicherung. Beobachter-Buchverlag, Zürich

Kieser U, Riehmer-Kafka G (Hrsg) (1998) Tafeln zum schweizerischen Sozialversicherungsrecht. Schulthess, Zürich

Koller H, Müller G, Rhinow R, Zimmerli V (1998) Schweizerisches Bundesverwaltungsrecht. Helbing und Lichtenhahn, Basel

Marti P (1998) Leitfaden zum BVG für die Soziale Arbeit. Informationsstelle des Zürcher Sozialwesens. Schulthess Polygraphischer Verlag, Zürich

Murer E et al. (Hrsg) (2002) Psychische Störungen und die Sozialversicherung – Schwerpunkt Unfallversicherung. Stämpfli, Bern

Opferhilfe, Stiftung »Hilfe für Opfer von Gewalttaten« (Hrsg) (2000) Konzept der Allgemeinen Beratungsstelle gemäss OHG. Selbstverlag, Zürich

Otte T (1998) Staatliche Entschädigung für Opfer von Gewalttaten in Österreich, Deutschland und der Schweiz. Weisser-Ring, Mainz

Psychilist (2001/2002) Rosenfluh Publikationen, Neuhausen

Sozial Vademecum (2002) Rosenfluh Publikationen, Neuhausen

Thür HP (2000) Wer bezahlt bei Krankheit und Unfall? (Saldo-Ratgeber-Nr.7). Consuprint, Zürich

Widmer D (2001) Die Sozialversicherung in der Schweiz, 3. Aufl. Schulthess, Zürich

Wirz T, Alfirev-Bieri Ch (1999) Habe ich Anspruch auf Sozialhilfe. Jean Frey, Zürich

56

Fahrtüchtigkeit

Gerd Laux, Alexander Brunnauer

> Anhand der neuen Begutachtungs-Leitlinien zur Kraftfahrereignung und der neuen Fahrerlaubnisverordnung werden die allgemeinen Grundlagen für die Begutachtung sowie die Leitlinien für die Fahrtauglichkeitsbeurteilung bei psychischen Erkrankungen dargestellt. Hervorzuheben ist hierbei u. a. die Verpflichtung der Ärzte, ihre Patienten hinsichtlich Fahrtauglichkeit aufzuklären und dies zu dokumentieren. Nach einer Übersicht über die moderne Fahreignungsdiagnostik mittels standardisierter apparativer und computergestützter Testverfahren wird der Problemkreis Psychopharmaka und Fahrtauglichkeit mit der Betonung individueller und pharmakadifferenzieller Aspekte beleuchtet.

57.1   Grundlagen

Hinsichtlich der rechtlichen Rahmenbedingungen besteht in Deutschland keine Meldepflicht für Erkrankungen, die die Fahrtüchtigkeit einschränken können. Die gesetzlich festgelegten Rahmenbedingungen zur Teilnahme von erkrankten Personen am Straßenverkehr werden in der Fahrerlaubnisverordnung (FeV) sowie den »Begutachtungs-Leitlinien zur Kraftfahrereignung« (nachfolgend mit BLK abgekürzt) näher geregelt. Zur Beurteilung der Fahrtauglichkeit dienen in erster Linie die aktualisierten »Begutachtungs-Leitlinien zur Kraftfahrereignung«. Dieses Standardwerk beinhaltet Leitlinien aus medizinischer und psychologischer Sicht basierend auf den Ausführungen der Zweiten Führerscheinrichtlinie der EU sowie der neuen Fahrerlaubnisverordnung (Lewrenz 2000).

Für die Zwecke der Begutachtungs-Leitlinien zur Kraftfahrereignung werden die Klassen in zwei Gruppen eingeteilt:

> **Wichtig**
>
> Gruppe 1: Führer von Kraftfahrzeugen der Klassen A, A1, B, BE, M, L und T (hauptsächlich alte Fahrerlaubnisklassen 1, 3)
>
> ▼

Gruppe 2: Führer von Kraftfahrzeugen der Klassen C, C1, CE, C1E, D, D1, DE, D1E (hauptsächlich alte Fahrerlaubnisklasse 2) und Erlaubnis zur Fahrgastbeförderung

Für die Annahme einer Verkehrsgefährdung wird unterstellt, dass die nahe durch Tatsachen begründete Wahrscheinlichkeit des Eintritts eines Schädigungsereignisses gegeben sein muss. Jeder Gutachter hat im Einzelfall die Kompensationsfrage unter Berücksichtigung der speziellen Befundlage zu prüfen.

Die Art der Begutachtung wird von der Behörde vorgegeben, die Auswahl der konkreten Untersuchungsstelle bleibt dem Betroffenen überlassen. Sofern ein Gericht ein Gutachten für erforderlich hält, wählt dieses den Gutachter aus. Von Letzterem sind nach Möglichkeit alle relevanten Vorbefunde beizuziehen, bei speziellen medizinischen Fragestellungen ist die fachärztliche Begutachtung erforderlich. Grundsätzlich hat der Gutachter nur die Stellung eines Beraters, die rechtlichen Folgerungen treffen nur die Verwaltungsbehörden bzw. die Gerichte. Rechtsbegriffe wie »geeignet« oder »ungeeignet« sollte der Gutachter nicht verwenden. Auftraggeber (Vertragspartner, Kostenschuldner) und damit auch Empfänger des Gutachtens ist der betroffene Fahrerlaubnisbewerber oder -inhaber. Nur mit seiner ausdrücklichen Zustimmung darf das Gutachten unmittelbar der Behörde oder Dritten zugeleitet werden (Schweigepflicht nach § 203 StGB).

57.2 Begutachtungen psychiatrischer Erkrankungen

In den Begutachtungsleitlinien werden unter **psychischen Störungen** alle geistig-seelischen Störungen verstanden. Die Einteilung/Klassifikation ist für den Psychiater etwas unorthodox, unterschieden werden:

- organisch-psychische Störungen,
- Demenz und organische Persönlichkeitsveränderungen,
- Altersdemenz und Persönlichkeitsveränderung durch pathologische Alterungsprozesse,
- affektive Psychosen,
- schizophrene Psychosen.

Neben dem Kapitel »psychische Störungen« existieren die separaten Abschnitte:
- Alkohol (unterteilt in Missbrauch und Abhängigkeit) und
- Betäubungsmittel und Arzneimittel (unterteilt in Sucht/Abhängigkeit und Intoxikationszustände sowie Dauerbehandlung mit Arzneimitteln).

Ein weiteres separates Kapitel umfasst intellektuelle Leistungseinschränkungen (»Intelligenzstörungen«, »geistige Behinderungen«, »Oligophrenie«).

57.2.1 Hirnorganische Störungen

◨ Tabelle 57.1 gibt eine Übersicht zur Begutachtung bei hirnorganischen Erkrankungen.

Bei der Beurteilung älterer Patienten ist zu berücksichtigen, dass gewisse Leistungsminderungen bei allen Menschen im höheren Lebensalter zu erwarten sind. Beim Ausschluss der Fahrtauglichkeit müssen ausgeprägte Leistungsmängel und schwere Persönlichkeitsveränderungen im Einzelfall nachgewiesen werden; Fahrerfahrung und automatisierte Gewohnheitshandlungen zur Beherrschung des Fahrzeugs können geringere Leistungsdefizite ausgleichen.

In den letzten Jahren haben sich verschiedene Autoren mit der Fahreignung von Patienten mit Demenz befasst. Die Diagnose Alzheimer-Demenz rechtfertigt allein den Entzug der Fahrerlaubnis nicht; bei einem Kontrollgruppenvergleich fanden sich keine höheren Unfallraten, ex-

◨ **Tabelle 57.1.** Organisch-psychische Störungen, Demenz und organische Persönlichkeitsveränderungen

	Gruppe 1	Gruppe 2	Bemerkungen
Organisch-psychische Störungen (akuter Verwirrtheitszustand, Delir, amnestisches Syndrom, Dämmerzustand, akute organische Psychose)	Nein Ja	Nein Ja	In akuten Phasen Nach Abklingen der Phase, ohne relevante Restsymptome; regelmäßige Nachuntersuchungen
Chronische hirnorganische Psychosyndrome	Ja	In der Regel nein	Jedoch abhängig von Art und Schwere der Erkrankung; Nachuntersuchung
Schwere Altersdemenz und schwere Persönlichkeitsveränderungen durch pathologische Alterungsprozesse	Nein	Nein	

57

◘ Tabelle 57.2. Affektive und schizophrene Psychosen

	Gruppe 1	Gruppe 2	Bemerkungen
Affektive Psychosen	Nein	Nein	Bei sehr schweren Depressionen und manischen Phasen sowie mehreren Phasen mit kurzen Intervallen
	Ja	Nein	Nach Abklingen der Phasen; jedoch regelmäßige Kontrollen durch Fachärzte (mit therapeutischem Drug monitoring)
		Ja	Symptomfreiheit
Schizophrene Psychosen	Nein	Nein	In akuten Stadien
	Ja	In der Regel nein	Nach Ablauf der Psychose, wenn keine Störungen wie Halluzinationen, Wahn oder kognitive Einbußen nachweisbar sind

perimentelle Untersuchungen zeigten bei leichtgradiger Alzheimer-Demenz keine gravierenden Auffälligkeiten (Trobe et al. 1996). Der auf einer Literaturrecherche basierende Report der amerikanischen Akademie für Neurologie kam allerdings jüngst zu folgendem Ergebnis: Patienten mit mäßiggradiger Alzheimer-Demenz wurden hier als ernstzunehmende Gefährdung der Verkehrssicherheit eingeschätzt (Dubinsky et al. 2000).

57.2.2 Affektive und schizophrene Psychosen

In ◘ Tabelle 57.2 findet sich eine Zusammenfassung der Begutachtungs-Leitlinien.

Bei der Behandlung mit Neuroleptika/Antipsychotika sind einerseits deren stabilisierende Wirkung, andererseits die mögliche Beeinträchtigung psychischer Funktionen zu beachten. Langzeitmedikation schließt die positive Beurteilung nicht aus, die Behandlung muss durch Bescheinigungen des behandelnden Facharztes für Psychiatrie dokumentiert werden.

57.2.3 Alkoholmissbrauch und -abhängigkeit

Missbrauch wird verkehrsanlassbezogen definiert, d. h. von Alkoholmissbrauch ist auszugehen, wenn wiederholt ein Fahrzeug unter unzulässig hoher Alkoholwirkung geführt wurde und/oder nach einmaliger Fahrt unter hoher Alkoholkonzentration und/oder aktenkundig belegtem Verlust der Kontrolle des Alkoholkonsums im Zusammenhang mit der Verkehrsteilnahme in der Vergangenheit.

Die Voraussetzung zum Führen von Kraftfahrzeugen kann nur dann als wiedergegeben gelten, wenn das Alkoholtrinkverhalten ausreichend geändert wurde (zuverlässige Trennung von Trinken und Fahren oder Alkoholabstinenz) und diese Änderung im Umgang mit Alkohol stabil und motivational gefestigt ist, keine alkoholabusus-

bedingten körperlichen Befunde vorliegen, Mindestanforderungen in den Testverfahren erfüllt werden sowie nach Absolvierung eines evaluierten Rehabilitationskurses für alkoholauffällige Kraftfahrer.

Bei Alkoholabhängigkeit nach ICD-10 kann kein Kraftfahrzeug geführt werden.

Fahrtauglichkeit kann nur dann wieder als gegeben angesehen werden, wenn dauerhafte Abstinenz nachgewiesen wird (§ 13 Abs. 3 Nr. 1 FeV). Hierzu zählen eine erfolgreiche Entwöhnungsbehandlung mit einjährigem Abstinenznachweis (regelmäßige ärztliche Untersuchungen und Laborkontrollen) (◘ Tabelle 57.3).

57.2.4 Drogenabhängigkeit

Wer regelmäßig Cannabis oder Betäubungsmittel im Sinne des Betäubungsmittelgesetzes nimmt oder von ihnen abhängig ist, ist in der Regel nicht fahrtauglich. ◘ Tabelle 57.4 gibt eine Übersicht.

Verschiedene Studien der letzten Jahre kamen zu dem Ergebnis, dass Methadoneinnahme nicht grundsätzlich mit Fahruntauglichkeit gleichzusetzen ist. Allerdings zeigten sich in fahrrelevanten psychophysischen Leistungstests bei Methadonsubstituierten im Mittel schlechtere Resultate, hoch signifikant z. B. hinsichtlich der peripheren Wahrnehmung. Berücksichtigt man das Problem des nicht seltenen Beikonsums, dürfte doch bei einer großen Zahl methadonsubstituierter Patienten von einer Ungeeignetheit zum Führen eines Kraftfahrzeuges auszugehen sein (Dittert et al. 1999).

> **Wichtig**
>
> Insgesamt weisen psychiatrische Patienten bedingt durch die Diagnosen Alkoholismus, Demenz und paranoide Symptomatik eine höhere Inzidenz von Verkehrsunfällen auf (Menendez 1994).

◻ Tabelle 57.3. Alkoholmissbrauch und -abhängigkeit

	Gruppe 1	Gruppe 2	Bemerkungen
Alkoholmissbrauch	Nein Ja	Nein Ja	Missbrauch Wenn die Änderung des Trinkverhaltens ausreichend gefestigt ist (in der Regel 1 Jahr, mindestens jedoch 6 Monate Bewährung); keine negativen körperlichen Befunde; keine Leistungsbeeinträchtigungen; keine relevanten Komorbiditäten
Alkoholabhängigkeit	Nein Ja	Nein Ja	Abhängigkeit Nachweis dauerhafter Abstinenz durch erfolgreiche Entwöhnungsbehandlung und mindestens einjährige Abstinenz; regelmäßige Kontrollen und Laboruntersuchungen; Ausschluss sonstiger eignungsrelevanter Mängel

◻ Tabelle 57.4. Betäubungs- und Arzneimittel

	Gruppe 1	Gruppe 2	Bemerkungen
Sucht und Intoxikation (Substanzen im Sinne des BtMG)	Nein	Nein	Ausnahme: gelegentliche Einnahme von Cannabis, wenn Trennung von Konsum und Fahren möglich; kein zusätzlicher Konsum von Alkohol oder anderen psychoaktiven Substanzen; keine Störung der Persönlichkeit; kein Kontrollverlust
Nach Entgiftung und Entwöhnung	Ja	Ja	Nach einjähriger Abstinenz; regelmäßige Kontrollen
Dauerbehandlung mit Arzneimitteln	In der Regel ja	In der Regel ja	Jedoch nicht bei nachgewiesenen Intoxikationen und anderen Wirkungen, die die Leistungsfähigkeit beeinträchtigen

57.3 Fahrtüchtigkeitsdiagnostik

Neuropsychiatrische Erkrankungen führen oftmals dazu, dass Leistungen wie Wahrnehmung, Reaktionsfähigkeit, Aufmerksamkeit, Lernen und Gedächtnis oder das Denken beeinträchtigt sind und führen zu Einschränkungen der Alltagssicherheit in Beruf, Haushalt und Freizeit. Diese Leistungseinbußen sind in Prodromalphasen der Erkrankung beobachtbar und bleiben oftmals auch trotz deutlicher klinischer Verbesserung der psychopathologischen Symptomatik bestehen (Heaton et al. 2001). Ein exponiertes Beispiel für die vielfältigen Alltagsrisiken stellt der Straßenverkehr dar.

57.3.1 Beurteilung der Fahrtüchtigkeit

Ein Einsatz von standardisierten Leistungstests ist immer dann erforderlich, wenn der Nachweis zu führen ist, dass keine neuropsychologischen Funktionseinbußen vorhanden sind, die das Führen eines Kraftfahrzeuges in Frage stellen. Die Frage nach der Verursachung psychischer Leistungsmängel steht nicht im Vordergrund, allerdings sollte der Psychiater möglichst exakte ätiopathogenetische und diagnostische Aussagen machen, weil sich hieraus Hinweise für die Behandlung und damit für die Verbesserung der Fahrtüchtigkeit sowie für die Prognose ergeben können.

> **Wichtig**
>
> Die Beurteilung der Fahrtüchtigkeit eines Patienten hat vor dem Hintergrund der Bewertung des klinischen Bildes der Grunderkrankung sowie objektivierbaren psychologischen Leistungstests zu erfolgen. In Einzelfällen kann zudem eine praktische Fahrverhaltensprobe angezeigt sein.

Von besonderer Bedeutung für eine valide Gesamtbewertung der in den Leistungstests erhobenen Daten ist die Anamnese und Exploration. Hierbei wird in erster Linie auf verkehrsrelevante Verhaltensweisen, Motive und Ein-

◘ Tabelle 57.5. Anforderungen an die psychische Leistungsfähigkeit

	Anforderungen	Kompensationsfaktoren
Gruppe 1	Mindestens Prozentrang 16[a] IQ >70	Mehrheitlich stabile Leistungen in den übrigen eingesetzten Verfahren – Ausschluss einer Mängelkumulation Fahrverhaltensprobe positiv
Gruppe 2	Prozentrang 33[a] in der Mehrzahl der Verfahren Prozentrang 16[a] ausnahmslos IQ >85	Trotz *einzelner* funktionaler Mängel insgesamt ausreichende intellektuelle Kapazitäten Fahrerfahrung Sicherheits- und verantwortungsbewusste Grundeinstellung

[a] Bezogen auf altersunabhängige Normwerte.

stellungen eingegangen. Es ist insbesondere zu prüfen, inwiefern sich aufgrund der Erkrankung Einstellungs- und Verhaltensveränderungen ergeben haben, die für das zukünftige Verkehrsverhalten von Bedeutung sind.

57.3.2 Anforderungen an die Leistungsfähigkeit

Der Schwerpunkt der Leistungsdiagnostik liegt in der Überprüfung von Funktionen, die sowohl für das Navigieren im Verkehrsraum als auch für das Bedienen eines Fahrzeuges als wichtig erachtet werden. Es sind dies v. a.:

- Orientierungsleistung: Zielorientierung im optischen Umfeld;
- Konzentrationsleistung: Störreize aktiv unterdrücken, Beachten mehrerer Informationen gleichzeitig;
- Aufmerksamkeitsleistung: Aufmerksamkeitsaktivierung, längerfristige Aufmerksamkeitszuwendung;
- Belastbarkeit: Aufrechterhaltung der Aufmerksamkeit bei hoher Reizfrequenz;
- Reaktionsfähigkeit: Reaktionsbereitschaft unter Einfach- und Mehrfachanforderungen.

◘ Tabelle 57.5 gibt einen Überblick über Leistungsanforderungen und die Kompensation von Eignungsmängeln innerhalb der Fahrerlaubnisklassen.

Früheres verkehrsgefährdendes Verhalten ist ebenfalls in die Leistungsbewertung mit einzubeziehen. Eine bedingte Eignung kommt in Betracht, wenn aufgrund von Auflagen – wie z. B. ärztliche Kontrolle in bestimmten Zeitabständen, Fahrtätigkeit nur innerhalb eines bestimmten Umkreises – oder Beschränkungen (etwa eine bauartbedingt beschränkte Höchstgeschwindigkeit) das Risiko auf ein vertretbares Ausmaß reduziert werden kann. Voraussetzung für die Erteilung einer eingeschränkten Fahrerlaubnis ist die zu erwartende Praktikabilität und Effektivität der Maßnahmen.

Die Kompensation von chronischen Eignungsmängeln kann erfolgen v. a. durch Arzneimittelbehandlung von

Krankheiten sowie psychische Qualitäten wie Umsicht, Gewissenhaftigkeit, d. h. eine »sicherheits- und verantwortungsbewusste Grundeinstellung«. Wenn chronische Eignungsmängel einer ständigen Kompensation bedürfen, kann die Eignung nur noch bedingt gegeben sein. Beim Vorliegen von Krankheiten ist zu prüfen, ob die Patienten-Compliance (Selbstbeobachtung, Selbstkontrolle, Einnahmezuverlässigkeit) ausreichend vorhanden ist.

57.3.3 Testverfahren

Im Sinne der Mehrfachabsicherung sollten zur Erfassung der fünf Leistungsbereiche mindestens drei Testverfahren zum Einsatz kommen (◘ Tabelle 57.6).

Die in der Fahrerlaubnisverordnung aufgeführten Leistungsbereiche stellen keine voneinander unabhän-

◘ Tabelle 57.6. Testverfahren

	Testverfahren	
	ART 2020	WTS
Belastbarkeit	RST3, SET3	DT
Orientierungsleistung	LL5, TT15, PVT	LVT, TAVT, PP
Aufmerksamkeitsleistung	Q1, DR2	RT, VIGIL
Konzentrationsleistung	Q1, LL5, FAT, PVT	COG, LVT, PP
Reaktionsfähigkeit	RST3, SET3, DR2;	RT, DT

ART = Act & React Testsystem, *RST3* = Test zur Erfassung der reaktiven Belastbarkeit, *SET3* = Test für die Geordnetheit des Reaktionsverhaltens, *LL5* = Linienlabyrinth-Test, *TT15* = Tachistoskoptest zur Erfassung der Überblicksgewinnung, *PVT* = Peripherer Wahrnehmungstest mit Trackingaufgabe, *Q1* = Erfassung der Aufmerksamkeit unter Monotonie, *DR2* = Entscheidungs-Reaktionstest, *FAT* = Aufmerksamkeits-Flexibilitäts-Test, *PVT* = Peripherer Wahrnehmungstest mit Trackingaufgabe, *WTS* = Wiener Testsystem, *DT* = Wiener Determinationstest, *LVT* = Linienverfolgungstest, *TAVT* = Tachistoskopischer Verkehrsauffassungstest, *PP* = Periphere Wahrnehmung, *COG* = Cognitrone, *RT* = Wiener Reaktionstest

gigen Funktionen dar, die anhand von Parametern ausschließlich eines Tests bewertet werden können. Dies hat Auswirkungen auf die Interpretation der Testergebnisse und setzt eine sachgerechte und professionelle Verwendung der Verfahren voraus. Neben statistischen Erwägungen zur Messgenauigkeit der Instrumente oder der Beurteilung von Gütekriterien eines Tests wird der erfahrene Diagnostiker immer auch kompensatorische Möglichkeiten bei der Bewertung von Leistungsergebnissen mit in Betracht ziehen.

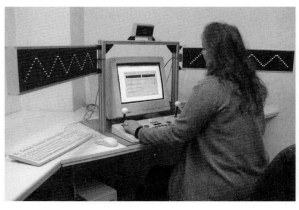

◨ **Abb. 57.1.** Wiener Testsystem (WTS)

❯ Fallbeispiel

42-jähriger Patient – seit 6 Wochen in stationärer Behandlung aufgrund einer mittelgradig ausgeprägten depressiven Episode ohne somatische Symptome (ICD-10: F33.10); im Besitz der Führerscheinklasse CE seit 15 Jahren. Als Lastwagenfahrer in der Baubranche legt er täglich mehr als 300 km zurück; bisher selbstverschuldet weder privat noch beruflich an Unfällen beteiligt. Die Medikamentendosis (Steady-state) zum Zeitpunkt der Untersuchung beträgt 40 mg Paroxetin; die depressive Symptomatik ist weitgehend remittiert (HAMD17=11). Attentionale oder kognitive Funktionseinbußen werden verneint. Der Patient kommt kurz vor Entlassung aus der stationären Behandlung zur informellen Abklärung der Fahrtüchtigkeit.

Bei diesem Kraftfahrer sind die strengeren Maßstäbe der Gruppe 2 anzulegen. Es wird eine **verkehrspsychologische Leistungsuntersuchung am Wiener Testsys-**

▼

tem durchgeführt (Abb. ◨ 57.1). Die Ergebnisse sind in ◨ Abb. 57.2 dargestellt.

Die Gesamtbeurteilung der Ergebnisse ergibt Folgendes: Der Patient erreicht in der Mehrheit der eingesetzten Verfahren den für diese Fahrzeugklasse geforderten Prozentrang von 33. Lediglich im Bereich der reaktiven Belastbarkeit zeigt sich ein leicht reduziertes Leistungsniveau. Der Prozentrang 16 wird jedoch ausnahmslos in den relevanten Verfahren erreicht. Hinweise für Mängelkumulationen ergeben sich nicht. Aufgrund der Fahrpraxis sowie einer aus Anamnese und Exploration zu erwartenden verantwortungsbewussten Grundeinstellung ist davon auszugehen, dass der Patient über die Leistungsvoraussetzungen zum sicheren Führen von Kraftfahrzeugen verfügt.

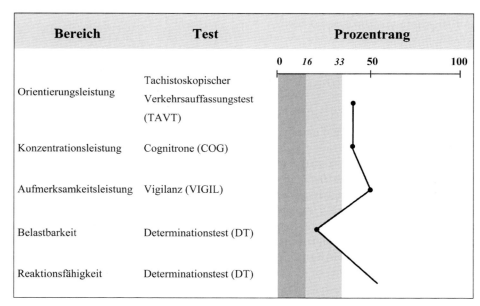

◨ **Abb. 57.2.** Ergebnisse der Leistungsuntersuchung am Wiener Testsystem. Aus Gründen der Übersichtlichkeit wurden Gesamtprozentränge für die einzelnen Funktionsbereiche angegeben

57

57.3.4 Praktische Fahrverhaltensprobe

Eng hängt hiermit das Problem der teilweise unzureichenden Vorhersagekraft von Leistungstests in Bezug auf das reale Fahrverhalten im Einzelfall zusammen (Hannen et al. 1998). Minderleistungen werden oft durch Fahrerfahrung, Risikobewusstsein, Einsichtsfähigkeit in bestehende Leistungsdefizite und eine damit verbundene Verhaltensanpassung bis zu einem bestimmten Grad kompensiert. Aufgrund der größeren Plausibilität für den Patienten und die direkte Übertragbarkeit der Ergebnisse bietet dieses Vorgehen für die Beratungssituation deutliche Vorteile.

> **Wichtig**
>
> Eine praktische Fahrverhaltensprobe ist immer dann in Betracht zu ziehen, wenn der Nachweis zu führen ist, dass sich die in der Laborsituation festgestellten Funktionseinbußen nicht entscheidend negativ auf das Fahrverhalten auswirken.

57.3.5 Beratung und Aufklärung von Patienten

Da bei einer informellen Abklärung der Fahrtüchtigkeit der Untersucher oft auch Behandler ist, kann es zu Pflichtenkollisionen kommen.

> **Wichtig**
>
> Der Arzt oder Psychologe ist vorrangig nicht der Verkehrssicherheit, sondern dem Patienten verpflichtet. Grundsätzlich gilt zunächst die Schweigepflicht nach § 203 StGB.

Auch im Falle von Gutachtensaufträgen zur Vorlage bei der Straßenverkehrsbehörde hat der Patient und nicht die Behörde Anspruch auf Aushändigung des Gutachtens; dieses darf nur mit ausdrücklicher Genehmigung des Betroffenen an Dritte weitergeleitet werden.

In Ausnahmefällen ist denkbar, dass ein Recht zur Durchbrechung der Schweigepflicht besteht, wenn kein anderes Mittel mehr gegeben ist, um die von einem verkehrsuntüchtigen Patienten ausgehende Gefahr abzuwenden. Dies setzt voraus, dass der Arzt oder Psychologe zunächst versucht hat, durch Aufklärung über Risiken und eventuelle Einbeziehung von Angehörigen die Teilnahme des Patienten am Kraftverkehr zu verhindern. Wichtig ist hierbei die Dokumentation des Beratungsgesprächs und schriftliche Bestätigung der Aufklärung durch den Patienten (Mönning et al. 1997).

> **Wichtig**
>
> Eine wesentliche Pflicht des Behandlers ist, den Patienten über Einschränkungen der Fahrtüchtigkeit aufzuklären, ggf. auf mögliche Gefahren hinzuweisen und rechtliche Rahmenbedingungen zu erörtern.

57.4 Psychopharmaka und Fahrtüchtigkeit

57.4.1 Epidemiologische Untersuchungen

Die Datenlage in Bezug auf Unfallrisiken unter Psychopharmaka ist dünn und von einer Reihe von methodischen Problemen gekennzeichnet.

> **Wichtig**
>
> Vorsichtige Schätzungen weisen darauf hin, dass mindestens 10% der bei Unfällen Verletzten oder Getöteten unter dem Einfluss von Psychopharmaka standen.

Eine Einnahme von Benzodiazepinen wird in Abhängigkeit von der Dosierung, der Anzahl der eingenommenen Präparate und der Dauer der Behandlung mit einem um den Faktor 1,5–6,5 erhöhten relativen Unfallrisiko bewertet. Vor allem zur Anxiolyse eingesetzte Benzodiazepine mit einer langen Halbwertszeit stellen eine deutliche Gefährdung der Verkehrssicherheit dar (Barbone et al. 1998; van Laar u. Volkerts 1998). Untersuchungen an über 65-jährigen Kraftfahrern weisen auf ein 1,5-fach erhöhtes -Unfallrisiko unter Benzodiazepineinnahme und unter trizyklischen Antidepressiva sogar je nach Dosierung auf ein 2,2- bis fast 6-fach erhöhtes Risiko hin. Konfundierende Faktoren wie zusätzlicher Alkoholkonsum oder Fahrerfahrung hatten keinen wesentlichen Einfluss auf diese Ergebnisse (Ray et al. 1992).

> **Wichtig**
>
> Eine Dauerbehandlung mit Arzneimitteln schließt die Teilnahme am Straßenverkehr nicht automatisch aus.

Erst durch die Medikamenteneinnahme sind bei einer Reihe psychiatrischer Erkrankungen die Voraussetzungen zum sicheren Führen von Kraftfahrzeugen geschaffen. Stabilisierende Wirkungen von Arzneimitteln einerseits sowie mögliche Beeinträchtigungen der Leistungsfähigkeit andererseits sind differenziert zu bewerten. Eine Grenzwertfestlegung analog zum Alkohol kann es aus pharmakologischen Gründen nicht geben. Die arzneimittelbedingte Fahruntüchtigkeit im medizinisch-juristischen Zusammenhang ist im Einzelfall zu beurteilen. Der Psychopharmaka verordnende Arzt ist dazu verpflichtet, den Patienten über möglicherweise die Verkehrssicherheit beeinträchtigende Nebenwirkungen zu informieren und sollte dies entsprechend dokumentieren (Laux 2002).

57.4.2 Risikopotenzial von Medikamenten

Systematische Studien zur Frage der Auswirkungen psychotroper Medikation auf psychomotorische und kognitive Leistungen in klinischen Populationen existieren nur vereinzelt; bezogen auf die Frage der Fahrtüchtigkeit stellt sich die Datenlage als noch unbefriedigender dar (Übersicht in Berghaus 1997). Die meisten Untersuchungen wurden an gesunden Probanden unter Einmaldosierungen durchgeführt und sind somit nur begrenzt auf klinische Alltagsbedingungen übertragbar. Eine Reihe der eingesetzten Testverfahren bleibt zudem oft den Nachweis schuldig, dass die im Labor gemessenen Verhaltensparameter auch auf reales Fahrverhalten übertragbar sind.

In Deutschland wurde vom TÜV Rheinland, basierend auf internationalen Studienergebnissen zum Themenbereich Medikamente und Verkehrssicherheit, eine Einzelbewertung verschiedener Medikamenten- und Substanzgruppen unter Berücksichtigung unterschiedlicher Dosierungsvarianten errechnet. Diese Einteilung gibt ein Maß der Gefährdung der Sicherheit bei den verschiedenen Medikamentengruppen, stellt jedoch keine abschließende Bewertung dar (◘ Tabelle 57.7).

Antidepressiva

Nicht alle Antidepressiva wirken sich gleichermaßen auf die Fahrtüchtigkeit aus. Vor allem die sedierenden Eigenschaften einer Substanz sind im Hinblick auf die Verkehrssicherheit als ungünstig zu bewerten.

> **Wichtig**
>
> Nach der gegenwärtigen Datenlage führen neuere Antidepressiva im Gegensatz zu Lithium und vielen tri- und tetrazyklischen Antidepressiva zu keiner signifikanten Beeinträchtigung psychomotorischer oder kognitiver Leistungen. In den ersten Behandlungswochen weisen v. a. Tri- und Tetrazyklika ein ungünstigeres Nebenwirkungsprofil auf. Unter selektiven Serotoninrückaufnahmeinhibitoren (SSRI) zeigen sich Beeinträchtigungen im Bereich der Verkehrssicherheit wenn überhaupt nur in höheren therapeutischen Dosierungen (Laux u. Herberg 2001).

Eigene Untersuchungen weisen allerdings darauf hin, dass bei depressiven Patienten kurz vor der Entlassung aus stationärer Behandlung und unter pharmakologischen Steady-state-Bedingungen bei 70% bis zu 90% der Fälle von einer erheblich eingeschränkten Fahrtüchtigkeit aus-

◘ **Tabelle 57.7.** Gefährdung der Verkehrssicherheit durch verschiedene Substanz- bzw. Indikationsgruppen. (Daten der Prüfstelle für Medikamenteneinflüsse auf Verkehrs- und Arbeitssicherheit, PMVA, TÜV Rheinland)

	Mittlerer Gefährdungsindex[a]	Variation[b]
Benzodiazepine	3,45	•
Barbiturate	3,55	•
Antihistaminika	2,60	••
Antidepressiva	2,56	••
Antikonvulsiva	2,38	•••
Analgetika Non-Opioide	2,17	••••
Opioide	2,51	•••
Anticholinergika	3,62	••
Neuroleptika	2,86	••
H_2-Antagonisten	1,33	••
Muskelrelaxanzien	1,75	••••
Koronartherapeutika	2,76	•••
β-Blocker	1,34	••
Stimulanzien	2,45	•••

[a] Bewertung: 1=keine, 2=leichte, 3=deutliche, 4=ernsthafte Beeinträchtigung.

[b] Variation: • =geringe bis •••• große Variation, d. h. es gibt bei größerer Variation zunehmend alternative Medikamente ohne negative Einflüsse auf das Leistungsverhalten.

zugehen ist (Laux et al. 2002; Grabe et al. 1998). Es liegen jedoch nur sehr wenige vergleichende Untersuchungen zu Fragen der Fahrtüchtigkeit an Patienten mit neueren Substanzen vor, so dass aus den Ergebnissen keine zuverlässigen Schlüsse bezüglich differenzieller Effekte gezogen werden können. Eine Beurteilung der Verkehrssicherheit sollte aus diesem Grund stets nach Prüfung des Einzelfalls, unter Berücksichtigung des Krankheitsbildes und der individuellen Reaktionen auf das verordnete Präparat erfolgen.

Antipsychotika

Atypische Antipsychotika wirken sich im Behandlungsverlauf meist günstiger auf psychomotorische und kognitive Funktionen aus als konventionelle Neuroleptika. Grund dafür sind v. a. die geringeren extrapyramidalmotorischen Nebenwirkungen. Eine Normalisierung attentionaler oder kognitiver Funktionen wird jedoch oft nicht erreicht (Keefe et al. 1999). Zur Frage der Beeinträchtigung verkehrsrelevanter Leistungen bei therapierten Patienten liegen nur sehr wenige Daten vor. Untersuchungen der eigenen Arbeitsgruppe weisen darauf hin, dass vergleichbar mit depressiven Patienten lediglich 10–30% der untersuchten schizophrenen Patienten unter stabiler Neuroleptikatherapie die Leistungskriterien zum Führen von Kraftfahrzeugen der Gruppe 1 erfüllten (Brunnauer et al. 2002; Grabe et al. 1999). Verallgemeinerbare Aussagen zu unterschiedlichen pharmakologischen Effekten auf die Verkehrssicherheit schizophrener Patienten sind aufgrund der dünnen Datenbasis nur unter Vorbehalt möglich.

> **Wichtig**
>
> Die Effekte von Antipsychotika weisen eine große Variabilität auf. Tendenziell zeigen v. a. neuere Untersuchungen zur Fahrtüchtigkeit schizophrener Patienten einen Vorteil atypischer Antipsychotika gegenüber konventionellen Neuroleptika.

Die große interindividuelle Variabilität von Testleistungen schizophrener Patienten sowie die Inkonsistenz der berichteten Effekte von Antipsychotika auf kognitive und psychomotorische Leistungen weist auch hier auf die Notwendigkeit einer individuellen Beurteilung hin.

Tranquilizer und Hypnotika

Bei diesen Substanzgruppen gilt aufgrund ihrer sedierenden Wirkung die Beeinträchtigung der Verkehrssicherheit in besonderem Maße. Die bei der kurzfristigen Therapie auftretenden Leistungseinbußen gehen bei längerfristiger Behandlung aufgrund von Adaptationsphänomenen meist zurück.

> **Wichtig**
>
> Experimentelle Untersuchungen zur Verkehrssicherheit belegen eindeutig eine dosisabhängige Beeinträchtigung der Fahrtüchtigkeit durch Benzodiazepine (Barbone et al. 1998; van Laar u. Volkerts 1995).

Metaanalysen weisen auf die Abhängigkeiten von Wirkdauer und Dosierung hin. Je kürzer die Wirkzeit, desto schneller ist die Adaption des Organismus an die Substanz erreicht. So sind bei den kurz wirksamen Benzodiazepinen bereits in der ersten Applikationswoche nur mehr geringe Leistungseinbußen zu verzeichnen, während bei den lang wirksamen Benzodiazepinen auch nach diesem Zeitraum noch von einer erheblichen Beeinträchtigung der Verkehrssicherheit auszugehen ist (Berghaus 1997).

Kombinationswirkungen von Medikamenten und Alkohol

Besonders kritisch ist die Kombination von Psychopharmaka mit Alkohol zu bewerten.

> **Wichtig**
>
> Kombinationswirkungen und Potenzierungen zeigen sich in erster Linie bei sedierenden Substanzen, weniger bei stimulierenden. Je sedierender ein Medikament ist, umso häufiger treten Wechselwirkungen mit Alkohol auf, und zwar im Vergleich zu stimulierenden Substanzen auch bei geringerer Alkoholisierung.

Zusammenfassung

Ungeeignet zum Führen von Kraftfahrzeugen gelten Patienten mit akuten organischen Psychosen, schweren Demenzen, akuten schizophrenen Psychosen, Manien und akuten schweren Depressionen sowie Alkoholabhängigkeit. Unter den potenziell verkehrsbeeinträchtigenden Psychopharmaka stehen Tranquilizer und Hypnotika aufgrund ihrer sedierenden Wirkung an erster Stelle. Epidemiologische Studien konnten zeigen, dass die Einnahme von Benzodiazepinen das relative Verkehrsunfallrisiko in Abhängigkeit von Dosierung und Einnahmeintervall deutlich erhöht.

Zu Beginn einer Behandlung mit einem Antidepressivum oder Neuroleptikum sowie bei erheblichen Dosisänderungen bzw. Medikamentenumstellung ist vom Lenken eines Kraftfahrzeugs abzuraten. Nach Abklingen der beeinträchtigenden Symptome sind antidepressiv behandelte Patienten in der Regel wieder fahrtüchtig. Im Gegensatz zu vielen trizyklischen Antidepressiva führen neuere selektive Antidepressiva wie SSRI, Mirtazapin und Reboxetin zu keinen signifikanten Beeinträchtigungen kognitiver und psychomotorischer Leistungsparameter. Die Effekte von Neuroleptika weisen eine große Variabilität auf, häufig ist es schwierig, die Defizite eindeutig der Krankheit oder der Medikation zuzuordnen. Neuere atypische Neuroleptika scheinen hinsichtlich Effekten auf Vigilanz und Psychomotorik Vorteile gegenüber konventionellen Neuroleptika wie Haloperidol aufzuweisen.

Der behandelnde Arzt sollte Psychopharmaka sorgfältig auch unter verkehrsmedizinischen Aspekten auswählen und eine stets individuelle Beurteilung der Fahrtauglichkeit unter Berücksichtigung des Krankheitsbildes, der individuellen Reaktion auf das verordnete Präparat und die Dosierung sowie hinsichtlich der Anwendungsdauer treffen. Der Patient sollte angehalten werden, sich selbst zu beobachten und schon kleine Änderungen der Bewusstseinslage während der

▼

Therapie dem Arzt mitzuteilen. Er sollte insbesondere dahingehend informiert werden, dass er keine eigenmächtige Selbstmedikation vornimmt.

Eine neuropsychologische Untersuchung (Fahrtauglichkeitsuntersuchung) ist immer dann erforderlich, wenn auszuschließen ist, dass keine die Verkehrssicherheit beeinträchtigenden Leistungsdefizite vorhanden sind. Hiervon kann lediglich abgesehen werden, wenn die medizinische oder psychologische Befundlage von sich aus eine ungünstige Prognose ausschließt. Diese Untersuchung sollte an hierfür spezialisierten Kliniken und mit Einholung des Rates eines Kollegen mit verkehrsmedizinischer Qualifikation erfolgen.

Literatur

Barbone F, McMahon A, Davey P et. al. (1998) Association of road-traffic accidents with benzodiazepine use. Lancet 352: 1331–1336

Berghaus G (1997) Arzneimittel und Fahrtüchtigkeit – Metaanalyse experimenteller Studien. Bericht über das Forschungsprojekt FP 2.9108 der Bundesanstalt für Straßenwesen

Brunnauer A, Laux G, Geiger E (2002) The impact of antipsychotics on psychomotor performance with regard to car driving skills. Int J Neuropsychopharmacology 5: 80

Bundesanstalt für Straßenwesen (Hrsg) (1996) Kombinationswirkungen von Medikamenten und Alkohol (Schriftenreihe Heft M 64). Verlag für neue Wissenschaft, Bergisch Gladbach

Dittert S, Naber D, Soyka M (1999) Methadonsubstitution und Fahrtauglichkeit. Nervenarzt 70: 457–462

Dubinsky R, Stein A, Lyons K (2000) Practice parameters: Risk of driving and Alzheimer's disease (an evidence-based review). Report of the quality standards subcommittee of the American Academy of Neurology. Neurology 54: 2205–2211

Grabe HJ, Wolf T, Grätz S, Laux G (1998).The influence of polypharmacological antidepressive treatment on central nervous information processing of depressed patients: Implications for fitness to drive. Neuropsychobiology 37: 200–204

Grabe HJ, Wolf T, Grätz S, Laux G (1999) The influence of clozapine and typical neuroleptics on information processing of the central nervous system under clinical conditions in schizophrenic disorders: Implications for fitness to drive. Neuropsychobiology 40: 196–201

Hannen P, Hartje W, Skreczek W (1998) Beurteilung der Fahreignung nach Hirnschädigung. Nervenarzt 69: 864–872

Heaton RK, Gladsjo JK, Palmer BW, Kuck J, Marcotte TD, Jeste DV (2001) Stability and course of neuropsychological deficits in schizophrenia. Arch Gen Psychiatry 58: 24–32

Keefe RSE, Silva SG, Perkins DO, Liebermann JA (1999) The effects of atypical antipsychotic drugs on neurocognitive impairment in schizophrenia: A review and meta-analysis. Schizophr Bull 25: 201–222

Laar M van, Volkerts E (1998) Driving and benzodiazepine use. CNS Drugs 10: 383–396

Laux G (2002) Psychische Störungen und Fahrtauglichkeit. Eine Übersicht. Nervenarzt 73: 231–238

Laux G, Herberg K (2001) Antidepressiva und Verkehrssicherheit. Hoffmann-La Roche ZNS, Grenzach-Wyhlen

Laux G, Brunnauer A, Geiger E (2002) Effects of antidepressive treatment on psychomotor performance related to car driving. Int J Neuropsychopharmacology 5: 193

Lewrenz H (2000) Begutachtungs-Leitlinien zur Kraftfahrereignung. Wirtschaftsverlag, Bremerhaven

Menendez A (1994) Psychiatric illness and driving performance. J Traffic Med 22: 145–152

Mönning M, Sabel O, Hartje W (1997) Rechtliche Hintergründe der Fahreignungsdiagnostik. Z Neuropsychologie 8: 62–71

Ray W, Fought R, Decker M (1992) Psychoactive drugs and the risk of injurious motor vehicle crashes in elderly drivers. Am J Epidemiology 136: 873–883

Trobe J, Waller P, Cook-Flannagan C et al. (1996) Crashes and violations among drivers with Alzheimer disease. Arch Neurol 53: 411–415

Testverfahren

Wiener Testsystem (2000) Dr. G. Schuhfried, Mödling

Kuratorium für Verkehrssicherheit (1998) Act & React Testsystem ART 2020. Wien

Ernährung und Gewicht

Tilman Wetterling

Aus großen Feldstudien ist bekannt, dass psychisch Kranke eine verminderte Lebenserwartung haben. Die Gründe hierfür sind vielfältig. Neben der gegenüber der Allgemeinbevölkerung deutlich erhöhten Suizidrate wird v. a. eine erhöhte Häufigkeit von internistischen Erkrankungen diskutiert. Die Ursachen für die hohe Zahl an internistischen Erkrankungen sind bisher nur unzureichend geklärt. Als ein wesentlicher Faktor wird die Fehlernährung von psychisch Kranken diskutiert, als ein anderer Faktor gilt der bei psychisch Kranken häufig anzutreffende Alkohol- und Drogenmissbrauch. In diesem Zusammenhang ist auch der v. a. bei chronisch psychisch Kranken übermäßige Kaffee- (Koffein-) und Nikotinkonsum zu erwähnen. Die Fehlernährung kann in einer nicht ausreichenden Ernährung, v. a. vitaminarmer Kost oder in einer zu kohlenhydrat- und fettreichen Ernährung bestehen. Letztere geht oft mit einer Gewichtszunahme einher (Christensen u. Somers 1996; Elmslie et al. 2000; Kazes et al. 1994).

Die Gründe für eine Gewichtsabnahme bzw. -zunahme bei psychisch Kranken sind vielfältig und sollen im Folgenden dargestellt werden. Da die psychisch Kranken häufig (neben ihrem Verhalten und/oder aufgrund von extrapyramidalen Bewegungsstörungen) durch ihr oft massives Übergewicht auffallen, kommt auch aus psychosozialen Gründen der Ernährung bzw. dem Gewicht erhebliche Bedeutung zu.

58.1 Gewichtsabnahme und Untergewicht

Eine Gewichtsabnahme bzw. Untergewicht ist bei psychisch Kranken seltener als eine Gewichtszunahme bzw. Übergewicht zu beobachten.

> **Faktoren, die eine Gewichtsabnahme begünstigen können**
>
> 1. Unzureichende Nahrungsaufnahme, z. B. bei Depression oder (Vergiftungs-)Wahn
> 2. Hyperaktivität, z. B. bei agitierter Depression oder maniformen Zustandsbildern
> 3. Appetitmangel bzw. unterdrücktes Hungergefühl bei Depressiven oder Drogenabhängigen

Eine Gewichtsabnahme tritt bei einer Reihe von psychiatrischen Erkrankungen auf:

Affektive Störungen

Viele depressive Patienten nehmen in der akuten Phase der Erkrankung deutlich ab. Meist liegt eine nicht ausreichende Ernährung wegen Appetitlosigkeit und/oder Antriebsmangel vor. Antriebslosigkeit kann dazu führen, dass die Betreffenden nicht ausreichend in der Lage sind, sich selbst zu versorgen. Oft fehlt die Motivation, sich etwas zum Essen zu holen bzw. zu machen. Auch Patienten mit einer Manie verlieren häufig an Gewicht, da sie motorisch sehr aktiv sind und daher einen hohen Energiebedarf haben, den sie nicht annähernd decken. Die Gewichtsabnahme wird meist bei Besserung der affektiven Störung wieder ausgeglichen, so dass sie in der Rehabilitation von diesen Kranken eine untergeordnete Rolle spielt.

58

Angststörungen

Menschen mit einer schweren Angststörung sind oft nicht mehr in der Lage, ihre Wohnung zu verlassen und/oder einkaufen zu gehen. In der Folge kann es zu einer Fehl- und Unterernährung kommen.

Demenz

Viele demente Patienten sind untergewichtig, weil sie aufgrund kognitiver Defizite und/oder Antriebsmangel nicht ausreichend in der Lage sind, sich selbst zu versorgen, insbesondere sich etwas zum Essen zu einzukaufen bzw. zuzubereiten.

Essstörungen

▶ Siehe Kap. 44.

Schizophrene Störungen

Schizophrene verlieren v. a. in der akuten Krankheitsphase mitunter deutlich an Gewicht. Meist ist eine unzureichende Ernährung der Grund. Nicht selten ist ein Vergiftungswahn der Hintergrund für ein stark gestörtes Ess- und Trinkverhalten bei v. a. chronisch Schizophrenen. In Extremfällen kann ein Vergiftungswahn auch dazu führen, dass die Kranken Unmengen an Wasser trinken, um »das Gift aus dem Körper zu spülen«. Durch die übermäßige Wasserzufuhr (bis zu 20 l/Tag) kann sich eine schwere Hyponatriämie entwickeln, die zu Bewusstseinsstörungen und Krampfanfällen führen kann (Wetterling 1987).

Suchterkrankungen

Im Rahmen von Suchterkrankungen kommt es häufig zu Fehl- und Unterernährung, da die Betreffenden ihre ganze Aktivität darauf ausrichten, an ihren Suchtstoff zu kommen und diesen zu konsumieren. Dabei wird eine regelmäßige und ausreichende, v. a. eine ausreichend vitaminreiche Ernährung vernachlässigt. Besonders betroffen sind die zahlreichen komorbiden Patienten, die sowohl an einer psychiatrischen als auch einer Suchterkrankung leiden. Hinzu kommt noch, dass Suchtkranke gehäuft Lebererkrankungen und Alkoholkranke darüber hinaus Erkrankungen des Verdauungstrakts haben (Wetterling et al. 1999). Es ist auch zu erwähnen, dass die zunehmend konsumierten »antriebssteigernden« Substanzen wie Kokain, Amphetamine und v. a. Ecstasy einen das Durst- und Hungergefühl unterdrückenden Effekt haben.

58.1.1   Konsequenzen für die Rehabilitation psychisch Kranker

Neben den genannten krankheitsspezifischen Faktoren können auch in Mitteleuropa soziale Gründe, v. a. Armut, für die Unter- oder Fehlernährung von psychisch Kranken verantwortlich sein. Vitaminmangel ist aber nur vereinzelt feststellbar (Schneider et al. 2000; Wolfersdorf et al. 1993).

Neben der Vermittlung von sozialen Hilfen sind sozio- bzw. verhaltenstherapeutische Programme notwendig, die die Betroffenen wieder in die Lage versetzen sollen, sich selbst ausreichend und adäquat zu ernähren. Bei Dementen ist oft die Organisation einer regelmäßigen Versorgung mit Essen (»Essen auf Rädern«) notwendig. Auch bei anderen schwer psychiatrisch gestörten Menschen, die oft auch wohnungslos sind, ist eine Nahrungsversorgung durch soziale Hilfsdienste erforderlich.

58.2   Gewichtszunahme und Übergewicht

Eine Gewichtszunahme ist in der Akutbehandlung von psychisch Kranken, insbesondere schizophrenen und depressiven, oft zu beobachten (Kraus et al. 2001; Wetterling 2000).

Faktoren, die eine übermäßige Gewichtszunahme fördern können

1. Bewegungsmangel (z. B. bei schizophrenen Residuum oder Depression)
2. Hochkalorische Nahrung (z. B. stark gezuckerte Getränke)
3. Medikamentös induzierter vermehrter Appetit (v. a. bei atypischen Neuroleptika)
4. Medikamentös gesteigertes Durstgefühl (bei Medikamenten mit anticholinergen Nebenwirkungen)

Da viele depressive und auch schizophrene Patienten – wie unter 58.1 dargestellt – in der akuten Phase der Erkrankung deutlich abnehmen, stellt sich die Frage, ob die Gewichtszunahme größer ist als die vorangegangene Abnahme und inwieweit nicht schon die Besserung des Grundleidens eine hinreichende Erklärung für die Gewichtszunahme ist. Bisher ließen sich keine eindeutigen Korrelationen zwischen Behandlungserfolg und Gewichtszunahme nachweisen. Aber ist es festzustellen, dass in vielen Fällen das »Ausgangsgewicht« vor der akuten Erkrankung in den Monaten nach der Akutbehandlung (im Krankenhaus) oft deutlich überschritten wird und es zu einer echten Gewichtszunahme kommt (Fagiolini 2002).

Affektive Störungen

Depressive nehmen häufig im Langzeitverlauf, v. a. unter Behandlung mit Antidepressiva zu (Kazes et al. 1994). Patienten bei bipolaren affektiven Störungen weisen ebenfalls häufig Übergewicht auf (Elmslie et al. 2000; Fagioloini et al. 2002; McElroy et al. 2002). Eine wesentliche Ursache hierfür ist oft ein übermäßiger Konsum von kohlenhydratreichen Lebensmitteln und Süßigkeiten.

Schizophrene Störungen

Es gibt einige Hinweise darauf, dass Patienten mit einer chronischen Schizophrenie oft übergewichtig sind (Allison et al. 1999; Wetterling u. Müßigbrodt 1999). Die Gründe hierfür sind bisher noch nicht ausreichend untersucht worden.

Die Pathophysiologie einer übermäßigen Gewichtszunahme bei psychiatrischen Patienten ist bisher erst in Ansätzen geklärt (Kraus et al. 2001; Wetterling 2000). In der Literatur werden eine Vielzahl von möglichen Einflussfaktoren diskutiert, z. B.

- psychosoziale Gründe (Essen aus Frustration, Langeweile, etc.),
- Bewegungsmangel (bei Antriebsmangel, Apathie etc.),
- Bevorzugung von hochkalorischen Getränken (z. B. erhöhter Colakonsum, auch alkoholische Getränke) und Speisen (Süßigkeiten),
- suchtartiges Essverhalten,
- biochemische, v. a. hormonelle und genetische Faktoren sowie
- Medikamenteneffekte.

58.2.1 Gewichtszunahme unter Psychopharmaka

Viele psychisch Kranke berichten über eine Gewichtszunahme unter der Behandlung mit Psychopharmaka.

Obwohl eine Gewichtszunahme als Nebenwirkung von Neuroleptika schon seit den 50er Jahren des vorherigen Jahrhunderts bekannt sind, ist ihnen verstärkte Aufmerksamkeit erst in den letzten Jahren gewidmet worden, nachdem nach der Einführung von atypischen Neuroleptika und auch bei einigen Antidepressiva in der klinischen Praxis gehäuft eine deutliche Gewichtszunahme beobachtet worden ist (◘ Tabelle 58.1).

Antidepressiva

Wichtig

Antidepressiva können eine erhebliche Gewichtszunahme induzieren. Nach Langzeitstudien ist davon auszugehen, dass es bei mehrmonatiger Gabe von Antidepressiva, wie sie zur Verringerung des Rezidivrisikos empfohlen wird, zu einer deutlichen Gewichtszunahme kommen kann.

Auch bei Gabe von Serotoninwiederaufnahmehemmern, die bei kurzer Gabe mitunter (besonders Fluoxetin) zu einer leichten Gewichtsabnahme führen, ist bei einem erheblichen Anteil der Patienten bei einer längeren Einnahme eine Gewichtssteigerung beobachtet worden. Am häufigsten induzieren klassische trizyklische Antidepressiva (Amitriptylin etc.) eine Zunahme des Gewichts von etwa 0,6–1,3 kg/Monat (Fava 2000). Es folgen Monoxydase-

◘ **Tabelle 58.1.** Gewichtssteigernde Wirkung von Psychopharmaka

Substanz	Handelsnamen	Gewichts- zunahme	Anmerkungen
Antidepressiva			
Amitriptylin und ähnliche trizyklische Antidepressiva	Saroten, Sinquan etc.	++	Vor allem bei längerer Gabe
Citalopram	Cipramil, Sepram	+	Vor allem bei längerer Gabe
Fluoxetin	Fluctin, Fluneurin etc.	(+)	Zu Beginn oft Gewichtsabnahme
Mirtazapin	Remergil	+ – ++	
Moclobemid	Aurorix	+ – ++	
Paroxetin	Seroxat, Tagonis	+	Vor allem bei längerer Gabe
Reboxetin	Edronax		Entsprechende Daten nicht publiziert
Sertralin	Gladem, Zoloft	+	Vor allem bei längerer Gabe
Venlafaxin	Trevilor		Entsprechende Daten nicht publiziert
Lithium	Hypnorex, Quilonum etc.	+++	Häufig deutliche Zunahme (bis zu 20 kg)
Neuroleptika			
Amisulprid	Solian	+	Bisher nur wenig entsprechende Daten
Clozapin	Elcrit, Leponex	+++	Häufig deutliche Zunahme (bis zu 20 kg)
Haloperidol	Haldol etc.	(+)	
Niedrigpotente Neuroleptika	Neurocil, Truxal etc.	+	
Olanzapin	Zyprexa	+++	Häufig deutliche Zunahme (bis zu 20 kg)
Quetiapin	Seroquel	++	Häufig Zunahme
Risperidon	Risperdal	+	Meist nur geringe Zunahme (unter 5 kg)
Ziprasidon	Zeldox	0	Nur selten Gewichtszunahme
Zotepin	Nipolept	+++	Häufig deutliche Zunahme (bis zu 20 kg)

58

hemmer > Mirtazapin > Serotoninwiederaufnahmehemmer, darunter Paroxetin > Sertralin ~ Citalopram (>) Fluoxetin (Fagiolini et al. 2002). Diese Rangfolge legt nahe, dass auch die anticholinerge Wirkung der Medikamente eine wichtige Rolle spielt, denn Paroxetin hat die stärksten anticholinergen Wirkungen von allen Serotoninwiederaufnahmehemmern. Hierfür sprechen auch Studien mit klassischen Neuroleptika, denn v. a. das nicht mehr gebräuchliche stark anticholinerg wirksame Chlorpromazin führt oft zu einer Zunahme des Gewichts.

Lithium und »mood stabilizer«

Von Lithiumsalzen, die zur Phasenprophylaxe bei bipolaren affektiven Störungen gegeben werden, ist schon lange bekannt, dass es häufig zu einer Gewichtssteigerung kommt, die nicht selten Anlass für die Patienten ist, die Medikamente abzusetzen. Valproat und auch Carbamazepin, die mitunter zur Behandlung psychiatrischer Patienten, besonders zur Phasenprophylaxe affektiver Störungen, eingesetzt werden, können eine Gewichtszunahme induzieren.

Neuroleptika

Ein Vergleich der Untersuchungen, in denen eine Gewichtszunahme unter Neuroleptika erwähnt wird, ist durch teilweise erhebliche Unterschiede im Design der Studien sowie in den untersuchten Stichproben nur eingeschränkt möglich. Einige offene Vergleichsuntersuchungen zeigen ebenso wie eine Reihe von kontrollierten Studien mit Haloperidol oder Flupentixol als Vergleichssubstanzen, dass eine Gewichtszunahme bei atypischen Neuroleptika gehäuft (Wetterling 2000) und in schwerer Ausprägung auftritt. Die publizierten Studienergebnisse zeigen, dass eine ausgeprägte Gewichtszunahme (2–3 kg/Monat) insbesondere bei Patienten, die mit Clozapin und Olanzapin behandelt wurden, zu beobachten ist. Die verfügbaren Daten zeigen, dass es auch bei Quetiapin- und Zotepin-Gabe häufig zu einer deutlichen Gewichtssteigerung kommt. Risperidon und wahrscheinlich auch Amisulprid verursachen nur eine geringe Gewichtszunahme (Wetterling 2000). Bei Ziprasidon kommt es nur selten zu einer Gewichtszunahme. Am häufigsten tritt eine Gewichtszunahme in den ersten 3 Monaten, besonders bei Untergewichtigen, auf. Es wird diskutiert, ob – wie einige Studien vermuten lassen – der Erfolg einer neuroleptischen Behandlung mit einer Gewichtszunahme korreliert.

> **Wichtig**
>
> Da die Gewichtszunahme bei verschiedenen Neuroleptika trotz vergleichbarer klinischer Wirksamkeit sehr unterschiedlich ist, ist davon auszugehen, dass es sich um einen Medikamenteneffekt handelt.

Die der Gewichtszunahme bei Neuroleptika zu Grunde liegenden Pathomechanismen sind erst ansatzweise geklärt (Bapista et al. 2002; Kraus et al. 2001; Wetterling 2000). Ein niedriger Quotient der 5-HT$_2$-(Serotonin-)/D$_2$-(Dopamin-)Rezeptoraffinität scheint ebenso wie eine hohe Affinität zum Histamin-H$_1$-Rezeptor eine wesentliche Voraussetzung für eine gewichtsinduzierende Wirkung zu sein. Neuere Studien zeigen, dass wahrscheinlich einer durch »atypische« Neuroleptika gesteigerten Sekretion von Leptin eine wichtige Rolle zukommt. Wahrscheinlich sind auch Zytokine, v. a. der Tumornekrosefaktor α, an den gewichtsregulatorischen Wirkungen von Medikamenten beteiligt (Kraus et al. 2001).

58.2.2 Folgen einer Gewichtssteigerung

Schon eine geringe Gewichtssteigerung um wenige Kilogramm bzw. eine Zunahme des Bodymass-Index BMI (Gewicht[kg]/Größe[m]^2, normal ≤25) führt zu einer erheblichen Zunahme des Risikos für eine Reihe von Erkrankungen (Willett et al. 1999) wie:
- Diabetes mellitus Typ II,
- Cholelithiasis (Gallensteinen),
- Arthritis (Gelenkbeschwerden wegen Überbelastung),
- Hypertonus,
- koronarer Herzerkrankung sowie
- einigen Karzinomen (Uterus, Brust, Dickdarm).

Schon eine geringe Zunahme des BMI bzw. eine Gewichtszunahme um wenige Kilogramm führt zu einer Risikoerhöhung (Willett et al. 1999). Übergewicht ist der wichtigste bekannte Risikofaktor für einen Diabetes mellitus Typ II, besonders bei Männern.

In letzter Zeit mehren sich die Berichte, die über ein gehäuftes Auftreten von Diabetes und Hyperlipidämien bei der Gabe von atypischen Neuroleptika oft in Zusammenhang mit einer Gewichtszunahme berichten (Kato u. Goodnick 2001). Diese metabolischen Veränderungen können zu schwerwiegenden internistischen Komplikationen (v. a. Herz-Kreislauf-Erkrankungen) führen.

58.2.3 Konsequenzen für die Rehabilitation psychisch Kranker

Vor dem Hintergrund der schweren gesundheitlichen Folgen einer Gewichtszunahme bzw. von Übergewicht ist zu überlegen, welche Maßnahmen geeignet sind, einer Gewichtssteigerung entgegenzuwirken. Hierbei ist aber zu bedenken, dass auch sehr viele Menschen in der Allgemeinbevölkerung – in Mitteleuropa etwa 50% (Heseker u. Schmid 2000) – Übergewicht haben und es nicht schaffen, ihr Gewicht nachhaltig und langfristig zu reduzieren. Bisher gibt es erst wenige psychoedukative Ansätze zur Gewichtsreduktion bei psychisch Kranken. Leider sind die meisten Interventionen (z. B. Ernährungsberatung, Ratschläge zu mehr Bewegung) entscheidend von der Mitarbeit des Patienten abhängig und daher bei psychisch Kranken oft nur von geringem Erfolg. Es wird in diesem Zusammenhang diskutiert, ob nicht bei vielen der übergewichtigen psychisch Kranken ein gestörtes Essverhalten, ein sog. »compulsive eating« vorliegt, das durch zwanghaftes, schnelles Essen (»Schlingen«) ohne Sättigungsgefühl gekennzeichnet ist.

> **Wichtig**
>
> In jedem Fall sollte aber bei Übergewicht den Patienten geraten werden, nur zu bestimmten Zeitpunkten (3- bis 5-mal pro Tag) etwas (nur eine vorher eingeteilte Menge) zu essen sowie hochkalorische Getränke, insbesondere Colagetränke, zu meiden. Therapeutisch ist auch anzustreben, dass die Betreffenden ein Sättigungsgefühl entwickeln.

Pharmakologische Ansätze zur Gewichtsreduktion (Bapista et al. 2002; Kraus et al. 2001) sind kritisch zu bewerten, da es wiederum entscheidend auf die Mitarbeit (regelmäßige Tabletteneinnahme) ankommt. Grundsätzlich sind die Langzeiterfolge einer medikamentösen Behandlung des Essverhaltens als eher gering anzusehen. Auch sind einige dieser Medikamente (Appetitzügler) wegen möglicher Wechselwirkungen mit Psychopharmaka nicht unproblematisch. Über die Anwendung des Lipasehemmers Orlistat bei übergewichtigen psychiatrischen Patienten liegen bisher kaum Erfahrungen vor (Bapista et al. 2002).

Eine für die Rehabilitation und die Langzeitbehandlung von psychisch Kranken wichtige Folge einer durch Psychopharmaka induzierten Gewichtszunahme ist die verringerte Bereitschaft, weiter Medikamente einzunehmen. Daher ist von ärztlicher Seite zu überlegen, ob eine Umstellung der Medikamente auf solche, bei denen keine Gewichtssteigerung zu erwarten ist, möglich ist (◻ Tabelle 58.1). Dies ist häufig bei Patienten, die langfristig stabil medikamentös eingestellt sind, nicht unproblematisch. Aber Pilotstudien (Kraus et al. 2001; Litmann et al. 2002) haben gezeigt, dass eine Gewichtsreduktion durch eine Medikamentenumstellung möglich ist.

Bei mit atypischen Neuroleptika behandelten Patienten sollten überdies regelmäßig Stoffwechselparameter wie Blutzucker, Serumcholesterin und -triglyzeride bestimmt werden. Weitere Untersuchungen müssen zeigen, ob durch eine gezielte Medikamentenumstellung, z. B. von Olanzapin auf Risperdal – wie eine Pilotstudie andeutet (Kraus et al. 2001) – auch eine Reduktion der Glukose- und Lipidwerte im Blut erzielt werden kann.

> **Wichtig**
>
> Da eine Gewichtsreduktion nur schwer zu erreichen ist und viele psychisch Kranke sehr unter einer Gewichtszunahme leiden und bei Übergewicht zusätzlich stigmatisiert sind, sind schon bei geringer Gewichtszunahme frühzeitig Gegenmaßnahmen zu initiieren.

Zusammenfassung

Zusammenfassend ist festzustellen, dass sowohl durch eine nicht ausreichende bzw. Fehlernährung als auch durch Übergewicht die körperliche Gesundheit von psychisch Kranken langfristig erheblich beeinträchtigt werden kann, so dass der Ernährung bzw. der Beratung zur gesunden Ernährung bei der Rehabilitation von psychisch Kranken mehr Aufmerksamkeit gewidmet werden sollte.

Literatur

Allison DB, Fontaine KR, Heo M et al. (1999) The distribution of body mass index among individuals with and without schizophrenia. J Clin Psychiatry 60: 215–220

Bapista T, Kin NM, Beaulieu S, De Baptista EA (2002) Obesity and related metabolic abnormalities during antipsychotic drug administration: Mechanisms, management and research perspectives. Pharmacopsychiatry 35: 205–219

Christensen L, Somers S (1996) Comparison of nutrient intake among depressed and nondepressed individuals. Int J Eat Disord 20: 105–109

Elmslie JL, Silverstone JT, Mann JI, Williams SM, Romans SE (2000) Prevalence of overweight and obesity in bipolar patients. J Clin Psychiatry 61: 179–184

Fagiolini A, Frank E, Houck PR et al. (2002) Prevalence of obesity and weight change during treatment in patients with bipolar I disorder. J Clin Psychiatry 63: 528–533

Fava M (2000) Weight gain and antidepressants. J Clin Psychiatry 61 Suppl 11: 37–41

Gothelf D, Falk B, Singer P et al. (2002) Weight gain associated with increased food intake and low habitual activity levels in male adolescent schizophrenic inpatients treated with olanzapine. Am J Psychiatry 159: 1055–1057

Heseker H, Schmid A (2000) Epidemiologie des Übergewichts. Ther Umsch 57: 478–481

Kato MM, Goodnick PJ (2001) Antipsychotic medication: effects on regulation of glucose and lipids. Expert Opin Pharmacother 2: 1571–1582

Kazes M, Danion JM, Grange D et al. (1994) Eating behaviour and depression before and after antidepressant treatment: A prospective, naturalistic study. J Affect Disord 30: 193–207

Kraus T, Zimmermann U, Schuld A, Haack M, Hinze-Selch D, Pollmächer T (2001) Zur Pathophysiologie der Gewichtsregulation im Rahmen der Therapie mit Psychopharmaka. Fortschr Neurol Psychiat 69: 116–137

Litman RE, Peterson SW, Singh I, Robbins DC, Berry SA (2002) 2-hr postprandial glucose, lipid, and body mass indices in olanzapine-treated schizophrenia patients before and after switching to risperidone: A prospective trial. Poster, 23th CINP Congress 23–27.6.2002, Montreal

Masand PS, Gupta S, Virk S, Schwartz T, Hameed A, Frank BL, Lockwood K (2002) Effects on weight change of switching from olanzapine to quetiapine. Poster, 23th CINP Congress 23–27.6.2002, Montreal

McElroy SL, Frye MA, Suppes T et al. (2002) Correlates of overweight and obesity in 644 patients with bipolar disorder. J Clin Psychiatry 63: 207–213

Schneider B, Weber B, Frensch A, Stein J, Fritze J (2000) Vitamin D in schizophrenia, major depression and alcoholism. J Neural Transm 107: 839–842

Wetterling T (1987) Hyponatriämie – unterschätzte Komplikation bei psychiatrischen Patienten. Nervenarzt 58: 625-631

Wetterling T (2000) Gewichtszunahme – eine unterschätzte Nebenwirkung von atypischen Neuroleptika? Fortschr Neurol Psychiat 68: 546–556

Wetterling T, Müßigbrodt H (1999) Weight gain – a side-effect of atypical neuroleptics? J Clin Psychopharmacol 19: 316–321

Wetterling T, Veltrup C, Driessen M, John U (1999) Drinking pattern and alcohol-related medical disorders. Alcohol Alcohol 34: 330–336

Willett WC, Dietz WH, Colditz GA (1999) Guidelines for healthy weight. N Engl J Med 341: 427–434

Wolfersdorf M, Maier V, Fröscher W, Laage M, Straub R (1993) Folsäuremangel bei stationären depressiven Patienten? Nervenarzt 64: 269–272

Sport

Gerhard Längle

Die Rolle des Sports in der Behandlung und Rehabilitation psychisch Kranker wird in der Fachöffentlichkeit wenig diskutiert, wissenschaftliche Untersuchungen zu dieser Thematik sind selten. Wie andere soziotherapeutische Maßnahmen auch werden Bewegungstherapie und Sport zwar breit eingesetzt, die theoretische Fundierung ist jedoch gering, der Nachweis der Wirksamkeit nur für wenige umschriebene Verfahren und Patientengruppen erbracht (vgl. auch DGPPN 2004). Da die Bewegungstherapie in Kap. 29 schon umfassend dargestellt wurde, liegt der Schwerpunkt dieses Beitrages auf den Sportangeboten im engeren Sinne.

59.1   Begriffsbestimmung

Eine einheitliche und umfassende Definition des Begriffes »Sport« im Zusammenhang mit der Behandlung und Rehabilitation psychisch Kranker existiert nicht. Die Vielfalt der verwendeten Begriffe kontrastiert mit ihrer mangelnden Trennschärfe (vgl. auch Längle et al. 2000):

Unter dem umfassenden Begriff **Gesundheitssport** werden alle Maßnahmen verstanden, bei denen körperliche Aktivität eingesetzt wird, um Gesundheit im weitesten Sinne zu fördern. Gesundheitssport beinhaltet so Präventionssport, Bewegungs- und Sporttherapie sowie den Rehabilitationssport. Die Bezeichnung **Sporttherapie** beschreibt, dies eingrenzend, den Versuch, durch bewegungstherapeutische Maßnahmen gestörte körperliche, psychische oder soziale Funktionen auszugleichen, zu bessern oder weiterer Verschlechterung vorzubeugen. **Rehabilitationssport** wiederum ist ein Begriff aus dem Leistungsrecht und bezeichnet ergänzende Leistungen zur Rehabilitation, die ärztlich verordnet und von einem dafür ausgebildeten Übungsleiter erbracht werden müssen. **Behindertensport** umfasst dagegen wieder ganz allgemein den Vereinssport von Personen mit körperlicher, geistiger oder seelischer Beeinträchtigung. Er beinhaltet sowohl den störungsspezifischen Rehabilitationssport als auch den Breitensport und den Leistungssport Behinderter.

Sport mit psychisch Kranken kann sich hinter jedem dieser Begriffe »verbergen«.

> **Wichtig**
>
> Eine einheitliche Definition von Sport mit psychisch Kranken existiert nicht.

In der Literatur finden wir unter der Bezeichnung »Sport mit psychisch Kranken« so unterschiedliche Veranstaltungen wie Lauftreffs für depressive Patienten, einfache Gymnastik für an Schizophrenie Erkrankte, Körperwahrnehmungsübungen für gerontopsychiatrische Patienten, Spiel- und Sportgruppen für Alkoholkranke oder Klettertouren für drogenabhängige Menschen. Die therapeutischen Ziele reichen von »Verbesserung der Körperwahrnehmung« bis zu »allgemeiner Kräftigung« und der »Steigerung der sozialen Kompetenz«. Entsprechend unterschiedlich ist auch die Organisationsform der Angebote. Sie beinhalten innerklinische, eng in das therapeutische Gesamtkonzept eingebundene Maßnahmen ebenso wie Betriebssportangebote für Mitarbeiter einer Werkstatt für psychisch Behinderte oder ambulante Integrationssportangebote für psychisch Kranke in einem regulären Sportverein. Die Konzepte stammen im Wesentlichen aus den Fachgebieten Physiotherapie, Sportpädagogik, Sportme-

59

dizin, Rehabilitationsmedizin und Psychiatrie/Psychotherapie.

◻ Tabelle 59.1 soll anhand einer Gegenüberstellung von Bewegungstherapie, Sporttherapie und Rehabilitationssport diese Begriffe in ihrer Anwendung bei psychisch Kranken veranschaulichen (DGPPN 2004).

Bei der Gestaltung von Rehabilitationssportangeboten für psychisch Kranke müssen einige krankheitsbedingte Besonderheiten beachtet werden:

— Im Gegensatz zu Körperbehinderten oder geistig Behinderten treten psychisch Behinderte nicht bei den Paralympics oder anderen Wettkämpfen auf, mit ihnen ist für die Vereine kein »Staat zu machen«. Sie sind weder den Trainingsanforderungen gewachsen, noch gibt es spezifische Wettkämpfe. Leistungssport und psychische Erkrankung schließen sich in der Regel aus.
— Im Vergleich zu Koronarsportgruppen oder ähnlichen diagnosespezifischen Angeboten zeichnen sich psy-

◻ Tabelle 59.1. Gegenüberstellung von Bewegungstherapie, Sporttherapie und Rehabilitationssport

	Bewegungstherapie	**Sporttherapie**	**Rehabilitationssport**
Profession der Anleiter	Physiotherapeuten (mit Zusatzausbildung) Sport- und/oder Gymnastiklehrer Diplomsportlehrer und -pädagogen	Sport- und/oder Gymnastiklehrer Diplomsportlehrer und -pädagogen	Übungsleiter und Sportlehrer mit Zusatzausbildung
Zielsetzung	Körperwahrnehmung, Bewegungsgefühl, Überwindung von Körperschemastörungen, positives Körpergefühl, Verbesserung von Antrieb und Eigenaktivität, soziale Kompetenzen in der Gruppe, Regulierung von Nähe und Distanz, Materialerfahrung, Realitätswahrnehmung	Bewegung, Stimulation, Leistungssteigerung, Erhöhung der Frustrationstoleranz durch Erfolge und Misserfolge, Erwerb sozialer Kompetenzen in der Gruppe, sportspezifische. Kompetenzen, Realitätswahrnehmung	Freizeitgestaltung durch Sport, Stabilisierung, soziales Netzwerk, Selbstständigkeit, Prävention, körperliches Training, Integration in den Verein (d. h. gemeindenahe Rehabilitation)
Inhalte	Körperwahrnehmungs- und Entspannungsübungen, rhythmische Übungen mit Musik, Atemübungen, Koordinationsübungen, Bewegungsspiele, Partnerübungen	Kleine und große Spiele, Sportspiele, funktionelle Gymnastik, Elemente verschiedener Sportarten	Sportartspezifisch
Belastungsintensität	Dosierbare Belastung nach Eigeneinschätzung	Dosierbare Belastung nach Eigeneinschätzung	Sportliche Belastung, bis hin zum »Schwitzen«
Gruppenform	Wechselnde Patienten der Klinik	Wechselnde Patienten der Klinik	Offene Sportgruppe mit Höchstteilnehmerzahl
Häufigkeit	Bis zu 5-mal wöchentlich	Mindestens 3-mal wöchentlich	Nach Angebot
Betreuungsform	Stationär	Stationär, in Ausnahmen auch teilstationär	Ambulant, teilweise teilstationär
Teilnahme	Je nach Therapieplan freiwillig oder Pflicht, organisiert	Je nach Therapieplan freiwillig oder Pflicht, organisiert	Freiwillig, selbstorganisiert
Bezeichnung	Klinische Bewegungstherapie	Klinischer Sport	Rehabilitationssport, Freizeitsport
Verordnung	Als Teil des Gesamtbehandlungsplans verordnet	Als Teil des Gesamtbehandlungsplans verordnet	Hausarzt/Psychiater
Finanzierung	Pflegesatz	Pflegesatz	Reha-Sportverordnung

chisch Kranke und Behinderte häufig durch eine stark wechselnde Motivationslage und Belastbarkeit sowie einen deutlich höheren Betreuungsbedarf aus. Dies hat Folgen für die Finanzierung der Angebote (vgl. Abschn. 59.2.3).

— Während bei somatischen Erkrankungen und Behinderungen Menschen mit gleicher Diagnose gezielt zu Sondersportgruppen zusammengeführt werden, ist beim Rehabilitationssport für psychisch Kranke letztlich die Integration in reguläre Sportangebote der Vereine das angestrebte Ziel. Die Rehabilitationssportangebote dienen im Wesentlichen zur Senkung der Schwellenangst, zum Motivationsaufbau und zur Stärkung des Durchhaltevermögens.

> **Wichtig**
>
> Die Motivationslage und die Belastbarkeit kann, krankheitsbedingt, rasch wechseln.

59.2   Sport mit psychisch Kranken

Veröffentlichungen über Sport mit psychisch Kranken finden sich, wenn überhaupt, häufig in Form von Projektbeschreibungen oder Erfahrungsberichten, selten in Grundlagenartikeln (z. B. Deimel 1993). Hinzu kommt, dass insbesondere Beiträge aus der Sportwissenschaft bezüglich der psychiatrischen Fragestellung oft zu undifferenziert sind (z. B. Kapustin et al. 1997). In der medizinisch-wissenschaftlichen Literatur wird dazu nur selten veröffentlicht, da Studien, die den strengen methodischen Kriterien entsprechender Zeitschriften genügen, nur vereinzelt durchgeführt werden. So wurden meist nur kleine Stichproben untersucht, häufig fehlt die Kontrollgruppe (eine gute Übersicht zu diesem Problem geben die Reviewartikel und Metaanalysen von Broocks et al. 1997, Craft u. Landers 1998 und Paluska u. Schwenk 2000).

> **Wichtig**
>
> Methodisch ausgereifte, aussagekräftige Studien an großen Stichproben fehlen weitgehend.

59.2.1   Zielsetzungen und Effekte

Mit der Durchführung von Sport bei psychisch Kranken verbinden sich eine Reihe von Erwartungen. Grundsätzlich soll durch Bewegung eine allgemeine Aktivierung veranlasst werden, die dann zu positiven Veränderungen des Verhaltens und der körperlichen Funktionen führt.

Eine Einteilung der potenziellen Effekte in vier Gruppen bietet sich an (Siemßen 2003):

> **Zielsetzungen und mögliche Effekte von Sport mit psychisch Kranken**
>
> — Persönlichkeitsorientiert:
> - Bildung/Verbesserung des Körperschemas
> - Veränderung des Gesundheitsbewusstseins
> - Erwerb von Wissen und Handlungsmöglichkeiten
> - Erleben und Überwinden von Ängsten
> - Steigerung des Selbstbewusstseins
> - Verbesserung der Frustrationstoleranz
>
> — Umweltorientiert:
> - Verbesserung der Realitätswahrnehmung
> - Kompetenzerwerb bezüglich Tages- und Wochenstruktur
> - Zeitweilige Distanzierung von Patientenrolle
>
> — Sozial:
> - Verbesserung der Kommunikationsfähigkeit
> - Einüben sozialer Fertigkeiten
> - Erweiterung sozialer Kontakte
> - Bildung eines sozialen Netzwerkes
> - Identifikation mit einer sozialen Gruppe (Verein)
>
> — Physisch:
> - Verbesserung der Kondition
> - Verbesserung der Koordination
> - Verbesserung des Muskeltonus
> - Verbesserung der Beweglichkeit
> - Gewichtsregulation
> - Reduktion unerwünschter Medikamentenwirkungen

> **Wichtig**
>
> Es finden sich Hinweise auf zahlreiche positive Effekte von Sportangeboten für psychisch Kranke.

59.2.2   Indikation und Wirksamkeit bei umschriebenen Diagnosen

Im vorgegebenen Rahmen können die Erkenntnisse zu Sportangeboten bei bestimmten Diagnosegruppen nur in Stichworten skizziert werden. Es wird jeweils auf weiterführende Literatur verwiesen. Grundsätzlich gilt, dass es kaum diagnosespezifische Sportangebote gibt. Die Art der ausgewählten Übungen oder Spiele, die Durchführung als Einzel-, Partner- oder Gruppenübungen sowie das Ausmaß der körperlichen Belastung orientieren sich eher an Alter, Trainingszustand, aktueller Psychopathologie und Gruppenfähigkeit der Rehabilitanden als an deren Diagnose. Wohl aus diesem Grunde wird auch in wissenschaftlichen Zeitschriften oft global von Sport mit »psychisch Kranken« berichtet (z. B. Kubesch u. Spitzer 1999).

Wie auch bei Rehabilitanden aus dem organmedizinischen Bereich muss bei der Indikationsstellung die individuelle Leistungsfähigkeit ebenso berücksichtigt werden wie eventuelle Begleiterkrankungen oder Medikamenteneffekte. Für darüber hinausgehende grundsätzliche Einschränkungen für den Rehabilitationssport mit psychisch Kranken ergeben sich aus den vorliegenden Veröffentlichungen keine Hinweise.

> **Wichtig**
>
> Es gibt keine diagnosespezifischen Sportarten und keine diagnosespezifischen Kontraindikationen.

Depression

- Effekte sind besser abgesichert als für die meisten anderen Diagnosen.
- Mehrwöchiges Ausdauertraining scheint kurzzeitigen Maßnahmen überlegen.
- Die Sportart ist nicht entscheidend (z. B. Squash, Tanzen, Krafttraining).
- Patienten welchen Schweregrades besonders profitieren, ist umstritten.
- Die Effektivität im Vergleich zu Psycho- oder Pharmakotherapie ist ungeklärt.
- Literatur: z. B. Broocks et al. (1997); Paluska u. Schwenk (2000); Craft u. Landers (1998).

Angsterkrankungen

- Effekte wurden häufig untersucht, Ergebnisse sind aber widersprüchlich.
- Zunahme der Angstsymptomatik bzw. der Frequenz des Auftretens ist bei körperlicher Belastung ebenso möglich wie Abnahme.
- Spezifische Subgruppeneffekte werden vermutet, sind aber ungeklärt.
- Vergleichbare Wirksamkeit wie durch Pharmakotherapie und Psychotherapie wird postuliert, aber bisher nicht nachgewiesen.
- Literatur: z. B. Broocks et al. (1998).

Schizophrenie

- Untersuchungen aus der Sportwissenschaft liegen vor, v. a. aus den 80er Jahren, kaum medizinische Untersuchungen.
- Große Wertschätzung bei Patienten (Spaß, Leistungsfähigkeit, Kontakte).
- Keine grundsätzlichen Kontraindikationen für Sport bekannt.
- Unerwünschte Nebenwirkungen von Neuroleptika sind zu beachten (z. B. Motorik, Herzfrequenzvariabilität), vorsichtiger Trainingsaufbau.
- Literatur: Deimel (1993); Längle et al. (2000); Hornberger u. Längle (2002); Siemßen (2004).

Suchterkrankungen

- Regelhaft Bestandteil der Suchtkrankenbehandlung.
- Effekte auf Behandlungsziele (Abstinenz, soziale Integration) werden postuliert, sind jedoch nicht nachgewiesen.
- Limitierung des Trainingsaufbaus ggf. durch Begleit- und Folgeerkrankungen.
- Verletzungsgefahr durch Selbstüberschätzung.
- Literatur: Scheid et al. (1996); Meyer u. Broocks (2000); Deimel (2001).

Zu weiteren Diagnosegruppen wie z. B. Zwangserkrankungen oder Persönlichkeitsstörungen liegen bislang keine wissenschaftlich gesicherten Erkenntnisse vor.

> **Wichtig**
>
> Die therapeutische Wertigkeit von Rehabilitationssport im Vergleich zu etablierten Therapien wie Pharmako- oder Psychotherapie ist noch ungeklärt.

59.2.3 Angebotsstruktur und Finanzierung

Der Großteil aller Sportangebote für psychisch Kranke wird in Akutkliniken und Rehabilitationskliniken oder in komplementären Einrichtungen (Wohnheimen und Wohngruppen, Werkstätten usw.) angeboten. Während in den Kliniken oft Fachkräfte wie Physiotherapeuten, Gymnastiklehrer oder Sportlehrer tätig sind (Müller-Lütken 1989; Kubesch u. Spitzer 1999), werden die Angebote im komplementären Bereich in der Regel von den dort tätigen Mitarbeitern, oft ohne spezifische Qualifikation, durchgeführt (Hänle 2001). Spezielle Kenntnisse für die Durchführung von Sport mit psychisch Kranken werden in den jeweiligen Ausbildungsgängen erst in jüngster Zeit vermittelt, z. B. Physiotherapie, Sportwissenschaft (Pfeifer 1999; Doll-Tepper 1999). Die Qualifikation zum »Übungsleiter psychisch Kranke« kann in Deutschland erst in wenigen Bundesländern erworben werden, entsprechend selten finden sich derart qualifizierte Übungsleiter in den Sportvereinen. Konzepte für eine qualifizierte Supervision für Bewegungs- und Sporttherapeuten in der Psychiatrie finden sich erst in Ansätzen (Hölter 2002).

> **Wichtig**
>
> In Kliniken wird Sporttherapie meist durch Fachpersonal durchgeführt, in komplementären Einrichtungen meist durch interessierte Mitarbeiter ohne spezifische sportliche Qualifikation.

Die Finanzierung der meisten Sportangebote erfolgt über den »Tagessatz« stationärer Einrichtungen, wobei oft unklar bleibt, ob diese Leistung mit den Kostenträger tatsächlich verhandelt wurde oder ob es sich um »verschobene Mittel« aus anderen Leistungsbereichen handelt. Im ambulanten Bereich besteht zumindest in Deutschland die Möglichkeit, dass ein niedergelassener Arzt eine Verordnung für Rehabilitationssport ausstellt. Interessierte Vereine müssen ihre Qualifikation für diese Leistung nachweisen (z. B. Mitgliedschaft im Deutschen Behindertensportverband; qualifizierte Übungsleiter). Die Teilnehmer der Rehabilitationssportgruppen bezahlen einen reduzierten Mitgliedsbeitrag. Der Kostensatz, der über den erbringenden Verein abgerechnet wird, orientiert sich an den Rehabilitationssportgruppen für somatisch Erkrankte. Ambulanter Rehabilitationssport für psychisch Kranke kann daher aufgrund der geringeren Gruppengröße und der notwendigen begleitenden Motivationsarbeit derzeit noch nicht kostendeckend durchgeführt werden (vgl. auch Abschn. 59.3). Entsprechend fanden wir bei einer Umfrage über die Landratsämter in Baden-Württemberg, dass 90% der außerhalb von Kliniken angebotenen Sportgruppen von den komplementären Einrichtungen selbst, als Beitrag zur Tagesstrukturierung, finanziert werden; 78% der Angebote werden von eigenem Personal durchgeführt, eine Kooperation mit Sportvereinen besteht nur bei 12% der Sportgruppen (Hänle 2001).

> **Wichtig**
>
> Die Finanzierungsgrundlagen für ambulanten Rehabilitationssport mit psychisch Kranken sind völlig unzureichend.

59.3 Ambulanter Rehabilitationssport am Beispiel des Tübinger Modells

Als Beispiel soll statt eines Einzelfalles das Versorgungsangebot des Landkreises Tübingen (205.000 Einwohner) in Baden-Württemberg dargestellt werden. Voraussetzung für den Aufbau dieses Angebotes war eine Anschubfinanzierung über die »Stiftung Bildung und Behindertenförderung Stuttgart GmbH« und die Universitätsklinik für Psychiatrie und Psychotherapie.

> ❯ **Fallbeispiel**
>
> In den letzten 5 Jahren konnte innerhalb von Vereinen – dem Tübinger Rudersportverein (TRV), dem Präventionssportverein (Präv.), dem Verein der Paddelfreunde – und in Kooperation mit dem Hochschulsport (HSP) der Volkshochschule (VHS), der Universitätsklinik und der AOK Tübingen ein Sportangebot aufgebaut werden, das insgesamt 10 Gruppenangebote umfasst (❏ Abb. 59.1). Rund 70 Menschen mit psychischer Erkrankung nehmen daran
> ▼

pro Woche teil. Die meisten von ihnen sind mittlerweile Vereinsmitglieder. Das Angebot reicht von einfachen gymnastischen Übungen über eine Walking- und eine Jogginggruppe bis zu Volleyball, Kraftraumtraining und Rudern. Langfristiges Ziel ist der Wechsel vom Rehabilitationssportangebot oder der Integrationssportgruppe in die regulären Sportgruppen der Vereine (eine detaillierte Beschreibung des Projektes findet sich in Hornberger u. Längle 2002.)

Zur Veranschaulichung des Angebotes kann der Text des Handouts dienen, das wir unseren Patienten als Information über die Sportangebote ausgeben (vgl. ❏ Abb. 59.1). Anhand dieses Informationsmaterials fällt es Patienten und Behandlern leichter, schon mit eigenen Vorstellungen auf die Übungsleiterin zuzugehen.

Von den Teilnehmern wurden in einer Umfrage als positive Effekte neben der Steigerung des allgemeinen Wohlbefindens insbesondere die Besserung des psychischen Befindens und der sozialen Integration genannt. Die Verbesserung der Kondition steht gegenüber den psychischen und sozialen Aspekten deutlich im Hintergrund.

Eine besondere Bedeutung haben für die Psychiatrie-Erfahrenen die im Rahmen des Projektes durchgeführten mehrtägigen Sportfreizeiten im Inland und dem benachbarten Ausland (Skilanglauf, Bergwandern, Kajaktouren). Hier steht für die Rehabilitanden neben der sportlichen Betätigung das intensive Gruppenerleben außerhalb des gewohnten Umfeldes im Vordergrund. Für manche der Teilnehmer sind die Freizeiten nach eigener Angabe **das** Highlight des Jahres.

Da das Projekt nach der Anlaufphase künftig im Wesentlichen über Rehabilitationssportverordnungen und Spenden finanziert werden muss, ist es leider im jetzigen Umfang gefährdet. Die Einnahmen reichen für die zusätzliche aufwändige Koordinations- und Motivationsarbeit bei dieser Zielgruppe nicht aus.

> **Wichtig**
>
> Für viele Patienten haben ambulante Rehabilitationssportangebote eine große Attraktivität und werden äußerst positiv bewertet.

> **Zusammenfassung**
>
> Wissenschaftlich abgesicherte Erkenntnisse zur Rolle des Sports in der Rehabilitation psychisch Kranker liegen noch kaum vor. Wo entsprechende Angebote vorgehalten werden, stoßen sie aber auf großes Interesse bei den Betroffenen. Insbesondere die positiven Effekte auf die psychische und soziale Stabilisierung werden von diesen hervorgehoben. Aufgrund der unzureichen-
> ▼

59

Rehabilitationssport in Tübingen

Sport- und Bewegungsangebote als Rehabilitationshilfe

Kurs A: *Walking* **(Präv.):**
Walking gilt als sanfteste Form des Ausdauertrainings, das durch verstärkten Einsatz der Arme und des Körpers zwar den Kreislauf belasten soll, die Gelenke aber schont. Insofern ist es für jede Person geeignet, für Anfänger, für »Unsportliche«, für Übergewichtige. Man braucht dazu nur wettertaugliche und bequeme Kleidung und gute Laufschuhe.*(E)*   *Mo. 17-18Uhr*

Kurs B: *Mit Schwung in den Tag* **(Präv.):**
Diese Vormittags-Gymnastikgruppe ist gut für Einsteiger geeignet, da keinerlei Voraussetzungen erforderlich sind. Wir machen hauptsächlich funktionelle Gymnastik, leichte Konditions- und Koordinationsübungen mit und ohne Musik, und Entspannungsübungen.*(E)*   *Di.   10.30-11.30 Uhr*

Kurs C: *Jogging-Gruppe* **(Präv.):**
In dieser kleinen Jogginggruppe kommt es nicht auf die Schnelligkeit an. Wir laufen mit Gehpausen und jeder kann sein Tempo selbst gestalten. Ziel ist, eine halbe Stunde ohne Pause zu schaffen.(E, T)
Do 17-18 Uhr

Kurs D: *Loretto-Sportgruppe* **(WFB):**
Neben funktioneller Gymnastik, Konditions- und Koordinationsübungen und kleinen Spielen können wir auch ab und zu Badminton spielen oder Hockey, alles ohne jeglichen Leistungsdruck oder Perfektionszwang.(E)   *Do. 11-12 Uhr*

Kurs E: *Fit und Fun-Gruppe* **(Präv. mit VHS):**
Diese Gruppe kommt schon ganz schön ins Schwitzen bei den Konditions- und Kräftigungsübungen. Aber auch hier soll der Spaß nicht zu kurz kommen und auch die Entspannungsübung am Schluß darf nicht fehlen. (T)   *Do.   17.30-18.30 Uhr*

Kurs F: *Kraftraumtraining* **(TRV):**
Wir beginnen mit Ergometerfahren oder -laufen und machen danach je nach Möglichkeit ein oder zwei Durchgänge an den Geräten im Kraftraum des TRV.
Do. 19-20.30 Uhr

Kurs G: *Bewegung mit Genuss* **(Präv.):**
Die ‹bungsformen sind ähnlich wie in Kurs B und E, die Intensität liegt in etwa dazwischen. Auch hier ist Musik dabei und ab und zu ein einfacher Tanz. (E) (T)   *Fr.   16.45-17.30 Uhr*

Kurs H: *Sportspiele-Kurs* **(HSP/TRV):**
Dieses recht "sportliche" Angebot richtet sich an Personen, die sich gerne auch mal austoben wollen und alte Fähigkeiten auffrischen wollen. Je nach

Lust und Laune stehen Badminton, Hockey, BB, FB, oder sonstige Sportspiele auf dem Programm. Die Sportgruppe findet in Kooperation mit dem Hochschulsport im Sportinstituts statt. (T) Fr. 18-19 Uhr

Kurs I: *Fitness und Volleyball* **(HSP/TRV):**
In der ersten halben Stunde steht ausführliches Aufwärmen auf dem Programm, danach Technikschulung Volleyball mit anschließendem Spielen. Nach Absprache können auch Anfänger aufgenommen werden. (T)   *Fr.   19-20.30 Uhr*

Kurs J: *Rudern und Kraftraum* **(TRV):**
Die Gesundheitssportgruppe des TRV rudert regelmäßig samstagnachmittags, auch im Winter. Diese Sportart trainiert den ganzen Körper und setzt als Natursportart eine gewisse "Wetterfestigkeit" voraus. Anfängerausbildung auf dem Wasser findet deswegen nur im Frühjahr und Sommer statt. (T)
(Im Winter ist um 13.00 Uhr Treffpunkt, im Hochsommer erst um 16.30 Uhr)

Teilnahmebedingungen: Alle Sportangebote sind entweder Sportvereinen (Tübinger Ruderverein=*TRV;* Präventionssportgruppen = *Präv.; SVO3;*) angegliedert oder dem Hochschulsport (=HSP). Teilnehmeberechtigt sind grundsätzlich alle Personen. Sofern eine Verordnung "Rehabilitationssport" vom Arzt vorliegt, beträgt die Aufnahmegebühr 10,- Euro, die Jahresmitgliedschaft 25,- Euro pro Person. **Anmeldungen und Informationen bei Sibylle Hornberger** unter 2987677 (AB).

(E) ist für „Wieder-Einsteiger"/Anfänger besonders geeignet, (T) hat stärkeren Trainingscharakter

▢ **Abb. 59.1.** Charakterisierung der Begriffe Beweungstherapie, Sporttherapie und Rehabilitationssport anhand gängiger Ordnungskriterien therapeutischer Angebote

den Finanzierungsmöglichkeiten werden die Angebote mehrheitlich innerhalb von Einrichtungen, oft von fachfremden Mitarbeitern durchgeführt. Einschränkungen der Indikation sind über die auch für Angebote des Breitensports gültigen hinaus nicht bekannt. Um die Möglichkeiten des Rehabilitationssports, z. B. in Vereinen, ausschöpfen zu können, bedarf es vermehrt qualifizierter Ausbildungsangebote und einer tragfähigen Finanzierungsstruktur.

Literatur

Broocks A, Meyer TF, George A et al. (1997) Zum Stellenwert von Sport in der Behandlung psychisch Kranker. PPmP Psychother Psychosom Med Psychol 47: 379–393

Broocks A, Bandelow B, Pekrun G, George A, Meyer T, Bartmann U, et al. (1998) Comparison of Aerobic Exercise, clomipramine, and placebo in the treatment of panic disorder. Am J Psychiatry 155: 603–609

Craft LL, Landers DM (1998) The effect of exercise on clinical depression and depression resulting from mental illness: A meta-analysis. J Sport Exercise Psychol 20: 339–357

Deimel H (1993) Sport und Bewegung in der Nachsorge von psychisch Kranken und Behinderten. In Hölter G (Hrsg) Mototherapie mit Erwachsenen. Hoffmann, Schorndorf, S 234–24

Deimel H (2001) Möglichkeiten und Grenzen einer integrativ ausgerichteten Bewegungstherapie im Suchtbereich. In: Fachverband Sucht e.V. (Hrsg) Rehabilitation Suchtkranker – mehr als Psychotherapie! Neuland, Geesthacht, S 148–155

Deutsche Gesellschaft für Psychiatrie und Psychotherapie DGPPN (Hrsg) (2004) Leitlinien Soziotherapeutische Maßnahmen. Springer, Berlin Heidelberg New York

Doll-Tepper G (1999) Behindertensport in Lehre und Forschung – Eine Herausforderung für Sportwissenschaft und Sportmedizin. dvs-Informationen 14(3): 23–24

Hänle S (2001) Rehabilitationssport mit psychisch kranken Menschen – ein Schritt in die Normalität? Diplomarbeit, Hochschule für Sozialwesen Esslingen

Hölter G (2002) Supervision in der Bewegungstherapie mit psychisch kranken Menschen. Gesundheitssport Sporttherapie 18: 160–164

Hornberger S, Längle G (2002) Sport mit seelisch erkrankten Menschen als Rehabilitationsmaßnahme. Gesundheitssport Sporttherapie 18: 170–177

Kapustin P, Hornberger S, Kuckuck R (Hrsg) (1997) Sport als Erlebnis und Begegnung. Meyer und Meyer, Aachen

Kubesch S, Spitzer M (1999) Sich laufend wohlfühlen: Aerobes Ausdauertraining bei psychisch Kranken. Nervenheilkunde 18: 363–370

Längle G, Siemßen G, Hornberger S (2000) Die Rolle des Sports in der Behandlung und Rehabilitation schizophrener Patienten. Rehabilitation 39: 276–282

Meyer T, Broocks A (2000) Therapeutic impact of exercise on psychiatric diseases. Sports Med 30: 269–279

Müller-Lütken V (1989) Derzeitiger Ist-Zustand der Sport- und Bewegungstherapie in psychiatrischen Kliniken in der Bundesrepublik Deutschland. Sporttherapie Theorie Prax 5: 8–9

Paluska SA, Schwenk TL (2000) Physical activity and mental health. Sports Med 29(3): 167–180

Pfeifer K (1999) Sportwissenschaftliche Studiengänge im Bereich Gesundheit in der Bundesrepublik Deutschland – eine orientierende Erhebung und Bewertung. Dvs-Informationen 14(2): 3–27

Rechlin T, Claus D, Weis M (1994) Heart rate variability in schizophrenic patients and changes of autonomic heart rate parameters during treatment with clozapine. Biol Psychiatry 35: 888–892

Scheid V, Simen J, Discher J (1996) Sport in der Suchtbehandlung. Grundlagen und empirische Befunde zur Sporttherapie bei Alkoholpatienten. Motorik 19: 66–74

Siemßen G (2004 Sport mit an Schizophrenie erkrankten Menschen. Dissertation, Universität Tübingen

Rauchen

René Bridler

> Das Rauchen von Zigaretten trägt wesentlich zur allgemeinen Mortalität bei. Schätzungen zufolge ist der Tabakkonsum in der industrialisierten Welt kausal für ca. 30% aller Todesfälle der 35- bis 69-Jährigen verantwortlich und stellt damit die größte Einzelursache vorzeitigen Sterbens dar. Schädlich ist auch das Passivrauchen, Aktiv- und Passivraucher inhalieren dieselben Toxine aus dem Haupt- und Nebenstromrauch, so dass in beiden Gruppen grundsätzlich mit denselben gesundheitlichen Problemen zu rechnen ist.

Wichtig

Nikotin ist für verantwortlich für die Tabakabhängigkeit.

Das im Tabakrauch enthaltene Alkaloid Nikotin besitzt – ähnlich wie Opiate und Stimulanzien – pharmakologische Eigenschaften, die eine Abhängigkeit erzeugen können. Im mesolimbischen System (Nucleus accumbens) stimuliert Nikotin die Freisetzung von Dopamin, und in Verhaltensexperimenten wirkt es als ein sich selbst belohnender Verstärker. Die Nikotinzufuhr in Form des Rauchens maximiert das Abhängigkeitspotenzial der Substanz, da sie die Anflutung im Gehirn innerhalb von Sekunden garantiert und eine extrem feine Regulation (z. B. durch Tiefe und Frequenz der Inhalation) der erwünschten Effekte ermöglicht. Obwohl die Mehrzahl der Raucher sich selbst als nikotinsüchtig bezeichnet, das Rauchen als schädlich betrachtet und den Wunsch äußert, den Konsum aufzugeben, gelingt es den allerwenigsten, einen einzelnen Abstinenzversuch erfolgreich zu beenden; bis zum Erreichen der Abstinenz werden durchschnittlich 5 Anläufe benötigt. Als Hauptgründe für das Rauchen werden von Betroffenen u. a. genannt:

- Stimulation (Zunahme von Energie),
- Entspannung,
- Gewohnheit, etwas mit den Händen tun,
- Reduktion unangenehmer Affekte (Anspannung, Angst, Ärger, Frustration) und
- Sucht (sehr gute und umfassende Übersichten zur Tabakabhängigkeit bieten Bolliger u. Fagerström 1997 sowie Haustein 2001).

60.1   Klassifikation der Abhängigkeit

Sowohl die ICD-10 (Internationale Klassifikation psychischer Störungen, Kap. V, F, Dilling et al. 2000)als auch das DSM-IV (American Psychiatric Association 1994) behandeln die **Nikotinabhängigkeit** als psychiatrische Störung und bieten dieselbe operationalisierte Diagnostik wie für alle übrigen Substanzen (z. B. Opiate, Stimulanzien, Halluzinogene, Alkohol) an. Die Gleichbehandlung mit den anderen Drogen findet in der Literatur allerdings keine einhellige Akzeptanz und wird auch im DSM-IV kritisch erörtert.

Beide diagnostischen Manuale definieren ein nikotinspezifisches **Entzugssyndrom**, wobei das DSM-IV an die Erfüllung der Kriterien wesentlich höhere Anforderungen stellt und das Verlangen nach Tabak als Merkmal nicht zulässt. Nach der ICD-10 lassen sich darüber hinaus eine akute **Tabakintoxikation** sowie ein **schädlicher Gebrauch** von Nikotin diagnostisch erfassen.

Der **Schweregrad einer Tabakabhängigkeit** lässt sich anhand von 6 Fragen mit dem Fagerström-Test (▶ s. dazu Haustein 2001) ermitteln. Eine schwere Abhängigkeit (≥7/10 Punkte) ist zu vermuten, wenn die Betroffenen schnell nach dem Aufwachen zu rauchen beginnen, die erste Zigarette morgens besonders schwer weglassen können, in den ersten Stunden nach dem Aufstehen stärker als während des übrigen Tages rauchen, ein Rauchverbot (z. B. Kino) nur mit Mühe einhalten können, 20 oder mehr Zigaretten täglich konsumieren und auch dann rauchen, wenn sie krank im Bett liegen.

60.2   Tabakabhängigkeit bei psychiatrischen Patienten

Psychiatrische Patienten sind – ebenso wie ihre Therapeuten (▶ s. beispielsweise Boswell et al. 2001) – unter Rauchern und Exrauchern deutlich übervertreten und stellen hinsichtlich des Tabakkonsums eine Risikopopulation dar: Sie rauchen häufiger und sind in der Regel stärker nikotinabhängig. Während die durchschnittliche Raucherquote für westliche Industrienationen derzeit bei ca. 20–30% liegt, beträgt sie für alle psychiatrischen Patienten nahezu das Doppelte (35–54%); bei einzelnen Diagnosegruppen (schizophrene und bipolare affektive Störungen) liegt sie sogar noch wesentlich höher (Batra 2000). Schätzungen zufolge leiden in den USA etwa 30% aller Raucher an einer komorbiden psychiatrischen Störung. Neben Schizophrenien und bipolaren Affektstörungen sind es v. a. Alkohol- und Drogenabhängigkeit, Depressionen, Angststörungen sowie hyperkinetische Störungen, bei denen mit einem vermehrten Tabakkonsum gerechnet werden muss (Leonard et al. 2001).

60.2.1   Rauchen und Schizophrenie

Die Raucherprävalenz ist unter schizophrenen Patienten besonders hoch und beträgt zwischen 68% und 94%; etwa die Hälfte der Betroffenen beginnt vor der ersten Krankheitsepisode zu rauchen. Schizophrene Patienten sind oft schwere, abhängige Raucher, und die Abstinenzerwartung ist deutlich geringer als bei Gesunden (Batra 2000; Dalack et al. 1998). Die subjektiven Gründe für das Rauchen unterscheiden sich nicht grundsätzlich von denjenigen, die auch psychisch gesunde Raucher angeben, u. a. werden Entspannung, nervliche Beruhigung und Gewohnheit genannt.

> **Wichtig**
>
> Etwa 70–90% der schizophrenen Patienten sind Raucher.

Eine ganze Reihe neuerer Befunde weist auf mögliche neurobiologische Gemeinsamkeiten zwischen schizophrenen Störungen und der extrem hohen Raucherprävalenz in dieser Population hin. Beispielsweise gelang es, das für den α_7-Nikotinrezeptor kodierende Gen in einer bestimmten Region auf dem Chromosom 15 zu lokalisieren; derselbe Genabschnitt wird mit einer erhöhten Vulnerabilität für das Auftreten von schizophrenen Störungen in Zusammenhang gebracht (Leonard et al. 2002). Weiterhin ließ sich zeigen, dass Nikotin bei schizophrenen Patienten, nicht aber bei gesunden Kontrollpersonen, gewisse sensorische Defizite beheben und zu einer Verbesserung von beeinträchtigten kognitiven Funktionen führen kann (Dalack et al. 1998). Neurokognitive Defizite stellen überdauernde, prognostisch wichtige Symptome im Verlauf von schizophrenen Erkrankungen dar, und die erwähnten Befunde suggerieren, dass Betroffene mit Hilfe des Rauchens eine gewisse Korrektur dieser Beeinträchtigungen anstreben. Minussymptome (z. B. Affektverflachung, sozialer Rückzug), die mit hypodopaminergen Zuständen im frontalen und präfrontalen Kortex in Zusammenhang gebracht werden, scheinen die Entwicklung einer Tabakabhängigkeit ebenfalls zu begünstigen. Da Nikotin die Freisetzung von Dopamin in verschiedenen Hirnregionen fördert, rauchen schizophrene Patienten möglicherweise, um sich zu stimulieren und die Negativsymptomatik abzuschwächen (Dalack et al. 1998).

> **Wichtig**
>
> Klassische Antipsychotika erhöhen den Tabakkonsum. Schizophrene Patienten rauchen, um Krankheitssymptome und Nebenwirkungen von Antipsychotika zu reduzieren.

Des Weiteren werden auch klassische Antipsychotika (z. B. Haloperidol) in einen kausalen Zusammenhang mit dem erhöhten Tabakkonsum von schizophrenen Patienten gebracht. Die Einnahme dieser Substanzen führt bereits in geringen Dosierungen zu einer ausgeprägten, unselektiven Blockade von D_2-Rezeptoren und dadurch einerseits zu extrapyramidal-motorischen Störungen (EPS), andererseits zu kognitiven Einbußen und zu einer Verflachung der Affekte, was klinisch wiederum als (sekundäre) Negativsymptomatik imponiert. Es ist plausibel anzunehmen, dass schizophrene Patienten mit Hilfe ihres Tabakkonsums versuchen, die Folgen dieser medikamentösen Nebenwirkungen zu reduzieren. Tatsächlich fanden McEvoy et al. (1995), dass zuvor unbehandelte Patienten mehr rauchten, nachdem bei ihnen eine Therapie mit Haloperidol begonnen worden war. Zudem weisen schizophrene Raucher, die mit klassischen Antipsychotika behandelt werden, ein geringeres Maß an EPS auf und benötigen weniger Antiparkinson-Medikamente als Nichtraucher (Dalack et al. 1998). Umgekehrt vermag eine Umstellung von klassischen Substanzen auf Clozapin die Rauchintensität bei schizophrenen Patienten, v. a. bei schweren Rauchern, zu senken, und es gibt Hinweise, wonach auch andere atypische Antipsychotika – im Sinne eines Klasseneffektes – das Rauchverhalten schizophrener Patienten günstig beeinflussen können (George et al. 2002, 2000).

60.2.2 Rauchen und Depression

Die Raucherprävalenz ist bei depressiven Patienten im Vergleich zur Allgemeinbevölkerung deutlich erhöht. In einer Untersuchung an Patienten, die wegen einer Depression ambulant behandelt wurden, ließ sich beispielsweise eine Raucherquote von 49% gegenüber einer Rate von 22–30% in der Allgemeinbevölkerung ermitteln (Quattrocki et al. 2000). Depressive Patienten oder Personen mit einer depressiven Erkrankung in der Anamnese rauchen nicht nur häufiger, sie haben auch größere Schwierigkeiten als psychisch Gesunde, das Rauchen wieder aufzugeben. Umgekehrt ist bei Rauchern das Risiko, irgendwann im Leben an einer depressiven Episode (Major Depression) zu erkranken, gegenüber Nichtrauchern stark erhöht, die Prävalenzraten liegen bei 35–60% (Covey et al. 1998). Die Lebenszeitprävalenz, an einer Depression zu erkranken, korreliert direkt mit der Anzahl täglich gerauchter Zigaretten und mit dem Vorliegen einer Nikotinabhängigkeit. Die Abstinenzaussichten im Zusammenhang mit depressiven Erkrankungen sind geringer als bei psychisch gesunden Rauchern, und Personen mit Depressionen in der Vorgeschichte erleiden beim Versuch, das Rauchen aufzugeben, vermehrt depressive Rückfälle sowie stärkere Entzugssymptome; in Einzelfällen tritt auch bei psychisch bisher gesunden Personen im Anschluss an einen Rauchstopp erstmals eine depressive Episode auf (Batra 2000; Covey et al. 1998; Quattrocki et al. 2000).

Obwohl – simpel gesprochen – das Rauchen Depressionen und Depressionen das Rauchen voraussagen, kann nicht auf eine einfache Kausalität geschlossen werden. Verschiedene Autoren bewerten die überzufällig hohe Komorbidität als Ausdruck einer gemeinsamen Vulnerabilität für beide Störungen, und es gibt Hinweise, wonach – ähnlich wie bei der Schizophrenie – die durch das Rauchen gewährleistete Nikotinzufuhr eine Form der Selbstmedikation darstellen könnte (Balfour u. Ridley 2000; Breslau et al. 1998). Die Stimulation von Nikotinrezeptoren im Gehirn führt zu einer Modulation derselben Transmittersysteme (z. B. Dopamin, Noradrenalin, Serotonin), die auch durch antidepressiv wirksame Medikamente beeinflusst werden (Balfour u. Ridley 2000; Quattrocki et al. 2000). Eine akute intravenöse Verabreichung von Nikotin erzeugt Gefühle der Euphorie, während die längerfristige Anwendung sowohl im Tierversuch (z. B. Schwimmtest, gelernte Hilflosigkeit) als auch beim Menschen mit stimulierenden, antidepressiven Effekten einhergehen kann. Darüber hinaus scheint Tabakrauch einen hemmenden Effekt auf die Monoaminoxidasen im Gehirn zu entfalten, deren Blockade ebenfalls mit antidepressiven Wirkungen in Zusammenhang gebracht wird (Quattrocki et al. 2000).

> **Wichtig**
>
> Der Tabakkonsum ist bei depressiven Patienten stark erhöht.
> Nikotin besitzt euphorisierende und antidepressive Eigenschaften.

60.3 Pharmakokinetische Interaktionen mit Psychopharmaka

> **Wichtig**
>
> Rauchen senkt die Plasmaspiegel verschiedener Psychopharmaka.

Gewisse Inhaltsstoffe des Zigarettenrauches (polyzyklische aromatische Kohlenwasserstoffe) induzieren in einer dosisabhängigen Weise das hepatische Zytochrom-P-450-System, betroffen sind in erster Linie die Isoenzyme CYP1A1, CYP1A2 und CYP2E1. Als Folgen dieser Induktion werden karzinogene Substanzen aktiviert und verschiedene Psychopharmaka verstärkt metabolisiert, so dass es zu einem Absinken der entsprechenden Plasmaspiegel und zu einem Wirkungsverlust kommen kann. Der Umstand, dass schizophrene Raucher jeden Alters im Durchschnitt höhere Dosen Antipsychotika erhalten als Nichtraucher, ist möglicherweise in diesem Kontext zu sehen. Allerdings kann das Rauchen auch als ein Marker für eine schwerere Form der Erkrankung interpretiert werden, deren Behandlung a priori höhere Dosen erfordert.

Zigarettenrauchen senkt den Plasmaspiegel verschiedener Antidepressiva (z. B. Imipramin, Clomipramin, Trazodon, Fluvoxamin) und wird auch mit einer verstärkten Clearance von Antipsychotika in Zusammenhang gebracht (z. B. Haloperidol, Fluphenazin, Clozapin, Olanzapin). Umgekehrt kann ein Rauchstop durch den Wegfall der Enzyminduktion zu einem beträchtlichen Anstieg der Plasmakonzentration mit Nebenwirkungen oder sogar toxischen Effekten führen (Übersicht bei Desai et al. 2001).

60.4   Raucherentwöhnung

Eine Reihe von Therapieverfahren zur Raucherentwöhnung wurde wissenschaftlich untersucht. Grundsätzlich lassen sich medikamentöse von nichtmedikamentösen Interventionen abgrenzen, in der Praxis werden die Ansätze oft miteinander kombiniert. Obwohl die Erfolgsraten (Totalabstinenz nach 6–12 Monaten) der aufgelisteten Verfahren stark variieren und bei psychisch gesunden Rauchern 30% in der Regel nicht übersteigen, sollten die Resultate dennoch positiv bewertet werden – gemessen an der riesigen Zahl der Raucher, an den enormen gesundheitlichen Folgen des Tabakkonsums, an der geringen spontanen Abstinenzerwartung sowie an der Einfachheit (z. B. 10-minütige Beratung während der Sprechstunde) einzelner Interventionen. Eine in London an ca. 2000 Patienten durchgeführte Studie zeigte beispielsweise, dass die Abgabe eines Fragebogens in Kombination mit der einmaligen Empfehlung durch den Hausarzt, das Rauchen aufzugeben, die Abstinenzerwartung gegenüber der unbehandelten Kontrollgruppe um das 10-Fache zu steigern vermochte. Die Erfolgsquote dieser simplen Beratung steht im Gegensatz zum Empfinden vieler therapeutisch Tätigen, dem Tabakkonsum ihrer Patienten ohnmächtig und hilflos gegenüber zu stehen (s. dazu Bolliger u. Fagerström 1997).

> **Wichtig**
>
> Selbst einfache Interventionen (z. B. eine kurze Beratung) erhöhen die Abstinenzerwartung.

60.4.1   Nichtmedikamentöse Therapie

Unter den nichtmedikamentösen Therapieansätzen erwiesen sich v. a. kognitiv-behaviorale Verfahren als erfolgreich. Meist werden sie als Gruppentherapie angeboten; in Kombination mit anderen Therapieverfahren (z. B. Nikotinersatz) scheinen sie aber keinen zusätzlichen Effekt zu erzielen. Ebenfalls bewährt haben sich Beratungen durch Pflegepersonen sowie die Abgabe von Selbsthilfe-

materialen, während sich Hypnose und Akupunktur/-pressur als unwirksam erwiesen haben.

60.4.2   Medikamentöse Therapie

Unter den zur Raucherentwöhnung geprüften Pharmaka können heute die Nikotinersatztherapie (NRT) sowie das Antidepressivum Bupropion als Therapeutika erster Wahl empfohlen werden. Nortriptylin und Clonidin stellen wegen unerwünschter Wirkungen Optionen die zweite Wahl dar. Für verschiedene Serotoninwiederaufnahmehemmer (SSRI), das Antidepressivum Venlafaxin sowie den Opiatantagonisten Naltrexon ließen sich keine positiven Effekte dokumentieren. Ondansetron, ein $5-HT_3$-Antagonist, hat sich in einer kontrollierten Studie in der Tabakentwöhnung ebenfalls als unwirksam erwiesen (West u. Hajek 1996), und Baclofen, eine Substanz, die das Verlangen (Craving) nach Nikotin verringern soll, ist in diesem Zusammenhang noch wenig untersucht (Cousins et al. 2001).

Die **NRT** wird in Form von Kaugummis, Sublingualtabletten, Hautpflastern, Nasensprays sowie als Inhaler angeboten, die gepoolten 12-Monats-Abstinenzraten liegen für alle Darreichungsformen zwischen 14% und 24%. Die Anwendung von NRT ist in der Regel auf 3 Monate zu beschränken, der Nutzen einer längeren Verabreichung ist nicht nachgewiesen. Der Erfolg der NRT ist weitgehend unabhängig vom Ausmaß der begleitenden Beratung, aufwendige Interventionen vermögen die Abstinenzraten nicht zu erhöhen.

Richtig dosiert und überwacht wird die NRT i. Allg. gut vertragen, oftmals treten am Ort der Anwendung lokale Irritationen auf. Kaugummis und Sublingualtabletten verursachen häufiger als andere NRT Speichelfluss, Übelkeit, Sodbrennen und Schluckauf. Das Risiko kardiovaskulärer Ereignisse bei Patienten mit entsprechender Anamnese scheint unter NRT nicht erhöht zu sein, trotzdem beinhalten die Packungsbeilagen entsprechende Warnhinweise.

Bupropion (BUP), ein selektiv noradrenerges und dopaminerges Antidepressivum, unterstützt Patienten in der Raucherentwöhnung wirkungsvoll und gilt neben der NRT ebenfalls als Therapeutikum erster Wahl. Die Anwendungsdauer beträgt in der Regel 7 Wochen, eine längere Verabreichung senkt die 12-Monats-Rückfallrate nicht – unabhängig davon, ob der ursprüngliche Rauchstopp durch BUP oder ein Nikotinpflaster erreicht wurde. In einem direkten Vergleich war BUP wirksamer als ein Nikotinpflaster, während die Kombination BUP plus Nikotinpflaster gegenüber der alleinigen Anwendung von BUP keine Vorteile zeigte. BUP schwächt die Symptome des Nikotinentzuges sowie die v. a. bei Frauen mit dem Rauchstopp verbundene Gewichtszunahme ab. Die häufigsten Nebenwirkungen sind Schlaflosigkeit, Mundtrockenheit und Übelkeit. Das Risiko eines epileptischen Anfalls gilt

60

als sehr gering (<1:1000), wenn maximale Tagesdosen von 300 mg nicht überschritten, Interaktionen beachtet und speziell gefährdete Patienten (bestehende oder anamnestisch bekannte Epilepsie, Bulimie, Anorexie) nicht mit BUP behandelt werden. Es wird empfohlen, den Rauchstopp (»quit date«) auf etwa den 10. Tag nach Beginn der Behandlung mit BUP festzulegen.

60.5 Raucherentwöhnung bei psychiatrischen Patienten

> **Wichtig**
>
> Auch psychiatrische Patienten sind daran interessiert, das Rauchen aufzugeben. Ihre Abstinenzerwartung ist aber geringer als diejenige von gesunden Rauchern.

Die bisher beschriebenen Verfahren zur Raucherentwöhnung wurden in der Regel an entzugswilligen, zum Zeitpunkt des Studienbeginns psychisch gesunden Rauchern getestet, die Resultate sind daher für psychisch kranke Raucher, v. a. für schizophrene Patienten, nicht uneingeschränkt gültig. Zudem wurden die bei psychiatrischen Populationen untersuchten Verfahren nicht speziell bei Patienten, die sich in rehabilitativen Programmen befanden, getestet. Die in den Studien zur Raucherentwöhnung gewählten Beobachtungszeiträume von 6–12 Monaten lassen aber vermuten, dass eine Reihe von Patienten sich in einer derartigen Phase ihrer Therapie befanden.

60.5.1 Schizophrene Patienten

Entgegen anders lautenden Befürchtungen scheinen schizophrene Patienten ähnlich wie psychisch Gesunde daran interessiert zu sein, ihre Rauchgewohnheiten zu verändern. Von 60 Rauchern mit einer schizophrenen Störung äußerten 63% der Befragten ihre Bereitschaft, an einer Gruppe zwecks Rauchstopp teilzunehmen, und ihre Motive (z. B. Sorgen um die Gesundheit, Geld sparen) unterschieden sich nicht von denjenigen psychisch Gesunder (Addington et al. 1997).

Die Raucherentwöhnung schizophrener Patienten ist noch wenig untersucht. Getestet wurden speziell für diese Population zugeschnittene Gruppenprogramme in Kombination mit einer NRT oder BUP. Die erzielten 6-Monats-Abstinenzraten lagen bei 12–19% (George et al. 2002). NRT und BUP wurden jeweils gut toleriert, die Patienten zeigten weder eine Verschlechterung ihres psychischen Zustandsbildes noch eine Zunahme von Nebenwirkungen, unter BUP wurde sogar eine leichte Reduktion der Negativsymptome registriert. Zwei Studien, welche den Einfluss der antipsychotischen Medikation auf die Abstinenzraten untersuchten, fanden einen signifikanten Vor-

teil für atypische Antipsychotika (Clozapin, Olanzapin, Risperidon, Quetiapin) gegenüber klassischen Substanzen (George et al. 2002; 2000).

Obwohl angewandt und propagiert, ist der Nutzen von spezifischen Gruppenprogrammen in Kombination mit NRT zur Raucherentwöhnung schizophrener Patienten nicht sicher belegt. George et al. (2000) verglichen ein derartiges Programm mit einer standardisierten, für Gesunde entwickelten Gruppentherapie der American Lung Association (ALA) und fanden eine signifikant höhere Abstinenzrate unter den schizophrenen Patienten, die an der ALA-Gruppe teilgenommen hatten. Die höchste Erfolgsquote überhaupt berichtet Breckenridge (1990) für individuell zugeschnittene Therapien: 21,8% der teilnehmenden Patienten mit einer Schizophrenie waren nach 12 Monaten immer noch Nichtraucher.

60.5.2 Depressive Patienten

Eine depressive Erkrankung in der Anamnese kann die Aussichten auf eine erfolgreiche Raucherentwöhnung schmälern, und (selbst subsyndromale) depressive Symptome, die vor oder während einer Entzugsbehandlung auftreten, sind prädiktiv für eine erhöhte Rückfallquote. In einer Studie zur Entwöhnung von schweren Rauchern fand sich bei 61% in der Vorgeschichte eine depressive Störung, die sich signifikant negativ auf den Behandlungserfolg auswirkte (Glassman et al. 1988). Obwohl andere Autoren über ähnlich ungünstige Resultate berichten, gibt es Untersuchungen, bei denen sich die Abstinenzraten ehemals depressiver Patienten nicht von denjenigen psychisch gesunder Raucher unterschieden (► s. beispielsweise Breslau et al. 1998).

Nortriptylin, BUP und Nikotinpflaster erzeugen im Vergleich mit Placebo signifikant höhere Abstinenzraten – unabhängig vom Vorliegen einer Depression in der Anamnese (s. beispielsweise Jorenby et al. 1999). Obwohl für selektive Serotoninwiederaufnahmehemmer (SSRI) in der Raucherentwöhnung bisher kein genereller Wirknachweis erbracht wurde, kann Fluctine die Abstinenzrate aktuell depressiver Raucher erhöhen (Blondal et al. 1999; Hitsman et al. 1999). Allerdings bietet die Behandlung mit einem Antidepressivum keinen sicheren Schutz vor einem depressiven Rückfall während einer Raucherentwöhnung. Borrelli und Mitarbeiter (1996) berichteten über derartige Ereignisse (Major Depression) bei über 14% der Patienten mit einer Depression in der Anamnese.

In zwei Studien verdoppelte eine NRT gegenüber Placebo die Abstinenzrate von aktuell depressiven Rauchern, obwohl in einer der beiden Untersuchungen die NRT weder das Ausmaß der depressiven Beschwerden noch die Entzugssymptomatik beeinflusste (Thorsteinsson et al. 2001). Schließlich scheinen Patienten mit einer Depression in der Anamnese besonders von modifizierten kognitiv-behavioralen Verfahren zu profitieren (▶ s. beispielsweise Brown et al. 2001).

60.6 Motivation zur Tabakentwöhnung

Sollen menschliche Verhaltensweisen verändert werden, kommt Fragen der Motivation eine zentrale Bedeutung zu. Dies gilt für den Tabakkonsum psychiatrischer Patienten ebenso wie für die Rauchgewohnheiten und Einstellungen ihrer Therapeuten. Ein wichtiges Hindernis für eine aktive Strategie in der Raucherberatung stellt die Überzeugung vieler Therapeuten dar, gegenüber den Gewohnheiten ihrer Patienten (und vielleicht auch gegenüber den eigenen) machtlos zu sein. Darüber hinaus sind viele Menschen der ungerechtfertigten Überzeugung, dass die Veränderung der Rauchgewohnheiten sich als sichtbarer, einmaliger Schritt vom Raucher zum Nichtraucher vollzieht.

In den letzten 20 Jahren wurde ein differenziertes und wesentlich hilfreicheres Modell empirisch gut abgesichert, wonach Rauchgewohnheiten sich im Laufe der Zeit entlang von 5 motivationalen Stadien (▶ s. folgende Übersicht) modifizieren (Prochaska u. Goldstein 1991).

Fünf Stadien der Veränderung. (Nach Prochaska u. Goldstein 1991)

1. »Precontemplation«
   - Keine Veränderungsabsicht
   - Vermeidet Gedanken, Gespräche und Konfrontation mit kritischem Material
   - Wehrt Hilfsangebote ab
2. »Contemplation«
   - Denkt über Veränderungen nach
   - Evaluiert Pro und Contra
   - Wehrt Hilfsangebote nicht ab
   - »Preparation«
   - Strebt Abstinenz im nächsten Monat an
   - Kleine Veränderungen bereits eingeführt
   - Contra überwiegt Pro
4. »Action«
   - Hat aufgehört zu rauchen
   - Dauer: 6 Monate
5. »Maintenance«
   - Abstinenz seit mehr als 6 Monaten
   - Modifiziert Umgebung und Verhalten
   - Will Rückfall verhindern

Raucher verändern ihre Gewohnheiten nicht linear, sondern zyklisch, erleben in der Regel mehrere Rückschläge, fallen nach einem erfolglosen Abstinenzversuch vorübergehend wieder in die Contemplation-Phase zurück und

bereiten sich schließlich auf einen neuen Versuch vor. Zu jedem beliebigen Zeitpunkt befinden sich etwa 60% der Raucher im Zustand der Precontemplation und nur etwa 30% im Zustand der Contemplation. In einer Interventionsstudie zur Tabakentwöhnung von Rauchern mit einer Herzerkrankung lag die 6-Monats-Abstinenzrate bei 22% für Precontemplation, 44% für Contemplation und 80% für Preparation/Action (Prochaska u. Goldstein 1991).

> **Wichtig**
>
> Rauchgewohnheiten verändern sich zyklisch, nicht linear.
> Das Ausmaß der Veränderungsbereitschaft beeinflusst wesentlich die Erfolgsaussichten eines Entwöhnungsversuches.

Um das Stadium, in welchem der Raucher sich befindet, zu eruieren, schlagen Prochaska und Goldstein (1991) vier Fragen vor (▶ s. folgende Übersicht).

Vier Fragen zur Erfassung des Stadiums der Veränderung. (Nach Prochaska u. Goldstein 1991)

1. Beabsichtigen Sie, das Rauchen in den nächsten 6 Monaten aufzugeben?	Wenn nein: **Precontemplation**
2. Beabsichtigen Sie, das Rauchen im nächsten Monat aufzugeben?	Wenn nein und ja (Frage 1): **Contemplation**
3. Haben Sie im vergangenen Jahr versucht, das Rauchen aufzugeben?	Wenn ja und ja (Frage 2): **Preparation**
4. Für Exraucher: Wann haben Sie mit dem Rauchen aufgehört?	Wenn <6 Monate: **Action** Wenn >6 Monate: **Maintenance**

Das Feststellen des motivationalen Zustandes hilft bei der Auswahl der therapeutischen Interventionen und verhindert beispielsweise die Absicht, bei Patienten im Stadium der Precontemplation eine Raucherentwöhnung durchführen zu wollen. Stattdessen soll versucht werden, die Betroffenen mit persönlich zugeschnittener Information und Unterstützung in das jeweils nachfolgende Stadium zu bringen, um so die Abstinenzerwartung zu erhöhen und schließlich eine Intervention mit größeren Erfolgsaussichten durchzuführen. Gelegentlich ist auch etwas Phantasie gefragt: Eine beträchtliche Anzahl von Rauchern befindet sich im Stadium der »chronischen Contemplation«, ohne ernsthafte Schritte in Richtung Preparation/Action zu unternehmen. Diese Patienten können zu kleinen Veränderungen ermutigt werden, z. B. die erste Ziga-

60

rette um 30 Minuten hinausschieben, eine probeweise Abstinenz von 24 Stunden durchführen, die Anzahl der täglich/wöchentlich gerauchten Zigaretten reduzieren.

60.7 Schlussfolgerungen

Therapeuten sollen psychiatrische Patienten aktiv auf ihre Rauchgewohnheiten ansprechen. Im Rahmen einer Abklärung sind die Höhe des aktuellen und früheren Tabakkonsums, tabakassoziierte Schäden, die Schwere einer mutmaßlichen Nikotinabhängigkeit sowie der Stellenwert des Rauchens im Kontext der psychiatrischen Komorbidität zu erfassen. Das Stadium der Veränderungsbereitschaft muss erkannt werden, um gezielte, individuell zugeschnittene Hilfen möglichst wirksam anbieten zu können und therapeutischen Leerlauf zu vermeiden. Hierbei bieten sich u. a. Gespräche über das Pro und Contra des Rauchens an, die Betroffenen sollen mit realistischen Informationen über die Schädlichkeit des Tabakkonsums, über die Vorteile der Abstinenz und darüber, wie Menschen sich verändern können, versorgt werden. Ist ein Patient zur Durchführung eines Abstinenzversuches bereit, helfen Therapeuten beim Planen und Durchführen des Vorhabens, legen zusammen mit dem Betroffenen das Datum für den Rauchstopp (»quit date«) fest, vermitteln Fertigkeiten für schwierige Situationen, loben den Erfolg und ermutigen beim Rückfall.

Bei **schizophrenen Patienten** müssen die Folgen der Tabakabstinenz besonders sorgfältig evaluiert werden, da nach einem Rauchstopp vermehrt EPS auftreten und die Plasmaspiegel verschiedener Antipsychotika stark ansteigen können. Raucher mit einer Schizophrenie können sowohl von Nikotinersatz-Präparaten als auch von BUP profitieren, und es gibt deutliche Hinweise, wonach die Abstinenzerwartung von Patienten, die mit atypischen Antipsychotika behandelt werden, höher ist. Klassische Antipsychotika verstärken das Rauchen bei schizophrenen Patienten, während eine Umstellung auf Clozapin bei schweren Rauchern den Tabakkonsum signifikant reduzieren kann. Beim Einsatz von Medikamenten zur Raucherentwöhnung ist auf Interaktionen zu achten, z. B. auf die mögliche Senkung der Krampfschwelle durch Bupropion. Der Stellenwert von spezifischen Gruppenprogrammen in dieser Patientenpopulation ist bisher nicht geklärt.

Symptome einer **Depression und depressive Erkrankungen** schmälern die Aussicht auf eine erfolgreiche Raucherentwöhnung. Patienten mit einer aktuellen depressiven Störung und solche, die während eines früheren Abstinenzversuches depressive Symptome entwickelten, sollten bei einer Raucherentwöhnung besonders engmaschig begleitet zumeist auch antidepressiv behandelt werden. Bei stabilen Patienten mit einer depressiven Erkrankung in der Anamnese ist eine prophylaktische Therapie mit einem Antidepressivum nicht routinemäßig indiziert. Als erste Wahl können sowohl NRT als auch BUP eingesetzt werden, das Auftreten depressiver Symptome ist unter NRT im Vergleich mit BUP nicht gehäuft. Interaktionen mit anderen Psychopharmaka sowie der mögliche Plasmaanstieg verschiedener Antidepressiva als Folge des Rauchstopps sind zu beachten. Die Anwendung modifizierter Konzepte der kognitiven Verhaltenstherapie ist in dieser Patientenpopulation speziell erfolgversprechend.

Empfehlungen zur Therapie

- ▬ Patienten auf ihre Rauchgewohnheiten ansprechen
- ▬ Stadium der Veränderungsbereitschaft erkennen
- ▬ Individuell zugeschnittene Hilfen anbieten
- ▬ Schizophrene Patienten:
  - – Atypische Antipsychotika bevorzugen
  - – Einsatz von Nikotinersatz-Präparaten und Bupropion
  - – Interaktionen beachten
- ▬ Depressive Patienten:
  - – Engmaschig begleiten
  - – Antidepressive Therapie in Erwägung ziehen
  - – Einsatz von Nikotinersatz-Präparaten und Bupropion

Als **Behandlungsziel** einer Entwöhnungstherapie wird in der Regel die Totalabstinenz angestrebt; der Patient lernt, seine Verhaltensweisen zu modifizieren und wieder ein Leben ohne Tabakkonsum zu führen. Nicht alle Raucher wollen oder können dieses Ziel aber jemals erreichen, und es stellt sich daher die Frage nach Interventionsmöglichkeiten zur **Schadensminderung** (»harm reduction«). In einer Untersuchung reduzierte der Gebrauch eines Nikotin-Inhalers den Tabakkonsum signifikant, und BUP führte im Vergleich zu Placebo ebenfalls zu einer signifikanten Abnahme des Rauchens bei primär entzugsunwilligen Probanden, von denen anschließend eine beträchtliche Zahl zu einer regulären Entzugsbehandlung bereit war (Tonstad 2002). Obwohl die schmale wissenschaftliche Evidenz eine breite Empfehlung dieser Vorgehensweise derzeit nicht erlaubt, scheinen sorgfältig ausgewählte Patienten von einem solchen Behandlungsansatz zu profitieren, v. a. wenn gleichzeitig auch nichtmedikamentöse Strategien zur Tabakreduktion angeboten werden.

Literatur

Addington J, el-Guebaly N, Addington D et al. (1997) Readiness to stop smoking in schizophrenia. Can J Psychiatry 42: 49–52

American Psychiatric Association (ed) (1994) Diagnostic and statistical manual of mental disorders, 4th edn. American Psychiatric Association, Washington, DC

Balfour DJK, Ridley DL (2000) The effects of nicotine on neural pathways implicated in depression: A factor in nicotine addiction? Pharmacol Biochem Behav 66: 79–85

Batra A (2000) Tabakabhängigkeit und Raucherentwöhnung bei psychiatrischen Patienten. Fortschr Neurol Psychiat 68: 80–92

Blondal T, Gudmundsson LJ, Tomasson K et al. (1999) The effects of fluoxetine combined with nicotine inhalers in smoking cessation – a randomized trial. Addiction 94: 1007–1015

Bolliger CT, Fagerström KO (Hrsg) (1997) The tobacco epidemic. Karger, Basel

Borrelli B, Niaura R, Keuthen NJ et al. (1996) Development of major depressive disorder during smoking-cessation treatment. J Clin Psychiatry 57: 534–538

Boswell FE, Dickstein L, Chapman D (2001) Characteristics of female psychiatrists. Am J Psychiatry 158: 205–12

Breckenridge J (1990) Smoking by outpatients. Hosp Community Psych 41: 454–455

Breslau N, Peterson EL, Schultz LR et al. (1998) Major depression and stages of smoking. Arch Gen Psychiatry 55: 161–166

Brown RA, Kahler CW, Niaura R et al. (2001) Cognitive-behavioral treatment for depression in smoking cessation. J Consult Clin Psychol 69: 471–480

Cousins MS, Stamat HM, Witt H de (2001) Effects of a single dose of baclofen on self-reported subjective effects and tobacco smoking. Nicotine Tobacco Res 3: 123–129

Covey LS, Glassman AH, Stetner F (1998) Cigarette smoking and major depression. J Addict Dis 17: 35–46

Dalack GW, Healy DJ, Meador-Woodruff JH (1998) Nicotine dependence in schizophrenia: clinical phenomena and laboratory findings. Am J Psychiatry 155: 1490–1501

Desai HD, Seabolt J, Jann MW (2001) Smoking in patients receiving psychotropic medications. CNS Drugs 15: 469–494

Dilling H. et al. (2000) Internationale Klassifikation psychischer Störungen ICD-10. Diagnostische Kriterien für Forschung und Praxis. Huber, Bern

George TP, Ziedonis DM, Feingold A et al. (2000) Nicotine transdermal patch and atypical antipsychotic medications for smoking cessation in schizophrenia. Am J Psychiatry 157: 1835–1842

George TP, Vessicchio JC, Termine A et al. (2002) A placebo controlled trial of bupropion for smoking cessation in schizophrenia. Biol Psychiatry 52: 53–61

Glassman AH, Stetner F, Walsh BT et al. (1988) Heavy smokers, smoking cessation, and clonidine. Results of a double-blind, randomized trial. JAMA 259: 2863–2866

Haustein KO (2001) Tabakabhängigkeit. Deutscher Ärzte-Verlag, Köln

Hitsman B, Pingitore R, Spring B et al. (1999) Antidepressant pharmacotherapy helps some cigarette smokers more than others. J Consult Clin Psychol 67: 547–554

Jorenby DE, Leischow SJ, Nides MA et al. (1999) A controlled trial of sustained-released bupropion, a nicotine patch, or both for smoking cessation. N Engl J Med 340: 685–691

Leonard S, Adler LE, Benhammou K et al. (2001) Smoking and mental illness. Pharmacol, Biochem Behav 70: 561–570

Leonard S, Gault J, Hopkins J et al. (2002) Association of promotor variants in the a7 nicotinic acetylcholine receptor subunit gene with an inhibitory deficit found in schizophrenia. Arch Gen Psychiatry 59: 1085–1096

McEvoy JP, Freudenreich O, Levin ED et al. (1995) Haloperidol increases smoking in patients with schizophrenia. Psychopharmacologia 119: 124–126

Prochaska JO, Goldstein MG (1991) Process of smoking cessation. Clin Chest Med 12: 727–735

Quattrocki E, Baird A, Yurgelun-Todd D (2000) Biological aspects of the link between smoking and depression. Harvard Rev Psychiatry 8: 99–110

Thorsteinsson HS, Gilin JC, Patten CA et al. (2001) The effects of transdermal nicotine therapy for smoking cessation on depressive symptoms in patients with major depression. Neuropsychopharmacology 24: 350–358

Tonstad S (2002) Use of sustained-release bupropion in specific patient populations for smoking cessation. Drugs 62(suppl 2): 37–43

West R, Hajek P (1996) Randomised controlled trial of ondansetron in smoking cessation. Psychopharmacologia 126: 95–96

Sexualität

Wolfgang Weig

Bis heute wird die Bedeutung gelungener Sexualität für die Erhaltung und Wiederherstellung psychischer Gesundheit, für Lebensqualität und -zufriedenheit weithin unterschätzt. Demzufolge finden sexuelle Störungen in der psychiatrisch-psychotherapeutischen Therapie und Rehabilitation keine angemessene Beachtung (Weig 2000). Betroffene beklagen mangelnde Hilfsmöglichkeiten, Umfragen zeigen erschreckende Wissenslücken bei Ärzten und anderen Fachleuten des Gesundheitswesens auf diesem Gebiet. In Untersuchungen etwa zu Nebenwirkungen von Psychopharmaka wird der Einfluss auf die Sexualität aus methodischen Gründen systematisch unterschätzt (Dreher et al. 1999).

Ein Blick in die sexualwissenschaftliche Forschung belegt, dass Sexualität im Leben der weit überwiegenden Mehrzahl der Menschen eine zentrale Rolle spielt, der Mensch geradezu als Sexualwesen definiert ist. In Anlehnung an eine Formulierung von Sigmund Freud lässt sich die Aussage rechtfertigen, Liebe, Sexualität und Genuss seien der notwendige Gegenpol zu Arbeit und Realitätsbewältigung für die Entwicklung psychischer Gesundheit und Stabilität (Beier et al. 2001). Gerade wegen mangelnder Kompensationsmöglichkeiten gilt diese Aussage für chronisch psychisch Kranke und seelisch behinderte Menschen eher verstärkt (Zettl u. Hartlapp 1997).

Worum genau geht es aber, wenn wir von Sexualität sprechen? Eher nüchtern und pragmatisch lässt sich Sexualität am ehesten von dem von Masters und Johnson herbeschriebenen sexuellen Reaktionszyklus (◘ Tabelle 61.1) definieren als die Gesamtheit der körperlichen Reaktionen sowie des Verhaltens und Erlebens, die mit diesem dem Menschen angeborenen Muster verbunden ist (Masters u. Johnson 1966). Kurz gesagt geht es also um Lust, Erregung und Befriedigung.

> **Wichtig**
>
> Die Bedeutung der Sexualität für die Lebenszufriedenheit wird systematisch unterschätzt.

Lange Zeit wurde menschliche Sexualität ganz überwiegend von ihrem Zusammenhang mit der Fortpflanzung (der Reproduktionsfunktion) her definiert. Spätestens seit Einführung wirksamer Empfängnisverhütungsmittel ent-

❏ **Tabelle 61.1.** Der sexuelle Reaktionszyklus des Menschen. (Mod. nach Masters u. Johnson 1966)

Phase	Physiologische Reaktion (weiblich/männlich)	Psychische Reaktion
Lust-Appetenz	Unspezifisch	Lust
Erregung	Lubrikation-Schwellung/Erektion	Erregung
Plateau	Verstärkte Reaktion/Kontraktion	Verstärkte Reaktion
Orgasmus	Kontraktion/Kontraktion-Ejakulation	Befriedigung
Rückbildung	Rückbildung	Sättigung
Refraktärphase	Keine neue Erregung	

spricht dies nicht mehr der gesellschaftlichen Realität, darüber hinaus widerspricht die Reduktion auf Fortpflanzung der anthropologischen Erkenntnis und den persönlichen Erfahrungen und Wünschen der meisten Menschen. Sexualität hat vielfältige Funktionen (▶ s. folgende Übersicht), hervorzuheben ist dabei der Aspekt von Vergnügen und Genuss.

Funktionen menschlicher Sexualität.
(Nach Weig 2001)

▬ Vergnügen, Lust
▬ Beziehungsförderung, Kommunikation
▬ Wellness, Gesundheitsförderung
▬ Lebensverlängerung
▬ Aggressionsabbau
▬ Förderung von Kreativität und Transzendenzerleben
▬ Annäherung und Ausgleich der Geschlechter
▬ Fortpflanzung

Sofern Sexualität nicht ausschließlich durch Selbstbefriedigung oder in der Phantasie gelebt wird, tritt der Beziehungsaspekt entscheidend hinzu (Meyer 1994). Für die überwiegende Mehrzahl heterosexuell orientierter Menschen bedeutet das auch die Auseinandersetzung mit dem in unserer Zeit im Umbruch befindlichen Geschlechterverhältnis (Schmidt 2000). Über weite Strecken vermittelt die sexualwissenschaftliche Literatur eine männliche Perspektive, erst allmählich wachsen die Erkenntnisse über Gemeinsamkeiten und Unterschiede männlicher und weiblicher Sexualität und ihre Hintergründe (Wietzke 2002).

Von jeher ist der Umgang mit Sexualität stark mit ethischen Überlegungen verbunden. Standen in vergangenen Zeiten rigide Moralvorstellungen im Vordergrund, hat sich in den entwickelten Ländern heute weitgehend eine Verhandlungsmoral durchgesetzt, die »erlaubte« Sexualität vom Konsens der Beteiligten abhängig macht (Schmidt 1996).

61.1 Störungen der Sexualität durch chronisch verlaufende psychische Störungen

Zeitgenössische Klassifikationssysteme wie ICD-10 oder DSM-IV definieren »krankheitswertige« Störungen der Sexualität, die im Zusammenhang mit chronisch verlaufenden psychiatrischen Störungen als Symptom der Erkrankung, sekundär als Folgeerscheinung der Krankheitsverarbeitung und der Lebensumstände, als Nebenwirkung der Behandlung, insbesondere der Medikation mit Psychopharmaka, oder auch im Sinne echter Komorbidität als selbstständige Erkrankung mit vielfältigen Wechselwirkungen auftreten können (▶ s. folgende Übersicht). Zwar spielen dabei auch Störungen der Sexualpräferenz einschließlich der damit (statistisch eher selten!) verbundenen Delinquenz und Störungen der Geschlechtsidentität eine gewisse Rolle, überwiegend allerdings unter Aspekten der Begutachtung.

Störungen der Sexualität nach ICD-10.
(Nach Dilling et al. 2000)

F52 – Nichtorganische sexuelle
Funktionsstörungen u. a.

F52.0	Mangel oder Verlust von sexuellem Verlangen
F52.1	Sexuelle Aversion und mangelnde sexuelle Befriedigung
F52.2	Versagen genitaler Reaktionen
F52.3	Orgasmusstörungen
F52.5	Vaginismus
F52.6	Dyspareunie

F64 – Störungen der Sexualpräferenz u. a.

F65.2	Exhibitionismus
F65.4	Pädophilie
F65.5	Sadomasochismus

Weitaus am häufigsten, für die Lebensqualität zentral und therapeutisch am ergiebigsten sind die sexuellen Funktionsstörungen. Diese treten im Zusammenhang mit längerfristigen psychischen Störungen erschreckend häufig auf: Während für die Durchschnittsbevölkerung von einer Lebenszeitprävalenz behandlungsbedürftiger sexueller Störung von etwa 20% ausgegangen werden kann (Hertoft 1989), liegen die entsprechenden Häufigkeitswerte bei einer Zusammenschau jüngerer Untersuchungen (persönliche Mitteilungen) bei 50-100%. Obwohl unser Wissen noch rudimentär ist, müssen wir von einer weiten Verbreitung sexueller Störungen bei der Klientel psychiatrischer Rehabilitation, von hoher subjektiver Bedeutung und damit von einem großen Bedarf sexualmedizinisch-sexualtherapeutischer Interventionen im Rahmen der Rehabilitation ausgehen. Im Folgenden sollen vorliegende Daten zu einigen wichtigen Störungsbildern vorgestellt werden.

> **Wichtig**
>
> Sexuelle Funktionsstörungen sind bei Menschen mit chronisch-psychiatrischen Erkrankungen sehr häufig (50-100%)!

61.1.1 Schizophrenie

Menschen, die an schizophrenen Störungen (ICD-10: F20) leiden, weisen sehr häufig sexuelle Störungen auf, die v. a. die Lust- und die Erregungsphase betreffen, dabei bestehen keine signifikanten Unterschiede zwischen Männern und Frauen. Interessanterweise konnten systematische Zusammenhänge mit der Medikation nicht gefunden werden, obwohl die Störung subjektiv häufig auf die Neuroleptika zurückgeführt wird (Kockott u. Pfeiffer 1996). Die Störungen sind also weitgehend als krankheitsimmanent anzusehen und können u. a. auf die Faktoren Anhedonie, Beziehungsstörung und soziale Kompetenzstörung zurückgeführt werden (Kowohl u. Weig 1998). Folgerichtig ist die Störung auch am ausgeprägtesten bei partnerbezogener Sexualität und bezieht sich weniger auf die Fähigkeit zur Selbstbefriedigung.

61.1.2 Depression

Depressive Syndrome sind unabhängig von ihrer nosologischen Zuordnung häufig mit Beeinträchtigung der Sexualität, insbesondere der sexuellen Lust und Appetenz verbunden. Daneben führen antidepressive Medikamente, v. a. die neueren Serotoninwiederaufnahmehemmer (bis zu 70% der Anwendungen) zu sexuellen Erregungsstörungen.

61.1.3 Suchtkrankheiten

Substanzabhängigkeiten von Alkohol, illegalen Drogen und Medikamenten sind sehr häufig mit sexuellen Störungen assoziiert, wobei hier offensichtlich organische Mechanismen im Vordergrund stehen. In einer noch unveröffentlichten Studie des Forschungsverbundes Sexualstörungen Rhein-Ruhr (Cohen et al., unveröffentlichtes Manuskript) lag die Häufigkeit sexueller Störungen für Opiatabhängige bei 100%. Auch Substitution mit Methadon führt fast regelhaft zu erheblichen Störungen der Sexualität.

61.1.4 Persönlichkeitsstörungen und Neurosen

Etwas seltener als bei den vorgenannten Störungsbildern, aber doch deutlich häufiger als bei psychisch Gesunden treten auch bei Persönlichkeitsstörungen und Neurosen sexuelle Störungen auf (Beier et al. 2001). Ein besonderes Problem stellen in diesem Zusammenhang die überwiegend weiblichen Opfer sexueller Traumatisierung in der Kindheit dar, daneben auch erwachsene Vergewaltigungsopfer, bei denen im Rahmen der posttraumatischen Störung Beeinträchtigungen der sexuellen Erlebnisfähigkeit die Regel sind.

61.2 Rehabilitative Möglichkeiten

61.2.1 Grundhaltung und Milieu

> **Wichtig**
>
> Sexualität ist für psychisch kranke und seelisch behinderte Menschen tendenziell genauso wichtig wie für Gesunde

Die wahrscheinlich wichtigste und am häufigsten wirksame rehabilitative Maßnahme zur Verbesserung der sexuellen Lebensqualität chronisch psychisch kranker Menschen ist sehr schlicht. Sie besteht darin, zunächst eine angemessene Grundhaltung zu entwickeln, geprägt von Aufgeschlossenheit gegenüber den sexuellen Bedürfnissen der Betroffenen, Offenheit im Gespräch und behutsamem Umgang, der Geringschätzung ebenso vermeidet wie unangemessenes Forcieren und Fördern von Leistungsdruck. Eine solche Grundhaltung entspricht der Philosophie des »humanistischen Hedonismus« (Weig 2000), sie gründet auf gute Information und angemessene Selbstreflexion der rehabilitativ Tätigen. Die andere Seite ist die Milieugestaltung, das Zulassen und Ermöglichen menschenwürdiger Sexualität im rehabilitativen Rahmen einschließlich der Schaffung geeigneter Räume zur Intimität, Erleichterung von Kontakten und Bewältigung solcher heiklen praktischen Probleme wie Empfängnisverhütung und Infektionsprophylaxe.

Wichtig

In der psychiatrisch-psychotherapeutischen Rehabilitation bedarf die Sexualität behutsamer Aufmerksamkeit in der Grundhaltung und in der Milieugestaltung.

Dass schon mit solchen einfachen Maßnahmen entscheidende Verbesserungen möglich sind, zeigt die folgende Geschichte:

❯ Fallbeispiel

Ein junger Mann Anfang 30 leidet seit Jahren unter einer wahnhaften Schizophrenie. Er glaubt, man habe ihm von Seiten ausländischer Geheimdienste Sender im Gehirn implantiert und beeinflusse ihn darüber. Zum wiederholten Mal kam er zur Akutbehandlung in die Klinik. Im Aufnahmegespräch berichtete er mir, er leide sehr darunter, eine »männliche Jungfrau« zu sein. Er scheue sich ihm attraktive Frauen anzusprechen, wisse nicht, wie man das mache, begnüge sich mit Selbstbefriedigung. Er habe das Gefühl, dass seine Störungen unter sexueller Frustration zunehmen. Nach dem Gespräch über die Situation nimmt der Patient an einer psychoedukativen Gruppe zur Verbesserung von Selbstsicherheit und Kommunikationsfähigkeit teil. Noch während des stationären Aufenthaltes lernt er eine etwa 5 Jahre jüngere Frau kennen, die wegen einer leichten Intelligenzminderung mit Verhaltensauffälligkeiten zur Behandlung kommt. Die beiden verlieben sich. Unter behutsamer Begleitung gelingt es ihnen Beziehung aufzunehmen und zu stabilisieren. Nach Abschluss der Akutbehandlung beziehen sie eine gemeinsame Wohnung. Der Mann findet in der Werkstatt für psychisch Behinderte Arbeit. Die beiden berichten über eine intensive für beide befriedigende sexuelle Beziehung. Der Mann beobachtet darunter einen deutlichen Rückgang der psychopathologischen Symptomatik, das Neuroleptikum kann reduziert werden. Er berichtet auch, dass er nun beim Auftreten psychotischer Wahnsymptome den Kontakt mit seiner Lebensgefährtin sucht und sich durch ihre Nähe und Zuwendung, aber auch gemeinsames Petting positiv beeinflussen lässt und die Symptome damit bewältigen könne. Drei Jahre nach der Veränderung ist der Zustand stabil. Der Patient musste in dieser Zeit nicht wie vorher üblich wieder stationär behandelt werden.

61.2.2 Medikamente

Wichtig

Psychopharmaka stören die Sexualität häufig. Daneben sind unmittelbare Krankheitseinflüsse zu bedenken.

Die in der psychiatrischen Praxis eingesetzten Psychopharmaka führen in vielen Fällen substanzabhängig zu sexuellen Funktionsstörungen. Betroffen sind vor allem Erregungs- und Orgasmusphase. Die Störungen sind bei Männern und Frauen etwa gleich häufig, werden allerdings von den Männern häufiger thematisiert. Häufigkeitsangaben schwanken zwischen etwa 17% für Benzodiazepine und etwa 30% für »klassische Neuroleptika« (Strauss u. Gross 1984). Von den in neuerer Zeit hinzugetretenen medikamentösen Optionen weisen die »atypischen Neuroleptika« wohl ein geringeres Risiko sexueller Nebenwirkungen, die neuen Antidepressiva vom Typ Serotoninwiederaufnahmehemmer dagegen eine deutlich höhere Wahrscheinlichkeit sexueller Beeinträchtigungen gegenüber ihren konventionellen Vorläufern auf (◘ Tabelle 61.2).

Im Rahmen psychiatrischer Rehabilitation ist es wichtig, über derartige Medikamentennebenwirkungen Bescheid zu wissen, offen darüber zu sprechen und Beunruhigung durch unangemessene Informationen zu vermeiden. Zur Abhilfe sind Dosisreduktion (nicht immer wirksam), Präparatwechsel, Überprüfung der Indikation insbesondere von Kombinationen, Gabe von Partialantagonisten (z. B. Bromocriptin, Carbachol) und neuerdings der Einsatz von Erektiva (z. B. Sildenafil, Vardenafil) zu erwägen.

◘ **Tabelle 61.2.** Medikamentöse Nebenwirkung auf die Sexualfunktion

Substanz	Häufigkeit
Neuroleptika	
Phenotiazine	31%[a]
Butyrophenone	28%[a]
»Atypika«	Geringer[b]
Antidepressiva	
Trizyklika	20%[a]
SSRI	Bis 70%[b]
MAO-Hemmer	Selten[b, c]
Nefazodon	Selten[b, c]
Benzodiazepine	17,5%[a]
Lithium	10%[a]

[a]   Strauss u. Gross 1984.
[b]   Persönliche Mitteilung.
[c]   Rote Liste 2001.

61.2.3 Behandlung von Störungen der physiologischen Erregbarkeit und Einsatz von Hilfsmitteln

Von Männern werden Beeinträchtigungen der physiologischen Erregbarkeit (Erektionsstörungen) häufig als schwere Beeinträchtigung der Identität und des Selbstwertgefühls erlebt und können sich so erheblich rehabilitationsgefährdend auswirken. Nach Ausschluss von (bei jüngeren Männern eher seltenen) körperlichen Ursachen und unter Berücksichtigung der Medikation (▶ s. unter 61.2.2) kommt der Einsatz erektionsfördernder Substanzen oder mechanischer Erektionshilfen (z. B. Vakuumpumpe) in Frage.

Störungen der physiologischen Erregbarkeit von Frauen, insbesondere der Lubrikation, sind nach klinischer Erfahrung annähernd gleich häufig und subjektiv ähnlich bedeutsam wie die Erektionsstörung der Männer, werden aber seltener spontan berichtet. Bei Frauen im Klimakterium können sie auch durch Hormonmangel bedingt sein. Eine einfache und wirksame Hilfsmöglichkeit besteht hier in der Anwendung von Lubrikativa (z. B. Gleitgelen, Femilind-ky, ein in Deutschland in Drogerien erhältliches in der Praxis bewährtes Hilfsmittel).

Schließlich können sexuelle Hilfsmittel, wie sie in Sexshops und im Versandhandel erhältlich sind, als Übungsmaterial dienen, die sexuelle Erregung erleichtern und Hemmungen überwinden helfen. Aufgabe der psychiatrischen Rehabilitation in diesem Zusammenhang ist eine unaufdringliche und fachkundige Beratung.

61.2.4 Psychoedukation und Psychotherapie

Ein wesentlicher Hintergrund der sexuellen Beeinträchtigung chronisch psychisch kranker Menschen ist das Fehlen angemessener kommunikativer Strategien, der Mangel an Information, andererseits die Belastung durch sexuelle Mythen (Zilbergeld 1994) oder auch die Unfähigkeit zum Genießen und die Auslieferung an die zeittypische Leistungsorientierung mit ihrer »lustabträglichen Lebensweise«. Psychisch kranke Menschen unterscheiden sich hier nur graduell von den Gesunden. Bestandteil psychiatrischer Rehabilitation sollte daher das Angebot themenzentrierter psychoedukativer Gruppen sein, beginnend mit schlichter Information bis hin zum Training sozialer Kompetenzen für die Kontaktaufnahme und angemessene Äußerung eigener Wünsche.

> **Wichtig**
>
> Psychoedukation und Beratung sind zentrale Elemente der Förderung gesunder Sexualität.

Ausgehend von einem früher von LoPiccolo beschriebenen Programm (LoPiccolo u. LoPiccolo 1978) wurde im deutschen Sprachraum ein »Programm zur Verbesserung der sexuellen Zufriedenheit« entwickelt (Weig 1996), das sich modifiziert auch beim Einsatz in der psychiatrischen Therapie und Rehabilitation bewährt hat. In einer entspannten Gruppenatmosphäre werden hier in fünf Sitzungen Informationen über Sexualität gegeben, Zugänge zum Genießenkönnen und Sinnlichkeit sowie zu angemessener Kommunikation erarbeitet (▶ s. folgende Übersicht). Individuelle Beratung ergänzt das Gruppenangebot.

Programm zur Verbesserung der sexuellen Zufriedenheit

Gemischte Gruppen mit max. 12 Personen:

1. Abend »Aufklärung«: Information, Mythen abbauen
2. Abend »Genuss und Sinnlichkeit«: Gespräch und Genusstraining
3. Abend »Kommunikation«: Wünsche äußern, sich behaupten
4. Abend »Sexuelle Phantasien«: Anregen und Zulassen
5. Abend »Sexuelle Bereicherung«: Neue Ideen, Tantra

Modifikation für psychisch kranke Teilnehmer: besondere Behutsamkeit, Ergänzung zum Einfluss von Krankheit und Behandlung

---

Während vielfach eine geeignete Atmosphäre, Beratung und Psychoedukation ausreichen werden, ist in anderen Fällen intensive Psychotherapie erforderlich, um auch unter schwierigen Verhältnissen angemessene psychosexuelle Entwicklung zu ermöglichen, Hemmungen zu überwinden, Beziehungsfähigkeit zu entfalten und die mit Krankheit und Behinderung verbundenen Verlust- und Verzichtserfahrungen zu bewältigen. In den verschiedenen psychotherapeutischen Schulen finden sich dazu Konzepte. Wenn Beeinträchtigungen der partnerschaftlichen Sexualität im Vordergrund stehen und die Eingangskriterien erfüllt sind, bietet sich auch für chronisch psychisch kranke Menschen und deren Partner durchaus die aus dem Modell von Masters und Johnson entwickelte »Paartherapie sexueller Störungen« an (Arentewicz u. Schmidt 1986), die sich als sehr erfolgversprechendes Behandlungsverfahren erwiesen hat.

61.2.5 Surrogatpartner

Am schwierigsten ist die Situation dann, wenn das Ausmaß der Störungen, Angst und Hemmung oder widrige äußere Umstände die Beziehungsaufnahme zu einem adäquaten Partner oder einer Partnerin ganz verunmöglichen. Manche Menschen werden sich dann mit der Situation abfinden und in positiver Resignation zunächst oder für immer zu einer auf die eigene Person beschränkten Sexualität kommen. Für andere, die unter der Situation stark leiden und sich das »Durchschlagen des gordischen Knotens« wünschen, wurde die Möglichkeit des Einsatzes von Surrogatpartnern kontrovers diskutiert. Es geht hier darum, dass eine freiwillige Hilfsperson vorrübergehend quasi therapeutisch die Rolle des Sexualpartners oder der Sexualpartnerin übernimmt und dem Betroffenen so neue Erfahrungen ermöglicht. Das Konzept wirft erhebliche praktische, ethische und psychologische Probleme auf, wird von Seiten der seriösen Sexualtherapie überwiegend abgelehnt und hat sich bei vereinzelten Versuchen jedenfalls in Deutschland auch nicht allgemein bewährt. Ganz im Gegensatz dazu wird aus anderen Ländern (Niederlande, USA) durchaus von entsprechenden Erfahrungen berichtet.

In Mitteleuropa kommt derzeit im Wesentlichen nur die Zusammenarbeit mit geeigneten Prostituierten in Frage, die – sorgfältige Auswahl und gute Kooperation vorrausgesetzt – in Einzelfällen schon zu sehr positiven Erfahrungen geführt hat. Ein Problem in diesem Zusammenhang ist der hohe Preis, der für seriöse Prostitution zu bezahlen und von Hilfesuchenden kaum selbst aufzubringen ist.

61.3   Schlussfolgerungen

Hat sich psychiatrisch-psychotherapeutische Rehabilitation bisher im Wesentlichen auf die Aspekte der Bewältigung der Krankheit und der beruflichen Rehabilitation beschränkt, fordern diese Überlegungen dazu heraus, künftig auch die Ermöglichung einer lustvollen, befriedigenden und menschenwürdigen Sexualität in die Überlegungen einzubeziehen. Das Instrumentarium hierzu steht zur Verfügung. Notwendig ist eine gute Fort- und Weiterbildung der in der Rehabilitation tätigen Fachkräfte, ein erweiterter Blick und eine Überwindung lang gehegter Tabus und Vorurteile.

Von einer hohen Prävalenz sexueller Störungen ist bei der Klientel psychiatrisch-psychotherapeutischer Rehabilitation auszugehen. Welche Störungen in welcher Ausprägung in welchem Kontext im Einzelfall vorliegen und welche subjektive Bedeutung das in der gegebenen Lebenssituation für die betroffene Person hat, muss im Rahmen der Rehabilitationsabklärung durch die angemessene Erhebung der Sexualanamnese geklärt werden.

Wichtig ist es dabei auch, sich auf die vom Klienten selbst geäußerten Fragen, Wünsche und Vorstellungen wirklich einzulassen und das Gespräch nicht mit ideologischen Scheuklappen zu führen.

Der Einsatz gezielter Interventionen zur Rehabilitation der Sexualität ergibt sich dann im Rahmen der Rehabilitationsplanung aus dieser Bestandsaufnahme. Wichtig ist es dabei, Sexualität nicht isoliert zu betrachten, sondern in den jeweiligen Lebenskontext einzubinden. Ziel ist nicht frühere Verbote und Tabus durch neue Leistungsanforderungen zu ersetzen, sondern die einen Raum zur Verwirklichung individueller Lebensvorstellung zu schaffen.

Literatur

Arentewicz G, Schmidt G (1986) Sexuell gestörte Beziehungen, 2. Aufl. Springer, Berlin Heidelberg, New York

Beier KM, Bosinski HAG, Hartmann U, Loewit K (2001) Sexualmedizin. Urban & Fischer, München Jena

Dilling H, Mombour W, Schmidt M H, Schulte-Markwort E (2000) Internationale Klassifikation psychischer Störungen ICD-10 Kapitel V. Huber, Bern

Dreher J, Holbinger M, Rodrigues de la Torre B, Bagli M, Malevanyi J, Rao ML (1999) Selbstbeurteilungsfragebogen für Arzneimittelnebenwirkungen und Anwendung im Rahmen einer Studie mit Antidepressiva. Fortschr Neurol Psychiat 67: 163–174

Hertoft P (1989) Klinische Sexuologie. Deutscher Ärzte-Verlag, Köln

Kockott G, Pfeiffer W (1996) Sexual disorders in nonacute psychiatric outpatients. Compr Psychiatry 37: 56–61

Kowohl S, Weig W (1998) Zur Bedeutung der Sexualität im Erleben schizophrener Menschen – Copingfaktor oder Stressor? In: Sexuologie 5: 11–29

LoPiccolo J, LoPiccolo L (1978) (eds.) Handbook of sex therapy. Plenum, New York

Masters W, Johnson V (1966) Human sexual response. Little Brown & Co, Boston

Meyer H (1994) Sexualität und Bindung. Beltz Psychologie-Verlags-Union, Weinheim

Schmidt G (1996) Das Verschwinden der Sexualmoral. Klein, Hamburg

Schmidt G (2000) Kinder der sexuellen Revolution. Psychosozial-Verlag, Gießen

Strauss B, Gross J (1984) Psychopharmakabedingte Veränderungen der Sexualität – Häufigkeit und Stellenwert in der psychiatrischen Praxis. Psychiatr Prax 11: 49–55

Weig W (1996) Erfahrungen mit einem Programm zur Verbesserung der sexuellen Zufriedenheit. Sexuologie 3: 222–231

Weig W (2000) Sexuelle Gesundheit und die Entwicklung einer prophylaktischen Sexualmedizin. Sexuologie 7: 50–54

Weig W (2001) Sexuelle Störungen – Erscheinungsformen, Ursachen, Behandlungsangebote. Psychother Dialog 2: 246–251

Wietzke M (2002) Geschlechterspezifische Unterschiede in der Sexualität. Diplomarbeit, Fachbereich Humanwissenschaften, Universität Osnabrück

Zettl S, Hartlapp J (1997) Sexualstörungen durch Krankheit und Therapie. Springer, Berlin Heidelberg New York

Zilbergeld B (1994) Die neue Sexualität der Männer. dgvt, Tübingen

Forensische Aspekte aus deutscher Sicht

Arnulf Möller, Oliver Allolio

Die forensisch-psychiatrische Rehabilitation ist an eindeutig definierte rechtliche Rahmenbedingungen gebunden. Insassen des Strafvollzugs zeigen eine gegenüber der Durchschnittsbevölkerung deutlich erhöhte Prävalenz psychischer Störungen, insbesondere sind verschiedene Formen von Persönlichkeitsstörungen überrepräsentiert (emotional instabile und dissoziale Persönlichkeitsstörung). Grundsätzlich ist zwischen der ärztlich indizierten psychiatrischen Behandlung im Strafvollzug und den richterlich verfügten Maßregeln der Besserung und Sicherung zu unterscheiden; für Letztere ist u. a. eine Beziehung zwischen der psychischen Störung und der begangenen Straftat Voraussetzung. Behandlungsmethoden sind nur teilweise aus der klinischen Psychiatrie zu übernehmen; es wurden spezifisch forensische Verfahren einer deliktfokussierten Therapie entwickelt, die sich v. a. auf die deliktrelevanten Persönlichkeitsmerkmale zu beziehen hat. Häufig wird es dabei nicht um die Extinktion bestimmter Bedürfnisse gehen (Beispiel Pädophilie), sondern um die verbesserte Wahrnehmung von Risikosituationen und die Entwicklung präventiver Strategien. Die forensische Rehabilitation ist nach wie vor unzureichend evaluiert; nicht jeder deliktische Rückfall muss notwendig wieder mit der psychischen Störung in Zusammenhang stehen; nicht jeder deliktische Rückfall erscheint andererseits in Statistiken (Dunkelzifferproblem).

62.1   Grundlagen und Begriffsbestimmung

Die Betrachtung von Rehabilitation unter forensischen Aspekten verlangt zunächst nach einer Konkretisierung der hier gemeinten Bedeutung dieses Begriffs. Ist die im engeren Sinne **forensisch-kriminologische** Rehabilitation gemeint, deren Erfolg v. a. an der deliktischen Rückfallrate zu messen wäre? Oder zielt die Frage allgemeiner auf die Rehabilitation psychisch kranker Anstaltsinsassen ab, deren psychische Störung unter Umständen mit dem Indexdelikt und der weiteren Legalprognose nicht verbunden ist? Zahlen werden am ehesten zu der enger gefassten Frage spezieller forensischer Rehabilitation zu finden sein, mit dem wohlbekannten und an dieser Stelle nicht weiter zu diskutierenden Problem der Dunkelzifferdelinquenz belastet. Im Übrigen werden psychische Störungen von Anstaltsinsassen als solche nicht erfasst, es gibt folglich auch keine Quelle, die zur Beantwortung weiter gefasster Fragen herangezogen werden könnte. In den Kernbereichen von Delinquenz – Vergewaltigung, sexuelle Nötigung, Körperverletzung – wird mit 5-Jahres-Rezidivraten von etwa 25–30% zu rechnen sein.

In jedem Fall ist der thematisierte Personenkreis kein zahlenmäßig geringer. Nach den jüngsten derzeit verfügbaren Statistikdaten vom August 2002 befanden sich im Gebiet der Bundesrepublik Deutschland insgesamt 40.894 Personen im geschlossenen Vollzug einer Freiheitsstrafe, weitere 6332 Personen in Jugendstrafanstalten (☐ Tabelle 62.1). Gesamtgesellschaftlich ist also durchaus

◻ Tabelle 62.1. Bestand der Strafgefangenen in deutschen Vollzugsanstalten (Stichtag: 31.08.2002)

Vollzugsart	Geschlecht	Vollzugsdauer			Gesamt	Jugendstraf-vollzug	Sozial therapeutische Anstalt
		Bis unter 6 Monate	Bis einschließlich 1 Jahr	Mehr als 1 Jahr			
Geschlossener Vollzug	Insgesamt	7661	8335	24.898	40.894	6332	837
	Weiblich	618	434	766	1818	245	10
Offener Vollzug	Insgesamt	1742	1780	3706	7328	511	74
	Weiblich	87	75	189	351	22	14

von Bedeutung, inwieweit eine soziale Wiedereingliederung dieses Personenkreises gelingt. Zu dieser Zielsetzung wird die Psychiatrie nur in begrenztem Umfang beitragen können. Ihr Beitrag wird sich im Wesentlichen auf den Personenkreis beschränken müssen, der an einer psychischen Störung leidet und die – nachdem diese Störung bereits bekannt war oder erst im Vollzug der Haft festgestellt wurde – einer therapeutischen Intervention überhaupt zugänglich ist.

Die Bedeutungsfacetten des Begriffs der psychischen Störung lassen sich gerade in der forensischen Psychiatrie diskutieren. Unstrittig sind die historisch der Psychiatrie zugerechneten Krankheitsbilder der schizophrenen und affektiven Psychosen, der geistigen Behinderung und der psychopathologischen Syndrome in Zusammenhang mit organischen Krankheitsursachen einzubeziehen. Es wäre unangemessen, das breite Spektrum der sog. Persönlichkeitsstörungen ausklammern zu wollen, die in der ambulanten forensischen Begutachtung eindeutig überwiegen. Der Begriff der Persönlichkeits**störung** impliziert bereits eine Normabweichung, die allerdings keineswegs regelmäßig mit der Übernahme der Krankenrolle verbunden ist und zu therapeutischen bzw. rehabilitativen Bemühungen Anlass gibt. Als allgemeines Merkmal von Persönlichkeitsstörungen wird angesehen, dass ein gewisser subjektiver Leidensdruck vorhanden und/oder die soziale Anpassungsfähigkeit nachweislich aufgrund gerade solcher Persönlichkeitsmerkmale beeinträchtigt ist, die als »gestört« angesprochen werden. Die Schwierigkeiten der Anwendung psychiatrischer ICD- oder DSM-Diagnostik in diesem Rahmen sind deutlich; die Diagnose einer dissozialen Persönlichkeitsstörung wird zumal in den Kernbereichen der Gewalt- und Sexualdelinquenz häufig zu stellen sein, ohne dass damit ein erheblicher Erkenntnisgewinn verbunden wäre. Das diagnostische Kriterium häufig normenverletzenden Verhaltens führt hier zu zirkulären Etikettierungsprozessen.

Straf- und Maßregelvollzug sind in Deutschland – wie im folgenden Abschnitt aufgezeigt – strikt voneinander getrennt; der Maßregelvollzug ist in besonderen, dafür vorgesehenen Einrichtungen durchzuführen (◻ Tabelle 62.2). Die maßgeblichen, auf die Zuführung zum Maßregelvollzug Einfluss nehmenden Faktoren können hier nur kurz angesprochen werden – Selektionsprozesse schon im Stadium der Strafermittlung und der späteren Verhandlung, die »Schwere« des Deliktes, das angepasste oder unangepasste Verhalten in der Untersuchungshaft wie auch lokale Gepflogenheiten und Versorgungsressourcen tragen zu der Entscheidung bei, ob eine straffällig gewordene Person auf ihren Geisteszustand hin untersucht wird oder nicht. Vor diesem Hintergrund sind die teilweise sehr unterschiedlichen Zahlen zur Prävalenz psychischer Störungen zu lesen. Ein Anstaltsinsasse kann aus persönlichen, rechtlichen oder mit dem kulturellen Kontext in Zusammenhang stehenden Gründen interessiert sein, eine psychiatrische Symptomatik zu simulieren oder zu dissimulieren.

◻ Tabelle 62.2. In einem psychiatrischen Krankenhaus oder einer Entziehungseinrichtung aufgrund strafrichterlicher Anordnung Untergebrachte (Stichtag: 31.03.2002; Daten beziehen sich auf die alten Bundesländer).

Alter [Jahre]	Psychiatrisches Krankenhaus (§ 63 StGB)	Entziehungs-einrichtung (§ 64 StGB)
Unter 25	353	327
25–30	479	432
30–40	1653	809
40–50	1188	392
50–60	454	87
60–70	192	11
>70	47	
Gesamt	4366	2058

In den neuen Bundesländern wird diese Statistik überwiegend nicht geführt; dem Statistischen Bundesamt liegen Daten nur aus Mecklenburg-Vorpommern vor (persönliche Mitteilung vom 05.06.2003).

Wichtig

Die Rehabilitation psychisch gestörter Straftäter fängt bereits bei der Begutachtung an. Soweit die rechtlichen Voraussetzungen der Zuführung zum Maßregelvollzug gegeben sind, ist die psychische Störung zu bezeichnen, ihr Verlauf und die geeigneten Behandlungsmöglichkeiten aufzuzeigen.

> **Fallbeispiel**

Der 38-jährige Haftanstaltsinsasse tötete 1986 seine Schwester durch mehrere Messerstiche. Diese habe ihn häufig ausgelacht; schon länger habe er sich mit dem Plan getragen, sie umzubringen. Der Gutachter nahm eine Persönlichkeitsstörung mit »Gefühlskälte«, paranoiden Erlebnisverarbeitungstendenzen und gestörtem Kontaktverhalten an. Eine Krankheitswertigkeit komme dem nicht zu; insbesondere sei kein Hinweis auf eine psychotische Störung gegeben. Erstmals 1997 – nach Verurteilung zu lebenslanger Haft –wurde die Verdachtsdiagnose einer Schizophrenie gestellt. Der Insasse zeigte eine parathyme Affektivität, Manierismen, gab Konzentrations- und Gedächtnisstörungen an. In einem Haftkrankenhaus wurde eine pharmakologische Behandlung mit einem sog. Neuro- und Thymoleptikum (Antidepressivum) unternommen; der Zustand besserte sich. Wegen befürchteter Medikamentenabhängigkeit brach der Klient die Behandlung ab und wurde in die Haftanstalt rückverlegt. Im Jahre 2002 wurde bei weiterhin persistierender Symptomatik eine gesetzliche Betreuung errichtet. Der Insasse zeigt nun eine paranoid-wahnhafte Symptomatik: Das Brot sei vergiftet und er esse es nicht. Der Betreuer hat Strafaufschub nach § 455 StPO beantragt. Ein Haftkrankenhaus lehnte die Aufnahme wegen fehlender Behandlungsbereitschaft und unter Hinweis auf die voraussichtlich lange Dauer der notwendigen Behandlung ab. Bei rechtskräftiger Verurteilung unter Annahme von Schuldfähigkeit sind die rechtlichen Voraussetzungen der Versetzung in den Maßregelvollzug nicht gegeben[1].

Wichtig

Beim Vorliegen von psychischen Störungen ist maßgebend, ob und in welchem Maße sich diese auf die Schuldfähigkeit im Zeitpunkt der Tat ausgewirkt haben. Störungen, die vor der Begehung der Tat diagnostiziert, vielleicht sogar behandelt worden sind, sich aber auf die Schuldfähigkeit im Zeitpunkt der Tat nicht ausgewirkt haben, bleiben demnach bei der Entscheidung
▼

---

[1] Wir danken der Kollegin Frau Dr. Ursel Sannemüller für die Überlassung der Kasuistik. Weiterhin danken wir Herrn Dipl.-Psych. J. Buchholz als Leiter der hiesigen Sozialtherapeutischen Anstalt für anregende Diskussionen zum Thema.

über die Anwendung von Kriminalstrafen oder Maßregeln der Besserung und Sicherung unberücksichtigt. Das gilt auch dann, wenn sie Auswirkungen auf den späteren Vollzug der angeordneten Sanktion haben können.

Dem deutschen Sanktionensystem, das im allgemeinen Teil des Strafgesetzbuches der Bundesrepublik Deutschland (StGB) geregelt ist, liegt das **Schuldprinzip** zu Grunde. Der Schuldgrundsatz hat die Entscheidungsfreiheit und damit die Verantwortlichkeit des Menschen für sein Handeln und Verhalten zur logischen Voraussetzung. Nur wenn grundsätzlich die Fähigkeit besteht, sich von Rechtsnormen bestimmen zu lassen, kann der Täter dafür verantwortlich gemacht werden, dass er es zu der rechtswidrigen Tat hat kommen lassen, anstatt den kriminellen Antrieb zu beherrschen (Jescheck 1988 § 37 I. 1., S. 366). Nach der Regelung des § 46 Abs. 1 Satz 1 StGB ist deshalb die Schuld des Täters im Zeitpunkt der Begehung der Tat Grundlage für die Zumessung der Strafe.

Wichtig

Ausgehend vom Schuldprinzip sieht das Sanktionensystem zwei sog. Spuren vor, eine für den schuldfähigen, eine für den schuldunfähigen Täter. Rechtsprechung und Literatur sprechen deshalb von der Zweispurigkeit des Sanktionensystems (Jescheck 1988, § 9 I., S. 74–77).

Auf die sich aus den kriminalpolitischen Überlegungen zur Diversion (Umlenkung der formellen in eine informelle Reaktion) entwickelnde dritte Spur sei in diesem Zusammenhang lediglich hingewiesen (vgl. hierzu § 46a StGB: Täter-Opfer-Ausgleich, Schadenswiedergutmachung).

62.2   Vollzug der Freiheitsstrafe

In der Regelung des § 2 Satz 1 des Strafvollzugsgesetzes der Bundesrepublik Deutschland (StVollzG) ist als (einziges) Vollzugsziel die (Re-)Sozialisierung des Inhaftierten festgeschrieben. Danach soll der Verurteilte im Vollzug der Freiheitsstrafe befähigt werden, künftig in sozialer Verantwortung ein Leben ohne Straftaten zu führen. Freilich benennt das StVollzG auch den Schutz der Allgemeinheit vor weiteren Straftaten als weitere Aufgabe des Strafvollzugs (vgl. § 2 Satz 2 StVollzG). Um das für positive Verhaltensweisen notwendige Lernfeld zu schaffen, geht das Gesetz von der Notwendigkeit aus, schädlichen Folgen des Vollzuges soweit wie möglich entgegenzuwirken (Gegensteuerungsgrundsatz), Übungsfelder für soziales Lernen zu schaffen und zu gestalten (Angleichungs- und Wiedereingliederungsgrundsatz) sowie bei dem Inhaftierten alle Ansätze zu fördern, die für eine positive Entwicklung förderlich sind (Individualisierungsgrundsatz).

Neben den allgemeinen Anstalten sieht das StVollzG in den Organisationsbestimmungen der §§ 123–126 die Einrichtung von sozialtherapeutischen Anstalten oder Abteilungen vor. Solche Einrichtungen sollten ursprünglich als eigenständige Maßregel der Besserung und Sicherung vorgesehen werden (sog. Maßregellösung). Doch haben sich der Einführung der sozialtherapeutischen Anstalt als Maßregeleinrichtung unerwartete Schwierigkeiten personeller und finanzieller Art entgegengestellt. Auch erwies sich, dass die Probleme der inneren Ordnung und der anzuwendenden therapeutischen Methoden bei dem neuen Anstaltstyp noch nicht genügend geklärt waren. Deshalb wurde die sozialtherapeutische Anstalt schließlich als Maßregel in der Hand des erkennenden Richters wieder abgeschafft und in eine bloße Modalität des Vollzuges der Freiheitsstrafe umgewandelt (sog. Vollzugslösung). Damit ist auch das Gewicht der stationären Maßregeln der Besserung und Sicherung erheblich vermindert worden, weil die Unterbringung in einer sozialtherapeutischen Anstalt als ihr Kernstück gedacht war (§ 61 Nr. 3 StGB a. F., Jescheck 1988, § 9 I. 2., S. 76). Auch als Strafvollzugseinrichtungen führten die sozialtherapeutischen Anstalten zunächst ein Schattendasein, da auch dafür die finanziellen Mittel zur Mindestausstattung fehlten.

Mit dem Gesetz zur Bekämpfung von Sexualdelikten und anderen gefährlichen Straftaten vom 26.01.1998 sind nunmehr seit dem 01.01.2003 Verurteilte, die wegen eines Sexualdeliktes inhaftiert sind und eine Freiheitsstrafe von mehr als 2 Jahren verbüßen, zwingend in der Sozialtherapie unterzubringen, wenn die Behandlung in einer sozialtherapeutischen Anstalt angezeigt ist (§ 9 Abs. 1 StVollzG n. F.). Die Aufnahme von Verurteilten anderer Deliktsgruppen beruht (weiterhin) auf dem Freiwilligkeitsprinzip (§ 9 Abs. 2 StVollzG).

> **Wichtig**
>
> Diese mit dem Gesetz zur Bekämpfung von Sexualdelikten und anderen gefährlichen Straftaten eingeführte »Zwangstherapie« für Sexualstraftäter steht im Zusammenhang mit den weiteren Regelungsbereichen dieses Gesetzes, die sich auf die Einführung bzw. Hervorhebung generalpräventiver Aspekte bei der Straf(rest)aussetzung zur Bewährung und die verfahrensrechtliche Verpflichtung zur Einholung von Gutachten in solchen Fällen beziehen. Durch die »Zwangstherapie« werden die Bundesländer aber verpflichtet, eine ausreichende Anzahl von sozialtherapeutischen Haftplätzen vorzusehen.

Anders als in den allgemeinen Anstalten steht in den sozialtherapeutischen Anstalten die Therapie im Mittelpunkt der Arbeit mit den Inhaftierten, um das Vollzugsziel des § 2 Satz 1 StVollzG zu erreichen. Das therapeutische Programm beinhaltet in der Regel eine Eingangsphase, in der der Inhaftierte diagnostisch begutachtet und ggf. die Behandlung mit ihm erörtert wird. Daran schließt sich eine Therapie- und Trainingsphase an, die zum Übergang in die Freiheit in eine Entlassungsphase münden. An die Entlassung schließt sich die Nachbetreuung an, die durch Fachkräfte der sozialtherapeutischen Anstalt geleistet wird, soweit sie nicht anderweitig sichergestellt ist (§ 126 StVollzG, Böhm 1986, S. 131 ff.; vgl. hierzu insbesondere das im Land Sachsen-Anhalt entwickelte Nachsorgekonzept.

Psychische Störungen von Inhaftierten – sei es im allgemeinen oder im sozialtherapeutischen Vollzug – werden im Rahmen der Gesundheitsfürsorge behandelt. Nach der Regelung des § 56 Abs. 1 Satz 1 StVollzG ist die Justizvollzugsanstalt verpflichtet, für die körperliche und geistige Gesundheit des Inhaftierten zu sorgen. Das kann Zwangsbehandlungen einschließen, wenn sich der Inhaftierte in einem die freie Willensbestimmung ausschließenden Zustand befindet und eine schwerwiegende Gefahr für seine Gesundheit besteht (§ 101 StVollzG).

> **Wichtig**
>
> Bei derartigen Störungen hat der Anstaltsarzt, der in der Regel keine psychiatrische Fachqualifikation besitzt, darüber zu entscheiden, ob er den Inhaftierten selbst behandelt oder einen Facharzt hinzuzieht. In diesem Zusammenhang ist auch darüber zu entscheiden, ob der Inhaftierte innerhalb der Justizvollzugsanstalt oder in einem Krankenhaus außerhalb des Vollzuges behandelt wird. Einige Bundesländer haben Vollzugs- oder Haftkrankenhäuser, in denen psychiatrische Abteilungen eingerichtet sind. Dort stehen auch entsprechende Fachärzte zur Verfügung.

Nach der Bestimmung des § 455 Abs. 4 Strafprozessordnung (StPO) kann die Vollstreckungsbehörde – also die Staatsanwaltschaft – darüber hinaus die Strafvollstreckung unterbrechen, wenn der Verurteilte in Geisteskrankheit verfällt, von der Vollstreckung eine nahe Lebensgefahr für den Verurteilten zu besorgen (im Sinne von zu befürchten) ist, oder der Verurteilte sonst schwer erkrankt und die Krankheit in einer Vollzugsanstalt oder einem Anstaltskrankenhaus nicht erkannt oder behandelt werden kann. Zur Durchführung einer stationären Drogentherapie kann die Vollstreckungsbehörde nach der Regelung des § 35 Betäubungsmittelgesetz (BtMG) die Strafvollstreckung zurückstellen und – im Falle des Therapieerfolges – die Therapiezeit auf die Vollstreckungsdauer anrechnen.

Diese Fragen stellen sich praktisch häufig. Die Angaben vieler Studien sind mit Vorbehalt zu lesen, weil sie sich oft auf bestimmte, für den »normalen« Strafvollzug nicht repräsentative Einrichtungen beziehen. Psychiatrische Diagnosen sind bei etwa 60% der Insassen von Strafanstalten zu stellen. An Häufigkeit führen nach Zahlen aus meist US-amerikanischen Studien Missbrauchs- und Abhängigkeitssyndrome im Achse-1-, aus naheliegenden Gründen antisoziale und Borderline-Störungen im Achse-2-Bereich. Die Diagnose einer Schizophrenie war bei 2–5% der Insassen zu stellen (Hermann et al. 1991). Nach einer deutschen Studie war bei 50% der männlichen Insassen von Haftanstalten im Alter von 22–75 Jahren die Diagnose einer Persönlichkeitsstörung (nach Maßgabe des strukturierten psychiatrischen Interviews [SCID-II]) zu stellen, wobei sich deliktabhängig gewisse Besonderheiten im Diagnosenspektrum aufzeigen ließen (Friedrich u. Pfäfflin 2000). So war die Diagnose einer antisozialen Persönlichkeitsstörung die insgesamt am häufigsten zu stellende; bei Sexualstraftätern fand sich diese Diagnosenkategorie allerdings seltener (in 20% der Fälle). In einer anderen deutschen Studie wurde mit anderen, nicht an Diagnosekategorien, sondern am Beschwerdebild orientierten Fragebögen (SCL-90) eine Häufigkeit klinisch-psychopathologisch relevanter Befunde in vergleichbarer Höhe (um 50%) gefunden; 10% der Befragten gaben Suizidideen an (Blocher et al. 2001).

Die jeweiligen Zahlen sind also mit Vorbehalt zu lesen, es spiegeln sich Beziehungen zu Alters- und Geschlechtsverteilung, Anlassdelikt und Deliktanamnese, aber auch Selektionsschritte im Ablauf von Strafermittlung, Urteil und Straf- oder Maßregelvollzug selbst wider. Selbstverständlich sind andere Zahlen zu erwarten und auch empirisch belegt, wenn besondere Einrichtungen untersucht werden – etwa die mit geringer Zahl vertretenen sozialtherapeutischen Einrichtungen oder Institutionen für jungendliche Straftäter. In Akutabteilungen psychiatrischer Behandlungsabteilungen an Strafanstalten werden ganz überwiegend – nach Daten von Witzel und Gubka (2002) etwa 73% – schizophrene Patienten behandelt.

Die stationär-psychiatrische Behandlung von Gefängnisinsassen ist in Deutschland regional sehr unterschiedlich geregelt. Ein allgemein akzeptiertes und praktiziertes Konzept gibt es nicht. Eine justizeigene, also innerhalb von Justizvollzugsanstalten befindliche psychiatrische Abteilung existiert in vier Bundesländern (Baden-Württemberg, Bayern, Berlin und Sachsen) (Konrad 2003).

62.3   Vollzug von Maßregeln der Besserung und Sicherung

Die Verhängung von Kriminalstrafen – Geldstrafe oder Freiheitsstrafe – kommt nach dem Schuldprinzip dann nicht in Betracht, wenn der Täter im Zeitpunkt der Begehung der Tat schuldunfähig gewesen ist oder Zweifel an der Schuldfähigkeit bestehen (▶ s. Abschn. 62.1). Aus dem Vorliegen einer psychischen Störung, die mit der Tatbegehung in Zusammenhang stehen muss, kann sich allerdings die Voraussetzung für die Anwendung von Maßregeln der Besserung und Sicherung ergeben.

> **Wichtig**
>
> Maßregeln der Besserung und Sicherung unterliegen – wegen der mit ihnen verbunden Tiefe des Grundrechtseingriffs gemäß § 62 StGB – dem nach dem Rechtsstaatsprinzip unmittelbar und allgemein geltenden Grundsatz der Verhältnismäßigkeit. Bei der Beurteilung der Verhältnismäßigkeit ist auf die Bedeutung der vom Täter begangenen und zu erwartenden Taten abzustellen. Für die Gefährlichkeitsprognose wird eine nach der Schwere der zu erwartenden Taten abgestufte Wahrscheinlichkeit verlangt. Das Bundesverfassungsgericht hat in diesem Zusammenhang die Formel vom sog. »vertretbaren Risiko« geprägt (Jescheck 1988, § 77 I. 2., S. 727 unter Hinweis auf BVerfGE Bd. 70, S. 297 [313]).

Wegen der Schwere des Grundrechtseingriffs reichen geringfügige Vergehen für die Unterbringung in einem psychiatrischen Krankenhaus nach § 63 StGB nicht aus (z. B. die unwesentliche sexuelle Annäherung an ein Kind). Demgegenüber genügt nach der Rechtsprechung auch eine Straftat ohne besonderes Gewicht, wenn die Tat für die erhebliche Gefährlichkeit des Täters symptomatisch ist (Jescheck 1988, § 77 I. 2., S. 727). Der Täter muss grundsätzlich schuldunfähig sein. Bei verminderter Schuldfähigkeit tritt die Unterbringung in einem psychiatrischen Krankenhaus neben die Strafe (§ 67 Abs. 1 StGB). Schließlich muss eine ungünstige Prognose vorliegen. Das StGB verlangt dazu, dass nach einer Gesamtwürdigung von Tat und Täter von diesem infolge seines Zustands erhebliche rechtswidrige Taten zu erwarten sind und er deshalb für die Allgemeinheit gefährlich ist. Die Dauer der Unterbringung ist zeitlich nicht begrenzt. Vielmehr wird die Maßregel solange vollzogen, wie ihr Zweck es erfordert, möglicherweise also auch lebenslänglich (§ 67d StGB) (Jescheck 1988, § 77 II. 3., S. 731).

62.3.1   Unterbringung in einer Entziehungsanstalt

Im Vordergrund der Unterbringung in einer Entziehungsanstalt steht der Besserungszweck. Die Anordnung unterbleibt deshalb, wenn eine Entziehungskur von vornherein aussichtslos erscheint (§ 64 Abs. 2 StGB, Jescheck 1988, § 77 III. 1., S. 731).

Auch die Voraussetzungen der Unterbringung in einer Entziehungsanstalt betreffen die Persönlichkeit des Täters, die auslösende Tat und die Prognose. Der Täter muss den Hang haben, alkoholische Getränke oder andere Rauschmittel (z. B. Haschisch, LSD, Heroin, Kokain oder Opium) im Übermaß zu konsumieren. Die auslösende Tat muss im Rausch begangen worden oder auf den Hang zurückzuführen sein. Nach der Rechtsprechung muss die Tat Symptomwert für die Sucht haben. Schließlich muss die Gefahr bestehen, dass der Täter infolge seines Hanges neue erhebliche rechtswidrige Taten begehen wird. **Selbstgefährdung** fällt **nicht** darunter, weil die Süchtigenfürsorge nicht Aufgabe des Strafrechts ist. Nach § 64 StGB muss das Gericht, wenn die genannten Voraussetzungen vorliegen, die Maßregel anordnen. Sie tritt, wenn der Täter wegen der auslösenden Tat bestraft wird, neben die Strafe. Die Dauer ist auf höchstens 2 Jahre begrenzt (§ 76d Abs. 1 StGB, Jescheck 1988, § 77 III. 2. und 3., S. 731 und 732 unter Hinweis auf OLG Hamm, NJW 1974, S. 614). Die Unterbringung wird in der Regel in geschlossenen Stationen psychiatrischer Krankenhäuser vollzogen.

62.3.2 Sicherungsverwahrung

Der Zweck der Sicherungsverwahrung ist der Schutz der Gesellschaft vor dem gefährlichen Hangtäter, dem gegenüber sich selbst ein lang dauernder Strafvollzug als wirkungslos erwiesen hat. Der Vorrang des Sicherungszwecks schließt jedoch nicht aus, dass im Vollzug der Sicherungsverwahrung eine intensive, auf die Eigenart des Hangtäters zugeschnittene Behandlung mit dem Ziel der (Re-)Sozialisierung und eine sorgfältige Vorbereitung der bedingten Aussetzung zur Bewährung stattfinden (§§ 67d Abs. 2 StGB, 134 StVollzG, Jescheck 1988, § 9 V. 1., S. 733).

Die Sicherungsverwahrung unterscheidet zwischen der zwingend vorgeschriebenen Sicherungsverwahrung bei Tätern mit mehreren **Vorstrafen** (§ 66 Abs. 1 StGB) und der in das Ermessen des erkennenden Gerichts gestellten Sicherungsverwahrung bei Tätern mit mehreren **Vortaten** (§ 66 Abs. 2 StGB). Die fakultative Anordnung der Sicherungsverwahrung bei Tätern mit mehreren Vortaten schafft die Möglichkeit, den gefährlichen »Serientäter« zu erfassen, dem es bisher gelungen ist, sich einer Verurteilung oder Strafverbüßung zu entziehen (Jescheck 1988, § 9 V. 2. und 3., S. 734–736).

Neben diesen formellen Voraussetzungen steht der Zweck, die Sicherungsverwahrung auf die wirklich gefährlichen, schweren Straftäter zu beschränken. Eine Gesamtwürdigung des Täters und seiner Taten muss deshalb ergeben, dass er infolge eines Hanges zu erheblichen Straftaten für die Allgemeinheit gefährlich ist. Das Bild des »Hangtäters« wird nach der **Rechtsprechung** durch die Herkunft aus schwer defizitären Sozial- und Erziehungsverhältnissen, durch die bisherige kriminelle Tätigkeit – insbesondere Frühkriminalität und Rückfallgeschwindigkeit –, durch die Art der Straftaten – insbesondere Spezialistentum und berufsmäßige Begehung –, durch Bindungslosigkeit, Intelligenzminderung und schwere Charakterfehler – insbe-

sondere »Arbeitsscheu« – gekennzeichnet (Jescheck 1988, § 9 V. 2. und 3., S. 734–736).

Die Dauer der Unterbringung in der Sicherungsverwahrung ist unbestimmt. Das Vollstreckungsgericht setzt die weitere Vollstreckung zur Bewährung aus, sobald die Kriminalprognose günstig erscheint (§ 67d Abs. 2 StGB). Durch den Wegfall der früheren zeitlichen Begrenzung auf 10 Jahre bei der ersten Unterbringung und das Bundesgesetz zur Einführung der vorbehaltenen Sicherungsverwahrung vom 21.08.2002 dürfte nun mit einem Anstieg der Unterbringungszahlen und einer Zunahme der Dauer der Unterbringung zu rechnen sein.

Der Vollzug der Sicherungsverwahrung richtet sich nach den Regelungen der §§ 129–135 StVollzG. Vollzugsziel ist hier – anders als im Vollzug der Freiheitsstrafe – neben dem Schutz der Allgemeinheit auch die Hilfe für den Verurteilten, die ihn befähigen soll, sich in die Freiheit wieder einzugliedern (§ 129 StVollzG). Da die Sicherungsverwahrung aber in der Praxis nicht in besonderen Sicherungsanstalten, sondern lediglich in besonderen Abteilungen einer Justizvollzugsanstalt durchgeführt wird, sind wesentliche Unterschiede zwischen Straf- und Sicherungsverwahrvollzug kaum zu erkennen (Jescheck 1988, § 9 V. 6., S. 737).

62.3.3 Kritik des Maßregelvollzugs

Über die zunehmende Belegung von Einrichtungen des Maßregelvollzugs wird Klage geführt; die Umsetzung stärker therapie- als verwahrungsorientierter Konzepte wird durch diese Belastung in Frage gestellt. Waren 1970 noch insgesamt 4401 Personen untergebracht (nach §§ 63, 64 StGB), so stieg diese Zahl nach einem 1980 erreichten relativen Tiefstand von 3237 wieder auf die für 2002 genannte Zahl von 6424 an. Die Klientel ist nach psychiatrischen wie kriminologischen Aspekten zu charakterisieren: Nach § 63 StGB Untergebrachte sind zu etwa 70% mit kriminellen Handlungen vorbelastet. Im Vergleich mit früheren Zeiträumen wird eine Zunahme in der Schwere anlassgebender Delikte beobachtet. An Häufigkeit führen hinsichtlich der Einweisungsdelikte versuchte oder vollendete Tötung, mit Gewaltanwendung einhergehende Sexualdelikte und Körperverletzung.

Die Einweisungspraxis wird häufig kritisiert. Aus Therapeutensicht schien ein erheblicher Anteil von etwa 20% der im Maßregelvollzug untergebrachten Patienten deplatziert. Als besondere Problemgruppe stellten sich Suchtkranke mit unzureichenden therapeutischen Erfolgsaussichten dar, weiterhin geistig Behinderte. Auch wird beklagt, dass bei episodischen psychischen Störungen die »juristische Warteschleife« vor der bedingten Entlassung zu lang sei und diese Patienten oft Monate auf der Station verbrächten, was insgesamt die therapeutische Atmosphäre belaste. Es wird angenommen, dass kostenträchtige Fehlbelegungen, insbesondere seit dem Inkrafttreten des Gesetzes zur Bekämpfung von Sexualdelikten und anderen gefährlichen Straftaten Anfang 1998 zugenommen hätten (Maier et al. 2000).

Insgesamt ist ein Wandel der Praxis des Maßregelvollzugs erkennbar, der sich v. a. durch eine stärkere Flexibilisierung kennzeichnen lässt und durch die erwähnten Fehlbelegungen belastet wird (Kröber 1999, 2002). Der kostenträchtigen stationären, Jahre dauernden Unterbringung sind flexiblere Konzepte an die Seite zu stellen, die paarklinische Betreuung und spezielle forensisch-psychiatrische Ambulanzen vorsehen. Auch ist ein Wandel der Therapieverfahren erkennbar, die insgesamt mehr auf das Deliktverhalten und seine psychische Verarbeitung mit kognitiv-behavioraler Technik fokussieren. Insoweit sollten auch immer wieder vorgetragene Bedenken wegen bedingter Freiwilligkeit, der in Frage gestellten Abstinenz und Funktionalität des Therapeuten, der durch Disziplinierung und »psychosoziale Machtausübung« gefährdeten Behandlung abgeschlossen werden und diesen Konzeptionen einer speziellen, ihre Rahmenbedingungen als solche akzeptierenden forensischen Therapie weichen.

Nach Daten einer neueren deutschen Studie an alkoholkranken, nach § 64 StGB untergebrachten Personen bestätigen sich diese Erfahrungen des allgemeinen Maßregelvollzugs – es fand sich eine meist sehr lange Dauer der Abhängigkeit von etwa 16 Jahren; die Patienten waren meist mehrfach vorbestraft; etwa 40% berichteten über einen auch in der Anstalt fortgeführten Alkoholkonsum. Es wurde kritisch angemerkt, dass eine Anwendung des § 64 StGB zu einem früheren Zeitpunkt medizinisch sinnvoller gewesen wäre, die Maßnahme komme also aus ärztlicher Sicht unzweckmäßig spät zur Anwendung; die Therapie werde durch den hohen Anteil behandlungsunmotivierter Patienten belastet (Marneros et al. 1994).

Eine zeitgemäße forensisch-psychiatrische Therapie wird sich an drei wesentlichen Prinzipien orientieren (Kröber 2002):

- »Risk principle«: Ausrichtung der Therapie an der »Gefährlichkeit«; je größer die angenommene »Gefährlichkeit«, desto intensiver bzw. elaborierter die Behandlung.
- »Need principle«: Dieses Prinzip steht den früher oft praktizierten unspezifischen »Persönlichkeitsbehandlungen« gegenüber; der Fokus der Therapie ergibt sich aus den kriminogen relevanten Persönlichkeitsmerkmalen.
- »Responsivity principle«: Die Therapie richtet sich an den Lerngewohnheiten, -fähigkeiten und dominierenden kognitiven Strukturen des Klienten aus. Es wird oft mehr um eine Kontrolle von Verhalten als um ein »Wegtherapieren« bestimmter Impulse gehen.

Die internationale Literatur lässt auf signifikante Effekte dieser forensischen Therapien auf die deliktische Rück-

fallrate schließen. Es werden Effektstärken um .15 bis .20 beschrieben.

62.4   Schlussbemerkungen

Soweit sich psychische Störungen von Straftätern auf die Schuldfähigkeit im Zeitpunkt der Begehung der Straftat ausgewirkt haben, stellt das deutsche Sanktionssystem – wie dargestellt – adäquate Reaktionsmöglichkeiten zur Verfügung.

Durch die Möglichkeit der (nachträglichen) Umkehrung der Reihenfolge der Vollstreckung von Freiheitsstrafe und Maßregeln der Besserung und Sicherung (§ 67 StGB), des Wechsels zwischen Unterbringungsarten der Maßregeln (§ 67a StGB) und der Einführung der Aussetzung der Maßregeln zur Bewährung (§§ 67b ff. StGB) ist das Sanktionssystem verbessert worden. Mit diesen Instrumenten wird die Möglichkeit eröffnet, adäquater als bisher auf die Persönlichkeitsentwicklung des Verurteilten – und damit auch auf psychische Störungen – reagieren zu können.

> **Wichtig**
>
> Dennoch fehlt dem Sanktionssystem die notwendige Flexibilität. Bundes- und Landesgesetzgeber tragen diesem Umstand – wohl auch politisch motiviert – für den Fall Rechnung, dass sich die Gefährlichkeit eines Täters nachträglich, also erst im Strafvollzug, herausstellt. Hierzu liegen auf Bundesebene Gesetzentwürfe zur nachträglichen Sicherungsverwahrung vor; in einigen Bundesländern sind Unterbringungsgesetze in Kraft, die die weitere Freiheitsentziehung eines Verurteilten nach der Vollverbüßung einer Freiheitsstrafe erlauben.

Am Ende des Beitrages lassen sich die folgenden **Desiderate** formulieren:

- Die Praxis des Maßregelvollzugs hat sich deutlich verändert. Im Vergleich mit der klinischen Psychiatrie ließen sich diese Einrichtungen früher durch Defizite spezieller Behandlungsprogramme, ein Festhalten an tradierten tiefenpsychologischen Behandlungspraktiken, v. a. auch durch fehlende Übergänge vom Maßregelvollzug zum Lebensalltag charakterisieren. Es zeichnet sich heute eine Flexibilisierung ab, eine Entwicklung spezieller forensischer Behandlungsprogramme und der Einbettung des stationären Maßnahmenvollzugs in ambulante Nachversorgungskonzepte. Diese aus psychiatrischer Sicht sinnvolle Praxis setzt eine gleichermaßen flexible Kooperation mit den rechtlich verantwortlichen Stellen, der Bewährungshilfe usw. voraus.
- Die therapeutische Orientierung entspricht dem Selbstverständnis einer forensischen Psychiatrie, die sich über Sicherung und Begutachtung hinaus v. a.

durch ihre speziellen therapeutischen Kompetenzen definiert. Die konkreten Möglichkeiten einer forensisch-psychiatrischen Therapie werden durch Fehlbelegungen deutlich erschwert. Insoweit beginnt der Prozess einer forensisch-psychiatrischen Rehabilitation bereits bei der Begutachtung, die konkrete Möglichkeiten wie auch Grenzen psychiatrischer Therapie aufzeigen muss. Dabei ist zu konzidieren, dass sich die persönlichen Voraussetzungen einer erfolgreich durchzuführenden Therapie – insbesondere der Motivationsfaktor – im Laufe eines mehrmonatigen Behandlungsversuches ändern können. Auch hier ist eine Flexibilisierung wünschenswert, die nach erfolglosen Behandlungsversuchen dann ohne monatelange Latenzen eine Versetzung in den normalen Strafvollzug ermöglicht. Eine derartige Vorgehensweise würde auch der Ökonomisierung dienen – die Station des Maßregelvollzugs wäre weniger durch nichtbehandelbare oder behandlungswillige Insassen belastet.

Der Anteil psychischer Störungen unter den Insassen des normalen Strafvollzuges ist erheblich, der Gedanke an einen Zusammenhang mit der Deliktbegehung drängt sich auf, ohne dass sich notwendig Konsequenzen für die Beurteilung der sog. Schuldfähigkeit ergeben müssen. Die Bindung des Maßregelvollzugs und der Nachweis einer verminderten oder aufgehobenen Schuldfähigkeit ist aus psychiatrischer Sicht sachlich kaum vertretbar; die Deliktbegehung wie auch das künftig anzunehmende Deliktrisiko können durch psychische Störungen wesentlich mitbestimmt werden, ohne dass diese anlasstatbezogen zu einer erheblichen oder gar aufgehobenen Minderung der Einsichts- und/oder Steuerungsfähigkeit führen müssen. Die bisherigen Zuweisungsprozesse sollten also in beiden Richtungen durchlässiger werden – vom Strafvollzug in Einrichtungen der Maßregel, aber auch von der Maßregeleinrichtung in die Strafanstalt zurück.

Literatur

Blocher D, Henkel K, Ziegler E, Roesler M (2001) Zur Epidemiologie psychischer Beschwerden bei Häftlingen einer Justizvollzugsanstalt. Recht Psychiatrie 19: 136–140

Böhm A (1986) Strafvollzug, 2. Aufl., Metzner, Frankfurt a. M.

Friedrich S, Pfäfflin F (2000) Zur Prävalenz von Persönlichkeitsstörungen bei Strafgefangenen. Recht Psychiatrie 18: 95–104

Gunn J, Maden A, Swinton M (1991) Treatment needs of prisoners with psychiatric disorders. Brit Med J 303: 338–341

Herrman H, McGorry P, Mills J, Singh B (1991) Hidden severe psychiatric morbidity in sentenced prisoners. Am J Psychiatry 148: 236–239

Jescheck HH (1988) Lehrbuch des Strafrechts, Allgemeiner Teil, 4. Aufl., Duncker & Humblodt, Berlin

Jordan BK, Schlenger WE, Caddell JM (1996) Prevalence of psychiatric disorders among incarcerated women. Arch Gen Psychiatry 53: 513–519

Konrad N (1999) Psychiatrie in Haft, Gefangenschaft und Gefängnis. In: Helmchen H, Henn F, Lauter H, Sartorius N (Hrsg) Psychiatrie der Gegenwart, Bd 3: Psychiatrie spezieller Lebenssituationen. Springer, Berlin Heidelberg New York, S 555–578

Konrad N (2003) Die Versorgungssituation psychisch Kranker im Justizvollzug. Recht Psychiatrie 21: 5–8

Kröber HL (1999) Wandlungsprozesse im Maßregelvollzug. Z Sexualforschung 12: 93–107

Kröber HL (2002) Moderne Therapie im psychiatrischen Maßregelvollzug. In: Osterheider M (Hrsg) Forensik 2001. Psychogen, Dortmund, S 40–52

Maier U, Mache W, Klein H (2000) Woran krankt der Maßregelvollzug? Mschr Kriminol Strafrechtsreform 83: 71–90

Marneros A, Pierschkalla U, Rohde A, Schmitz K (1994) Die Vorgeschichte alkoholkranker Straftäter, untergebracht nach § 64 StGB. Mschr Kriminol Strafrechtsreform 77: 13–21

Teplin LA (1994) Psychiatric and substance abuse disorders among male urban jail detainees. Am J Public Health 84: 290–293

Statistisches Bundesamt (2003) Strafvollzug – demographische und kriminologische Merkmale der Strafgefangenen zum Stichtag 31.03.2002. Fachserie 10/Reihe 4.1. Statistisches Bundesamt, Wiesbaden

Witzel JG, Gupka U (2002) Ergebnisse der stationären Akutbehandlung psychisch kranker Häftlinge in einer als Modellprojekt speziell eingerichteten Behandlungsabteilung der JVA Werl. Forens Psychiatrie Psychotherapie 9: 49–60

Forensische Aspekte aus österreichischer Sicht

Hans Schanda

»Geisteskranke sind unberechenbar und daher gefährlich.«

»Die Kriminalität psychisch Kranker hat die gleichen Ursachen wie die Kriminalität Gesunder, sie ist daher kein primär psychiatrisches Problem.«

»Die Kriminalität psychisch Kranker ist mit einem psychiatrischen Instrumentarium nicht behandelbar.«

»Psychisch Kranke sind gefährlicher als psychisch Gesunde.«

»Psychisch Kranke sind nicht gewalttätiger als psychisch Gesunde.«

»Brächte man psychisch Kranken mehr Verständnis entgegen, würden sie nie kriminell werden.«

»Kriminelle sind kaum besserungsfähig, geisteskranke Kriminelle noch weniger, sie sollten daher nie mehr entlassen werden.«

Diese von Laien wie von in der psychosozialen Versorgung Tätigen stammenden Zitate sollen zeigen, dass das Thema durchaus kontrovers und oft sehr emotional diskutiert wird – ganz abgesehen von den »Diskussionsbeiträgen« der Massenmedien und der Unterhaltungsindustrie. Wir wollen uns im Folgenden auf die Fakten beschränken.

63.1 Psychische Krankheit und Kriminalität

Während sich die forensische Psychiatrie in der Vergangenheit eher der Erörterung gutachterlicher Fragestellungen widmete, rückten im Zuge zunehmender Spezialisierung, die in immer größerem Ausmaß die Unterbringung psychisch kranker Straftäter in Sondereinrichtungen zur Folge hatte, Aspekte der Behandlung und Rehabilitation in den Vordergrund.

Sieht man von psychiatrisch auffälligen Strafgefangenen ab, die ein Versorgungsproblem des Normalvollzugs darstellen, so ist der kleinste gemeinsame Nenner zur Definition einer forensisch-psychiatrischen Klientel die Verübung einer Straftat in einem wie auch immer gearteten Zusammenhang mit einer psychischen Erkrankung oder Störung. Die Größe dieser äußerst heterogenen Gruppe von Personen wird zunächst durch die Kriminalität im Allgemeinen beeinflussende Faktoren bestimmt.

63.1.1 Risikofaktoren für Kriminalität

Weltweit finden sich uniform einige miteinander in Wechselwirkung stehende Risikofaktoren für Kriminalität:
- umweltbedingte kriminelle Prägung,
- Substanzmissbrauch,
- (dissoziale) Persönlichkeitsstörungen,
- soziale Situation.

Die Zahl der Straftäter in einem Land/einer Region ist zudem abhängig von lokal durchaus unterschiedlichen Gegebenheiten:
- dem Ausmaß organisierter Kriminalität,
- den Raten von (illegalem) Substanzmissbrauch
- der wirtschaftlichen Situation.

Diesbezüglich bestehen wohl kaum wesentliche Unterschiede zwischen Deutschland, Österreich und der Schweiz, bezüglich organisierter Kriminalität und Raten von Substanzmissbrauch schon eher zwischen Europa und den USA.

63.1.2 Kriminalität psychisch Kranker

Ungeachtet der wesentlichen Bedeutung der genannten allgemeinen Faktoren hat entgegen anderslautenden Behauptungen psychische Krankheit sehr wohl einen Einfluss auf kriminelles Verhalten. Dementsprechend besteht bei bestimmten Diagnosegruppen ein gegenüber der Normalbevölkerung erhöhtes Risiko für die Verübung von Straftaten (Brennan et al. 2000; Hodgins 2000; Hodgins et al. 1996; Tiihonen et al. 1997).

> **Wichtig**
>
> Das erhöhte Kriminalitätsrisiko psychiatrischer Patienten ist auf eine relativ gut definierte Subgruppe beschränkt (▶ s. folgende Übersicht).

Typische Merkmale der (potenziellen) forensisch-psychiatrischen Klientel
- Funktionelle und organische Psychosen mit
  - schwerem, chronischem Verlauf
  - hohen Komorbiditätsraten (Substanzmissbrauch, Persönlichkeitsstörungen)
- Geistige Behinderungen mit hohen Komorbiditätsraten
- Schwere (dissoziale) Persönlichkeitsstörungen mit hohen Substanzmissbrauchsraten
- Gestörte Impulskontrolle
- Fehlende Krankheitseinsicht
- Non-Compliance
▼

- Viele stationäre Vorbehandlungen
- In der Vorgeschichte gehäuft Behandlungsabbrüche bzw. gescheiterte Rehabilitationsversuche
- Vorstrafen
- Biografische Schädigung, Milieuschädigung

Zu berücksichtigen ist, dass bei Personen mit funktionellen Psychosen die Raten von Substanzmissbrauch deutlich über jenen der Allgemeinbevölkerung liegen (Regier et al. 1990) und dass bereits relativ geringe Alkoholmengen durch Verstärkung der psychotischen Symptomatik und Reduzierung der Compliance wesentlich rascher zur Verschlechterung der Lebenssituation und zu kriminellem/gewalttätigem Verhalten führen, als dies bei nicht an Psychosen erkrankten Personen der Fall ist.

> **Wichtig**
>
> Bei psychisch Kranken tritt Substanzmissbrauch häufiger auf als bei psychisch Gesunden.

Darüber hinaus gilt die allgemeine Regel: Je niedriger die Raten von Kriminalität/Gewalttätigkeit in einer Population, desto größer der Einfluss der Erkrankung auf die Straftat – siehe z. B. die unterschiedlichen Raten von Gewalttätigkeit bei psychisch kranken Frauen und Männern (Brennan et al. 2000). Daher gilt auch bei Patienten mit Psychosen als grobe Richtlinie: Je schwerer das Delikt, desto größer der Einfluss der Erkrankung (Schanda 2001; Wallace et al. 1998).

> **Fallbeispiel**
> **Beispiel 1**
> Der Patient wächst mit 10 Geschwistern unter den denkbar schwierigsten sozialen Verhältnissen auf. Der Vater ist wegen einer Erkrankung aus dem schizophrenen Formenkreis oftmals in stationärer Behandlung, mehrere Geschwister rutschen früh ins Suchtgiftmilieu ab bzw. bewegen sich in der kriminellen Szene, ein Bruder leidet an Schizophrenie und ist wegen verschiedenster Delikte mehrfach in Haft. Bereits im 12. Lebensjahr machen massive dissoziale Verhaltensweisen den regulären Schulbesuch unmöglich, der Patient wird erstmals in einem Erziehungsheim untergebracht, von wo er mehrfach flüchtet und erste strafrechtlich relevante Handlungen (Einbruchsdiebstähle) setzt. Es folgt eine Vielzahl von Heimaufenthalten bzw. stationären psychiatrischen Behandlungen. Die Aufnahmen in psychiatrischen Krankenhäusern erfolgen meist wegen Substanzmissbrauch bzw. Erregungszuständen unter Alkohol- oder Drogeneinwirkung. Der Patient wird wiederholt festgenommen und verbüßt mehrere Haftstrafen wegen unterschiedlichster Delikte
> ▼

63

(gefährliche Drohung, Nötigung, Widerstand gegen die Staatsgewalt, Körperverletzung, Raub). In den Krankengeschichten finden sich die Diagnosen Persönlichkeitsstörung, Polytoxikomanie, Soziopathie und Haftreaktion. Im 24. Lebensjahr wird der Patient anlässlich eines in der Untersuchungshaft aufgetretenen Erregungszustandes in das regionale psychiatrische Krankenhaus transferiert, wo erstmals die Diagnose drogeninduzierte Psychose (Differenzialdiagnose Schizophrenie) gestellt wird. Die Symptomatik klingt trotz Einsatz höherer Dosen von Psychopharmaka nicht ab, erst eine Serie von Elektrobehandlungen führt zu einer Stabilisierung der Situation, und der Patient wird ohne Zeichen einer psychotischen Symptomatik in die Untersuchungshaft entlassen. Aufgrund der mittlerweile wegen Zurechnungsunfähigkeit beantragten Einweisung in die vorbeugende Maßnahme nach § 21/1 ÖStGB wird der Patient erneut ins regionale psychiatrische Krankenhaus transferiert, von wo er mehrfach flüchtet. Beschrieben werden dissoziale Verhaltensweisen, fehlende Affektkontrolle, jedoch keine Zeichen einer Psychose. Im 25. Lebensjahr des Patienten wird die Einweisung in den Sondervollzug wegen Nötigung und Widerstand gegen die Staatsgewalt rechtskräftig.

Beispiel 2

Der Patient, Sohn früh geschiedener Eltern, wächst aufgrund einer psychotischen Erkrankung seiner Mutter abwechselnd bei Vater und Großeltern auf und lebt ab dem 16. Lebensjahr vorwiegend bei der kranken Mutter. Bereits in der Kindheit und Jugend fällt er durch Scheu, Kontaktprobleme und Angstzustände auf, was schließlich zum Schulabbruch führt. Im 20. Lebensjahr erfolgt die erste Hospitalisierung aufgrund eines katatoniformen Zustandsbildes mit massiver Erregung und Halluzinationen. Innerhalb der nächsten 9 Jahre erfolgen insgesamt 33 teilweise durch Entweichungen beendete stationäre Behandlungen wegen Stupor und katatonen Erregungszuständen. Mehrfach kommt es zu polizeilichen Interventionen wegen Sachbeschädigungen und Drohungen. Der Patient leidet fast durchgehend unter einer paranoid-halluzinatorischen Symptomatik, die medikamentöse Compliance ist – nicht zuletzt durch den Einfluss der kranken Mutter – nur teilweise gegeben. Im 31. Lebensjahr versucht der Patient unter dem Einfluss von Engelsstimmen, seine Mutter, in der er eine bekannte TV-Moderatorin erkennt, zu erstechen, »um Jesus zu helfen«. Die Mutter wird trotz des Eingreifens der Exekutive lebensgefährlich verletzt.

Für die Prävalenz psychisch kranker Straftäter ist, abgesehen von den regional unterschiedlichen Kriminalitätsraten, zunächst die Rechtslage eines Landes von Bedeutung: Wie werden psychisch kranke Straftäter »definiert«, wie hoch ist die »Schwelle« (Schwere des Delikts), die eine strafrechtliche Einweisung rechtfertigt, nach welchen

Kriterien kann eine Entlassung erfolgen? Darüber hinaus haben aber auch die Qualität der Behandlung im Sondervollzug bzw. die dafür aufgewendeten Mittel und die allgemeinpsychiatrische Versorgung inklusive zivilrechtlicher Bestimmungen Einfluss (▶ s. folgende Übersicht).

Die Zahl psychisch kranker Straftäter bestimmende Faktoren

- ▬ Allgemeine, die Kriminalitätsraten beeinflussende Faktoren (▶ s. unter 63.1.1)
- ▬ Rechtssituation (Zivil- und Strafrecht)
- ▬ Situation des Sondervollzugs
- ▬ Allgemeinpsychiatrische Versorgung

In ganz Europa kam es in den letzten beiden Jahrzehnten zu einer Zunahme der Anzahl psychisch kranker Straftäter. Die Diskussion, wer oder was daran »schuld« sei, wird teilweise ähnlich emotional geführt, wie die Diskussion über die Frage nach der Gefährlichkeit psychisch Kranker. Die **Ursachen** sind äußerst komplex und **nicht auf einen einzigen Faktor (die** Psychiatriereformen, **die** Gesetze, **die** Psychiater*) zurückzuführen*. Darüber hinaus konnte gezeigt werden, dass schwerste Formen der Gewalttätigkeit psychotischer Patienten bereits vor Beginn der Psychiatriereformen erhöht waren (Erb et al. 2001; Mullen et al. 2000).

Zwischen Milieuschädigung, Persönlichkeitsstörung, Substanzmissbrauch, organischer Schädigung und Psychose bestehen vielfältige und komplizierte Wechselwirkungen, die auch bei klinisch durchaus ähnlich wirkenden Patienten unterschiedliche Wege der Kriminalitätsentwicklung bedingen (Arseneault et al. 2000; Hodgins 2000; Müller-Isberner u. Jöckel 1997).

Wichtig

Zwischen Psychose, Persönlichkeitsstörung, Substanzmissbrauch und Milieuschädigung bestehen vielfältige und komplizierte Wechselwirkungen.

Im Gegensatz zum erhöhten Risiko der in der Übersicht »Typische Merkmale der forensisch-psychiatrischen Klientel« beschriebenen Subgruppe liegen die Rückfallraten psychisch kranker Straftäter nach einer Entlassung deutlich unter jenen normaler Gefängnisinsassen (Leygraf 1998). Eine Beeinflussung mit einem (modifizierten) psychiatrischen Instrumentarium ist also sehr wohl möglich.

63.2 Forensisch-psychiatrische Rehabilitation

Vorweg ist darauf hinzuweisen, dass sich die folgenden Ausführungen auf die Rehabilitation im Sondervollzug (Maßnahmen-, Maßregelvollzug) beschränken. Die Darstellung der besonderen Probleme der psychiatrischen Versorgung im Normalvollzug würde den Rahmen dieses Kapitels sprengen. Die Abschnitte 63.2.1–63.2.3 geben einen Überblick über die Grundlagen der forensisch-psychiatrischen Rehabilitation, Abschn. 63.3 stellt die Situation des sterreichischen Maßnahmenvollzugs dar, Abschn. 63.4 befasst sich mit Allgemeinpsychiatrie und forensische Psychiatrie gleichermaßen betreffenden Versorgungsproblemen.

63.2.1 Besonderheiten der forensisch-psychiatrischen Rehabilitation

Die Settings von forensisch-psychiatrischer und allgemeinpsychiatrischer Rehabilitation weisen einige wesentliche Unterschiede auf.

Für das forensisch-psychiatrische Rehabilitationssetting gelten folgende Merkmale:
- bis zur (bedingten) Entlassung vorwiegend stationär,
- besonders gesicherte Unterbringung,
- unfreiwillig,
- zeitlich unbegrenzt.

Während die allgemeinpsychiatrische Rehabilitation zu beträchtlichen Teilen im halbstationären bzw. ambulanten Bereich stattfindet, ist forensisch-psychiatrische Rehabilitation über weite Strecken auf den stationären Bereich, noch dazu unter besonderen Sicherungsmaßnahmen, beschränkt. Eine Änderung dieser Situation tritt erst ein, wenn ungeachtet der benötigten Zeit Lockerungsmaßnahmen vertretbar erscheinen. Die endgültige Entlassung aus dem Sondervollzug ist üblicherweise an einen Gerichtsbeschluss geknüpft, der nicht nur den Abbau der Gefährlichkeit innerhalb des geschützten Bereiches beurteilt, sondern auch, ob der vorbereitete psychosoziale Empfangsraum geeignet erscheint, zukünftige Straffreiheit zu ermöglichen.

Der Sondervollzug findet in großen Zentralanstalten oder kleinen, dezentralen Institutionen statt. Zweifellos weckt der Begriff »Zentralanstalt« Erinnerungen an die psychiatrischen Großkrankenhäuser der Vergangenheit mit all ihren negativen Konnotationen. Kleine, dezentrale Einrichtungen bieten zwar den Vorteil der Nähe zum Wohnort der Patienten und den der leichteren Anbindung an lokale psychosoziale Dienste, jedoch darf nicht vergessen werden, dass solche kleinen Einrichtungen oft nicht imstande sind, das für den gesamten Rehabilitationsprozess erforderliche Behandlungsspektrum anzubieten.

Dies ist erst ab einer bestimmten Mindestgröße der Institution möglich, wobei für den deutschsprachigen Raum etwa 140–170 Betten genannt werden (Nedopil u. Müller-Isberner 1995). Innerhalb einer Anstalt haben sich an den Bedürfnissen der Patienten orientierende Differenzierungen (Spezialstationen mit unterschiedlichen Sicherungsnotwendigkeiten und Therapiezielen, Therapiegruppen mit unterschiedlichen, auf besondere Defizite zielenden Angeboten) als notwendig und zweckmäßig erwiesen (Nedopil u. Müller-Isberner 1995). Aufgrund der personellen Gegebenheiten ist es aber selbst Großanstalten meist nicht möglich, allen Erfordernissen zu genügen (Nedopil 1996). Kleine, dezentrale Einrichtungen bieten sich (v. a. gegen Ende des Sondervollzugs) für die Patienten an, die kein größeres Sicherheitsproblem darstellen, bei denen die Rehabilitation in die eigene Wohnung bzw. in den Familienverband geplant ist und für die lokale psychiatrische Dienste imstande bzw. überhaupt bereit sind, die weitere Betreuung zu übernehmen.

Rehabilitation im Bereich der Allgemeinpsychiatrie ist prinzipiell an das Einverständnis des Patienten geknüpft. Die Rehabilitation im Sondervollzug findet – ungeachtet des Ausmaßes von Behandlungsbereitschaft und Kooperation eines Patienten – rein formal unter **Zwang** statt. Ein Scheitern der Rehabilitation führt zu einer Prolongation der Zwangssituation. Dies gilt auch für den Fall, dass etwaige Fortschritte von den Behandlern bzw. dem Vollzugsgericht als unzureichend angesehen werden. Ebenso droht die Prolongation bereits bei bloßem Weisungsbruch nach einer bedingten Entlassung.

Im Gegensatz zur Fiktion des Gegensatzpaars (absolute) Freiheit oder (maximaler) Zwang besteht allerdings in der Realität – und nicht nur jener der forensischen Psychiatrie – ein Kontinuum zwischen diesen beiden Polen, auf welchem die unterschiedlichen Stationen des Rehabilitationsprozesses angesiedelt sind.

> **Wichtig**
>
> Forensisch-psychiatrische Rehabilitation findet auf einem Kontinuum von Zwang und Freiwilligkeit statt.

Wie auch immer definierter Zwang ermöglicht die Durchsetzung rehabilitativer Langzeitmaßnahmen, die unter Umständen früher nicht erfolgreich oder möglich waren. Die Situation des Sondervollzugs und v. a. das Instrument der **bedingten Entlassung** bieten auch die Möglichkeit der langfristigen positiven Beeinflussung der Allgemeinsituation eines Patienten über das Ziel des Gefährlichkeitsabbaus hinaus.

Das bisher Gesagte mag den Eindruck vermitteln, dass die im Sondervollzug für die Rehabilitation zur Verfügung stehende Zeit im Gegensatz zur Allgemeinpsychiatrie kein Problem darstellt. Dies bedeutete jedoch die Vernachlässigung der emotionalen Situation der Patienten, die mit einer Anhaltung auf unbestimmte Zeit konfrontiert sind. Die Gefahr sekundärer Hospitalisierungseffekte darf nicht vergessen werden, weshalb mit rehabilitativen Maßnahmen zum frühestmöglichen Zeitpunkt begonnen werden muss. Darüber hinaus stellt für den jeweiligen Träger die im Sondervollzug verbrachte Zeit einen wesentlichen Kostenfaktor dar. Hier ergibt sich angesichts des zunehmenden finanziellen Drucks ein weiteres Problem:

Die Beschränkung der Ressourcen bei gleichzeitig steigender Zahl von Personen im Sondervollzug hat zwangsläufig Auswirkungen in Form einer den Notwendigkeiten moderner forensisch-psychiatrischer Behandlung widersprechenden Entdifferenzierung der Rehabilitationsangebote.

> **Wichtig**
>
> Kostensparende Verschlechterung der Behandlungsqualität ist teuer.

Verschlechterung der Behandlungsqualität bedeutet längere durchschnittliche Verweildauer, was wiederum zu einer Kostensteigerung führt. In dieser Kalkulation sind Fragen der Sicherheit oder der Qualität prognostischer Aussagen noch gar nicht berücksichtigt.

63.2.2 Ziele und ihre Umsetzung

Einige grundsätzliche Rehabilitationsziele haben forensische Psychiatrie und Allgemeinpsychiatrie gemeinsam (▶ s. folgende Übersicht):

Ziele der psychiatrischen Rehabilitation

- Symptomreduktion
- Verringerung des Leidensdrucks
- Verbesserung der sozialen Fertigkeiten
- Stabilisierung auf dem höchsten erreichbaren Niveau
- Größtmögliche persönliche Freiheit

Die forensische Psychiatrie hat jedoch noch die zusätzliche Aufgabe, spezifische Risikofaktoren für kriminelles Verhalten zu reduzieren. Erst der Abbau der einweisungsbedingten Gefährlichkeit und die schrittweise Überführung in einen geeigneten psychosozialen Empfangsraum kann zur Erreichung des wesentlichsten Ziels, der Entlassung aus dem Sondervollzug, führen.

Zusätzliche Ziele der forensisch-psychiatrischen Rehabilitation

- Abbau der Risikofaktoren für kriminelles Verhalten
- Schaffung eines psychosozialen Empfangsraums, der zukünftige Straffreiheit ermöglicht
- Entlassung aus dem Sondervollzug

Forensisch-psychiatrische Rehabilitation muss die Grenzen des unter den herrschenden Bedingungen Machbaren im Blicke behalten, dem Lernstil der Patienten angepasst sein und auf die Reduktion von Risikofaktoren abzielen. Dies erfordert in besonderem Maße das Zusammenwirken verschiedener Berufsgruppen. Schulenorientiertes Vorgehen entspricht nicht den Bedürfnissen einer meist mehrfach geschädigten Klientel (▶ s. folgende Übersicht).

Anforderungen an forensisch-psychiatrische Rehabilitationsprogramme

- Patientenorientiert
- Multidisziplinär
- Supportiv
- Direktiv
- Ausgerichtet auf:
  - Verbesserung von Impulskontrolle und Problemlösungsstrategien
  - Alkohol- und Drogenfreiheit
  - Compliance

Das bedeutet, dass einerseits die in diesem Buch dargestellten Grundsätze der psychiatrischen Rehabilitation, andererseits aber auch aus der Straftäterbehandlung stammende Prinzipien zur Anwendung kommen, die – mit entsprechenden Modifikationen – auf die Klientel des Sondervollzugs übertragbar sind. Diese zielen, primär basierend auf kognitiv-behavioralen Ansätzen, auf die schrittweise Veränderung des (dissozialen) Lebensstils des Straftäters, auf die Verbesserung der Fähigkeit zur Erkennung von Problem- und Risikosituationen bzw. auf die Entwicklung adäquater Bewältigungsstrategien (Gretenkord u. Müller-Isberner 2002). Allerdings ist darauf hinzuweisen, dass die Durchführung vollständiger Programme äußerst aufwendig, zeit- und personalintensiv und daher nur begrenzt möglich ist.

Auch im Sondervollzug ist natürlich weitestgehende Kooperation des Patienten anzustreben. Jedoch kann davon ausgegangen werden, dass dies gelegentlich nur teilweise erreichbar ist. Etwaige Defizite müssen allerdings – im Gegensatz zur Lage der Allgemeinpsychiatrie – nicht zwangsläufig zum Scheitern führen, sondern können durch die besondere Situation des Sondervollzugs und das Instrument der bedingten Entlassung teilweise kompensiert werden.

> **Fallbeispiel**
> **Beispiel 3**
> Nachdem der in Beispiel 1 beschriebene Patient nach Rechtskraft der Einweisung im Rahmen eines Erregungszustandes in nichtpsychotischem Zustand einen Krankenpfleger schwer verletzt, erfolgt im 26. Lebensjahr die Transferierung in die Zentralanstalt. Auch dort zeigen sich vorerst keinerlei Zeichen einer Psychose, wohl jedoch die bekannten fordernden und dissozialen Verhaltensweisen mit minimaler Frustrationstoleranz. In weiterer Folge werden Perioden relativer Kooperativität (Einhaltung der Stationsregeln, Teilnahme an therapeutischen Aktivitäten) immer wieder von Zeiten größerer Auseinandersetzungen mit der Umgebung (Mitpatienten und Personal) unterbrochen. Im 27. Lebensjahr entwickelt sich nach Zunahme von Spannung und Aggression ein über lange Zeit schwer beherrschbarer Erregungszustand mit paranoider Erlebnisverarbeitung, Inkohärenz und Zerfahrenheit, der in massiven Sachbeschädigungen und regressiven Verhaltensweisen (Kotschmieren) gipfelt. Unter konsequenter neuroleptischer Depotmedikation tritt nach vielen Wochen eine Stabilisierung ein, zugleich zeigt der Patient im Rahmen eines langfristigen pädagogisch-verhaltenstherapeutisch orientierten Stufenplans schrittweise zunehmende Kooperations- und Paktfähigkeit. Er kann mit der Zeit Wut und aggressive Impulse besser kontrollieren, der Umgang mit seiner Umgebung wird reibungsfreier.
>
> Etwa 3 Jahre nach dem Abklingen der akuten Symptomatik werden mit dem Patienten erste begleitete Ausgänge unternommen, in weiterer Folge kurze Beurlaubungen in ein eng mit der Anstalt kooperierendes Wohnheim. Mittlerweile können die Beurlaubungen bis zu einer Dauer von 2 Wochen ausgedehnt werden, der Patient ist psychopathologisch weitestgehend stabil, im Rahmen regelmäßiger Einzelgespräche treten deutliche soziale Ängste zutage. Dem Patienten werden seine nach wie vor mangelhaft ausgebildeten Problemlösungsstrategien etwas bewusster und so einer gewissen Bearbeitung zugänglich.

Entsprechend den Merkmalen der Klientel, den gesetzlichen Vorschriften und den Besonderheiten des Sondervollzugs können die einzelnen Schritte des Rehabilitationsprozesses nicht immer (relativ) zwanglos aneinandergereiht werden. Zwar sind Prognosen über zukünftiges Verhalten auch in der allgemeinpsychiatrischen Rehabilitation von Bedeutung, in der forensischen Psychiatrie haben sie jedoch aufgrund des gesetzlichen Auftrages und aufgrund des im Vergleich zur Allgemeinpsychiatrie ungleich größeren öffentlichen und medialen Interesses im Falle eines Fehlschlages ganz entscheidende Bedeutung.

Menschliches Verhalten über längere Zeiträume verlässlich vorherzusagen ist nahezu unmöglich. Daher wurden allgemein formulierte Prognosen über das Ausmaß zukünftigen Risikos in der Praxis des Sondervollzugs zunehmend von Kurzzeitprognosen, die für einen Patienten in einer definierten Verfassung, in einem definierten Zeitrahmen und unter definierten äußeren Bedingungen gelten sollen, abgelöst (Risikomanagement).

Wichtig

Risikomanagement statt Langzeitprognose.

Die Einschätzung eines zukünftigen Risikos basiert im Wesentlichen auf statischen (aktuarischen) und dynamischen Variablen: **Statische, unveränderbare Risikofaktoren** wie z. B. frühere Gewalttätigkeit, Vorstrafen, irreversible Organizität und Persönlichkeitsstörung haben entscheidende Bedeutung für die Vorhersage zukünftiger Straffälligkeit. Die Psychopathy Checklist (PCL-R) (Hare 1991) wurde zur Erfassung des Risikos auf der Basis bestimmter (statischer) Persönlichkeits- und Verhaltensmerkmale entwickelt. Ihre Bedeutung für die Kriminalprognose auch psychotischer Patienten ist mittlerweile vielfach belegt. Nun sind statische Risikomerkmale zwar statistisch signifikante, robuste Prädiktoren, sie stellen im Einzelfall jedoch gelegentlich nur eine beschränkte Hilfe dar, da von ihnen eher generelle Aussagen ableitbar sind. **Dynamische Risikofaktoren** (▶ s. folgende Übersicht) beziehen sich auf die aktuelle Situation und sind im Gegensatz zu statischen veränderbar bzw. zumindest kompensierbar. Gleiches gilt bis zu einem gewissen Grad auch für Ausbildungsdefizite.

Dynamische Risikofaktoren

- Aktive Krankheitssymptome
- Ausgeprägte Wahndynamik
- Fehlende Krankheitseinsicht
- Non-Compliance
- Mangelnde Bereitschaft, sich mit dem Delikt auseinander zu setzen
- Fehlende Therapiemotivation
- Mangelnde Akzeptanz der Notwendigkeit zukünftiger Alkohol- und Drogenabstinenz
- Impulsivität/mangelnde Impulskontrolle
- Destabilisierende äußere Einflüsse
- Mangel an Unterstützung

In jüngerer Zeit wurden zur Verbesserung der Risikovorhersagen – und also auch zur Beurteilung rehabilitativer Fortschritte (!) – verschiedene Prognoseinstrumente entwickelt.

Der HCR-20 (Webster et al. 1997) berücksichtigt statische (Vergangenheit), klinische (Gegenwart) und Risikovariablen (Zukunft) gleichermaßen und impliziert bei adäquater Reflexion geeignete Behandlungs- und Rehabilitationsstrategien. Er ist nicht nur für die Prognose bei bereits straffällig gewordenen Patienten, sondern auch für die Beurteilung der erwähnten Risikopopulation (▶ s. unter 63.1.2) im Rahmen allgemeinpsychiatrischer Behandlung geeignet. Für bestimmte Subgruppen bzw. Fragestellungen existieren ähnlich strukturierte Instrumente wie z. B. der SVR-20 zur Vorhersage sexueller Gewalttaten oder der SARA zur Prognose von Gewalttätigkeit im Partnerbereich. Alle genannten Prognoseinstrumente stammen aus Nordamerika (Kanada), wo bezüglich Kriminalität und Substanzmissbrauch andere Verhältnisse als im deutschsprachigen Raum herrschen. HCR-20 und SVR-20 liegen jedoch, ebenso wie die erwähnte PCL-R, in einer modifizierten, den mitteleuropäischen Verhältnissen angepassten deutschen Form vor.

Das Datum der Entlassung ist eine formalrechtlich bedingte Zäsur, die nicht zwangsläufig den Abschluss des Rehabilitationsprozesses bedeutet. Da die Entlassung üblicherweise bedingt ausgesprochen und an bestimmte Auflagen geknüpft wird, besteht zwar einerseits das Element der Unfreiheit bis zu einem gewissen Grad weiter, andererseits ermöglicht die bedingte Entlassung dem Patienten auch ein Leben außerhalb der Anstalt/des Sondervollzugs zum frühestmöglichen Zeitpunkt, ohne dass der gesetzliche Auftrag und die Erwartungen der Gesellschaft vernachlässigt werden.

Möglicherweise ändern sich jedoch durch die Entlassung Zuständigkeiten und Verantwortlichkeiten im Bereich der Betreuung und Rehabilitation, was (▶ s. Abschn. 63.3.2) in der Praxis gelegentlich beträchtliche Probleme verursachen kann.

63.2.3 Der einzelne Betreuer

> **Wichtig**
>
> Aus dem bisher Gesagten ergibt sich, dass Personen, welche die beschriebene Risikoklientel versorgen bzw. nach einer bedingten Entlassung betreuen, besonderen psychischen Belastungen ausgesetzt sein können.

In Krisensituationen stehen sie oft relativ allein vor schwierigen Entscheidungen. Mangelnde Unterstützung und Fehlentscheidungen sind bestenfalls ärgerlich, schlimmstenfalls katastrophal, in jedem Fall demotivierend. Die in der folgenden Übersicht angeführten Verhaltensweisen mögen manchmal mühevoll und arbeitsintensiv erscheinen, stellen jedoch die Grundlage für Erfolg und längerfristige Arbeitszufriedenheit dar.

Ratschläge an Betreuer

- Behalten Sie die Risikofaktoren Ihrer Patienten im Auge.
- »Vergessen« Sie im Rahmen der Langzeitbetreuung nicht deren Vorgeschichte.
- Seien Sie Ihren Patienten gegenüber freundlich, aber konsequent.
- Dokumentieren Sie regelmäßig deren Zustand und etwaige Veränderungen. Nur so können Sie Ihre Entscheidungen und Forderungen entsprechend begründen.
- Binden Sie im Bedarfsfall Personen/Institutionen, von denen Sie Hilfe benötigen, durch nachweisliche Information über die Vorgeschichte und v. a. aktuelle Risikosituationen in die Verantwortung ein.
- Seien Sie hartnäckig, geben Sie nicht auf.

63.3 Situation in Österreich

63.3.1 Rechtslage und Maßnahmenvollzug

Im Gegensatz zum deutschen Maßregelvollzug, im Rahmen dessen unzurechnungsfähige, vermindert zurechnungsfähige und substanzabhängige Straftäter gleichermaßen durch das Gesundheitssystem versorgt werden, ist der Träger des österreichischen Maßnahmenvollzugs – auch an zurechnungsunfähigen Rechtsbrechern – die Justiz. Voraussetzung für die gerichtliche Einweisung in eine Anstalt für sog. zurechnungsunfähige geistig abnorme Rechtsbrecher ist ein mit einer Strafe von mehr als einem Jahr bedrohtes Delikt in kausalem Zusammenhang mit einer die Zurechnungsfähigkeit (Diskretions- und/oder Dispositionsfähigkeit) ausschließenden psychischen Störung und ungünstiger krankheitsbedingter Gefährlichkeitsprognose (§ 21/1 ÖStGB). Im österreichischen Recht existiert der Begriff der verminderten Zurechnungsfähigkeit nicht, es besteht jedoch die Möglichkeit, über zurechnungsfähige Straftäter, die ihre Tat »unter dem Einfluss einer geistigen oder seelischen Abartigkeit höheren Grades« verübt haben, eine vikariierend zur Haftstrafe zu vollziehende Maßnahme auf unbestimmte Zeit zu verhängen (§ 21/2 ÖStGB). Diese wird bei mehr als zwei Dritteln der Fälle in Sonderabteilungen der drei großen österreichischen Haftanstalten mit völlig unzulänglicher Personalausstattung vollzogen. 130 Plätze stehen in einer personell besser dotierten Sonderanstalt in Wien zur Verfügung (Schanda et al. 2000). Der Maßnahmenvollzug an entwöhnungsbedürftigen Rechtsbrechern (§ 22 ÖStGB) hat zahlenmäßig eine geringere Bedeutung, so dass die hierfür vorgesehene Sonderanstalt zum überwiegenden Teil von normalen Häftlingen mit Suchtproblemen belegt ist. Im Folgenden wird nur der Vollzug an zurechnungsunfähigen Straftätern behandelt.

Derzeit (Stand 1.1.2004) befinden sich 302 Personen im Maßnahmenvollzug nach § 21/1 ÖStGB, 120 davon in der Justizanstalt Göllersdorf, einer von der Justiz geführten Sonderanstalt für zurechnungsunfähige Straftäter, die übrigen in drei kleinen forensischen Abteilungen psychiatrischer Krankenhäuser bzw. in geschlossenen psychiatrischen Abteilungen ohne jegliche spezielle Widmung. Der Personalschlüssel der Sonderanstalt ist deutlich schlechter als der der übrigen Einrichtungen.

Die **Einweisung** erfolgt **auf unbestimmte Zeit**, seit Januar 2002 ist unter bestimmten Voraussetzungen die **bedingte Einweisung** in die vorbeugende Maßnahme möglich. Hinter dieser Neuerung steht die Absicht eines Steuerungseffekts (Versorgung minder gefährlicher psychisch Kranker außerhalb des Maßnahmenvollzugs), wobei die Auswirkungen dieser gesetzlichen Intervention noch nicht abzuschätzen sind. Behandlung und Rehabilitation sowohl in der Sonderanstalt, wie auch in den psychiatrischen Krankenhäusern werden durch drei sehr allgemein formulierte Paragraphen des Strafvollzugsgesetzes geregelt (»Die Untergebrachten sind … so zu behandeln, wie es den Grundsätzen und anerkannten Methoden der Psychiatrie, Psychologie und Pädagogik entspricht«). Die Notwendigkeit der weiteren Anhaltung ist mindestens einmal jährlich vom regionalen Vollzugsgericht zu überprüfen. Die **Entlassung** erfolgt durch das Gericht nach dem üblicherweise gutachterlich überprüften Abbau der einweisungsrelevanten sog. »spezifischen Gefährlichkeit« je nach Schwere des Anlassdelikts **bedingt auf 5–10 Jahre**. Seit Januar 2002 ist unter bestimmten Voraussetzungen auch eine **Verlängerung der Probezeit möglich**.

Bezüglich der Delikte und Diagnosen zeigen sich die bekannten charakteristischen Verteilungen: Tötungs- und Körperverletzungsdelikte nehmen mit etwa 45% die erste Position ein, Delikte gegen die Freiheit, Eigentumsdelikte und Brandstiftung folgen mit einigem Abstand. Personen mit Sexualdelikten finden sich eher im Maßnahmenvollzug nach § 21/2 ÖStGB (zurechnungsfähige geistig abnorme Rechtsbrecher). Ungefähr die Hälfte aller eingewiesenen Patienten leidet an schizophrenen Störungen, die nächsthäufigen Diagnosen sind geistige Behinderungen und organische Störungen. Aufgrund der im österreichischen Strafgesetz vorgesehenen Dichotomie zurechnungsfähig/zurechnungsunfähig finden sich in der vorbeugenden Maßnahme nach § 21/1 ÖStGB nur sehr wenige Straftäter mit der Erstdiagnose Persönlichkeitsstörung. Allerdings ist der Anteil der Patienten mit komorbiden Persönlichkeitsstörungen, ebenso wie mit komorbidem Substanzmissbrauch, erwartungsgemäß hoch.

Der Gesetzeslage entsprechend weisen Österreichs zurechnungsunfähige Straftäter bezüglich der Diagnosen eine größere Nähe zur typischen Klientel eines psychiatrischen Krankenhauses auf, als dies etwa bei Patienten des deutschen Maßregelvollzugs nach § 63 DStGB mit einem relativ hohen Anteil von primär persönlichkeitsgestörten Patienten der Fall ist. Allerdings ist – analog zur internationalen Entwicklung – in den letzten Jahren eine Zunahme der komorbiden Störungen (Persönlichkeitsstörung, Substanzmissbrauch, dissoziale Verhaltensweisen) bei psychotischen Patienten zu beobachten.

Aufgrund der erwähnten Platzierung der Patienten in Institutionen unterschiedlicher Größe bzw. aufgrund teilweise mangelhafter Personalausstattung sind spezialisierte, auf die besonderen Bedürfnisse einzelner Tätergruppen abgestimmte Rehabilitationsprogramme (► s. Abschn. 63.2.1 und 63.2.2) nur teilweise durchführbar: überhaupt nicht in den geschlossenen Abteilungen psychiatrischer Krankenhäuser, wo forensische neben allgemeinpsychiatrischen Patienten untergebracht werden, in kleinem Umfang in den drei forensischen Abteilungen psychiatrischer Krankenhäuser und aufgrund der prekären personellen Situation auch in der Zentralanstalt nur in sehr beschränktem Ausmaß. In Letzterer stehen Deliktbearbeitung, Verbesserung von Krankheitseinsicht und Compliance, Verbesserung von sozialen Fertigkeiten und kognitiven Fähigkeiten, hauptsächlich in Form von Gruppentherapien und pragmatisch orientierten supportiven und direktiven Einzeltherapien im Zentrum der Rehabilitation.

63.3.2   Aktuelle Probleme

In den letzten 12 Jahren kam es zu einem massiven Anstieg der Stichtagsprävalenz zurechnungsunfähiger Straftäter von durchschnittlich 110–115 in den Jahren 1980 bis 1990 auf zuletzt 302, die jährliche Inzidenz verdreifachte sich.

> **Wichtig**
>
> Die Zahl zurechnungsunfähiger Straftäter steigt seit etwa 10 Jahren laufend an.

Die Ursachen für diesen Anstieg sind komplex und wohl primär in der Veränderung gesellschaftlicher Rahmenbedingungen zu suchen, die eine Änderung der allgemeinpsychiatrischen Versorgung bzw. eine Änderung des Umgangs der Psychiatrie mit der beschriebenen Risikoklientel mit sich brachten (Schanda 2001; Schanda et al. 2000).

Probleme ergaben sich v. a. an den Schnittstellen zwischen forensischer Psychiatrie und Allgemeinpsychiatrie, also vor Einweisung (Beispiel 4) und nach Entlassung (Beispiel 5):

> **Fallbeispiel**
> **Beispiel 4**
> Eine Büroangestellte erkrankt im 21. Lebensjahr an einer schizophrenen Psychose. Mehrere aufgrund der sich rasch entwickelnden und ausgeprägten Minussymptomatik durchgeführte Rehabilitationsversuche scheitern meist an Non-Compliance. Zwischen dem 25. und dem 35. Lebensjahr erfolgen 13 teilweise abgebrochene stationäre Behandlungen, dazwischen wird die Patientin vorwiegend in Wohnheimen betreut. Sie ist laufend psychotisch, krankheitsuneinsichtig, attackiert mehrfach andere Personen tätlich und verübt auch einen schweren Suizidversuch. Bis auf zwei längere Hospitalisierungen, die laut Krankengeschichten »eine gewisse Stabilisierung« bringen, dauern die Spitalsbehandlungen jeweils nur wenige Tage. In den Krankengeschichten wird wiederholt erwähnt, dass die Patientin aufgrund der Gewissheit der Bedrohung durch fremde Personen bzw. Schlangen immer wieder ein Messer mit sich führt.
>
> Im 36. Lebensjahr versucht sie – aufgrund von Problemen im Wohnheim mittlerweile in einer eigenen Wohnung lebend – einer fremden Frau im Autobus mit einem Messer in den Hals zu stechen. Durch einen glücklichen Zufall kommt es zu keiner Verletzung. Darauf erfolgt, ohne weitere Konsequenzen, eine 19-tägige unfreiwillige stationäre Behandlung. Die Patientin wird nach Hause entlassen und attackiert kurz darauf in einer ambulanten Betreuungseinrichtung das anwesende Personal. Der daraufhin telefonisch konsultierte Arzt des Krankenhauses, dem die Patientin bekannt ist und der auch über den Vorfall im Autobus informiert ist, rät zu einer Anzeige. Eine Aufnahme lehnt er unter dem Hinweis ab, dass »solche Vorfälle nicht zu verhindern« seien. Stationär sei die Patientin »in einer modernen, offenen Psychiatrie nicht zu führen«. Möglicherweise werde, »wenn etliche Anzeigen vorliegen, doch eine durchgehende Therapie im Rahmen der Maßnahme möglich sein«. Kurze Zeit später verletzt die akut von der Delogierung bedrohte Patientin auf der Straße in psychotischem Zustand eine Passantin schwer durch einen Messerstich ins Gesicht und wird in der Folge in den Maßnahmenvollzug eingewiesen.

Beispiel 5
Nach jahrzehntelanger chronischer Krankheit mit vielen stationären Aufenthalten, die fast alle durch Entweichungen beendet wurden, verletzt ein 49-jähriger Patient in psychotischem Zustand mehrere Personen durch gezielte Gewehrschüsse schwer und wird in die vorbeugende Maßnahme eingewiesen. Die Rehabilitation gestaltet sich aufgrund der mangelnden Kooperation des Patienten sehr schwierig. Nach 14 Jahren kann der Patient schließlich bedingt in ein Wohnheim entlassen werden. In einem Gutachten wird festgestellt, dass »lebenslange Kontinuität einer neuroleptischen Depotmedikation notwendig« ist.

▼

Als im Rahmen der Übersiedlung in eine eigene Wohnung ein Betreuerwechsel stattfindet, bricht der mittlerweile 67-jährige Patient die Behandlung ab, ohne dass dies zunächst irgendwelche Konsequenzen hat. Ein von ihm eingebrachter Antrag auf eine Waffenbesitzkarte (!) wird von der Behörde abgelehnt. Nachdem er kurz darauf mit einer geladenen Schrotflinte von der Polizei auf der Straße aufgegriffen wird, erfolgt eine unfreiwillige stationäre Aufnahme. Der Patient wird als psychotisch, gespannt und aggressiv beschrieben.

Nach 3 Wochen wird vom Zivilgericht aufgrund der Zusicherung des Patienten, sich weiterhin ambulant behandeln zu lassen, die zivilrechtliche Unterbringung aufgehoben. Der Patient hält diese Zusage nicht ein. Zwei Wochen später schießt er in florid-psychotischem Zustand vor seinem Wohnhaus mit einem Kleinkalibergewehr um sich. Die Polizei stellt in der Wohnung ein zweites Gewehr und eine beträchtliche Menge Munition sicher. Der Patient wird auf freiem Fuße angezeigt, jedoch nicht stationär behandelt. Einige Wochen später erfolgt auf Anordnung des die Einhaltung der Bewährungsauflagen kontrollierenden Vollzugsgerichts eine unfreiwillige Aufnahme im psychiatrischen Krankenhaus. Trotz Information über ein mittlerweile eingeleitetes Verfahren zum Widerruf der bedingten Entlassung wird der Patient nach 4 Wochen vom Krankenhaus in die eigene Wohnung entlassen, jedoch kurz darauf nach Abschluss des Widerrufsverfahrens festgenommen und erneut in den Maßnahmenvollzug überstellt.

> **Wichtig**
>
> Die Entlassung aus dem Maßnahmenvollzug gestaltet sich in den letzten Jahren aufgrund der sinkenden Bereitschaft allgemeinpsychiatrischer Rehabilitationseinrichtungen, psychisch kranke Straftäter nach einer Entlassung zu übernehmen, und v. a. aufgrund der mangelnden Kooperationsbereitschaft einzelner Bundesländer zunehmend schwieriger.

Dies geht bis zur Weigerung, bei sozialversicherten Patienten die Kosten der weiteren Rehabilitationsbehandlung zu übernehmen, da diese ja vom Gericht angeordnet sei (Auflagen im Rahmen der bedingten Entlassung) und daher nicht primär gesundheitlichen Notwendigkeiten entspreche (!).

Unter zunehmendem Druck weitet deshalb die Justiz ihre Zuständigkeit für die Fortsetzung rehabilitativer Maßnahmen nach der Entlassung psychisch kranker Straftäter mehr und mehr aus (Finanzierung von Spezialambulanzen und stationären Rehabilitationseinrichtungen, geplanter »Einkauf« in öffentliche und private Wohnheime).

63.4   Psychiatriepolitische Überlegungen

1. In den letzten Jahren haben sich forensisch-psychiatrische Behandlung und Rehabilitation, durchaus dem Trend anderer medizinischer Teilgebiete folgend, zu einer psychiatrischen Subdisziplin entwickelt, die (theoretisch) imstande ist, auf die spezifischen Bedürfnisse der zu betreuenden Klientel auch unter Berücksichtigung des öffentlichen/gerichtlichen Sicherungsauftrags besser einzugehen. Diese an sich begrüßenswerte und positive Entwicklung birgt allerdings auch die Gefahr in sich, in der Allgemeinpsychiatrie die Überzeugung zu fördern, dass für Probleme, die mit aggressivem Verhalten psychisch Kranker zu tun haben, primär/ausschließlich die forensische Psychiatrie zuständig ist.

2. Behandlung und Rehabilitation chronisch psychisch Kranker, auch solcher mit aggressivem Verhalten, ist jedoch als Kontinuum zu sehen, das für einige (möglichst wenige) Patienten die (möglichst kurze) Inanspruchnahme des Sondervollzugs notwendig macht. Die Ziele von Allgemeinpsychiatrie und forensischer Psychiatrie sind prinzipiell ähnlich, darüber hinaus hat Letztere noch das Ziel des Abbaus von Risikofaktoren für zukünftiges kriminelles/gewalttätiges Verhalten. Erschwert wird die Erreichung dieses Ziels nicht nur durch die in Abschn. 63.1.2 beschriebenen Besonderheiten der Klientel, sondern auch durch formalrechtliche Aspekte und gelegentlich diskrepante Auffassungen bezüglich Zuständigkeit und Verantwortung für die nach einer Entlassung zur Erhaltung des erreichten Niveaus notwendigen rehabilitativen Maßnahmen.

3. Rehabilitation im Rahmen des Sondervollzugs kann um so besser erfolgen, je mehr die vorhandenen Ressourcen auf die tatsächlich bedürftige Klientel konzentriert werden. Dies ist jedoch nur dann möglich, wenn die Allgemeinpsychiatrie bei der Versorgung einer (noch?) nicht straffällig gewordenen Risikoklientel auf die Erfahrungen des Sondervollzugs zurückgreift (Kenntnis von Risikofaktoren und deren Berücksichtigung bei der Behandlung). Nicht jeder der neuerdings bezeichnenderweise mit dem Etikett »difficult-to-place« versehenen Patienten ist in einer forensisch-psychiatrischen Abteilung am besten versorgt. Der Sondervollzug ist für die Rehabilitation bereits straffällig gewordener psychisch Kranker zuständig, zunächst aber wohl die Allgemeinpsychiatrie für die weitestgehende Vermeidung krankheitsbedingter Straftaten ihrer Patienten.

4. Angesichts der derzeitigen Lage werden bereits von Vertretern der Allgemeinpsychiatrie Maßnahmen zur Diskussion gestellt, die – analog zur Entwicklung in den USA – die Einschränkung der persönlichen Freiheit einiger Patienten auch im ambulanten Bereich vorsehen (Rössler 1998). Dazu ist anzumerken, dass ohne Akzeptanz und Bereitschaft zur Umsetzung solcher Maßnahmen von den dazu beauftragten Personen und Institutionen eine grundsätzliche Änderung der Situation kaum zu erwarten ist.

5. Auch die politisch und finanziell Verantwortlichen sind darauf aufmerksam zu machen, dass gewalttätiges Verhalten und Kriminalität psychisch Kranker ein Problem der psychiatrischen Gesamtversorgung ist. Erforderlich sind daher weniger sich an der steigenden Prävalenz kranker Straftäter orientierende punktuelle Maßnahmen im forensischen Bereich als vielmehr die Inzidenz berücksichtigende übergreifende Konzepte. Besonders offenkundig werden die Probleme dort, wo, wie etwa in Österreich, Allgemeinpsychiatrie und forensische Psychiatrie von verschiedenen Ressorts finanziert werden und dementsprechend eine größere Tendenz besteht, Verantwortung und Rehabilitationskosten auf Letztere abzuwälzen. Der Behandlungsvollzug gerät dadurch in Gefahr, die Funktion der großen psychiatrischen Asyle der Vergangenheit zu übernehmen. Für Rehabilitation bliebe dort denkbar wenig Raum.

6. Teil XIV dieses Buches befasst sich mit der Ausgrenzung und Diskriminierung psychisch Kranker. Die angeblich so hohe Aggressionsneigung und Gefährlichkeit **der** psychisch Kranken stellt eine »solide Basis« für die Stigmatisierung sämtlicher Patienten dar. Spektakuläre Gewaltakte psychotischer Patienten sind eben allemal medial wirksamer als noch so eindrucksvolle Erfolge psychiatrischer Rehabilitation. Die Bagatellisierung bzw. Vernachlässigung zugegebenermaßen unerfreulicher Aspekte (Gewalttätigkeit einzelner Patienten) und Delegation des Problems an die forensische Psychiatrie konterkariert jede noch so kostspielige und gut gemeinte Antistigma-Kampagne.

> **Wichtig**
>
> Die Einstellung der Öffentlichkeit zu psychisch Kranken und ihren Betreuern wird wesentlich durch die Zahl medial wirksamer Zwischenfälle geprägt.

Die Allgemeinpsychiatrie sollte daher höchstes Interesse an einer möglichst geringen Zahl psychisch kranker Straftäter haben, da dies als wesentliches und v. a. meinungsbildendes Qualitätskriterium angesehen wird.

63

Zusammenfassung

Es ist heute weitestgehend unbestritten, dass Kriminalität und Gewalttätigkeit psychisch Kranker nicht nur auf allgemeingültige kriminogene, sondern auch auf krankheitsbedingte Faktoren zurückzuführen sind. Die typische forensisch-psychiatrische Klientel ist durch die im Abschn. 63.1.2 angeführten, zum Teil interdependenten Merkmale charakterisiert. Diese beschreiben zugleich auch einen Pool von zunächst durch die Allgemeinpsychiatrie zu versorgenden Risikopatienten.

Allgemeinpsychiatrie und forensische Psychiatrie haben im Prinzip die gleichen Ziele, die forensische Psychiatrie strebt darüber hinaus aber noch den Abbau von Risikofaktoren für kriminelles Verhalten und die Schaffung eines psychosozialen Empfangsraums, der zukünftige Straffreiheit ermöglicht, an. Letzteres ist nur in Zusammenarbeit mit der Allgemeinpsychiatrie möglich und schafft die Grundlage für die Entlassung aus dem Sondervollzug.

Im Rahmen zunehmender Spezialisierung entwickelte die forensische Psychiatrie eigene, auf den Erkenntnissen moderner allgemeinpsychiatrischer Rehabilitation wie auch Straftäterbehandlung basierende Rehabilitationsangebote, die den besonderen Erfordernissen der Klientel gerecht werden sollen. Diese Angebote müssen pragmatisch die Grenzen des Machbaren berücksichtigen, sind notwendigerweise multidisziplinär und zielen auf die Verbesserung von Impulskontrolle, Krankheitseinsicht und Compliance sowie auf Alkohol- und Drogenfreiheit (▶ s. Übersicht »Anforderungen an forensisch-psychiatrische Rehabilitationsprogramme unter 63.2.2).

Die Entlassung aus dem Sondervollzug wird in den letzten Jahren zunehmend schwerer, da der Begrenztheit der für die forensisch-psychiatrische Rehabilitation zur Verfügung stehenden Mittel rasant steigende Einweisungszahlen und vermehrte Schwierigkeiten bei der Entlassung gegenüberstehen. Diese nicht durch eine allgemeine Steigerung der Kriminalitätsraten erklärbare Entwicklung signalisiert einen geänderten Umgang der Gesellschaft/der Psychiatrie mit einer Subgruppe psychiatrischer Patienten, für die adäquate Versorgungsangebote nur in unzureichendem Ausmaß zur Verfügung stehen.

Literatur

Arseneault L, Moffitt TE, Kaspi A, Taylor PA, Silva PhA (2000) Mental disorders and violence in a total birth cohort. Arch Gen Psychiatry 57: 979–986

Brennan PA, Mednick SA, Hodgins S (2000) Major mental disorders and criminal violence in a Danish birth cohort. Arch Gen Psychiatry 57: 494–500

Erb M, Hodgins S, Freese R, Müller-Isberner R, Jöckel D (2001) Homicide and schizophrenia: Maybe treatment does have a preventive effect. Crim Beh Ment Heal 11: 6–26

Gretenkord L, Müller-Isberner R (Hrsg) (2002) Psychiatrische Kriminaltherapie, Bd 1. Papst, Lengerich

Hare RD (1991) The Hare Psychopathy Checklist-Revised. Multi Health Systems, Toronto

Hodgins S (ed) (2000) Violence among the mentally ill. Effective treatment and management strategies. Kluwer, Dordrecht

Hodgins S, Mednick SA, Brennan PA, Schulsinger F, Engberg M (1996) Mental disorder and crime: Evidence from a Danish birth cohort. Arch Gen Psychiatry 53: 486–496

Leygraf N (1998) Wirksamkeit des psychiatrischen Maßregelvollzuges. In: Kröber H-L, Dahle K-P (Hrsg) Sexualstraftaten und Gewaltdelinquenz. Kriminalistik, Heidelberg, S 175–184

Müller-Isberner R, Jöckel D (1997) Kriminologische Differentialdiagnostik – Differenzierte Kriminaltherapie. In: Steinberg R (Hrsg) Forensische Psychiatrie. Roderer, Regensburg, S 17–30

Mullen PE, Burgess P, Wallace C, Palmer S, Ruschena D (2000) Community care and criminal offending in schizophrenia. Lancet 355: 614–617

Nedopil N (1996) Forensische Psychiatrie. Thieme, Stuttgart

Nedopil N, Müller-Isberner R (1995) Struktur- und Organisationsfragen im psychiatrischen Maßregelvollzug (§ 63 StGB). Mschr Krim 78: 236–244

Regier DA, Farmer ME, Rae DS, Locke BZ, Keith SJ, Judd LL, Goodwin FK (1990) Comorbidity of mental disorders with alcohol and other drug use. JAMA 264: 2511–2518

Rössler W (1998) Psychiatric services. Curr Opin Psychiatry 11: 191–195

Schanda H (2001) Die Versorgung psychisch Kranker zur Jahrtausendwende – ein Weg in die 2-Kassen-Psychiatrie? Fortschr Neurol Psychiat 69: 195–202

Schanda H, Ortwein-Swoboda G, Knecht G, Gruber K (2000) The situation of forensic psychiatry in Austria. Setback or progress? Int J Law Psychiatry 23: 481–492

Tiihonen J, Isohanni M, Räsänen P, Koiranen M, Moring J (1997) Specific mental disorders and criminality: A 26-year prospective study of the 1966 Northern Finland Birth Cohort. Am J Psychiatry 154: 840–845

Wallace C, Mullen P, Burgess P, Palmer S, Ruschena D, Browne C (1998) Serious criminal offending and mental disorder. Br J Psychiatry 172: 477–484

Webster CD, Douglas KS, Eaves D, Hart SD (1997) HCR-20. Assessing risk for violence, version 2. Mental Health, Law and Policy Institute, Burnaby. Deutsche Ausgabe: Müller-Isberner R, Jöckel D, Gonzalez Cabeza S (1998) Die Vorhersage von Gewalttaten mit dem HCR-20 (Version 2-D1). Institut für Forensische Psychiatrie Haina, Haina

Forensische Aspekte aus Schweizer Sicht

Martin Kiesewetter

Ob psychisch kranke Rechtsbrecher ins Spital gehören oder kriminelle psychisch Kranke in Einrichtungen des Strafvollzugs – diese Frage wird bis heute kontrovers diskutiert. Oft fühlt sich weder der eine noch der andere Ort zuständig. Dass aber der Strafvollzug zurückzutreten hat, wenn die mögliche Behandlung eher geeignet ist, das Ziel einer verbesserten Legalprognose zu erreichen, ist durch Gesetz und Rechtsprechung festgelegt.

64.1 Gesetzliche Grundlagen

64.1.1 Resozialisierung ist Vollzugsziel

In Art. 37 StGB heißt es:

> Der Vollzug der Zuchthaus- und Gefängnisstrafen soll erziehend auf den Gefangenen einwirken und ihn auf den Wiedereintritt in das bürgerliche Leben vorbereiten. Er soll zudem darauf hinwirken, dass das Unrecht, das dem Geschädigten zugefügt wurde, wieder gut gemacht wird.
>
> Der Gefangene ist zur Arbeit verpflichtet, die ihm zugewiesen wird. Er soll womöglich mit Arbeiten beschäftigt werden, die seinen Fähigkeiten entsprechen und die ihn in den Stand setzen, in der Freiheit seinen Unterhalt zu erwerben … (Art 37 Ziff. 1 StGB).

Während Freiheitsstrafe als solche kein Mittel der Resozialisierung ist, ist ihr Vollzug an diesem Ziel orientiert. Wenn der Täter fähig werden soll, künftig selbstverantwortlich und ohne die Begehung neuerlicher Straftaten zu leben, muss der Vollzug auf den einzelnen Gefangenen ausgerichtet sein (individuelle Vollzugspläne). Bereits hier lässt sich nicht nur die Notwendigkeit erkennen, die Lebensverhältnisse im Vollzug möglichst denen anzunähern, in denen der Gefangene später zu bestehen hat, und schädlichen Folgen des Freiheitsentzugs entgegenzuwirken. Notwendig ist es vielmehr auch, forensische Therapie dort anzubieten, wo der einer Therapie Bedürftige lebt – in der Strafanstalt selbst und im Bereich der Nachsorge. Dass Resozialisierung dem Gedanken an eine verbesserte Sicherheit verpflichtet ist, kann nicht genug betont werden – dass »absolute« Sicherheit nicht möglich ist, sollte jedem einsichtig sein. Sicherheit mit ausschließlich restriktiven Maßnahmen erreichen zu wollen und deshalb etwa nicht mehr bereit zu sein, prognosegestützt die Risiken von Vollzugslockerungen und Frühentlassungen in Kauf zu nehmen, wirkt sich letztlich kontraproduktiv aus. So ist denn auch der Resozialisierungsgrundsatz gegen Einstellungen aufrecht zu erhalten, mit denen Härte und »Sicherheit statt Therapie« propagiert und die Möglichkeiten des Weges »Sicherheit durch Therapie« verleugnet werden.

> **Wichtig**
>
> Resozialisierender Strafvollzug dient der Sicherheit und ist individuell zu gestalten.

In diesem Zusammenhang ist anzumerken: So wichtig der Versuch ist, dem Maßnahmepatienten bzw. Gefangenen die Fähigkeit zur Opferempathie zu vermitteln, und so wichtig der geschlossene Vollzug auch dafür sein mag, neue Opfer zu vermeiden, so problematisch und falsch ist es, Kritikern der Propagierung zusätzlicher restriktiver Maßnahmen ein mangelndes Engagement für die Opfer vorzuwerfen.

64.1.2 Behandlungsangebot im Strafvollzug

Art. 46 Ziff. 2 StGB lautet:

> In der Anstalt sind die dem seelischen, geistigen und körperlichen Wohl der Eingewiesenen dienenden geeigneten Maßnahmen zu treffen und die entsprechenden Einrichtungen bereitzustellen (Art. 46 Ziff. 2 StGB).

Diese Bestimmung bezieht sich auf die Situation eines jeden Strafgefangenen. Dass eine qualifizierte forensische Therapie auch denen angeboten werden muss, die nicht als einer Behandlung bedürftig erkannt worden waren oder nicht motivierbar erschienen o. Ä., findet hier seine Begründung. Um sinnvoll zu sein, muss das in Erfüllung des Art. 46 StGB gemachte Behandlungsangebot den Anforderungen genügen, die an eine effektive forensische Therapie zu stellen sind.

Gleichzeitig sind unter »geeigneten Maßnahmen« natürlich auch angemessene Arbeits- und Ausbildungsangebote zu verstehen, Möglichkeiten zur Freizeitgestaltung, Beratungen und Unterstützungsstrukturen.

64.1.3 »Maßnahmen an geistig Abnormen«

Stationäre und ambulante Behandlungsmaßnahmen

In Art. 43 StGB heißt es:

> Erfordert der Geisteszustand des Täters, der eine vom Gesetz mit Zuchthaus oder Gefängnis bedrohte Tat begangen hat, die damit in Zusammenhang steht, ärztliche Behandlung oder besondere Pflege und ist anzunehmen, dadurch lasse sich die Gefahr weiterer mit Strafe bedrohter Taten verhindern oder vermindern, so kann der Richter Einweisung in eine Heil- oder Pflegeanstalt anordnen. Er kann ambulante Behandlung anordnen, sofern der Täter für Dritte nicht gefährlich ist (Art. 43 Ziff. 1 StGB).

Das für den richterlichen Entscheid notwendige Gutachten hat damit zu vier Beweisthemen Stellung zu nehmen – zur durch die Rechtssprechung geforderten Erheblichkeit der psychischen Störung zum Tatzeitpunkt, zum Kausalzusammenhang zwischen psychischer Störung und Tatbegehung, zur Legalprognose und zur Möglichkeit, eine belastete Legalprognose durch eine Behandlung zu verbessern. Die zur Tatzeit aktuelle psychische Störung muss auch aktuell vorliegen bzw. auch weiterhin einer Behandlung bedürfen.

Die Anordnung einer Behandlung im Sinne einer Maßnahme ist nicht an eine verminderte oder aufgehobene Zurechnungsfähigkeit im Tatzeitpunkt gebunden. Gebunden ist sie aber an die begründete Erwartung ihrer legalprognostischen Wirksamkeit. Bei a priori guter Prognose (die Behandlung vermöchte sie nicht zu verbessern) oder bei a priori legalprognostisch unwirksamer Behandlung ist deren Anordnung nicht möglich.

Verwahrung geistig Abnormer

Art. 43 Ziff. 1 Abs. 2 StGB lautet:

> Gefährdet der Täter infolge seines Geisteszustandes die öffentliche Sicherheit in schwerwiegender Weise, so wird vom Richter seine Verwahrung angeordnet, wenn diese Maßnahme notwendig ist, um ihn vor weiterer Gefährdung anderer abzuhalten. Die Verwahrung wird in einer geeigneten Anstalt vollzogen (Art. 43 Ziff. 1 Abs. 2 StGB).

Beweisthemen sind hier für den Gutachter zunächst die gleichen wie bei der Stellungnahme zur Indikation einer Behandlungsmaßnahme. Die Prognose hinsichtlich schwerwiegender, die körperliche, seelische und sexuelle Integrität Dritter gefährdender Tathandlungen erhält besondere Bedeutung. Gleiches gilt für den Nachweis, dass die Erwartbarkeit eines Behandlungserfolgs nicht hinreichend ist, um eine bloße Behandlungsmaßnahme anzuordnen. Gefährlichkeit ist dabei ein Rechtsbegriff und unterliegt normativer richterlicher Kognition. Verwahrung ist ultima ratio, findet ihre Rechtfertigung einzig im Sicherungsbedürfnis der Gesellschaft und ist nicht anzuordnen, wenn es andere Möglichkeiten gibt, die Gefahr abzuwenden.

Gerade in Hinblick darauf, dass die Verwahrung nicht als schuldorientierter, sondern als ganz durch Sicherheitsinteressen bestimmter Freiheitsentzug zu gelten hat, ist vom Verwahrungsvollzug zu verlangen, dass alle Möglichkeiten einer Resozialisierung zur Anwendung kommen. Das Ziel der Entlassung darf nicht aus den Augen verloren gehen. Eine abschließende und scheinbar »beruhigende« Feststellung, jetzt sei jemand für alle Zeiten sicher weggesperrt, darf mit einer Verwahrungsanordnung nicht verbunden sein. Vielmehr muss die Notwendigkeit eines solchen Freiheitsentzugs immer wieder geprüft werden. Er muss eingestellt werden, sobald der Schutz der Allgemeinheit auch durch weniger einschneidende Maßnahmen gewährleistet ist. Gleiches gilt, wenn die Verhältnismäßigkeit zwischen dem mit der Entlassung verbundenen Risiko für die Allgemeinheit auf der einen Seite und dem Freiheitsanspruch des Gefangenen auf der anderen Seite nicht mehr gewahrt ist.

Die Notwendigkeit einer Verwahrung kann sich v. a. bei aggressiv-sadistischen Sexualstraftätern, bei einzelnen Brandstiftern, chronisch Paranoiden, einzelnen Schizo-

phreniekranken und Straftätern mit schweren Persönlichkeitsstörungen sowie bei einigen wenigen Hirnorganikern ergeben.

Aus der Begründung für die Anordnung einer Verwahrung ergibt sich, dass dem Gefangenen innerhalb der Verwahrungseinrichtung eine größtmögliche Freiheit bei größtmöglicher Sicherheit nach außen zu gewähren ist. Weil für eine erhebliche Zahl von Verwahrungsgefangenen die Freiräume innerhalb einer Strafvollzugseinrichtung größer sind als etwa in psychiatrischen Kliniken, sind jene für Verwahrungsvollzüge oft geeigneter als diese.

> ### ❯ Fallbeispiel
>
> Ein 36-jähriger Mann mit einer weit über 20 Jahre zurückzuverfolgenden progredienten sadistischen Entwicklung tötete nach einer Unzahl von im letzten Moment abgebrochenen Tatvorbereitungen eine 17-jährige Prostituierte durch eine Vielzahl von Messerstichen. Ein einige Jahre vorher begangener Angriff auf eine Prostituierte war als Raubversuch verkannt worden. Es wurde eine Verwahrungsmaßnahme angeordnet, die seit 12 Jahren in einer Strafanstalt vollzogen wird. Der Täter unterzieht sich seit einigen Jahren einer Intensivbehandlung mit bis zu 11 Wochenstunden. Erste Vollzugslockerungen (begleiteter Urlaub) werden jetzt diskutiert.

Abschluss einer Behandlung

In Art. 43 StGB heißt es:

3. Wird die Behandlung in der Anstalt als erfolglos eingestellt, so entscheidet der Richter, ob und wie weit aufgeschobene Strafen noch vollstreckt werden sollen.
   Erweist sich die ambulante Behandlung als unzweckmäßig oder für andere gefährlich, erfordert jedoch der Geisteszustand des Täters eine ärztliche Behandlung oder besondere Pflege, so wird vom Richter Einweisung in eine Heil- oder Pflegeanstalt angeordnet. Ist Behandlung in einer solchen Anstalt unnötig, so entscheidet der Richter, ob und inwieweit aufgeschobene Strafen noch vollstreckt werden sollen.
   Anstelle des Strafvollzugs kann der Richter eine andere sichernde Maßnahme anordnen, wenn deren Voraussetzungen erfüllt sind.
4. Die zuständige Behörde beschließt die Aufhebung der Maßnahme, wenn ihr Grund weggefallen ist.
   Ist der Grund der Maßnahme nicht vollständig weggefallen, so kann die zuständige Behörde eine probeweise Entlassung aus der Anstalt oder der Behandlung anordnen. Sie kann den Entlassenen unter Schutzaufsicht stellen. Probezeit und Schutzaufsicht werden von ihr aufgehoben, wenn sie nicht mehr nötig sind … .

▼

5. Der Richter entscheidet nach Anhören des Arztes, ob und wie weit aufgeschobene Strafen im Zeitpunkt der Entlassung aus der Anstalt oder nach Beendigung der Behandlung noch vollstreckt werden sollen. Er kann insbesondere vom Strafvollzug ganz absehen, wenn zu befürchten ist, dass dieser den Erfolg der Maßnahme erheblich gefährdet … (Art. 43 Ziff. 3 ff. StGB).

Wesentlich an diesen Bestimmungen ist nicht zuletzt, dass eine nicht sinnvoll durchführbare Behandlungsmaßnahme nicht fortgesetzt werden muss. Ihre Anordnung kann ganz aufgehoben werden, und ihr Charakter kann sich verändern (z. B. von einer stationären Maßnahme zu einer ambulanten Maßnahme während des Strafvollzugs oder von einer ambulanten Maßnahme zur stationären Maßnahme). Es kann aber auch, sofern die Voraussetzungen erfüllt sind, eine Verwahrung auf unbestimmte Zeit an die Stelle einer Behandlungsmaßnahme treten. Damit ist das maßnahmerechtliche Sanktionensystem variabel, durchlässig und reaktionsfähig gegenüber sich verändernden oder neuen Sachverhalten. Dass bei erfolgreicher Behandlung ein nachträglicher Vollzug der Strafe in der Regel nicht mehr in Frage kommt, entspricht der Rechtssprechung.

Immer spielen bei Einstellungen einer Maßnahme, Entlassungen aus ihr oder Änderungen des Maßnahmecharakters prognostische Überlegungen eine wesentliche Rolle für die Entscheidfindung.

64.1.4 Weitere Formen strafrechtlicher Maßnahmen

Maßnahmen bei Trunk- und Rauschgiftsüchtigen

Die Behandlung von Trunk- und Rauschgiftsüchtigen ist in Art. 44 StGB geregelt. Die Bestimmungen sind weitgehend analog denen des Art. 43 StGB. Allerdings sind Maßnahmen nach Art. 44 StGB in der Regel auf zwei Jahre bis zur bedingten Entlassung aus der Maßnahme begrenzt. Vollzugsort sind in der Regel Fachkliniken oder therapeutische Wohngemeinschaften, im ambulanten Bereich Suchtberatungsstellen und Polikliniken für Suchtkranke.

Maßnahmen bei jungen Erwachsenen

Eine auf junge Erwachsene (zur Tatzeit mindestens 18-, aber noch nicht 25-jährig) beschränkte monistische Maßnahme ist die der »Einweisung in eine Arbeitserziehungsanstalt« gemäß Art. 100bis StGB (»monistisch« bedeutet, dass neben der Maßnahme, deren Dauer mindestens ein Jahr, max. 4 Jahre beträgt, keine Schuldstrafe ausgesprochen wird). Beweisthemen im Gutachten sind die (nicht notwendigerweise im Sinne einer psychischen Störung zu verstehende) erhebliche Störung oder Gefährdung der charakterlichen Entwicklung und die Erwartbarkeit einer legalprognostisch günstigen Beeinflussbarkeit des Täters durch ein umfassendes sonderpädagogisches Programm in der spezialisierten Einrichtung »Arbeitserziehungsanstalt« (der Begriff ist missverständlich; tatsächlich handelt es sich um eine Nacherziehungs- oder sozialpädagogische Anstalt).

Maßnahmen bei Kinder und Jugendlichen

Das heute noch gültige Kinder- und Jugendstrafrecht ist ein fast ausschließliches Maßnahmerecht. Erziehungsmaßnahmen, geeigneten Behandlungen, der Unterbringung in einer geeigneten Familie oder in einem Erziehungsheim, Erziehungshilfe und Beratung der Eltern kommt entscheidende Bedeutung zu. Bei über 17-Jährigen ist auch die Versetzung in eine Arbeitserziehungsanstalt (► s. unter »Maßnahmen bei jungen Erwachsenen«) möglich. Disziplinarstrafen und – bei Jugendlichen – Arbeitsleistung, Buße oder Einschließung von einem Tag bis zu einem Jahr sind die einzigen Formen der Freiheitsentziehung jenseits der Freiheitsbeschränkung durch Einweisung in ein Erziehungsheim. Freiheitsentziehenden Maßnahmen wird im neuen Jugendstrafrecht (ab 2006) größere Bedeutung zukommen.

64.1.5 Übermaß- und Untermaßverbot

Trotz des Prinzips eines nicht nur dualistischen, sondern dualistisch-vikariierenden Systems strafrechtlicher Folgen, in dem ambulante oder stationäre Behandlungen an die Stelle schuldstrafrechtlicher Maßnahmen treten können, sind bei der Anordnung einer Behandlungsmaßnahme das Übermaß- und das Untermaßverbot zu beachten: Der Eingriff in die persönliche Freiheit, der mit einer (freiheitsbeschränkenden oder freiheitsentziehenden) Behandlungsmaßnahme verbunden ist, soll dem mit einer Schuldstrafe verbundenen verhältnismäßig sein. Eine lang dauernde Schuldstrafe kann deshalb in aller Regel nicht durch eine nur kurz dauernde Maßnahme ersetzt werden, eine nur kurze Strafe nicht durch eine lang dauernde stationäre Behandlungsmaßnahme. Aus psychiatrisch-therapeutischer Sicht ergibt sich hier das Dilemma, dass eine adäquate Behandlung wenig mit vorwerfbarer Schuld, aber viel mit der zu behandelnden psychischen Störung zu tun hat. Was für die Behandlung der Störung verhältnismäßig ist, muss keineswegs auch der Schwere der Straftat und dem Verschulden verhältnismäßig sein. Das Gericht aber wird sich sehr schwer tun, eine aus therapeutischer Sicht zu empfehlende ambulante Behandlung unter Aufschub des Strafvollzugs anzuordnen, wenn es auf eine lang dauernde Schuldstrafe erkennt. Es wird aber auch vermeiden, bei einer nur kurz dauernden Schuldstrafe eine stationäre Behandlung anzuordnen, deren Dauer vermutlich wesentlich länger dauert, als es die Schuldstrafe getan hätte.

> **Wichtig**
>
> Ob Strafe, Behandlung oder Verwahrung: Immer gilt es, das Prinzip der Verhältnismäßigkeit zu beachten.

Selbstverständlich gibt es Ausnahmen. Sie betreffen v. a. stationäre Behandlungsmaßnahmen, die durchaus länger andauern können als eine Schuldstrafe (dies gilt ohnehin für die mit einer stationären Maßnahme verbundene Freiheitsentziehung bei nicht schuldfähigen Tätern). Und Verwahrungen von aufgrund ihres Geisteszustandes für Dritte gefährliche Täter sind darauf angelegt, die Freiheitsentziehung über die Schuldstrafe hinaus zu verlängern.

64.1.6 Neue Entwicklungen

Der voraussichtlich im Jahre 2006 in Kraft tretende neue Allgemeine Teil des StGB wird in maßnahmerechtlicher Hinsicht keine prinzipiellen Änderungen bringen. Neben einem restriktiveren, stärker sicherheitsorientierten und weniger erprobungsfreundlichen Ansatz, noch größerer Bedeutung von Prognosegutachten und vermehrten Möglichkeiten, die Maßnahmeformen den therapeutischen Bedürfnissen und prognostischen Überlegungen anzupassen, werden neu eine zeitliche Begrenzung und Vollzugspläne – wie bis anhin schon für den Strafvollzug – für alle Behandlungsmaßnahmen vorgeschrieben. Verwahrungen werden auch bei Ersttätern und nicht im psychiatrischen Sinn Kranken möglich sein.

Durch Volksentscheid wurde im Februar 2004 die Möglichkeit einer lebenslangen Verwahrung »nicht therapierbarer extrem gefährlicher Gewalt- und Sexualstraftäter« in die Bundesverfassung eingeführt, bei der Urlaube, Lockerungen und periodische Überprüfungen ausdrücklich untersagt sind. Die Umsetzung des auch im Hinblick auf die EMRK äußerst problematischen Artikels in eine Bestimmung des StGB soll bis zum Jahr 2006 erfolgt sein.

64.2 Möglichkeiten des Behandlungsvollzugs

64.2.1 Allgemeine Voraussetzungen

Die Umsetzbarkeit vielfältiger, variabler und erfreulich durchlässiger maßnahmerechtlicher Möglichkeiten ist bereits auf der Ebene des Vollzugsangebots ungenügend. Die mit Maßnahmevollzügen betreuten Einrichtungen können den sich stellenden Aufgaben oft nicht gerecht werden, und es erfolgen Maßnahmeanordnungen, die auf dem Hintergrund der Vollzugsmöglichkeiten keineswegs immer sinnvoll erscheinen. Die Intensivierung eines ambulanten Behandlungsangebots im Strafvollzug und die Erweiterung kriminaltherapeutisch erfahrener und leis-

tungsfähiger Einrichtungen ist bisher punktuell geblieben. Ähnliches gilt – trotz in den letzten Jahren beobachteter Bemühungen – für forensisch-psychiatrische Fachkliniken oder forensische Abteilungen allgemein-psychiatrischer Kliniken. Die veränderten Anforderungen bei der Behandlung psychisch kranker Rechtsbrecher lassen auch das Angebot ambulanter Kriminaltherapie in der psychiatrischen Allgemeinpraxis als ungenügend erkennen.

> **Wichtig**
>
> Gegenüber vorgesehenen Möglichkeiten des Behandlungsvollzugs fällt die Wirklichkeit ab.

Unter forensischer Therapie soll im Folgenden nur eine psychiatrische Behandlung psychischer Störungen verstanden werden, die einen Bezug zum deliktischen Handeln und zur Prognose zu haben.

64.2.2 Behandlungseignung und Durchführbarkeit

Forensisch-psychiatrische Behandlung beschränkt sich nicht auf Maßnahmepatienten. Straftäter mit »unentdeckten« psychischen Störungen dürfen nicht vom therapeutischen Angebot ausgeschlossen bleiben – für sie gilt ja ebenso, dass eine legalprognostisch wirksame Behandlung möglich sein könnte.

Gerade deshalb ist es wichtig, dass auch im Strafvollzug (und im Bereich der Bewährungshilfe) ein Versorgungssystem angeboten wird. Ein in den Vollzug eingebettetes psychiatrisches Behandlungsangebot hilft auch, Gefangene mit psychischen Störungen zu identifizieren und die Möglichkeiten einer Behandlung »selbstverständlicher« werden zu lassen.

Sicherlich haben Freiwilligkeit und primäre Behandlungsmotivation Bedeutung. Die Erwartungen an sie dürfen aber nicht überbetont werden. Eine Behandlungsmotivation, die sich allein aus dem Leiden an einer Störung ergibt, ist selten. Sozialer Druck und Erwartungen der Umgebung, die Erwartung von Vorteilen und die Vermeidung von Nachteilen sind oft auch bei nichtforensischen Therapien entscheidend. Eine aktuelle Bereitschaft, sich überhaupt auf ein Therapieprogramm einzulassen, sollte hinreichend sein – der Motivierbarkeit eines Patienten kommt für die Behandelbarkeit größere Bedeutung zu als einem prozesstaktisch bekundeten Behandlungswunsch ohne Vorstellung, in wie hohem Maße eine Therapie auch Forderungen stellt.

Zurückhaltung ist gegenüber »psychopathischen« Personen, gelegentlich gegenüber Straffälligen mit schwer ausgeprägten Persönlichkeitsstörungen und gegenüber Tätern geboten, die profitorientiertes deliktisches Handeln klar bejahen. Wichtig ist hier aber auch die im Gesetz vorgesehene Möglichkeit, eine Behandlung einzustellen, wenn sie nicht mehr sinnvoll erscheint.

Bereits die Empfehlung einer Behandlungsmaßnahme soll sich an ihrer Durchführbarkeit orientieren. Sie soll die Erfordernisse einer geeigneten Behandlung ebenso darstellen, wie sie diskutieren soll, ob einerseits die Ressourcen des Betroffenen ausreichen und andererseits überhaupt Einrichtungen und Möglichkeiten bestehen, eine geeignete Behandlung durchzuführen.

Die Durchführbarkeit einer Behandlung ist z. B. auch dann nicht gegeben, wenn der Betroffene aus sprachlichen Gründen nicht in der Lage ist, an einer geeigneten Behandlungsmaßnahme teilzunehmen. Selbstverständlich ist es stoßend, wenn sich aufgrund sprachlicher Voraussetzungen eine Ungleichbehandlung fremdsprachiger Täter ergibt. Gleichzeitig ist es aber sinnlos, eine Behandlung anordnen zu wollen, wenn der Betroffene durch sie nicht erreicht werden kann (im Grunde stellt sich das Problem bei einem Täter, der auf einer emotionalen Ebene nicht genügend erreicht werden kann, ähnlich dar).

> **Wichtig**
>
> Nicht durchführbare Behandlungen sollen nicht empfohlen werden.

Ist keine Behandlung durchführbar, bedeutet dies keineswegs, deshalb auf irgendwelche Maßnahmen zu verzichten, die im Rahmen von Resozialisierungs- und Integrationsbemühungen eine Verbesserung der Legalprognose möglich machen. Dazu gehören z. B. Sprachkurse für Ausländer, schulische und berufliche Basisqualifikationen, die Bereitstellung von Hilfen und Unterstützungsstrukturen. Der Gefahr, sozial integrierte Täter und Täter mit gutem sprachlichen Ausdrucksvermögen durch ein Angebot auf sie zugeschnittener Maßnahmen zu privilegieren und damit den Grundsatz der Gleichbehandlung zu verletzen, ist auf der Vollzugsebene nur zu begegnen, wenn auch für »Benachteiligte« geeignete Förderungsprogramme installiert werden.

> **Wichtig**
>
> Der Verzicht auf eine Therapie bedeutet keinen Verzicht auf resozialisierende Maßnahmen.

64.2.2 Stationäre Behandlungen

Für stationäre Maßnahmevollzüge in allgemein-psychiatrischen Kliniken eignen sich v. a. Patienten, bei denen das Delikt klar Ausdruck einer momentanen psychischen Störung mit schubweisem Verlauf und damit verbundener Rezidivgefahr im Sinne reaktiv ausgelöster Verhaltensbereitschaften war. Dies gilt also für forensische Patienten mit Störungsbildern, wie sie üblicherweise in der Klinik behandelt werden. Voraussetzungen sind, dass die Klinik über geschlossene und offene Abteilungen verfügt, sie Aufnahmebereitschaft zeigt und keine zusätzliche deliktrelevante Persönlichkeitsstörung vorliegt.

> ❯ **Fallbeispiel**
>
> Ein 22-jähriger Mann mit einer seit 3 Jahren bestehenden chronischen wahnhaften Schizophrenie und ungenügender Compliance tötet seinen Vater aus wahnhaften Gründen, wobei zwischen wahnhaftem Erleben und einer realen Problematik deutliche Zusammenhänge zu erkennen sind. Die stationäre Maßnahme, die in einer allgemeinpsychiatrischen Klinik durchgeführt wird, erlaubt 9 Monate nach der Tat den Übertritt auf eine offene Abteilung und die Planung rehabilitativer Schritte und eines Übertritts in ein Wohnheim.

Die stationäre Behandlung von Straffälligen mit Persönlichkeitsstörungen und Paraphilien, bei denen die deliktzentrierte therapeutische Arbeit von besonderer Wichtigkeit ist, setzt die Kompetenz einer in hohem Maße spezialisierten forensisch-psychiatrischen Klinik, Klinikabteilung oder Maßnahmevollzugsanstalt voraus. Dies gilt auch für Rechtsbrecher mit einer Mehrfachdiagnose etwa im Sinne einer Persönlichkeitsstörung und einer Schizophrenie sowie für andere psychische Störungen, bei deren Behandlung allgemein-psychiatrische Kliniken an ihre Grenzen kommen. Eine forensische Fachklinik ist auch für Patienten geeignet, die selbst auf einer spezialisierten Abteilung für psychisch auffällige Strafgefangene »zu krank« sind, um in der Strafanstalt integrierbar zu sein, oder die (möglicherweise auch zu ihrem Selbstschutz) einer besonderen klinischen Behandlung bedürfen, wie sie in der Strafanstalt nicht angeboten werden kann.

Insbesondere schaffen stationäre Maßnahmevollzüge in Spezialeinrichtungen die Möglichkeit einer lang dauernden, mehrjährigen, dem Wesen der psychischen Störung verhältnismäßigen Behandlung unter Konzentration auf kriminaltherapeutische Erfordernisse und bei gewährleisteter therapeutischer Konstanz. Es sind Gruppenvollzüge (mit Diagnosen- und Deliktmischung) und Einzeltherapien. Dabei ist neben dem therapeutischen ein umfassendes und geeignetes Arbeits-, Ausbildungs- und Rehabilitationsangebot zu fordern. Dass sowohl offene als auch geschlossene Vollzugsmöglichkeiten bestehen müssen, ist selbstverständlich – im Rahmen evaluierter Lockerungsschritte ist von einem höheren Maß an Geschlossenheit zu offeneren Vollzugsformen überzugehen: Resozialisierung, Training und Verantwortungsübernahme können nicht nur hinter den Mauern geschehen.

Neben den teilweise geschlossen geführten Kliniken bzw. Klinikabteilungen für forensische Psychiatrie (Klinik Rheinau, forensische Abteilungen in der Psychiatrischen Universitätsklinik Basel und in der Klinik Münsterlingen) gibt es einige wenige Maßnahmevollzugsanstalten für die Behandlung psychisch auffälliger Straftäter, die alle mehr oder weniger offen geführt werden. In den Anstalten St. Johannsen (Kt. Bern) besteht eine geschlossene Eintritts- und Triageabteilung mit einer Aufenthaltsdauer von 6 Monaten, bevor die Maßnahmepatienten in den (halb-)offenen Vollzug verlegt werden. Daneben bestehen in der deutschen Schweiz die kleineren Maßnahmevollzugseinrichtungen Gmünden (Kt. Appenzell Ausserrhoden) und Im Schachen (Kt. Solothurn), in der französischen Schweiz drei Maßnahmevollzugsanstalten für Drogen- und Rauschgiftsüchtige. In der deutschen Schweiz erfolgt die stationäre Behandlung von Suchtkranken im Rahmen einer Maßnahme fast ausschließlich in Einrichtungen, die vorwiegend nicht strafrechtlich Eingewiesene behandeln, d. h. in Fachkliniken für Alkohol- und Medikamentenabhängige, Drogenkliniken und therapeutischen Wohngemeinschaften.

> **Fallbeispiel**
>
> Eine 19-jährige drogenabhängige Frau, die ihrem Freund hörig war, beteiligte sich an einem von ihm begangenen Tötungsdelikt. Eine Maßnahme zur Behandlung der Rauschgiftsucht wurde angeordnet. Weil die auf 2 Jahre begrenzte Maßnahmedauer der 7-jährigen Zuchthausstrafe nicht verhältnismäßig war, wurde eine ambulante strafvollzugsbegleitende Maßnahme angeordnet und eine therapeutische Wohngemeinschaft für Drogenabhängige zum Strafvollzugsort bestimmt. Sie lebte dort gemäß der Hausordnung in einer offen geführten Einrichtung, trat in ein Externat über, absolvierte eine Ausbildung in einem nahe gelegenen Ort und wurde 3 1/2 Jahre nach der Verurteilung bedingt aus dem Strafvollzug entlassen.

Psychisch kranke Rechtsbrecher, von denen eine erhebliche Gefährlichkeit ausgeht, benötigen über kürzere, manchmal auch über längere oder lange Zeit eine recht hohe Sicherung. Sie ist in allgemein-psychiatrischen Einrichtungen nicht möglich. Gefängnisabteilungen oder hoch gesicherte Aufnahmeabteilungen eignen sich allerdings nicht für eine langfristige Unterbringung und Behandlung gefährlicher Straftäter – sie sind im Sinne einer Krisenintervention geeignet, doch fehlen ihnen z. B. die für eine Maßnahmedurchführung zu fordernden rehabilitativen Einrichtungen.

64.2.4 Ambulante Behandlungen

Ambulante Behandlungen im Sinne einer Maßnahme sollen, so will es die Rechtsprechung, in der Regel während des Strafvollzugs durchgeführt werden. Dies setzt ein entsprechendes umfassendes Therapieangebot in der Strafanstalt voraus. Es müssen Einrichtungen bereit gestellt werden, die den Anforderungen einer sinnvollen und prognostisch wirksamen Behandlung angemessen sind. Weder die baulichen Verhältnisse noch die personelle Ausstattung noch die therapeutischen Möglichkeiten sind in den meisten Strafanstalten ausreichend, angemessene Behandlungsmaßnahmen anzubieten. Zwar ist in den vergangenen Jahren in die personelle Ausstattung gefängnispsychiatrischer Dienste investiert worden, doch sind z. B. langfristige Intensivtherapien mit bis zu 11 Stunden Einzel- und Gruppentherapie pro Woche viel seltener möglich als indiziert – der Psychiatrisch-Psychologische Dienst des Justizvollzugs des Kantons Zürich, der solche Intensivtherapien für Strafgefangene mit oder ohne ambulante Maßnahmeanordnung anbietet, führt eine lange Warteliste. In vielen anderen Strafanstalten kann kaum mehr als eine einstündige Behandlung pro Woche angeboten werden (oder nicht einmal das). Bei Beachtung der Anforderungen an geeignete und prognosewirksame Behandlungsverfahren ist dies für viele Patienten klar ungenügend. Auch dass die Gestaltung des Vollzugsmilieus auf die Behandlung bezogen wäre und einem verbindlichen Behandlungsplan mit Einbeziehung aller betroffenen Mitarbeiter entsprechen könnte, ist zu selten der Fall.

Dabei macht ein umfassendes und differenziertes Behandlungsangebot in der Strafanstalt durchaus Sinn: Nicht nur bedürfen keineswegs alle Straftäter mit einer psychischen Störung der Unterbringung in einer Klinik. Vielmehr weisen auch viele Gefangene im Normalvollzug eine psychische Störung auf, ohne dass sie begutachtet worden wären. Hinreichende therapeutische Angebote vorausgesetzt, lassen sich auch in Strafvollzugsanstalten geeignete und intensive Therapien durchführen. Das therapeutische Angebot soll dort erfolgen, wo der Behandlungsbedarf besteht. Gleichzeitig dürfen ambulante Maßnahmevollzüge im Strafvollzug keine »Alibiübung« sein – sie sind es aber, wenn kein therapeutisches Setting mit hoher Spezialisierung und großer Intensität möglich ist.

Weder die Berufung auf die Achtung der Menschenwürde als Leitbild des Vollzugs noch die Berufung auf den Art. 37 StGB begründen allerdings hinreichend ein Anrecht auf geeignete Resozialisierungs- und damit auch Behandlungsmaßnahmen. Verkannt wird dabei, dass Strafe auch den gewollten Übelscharakter eines Freiheitsentzugs trägt. Das Argument, die Übelszufügung der Freiheitsstrafe und die mit ihr verbundenen sozialen Folgen beeinträchtigten die Resozialisierungsmöglichkeiten, genügt deshalb nicht, um einen Strafaufschub als im Interesse des Erfolgs einer ambulanten Behandlungsmaßnahme liegend zu begründen. Einen solchen Aufschub lässt die Rechtsprechung nur zu, wenn der Strafvollzug tatsächlich die Erfolgsaussichten einer Behandlung erheblich beeinträchtigte oder die Behandlungsdurchführung nicht zuließe. Beides lässt sich nur selten belegen, wenn in der Strafanstalt ein gutes Behandlungsangebot besteht; insbesondere aber ist auch das Angebot forensischer Therapien durch Allgemeinpsychiater oft ungenügend qualifiziert.

Ambulante Maßnahmen unter Aufschub des Strafvollzugs können in Polikliniken und Ambulatorien, bei niedergelassenen Psychiatern in der Privatpraxis oder gelegentlich auch in forensisch-psychiatrischen Diensten vollzogen werden. Letztere sind teils den Vollzugsbehörden, teils rechtsmedizinischen Instituten, teils allgemeinpsychiatrischen Kliniken angeschlossen.

Auch hier gilt: Nicht für jeden Täter ist eine Therapie sinnvoll. Und eine Therapie sollte erst dann begonnen werden, wenn eine klare Therapieindikation gestellt worden ist, eine ihr angemessene therapeutische Kompetenz und die notwendige Stundenzahl gewährleistet sind und ein strukturierter Behandlungsplan entworfen werden konnte.

> **Fallbeispiel**
> Ein 21-jähriger Angestellter, kontaktarm, gehemmt und erfolglos auf der Suche nach einer Freundin, lockte zur Zeit einer psychosozialen Belastungssituation einen 13-jährigen Knaben mit sich und beging (ohne eigentliche Gewaltanwendung) sexuelle Handlungen an ihm. Die Gefängnisstrafe wurde zu Gunsten einer ambulanten psychiatrischen Behandlung bei einem in der Privatpraxis tätigen Psychiater aufgeschoben und erfolgreich durchgeführt. Es kam (Katamnesedauer 12 Jahre) zu keinen neuerlichen Delikten. Der Aufschub des Strafvollzugs hatte sich in Hinblick auf die zu befürchtenden Folgen eines Strafvollzugs für die weitere Entwicklung des Täters und die Wichtigkeit eines »normalen« Lebensumfelds für die therapeutischen Möglichkeiten rechtfertigen lassen.

Probleme ergeben sich leicht einmal aus der Distanz zwischen Bewährungshilfe, Sozialdienst und Therapeut. Sie erschwert die für eine sinnvolle Therapie notwendige Kommunikation zwischen den verschiedenen mit dem Patienten Befassten. Probleme ergeben sich auch aus der ungenügenden Kenntnis niedergelassener Psychiater über die Notwendigkeiten kriminaltherapeutischer Behandlungen. Insbesondere ist ihnen nicht immer klar, dass eine ambulante Behandlung im Sinne einer Maßnahme Forderungen an den Therapeuten stellt, die sich mit seinem »üblichen« therapeutischen Selbstverständnis nicht immer decken (Stellungnahme zur Prognose, Therapieberichte, auch konfrontative Arbeit mit dem Patienten, Deliktfokussierung, Zusammenarbeit mit Bewährungsdiensten etc.). Die nicht ausreichende Spezialisierung und in den Polikliniken der rasche Wechsel der Therapeuten (und damit der Verlust therapeutischen Engagements und eines einheitlichen, zuverlässigen Behandlungsstils) stellen klare Nachteile dar und lassen die Behandlungsangebote im ambulanten Bereich zu wenig differenziert erscheinen. Hingegen ist die »Normalität«

der Patient-Therapeuten-Beziehung gelegentlich auch ein klarer Vorteil.

Für die Behandlung durch niedergelassene Psychiater oder Polikliniken sind – unter der Voraussetzung hinreichender therapeutischer Konstanz – am ehesten wieder jene forensischen Patienten geeignet, bei denen das Delikt klar Ausdruck einer momentanen psychischen Störung mit schubweisem Verlauf war oder die Störungsbilder zeigen, wie sie üblicherweise in der Ambulanz behandelt werden (bzw. Störungsbilder, wie sie – bei aktuell schlechterer Legalprognose oder schwererer Ausprägung – auch zur Indikation stationärer Maßnahmevollzüge führen). Probleme der Behandlungsdurchführung ergeben sich v. a. bei z. B. Paraphilien und Persönlichkeitsstörungen, deren Therapie eine besondere kriminaltherapeutische Orientierung und Kompetenz des Behandelnden verlangt.

Oft allerdings sind langfristige Behandlungen, gerade bei deliktgenerierenden Persönlichkeitsstörungen und Paraphilien, ungenügend intensiv und haben gelegentlich den Charakter resignativer Minimalbetreuungen. Therapieabbrüche bleiben konsequenzlos, die Attraktivität des therapeutischen Angebots wird verkannt, und die Therapeuten haben oft wenig Erfahrung. Die Möglichkeiten des Maßnahmestrafrechts können aber nur dann genutzt werden, wenn sie in einem spezialisierten und professionellen therapeutischen Angebot eine Entsprechung finden.

64.2.5   Nachsorge

Im Hinblick auf Entlassungsmöglichkeiten aus dem Strafvollzug und aus stationären Maßnahmen kommt der Nachsorge eine ganz besondere Bedeutung zu. Dazu gehören neben Unterstützung, Beratung und Kontrolle auch Fördermaßnahmen etwa im beruflichen Bereich und ein differenziertes Angebot an Wohnmöglichkeiten. Gilt dies in Hinblick auf die Verbesserung der Legalprognose ganz allgemein, gilt es für die Stabilisierung des Behandlungserfolgs noch besonders. An die therapeutische Kompetenz bei der Behandlung psychisch kranker Rechtsbrecher sind hier besondere Anforderungen zu richten. Es ist zu begrüßen, wenn die therapeutisch tätigen Institutionen des Maßnahmevollzugs eigene Ambulanzen unterhalten, in denen sie nicht nur kriminaltherapeutisch orientierte primär ambulante Behandlungen durchführen und Ärzte und Psychologen beraten, die außerhalb von Einrichtungen des Maßnahmevollzugs ambulante Maßnahmepatienten behandeln. Zu begrüßen ist v. a. auch, wenn sie die Weiterbehandlung (probeweise) entlassener Maßnahmepatienten übernehmen. Der Patient soll wissen, an wen er sich in heiklen und rückfallgefährlichen Situationen wenden kann (und es muss sichergestellt sein, dass er dann auch jemanden erreicht).

Langfristiger und zuverlässiger Nachsorge kommt größte Bedeutung zu.

Auch in der Nachsorge ist ein Gleichgewicht zwischen den Rechten des Betroffenen, den therapeutischen Notwendigkeiten und dem Sicherheitsbedürfnis anzustreben. Beratung, Hilfe und Unterstützung sind zu gewähren; Hausbesuche müssen möglich sein, und Bezugspersonen sollten einbezogen werden können. Thematisch wird es nicht zuletzt um das Erkennen antisozialer Aktivitäten, Pläne und Verhaltensweisen gehen, um deliktrelevante Interaktionen und gelegentlich auch um die Einleitung einer stationären Behandlung, z. B. im Sinne einer Krisenintervention.

Auch dieser Teil der Behandlung und Betreuung gelingt nur, wenn die Mitarbeiter der Ambulanz informiert und vertrauensvoll Hand in Hand arbeiten können, aber auch der Klient bzw. Patient in einem Vertrauensverhältnis zu ihnen steht.

64.3 Fragen und Antworten zur forensischen Therapie

64.3.1 Bringt Therapie etwas?

Dass »nothing works« eine nicht nur resignative Einstellung widerspiegelt, sondern auch eine unberechtigte, hat sich inzwischen erwiesen. Erwiesen hat sich ebenso, dass nicht jede Therapieform wirksam ist. Ist sie es bei dem einen, muss sie es nicht auch bei einem anderen sein. Und ein bisschen Therapie ist nicht besser als gar keine Therapie. Ein bisschen Therapie zu machen, zu sehen, dass sie nicht gewirkt hat, und dann der Therapie die Schuld an ihrem eigenen Misserfolg zuzuschieben, ist gelegentlich beliebt, aber unehrlich. So nämlich lässt sich abqualifizieren, was legalprognostisch hätte wirksam sein können, lässt sich Unsicherheit fördern und eine restriktive Haltung »begründen«, die letztlich nicht vermehrte Sicherheit, sondern eine Verschlechterung der Prognose zur Folge hat.

Forensische Therapien sind wirksam – allerdings nicht jede und nicht bei jedem.

Selbstverständlich kann nicht jede Therapie erfolgreich sein. In umfangreichen Metaanalysen sind aber Effektstärken beschrieben worden, welche klar die Wirksamkeit therapeutischer Programme auf die Rückfallhäufigkeit zeigen. Deutliche Unterschiede haben sich je nach zur Anwendung gekommenen Programmen gezeigt, so dass für forensische Therapien gleichsam ein Anforderungsprofil gezeichnet werden kann:

Anforderungsprofil forensischer Therapien

- Die Behandlung muss bei hohem Risiko intensiv sein
- Die Behandlung muss spezifisch auf Merkmale von kriminogener Bedeutung ausgerichtet sein
- Die Behandlung muss den spezifischen Kenntnissen und Fähigkeiten des Delinquenten angepasst werden
- Die Behandlung muss langfristig sein
- Die Behandlung muss von einem nachdrücklichen Engagement des Therapeuten getragen werden (als besonders wirksam haben sich Programme erwiesen, deren Implementierung vom Forscher selbst kontrolliert wird)
- Die Behandlung soll behavioral, kognitiv-behavioral und multimodal ausgerichtet sein
- Die Behandlung soll handlungsorientierte Ansätze (z.B. Rollenspiele) enthalten
- Die Behandlung soll kognitive Kontrollstrategien enthalten
- Behandlungsprogramme sollen so durchgeführt werden, wie sie konzipiert sind

Entscheidend sind aber auch Einstellung und Motivation des Personals, das Organisationsklima, die Kooperation mit anderen Einrichtungen und eine gesicherte Nachbetreuung, die weit über das Übliche einer Bewährungshilfe hinausgeht. Sie dient der Festigung erworbener Kompetenzen und lässt Kriseninterventionen ebenso möglich sein wie die Einschätzung von Risikosituationen. Sie soll helfen, Versuchungssituationen zu vermeiden und kriminogene Phantasien ebenso zu erfassen wie das Interaktionsverhalten, und sie unterstützt den Aufbau sozialer und persönlicher Schutzfaktoren (dazu gehören auch Maßnahmen im Bereich der Familie und des sozialen Nahraums).

Als besonders wenig oder gar nicht wirksam erwiesen haben sich hingegen schwach strukturierte, permissive und ganz psychodynamisch orientierte Behandlungsverfahren. Obwohl auch diese im Einzelfall wirksam sein können: dort nämlich, wo eine vereinzelte Tathandlung ganz im Sinne einer durch eine momentane psychische Störung reaktiv ausgelöste Verhaltensbereitschaft erkannt werden kann. Grundsätzlich jedoch zielt die Behandlung auf eine Rückfallverhütung. Rückfälligkeit wird aber nur selten durch eine psychische Erkrankung allein bestimmt. Bedeutsamer als die psychische Störung selbst sind die mit ihr verbundenen Defizite, sind Lebensstile und lebensgeschichtliche Daten – die wesentlichen Problembereiche lassen sich nicht nur mit Hilfe psychiatrischer Kriterien erfassen, und die Behandlungen müssen weit über den engeren Bereich der psychischen Störung selbst hinausreichen.

64.3.2   Wem bringt Therapie etwas?

Forensische Therapie bringt dem Straftäter etwas, der mit ihrer Hilfe Verhaltensstrategien zu entwickeln lernt, welche die Wahrscheinlichkeit neuerlicher Straftaten verringern. Damit ist das Spektrum der Personen, die möglicherweise behandelt werden können, sehr groß und umfasst einen weiten diagnostischen Bereich und ganz unterschiedliche Täterpersönlichkeiten. Nicht alle Personen aber, für die eine Behandlung vorstellbar wäre, sind durch ein Behandlungsprogramm zu erreichen. Und es gibt auch Personen, bei denen die Behandlungsergebnisse besonders schlecht ausfallen. So zeigen »psychopathische« Persönlichkeiten im Sinne Hares besonders schlechte Behandlungsergebnisse – unabhängig von der Art der Therapie muss sogar mit negativen Ergebnissen, d. h. einem erhöhten Rückfallrisiko, gerechnet werden.

64.3.3   Welchen Prinzipien folgt forensische Therapie?

Der äußere Rahmen einer Therapie wird durch die Lebenssituation des Patienten bestimmt – er kann sich in einer allgemein-psychiatrischen oder forensisch-psychiatrischen Klinik befinden, in einer Maßnahmevollzugsanstalt oder im Strafvollzug; er kann aus der Untersuchungshaft entlassen, oder der Vollzug einer Strafe kann aufgeschoben oder bedingt ausgesprochen worden sein. Und möglicherweise bemüht er sich um eine Therapie, ohne dass er bisher überhaupt in ein Strafverfahren einbezogen war.

Geeignete Therapieprogramme bieten eine Kombination von Einzel- und Gruppentherapien an. Die Behandlung orientiert sich an Verhaltensaspekten; sie hat einen deliktorientierten Fokus und folgt in der Regel einem zeitlich geplanten verhaltenstherapeutischen Programm mit klar strukturierten Modulen. Sie beachtet die spezielle Persönlichkeitsproblematik und ihre aggressiven Anteile, und sie bearbeitet auch eigene Opfererfahrungen des Patienten. Der Entwicklung des Selbstvertrauens kommt Bedeutung zu. Bei allem notwendigen und richtig verstandenen Wohlwollen ist die Behandlung durchaus auch konfrontativ und stark auf die Auseinandersetzung mit der Realität bezogen. Es geht darum, zu mehr Offenheit und Eigenverantwortung zu finden, es geht um die Erhellung der Tathintergründe und das eigene Erleben auch im Tatvorfeld, es geht um die Verbesserung affektiver und kognitiver Fähigkeiten und auch darum, die Bedeutung des eigenen deliktischen Tuns für das Opfer zu erfassen.

Und der Patient soll lernen, zu Rückfalldelikten führende Entwicklungen frühzeitig und rechtzeitig zu erkennen und Kontrollmechanismen zu entwickeln. Auch wo Maßnahmevollzugseinrichtungen mit intensiven analytisch orientierten einzel- und gruppentherapeutischen Verfahren arbeiten, bleiben diese deliktzentriert und beachten kognitive und im engeren Sinn rehabilitative Ansätze. Zu gelten hat: Nicht die jeweilige Qualifikation des zuständigen Therapeuten bestimmt die Form der Therapie, sondern die spezielle Behandlungsindikation des Betroffenen.

> **Wichtig**
>
> Behandlungen, an deren Durchführung Vertreter unterschiedlicher Berufsgruppen beteiligt sind, müssen der Störung und den rehabilitativen Bedürfnissen angemessen sein. Sie sind in der Regel deliktzentriert und strukturiert, auch konfrontativ, realitätsbezogen und kognitiv orientiert.

Die Behandlung hat den sich stellenden Notwendigkeiten zu folgen. Sie muss der Störung und den mit ihr verbundenen Risiken verhältnismäßig sein. Das bedeutet auch, dass der Patient, der einer intensiven Behandlung bedarf, intensiv behandelt wird, und das bedeutet ebenso, dass nicht behandelt wird, wer nicht zu behandeln ist. Unzureichend zu behandeln, nur damit »etwas geschieht«, oder zu behandeln, obwohl eine Behandlung keinen Sinn macht – beides sollte obsolet sein, und der Therapeut sollte entsprechenden Erwartungen entgegentreten. Er sollte auf das nicht Machbare hinweisen oder darauf, dass die Mittel, die notwendig wären, nicht zur Verfügung stehen. Forensische Therapie als Alibiübung zahlt sich – auch im Wortsinn – nicht aus.

Vor Beginn einer Therapie sind legalprognostische Überlegungen anzustellen. Die von einem möglichen Patienten allenfalls ausgehende Gefährlichkeit muss ebenso abgeschätzt werden, wie es die Erfolgsaussichten unterschiedlicher Therapieverfahren werden müssen – auch wenn dies im Eingangsgutachten schon einmal geschehen ist. Beantwortet werden muss die Frage nach der Notwendigkeit einer Intensivtherapie oder nach der Möglichkeit einer weniger intensiven Behandlung, und wenn keine Behandlungsmöglichkeit zu erkennen ist, muss auch dies festgestellt werden.

In die therapeutische Arbeit sind sehr oft nicht nur Psychiater und Psychologe eingebunden, sondern auch Ergo- und Physiotherapeuten, Sozialarbeiter und Werkmeister, Aufsichtsbeamte und Sozialpädagogen. Die Vielzahl in den therapeutischen Prozess Involvierter macht eine verlässliche Kommunikation unter ihnen notwendig. Um auf ein gemeinsames Ziel der Teamarbeit hinarbeiten zu können, müssen berufsgruppenspezifische und personale Zusammenhänge im Hinblick auf ihre möglicherweise hemmende oder aber auch förderliche Bedeutung erkannt werden.

Alle Therapie ist auch Erziehung, und pädagogische Elemente fehlen ihr nicht. Dabei geht es aber nicht um bloß oberflächliche Anpassungsleistungen (sie sind in den Vollzugseinrichtungen häufig und täuschen einen Sachverhalt vor, der leicht als prognostisch günstig verkannt wird). Vielmehr geht es um den Erwerb vermehrter, in der Persönlichkeit verankerter Fähigkeiten zur Frustrationsbewältigung, zur besseren Realitätsprüfung und zur Inbeziehungsetzung selbstkritischer Einsichten zum eigenen Selbst und ihrer Umsetzung auf der Handlungsebene. Es geht um ein verbessertes Planungs- und größeres Durchhaltevermögen und um die Fähigkeit, allenfalls andauernde Defizite zu kompensieren.

Selbstverständlich hat auch die Psychopharmakotherapie einen wichtigen Platz – neben den Neuroleptika und Antidepressiva im Rahmen ihrer klassischen Indikation spielen Antiepileptika in ihrer Eigenschaft als »mood stabilizer«, Antidepressiva vom Typ der selektiven Serotoninwiederaufnahmehemmer insbesondere bei impulsiven Verhaltensbereitschaften und bei einzelnen Sexualdelinquenten auch Antiandrogene eine Rolle.

64.3.4   Wo wird behandelt?

Straffällige, welche eine psychische Störung aufweisen, finden sich in der Untersuchungshaft oder im Strafvollzug. Sie finden sich in Freiheit, weil sie bedingte Strafen erhalten haben oder nie entdeckt worden sind; nur ein kleiner Teil der Straffälligen ist psychiatrisch begutachtet worden und befindet sich z. B. im Rahmen eines Maßnahmevollzugs in einer psychiatrischen Klinik. Auch deshalb macht es keinen Sinn, ein psychiatrisches Behandlungsangebot nur in psychiatrischen Facheinrichtungen bereit halten zu wollen. Vielmehr müssen Behandlungen dort angeboten werden können, wo Menschen mit einer psychischen Störung leben. Forensische Therapie muss deshalb in die Strafanstalt und ins Untersuchungsgefängnis gehen und auch ein Angebot für Straffällige machen, die außerhalb einer Vollzugsanstalt leben. Selbstverständlich bleiben forensisch-psychiatrische Spezialeinrichtungen klinischer Art notwendig – es sollte aber nicht so sein, dass ein Strafgefangener, der einer Hospitalisation an sich nicht bedürftig ist, nur deshalb in eine Klinik eingewiesen wird, weil die adäquate psychiatrische Versorgung in der Strafanstalt nicht möglich ist.

> **Wichtig**
>
> Behandlungen sollen dort angeboten werden, wo Behandlungsbedarf besteht.

Die Einbettung psychiatrischer Versorgungsstrukturen in den Strafvollzug bedeutet: Über die psychiatrische Grundversorgung, das Notfallmanagement und die Möglichkeit rascher psychiatrischer Interventionen und zuverlässiger Kriseninterventionen hinaus muss in der Strafanstalt auch das Angebot intensiver Behandlungen, Gruppen- und Einzeltherapien möglich sein. Sie müssen langfristig durchgeführt werden und die gesamte Infrastruktur der Strafanstalt in die Therapie miteinbeziehen können. Psychiatrische Versorgung im Strafvollzug bedeutet ein hohes Maß an Interdisziplinarität, offene Kommunikation der Beteiligten und die Selbstverständlichkeit, nicht nur eine psychische, sondern auch eine soziale Problematik zu erfassen.

64.3.5   Was passiert mit »gefährlichen« psychisch Kranken?

Abgesehen davon, dass »Gefährlichkeit« kein medizinischer, sondern ein Rechtsbegriff ist und durchaus Wandlungen unterworfen ist, die weniger sachlich als politisch, durch die Medien vermittelt, historisch oder tagesaktuell bedingt sind, abgesehen auch davon, dass »Gefährlichkeit« häufiger in einer persönlichen Haltung als in einer psychischen Störung begründet liegt: Es gibt Menschen im Straf- oder Maßnahmenvollzug, deren Legalprognose hinsichtlich Straftaten, durch welche die körperliche, sexuelle und seelische Integrität Dritter erheblich verletzt wird, in hohem Maße belastet ist.

Nicht alle können mit Aussicht auf Erfolg behandelt werden. Die einen werden trotz schlechter Prognose entlassen, wenn ihre Zeitstrafe abgelaufen ist (wenn Entlassungen erst am Ende der Zeitstrafe erfolgen und keine Maßnahmen angeordnet sind, besteht keine Möglichkeit langfristiger Nachsorge: Das Risiko, das mit einer frühzeitigen Entlassung bzw. mit frühzeitigen Lockerungen unter Auflagen und mit der Verpflichtung zur Weiterbehandlung verbunden gewesen wäre, ist jetzt nicht geringer, sondern größer geworden). Andere werden im Rahmen einer Verwahrung auf unbestimmte Zeit, möglicherweise ihr Leben lang und weit über die Zeitstrafe hinaus, in Einrichtungen des Strafvollzugs oder in einer Klinik bleiben. Es gilt hier, die Beeinträchtigung durch den Freiheitsentzug auf das zur Gefahrenabwehr Notwendige zu beschränken.

> **Wichtig**
>
> Zwischen Sicherheitsdenken und Risikobereitschaft besteht ein Gleichgewicht.

Dazu gehört auch, dass der Verwahrungsvollzug möglichst in einer Strafanstalt erfolgen sollte (wenn er nicht sogar in einer offenen Einrichtung möglich ist) – verhältnismäßig große Freiheitsräume in der Strafanstalt bei hoher Außensicherung erlauben mehr Freiheit und Entfaltung als in der Enge einer hoch gesicherten Klinikabteilung.

Auch bei Verweigerung einer Entlassung ist die Verhältnismäßigkeit eines solchen Entscheids zu beachten. Ist der Freiheitsentzug zunächst ein der Gefährlichkeit angemessenes Mittel, kann der Fall eintreten, dass bei langer Dauer diese Verhältnismäßigkeit trotz gleich bleibendem Risiko nicht mehr gewahrt ist.

64.3.6 Wann sind Vollzugslockerungen sinnvoll?

Lockerungen folgen keinem einfachen Zeitplan. Sie sind im Verlauf einer Maßnahme auch keine Belohnung für disziplinarisches Wohlverhalten in der Vollzugseinrichtung. Vielmehr: Lockerungen setzen voraus, dass Zwischenziele erreicht sind. Sie müssen ebenso wie die Verweigerung von Lockerungsschritten gut begründet werden können. Immer bedeuten sie die Übernahme vermehrter Eigenverantwortung durch den Gefangenen und sind Ausdruck einer vermehrten Fähigkeit zu Eigenkontrolle und zu einem sachgerechten Umgang mit deliktgenerierenden Situationen, mit Phantasien und Hilfsangeboten. Sie setzen eine Auseinandersetzung mit dem eigenen Deliktverhalten voraus. Insoweit Lockerung auch ein Stück weit Loslösung vom therapeutischen Umfeld ist, sollte sie nicht einen heimlichen Abschied von der therapeutischen Auseinandersetzung bedeuten. Vielmehr sollen die neuen Erfahrungen aus der Lockerungssituation in die Therapie hineingebracht und zum Gegenstand der Auseinandersetzung gemacht werden.

> **Wichtig**
>
> Vollzugslockerungen setzen belegbare Fortschritte voraus.

64.3.7 Wie geht es dem (therapeutischen) Personal?

Der Umgang mit schlechten Prognosen, das Verhalten der Klientel mit Spaltungen und hohen Ansprüchen, eine oft geringe Motivation der Patienten, das Gefühl, es nutze ja doch alles nichts, und die oft äußerst lange Dauer der Therapie führen auch beim Team, seien es Therapeuten, Betreuer, Werkmeister, Pädagogen oder Sozialarbeiter, zum Gefühl, nicht mehr zu mögen, nichts zu erreichen und ausgenutzt zu werden. Mangelnde Motivation bei der eigenen Arbeit wirkt auf sie zurück und teilt sich dem Patienten mit – ein Circulus vitiosus entsteht, und die Wirksamkeit therapeutischer Arbeit geht verloren:

> **Wichtig**
>
> Nicht therapeutische Einzelkämpfer, sondern die Arbeit im Team sind gefragt.

Behandlungseffekte hängen auch mit dem Engagement zusammen, mit dem eine gut strukturierte therapeutische Arbeit von an ihr interessierten Beteiligten betrieben wird. Gegen die Frustrationen und die Resignation, gegen das Mitagieren von Spaltungsversuchen, gegen Motivationsverlust und Desinteresse helfen nur Aufgehobensein im Team, klare Informationsflüsse, der Einbezug jedes Einzelnen, klare Behandlungskonzepte, Halt gebende Strukturen bei gleichzeitiger Gestaltungsfreiheit in der Arbeit, Rückmeldungen im gemeinsamen Gespräch, sachdienliche Aufklärung im Team, Beratung, Supervision und die immer wieder gemachte Erfahrung, nicht nur eine in hohem Maße anspruchsvolle, schwierige und lang dauernde, sondern letztlich eben auch sinnvolle Arbeit zu leisten.

All dies gilt natürlich nicht nur im therapeutischen Bereich, sondern auch im normalen Strafvollzug: Der Umgang mit psychisch auffälligen Gefangenen, aber auch der Umgang mit Unauffälligkeit und Überangepasstheit wollen gelernt sein und sollen dauernder Reflektion unterworfen sein (u. a. diesem Ziel dient das 7-wöchige Weiterbildungsmodul »Umgang mit sogenannt ›psychisch auffälligen‹ Insassen« des Schweizerischen Ausbildungszentrums für das Strafvollzugspersonal).

64.3.8 Wie steht es um das Berufsgeheimnis?

Die Einbettung der Therapie in den Alltag des Straf- oder Maßnahmenvollzugs macht ein hohes Maß an Kommunikation, Offenheit und Transparenz zwischen allen Beteiligten notwendig (zu den Beteiligten gehört auch der Patient). Wenn ganz verschiedene Vollzugsbereiche involviert sind, kann es nicht sinnvoll sein, durch die Abschottung des einen Bereichs vom anderen Spaltungstendenzen und Uneindeutigkeiten zu fördern. Soweit es für die Gestaltung des therapeutischen Klimas und die Entwicklung des individuell abgestimmten Behandlungsplans nötig ist, muss ein Informationsfluss zwischen den Beteiligten möglich sein. Dabei soll auch der Patient durchaus wissen, welche Informationen weitergegeben werden. Selbstverständlich setzt ein solcher Informationsfluss sein Einverständnis voraus – fehlt es, wird eine sinnvolle Behandlung nicht möglich sein.

> **Wichtig**
>
> Informationsfluss und Offenheit sind Voraussetzungen eines multidisziplinären Rehabilitationsansatzes.

Bei Maßnahmevollzügen kommt hinzu, dass kein Behandlungsvertrag besteht, wie er sonst zwischen Therapeut und Patient geschlossen wird. Vielmehr ist der Vertragspartner des Therapeuten die Vollzugsbehörde. In ihrem Auftrag führt er die angeordnete Behandlung durch (sofern der Maßnahmepatient dazu bereit ist), und er ist verpflichtet, der Behörde regelmäßig zu berichten und insbesondere auch prognoserelevante und für den Behandlungsverlauf wesentliche Sachverhalte mitzuteilen. Diese Mitteilungen werden nicht nur im Hinblick auf eine Entlassung aus dem Maßnahmevollzug, sondern bereits im Hinblick auf Vollzugslockerungen wirksam. Sie liegen damit keineswegs immer im momentanen Interesse des Patienten, der denn auch den Therapeuten nicht als willfährigen Helfer missverstehen sollte.

Für Therapieberichte, die selbstverständlich auch mit dem Vollzugspatienten besprochen und therapeutisch genutzt werden sollen, hat die Arbeitsgruppe Forensische Psychiatrie der deutschsprachigen Schweiz Minimalstandards verabschiedet:

Minimalstandards für Therapieberichte

1. Formelles
   1.1 Präliminarien: Name, Unterbringung, Datum
   1.2 Anlass zur Berichterstattung: Auftrag, aktuelle Anzeige oder Urteil, aktuelle Strafe, angeordnete Maßnahme. Eventuell Hinweis auf vorliegende Entbindung von der ärztlichen Schweigepflicht
   1.3 Informationsquellen: Laufende Therapie, Drittpersonen, frühere Berichte und Gutachten
   1.4 Übersichtlich gegliederter Berichtteil
2. Inhaltliches
   2.1 Formales Behandlungssetting: Therapiebeginn, Frequenz, Sitzungsdauer, Einbezug anderer Stellen (z. B. Sozialdienst)
   2.2 Art der Therapie: Deliktorientiert, stützend, suchtspezifisch, analytisch, verhaltenstherapeutisch
   2.3 Motivation
   2.4 Therapieverlauf und Fähigkeit zur Umsetzung von neuen Einsichten
   2.5 Eingesetzte Medikamente
   2.6 Ergebnisse von Urinproben und anderen Kontrolluntersuchungen
   2.7 Aussagen zur Diagnose, mit der gearbeitet wird
   2.8 Aussagen zur Persönlichkeit
   2.9 Verhaltensbeobachtungen
   2.10 Besondere Vorkommnisse (z. B. Suizidversuche)
   2.11 Veränderungen gegenüber dem letzten Bericht
3. Beantwortung von gestellten Fragen
   Es können insbesondere zu folgenden Fragen Aussagen gemacht werden:
   ▼

   3.1 Therapiebedürftigkeit, Therapiefähigkeit, Therapiewilligkeit
   3.2 Empfehlungen zu einer Änderung des therapeutischen Settings, zu Aufhebung oder Umwandlung von Maßnahmen unter Berücksichtigung von prognostischen Überlegungen
   3.3 Empfehlung einer ausführlichen Begutachtung
   3.4 Bei Vollzugslockerungen zu erwartende Risiken aus psychiatrischer Sicht
   3.5 Erreichte Ziele
   3.6 (Noch) nicht erreichte Ziele

64.3.9 Wie wichtig sind prognostische Überlegungen?

Jede forensische Therapie wird von prognostischen Überlegungen begleitet. Die Verbesserung der Legalprognose mehr noch als die Besserung der psychischen Störung ist das zentrale Anliegen der Behandlung. In einem mehrstufigen Maßnahmeverlauf sind (wie im Strafvollzug) Vollzugslockerungen an prognostische Überlegungen gebunden und die einzelnen Lockerungsschritte zu evaluieren, bevor neue Lockerungsschritte eingeführt werden können.

Therapeut, Gutachter und Entscheidungsträger sind sich dabei der Problematik von Prognosen, d. h. Wahrscheinlichkeitsaussagen, bewusst (und eine »falsche« Prognose ergibt sich nicht daraus, dass das Unwahrscheinliche doch eintrifft – dies liegt eben im Wesen des Unwahrscheinlichen –, sondern daraus, dass nicht berücksichtigt wurde, was hätte berücksichtigt werden können). Prognoseinstrumente sind kritisch anzuwenden, und ihr Gebrauch ist zu üben. Zu beachten ist, dass eine delikt- und persönlichkeitsspezifische Individualprognose das Ziel ist, dass sie sich auf viele Informationsquellen zu stützen hat, dass ihre Zuverlässigkeit über kürzere Zeiträume größer ist als über lange Zeiträume und dass Faktoren, die prognostisch für die eine Störung als günstig gelten, im Zusammenhang mit einer anderen Störung eine solche Bedeutung nicht besitzen (so ist die vorhandene soziale Anpassung bei paraphilen Sexualstraftätern oft ohne prognostische Aussagekraft). Auch die deliktbezogene Problematik eines Gefangenen lässt sich kaum aufgrund seines Verhaltens im Normalvollzug erfassen. Und mit einer Verbesserung sozialer Fertigkeiten geht keineswegs notwendig eine prognostische Verbesserung einher (eine solche Annahme wäre falsch und verkennte z. B. die Bedeutung »psychopathischer« Verhaltensbereitschaften). Zu beachten ist auch, dass sich als prognostisch günstig geltende Faktoren nicht einfach gegen ungünstige Faktoren aufrechnen lassen, sondern erst aus einer Gesamtschau eine Aussage möglich ist.

> **Wichtig**
>
> Prognostische Überlegungen bestimmen den Behandlungsvollzug.

Auch die Besserung einer psychischen Störung ist nicht gleichbedeutend mit einer legalprognostisch erfolgreichen Behandlung. Zwar gibt es den allerengsten Kausalzusammenhang zwischen psychischer Störung und Tatverhalten und die Möglichkeit, dass mit der Besserung der Symptomatik auch die Gefahr eines deliktischen Rückfalls gebannt ist. Oft aber finden sich bei psychisch kranken Straftätern – bei Schizophrenie ebenso wie bei einer Persönlichkeitsstörung – Merkmale, welche den psychisch kranken Straftäter eher in die Nähe gesunder Täter als in die Nähe nicht deliktisch handelnder vergleichbar Kranker rücken. Zum einen gilt es deshalb, für den Maßnahmevollzug Erkenntnisse aus dem Bereich des Strafvollzugs sinnvoll anzuwenden. Zum anderen gilt es, sich eben auch der Gefahr bewusst zu bleiben, dass die therapeutische Beeinflussung des Fokus »psychische Störung« legalprognostisch leicht überschätzt werden kann.

Prognostischen Überlegungen (sie beziehen sich u. a. auf die Anlasstat und die bisherige deliktische Entwicklung, das Vorhandensein einer psychischen Störung und ihre Auswirkungen, die Persönlichkeit und soziale Kompetenz des Täters, sein erwartbares Umfeld, sein Verhalten in möglicherweise deliktgenerierenden Situationen, seine Auseinandersetzung mit der Tat, tatsächliche Therapiemöglichkeiten und Entwicklungen nach der Tat) dürfen nicht einfach fortgeschrieben werden. Sie müssen immer wieder hinterfragt, ergänzt und hinsichtlich der Aussagekraft der einzelnen Faktoren neu gewichtet werden. Erst so lassen sich Aussagen darüber erhalten, inwieweit in der Therapie erreichte Verhaltensmodifikationen, biologische Alterung, Einstellungsänderungen u. a. die verhaltensrelevante Bedeutung statischer und in der Vorgeschichte begründeter Faktoren verändern.

64.3.10 Geht es auch billiger?

Resozialisierungsbemühungen und Behandlungen kosten Geld. Die Bereitstellung geeigneter Behandlungsstrukturen kostet mehr Geld als das »Trostpflaster« des immerhin gezeigten guten Willens, das nicht ausreicht, das Notwendige zu finanzieren (wobei es sinnvoller ist, wenigstens in ein Programm zu investieren, statt ungenügende Mittel nach dem Gießkannenprinzip zu verteilen und dann den fehlenden messbaren Erfolg nicht als Grund für die Verbesserung materieller Ressourcen zu nehmen, sondern als Grund, die zur Verfügung gestellten Mittel als vergebens ausgegeben wieder zu streichen). Ohne die Notwendigkeiten hinreichend zu beachten, die sich bereits aus Vollzugszweck und Fürsorgepflicht den Gefangenen gegen-

über ergeben, wird die Frage nach Kosten und Nutzen durchaus gestellt. Der Nutzen geeigneter Maßnahmen zur Rückfallverminderung besteht in nicht angefallenen sozialen und privaten Kosten bzw. in nicht angerichteten materiellen und immateriellen Schäden. Ihrer Natur nach sind sie zahlenmäßig schlecht erfassbar und können konkret kaum ausgewiesen werden (im Gegensatz eben zu den Vollzugskosten; schwierig wird es bereits, den Nutzen geeigneter Behandlungsprogramme und intensiver Nachsorge gegenüber »gesparten« Kosten im geschlossenen Vollzug aufzurechnen. Umgekehrt gilt Ähnliches für die vermiedenen Schäden durch eine sorgfältig begründete – und ebenfalls mit Kosten verbundene – Verweigerung einer Entlassung). So wie sich geeignete sozialpolitische Maßnahmen auf die Delinquenzrate auswirken und Sicherheit erhöhen, tun es auch »sozialpolitisch« motivierte Investitionen in geeignete Rehabilitationsprogramme. Auch wenn Resozialisierung als Vollzugsziel mit persönlicher Zuwendung zu tun hat, ist sie nicht Ausdruck blauäugiger Freundlichkeit gegenüber Menschen, die sie »nicht verdient« haben.

> **Wichtig**
>
> Rehabilitationskosten ergeben sich nicht nur aus der Verantwortung gegenüber dem Gefangenen, sondern rechnen sich auch durch ihren Nutzen.

Zusammenfassung

Die Möglichkeiten eines durchlässigen, behandlungs- und rehabilitationsfreundlichen, praktikablen und an therapeutischen Wünschbarkeiten orientierten Maßnahmerechts lassen sich wegen ungenügender Mittel und einer zu geringen Zahl geeigneter Einrichtungen nicht hinreichend umsetzen. Das beeinträchtigt die Effektivität der therapeutischen Arbeit. Gleichwohl gilt: An den tatsächlichen therapeutischen und rehabilitativen Notwendigkeiten orientierte und prognostische Gesichtspunkte dauernd beachtende Behandlungen sind sinnvoll und liegen im Interesse der Gesamtbevölkerung. Sie sind individuell geplant, intensiv, langfristig und deliktzentriert; sie sind in der Regel kognitiv und behavioural ausgerichtet, und sie beachten weit mehr als nur die diagnostizierte psychische Störung. Einerseits bestimmt sich der Ort der Behandlungsdurchführung nach der Art der indizierten Behandlung und nach dem Maß notwendiger Sicherung. Andererseits sind forensische Therapien v. a. auch dort anzubieten, wo Menschen mit psychischen Störungen leben – in der Strafanstalt. Alle Behandlungen in einer Institution werden entwertet, wenn ihnen keine langfristige, intensive Nachsorge folgt und Unterstützungs- und Kri-

▼

seninterventionsangebote fehlen. Selten lässt sich forensische Therapie auf eine Arzt-Patienten-Beziehung reduzieren. Vielmehr ist sie im Team und nur in einem Klima der Offenheit, Kommunikation und gegenseitigen Akzeptanz zu leisten.

Literatur

Amsel-Kainarou AS, Nelles J (Hrsg) (1993) Forensische Psychiatrie. Machtinstrument oder Schattendasein? Haupt, Bern Stuttgart Wien

Baechtold A, Senn A (Hrsg) (2002) Brennpunkt Strafvollzug. Kriminalität, Justiz und Sanktionen, Bd 2. Stämpfli, Bern

Beier KM, Hinrichs G (Hrsg) (1995) Psychotherapie mit Straffälligen. Standorte und Thesen zum Verhältnis Patient – Therapeut – Justiz. Gustav Fischer, Stuttgart Jena New York

Bieschke V, Egg R (Hrsg) (2001) Strafvollzug im Wandel (Kriminologie und Praxis Bd 35). Kriminologische Zentralstelle, Wiesbaden

Dittmann V, Kuhn A, Maag R, Wiprächtiger H (Hrsg) (2002) Zwischen Mediation und Lebenslang. Neue Wege in der Kriminalitätsbekämpfung (Reihe Kriminologie Bd 20). Rüegger, Chur Zürich

Heer M (2003) Einige Schwerpunkte des neuen Massnahmenrechts. ZStR 121: 376–422

Konrad N (2000) Psychiatrische Probleme im Justizvollzug. In: Venzlaff U, Foerster K (Hrsg) Psychiatrische Begutachtung. Urban & Fischer, München Jena, S 312–323

Kunz KL, Moser R (Hrsg) (1997) Innere Sicherheit und Lebensängste (Berner Universitätsschriften Bd 42). Haupt, Bern Stuttgart Wien

Müller-Isberner R, Gonzalez Cabeza S (Hrsg) (1998) Forensische Psychiatrie. Schuldfähigkeit, Kriminaltherapie, Kriminalprognose (Giessener Kriminalwissenschaftliche Schriften Bd 9). Forum, Godesberg

Pfäfflin F (1996) Behandlung von Sexualtätern. Eine Einführung. WsFPP, Sonderheft: 19–28

Queloz N, Riklin F (Hrsg) (2002) Medizin und Freiheitsentzug. Kriminalität, Justiz und Sanktionen, Bd 1. Stämpfli, Bern

Urbaniok F (2000a) Teamorientierte Stationäre Behandlung in der Psychiatrie. Thieme, Stuttgart

Urbaniok F (2000b) Das Züricher PPD-Modell. Ein modernes Konzept der Zusammenarbeit von Justiz und Psychiatrie. Kriminalistik 54: 562–566, 629–632

XIV Ausgrenzung und Diskriminierung

Psychisch Kranke im Spiegel der öffentlichen Meinung

Beate Schulze

»Psychiatrie? Bei uns nie!« Plakate mit dieser Aufschrift waren im Jahr 1999 überall in einer Gemeinde am Starnberger See zu sehen. Was brachte die Bewohner dieses schönen Ortes – viele von ihnen prominent, gebildet und betucht – derart auf die Barrikaden? In einer Baracke, in der bis vor kurzem Asylbewerber wohnten, wollte der ortsansässige Verein der Angehörigen psychisch Kranker ein Wohnprojekt einrichten – für psychisch erkrankte Menschen. Die Proteste ließen nicht lange auf sich warten. Gerade am Bahndamm mit all dem Lärm …, argumentierte man, wo doch psychisch Erkrankte gerade durch Stress und Belastungen eine akute Symptomatik entwickeln und damit komplett unberechenbar seien. Artikel von der Polizeiberichtsseite der Süddeutschen Zeitung wurden kopiert und als Beispiel für die Gefährlichkeit der potenziellen Bewohner ins Feld geführt. »Wollen Sie so etwas hier???« Nein – so die Antwort der empörten Bürger. Gerichtliche Auseinandersetzungen zwischen den Initiatoren des Projekts und Vertretern der besorgten Anwohnern führten schließlich dazu, dass die Wohngemeinschaft nicht zustande kam.

Dieses Kapitel betrachtet Reaktionen und Vorstellungen der Öffentlichkeit gegenüber psychisch kranken Menschen und diskutiert Einstellungen und öffentlich produzierte Bilder und (Vor-)Urteile im Hinblick auf ihre Konsequenzen für die psychosoziale Rehabilitation der betroffenen Menschen. Dabei werden empirische Befunde zur Einstellung der Bevölkerung, der Darstellung psychisch Kranker in den Medien sowie zur Wahrnehmung des öffentlichen Bildes der Psychiatrie aus der Sicht von Patienten und Angehörigen vorgestellt.

65.1   Psychiatrie und Öffentlichkeit

Die psychiatrische Versorgung ist eingebettet in die Öffentlichkeit und die in ihr stattfindenden Diskurse, Definitionen und Meinungsbildungsprozesse: Öffentliche – und daraus resultierend oft auch eigene – Vorstellungen über psychische Erkrankungen beeinflussen das Erleben erster Anzeichen für eine psychische Erkrankung, das anschließende Hilfesuchverhalten, die Reaktion auf eine psychiatrische Diagnose, die Einstellung zu und Koproduktion bei einer psychiatrischen Behandlung und schließlich die Chancen für den sozialen und beruflichen Wiedereinstieg.

Der Fall des Wohnprojekts zeigt exemplarisch, wie tief die Unsicherheit und Angst gegenüber psychisch kranken Menschen noch immer sitzt. Sie zeigt auch, wie einzelne Elemente der öffentlichen Meinung gegenüber der Psychiatrie zusammenspielen und letztlich zu Handlungen führen können, die sich konkret auf die Lebenssituation der betroffenen Menschen auswirken und ihre soziale Reintegration entscheidend erschweren: Man hält psychisch Kranke für unberechenbar und gefährlich, greift auf psychiatrische Ursachenkonzepte wie das Vulnerabilitäts-Stress-Modell zurück, um die eigenen Ängste zu bestätigen und zu legitimieren, wehrt sich gegen die Möglichkeit, psychisch kranke Menschen zum Nachbarn zu haben und verleiht seinem Anliegen mit einschlägigen Pressemeldungen Nachdruck – Pressemeldungen, die nicht zuletzt auch die eigenen Vorstellungen über psychisch Erkrankte gespeist haben dürften.

Im Folgenden wird betrachtet, wie die Einstellung der Öffentlichkeit über die Reaktionen in einzelnen extremen Konfliktfällen um die Eröffnung psychiatrischer Rehabilitationsangebote hinaus tatsächlich aussieht. Was weiß das Laienpublikum über psychische Erkrankungen, welche Eigenschaften werden gemeinhin mit psychisch Kranken verbunden, und wie würde man sich gegenüber psychisch kranken Menschen verhalten?

65.2   Einstellung der Bevölkerung gegenüber psychisch Kranken

65.2.1   Das Stigma psychischer Krankheit – ein Überblick

Das Erleben einer psychischen Erkrankung umfasst nicht allein die Symptomatik. Vielmehr geht es einher mit einer »zweiten Krankheit«(Finzen 1996): den Reaktionen der Umwelt auf die Erkrankung, dem mit ihr verbundenen Stigma. Vorurteile und soziale Isolation werden von den Erkrankten häufig belastender empfunden als die Krankheit selbst. Der Soziologe Erwing Goffman (1963) definiert Stigma als »… die Situation des von vollständiger sozialer Akzeptanz ausgeschlossenen Individuums«(Goffmann 2001, S. 3) infolge eines Makels, der mit negativen Eigen-

schaften verbunden ist und somit die betroffene Person diskreditierbar macht. Wodurch wird diese Situation bestimmt? Wie kommt es zur Stigmatisierung, und welche Rolle spielt die öffentliche Meinung im Prozess potenzieller sozialer Ausgrenzung?

65.2.2   Prozess der Stigmatisierung

Zum Verständnis der Mechanismen, über die negative öffentliche Vorstellungen und Reaktionen entstehen, soll der Prozess der Stigmatisierung näher betrachtet werden. Nach den amerikanischen Soziologen Bruce Link und Joe Phelan (Link u. Phelan 2001) beginnt Stigma mit der Wahrnehmung eines Unterschieds und seiner Benennung. Im Zuge einer psychischen Erkrankung auftretende Verhaltensänderungen sind für die Umwelt des Betroffenen ungewohnt und entziehen sich häufig alltäglichen Erklärungsmustern. Mit einer psychiatrischen Diagnose wird dieser Unterschied bezeichnet. In der Folge wird die Bezeichnung mit negativen Eigenschaften verbunden. Damit beginnt sich das Stereotyp von psychischen Erkrankungen herauszubilden und von beobachtbaren Verhalten betroffener Personen loszulösen. Kulturell geprägte Vorstellungen von »Verrücktheit« werden aktiviert und dem Träger des Etiketts »psychisch krank« unabhängig von persönlichen Erfahrungen zugeschrieben. Daraufhin grenzt man sich vom Stigmatisierten ab: Die Erkrankten werden aus der Allgemeinheit herausgelöst und als »nicht ganz menschlich« betrachtet (Goffman 2001). Die Trennung von der Allgemeinheit und die unerwünschten Eigenschaften werden schließlich zur Rechtfertigung konkreter Diskriminierungshandlungen herangezogen. Im Ergebnis des Stigmaprozesses kommt es zu negativen Folgen für die Betroffenen: einem geminderten Selbstwertgefühl und somit zu zusätzlichen Behinderungen der Teilnahme an der sozialen Interaktion (Link et al. 1989). Diese können die Symptomatik der Erkrankungen verstärken und somit den Stigmaprozess aufs Neue in Gang setzen – für die Betroffenen oft ein Teufelskreis.

Die Forschung zur öffentlichen Einstellung gegenüber psychisch Kranken befasst sich mit den verschiedenen Aspekten der Stigmatisierung. Anhand relevanter empirischer Befunde werden im Folgenden die einzelnen Schritte des Stigmaprozesses näher betrachtet. ◘ Abb. 65.1 gibt einen Überblick über die Forschungsbereiche, die die einzelnen Phasen der Herausbildung der öffentlichen Meinung zu psychisch Kranken näher beleuchten.

65.2.3   Wahrnehmung und Benennung einer Normabweichung

Was unterscheidet psychisch erkrankte Menschen von anderen? Zunächst sind es die akuten psychiatrischen

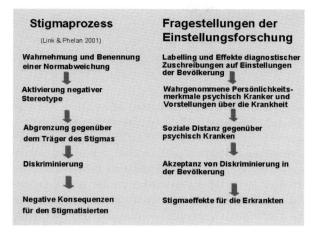

□ Abb. 65.1. Phasen des Stigmaprozesses und Schwerpunkte der Einstellungsforschung zu psychisch Kranken

Symptome, die die Umwelt der Erkrankten auf eine Veränderung aufmerksam machen. Hinzu kommen – wenn auch weniger offensichtlich – krankheitsbedingte Behinderungen wie Antriebsminderung und sozialer Rückzug. Auch unerwünschte Effekte der psychopharmakologischen Behandlung sind hier von Bedeutung. Besonders sichtbare Nebenwirkungen wie extrapyramidalmotorische Störungen machen die Kranken für ihre Umwelt als solche erkennbar.

Psychiatrische Symptome sind jedoch für Menschen außerhalb des näheren Bekanntenkreises der Erkrankten oft nicht direkt zu beobachten. Für die Auslösung negativer Vorstellungen in der Allgemeinbevölkerung scheint daher die Benennung der Normabweichung entscheidend. Allein das Bekanntwerden einer psychiatrischen Diagnose oder der Behandlung in einer psychiatrischen Klinik genügt oft, um sich von den Erkrankten abzuwenden – unabhängig davon, ob sie gerade akute Symptome aufweisen oder nicht.

> **Wichtig**
>
> Oft genügt allein das Bekanntwerden einer psychiatrischen Diagnose, um den Prozess von Stigma und Ausgrenzung in Gang zu setzen.

Wie entscheidend ist die Benennung einer psychischen Erkrankung für die Entstehung negativer Vorstellungen von psychisch Kranken? Auf der Grundlage des in den 60er Jahren entwickelten Labelling-Ansatzes (z. B. Scheff 1966) argumentieren Link und Kollegen (Link et al. 1989) in ihrer »modified labelling theory«, dass das Etikett »psychisch krank« zwar nicht allein für die Stigmatisierung verantwortlich sei, die Akzeptanz einer psychiatrischen Diagnose jedoch zu vermindertem Selbstbewusstsein, einer Reduzierung sozialer Kontakte sowie zu ungünstigem Coping-Verhalten führt.

Labelling-Theorien und medizinisches Modell

Der **Labelling-Ansatz** geht davon aus, dass negative Stereotype über psychisch Kranke erst aktiviert werden, wenn von der Norm abweichendes Verhalten als psychische Erkrankung bezeichnet wird (»labelling«). Die Folge sind ablehnende Reaktionen sowie diskriminierendes Verhalten gegenüber der so bezeichneten Person. Im Kontakt mit anderen würden die Erkrankten mit auf das Vorurteil bezogenen Verhaltenserwartungen konfrontiert, wodurch diese dazu gedrängt würden, sich entsprechend dem Stereotyp zu verhalten.

Das **medizinische Modell** psychischer Krankheit hingegen betont die positiven Auswirkungen einer psychiatrischen Diagnose. Die Akzeptanz eines Krankheitsmodells biete den Erkrankten Orientierung und führe zu besserer Kooperation in der psychiatrischen Behandlung sowie zu einem erfolgreicheren Umgang mit der Krankheit. Bei einem medizinisch-biologischen Verständnis würden psychisch Kranke und ihre Angehörigen zudem nicht für die Erkrankung verantwortlich gemacht, was den Krankheitsverlauf positiv beeinflusse und die Chancen sozialer Reintegration verbessere.

Ein aktuelle Repräsentativerhebung zur Einstellung der Bevölkerung gegenüber psychisch Kranken in Deutschland (Angermeyer u. Matschinger 2003a, b) zeigt, dass das Bekanntwerden eines psychiatrischen Labels auch heute noch die Einstellungen der Öffentlichkeit beeinflusst, wobei die negativen Effekte überwiegen. Negative Labelling-Effekte werden v. a. bei der Schizophrenie deutlich: Erkennen und bezeichnen die Befragten mit einer psychotischen Erkrankung verbundene Verhaltensveränderungen als Schizophrenie, reagieren sie verstärkt mit Angst vor dem Betroffenen und zeigen weniger Mitgefühl. Auch sind sie weniger bereit, mit dem erkrankten Menschen in Kontakt zu treten (Angermeyer u. Matschinger 2003a) Dies wird durch die Erfahrungen schizophren Erkrankter bestätigt: Sie schildern, dass sie bei Bekanntwerden ihrer Krankheit hauptsächlich in ihrer Krankheitsrolle wahrgenommen werden, wobei krankheitsbedingte Defizite im Mittelpunkt stehen und bisher gezeigte Kompetenzen häufig aberkannt werden (Schulze u. Angermeyer 2003).

65.2.4   Evozierung negativer Stereotype

Im nächsten Schritt des Stigmaprozesses werden in der Öffentlichkeit vorhandene negative Stereotype mit den Erkrankten verbunden. Welche Vorstellungen sind es, die die öffentliche Wahrnehmung psychisch Kranker prägen? Betrachtet man die Literatur zum Thema, so wird das Bild psychisch Kranker v. a. durch 4 Elemente bestimmt: (1) der Vorstellung, dass psychisch Erkrankte gewalttätig und (2) unberechenbar seien, dass sie (3) selbst für die Krankheit verantwortlich seien und dass (4) die Erkrankung schwer zu behandeln sei und einen negativen Verlauf nehmen wird (Hayward u. Bright 1997). Die öffentliche Meinung gegenüber psychisch Kranken wird also sowohl durch Vorstellungen über die Krankheit als auch durch die Zuschreibung bestimmter negativer Persönlichkeitsmerkmale geformt.

Von mehr als der Hälfte der deutschen Allgemeinbevölkerung wird davon ausgegangen, dass insbesondere schizophren Erkrankte unberechenbar seien (Angermeyer u. Matschinger 2003b). Noch immer wird die Schizophrenie am häufigsten für eine Spaltung der Persönlichkeit gehalten, wobei oft die Metapher von Dr. Jekyll und Mr. Hyde aktiviert wird: hinter dem freundlichen Menschen von nebenan lauere ein gefährlicher, unkontrollierbarer Charakter (Holzinger et al. 1998). So gehen fast die Hälfte der Deutschen davon aus, dass man nie weiß, was ein schizophren Erkrankter im nächsten Moment tun werde (Angermeyer u. Matschinger 2004a).

Rund ein Fünftel der Befragten sind der Meinung, dass psychisch Kranke eine Gefahr darstellen. Zudem herrscht die Vorstellung, dass schizophren erkrankte Menschen besonders grausame Verbrechen begingen und die Zahl der von ihnen begangenen Verbrechen in den letzten Jahren deutlich gestiegen sei (Angermeyer u. Matschinger 2004a). Studien zum Zusammenhang zwischen psychischer Krankheit und Gewalt zeigen jedoch, dass der Anteil der von psychisch Erkrankten begangenen Gewalttaten an der Gesamtzahl von Gewaltverbrechen verschwindend gering ist (Arboleda-Flórez et al. 1998). Auch gibt es keine Anzeichen für eine Zunahme des gewalttätigen Verhaltens von Seiten psychisch Kranker (Eronen et al. 1998). Dies zeigt, dass sich gängige Vorurteile über die Erkrankten unabhängig von der Realität halten.

Auch die psychische Krankheit selbst wird in der Öffentlichkeit weitgehend negativ bewertet. In seinem Roman »Der Mann ohne Eigenschaften« schreibt der Schriftsteller Robert Musil (1978), schizophren Erkrankte litten nicht nur an einer minderwertigen Gesundheit, sondern auch an einer minderwertigen Krankheit, einer Krankheit, die einen chronischen Verlauf nimmt und sich nur schwer behandeln lässt (Hayward u. Bright 1997). Noch immer erwarten knapp 70% der Allgemeinbevölkerung, dass bei psychischen Erkrankungen die Symptome chronisch oder dauerhaft bestehen bzw. im Zeitverlauf gar eine Verschlechterung des Zustands der Erkrankten eintritt. Im Gegensatz dazu sieht die Bevölkerung die Erfolgschancen einer psychiatrischen Behandlung jedoch zunehmend positiv. So ist die überwiegende Mehrheit der Bevölkerung der Meinung, dass schizophren Erkrankte heute mittels moderner Therapiemethoden gut behandelt werden können, fast dreimal so hoch wie die der Menschen, die das ablehnen (Angermeyer u. Matschinger 2003b).

> **Wichtig**
>
> Trotz Wissenszuwachs über psychische Erkrankungen halten sich in der Bevölkerung negative Stereotype über psychisch Kranke.

Die Vorstellung, die Erkrankten seien selbst für ihre Krankheit verantwortlich, ist jedoch nur noch selten anzutreffen. Hinsichtlich der Ursachenvorstellungen über psychische Erkrankungen zeichnet sich in der letzten 10 Jahren eine positive Entwicklung ab. Dabei hat sich das Wissen der Bevölkerung stärker an das psychiatrische Fachwissen angenähert. Sowohl für die Schizophrenie als auch für die Depression werden häufiger belastende Lebensereignisse und biologischen Faktoren als Ursachen angenommen. Gleichzeitig nimmt die Vorstellung ab, die Erkrankung sei auf mangelnde Willenskraft oder persönliches Fehlverhalten zurückzuführen (Angermeyer u. Matschinger 2004b).

> **Zusammenfassung**
>
> Psychisch Kranke werden unverändert mit negativen persönlichen Eigenschaften verbunden, obwohl in den letzten Jahren ein Wissenszuwachs und damit eine Abnahme stereotyper Vorstellungen über die Erkrankung selbst zu verzeichnen ist.

65.2.5   Abgrenzung vom Träger des Stigmas

Die Verknüpfung des Labels »psychisch krank« mit den beschriebenen negativen Eigenschaften liefert die Grundlage für die Überzeugung, dass psychisch Erkrankte sich von anderen Menschen grundsätzlich unterscheiden und einer separaten Kategorie angehören. Darüber hinaus führen diese unerwünschten Attribute dazu, dass man den Kontakt mit den betroffenen Menschen eher zu meiden wünscht – zumeist unabhängig davon, wie sich die Erkrankten konkret verhalten. Das Vorurteil führt zu Unsicherheit im Umgang mit den Betroffenen, da man von einer negativen Erfahrung ausgeht.

Die Akzeptanz gegenüber psychisch Kranken wird wissenschaftlich mit Hilfe des Konzepts der sozialen Distanz (Link et al. 1987) untersucht. Dabei gibt man eine Reihe alltagsrelevanter Beziehungssituationen vor und erfragt die Bereitschaft, eine solche Beziehung einzugehen.

**Skale zur Messung der sozialen Distanz.
(Nach Link et al. 1987)**

1. Wenn Sie ein Zimmer zu vermieten hätten, inwieweit würden Sie einen psychisch Kranken als **Untermieter** nehmen?
2. Inwieweit würden Sie einen psychisch Kranken als **Arbeitskollegen** akzeptieren?
3. Inwieweit wäre Ihnen ein psychisch Kranker als **Nachbar** recht?
4. Inwieweit würden Sie einem psychisch Kranken Ihre **Kinder** für einige Stunden zur Aufsicht **anvertrauen**?
5. Inwieweit wären Sie damit einverstanden, dass ein psychisch Kranker in Ihre Familie **einheiratet**?
6. Inwieweit würden Sie **einen Freund/eine Freundin** von Ihnen mit einem psychisch Kranken **bekannt machen**)?
7. Wenn einer Ihrer Bekannten eine **Arbeitsstelle** zu besetzen hätte, inwieweit würden Sie dann einen psychisch Kranken **empfehlen**?

Ganz bestimmt				**Sicher nicht**
(1)	(2)	(3)	(4)	(5)

Betrachtet man die öffentliche Meinung zu psychisch Kranken, so ist für die psychiatrische Rehabilitation entscheidend, wie sich Vorstellungen der Bevölkerung in konkretem Verhalten gegenüber einem psychisch kranken Menschen widerspiegeln. Ist der Arbeitgeber nach dem Klinikaufenthalt bereit, in die berufliche Rehabilitation eines erkrankten Mitarbeiters zu investieren? Wird die betreffende Person auch nach dem Kontakt zur Psychiatrie im Freundeskreis akzeptiert und zu Familienfesten eingeladen? Wird ein Wohnprojekt für psychisch Kranke im Wohnumfeld akzeptiert oder gibt es Proteste? Auch die Frage, welche finanziellen Mittel für Rehabilitationsmaßnahmen psychisch Kranker zur Verfügung gestellt werden, hängt davon ab, auf welcher Grundlage Entscheidungsträger – bei den Krankenkassen oder in der Kommunalpolitik – beurteilen, ob sich Investitionen in diesem Bereich rentieren.

Fragt man die Deutschen, wie sie sich in einer konkreten Situation einem psychisch Kranken gegenüber verhalten würden, so ergibt sich ein überwiegend negatives Bild. Gut ein Drittel der Bevölkerung würde einen schizophren Erkrankten nicht als Nachbarn akzeptieren. Auch im Berufsleben können sich 30% jemanden, der einmal an Schizophrenie gelitten hat, eher nicht als Kollegen vorstellen – keine gute Voraussetzung für den beruflichen Wiedereinstieg nach einer psychiatrischen Behandlung. Mit größerem Vertrautheitsgrad der erfragten Beziehungssituationen steigt zudem der Grad der Ablehnung: Zwei Drittel der Befragten würden einem schizophren Erkrankten kein

Zimmer vermieten. Auch stehen die Chancen der Betroffenen schlecht, über die bei der Jobsuche immer wichtiger werdenden sozialen Netzwerke eine Stelle zu finden. Wie stark die Vorstellung, psychisch Kranke seien gefährlich und unberechenbar, sich auf deren soziale Akzeptanz auswirkt, zeigt sich daran, dass fast 90% der Bevölkerung es ablehnen würden, einem schizophren Erkrankten die Aufsicht über ihre Kinder anzuvertrauen. Auch wenn bei der Depression die soziale Distanz geringer ist als bei der Schizophrenie, so liegt die Ablehnung auch hier deutlich höher als gegenüber Personen ohne Psychiatrie-Erfahrung.

Gemeinhin geht man davon aus, eine besser informierte Bevölkerung sei auch toleranter und verständnisvoller gegenüber Menschen mit psychischen Erkrankungen. Die Einstellungsentwicklung in den letzten 10 Jahren zeigt jedoch ein anderes Bild. Während das Wissen über psychische Krankheiten und ihre Behandlungsmöglichkeiten deutlich zugenommen hat, ist die Ablehnung psychisch Kranker in der Bevölkerung weiter gestiegen. Hier wird deutlich, dass Aufklärung im Sinne eines medizinischen Verständnisses psychischer Krankheiten nicht ausreicht, um das ihnen anlastende Stigma wirksam zu bekämpfen. Im Gegenteil: Die Vorstellung, psychische Krankheiten seien eine Erkrankung des Gehirns oder würden entscheidend durch genetische Faktoren bedingt, könnte nahe legen, dass die Betroffenen selbst nicht in der Lage sind, ihr Verhalten zu beeinflussen. Damit könnte wiederum die Vorstellung genährt werden, psychisch Kranke seien unberechenbar und gefährlich (Read u. Law 1999). Die aktuelle Repräsentativumfrage zur Einstellung gegenüber psychisch Kranken bestätigt diesen Zusammenhang: Tendierten die Befragten zu biologischen Ursachenvorstellungen oder nahmen erbliche Faktoren als Krankheitsursache an, hielten sie schizophren Erkrankte eher für gefährlich und unberechenbar (Angermeyer u. Matschinger 2004b).

> **Wichtig**
>
> In den letzten 10 Jahren ist in Deutschland ein Anstieg der Ablehnung psychisch Kranker zu verzeichnen.

65.2.6 Diskriminierung von psychisch Kranken

Ein negatives öffentliches Bild über psychische Krankheiten erschwert nicht nur die soziale Integration der Betroffenen. Stigma kann auch zu konkreten Diskriminierungen führen. Negative Eigenschaftszuschreibungen werden hierbei zur Rechtfertigung diskriminierenden Handelns herangezogen. Die Diskriminierung psychisch Kranker ist auf zwei Ebenen zu beobachten: durch direkte Diskriminierung und durch strukturelle Diskriminierung (vgl. Link u. Phelan 2001).

Befragt nach ihren persönlichen Stigmatisierungserfahrungen berichten psychisch Kranke, dass sie v. a. in ihren Beziehungen zu anderen und bei der Arbeitssuche direkte Diskriminierung erfuhren. Auch als Patienten machten sie einschlägige Erfahrungen. Dies zeigte sich v. a. bei der Behandlung aufgrund einer körperlichen Erkrankung. War die Tatsache bekannt, dass sie einmal an einer psychischen Krankheit erkrankt waren, führte das häufig dazu, dass somatische Beschwerden weniger ernst genommen wurden (Schulze u. Angermeyer 2003).

> **Wichtig**
>
> Psychisch Kranke schildern Diskriminierung sowohl im direkten persönlichen Kontakt als auch durch gesetzliche Regelungen und politische Entscheidungen.

Strukturelle Diskriminierung beschreibt die negativen Folgen für psychisch Erkrankte, die aus Ungleichgewichten und Ungerechtigkeiten in sozialen Strukturen, politischen Entscheidungen und gesetzlichen Regelungen resultieren. Selbst bei Abwesenheit konkreter Diskriminierungen auf individueller Ebene können institutionelle Praktiken zum Nachteil psychisch Kranker wirken. So sind psychisch Kranke im Gesundheitswesen marginalisiert. Als Folge des Stigmas stehen im psychiatrischen Bereich weniger Forschungsmittel und Ressourcen zur Verfügung als für Versorgungsangebote für körperlich Erkrankte (Link u. Phelan 2001). Darüber hinaus erleben psychiatrische Patienten Benachteiligungen bei der Kostenübernahme durch die Krankenversicherungen. Besonders schwierig erweist sich die Bewilligung von Versicherungsleistungen für speziell auf psychisch Kranke zugeschnittene Versorgungsangebote wie z. B. Psychosenpsychotherapie oder psychiatrische Pflege im Wohnumfeld. Als ebenso schwierig erweist sich die Finanzierung von Rehabilitationsmaßnahmen für psychisch Kranke durch die Rentenversicherungsträger. Darüber hinaus bleibt die Behandlung psychischer Erkrankungen bei dem von Reiseversicherungen gewährten Auslandskrankenschutz ausgeschlossen (vgl. Schulze u. Angermeyer 2003). Laut Auskunft der Bundesaufsichtsbehörde für das Versicherungswesen sei dies eine gängige Praxis, da psychisch Kranke eine besondere Risikogruppe darstellten, deren Absicherung auf Auslandsreisen für den Versicherer hohe Kosten verursachen könnte, die dann durch höhere Prämien für alle Versicherungsnehmer kompensiert werden müssten.

Darüber hinaus gibt es nur bei der Behandlung psychischer Erkrankungen die rechtliche Möglichkeit, Erkrankte gegen ihren Willen in eine Klinik einzuweisen. Die Existenz von Zwangsmaßnahmen dürfte sowohl die Angst vor der Psychiatrie und damit verzögertes Hilfesuchverhalten verstärken als auch das Stereotyp von der Gefährlichkeit psychisch Kranker in der Bevölkerung nähren. In der Bevölkerung sind Zwangsmaßnahmen und bestimmte Einschränkungen der Rechte psychisch Kranker zudem weitgehend akzeptiert. So zeigte eine Schweizer Studie, dass die meisten Befragten damit einverstanden sind, psychisch Kranken den Führerschein abzuerkennen. Zudem befürworteten bis zu drei Viertel der Bevölkerung die Möglichkeit einer richterlichen Einweisung in die Psychiatrie (Lauber et al. 2002). Während man darin auch ein Zeichen für steigendes Vertrauen in die Psychiatrie sehen könnte, ist jedoch anzunehmen, dass diese Präferenz eher in bestehenden Ängsten in der Bevölkerung begründet ist – zumal die öffentliche Meinung von der Vorstellung dominiert wird, dass psychisch Kranke zu Gewalt neigen.

Geht man der Frage nach, wodurch direkte Diskriminierung oder die Akzeptanz struktureller Diskriminierungen gegenüber psychisch Kranken bedingt werden, so wird deutlich, dass die in der Bevölkerung vorherrschenden negativen Stereotype hierbei die größte Rolle spielen. Direkte Diskriminierung durch Ausschluss aus den sozialen Beziehungen mit anderen ist am häufigsten mit der Vorstellung von Unberechenbarkeit und Gefährlichkeit verbunden. Andererseits hängt die Akzeptanz struktureller Benachteiligungen am stärksten mit der Vorstellung zusammen, psychische Krankheiten seien auf eigenes Verschulden zurückzuführen. Das Wissen über Ursachen und Behandlungsmöglichkeiten psychischer Krankheiten spielen eine weit geringere Rolle dabei, ob jemand Diskriminierung gegenüber Menschen mit einer psychischen Erkrankung für akzeptabel hält (Angermeyer et al. 2003).

65.3   Psychisch Kranke im Spiegel der Medien

Es sind also besonders die in der Öffentlichkeit präsenten Vorurteile und Mythen über psychisch Kranke, die die Stigmatisierung von psychiatrisch Erkrankten bestimmen und so ihre Lebensqualität einschränken. Bei der Vermittlung des öffentlichen Bildes von psychisch Kranken spielen die Medien eine entscheidende Rolle – heute mehr denn je. Zum Thema psychische Erkrankungen haben nur wenige Menschen Zugang zu Erfahrungen aus erster Hand. Das Verständnis der Öffentlichkeit von psychischer Krankheit beruht daher in der Hauptsache auf Bildern und Informationen aus den Massenmedien.

Welches Bild über psychisch Kranke wird in den Medien vermittelt? Hier finden sich genau jene Vorurteile wieder, die die Einstellung der Bevölkerung negativ prägen. Seit den 50er Jahren, als Nunally (1961) erstmals die Mediendarstellungen psychisch Kranker untersuchte, ist kaum eine Veränderung des dominanten Bildes festzustellen: Über das Thema psychische Krankheit wird in der Regel im Zusammenhang mit »Horror, Sünde und Gewalt« (Nunally 1961, S. 223, Übersetzung der Autorin) berichtet. Auch heute zeigt sich ein Großteil der Mediendar-

Abb. 65.2. Berichterstattung über psychische Erkrankungen in der »Bild-Zeitung« (01.01.– 30.09.1997). In welchen Zusammenhängen wird über psychische Erkrankungen berichtet? (n=186)

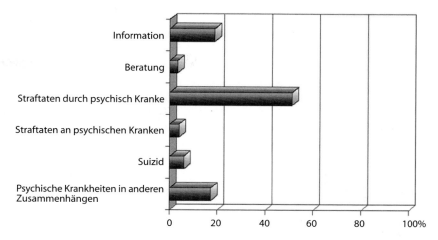

stellungen als konform mit gängigen Vorurteilen: In der Berichterstattung tauchen überwiegend schwere psychische Störungen auf, die Darstellungen betonen zumeist bizarres Verhalten und vermitteln den Eindruck, es gäbe einen starken Zusammenhang zwischen psychischer Krankheit und Gewalt (Wahl 1995; Philo 1996).

> **Wichtig**
>
> In den Medien finden psychisch Kranke v. a. im Zusammenhang mit Berichten über gewalttätige Straftaten Erwähnung (**Abb. 65.2).

Zudem werden psychische Erkrankungen in den Medien häufig mit besonders grausamen, scheinbar unmotivierten Verbrechen in Verbindung gebracht. Die (vermeintliche) psychische Krankheit des Täters wird zur Erklärung der Tat herangezogen. Die Einweisung in eine psychiatrische Klinik signalisiert dem Leser, dass von nun an von dem gefährlichen Täter keine Gefahr mehr für die Gesellschaft (und ihn selbst) ausgeht. Hier werden deutlich Parallelen zwischen der Psychiatrie und dem Strafvollzug gezogen. Psychiatrische Kliniken werden als korrektive Einrichtung dargestellt, deren Aufgabe es zu sein scheint, die Gesellschaft vor besonders gefährlichen Personen zu schützen (Angermeyer u. Schulze 2000).

Betrachtet man die Darstellung psychischer Krankheiten in renommierten deutschsprachigen Tageszeitungen, so zeigt sich auch hier, dass psychiatrische Themen im Kontext gesellschaftlicher Probleme angesiedelt werden: im Umfeld von Gewalttaten, sexuellem Missbrauch oder unerträglichen Familiensituationen (Hoffmann-Richter 2000). Psychiatrische Fachbegriffe werden zunehmend in Alltagskontexten verwendet und tauchen somit in allen Ressorts der Tageszeitungen auf: in Gerichtsberichten, im Literatur- oder Feuilletonteil, im Wirtschaftsteil ebenso so wie bei Veranstaltungshinweisen (**Abb. 65.3). Daraus lässt sich allerdings nicht auf ein gesteigertes öffentliches Interesse an der Psychiatrie schließen – denn psychia-

trische Begriffe werden hier hauptsächlich als Metapher mit negativem Bedeutungshintergrund gebraucht (Hoffmann-Richter 2000).

> **Wichtig**
>
> Psychiatrische Fachbegriffe werden zunehmend in Alltagszusammenhängen verwendet – jedoch meist, um Negatives zu beschreiben.

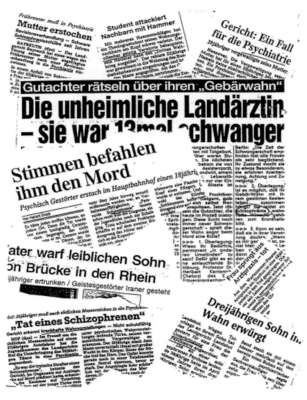

Abb. 65.3. Vermischtes. Pressemeldungen zum Thema psychische Krankheit

> **Fallbeispiel**
> **Medieneffekte auf die öffentliche Meinung:**
> **Die Attentate auf Wolfgang Schäuble**
> **und Oskar Lafontaine**
> Eine Serie von Repräsentativerhebungen zur Einstellung gegenüber psychisch Kranken in der Bundesrepublik aus dem Jahre 1990 gibt Hinweise auf den Einfluss von extensiver Medienberichterstattung über spektakuläre Verbrechen auf die öffentliche Wahrnehmung psychisch Kranker. Angermeyer und Matschinger (1996) untersuchten die Einstellung der Bevölkerung in der Folge der Attentatsversuche auf den damaligen Kanzlerkandidaten der SPD, Oskar Lafontaine (im April 1990) und den dann amtierenden Innenminister Wolfgang Schäuble (CDU, im Oktober 1990). Beide Attentäter litten unter Schizophrenie. Die Ereignisse fanden ein breites Medienecho, wobei auch vielfach der Zusammenhang zwischen der schizophrenen Erkrankung und der Tat diskutiert wurde.
> Eine erste repräsentative Einstellungsbefragung hatte bereits vor dem ersten Attentat stattgefunden. Die Ergebnisse der Folgeerhebungen zeigten einen deutlichen Anstieg der sozialen Distanz gegenüber psychisch Kranken in der Zeit nach den Attentaten. Gleichzeitig wurden psychisch Kranke in der Bevölkerung verstärkt für gefährlich und unberechenbar gehalten. Auch zwei Jahre nach dem zweiten Attentat war die Ablehnung schizophren Erkrankter als Nachbarn, Arbeitskollegen oder Untermieter noch sichtbar erhöht gegenüber der Ersterhebung im Frühjahr 1990 (Angermeyer u. Matschinger 1996).

65.4 Konsequenzen für die psychiatrische Rehabilitation

Negative Medienberichte verstärken nicht nur Vorurteile und Ängste bei der Allgemeinbevölkerung; sie beeinflussen auch die Selbstwahrnehmung und die Coping-Strategien der psychisch Erkrankten. Zunächst erleben die Betroffenen die Erwähnung psychisch Kranker im Zusammenhang mit Gewaltverbrechen als persönlich verletzend und verunsichernd. Negative Mediendarstellungen werden nicht nur als Ursache des Stigmas psychischer Erkrankungen empfunden, sondern sie sind ein wichtiger Teil des Stigmaerlebens selbst (Schulze u. Angermeyer 2002). Gefragt nach Benachteiligungen und negativen Reaktionen auf die psychische Erkrankung nennen schizophren Erkrankte am zweithäufigsten das Bild der Psychiatrie in den Medien. Die Presseberichte werden als Indiz einer negativen Einstellung in der Bevölkerung gesehen. Aus Angst vor Ablehnung vermeiden die Betroffenen den Kontakt zu anderen Menschen, womit die oft schon krankheitsbedingte soziale Isolation weiter verstärkt wird.

> **Wichtig**
>
> Auch psychisch Kranke teilen die in der Bevölkerung gängigen Vorurteile und Ängste.

Von **antizipierter Stigmatisierung** spricht man, wenn sich psychisch Kranke allein aufgrund der Erwartung ablehnender Reaktionen ihrer Umwelt selbst zurückziehen. Diese Erwartung leitet sich einerseits aus negativen Berichten über psychisch Kranke in den Medien ab, die als Spiegel der Einstellungen ihrer Mitmenschen wahrgenommen werden.

Darüber hinaus teilen auch psychisch kranke Menschen die gängigen Vorurteile über psychische Erkrankungen. Vor ihrer eigenen Erkrankung hätten sie vielleicht selbst ablehnend reagiert, wenn ihnen jemand begegnet wäre, der schon einmal in einer psychiatrischen Klinik war. Eigene Vorurteile bzw. Angst vor Stigmatisierung verhindern auch oft, dass psychisch Kranke rechtzeitig professionelle Hilfe in Anspruch nehmen.

Die Erwartung, für weniger kompetent, vertrauenswürdig oder intelligent gehalten zu werden oder bei anderen auf Ablehnung zu stoßen, legt für die Betroffenen oft den Schluss nahe, weniger wert zu sein als andere. Die Reduzierung des Selbstwertgefühls ist für psychisch erkrankte Menschen eine der gravierendsten Konsequenzen der Stigmatisierung. In der Folge können psychisch Erkrankte weniger selbstsicher oder zurückhaltender auftreten oder gar den Kontakt mit anderen gänzlich meiden. Menschen, die davon ausgehen, aufgrund ihrer psychischen Erkrankungen von anderen abschätzig betrachtet zu werden oder gar Diskriminierung zu fürchten zu haben, sobald die Krankheit ans Licht kommt, haben eine um das 7- bis 9fach erhöhte Wahrscheinlichkeit, infolge des Stigmas ein niedriges Selbstwertgefühl zu entwickeln (Link et al. 2001). Dies äußert sich in deutlichen Konsequenzen für den Alltag der Betroffenen: in einem defensiveren Umgang mit ungerechter Behandlung durch potenzielle »Stigmatisierer«, der Einschränkung sozialer Netzwerke, Misserfolgen bei der Arbeitsplatzsuche und in Einkommensverlusten. Wer annimmt, solche Folgen fürchten zu müssen, neigt dazu, Anzeichen für eine psychische Erkrankung so lange es geht für sich zu behalten und den Kontakt zu psychiatrischen Einrichtungen zu vermeiden (Jorm et al. 2000) – mit negativen Auswirkungen auf den Behandlungserfolg und größeren Schwierigkeiten beim Wiedereinstieg in den Alltag.

> **Wichtig**
>
> Stigma führt zu reduziertem Selbstwertgefühl und verzögertem Hilfesuchverhalten.

Dies zeigt die große Relevanz der öffentlichen Wahrnehmung psychisch Kranker für den Erfolg psychiatrischer

Rehabilitationsmaßnahmen. Zudem beeinflusst das Stigma psychischer Erkrankungen die Einschätzungen von Entscheidungsträgern, ob sich eine Rehabilitationsmaßnahme »lohnt« oder ob ein Projekt finanziell und politisch zu unterstützen ist. Auch Proteste von Anwohnern wie im Beispiel des Starnberger Wohnprojekts werden aus tradierten und medial verstärkten Ängsten und Vorurteilen gespeist. In diesem Zusammenhang lässt sich jedoch ermutigend feststellen, das solch extreme Protestaktionen, die eine optimale Rehabilitation psychisch Kranker tatsächlich verhindern, eher die Ausnahme sind, aber selektiv in der Stigmadebatte größere Aufmerksamkeit auf sich lenken als Projekte, deren Umsetzung vergleichsweise harmonisch und für alle Beteiligten erfolgreich verläuft.

65.5 Stigma abbauen – Rehabilitation fördern

Wie können Beschäftigte in der psychiatrischen Rehabilitation gemeinsam mit psychisch kranken Menschen und deren Angehörigen dazu beitragen, dass sich das Klima für die Akzeptanz psychisch Kranker und damit für ihre Arbeit verbessert?

Um zum Erfolg zu führen, müssen Interventionen zum Abbau der Stigmatisierung alle Aspekte des Stigmaprozesses ansprechen (Angermeyer u. Schulze 2002). Da eine sichtbare Unterscheidung von anderen eine Stigmatisierung wahrscheinlicher macht als angenommene Andersartigkeit, kommt hier einer frühzeitigen und effektiven psychiatrischen Behandlung entscheidende Bedeutung zu.

Besonders wichtig für ein positiveres öffentliches Bild von der Psychiatrie ist der Abbau negativer Stereotype über psychisch kranke Menschen. Denn sie sind – wie wir gesehen haben – entscheidend für die soziale Distanz und die Akzeptanz von Diskriminierungen gegenüber den Betroffenen. Schon Albert Einstein wusste, dass es leichter ist »ein Atom zu zerstören als ein Vorurteil« (vgl. Meise et al. 2002). Die öffentliche Meinung gegenüber psychisch Kranken ist wesentlich mitbestimmt durch individuelle (und kollektive) Wertorientierungen und politische Überzeugungen, die sich dem Einfluss von Antistigma-Arbeit weitgehend entziehen. Darüber hinaus setzen die Entscheidungsroutinen über den Nachrichtenwert des Themas psychisch Kranke in der aktuellen Berichterstattung sowie die ökonomischen Prämissen auf dem Medienmarkt einer adäquateren öffentlichen Darstellung enge Grenzen.

Nichtsdestotrotz zeichnet sich in den letzten Jahren eine Veränderung in der Medienberichterstattung über psychisch Kranke ab. Während die Berichterstattung über die Psychiatrie im Zusammenhang mit gewalttätigen Straftaten noch immer einen großem Raum in der aktualitätsbezogenen Tagespresse einnimmt, beginnt sich eine alternative Form der Darstellung psychisch Kranker in den Medien zu etablieren. Selbst in der »Bild-Zeitung« waren psychische Erkrankungen schon 1997 Thema auf den Gesundheits- und Beratungsseiten (Angermeyer u. Schulze 2000).

Zudem steigt das Interesse der Medien an »human interest stories«. So finden sich zunehmend auch in Lifestyle-Magazinen Portraits psychisch kranker Menschen, die den erfolgreichen Umgang mit der Krankheit und Kompetenzen trotz aller Schwierigkeiten in den Mittelpunkt stellen und damit zu mehr Verständnis beitragen dürften. Einige Tageszeitungen veröffentlichen aus gegebenem Anlass wie dem Welttag der psychischen Gesundheit, der jedes Jahr am 10. Oktober begangen wird, Sonderseiten zum Thema.

> **Wichtig**
>
> Medien stehen psychiatrischen Themen offener gegenüber.

Auch in Film und Fernsehen werden psychisch Kranke nicht mehr ausschließlich in einem negativen Licht dargestellt. Mit »A beautiful mind«, dem sensiblen Portrait des an Schizophrenie erkrankten Nobelpreisträgers für Wirtschaftswissenschaften, John Nash, widmete sich eine große Hollywoodproduktion dem Thema und wurde dafür im Jahr 2002 mit mehreren Oskars ausgezeichnet. Im deutschen Fernsehen ist die Darstellung psychisch Kranker ebenso nicht mehr dem Krimi-Genre vorbehalten. So startete SAT 1 im Jahr 2002 die Serie »Die Anstalt – Zurück ins Leben«, womit zum ersten Mal die Psychiatrie in einer Fernsehserie thematisiert wird.

Auch wenn die Medien, einschließlich privater Fernsehanstalten, bereit sind, bei der öffentlichen Darstellung der Psychiatrie neue Wege zu gehen, »anspruchsvoll, wirklichkeitsnah und authentisch« zu berichten und »mit größter Sensibilität ein Thema [zu behandeln], … das die Menschen in dieser aufgewühlten und perspektivlosen Zeit wirklich beschäftigt« (so Marc Conrad, der Produzent von »Die Anstalt« in einem Interview der Berliner Morgenpost), funktioniert das Fernsehen jedoch nicht ohne die Zuschauer. Bei diesen stand die neue Serie nicht so hoch im Kurs, wie es sich die Macher erhofften: »Die Anstalt« erlebte ein »Quotentrauma«, nach ständig sinkenden Einschaltquoten schrumpfte der Marktanteil unter 5% – das bedeutete das Aus nur nach 3 Monaten, trotz bester Sendezeit (Kestler 2003). Hier wird deutlich, wie schwer es ist, Ängste und Vorbehalte gegenüber der Psychiatrie abzubauen. Anders als bei einschlägigen Krankenhausserien möchten sich die Zuschauer besser nicht in die Kranken- und Alltagsgeschichten der Anstaltsprotagonisten hineinversetzen, finden den Krankenhausalltag in der Psychiatrie weder unterhaltsam noch romantisch.

Trotzdem sollten die neuen Entwicklungen in den Medien eher Anlass zu Optimismus geben. Vielleicht ist es nicht das Leben in der Klinik, wo sich psychisch erkrankte Menschen überwiegend dann befinden, wenn sie unter akuten Krankheitssymptomen leiden, das das Fernsehpublikum für das Thema öffnen kann. Haben die Macher mit der Krankenhausserie das falsche Format gewählt? Die australische Daily Soap »Home and Away«, in denen ein beliebter Protagonist in der Serie an Schizophrenie erkrankte, war bei den Zuschauern weit erfolgreicher. Zudem stand der Darsteller im Zentrum einer landesweiten Antistigma-Kampagne (▶ s. http://www.sane.org/). Sein Alltag mit allen Erfolgen und Schwierigkeiten stand im Mittelpunkt der Serie, nicht der Klinikaufenthalt.

> **Fallbeispiel**
> **Neue Wege im Fernsehen:**
> **»Die Anstalt – Zurück ins Leben«**
> Schon der Titel betont den Rehabilitationsaspekt einer psychiatrischen Behandlung: Hier ist die Psychiatrie nicht Endstation, sondern Chance.
> Der Sender selbst stellt die Serie auf seiner Homepage (http://www.sat1.de/dieanstalt/) wie folgt vor:
>
> Die Anstalt, das ist die geschlossene Station einer psychiatrischen Klinik. Das sind bewegende Schicksale, dramatische Konflikte und amüsante Begegnungen. Drinnen die psychiatrische Abteilung, draußen die geregelte, »normale« Welt. Aber sind die Grenzen zwischen Krank und Gesund, zwischen Gut und Böse, zwischen Wahn und Wirklichkeit tatsächlich so scharf, wie wir alle glauben?
> Da sind die Ängste, Träume und Hoffnungen der Patienten und ihrer Angehörigen einerseits, die beruflichen und privaten Herausforderungen für Ärzte, Schwestern und Pfleger andererseits. Schicksal für die Einen, Job für die Anderen – jeder in diesem Ensemble erlebt tagtäglich ein solches Abenteuer.«
>
> Zudem beraten auf der Homepage Experten zum Thema psychische Erkrankungen – Psychiater ebenso wie Psychiatrie-Erfahrene und Angehörige.
> Nach 3 Monaten kam jedoch das Aus – die Sendung wurde mangels Resonanz beim Fernsehpublikum eingestellt. Verantwortlich sei nicht die Qualität der Sendung, sondern »Berührungsängste in der Bevölkerung« – so der Pressesprecher von SAT 1. Die Psychiatrie – kein Thema für »die breite Masse«, die auch »unterhalten« werden will?

Die neuen Impulse in der Medienberichterstattung über psychisch Kranke kommen nicht von irgendwo. Sie sind Ergebnis einer aktiveren Öffentlichkeitsarbeit von Seiten der Psychiatrie sowie von Angehörigen- und Betroffenenverbänden. Neben internationalen Initiativen zum Abbau des Stigmas psychischer Erkrankungen wie dem Programm »Open the doors« des Weltverbands für Psychiatrie, das mittlerweile in über 20 Ländern läuft, ist der Austausch mit der Öffentlichkeit auch verstärkt Thema in der täglichen Arbeit von Kliniken und Rehabilitationseinrichtungen.

> **Wichtig**
>
> Aktive Öffentlichkeitsarbeit und Stigmabewältigungsprogramme sind erfolgversprechend.

Der Leipziger Verein »Irrsinnig menschlich e. V.« widmet sich eigens der Öffentlichkeitsarbeit in der Psychiatrie. Mit dem Schulprojekt »Verrückt? Na und!« werben junge Betroffene über die persönliche Begegnung mit Schülern für mehr Toleranz und für mehr Courage, selbst offen über psychische Probleme zu sprechen und wenn nötig professionelle Hilfe in Anspruch zu nehmen. Darüber hinaus bietet der Verein Medienvertretern aktive Unterstützung bei der Recherche zu psychiatrischen Themen und vermittelt Interviewpartner, die im Verein auch den Umgang mit Presse und Öffentlichkeit lernen. Eine gute Voraussetzung, auch im täglichen Leben selbstbewusster und offensiver gegen Vorurteile aufzutreten. Die Erfahrungen von »Irrsinnig menschlich« zeigen, dass die Zusammenarbeit zwischen der Psychiatrie und Medienvertretern gut funktionieren kann und beide Seiten von gemeinsamen Projekten profitieren.

Auch das Internet wird verstärkt genutzt, um gegen Stigma und Diskriminierung mobil zu machen. Die »Bayrische Anti-Stigma Aktion« (BASTA) betreibt eine Informationsplattform und einen »Stigma-Alarm«. Über eine Mailing-Liste werden die Mitglieder über Diskriminierungen gegen psychisch Kranke informiert. Darauf folgende Proteste bei den »Stigmatisierern« haben zumeist Erfolg: Viele der »Ertappten« gehen daraufhin sensibler mit dem Thema um und engagieren sich gelegentlich gar finanziell für psychisch kranke Menschen.

> **Internet-Ressourcen zum Thema Psychiatrie und Öffentlichkeit**
> - Bayrische Anti-Stigma Aktion – BASTA: www.openthedoors.de
> - Internationales Programm gegen Stigma und Diskriminierung gegenüber schizophren Erkrankten des Weltverbands für Psychiatrie: www.openthedoors.com
> - Irrsinnig menschlich e.V. – Verein für Öffentlichkeitsarbeit in der Psychiatrie: www.irrsinnig-menschlich.de
> - Lichtblick Online-Newsletter – Nachrichten aus Psychiatrie und Selbsthilfe: www.lichtblick-newsletter.de
> - SANE Australia – Informationen, Stigma-Watch, Medienarbeit: http://www.sane.org/
> - Das Psychiatrienetz – Selbsthilfe, Expertenforen, Öffentlichkeitsarbeit: http://www.psychiatrie.de/

65

Neben einer aktiveren Öffentlichkeitsarbeit von Seiten der Psychiatrie trägt die Unterstützung der erkrankten Menschen beim Umgang mit Stigma und Diskriminierung zu besseren Rehabilitationschancen für psychisch Kranke bei. Strategien zum Empowerment psychiatrischer Patienten wie Psychoedukationsgruppen oder kognitiv-verhaltenstherapeutische Programme, die speziell auf die Verbesserung des Stigma-Copings abzielen (z. B. Corrigan u. Lundin 2000) sollten Bestandteil von Rehabilitationsmaßnahmen sein. Darüber hinaus ist die Förderung der Selbsthilfe ein wichtiger Beitrag zum Empowerment. Hier unterstützen sich die Kranken gegenseitig dabei, offensiver ihre Interessen zu vertreten, und lernen, dem Stigma ihrer Erkrankung aktiv gegenüberzutreten.

Zusammenfassung

Dieses Kapitel entwickelte einen Überblick über die öffentliche Meinung gegenüber psychisch kranken Menschen und ihren Konsequenzen für die psychiatrische Rehabilitation. Dabei wurde deutlich, dass die Unterstützung der Erkrankten beim Wiedereinstieg in Alltags- und Berufsleben noch immer keine leichte Aufgabe ist. Die Einstellung der Öffentlichkeit wird weiterhin durch Vorurteile wie Gefährlichkeit, Unberechenbarkeit und Inkompetenz geprägt, die sich hartnäckig halten, obwohl das Laienpublikum über psychische Erkrankungen und ihre Behandlungsmöglichkeiten deutlich besser informiert ist als noch vor 10 Jahren. Alarmierend ist v. a., dass die Ablehnung psychisch Kranker trotz des Wissenszuwachses weiter zugenommen hat. Mit fachlichen Informationen über psychische Erkrankungen allein kann man dem ihnen anhaftenden Stigma nicht beikommen. Allerdings zeigt sich, dass eine aktive Öffentlichkeitsarbeit im psychiatrischen Bereich und spezielle Trainingsprogramme im Umgang mit Stigma und Diskriminierung erfolgreich zu einer Verbesserung der Situation beitragen können. Besonders im lokalen Kontext lassen sich Vorurteile über persönliche Gespräche und positive Erfahrungen gut abbauen. Persönlicher Kontakt mit psychisch kranken Menschen, die dem Vorurteil widersprechen und so Umdenken herausfordern, ist dabei die vielversprechendste Strategie zum Stigmaabbau. Kontakte, die vor v. a. stattfinden, wenn psychisch Erkrankte nach einer akuten Krankheitsphase wieder einen guten Einstieg in vertraute soziale Zusammenhänge in Familie und Beruf finden.

Literatur

Angermeyer MC, Matschinger H (1996) The effect of violent attacks by schizophrenic persons on the attitude of the public towards the mentally ill. Soc Sci Med 43(12): 1721–8

Angermeyer MC, Matschinger H (2003a) The stigma of mental illness: Effects of labelling on public attitudes towards people with mental disorders. Acta Psychiat Scand 108: 304-309

Angermeyer MC, Matschinger H (2003b) Public beliefs about schizophrenia and depression: Similarities and differences. Soc Psychiatry Psychiatr Epidemiol 38: 526-534

Angermeyer MC, Matschinger H (2004a) The stereotype of schizophrenia and its impact on the discrimination of people with schizophrenia. Schizophr Bull (in press)

Angermeyer MC, Matschinger H (2004b) The stigma of mental illness in Germany: A trend analysis. Int J Soc Psychiatry (in press)

Angermeyer MC, Schulze B (2001) Reinforcing stereotypes: How the focus on forensic cases in news reporting may influence public attitudes towards the mentally ill. Int J Law Psychiatry 24: 469–486

Angermeyer MC, Schulze B (2002) Interventionen zur Reduzierung des Stigmas der Schizophrenie. Konzeptuelle Überlegungen. Neuropsychiatrie Klin Diagn Ther Reha 16 (1–2): 39–45

Angermeyer MC, Beck M, Matschinger H (2003) Determinants of the public's preference for social distance from people with schizophrenia. Can J Psychiatry 48: 663-668

Arboleda-Flórez J, Holley H, Crisanti A (1998) Understanding causal paths between mental illness and violence. Soc Psychiatry Psychiatr Epidemiol 33 (Suppl 1): 38–46

Corrigan PW, Lundin R (2000) Don't call me nuts! Coping with the stigma of mental illness. Recovery Press, Chicago

Eronen M, Angermeyer MC, Schulze B (1998) The psychiatric epidemiology of violent behaviour. Soc Psychiatry Psychiatr Epidemiol 33 (Suppl 1): 13–24

Finzen A (1996) Der Verwaltungsrat ist schizophren. Die Krankheit und das Stigma. Psychiatrie-Verlag, Bonn

Goffman E (2001) Stigma. Über Techniken zur Bewältigung beschädigter Identität. Suhrkamp, Frankfurt a. M.

Hayward P, Bright JA (1997) Stigma and mental illness. A review and critique. J Ment Health 4: 345–354

Hoffmann-Richter U (2000) Psychiatrie in der Zeitung. Urteile und Vorurteile. Edition Das Narrenschiff, Psychiatrie-Verlag, Bonn

Holzinger A, Angermeyer MC, Matschinger H (1998) Was fällt Ihnen zum Wort Schizophrenie ein? Eine Untersuchung zur sozialen Repräsentation der Schizophrenie. Psychiatr Prax 25: 9–13

Jorm A, Angermeyer MC, Katschnig H (2000) Public knowledge and attitudes about mental disorders: A limiting factor in the optimal use of treatment services. In: Andrews G, Henderson S (eds) Unmet need in psychiatry. Problems, resources, responses. Cambridge University Press, Cambridge, pp 424–440

Kestler M (2003) Powered by Psychose: Quotentrauma in der »Fernseh-Anstalt«. Lichtblick Newsletter 68. http://www.lichtblick-newsletter.de. Gesehen 05 Jan 2003)

Lauber C, Nordt C, Falcato L, Rössler W (2002) Public attitude to compulsory admission of mentally ill people. Acta Psychiatr Scand 105: 385–389

Link BG, Phelan JC (2001) Conceptualizing Stigma. Ann Rev Sociol 27: 363–385

Link BG, Cullen FT, Frank J, Wozniak JF (1987) The social rejection of former mental patients: Understanding why labels matter. Am J Sociol 92: 461–1500

Link BG, Cullen FT, Struening E, Shrout PE, Dohrenwend BP (1989) A modified labelling theory approach to mental disorders. Am Sociol Rev 54: 400–423

Link, BG, Struening E, Neese-Todd S, Asmussen S, Phelan JC (2001) The Consequences of stigma for the self-esteem of people with mental illnesses. Psychiatr Serv 52(12): 1621–1626

Meise U, Fleischhacker WW, Schöny W (2002) »Es ist leichter, ein Atom zu zerstören als ein Vorurteil.« Editorial. Neuropsychiatrie Klin Diagn Ther Reha 16 (1–2): 1–4

Musil R (1978) Der Mann ohne Eigenschaften. Rowohlt, Reinbeck

Nunally JC (1961) Popular conceptions of mental health: Their development and change. Holt, Rinehardt & Winston, New York

Philo G (ed) (1996) Media and Mental Distress. Longman, London

Read J, Law A (1999) The relationship of causal beliefs and contact with users of mental health services to the attitudes to the »mentally ill«. Int J Soc Psychiatry 45: 216–229

Scheff TJ (1966) Being mentally ill: A Sociological Theory. Aldine de Gruyter, Chicago

Schulze B, Angermeyer MC (2002) Perspektivenwechsel: Stigma aus der Sicht schizophren Erkrankter, ihrer Angehörigen und von Mitarbeitern in der psychiatrischen Versorgung. Neuropsychiatrie 16(1+2): 78–86

Schulze B, Angermeyer MC (2003) Subjective experiences of stigma. A focus group study of schizophrenic patients, their relatives and mental health professionals. Soc Sci Med 56(2): 299–312

Wahl, OF (1995) Media Madness: Public Images of Mental Illness. Rutgers University Press, New Brunswick, NJ

65

Individuelle Bewältigung von Stigmatisierung und Diskriminierung

Christine De Col, Günther Seewald, Ullrich Meise

»It is harder to crack a prejudice than an atom!«
Albert Einstein

66.1 Stigma und Stigmatisierung

Die Stigmatisierung psychischer Erkrankungen ist ein soziokulturell tief verwurzeltes Phänomen (Fabrega 1990). Das gesamte Umfeld psychischer Erkrankungen, Institutionen, Behandler, Angehörige und die Patienten selbst werden davon durchdrungen. Das Stigma führt, wie viele Betroffene (vgl. z. B. Horvath 2002) beschreiben, zu einem Circulus vitiosus, der in Rückkoppelungsprozessen mit der Erkrankung »seelische Wunden« verstärkt.

Menschen, die unter einer psychischen Erkrankung leiden, sind zweifach in ihren Bewältigungsstrategien gefordert: Einerseits müssen sie die Schwierigkeiten überwinden, die durch verschiedene Symptome ihrer Erkrankung verursacht werden, und andererseits sind sie mit einer Vielzahl von Vorurteilen und Entwertungen innerhalb der Gesellschaft konfrontiert, die neue Formen der Anpassung an diese Gesellschaft fordern (Meise et al. 2002).

Stigmatisierungs- und Diskriminierungserfahrungen stehen an der Tagesordnung und bestimmen nach neueren Untersuchungsergebnissen (Link et al. 1997; Rosenfield 1997; Markowitz 1998; Wright et al. 2000) Prognose und Rehabilitation in einem weit größeren Ausmaß als bisher angenommen (vgl. folgende Übersicht).

Folgen der Stigmatisierung

- Selbstwertminderung
- Persönliche Beschämung
- Soziale Isolation
- Späte oder gar keine Behandlung
- Verminderte Behandlungs-Compliance
- Schlechte Prognose

Die Überlegungen gehen so weit, dass einige der bisher krankheitsimmanent gedachten Symptome, z. B. Negativsymptomatik bei schizophrenen Psychosen, soziale Isolation bei depressiven Erkrankungen, Verringerung des Selbstwertgefühls, Einschränkung der sozialen Funktionsfähigkeit etc. teilweise als mögliche Reaktionen bzw. Bewältigungsmechanismen gegen Stigmatisierung und Diskriminierung gedacht werden können. Betroffene setzen also diese Strategien ein, um Ausgrenzung und Entwertung in geringerem Ausmaß zu erfahren bzw. sich durch einen Prozess der Selbststigmatisierung aus der Gesellschaft zurückziehen.

Je länger die psychische Erkrankung andauert, um so intensiver werden die Erfahrungen gesellschaftlicher Stigmatisierung, aber auch der Selbststigmatisierung.

Menschen mit einer psychischen Erkrankung – oder einer solchen in ihrem Lebenslauf – neigen dazu, sich selbst auszugrenzen. Dabei verinnerlichen sie die mit der Stigmatisierung vergesellschaftete Geringschätzung, da sie aus ihrem »gesunden Vorleben« die abwertenden Einstellungen mitnehmen (De Col 2002). Dies kann zu verspäteter bzw. unzureichender Behandlung, Non-Compliance oder zu Erkrankungsrezidiven führen. Aus diesem Grund muss psychiatrische Rehabilitation sich vermehrt mit Formen individueller Stigmabewältigung und möglichen rehabilitativen Hilfestellungen beschäftigen.

Der amerikanische Soziologe Erving Goffman hat sich mit Stigmatisierungen aller Art und den Techniken der Bewältigung »beschädigter Identität« in seinem 1963 erschienen Buch »Stigma« (deutsche Ausgabe 1967) intensiv auseinander gesetzt. Er ging auf die Suche nach Techniken, die Menschen mit unterschiedlichen Stigmata einsetzen, um trotz ihrer Beeinträchtigung ihren Selbstwert zu wahren und als vollwertige Menschen in unserer Gesellschaft akzeptiert zu werden.

Diese von ihm gefundenen individuellen Strategien des Stigmamanagements können im Einzelnen herausgegriffen werden und auf ihre Nützlichkeit für die Bewältigung von Stigmatisierung für psychisch Kranke überprüft werden.

66.1.1   Begriffsklärung

> **Wichtig**
>
> Diskriminierung ist definiert als zurückweisendes Verhalten gegenüber einer Person aufgrund von Vorurteilen, die ihre Zugehörigkeit zu einer bestimmten sozialen Gruppe betreffen, und als damit verbundene Beleidigungen, Einschränkung der Bewegungsfreiheit, Vorenthaltung von Grundrechten, Ausschluss von Ämtern, Berufen und Tätigkeiten ...

Im Gegensatz zum Begriff der Diskriminierung, der weitgehend bekannt ist, lösen die Begriffe Stigmatisierung und Stigma zunächst eine gewisse Verwirrung aus, kommen doch zunächst die Wundmale Christi ins Gedächtnis. Goffman versuchte zunächst eine Definition, wobei er den Ursprung des Begriffs bei den Griechen fand:

> Die Griechen schufen den Begriff des Stigma als Verweis auf körperliche Zeichen, die dazu bestimmt waren, etwas Ungewöhnliches oder Schlechtes über den moralischen Zustandes des Zeichenträgers zu offenbaren (Goffman 1967, S. 9).

Diese Zeichen wurden in den Körper gebrannt oder geschnitten und bekundeten, dass der Gezeichnete – der Stigmatisierte – entweder Sklave, Verbrecher oder Verräter und damit zu einer »unreinen« bzw. geächteten Person geworden war. Von den drei Typen von Stigmata, die Goffman (1967) beschreibt, beschäftigen uns nur die unter Punkt 2 genannten:

1. physische Deformationen (körperliche Missbildungen, Blindheit, Taubheit etc.),
2. individuelle Charakterfehler (psychische Erkrankung, Delinquenz ...),
3. phylogenetische Stigmata (Rasse, Religion, Geschlecht).

In einem soziologisch erweiterten Sinn beschreibt Goffman Stigmatisierung wie folgt:

> Ein Individuum, das leicht in gewöhnlichen sozialen Verkehr hätte aufgenommen werden können, besitzt ein Merkmal, das sich der Aufmerksamkeit aufdrängt und bewirken kann, dass wir uns bei der Begegnung mit diesem Individuum von ihm abwenden, wodurch der Anspruch, den seine anderen Eigenschaften an uns stellen, gebrochen wird (Goffman 1967, S. 13).

So verbindet der Autor in seiner Definition ein unvorteilhaftes Merkmal mit der Auswirkung auf den Träger, nämlich seines Ansehens als intakte normale Person beraubt und sozial disqualifiziert zu werden.

> **Wichtig**
>
> Unter Stigma wird ein »Merkmal« (Etikett) verstanden, das die betreffende Person von anderen unterscheidet, den Träger dieses Merkmals mit unerwünschten Eigenschaften (Stereotypen) verbindet und damit bewirkt, dass er von der Gesellschaft abgelehnt und gemieden wird.

Die neueren bzw. erweiterten Konzepte zur Stigmatisierung von Link und Phelan (Link et al. 1999) sind in Kap. 65 bereits beschrieben und können dort nachgelesen werden.

Ablauf von Stigmatisierungsprozessen

- Etikett (unterscheidendes Merkmal, z. B.: Symptomatik, Diagnose, Behandlung)
- Negatives Stereotyp (Vorurteile, z. B: gefährlich, unheilbar, unzurechnungsfähig)
- Diskriminierung (negative soziale Folgen durch Ablehnung etc.)
- Psychologische Internalisierung des Vorurteils (Selbststigmatisierung)

› Beispiel

Eine Person wird wegen einer psychischen Erkrankung in einem psychiatrischen Krankenhaus behandelt. Sie selbst und die anderen halten sie für verrückt (Goffman). Nach Entlassung wird sie von den Nachbarn gemieden oder mit scheelen Blicken betrachtet (Link). Diese Nachbarn halten sie für gefährlich und unzurechnungsfähig.

66.2 Stigmakonzept

Nach diesen begrifflichen Klärungen wird deutlich, dass die Konzepte des Stigmas bei Goffman und den anderen genannten Wissenschaftlern mehr beinhalten als die Zuschreibung von diskreditierenden Merkmalen – im Falle von psychisch Kranken »abweichendem Verhalten« – durch die Gesellschaft, die die Einhaltung von Normen und Regeln verlangt. Es geht um die Möglichkeit bzw. die Verweigerung von sozialer und persönlicher Identität, also um ein eigenes Leben, das trotz des Stigmas geachtet und respektiert wird, indem Betroffenen eine Zugehörigkeit zur jeweiligen sozialen Gemeinschaft zugebilligt wird.

Jeder von uns hat bestimmte Vorstellungen, wie wir uns in unserer Gesellschaft, in unserer sozialen Schicht, in unserer Gruppe zu verhalten haben, wie wir leben sollen und wie wir sein sollen. Diese Vorstellungen übertragen wir auch auf alle anderen Mitglieder unserer Gemeinschaft und erwarten, dass diese sich dementsprechend verhalten. Dadurch wird es möglich, Fremde bei ersten Begegnungen sofort in bestimmte Kategorien einzuordnen und ihnen bestimmte Eigenschaften zuzuschreiben, d. h. ihre »soziale Identität« zu antizipieren, ob uns das nun bewusst ist oder nicht.

> Eigene soziale Vorstellungen erzeugen Erwartungshaltungen gegenüber Fremden und ermöglichen deren Kategorisierung.

Goffman schreibt:

> Wir stützen uns auf die Antizipationen, die wir haben, indem wir sie in normative Erwartungen umwandeln, in rechtmäßig gestellte Anforderungen (Goffmann 1967, S. 10).

Diese Erwartungen ergeben als Zuschreibung eine »virtuale soziale Identität« von der sich die »aktuale soziale Identität«, also die tatsächlichen Merkmale und Eigenschaften der Person, unterscheiden. Die gefundenen Unterschiede zwischen virtualer und aktualer Identität sind in ihrer Bedeutung unterschiedlich. Zum Stigma werden sie erst durch das Ausmaß der diskreditierenden Wirkung.

Der Terminus Stigma wird also in bezug auf eine Eigenschaft gebraucht werden, die zutiefst diskreditierend ist, aber es sollte gesehen werden, daß es einer Begriffssprache von Relationen, nicht von Eigenschaften bedarf. Ein und dieselbe Eigenschaft vermag den einen Typus zu stigmatisieren, während sie die Normalität eines anderen bestätigt, und ist daher als Ding an sich weder kreditierend noch diskreditierend (Goffman 1967).

Schulze und Angermeyer (2002) haben in ihrer Untersuchung die 10 häufigsten Stigmaerfahrungen von Betroffenen und Angehörigen aufgelistet (■ Abb. 66.1).

Betrachtet man jedoch die subjektiven Stigmaerfahrungen genauer, so können sie sich deutlich voneinander unterscheiden. Sie können nur eine Ahnung einer Ablehnung sein, deren Bedrohung zwar wahrgenommen wird, deren Ursache aber unklar bleibt:

› Fallbeispiel

»Ich gehe durchs Dorf und fühle mich merkwürdig. Was mag der Grund sein, sicher, die Krankheit hat ihre Spuren hinterlassen, oder aber wissen die Leute von meiner schweren psychischen Erkrankung und dem langen Leidensweg, den ich hinter mir habe? Fühle ich mich fremd, weil die Menschen davor Angst haben, sich mit psychischen Erkrankungen besonders mit Schizophrenie auseinander zu setzen, oder ist etwas so Eigenartiges an mir? Was folgt, ist ein Gefühl der Befremdung und nicht der Begegnung. Ich fühle mich ausgegrenzt und stigmatisiert[1].«

Oder aber deutliche Ablehnung und Ausgrenzung durch andere:

› Fallbeispiel

»Herr F.: Nein, ich kann auch niemandem empfehlen, da etwas an der Arbeit zu erzählen über die psychische Krankheit, denn man kann schon reden, wenn man vielleicht mal eine Depression anspricht oder so. Das wird noch so allgemein so akzeptiert, aber wenn man dann sagt eine Psychose, dann um-Gottes-Willen und so« (Schulze 2002, S. 83).

Abhängig davon, ob das stigmatisierte Individuum annimmt, dass man über seine Beeinträchtigung bereits Bescheid weiß bzw. dass sie evident ist, oder ob sie anderen nicht bekannt bzw. nicht wahrnehmbar ist, unterscheiden sich die Möglichkeiten der Stigmabewältigung. Bei psychisch Kranken bestimmt die »moralische Karriere«, ihre

---

[1] Alle nicht anders gekennzeichneten Beispielaussagen stammen von Patienten der Psychiatrisch-Psychotherapeutischen Tagesklinik der Universitätsklinik für Psychiatrie in Innsbruck. Sie wurden während der Vorbereitung des Buchbeitrages im Rahmen eines Projektes zur »Stigmabewältigung« erarbeitet.

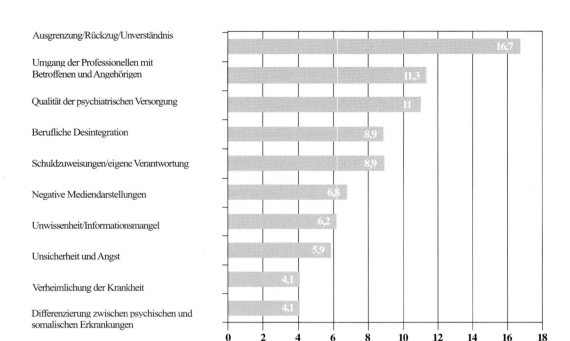

□ **Abb. 66.1.** Die 10 häufigsten Stigmatisierungserfahrungen. (Aus Schulze u. Angermeyer 2002)

66

krankheitsbezogene Sozialisation, ob sie Diskreditierbare oder bereits Diskreditierte sind.

Besteht für den Diskreditierbaren die Aufgabe im Umgang mit anderen in allen sozialen Lebensbezügen darin, das Ausmaß der vermittelten Information bezogen auf das Stigma zu kontrollieren, d. h. möglichst schnell zu beurteilen, wie viel der andere von der eigenen Psychopathologie und »Krankengeschichte« weiß, um ja das Stigma weitgehend im Verborgenen zu halten, so ist die Aufgabe des Diskreditierten, die Spannung, die in sozialen Situationen entsteht, wenn Stigmatisierte, deren Stigma bekannt ist und gesellschaftlich abgelehnt wird, und »Normale« aufeinandertreffen, so rasch wie möglich zu vermindern.

> **Wichtig**
>
> Für Diskreditierbare besteht das Stigmamanagement in der Informationskontrolle, für Diskreditierte in der Spannungsreduktion sozialer Interaktion.

Für diese Aufgaben stehen unterschiedliche Strategien zu Verfügung. Je besser dieses Stigmamanagement gelingt, d. h. je mehr Möglichkeiten dem Betroffenen zur Auswahl stehen, desto eher gelingt eine Reintegration in die Gesellschaft.

> **Wichtig**
>
> Eine Verbesserung des Stigmamanagements der Betroffenen sollte am Beginn jeder erfolgreichen Antistigma-Kampagne stehen.

Dieser Aspekt sollte bei zukünftigen Antistigma-Kampagnen bedacht werden, denn die letzten 50 Jahre zeigen, dass eine Verminderung der Vorurteile durch Aufklärung der Bevölkerung einen nur sehr langsam voranschreitenden Prozess bewirken kann. Dies bestätigt auch Asmus Finzen (2001) in seinem Buch *Psychose und Stigma*, wenn er schreibt:

> Der direktere, kürzere und für die Kranken und ihre Angehörigen kurzfristig Erfolg versprechende Weg ist der der Stigmabewältigung – des Stigma-Managements … (Finzen 2001, S. 42).

In diesem Sinne werden wir im nächsten Abschnitt versuchen, zunächst den Verlauf des »moralischen Werdeganges« eines psychisch Kranken zu zeichnen, um dann die jeweilig hilfreichen Techniken der Bewältigung von Stigmatisierung und Diskriminierung herauszuarbeiten.

66.3   Die moralische Karriere

Menschen, die ein bestimmtes Stigma aufweisen, in unserem Fall an einer psychischen Erkrankung leiden, die zu einer psychiatrischen Behandlung geführt hat, wodurch die persönliche Erkenntnis einer Unausgeglichenheit, eines persönlichen Kontrollverlustes, einer psychisch-existenziellen Bedrohung zu einer öffentlich bekannt geworden ist, zeigen zumeist ähnliche Lernerfahrungen in Bezug auf ihre Leidensgeschichte und haben ähnliche

Schritte der Anpassung an veränderte Selbst- und Lebensbedingungen zu leisten.

Die Karriere des psychisch Kranken lässt sich zumeist in drei Phasen unterteilen: erstens das Stadium vor der Einlieferung in die Klinik bzw. vor einer ambulanten psychiatrischen Behandlung (vorklinische Phase), zweitens das Stadium des Klinikaufenthaltes (klinische Phase) und drittens das Stadium nach der Entlassung aus der Klinik bzw. nach der Beendigung einer psychiatrischen Behandlung (nachklinische Phase).

Die »moralische Karriere« (Goffman 1972)

Vorklinische Phase	Identifikation mit den »Normalen«
Klinische Phase	Identifikation mit den Stigmatisierten
Nachklinische Phase	Identifikation mit den »Normalen« oder Identifikation mit den Stigmatisierten

---

Goffman (1961, deutsche Ausgabe 1972) würde nach seiner Definition zwar nur die Behandlung in einer psychiatrischen Klinik als relevant für eine soziologisch typische »moralische Karriere« werten, doch scheint uns auch der Kontakt zum niedergelassenen Psychiater in manchem Lebenslauf so bedeutsam und einschneidend, dass auch da von einer Veränderung des sozialen Schicksals gesprochen werden kann.

> **Wichtig**
>
> Die Karriere eines psychisch Kranken, seine Lern- und Leidensgeschichte, durchläuft zumeist drei Stadien mit wechselnden Identifikationsmöglichkeiten.

Den Begriff der »Karriere« wählt Goffman, auch wenn er landläufig nur im Zusammenhang mit einer respektablen gehobenen Berufslaufbahn in Verbindung gebracht wird, wegen seine »Doppelseitigkeit«. Goffman schreibt:

> Einerseits berührt er [der Begriff der Karriere] jene hoch und heilig gehaltenen Dinge wie das Selbstbild und das Identitätsgefühl; andererseits betrifft er die offizielle Stellung, rechtliche Verhältnisse sowie den Lebensstil, und ist Teil eines der Öffentlichkeit zugänglichen institutionellen Ganzen. Der Begriff der Karriere erlaubt uns also, uns zwischen dem persönlichen und dem öffentlichen Bereich, zwischen dem Ich und der für dieses relevanten Gesellschaft hin und her zu bewegen, ohne daß wir allzu sehr auf Angaben darüber angewiesen sind, wie der betreffende Einzelne sich in seiner eigenen Vorstellung sieht (Goffman 1972, S. 127).

Die vorklinische Phase des psychisch Kranken ist mit wenigen Ausnahmen (z. B. bei Personen mit angeborenen Intelligenzminderungen) zunächst gekennzeichnet durch einen Sozialisierungsprozess als »Normaler«. Standpunkte, Haltungen, aber auch Vorurteile der jeweiligen Gesellschaft von Nichtstigmatisierten gegenüber Stigmatisierten werden aufgenommen und in die eigene Identität integriert. In einem zweiten Schritt erkennt der Betroffene, dass er selbst ein bestimmtes Stigma trägt.

Diese Erkenntnis kann noch während der vorklinischen Phase eintreten, häufig aber im Zusammenhang stehen mit dem Beginn einer psychiatrischen Behandlung bzw. der zumeist unfreiwilligen Aufnahme in eine psychiatrische Klinik. Unsere klinische Erfahrung zeigt, dass Betroffene, deren Einstellungen und Haltungen gegenüber psychisch Kranken vor der eigenen Erkrankung sehr negativ waren, viel größere Schwierigkeiten haben, ihre Identität als Träger eines Stigmas neu zu konstituieren als solche, deren Haltungen neutral bis positiv waren. Die verinnerlichte Verachtung und Entwertung führt häufig zu selbstdestruktivem Verhalten bis hin zu Suizidhandlungen.

Sind die Einstellungen gegenüber psychisch Kranken weniger vernichtend, so findet während der klinischen Phase eine intensive Auseinandersetzung mit der Gruppe derjenigen statt, zu denen man sich ja ab diesem Zeitpunkt rechnen muss. Es findet eine Identitätsveränderung vom »Normalen« zum Leidensgenossen statt. Dieser Prozess ist zumeist hoch ambivalent, und viele Betroffene versuchen in diesem Abschnitt ihrer Sozialisation die psychische Erkrankung zu verleugnen oder aber im Vergleich zu anderen im Ausmaß zu relativieren. Aussagen wie: »Ich bin hier ja doch die Gesündeste« oder »Die in der geschlossenen Abteilung, die sind wirklich krank und total verrückt, ich bin ja nur auf der offenen Station« sind häufig und zeigen die Schwierigkeit, die neue Gruppenzugehörigkeit zu akzeptieren. Je länger die psychische Erkrankung andauert, desto unmöglicher wird die Verleugnung. Es entsteht, gespeist aus den eigenen Vorurteilen und Entwertungen, ein Gefühl der eigenen Minderwertigkeit, das mit der Verachtung der eigenen Person einhergeht.

Asmus Finzen (2000) schreibt:

> Erfolgt die Beschädigung der Identität erst im Laufe der Biografie, hat das »Individuum über den Normalen und Stigmatisierten gründlich gelernt, bevor es sich als unzulänglich sehen musste. Voraussichtlich wird sein besonderes Problem seine neue Identifizierung sein; und mit besonderer Wahrscheinlichkeit wird es eine Missbilligung seiner selbst entwickeln«, weil die Vorurteile der Normalen bis dahin ein Teil seiner eigenen Identität sind. ... Sie tun das [sich missbilligen] um so mehr, je ausgeprägter die gesellschaft-
> ▼

lichen Vorurteile gegenüber ihrer Erkrankung sind, je stärker sie im alltäglichen Leben zurückgewiesen, geächtet, ausgeschlossen oder verhöhnt werden. Auf diese Weise wird das Stigma zur zweiten Krankheit, die ebenso belastend sein kann wie die erste und die zum Genesungshindernis ersten Ranges werden kann (Finzen 2000, S. 315).

Ist also die klinische Phase gekennzeichnet durch eine Pendelbewegung zwischen Akzeptanz der eigenen psychischen Erkrankung und damit der Zugehörigkeit zur Gruppe der Betroffenen und einer Verleugnung der Krankheit bzw. dem Versuch, das Leiden zu verbergen und die Zugehörigkeit zur Gruppe zu negieren, so steht der Betroffene in der nachklinischen Phase innerlich vor der Entscheidung, wie er mit den Erfahrungen vor und während der klinischen Behandlung umgehen will.

Ben teilt dazu mit (Barham u. Hayward 1997):

> **Fallbeispiel**

> »Ich glaube, das Krankenhaus bestärkt dich darin, das Etikett anzunehmen, zu den Gruppen zu gehen und das Leben an die Schizophrenie angepasst zu leben … es ist eine Art, dir irgendwie zu helfen, aber es hilft dir nicht wirklich und ich war auf diese Weise psychiatrisiert, und ich will jetzt raus aus dieser Zwangsjacke … Sie schafft die Hälfte der Probleme für Schizophrene, indem sie sie in eine bestimmte Rolle zwingt oder eine bestimmte Form oder einen bestimmten Lebensstil aufzwingt … Sie hassen es, wenn du in deinem Leben etwas Anstrengendes, Stressiges machst … sie wollen einfach, daß du ein ›Dummy‹ bist, in Gruppen rumsitzt und den ganzen Tag Kaffee trinkst …«

Es werden Phasen der Partizipation mit der Gruppe der Betroffenen und Phasen der Abkehrung wechseln. Diese »Anschließungszyklen« bestimmen die späte Phase des moralischen Werdeganges. Außerdem werden sich psychisch Kranke abhängig von der Nähe der sozialen Beziehungen als Diskreditierte (zumeist im engsten Familienkreis und unter Freunden) oder aber als Diskreditierbare (im beruflichen Umfeld, unter entfernt Bekannten, unter Fremden) fühlen. Abhängig davon müssen sich die Techniken der Bewältigung »beschädigter Identität« unterscheiden.

> **Wichtig**
>
> Neben der Stigmatisierung durch die Gesellschaft kommt es auch durch Identifikationsprozesse oder Coping-Strategien zur Selbststigmatisierung der Betroffenen.

Häufig werden die negativen Vorurteile der Gesellschaft internalisiert und führen zu einer Selbststigmatisierung.

Mindestens zwei verschiedene Mechanismen, die zur Stigmatisierung der eigenen Person führen, können unterschieden werden. Einerseits finden sich Identifikationsprozesse, die zu einer Selbststigmatisierung des Betroffenen führen, und andererseits wird die Realität der eigenen Erkrankung negiert, im Sinne einer Coping-Strategie der Verleugnung.

- Identifikationsprozesse:
    1. Identifikation mit dem Stereotyp,
    2. Identifikation mit dem Aggressor (der Gesellschaft),
    3. Identifikation mit den »Normalen«;
- Coping-Strategien:
    1. Verleugnung der Erkrankung;
    2. Übernahme der gesellschaftlichen Stereotypen.

Bei den Identifikationsprozessen können Betroffene die negativen Zuschreibungen, die gesellschaftliche Vorurteile gegenüber psychisch Kranken prägen, auf die eigene Person beziehen und als zutreffend verinnerlichen. Dadurch wird das Selbstbild des Kranken in Richtung der vorgegebenen Stereotype verändert und führt zur Akzeptanz der negativen Zuschreibung. Das könnte in Folge zu einer Entwertung der eigenen Person, aber auch zu einer Ablehnung des beschriebenen Kranken führen.

In diesem Kontext wären auch die Überlegungen von Anna Freud (1936) im Zusammenhang mit der Beschreibung des Abwehrmechanismus »Identifikation mit dem Aggressor« anzuführen. Möglicherweise werden die gesellschaftlichen Stereotypen von Patienten als so zwingend und bedrohlich erlebt, dass Betroffene sich mit diesen gesellschaftsbedingten Vorgaben und den Personen, die dafür stehen, soweit identifizieren, dass sie nicht mehr in der Lage sind, eine eigenständige, von der vorgegebenen divergierende Position zu vertreten.

Andererseits wäre es möglich, dass sich Betroffene nach dem Abklingen von akuten Krankheitsphasen zum einen nicht als Kranke sehen und nicht mit der Gruppe der Betroffenen identifizieren, sondern mit Gesunden und deren Vorstellungen. Damit würden sie wieder an eigene verinnerlichte Bilder anknüpfen, die zum Zeitpunkt der ersten Kontaktaufnahme zur Psychiatrie wirksam waren.

Zweitens wäre vorstellbar, dass Betroffene nicht an die verschiedenen Krankheitssymptome, existenziell verunsichernden Erlebnisse und psychotische Realitätsauflösung erinnert werden wollen. Die Erfahrung der Krankheit wird nicht als identitätsstiftende Qualität begriffen, sondern so schnell wie möglich verleugnet. Eine Anpassung an die Normalität wird zum vorrangigen Ziel – auch wenn es die Übernahme aller gesellschaftlichen Vorurteile bedeutet. In dieser Hinsicht könnte dieses Verhalten als Coping-Strategie beschrieben werden.

66.4 Techniken der Stigmabewältigung

Entsprechend der Sichtbarkeit des Stigmas unterscheidet Goffman Techniken der Bewältigung von Diskreditierbaren und Diskreditierten. Da bei psychisch Kranken im Gegensatz zu vielen körperlich Behinderten ihr Stigma primär nicht äußerlich sichtbar ist und in sozialen Situationen nicht sofort die Begegnung bestimmt, besteht zu Beginn der Erkrankung zumeist die Gefahr der Diskreditierbarkeit, d. h. der verborgene Makel könnte von anderen entdeckt werden und zu Ablehnung und Ausgrenzung führen.

Erst im längeren Verlauf einer psychischen Erkrankung und meist als Folge medikamentöser Behandlung, die aufgrund der typischen Nebenwirkungen wie Rigor, Dyskinesien, vermehrtem Speichelfluss etc. körperliche Veränderungen bewirkt, wird die Visibilität des Stigmas verändert und aus dem Diskreditierbaren ein Diskreditierter gemacht. Eine zweite Möglichkeit der Statusveränderung vom Diskreditierbaren zum Diskreditierten erfolgt bei langer Dauer der Erkrankung durch eine Erhöhung des Wissens über Art, Ausmaß und Auswirkung der psychischen Beeinträchtigung des Betroffenen in seinem Umfeld. Zwar verändert sich die Wahrnehmbarkeit bzw. Visibilität des Stigmas nicht, jedoch erlangen mehr und mehr Personen genügend Information, um den Betroffenen zu stigmatisieren.

Wichtig

Betroffene können unterschiedliche Techniken einsetzen, um Stigmatisierungserfahrungen zu bewältigen.

66.4.1 Techniken der Informationskontrolle

Die Hauptaufgabe Diskreditierbarer liegt in der Informationskontrolle, die die Notwendigkeit andere zu täuschen mit sich bringt. Durch mehr oder weniger vollständige Information über die Art und das Ausmaß der psychischen Erkrankung werden die sozialen Beziehungen gestaltet. Die Fragen werden sein:

> Eröffnen oder nicht eröffnen, sagen oder nicht sagen; rauslassen oder nicht rauslassen; lügen oder nicht lügen; und in jedem Fall, wem, wie, wann und wo (Goffman 1967, S. 56).

Techniken der Informationskontrolle

- Vollständige Information
- Vollständige Geheimhaltung
- Täuschen
  1. Teilweises Verheimlichen
  2. Hilfestellung durch Angehörige
  3. Umwertung des Stigmas

Die Technik des Täuschens kann ganz unterschiedliche Formen annehmen. Zunächst muss man sich klar machen, dass Täuschen immer eine Zwischenform darstellt zwischen den beiden Polen vollständiger Information und vollständiger Geheimhaltung.

Manche psychisch Kranke wählen eines der beiden Extreme. Im einen Fall informieren sie alle Menschen, mit denen sie in Kontakt treten, über ihre Problematik und stehen auch dazu, wenn es zu Benachteiligungen und Beziehungsabbrüchen führt.

▶ Fallbeispiel

«Ich gehe offen damit um, dass ich auf der Psychiatrie bin und habe überwiegend gute Erfahrungen. Meistens wird es einfach zur Kenntnis genommen und ich werde normal behandelt und akzeptiert. Erleichtert wird mir die Offenheit dadurch, dass ich keine Medikamente bekomme. Es heißt immer wieder, wenn ich keine Medikamente brauche, bin ich ja nicht so krank bzw. nicht so verrückt.

Zweimal sagte man im Bekanntenkreis zu mir, das [psychische Probleme] gehöre auch zum Leben. Insgesamt dreimal erzählten mir vage Bekannte plötzlich, dass sie selbst einmal auf der Psychiatrie waren bzw. dass ihre Tochter mit Schizophrenie in Hall sei.

Einer neuen Nachbarin erzählte ich sofort, dass ich auf der Psychiatrie bin. Sie antwortete, es sei gut, offen damit umzugehen und sie hoffe, dass wir öfter Zeit haben miteinander zu reden.

Echte Ablehnung im vagen Bekanntenkreis erlebte ich nur einmal. Ich wurde als armes 'Hascherl' bezeichnet, das nichts dafür kann, dass es verrückt ist und auch so behandelt. Für Argumente war der Bekannte nicht zugänglich.

In der Nachbarschaft erlebte ich es zweimal, dass man mir sagte, wenn ich nur wolle, wäre ich gesund, und jedem würde es in seinem Leben einmal besser und schlechter gehen. Einmal war das Argument dabei, die Therapeuten würden mich krank reden, weil sie mich als Patienten bräuchten, um Geld zu verdienen.»

Die andere Extremvariante ist die völlige Geheimhaltung der psychischen Erkrankung bis hin zur Annahme einer neuen Identität in einer anderen Stadt oder einem anderen Land. Die Möglichkeit vollständig unterzutauchen ist immer mit der Gefahr verbunden, dass Menschen im neuen Lebensumfeld auftauchen, die über Informationen verfügen, den Betroffenen zu diskreditieren. Eine zweite Gefahr stellt eine neuerliche Verschlechterung der psychischen Befindlichkeit dar, diese könnte es nötig machen, wiederum ein Krankenhaus aufzusuchen und sich in Behandlung zu begeben. Dadurch ist die neue Identität neuerlich in Gefahr.

Am häufigsten werden aber Formen gewählt, die zwischen den beiden Extremen liegen und mit sich bringen, dass in jeder sozialen Situation neuerlich entschieden werden muss, wie viel Wissen über die eigene Erkrankung vorausgesetzt werden kann bzw. wie viel an Information preisgegeben werden muss.

Zumeist werden bereits in der Klinik im Gespräch untereinander Techniken diskutiert, die die Informationskontrolle ermöglichen, und verschiedene Erfahrungen ausgetauscht.

Goffman beschreibt den Umgang mit Informationen am Arbeitsplatz:

> Patienten, die gezwungen waren, sich wegen einer Arbeit auf den Wiedereingliederungsbeamten, den Fürsorger oder die Arbeitsämter zu verlassen, diskutierten unter ihren Mitpatienten oft die Gegebenheiten, mit denen sie es zu tun hatten, und die Standardstrategie, um mit ihnen fertig zu werden. Für den ersten Job würde es der offizielle Eintritt erforderlich machen, dass der Arbeitgeber über ihr Stigma Bescheid wüsste und vielleicht auch der Personalchef, aber immer könnten die niedrigeren Stufen der Organisation und die Arbeitskollegen in einiger Unwissenheit gehalten werden. Man spürt natürlich, dass dies ein bestimmtes Maß an Unsicherheit zur Folge haben könnte, weil man nicht bestimmt wusste, wer »wusste« und wer nicht, und wie lang die Unkenntnis derer dauern würde, die nicht wussten (Goffman 1967, S. 119).

Eine andere Form damit umzugehen ist es, eine klare Trennung zwischen den beiden Welten, der »wissenden« und der »unwissenden«, einzuziehen. Häufig werden nur sehr nahe Verwandte und Bekannte über die psychische Erkrankung informiert und alle entfernter Bekannten oder aber offizielle Stellen nicht über die Schwierigkeiten in Kenntnis gesetzt. Diese Strategie wird meist auch von Ärzten empfohlen, die so das Vertrauensverhältnis zu ihren Patienten besser wahren können.

▶ Fallbeispiel
»Ich versuche in meinem Bekanntenkreis keine Geheimnisse zu haben. Es beschränkt sich aber auf die Tatsache, dass sie wissen, dass ich eine psychische Erkrankung habe, ich teile ihnen nicht mit, welche Schwierigkeiten ich habe.

Nur der engste Freundeskreis weiß, dass ich im Krankenhaus war und mehrere Selbstmordversuche hinter mir
▼

habe. Die Eltern und Geschwister wissen Genaueres als die Freunde. Aber auch da habe ich Sorge, ihnen die Wahrheit zu sagen, da ich sie damit sehr belaste.

Ich versuche daher, einen möglichst ›gesunden‹ Eindruck zu hinterlassen. Das gilt sogar für die Behandlung in der Tagesklinik. Ich verdränge die Tatsachen, ich verleugne vor mir selbst, wie wenig mir am Leben liegt und wie sehr Selbstmord zu einer Lösung geworden ist, wenn die innere Leere und Einsamkeit nicht mehr auszuhalten sind.

Nach außen habe ich aber nichts mitzuteilen.

Was meine Arbeitgeber betrifft, verschweige ich dieses Thema – sprich psychische Erkrankung und Selbstmordversuche – komplett. Sie würden es nicht verstehen oder akzeptieren. Es geht sie nichts an. Es wäre mir peinlich.

So gesehen gehe ich von absoluter Wahrheit bis zur totalen Lüge. Es ist für mich schwierig, Lügen aufzutischen. Leichter ist es, die Wahrheit zu sagen (wenn ich sie mir selber eingestehe), obwohl die Leute darunter leiden oder dann Mitleid mit mir haben. Daher muss ich einen guten Eindruck machen, damit alle glauben, es ginge mir gut.«

Manchmal gelingt es über längere Zeit durch die Trennung einer privaten Welt von einer öffentlichen, die eigene Erkrankung zu verbergen und der Außenwelt eine »Normalität« vorzuspielen.

▶ Fallbeispiel
»Vor Beginn der Therapie verschwand ich in Phasen, wo es mir sehr schlecht ging, völlig aus dem Kontakt mit Freunden oder der Familie etc. und tauchte dann wieder für außen ›normal‹ (sehr oft hatte ich das Gefühl Aufholbedarf zu haben) auf, so gelang es mir durch einen großen Bekanntenkreis zu verbergen, in welchem Ausmaß es mir schlecht ging, und immer wieder Ausreden über das plötzliche Verschwinden zu finden und glaubhaft zu machen, z. B. viele andere Bekannte, physische Erkrankung oder Stress, Arbeit etc.

Selbst empfand ich mich zwar als andersartig, dumm, faul, disziplinlos, doch konnte diese Seite über Spaltungsmechanismen recht gut verdrängt werden. Wenn das nicht mehr möglich war, setzte ich meine ganze Kraft ein, um anderen etwas ›Gutes‹ vorzuspielen.«

Manchmal helfen auch Angehörige die Information, die nach außen dringt, zu filtern oder in ihrem Informationsgehalt zu vermindern.

▶ Fallbeispiel
Die Frau eines Alkoholabhängigen berichtet:
»Ich habe versucht meinen Mann so gut wie möglich zu unterstützen, am Anfang habe ich gehofft, die Entwöhnungsbehandlungen werden ihm helfen, vom Alkohol weg zu kommen. Von Seiten der Firma gab es viel Unterstützung, sie haben ihn nicht entlassen, wie sie ge-
▼

sehen haben, dass er was gegen seine Sucht unternimmt, er war auch ein fleißiger Arbeiter, wenn er nicht getrunken hat. Aber dann musste ich immer wieder feststellen, dass alles nichts nützt. Er hat es drei, vier Monate ausgehalten abstinent zu bleiben, dann ist es wieder passiert, er hat ein Bier getrunken und dann konnte er nicht mehr aufhören. Da habe ich versucht, immer wieder Ausreden zu erfinden, warum er nicht zur Arbeit kommen kann, warum er dies oder jenes nicht erledigen kann, warum er den einen oder anderen Termin nicht wahrnimmt, ich habe gelogen, bis ich mir selber nicht mehr in die Augen sehen konnte. Und plötzlich hab ich begriffen, ich tu damit meinem Mann gar nichts Gutes, das wurde mir später von den Ärzten sogar vorgeworfen, sondern ich mache es meinem Mann nur leicht, weiter zu trinken, keine Verantwortung in der Familie zu haben. Ich war für alles zuständig, von ihm wurde nichts mehr verlangt, nicht einmal mehr, mit dem Trinken aufzuhören und eine Behandlung zu machen. Es war furchtbar.«

Andere wenden eine andere Technik des Stigmamanagements an, eine, die auch von Diskreditierten häufig eingesetzt wird, wenn auch aus einem etwas anderen Grund, wie im nächsten Abschnitt deutlich wird, und zwar die Kontakte zu anderen möglichst kurz zu halten bzw. überhaupt zu vermeiden. Durch Vermeiden von Intimität und Nähe kann der Informationsfluss kontrolliert werden. Hinter diesem Verhalten verbirgt sich die Vorstellung, dass je näher und länger ein Kontakt besteht, desto größer die Gefahr wird, diskreditierende Informationen auszuplaudern.

Goffman nennt als Beispiel die Frau eines psychisch Kranken, deren Mann in einer psychiatrischen Klinik aufgenommen ist:

> Aber ich habe mich von all unseren Freunden getrennt [nachdem sie fünf, die »wussten«, angeführt hatte]. Ich sagte ihnen nicht, dass ich das Appartement aufgab, und ich hatte das Telephon abgestellt, ohne es irgendjemandem zu sagen, so wussten sie nicht, wie sie mich erreichen konnten.
>
> Ich habe mich mit niemandem im Büro zu sehr angefreundet, weil ich nicht will, dass die Leute wissen, wo mein Mann ist. Ich stelle mir vor, dass sie anfangen würden Fragen zu stellen, wenn ich mich mit ihnen zu sehr anfreunden würde, und ich könnte anfangen zu reden, und ich denke eben, es ist besser, wenn so wenig Menschen wie möglich über Joe Bescheid wissen (Goffman 1967, S. 125).

Eine weitere Form, mit der Verunsicherung der Diskreditierbarkeit umzugehen, ist, das eigene Stigma in ein anderes stigmatisierendes, aber weniger abgelehntes Merkmal umzuwandeln. Goffman wählt das Beispiel, dass geistig Behinderte manchmal die Neigung haben, sich als psy-

chisch Kranke auszugeben, um dem Makel der Unbehandelbarkeit und Aussichtslosigkeit zu entgehen.

Eine zweite Variante dieser Bewältigungsstrategie liegt in der Neigung, die diagnostische Klassifikation umzuändern. Es scheint weniger stigmatisierend zu sein an einer Depression zu leiden, als angeben zu müssen, sich wegen einer schizophrenen Psychose in Behandlung zu befinden. Auch Suchterkrankungen scheinen, wenn ein Ranking der gesellschaftlich abgelehntesten Diagnosen erstellt werden müsste, an vorderster Stelle zu stehen.

Eine zweite Unterscheidung findet sich auch bei der Angabe, in welcher psychiatrischen Abteilung Betroffene in Behandlung sind. So scheint die Angabe, man sei auf einer psychosomatischen Station aufgenommen, weniger stigmatisierend, als in einer akutpsychiatrischen Abteilung aufgenommen zu sein.

Dies sind einige Techniken, die Diskreditierbaren zur Verfügung stehen, um mit gesellschaftlicher Stigmatisierung umzugehen oder aber die Auswirkung derselben zu vermindern.

Im nächsten Abschnitt sollen Techniken aufgelistet werden, die bereits Diskreditierte anwenden können, um soziale Situationen zu entspannen und Begegnungen näher und wertschätzender zu gestalten.

66.4.2 Techniken der interpersonellen Spannungskontrolle

Die Hauptaufgabe Diskreditierter ist der Umgang mit Spannungen, die in sozialen Situationen auftauchen, wenn Stigmatisierte mit anderen in Kontakt treten und das von beiden gewusste, jedoch nicht thematisierte Stigma zu sozialer Befangenheit führt und den Umgang miteinander nicht den Konventionen entsprechend verlaufen lässt. Psychisch Kranke werden, je länger ihre Erkrankung dauert, und je mehr Menschen ihrer Umgebung über die Erkrankung Bescheid wissen oder je auffälliger ihre Symptome sind, aus Diskreditierbaren zu Diskreditierten. Dies macht es erforderlich, neue Bewältigungsmechanismen zu finden.

Techniken der interpersonellen Spannungskontrolle

- Korrigieren und indirekt korrigieren
- Realität außer Kraft setzen
- Vermeiden, soziale Isolation
- Provokation
- Gruppenbildung

Goffman (1967) beschreibt, dass bei Diskreditierten einer Bewältigungstechnik besondere Bedeutung beigemessen wird, um mit der eigenen Stigmatisierung fertig zu werden, und zwar dem Versuch, das Stigma zu korrigieren. Bei körperlichen Behinderungen besteht z. B. die Möglichkeit, korrigierende Operationen durchzuführen oder aber Prothesen zu verwenden, um die Visibilität zu vermindern. Bei psychisch Kranken wird an einer ähnlichen Hoffnung der Korrigierbarkeit des eigenen Stigmas festgehalten, wenn die Wirkungsweise von Psychopharmaka definiert wird. Zum Beispiel findet sich die Vorstellung, bestimmte Stoffe im Gehirn wären nur mangelhaft vorhanden, und dieser Mangel könne mit Hilfe der Medikamente ausgeglichen werden. Diese Vorstellung wird auch von Behandlern aufrechterhalten und bietet sich als gutes Argument, um die pharmakologische Compliance zu erhalten. Teilweise führt es beim Patienten aber auch zu der Überzeugung, je mehr unterschiedliche Medikamenten er einnehme, desto weniger »psychische Erkrankung« bleibe vorhanden.

> **Fallbeipsiel**

Eine Patientin schreibt: »Ich habe mir die Wirkungsweise der Medikamente immer rein biologisch, biochemisch erklärt. SSRI (selektive Serotoninwiederaufnahmehemmer) sind ›re-uptake inhibitors‹ – ich stelle mir immer meine Synapsen vor und wie dann mehr Serotonin im synaptischen Spalt bleibt. Dabei wird die Übertragung zwischen den benachbarten Nervenzellen aktiviert und angekurbelt. Diese Prozesse im Gehirn mildern depressive Gedankengänge und tragen zum allgemeinen Wohlbefinden und einer positiven Sichtweise der Dinge bei. Damit komme ich am besten zurecht. Allerdings die Wirkungsweise von ›Solian‹ (ein Antipsychotikum) ist mir suspekt.«

Andererseits können Medikamente und deren regelmäßige Einnahme auch stigmatisierend wirken und die Erkrankung erst sichtbar machen, vielleicht auch Vorstellungen über den Schweregrad bzw. das Ausmaß der psychischen Beeinträchtigung auslösen.

> **Fallbeispiel**

»… als ich später mehr oder weniger regelmäßige Gespräche mit einer Ärztin von der Psychiatrie hatte, verschrieb mir diese immer (in der alleinigen Dosierung nicht zum Tod führend, was ihr sehr wichtig war) Medikamente, die großteils Spiegelmedikamente waren, wenn ich total am Boden war, war ich zwar bereit diese zu nehmen, setze sie aber nach irgendeinem Gefühl der Besserung sofort ab.

Ich hatte eine totale Abneigung, auch weil ich mir dachte, ich brauche das nicht, und wenn ich sie dauerhaft nehme, ist das ein Zeichen der Schwäche und der Beweis, wirklich verrückt zu sein; was ich aus dieser Angst oder Befürchtung nach außen auch verschwieg. Von außen habe ich schon auch später die Erfahrung gemacht, dass so-

▼

wohl eine ärztliche Diagnose, aber auch die regelmäßige Einnahme von Medikamenten die Menschen (in meiner näheren Umgebung) veranlassen Abstand von mir zu nehmen.«

Eine andere Form der Korrektur, eine indirekte Korrektur, kann vom stigmatisierten Individuum versucht werden, indem es durch private Anstrengung versucht, Leistungen zu vollbringen, die von Menschen mit der jeweiligen Beeinträchtigung nicht erwartet werden. Zum Beispiel trainiert ein Beinamputierter so lange, bis er mit seiner Prothese an den Paralympics teilnehmen kann. Im Bereich der psychischen Erkrankung wird häufig der Versuch unternommen, diese indirekte Korrektur durch ganz besondere Anpassung zu erreichen. Betroffene stellen an sich die Anforderung, ja nicht aufzufallen, ganz besonders adäquat zu reagieren, also besonders »normal« zu sein.

> **Fallbeispiel**

»Über Kontrollieren der Mimik, Gestik, Haltung, Medikamenteneinnahme und meinem (Galgen)Humor, aber auch Ausklammern der Psychiatrie als Thema, versuche ich oft bewusst, in eine gewisse Norm der Gesellschaft hinein zu passen. Diese Strategie wähle ich aus einem Wunsch heraus, paranoide Symptome einzubremsen und nicht abgelehnt zu werden bei Menschen, die man (noch) kaum kennt (auch wenn es dabei bleibt), die mich so vielleicht weniger verletzen können, in dieser kurzen Zeit der Begegnung oder wo von Beginn an sonst oft das Gespräch nicht mehr weiter geführt und oder gestoppt wird. Es passierte mir sonst schon oft, dass sich Menschen dann angenehmere, leichtere, lustigere Gesprächspartner suchen, oder wollen mich nicht mehr soweit kennen lernen, bis sie auch auf diese Seiten in mir gestoßen sind: ich habe gar keine Chance mehr, wirke ›faaaad‹, zu ernst, oft pessimistisch, ziehe andere mit hinunter …, wenn ich oft diese ›Anpassung‹ nicht von Beginn an nütze(n)/einsetze(n) kann.«

Oder:

»Sogar in der Tagesklinik habe ich das Gefühl mich so normal wie möglich verhalten zu müssen. Am Beginn der Erkrankung fühlte ich, wie die Leute im Bus mich anstarrten. Meine Augen waren immer zugekniffen und ich konnte in diesen Momenten nichts daran ändern.«

Wenn der Wunsch nicht oder nicht mehr besteht, sich den Bedingungen unserer Gesellschaft anzupassen und Anstrengungen zu unternehmen, mit den eigenen Merkmalen so wenig wie möglich ausgegrenzt zu werden, ergibt sich eine andere Strategie, den eigenen Wert zu wahren. Es bleibt die Möglichkeit, die Realität der anderen abzulehnen und zu verleugnen, und damit an einer eigenen unkonventionellen Auffassung festzuhalten oder sie erst zu schaffen.

▶ **Fallbeispiel**

»Ein Jahr lang habe ich mich geweigert zu akzeptieren, dass ich psychische Probleme habe. Mein Hausarzt fragte mich öfters, ob ich bereit wäre, zu einem Psychiater zu gehen. Ich antwortete immer ›wozu, das brauche ich nicht‹.

Die Psychiatrie war für mich ein Feindbild, Psychiatrie hieß für mich Station und Niederspritzen, keinerlei Mitspracherecht für den Patienten.

Ich sagte mir, dass meine Schmerzen aufgrund der Diskusprolapse die Ursache meiner Depression wären. Nach der Infiltration erklärte ich meine neurologischen Ausfälle mit fehlgeschlagener Behandlung. Bestärkt wurde ich in meiner Meinung dadurch, dass im Februar 2002 beim EMG im linken Unterschenkel keine sichere Reaktion feststellbar war, das hieß für mich, dass eine organische Ursache vorliegt und die Ausfälle und meine extreme Schwäche in den Beinen nicht eingebildet waren, also keine psychischen Ursachen hatten.«

Oder eine andere Patientin schreibt:

»... aus einer Angst heraus, beruflich überhaupt keine Zukunft mehr zu haben, verleugnete ich lange Zeit, dass ich psychotische Symptome habe. Es passiert oft, dass man (oft aus Unwissen oder verfälschten Bildern der Psychiatrie über verschiedene Medien) eben als dumm, gefährlich und/oder faul eingestuft wird. Dadurch entsteht ein großer Verlust von Stolz, Wert, Anerkennung gegenüber anderen, aber auch mir selbst gegenüber.

Ich habe alles nicht wahrhaben wollen, auch um ein besseres Bild von mir darzustellen und so mich teilweise selbst ein wenig zu stabilisieren. Ich versuchte über eine aus meinen Wünschen und Zielen, aber auch positiv Erreichtem ›zusammengebastelten Realität‹, diese Stabilisierung zu erreichen. Diese ›Erfolge‹ sind zwar oft nur kurzfristig, doch sicher eine Flucht aus meiner eigentlichen, oft sehr grausamen Realität.«

Oder:

»Dadurch, dass ich so viele psychologische und psychoanalytische Bücher gelesen habe, konnte ich mir einreden, auf der Seite der behandelnden Psychoanalytiker zu stehen und gar nicht richtig krank zu sein.«

Manche erleben aber auch ihre »Schicksalsprüfung« als neue Chance, aus ihrem Leben etwas Wertvolleres zu machen. Damit wird die psychische Erkrankung »zum Glück im Unglück«. Viele haben den Eindruck, durch ihre Erkrankung viel bewusster mit sich und anderen umzugehen oder aber auch die positiven, echten, tragfähigen Seiten des eigenen Lebens entdeckt zu haben, seien es Beziehungen, die halten, oder auch berufliche Interessen.

▶ **Fallbeispiel**

»In gewisser Weise sehe ich meine Krankheit auch positiv. Ich hoffe, nach Beendigung der Therapie ein erfüllteres Leben (Gefühle – Beziehungen) führen zu können. Es gibt

▼

aber auch massive Nachteile. Ich habe während meiner Krankheit kein Einkommen, ich lebe von meinen Ersparnissen, und ich werde wahrscheinlich nie mehr so belastbar und leistungsfähig sein wie früher.«

Eine weitere Technik, Stigmatisierungserfahrungen zu vermeiden, ist, den Kontakt zu anderen möglichst zu vermeiden, oder aber Begegnungen möglichst kurz zu halten. Wie bereits oben im Zusammenhang mit Angehörigen beschrieben, führt die Angst vor Stigmatisierung häufig zu einer sehr starken Vermeidungshaltung bis hin zu einem totalen Rückzug aus der Gesellschaft. Viele versuchen Begegnungen mit »Normalen« möglichst gering zu halten, denn jede Begegnung beinhaltet eine persönliche Verunsicherung. Der Betroffene ist damit konfrontiert, nicht zu wissen, was der andere »wirklich« von ihm denkt und hält. Die Befürchtung entsteht, nur in Bezug auf das eigene Stigma definiert zu werden und sowohl positive als auch negative Reaktionen in ihrer Bedeutung – über Mitleid oder Entwertung – nicht richtig einordnen zu können.

Auch können alltägliche Fehlleistungen sofort als Zeichen der Andersartigkeit und damit als Hinweis auf das Stigma gewertet werden. Dadurch ist der Betroffene ständig aufgefordert, seine Handlungen zu kontrollieren und in der Wirkung auf andere zu überprüfen. Goffman schreibt:

> Jede mögliche Quelle von Peinlichkeit für den Stigmatisierten in unserer Gegenwart wird zu etwas, wovon wir instinktiv spüren, daß er sich dessen bewußt ist, auch bewußt, daß wir uns dessen bewußt sind, ja sogar bewußt unserer Situation von Bewußtheit hinsichtlich seiner Bewußtheit; dann ist die Bühne bereitet für den unendlichen Regreß wechselseitiger Rücksichtnahme, von dem uns die Meadsche Sozialpsychologie zwar das Wie des Beginnens, aber nicht das Wie des Aufhörens verrät (Goffman 1967, S. 29).

Diese Erfahrungen wechselseitiger Ausgeliefertheit, ohne die Möglichkeit des Beendens, können auch viel Aggression und Wut und in einigen Betroffenen den Wunsch auslösen, diese Gesellschaft mit der eigenen Andersartigkeit zu schockieren und zu provozieren.

▶ **Fallbeispiel**

»Leuten, die ich nicht gut kenne, erzähle ich, dass ich studiere. Auch um meine Schwester zu entlasten, weil es ihr peinlich sein könnte, einen psychisch kranken Bruder zu haben. Manchmal würde ich mit ›ich bin in der Psychiatrie‹ die Leute gern provozieren und damit auch meinen Vater anklagen, der mein Leben so zerstört hat.«

Oder:

»Wenn ich meinen Bruder in einem Café treffe und im Beisein seiner Bekannten sage, dass ich auf der Psychiatrie

▼

bin, zuckt er zusammen und fühlt sich unwohl. Was ich manchmal mit einer gewissen Genugtuung wahrnehme. Mein Bruder sagt auch im Gespräch mit mir nie das Wort Psychiatrie, er sagt immer Klinik.«

Das führt Stigmatisierte zumeist in das Dilemma, in zwischenmenschlichen Kontakten entweder zu aggressiv aufzutreten oder zu schüchtern und zurückhaltend.

Manchmal können die negativen Vorurteile und gesellschaftlichen Zuschreibungen, die den Betroffenen als gefährlich und unzurechenbar erklären, auch für eigene Vorteile genutzt werden.

> **Fallbeispiel**

»Mein Freund Pats setzt seine psychische Erkrankung manchmal als ›Waffe‹ ein, z. B. wenn er am Arbeitsamt Terminprobleme hat. Er sagt dann, er sei psychiatrischer Patient. Er hofft damit zu erreichen, dass man Rücksicht auf ihn nimmt und er besser behandelt wird.«

Eine letzte Möglichkeit, mit der eigenen Stigmatisierung umzugehen, ist, sich als Stigmatisierte zusammenzuschließen und als Gruppe der Betroffenen einerseits gegenseitige Unterstützung und Stärkung zu finden, andererseits auch nach außen eine machtvollere Position einnehmen zu können.

Betroffenengruppierungen schaffen aber auch die Möglichkeit, innerhalb der Gruppe kompetent Positionen einzunehmen und zum Sprecher der Stigmatisierten zu werden. Stigmatisierungserfahrungen können dadurch vermindert werden.

> **Fallbeispiel**

»Meine Erfahrung war, dass ich in eine Vermeidungshaltung gegenüber Leuten gehe, die ich nicht gut kenne und zu denen ich nur eine Verbindung auf der Basis des ›normal Funktionierens‹ hatte. Ich vermied alle Kontakte und zog mich zurück. Durch die daraus entstehende Isolation fühle ich mich in Betroffenengruppen sehr aufgehoben. Die Annäherung an Betroffenenkreise und das Verbundenheitsgefühl mit diesen Menschen kam bereits, als ich noch voll im Arbeitsleben stand und nach außen gut ›funktionierte‹ und man meinen könnte, es wäre gar nicht erforderlich. Stigmatisierungs- und Diskriminierungserfahrungen habe ich keine, da ich mich seit meinem ersten Kontakt zur Psychiatrie hauptsächlich in Betroffenenkreisen aufhalte.«

Die Gruppe bietet auch eine berufliche Karriere, dabei besteht jedoch die Gefahr der Selbstdefinition durch das Stigma.

> **Fallbeispiel**

Ben (Barham u. Hayward 1997), ein Patient, der sich in einer Betroffenenorganisation sehr engagierte und ein bezahltes Projekt zur Förderung der psychischen Gesundheit leitete, beschreibt seine Rolle und die Bedeutung der Krankheit wie folgt:

»Jetzt scheint sie in meinem Leben wichtiger zu sein, die Krankheit, als sie es war … Ich war in einer Reihe von Ausschüssen und habe Leute repräsentiert, und der Grund dafür, dass ich da war, ist, dass ich ein Nutzer bin … also ist mein Status sehr stark von meiner Krankheit bestimmt.«

Und fährt fort:

»Ich würde sagen, in den letzten fünf Jahren bin ich eher noch mehr zum Patienten geworden, nicht wegen meiner Krankheit, sondern weil ich mich bei der Vereinigung beteiligt habe und in der letzen Zeit wegen dieses Jobs (beim Projekt). Ich begann mich immer mehr mit der Psychiatrie zu beschäftigen, sowohl für mich selbst als auch für andere Leute … Vor fünf Jahren sah ich meine Rolle eigentlich darin, vom Krankenhaus und von meiner Krankheit wegzukommen … Die Leute kennen mich jetzt viel eher als jemanden, der eine psychische Krankheit hat.«

Damit wird sichtbar, dass die Zugehörigkeit zu einer Betroffenengruppe von großem Nutzen sein, den Selbstwert steigern und die Beschämung minimieren kann. Gleichzeitig bietet die Bildung solcher Gruppen eine neuerliche Gefahr der Ausgrenzung aus der Gesellschaft.

Damit wurden eine Reihe von Techniken beschrieben, mit deren Hilfe Menschen mit psychischen Erkrankungen innerhalb der Gesellschaft, besonders im sozialen Kontakt, mit ihrem Stigma umgehen können und die Entwertung und Ausgrenzung minimieren.

Je mehr dieser Techniken dem Einzelnen zur Verfügung stehen, desto kompetenter kann der Umgang mit anderen gestaltet werden. Die starke Verunsicherung und Beschämung in sozialen Situationen wird vermindert. Stigmamanagement bekommt dadurch einen zentralen Stellenwert in der Bewältigung der eigenen Erkrankung.

Da aber in den letzten Jahren bei unterschiedlichen Antistigma-Kampagnen mehr Anstrengungen unternommen wurden, die Bevölkerung zu informieren und den Wissensstand über psychische Erkrankungen zu heben, blieben Stigmamanagement-Bestrebungen eher im Hintergrund. Die Sozialpsychiatrie und damit auch die Rehabilitation könnte dabei aber wichtige Hilfestellungen leisten.

66.5   Schlussfolgerungen

Unter dem Gesichtspunkt der Befähigung von Betroffenen, mit ihrem Stigma »besser Leben zu lernen«, sind einige Punkte zu beachten:

Erstens sollten Anstrengungen unternommen werden, individuelle Strategien zu finden, mit Entwertung und Zuschreibung falscher Vorurteile zurechtzukommen. Stigmamanagement sollte bereits zu Beginn der Behandlung von psychisch Kranken Thema sein.

> **Wichtig**
>
> Die Befähigung zum Stigmamanagement sollte zentrale Aufgabe in der Behandlung psychisch Kranker sein.

Selbststigmatisierende Überzeugungen müssen hinterfragt und Beschämung, Selbstwertverminderung und die Unsicherheit, eine eigene Zukunft zu haben, ausgeräumt werden. Man darf nicht vergessen, dass das Empowerment der Betroffenen ständig untergraben wird, wenn Stigmatisierung und Selbststigmatisierung am eigenen Wert zweifeln lässt und Beschämung den Rückzug aus der Gesellschaft fördert.

> **Wichtig**
>
> Empowerment kann nur erfolgen, wenn Stigmatisierung und Selbststigmatisierung vermindert werden.

Weiterhin muss auch die politische Dimension des Problems im Auge behalten werden. Betroffene und auch Behandler sollten sich aktiv für das Recht auf ein gleichberechtigtes und damit auch qualitativ besseres Leben psychisch Kranker einsetzen.

Darüber hinaus sollten Behandler sich bewusst werden, wo eigene Vorurteile und unreflektierte Zuschreibungen den Kontakt zu Betroffenen erschweren und bereits in institutionellen Einrichtungen Stigmatisierung, Diskriminierung und Ausgrenzung erfolgt.

Auch die Forschung ist aufgefordert, in Zukunft den Anliegen Betroffener und Angehöriger in Bezug auf Stigmatisierungserfahrungen und deren Konsequenzen im alltäglichen Leben mehr Aufmerksamkeit zu schenken.

Ziel all dieser Bestrebungen sollte es sein, durch aktive Auseinandersetzung, sowohl der Betroffenen, Angehörigen und Behandler, die Zusammenhänge zwischen Stigmatisierungs- und Diskriminierungsprozessen, psychischer Erkrankung und Lebensqualität bewusster zu erkennen und über diese selbstreflexiven Prozesse zu einem sowohl individuellen als auch politischen Handeln zu führen, mit dem Ergebnis eines gesellschaftlichen Reifungs- und Umgestaltungsprozesses.

Zusammenfassung

Stigmatisierung und Diskriminierung sind zentrale Erfahrungen von Menschen mit psychischen Erkrankungen. Sie sind zweifach gefordert, einerseits mit der psychischen Beeinträchtigung, andererseits mit den gesellschaftlichen Vorurteilen und falschen Zuschreibungen fertig zu werden. Behandlung, Prognose und Rehabilitation sind durch Stigmatisierungsprozesse, aber auch Selbststigmatisierung mitbestimmt. Unterschiedliche Techniken der Stigmabewältigung können von Betroffenen angewandt werden, um Ausgrenzung und Diffamierung zu vermindern. In diesem Kapitel wurden, den Ausführungen Erving Goffmans (1963) folgend, die unterschiedlichen Strategien von Diskreditierbaren bzw. Diskreditierten beschrieben und mit Hilfe von Beispielen anschaulich dargestellt.

Der Begriff des Stigmas geht zurück bis ins alte Griechenland, wo körperliche Male den Zeichenträger aus der Gesellschaft ausschlossen oder diskreditierten. Heute wird Stigma verstanden als Merkmal, das mit einem gesellschaftlichen Stereotyp in Verbindung gebracht wird, dessen Besitz zu Diskriminierung führt und häufig von den Betroffenen durch Selbststigmatisierung in seinen Auswirkungen nicht mehr bekämpft wird.

Psychisch Kranke können abhängig von ihrer krankheitsbezogenen Sozialisation – ihrer »moralischen Karriere« – entweder als Diskreditierbare die Aufgabe haben, das Ausmaß an Information über ihre psychische Erkrankung bzw. ihre Beeinträchtigung zu kontrollieren oder aber als Diskreditierte, die auftretende Spannung in sozialen Beziehungen zu reduzieren. Verschiedene Strategien stehen dafür zur Verfügung:

- Zur Informationskontrolle: vollständige Information, vollständige Geheimhaltung oder Täuschen in unterschiedlicher Form.
- Zur interpersonellen Spannungsreduktion: Korrigieren, Realität außer Kraft setzen, Vermeiden, Provokation und Gruppenbildung.

Alle diese Techniken bieten Möglichkeiten, den problematischen Kontakt zu anderen in sozialen Situationen zu gestalten. Betroffene sind jedoch aufgefordert, eigene Formen des Stigmamanagements zu finden.

Diese aktive Auseinandersetzung mit Stigmatisierungs- und Diskriminierungsprozessen sollte bei Betroffenen zu einer Verminderung von Selbststigmatisierung und zur Steigerung von Empowerment führen.

Behandler haben die Aufgabe, eigene Vorurteile bewusster wahrzunehmen, um institutionelle Stigmatisierung zu vermeiden und ihr Augenmerk, sowohl in der

▼

Forschung als auch im klinischen Alltag, verstärkt auf die Möglichkeiten von Stigmamanagement zu richten.

All diese Bestrebungen sollten darauf abzielen, über selbstreflexive Prozesse aller Beteiligten individuelles und politisches Handeln zu ermöglichen und so eine gesellschaftliche Umgestaltung und Reifung mit sich zu bringen.

Literatur

Barham P, Hayward R (1997) Ich will einfach, dass meine Krankheit vergessen wird. In: Angermeyer MC, Zaumseil M (1997) Verrückte Entwürfe. Kulturelle und individuelle Verarbeitung psychischen Krankseins. Edition Narrenschiff, Bonn

Corrigan PW, Lundin RK (2001) Don't call me nuts! Coping with the stigma of mental illness. Recovery Press, Chicago

Corrigan PW, River LP, Lundin RK et al. (2001) Three strategies for changing attributions about severe mental illness. Schizophr Bull 27(2): 187–195

De Col C, Gurka P, Madlung-Kratzer E, Kemmler G, Meller H, Meise U (2002) Soziale Distanz von an Schizophrenie Erkrankten gegenüber psychisch Kranken. Neuropsychiatrie 16(1/2): 89–92

Fabrega H (1990) Psychiatric stigma in the classical and medieval period: A review of the literature. Compr Psychiatry 31: 289–306

Finzen A (2000) Stigma, Stigmabewältigung, Entstigmatisierung. Psychiatr Prax 27: 315–320

Finzen A (2001) Psychose und Stigma. Stigmabewältigung – zum Umgang mit Vorurteilen und Schuldzuweisungen. Psychiatrie-Verlag, Bonn

Freud A (1984) Das Ich und die Abwehrmechanismen. Fischer TB, Frankfurt am Main (Erstveröff. 1936)

Goffman E (1967) Stigma. Über Techniken der Bewältigung beschädigter Identität. STb, Frankfurt am Main (engl. 1963)

Goffman E (1972) Asyle. Über die soziale Situation psychiatrischer Patienten und anderer Insassen. Edition Suhrkamp, Frankfurt am Main (engl. 1961)

Horvath C (2002) Stigmaerfahrung aus erster Hand. Neuropsychiatrie 16(1/2): 26–27

Jones E, Farina A, Hastorf A, Markus H, Miller DT, Scott R (1984) Social Stigma: The psychology of marked relationships. Freeman & Company, New York

Link BG, Struening EL, Rahav M, Phelan JC, Nuttbrock L (1997) On stigma and its consequences: Evidence from a longitudinal study of men with dual diagnoses of mental illness and substance abuse. J Health Soc Behav 38: 177–190

Link BG, Phelan JC, Bresnahan M, Stueve A, Pescosolido BA (1999) Public conceptions of mental illness: Labels, causes, dangerousness, and social distance. Am J Publ Health 89(9): 1328–1333

Markowitz FE (1998) The effects of stigma on the psychological wellbeing and life satisfaction of persons with mental illness. J Health Soc Behav 39: 335–347

Meise U, Fleischhacker WW, Schöny W (2002) Es ist leichter ein Atom zu zerstören als ein Vorurteil. Neuropsychiatrie 16(1/2): 1–4

Rosenfield S (1997) Labeling mental illness: The effects of received services and perceived stigma on life satisfaction. Am Sociol Rev 62: 660–672

Schulze B, Angermeyer MC (2002) Perspektivenwechsel: Stigma aus der Sicht schizophren Erkrankter, ihrer Angehörigen und Mitarbeitern in der psychiatrischen Versorgung. Neuropsychiatrie 16(1/2): 78–88

Wright ER, Gronfein WP, Owens TJ (2000) Deinstitutionalization, social rejection, and the self-esteem of former mental patients. J Health Soc Behav 41: 68–90

66

Gesellschaftsrelevante Ansätze zur Überwindung von Stigma und Diskriminierung

Wolfgang Gaebel, Anja Baumann, Harald Zäske

Personen, die an einer psychischen Erkrankung leiden, werden nicht nur durch die Symptome ihrer Erkrankung beeinträchtigt, hinzu kommt die Belastung durch die gesellschaftliche Stigmatisierung und Diskriminierung aufgrund der Erkrankung. In Kap. 66 werden Definitionen von »Stigmatisierung« und »Diskriminierung« vorgestellt und Stigmakonzepte, wie sie Programmen und Kampagnen zur Bekämpfung dieser Stigmatisierung zugrunde liegen, beschrieben.

In diesem Kapitel wird der Zusammenhang zwischen Erkrankung, Stigma und psychiatrisch-psychotherapeutischer Versorgung unter besonderer Berücksichtigung der Rehabilitation psychisch Kranker dargestellt und Strategien, Stigmatisierung zu begegnen, vorgestellt und diskutiert. Internationale und nationale Programme und Kampagnen zur Bekämpfung der Stigmatisierung aufgrund von psychischer Erkrankung werden vorgestellt und Methoden und Ergebnisse von Messungen ihrer Effekte und ihrer Effektivität thematisiert.

67.1 Hypothesen zur Entstehung und zum Zusammenhang von Stigma und Diskriminierung

67.1.1 Ursachen für Stigmatisierung und Diskriminierung

Bei der Untersuchung der Stigmatisierung von Personen mit psychischen Erkrankungen stellt sich die Frage, wie es überhaupt dazu kommen kann, dass diese, obwohl hilfsbedürftig, stigmatisiert und diskriminiert anstatt unterstützt und integriert werden.

> **Wichtig**
>
> Bei den Ursachen von Stigmatisierung lassen sich vier Erklärungsebenen unterscheiden: kognitive Prozesse, psychologische, ökonomische und evolutionstheoretische Ursprünge (Haghighat 2001) .

Kognitive Prozesse

Kognitive Prozesse haben sich in der Entwicklungsgeschichte des Menschen herausgebildet, laufen automatisch ab und sind der bewussten Kontrolle nicht direkt zugänglich. Ein Hauptprinzip solcher kognitiven Prozesse besteht in dem Gesetz der kognitiven Ökonomie: Um die Flut von Informationen, die der Mensch in jeder Sekunde seines Lebens aufnimmt, verarbeiten zu können, muss er diese vereinfachen und nach bestimmten Prinzipien filtern und ordnen. Diese Prinzipien dienen auch dazu, Gefahren oder Bedrohungspotenziale ohne größeren kognitiven Aufwand zu minimieren und gelten ebenfalls im Kontext der sozialen Urteilsbildung:

- stärkere Gewichtung negativer im Vergleich zu positiven Eigenschaften;
- Verallgemeinerung von wiederholt bei einer Person wahrgenommenen Eigenschaften auf die Gruppe, zu der diese gehört;
- Stereotypisierung, d. h. Reduktion der Eigenschaften einer Gruppe auf einige wenige prototypische Eigenschaften (im Kontext kognitiver Prozesse bezeichnet Stereotypisierung einen Kategoriebildungsprozess, der sich nicht nur auf soziale, sondern auf alle möglichen Gruppen oder Kategorien anwenden lässt);
- Assoziation seltener negativer Ereignisse mit Minderheiten: In der phylogenetischen Entwicklung des Menschen stellte die eigene Gruppe einen wichtigen Schutz zum Überleben dar. Daher durften seltene, also nicht vorhersagbare Ereignisse, die potenziell eine Gefahr darstellen, nicht Teil der Gruppe bzw. durch die Gruppe verursacht sein. Falls ein außergewöhnliches negatives Ereignis stattfand, wurde dies deshalb Personen außerhalb der eigenen Gruppe zugeschrieben, oder die Personen, die dafür verantwortlich waren, wurden aus der eigenen Gruppe ausgeschlossen.

Psychologische Ursprünge

Die psychologischen Ursprünge beruhen auf sozialen Vergleichen, aus denen sich unser Selbst- und Weltbild konstituiert. Für den eigenen Selbstwert scheint es z. B. von Vorteil, wenn es Personen gibt, denen es schlechter ergeht als einem selbst. So haben Personen mit einem hohen Selbstwertgefühl eine geringere Neigung, andere herabsetzend zu behandeln, als dies bei Personen mit einem niedrigen Selbstwertgefühl der Fall ist. Unser Weltbild ist wiederum geprägt von relativ stabilen Normen, Werten und Erwartungen. Werden diese durch Personen mit auffälligen und von der Norm abweichenden Verhaltensweisen gestört, führt dies unweigerlich zu dem Bedürfnis nach Vermeidung und Abgrenzung von diesen Personen.

Ökonomische und evolutionstheoretische Ursprünge

In allen Gesellschaften sind Ressourcen begrenzt; daher besteht ein Konkurrenzkampf zwischen den Mitgliedern einer Gesellschaft um diese. Wenn dabei bestimmte Personen weniger erfolgreich sind als andere, ist das ein Vorteil für die eigene Person. Beispielsweise ist in Zeiten wirtschaftlicher Not die Bereitschaft, andere Gruppen zu diskriminieren, höher als in Zeiten relativen Wohlstands. Evolutionstheoretisch begründet sich dieses Prinzip des Konkurrenzkampfes auf das Konkurrieren um Nahrung und um die besten Fortpflanzungspartner.

Die von Haghighat (2001) beschrieben Ursprünge der Stigmatisierung verbindet alle ein Motiv: Sie sollen dem Menschen in einer gefährlichen Umwelt das (Über-)Leben im Konkurrenzkampf mit anderen sichern. Die Frage, warum diese »egoistischen« Mechanismen im Falle psychischer Erkrankungen gegenüber »altruistischen« Mechanismen, die in der phylogenetischen Entwicklung des Menschen ebenfalls eine bedeutsame Rolle gespielt haben, dominieren, bleibt offen.

67.1.2 Stigma der Behandlungsinstitutionen

Das Stigma psychischer Erkrankungen beschränkt sich nicht auf die Personen, die selbst psychisch erkrankt sind, sondern betrifft auch die Institutionen, in denen psychisch Kranke behandelt werden: Es besteht eine Ablehnung in der Bevölkerung gegenüber Behandlungsinstitutionen und -methoden, wie z. B. dem stationären Aufenthalt in der Psychiatrie oder der Einnahme von Psychopharmaka. So bewerteten in einer repräsentativen Telefonbefragung in der Schweiz (Lauber et al. 2002) mehr Personen (21%) die stationäre Behandlung in einer psychiatrischen Klinik als schädlich, wogegen lediglich 15% der Befragten die stationäre Behandlung als nützlich einstuften. Die Behandlungsempfehlungen bezogen sich dabei auf eine den Befragten vorgelegte Fallgeschichte entweder einer depressiv oder einer schizophren erkrankten Person. Ein ähnlich negatives Bild zeigte sich bei der Bewertung von Psychopharmaka: 33% (Antidepressiva) bzw. 35% (Neuroleptika) der Befragten stuften diese als schädlich ein und 21% (Antidepressiva) bzw. 10% (Neuroleptika) als nützlich. Umgekehrt hatte die Anwendung von Psychotherapie einen eher guten Ruf: 42% der Befragten beurteilten die Anwendung von Psychotherapie als empfehlenswert, 6% als schädlich.

> **Wichtig**
>
> Neben den psychisch erkrankten Personen unterliegen auch Behandlungsinstitutionen und Behandlungsmethoden der Stigmatisierung.

Beide Arten von Stigmata, das auf die psychisch erkrankte Person wie auch das auf psychiatrische Institutionen und Behandlungsmethoden bezogene, können dazu führen, dass psychische Erkrankungen nicht als solche erkannt werden und es zu einem verzögerten Beginn einer Behandlung kommt. Auf diesen Aspekt wird im Folgenden eingegangen.

67.2 Auswirkungen des Stigmas auf den Krankheitsverlauf

In diesem Abschnitt soll dargestellt werden, welche krankheitsbedingten Verhaltensweisen zur Ausbildung und Aufrechterhaltung des Stigmas führen und wie sich das Stigma auf die psychiatrische Versorgung auswirken kann.

67.2.1 Beispiel: Stigma der Depression

Das Stigma depressiv erkrankter Menschen besteht hauptsächlich darin, dass die Krankheitswertigkeit ihrer Beschwerden nicht anerkannt wird (Lauber et al. 2002). In der Umgangssprache lässt sich dieser Sachverhalt wie folgt formulieren: »Wenn man sich nur ein bisschen anstrengen würde, nicht immerzu jammern würde und sich nicht so gehen ließe, würde es einem bald schon wieder besser gehen.« Die Verantwortung für das eigene Befinden wird der erkrankten Person zugewiesen. Dies ist offenkundig eine Reaktion auf krankheitsbedingte Symptome wie Motivationslosigkeit und Dysphorie des Erkrankten und die Tendenz, Dinge negativer zu betrachten, als sie eine nicht depressiv erkrankte Person sehen würde. Darüber hinaus besteht das Problem, dass jeder die Gemütslage der Depressivität kennt: Diese Art emotionaler Gestimmtheit gehört wie Freude, Wut oder Trauer zum alltäglichen Leben. Ein alltägliches Phänomen könne jedoch nicht krankhaft sein, ist die Schlussfolgerung des nicht depressiv Erkrankten. Zur sozialen Zurückweisung kommt der Me-

chanismus der Selbststigmatisierung hinzu: Die betroffene Person glaubt selbst oft auch nicht, dass ihre Stimmungslage krankheitswertig und behandelbar ist und wertet sich daher selbst ab.

Die Konsequenz dieser Fehleinschätzungen für die Versorgung depressiv erkrankter Menschen zeigt sich in einer hohen Nichterkennungsrate und damit verbundenen Unterversorgung im Rahmen des primären Versorgungssystems, das die erste Anlaufstelle im Gesundheitsversorgungssystem für viele depressiv erkrankte Menschen darstellt. Allerdings wenden sich diese Patienten oft mit körperlichen Beschwerden wie Schlaflosigkeit und Müdigkeit, Appetitlosigkeit oder diffusen Schmerzen an ihre Hausärzte. Gleichzeitig sind Hausärzte nicht immer geschult in der Diagnostizierung depressiver Erkrankungen. Daher stellen sie auch eine wichtige Zielgruppe von **Awareness**- und Aufklärungsprogrammen dar.

> **Wichtig**
>
> Das Stigma psychischer Erkrankungen kann dazu führen, dass eine wirksame Behandlung erst sehr spät begonnen wird.

Das Beispiel der Depression zeigt das komplexe Zusammenwirken krankheitsbedingter und stigmabedingter Verhaltensweisen mit der Versorgung und Behandlung psychisch erkrankter Menschen. Für andere psychiatrische Erkrankungsbilder können analoge Szenarien entwickelt werden: Insbesondere Schizophrenie und Suchterkrankungen sind stark von Stigmatisierung betroffen. Bei beiden Erkrankungen besteht im Zeitraum vor dem Behandlungsbeginn die Gefahr, den Arbeitsplatz oder die eigene Wohnung zu verlieren, mit der Konsequenz, dass erheblicher Bedarf an sozialen Wiedereingliederungsmaßnahmen entsteht.

67.3 Ansätze zur Überwindung von Stigmatisierung und Diskriminierung in Theorie und Praxis

Es werden eine Fülle von Strategien zur Intervention gegen die Stigmatisierung psychisch erkrankter Menschen vorgeschlagen. Welche Ansätze von Erfolg getragen sind und wie dies festgestellt werden kann, ist Thema der Abschnitte 67.4 und 67.5. In diesem Abschnitt soll es zunächst um die theoretischen und praktischen Fragen verschiedener Interventionsformen gehen. Zwei wichtige Strategien sind dabei die Aufklärung über psychische Erkrankungen, deren Ursachen und Behandlungsmöglichkeiten, die bei sog. **Awareness-Programmen** im Zentrum steht, und die Destigmatisierung psychisch Kranker in sog. **Antistigma-Programmen**. Während bei Awareness-Program-

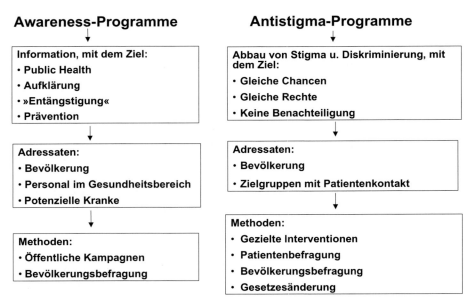

Awareness-Programme

Information, mit dem Ziel:
- **Public Health**
- **Aufklärung**
- **»Entängstigung«**
- **Prävention**

Adressaten:
- **Bevölkerung**
- **Personal im Gesundheitsbereich**
- **Potenzielle Kranke**

Methoden:
- **Öffentliche Kampagnen**
- **Bevölkerungsbefragung**

Antistigma-Programme

Abbau von Stigma u. Diskriminierung, mit dem Ziel:
- **Gleiche Chancen**
- **Gleiche Rechte**
- **Keine Benachteiligung**

Adressaten:
- **Bevölkerung**
- **Zielgruppen mit Patientenkontakt**

Methoden:
- **Gezielte Interventionen**
- **Patientenbefragung**
- **Bevölkerungsbefragung**
- **Gesetzesänderung**

Abb. 67.1. Awareness- und Antistigma-Prgramme: Ziele, Zielgruppen und Methoden

men mittels Aufklärung der Öffentlichkeit und bestimmter Zielgruppen wie Allgemeinmedizinern eine Verbesserung der Früherkennung und damit verbunden eine rechtzeitige Behandlung der Erkrankung erreicht werden soll, zielen Antistigma-Programme auf eine Veränderung negativer Einstellungen und diskriminierenden Verhaltens gegenüber von der Erkrankung Betroffenen. In ☐ Abb. 67.1 sind beide Ansätze mit ihren unterschiedlichen Zielsetzungen, Zielgruppen und Methoden dargestellt.

Weitere Strategien zur Bekämpfung des Stigmas psychisch erkrankter Menschen sind der **Protest** gegen die Stigmatisierung psychisch Erkrankter, die **Förderung von Kontakten** zwischen von psychischen Erkrankungen betroffenen und nicht betroffenen Personen und das **»Empowerment«** Betroffener, die ebenfalls im Folgenden behandelt werden.

> **Wichtig**
>
> Wichtige Strategien bei der Bekämpfung des Stigmas psychischer Erkrankungen sind Aufklärung, Destigmatisierung, Protest, Förderung von Kontakten und Empowerment.

67.3.1 Destigmatisierung psychischer Erkrankungen

Wie bereits in Abschn. 67.2.1 am Beispiel der Depression beschrieben, finden sich in der Bevölkerung eine Reihe von Vorurteilen gegenüber psychisch Erkrankten (Thompson et al. 2002; Gaebel et al. 2002a, b). Vorurteile bezeichnen der stigmatisierten Person aufgrund des Stig-

mas fälschlich zugeschriebene negative Eigenschaften. Depressionen werden beispielsweise von Laien seltener als behandlungsbedürftige psychische Erkrankung angesehen als z. B. schizophrene Erkrankungen (Lauber et al. 2002). Dahinter verbirgt sich das Vorurteil, dass depressive Menschen nicht wirklich krank seien und ihr mangelnder Antrieb eine Frage der Disziplin sei (Althaus u. Hegerl 2003, vgl. Abschn. 67.2.1). Auch Suchtkranke sind von einer negativen öffentlichen Meinung betroffen: Ihnen wird häufig vorgeworfen, sie seien selbst Schuld an ihrer Lage. An Schizophrenie Erkrankte werden dagegen häufig als unberechenbar, gewalttätig und gefährlich angesehen (Angermeyer u. Matschinger 1996; Gaebel et al. 2002a, b), eine Auffassung, die sich auch in der Berichterstattung in den Medien widerspiegelt.

Wenn von Vorurteilen gegenüber psychisch Kranken gesprochen wird, stellt sich die Frage, ob und inwieweit diese einen Bezug zu objektiven Sachverhalten aufweisen. Wichtig ist diese Frage insbesondere in Bezug auf die Gewalttätigkeit schizophren Erkrankter. Schizophren Erkrankte weisen ein höheres Gewalt- und Kriminalitätsrisiko als die Normalbevölkerung auf, wie internationale Kriminalitätsstudien belegen. Dies scheint insbesondere für die Zeit seit der Deinstitutionalisierung der Psychiatrien ab Mitte der 1960er Jahre zuzutreffen (Häfner 2000). Dabei ist zu beachten, dass die erhöhte Gewaltkriminalität bei schizophren Erkrankten in vielen Fällen auf sekundäre Aspekte, die die Schizophrenie begleiten, zurückzuführen ist. Hierbei spielt die Komorbidität eine zentrale Rolle: Antisoziale Persönlichkeitsstörungen und Alkohol- und Substanzmissbrauch sind bei schizophren erkrankten Personen Risikofaktoren für Gewaltkriminalität. Neben diesen Faktoren geschieht es auch, dass schizophren erkrankte Personen aufgrund ihrer Wahnsymptomatik Gewalttaten verüben. Diesen Gewalttaten fallen überwiegend Verwandte ersten Grades zum Opfer, aber auch Autoritätspersonen (z. B. Politiker, Ärzte, Richter) gehören zu den Opfern solcher Taten (Häfner 2000). Dass solche Gewalttaten zwar nicht die Regel sind, macht die folgende Statistik deutlich: in einer von Häfner (2000) zitierten Gewaltkriminalitätsstudie kam ein Tötungsdelikt eines schizophren Erkrankten auf 8700 Krankheitsjahre. Trotzdem bleibt es eine vorrangige Aufgabe, das Gewaltkriminalitätsrisiko so gering wie möglich zu halten. Dazu gehören die Identifikation von Risikogruppen innerhalb der Gruppe der schizophren Erkrankten und die verstärkte psychiatrische Behandlung dieser Risikogruppen, denn es konnte gezeigt werden, dass das Risiko für Gewaltkriminalität bei nicht in Behandlung stehenden schizophren erkrankten Personen höher ist als bei solchen in Behandlung.

67.3.2 Aufklärungs- und Awareness-Programme

Neben den Vorurteilen über psychisch Kranke ist eine weit verbreitete Unkenntnis über Ursachen, Symptome und Behandlungsmöglichkeiten psychischer Erkrankungen in der Allgemeinbevölkerung zu finden: In einer in Deutschland durchgeführten repräsentativen Bevölkerungsbefragung konnte beispielsweise lediglich ein Drittel der Befragten Ursachen der Schizophrenie nennen. Gleichzeitig brachten 80% der Befragten Schizophrenie mit einer multiplen Persönlichkeitsstörung in Verbindung (Gaebel et al. 2002a, b).

Das Wissen über Ursachen, Behandlungsmöglichkeiten und das Krankheitsbild wird auch »**mental health literacy**« genannt. Es umfasst nach Jorm (2000) die folgenden Aspekte:

- die Fähigkeit, psychische Erkrankungen und Probleme als solche zu erkennen;
- das Wissen über Risikofaktoren und Ursachen;
- das Wissen über Möglichkeiten, sich selbst zu helfen;
- das Wissen über verfügbare professionelle Hilfen;
- Einstellungen, die die Erkennung psychischer Probleme und Hilfe suchendes Verhalten unterstützen;
- das Wissen darüber, wie man sich über psychische Probleme und Erkrankungen informieren kann.

Verbunden mit einer negativen Einstellung gegenüber psychischen Erkrankungen führt solche Unwissenheit oft zu einer sehr späten Erkennung und Behandlung von psychischen Erkrankungen, was wiederum eine ungünstigere Prognose zur Folge haben kann. Aus diesem Grund verfolgen Awareness-Programme das Ziel, die Früherkennung und -intervention bei psychischen Erkrankungen zu verbessern. Ein Beispiel dazu ist im Folgenden dargestellt.

> **Fallbeispiel**
> **Nürnberger Bündnis gegen Depression**
> **(Althaus u. Hegerl 2003)**
> In Deutschland befasst sich seit 2001 im Rahmen des »Kompetenznetz Depression« die Arbeitsgruppe um U. Hegerl »Nürnberger Bündnis gegen Depression« mit der Prävention und Früherkennung depressiver Erkrankungen und von Suizidalität. Dabei wurde eine regionale Kampagne zur Aufklärung der Bevölkerung durchgeführt. Gleichzeitig wurde die hausärztliche Versorgung depressiver Patienten optimiert und Selbsthilfeaktivitäten von Betroffenen und ihren Angehörigen gefördert. Folgende Botschaften wurden über Plakate, Flyer, Broschüren, Videos, Kinospots, öffentliche Veranstaltungen und das Internet dargestellt:
> - Depression kann jeden treffen,
> - Depression hat viele Gesichter,
> - Depression ist behandelbar.
>
> Zur Evaluation wurden vor und nach der auf 10 Monate angelegten Kampagne Bevölkerungsbefragungen in Nürnberg und in einer Kontrollregion durchgeführt. Die Ergebnisse zeigen, dass Depressionen nach der Kampagne häufiger als ernst zu nehmende Erkrankung gesehen wurden, wogegen die Auffassung, Depressionen seien durch mangelnde Selbstdisziplin verursacht, seltener bei den Befragten Zustimmung fand. Insgesamt steigerte sich also das Bewusstsein, dass Depression eine behandlungsbedürftige und behandelbare Erkrankung ist.

67.3.3 Spezielle Zielgruppen von Antistigma-Kampagnen

Stigmatisierung und Diskriminierung psychisch Erkrankter kommt nicht nur in der breiten Öffentlichkeit vor. Befragungen von Betroffenen zeigen, dass zwischen 20 und 30% Diskriminierungserlebnisse mit Personen, die in der psychiatrischen Versorgung arbeiten, hatten (Wahl 1999). Daher wenden sich viele Programme und Kampagnen explizit an Personenkreise, die beruflich regelmäßig mit psychisch erkrankten Menschen zu tun haben (z. B. Mitarbeiter bei Polizei und Feuerwehr, Pflegepersonal, Sozialarbeiter und Ärzte) oder deren Entscheidungen psychisch erkrankte Menschen betreffen, z. B. Mitarbeiter bei Kostenträgern (Krankenkassen, Rentenversicherer). Im Bereich der Rehabilitation psychisch erkrankter Menschen sind darüber hinaus Arbeitgeber, Mitarbeiter in Sozial- und Wohnungsämtern sowie der kommunalen sozialpsychiatrischen Dienste wichtige Zielgruppen.

> **Wichtig**
>
> Wichtige Zielgruppen für Antistigma-Kampagnen sind neben der allgemeinen Bevölkerung alle Personengruppen, die im Rahmen ihrer beruflichen Tätigkeit mit psychisch erkrankten Personen zu tun haben.

Einen Sonderfall stellt die Schule dar. Zum einen sind Lehrer wichtige Multiplikatoren, aber mindestens genauso bedeutsam ist die Zielgruppe der heranwachsenden Schüler selbst. Viele psychische Erkrankungen manifestieren sich zuerst im Schulalter, insbesondere in der Pubertät. So sind Schüler im heranwachsenden Alter potenziell Betroffene psychischer Erkrankungen und von Problemen wie Essstörungen, Depressionen, Suchtverhalten oder Suizidalität. Gleichzeitig haben Schüler noch keine gefestigte Vorstellung davon, was psychische Erkrankungen sind, und sind anders als Erwachsene offen gegenüber neuen Erfahrungen (Schulze et al. 2003). Im deutschsprachigen Raum haben die Arbeitsgruppen um U. Meise (Innsbruck; Meise et al. 2000), M.-C. Angermeyer (Leipzig; Schulze et al. 2003) und T. Bock (Hamburg; Irre menschlich Hamburg e. V. 2000) Interventionen zur Aufklärung über psychische Erkrankungen speziell für den Unterricht in Schulen entwickelt.

67.3.4 Weiterbildung von psychiatrischem Personal

Wie bereits erwähnt, werden auch die psychiatrischen Institutionen und die dort Tätigen von Patienten z. T. als diskriminierend erlebt. So können z. B. Überforderungsgefühle und therapeutischer Nihilismus des Personals dazu führen, dass Patienten nicht mehr mit der gebotenen Professionalität begegnet wird. In diesem Fall spricht man auch von einer Entpersonalisierung der Patienten: Der Patient wird nur noch als Objekt therapeutischen Handelns gesehen und nicht mehr als Person oder Subjekt. Im Rahmen einer Fokusgruppenstudie (Schulze u. Angermeyer 2003) äußerten schizophren erkrankte Patienten, dass sie sich durch das mangelnde Interesse an ihrer Person und ihrer Erkrankungsgeschichte durch das psychiatrische Personal diskriminiert fühlten. In einigen der im Folgenden genauer vorgestellten Programme zur Bekämpfung der Stigmatisierung psychisch erkrankter Menschen liegt deshalb ein Schwerpunkt auf der Sensibilisierung von psychiatrischem Personal für das Problem der Stigmatisierung.

> **Wichtig**
>
> Patienten können sich durch mangelndes Interesse an ihrer Person und Erkrankungsgeschichte diskriminiert fühlen.

67.3.5 Protest gegen die Stigmatisierung psychisch Erkrankter

Eine weitere Strategie zur Bekämpfung der Diskriminierung psychisch Erkrankter ist der direkte Protest gegen stigmatisierende und diskriminierende Sachverhalte. Zu diesem Zweck haben sich in verschiedenen Ländern Aktionsgruppen gebildet, die gegen stigmatisierende Berichterstattungen über psychisch Kranke in den Medien oder stigmatisierende Werbekampagnen protestieren. Eine besondere Rolle kommt in diesem Zusammenhang der Diskussion über die korrekte Bezeichnung der Erkrankten zu (vgl. den folgenden Abschnitt »Die Bezeichnung psychisch Erkrankter«). Neben dem Protest gegen öffentliche Diskriminierungen in den Medien werden auch Diskriminierungsfälle von Einzelpersonen geprüft und dokumentiert, um gegebenenfalls dagegen vorzugehen (sog. **Advocacy-Ansatz**). In der folgenden Übersicht sind drei Organisationen aufgeführt, die alle das Internet als Kommunikationsplattform zum Protest gegen Diskriminierung psychisch Erkrankter nutzen.

> **Organisationen, die Interessen von Betroffenen vertreten und gegen Diskriminierungsfälle intervenieren**
>
> - NAMI (USA): National Alliance of the Mentally Ill (www.nami.org)
> - SANE (Australien): StigmaWatch (www.sane.org)
> - BASTA (Bayerische Antistigma Aktion) und Open the doors Deutschland: Stigma Alarm Netzwerk SANE (www.openthedoors.de)

Die Strategie des Protestes gegen die Stigmatisierung und Diskriminierung psychisch Kranker und die damit verbundene Unterdrückung stigmatisierender Einstellungen gegenüber diesen ist allerdings mit Problemen verbunden. So können sich Proteste immer nur auf schon bereits vorhandene Diskriminierungen richten und damit nicht unmittelbar prophylaktisch wirken.

Darüber hinaus kann die Unterdrückung negativer stereotyper Einstellungen auf individueller Ebene zum sog. **Rebound-Effekt** führen: Wie sozialpsychologische Untersuchungen zu stereotypen Einstellungen gegenüber Minderheiten zeigten, können individuelle stereotype Einstellungen durch den Versuch, sie zu unterdrücken, noch verstärkt werden. Dies scheint insbesondere auf Personen mit stark ausgeprägten stereotypen Einstellungen zuzutreffen. Wie sehr dieser Effekt auch für Einstellungen gegenüber psychisch Erkrankten zutrifft, ist z. Z. noch Gegenstand der Forschung. Trotzdem sollte bei Informationsveranstaltungen darauf geachtet werden, dass nicht nur vermittelt wird, negative Stereotype über psychisch Erkrankte seien nicht zutreffend, sondern es sollte zu-

gleich ein differenzierteres Bild psychisch Erkrankter gegeben werden. Ein Bild, das dazu beiträgt, das wahrgenommene »Anderssein« psychisch Kranker als eine Art
von Normalität, als ein Anderssein unter vielen verstehbar
zu machen.

Bezeichnung psychisch Erkrankter: Patienten, Klienten, Betroffene oder Erfahrene?

In der Verwendung von herabsetzenden Bezeichnungen
(»Irrer«, »Psycho«) sowie der metaphorischen Verwendung psychiatrischer Fachbegriffe (z. B. der gängigen
Praxis, einen widersprüchlichen Sachverhalt als »schizophren« zu bezeichnen) findet die Stigmatisierung psychisch Erkrankter ihren Ausdruck. Durch die Verwendung
von etikettierenden Bezeichnungen (»der Schizophrene«
anstatt »der an Schizophrenie Erkrankte«) wird vermittelt, die Erkrankung sei eine persönliche Eigenschaft
(»trait«) der betroffenen Person. Dies geschieht bevorzugt
bei negativ besetzten Erkrankungen (Link u. Phelan 2001).
Betroffene und deren Organisationen fordern deshalb,
andere Bezeichnungen zu verwenden (z. B. »consumer«,
»user«, »Betroffener«, »an Schizophrenie Erkrankter«).
Eine Befragung von 302 Betroffenen mit schweren psychischen Erkrankungen zeigte aber, dass diese Wünsche
keineswegs einheitlich sind (Mueser et al. 1996): 45% bevorzugten den Begriff »client«, 20% den Begriff »patient«
und 8% den Begriff »consumer«. 21% der Befragten war es
egal, wie sie bezeichnet würden, und 7% nannten andere
Begriffe. Auch ist unklar, inwieweit die Verwendung
»politisch korrekter« Bezeichnungen zu einer tatsächlichen Reduzierung von Stigmatisierung führt. So kann
die vermeintlich neutrale Verwendung des Begriffs »Nutzer des psychiatrischen Versorgungssystems« eine stärkere Eigenverantwortlichkeit und damit Mitschuld des
Betroffenen an der eigenen Situation suggerieren, die bei
der Verwendung eines Begriffs mit Krankheitsbezug (»an
Schizophrenie Erkrankter«) relativiert wäre.

67.3.6 Einbezug von Betroffenen in die Aufklärungsarbeit

Eine andere Strategie zum Abbau von Vorurteilen in der
Bevölkerung gegenüber anderen Gruppen bzw. Minderheiten besteht darin, Kontakte zwischen Personen aus beiden Gruppen zu fördern (Baumann et al. 2003). Dabei ist
es wichtig, dass die Personen, zwischen denen der Kontakt
stattfindet, den gleichen sozialen Status haben und die
Möglichkeit besteht, miteinander zu kooperieren. Diese
Strategie des Kontaktes ist beim Abbau von Vorurteilen
gegenüber psychisch Erkrankten von großem Nutzen.
Allerdings besteht bei der Mitwirkung von Betroffenen in
öffentlichen Veranstaltungen zur Destigmatisierung psychisch Kranker die Gefahr, dass diese Betroffenen von der
Zielgruppe nicht als repräsentativ für die Gruppe der psy-

chisch Erkrankten gesehen werden, sondern als positive
Ausnahme (Haghighat 2001). Dieses Phänomen ist aus der
Forschung über Einstellungen gegenüber Minderheiten
gut bekannt, und eine Verringerung negativer Einstellungen gegenüber den psychisch Erkrankten wäre demnach
nicht zu erwarten. Empirische Befunde sprechen allerdings gegen diesen Einwand: Ein Vergleich zwischen verschiedenen Schulprojekten, bei denen über Schizophrenie
informiert wurde, kam beispielsweise zu dem Ergebnis,
dass die soziale Distanz gegenüber schizophren Erkrankten bei Schülern in den Projektklassen, bei denen das Projekt von einem Psychiater zusammen mit einer Betroffenen durchgeführt wurde, im Vergleich zu den Projektklassen, in denen das Projekt von einem Psychiater
zusammen mit einem Sozialarbeiter durchgeführt wurde,
stärker zurückging (Meise et al. 2000).

> **Wichtig**
>
> Bei Kontakten zwischen Betroffenen und Nichtbetrof-
> fenen sind ein vergleichbarer sozialer Status und die
> Möglichkeit zur Kooperation wichtig.

Neben den empirischen Befunden, die den Zusammenhang zwischen dem Kontakt zu psychisch Erkrankten und
positiven Veränderungen in den Einstellungen gegenüber
diesen bestätigen, sprechen auch inhaltliche Gründe für
den Einbezug von Betroffenen in die Aufklärungs- und
Antistigma-Arbeit, denn schließlich sind Betroffene zu-
allererst Experten in eigener Sache und können aus erster
Hand schildern, wie es ihnen als psychisch erkrankte Person ergangen ist und wie sie den Beginn ihrer Erkrankung, die Therapie und die Reaktionen ihrer Umwelt auf
ihre Erkrankung erlebt haben. Manche Betroffene erheben deshalb auch die Forderung, Antistigma-Programme
sollten ausschließlich durch Betroffene selbst entwickelt
und organisiert werden und stellen den Nutzen der von
psychiatrischen Berufsverbänden und Forschungsinstitu-
tionen finanzierten Antistigma-Programme in Frage.

67.3.7 Empowerment und Rehabilitation

In den letzten Abschnitten wurden Strategien vorgestellt,
wie die Stigmatisierung psychisch Erkrankter bekämpft
werden kann. Dabei wurde auf Aufklärungs- und Awareness-Programme, Protestkampagnen und die Einbindung
von Betroffenen in die Aufklärungsarbeit eingegangen.
Ein Punkt ist bislang noch nicht zur Sprache gekommen:
die Unterstützung der Betroffenen selbst bei ihrem eigenen Kampf gegen und ihrem Umgang mit Stigmatisierung
und Diskriminierung. In der Literatur wird dabei von
»**empowerment**« gesprochen, was übersetzt etwa »Erstar-
kung« bedeutet. Auf den ersten Blick unterscheiden sich
die übergeordneten Ziele des Empowerments nicht von

denen der Rehabilitation: Dem Patienten sollen Fähigkeiten vermittelt werden, Beeinträchtigungen durch seine Erkrankung zu bewältigen und auf seine Umwelt in seinem Sinne einwirken zu können (Rössler 2002). Empowerment bezieht sich jedoch nicht nur auf den Patienten selbst, sondern auch auf seine Stellung im Versorgungssystem. Ein Beispiel für die Kooperation zwischen Betroffenen und Professionellen sind die sog. **Psychoseseminare**, die sich in den letzten 10 Jahren entwickelt haben.

Psychoseseminare

Psychoseseminare sind regelmäßig stattfindende Gesprächsforen, bei denen Betroffene, Angehörige und in der Psychiatrie Tätige zusammenkommen und gleichberechtigt über psychiatrische Themen diskutieren und Erfahrungen austauschen. Man spricht deshalb auch von einem Trialog anstelle eines Dialogs. Im deutschsprachigen Raum haben sich in den letzten zehn Jahren über 100 Psychoseseminare gegründet. Die Themen und Fragen, die in Psychoseseminaren besprochen werden, können dabei völlig unterschiedlich sein: Fragen der Behandlung schizophrener Erkrankungen im Langzeitverlauf, Probleme im Umgang mit schizophren erkrankten Angehörigen oder der Umgang mit erlebter sozialer Zurückweisung und Diskriminierung sind nur einige Beispiele. Eine Einführung in das Thema bietet die Broschüre »Es ist normal, verschieden zu sein« der Arbeitsgemeinschaft der Psychoseseminare (Irre menschlich Hamburg e. V. 2000).

67.3.8 Aufklärungsarbeit in der Gemeinde

Wie wichtig die regionale Verankerung von Antistigma-Programmen ist, zeigt sich an der immer wiederkehrenden Problematik bei der Errichtung sozialpsychiatrischer und rehabilitativer Einrichtungen in Kommunen und Gemeinden. Nicht selten stoßen Pläne für die Einrichtung von Wohnheimen oder Tagesstätten für ehemalige psychiatrische Patienten auf massiven Widerstand in der lokalen Bevölkerung. Anwohner fürchten um den sozialen Frieden in ihrer Wohngegend und um ihre persönliche Sicherheit, aber auch um den Werteverlust ihrer Immobilien. Solche Ängste sind ernst zu nehmen und dürfen nicht bagatellisiert werden. Auch eine Durchsetzung solcher Projekte gegen den Willen der kommunalen Bevölkerung ist sicher nicht im Sinne der Betroffenen. Wie mit dieser Problematik umgegangen werden kann, so dass alle Seiten davon profitieren können, zeigt ein beispielhaftes Projekt aus England.

> **Fallbeispiel**
>
> **Aufklärung der Bevölkerung in der Nachbarschaft von psychiatrischen Wohneinrichtungen (Wolff et al. 1999)**
> Die Londoner Arbeitsgruppe um Julian Leff untersuchte die Reaktionen von Anwohnern in der Nachbarschaft von zwei neu eingerichteten Wohnheimen für ehemalige psychiatrische Patienten. Anschließend führten sie in der Nachbarschaft eines der beiden neuen Wohnheime eine Aufklärungskampagne durch. Die Aufklärungskampagne dauerte ein Jahr und umfasste die folgenden Teile:
> - Informationsvermittlung per Video und schriftlichem Informationsmaterial,
> - soziale Aktivitäten (Veranstaltungen, durch Mitarbeiter vermittelte Begegnungen),
> - informelle Diskussionen.

Ein Jahr nach der Kampagne wurden erneut die Reaktionen der Anwohner beider Wohnheime untersucht und verglichen. Es zeigte sich, dass insbesondere die Angst und das Abgrenzungsbedürfnis gegenüber psychisch erkrankten Menschen in der Gegend, in der die Kampagne durchgeführt wurde, im Vergleich zur Kontrollgegend gesunken war. Gleichzeitig fanden Leff und seine Mitarbeiter heraus, dass die Abnahme der Angst eng mit persönlichen Kontakten zu Mitarbeitern oder Bewohnern des Wohnheims verbunden war. Die positiven Veränderungen einer Angstreduktion sind also hauptsächlich auf die Förderung der sozialen Kontakte zwischen den Anwohnern, den Mitarbeitern des Wohnheims und den Heimbewohnern zurückzuführen. Hier zeigt sich erneut, wie wichtig die Möglichkeit zu Kontakten und persönlichem Austausch zwischen Betroffenen und Nichtbetroffenen für den Abbau von Vorurteilen und den Aufbau von Akzeptanz sein kann. Andererseits lassen sich an dieser Untersuchung auch die methodischen Probleme einer solchen Intervention deutlich machen: Zum Zeitpunkt der Nachbefragung waren ungefähr 30% der Anwohner der Wohnheime aus der Nachbarschaft weggezogen. Ob diese Rate mit anderen, sozial ähnlich strukturierten Wohngebieten vergleichbar ist oder auf die Einrichtung der Wohnheime zurückzuführen ist, konnte ebenso wenig untersucht werden wie die Frage, ob diese Wegzugsrate Auswirkungen auf die Befragungsergebnisse hatte.

67.4 Internationale Programme zur Destigmatisierung psychisch Erkrankter

Eine besondere Bedeutung für die Bekämpfung der Stigmatisierung psychisch Erkrankter haben Programme und Kampagnen auf nationaler und internationaler Ebene, von denen einige in diesem Abschnitt näher vorgestellt werden sollen (► s. folgende Übersicht). Als **Programm** werden langfristig angelegte Interventionen bezeichnet, bei denen auf nationaler und internationaler Ebene verschiedene Institutionen wie z. B. psychiatrische Berufsverbände und Forschungsverbünde kooperieren. Eine **Kampagne** bezeichnet dagegen eine auf einen definierten Zeitraum angelegte Intervention, die auch in einem kleineren organisatorischen Rahmen stattfinden kann.

Internationale und nationale Antistigma- und Awareness-Programme, -Kampagnen und Organisationen

- Internationale Programme:
  - Weltgesundheitsorganisation (WHO):»mhGAP – Mental Health Global Action Programme« (seit 2002)
  - Weltverband für Psychiatrie (WPA): »Open the Doors« (seit 1996)
- Nationale Programme und Kampagnen:
  - NIMH (USA) – National Institute for Mental Health (seit 1988)
  - Royal College of Psychiatrists (Großbritannien): »Defeat Depression Campaign« (1992–1996)
  - Royal College of Psychiatrists (Großbritannien): »Every Family in the Land« (seit 1998)
  - Australisches Gesundheitsministerium: »The Australian Community Awareness Program – CAP« (1995–1999)
- Gemeinnützige Organisationen, die Aufklärungsarbeit betreiben:
  - NAMI (USA) – National Alliance of the Mentally Ill (seit 1979)
  - SANE Australia – »Stigma Watch Programme« (seit 1999)

67.4.1 Internationale Programme der WHO und der WPA

Die Weltgesundheitsorganisation WHO spielt eine zentrale Rolle bei der internationalen Kooperation zu Themen der psychischen Gesundheit. Das Jahr 2001 wurde von der WHO zum Jahr der psychischen Gesundheit erklärt, um die Aufmerksamkeit von politischen Entscheidungsträgern, in der Psychiatrie Tätigen und der Öffentlichkeit auf die große soziale und ökonomische Belastung aufgrund von psychischen Erkrankungen zu richten. In diesem Rahmen wurde das Aktionsprogramm »mhGAP – Mental Health: Close the Gap / Dare to Care« ins Leben gerufen (World Health Organisation 2002). Das Programm beinhaltet vier sich ergänzende Strategien:

- Sammlung und Verbreitung von Information,
- Beratung von Ländern über die Verbesserung und Entwicklung der Gesundheitsversorgung,

- Verbreitung von Forschungsinitiativen und Ausbau von Forschungskapazitäten, insbesondere in Entwicklungsländern,
- Interessenvertretung und Schutz der Menschenrechte von Menschen mit psychischen Erkrankungen.

Im Rahmen dieses Aktionsprogramms arbeitet die WHO weltweit mit regionalen und staatlichen Behörden und über 100 Kooperationszentren (meist Universitätskliniken) zusammen. Folgende Themen werden in verschiedenen Projekten bearbeitet: psychische Gesundheit am Arbeitsplatz, Substanzabhängigkeit, Depression, Epilepsie, Schizophrenie und Suizidprävention.

Ein weiteres weltumspannendes Projekt hat die World Psychiatric Association (WPA) im Jahr 1996 ins Leben gerufen: das Programm gegen Stigma und Diskriminierung schizophren erkrankter Menschen »Fighting the stigma because of Schizophrenia – Open the Doors« (Sartorius 1997; World Psychiatric Association 1998), das inzwischen in mehr als 25 Ländern implementiert ist. Um die Situation schizophren erkrankter Menschen weltweit zu verbessern, sollen insbesondere Vorurteile gegenüber schizophren erkrankten Menschen abgebaut werden. Als Zielgruppen gelten die Öffentlichkeit, politische Entscheidungsträger, Personengruppen, die durch ihren Beruf in Kontakt mit Erkrankten kommen, Journalisten, Lehrer und Schüler. Da die Situation der an Schizophrenie erkrankten Menschen und deren Angehörigen von Land zu Land unterschiedlich sein kann, steht zu Beginn jeder landesspezifischen Anwendung des Programms eine Erhebung des Status quo in jedem der teilnehmenden Länder. In Deutschland wurden dazu eine Bevölkerungsbefragung, Patientenbefragungen und Fokusinterviews durchgeführt. Folgende Interventionsstrategien wurden daraufhin festgelegt:

- Aufklärung der Öffentlichkeit durch lokale Veranstaltungen sowie regionale und überregionale Medienarbeit;
- Information von Sozialleistungsträgern, Krankenkassen, Arbeitgebern und anderen Einrichtungen, die für die Rehabilitation der Erkrankten bedeutsam sind;
- aktive Einflussnahme auf Einstellungen und Verhalten definierter Zielgruppen in Form von Begegnungen, Vorträgen und Workshops, etwa mit Journalisten, Polizisten, Schülern, Lehrern und in der Psychiatrie tätigen Berufsgruppen.

67.4.2 Programme auf nationaler Ebene

In Deutschland wurde »Open the Doors« im Jahr 1999 implementiert. Seitdem werden in sechs Städten zahlreiche Projekte in verschiedenen Zielgruppen durchgeführt. Diese reichen von der Organisation kultureller Veranstaltungen (Kino, Theater, Lesungen, Ausstellungen) zum Thema Schizophrenie und Stigma bis hin zur Entwicklung von

Projektwochen für Schulen, bei denen den Schülern das Thema psychische Erkrankungen und Schizophrenie von in der Psychiatrie Tätigen und Betroffenen näher gebracht wird (Gaebel 2002; Gaebel u. Baumann 2003). Eine dieser Antistigma-Veranstaltungen in der Zielgruppe »Öffentlichkeit« ist im Folgenden beispielhaft dargestellt.

> **Fallbeispiel**
> **Open the doors Düsseldorf – Psychiatrietheater: »4.48 Psychose«**
> Im Dezember 2002 wurde in einer Kooperation von Open the Doors Düsseldorf mit dem Düsseldorfer Schauspielhaus ein Theaterabend veranstaltet, bei dem das Stück »4.48 Psychose« der englischen Dramatikerin Sarah Kane (Regie: O$_{34}$) sonderaufgeführt wurde. Das Stück beschreibt eine junge Frau, die an schweren Depressionen und Schuldgefühlen leidet und Wahnvorstellungen entwickelt, in einer Psychiatrie behandelt wird und sich zuletzt suizidiert. Sarah Kane hatte sich aufgrund von Depressionen selbst in psychiatrische Behandlung begeben, was sie allerdings auch nicht davon abhalten konnte, sich nach ihrer Arbeit an »4.48 Psychose« im Jahr 1999 im Alter von 28 Jahren zu suizidieren.
>
> Nach der Aufführung des Stücks folgte eine Podiumsdiskussion mit Betroffenen, Angehörigen, Psychiatern, dem Dramaturgen des Schauspielhauses und der Hauptdarstellerin. Die Podiumsdiskussion wurde von zwei Redakteuren einer überregionalen Tageszeitung moderiert. Die Veranstaltung wurde mittels eines Fragebogens, der vor und nach der Veranstaltung vom Publikum ausgefüllt wurde, evaluiert. Als ein Ergebnis zeigte sich, dass sich das Ausmaß, in dem Menschen mit Schizophrenie als abweichend von »normalen« Menschen wahrgenommen werden (sog. **Stereotypizität**), nach der Veranstaltung verringert hatte.

Neben den internationalen Organisationen und Verbänden wie der WHO und der WPA sind auch Verbände auf nationaler Ebene tätig geworden, um der Stigmatisierung psychisch erkrankter Menschen zu begegnen. Das Royal College of Psychiatrists in Großbritannien hatte bereits in den Jahren 1992 bis 1996 die »Defeat Depression Campaign« durchgeführt (Paykel et al. 1998). Zielsetzung war die Aufklärung der Bevölkerung über das Erkrankungsbild sowie Behandlungsmöglichkeiten depressiver Erkrankungen, damit insbesondere Personen mit depressiver Symptomatik früher professionelle Hilfe aufsuchen.

Im Anschluss an diese Kampagne wurde 1998 das Programm »Changing Minds / Every Family in the Land« initiiert (Byrne 1999). Die Ziele von »Changing Minds« sind die Aufklärung der Öffentlichkeit über psychische Erkrankungen und die Sensibilisierung von Professionellen für Probleme der psychischen Gesundheit. Dabei stehen sechs psychiatrische Problemfelder im Zentrum: Angsterkrankungen, Depressionserkrankungen, Schizophrenie, Demenz, Alkohol- und Drogenabhängigkeit sowie Essstörungen. Zu den Hauptzielgruppen für die Kampagne zählen Mediziner und in der Psychiatrie Tätige, Kinder und Jugendliche, Arbeitgeber und die Medien. Bislang wurde ein sehr breites Spektrum an Informationsmaterialien (Aufklärungsbroschüren, Poster und Videos) entwickelt. Dazu gehören auch das elektronische Textbuch *Every Family in the Land* und der Leitfaden für Journalisten *Reporting Schizophrenia*. Das Programm soll durch zwei Bevölkerungsbefragungen evaluiert werden.

Eine der Hauptzielgruppen der vorgestellten Programme ist die von in der Psychiatrie Tätigen. Dass die kontinuierliche Weiterbildung dieser Zielgruppe auch im Rahmen der allgemeinen primären Gesundheitsversorgung wichtig ist und sich auf die Qualität der psychiatrischen Versorgung auswirken kann, zeigt das folgende Beispiel aus Schweden. Es gilt als die erste Studie, bei der die Wirksamkeit einer Weiterbildungsmaßnahme über einen längeren Zeitraum evaluiert wurde. Nicht zuletzt auch aufgrund der positiven Ergebnisse dieser Studie wurden seit den 1990er Jahren verschiedene Programme, wie z. B. die »Defeat Depression Campaign«, zur Aufklärung über Depression initiiert.

> **Fallbeispiel**
> **Die Gotland-Studie (Rutz et al. 1992)**
> In den Jahren 1982–1986 führte das Schwedische Komitee für die Prävention und Behandlung der Depression Weiterbildungsmaßnahmen für Allgemeinärzte durch. Als Einzugsgebiet wurde die Insel Gotland in der Ostsee (56.000 Einwohner) ausgewählt, da das Einzugsgebiet klar umgrenzt ist und systematische Vergleiche mit der Bevölkerung auf dem Festland Schwedens möglich sind.
>
> Vor der inhaltlichen Ausgestaltung der Weiterbildungsmaßnahme wurden zunächst die Ärzte in Bezug auf ihren Wissensstand und Informationsbedarf über depressive Erkrankungen befragt. Anhand dieser Ergebnisse wurden in den Jahren 1983 und 1984 umfassende Weiterbildungsmaßnahmen durchgeführt. Zur Evaluation wurden in vier Zeiträumen jährlich Behandlungsparameter wie die Verschreibungspraxis von Antidepressiva, die Anzahl und Dauer von Krankenhausaufenthalten wegen depressiver Erkrankungen und die Anzahl der Suizidfälle auf Gotland erhoben.
>
> Die Evaluation der Weiterbildungsmaßnahmen zeichnete zunächst ein positives Bild: Die Rate der auf Gotland psychiatrisch stationär behandelten Fälle von Major Depression sank von 25% im Jahr 1982 auf 5% im Jahr 1985. Im gleichen Zeitraum stieg die Verschreibung von Antidepressiva an, wogegen die Zahl der Krankschreibungen aufgrund von depressiven Erkrankungen sank. Auch die Anzahl der Suizidfälle verringerte sich.

67.5 Evaluation von Interventionsprogrammen

Im Abschn. 67.4 wurden verschiedene Programme und Kampagnen zur Bekämpfung der Stigmatisierung psychisch erkrankter Menschen dargestellt. Eine etwaige positive Resonanz der an den einzelnen Kampagnen Beteiligten ist allerdings noch keine Garantie dafür, dass diese Kampagnen auch grundlegend etwas am Problem der Stigmatisierung psychisch erkrankter Menschen ändern. Aus diesem Grund müssen Interventionsprogramme und -kampagnen empirisch geprüft, d. h. evaluiert werden. Ein Beispiel für eine solche Evaluation ist die in Abschn. 67.4 beschriebene Gotland-Studie. Die allgemeine Bedeutung der Evaluation für Interventionsprogramme wird vom Weltverband für Psychiatrie im Manual zur Durchführung von Antistigma-Kampagnen verdeutlicht (WPA 2003):

> **Wichtig**
>
> Die Evaluation dient zum einen dazu, die tatsächliche Wirkung einer Intervention und die Bedeutsamkeit der Effekte nachzuweisen. Auch das Kosten-Nutzen-Verhältnis einer Intervention muss überprüft werden, da meist öffentliche Gelder zur Finanzierung der Intervention verwendet werden.

Schließlich dient die Evaluation der Grundlagenforschung und der Weiterentwicklung und Revision der Programme.

Zusammenfassung

Wenngleich Stigmatisierung und Diskriminierung einem zutiefst menschlichen Bedürfnis nach Abgrenzung entsprechen und Denk- und Verhaltensmuster, die Stigmatisierung und Diskriminierung begünstigen, in der Natur des Menschen angelegt zu sein scheinen (Haghighat 2001), gibt es doch eine Reihe vielversprechender Ansätze, dem Stigma aufgrund psychischer Erkrankung zu begegnen. Diese Ansätze verfolgen unterschiedliche Strategien und Ziele, die sich jedoch ergänzen: Von der Behandlungsoptimierung und verbesserten Früherkennung in einem vernetzten Versorgungssystem über die Aufklärung der breiten Öffentlichkeit mittels Medienkampagnen, von der Interessenvertretung benachteiligter Betroffener und dem Protest gegen Diskriminierungsfälle über Psychoseseminare oder kulturelle Veranstaltungen bis hin zur Aufnahme des Themas »psychische Erkrankungen« in die schulische Erziehung.

Für die Zukunft stellt sich die Frage, wie in unserer Gesellschaft ein Mensch mit einer psychischen Erkrankung wie jeder andere in der Gesellschaft Lebende,
▼

nämlich als Individuum, aufgenommen werden kann, wie eine Kultur des Miteinanders des Verschiedenen, des Unterstützens gefördert werden kann. Diese Aufgabe liegt jedoch nicht allein in den Händen der in »helfenden« Berufen Tätigen, der Betroffenen selbst und ihrer Angehörigen, sondern ist eine gesamtgesellschaftliche Herausforderung.

Literatur

Althaus D, Hegerl U (2003) Aufklärungskampagne »Nürnberger Bündnis gegen Depression«. Mit Kinospots und Flyern Vorurteile bekämpfen. Münchner Medizinische Wochenzeitschrift – Fortschr Med 145: 42–44

Angermeyer MC, Matschinger H (1996) Soziale Distanz der Bevölkerung gegenüber psychisch Kranken Gesundheitswesen 58: 18–24

Baumann A, Zäske H, Gaebel W (2003) Das Bild psychisch Kranker im Spielfilm: Auswirkungen auf Wissen, Einstellungen und soziale Distanz am Beispiel des Spielfilms »Das weiße Rauschen«. Psychiatr Prax 30: 372–378

Byrne P (1999) Stigma of mental illness. Changing minds, changing behavior. Br J Psychiatry 174: 1–2

Gaebel W (2002) Psychisch Kranke in der Gesellschaft – zwischen Akzeptanz und Stigmatisierung. In: Zapotzky K, Grausgruber A, Mechtler R (Hrsg) Gesundheit im Brennpunkt. Bd 8/1: Der Patient zwischen Vernetzung und Isolation. Rudolf Trauner, Linz

Gaebel W, Baumann A (2003) »Open the Doors«. Weltweite Initiative gegen die Stigmatisierung psychisch Kranker. Münchner Medizinische Wochenzeitschrift – Fortschr Med 145: 34–37

Gaebel W, Baumann A, Witte M (2002a) Einstellungen der Bevölkerung gegenüber schizophren Erkrankten in sechs bundesdeutschen Großstädten. Nervenarzt 73: 665–670

Gaebel W, Baumann A, Witte M, Zaeske H (2002b) Attitudes towards mentally ill people in six German cities under special consideration of schizophrenia. Eur Arch Psychiatry Clin Neurosci 252: 278–287

Häfner H (2000) Das Rätsel Schizophrenie. Eine Krankheit wird entschlüsselt. Beck, München

Haghighat R (2001) A unitary theory of stigmatisation. Pursuit of self-interest and routes to destigmatisation. Br J Psychiatry 178: 207–215

Irre menschlich Hamburg e.V. (2000) »Es ist normal, verschieden zu sein.« Broschüre. Hamburg

Jorm AF (2000) Mental health literacy. Public knowledge and beliefs about mental disorders. Br J Psychiatry 177: 396–401

Lauber C, Nordt C, Falcato L, Rössler W (2002) Behandlungsvorstellungen der Bevölkerung zu Depression und Schizophrenie. Neuropsychiatrie 16: 93–96

Link BG, Phelan JC (2001) Conceptualizing stigma. Ann Rev Sociol 27: 363–385

Meise U, Sulzenbacher H, Kemmler G, Schmid R, Rössler W, Günther V (2000) »… nicht gefährlich, aber doch furchterregend«. Ein Programm gegen Stigmatisierung von Schizophrenie in Schulen. Psychiat Prax 27: 340–346

Mueser KT, Glynn SM, Corrigan PW, Baber W (1996) A survey of preferred terms for users of mental health services. Psychiatr Serv 47: 760–761

Paykel ES, Hart D, Priest RG (1998) Changes in public attitudes to depression during the Defeat Depression Campaign. Br J Psychiatry 173: 519–522

Rössler W (2002) Rehabilitation. In: Gaebel W, Müller-Spahn F (Hrsg) Diagnostik und Therapie psychischer Störungen. Kohlhammer, Stuttgart, S 1027–1033

Rutz W, von Knorring L, Walinder J (1992) Long-term effects of an educational program for general practitioners given by the Swedish Committee for the Prevention and Treatment of Depression. Acta Psychiatr Scand 85: 83–88

Sartorius N (1997) Fighting schizophrenia and its stigma. A new World Psychiatric Association educational programme. Br J Psychiatry 170: 297

Schulze B, Angermeyer MC (2003) Subjective experiences of stigma. A focus group study of schizophrenic patients, their relatives and mental health professionals. Soc Sci Med 56: 299–312

Schulze B, Richter-Werling M, Matschinger H, Angermeyer MC (2003) Crazy? So what! Effects of a school project on students' attitudes towards people with schizophrenia. Acta Psychiatr Scand 107: 142–150

Thompson AH, Stuart H, Bland R, Arboleda-Florez J, Warner R, Dickson RA (2002) Attitudes about schizophrenia from the pilot site of the WPA worldwide campaign against the stigma of schizophrenia. Soc Psychiatry Psychiatr Epidemiol 37: 475–482

Wahl OF (1999) Mental health consumers' experience of stigma. Schizophr Bull 25(3): 467–478

Wolff G, Pathare S, Craig T, Leff J (1999) Public education for community care: A new approach. In: Guimón J, Fischer W, Sartorius N (eds) The image of madness. Karger, Basel

World Health Organisation (2002) Mental Health Global Action Programme. WHO, Geneva

World Psychiatric Association (1998) Fighting stigma and discrimination because of schizophrenia (Vol 2) WPA, New York

World Psychiatric Association (2003) Fighting stigma and discrimination because of schizophrenia. Training Manual Version II. WPA, New York

67

XV Rehabilitation im internationalen Vergleich

Psychiatrische Rehabilitation im internationalen Vergleich und Forschungsentwicklung

Anja Born, Thomas Becker [1]

Für dieses Kapitel wurden Übersichtsartikel und Einzelbeiträge der letzten 10 Jahre zum Thema psychiatrische Rehabilitation gesichtet. Der Text gibt einen Überblick über ein schwer überschaubares Feld psychosozialer Praxis in unterschiedlichen Ländern. Der Schwerpunkt soll auf der praktischen Umsetzung psychiatrischer Rehabilitation und den verfügbaren Angeboten in verschiedenen Ländern liegen. Das anschließende Beispiel aus der bulgarischen Hauptstadt Sofia beschreibt einen Ansatz, bei dem Rehabilitation im Alltag der Nutzer geschieht. Der folgende Überblick soll Lesern eine Grundlage für eine Diskussion von Konzepten und aktuellen Forschungsthemen bieten.

[1] Die Autoren danken Dimitar Germanov, Sofia, für Austausch und Informationen.

68.1   Grundlagen psychiatrischer Rehabilitation

> **Beispiel**
>
> In einem kleinen Haus in der Innenstadt Sofias befindet sich das gemeindepsychiatrische Zentrum »Adaptacia«. Es teilt sich das Haus mit anderen Einrichtungen, wie dem Bulgarian Institute for Human Relations als Teil der New Bulgarian University. Im Haus hat zudem eine Initiative Psychiatrie-Erfahrener ihre Räumlichkeiten, hinzu kommen der Selbsthilfeverein »Decata na Kubrat« (»Kubrats Kinder«) und die Organisationsberatung »Dinamika Konsult«. An die chronisch psychischen Erkrankungen der Besucher und Klienten erinnert bei »Adaptacia« wenig, vielmehr imponieren der Enthusiasmus und die Bewegung im ganzen Haus: Man trifft auf Künstler, in Malerei oder Skulpturarbeit vertieft, auf Menschen, die gemeinsam kochen, sich unterhalten und ihren Alltag miteinander verbringen. Andere lesen Stellenangebote und überlegen zusammen, wie man am besten mit dem Arbeitgeber Kontakt aufnimmt. Vielleicht hat einer im Haus Erfahrung mit der Jobsuche oder ein Teammitarbeiter wird helfen?
>
> Das Team besteht aus Psychiatern, Psychologen und Sozialarbeitern. Deren Überzeugung ist es, dass jeder sein Leben durch Übernahme von Selbstverantwortung und durch Unterstützung durch die Umgebung verbessern kann. Diese Unterstützung wollen sie bieten, indem sie eine ressourcenreiche Umgebung schaffen, in der ständig Gesprächssituationen entstehen – beim gemeinsamen Kochen, beim Reinigen des Hauses, bei der Jobsuche, bei der künstlerischen Arbeit –, in denen stützende Beziehungen der Nutzer untereinander wachsen können und Alltagskompetenzen vertieft werden. Die warme, akzeptierende Atmosphäre ist Programm. Sie ermöglicht, eigene Interessen wahrzunehmen, zu vertreten und dabei die Interessen anderer zu berücksichtigen. Spezifische Fertigkeiten wie Krankheitsmanagement und Medikamentenmanagement können von interessierten Nutzern erlernt werden. Einzelne Module einer angepassten Version der »**social and independent living skills modules**« (nach Liberman) kommen zum Einsatz. Formuliert ein Nutzer Bedarf, wird eine umfassende Koordination der Hilfen, Arbeit mit der Familie des Betroffenen, Krisenmanagement und praktische Alltagshilfe (im Sinne von Case-Management) angeboten. Hierbei helfen die fruchtbaren Beziehungen zu privaten, städtischen und staatlichen Gesundheitsdiensten, der Arbeitsverwaltung und Allgemeinärzten, die »Adaptacia« aufgebaut hat. Die Beziehungen mit lokalen Arbeitgebern sind erst am Anfang, sie werden durch Stigmatisierungsprobleme behindert.
>
> Das Zentrum finanziert sich teils durch die nationale Krankenversicherung, teils durch Hilfen des Gesundheitsministeriums. Der finanziellen Instabilität, mit der das gemeindepsychiatrische Zentrum »Adaptacia« heute noch konfrontiert ist, wirken Sponsoren und die Unterstützung durch Ehrenamtliche entgegen.
>
> ▼

Die Nutzer psychiatrischer Rehabilitation sind Personen, die eine chronische psychische Erkrankung im Sinne von Kapitel F der ICD-10 haben. Psychiatrische Rehabilitation ist dann erforderlich, wenn die Störung zu einer Beeinträchtigung oder Behinderung relevanter Fähigkeiten und demzufolge zu einer verminderten Teilhabe am Leben geführt hat. Moderne psychiatrische Rehabilitation wurde von psychosozialen Theorien (Watts u. Bennett 1983) beeinflusst, in denen soziale Rollen (Arbeit, familiäre Rollen, zwischenmenschliche Beziehungen, soziale Integration) von zentraler Bedeutung waren. Arbeitstherapie und Arbeitsintegration spielten eine wichtige Rolle. Seit den 1970er Jahren wurden fachliche Konzepte psychiatrisch-psychotherapeutischer Rehabilitation erstellt und in ihrer Wirksamkeit evaluiert. Die anfangs auf Erkrankungen aus dem schizophrenen Formenkreis bezogenen Interventionen erfuhren eine Erweiterung in den letzten beiden Jahrzehnten auf andere Störungsbilder wie Persönlichkeitsstörungen, affektive Erkrankungen und komorbide Psychose- und Suchterkrankungen. An Bedeutung zugenommen haben Angebote der sozialen Integration, der Teilhabe und Nutzerorientierung (Anthony et al. 2002).

Psychiatrische Rehabilitationsangebote basieren auf der Annahme, dass das soziokulturelle Umfeld sowie die psychosozialen Ressourcen einer Person den Verlauf und die Bewältigung psychischer Krankheit beeinflussen. Die Symptomatik einer Erkrankung (»impairment«) und die daraus resultierenden Einschränkungen und Folgen (»disability« bzw. »handicap«) sind Ziele therapeutischer Interventionen. Eine klare Trennung von Therapie und Rehabilitation ist fachlich nicht möglich, vielmehr handelt es sich um ein Kontinuum mit variierendem Stellenwert therapeutischer und rehabilitativer Interventionen.

Im vorliegenden Kapitel werden Interventionen dann als rehabilitativ aufgefasst, wenn sie Rollengestaltung und Stärkung der Fähigkeiten und Fertigkeiten einer Person zum Ziel haben. Rehabilitationsansätze unterscheiden sich von anderen psychiatrischen Interventionen durch ihre Langzeitperspektive und ihren Alltagsweltbezug. Um den Erfolg einer Rehabilitationsmaßnahme wirklich einschätzen zu können, müssen die angestrebten Wirkungen einer Intervention genau definiert und evaluierbar sein.

> **Wichtig**
>
> Psychiatrische Rehabilitation hat zum Ziel, die Rollengestaltung oder die Fertigkeiten einer Person bezogen auf ihre Lernerfolge, ihr Arbeitsleben und ihr soziales Umfeld zu stabilisieren oder zu verbessern.

Eine weitere Grundlage psychiatrischer Rehabilitation ist die Unterscheidung zwischen den sozialen Fertigkeiten einer Person und ihrer Rollengestaltung im Alltag. Die Entwicklung von sozialen Fertigkeiten kann unter Umständen dazu führen, dass Personen ihre Rollen erfolgreicher und zufriedener ausfüllen als bisher. Allerdings ist es möglich, dass Rollen durchaus ohne eine Verbesserung von Fertigkeiten besser ausgefüllt werden, wenn z. B. Merkmale des sozialen Umfeldes, wie die Wohnsituation, sich ändern. Andererseits können Verbesserungen von Fertigkeiten ohne Einfluss auf die Rollengestaltung bleiben.

> Changes in skill and changes in role are two very different types of measures and it is role performance that is the quintessential rehabilitation outcome (Anthony et al. 2002, S. 51).

In den letzten 30 Jahren entstanden verschiedene Methoden und Vorgehensweisen zur Stärkung der Fertigkeiten und des sozialen Umfeldes einer Person. Diese Interventionen zielten im Wesentlichen bisher in zwei Richtungen: Ein **personorientierter Ansatz** folgte aus der Beobachtung, dass die sozialen Fertigkeiten von chronisch psychisch Kranken defizient sind, jedoch (wieder) erlernt werden können. Diverse Trainingsansätze haben das Erlernen von Verhaltensweisen zum Ziel, die für soziale Kontakte wichtig sind. Ergänzend dazu entstand ein **netzwerkzentrierter Ansatz**, welcher auf der Überzeugung basiert, dass die Veränderungen allein beim Patienten nicht ausreichen, um eine erfolgreiche Integration zu ermöglichen. Deshalb soll das Umfeld auf den Umgang mit dem Betroffenen im Alltag vorbereitet werden. Beide Ansätze können Auswirkungen auf das Rollenverhalten haben.

Der Kontext von Gesellschaft und psychiatrischem Versorgungssystem ist besonders bedeutsam für die Entwicklung psychiatrischer Rehabilitation. In Europa und Nordamerika wurde die Entwicklung von Angeboten psychiatrischer Rehabilitation durch Deinstitutionalisierungsprozesse begünstigt. Diese sollen im Folgenden für einige Länder skizziert werden.

68.2   Deinstitutionalisierung als Kontext der psychiatrischen Rehabilitation

Die Humanisierung der Psychiatrie, bessere materielle Versorgungsmöglichkeiten und eine sich wandelnde Sicht auf psychische Störungen führten in den 50er Jahren zu einer kürzeren Verweildauer in den Kliniken sowie zu Forderungen nach gezielter und professioneller Nachsorge für chronisch Erkrankte. Veränderte psychiatrische Therapiemöglichkeiten aufgrund der psychopharmakologischen Wende beschleunigten diese Entwicklung. Der freiwillige Patientenstatus wurde zur Regel. Die Kritik an den großen psychiatrischen Institutionen spielte eine zentrale Rolle. Als eine Folge dieser Kritik begann in den 1950er Jahren mit Unterstützung der WHO der Prozess der Deinstitutionalisierung. Das ambulante und psychotherapeutische Behandlungsangebot wuchs.

In der Schweiz, Deutschland und Österreich fand diese Entwicklung verzögert statt (Haug u. Rössler 1999). Dem Bericht zur Lage der Psychiatrie in der Bundesrepublik Deutschland (Psychiatrie-Enquete, 1975) korrespondierten Memoranden, Weißbücher oder andere offizielle Dokumente in fast allen Ländern Europas, z. B. der »Zielplan für die psychiatrische und psychosoziale Versorgung« der Stadt Wien in Österreich (1979). Sie wiesen auf Mängel der psychiatrischen Versorgung hin und gaben die Richtung für die Entwicklung der Psychiatrie in den jeweiligen Ländern vor. Teils wurde diese Zielrichtung im Gesetz verankert, wie in Italien mit dem Gesetz Nr. 180 (1978).

Forderungen, die international erhoben wurden, waren:

- Sofortmaßnahmen zur Befriedigung von Grundbedürfnissen,
- rechtliche und soziale Gleichstellung von psychisch und körperlich Kranken,
- Verkleinerung der Großkrankenhäuser,
- Schaffung psychiatrischer Abteilungen an Allgemeinkrankenhäusern,
- Bildung kleinerer Versorgungsgebiete und die Spezialisierung der stationären Einrichtungen,
- Entwicklung verschiedener ambulanter Dienste,
- Entwicklung der Personalsituation: Verbesserung der Arzt-Patient-Beziehung und mehr Pflegepersonal pro Patient, Stärkung multiprofessioneller Teams.

Dies führte in vielen Ländern zur Verkleinerung und Schließung großer psychiatrischer Krankenhäuser. Verschiedentlich kam es zur Sektorisierung der Versorgung; das psychiatrische Krankenhaus wurde um eine Vielfalt außerstationärer Einrichtungen ergänzt. Damit kann der Deinstitutionalisierungsprozess für die westlichen Industriestaaten als relativ erfolgreich eingestuft werden:

- Die Kosten der neuen Angebote sind nicht höher als die Unterbringungs- und Behandlungskosten in langfristiger Krankenhausunterbringung.
- In gemeindepsychiatrischen Angeboten fehlen die passivierenden und potenziell entmündigenden Effekte großer Institutionen, Langzeiteffekte sind noch nicht untersucht.
- Die Zufriedenheit der Betroffenen mit ihrer Wohnsituation nach der Entlassung aus Langzeitaufenthalten stieg nachhaltig; gleichermaßen stieg die Lebensqualität der Betroffenen, die in der Gemeinde lebten.

> **Beispiel**

Die bisher umfassendste Untersuchung der Schließung eines psychiatrischen Großkrankenhauses wurde in London unternommen (TAPS, Leff et al. 1996). Eine Gruppe von ehemaligen Krankenhauspatienten mit Psychoseerkrankungen, die zum Zeitpunkt ihrer Entlassung länger als ein Jahr in stationärer Behandlung gewesen waren, wurde nach 1 und 5 Jahren nachuntersucht. Von den Befragten hatten 80% den Wunsch nach Beibehaltung der neuen Lebenssituation. Im Resultat konnten eine Verringerung der Negativsymptomatik und eine Stärkung der Alltagskompetenzen festgestellt werden. Die Medikamenten-Compliance verbesserte sich. Die ehemaligen Patienten gewannen Handlungsspielraum im Alltag, die Vielfalt ihrer Sozialkontakte nahm zu. Andererseits gab es auch Situationen der Überforderung und Rückfälle. Deshalb wurden verschiedene Wege gesucht, die Integration und Reintegration entlassener Patienten in ein soziales Netzwerk zu unterstützen.

Die tief greifende Veränderung der psychiatrischen Versorgungslandschaft vollzog sich in unterschiedlichem Tempo in allen europäischen Ländern und den Staaten Nordamerikas. Die psychiatrische Versorgung in den industrialisierten Ländern differenziert sich immer weiter. Sie umfasst heute stationäre/teilstationäre Behandlung, ambulante Behandlung, gemeindepsychiatrische Komplex- und Intensivangebote, Wohn-, Arbeits- und Freizeitprogramme. Weltweit lässt sich jedoch eine exorbitante Varianz mit weitgehendem Fehlen psychiatrischer Versorgungsangebote in vielen armen Ländern feststellen (WHO 2001). Etwa ein Viertel aller untersuchten Länder der Erde haben entweder keine spezielle Politik oder kein Programm zur psychiatrischen Versorgung, was durch finanzielle Engpässe noch verstärkt wird. Vielerorts nimmt die psychiatrische Versorgung nach wie vor eine Sonderposition innerhalb der medizinischen Gesundheitsversorgung ein (WHO 2001).

Der Stand der Deinstitutionalisierungprozesse variiert auch in den europäischen Ländern deutlich. In Großbritannien wurde die Anzahl der Plätze in psychiatrischen Krankenhäusern dramatisch reduziert. **Community Mental Health Teams** (CMHT) stellen hier die Alltagspraxis gemeindenaher psychiatrischer Versorgung dar. Allerdings deckt die Anzahl der spezialisierten CMHT nicht den Bedarf. Es wird befürchtet, dass die Regierung deshalb in Zukunft Sicherheits- und Kontrollaspekte betonen und damit die psychiatrische Rehabilitation in Frage stellen könnte (Fakhoury u. Priebe 2002). Auch in den Niederlanden wurde die stationäre Versorgung, allerdings weniger massiv, reduziert. Die Kapazität der gemeindepsychiatrischen Einrichtungen erhöhte sich um ein Fünffaches der in der Krankenhausversorgung reduzierten Plätze (Schene u. Faber 2001). Hierin liegt die Gefahr, dass weniger schwere Fälle überversorgt und schwere Fälle nicht

ausreichend behandelt werden. In Italien wurden parallel zu einer Bettenreduktion um 75% in den psychiatrischen Kliniken zahlreiche Alternativen zu langfristigen Klinikaufenthalten geschaffen (► s. folgende Übersicht). Mit hoher lokaler Autonomie entstanden supervidierte Apartments, Gruppenwohnangebote und Wohnheime, die eine Basis für eine Integration in die Gemeinde bilden.

Rehabilitative Wohnprojekte in Italien.
(Nach De Girolamo et al. 2002)

- 1370 Nichtkrankenhaus-Wohneinrichtungen mit 17.138 Plätzen
- Durchschnittlich 12,5 Plätze pro Einrichtung
- 2,98 Plätze pro 10.000 Einwohner
- Variation des Angebotes zwischen Regionen: Faktor 10
- Geringe Fluktuation der Bewohner
- Meist 24-Stunden-Pflege
- Im Mittel 1,42 Bewohner pro Vollzeitbetreuer

In Deutschland stagniert die Deinstitutionalisierung, Veränderungsprozesse gehen langsam voran. Die stationäre und teilstationäre Behandlung findet größtenteils in psychiatrischen Fachkrankenhäusern, Universitätskliniken und psychiatrischen Abteilungen in Allgemeinkrankenhäusern statt. Zu den sog. komplementären Einrichtungen zählen Einrichtungen des Betreuten Wohnens (Wohngemeinschaften, betreutes Einzelwohnen und Heime) und Hilfen am Arbeitsplatz (Dienste zur Wiedereingliederung der Patienten am alten Arbeitsplatz, Rehabilitationseinrichtungen für psychisch Kranke, Werkstätten für psychisch Behinderte und Selbsthilfefirmen). Viele von chronisch psychischer Krankheit Betroffene leben in Institutionen (z. B. Heimen) ohne Gemeindeeinbindung und mit geringer sozialer Eigenverantwortung. Wohnortnahe Versorgung durch CMHT oder wohnortnahe psychosoziale Betreuung hoher Intensität stehen in Deutschland wenig zur Verfügung.

In Österreich hat es Schritte zur Integration der Betroffenen in die Gemeinden, aber auch Verzögerungen gegeben. Gemeindepsychiatrische Reformen sind auf den Weg gebracht worden. Eine Unterversorgung Betroffener in ländlichen Regionen sowie verschiedene Aspekte der Diskriminierung psychisch kranker Menschen werden diskutiert.

In der Schweiz hingegen begünstigen ökonomische Aspekte des Gesundheitssystems den Deinstitutionalisierungsprozess. Psychiatrische Abteilungen an Allgemeinkrankenhäusern spielen keine wesentliche Rolle. Obwohl die bestehende Infrastruktur ambulanter Dienste als gut einzuschätzen ist, ist die Anzahl der Krankenhausbetten immer noch vergleichsweise höher (Rate 1,4) als in Deutschland (0,9) oder Österreich (0,6) pro 1000 Einwohner (Haug u. Rössler 1999).

Das Niveau der Deinstitutionalisierung in der Schweiz, in Deutschland und in Österreich ist unbefriedigend. Deshalb mag die Weiterentwicklung der psychiatrischen Versorgung in der Zukunft wieder mehr ins Zentrum des Interesses rücken. Erfahrungen aus Luxemburg und Finnland machen deutlich, dass ohne politische, gesellschaftliche und v. a. finanzielle Schwerpunktsetzung die Durchführung integrierender Projekte nicht möglich ist. In Zeiten der Ressourcenknappheit darf dieser Aspekt nicht vergessen werden. In anderen Ländern Europas stellen

- Unterversorgung auf Gemeindeebene (Griechenland);
- geringe Kooperation zwischen den Serviceanbietern (Schweden);
- mangelnde Ausnutzung bestehender komplementärer Einrichtungen (Finnland)

Risiken für unnötige Krankenhausaufenthalte dar. Diese verweisen auf den dringend notwendigen Ausbau außerstationärer Integrationsangebote (Fakhoury u. Priebe 2002).

68.3 Aktuelle Herausforderungen für die psychiatrische Rehabilitation

Die mit der Deinstitutionalisierung angestrebte Integration chronisch psychisch Kranker ist in Teilen vollzogen. In Europa und Nordamerika, in Ländern mit unterschiedlich fortgeschrittener Deinstitutionalisierung, stellt die Schaffung eines umfassenden und effektiven Angebotsspektrums rehabilitativer Arbeits- und Wohnmöglichkeiten ein zentrales Thema dar. Personen mit psychiatrischen Erkrankungen sollen bei einem erfüllten, befriedigenden Leben unterstützt werden; dies stellt die »Einlösung« oder »Komplettierung« des Integrationsversprechens der Deinstitutionalisierungsprogramme dar. Auf dem Weg dahin sollten Rehabilitationsprogramme für den Einzelfall und gemeindenah geplant werden.

Für diese Aufgabe wurden in den USA und Großbritannien das **Case-Management** und **Community Mental Health Teams (CMHT)** eingeführt. Hilfen orientieren sich dabei an der Lebenswelt einer Person und ihren individuellen Bedürfnissen. Das kann am einfachsten durch eine dauerhafte therapeutische Beziehung realisiert werden: Die Case-Manager oder Professionelle im CMHT organisieren eine flexible Behandlung mit ambulanten, tagesklinischen, und stationären »Hilfe-Dosierungen« oder »Modulen« (vgl. Kap. 51). Beide Hilfeansätze sind trotz guter Evidenz nicht überall etabliert. In Deutschland haben die, z. T. landesweit ausgebauten und an Gemeinden oder Landkreise angebundenen sozialpsychiatrischen Dienste (SpDi) diese Aufgaben übernommen. Aufgabenspektrum und Betreuungsangebote von SpDi variieren jedoch zwischen den Bundesländern.

Trotz der Vielzahl von Möglichkeiten psychiatrischer Rehabilitation, wie sie in verschiedenen Ländern verwirklicht werden, stellen die Koordination von Hilfsangeboten und die Abstimmung auf individuelle Nutzerbedürfnisse in den meisten Ländern eine ungelöste Herausforderung dar. Es gibt Betroffenen- oder Patientengruppen, die als »Verlierer« bisherigen gesellschaftlichen Wandels angesehen werden können. Dies gilt etwa für Personen, die unsoziale Verhaltensauffälligkeiten zeigen, ein hohes Aggressionsniveau, besonders schwere chronische Störungen oder psychiatrische Komorbidität aufweisen. Sie finden sich zunehmend bedroht von Unterversorgung, sozialer Isolation, Verarmung, Obdachlosigkeit sowie Inhaftierung (vgl. Kap. 62; Kunze 2002). Hinzu kommt eine mangelnde Akzeptanz für Professionelle in den Gemeinden, welche die Integration von Betroffenen erschweren kann. Gemeindenahe psychiatrische Rehabilitation ist hier in der Pflicht, die Bedürfnisse bisher nicht oder in geringer Qualität »versorgter« Personen zu befriedigen. Es ergeben sich folgende Aufgaben für die Weiterentwicklung psychiatrischer Rehabilitationsprogramme:

Aktuelle Herausforderungen psychiatrischer Rehabilitation

- Individueller Bedürfnisbezug
- Hilfekoordination zwischen den Anbietern
- Sicherung einer vollständigen Integration Betroffener in die Gemeinden
- Zugang aller zu Wohn- und Erwerbsmöglichkeiten
- Intensive Versorgung von chronisch Mehrfachbeeinträchtigten
- Rahmenmodell für Integration

Diese Aufgaben dürften sich in Ländern mit prononcierter Deinstitutionalisierung anders stellen als in Ländern, in denen die stationären psychiatrischen Einrichtungen nach wie vor das zentrale Element des Hilfesystems darstellen. So findet das Thema im englischen und italienischen Versorgungssystem besondere und systematische Aufmerksamkeit (vgl. De Girolamo et al. 2002)

68.4 Psychiatrische Rehabilitation auf Gemeindeebene

68.4.1 Soziales Netzwerk

Die Interventionen der psychiatrischen Rehabilitation sind für chronisch psychisch Kranke und deren soziales Umfeld konzipiert. Um langfristig wirken zu können, müssen rehabilitative Interventionen eng mit der Alltagswelt der Betroffenen verknüpft sein. Soziale Netzwerke, das soziale Umfeld und die Ausbildungssituation psychisch kranker Menschen sind Themen, die in der Rehabilitationsforschung bislang zu wenig berücksichtigt wurden (Anthony et al. 2002). Soziale Netzwerke sind Ressource und mitbedingender Faktor für Genese und Verlauf psychischer Erkrankungen. Umgekehrt können Auswirkungen der Krankheit auf das Beziehungsnetz von Patienten betrachtet werden. Die Praxis psychiatrischer Rehabilitation setzt u. a. am sozialen Umfeld, den sog. Netzwerken, der Betroffenen an (Watts u. Bennett 1991).

Netzwerke sind als intervenierende Umweltvariablen und zugleich als Hervorbringung einer Person zu betrachten. Bisher wurden häufig die persönlichen Netzwerke Betroffener zwar untersucht, jedoch eher im Sinne eines solidarischen Umfeldes, das sternförmig vom Betroffenen ausgeht und kognitive Abbilder sowie subjektive Deutungen umfasst. Für psychiatrische Rehabilitationsangebote kann der Netzwerkbegriff in Zukunft für Interventionen breiter genutzt werden. Dies konvergiert mit sog. Paradigmen wie dem der Subjekt- oder Personenzentrierung und des Empowerments.

Soziale Netzwerke und psychiatrische Rehabilitation: Gemeinsamkeiten

- Alltagsweltliche Perspektive
- Individuelle Unterstützung der Person vor Ort
- Konkrete Bedarfsorientierung in Bezug auf Rollengestaltung/Stärkung der Fertigkeiten
- Ressourcenorientierung

68.4.2 Wohnsituation

Bei einer USA-weiten Untersuchung (NAMI) stellte sich 1984 heraus, dass ca. 30% chronisch psychisch Kranker mit ihren Familien, 15% in betreuten Wohnformen in der Gemeinde und 18% in Krankenhäusern lebten. Ein Drittel der Obdachlosen in den USA ist chronisch psychisch erkrankt. Ähnliche Probleme der Wohnintegration werden in anderen Ländern beschrieben (Anthony et al. 2002).

68.4.3 Ausbildung und Erwerbsarbeit

Die intellektuellen Fähigkeiten chronisch psychisch Erkrankter sind, gemessen am Bildungsstand der Gesamtbevölkerung, normal verteilt (Anthony et al. 2002). Dennoch bestehen für chronisch psychisch Kranke Barrieren im Zugang zu Bildungsangeboten. Nicht nur krankheitsspezifische Probleme, sondern v. a. mangelnde finanzielle Unterstützung und mangelndes Verständnis für die spezifischen Bedürfnisse stellen solche Barrieren dar (Anthony et al. 2002). Sind von chronisch psychischer Erkrankung Betroffene erwerbstätig, so arbeiten sie oft unter ihrem beruflichem Qualifikationsniveau. Die Mehrzahl chronisch psychisch Erkrankter ist erwerbslos, obwohl Erwerbsfähigkeit besteht.

68.5 Integrative Wohnangebote

Angemessener Wohnraum ist von zentraler Bedeutung für ein zufriedenstellendes Leben. Im Zuge der Deinstitutionalisierung entstanden in vielen Ländern unterschiedliche Wohnprogramme für psychisch Erkrankte. Allerdings behindern vielerorts Schwierigkeiten in der praktischen Umsetzung und Finanzierung Betreuten Wohnens die Integration in die Gemeinde (WHO 2001). Der teilweise qualitativ hochwertigen Versorgung in Krankenhäusern stehen oftmals Mängel bei verfügbarem Wohnraum sowie geringe finanzielle Ressourcen gegenüber, was die Umsetzung innovativer Wohnprojekte in den Ländern erschwert.

Krankenhausbetten (für akute Phasen) und gemeindenahe Wohnformen sowie Hilfen zu Hause sollten einander ergänzen. Hierdurch könnte ein individuelles und flexibles Rehabilitationsangebot bereitgehalten werden, das den Wünschen und Bedürfnissen der Bewohner folgt. Nur ein kleiner Anteil der chronisch psychisch Erkrankten bedarf langfristiger Hilfen beim Wohnen (Männer 10–30%; Frauen weniger als 10%). Die Gefahr der Obdachlosigkeit ist für diese Gruppe allerdings besonders hoch. Daher ist ein langfristiges Angebot verschiedener Wohnformen als Basis für die Reintegration in die Gemeinde unerlässlich. Eine aktuelle Übersicht in acht europäischen Ländern ergab folgendes Panorama: Langfristige Wohnangebote existieren in einer breiten Varianz. Mancherorts bieten hauptsächlich psychiatrische Krankenhäuser bzw. Pflegeheime psychiatrische Rehabilitation an (vgl. ◘ Tabelle 68.1)

Durch eine konsequente Umsetzung geschützten Wohnens können Anzahl und Dauer von Krankenhausaufenthalten drastisch gesenkt werden, im Durchschnitt von 240 Tagen im Jahr auf 12,4 Tage im Jahr, wie Schmidl et al. (2000) für die Stadt Wien zeigten. Um das Funktionsniveau Einzelner durch Unterstützung im Wohnumfeld zu stärken, sind eine genaue Kenntnis persönlicher Stärken und Defizite sowie individuelle Pflegepläne notwendig.

68.5.1 Modelle rehabilitativen Wohnens

Parkinson et al. (1999) untersuchten das derzeitige Angebot betreuter Wohnmöglichkeiten und unterschieden drei Ansätze: kustodiales, geschütztes (»supportive«) und unterstütztes (»supported«) Wohnen (◘ Tabelle 68.2). Ziel ist die begleitende und/oder unterstützte Versorgung. Dies-

◘ Tabelle 68.1. Integrative Wohnangebote im Ländervergleich (Mod. nach Becker u. Vázquez-Barquero 2001)

Land	Wohnform
England/Wales	Spektrum von Wohnheimen, Gruppenwohnungen, unterstütztes Wohnangebot
Deutschland	Pflegeheim, unterstütztes Wohnangebot, Familie
Italien	Supervidierte Wohnheime, unterstütztes Wohnangebot, Familie
Polen	Pflegeheim, psychiatrisches Krankenhaus
Russland	Psychiatrisches Krankenhaus, Pflegeheim, Familie
Spanien	Psychiatrisches Krankenhaus, Pflegeheim, unterstützte Wohnform, Familie
Schweden	Psychiatrische Station im Allgemeinkrankenhaus, Pflegeheim
Niederlande	Psychiatrisches Krankenhaus, Gruppenwohnung mit Personal auf Krankenhausgelände oder innerhalb der Gemeinde

bezüglich gibt es Hinweise auf eine zunehmende Unterversorgung schwer psychisch Erkrankter.

Die Mehrheit der Bewohner kustodialer Angebote weist ein niedrigeres soziales Funktionsniveau und schwerere Symptome als Bewohner von Gruppenangeboten auf. Sie nehmen häufiger und länger Krankenhausaufenthalte in Anspruch. In kustodialer Unterbringung werden oftmals nur Basisbedürfnisse befriedigt, wobei die hohe Restriktivität dieser Angebote den Bewohnern wenig Spielraum für Veränderung erlaubt (Parkinson et al. 1999). Geschützte Wohnangebote variieren nach Betreuungsintensität: Die Klienten leben in Gruppenwohnungen mit bis zu 12 Personen oder in Wohngemeinschaften von 3–4 Personen; einige bewohnen Einzelappartements. Im Mittelpunkt der Betreuung steht das sich kontinuierlich verändernde Funktionsniveau einer Person, auf das flexibel mit Hilfsangeboten reagiert werden soll. Diese Hilfen sind teils im Wohnprogramm inbegriffen, teils werden sie auch extern angeboten. Die Person wechselt nach dem Bausteinprinzip von einer Leistung zur nächsten. Die Diskontinuität solcher Angebote ist problematisch. Deshalb wird in einigen Angeboten geschützten Wohnens dazu übergegangen, den Bewohnern die Entscheidung über die Dauer ihres Aufenthaltes zu überlassen. Des Weiteren wird die Inanspruchnahme zusätzlicher externer Hilfen bzw. ein teilweiser Verzicht auf das einrichtungsspezifische Versorgungsangebot ermöglicht (Kunze 2002).

In den letzten Jahren haben sich wissenschaftliche Untersuchungen v. a. auf Programme des unterstützten Woh-

◘ Tabelle 68.2. Charakteristika der Wohnformen. (Mod. nach Parkinson et al. 1999)

Wohnformen/ Charakteristika	Kustodiale Unterbringung	Geschütztes Wohnen (»supportive«)	Unterstütztes Wohnen (»supported«)
Werte	Pflege	Rehabilitation	Integration in Gemeinde Empowerment/Lebenshilfe
Setting	Wohnheime Pflegefamilien	Gruppen »Clustered apartments«	Kooperative Wohngemeinschaften Einzelwohnung
Zeitrahmen	Dauerhafte Aufnahme	Kurzfristig	Langfristige Bedarfsorientierung
Bezeichnung der Nutzer	Patient/Klient	Bewohner	Mieter/Bürger
Hilfen	Pflege durch permanente Betreuung	Betreuung (Personal und Mitbewohner) Unabhängigkeit und Anpassung/Regeln	Hilfen von außerhalb Inanspruchnahme und Hilfekoordination wird vom Mieter geleistet bzw. der individuelle Bedarf wird unterstützt
Integration	Intern	Intern und extern	Extern
Handlungsspielraum	Handlungsspielraum für Bewohner und Professionelle gering	Gemeinsame Kontrolle über Regeln und Freiheitsgrade der Betreuung	Nutzer kontrollieren Art und Ausmaß der Hilfen, Vereinbarungen

nens (»supported housing«) konzentriert. Ungenaue Begriffsbestimmungen, unzulängliche Beschreibung der untersuchten Angebote und methodische Probleme schränken jedoch die Gültigkeit der Ergebnisse ein.

Unterstütztes Wohnen bietet individuell abgestimmte, gemeindenahe Hilfen, bei deren Inanspruchnahme die Person im privaten Wohnraum wohnt. Natürliche Netzwerke und private Hilfen greifen dort vor den professionellen Hilfen. Die meisten Nutzer dieses Angebotes koordinieren die in Anspruch genommene Hilfe selbst bzw. mit Unterstützung von Angehörigen oder Personen aus ihrem Umfeld. Diese normalisierenden Wohnformen ermöglichen eine hohe Autonomie und die Zufriedenheit der Bewohner.

Ein Risiko des abgestuften Angebotes (kustodial, geschützt, unterstützt) kann sein, dass für schwer erkrankte und verhaltensauffällige Personen der geringste rehabilitative Aufwand betrieben wird. Deshalb muss eine besonders individuelle und langfristige Betreuung für Personen mit schweren Störungen vorgehalten werden. Ein Risiko des geschützten Wohnens könnte in der Begünstigung von »Abhängigkeiten« der Nutzer/Bewohner bestehen. Dabei ist zu berücksichtigen, dass es bislang keine ausreichende wissenschaftliche Evidenz für die Eignung von Klienten für die verschiedenen Programme des geschützten Wohnens gibt (Chilvers et al. 2002). Für die sog. Ergebnis- oder Outcome-Forschung existieren allerdings valide Messinstrumente, so dass Programme des geschützten bzw. unterstützenden Wohnens gezielt damit evaluiert werden können.

> **Beispiel**
> Die TAPS-Studie Mitte der 90er Jahre ergab, dass sich beim Umzug vom Krankenhaus in die Gemeinde die Negativsymptomatik schizophren Erkrankter deutlich verringerte, während die körperliche Gesundheit der ehemaligen Krankenhauspatienten stabil blieb. Die sozialen Netzwerke der ehemaligen Patienten waren, wenngleich geringfügig, dichter als zuvor. Die Befragten empfanden eine hohe Zufriedenheit mit der erlangten Freiheit und der Zunahme von sozialen Beziehungen. Die meisten Personen wollten nicht zurück ins Krankenhaus (Leff et al. 1996).

Forschung zu rehabilitativen Wohnangeboten für psychisch Kranke tut Not: Bisher existiert kein umfassendes Modell bzw. keine einzelne Untersuchung, die Struktur- und Prozessmerkmale integriert. Strukturmerkmale beschreiben die Wohnform und die Funktionen, welche erfüllt werden. Prozessmerkmale benennen alle Handlungen und Aktivitäten, die durch den Alltag des Nutzers oder den diagnostizierten Bedarf ausgelöst werden. Erst die Integration beider Merkmalsklassen und deren Zuordnung zu einzelnen Angeboten bzw. Trägern könnte Angebote psychiatrischer Rehabilitation vergleichbar machen.

68.5.2 Aktueller Stand

Betreuungsintensität

In den psychiatrischen Großkrankenhäusern war das Betreuungsangebot für alle Patienten gleich gestaltet (Personalschlüssel, Hilfsangebote, 24-Stunden-Betreuung). Moderne Wohnangebote versuchen, auf den unterschiedlichen Bedarf der Bewohnergruppen einzugehen, die Betreuungsintensität ist variabel. (Im privaten Haushalt mit Betreuung ist sie gering; bewegt sich in betreuten Wohngemeinschaften im mittleren Bereich und ist am intensivsten in supervidierten Heimen mit 24-Stunden-Betreuung.) Insgesamt hat die Zahl der Wohnmöglichkeiten mit 24-Stunden-Betreuung abgenommen. Patienten, die diese Betreuungsform benötigen, sind momentan »unterversorgt«. Die TAPS-Studie kommt zu dem Ergebnis, dass ein Personalschlüssel (Verhältnis Betreuer: Bewohner) von $\geq$1:1 optimal für die Unterstützung der Bewohner ist (Leff et al. 1996). Allerdings ist zu beachten, dass eine hohe Personaldichte oft nicht dem Hilfebedarf bzw. der real geleisteten Hilfe entspricht. Wichtig ist, dass Bewohner eine bestimmte Leistung bei Bedarf schnell und unkompliziert in Anspruch nehmen können. Nur so kann angemessen auf individuelle und situative Bedürfnisse reagiert werden. Die optimale Passung zwischen Personalanzahl, Diagnosen/Casemix, Personalschlüssel und den Ergebnisvariablen ist bisher nicht gefunden.

Grad der Normalisierung und Integration

Es ist nicht genau definiert, was ein betreutes Wohnprojekt als rehabilitativ kennzeichnet.

Rehabilitative Wohnangebote sollen Mindeststandards erfüllen. Dazu gehört die enge Zusammenarbeit mit einem psychiatrischen Rehabilitationszentrum, um den Mangel an rehabilitativ wirksamen Tagesprogrammen in einigen Wohnformen auszugleichen. Eine an die Normalität häuslicher Atmosphäre anknüpfende Wohnform ermöglicht am ehesten die Weiterentwicklung (»personal growth«) der Bewohner und deren Integration in die Gemeinde.

Die Auswahl angemessener Wohnmöglichkeiten sollte sich an üblichen Kriterien wie Preis, Wohngegend, Zustand des Hauses orientieren, anstatt sich ausschließlich auf die »speziellen Bedürfnisse« der Bewohner zu konzentrieren. Eine Wohnform ist dann rehabilitativ, wenn sie die Stärkung sozialer Fertigkeiten bzw. von Rollengestaltung für den einzelnen Bewohner erlaubt oder anstößt.

Professionalität und Kosten

Im Zuge der Stärkung privater und gemeinnütziger Anbieter bei Wohneinrichtungen kam es teilweise zu einer Deprofessionalisierung des Personals und damit zu einer Veränderung der Betreuungsqualität in den betreuten Wohnformen. Die Bedeutung einer Fachausbildung des Personals wird von Nutzern und Professionellen verschieden wahrgenommen. Die Bewohner schätzen die praktische Unterstützung durch nichtprofessionelles Personal im Alltag als besonders hilfreich ein (Murray et al. 1997). Andererseits hat ein fachspezifisches Training für das Personal Vorteile bei der Organisation sowie im Nutzerverhalten zur Folge. Ergänzend sprechen Befunde aus der Interaktionsforschung für eine Schulung des Personals im Umgang mit den Bewohnern (Shepherd 1998).

> **Beispiel**
>
> Als Beispiel sei der mit dem Begriff **Expressed Emotion** (EE) angesprochene Interaktionsstil genannt. Dieses Maß der Angehörigenforschung steht mit der Rückfallhäufigkeit schizophren erkrankter Patienten im Zusammenhang. Hohe EE-Werte beim Personal sind assoziiert mit häufigem Bewohnerwechsel, geringerer Lebensqualität und höherer Negativsymptomatik (Shepherd 1998). Eine Beobachtungsstudie von Shepherd (1998) ergab hohe EE-Werte des Personals in verschiedenen Wohnformen, unabhängig vom Programm/Anbieter.

Angesichts dieser Tendenz erscheint eine psychiatrische Qualifizierung des Betreuungspersonals, wenn diese auch kostenintensiv sein mag, notwendig.

Preisgünstige Rehabilitationsangebote können mit Qualitätseinbußen assoziiert sein, modernere Konzepte werden oftmals von nichtkommerziellen Anbietern verfolgt (Parkinson et al. 1999). Es bestehen Bedenken, Kostenerwägungen könnten andere Aspekte, wie die Qualität der Betreuung und die Rehabilitationsergebnisse der Nutzer negativ beeinflussen (Knapp et al. 1999).

Zusammenhang zwischen Kosten rehabilitativer Angebote und Versorgungsqualität

Eine Untersuchung, bei der staatliche, städtische und private Träger rehabilitativer Angebote im Hinblick auf Kosten, Versorgungsqualität und Rehabilitationsergebnis verglichen wurden, zeigte, dass finanzielle Restriktionen die Qualität der Versorgung und das Rehabilitationsergebnis für den Nutzer einschränken können.

- Die Kosten rehabilitativer Betreuung unterschieden sich deutlich nach dem Träger des jeweiligen Angebotes. Privatwirtschaftliche Einrichtungen arbeiteten günstiger als Einrichtungen der lokalen Sozialbehörde, welche immerhin kostengünstiger waren als staatliche Einrichtungen. Diese Differenzen blieben auch unter Berücksichtigung unterschiedlicher Unterbringungsformen erhalten.
- Patienten, die ein kostenintensives Betreuungsangebot in Anspruch nahmen, erfuhren eine bessere Qualität der Versorgung und zeigten bessere Behandlungsergebnisse. Die Qualität der Betreuung wurde als geringere Restriktivität/hohe Autonomie in der Alltagsgestaltung, Anzahl und Nähe der Sozialkontakte und höhere Freiheitsgrade erfasst. Staatliche und von lo-

kalen Behörden organisierte Wohnangebote zeichneten sich im Vergleich zu privatwirtschaftlichen Angeboten durch eine geringe Restriktivität aus. Niedrige Kosten waren mit geringen Freiheitsgraden verbunden.
- Bei allen Versorgungseinrichtungen zusammengenommen zeigte sich nach einem Jahr eine signifikante Verbesserung im Rehabilitationsergebnis. Unterschiede auf einzelnen Skalen (eingeschätzt wurden psychischer Zustand, physischer Zustand, Aspekte des sozialen Verhaltens, persönliche Fähigkeiten und Fertigkeiten und soziale Netzwerke) ließen sich nach den Trägern gruppieren: Bereiche mit höheren Kosten erzielten ein insgesamt besseres Behandlungsergebnis, im kostengünstigsten Sektor ergaben sich weder Verbesserungen noch Verschlechterungen des Rehabilitationsergebnisses.

Ein Kostenvergleich unterschiedlicher Angebote kann nur in Kombination mit einem Qualitätsvergleich die Grundlage einer Versorgungsentscheidung bilden. Finanzielle Restriktionen schränken die Versorgungsqualität ein (Knapp et al. 1999).

Unterversorgung und Forensifizierung

Personen mit besonders auffälligem Verhalten sind oftmals von Angeboten Betreuten Wohnens ausgeschlossen. Für Patienten mit einer sog. Doppeldiagnose, psychischer Erkrankung mit gleichzeitigem Gebrauch von Suchtmitteln (Missbrauch, Abhängigkeit) besteht eine Versorgungslücke. Einrichtungen, die sich primär auf die Wiedereingliederung und Versorgung psychisch Erkrankter spezialisiert haben, schließen diese Personengruppe häufig von ihren Angeboten aus. Die meisten Einrichtungen der Suchtkrankenhilfe befürchten ihrerseits einen Mangel an Kompetenz, was zu Zurückhaltung oder Ablehnung führt. Bei Verhaltensauffälligkeiten wie Aggression, Alkohol und Drogenmissbrauch sowie extremen antisozialen Verhaltensweisen sind längere Aufenthalte der Betroffenen auf Akutstationen und der Weg in die Einrichtungen des Strafvollzugs häufiger als bei anderen chronisch psychisch Erkrankten. Diese Patientengruppe stellt eine besondere Herausforderung an Versorgungssysteme dar, was bisher nur unbefriedigend gelöst wurde. Ein Einzelansatz erscheint für diese Klienten besonders sinnvoll. Die Integration von chronisch Mehrfachbeeinträchtigten kann erfolgen durch:

- Einstellung auf wiederholte Kriseninterventionen,
- Kombination von Elementen der Suchttherapie und der psychiatrischen Behandlung, wobei die Entwicklung spezifischer Programme vielversprechender sein dürfte als die Addition vorhandener Bausteine (Ley et al. 2001).

Qualitäts- und Bedarfsmessung

Die Trägerschaft eines Wohnprogramms allein erlaubt keine Aussage über die Qualität der Angebote, kontinuierliche Qualitätssicherung ist notwendig. Beim klientenorientierten Ansatz, der im »Jenaer Modell« verwirklicht wird, münden die Ergebnisse regelmäßiger Klientenbefragungen systematisch und zeitnah in Veränderungen des Angebotes (Dresler u. Kaufmann 2001). Der Bedarf an Unterstützung beim Wohnen wird von Patienten, Angehörigen und Professionellen unterschiedlich eingeschätzt. So schätzen Nutzer die Privatheit, ihre Unabhängigkeit, die persönlichen Wahlmöglichkeiten, eine bedarfsgerechte/ günstige Lage, die Nähe/Nachbarschaft zu psychiatrischen Einrichtungen als wichtiger ein als ihre Case-Manager (Fakhoury et al. 2002). Die Bedürfnisse und Wünsche chronisch Erkrankter und anderer Interessensgruppen an Versorgungsstrukturen und -leistungen sollten daher in weiteren Studien in Zusammenhang gebracht und Aushandlungsprozesse rehabilitativen Vorgehens untersucht werden.

68.5.3 Forschungsperspektiven

Methodische Mängel bisheriger Studien zum geschützten Wohnen begrenzen die Bedeutung der vorhandenen Befunde. Die verschiedenen Programme des betreuten Wohnens wurden bisher zumeist in Querschnittsbetrachtungen und mittels nichtkontrollierter Forschungsdesigns untersucht. Datenschutzrechtliche Bestimmungen stehen Längsschnittuntersuchungen im Wege (Haug u. Rössler 1999). Ethische und praktische Erwägungen erschweren randomisierte, kontrollierte Studien. Folgestudien kranken an kurzen Follow-up-Zeiträumen, Stichprobeneffekte können die Befunde beeinflussen. Geringe Stichprobenumfänge und Selektionseffekte schränken die Repräsentativität der Aussagen ein. Als Selektionseffekte kommen in Frage:

- geografische Homogenität/Repräsentativität der Stichprobe;
- Rekrutierung von Personen, die im Kontakt mit dem rehabilitativ-psychiatrischen Service stehen;
- diagnostische Heterogenität;
- ungenügende Charakterisierung von Angebot/Intervention.

Es ist davon auszugehen, dass Wohnangebote, die eine hohe Autonomie gewähren und flexible Hilfen ermöglichen, besonders wirksam sind. Das forschungstreibende Interesse gilt Schlüsselmerkmalen, die in allen Settings, mit allen Nutzergruppen und unter verschiedenen ökonomischen Bedingungen wirksam werden (Fakhoury et al. 2002). Weiterhin stellt sich die Frage, welche Auswirkungen das Ausmaß der Bedarfsdeckung sowie der Grad der gewährleisteten Integration und Autonomie auf die Versorgungssituation haben (Dresler u. Kaufmann 2001). Innovative Lösungen werden gesucht für Länder, in denen es an Wohnraum und finanziellen Ressourcen mangelt, so dass

konventionelle Wohnkonzepte nicht greifen können. Die Möglichkeiten von Ward-in-a-house-Modellen sollten genauer untersucht werden (Fakhoury et al. 2002). Randomisiert-kontrollierte Designs und elaborierte Beobachtungsmethoden (Shepherd 1998) sind trotz der schwierigen praktischen Hindernisse erfolgversprechende Methoden.

68.6 Integrative Arbeitsangebote

Es gibt nur einen schwachen Zusammenhang zwischen der psychiatrischen Diagnose oder dem Funktionsniveau einer Person und ihren Arbeitsergebnissen. Es bedarf demnach keiner psychosozialen Rehabilitation, um arbeitsfähig zu sein. Deshalb bewegt sich der Trend der Arbeitsangebote für chronisch psychisch Kranke von schrittweise trainierenden Rehabilitationsangeboten (»train and place«) hin zu Modellen der direkten Vermittlung auf den ersten Arbeitsmarkt (»place and train«).

Das Modell eines Schutzraums mit Arbeitsangeboten (Werkstatt für Behinderte o. Ä.) mag andererseits bleibende Bedeutung für eine Teilgruppe von Nutzern haben. So gibt es ein Angebotsspektrum mit:

- rehabilitativen Arbeitsangeboten des geschützten Sektors,
- Tätigkeiten in kooperativen Firmen und
- Vermittlungsdiensten, die Stellen auf dem freien Arbeitsmarkt anbieten.

68.6.1 Berufliche Rehabilitation in der Praxis

Verschiedene Formen unterstützter/geschützter Arbeit sollen psychisch chronisch Erkrankte bei der Integration auf dem Arbeitsmarkt unterstützen (◻ Tabelle 68.3). Viel Interesse findet heute die direkte Vermittlung in eine Erwerbsarbeit auf dem ersten Arbeitsmarkt mit integrierter Beratung und Unterstützung bei Bedarf. Dahinter steht die Idee, dass die Vermittlung in eine Stelle des allgemeinen Arbeitsmarktes die schwierigste Hürde darstellt und Erwerbsarbeit selbst strukturierende, positive Wirkungen zeigt, die nicht vorbereitet werden können bzw. nur »in situ« eintreten. Durch eine langfristig angelegte Beratung von Arbeitendem und Arbeitgeber kann der Chronizität der Erkrankung mit wiederkehrenden Krisen Rechnung getragen werden.

Die direkte Vermittlung und weiterführende Beratung (Supported Employment) ist die einzige evidenzbasierte Praxis rehabilitativer Arbeit, die sich generalisierbar für verschiedene Personengruppen und Gemeindesituationen in Bezug auf die Wiedererlangung des Erwerbsstatus als effektvoll erwies (Crowther et al. 2001).

Crowther et al. (2001) verglichen in einem »Cochrane Review« den »naturalistischen« Übergang vom Kranken-

□ Tabelle 68.3. Rehabilitative Arbeitsprogramme

Arbeitsform/ Charakteristika	Traditionelle berufliche Rehabilitation (»vocational rehabilitation«)	Übergangsbeschäftigung (»transitional employment«)	Unterstützte Erwerbsarbeit (Supported Employment)	Soziale Unternehmen (»social enterprises«)	Selbstständigkeit (»self employment«)
Ansatz	Therapeutische Arbeit, bei der berufsrelevante Kompetenzen trainiert werden	Vermittlung auf den ersten Arbeitsmarkt	Direkte Vermittlung in Tätigkeit auf erstem Arbeitsmarkt, weitere Unterstützung	Unternehmen mit sozial-marktwirtschaftlichem Ansatz bieten Arbeitsplätze (z. B. subventionierte Unternehmen, Kollektive, Genossenschaften)	Nutzer ist selbstständig im eigenen Unternehmen oder als Mitinhaber eines Unternehmens
Zeit	Wochen	6 Monate	Schnelle Vermittlung, langfristige Unterstützung	Langfristig	Langfristig
Ziel	Allgemeiner Kompetenzaufbau (Tagesstruktur etc.)	Erfahrungs- und spezifischer Kompetenzaufbau für spätere Tätigkeiten	Teilzeit oder Vollzeittätigkeiten, ausgewogene Entlohnung	Ziel- und Erfahrungsaufbau, Übergangsbeschäftigung bzw. langfristige Karriereentwicklung im Unternehmen	Selbstständige Erwerbsarbeit
Personal	Ausbilder, Therapeut	Ausbilder, Vermittler, Beratung und Unterstützung, Besetzung des Arbeitsplatzes in Abwesenheit des Nutzers	Ausbilder, Vermittler, Beratung und Unterstützung	Unternehmer, Ausbilder, Berater, Vermittler	Unternehmensbezug, Unterstützung und Beratung
Vorteile	Grundfertigkeiten werden aktiviert; Anregung produktiver Tätigkeit; Geringer Bezug zu Qualifikation, Vorerfahrung und Interessen	(»Gleichheit«); Arbeitserfahrungen und Kontakt zu möglichem Arbeitgeber; Selbsthilfe (Betroffene können Professionelle sein); geringfügige Entlohnung; Zeitbegrenzung	(Normalisierung); Direkte Anstellung bei Arbeitgeber, Zusammenarbeit mit nichtbetroffenen Mitarbeitern; Gleichwertige Entlohnung und Veränderungspotenzial; Integration in gemeindepsychiatrische Versorgung möglich; Teilweise kollidieren schnelle Vermittlung und langfristiger Unterstützungsbedarf	Vermittlung und Unternehmung in einer Hand; Schaffung zusätzlicher Erwerbsarbeitsplätze; Marktwirtschaftliches Risiko des Unternehmens	Verantwortung für Unternehmenserfolg; Unabhängigkeit und Kontrolle; Marktwirtschaftliches Risiko des Unternehmens wird von Person allein oder mitgetragen

hausaufenthalt zum Erwerbslosenstatus mit der beruflichen Rehabilitation und der direkten Vermittlung des Supported-Employment-Ansatzes. Beide Angebote, berufliche Rehabilitation und Vermittlung in eine Erwerbsarbeit, wirkten sich nicht signifikant auf Symptome, Lebensqualität oder soziales Funktionsniveau aus. Da nur ein Drittel der Teilnehmer Erwerbsarbeit auf dem ersten Arbeitsmarkt erhielten, ist dieser Befund mit größeren Fallzahlen zu prüfen. Es gibt jedoch Hinweise darauf, dass Personen, die langfristig einer Erwerbsarbeit nachgehen, durchaus Verbesserungen in den genannten Variablen zeigen (Becker 2002). Die direkte Vermittlung in eine Erwerbsarbeit und Beratung/Unterstützung »on the job« erwies sich in fünf randomisierten, kontrollierten Studien als der beruflichen Rehabilitation überlegen (n=484). Die Teilnehmer wurden in Erwerbsarbeit vermittelt und behielten diese langfristig (zum Zeitpunkt von 12 Monaten waren es 34% der Supported-Employment-Teilnehmer und 12% in beruflichen Rehabilitationsmaßnahmen, für Nutzer des unterstützten Wohnens blieb die Prozentzahl auch zum Zeitpunkt von 18 Monaten entsprechend hoch). Die durchschnittliche Arbeitszeit und das durchschnittliche Einkommen waren nach der Vermittlung und Unterstützung höher als bei den Kontrollgruppen der beruflichen Rehabilitation.

Strukturmerkmale des Supported Employment sind:
- kompetitive Arbeit in der Gemeinde,
- Mindestlöhne werden eingehalten,
- normalisierende Arbeitsumgebung (inhomogene Arbeitsgruppen),
- langfristige, weiterführende Unterstützung durch die Vermittlungsagentur,
- Nutzer sind Personen mit besonders schweren Störungen und/oder großem Hilfebedarf.

Die Agenturen, die Vermittlung und Unterstützung in Erwerbsarbeit anbieten, sind erfolgreicher, wenn sie folgende Prinzipien umsetzen (Becker 2002):
- Spezifizität (die Vermittlungsagentur konzentriert sich auf Vermittlung und Beratung, kooperative Nähe zu gemeindepsychiatrischer Versorgung),
- Effizienz (schnelle Vermittlung, keine langwierige Aufnahme, Trainings und Beratungsprocedere),
- Klientenorientierung (individuelle Vermittlung mit Passung zu Vorstellungen, Arbeitserfahrungen und Fähigkeiten des Klienten; langfristige Beratung und Unterstützung).

Damit können insbesondere Programme, die den Kriterien des »Individual Placement and Support« (IPS, individuelle Vermittlung und Beratung) folgen, als wirksam gelten.

Von wachsender Bedeutung sind soziale Unternehmen als Anbieter rehabilitativer Erwerbsarbeit. Soziale Unternehmen arbeiten zumeist im Dienstleistungssektor, sie verfolgen rehabilitative und marktorientierte Ziele. Die Landschaft der sozialen Unternehmen ist heterogen. Es gibt etwa 500–700 Unternehmen in Europa, USA und Kanada.

Nach einer Schätzung gab es 1996 in Europa 300 soziale Unternehmen, davon 134 in Deutschland, 50 in Italien, 20–30 in den Niederlanden (Grove et al. 1996).

Soziale Unternehmen: Rehabilitation und Marktwirtschaft

Soziale Unternehmen sind im Gesamt marktwirtschaftlich erfolgreich:
- Sie ermöglichen Teilzeit- (Sozialleistungen plus Erwerbsarbeit) und Vollzeiterwerbsarbeit
- Sie arbeiten kostendeckend; die teils gezahlten Subventionen werden häufig für höhere Lohnkosten, die z. B. durch geringere Produktivität im Vergleich mit anderen Unternehmen entstehen, eingesetzt

Die Arbeit in sozialen Firmen ist rehabilitativ wirksam:
- Aufnahme einer Erwerbsarbeit: Etwa ein Drittel der Erwerbstätigen beendet die Arbeit in einem sozialen Unternehmen, um eine Erwerbsarbeit auf dem ersten Arbeitsmarkt aufzunehmen
- Verbesserung der psychischen Gesundheit:
  - Reduktion der Inanspruchnahme psychiatrischer Versorgung
  - Verbesserung des Funktionsniveaus (auf den Dimensionen: soziale Interaktion, Arbeitsverhalten, Selbsterhaltung und Freizeitverhalten)
  - Steigerung der Selbstwertgefühls und der Zufriedenheit (Grove et al. 1997)

Von Nutzern formulierte Wünsche an Agenturen, die Unterstützung bei Arbeitssuche und Erwerbsarbeit anbieten, konvergieren mit den als erfolgreich identifizierten Aspekten von unterstützter Arbeitsrehabilitation (Becker 2002).

68.6.2 Aktueller Stand

Wiedererlangung des Erwerbsstatus

Erwerbsarbeit ermöglicht Existenzsicherung und -fürsorge. Soziale Sicherungssysteme ermöglichen allerdings in westeuropäischen Ländern eine materielle Grundversorgung. Diese an den Erwerbsunfähigkeitsstatus gebundene Grundsicherung korreliert allerdings mit der Tendenz, keine Erwerbsarbeit aufzunehmen. Durch diese Regelungen im sozialen Sicherungssystem, welche den Status der Erwerbsfähigkeit des Patienten festschreiben, wird die flexible Aufnahme einer Erwerbsarbeit behindert. Dennoch wünschen sich viele (in den USA 70%) der

Betroffenen eine Möglichkeit zur Erwerbsarbeit, die meisten (ca. 85%) erreichen dieses Ziel nicht (Bond et al. 2001). Allgemein erwiesen sich die Unterstützungsansätze beruflicher Rehabilitation als effektiv, die direkte Vermittlung und Beratung anboten (Supported Employment, IPS). Effekte der Wiedererlangung des Erwerbsstatus auf andere/krankheitsbezogene Ergebnisvariablen sind hingegen nicht ausreichend untersucht.

Grad der Normalisierung und Integration

Der Mensch erlebt sich innerhalb einer Arbeit im sozialen Kontakt und in Kooperation mit anderen, erfährt eigene Fähigkeiten als wertvoll. Die Übernahme sozialer Rollen wirkt dabei integrativ. Hierin liegt der Vorteil von Erwerbsarbeit auf dem sog. ersten Arbeitsmarkt: mit »Gesunden« in inhomogenen Gruppen zusammen zu sein, wirkt normalisierend. Arbeit kann somit auch zur Befreiung von gesellschaftlichen Stigmatisierungen beitragen. Für die Nutzer unterscheidet sich hierin die Tätigkeit in Rehabilitationsprogrammen, die vornehmlich eine Tagesstrukturierung anstreben, von »echter« Arbeit, die ihrer Qualifikation und ihren aktuellen Ressourcen entspricht. Die Wirkungen verschiedener rehabilitativer Programme sollten konkurrierend zueinander untersucht werden.

Arbeits-/Lebenszufriedenheit und Selbstwertgefühl

Das Selbstwertgefühl und die allgemeine Lebenszufriedenheit der Betroffenen können sich innerhalb einer produktiven Tätigkeit positiv entwickeln. Eigene Fertigkeiten werden als wertvoll erfahren. Chronische psychische Erkrankung geht oft mit sozialem Rückzug und geschwächtem Selbstwertgefühl einher. Die Aufnahme einer produktiven Tätigkeit verhilft zu einem stabilen Selbstwertgefühl. Übergangstätigkeiten, die bis zu 6 Monate dauern, erhöhen das Selbstwirksamkeitsgefühl, soziale Fertigkeiten und die »work tolerance« (Wong u. Wan 2000). Das Selbstwertgefühl variiert mit der Arbeitszufriedenheit und dem erlebten Arbeitserfolg, jedoch nicht mit dem Erwerbsstatus allein. In ihrer qualitativen Untersuchung fanden Priebe et al. (1998), dass Arbeit in den untersuchten Ländern (USA, Deutschland, Schweiz) assoziiert mit höherer Lebensqualität ist. Bond et al. (2001) ergänzen den Befund um eine wichtige Erkenntnis: Im Vergleich von kompetitiver Erwerbsarbeit mit geschützter, teilweise kurzfristiger Arbeit, wurde deutlich, dass die Lebensqualität im Durchschnitt gleich bleibt. Das Selbstwertgefühl der Betroffenen allerdings stieg nur in Erwerbsarbeitsverhältnissen. Wichtig sind hierbei inhaltliche Merkmale der Arbeit, wie der Handlungs- und Gestaltungsspielraum, nicht der Erwerbsstatus allein.

Soziale Unterstützung

Die schrittweise, gruppenorientierte Aufnahme einer Tätigkeit in einer Arbeitsgruppe ist assoziiert mit emotionaler Unterstützung durch Vorgesetzte und Kollegen, aber auch mehr sozialer Anspannung im Kontakt mit Kollegen (Rollins et al. 2002). Soziale Netzwerke innerhalb der Erwerbsarbeit und ihre Wirkungen auf den Verbleib in der Erwerbsarbeit und auf klinische Ergebnisvariablen müssen eingehender untersucht werden. Hier könnte es individuelle Präferenzen geben, welche die Erfolgsaussichten von Rehabilitationsmaßnahmen steigern könnten.

Psychopathologie

Chronisch Erkrankte, die eine Erwerbsarbeit innehaben, zeigen weniger psychopathologische Beeinträchtigung und größeres Wohlbefinden. Diese Effekte können auf stabilisierende Wirkungen von Erwerbsarbeit oder auf Selektionseffekte zurückgeführt werden (Priebe et al. 1998). Bond et al. (2001) verglichen die Wirkung von kompetitiver Arbeit, geschützter Arbeit, minimaler Erwerbstätigkeit und Erwerbslosigkeit auf klinische Symptome. Klinische Symptome waren zu Beginn gleich, reduzierten sich über einen Zeitraum von 18 Monaten nur in der kompetitiv arbeitenden Gruppe.

Effektivität und Kosten

Die Kosten von Vermittlung und langfristiger Beratung unterscheiden sich nicht erheblich von den Kosten traditioneller beruflicher Rehabilitation (Crowther et al. 2001). Die Befunde beziehen sich jedoch auf Studien, die maximal 2 Jahre dauerten. Deshalb sind langfristige Kostenuntersuchungen erforderlich.

68.6.3 Moderierende Variablen

Nicht alle Teilnehmer profitieren von Programmen unterstützter Erwerbsarbeit. Während soziodemographische Merkmale (Diagnose, Symptome, Alter, Geschlecht, Beeinträchtigung, frühere Krankenhausaufenthalte und Ausbildung) und selbst Komorbidität (Suchtmittelgebrauch) eine geringe Rolle für Vermittlung/Verbleib einer Person in Erwerbsarbeit spielten, moderieren die Sichtweisen auf den Rehabilitationsprozess die Bereitschaft, eine Arbeit aufzunehmen, deutlich. Wird der Rehabilitationsverlauf als eine Herausforderung oder Stärkung betrachtet, verlaufen Erwerbsversuche günstiger, als wenn der Verlauf als Risiko wahrgenommen wird (Provencher et al. 2002). Das Interesse an einer Erwerbsarbeit erwies sich als deutlicher Prädiktor für die Aufnahme einer Erwerbsarbeit und die Dauer bis zur Aufnahme. Einmal eingestellt, verblieben die Personen mit anfänglich großem Interesse und geringem Interesse gleich lang in der Tätigkeit. Daraus lässt sich schließen, dass die Wirkungen der Erwerbsarbeit sich auch bei anfangs desinteressierten Teilnehmern entfalten. Das Ausmaß an produktiver Aktivität im Alltag der Betroffenen wirkt sich auf Arbeitsaspiration aus (Collins et al. 2000). Erwerbsarbeit oder rehabilitative Arbeit können hier anregend, Krankheits- sowie Erwerbslosigkeitsfolgen mildernd und arbeitsvorbereitend wirken.

Ökonomische und geografische Faktoren beeinflussen den Erfolg von rehabilitativen Arbeitsangeboten nicht. Allerdings werden chronisch psychisch Erkrankte meist in geringfügige Tätigkeiten vermittelt, die zum flexiblen Teil des Arbeitsmarktes zählen und auch in wirtschaftlich weniger starken Regionen bzw. Zeiten verfügbar sind. In diesem Punkt unterscheiden sich Arbeitsmärkte in verschiedenen Ländern deutlich. Die Befunde aus den USA sind nicht auf europäische Verhältnisse übertragbar.

Rehabilitative Vermittlungsdienste sind derzeit im Aufschwung (USA, Großbritannien). Dennoch bleibt der Zugang zu rehabilitativen Arbeitsprogrammen, trotz weiter Verbreitung, auch in den USA, ein Problem. Weniger als 25% der Arbeitssuchenden erhalten eine Unterstützung bei ihrer Arbeitssuche. Als mögliche Gründe dafür nennen Bond et al. (2001) folgende:

- staatliche Fehlinvestitionen in nicht evidenzbasierte Programme,
- Notwendigkeit privater Finanzierung durch den Nutzer,
- geringe Information über wirksame Module,
- geringe Information über klinische Zusammenhänge (z. B. ist es verbreitet zu glauben, dass Arbeit unnötigen Stress auf psychisch Kranke ausübe),
- Auslagerung des Vermittlungsdienstes aus der gemeindepsychiatrischen Versorgung,
- zu enge Aufnahmekriterien,
- Professionelle/Kliniker unterschätzen den Wert der Erwerbsarbeit für ihre Klienten,
- Klienten und deren Familien fürchten den Verlust finanzieller Unterstützungsleistungen.

68.6.4 Forschungsperspektiven

Vor allem Prozess- und Ergebnisvariablen rehabilitativer Arbeitsangebote bedürfen weiterer Untersuchung. Einige relevante Strukturmerkmale hochwertiger Rehabilitationsangebote sind deutlich geworden. Die Wirkung zusätzlicher Angebote (z. B. Beratung über Sozialleistungen im Zusammenhang mit Erwerbsarbeit) sollte untersucht werden.

Weitere interessante Variablen können sein:

- die Rolle von krankheitsspezifischem Rückzug beim Finden und Verbleib in Tätigkeiten;
- die Wirkung von Ort, Zeit, Tätigkeitsprofil;
- die Art der Unterstützung durch Kollegen und Vorgesetzte;
- die Beziehung zwischen dem unterstützenden Arbeitsangebot und dem Medikamenteneinnahmeverhalten.

Es sollten zudem Untersuchungen darüber folgen, wie die Kernelemente angeboten werden müssen, damit sie wirksam werden. Die Effektvariablen des Supported Employment sollten in multizentrischen, internationalen Studien untersucht werden, damit die Wirkung diverser Arbeitsmarktbedingungen, wie hohe Arbeitslosigkeitsraten und soziale Sicherungssysteme, eingeschätzt werden kann.

Wir gehen davon aus, dass die langfristige Beratung und Unterstützung Betroffener mit flexiblem Reagieren auf Wünsche der Klienten die besten Ergebnisse zeigen.

68.7 Diskussion

Anfänglich wurden in der Rehabilitationsforschung lediglich Rückfallraten und berufliche Reintegration als Ergebnisvariablen psychiatrischer Rehabilitationsangebote erfasst. Selbst der Zusammenhang dieser beiden Variablen war im Vergleich verschiedener Umweltbedingungen nicht stabil. Daraus lässt sich schließen, dass die Veränderung einer Ergebnisvariable nicht weitere, scheinbar assoziierte, Ergebnisvariablen beeinflusst (z. B. gibt es keinen Zusammenhang zwischen beruflichem und sozialem Funktionsniveau). Eine positive Veränderung einer Ergebnisvariable kann eine negative Veränderung einer anderen Ergebnisvariable nach sich ziehen (z. B. können sich Fertigkeiten verbessern, aber die Angst sie anzuwenden vergrößert sich). Dies sprach für eine Orientierung an eher umfassenden, vom Subjekt (Zufriedenheit, Prioritäten, subjektive Integration) oder von sozioökonomisch (Subsistenz, materielle Integration) definierten Ergebnisvariablen. Folgerichtig vergrößerten sich die Anzahl und die Spezifität der untersuchten Ergebnisvariablen in den letzten Jahren.

Zielmaße psychiatrischer Rehabilitation sollten konkret und evaluierbar sein. Die Auswahl von Ergebnisvariablen in Untersuchungen kann durch einfache Prinzipien unterstützt werden.

Prinzipien zur Auswahl von Ergebnisvariablen. (Nach Blankertz u. Cook 1988)

- Veränderungen in realem Verhalten messen
- Rehabilitationsprozess im Längsschnitt erfassen
- Vergleichbarkeit zwischen Ergebnisvariablen herstellen
- Informationen direkt vom Nutzer (Betroffenen) erheben
- Krankheits- und Rehabilitationsfolgen in allen Lebensbereichen erfassen
- Ergebnisvariablen zu Trägern rehabilitativer Angebote zuordnen
- Vielfalt der Ansichten (Betroffene, Angehörige, Professionelle) erfassen

68

Hilfen bei und die Betonung der **Teilhabe am sozialen Leben** haben die Psychiatriereformen des letzten Viertels des 20. Jahrhunderts stark geprägt. Eine schier unüberschaubare Landschaft an Wohn- und Betreuungsangeboten hat sich in vielen Ländern entwickelt. Die Evidenz dafür, dass sich damit Stigma, Ausgrenzung und Randständigkeit psychisch Kranker deutlich reduziert hätten, ist bescheiden. Hingegen ist deutlich, dass die Betroffenen dieses Veränderungsgeschehen tragen, befürworten und beibehalten wollen. Zudem spricht die vorliegende Evidenz zur Perspektive der Angehörigen (»informal carers«) für eine zunehmende Angehörigenbelastung in einigen Ländern mit gemeindpsychiatrischer Reform. Dennoch herrscht eine insgesamt positive Resonanz auf die Reformen und den grundlegenden Trend internationaler Psychiatriereform unter den Angehörigen. Allerdings müssen Tendenzen der Reinstitutionalisierung bedacht werden, wie sie in verschiedenen Ländern beschrieben werden.

Die skizzierte Entwicklung wurde international begleitet von einer Schwächung der Ansätze **industrieller Rehabilitation** für psychisch Kranke, welche mit einem tief greifenden sozioökonomischen Umbau in den betroffenen Gesellschaften der industrialisierten »ersten Welt« verbunden war. Aktuell richtet sich das Bemühen psychiatrisch-beruflicher Rehabilitation auf eine Neuformulierung von Arbeitsintegration und beruflicher Rehabilitation, wobei die direkte Integration in Arbeitsplätze und langfristige psychosoziale Begleitung betont werden.

Rehabilitation kann nicht von Behandlung getrennt werden. Ebenso kann Rehabilitationsforschung nicht von Therapieforschung getrennt werden. Die Entwicklung von Ansätzen komplexer Fertigkeitstrainings oder von Ansätzen »kognitiver Remediation« wird die Möglichkeiten rehabilitativer Angebote für Menschen mit Schizophrenie erheblich erweitern. Neurokognitive Defizite beeinflussen wesentlich das soziale Funktionsniveau und den Rehabilitationserfolg. Insofern wird die Entwicklung psychiatrischer Rehabilitation den neuen Befunden der psychologischen und neurowissenschaftlichen Forschung Rechnung zu tragen haben.

Auch in der psychiatrischen Rehabilitationsforschung werden sich die Tendenzen von Subjektorientierung und Empowerment-Perspektive einerseits und Evidenzorientierung andererseits miteinander verschränken.

Literatur

Anthony W, Cohen M, Farkas M, Gagne C (2002) Psychiatric rehabilitation. Center for Psychiatric Rehabilitation, Boston University, Boston

Becker D (2002) Implementing supported employment as an evidence-based practice. New Hampshire-Dartmouth Psychiatric Research Center, New Hampshire

Becker T, Vazquez-Barquero JL (2001) The European perspective of psychiatric reform. Acta Psychiatr Scand Suppl 410: 8–14

Blankertz L, Cook JA (1988) Choosing and using outcome measures. Psychiatr Reha J 22(2): 167–174

Bond GR, Resnick SG, Drake RE, Xie H, McHUgo GJ, Bebout RR (2001) Does competitive employment improve nonvocational outcomes for people with severe mental illness? J Consult Clin Psychology 69: 489–501

Chilvers R, Macdonald GM, Hayes AA (2002) Supported housing for people with severe mental disorders (Cochrane Review). The Cochrane Library, Issue 2. Update Software, Oxford

Collins ME, Mowbray, CT, Bybee D (2000) Characteristics predicting successful outcomes of participants with severe mental illness in supported education. Psychiatr Serv 51(6): 774–780

Crowther RE, Marshall M, Bond GR et al. (2001) Helping people with severe mental illness to obtain work: Systematic review. BMJ 322: 204–208

De Girolamo G, Picardi A, Micciolo R, Falloon I, Fioritti A, Morosini P for the PROGRES Group (2002) Residential care in Italy. National survey of non-hospital facilities. Brit J Psychiatry 181: 220–225

Dresler K-D, Kaufmann K (2001) Es geht auch anders! Vom Wohnheim zum personzentrierten Wohnverbund. Das Jenaer Modell. Soz Psychiatrie 3: 28–30

Fakhoury WKH, Murray A, Shepherd G et al.(2002) Research in supported housing. Soc Psychiatry Psychiatr Epidemiol 37: 301–315

Fakhoury W, Priebe S (2002) The process of de-institutionalisation: An international overview. Curr Opin Psychiatry15: 187–192

Grove B, Freudenberg M, Harding A, O'Flynn D (1996) The social firm handbook. New directions in the employment, rehabilitation and integration of people with mental health problems. Pavilion Publishing, Brighton

Haug H-J, Rössler W (1999) Deinstitutionalization of psychiatric patients in central Europe. Eur Arch Psychiatry Clin Neurosci 249: 115–122

Knapp M, Hallam A, Beecham J (1999) Kosten und Ergebnisse psychiatrischer Gesundheitsdienste – macht der Träger einen Unterschied? Psycho 25: 736–743

Kunze H (2002) Integration statt Ausgliederung: Von der Reha-Kette zu personen- und lebensfeldzentrierten Hilfen. Vortrag im Rahmen der »Berner Gespräche zur Sozialtherapie«, 7. November 2002

Leff J, Trieman N, Gooch C (1996) Team for the Assessment of Psychiatric Services (TAPS) Project 33: prospective follow-up study of long-stay discharged from two psychiatric hospitals. Am J Psychiatry 153(10): 1318–24

Ley A, Jeffery DP, McLaren S, Siegfried N (2001) Treatment programmes for people with both severe mental illness and substance misuse (Cochrane Review). The Cochrane Library 4. Update Software, Oxford

Murray A, Shepherd G, Onyett S, Muijen M (1997) More than a friend. The role of support workers in community mental health services. The Sainsbury Centre for Mental Health, London

Parkinson S, Nelson G, Hogan S (1999) From housing to homes: A review of the literature on housing approaches for psychiatric consumer/survivors. Can J Commun Ment Health 18: 145–164

Priebe S, Warner R, Hubschmid T, Eckle I (1998) Employment, attitudes toward work, and quality of life among people with schizophrenia in three countries. Schizophr Bull 24(3): 469–477

Provencher HL, Gregg R, Mead S, Mueser KT (2002) The role of work in the recovery of persons with psychiatric disabilities. Psychiatr Reha J 26(2): 132–144

Rollins AL, Mueser KT, Bond GR, Becker D (2002) Social relationships at work: Does the employment model make a difference? Psychiatr Reha J 26(1): 51–61

Schene A, Faber AME (2001) Mental health care reforms in the Netherlands. Acta Psychiatr Scand 104(410): 74–81

Schmidl F, Berghofer G, Lang A, Rudas S (2000) Assisted living for former long-term hospitalized psychiatric patients. Psychiatr Prax 27(1): 28–34

Shepherd G (1998) Social functioning and challenging behavior. In: Mueser K, Tarrier N (eds) Social functioning and schizophrenia. Allyn Bacon, New York

Watts FN, Bennett, DH (1991, [1]1983). Theory and practice of psychiatric rehabilitation. John Wiley, Chichester

WHO (2001) ATLAS. Country profiles on mental health resources. World Health Organization, Geneva

Wong R, Wan M (2000) Experience in developing a Transitional Employment Program (TEP) for the psychiatric patients in acute general hospital in Hong Kong. Work 14(3): 229–236

68

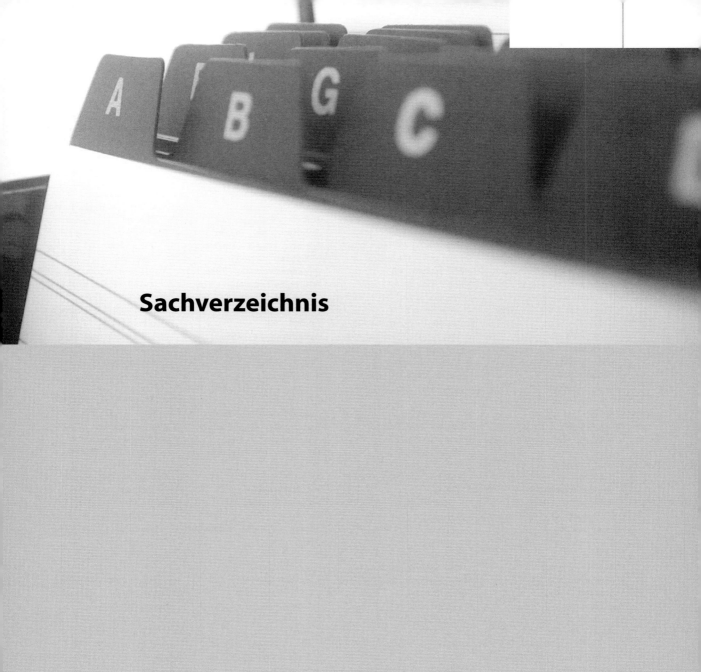

Sachverzeichnis

Druck- und Bindearbeiten: Stürtz AG, Würzburg